Verhandlungen der

Deutschen Gesellschaft für innere Medizin

Herausgegeben
von dem ständigen Schriftführer
Professor Dr. B. Schlegel
Wiesbaden

Zweiundachtzigster Kongreß
gehalten zu Wiesbaden vom 25.–29. April 1976

Mit 952 Abbildungen und 403 Tabellen

Teil I

Enthält u. a.

Referate zu folgenden Hauptthemen: Virushepatitis; Portale Hypertension; Neurogene Leitsymptome innerer Krankheiten; Der Weichteilrheumatismus; Diätetik in der inneren Medizin;

Symposien: Experimentelle Leberschäden; Bilirubin – Stoffwechsel; Neurogene Leitsymptome innerer Krankheiten, Ergebnisse für die Praxis und für die Forschung;

Freie Vorträge: Hepatologie; Internistische Neurologie; Rheumatologie; Diabetes; Stoffwechsel – Lipidstoffwechsel; Stoffwechsel – Varia; Gastroenterologie

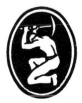

Springer-Verlag Berlin Heidelberg GmbH 1976

Herausgeber: Prof. Dr. B. Schlegel, Städt. Krankenanstalten, D-6200 Wiesbaden

ISBN 978-3-8070-0298-9   ISBN 978-3-642-85451-4 (eBook)
DOI 10.1007/978-3-642-85451-4

Satz: Carl Ritter & Co., Wiesbaden

Verantwortlich für den Anzeigenteil: L. Siegel, H. Hüttig,
Kurfürstendamm 237, D-1000 Berlin 15

Verhandlungen der Deutschen Gesellschaft für innere Medizin

Zweiundachtzigster Kongreß

1976

Teil I

Inhaltsverzeichnis

Teil I

Vorsitzender 1976–1977 XIX

Vorstand 1976–1977 XIX

Vorstand 1975–1976 XIX

Ehrenmitglieder XIX

Verzeichnis der Vorsitzenden seit 1882 XXIII

Korrespondierende Mitglieder XXIV

Diplommitglieder XXV

Ständige Schriftführer XXV

Kassenführer XXV

Mitglieder des Ausschusses 1976–1977 XXV

Festvortrag: Das Problem der Sterbehilfe: Ethische Überlegung. *Sporken, P.* (Maastricht/Niederlande) 1

Begrüßungsworte des Vorsitzenden. *Kühn, H. A.* (Würzburg) 6

Theodor-Frerichs-Preis 1976 20

Eröffnungsansprache des Vorsitzenden. *Kühn, H. A.* (Würzburg) 22

Referate, Vorträge und Aussprachen

Virushepatitis

Virologie der menschlichen Hepatitis. *Deinhardt, F.* (Chicago, Illinois/USA) (Referat) 30

Virushepatitiden bei Tieren. *Rott, R.* (Gießen) (Referat) 43

Hepatitis B: Epidemiologie und Stand der Prävention. *Frösner, G.* (Tübingen) *Zuckermann, A.* (London/England) 51

HB$_s$-(Australia)-Antigen. Klinische Bedeutung. *Brodersen, M.* (Würzburg) (Referat) .. 64

Immunologie der Virushepatitis und ihrer Folgezustände. *Berg, P.* (Tübingen) (Referat) 74

Hepatitis B-Antigenkomponenten im Lebergewebe in Korrelation zu spezifischen Blutparametern und Hepatitisformen. *Bianchi, L., Gudat, F.* (Basel) (Referat) 87

Störungen des Leberstoffwechsels bei Hepatitias. *Ranek, L., Tygstrup, N., Buch Andreasen, P.* (Kopenhagen) (Referat) 93

Atypische Verlaufsformen der Virushepatitis (einschließlich fulminante Hepatitis). *Martini, G. A.* (Marburg) (Referat) 97

Hepatitis-ähnliche Leberveränderungen durch Infektionen, Intoxikationen und Arzneimittel. *Oldershausen, v., H.-F.* (Friedrichshafen) (Referat) 106

Chronische Hepatitis. *Meyer zum Büschenfelde, K. H.* (Mainz) (Referat) 133

Portale Hypertension

Physiologie des Pfortaderkreislaufs. *Bauereisen, E.* (Würzburg) (Referat) 142

Ätiopathogenese des Pfortaderhochdruckes. *Neumayr, A.* (Wien) (Referat s. Anhang) 148

Methoden zur Erfassung der splanchnischen Hämodynamik. *Paumgartner, G.* (Bern) (Referat) 148

Röntgendiagnostik des Pfortaderkreislaufs. *Frik, W., Fernholz, H. J.* (Aachen) (Referat) 151

Portale Hypertension: Isotopendiagnostik. *Peschl, L.* (Wien) (Referat) 154

Systematische Zirkulation bei portaler Hypertension. *Liehr, H., Grün, M., Thiel, H.* (Würzburg) (Referat) 159

Humorale und hormonale Veränderungen bei portaler Hypertonie. *Wernze, H.* (Würzburg) (Referat) 169

Resorption bei portaler Hypertension. *Gangl, A., Renner, F., Grabner, G.* (Wien) (Referat) 176

Porto-systematische Encephalopathie. *Prill, A.* (Berlin-Neukölln) (Referat) 183

Blutgerinnung und ihre Störungen bei portaler Hypertension. *Lasch, H. G.* (Gießen) (Referat) 190

Auswirkungen der portalen Hypertension auf die Nierenfunktion. *Lange, H.* (Marburg/Lahn) (Referat) 199

Internistische Therapie der portalen Hypertension. *Dölle, W.* (Tübingen) (Referat) . . . 206

Portale Hypertension — Chirurgische Therapie. *Schreiber, H. W., Horatz, K.* (Hamburg) (Referat) 214

Über Methode und Ergebnisse der druckadaptierten Leberarterialisation. *Matzander, U.* (Neumünster) (Referat) 230

Das Vorgehen bei der massiven Oesophagusvarizenblutung. *Ungeheuer, E., Peglow, H. J.* (Frankfurt/Main-Praunheim) (Referat) 235

Die Bedeutung der Wandsklerosierung der Speiseröhre und der gastroösophagealen Diskonnektion für die Therapie der massiven, konservativen unstillbaren Ösophagusvarizenblutung bei portaler Hypertension. *Paquet, K. J., Büsing, V., Figge, H.* (Bonn) (Referat) 239

2. Podiumsgespräch. Indikationen zur konservativen und/oder chirurgischen Therapie der portalen Hypertension. Leitung: *Neumayr, A.* (Wien) 244

Experimentelle Leberschäden

Nutzen und Grenzen des Galaktosamin-Modells. *Decker, K.* (Freiburg) 245

Die Rolle subzellulärer Strukturen (speziell der Plasmamembran) bei der Induktion der Galaktosamin-Hepatitis. *Reutter, W.* (Freiburg) 249

Die Bedeutung des Alters für morphologische und biochemische Veränderungen der Galaktosamin-Hepatitis. *Platt, D.* (Gießen) 249

Die Bedeutung intestinaler Endotoxine für die Entstehung des toxischen Leberschadens nach Galaktosamin. *Grün, M., Liehr, H., Rasenack, U.* (Würzburg) (Referat) . . . 251

Experimentelle Immunhepatitis. *Hopf, U., Meyer zum Büschenfelde, K. H.* (Mainz) . . 260

Die experimentelle Immunhepatitis der Maus — ein Modell zum Studium zellbedingter und humoraler Immunreaktionen gegen Lebergewebe. *Warnatz, H.* (Erlangen-Nürnberg) 265

Symposion B: Die experimentelle Cholestase — Stoffwechsel in vitro und metabolische Clearance in vivo von Hexobarbital bei Ratten mit ANIT-Cholestase. *Richter, E., Brachtel, D., Gallenkamp, H., Zilly, W.* (Würzburg) 269

Experimentelle Leberzirrhose. *Popper, H.* (New York) 271

Experimentelle portale Hypertension. *Liehr, H., Grün, M.* (Würzburg) (Referat) 274

Hepatologie

^{14}C-Aminopyrin-(Pyramidon)-Atemtest — neuer quantitativer Leberfunktionstest. *Caspary, W. F., Schäffer, J., Brunner, G., Schmidt, G., Creutzfeldt, W.* (Göttingen) (Kassel) 286

Hemmung der hepatischen Demethylierung durch orale Antikonzeptiva: Analyse mittels Atemtest. *Herz, R., Benes, I., Koelz, H. R., Haemmerli, U. P., Blum, A. L.* (Zürich) 290

Radiospirometrische Untersuchungen mit L-(^{14}C-Methyl)methionin und L-(1-^{14}C)Methionin bei Kranken mit Leberzirrhose. *Glaubitt, D., Broicher, K.* (Krefeld) 292

Stoffwechsel in vitro und metabolische Clearance in vivo von Tolbutamid bei Ratten mit experimenteller Cholestase. *Gallenkamp, H., Wilhelm, T., Zilly, W., Richter, E.* (Würzburg) 297

Tierexperimentelle Untersuchungen zur Frage der Leberschädigung durch Tuberkulostatika (Rifampicin und Isoniacid) anhand des Galaktosaminmodells. *Leinweber, B., Mahrt, R.* (Gießen) 300

D-Penicillamin verlangsamt die spontane Rückbildung der Tetrachlorkohlenstoffcirrhose. *Becker, K., Prinz, B.* (Hamburg) 303

Biphasische Wirkung von Phenilalanin-Lysin-Vasopressin auf den unteren Ösuphagussphinkter und ihre Bedeutung für die Behandlung von Ösophagusvarizenblutungen. *Wienbeck, M., Bovelet, M.* (Düsseldorf) 306

Die antagonisierende Wirkung von Silybin-dihemisuccinat auf Störungen der Phosphatidylneusynthese der Rattenleber. *Schriewer, H., Weinhold, F., Stöcker, K., Rauen, H. M.* (Münster) 309

Untersuchungen zur Hypertriglyceridämie bei Lebererkrankungen durch Aktivitätsmessung einer hepatischen Triglyceridlipase und der Lipoproteinlipase im Post-Heoarin-Plasma. *Klose, G., Windelband, J., Augustin, J., Kommerell, B., Greten, H.* (Heidelberg) 311

Ist die Hämochromatose (Siederophilie) heilbar? *Fischer, R.* (Bad Kissingen) 313

Die Spätprognose der chronischen Hepatitis. *Wildhirt, E., Ortmans, H.* (Kassel) 316

Die diagnostische Brauchbarkeit der Bestimmung des Fruktoseassimilationskoeffizienten bei Lebercirrhose. *Czyżyk, A., Józwicka, E., Szczepanik, Z.* (Warszawa) 318

Störungen der Sexualfunktion und Veränderungen der Sexualhormone bei Männern mit chronischen Leberkrankheiten. *Neubauer, M., Demisch, K., Althoff, P., Leinweber, W., Rettberg, H., Schöffling, K.* (Frankfurt) 318

Veränderungen der Thyroxinbindungskapazität bei Lebererkrankungen. *Pottkämper, G., Gatz, J., Schwinn, G., Hesch, R. D., Köbberling, J.* (Göttingen) 322

Gaschromatographie und Gaschromatographie-Massenspektroskopie von Aminosäuren im Serum von Patienten mit alkoholischer Lebercirrhose. *Matern, S., Liomin, E., Gerok, W.* (Freiburg) 325

25-Hydroxyvitamin D$_3$ bei Patienten nach Hemihepatektomie. *Sonnenberg, A., Liliengeld-Toal, H. von, Keck, E., Strohmeyer, G.* (Düsseldorf) (Bonn) 328

Lebernekrosen nach Infusionscholangiographie mit Biligram. *Winckler, K.* (Göttingen) 331

VII

Stoffwechselveränderungen nach partieller Hepatektomie beim Menschen. *Grunst, J., Fateh, A., Lamerz, R., Grundmann, R., Pichlmaier, H., Schildberg, F.* (München) 331

Hepatobiliäre Funktionsprüfung mit [131]J-Radio-Toluidinblau. *Eickenbusch, W., Chen-Stute, A., Chen, T.* (Oberhausen) 334

Stoffwechsel und Membranlipide roter Blutzellen bei alkoholtoxischer Fettleber und Hyperlipoproteinämie. *Schneider, J., Goebel, K. M., Kaffernik, H.* (Marburg/Lahn) 336

Radioimmunoassay von Serumgallensäuren. *Matern, S., Krieger, R., Gerok, W.* (Freiburg) 339

Die Bestimmung der Gesamtgallensäuren als Routinetest zur Beurteilung von Lebererkrankungen. *Ast, E., Stiehl, L., Czygan, P., Fröhling, W., Stiehl, A., Kommerell, B.* (Heidelberg) 341

Gallelipide unter einer kohlenhydratarmen, polyensäurereichen Reduktionskost. *Trülzsch, D., Nirschl, A., Höcker, J., Richter, E.* (Würzburg) 342

Klinische Erfahrung mit der medikamentösen Auflösung von Gallensteinen. *Weis, H. J., Baas, E. U., Holtermüller, K., Weihrauch, T. R.* (Mainz) 343

Morphologische Untersuchungen zur Toxizität und therapeutischen Breite von Chenondesoxycholsäure. *Leuschner, U., Jöck, C., Kurtz, W.* (Frankfurt/Main) 345

Nachweis der Notwendigkeit und Überlegenheit einer 3-Compartment-Analyse für die Leberfunktionsprüfung mittels i.v. injizierter C 14-Glycocholsäure beim Menschen. *Klapdor, R., Schrader, M.* (Hamburg) 348

Induktion und Aktivierung der Gallensäureglucuronyltransferase in Rattenlebermikrosomen. *Fröhling, W., Stiehl, A., Ast, E., Czygan, P., Kommerell, B.* (Heidelberg) .. 351

Untersuchungen zum Lipidstoffwechsel bei der experimentellen Leberschädigung der Ratte. *Feigenbauer, K., Klör, H. U., Ditschuneit, H. H., Hotz, J., Ditschuneit, H.* (Ulm) 354

Einfluß der Cholestase auf Enzymaktivitäten im Serum und Morphologie der Lebermitochondrien. *Husen, N., van, Uchida, Y., Themann, H., Gerlach, U.* (Münster) 357

Die antagonisierende Wirkung von Silybindihemisuccinat auf Störungen der Phosphatidylcholinneusynthese der Rattenleber bei der akuten Galaktosaminintoxikation. *Schriewer, H., Weinhold, F., Stöcker, K., Rauen, H. M.* (Münster) 360

Biochemische Untersuchungen bei Ratten nach $2/3$-Teilhepatektomie und Thermokoagulation des Ductus thoracicus. *Müller, N., Schmidtmann, W., Cremer, H., Schmidtmann, M.* (Bonn) 360

Der Einfluß der akuten Hyperammoniämie auf die Pyrimidinnucleotidbiosynthese in der Leber. *Pausch, J., Gerok, W.* (Freiburg) 363

Intrazelluläre Aufnahme, Verteilung und Proteinbindung von Androgenen in experimentell geschädigter Rattenleber und -niere. *Littmann, K.-P., Lembcke, H.-J., Gerdes, H.* (Marburg/Lahn) 366

Immunologische Differenzierung alkalischer Phosphatasen: Bestimmung der Dünndarm-, Leber- und Tumorphosphatase in Serum und Stuhl. *Lehmann, F.-G., Cramer, P., Zengel, W. R.* (Marburg/Lahn) 370

Die chronische Thioacetamid-Intoxikation als Modell einer experimentellen Leberzirrhose. *Grasedyck, K., Lindner, J.* (Hamburg) 374

Akutes Leberzerfallskoma durch komplette Leberischämie. *Fischer, M., Stötter, L., Ohlen, J., Blümel, G.* (München) 376

Einfluß von D-Galactosamin-HCL auf Hauptkettenenzyme im Lebergewebe sowie auf Plasmaenzyme und Metaboliten von männlichen Ratten. *Haug, H., Klinge, O., Telander, R., Rowek, H.* (Kassel) 378

Der extrakorporale Gallenkreislauf. Ein neues Modell zum Studium des Sterolstoffwechsels. *Weis, E., Barth, Ch.* (München) 383

Die Wirkung von Insulin und Glukagon auf die DNS-Synthese in Hepatozytenkulturen. *Junge, U., Nagamori, S.* (Göttingen) 385

Zur arteriell-hepatischen Kompensation bei experimenteller portocavaler Anastomose. *Thiel, H., Grün, M.* (Würzburg) 386

Ergebnis einer Fünf-Jahresverlaufsstudie bei HB$_s$Ag-Trägern. *Base, W., Dragosics, B., Ferenci, P., Fill, W.-D., Krassnitzky, O., Pesendorfer, F. X., Wewalka, F.* (Wien) 389

Verlaufsbeobachtungen klinisch gesunder Hepatitis B-Antigen-(HB$_s$-Ag)-Träger. *Holtermüller, K. H., Arndt-Hanser, A., Baumeister, H. G., Pyka, R., Lemmel, E. M., Ewe, K., Overby, L. R., Schäfer, A.* (Mainz, Chicago, Kaiserslautern) 392

Bioptische Verlaufsuntersuchungen der Leber über 4—5 Jahre bei klinisch gesunden HB$_s$Ag-Trägern. *Kaboth, U., Klinge, O., Schober, A., Winckler, K.* (Göttingen, Kassel) 394

Ergebnisse einer fünfjährigen prospektiven Studie zur Hepatitis nach Massentransfusionen. *Lehmann, H., Schlaak, M.* (Kiel) 397

Zwischenbericht über die kooperative DFG-Studie „Akute Virushepatitis". *Kaboth, U., Alexander, M., Beckenbach, H., Brodersen, M., Brückner, O., Brügmann, L., Creutzfeldt, W., Deicher, H., Gerlich, W., Grün, M., Grünert-Fuchs, I., Havemann, K., Hütteroth, T. H., Immich, H., Klinge, O., Knolle, J., Martini, G. A., Mascher, C., Meyer zum Büschenfelde, K. H., Müller, R., Nowrousian, R., Ortmans, H., Sanwald, R., Sattel, M., Schober, A., Schultz, H., Sodomann, C.-P., Stamm, B., Thamer, G., Thomssen, R., Wepler, W., Wille, G.* (Berlin, Göttingen) 399

Virus-ähnliche Partikel bei HB$_s$Ag-negativer Transfusionshepatitis. *Gmelin, K., Roßner, J. A., Thamer, G., Klose, G.* (Heidelberg) 402

Gleichzeitiges Vorkommen von Hepatitis-B-surface-Antigen (HB$_s$Ag) und Antikörper gegen HB$_s$Ag (Anti-HB$_s$) verschiedenen Subtyps im Serum. (Serologische und fluoreszenzhistologische Untersuchungen). *Arnold, W., Hess, G., Meyer zum Büschenfelde, K. H., Kösters, W., Biswas, R., Strauch, M., Knolle, J.* (Mainz, Mannheim, Göttingen) 405

Antikörper gegen das HB$_s$-Antigen bei Diabetikern. *Thamer, G., Hasslacher, Ch., Wahl, P., Kommerell, B.* (Heidelberg) 407

Verlaufsstudie des HB$_s$Ag- und anti-HB$_s$-Verhaltens in vier Dialysezentren. *Wagner, L., Kasprus, J., Kösters, W., Schwarzbeck, A., Twittenhoff, W.-D., Strauch, M.* (Mannheim) 409

Unterschiede im Krankheitsverlauf der Hepatitis B bei Dialysepatienten und dem Personal einer Dialysestation. *Sieberth, H. G., Baeyer, v., H., Freiberg, J., Oette, K., Schulten, D.* (Köln) 412

Hepatitishäufigkeit, HB$_s$-Antigen- und Anti-HB$_s$-Frequenz bei Patienten des Hämodialysezentrums Heidelberg. *Schimpf, Kl., Zimmermann, K., Thamer, G., Rüdel, J.* (Heidelberg) 414

Schützt ein HB$_s$-Antikörper vor der Hepatitis B? *Berthold, H., Heinze, V., Mecke, R., Schmidt, K., Schöll, I.* (Freiburg) 417

Versuche zur Übertragung der HB$_s$-Ag-positiven Virushepatitis auf Ratten und Minipigs. *Beckenbach, H., Hofmann, W., Rapp, W., Kommerell, B., Thamer, G., Graw, H., Bosch, A., Gmelin, K.* (Heidelberg) 421

Präalbumin und Haptoglobin im Serum bei akuter Hepatitis. *Gleichmann, W., Weise, M., Matthes, K. J.* (Gießen) 422

Veränderungen des Faktor VII-assoziierten Antigens bei Lebererkrankungen — Ursache und Bedeutung. *Brunswig, D., Liehr, H., Thiel, H., Grün, M.* (Würzburg) 425

Untersuchungen der Plasmaglycosphingolipide bei akuter Hepatitis. *Atzpodien, W., Hüwels, G., Kremer, G. J., Schnellbacher, E.* (Main) 429

Hepatitis und die Isoenzyme der alkalischen Phosphatase. *Ohlen, J., Richter, J.* (München) 431

Diaminooxidase (Histaminase) bei Lebererkrankungen und experimenteller Leberschädigung. *Gäng, V., Stanjek, J., Gaubitz, W.* (Würzburg) 434

Untersuchungen zum Hyperaldosteronismus bei akuter Virushepatitis, Leberzirrhose und fulminantem Leberversagen. *Müller, G., Spech, H. J., Wellhöfer, G., Wernze, H., Wilkonson, S. P., Bernardi, M.* (Würzburg, London) 436

Die Plasmamerin-Aktivität (Basal und nach Stimulation) bei Lebercirrhose in Zusammenhang mit dem effektiven renalen Plasmadurchfluß. *Andreu-Kern, F., Lissen Otero, E., González, G., de la Rasilla, M., Garcia de Pesquera, F., Fernández Andrade, C., Crespo Diez, A.* (Sevilla/Spanien) 439

Hepatische Aldosteron-Extraktion und Durchblutung bei Lebercirrhose. *Spech, H.-J., Hilfenhaus, M., Deeg, P., Wernze, H.* (Würzburg, Hannover) 442

Untersuchungen über die Bedeutung von endogenen Toxinen bei der Entstehung des Coma hepaticum. *Brunner, G., Siehoff, A.* (Göttingen) 445

Statistisch kontrollierte Therapievergleiche bei der akuten Virushepatitis unter Berücksichtigung von Leberbiopsien. *Albert, L., Alexander, M., Rasch, G., Schmidt, D.* (Berlin) 447

Die Behandlung des Leberkomas durch Hämoperfusion. *Czygan, P., Ast, E., Fröhling, W., Stiehl, A., Kommerell, B.* (Heidelberg) 449

Die Cytomegalie-Hepatitis im Erwachsenenalter. *Heni, N., Heißmeyer, H., Schmitz, H., Wernet, H., Woenckhaus, J. W., Gerok, W.* (Freiburg, Karlsruhe) 451

Neuere Diagnostische Methoden zur Früherkennung des Amöbenleberabszesses. *Mohr, W., Blenk, G., Mannweiler, H., Petersen, H.* 454

Bilirubin-Stoffwechsel

Einführung in das Thema. *Schmid, R.* (San Francisco) 457

Enzymatic Formation of Bilirubin and its Regulation. *Tenhunen, R.* (Helsinki/Finnland) (Referat) 457

Sources and Kinetics of Bilirubin Formation in vivo. *Robinson, St. H.* (Boston/Massachusetts) (Referat) 466

Mechanism of Bilirubin transfer into the Liver. *Arias, I. M.* (New York/USA) (Referat s. Anhang) 468

Konjugation von Bilirubin — Enzymatische Aspekte. *Bock, K. W.* (Tübingen) (Referat) 468

Conjugation of Bilirubin — Pathophysiological Aspects. *Fevery, J.* (Leuven/Belgien) (Referat) 473

Pathogenesis of Different Types of Jaundice. *Arias, I. M.* (New York/USA) (Referat s. Anhang) 480

Neurogene Leitsymptome innerer Krankheiten

Einführung in das Thema. *Janzen, R.* (Hamburg) 481

Neuropathologie der Reaktionsformen. *Gerhard, L.* (Essen) (Referat) 482

X

Praesenile metabolische Encephalopathien. *Jacob, H.* (Marburg) (Referat) 489

Klinik der Myelopathien. *Mertens, H. G., Grüninger, W.* (Würzburg) (Referat) 500

Episodische globale Amnesien und chronische Veränderungen der Bewußtseinslage. *Lechner, H., Fontanari, D.* (Graz/Österreich) (Referat) 513

Schmerz: Analyse von Syndromen und Wertung von Schmerzen. *Anschütz, F., Handwerker, H. O.* (Darmstadt, Heidelberg) (Referat) Teil I 517

Schmerz: Analyse von Syndromen und Wertung von Schmerzen, dargestellt am Beispiel der Angina pectoris. *Anschütz, F.* Teil II 524

Cerebrale Anfälle. (Synkoptische, diakoptische und epileptische Reaktionen). *Sauter, R.* (Zürich) (Referat) 536

Erregung und Erregbarkeit bei funktionellen Syndromen. *Casper, H., Speckmann, E.-J.* (Münster) (Referat) 542

Ergebnisse für die Praxis und für die Forschung

Einführung in das Thema. *Janzen, R.* (Hamburg) 550

Paraneoplastische neurogene Syndrome. *Balzereit, F.* (Barmbek) (Referat) 550

Diagnostische und therapeutische Entscheidungen bei metabolisch/toxisch entstandenen, neurogenen Leitsymptomen innerer Krankheiten. *Bernhardt, W.* (Hamburg-Eppendorf) (Referat) 556

Polymyositiden. *Puff, K-H.* (Hamburg-Eppendorf) (Referat) 567

Neurologische Leitsymptome nekrotisierender Angiitiden bei Autoimmunerkrankungen. *Arnold, O. H., Lehmann, H. J.* (Essen) (Referat) 573

Nachtblindheit und Retinopathie bei Allgemeinerkrankungen. *Hellner, K. A.* (Hamburg) (Referat) 580

Neurogene Symptome zur Frühdiagnose unerwünschter Arzneimittelwirkung. *Mayer, K.* (Tübingen) (Referat) 584

Diskussion, Symposion D. Leitung und nachfolgende Zusammenfassung: *Janzen, R.* (Hamburg) 590

Der Weichteilrheumatismus

Der Begriff des Weichteilrheumatismus. *Müller, W.* (Basel) (Referat) 593

Pathologie des Weichteilrheumatismus. *Fassbender, H. G.* (Mainz) (Referat) 598

Zur Pathologie des Weichteilrheumatismus. *Lindner, J.* (Hamburg) (Referat) 601

Der Muskelrheumatismus. *Miehlke, K.* (Wiesbaden) (Referat) 609

Insertionstendopathien und Periarthropathien. *Wagenhäuser, F. J.* (Zürich) (Referat) . 615

Psychomatische Aspekte weichteilrheumatischer Erkrankungen. *Lebhardt, F.* (Basel) (Referat) 645

3. Podiumsgespräch. Therapie weichteilrheumatischer Erkrankungen. Leitung: *Müller, W.* (Basel) 649

Internistische Neurologie

Zur Häufigkeit der ZNS-Beteiligung bei akuten Leukosen im Erwachsenenalter. *Neumann, E., Mittermayer, K., Budka, H., Honetz, H., Schwarzmeier, J.* (Wien) 654

Neurologische Aspekte des Morbus Hodgkin. *Richter, H.-W., Wiele, G.* (Münster) .. 657

Hypokaliämie bei cerebralen Erkrankungen. *Hayduk, K., Benz, R.* (Tübingen) 659

Zentrale Hypernatriämische Hyperosmorale Komata. *Dorst, K. G., Zumkley, H.* (Münster) 661

Zur Differentialdiagnose episodischer Amnesien. *Frank, G.* (Marburg) 663

Liquorzytologische Methoden zum Nachweis von Tumorzellen in der klinischen Diagnostik und Therapie-Kontrolle neoplastischer Prozesse. *Dommasch, D., Grüninger, W., Samland, O., Przuntek, H.* (Würzburg) 666

Diagnostische Kriterien und neuropsychiatrische Leitsymptome der akuten intermittierenden Porphyrie – Ergebnisse einer Feldstudie. *Druschky, K.-F., Schaller, K. H.* (Erlangen-Nürnberg) 668

Latente Portocavale Encephalopathie. *Hamster, W., Schomerus, H.* (Tübingen) 671

Latente Stammhirnschädigungen bei chronischen Lebererkrankungen. *Möckel, W.* (Köln-Kalk) 676

Frühsymptomatik und Frühdiagnostik bei Morbus Wilson. *Przuntek, H., Wesch, H.* (Würzburg, Heidelberg) 678

Zentralnervöse motorische Reizerscheinungen bei Stoffwechselstörungen. *Fuhrmeister, U., Schimrigk, K., Przuntek, H., Ricker, K.* (Würzburg) 680

Schmerzhafte Ophthalmoplegie – TOLOSA-HUNT-Syndrom. *Haferkamp, G., Hopf, H. C.* (Mainz) 683

Generalisierte Osteosklerose und Roussy-Levy Syndrom in einer Familie. *Theile, U., Haferkamp, G.* (Mainz) 685

Periphere Nervenschäden unter Antikoagulantientherapie. *Ritter, G., Poser, S., Duensing, F.* (Göttingen) 687

Belastungsmyopathien: Differentialdiagnose zur Claudicatio intermittens. *Jerusalem, F., Mattle, H.* (Zürich) 689

Rheumatologie

Experimentelle, chronische Immunarthritis beim Meerschweinchen. *Velcovsky, H.-G., Bargon, G., Schäfer, B., Federlin, K.* (Ulm) 691

Immunkomplexe und Komplementaktivierung in Patienten mit Rheumatoider Arthritis. *Nydegger, U. E., Zubler, R. H., Lambert, P. H., Miescher, P. A.* (Genf) 694

Der Nachweis von Immunkomplexen bei der chronischen Polyarthritis und anderen rheumatischen Erkrankungen. *Rosenthal, M., Graf, U., Müller, W.* (Basel) 696

Die Bestimmung von HL-A 27 als differential-diagnostische Maßnahme beim Morbus Bechterew. *Intorp, H. W., Wirth, W., Koch, W., Hertel, E.* (Münster) 700

Zur Diagnostik und Früherfassung der Sacroiliitis. *Bahous, I., Müller, W.* (Basel) .. 703

Untersuchungen zur Häufigkeit der Herzbeteiligung bei der rheumafaktorpositiven chronischen Polyarthritis (CP +). *Lohmöller, G., Brückle, W., Schattenkirchner, M., Lydtin, H.* (München) 705

Aussprache: *Herr Schilling, F.* (Mainz) 708

Einfluß von Antirheumatika auf die Leberzellfunktion bei Patienten mit rheumatoider Arthritis. *Schubotz, R., Dickmann, R., Massarrat, S.* (Marburg) 709

Klinische und tierexperimentelle Erfahrungen in der Behandlung rheumatischer Erkrankungen mit Levamisol. *Trabert, U., Rosenthal, M., Müller, W.* (Basel) 711

Die Radiosynoviorthese zur Lokalbehandlung der chronischen Arthritis. *Bahous, I., Müller, W.* (Basel) 715

Differenzierungsanalytische Aspekte zum Weichteilrheumatismus, Beobachtungen an deutschen und iranischen Patienten. *Peseschkian, N.* (Wiesbaen) 717

Diätetik in der inneren Medizin

Einführung in das Thema. *Zöllner, N.* (München) 722

Biochemische Entwicklungslinien der Ernährungswissenschaft. *Siebert, G.* (Hohenheim) (Referat) 723

Diätbehandlung bei Diabetes Mellitus. *Gries, F. A.* (Düsseldorf) (Referat) 727

Diätik der Gicht — experimentelle Grundlagen und praktische Anwendung. *Zöllner, N.* (München) (Referat) 727

Diätbehandlung von Stoffwechselstörungen. *Schlierf, G.* (Heidelberg) (Referat) 737

Diätbehandlung bei gastroenterologischen Erkrankungen. *Kasper, H.* (Würzburg) (Referat) 742

Diätbehandlung bei Nierenkrankheiten. *Kluthe, R.* (Freiburg) (Referat) 750

Diabetes

Behandlung des Coma diabeticum mit kleinen Insulinmengen. *Althoff, P., Neubauer, H., Petzoldt, R., Schöffling, K.* (Frankfurt/Main) 760

Subklinischer Diabetes bei juveniler Hypertonie. *Heimsoth, V. H., Meier, L., Graffe-Achelis, Chr.* (Schweinfurt) 764

Zur Antiketogenen Wirkung von Fruktose. *Dietz, G., Wicklmayr, M., Grunst, J., Mehnert, H.* (München) 767

Blutzuckerspiegel und Seruminsulinwerte in Relation zur Glibenclamidkonzentration nach suicidaler Glibenclamidintoxikation-Kasoistischer Beitrag. *Zilker, Th., Stickel, F. J., Neher, G., Ermler, R., v. Clarmann, N., Bottermann, P.* (München) 769

Einfluß von Buformin auf den Skeletmuskelstoffwechsel diabetischer Ratten. *Strohfeldt, P., Strubel-Obermaier, U., Kettl, H.* (Homburg/Saar) 771

Untersuchungen zum Wirkungsmechanismus der Biguanide. *Heine, P., Kewitz, H.* (Berlin) 774

Tagesprofile der Sulfonylharnstoff-Serumspiegel und Stoffwechselparameter von Erwachsenendiabetikern unter Monotherapie mit verschiedenen Sulfonylharnstoffen bei vergleichbarer Stoffwechseleinstellung. *Happ, J., Nest, E., Fröhlich, A., Schöffling, K., Beyer, J.* (Mainz, Frankfurt/Main) 776

Klinische Erfahrungen mit Des-Phe[B1]-Insulinen. *Hasche, H., Wilms, B.* (Bad Lauterberg/Harz) 779

Ketogenese beim lipatrophischen Diabetes und ihre Beeinflussung durch Insulin. *Dörfler, H., Wolfram, G., Hepp, K. D.* (München) 782

Veränderungen des Urinprotein-Musters bei Diabetes mellitus, ein Frühsymptom der renalen Mikroangiopathie? *Boesken, W. H., Schneider, G., Reuscher, A.* (Freiburg/Brg.) 785

Die Konzentration/Wirkungsbeziehung von Initiatoren der Insulinsekretion isolierter Inseln des Rattenpankreas. *Schauder, P., Schindler, B., Panten, U., Frerichs, H.* (Göttingen) 788

C-Peptid-Bestimmung als Parameter für die orale Diabetestherapie. *Beischer, W., Raptis, S., Keller, L., Kerner, W., Pfeiffer, E. F.* (Ulm) 791

Serum-C-Peptidspiegel bei stoffwechselgesunden Probanden, Diabetikern und Patienten mit Inselzelltumoren. *Krause, U., Cordes, U., Beyer, J.* (Mainz) 794

Untersuchungen zur Glomerulopathie bei einem latenten, hereditären Diabetes mellitus der Maus. *Alt, J., Gärtner, K., Gaudszuhn, D., Lustenberger, N., Stolte, H.* (Hannover) 795

Untersuchungen über den Kohlehydratstoffwechsel im Skelettmuskel der Ratte. *Hennig, G., Löffler, G., Wieland, O. H.* (München) 798

Der Einfluß vasoaktiver Substanzen auf Glucoseaufnahmen und Laktatproduktion im isolierten M. soleus gesunder Ratten. *Jungmann, E., Schöffling, K.* (Frankfurt/ Main) 801

Hinweise auf gestörte Glucoseaufnahme isolierter Leberzellen-Untersuchungen an Plasmamembranen. *Bachmann, W., Challoner, D., Mehnert, H.* (München) 803

Zum Insulineinfluß auf den hepatischen VLDL-Tri-Glyceridstoffwechsel. *Vogelberg, K. H., Moschinsky, D., Heggen, E. M., Gries, F. A.* (Düsseldorf) 806

Stoffwechsel — Lipidstoffwechsel

Tagesprofile der Blutfette unter standardisierter Diät mit und ohne Nikotinsäure. *Mühlfellner, G., Mühlfellner, O., Zöfel, P., Kaffarnik, H.* (Marburg) 810

Zur Wirkung von diätischem Cholesterin und Maisöl auf die Struktur und den Stoffwechsel der Lipoproteine des Kaninchens. *Stange, E., Alavi, M., Bauer, E., Papenberg, J.* (Heidelberg) 812

Die Wertigkeit des P/S-Quotienten zur Beschreibung der Wirkung eines Nahrungsfettes auf den Serumcholesterinspiegel. *Zönnchen, B., Wolfram, G., Zöllner, N.* (München) . 815

Die partielle Ileumausschaltung zur Behandlung der Hypercholesterinämie. *Husemann, B.* (Erlangen-Nürnberg) 818

Einfluß und Stärke des Übergewichts auf Serum-Lipide und Serum-Harnsäure. *Ewald, W.* (Breuberg/Hessen) 820

Zur Ursache der verminderten Triglyceridsynthese unter Chenodesoxycholsäure. *Begemann, F.* (Hamburg) 821

Therapie der familiären Typ II-Hyperlipoproteinämie bei Erwachsenen und Kindern mit Sitosterin. *Oster, P., Schlierf, G., Heuck, C. C., Greten, H., Gundert-Remy, U., Haase, W., Klose, G., Nothhelfer, A., Raetzer, H., Schellenberg, B., Schmidt Gayk, H.* (Heidelberg) 824

Zur Frage des Typenwandels bei Hyperlipoproteinaemie (Typ IIb, IV, V) unter der Therapie mit Clofibrat und m-Inositolnicotinat. *Schwartzkopff, W., Zschiederich, M.* (Berlin) 825

Die Wirkung von Xantinol-nicotinat auf Lipide und Lipoproteine im Serum von Patienten mit primären Hyperlipoproteinämien vom Typ IIb und IV. *Haacke, H., Parwaresch, M. R., Mäder, Ch.* (Kiel) 829

Der Einfluß von Kombinationsbehandlung von Clofibrat auf das Lipoproteinmuster endogener Hypertriglyceridämien. *Vogelberg, K. H., Althoff, B., Heggen, E. M., Theßeling, W.* (Düsseldorf) 832

Einfluß einer Clofibrattherapie auf die Glukagon-, Insulinsekretion sowie Glukosetoleranz bei Patienten mit Hyperlipoproteinämie Typ IV. *Drost, H., Grüneklee, D., Korthaus, G., Gries, F. A.* (Düsseldorf) 835

Änderungen der Lipoproteine unter oralen Kontrazeptiva und bei Schwangeren. *Ravens, K. G., Jipp, P.* (Kiel) 839

Verschiedene Plasmalipide unter Ovulationshemmern unterschiedlichen Typs und Zusammensetzung. *Hausmann, L., Kaffarnik, H., Lorenz, D., Schubotz, R.* (Marburg/Lahn) 841

Das Verhalten der lipolytisch freigesetzten Fettsäuren im Postaggressionsstoffwechsel. *Grünert, A., Olbermann, M.* (Mainz) 844

Diagnostik der Typ II-Hyperlipproteinämie durch einfache direkte β-Cholesterinbestimmung ohne Ultrazentrifugation. *Heuck, C. C., Schlierf, G.* (Heidelberg) 847

Untersuchungen über die Adenylzyklase aus menschlichem Fettgewebe. *Geiger, M., Simon-Crisan, G., Somon, B., Kather, H.* (Heidelberg) 847

Bestimmung der Kinetik der Lipide und Lipoproteine mit dem i.v.-Fett-Toleranz-Test bei Patienten mit portokavalem Shunt. *Schwartzkopff, W., Zschiedrich, M., Gründler, G., Schlicht, E.* (Berlin) 850

Die Aktivität der endogenen Monoglyzeridhydrolase bei Gesunden und Patienten mit Hyperlipoproteinämie Typ IV nach Fredrickson. *Hansen, W.* (München) 854

Der Einbau von ^{14}C-octanoat, ^{14}C-palminat und ^{3}Glycerol in Chylomikronen und very low density-Lipoproteine (VLDL) bei Hyperlipidämie vom Typ V. *Gaertner, U., Wilke, H., Becker, K.* (Hamburg) 855

Linolsäureabfall in den Lipidfraktionen des Serums bei akuten schweren Krankheiten. *Wolfram, G., Eckert, J., Zöllner, N.* (Augsburg) 859

Die Wirkung von Alpha- und Beta-Rezeptoren stimulierenden Pharmaka auf Veränderungen des Lipidstoffwechsels und die Letalität beim Endotoxinschock. *Schmahl, F. W., Buchholz, F., Heckers, F., Huth, K.* (Frankfurt/Main) 862

Die Bedeutung der familiären Disposition für die Entwicklung von „Risikofaktoren" der Arteriosklerose (Untersuchungen an Angehörigen einer Bundeswehreinheit) 864

Stoffwechselerkrankungen und Osteonekrosen. *Augustin, J., Klose, G., Greten, H., Puhl, W., Niethard, F. U., Koderisch, H. O.* (Heidelberg) 866

Einfluß des Lipoprotein-X auf die Cholesterinsynthese der Rattenleber. *Liersch, M., Baggio, G., Heuck, C. C., Seidel, D.* (Heidelberg) 868

Stoffwechsel — Varia

Weitere Untersuchungen über das Verhalten freier Aminosäuren im Serum bei Kranken mit Arteriosklerose. *Oberwittler, W., Brennhausen, B., Schulte, H., Blumenberg, G. R., Rauen, H. M., Hauss, W. H.* (Münster) 871

Verhalten ergometrischer Befunde unter der Therapie mit D, L-α-Methylthyroxin-äthylester-hydrochlorid (Etiroxat-HCl) 874

Verwertung parenteral zugeführter Maltose. *Sprandel, U., Heuckenkamp, P.-U., Zöllner, N.* (München) 877

Untersuchungen zum Serum-Magnesium-Spiegel in der Gravidität. *Baltzer, G., Daume, E.* (Marburg/Lahn) 880

Zur Pathogenese und Beeinflussung der Hyperurikämie beim strengen Fasten (sog. Null-Diät). *Schräpler, P., Schulz, E.* (Lübeck) 882

Zur Pathogenese der Hyperurikämie durch Entfettung. *Burmeister, H., Schneider, J., Schmid, U., Ruiz-Torres, A.* (Berlin) 885

Verhalten der Serumproteine unter Nulldiät. *Fateh-Moghadam, A., Schwandt, P., Sandel, P., Kling, S., Vogt, W.* (München) 889

Vergleichende Untersuchungen über den Einfluß von Glukose und Sorbit auf den reaktiven Insulinanstieg bei Fettsüchtigen. *Ditschuneit, H. H., Schmidt, W., Ditschuneit, H.* (Ulm) 891

cAMP-Clearance und cAMP-Ausscheidung unter kohlenhydratarmen Diäten. *Schönborn, J., Heim, K., Jaeger, H., Rabast, U., Ditschuneit, H.* (Ulm, Würzburg) 894

Abbauwege des Alkohols. *Teschke, R., Hasumura, Y., Lieber, C. S.* (Düsseldorf, New York/USA) 896

Untersuchungen des arteriellen und intrazellulären Säure-Basen-Haushaltes bei Patienten mit metabolischer Alkalose unterschiedlicher Ätiologie. *Saborowski, F., Kaufmann, W.* (Köln) 899

Untersuchungen über den Einfluß verschiedener Purin- und Pyrimidinderivate auf die Pyrimidinsynthese des Menschen. *Rauch-Janßen, A., Gröbner, W., Zöllner, N.* (München) 902

Glucosetoleranz und Clearance freier Plasmafettsäuren bei Leberzirrhosen. *Schönborn, J., Scheller, W., Rabast, U., Heim, K., Ditschuneit, H.* (Ulm, Würzburg) 904

Kontrollierte Hypoglyceämie im Insulintest. *Blumenberg, D., Maiwald, L.* (Würzburg) 907

Fluorid-Spiegel im Serum bei der Osteoporose-Behandlung mit NaF. *Fuchs, C., Dorn, D., Hauswaldt, C., Henning, H. V., Köbberling, J., Kubosch, J., McIntosh, C., Unger, H.-D., Scheler, F.* (Göttingen) 910

Tierexperimentelle Störungen des Magnesium-Haushaltes. *Lison, A. E., Knoll, O., Ahlbrandt, P. F., Zumkley, H.* (Münster) 912

Stoffwechsel von Maltose nach intravenöser Zufuhr bei Diabetikern und Stoffwechselgesunden. *Bode, J. Ch., Bonnet, M., Bode, Christiane, Dürr, H. K.* (Marburg/Lahn) 915

Gastroenterologie

Zur Lysozymbestimmung bei Morbus Crohn. *Röllinghoff, W., Tischendorf, F. W., Brandes, J. W., Ehms, H., Miller, B., Malchow, H.* (Tübingen, Marburg, Düsseldorf) . 919

Zuckerkonsum bei Patienten mit Morbus Crohn. *Miller, B., Fervers, F., Rohbeck, R., Strohmeyer, G.* (Düsseldorf) 922

Verlaufsbeobachtungen bei Patienten mit M. Crohn nach operativer bzw. unter immunsuppressiver Therapie. *Eckhardt, R., Krieg, H., Meyer zum Büschenfelde, K. H.* (Mainz) 924

Thrombocytose bei Morbus Crohn. *Ehms, H., Miller, B., Bremer, G., Jacobi, E., Strohmeyer, G.* (Düsseldorf) 927

Rezidivprophylaxe nach Darmresektion wegen Morbus Crohn durch Salazosulfapyridin (Azulfidine®), eine Dppelblindstudie. *Ewe, K., Holtermüller, K.-H., Baas, U., Eckhardt, V., Krieg, H., Kutzner, J., Schäfer, A.* (Mainz, Kaiserslautern) 930

Zur Behandlung entzündlicher Dünn- und Dickdarmerkrankungen mit einer synthetischen hyperkalorischen Ernährung. *Ferenci, P., Base, W., Pesendorfer, F. X.* (Wien) ... 932

Untersuchungen zum zellulären und humoralen Immunstatus bei Patienten mit Morbus Crohn. *Tönnesmann, E., Brükle, P. A., Bewersdorf, H., Federlin, K.* (Ulm) 935

Der Einfluß von Laxantien auf die Passagezeit von Flüssigkeit im menschlichen Jejunum. *Wanitschke, R., Ammon, H. V.* (Wisconsin, Milwaukee) 939

Diagnostik der Laktosemalabsorption mit ^{14}C-Laktose? *Kelch, L.* (Lübeck) 941

Regulation der Aktivität von Enzymen des Kohlehydratstoffwechsels in der Abhängigkeit von der Kost: Unterschiedliche adaptive Änderungen in der Leber und der Dünndarmmukosa der Ratte durch Fruktose- oder Glukose-Fütterung. *Bode, Christiane, Ohty, W., Dürr, H.-K., Bode, J. Ch.* (Marburg/Lahn) 943

Cytochrom P-450 und arzneimittelabbauende Enzyme in der Dünndarmschleimhaut der Ratte: Lokalisation und Kontrollfaktoren. *Hoensch, H., Malchow, H., Schmid, R.* (Tübingen, San Francisco/Calif.) 945

Einfluß von Vasotherapeutika auf die Disaccharidase-Aktivitäten der Rattendünndarm-mukosa. *Frisius, Hildegard, Al-Abadi, H., Heidrich, H.* (Berlin) 948

Bestimmung von Chymotrypsin im Stuhl als Suchtest für eine exokrine Pankresinsuffi-zienz: Untersuchungen zur Zuverlässigkeit verschiedener Methoden. *Schneider, R., Dürr, H. K., Bode, J. Ch.* (Marburg/Lahn) 952

Zur Häufigkeit einer Makroamylasämie und zur diagnostischen Wertigkeit des Quotienten Amylaseclearance/Kreatininclearance. *Bindrich, D., Dürr, H. K., Bode, J. Ch.* (Marburg/Lahn) 954

Methodik und weitere klinische Erfahrungen mit dem Peptid-PABA-Test, einem indirekten Pankreasfunktionstest. *Bornschein, W., Goldmann, F. L., Otte, M.* (München) ... 957

Über den Aussagewert der dünnschichtchromatographischen Stuhlfettanalyse. *Erb, W., Leuschner, U., Streblow, J.* (Frankfurt/Main) 960

Verteilungsmuster von Lipase-Isoenzymen — erste klinische Erfahrungen. *Kapaun, W., Meier-Cabell, E., Müller-Wieland, K., Berndt, W.* (Hamburg-Eppendorf) 963

Konservative Therapie und Peritonealspülung bei akuter Pankreatitis. *Schäfer, J.-H., Thimme, W.* (Berlin) 965

Beeinflussung der Serumanalyse durch kolloidale Volumenersatzmittel. *Köhler, H., Kirch, W., Roloff, B., Weihrauch, T. R., Prellwitz, W., Höffler, D.* (Mainz) 968

Zur Behandlung der akuten Pankreatitis mit Glucagon. Bericht über eine Doppelblindstu-die. *Dürr, H. K., Zeldler, O., Maroske, D., Bode, J. Ch.* (Marburg/Lahn) 970

Retrograde Pankreatikographie (ERP) beim Hund: Funktionsveränderungen des exokri-nen Pankreas. *Sewing, B., Löffler, A., Schulz, D., Büsing, V.* (Bonn) 973

Die Wirkung von Chylomikronen auf die exokrine Pankreassekretion der Katze. *Wize-mann, V., Mahrt, R., Masserer, Ph.* (Gießen) 976

Intraduodenales Magnesium stimuliert die Pankreasenzymsekretion und Gallenblasenent-leerung beim Menschen. *Holtermüller, K. H., Sinterhauf, K., Konicek, S., Müller, V.* (Mainz) 978

Colonstenosen nach Pankreatitis. *Lankisch, P. G., Lopez, E., Winckler, K., Schuster, R.* (Göttingen) 980

Manometrische Untersuchungen zur Frage des Pylorussphinkters. *Rösch, W., Kummert, U.* (Erlangen-Nürnberg) 984

Endoskopische Manometrie (EM) — eine Methode zur kombinierten Diagnostik des oberen Gastrointestinaltraktes. *Weihrauch, T. R., Förster, Ch. F., Ewe, K.* (Mainz) 987

Intraluminale Druckmessung mit einem neuen elektronischen Meßwertwandler. *Förster, Ch., Weihrauch, T. R., Höhle, K.-D., Seitz, W.* (Mainz) 989

Weitere Untersuchungen zur Gastrinfreisetzung nach intraduodenaler Gabe von Galle. *Londong, W., Frühauf, St., Klewar, G., Otte, M., Forell, M. M.* (München) 991

Stimulation der H^+-Sekretion und des Serum-Gastrins durch intraoperativen elektrischen Vagusreiz vor und nach proximaler selektiver Vagotomie. *Fritsch, W.-P., Schacht, U., Rumpf, P., Jacobs, G., Hausamen, T.-U.* (Düsseldorf) 994

Untersuchungen zur Wirkung der ca^{++}-Infusion auf die Gastrinfreisetzung. *Scholten, Th., Fritsch, W.-P., Hausamen, T.-U.* (Düsseldorf) 997

Histologische Befunde der Stufenbiopsie des Magens bei Patienten mit Achlorhydrie, Hypo- und Normochlorhydrie und ihre Beziehung zum Serumgastrinspiegel. *Massarat, S., Schmitz-Moormann, P., Fritsch, W.-P., Hausamen, T.-U., Kappert, J.* (Marburg, Düsseldorf) 999

Befunde beim Antrumrest nach Billroth-II-Operation („exclude antrum") — ein Beitrag zur Differentialdiagnose des Rezidiv-ulcus mit Hypergastrinämie. *Arnold, R., Creutzfeldt, C., Creutzfeldt, W., Peiper, H.-J.* (Göttingen) 1002

Einfluß von Depot-Somatostatin auf die Gastrin- und Magen-Sekretion bei Normalpersonen und bei Patienten mit Zollinger-Ellison-Syndrom. *Raptis, S., Dollinger, H. C., Escubar-Jimenez, F., Pfeiffer, E. F.* (Ulm) 1006

Wirkung von Carbonoxolon auf Synthese und Abbau von Prostaglandinen. *Peskar, B. M.* (Freiburg i. Brg.) 1009

Zum Einfluß von Metoclopramid auf die basale und mahlzeitstimulierte Gastrinsekretion beim Magengesunden. *Thiel, H., Karaletsos, D.* (Würzburg) 1010

Zur konservativen Therapie peptischer Ulcera beim Zollinger-Ellison-Syndrom. *Hausamen, T.-U., Fritsch, W.-P., Jungblut, R., Strohmeyer, G.* (Düsseldorf) 1014

Die Aussagekraft der Konzentration des karzinoembryonalen Antigens (CEA) im Plasma bei Erstdiagnose sowie Verlaufskontrolle behandelter gastrointestinaler Malignome. *Auer, I. O., Münch, L., Schmid, L.* (Würzburg) 1016

Zur Wertigkeit der Guajykprobe bei der Früherkennung von Tumoren des Verdauungstraktes. *Warm, K., Blazek, Z., Weithofer, G., Bloch, R.* (Bad Hersfeld) 1020

Über das Stumpfkarzinom beim Magenoperierten. *Schmid, E., Vollmer, R., Adlung, J., Blaich, E., Düker, F., Goebell, H., Heinkel, K., Kimmig, J.-M., Probst, M.* (Göppingen, Lübeck, Ulm, Stuttgart-Bad Cannstatt) 1022

Untersuchungen zur Prämedikation mit Diazepam bei der peroralen Endoskopie. *Schreiber, H. J., Kühner, W., Weithofer, G., Bloch, R.* (Bad Hersfeld) 1024

Krankheitswert der Achlorhydrie. *Massarrat, S., Jaspersen, D., Kappert, J.* (Marburg/Lahn) 1027

Splenektomie ohne Einfluß auf die Ulcusentstehung beim Menschen. *Baas, E. U., Gamm, H., Brünner, H., Kreb, U.* (Mainz) 1030

Die Belegzell-Antikörperverteilung bei chronischer Gastritis Typ I (isolierte Korpusatrophie). *Lindstaedt, H., Miederer, S. E., Löffler, A., Wobser, E., Kutz, K., Wuttke, H., Elster, K.* (Bonn, Bayreuth) 1033

Vorsitzerder **1976-1977**	Prof. Dr. med. *G. A. Neuhaus* − Berlin
Vorstand **1976-1977**	Prof. Dr. med. *G. A. Neuhaus* − Berlin Prof. Dr. med. *H. A. Kühn* − Würzburg Prof. Dr. med. *R. Gross* − Köln Prof. Dr. med. *W. Gerok* − Freiburg Prof. Dr. med. *B. Schlegel* − Wiesbaden
Vorstand **1975-1976**	Prof. Dr. med. *H. A. Kühn* − Würzburg Prof. Dr. med. *P. Schölmerich* − Mainz Prof. Dr. med. *G. A. Neuhaus* − Berlin Prof. Dr. med. *R. Gross* − Köln Prof. Dr. med. *B. Schlegel* − Wiesbaden

Ehrenmitglieder

1891	Geh. Med. Rat. Prof. Dr. med. *R. Virchow* − Berlin
1894	Dr. Prinz *Ludwig Ferdinand von Bayern*
1902	Wirkl. Geh. Med. Rat Prof. Dr. med. *E. v. Leyden* − Berlin
1907	Wirkl. Geh. Rat Prof. Dr. med. *E. v. Behring* − Marburg Geh. Rat Prof. Dr. med. *H. Curschmann* − Leipzig Geh. Rat Prof. Dr. med. *P. Ehrlich* − Frankfurt/Main Geh. Rat Prof. Dr. med. *W. Erb* − Heidelberg Geh. Rat Prof. Dr. med. *E. Fischer* − Berlin Geh. Rat Prof. Dr. med. *R. Koch* − Berlin Geh. Rat Prof. Dr. med. *v. Leube* − Würzburg Geh. Rat Prof. Dr. med. *A. Merkel* − Nürnberg Geh. Rat Prof. Dr. med. *Naunyn* − Baden-Baden Geh. San.-Rat Dr. med. *E. Pfeiffer* − Wiesbaden Geh. Rat Prof. Dr. med. *Pflüger* − Bonn Geh. Rat Prof. Dr. med. *Quincke* − Kiel Prof. Dr. med. *v. Recklinghausen* − Straßburg Prof. Dr. med. *Schmiedeberg* − Straßburg Wirkl. Geh. Rat Prof. Dr. med. *M. Schmidt* − Frankfurt/Main
1912	Geh. Rat Prof. Dr. med. *C. F. v. Röntgen* − München
1923	Geh. Rat Prof. Dr. med. *Bäumler* − Freiburg Geh. Rat Prof. Dr. med. *Lichtheim* − Bern
1924	Geh. Rat Prof. Dr. med. *v. Strümpell* − Leipzig Geh. Rat Prof. Dr. med. *Schultze* − Bonn Geh. Rat Prof. Dr. med. *R. Stintzing* − Jena Geh. Rat Prof. Dr. med. *F. Penzoldt* − Erlangen
1927	Geh. Rat Prof. Dr. med. *F. Kraus* − Berlin Geh. Rat Prof. Dr. med. *O. Minkowski* − Wiesbaden

1928	Geh. Rat Prof. Dr. med. *Goldschneider* — Berlin

1932   Geh. Rat Prof. Dr. *W. His* — Berlin
Geh. Rat, Ob.-San.-Rat Prof. Dr. med. *R. Ritter v. Jaksch* — Prag
Prof. Dr. med. *G. Klemperer* — Berlin
Prof. Dr. med. *Koranyi* — Budapest
Geh. Rat. Prof. Dr. med. *L. v. Krehl* — Heidelberg
Geh. Rat Prof. Dr. med. *F. Moritz* — Köln
Geh. Rat Prof. Dr. med. *F. v. Müller* — München
Prof. Dr. med. *E. v. Romberg* — München
Prof. Dr. med. *R. F. Wenckebach* — Wien

1935   Geh. Rat Prof. Dr. med. *W. Zinn* —Berlin
Prof. Dr. med. *O. Naegeli* — Zürich

1936   Prof. Dr. med. *L. Brauer* — Wiesbaden
Prof. Dr. med. *Mollow* — Sofia

1938   Prof. Dr. med. *Förster* — Breslau
Prof. Dr. med. *L. R. Müller* — Erlangen
Prof. Dr. med. *Pässler* — Dresden
Prof. Dr. med. *F. Volhard* — Frankfurt/Main

1949   Prof. Dr. med. *G. v. Bergmann* — München
Prof. Dr. med. *A. Schittenhelm* — München

1950   Prof. Dr. med. *H. Dietlen* — Saarbrücken

1951   Prof. Dr., Dr. med. h. c., Dr. phil. h. c. *G. Domagk* — Elberfeld
Prof. Dr. med. et theol. et phil. *A. Schweitzer* — Lambarene/Kongo

1952   Prof. Dr. med. *W. Heubner* — Berlin

1954   Prof. Dr. med. *M. Nonne* — Hamburg
Prof. Dr. med. *R. Rössle* — Berlin
Prof. Dr. med. *O. Rostoski* — Dresden
Prof. Dr. med. *W. Frey* — Zollikon/Zürich/Schweiz
Sir *Henry Dale* — London

1955   Prof. Dr. med. et theol. *R. Siebeck* — Heidelberg
Prof. Dr. med. *S. J. Thannhauser* — Boston/USA

1956   Prof. Dr. med. *F. A. Schwenkenbecher* — Marburg
Prof. Dr. med. *E. Grafe* — Würzburg
Prof. Dr. med. *E. Franck* — Istanbul
Dr. med. h. c., Dr. phil. h. c. *F. Springer* — Heidelberg

1957   Prof. Dr. med., Dr. med. h. c., Dr. med. h. c., Dr. rer. nat. h. c.
M. Bürger — Leipzig
Prof. Dr. med. *Ph. Klee* — Wuppertal
Prof. Dr. med. *C. Oehme* — Heidelberg
Prof. Dr. med., Dr. med. h. c. *W. Stepp* — München
Prof. Dr. med. *H. Schmidt* — Wabern b. Bern/Schweiz

Prof. Dr. med. *C. D. de Langen* – Utrecht/Holland
Prof. Dr. med. *E. Lauda* – Wien
Prof. Dr. med. *W. Loeffler* – Zürich/Schweiz

1958   Prof. Dr. med. *E. P. Joslin* – Boston/Mass./USA
Prof. Dr. med., Dr. med. h. c. *G. Katsch* – Greifswald
Prof. Dr. med., Dr. med. h. c., Dr. med. h. c. *A. Weber* –
Bad Nauheim

1959   Prof. Dr. med. *P. Martini* – Bonn
Prof. Dr. med. *W. Weitz* – Hamburg

1960   Prof. Dr. med. *H. H. Berg* – Hamburg
Prof. Dr. med. *Fr. Kauffmann* – Wiesbaden

1961   Prof. Dr. med. *R. Schoen* – Göttingen

1962   Prof. Dr. med. *H. Pette* – Hamburg
Prof. Dr. med. *K. Hansen* – Neckargemünd

1963   Prof. Dr. med., Dr. med. h. c. *W. Brednow* – Jena
Prof. Dr. med. *H. Reinwein* – Gauting b. München
Prof. Dr. med. *H. H. Bennhold* – Tübingen

1964   Prof. Dr. med., Dr. med. h. c., Dr. rer. nat. h. c. *H. W. Knipping* –
Köln

1965   Prof. Dr. med., Dr. h. c. *J. Grober* – Bad Bodendorf
Prof. Dr. med., Dr. med. h. c. *F. Lommel* – Endorf/Obb.
Prof. Dr. med. vet., Dr. h. c. *J. Nörr* – München

1966   Prof. Dr. med. *N. Henning* – Erlangen
Prof. Dr. med. *A. Hittmair* – Innsbruck
Prof. Dr. med. *F. Hoff* – Frankfurt/Main
Prof. Dr. med. *H. Kalk* – Kassel
Prof. Dr. med. *K. Voit* – Ammerland/Starnberger See

1967   Prof. Dr. med., Dr. med. h. c. *L. Heilmeyer* – Freiburg/Brsg.
Prof. Dr. med. *W. Kittel* – Wiesbaden

1968   Prof. Dr. med. et phil. *G. Bodechtel* – München
Prof. Dr. med. *J. Jacobi* – Hamburg

1969   Prof. Dr. med. *W. Hadorn* – Bern/Schweiz
Prof. Dr. med. *A. Jores* – Hamburg
Prof. Dr. med. *J. Waldenström* – Malmö/Schweden

1970   Prof. Dr. med. *A. Sturm* – Wuppertal

1971   Prof. Dr. med., Dr. sc. h. c., Dr. med. vet. h. c. *H. Freiherr v. Kress* –
Berlin
Prof. Dr. med. *E. Wollheim* – Würzburg
Prof. Dr. med. *G. Budelmann* – Hamburg

1972	Prof. Dr. med. *R. Aschenbrenner* – Hamburg
	Prof. Dr. med., Dr. med. h. c. *H. E. Bock* – Tübingen
	Sir *H. Krebs*, M.D., M.A., F.R.S., F.R.C.P. – Oxford
1973	Prof. Dr. med. *H.-W. Bansi* – Hamburg
	Prof. Dr. med. *K. Oberdisse* – Düsseldorf
	Prof. Dr. med. *O. Gsell* – St. Gallen
1974	Prof. Dr. med. *F. Grosse-Brockhoff* – Düsseldorf
	Prof. Dr. med. *D. Jahn* – Regensburg
1975	Prof. Dr. med. *W. Doerr* – Heidelberg
	Prof. Dr. med. *M. Holzmann* – Zürich
1976	Prof. Dr. med., Dr. med. h. c. *F. Büchner* – Freiburg
	Prof. Dr. med. *G. Schaltenbrand* – Würzburg
	Prof. Dr. med. *H. Schwiegk* – München

Verzeichnis der Vorsitzenden seit 1882

1. 1882 ⎫
2. 1883 ⎬ Wirkl. Geh. Ob.-Med.-Rat Prof. Dr. med. *Th. v. Frerichs* — Berlin
3. 1884 ⎭
4. 1885 Geh. Hofrat Prof. Dr. med. *C. Gerhardt* — Würzburg
5. 1886 ⎫
6. 1887 ⎬ Wirkl. Geh. Med.-Rat Prof. Dr. med. *E. v. Leyden* — Berlin
7. 1888 ⎭
8. 1889 Prof. Dr. med. *v. Liebermeister* — Tübingen
9. 1890 Hofrat Prof. Dr. med. *v. Nothnagel* — Wien
10. 1891 Wirkl. Geh. Med.-Rat Prof. Dr. med. *E. v. Leyden* — Berlin
11. 1892 Geh. Med.-Rat Prof. Dr. med. *H. Curschmann* — Leipzig
12. 1893 Prof. Dr. med. *H. Immermann* — Basel
      1894 kein Kongreß
13. 1895 Geh. Rat Prof. Dr. med. *v. Ziemssen* — München
14. 1896 Geh. Hofrat Prof. Dr. med. *Bäumler* — Freiburg i. Brsg.
15. 1897 Wirkl. Geh. Med.-Rat Prof. Dr. med. *E. v. Leyden* — Berlin
16. 1898 San.-Rat Prof. Dr. med. *M. Schmidt* — Frankfurt/Main
17. 1899 Geh. Rat Prof. Dr. med. *H. Quincke* — Kiel
18. 1900 Ob.-San.-Rat Prof. Dr. med. *R. Ritter v. Jaksch* — Prag
19. 1901 Geh. Rat Prof. Dr. med. *Senator* — Berlin
20. 1902 Geh. Rat Prof. Dr. med. *Naunyn* — Straßburg
      1903 kein Kongreß
21. 1904 Ob.-Med.-Rat Prof. Dr. med. *A. v. Merkel* — Nürnberg
22. 1905 Geh. Rat Prof. Dr. med. *W. Erb* — Heidelberg
23. 1906 Geh. Med.-Rat. Prof. Dr. med. *v. Strümpell* — Breslau
24. 1907 Wirkl. Geh. Med.-Rat Prof. Dr. med. *E. v. Leyden* — Berlin
25. 1908 Prof. Dr. med. *F. v. Müller* — München
26. 1909 Geh. Med.-Rat Prof. Dr. med. *Fr. Schultze* — Bonn
27. 1910 Geh. Med.-Rat Prof. Dr. med. *Fr. Kraus* — Berlin
28. 1911 Geh. Rat Prof. Dr. med. *L. v. Krehl* — Straßburg
29. 1912 Geh. Med.-Rat Prof. Dr. med. *R. Stintzing* — Jena
30. 1913 Geh. Rat Prof. Dr. med. *F. Penzoldt* — Erlangen
31. 1914 Prof. Dr. med. *E. v. Romberg* — Tübingen
      1915 kein Kongreß
      1916 außerordentliche Tagung (Kriegstagung) in Warschau
            Vors.: Geh. Med.-Rat Prof. Dr. med. *W. His* — Berlin
      1917 kein Kongreß
      1918 kein Kongreß
      1919 kein Kongreß
32. 1920 Geh. Rat Prof. Dr. med. *O. Minkowski* — Breslau
33. 1921 Prof. Dr. med. *G. Klemperer* — Berlin
34. 1922 Prof. Dr. med. *L. Brauner* — Hamburg
35. 1923 Prof. Dr. med. *K. F. Wenckebach* — Wien
36. 1924 Geh. Rat Prof. Dr. med. *M. Matthes* — Königsberg
37. 1925 Geh. Rat Prof. Dr. med. *F. Moritz* — Köln
38. 1926 Prof. Dr. med. *H. Pässler* — Dresden
39. 1927 Prof. Dr. med. *O. Naegeli* — Zürich

40. 1928 Prof. Dr. med. *L. R. Müller* — Erlangen
41. 1929 Geh. Rat Prof. Dr. med. *W. Zinn* — Berlin
42. 1930 Prof. Dr. med. *F. Volhard* — Frankfurt/Main
43. 1931 Prof. Dr. med. *G. v. Bergmann* — Berlin
44. 1932 Prof. Dr. med. *P. Morawitz* — Leipzig
45. 1933 | Prof. Dr. med. *A. Schittenhelm* — Kiel
46. 1934 | (Prof. Dr. med. *L. Lichtwitz* — Altona, ist satzungsgemäß im Jahr 1934 ausgeschieden, ohne den Vorsitz geführt zu haben)
47. 1935 Prof. Dr. med. *H. Schottmüller* — Hamburg
48. 1936 Prof. Dr. med. *F. A. Schwenkenbecher* — Marburg
49. 1937 Prof. Dr. med. *R. Siebeck* — Heidelberg
50. 1938 Prof. Dr. med. *Assmann* — Königsberg
51. 1939 Prof. Dr. med., Dr. h. c. *W. Stepp* — München
52. 1940 Prof. Dr. med. *H. Dietlen* — Saarbrücken
1941/42 keine Kongresse
53. 1943 Prof. Dr. med. *H. Eppinger* — Wien
1944—1947 keine Kongresse
54. 1948 Prof. Dr. med. *P. Martini* — Bonn
55. 1949 Prof. Dr. med. *C. Oehme* — Heidelberg
56. 1950 Prof. Dr. med. *W. Frey* — Oberhofen/Schweiz
57. 1951 Prof. Dr. med. *M. Bürger* — Leipzig
58. 1952 Prof. Dr. med. *Ph. Klee* — Wuppertal
59. 1953 Prof. Dr. med. *G. Katsch* — Greifswald
60. 1954 Prof. Dr. med. *H. H. Berg* — Hamburg
61. 1955 Prof. Dr. med. *H. Pette* — Hamburg
62. 1956 Prof. Dr. med. *R. Schoen* — Göttingen
63. 1957 Prof. Dr. med. *K. Hansen* — Lübeck
64. 1958 Prof. Dr. med. *H. Reinwein* — Kiel
65. 1959 Prof. Dr. med., Dr. med. h.c. *W. Brednow* — Jena
66. 1960 Prof. Dr. med. *H. Bennhold* — Tübingen
67. 1961 Prof. Dr. med. *J. Jacobi* — Hamburg
68. 1962 Prof. Dr. med. *F. Hoff* — Frankfurt/Main
69. 1963 Prof. Dr., med. Dr. sc. h.c., Dr. med. vet. h.c. *H. Frhr. v. Kress* — Berlin
70. 1964 Prof. Dr. med., Dr. med. h. c. *L. Heilmeyer* — Freiburg i. Brsg.
71. 1965 Prof. Dr. med. *A. Sturm* — Wuppertal-Barmen
72. 1966 Prof. Dr. med. et phil. *G. Bodechtel* — München
73. 1967 Prof. Dr. med. *A. Jores* — Hamburg
74. 1968 Prof. Dr. med., Dr. med. h. c. *H. E. Bock* — Tübingen
75. 1969 Prof. Dr. med. *D. Jahn* — Höfen
76. 1970 Prof. Dr. med. *K. Oberdisse* — Düsseldorf
77. 1971 Prof. Dr. med. *F. Grosse-Brockhoff* — Düsseldorf
78. 1972 Prof. Dr. med., Dr. med. h. c. *G. Schettler* — Heidelberg
79. 1973 Prof. Dr. med. *H. Begemann* — München
80. 1974 Prof. Dr. med. *H. P. Wolff* — Mainz
81. 1975 Prof. Dr. med. *P. Schölmerich* — Mainz
82. 1976 Prof. Dr. med. *H. A. Kühn* — Würzburg

Korrespondierende Prof. Dr. med. *Fanconi* — Zürich
Mitglieder Prof. Dr. med. *Hess* — Zürich
1939 Prof. Dr. med. *Ingwar* — Lund
Prof. Dr. med. *Meulengracht* — Kopenhagen
Prof. Dr. med. *Schüffner* — Amsterdam
Prof. Dr. med. *Diaz* — Rio de Janeiro

Prof. Dr. med. *R. Heintz* — Aachen
Prof. Dr. med. *E. Buchborn* — München
Prof. Dr. med. *K. Schöffling* — Frankfurt/Main
Prof. Dr. med. *W. Ulmer* — Bochum
Prof. Dr. med. *F. Krück* — Bonn
Prof. Dr. med. *W. Siegenthaler* — Zürich
Prof. Dr. med. *M. Broglie* — Wiesbaden
Prof. Dr. med. *H. Thaler* — Wien
Prof. Dr. med. *K. Kochsiek* — Tübingen
Prof. Dr. med. *U. Gessler* — Nürnberg
Prof. Dr. med. *H.-G. Mertens* — Würzburg
Prof. Dr. med. *U. C. Dubach* — Basel
Prof. Dr. med. *P. G. Scheurlen* — Homburg

Festvortrag

Sporken, P., Med. Fakultät in Maastricht, Niederlande

Das Problem der Sterbehilfe: Ethische Überlegungen

1. Einführung

Es hat ganz den Anschein, als hätte unsere Gesellschaft nach dem Durchbrechen des sexuellen Tabus jetzt angefangen, mit dem Tabu des Todes abzurechnen. Man kann in der Tat Anzeichen dafür entdecken, daß man wenigstens anfängt, das Tabu des Todes zu durchbrechen. Man denke an das Thema des Todes in zeitgenössischen Romanen, an Tagungen und Kongresse mit dem Thema „Sterben und Tod" oder „Euthanasie", an Fernseh- und Rundfunksendungen, an Veröffentlichungen in Zeitschriften und Büchern von Medizinern, Psychologen, Ethikern und Theologen zu diesen Fragen.

Ein erstes Bewußtwerden dieser Problematik gibt es also zweifellos, aber es wird noch vieles geschehen müssen, bevor sich das in die tägliche Praxis „übersetzt". Jedenfalls kann man sagen: Solange wir uns in der Praxis noch nicht allgemein und ernsthaft um den Beistand für Sterbende bemühen, ist das im Grunde unmenschliche Tabu des Todes, aber vor allem das des Sterbens, in unserer Gesellschaft und in unserer Krankensorge noch nicht überwunden.

Das Euthanasie-Problem wird in unseren Tagen mehr und mehr mit zunehmendem Engagement und in aller Öffentlichkeit diskutiert [1]. Wahrscheinlich muß man Volkert Eid [2] zustimmen, wenn er behauptet, daß in unserer Gesellschaft vermutlich die Bereitschaft zur Euthanasie zunimmt, und zwar deswegen, weil sich die Armut einer Gesellschaft an Lebensorientierung und Wertkonzeption wohl besonders stark geltend macht unter dem Druck schwerer Krankheit und eines langen, schmerzlichen Sterbeprozesses. Die Verzweiflung am Sinn des Lebens kann tatsächlich die Fähigkeit zum standhaften Durchmachen des Sterbeprozesses so entscheidend schwächen, daß die Flucht in den Tod als der einzige Ausweg empfunden wird, zumal dann, wenn die Umgebung aus den gleichen Gründen unfähig ist, eine wirkliche Sterbehilfe zu leisten. Die Behandlung des Euthanasie-Problems kann deshalb verstanden werden als eine Herausforderung, die Maßstäbe der personalen und sozialen Einstellung zu Leben, Krankheit und Sterben kritisch zu überprüfen.

In den vielen Veröffentlichungen über das Euthanasie-Problem wird manches gesagt und geschrieben, was Anlaß zu Mißverständnissen geben kann [3]. Zunächst einmal werden die Begriffe Sterbehilfe und Euthanasie oft unkritisch gebraucht und manchmal sogar als völlig identisch betrachtet. Zweitens: Der Begriff Euthanasie wird auch manchmal zur Bezeichnung jedes Eingreifens in das Leben eines anderen gebraucht. So wird z. B. von Euthanasie gesprochen, wenn es sich um eine Verkürzung des Sterbeprozesses handelt, aber manche sprechen auch von Euthanasie, wenn es um eine absichtliche Beendigung von Leben geht, das nach der Meinung anderer Menschen keinen Sinn haben kann. Wenn für wesentlich unterschiedliche menschliche Situationen derselbe Begriff angewendet wird, muß das ja zwangsläufig zu falschen ethischen Fragestellungen führen. Aber darüber später.

Diese und viele andere Fakten bringen mich dazu, in meinem Beitrag die Euthanasiefrage zu behandeln im Zusammenhang mit der Problematik der Sterbehilfe. Ferner werde

1

ich versuchen, die ethische Fragestellung genau zu umschreiben und wenigstens eine Orientierung zur Beantwortung dieser Frage anzudeuten [4]. Weil es sich in den folgenden Überlegungen um ethische Überlegungen handelt, werde ich beginnen mit einer — sei es auch nur kurzen — Umschreibung des Begriffes „Ethik".

2. Ethik

In dem Bereich des Begriffes „Ethik" gibt es den Begriff „Ethos". Diese beiden Begriffe sind keineswegs identisch. Ethos bezeichnet das sittliche Bewußtsein und die sittlichen Normen, die vom Einzelnen und der Gesellschaft tatsächlich als verbindlich betrachtet werden. Der Begriff „Ethik" geht weiter und umfaßt mehr als der Begriff „Ethos". Man könnte es so sagen: Unter Ethos kann man eine Vorstufe der Ethik oder einen Ansatzpunkt für weitere ethische Überlegungen sehen.

Ethik meint zunächst einmal das kritische Nachdenken über das Ethos, wie es im einzelnen Menschen und in der Gesellschaft lebendig ist. Das beinhaltet, daß der Ausgangspunkt aller ethischen Überlegungen darin liegt, daß man die menschliche Problemsituation, die herrschenden oder neu angebotenen Normen des menschlichen Handelns in diesem Bereich und schließlich den Sinn eines solchen Handelns beschreibt.

Die Ethik begnügt sich aber nicht mit der Beschreibung vorhandener Normen, sondern versucht kritisch und methodisch zu erfassen, welches Menschenbild diesem Ethos zugrunde liegt. Dies wird ermöglicht durch die Tatsache, daß Normen nolens volens ausdrücken, was man als menschliche Werte betrachtet. Schließlich versucht die Ethik fertig zu werden mit der Frage, ob die faktisch geltenden Normen oder die neu angebotenen Normen die Entfaltung wahrhaft menschlicher Existenz fördern und ob das Menschenbild, das diesen Normen zugrunde liegt, authentisch human ist.

Die Aufgabe der Ethik besteht also in erster Linie nicht darin, viele „kasuistische", d. h. auf den Einzelfall zugeschnittene Verhaltensregeln aufzustellen, sondern vielmehr in der Begründung der inneren Haltung, aus der heraus der Mensch ethische Fragen stellt. Die Ethik versucht also herauszuarbeiten, was Mensch-sein als sittlicher Auftrag beinhaltet, welche Grundnormen sich daraus ergeben und in welche Richtung die ethische Entscheidung getroffen werden soll.

Dazu ist zu bemerken, daß die Ethik ihre Aufmerksamkeit richtet auf die Wechselbeziehungen zwischen dem Ethos und dem Menschenbild. Es ist deshalb um so wichtiger, festzuhalten, daß sich das ethische Denken nicht mit rein theoretischen Überlegungen begnügen darf; das würde zu einer lebensfremden Ethik führen. Andererseits darf sich die Ethik aber nicht auf die Betrachtungen konkreter Einzelsituationen und das Ethos beschränken, das ja nur ein Vorfeld der Ethik darstellt. Jede ethische Überlegung muß einen doppelten Weg gehen: Vom Ethos zum Menschenbild und vom Menschenbild zurück zur Wirklichkeit des konkreten Lebens und damit zum Ethos.

Das Menschenbild bietet den ersten Ansatzpunkt für eine nähere Umschreibung der ethischen Aspekte menschlichen Handelns: Sittlich gut ist alles, womit der wahren Menschlichkeit gedient ist; sittlich schlecht ist alles, was ihr Abbruch tut.

Von der Methodik des ethischen Denkens her gesehen, unterscheidet sich die christliche Ethik von der rein humanistischen Ethik erst in der dritten Phase: Die Überprüfung des Menschenbildes und seine Authentizität geschieht in der christlichen Ethik im Lichte der christlichen Daseinsinterpretation und des christlichen Menschenbildes.

Besonderes für die Bewältigung der vielen ethischen Probleme auf dem Gebiet der Gesundheitssorge brauchen wir eine Ethik, die ihr Menschenbild und ihre konkreten Normen und Verhaltensregeln nicht von vornherein verabsolutiert, sondern versucht, diese von dem konkreten, lebenden Menschen verständlich werden zu lassen. Diese Aussage hängt damit zusammen, daß das Menschenbild seinem Wesen nach dynamisch und einer ständigen Entwicklung unterworfen ist und deshalb immer wieder kritischer Nachprüfung und der Korrektur bedarf.

Wir brauchen außerdem eine Ethik, deren Grundnorm im Menschen in seiner Ganzheit liegt, und darum die körperlichen, seelischen, sozialen und dynamischen Aspekte in ihre Betrachtung aufnimmt. Wir brauchen schließlich eine Ethik, die bescheiden ist und es wagt, sich selbst immer wieder zur Diskussion zu stellen und sich der Tatsache bewußt bleibt, daß ethische Fragen, d. h. Lebensfragen, letztlich nur im Leben selbst beantwortet werden können [5].

3. Lebens- und Sterbehilfe

Lebenshilfe ist ein Begriff, der sehr viele Bedeutungen haben kann. In erster Linie könnte man denken an die Hilfe, die man dem Mitmenschen leistet, damit er am Leben bleibt. Auf personaler Ebene hat Lebenshilfe aber eine tiefere und reichere Bedeutung: Erziehung, Freundschaft, die Sorge für geistig Behinderte, Behandlung und Pflege eines Kranken sind verschiedene Formen der Lebenshilfe in einer spezifisch menschlichen Situation. Nie kann aber Lebenshilfe darin bestehen, daß man nur für die Wiederherstellung der körperlichen Gesundheit oder die Erhaltung des leiblichen Lebens sorgt. Lebenshilfe beinhaltet die Aufgabe, dem anderen die ganze Fülle jener optimalen Hilfe anzubieten, die zur Bewältigung seiner Lebenssituation dienlich ist. Der Grund dieser Aufgabe liegt in der Überzeugung, daß der Mensch ein ethisches Wesen ist, d. h. daß der Mensch von seinem Wesen her vor der Aufgabe steht, in Mitmenschlichkeit sich selbst als Mensch zu verwirklichen. Es würde den Rahmen dieses Vortrages sprengen, diese Stellungnahme ausführlich zu behandeln. Deshalb müssen wir uns an dieser Stelle mit folgender Aussage begnügen: Lebenshilfe leisten bedeutet letzten Endes, daß wir dem anderen helfen, er selbst zu werden, indem wir dem anderen so nahe und behilflich sind, daß er dadurch sein eigenes Leben selbst zu leben vermag.

Sterbehilfe ist nichts anderes als Lebenshilfe, aber dann in der letzten Phase des Lebens. Sterbehilfe ist auf die Selbstverwirklichung des Menschen gerichtet, das heißt darauf, daß er über die optimalen menschlichen Möglichkeiten verfügen kann, selbst seinen Sterbeweg zu gehen. Sterbehilfe leisten bedeutet also, daß wir dem anderen so nahe und behilflich sind, daß er dadurch seinen eigenen Tod selbst sterben kann.

Sterbehilfe kann — ebenso wie Lebenshilfe — in vielfältiger Form angeboten werden. Von diesen Formen der Sterbehilfe wären zu erwähnen: Eine gute und aufmerksame Grundpflege, die Bekämpfung körperlicher Schmerzen, das Auffangen des emotionalen Leidens, besonders des Verlassenseins, eventuell unterstützt durch die Verabreichung von Psychopharmaka. Unter bestimmten Bedingungen kann auch die absichtliche Verlängerung des Sterbeprozesses eine gute Form der Sterbehilfe sein, nämlich in den Fällen, in denen der Sterbende dadurch noch ein sinnvolle Aufgabe erfüllen kann. Und schließlich stehen wir dann vor der schwierigen Frage, ob unter bestimmten Bedingungen eine absichtliche Verkürzung des Sterbeprozesses (das heißt also bestimmte Formen der Euthanasie) eine ethisch verantwortbare Form der Sterbehilfe sein könnte.

Bevor wir uns bemühen, diese Frage zu beantworten, muß noch darauf hingewiesen werden, daß alle diese Formen der Sterbehilfe nur dann optimal zur Geltung kommen, wenn sie ganz ausdrücklich auf der personalen Ebene stattfinden. Diese optimale Form der Sterbehilfe, die man Sterbensbeistand nennen kann, besteht darin:

1. daß man mit dem Kranken spricht über seine Gefühle, die er allein nicht oder nur sehr mühsam innerlich verarbeiten kann;

2. daß man in diesem Zusammenhang über den tödlichen Verlauf der Krankheit mit dem Kranken spricht, wenn und insofern ihm damit geholfen ist;

3. daß man eine solche Beziehung zum Kranken herstellt, daß solche Gespräche möglich sind und daß er aus dieser mitmenschlichen Verbundenheit den Mut schöpft, sich mit den Problemen auseinanderzusetzen und so schließlich seinen eignen Tod selbst zu sterben.

Alle Einzelformen der Sterbehilfe sind nur sinnvoll als unentbehrliche Hilfsmittel für solchen personalen Beistand, oder notfalls als Ersatz dafür, wo dieser Beistand nicht möglich ist. Zum Abschluß eine Bemerkung. Die Norm unserer Hilfe wird durch die authentischen Belange des Mitmenschen bestimmt. Das beinhaltet, daß die Geduld und die Toleranz, in der wir dem anderen wirklich gönnen, er selbst zu sein, ein grundlegender und unentbehrlicher Wesenszug jeder Lebens- und Sterbehilfe sein sollen. Bei dem Sterbensbeistand handelt es sich immer nur darum, daß wir den anderen auf seinem Weg in den Tod begleiten.

4. Der Begriff Euthanasie

Da der Begriff „Euthanasie" in einer Reihe von Bedeutungen gebraucht und auf verschiedene Situationen angewandt wird, gibt es auch verschiedene ethische Fragestellungen dazu.

Daher erscheint eine kurze Darlegung dessen, was unter Euthanasie verstanden werden soll und was nicht, unter Beifügung der sich stellenden ethischen Fragen, nötig.

4.1. Euthanasie ist eine absichtliche Verkürzung des Sterbeprozesses

Dem ursprünglichen Sinn des griechischen Wortes „eu-thanasia" nach meint Euthanasie einfach den guten, den sanften Tod. In einer gewissen Entwicklung des Begriffes wurde dann zuerst daraus „einen guten Tod sterben" und „Hilfe zum guten Tod". Zuletzt bekam der Begriff eindeutig die folgende Bedeutung: Helfen, einen guten oder sanften Tod zu sterben durch absichtliche Verkürzung des Sterbeprozesses.

Von der Bedeutung des Wortes her gesehen, kann also der Begriff Euthanasie nur angewandt werden, wenn es sich um einen Sterbeprozeß handelt, d. h. beim Bestehen einer Krankheit, die unwiderruflich und in absehbarer Zeit zum Tode führt.

Abgesehen von der ursprünglichen Bedeutung des griechischen Wortes spricht auch die oben angebotene Überlegung dafür, daß man die Begriffe Sterbehilfe und Euthanasie nicht als identisch betrachten muß. Nur ganz bestimmte Formen der Euthanasie können u. U. Sterbehilfe genannt werden; andere Formen der Euthanasie sind das Gegenteil von Sterbehilfe [6].

4.2. Die Aufgabe hinsichtlich des eigenen Todes

Wie schon gesagt, die fundamentale ethische Aufgabe des Menschen besteht darin, daß er sein Leben und deshalb auch sein Sterben als letzte Lebensrealität annimmt und menschlich macht. Diese Aufgabe betrifft aber nicht nur das körperliche Leben, sondern vor allem auch die spezifisch menschlichen Aspekte des menschlichen Lebens und Sterbens. Das Menschliche ist zu betrachten als jene Synthese, in der die einzelnen menschlichen Teilwerte als Gesamtheit gesehen werden. Deshalb fördert der Mensch seine Selbstverwirklichung als Mensch, indem er die verschiedenen menschlichen Einzelwerte verwirklicht.

Diese menschlichen Werte sind von wesentlicher Bedeutung für die ethische Beurteilung der Versuche, das Leben zu verlängern. Der Ausdruck: Jeder Mensch hat die Pflicht und deshalb das Recht, sein eigenes Leben zu leben, bedeutet vor diesem Hintergrund, daß der Mensch Anspruch hat auf ein Leben, in dem er möglichst viele menschliche Werte verwirklichen kann. Die Pflicht und das Recht seinen eigenen Tod zu sterben, beinhalten deshalb, daß der Mensch die Pflicht und das Recht hat auf „ungestörtes Sterben", das heißt auf ein Sterben, in dem möglichst viele menschliche Einzelwerte zur Geltung kommen.

4.3. Die menschliche Situation, in der sich die Euthanasiefrage stellt

Die Euthanasiefrage stellt sich in einem Spannungsfeld, worin verschiedene Arten menschlicher Werte im Spiel sind. Es gibt Sterbeprozesse, in denen die Art und die Dauer des Sterbeprozesses in Konflikt geraten mit der Menschenwürdigkeit dieses Sterbens. Nur in dieser Konfliktsituation stellt sich die ethische Frage des Euthanasieproblems: Ist es denkbar, daß eine absichtliche Verkürzung des Sterbeprozesses (aktiver oder passiver Art) deswegen ethisch vertretbar ist, weil man die Menschenwürdigkeit des Sterbeprozesses schwerer wiegen läßt als dessen Dauer? Die Euthanasiefrage stellt sich also nur in einem Sterbeprozeß, bei dem ein Konflikt zwischen der Dauer und Art dieses Prozesses und der Menschenwürdigkeit dieses Vorganges entsteht. Die Euthanasiefrage betrifft also eine Entscheidung hinsichtlich der Verwirklichung von bestimmten menschlichen Werten, und zwar in einem Sterbeprozeß, bei dem nicht alle menschlichen Werte, die im Spiel sind, verwirklicht werden können.

5. Der Euthanasiefrage verwandte Probleme

Bevor wir die Euthanasiefrage näher besprechen, soll auf einige Probleme eingegangen werden, die mit der Euthanasiefrage verwandt sind und teilweise sogar mit dem gleichen Begriff angesprochen werden.

5.1. Der Begriff Euthanasie wird manchmal zur Bezeichnung jeden Eingreifens in das Leben eines anderen gebraucht. So wird z. B. von Euthanasie gesprochen, wenn es um die bewußte Beendigung von Leben geht, das nach Meinung anderer Menschen keinen Sinn haben kann, also etwa von schwer körperlich oder/und geistig behinderten Neugeborenen, bei Unheilbaren und an Altersdemenz Leidenden. Wir halten es für unrichtig, dafür die Bezeichnung Euthanasie zu verwenden, denn es stellt sich dabei ja gar nicht die Frage nach einer Verkürzung des Sterbeprozesses, weil ein solcher normalerweise gar nicht oder doch nicht unmittelbar im Gange ist. Die menschliche Situation, in der sich solche Menschen befinden, ist also wesentlich von derjenigen der Sterbenden verschieden. Daher lautet die ethische Frage in diesen Fällen nicht, ob man u. U. einen Sterbevorgang abkürzen, sondern ob man solche Menschen töten darf.

Unterschiedliche Situationen des menschlichen Lebens führen notwendig auch zu unterschiedlichen ethischen Fragestellungen und Beurteilungen. Es muß also nachdrücklich betont werden, daß der Begriff Euthanasie nur im Zusammenhang mit dem Sterbeprozeß gebraucht werden sollte; ebenso nachrücklich müssen daher auch alle Versuche zurückgewiesen werden, ethische Aussagen zur Euthanasiefrage einfach auf andere, wenn auch verwandte menschliche Situationen anzuwenden.

5.2. Die Euthanasiefrage ist auch zu unterscheiden von der Frage des Selbstmordes. Bei einem Menschen, der Selbstmordneigungen hat, besteht ja grundsätzlich noch irgendeine Lebens-Perspektive, eine Zukunft seines Lebens.

Zwar befindet sich ein solcher Mensch in einer Lage, die man einen psychologischen und sozialen Sterbeprozeß nennen könnte. Aber ein solcher Prozeß ist doch sehr verschieden vom Sterbeprozeß eines auch körperlich Kranken in der Endphase seiner Krankheit. Während einem Suizid-Gefährdeten mit guter Begleitung oder mit guter Psychotherapie durchaus noch zu helfen ist, ist im anderen Fall keine Therapie mehr möglich, die den Sterbeprozeß aufheben würde [7].

5.3. Auch von der Frage nach der Schwangerschaftsunterbrechung unterscheidet sich die Euthanasiefrage. Selbstverständlich geht es bei den Problemen um die gemeinsame Grundnorm der Ehrfurcht vor dem menschlichen Leben. Aus diesem Grund kann sich eine leichtsinnige Handhabung der einen Frage, z. B. durch die Liberalisierung der Gesetzgebung über die Schwangerschaftsunterbrechung, in der Praxis durchaus negativ auch in bezug auf die andere Frage auswirken; wird das Recht auf Leben zu irgendeinem Zeitpunkt in Frage gestellt, so erfolgt damit diese Infragestellung auch auf anderen Problemgebieten. Das heißt aber nicht, daß diese beiden Fragen grundsätzlich nicht verschieden sind. Sie sind verschieden wegen der voneinander abweichenden Situation, in der eine Entscheidung getroffen werden muß. Wenn durch eine Schwangerschaft eine ernste und unaufhebbare Konfliktsituation entstanden ist, stellt sich die Frage nach der notgedrungenen Entscheidung zwischen dem Leben der Frau und dem Leben der Leibesfrucht. Die Euthanasiefrage betrifft dagegen die Entscheidung zwischen der Dauer und der Menschenwürdigkeit des Sterbeprozesses bei ein und demselben Menschen.

Dazu ist ergänzend zu bemerken, daß die Schwangerschaftsunterbrechung nur in einem Fall unter dieselben ethischen Kategorien fällt wie die Tötung oder wie die Anwendung der aktiven Euthanasie eines schon geborenen Kindes, und zwar bei einer Schwangerschaftsunterbrechung aufgrund eugenischer Indikation. Die Rechtfertigung dieser Indikation wird ja nicht so sehr in schwerwiegenden Belangen der Frau gesucht, sondern vielmehr im Wohl des Kindes, indem man behauptet, das Kind werde nicht „vollwertig" und deshalb unglücklich sein. Aus diesem Grunde wäre es besser und menschlicher, daß es nicht geboren wird. Am Rande wird oft hinzugefügt, ein solches Kind könne für die Eltern, die Familie und die Gesellschaft zur unzumutbaren Belastung werden. Ganz abgesehen von der Tatsache, daß diese Prognosen manchmal unsicher sind, erheben sich gegen die Schwangerschaftsunterbrechung aufgrund dieser Indikation die schwersten ethischen Bedenken, und zwar dieselben Bedenken wie bei der Frage, ob man einem schwer behinderten neugeborenen Kind das Leben nehmen darf. Die Geburt stellt ja keine wesentliche Zäsur im Menschwerdungsprozeß dar. Die ethische Ablehnung sowohl der eugenischen Indikation, als auch einer Tötung des Kindes nach der Geburt, findet ihre wesentliche Begründung darin, daß kein Mensch das Recht hat, seine eigenen Normen in bezug auf Lebensglück und Lebenssinn einem anderen Menschen so sehr aufzuerlegen, daß sich daraus die Berechtigung ableiten ließe, einem anderen das Leben zu nehmen.

5.4. Eine letzte, von der Euthanasie verschiedene Situation ist die folgende: Es kann vorkommen, daß während eines Sterbeprozesses die notwendige Bekämpfung schweren Leidens und starker Schmerzen eine immer höhere Dosierung schmerzstillender Mittel erfordert, selbst bis zu einem Grad, daß die Anwendung dieser Mittel als nicht beabsichtigte, aber unvermeidbare Nebenwirkung eine Verkürzung des Sterbeprozesses mit sich bringt. Nach allgemeiner Überzeugung kann dies, wenn es tatsächlich unvermeidbar ist, ethisch vertretbar sein. In solchen Fällen sollte besser nicht von „indirekter Euthanasie" gesprochen werden, weil sich dadurch wieder die Gefahr von Begriffsverwirrung und Mißverständnis ergäbe.

6. Die Tötung menschlichen Lebens

Bevor die eigentliche Euthanasiefrage angeschnitten werden soll, möchte ich noch auf die ethische Problematik im Zusammenhang mit der Tötung von „unglücklichem", „sinnlosem" oder „lebensunwertem" Leben eingehen; dies erscheint nötig, weil sich die Stimmen mehren, die die Berechtigung solchen Handelns befürworten. Für bestimmte Gruppen von Personen (die nicht einmal alle Patienten genannt werden können) wird heute die Frage gestellt, ob es vom sozial-ethischen Standpunkt aus nicht erlaubt sein könnte, sie einen barmherzigen Tod sterben zu lassen, z. B. durch eine tödliche Injektion. Dabei handelt es sich im wesentlichen um drei Gruppen: schwer körperlich und/oder geistig behinderte Neugeborene, unheilbar Kranke, darunter besonders Patienten, bei denen nach einer schweren Gehirnverletzung nur wenige menschliche Funktionen erhalten geblieben sind, schließlich alle Menschen, bei denen die senile Demenz weit fortgeschritten ist.

Wie oben schon erwähnt, handelt es sich nicht um die Euthanasiefrage. Die betroffenen Personen befinden sich ja nicht in einem Sterbeprozeß, sondern in einer menschlichen Situation, in der es immer noch eine — wenn auch kleinere — Lebensperspektive gibt. Die ethische Aufgabe ist daher ganz eindeutig die, daß wir Lebenshilfe leisten müssen. Und die ethische Fragestellung hinsichtlich der Beendigung eines solchen Lebens lautet: Darf man diese Personen töten? Auf diese Frage kann m. E. nur ein grundsätzliches „Nein" die Antwort sein.

Die Befürworter einer aktiven und absichtlichen Tötung bringen verschiedene Argumentationen, die man in drei Gruppen zusammenfassen kann.

Verschiedene Verfechter führen als wichtigstes Argument die „Tatsache" an, daß diese Menschen nie glücklich sein könnten. Das ist sicher nicht zutreffend. Denn abgesehen davon, daß wir das innere Glück unserer Mitmenschen nicht schlüssig beurteilen können, hat niemand das Recht, seine eigenen Normen für das Lebensglück so sehr auf einen Mitmenschen anzuwenden, daß daraus ein Grund abgeleitet werden könnte, einem Menschen das Leben und damit auch jede Chance für sein Glück zu nehmen.

Eine zweite Argumentation betrifft die Eltern und die Angehörigen: Es sei für sie eine zu schwere emotionale und psychische Belastung, sich um ein solches unglückliches Wesen kümmern zu müssen. Auch das trifft nicht den Kern der Sache, weil in solchen Fällen das eigentliche Problem in der Hilflosigkeit der Eltern oder Angehörigen liegt. Hier muß also der Familie geholfen werden, u. U. auch dadurch, daß die Gesellschaft die Sorge für solche Menschen in besonderen Einrichtungen auf sich nimmt.

Ferner wird zur Begründung der Ansicht, es sei erlaubt, solches menschliche Leben zu töten, darauf hingewiesen, es sei für die Gesellschaft eine zu schwere soziale und wirtschaftliche Belastung, diese schwer geschädigten Mitmenschen am Leben zu erhalten. Ganz abgesehen davon, daß die Summen, die dafür aufgebracht werden müssen, im Rahmen der Gesamtaufwendungen für die Gesundheitssorge unbedeutend sind, ist es grundsätzlich unverantwortbar, soziale und wirtschaftliche Probleme durch die absichtliche Tötung von Mitmenschen „lösen" zu wollen.

7. Euthanasie

Nach der Behandlung der mit der Euthanasiefrage verwandten Probleme soll nun Euthanasie im strikten Sinn des Begriffes behandelt werden. Wie schon gesagt, die ethische Frage, um die es geht, ist diese: Kann es u. U. ethisch vertretbar sein, einen Sterbeprozeß absichtlich zu verkürzen und, wenn ja, wann und unter welchen Bedingungen? Es kann dabei um drei voneinander verschiedene Situationen gehen, die im einzelnen untersucht und behandelt werden müssen: Die Situationen, in denen man weitere Versuche, den Sterbeprozeß zu verlängern, einstellt (passive Euthanasie); die Situationen, in denen der Patient selbst sich dafür entscheidet, durch aktives Eingreifen den Sterbeprozeß zu verkürzen, und schließlich die Situationen, in denen andere Personen die Entscheidung treffen, den Sterbeprozeß des Kranken drastisch zu verkürzen durch aktives Eingreifen. Diese drei Probleme sind so sehr voneinander zu unterscheiden, weil die menschliche Situation und deshalb auch die ethische Entscheidung in jedem Einzelfall wesentlich verschieden sind.

7.1. Passive Euthanasie

Es gibt Situationen, in denen der Sterbeprozeß eines Menschen so weit fortgeschritten ist, daß von einer Erhaltung des Lebens keine Rede mehr sein kann. Es ist aber in vielen Fällen durchaus möglich, die Dauer dieses Prozesses durch medizinische Maßnahmen zu verlängern. Das ist auch der Fall, wenn eine u. U. hinzukommende tödliche Komplikation bekämpft wird, was in einer solchen Situation nichts anderes bedeutet als eine Verlängerung des Sterbeprozesses (z. B. wenn ein Krebskranker im Endstadium seiner Krankheit eine lebensbedrohende Lungenentzündung bekommt). Es stellt sich dann die Frage, ob weitere Maßnahmen zur Verlängerung des Sterbeprozesses unterlassen werden dürfen, beziehungsweise etwa die Bekämpfung einer solchen Komplikation unterlassen werden darf.

Es handelt sich in solchen Fällen darum, daß nichts mehr unternommen wird, den Sterbeprozeß zu verlängern; diesem Prozeß gegenüber verhält man sich also „passiv". Aufgrund der Normen bezüglich der Lebensverlängerung kann sicher gesagt werden, daß eine solche passive Haltung ethisch verantwortet werden kann. Denn diese Normen betreffen ja nicht, wie auch durch Papst Pius XII. ausdrücklich formuliert, die Erhaltung des Lebens schlechthin, sondern des menschlichen Lebens als solches. Das bedeutet, daß für eine Entscheidung immer auch die emotionalen, geistigen und sozialen Belange des Menschen eine wesentliche Rolle spielen. Für unsere Problematik bedeutet das, daß man also weitere Versuche, das Leben eines Menschen zu erhalten und damit den Sterbeprozeß zu verlängern, einstellen darf, wenn damit, d. h. durch die Verlängerung, den ganzheitlichen Belangen der betreffenden Person nicht gedient ist. Passive Euthanasie ist also anzusprechen als Verzicht auf künstliche Lebensverlängerung in einem Sterbeprozeß.

Um Mißverständnissen vorzubeugen, sei bemerkt, daß die „passive Euthanasie" nicht deswegen „passiv" genannt wird, weil für den sterbenden Patienten nichts mehr getan wird.

Passiv verhält man sich nur gegenüber dem Sterbeprozeß selbst, durch den Verzicht auf Maßnahmen zur Lebensverlängerung.

Sonst aber müssen gerade hier alle nur denkbaren ärztlichen, pflegerischen und vor allem menschlichen Möglichkeiten ausgeschöpft werden, um das Sterben als menschliches Geschehen zu ermöglichen. Der Vorwurf, eine solche „passive Euthanasie" sei unmenschlich, weil man damit, im Gegensatz zur aktiven Euthanasie, den Patienten seinem Schicksal überlasse, ist also ganz und gar unzutreffend. Zwar beinhaltet die passive Euthanasie die Einstellung von sinnlos gewordenen Maßnahmen zur Lebensverlängerung; in ihrem Wesen ist sie jedoch das Bemühen um jeden nur menschenmöglichen Sterbebeistand. Die alte Definition der passiven Euthanasie, Hilfe beim Sterben, spricht das sehr richtig an. Zu einer solchen Hilfe aber besteht nicht nur ein Recht, sondern unabweisbare Pflicht, die sich konkret sehr verschieden äußern muß.

Daß in solchen Fällen auch eine andere Person, meistens der Arzt, diese Entscheidung treffen kann, wenn der Patient selbst dazu nicht mehr imstande ist (z. B. bei Bewußtlosigkeit), geht daraus hervor, daß es sich hier um das Respektieren des fortschreitenden Sterbeprozesses handelt. Diese menschliche Entscheidung ist wesentlich verschieden von der Entscheidung, den Kranken durch eine tödliche Injektion aktiv zu töten. Außer diesem Unterschied zwischen dem Respektieren des Sterbeprozesses und dem aktiven Töten gibt es noch ein zweites Kriterium, das vom ethischen Standpunkt her wichtig ist, nämlich die Art der Entscheidung. Dieses Kriterium rückt bei den verschiedenen Formen der aktiven Euthanasie sehr stark in den Vordergrund.

7.2. Aktive Euthanasie

Während es also bei der passiven Euthanasie darum geht, einen menschlichen Sterbeprozeß nicht mehr zu verlängern und so ein menschliches Geschehen zu respektieren, ist die Fragestellung bei der aktiven Euthanasie ganz anders. Damit ist ja ein aktives Eingreifen in den Sterbeprozeß gemeint, nach der Definition von Binding also der Ersatz einer natürlichen Todesursache durch eine künstliche: die gewollte, wissentlich und aktiv vollzogene Beendigung eines menschlichen Lebens.

Die Frage, ob auch diese Form der Euthanasie ethisch vertretbar sein kann, ist nicht ohne weiteres zu beantworten. Es gibt zwei mögliche Situationen, die im einzelnen behandelt werden müssen, weil es dabei um wesentlich verschiedene menschliche Entscheidungen geht, je nachdem, ob die betroffene Person selbst oder eine andere Person in dieser Frage entscheidet.

7.2.1. Aktive Euthanasie, entschieden durch die betroffene Person

Es ist bekannt, daß es so schwere Sterbeprozesse gibt, daß ein Patient trotz allen Sterbebeistandes diesem seinem Sterben nicht mehr gewachsen ist. Dabei ist nicht in erster Linie an körperliche Schmerzen gedacht; sie lassen sich in den meisten Fällen wirksam bekämpfen. Es geht um das seelische Leiden, das so groß werden kann, daß es der Patient nicht mehr bewältigen zu können glaubt. Es kommen in der Praxis Fälle vor, daß ein Patient bereit ist zu sterben, aber vor seinem Tod noch einen so großen Verfall durchmachen muß, daß er durch das Schreckliche seines Weges zum Tod nicht mehr er selbst sein kann. Man denke zum Beispiel an einen Krebspatienten, bei dem sich die ersten Anzeichen einer Metastasierung in das Großhirn zeigen, und zwar gerade in die Zentren, in denen die Persönlichkeitsstruktur und der Charakter lokalisiert sind, und der Patient selber darum weiß, daß ihm eine Zerstörung seiner Persönlichkeit bevorsteht, ehe er sterben kann. In solchen Ausnahmefällen kann die Frage auftauchen, ob dann eine Gewissensentscheidung des betroffenen Patienten selbst, diesen Sterbeprozeß aktiv zu verkürzen, ethisch vertretbar sein könnte.

7.2.1.1. Vorbemerkungen

Die Beantwortung dieser Frage erfordert drei Vorbemerkungen.

Zustimmung ist noch keine freie Entscheidung

Es geht um die wirkliche Entscheidung des Patienten selbst. Verfechter der freiwilligen Euthanasie sprechen in diesem Zusammenhang davon, „der Patient müsse frei zustimmen". Eine solche „freie Zustimmung" ist in jedem Fall aber eben keine freie Zustimmung: Zustimmung heißt ja, daß man zu etwas, worauf man angesprochen wird, freiwillig ja sagen kann. Für unseren Fall bedeutet das also, daß dem Patienten der Vorschlag der aktiven Euthanasie gemacht werden könnte. Das aber ist notwendigerweise eine so direkte und frontale Bedrohung des Patienten, daß von wirklich freier Zustimmung nicht mehr die Rede sein kann. Ich bin dazu geneigt zu sagen, daß ein solcher Vorschlag von seiten eines „Helfenden" ethisch unvertretbar ist.

Todesverlangen ist noch keine Entscheidung zur aktiven Euthanasie

Die gleichen Verfechter der freiwilligen Euthanasie sind der Ansicht, es gäbe sehr viele Patienten, die ausdrücklich, aber vergebens, um den Tod in Form von aktiver Euthanasie bitten. Jeder, der Erfahrung mit Sterbenden hat, wird bestätigen, daß man manchmal hören kann: „Ich halte es nicht mehr aus, bitte geben Sie mir doch etwas, daß alles ein Ende nimmt". Es ist aber ein sehr großer Irrtum zu meinen, daß der Patient damit wirklich um die tödliche Injektion bittet. In fast allen Fällen bedeutet eine solche Bitte vielmehr die Bitte um Linderung des Leidens, um mehr Sterbebeistand.

Manchmal sind die Umstehenden der Meinung, der Sterbende verlange eine aktive Verkürzung seines Sterbens. Dem ist aber nicht so. Als Beweis diene folgendes:

Dr. Michels, ein befreundeter Arzt, leitet ein Pflegeheim, in dem viele Terminal-Patienten ihre letzte Lebensphase verbringen [8]. Weil wir gründlich nachprüfen wollten, ob unsere Voraussetzung wirklich stimmte, hat er bei 50 von den 74 Schwerkranken, von denen man meinte, sie hätten obengenannten Wunsch, die übliche Methode angewandt, ein gutes Gespräch, Überlegung über ihre Probleme und über weitere Möglichkeiten zu anderer, besserer Hilfe. Bei 24 Schwerkranken, die ihm innerlich sehr stabil vorkamen, hat er es — nach Besprechung in seinem Team, d. h. mit Pflegepersonen, Physiotherapeuten, Psychologe, Sozialarbeiterin und Seelsorger — gewagt, auf diese Bitte einzugehen und zwar durch ein offenes Gespräch. Das Ergebnis war: Alle diese 24 Terminal-Patienten sind sehr erschrocken, und zwar allein aus der Tatsache, daß er auf ihre Äußerungen einging, als ob sie um aktive Euthanasie gebeten hätten! Verschiedene Patienten reagierten buchstäblich: „Aber Herr Doktor, Sie auch ...?" Für 20 Patienten dauerte es tagelang, bevor das in diesem Moment gebrochene Vertrauensverhältnis wieder aufgebaut war; bei 4 Patienten ist das überhaupt nicht mehr gelungen. Für eine wissenschaftliche Untersuchung reichen 24 Versuchspersonen nicht aus. Die Untersuchung wurde abgebrochen, weil deutlich wurde, daß die Fortsetzung unethisch gewesen wäre, und weil die Reaktion der Patienten so beweiskräftig und voll von Bedeutung war, daß u. E. keine weiteren Beweise mehr notwendig erschienen. Es hat uns jedenfalls für immer gestärkt in unserer schon bestehenden Überzeugung,

1. daß die Bitte „um etwas, daß alles ein Ende nimmt" in 99 von den 100 Fällen keine Bitte um aktive Euthanasie ist, sondern eine Bitte um mehr und effektiven Beistand zum Sterben,

2. daß die Umstehenden (besonders die Familienangehörigen) auf Grund ihres Unvermögens zur Sterbehilfe unterstellen, daß der Patient seinen Sterbeprozeß beenden möchte.

Selbst wenn der Wunsch nach dem Tode nicht zu leugnen ist, muß man voraussetzen, daß ein Todesverlangen nicht identisch ist mit einer wirklichen Entscheidung und Bitte zur aktiven Euthanasie [10].

Aktive Euthanasie, Selbsttötung und Selbstmord

Um Mißverständnisse zu vermeiden, möchte ich noch darauf hinweisen, daß wir nun weiter nachdenken wollen über die Frage, ob eine absichtliche und aktive Verkürzung des eigenen Sterbeprozesses ethisch vertretbar sein könnte. Deshalb möchte ich an dieser

Stelle nicht reden von „Selbsttötung", weil dieser Begriff doch einen anderen Inhalt hat. Der Begriff Selbsttötung kommt m. E. dem Begriff Selbstmord nahe, und wäre deshalb vielleicht richtig angewandt, wenn es sich um die Lebensbeendigung eines unheilbar Kranken handelte, der sich aber noch nicht in einem unwiderruflich und in absehbarer Zeit ablaufenden Sterbeprozeß befindet.

Die Situation des unheilbar Kranken ist als menschliche Situation daher ganz anders als die Situation eines Terminal-Patienten. Dasselbe gilt von der Person, die sich entscheidet, ihrem Leben ein Ende zu setzen durch Selbsttötung oder Selbstmord, weil sie ihrem Leben nicht mehr gewachsen ist oder weil sie eben nicht mehr weiterleben will. Diese letzte Situation macht, daß Selbstmord immer irgendwie die Bedeutung eines Versagens vor der Lebensaufgabe hat, und deshalb auch vom ethischen Standpunkt her anders beurteilt wird; als die Wahl zwischen der Dauer und der Menschenwürdigkeit des Sterbeprozesses durch den Sterbenden.

7.2.1.2. Ethische Überlegungen und Fragen

Wie gesagt, die Bitte „um etwas, daß alles ein Ende nimmt", bedeutet in praktisch allen Fällen eine Bitte um mehr Sterbehilfe. Dem Terminal-Patienten, bei dem diese Bitte gleichzeitig Ausdruck eines Todesverlangens ist (und als solche der Bitte um aktive Euthanasie vielleicht sehr nahe kommt), kann meistens geholfen werden durch offene Gespräche, in denen weitere Möglichkeiten zum Beistand überlegt werden. Es blieben dann noch sehr selten vorkommende, extreme Grenzfälle, in denen der Patient ehrlich davon überzeugt ist, daß ihm nur die Wahl bleibt, zu entscheiden zwischen der Dauer und der Menschenwürdigkeit seines Sterbens. Die ethische Frage ist, ob in diesen Fällen die aktive Verkürzung des eigenen Sterbeprozesses ethisch vertretbar sein könnte.

Der *Ausgangspunkt* unseres Denkens ist und bleibt die Grundnorm der Ehrfurcht vor dem Leben und der Auftrag, sein eigenes Leben und Sterben anzunehmen und auf sinnvolle Weise zu gestalten. Für den Glaubenden bekommt das noch mehr Gewicht dadurch, daß er sich in dieser Aufgabe und Verantwortung Gott, dem Herrn seines Lebens, verpflichtet sieht. Deshalb muß als allgemeine, besonders aber für den Christen verpflichtende Norm gelten, daß man sein Sterben bis zum Ende vollziehen soll. Trotzdem darf aber gefragt werden, ob diese Norm dann so absolut ist, daß eine andere Entscheidung überhaupt nicht in Betracht kommen darf.

Von der Seite der *objektiven Norm* her gesehen, ist es wohl nicht möglich zu sagen, diese Norm sei relativ in dem Sinne, daß man unter bestimmten Bedingungen behaupten könnte: Hier gilt eine andere Norm. Vielleicht darf man aber in diesem Zusammenhang erwähnen, daß es eine andere Relativierung gibt, und zwar diese: Nicht jede Tötung oder Selbsttötung hat die menschliche Bedeutung eines ethisch abzulehnenden Selbstmordes oder Mordes. Man denke z. B. an Menschen, die ihr Leben für ihre Freunde einsetzen und es dabei verlieren; an den Widerstandskämpfer, der unter Folterungen seinen eigenen Tod wählt, damit er das Leben von vielen Kameraden rettet; an die Tötung aus Selbstverteidigung. Dabei wäre auch noch zu erwähnen, daß in ganz bestimmten Situationen (nicht immer!) einen Mitmenschen sterben lassen (z. B. durch unterlassene Hilfeleistung) vom ethischen Standpunkt her wesentlich eine ebenso schwere Verletzung des Lebensrechtes sein kann wie eine aktive Tötung dieses Mitmenschen.

Diese Überlegungen sind selbstverständlich nicht gemeint als Argumente dafür, daß „deshalb" die aktive Verkürzung des eigenen Sterbeprozesses ethisch verantwortbar sei! Sie sind aber Anlaß zu der Frage, ob von der ethischen Norm her jede Überlegung anderer Art von vornherein und auf absolute Weise verwerflich sein muß. Von der Seite der *subjektiven Entscheidung* her gesehen, möchte ich folgendes zur Diskussion stellen:

Man darf zunächst einmal feststellen, daß eine allgemein gültige Antwort auf diese Frage wohl nicht möglich ist, weil es nicht möglich ist, einen Menschen bis in die Tiefe seines Herzens und seiner Motive, vor allem auch nicht seiner Gottesbeziehung zu sehen. Vor solchen Entscheidungen eines Menschen darf man nicht in der Haltung des Sittenrichters stehen, sondern muß sich hüten, den ersten Stein der Verurteilung zu werfen [10].

Persönlich möchte ich aber die Frage stellen, ob man — auch im Lichte der christlichen Daseinsinterpretation — nicht einen Schritt weiter gehen darf, und zwar wie folgt:

Der Gläubige steht vor der ethischen Aufgabe, sein Leben und sein Sterben anzunehmen, einschließlich der Dauer des Sterbeprozesses. Dieser Auftrag betrifft aber letzten Endes nicht das rein biologische Leben und Sterben, sondern das menschliche Leben und menschliche Sterben, d. h. ein Leben und Sterben, in dem möglichst alle menschlichen Werte zur Geltung kommen.

Wenn der Sterbende in den Konflikt gerät zwischen der Art und Dauer seines Sterbeprozesses und dessen Menschenwürdigkeit, steht er selbst (und damit auch die umstehenden Helfer) vor der Aufgabe, zu versuchen, diesen Konflikt aufzuheben. Wenn das aber trotz aller Bemühungen in selten vorkommenden Fällen nicht gelingt? Persönlich bin ich geneigt, die Frage zu stellen: Könnte es dann nicht ethisch vertretbar sein, das geringere Übel zu wählen, in dem der Sterbende die Menschenwürdigkeit seines Sterbens schwerer wiegen läßt als die Dauer? Gibt es hier nicht eine Situation, in der man das alte pastorale Prinzip „Minus malum est eligendum" anwenden darf? Dabei ist aber zu bemerken: Selbst, wenn die Antwort auf diese Frage positiv ist, ist die ethische Entscheidung zwar vertretbar, doch trägt sie immer den Charakter eines „notwendigen Übels", von etwas „was eigentlich nicht sein soll".

Diese ethische Fragestellung und implizite Orientierung zu einer Antwort bringt mich — wenn ich das richtig verstehe — zunächst einmal in die Nähe von den deutschen Moraltheologen Auer [11] und Häring [12], obwohl die vielleicht noch etwas mehr zurückhaltend sind. Auer spricht in diesem Zusammenhang über eine Ethik des Kompromisses für ethische Grenzfälle. Häring betont die menschliche Freiheit und den vertrauten Begriff der „Epikeia" für die Ausnahmefälle, in denen man die ethische Norm nicht mehr „interiorisieren" kann.

Diese Fragestellung bringt mich auch in die Nähe von Medizinern wie Von Lutterotti [13], der spricht von einer unumgänglichen Notwendigkeit einer Güterabwägung.

Sie bringt mich schließlich in die Nähe des amerikanischen Ethikers Fletscher [14], der behauptet, daß jede Entscheidung zur Euthanasie ethisch verantwortbar sein kann, und zwar gerade als eine Entscheidung zwischen verschiedenen menschlichen Werten (in diesem Fall zwischen der Heiligkeit und der Qualität des menschlichen Lebens). Persönlich bin ich aber mehr zurückhaltend als Fletscher: Soweit ich die Problematik übersehen kann, bleibe ich der Überzeugung, daß es für die genannte ethische Entscheidung keine Rechtfertigungsgründe, sondern nur Entschuldigungsgründe geben kann. In diesem Zusammenhang bleibt noch die Frage, ob es für den Fall, daß man in Extremfällen die Entscheidung eines Patienten, seinem Leben ein Ende zu setzen, für subjektiv vertretbar halten könnte, dann auch vertretbar sein könnte, ihm bei der Durchführung seines Beschlusses zu helfen.

Wenn man von den juristischen Aspekten dieser Frage absieht, könnte man vom ethischen Standpunkt her folgendes erwähnen. Angesichts der Tatsache, daß die Entscheidung des Patienten den Charakter eines notwendigen Übels hat, kann hier nie die Rede sein von einem Recht auf aktive Euthanasie. Zunächst einmal, weil es sich um eine persönliche Entscheidung in einer extremen Grenzsituation handelt; die Aussage, daß man ein Recht hätte, diese Entscheidung zu treffen, würde fälschlich den Eindruck erwecken, es handele sich um etwas, was ohne weiteres objektiv gut wäre. Zweitens, das Recht eines individuellen Menschen beinhaltet die Pflicht der Anerkennung dieses Rechtes durch die anderen. Und das ist hier nicht der Fall.

Der Mensch, der handelt, ist immer für sein eigenes Handeln verantwortlich, auch, wenn er im Auftrag eines anderen handelt. Solange er frei und selbstmächtig entscheidet, handelt er auch in Eigenverantwortlichkeit. Die Rolle des reinen „Erfüllungsgehilfen" ohne sittliche Bedeutung gibt es nicht. Daraus ergibt sich für unsere Fragestellung, daß die „Hilfe" der aktiven Euthanasie mit Recht von jedem verweigert wird, der davon überzeugt ist, sie selbst sei entweder für den Betroffenen oder für sein Gewissen ethisch nicht vertretbar.

Zu dieser Frage noch eine letzte Bemerkung. Einige Autoren [5] sind der Meinung, daß die Hilfe bei einer aktiven Euthanasie von der allgemeinen Ethik her gesehen vielleicht ethisch vertretbar sein könnte, aber von der ärztlichen Ethik her nie vertretbar sein kann. Das würde beinhalten, daß es für irgendeine Person zwar ethisch zulässig sein könnte, aber nie für einen Arzt. Man kann natürlich nicht leugnen, daß der Arzt auf diesem Gebiet noch viel mehr zurückhaltend sein soll als eine andere Person, weil der Arzt eben der Vertreter eines Berufsstandes ist, der größten Vertrauens bedarf. Für einen Arzt gibt es aber keine wesentlich anderen Normen, weil die ärztliche Ethik, gerade als Unterteil der allgemeinen Ethik, nicht grundsätzlich von dieser allgemeinen Ethik abweichen kann.

7.2.2. Aktive Euthanasie, entschieden durch eine andere Person

Die menschliche Situation und daher die ethische Fragestellung liegt anders, wenn es darum geht, daß sich Personen aus der Umgebung des Sterbenden (Ärzte, Pflegepersonen, Familie etc.) ohne Wissen des betroffenen Patienten zur aktiven Euthanasie entscheiden. Diese Frage kann sich stellen, wenn ein Sterbeprozeß so lange dauert und so qualvoll ist, daß nicht der Patient selbst, sondern eine andere Person zu der Überzeugung gelangt, daß ein Abbrechen dieses Prozesses durch aktives Eingreifen das Beste für den Kranken wäre.

Es kann vor dem Hintergrund der Norm der Ehrfurcht vor dem menschlichen Leben keinen Zweifel daran geben, daß eine ohne das Wissen und Wollen des betroffenen Menschen entschiedene aktive Euthanasie grundsätzlich und in jedem Fall sittlich unverantwortbar ist. Die folgenden Ausführungen sollen das näher begründen und unterstreichen:

1. Die Entscheidung, zu leben oder zu sterben, ist eine so höchstpersönliche Entscheidung, daß sie niemand im Namen eines anderen, und schon gar nicht ohne sein Wissen und Wollen, treffen kann. Daher ist jede solche aktive Euthanasie zwangsläufig ein unzulässiger Verstoß gegen das Persönlichkeitsrecht des Menschen, selbst, wenn dieser Mensch nicht (mehr) fähig ist, seinen Willen zu äußern.

Man würde solcherart für einen anderen entscheiden, welcher Tod „sein eigener Tod" sein muß.

2. Die aktive Euthanasie ohne Wissen des Patienten steht im Widerspruch zur sozialen Dimension des menschlichen Daseins. Die Bejahung der aktiven Euthanasie würde das Verhältnis Arzt—Patient, das ein Vertrauensverhältnis ist, völlig zerstören. In der Praxis würde das nämlich bedeuten, daß Patienten und zukünftige Patienten der Gefahr ausgesetzt wären, z. B. statt eines Schlafmittels eine tödliche Spritze zu bekommen, wenn der Arzt – u. U. nach der Beratung mit den Angehörigen – zu der Ansicht käme, das sei das

beste für seinen Patienten. Außerdem würde das ärztliche Ethos, das auf Bewahrung und Erhaltung menschlichen Lebens ausgerichtet ist, in sein gerades Gegenteil verkehrt: Er würde zum Richter über menschliches Leben und gleichzeitig zum Vollstrecker des Urteils.

3. Ein Antasten des Vertrauensverhältnisses zwischen Arzt und Patient würde zugleich zwangsläufig die Grundlagen des menschlichen Zusammenlebens untergraben. Denn keiner von uns wäre dann vor dem anderen sicher, wenn wir dem Urteil anderer über den Sinn oder Nicht-Sinn unseres eigenen Lebens ausgeliefert wären.

4. Entsprechend dem, was bei Lebens- und Sterbehilfe über die Geduld als ethische Grundhaltung gesagt worden ist, besteht der stärkste Einwand gegen die aktive Euthanasie darin: durch diese Entscheidung verweigert man dem sterbenden Mitmenschen faktisch die Toleranz und die Geduld, daß er in seinem Sterbeprozeß er selbst sein darf, man hindert den anderen daran, seinen eigenen Tod zu sterben.

8. Die Antwort auf die Euthanasiefrage: Beistand zum Sterben leisten

Die aktive Euthanasie, für die der Sterbende sich in Grenzfällen entscheidet, und um die der Sterbende wirklich bittet, ist zu betrachten als eine Kapitulation gegenüber der eigentlichen ethischen Aufgabe zur Annahme seines Lebens und Sterbens. Die aktive Euthanasie, für sich Personen aus der Umgebung des Sterbenden (aber ohne Wissen des betroffenen Patienten) entscheiden, ist zu betrachten als ein Verstoß gegen die menschliche Person und ihre Grundrechte und als ein Eingeständnis, unfähig zu echter Sterbehilfe zu sein. Diese Unfähigkeit betrifft vor allem die Gespräche mit dem Sterbenden über sein Sterben, die Wahrheitsmitteilung und die Versuche, in der letzten Lebensphase und im Sterben einen positiven Sinn zu entdecken. Deshalb ist es schon wichtig, daß wir uns darum bemühen, die Entwicklung der öffentlichen Meinung in eine verantwortbare Richtung zu steuern, und zwar durch eingehende Überlegungen über die Euthanasiefrage. Weil aber unser Unvermögen Sterbehilfe zu leisten der tiefste Grund ist, aus dem die Euthanasiefrage durch die Umstehenden gestellt wird, wäre es nach meiner Überzeugung noch wichtiger, wenn wir uns mehr und mehr und tatkräftiger um echte Sterbehilfe bemühen würden. Die Unfähigkeit und die Ungeduld, einen anderen nicht den ihm auferlegten, sondern seinen eigenen Tod sterben zu lassen, läßt sich ja nur überwinden, wenn wir in einer tiefen Verbundenheit mit dem Sterbenden immer besser lernen, miteinander und füreinander Beistand zum Sterben zu leisten.

Literatur

1. Moor, P.: Die Freiheit zum Tode. Reinbeck 1973; Lohmann, Th.: Euthanasie in der Diskussion. Zu Beiträgen aus Medizin und Theologie seit 1945. Düsseldorf 1975; Eser, A., Wawerik, J. (Hrsg): Euthanasie und Suizid. Stuttgart 1976; Campbell, A.: Moral dilemmas in medicine. Edinburgh 1972; Fritsche, P.: Grenzbereich zwischen Leben und Tod. Klinische, juristische und ethische Probleme. Stuttgart 1974; Hiersche, H. D. (Hrsg.): Euthanasie. Probleme der Sterbehilfe. Eine interdisziplinäre Stellungnahme. München 1975; Ziegler, A.: Sterbehilfe. Grundfragen und Thesen. Orientierung **19**, 39 (1975); Die Deutschen Bischöfe. Das Lebensrecht des Menschen und die Euthanasie. Bonn 1975. – 2. Eid, V.: Thesen und Anfragen zum Euthanasieproblem. Orientierung **38**, 100 (1974). – 3. Böckle, Fr.: Überlegungen zu einem belasteten Begriff. Manuskript einer Rundfunksendung im Westdeutschen Rundfunk II vom 24. 6. 1973; Böckle, Fr.: Recht auf menschenwürdiges Sterben. Überlegungen zur Diskussion über Tötung auf Verlangen. Evangelische Kommentare **8**, 71 (1975); v. Lutterotti, M.: Ist menschliches Leben verfügbar? Herder Korrespondenz **27**, 238 (1973); Kautzky, R.: Die Euthanasie als Problem ärztlicher Ethik. In: Die Euthanasie (Hrsg. F. Valentin) **32**. Göttingen 1969. – 4. Sporken, P.: Darf die Medizin was sie kann? Düsseldorf 1971; Sporken, P.: Menschlich Sterben (2. Aufl.). Düsseldorf 1973. – 5. Genewein, C., Sporken, P.: Menschlich Pflegen. Grundzüge einer Berufsethik für Pflegeberufe. Düsseldorf 1975. – 6. Sporken, P.: Umgang mit Sterbenden (3.

völlig neu bearbeitete Auflage). Düsseldorf 1976. – 7. Ringel, E.: Selbstmord. Appell an die anderen. Mainz 1974; Ringel, E., Sonneck, G.: Präsuizidales Syndrom und Gesellschaftsstruktur. In: Zur Systematik, Provokation und Therapie depressiver Psychosen (Hrsg. W. Walcher). Wien 1974; Diekstra, R. W. F., Van de Loo, K. J. M.: The cost of crisis. Assen 1971. – 8. Sporken, P., Michels, J.: De laatste Levensfase. Stervensbegeleiding en euthanasie (4. Aufl.). Bilthoven 1975. – 9. Michels, J.: Over chronisch zieken en bejaarden. Nijmegen 1974. – 10. Genewein, C., Sporken, P.: Menschlich Pflegen. Grundzüge einer Berufsethik für Pflegeberufe. Düsseldorf 1975; vgl. Witzel, L.: Euthanasie. In: Hiersche, H. D.: a. a. O., S. 183. – 11. Auer, A.: Das Recht auf einen natürlichen Tod. Vortrag in Bielefeld 1975. – 12. Häring, B.: Heilender Dienst. Ethische Probleme der modernen Medizin. Mainz 1972; Häring, B.: Moraltheologische Überlegungen zu Suizid und Euthanasie. In: Eser, A.: a. a. O. 1976 – 13. Lutterotti, M. von: Sterbehilfe – Euthanasie. Gedanken zu ärztlichen, ethischen und juristischen Aspekten. In: Eser, A.: a. a. O. 1976. – 14. Fietcher, J.: In defense of suicide. Vortrag in Bielefeld. In: Eser, A.: a. a. O. 1976. – 15. Heinz, K. E.: Zwischen Gesetz und Moral. In: Der Deutsche Arzt 102, 1975; Häring, B.: a. c.

15

Begrüßungsworte des Vorsitzenden

Kühn, H. A., Med. Univ.-Klinik, Würzburg

Hochverehrte Gäste, verehrte Ehrenmitglieder, liebe Mitglieder unserer Gesellschaft, meine Damen und Herren!

Zur 82. Tagung der Deutschen Gesellschaft für innere Medizin, möchte ich Sie in Wiesbaden, unserem traditionsreichen Versammlungsort, herzlich willkommen hei-ßen.

Die Frühjahrsreise nach Wiesbaden gehörte schon bei meinen Eltern zu den unumstöß-lichen Fixpunkten im Terminkalender, sie war für die im kalten Norden unseres — damals größeren — Vaterlandes beheimateten Internisten neben der fachlichen Information, dem Gespräch mit Kollegen, dem Wiederfinden alter Freunde häufig eine erste Begegnung mit „des Frühlings holdem belebendem Blick".

Mit diesen Erwartungen sind wir auch diesmal wieder hier zusammengekommen. Wenn auch zur Zeit finstere Wolken den medizinischen Himmel zu verdunkeln scheinen, so wollen wir doch hoffen, daß unser Kongreß und die heitere Atmosphäre dieser Stadt uns dazu verhelfen werden, den zur Zeit mit gewaltigem publikatorischem Aufwand geführten Krieg gegen uns Ärzte mit Gelassenheit zu begegnen, eingedenk dessen, daß für den Wahlkampf alles herhalten muß, auch die *Gesundheit*, und darauf vertrauend, daß *nach* der Bundestagswahl die Wogen des aufgewühlten Gesundheitsmeeres sich wieder glätten werden.

Ich habe die Freude, eine stattliche Zahl von Ehrengästen unter uns begrüßen zu dürfen.

Ich begrüße insbesondere:

Herrn Georg Schäfer als I. Vizepräsidenten des Hessischen Landtages in Vertretung von Herrn Landtagspräsident Dr. Wagner; Herrn Generalarzt Dr. Hammen in Vertre-tung des Inspekteurs des Sanitäts- und Gesundheitswesens im Bundesministerium für Verteidigung; Herrn Ministerialrat Dr. Laforet vom Bundesministerium für Jugend, Familie und Gesundheit; Herrn Ministerialrat Dr. Karl vom Hessischen Sozialministe-rium; Herrn Dr. Reif, Landesgewerbearzt, Hessisches Sozialministerium.

Von der Stadt Wiesbaden geben uns die Ehre ihrer Anwesenheit: Herr Oberbürgermei-ster Rudi Schmitt, als Vertreter des Stadtverordnetenvorstehers Herr Stadtverordneter Lonquich; Herr Bürgermeister Herbel. Herr Stadtrat Rywoll ist leider aus gesundheitli-chen Gründen verhindert, an unserer Veranstaltung teilzunehmen.

Ferner begrüße ich den Polizeipräsidenten von Wiesbaden, Herrn Dr. Karl Ender, den Präsidenten des Bundesgesundheitsamtes Berlin, Herrn Prof. Fülgraff, den Präsidenten der Landesärztekammer Hessen, Herrn Dr. Bechthold und den Geschäftsführer der Landesärztekammer Hessen, Herrn Dr. Rheindorf.

Aus der Reihe unserer Ehrenmitglieder möchte ich herzlich willkommen heißen: Herrn Prof. Aschenbrenner, Hamburg; Herrn Prof. Bock, Tübingen; Herrn Prof. Doerr, Heidel-berg; Herrn Prof. Grosse-Brockhoff, Düsseldorf; Herrn Prof. Gsell, St. Gallen; Herrn Prof. Henning, Erlangen; Herrn Prof. Knipping, Köln; Herrn Prof. Oberdisse, Düsseldorf und Herrn Prof. Voit, Ammerland; Herrn Prof. Wollheim, Würzburg. Herr Prof. Budel-mann, Hamburg, ist leider aus gesundheitlichen Gründen verhindert nach Wiesbaden zu kommen, er hat mir in einem Brief einen erfolgreichen Verlauf unserer Tagung gewünscht und mich beauftragt, Sie alle von ihm zu grüßen.

Von unseren korrespondierenden Mitgliedern möchte ich Herrn Prof. Popper, New York, herzlich begrüßen.

Mein Gruß gilt ferner den zahlreichen Gästen, die aus dem Ausland zu uns gekommen sind, insbesondere den Herren, die meiner Bitte um aktive Beteiligung durch Übernahme eines Referates in den Hauptsitzungen oder den Symposien entsprochen haben. Ihre Anwesenheit gibt uns zugleich die Gewißheit, daß die deutsche innere Medizin in der medizinischen Welt wieder ihren Platz eingenommen hat.

Schließlich seien auch unsere Künstler, die Herren Professoren Hübner, Streng, Skocic und Kräutler von den Wiener Philharmonikern herzlich willkommen geheißen und — natürlich — Herr Prof. Neumayr, Präsident und Referent an unserem zweiten Verhandlungstage, der uns damit zeigt, daß er nicht nur in der Wissenschaft, sondern auch in der Kunst zu Hause ist.

Ihnen allen möchte ich im Namen aller Anwesenden meinen Dank sagen.

Leider sind meine persönlichen Einladungen an zahlreiche Kollegen in der DDR ohne Erfolg geblieben. Von meinen drei Briefen an den ersten Vorsitzenden der Gesellschaft für innere Medizin der DDR, Herrn, Prof. Lohmann, Leipzig, erreichte nur der dritte sein Ziel. In seinem Dank für die Einladung teilte mir Herr Lohmann mit, daß er vom Ministerium für Gesundheitswesen der DDR die Mitteilung erhalten habe, „. . . daß eine Teilnahme von Vertretern unserer Gesellschaft auf Grund langfristig geplanter Aktivitäten in der zur Verfügung stehenden kurzen Zeit nicht möglich sei". So müssen wir leider auch diesmal auf die Mitarbeit und Anwesenheit unserer Kollegen aus der DDR verzichten. Aber wir wollen die Hoffnung nicht aufgeben, daß der vielbeschworene Geist von Helsinki es in nicht allzu ferner Zeit ermöglichen möge, die wissenschaftlichen und persönlichen Bande zwischen den Internisten in unserem zerrissenen Vaterlande wieder neu zu knüpfen.

Totenehrung

Meine Damen und Herren!

Auch im vergangenen Jahr hat der Tod eine große Zahl von Mitgliedern aus unseren Reihen gerissen.

Es waren das:

Dr. med. Heribert Aldenhoven, München
Dr. med. Otto Bülte, Emsdetten
Dr. med. Lotte Firgau, Rendsburg
Dr. med. Günther Franke, Bad Kissingen
Prof. Dr. med. Dr. med. h. c. Alfred Gigon, Basel/Schweiz
Prof. Dr. med. Kurt Goette, Hinterzarten
Dr. med. Franz-Joachim Griep, Schwerte
Dr. med. Heinz Grümer, Recklinghausen
Prof. Dr. med. habil. Wilhelm Haring, Bautzen
Dr. med. L. Herbert, Katzenelnbogen
Dr. med. H. Hödl, Zittau
Dr. med. Armin Hof, Dorfen üb. Wolfratshausen
Dr. med. Max Huenges, Kempen
Prof. Dr. med. Joseph Jacobi, Hamburg
Prof. Dr. med. Dr. rer. nat. h. c. Karl Junkmann, Berlin
Dr. med. Werner Krause, Berlin
Prof. Dr. med. Hans Kutschera von Aichbergen, Graz/Österreich

Dozent Dr. med. Gerhard Lepel, Jever
Dr. med. Josef Mantz, Offenbach
Prof. Dr. med. et phil. Leo Norpoth, Essen
Obermedizinalrat Dr. med. Willibald Pfalz, Bad Neuenahr
Dr. med. Gustav Pfeffer, Düsseldorf
Prof. Dr. med. Karlheinz Pfeffer, Berlin
Dr. med. Herbert Roos, Simmern
Prof. Dr. med. Karl-Adolf Rosenkranz, Bochum
Obermedizinalrat Prof. Dr. med. Hermann Spencker, Quedlinburg
Dr. med. Manfred Schönbeck, Zürich/Schweiz
Dr. med. Friedrich-Wilhelm Strauch, Wernigerode
Dr. med. Hans-Otto Strufe, Hofgeismar
Dr. med. Bertram Vogt, Berlin
Dr. med. Rudolf Wagner, Ingelheim
Prof. Dr. med. Arthur Weber, Eschwege

Lassen Sie mich die Persönlichkeit einiger dieser Verstorbenen mit wenigen Worten würdigen.

Prof. Josef Jacobi, Chefarzt der Medizinischen Klinik und ärztlicher Direktor des Marienkrankenhauses Hamburg, starb am 10. Februar 1976. Jacobi war 1961 Vorsitzender und seit 1968 Ehrenmitglied unserer Gesellschaft. Er war Schüler von Karl Hirsch und damit — sozusagen ein wissenschaftlicher Enkel von Heinrich Curschmann, sowie von Paul Martini, habilitierte sich 1928 in Bonn und wirkte seit 1936 in Hamburg. Sein wissenschaftliches Interesse galt im Kriege vor allem den damals aktuellen Infektionskrankheiten, der Feldnephritis und der Hepatitis, später hatten seine Arbeiten Herzvitien, insbesondere die angeborenen Vitien, sowie die Nebenwirkungen der Arzneimitteltherapie zum Gegenstand. Dies waren unter anderem auch die Hauptthemen auf seinem Kongreß 1961. Besondere Verdienste erwarb er sich, außer um unsere Gesellschaft, insbesondere auch um die Nordwestdeutsche Gesellschaft für innere Medizin, sowie um die Arzneimittelkommission der deutschen Ärzteschaft, deren langjähriges Mitglied er war. Als geistreiche humorvolle Persönlichkeit wird er uns immer unvergessen bleiben.

Am 7. 6. 1975 verstarb hochbetagt Prof. Dr. Arthur Weber. Auch Weber war Ehrenmitglied unserer Gesellschaft. Er habilitierte sich 1909 in Gießen unter Moritz und wirkte später als Ordinarius und Direktor des Balneologischen Instituts der Universität Gießen. Er war Ehrendoktor der Universitäten Gießen und Freiburg. Weber gehörte zu den Begründern der modernen Kardiologie. Durch seine Arbeiten über Elektrokardiographie und Phonokardiographie hat er sich weltweites Ansehen erworben. In der berühmten Monographie über den Coronarinfarkt und die Coronarinsuffizienz gelang es ihm zusammen mit Büchner und Hager erstmals Beziehungen zwischen EKG und Morphologie des coronarinsuffizienten Herzens herzustellen. Eine Fülle akademischer Ehrungen wurde ihm im Laufe seines langen Lebens zuteil.

Bereits 1973 ist Prof. Dr. med. et phil. Leo Norpoth, Chefarzt der inneren Abteilung am Elisabethen-Krankenhaus in Essen verstorben. Norpoth habilitierte sich 1944 in Köln und wurde 1953 zum außerplanmäßigen Professor ernannt. Sein wissenschaftliches Werk umspannt einen weiten Bogen. Biochemische, gastroenterologische und kardiologische Probleme, sowie Fragen der Blutgerinnung standen im Mittelpunkt seiner forschenden Arbeit, die sich in einer Fülle wissenschaftlicher Publikationen niederschlug. Darüber hinaus ermöglichte es ihm sein mit dem Dr. phil. abgeschlossenes Studium der Philologie sich auch im geisteswissenschaftlichen Bereich umzutun. So hat er wertvolle Beiträge zur Geschichte der Medizin geliefert. Schließlich bleibt auch sein echtes und selbstloses Engagement in der ärztlichen Standespolitik unvergessen.

Allen Verstorbenen wollen wir in Trauer, aber auch in Dankbarkeit und Ehrfurcht gedenken.

Verleihung des Frerichspreises

Das Komitee hat sich nach reiflicher Überlegung dafür entschieden, die Arbeit mit dem Kennwort *California* zur Auszeichnung mit dem Frerichspreis vorzuschlagen.

Vorstand und Ausschuß haben sich dem Vorschlag angeschlossen. Die Arbeit trägt den Titel:

„Experimentelle und klinische Untersuchungen zur Frage der Komplexbildung zwischen Fibrinogen und seinen Derivaten unter Verwendung insolubilisierten Fibrinogens und Fibrins", ihr Autor ist Herr Dr. Fritz Reinhard Matthias, geb. 27. 7. 1938, Zentrum für Innere Medizin der Universität 6300 Gießen.

Das Auswahlkomitee hat seine Entscheidung wie folgt begründet:

„Von dem Verfasser ist ein neues Verfahren zur Unlöslichmachung von Proteinmolekülen bei erhaltener Funktionsfähigkeit erfolgreich und unter Anwendung methodisch neuer Zwischenschritte auf Fibrinogen adaptiert worden. Dabei fand sich als wichtigstes Ergebnis, daß außer der fortbestehenden Umwandelbarkeit von unlöslich gemachtem Fibrinogen in Fibrin auch Fibrinmonomer und Fibrinspaltprodukte durch Komplexbildung mit dem insolubilisierten Fibrinogen aus dem Blutplasma absorbiert und nach Belieben wieder freigesetzt werden können. Hierdurch wird es als wichtigstes praktisches Ergebnis erstmals möglich, die bei Hyperkoagulabilität und dissiminierter intravasaler Gerinnung auftretenden Fibrinogenspaltprodukte spezifisch und quantitativ zu bestimmen.

Die Arbeit stellt eine breit angelegte methodisch-experimentelle Studie auf biochemischem und medizinisch-klinischem Gebiet dar. Sie bringt eine Anzahl neuartiger verfahrenstechnischer Schritte, deren Bedeutung über die ausschließliche diagnostische Anwendbarkeit bei intravasalen Gerinnungsveränderungen hinausführt."

Beglückwünschung des Preisträgers und Überreichung des Schecks.

Meine Damen und Herren!
Wie in den letzten Jahren, so steht auch diesmal im Mittelpunkt unserer Veranstaltung ein *Festvortrag*. Ich habe Herrn Prof. Sporken, Inhaber des Lehrstuhls für ärztliche Ethik an der Medizinischen Fakultät der Holländischen Universität Limburg in Maastricht gebeten, über ein Thema zu sprechen, das uns alle zunehmend bewegt: die Frage nach dem Sinn und der Vertretbarkeit der durch die moderne Technik möglich gewordenen Verlängerung des Lebens. Ich meine damit: die Verlängerung um *jeden Preis*, das heißt ohne Aussicht auf Wiedergewinnung dessen, was wir unter Leben verstehen. Man könnte es auch umgekehrt sagen: die Frage nach dem Sterben, dem Sterben*können* und vor allem dem Sterben*lassen* in unserer modernen technisierten Medizin. Sie alle, meine Damen und Herren, wissen um diese Probleme. Wir sprechen damit ein ernstes Thema an. Aber ich glaube, es ist reif, im Kreise der deutschen Internisten zur Diskussion gestellt zu werden.

Herr Prof. Sporken ist durch eine Reihe bedeutender Publikationen über dieses Thema hervorgetreten, und ich bin ihm außerordentlich dankbar, daß er meiner Bitte, uns seine Gedanken und Überlegungen mitzuteilen, ohne Zögern entsprochen hat (s. S. 1).

Theodor-Frerichs-Preis 1976

Das Thema der preisgekrönten Arbeit lautet:
Experimentelle und klinische Untersuchungen zur Frage der Komplexbildung zwischen Fibrinogen und seinen Derivaten unter Verwendung insolubilisierten Fibrinogens und Fibrins

Eingereicht wurde die Arbeit unter dem Kennwort *California* von Dr. med. Fritz Reinhard Matthias, Zentrum für innere Medizin der Justus-Liebig-Universität, 6300 Gießen.

Laudatio

Von dem Verfasser ist ein neues Verfahrung zur Unlöslichmachung von Proteinmolekülen bei erhaltener Funktionsfähigkeit erfolgreich und unter Anwendung methodisch neuer Zwischenschritte auf Fibrinogen adaptiert worden.

Dabei fand sich als wichtigstes Ergebnis, daß außer der fortbestehenden Umwandelbarkeit von unlöslich gemachtem Fibrinogen in Fibrin auch Fibrinmonomer und Fibrinspaltprodukte durch Komplexbildung mit dem insolubilisierten Fibrinogen aus dem Blutplasma absorbiert und nach Belieben wieder freigesetzt werden können. Hierdurch wird es als wichtigstes praktisches Ergebnis erstmals möglich, die bei Hyperkoagulabilität und dissiminierter intravasaler Gerinnung auftretenden Fibrinogenspaltprodukte spezifisch und quantitativ zu bestimmen.

Die Arbeit stellt eine breit angelegte methodisch-experimentelle Studie auf biochemischem und medizinisch-klinischem Gebiet dar. Sie bringt eine Anzahl neuartiger verfahrenstechnischer Schritte, deren Bedeutung über die ausschließliche diagnostische Anwendbarkeit bei intravasalen Gerinnungsveränderungen hinausführt.

Zusammenfassung

Die Arbeit befaßt sich mit Hilfe einer neu entwickelten Methodik mit dem Phänomen der Komplexbildung zwischen Fibrinogen und seinen Derivaten unter experimentellen und klinischen Gesichtspunkten. Es werden einmal insbesondere in quantitativer Hinsicht neue und detailliertere Einsichten als bisher in den Komplexbildungsvorgang gegeben; dann werden Untersuchungen zur Lage der Polymerisationszentren im Fibrinogen- bzw. Fibrinmolekül und damit zur Struktur durchgeführt; schließlich wird ein Test vorgestellt und im klinischen Einsatz erprobt, der es gestattet, auf der Basis der Komplexbildung den spezifischen Nachweis von Fibrinmonomeren und Fibrinogenspaltprodukten im Plasma bzw. Serum bei Erkrankungen mit einem erhöhten Umsatz an Gerinnungsfaktoren zu führen.

In den letzten Jahren haben in der Biochemie Verfahren Eingang gefunden, die die Interaktion zwischen zwei Reaktionspartnern in einem System untersuchen, in dem der eine Partner durch irreversible chemische Fixation an einen Träger bei erhaltener biologischer Aktivität in einem unlöslichen Zustand vorliegt, während der andere in gelöster Form verbleibt. Das Vorhandensein von insolubilisierten und gelösten Reaktionspartnern in einem System eröffnet durch die unproblematische vollständige Trennung beider Komponenten neue Möglichkeiten der Analyse biochemischer Vorgänge. Dieses methodische Prinzip ist hier erstmals auf dem Sektor der Fibrinogenforschung eingesetzt worden und liegt als Basis diesen Untersuchungen über das Phänomen der Komplexbildung zugrunde.

Die Arbeit beginnt mit einem ausführlichen Überblick über den gegenwärtigen Stand der Forschung auf dem Gebiet des Fibrinogens, der Fibrinbildung, der Fibrino(geno)lyse und der Komplexbildung. Vor diesem Hintergrund wird das Konzept der dargestellten

Methoden entwickelt und die mit ihnen gewonnenen Ergebnisse sowie die Folgerungen deutlich gemacht.

Nach der Beschreibung der eingesetzten bekannten Methoden (u. a. gerinnungsphysiologische Methoden, Diskelektrophorese, Immunelektrophorese, Säulenchromatographie, Radioisotopentechnik) folgt die Darstellung der neu entwickelten Verfahren der Insolubilisation von Fibrinogen durch Agarose und der Umwandlung in insolubilisiertes Fibrinmonomer sowie eine detaillierte kritische Untersuchung zum Herstellungsverfahren, den Eigenschaften und zur Qualität des Produktes. Die entscheidenden Ergebnisse sind, daß Fibrinogen unter Erhalt seiner biologischer Potenz insolubilisiert werden kann: es kann durch Thrombin und Reptilase überführt werden in insolubilisiertes Fibrinmonomer; mit insolubilisiertem Fibrinogen und Fibrinmonomer gelingt der direkte Nachweis der Komplexbildung.

Darüberhinaus wird eine neue Methode zur Spaltproduktherstellung und -isolierung vorgestellt, die bei den weiteren Untersuchungen zur Anwendung kommt. Die Lyse von Fibrinogen wird mit Hilfe insolubilisierten Plasmins durchgeführt, wodurch eine vollständige Trennung von Enzym und Substrat mit Unterbrechung der Reaktion ohne Verwendung eines Inhibitors möglich wird; durch den Einsatz eines speziellen Puffers wird die üblicherweise nicht mögliche gelchromatographische Trennung der Lyseendprodukte erreicht.

Mit der Gesamtheit der entwickelten Methoden wird das Phänomen der Komplexbildung unter verschiedenen experimentellen Gesichtspunkten untersucht, wobei quantitative und vergleichende Aussagen über biologische Aktivitäten und zu strukturellen Fragen des Fibrinogens und seiner Derivate getroffen werden. Im einzelnen wird das Ausmaß und der zeitliche Ablauf der Adsorption von Fibrinogen und den isolierten Spaltprodukten X, Y, D und E an insolubilisiertes Fibrinmonomer analysiert und das unterschiedliche Komplexbildungsverhalten mit Thrombin- und Reptilase-induziertem Monomer untersucht. Unter dem Aspekt der Gerinnungssituation im Schock werden entsprechende Versuche bei unterschiedlichen Säure-Basenverhältnissen durchgeführt. Strukturprobleme des Fibrinogens werden weiter analysiert durch die reduktive Zerlegung des insolubilisierten Fibrinogens in seine Ketten und deren diskelektrophoretische Auftrennung. Durch den gewählten experimentellen Ansatz werden Aussagen über Lage der Untereinheiten des Fibrinogens zueinander im Gesamtmolekül möglich.

Nach dieser intensiven Abklärung der experimentellen Voraussetzungen und Bedingungen der Komplexbildung wird der Einsatz des Verfahrens für den klinischen Nachweis von Fibrinmonomeren und Spaltprodukten aus dem Plasma bzw. Serum im Verlauf von Erkrankungen mit pathologisch gesteigertem Umsatz von Gerinnungsfaktoren dargestellt: bei der Chromatographie von Plasma über eine Säule mit insolubilisiertem Fibrinogen wird vorhandenes Fibrinmonomer im Gegensatz zu Fibrinogen und allen übrigen Plasmaproteinen selektiv adsorbiert und aus dem Plasma entfernt; es läßt sich anschließend mit einem geeigneten Puffer eluieren und quantifizieren. Es ergibt sich bei höherer Genauigkeit eine gute Übereinstimmung mit den Ergebnissen des Äthanoltests. Der Nachweis von Spaltprodukten aus Serum erfolgt durch reversible Adsorption an insolubilisiertes Fibrinmonomer. Es läßt sich mit diesem Verfahren das Ausmaß und die Entwicklung eines erhöhten Umsatzes der Gerinnungsfaktoren (Hyperkoagulabilität, Verbrauchskoagulopathie) spezifisch und quantitativ erfassen und verfolgen.

Eröffnungsansprache des Vorsitzenden

Kühn, H. A., Med. Univ.-Klinik, Würzburg

Meine Damen und Herren!
So wie die Welt, in der wir leben, einem stetigen Wandel unterworfen ist, so muß auch die Medizin als ein in ständiger Veränderung befindlicher Wissenszweig verstanden werden. Diese Wandlungen sind vornehmlich bedingt durch den unaufhaltsamen Fortschritt der Naturwissenschaft, der ja die Medizin ihre Erfolge der letzten 100 Jahre verdankt. Aber auch soziologische und politische Veränderungen können nicht ohne Auswirkungen auf das Bild der Medizin bleiben, wie es sich der Allgemeinheit, aber auch uns Ärzten heute darstellt. Es ist für den Vorsitzenden einer so großen und traditionsreichen medizinischen Gesellschaft wie der unsrigen nicht leicht, in einer so rasch sich wandelnden Welt verbindliche Aussagen zu all den Problemen zu machen, die sich für uns alle aus eben diesen Veränderungen ergeben. Es wird das auch schon deshalb nicht möglich sein, weil solche Aussagen immer mit der Einschränkung des Subjektiven behaftet sind, wie denn ja die Frage, ob es überhaupt eine objektive Wahrheit geben kann, uns in den Bereich der Philosophie und damit an die Grenzen dessen führt, was dem menschlichen Geist zu erkennen gegeben ist.

So müssen auch meine nun folgenden Ausführungen im wesentlichen als ein sehr subjektiv gefärbtes Bild der medizinischen Landschaft verstanden werden.

Blickt man in dieser Landschaft um sich, so sieht man den Horizont erhellt von flackernden Lichtern, wie sie Gewittern vorauszuleuchten pflegen. Gewitter können eine reinigende, erfrischende Wirkung entfalten, sie bergen aber auch die Gefahr der Zerstörung in sich. Wie sollen wir das Wetterleuchten ringsum am Horizont unserer medizinischen Landschaft deuten?

Es wäre wohl vermessen, alle Zeichen auslegen, alle Fragen beantworten zu wollen. Die Aufgabe einer solchen Betrachtung kann es nur sein, einige der vielen Probleme aufzuzeigen und einen Kommentar dazu zu geben, dem — wie eingangs betont — alle Unzulänglichkeiten der persönlichen Sicht anhaften. Und die gleiche Einschränkung gilt für die Auswahl der anzusprechenden Themen.

Manchem von Ihnen wird dieses oder jenes wichtiger erscheinen. Auch diese Beschränkung ist bei einem solchen Vortrag unvermeidlich.

Lassen Sie mich beginnen mit einem Problem, das uns alle mit wachsender Sorge erfüllt, der *Ausbildung unseres medizinischen Nachwuchses*. Ich glaube, daß dieses Thema nicht nur die unmittelbar Betroffenen, d. h. diejenigen, die selbst mit der Ausbildung befaßt sind, die Hochschullehrer, sowie die Auszubildenden, die Studenten, angeht, sondern daß Sie, meine Kolleginnen und Kollegen, letztlich nicht minder davon berührt werden. Nicht nur, daß Ihre Söhne und Töchter durch den verhängnisvollen Numerus clausus, oder besser gesagt: die stupiden Auswahlmethoden für die Zulassung zum Medizinstudium — die erbarmungslose Diktatur der Abiturnoten — daran gehindert werden, den Beruf ihrer Wahl zu ergreifen — nein, auch die von falsch beratenen Gesetzgebern beschlossene Neuordnung des Medizinstudiums — die neue Approbationsordnung für Ärzte — muß uns *alle* mit tiefer Sorge um die Zukunft der deutschen Medizin erfüllen. Schließlich kann es auch Ihnen nicht gleichgültig sein, wem Sie dereinst die Fackel übergeben, mit welchem Wissen — aber auch mit welcher Einstellung zum ärztlichen Beruf — diejenigen ausgestattet sind, die Ihr berufliches Erbe antreten sollen.

Herr Schölmerich hat bereits im letzten Jahr in seiner Eröffnungsansprache auf die Gefahren hingewiesen, die der ärztlichen Ausbildung durch diese neue Approbationsordnung drohen. Inzwischen ist ein weiteres Jahr ins Land gegangen, und unsere Sorgen sind nicht geringer geworden. Im Gegenteil: Nachdem jetzt auch über den zweiten klinischen Studienabschnitt die ersten Erfahrungen vorliegen, stellt sich die Situation eher noch bedrohlicher dar. Um einige Fakten für diesen Vortrag zu sammeln, habe ich 40 Lehrstuhlinhaber der inneren Medizin in Deutschland gebeten, mir ihre Erfahrungen mit dem ersten und zweiten klinischen Studienabschnitt mitzuteilen, indem sie mir einen Fragebogen mit wenigen Fragen beantworteten. Die Resonanz auf diese Aktion war überraschend groß, und ich möchte allen Kollegen, die mir damit geholfen haben einen Überblick über die derzeitige Situation zu gewinnen, an dieser Stelle meinen Dank sagen. Dieser Dank gilt insbesondere denen, die über die Beantwortung der im Fragebogen gestellten Fragen hinaus Kommentare dazu gegeben haben, zum Teil in Form langer Briefe mit ausführlicher Schilderung der Situation an ihren Hochschulen, was die Lehre in unserem Fach, die innere Medizin betrifft. In diesen Briefen spiegelt sich die Sorge um die Ausbildung unserer Studenten wider, zum Teil auch leider schon tiefe Resignation. Ein Satz aus einem dieser Briefe sei hier als beispielhaft zitiert: „Ich muß Ihnen gestehen, daß ich mich nach Einführung der neuen Approbationsordnung als Hochschullehrer frustriert und überflüssig fühle".

Was nun das Ergebnis meiner Umfrage betrifft, so möchte ich mich auf einige wesentliche Punkte hier beschränken, um diejenigen von Ihnen, die nicht mit der Lehre zu tun haben und demzufolge nicht so mit den Einzelheiten vertraut sind, nicht zu langweilen.

Meine Fragen bezogen sich auf die Erfahrungen im allgemeinen sowie die Erfahrungen mit den einzelnen Pflichtveranstaltungen, wobei als besonders wichtig für die Ausbildung in unserem Fach das sog. *„Praktikum der inneren Medizin"* hervorgehoben sei, das nach dem Fortfall der großen Vorlesung das gesamte Wissen der inneren Medizin „bedside", d. h. in kleinen Gruppen am Krankenbett vermitteln soll. Von den befragten Hochschullehrern hielten 19 diese Form der Wissensvermittlung für eine eindeutige Verschlechterung gegenüber dem alten Unterrichtssystem, 11 konnten keine Verbesserung erkennen, und nur 7 hielten diese Form des Unterrichts für gut. 3 glaubten die Frage in dieser Formulierung nicht beantworten zu können. Interessanterweise kamen die positiven Beurteilungen ausschließlich von Universitäten bzw. Medizinischen Hochschulen mit noch kleinen Studentenzahlen. Aus diesem einen Beispiel wird bereits deutlich, daß die neue Approbationsordnung — zumindest was die Lehre in der inneren Medizin betrifft, aber in anderen klinischen Fächern sieht es wohl im Prinzip nicht viel besser aus — an Universitäten mit großen Studentenzahlen nicht praktikabel ist. Darüber wird gleich noch zu sprechen sein.

Eine weitere Frage betraf den *Besuch der Vorlesungen*, die — wie erwähnt — heute ja nicht mehr zu den Pflichtveranstaltungen gehören, sondern — wie es nach § 2 Abs. 1 der neuen Approbationsordnung so schön heißt: „die Erreichung des Ausbildungszieles fördern" sollen, womit wohl gemeint ist, daß sie eigentlich von allen Studenten, die das „Praktikum der inneren Medizin" belegen, als begleitende — oder besser vorbereitende — Vorlesung gehört werden sollten. Wie sieht es nun damit in Wirklichkeit aus? Nur in 9 der befragten Universitätskliniken besuchen über 50% der das Praktikum absolvierenden Studenten die Vorlesung, in 7 Universitäten sind es 40 bis 50%, in 5 30 bis 40%, und in 15 Universitäten besuchen nur noch weniger als 30% die Vorlesung (in 7 sogar nur 10 bis 20%). Das heißt: Die überwiegende Mehrzahl der Studenten besucht heute nur noch die scheinpflichtigen Kurse bzw. Praktika der inneren Medizin. Das sind bei uns in Würzburg

2 × 2 Stunden Praktikum (über 2 Semester verteilt), in denen völlig unsystematisch am Krankenbett vom Dozenten bzw. älteren wissenschaftlichen Assistenten dieses oder jenes Krankheitsbild besprochen wird. Das ist — praktisch — heute die gesamte Ausbildung in innerer Medizin. Mehr Zeit für dieses doch immerhin zentrale Fach der Medizin gibt der Stundenplan nicht mehr her. Außerdem ist es für die Studenten — wer wollte ihnen das verübeln? — sicher sehr viel nützlicher, die verbleibende Zeit mit dem Auswendiglernen der sog. „Lernzielkataloge" zu verbringen — denn schließlich wollen sie ja in erster Linie das schriftliche Examen (in Form des Multiple-choice-Fragebogens) bestehen. Ein Grund für den Besuch der Vorlesungen — früher sicher zum Teil die bevorstehende mündliche Prüfung durch den Hochschullehrer — fällt ja durch das neue Prüfungsverfahren fort.

Auf eine weitere Schwierigkeit sei noch hingewiesen: Während bislang im Rahmen der Hauptvorlesung die Möglichkeit bestand, systematisch die einzelnen Gebiete der inneren Medizin abzuhandeln und auch nicht demonstrable Krankheitsbilder in die Besprechung einzubeziehen, ist man beim sog. „bedside teaching" auf die in der Klinik gerade befindlichen Patienten angewiesen. Erfahrungsgemäß ist aber nur ein relativ geringer Teil der Kranken für eine solche Form des Unterrichts geeignet. Auch hier möchte ich Ihnen die Zahlen aus meiner Umfrage nicht vorenthalten: Nur 6 der Befragten gaben an, daß mehr als 50% der Patienten ihrer Klinik für den Unterricht geeignet seien, 18 nannten 30 bis 50%, 16 sogar nur 10 bis 30%. Diese Zahlen machen die ganze Misere des neuen Unterrichtssystems deutlich. Sie bestätigen die von allen Kennern der Materie geäußerte Befürchtung, daß nur ein *relativ kleiner Kreis von Patienten* für diese Form der Lehre geeignet ist, und daß es immer wieder dieselben Patienten sind, die für den Unterricht am Krankenbett herangezogen werden müssen, was natürlich mit der Zeit zu einer unerträglichen Belästigung dieser Patienten führt. Dieser sog. Fortschritt geht also auf Kosten nicht nur unserer Studenten, sondern noch viel mehr unserer *Patienten*. Aus einer Universitätsklinik wurde mir berichtet, daß dort zwei klinische Praktika in der Mitte des Semesters abgebrochen werden mußten, weil die Patienten sich weigerten, sich weiterhin zur Untersuchung zur Verfügung zu stellen.

Ich kann aus Zeitgründen hier nur einige Teilergebnisse meiner Umfrage mitteilen. Nicht angesprochen habe ich den 3. klinischen Studienabschnitt, das sog. Internatsjahr, weil hierüber bislang noch keine Erfahrungen vorliegen. Dieser Studienabschnitt wirft eine noch nicht absehbare Fülle von Problemen, auch juristischer Art, auf, die Jakob kürzlich in einer eindrucksvollen Denkschrift zusammengestellt hat. Es ist meines Erachtens auch unverantwortlich, die studentische Famulatur im Krankenhaus abzuschaffen. Hierdurch bleibt ein großes Potential gerade der praktischen Unterweisung ungenutzt, nämlich die vielen Krankenhäuser, die nicht sog. akademische Lehrkrankenhäuser werden. Das widerspricht aber gerade dem Geist der neuen Approbationsordnung.

Meine Damen und Herren! In letzter Zeit mehren sich nun die kritischen Stimmen. Ich zitiere in diesem Zusammenhang die Veröffentlichungen von Hornstein, Jacob, Quadbeck, Schipperges, Bachmann, Förster u. a. Der Tenor all dieser sehr ernstgemeinten und fundierten Arbeiten ist einheitlich der: Die neue Approbationsordnung ist in *dieser* Form nicht praktikabel. Sie beruht auf einer völligen Fehleinschätzung der deutschen Verhältnisse mit ihren Massenuniversitäten und der Unmöglichkeit, die medizinische Ausbildung zu dezentralisieren, wie das in anderen Ländern, insbesondere in denen, die den Schöpfern der neuen AO offenbar als Vorbild gedient haben, der Fall ist. Es wäre durchaus sinnvoll, das klinische Studium in *der* Form zu absolvieren, daß die Studenten — nach einer entsprechenden theoretischen Vorbildung — auf den Stationen eingesetzt würden — etwa wie früher Famuli —, aber nur 2 oder 3 auf jeder Station einer Klinik. Das wären in einer großen Klinik etwa 30 pro Semester. Das würde *ich* unter „Unterrricht am Krankenbett" verstehen. *Wir* (in Würzburg) müssen aber 160 Studenten ausbilden. Ich kann mich des Eindrucks nicht erwehren, daß wesentliche Teile der neuen AO einem Interpretationsfehler entstammen, nämlich der wörtlichen Übersetzung des Begriffes „bedside teaching". Sicher ist damit nicht gemeint, daß alle Einzelheiten — auch Schrekken — eines Krankheitsbildes „bedside", d. h. in Gegenwart des Kranken erörtert werden sollen. Das wäre ja eine wahrhaft barbarische Form des medizinischen Unterrichts! Eine sinnvolle Interpretation des Begriffes wäre die Integration des Studenten in den Stationsbetrieb — etwa am Vormittag, während am Nachmittag ein systematischer Unterricht in Seminarform erfolgte, wie das z. B. in den Vereinigten Staaten im 3. und 4. Studienjahr der Fall ist.

Wenn man in *dieser* Weise die medizinische Ausbildung hätte reformieren wollen — was ich für durchaus sinnvoll gehalten hätte —, dann hätten wir statt 5 Neugründungen (medizinische Akademien bzw. Hochschulen) 20 gebraucht. 20 — wohl verstanden — *klinische* Ausbildungsstätten, echte Lehrkrankenhäuser (teaching hospitals) nach amerikanischem Vorbild, ausgestattet mit allem, was für die klinische Lehre erforderlich ist, insbesondere auch für die Lehre von geeignetem ärztlichem Personal. Und — die Organisation des gesamten medizinischen Unterrichts hätte von Grund auf anders gestaltet werden müssen, als es die neue Approbationsordnung vorsieht. Sie besteht jetzt — das glaube ich meiner Umfrage entnehmen zu können — im Grunde doch nur aus Kompromissen, und im Endeffekt ist alles nur schlechter als zuvor!

Was ergibt sich nun als Konsequenz aus diesen Erkenntnissen? Da eine Dezentralisierung der klinischen Ausbildung in der geschilderten Form bei der gegenwärtigen Ebbe in den öffentlichen Kassen in den Bereich der Fabel verwiesen werden muß — leider —, bleibt m. E. gar nichts anderes übrig, als so schnell wie möglich zu einer Novellierung der Approbationsordnung zu kommen, mit dem Ziel, dem medizinischen, insbesondere klinischen Unterricht wieder den Realitäten an den deutschen Hochschulen anzupassen. Unabsehbarer Schaden für die ärztliche Ausbildung und damit letztlich für die ärztliche Versorgung unserer Bevölkerung ist sonst die Folge! Es soll der gute Wille der Reformer der 60er Jahre gar nicht grundsätzlich in Frage gestellt werden, nur — sie haben die Rechnung ohne den Wirt gemacht. Eine *echte* Reform — etwa in Angleichung an das amerikanische System — hätte das Fortschreiten auf dem damals begonnenen Wege, d. h. die Neugründung einer großen Zahl klinischer Ausbildungsstätten erfordert und damit Milliarden gekostet. Das hätte man damals bedenken müssen. Ich appelliere an dieser Stelle an alle Verantwortlichen, insbesondere an die Gesetze machenden Politiker, sich mit denen, die inzwischen eigene Erfahrungen sammeln konnten, zusammenzusetzen, um zu beraten, wie eine Novellierung der Approbationsordnung auf dem schnellsten Wege erreicht werden kann. Erste konkrete Vorschläge bietet eine in Heidelberg kürzlich erarbeitete Denkschrift, sie könnte m. E. zur Grundlage neuer Beratungen dienen. Viel Zeit ist nicht mehr zu verlieren: „Videant consules!".

Meine Damen und Herren!
Die Probleme der ärztlichen Ausbildung in der Sicht der neuen Approbationsordnung leiten über zu den Fragen der Weiterbildung, in unserem Falle der Weiterbildung zum *Internisten*, und damit letztlich zu dem Versuch einer Standortbestimmung unseres Faches der inneren Medizin. Die Frage, wie, d. h. in welcher Form und mit welchen Aufgaben die innere Medizin sich darstellt und wie ihr Weg in die Zukunft aussehen wird, hat uns Internisten seit jeher beschäftigt — ein Blick in die Bände unserer Verhandlungsberichte macht das deutlich: Je stärker die Spezialisierung fortschreitet, desto beschwören-

der werden die Warnungen vor einem Zerfall unseres Faches. In der Tat: Wenn wir uns das Programm unseres Kongresses zur Hand nehmen mit seinen 20 Sektionen, in dem die Forschungsergebnisse aus all den vielen Teilgebieten der inneren Medizin präsentiert werden, so muß man sich — zwangsläufig — die Frage vorlegen: Existiert dieses Fach „innere Medizin" überhaupt noch? Ist es nicht vielleicht schon so, daß wir einem Phantom nachjagen, daß die Entwicklung schon über uns hinweggegangen ist, daß unsere Gesellschaft, dieser Kongreß eigentlich Anachronismen sind, daß nur noch nostalgische Gefühle uns hier zusammenführen?

Nun — wie gesagt —, solche Gedanken sind nicht neu. *Frerichs* hat schon bei der Gründung unserer Gesellschaft ihre Hauptaufgabe darin gesehen, die in der inneren Medizin enthaltene Einheitsidee des menschlichen Organismus als geistiges Band zu erhalten und zu pflegen. Und *Hansen* hat 1957 seine Eröffnungsansprache auf dem 63. Kongreß unserer Gesellschaft, ihrem 75. Jubiläum, im wesentlichen diesen Problemen gewidmet. Er sah damals die Gefahr nicht so sehr in der Spezialisierung an sich, vielmehr in ihrer mißbräuchlichen Anwendung, und meinte — ich zitiere: „Ein nur nach technischen Gesichtspunkten orientiertes, sich selbst genügendes und durch kein Ganzheitsprinzip geleitetes Spezialistentum kann nur dienende, nicht führende Funktionen übernehmen oder gar erfüllen".

Hier wird m. E. das Kardinalproblem angesprochen. In den 19 Jahren seit Hansens Eröffnungsrede ist die Entwicklung von diagnostischen und therapeutischen Spezialmethoden weiter fortgeschritten. Immer neue Teilgebiete der inneren Medizin etablieren sich als sog. „Subspezialitäten", so daß die Forderung nach einem „von einem Ganzheitsprinzip geleiteten Spezialistentum" dringlicher denn je erscheint. Denn nichts wäre verhängnisvoller, als wenn der Spezialist nur noch seine Methode, sein Organ und dessen Störungen kennt, ohne deren Auswirkungen auf den ganzen Organismus zu bedenken.

Aber wie soll dieser Forderung genügt werden in einer Zeit, in der die Technik immer stärker in die Medizin einbricht, immer neue Methoden, immer neue Spezialfertigkeiten induzieren, und der Wissensbestand sich in einer Weise ausweitet, die an die Grenzen des vom menschlichen Geist zu Bewältigenden führt?

An diesen Tatsachen vorbeigehen zu wollen, wäre in der Tat widersinnig. Die Aufgabe kann nur darin bestehen, der Spezialisierung den angemessenen Stellenwert zu geben, wobei zwischen *Forschung*, d. h. der Neugewinnung von Wissen, und der *Anwendung* dieses Wissens in Diagnostik und Therapie unterschieden werden muß. Daß Forschung, nicht nur Grundlagenforschung, sondern auch im klinischen Bereich, ohne Spezialisierung — und zwar hochgetriebene Spezialisierung — heute keine Aussicht auf Erfolg mehr hat, bedarf wohl keiner Begründung. Auch ohne das Zusammenwirken verschiedener Spezialisten, d. h. *Teamarbeit*, ist erfolgreiche medizinische Forschung heute kaum noch denkbar. In diesem Bereich müssen wir die Spezialisierung uneingeschränkt bejahen.

Anders dagegen bei der *Anwendung* neugewonnener Erkenntnisse, Methoden und Techniken, sowohl in der Klinik als auch im Bereich der ärztlichen, insbesondere fachärztlichen Praxis. Ich glaube *hier* gelten auch heute noch die zitierten Worte Hansens, daß ein „nach technischen Gesichtspunkten orientiertes, sich selbst genügendes Spezialistentum keine führende Funktion übernehmen kann". Das heißt: Dem Spezialisten sollte nur dort die Führung in der Diagnostik oder Therapie eines Falles übergeben werden, wo es von der Sache, d. h. der Lage des Falles her unbedingt erforderlich ist. Bei Anlegung strenger Maßstäbe erweist sich die Zahl der diesbezüglichen Fälle als nicht so groß, daß eine hemmungslose quantitative Ausweitung des Spezialistentums gerechtfertigt wäre. Im übrigen ist es doch auch so, daß viele neue Methoden, die in der ersten Zeit nach ihrer Entwicklung nur von Spezialisten ausgeübt werden, nach einiger Zeit in das Repertoire des Allgemeininternisten übergehen und dort routinemäßig ausgeübt werden. Natürlich wird es immer wieder Methoden geben, die in der Hand des Spezialisten bleiben müssen. Der Internist sollte wissen, wann bei solchen Fällen die Heranziehung des Spezialisten erforderlich ist, seine Aufgabe sollte sich bei diesen Fällen auf die *Indikationsstellung* beschränken. Wenn man Spezialistentum im Rahmen der inneren Medizin so versteht, lassen sich m. E. viele Probleme lösen, sowohl in der *Praxis* als auch in der Klinik. Für die erstgenannte bedeutet das, daß Spezialisten — ich denke jetzt an die bislang bestehenden Subspezialitäten — im wesentlichen nur im Rahmen der Überweisungspraxis in Anspruch genommen werden sollten. Wenn das in vernünftiger Weise geschieht, könnten viele Klinikeinweisungen gespart werden — zugleich ein Beitrag zur Kosteneinsparung im Gesundheitswesen.

In der *Klinik* sollte die grundsätzliche Anerkennung der Notwendigkeit der Spezialisierung nicht zur Einrichtung von Spezialbettenabteilungen führen, bzw. solche Abteilungen sollten auf bestimmte, unumgängliche Bereiche (z. B. Intensivmedizin, Dialyse) beschränkt bleiben. Im übrigen sollten die internistisch Kranken aber auf gemischten Stationen liegen, und der Spezialist sollte hinzugezogen werden, wenn es die Situation erfordert. Die entsprechenden diagnostischen Einrichtungen müssen ihm natürlich zur Verfügung stehen, in Universitätskliniken außerdem Möglichkeiten zur Forschung auf seinem Spezialgebiet. Unsere Gesellschaft hat bereits 1970 entsprechende Strukturvorschläge erarbeitet, die z. T. wiederum auf Empfehlungen des Wissenschaftsrates beruhten und — in vernünftiger Weise praktiziert — die mit der Spezialisierung im klinischen Bereich zusammenhängenden Probleme in einer Weise zu lösen gestatten, daß die innere Medizin als einheitliches Fach auch an großen Kliniken bestehen bleibt.

Es ist mir nicht recht verständlich, warum von diesen sorgfältig erarbeiteten und gut begründeten Vorschlägen von den Ministerien bei der per Dekret verordneten Neuordnung von Klinikstrukturen praktisch keine Notiz genommen wird. Glauben denn die Verwaltungsjuristen wirklich, mehr von den Gesetzen der Medizin zu verstehen als wir Mediziner? Daß das in Wirklichkeit nicht der Fall ist, beweisen ja die inzwischen völlig unterschiedlichen Klinikstrukturen in den einzelnen Bundesländern. Oder gehen vielleicht zu viele persönliche Interessen — auf welchen Schleichwegen auch immer in die Amtsstuben hineingebracht — in diese zum Teil abstrusen Entscheidungen mit ein?

Ein weiteres Argument gegen eine „Verteilung" aller Patienten unter die Spezialisten ist schließlich die im Zuge der zunehmenden Vergreisung unserer Bevölkerung immer mehr an Bedeutung gewinnende *Multimorbidität*. Von den 50- bis 60jährigen Patienten meiner Klinik leiden bereits 41% an zwei Krankheiten, 13% an 3 und weitere 13% an 4 Krankheiten. Bei den über 70jährigen — das sind 16% aller Patienten der Klinik — haben 39% zwei Diagnosen, aber bereits weitere 39% drei Diagnosen. Zu welchem Spezialisten sollen diese Patienten geschickt werden? Diese meist alten Patienten mit Arteriosklerose und ihren Folgekrankheiten, Altersdiabetes, malignen Geschwülsten bedürfen nur in den seltensten Fällen des Spezialisten. Was sie gebrauchen, ist ein gut ausgebildeter Allround-Internist. Auch die inneren Abteilungen an Krankenhäusern der Versorgungsstufe I, evtl. auch der Stufe II bedürfen im allgemeinen keiner Spezialabteilungen, da bei den heutigen Verkehrsverbindungen in unserem kleinen Vaterland Großkrankenhäuser bzw. Universitätskliniken in kurzer Zeit erreichbar sind.

So meine ich, daß der Internist auch heute nichts von seiner Daseinsberechtigung verloren hat. Er ist vielmehr für die medizinische Versorgung der Bevölkerung notwendiger denn je, und — ich zitiere aus den 1970 verabschiedeten Empfehlungen unserer

Gesellschaft: „Der Bedarf an Fachärzten für innere Medizin wird auch in Zukunft die Summe der internistischen Subspezialitäten erheblich überschreiten".

Meine Damen und Herren! Ich habe — in Zusammenhang mit den Problemen der Spezialisierung — von dem zunehmenden Einbruch der Technik in die Medizin, insbesondere in die innere Medizin gesprochen. Ich möchte in diesem Zusammenhang noch ein paar Worte zu dem so brisanten Thema der Kostenexplosion im Gesundheitswesen anfügen. Da ich hier nicht für einen Berufsverband spreche, will ich mich aller berufspolitischen Erklärungen enthalten. Als Vorsitzender einer wissenschaftlichen Gesellschaft halte ich mich aber doch für verpflichtet, in diesem Zusammenhang auf zwei Umstände hinzuweisen. Der eine wurde bereits angesprochen: er betrifft die modernen technischen Verfahren, die zunehmend Eingang in Diagnostik und Therapie innerer Krankheiten finden. Ich möchte als Beispiel nur die Behandlung mit Herzschrittmachern und die Dialysetherapie der chronischen Niereninsuffizienz nennen. Die Zahl der Schrittmacherträger in der Bundesrepublik Deutschland wird heute auf ca. 50 000 geschätzt, bei jährlicher Implantation von ca. 10 000 bis 15 000 *neuen* Schrittmachern, wobei man etwa 3500,— DM pro Stück ansetzen kann. Hinzu kommt die gar nicht erfaßte Zahl von temporären Schrittmachern, von denen jedes Exemplar ebenfalls ca. 3000,— DM kostet. Die Zahl der im Dauerdialyseprogramm befindlichen Patienten in der Bundesrepublik betrug 1974 3500. Für jeden Dialyse-Patienten muß ein Kostenaufwand von 650,— DM/Tag veranschlagt werden. Im Jahr durchschnittlich 90 000,— DM. Dies nur als Beispiel. Jedenfalls kommen wir an der Tatsache nicht vorbei, daß die durch die modernen technischen Verfahren erreichte Lebensverlängerung für bestimmte Patientengruppen mit enormem finanziellen Aufwand erkauft werden muß. Dagegen kann natürlich im Grunde niemand ernstlich etwas einwenden. Dieses Geld ist sicherlich nicht schlecht investiert. Dagegen könnte auf anderen Gebieten wohl erheblich gespart werden. Krankenhauseinweisungen ohne zwingenden Grund: etwa nur zur Diagnostik, obgleich in einer guten Facharztpraxis, unter Umständen — wie erwähnt — unter Hinzuziehung niedergelassener Subspezialisten, ohne weiteres die gleichen Ergebnisse erzielt werden könnten, wochenlange Krankenhausaufenthalte von psychisch Kranken (Neurosen, endogene Depressionen) auf internen Stationen mit einer Unmenge von teuren diagnostischen Maßnahmen — nur weil die Kooperation mit dem Psychiater entweder von seiten des Arztes oder des Patienten nicht funktioniert —, schließlich die monatelangen Krankenhausaufenthalte von pflegebedürftigen Greisen in Krankenhäusern und Universitätskliniken mit den höchsten Pflegesätzen — weil nicht genügend Altersheime bzw. Alterskrankenhäuser zur Verfügung stehen, — ein infolge der bereits angesprochenen zunehmenden Vergreisung unserer Bevölkerung immer dringlicheres Problem —, dies sind nur einige Beispiele für Mißstände, deren Beseitigung erheblich zur Kosteneinsparung im Krankenhaussektor beitragen könnte. Von anderen Faktoren — etwa dem Kur-Unwesen — will ich gar nicht sprechen, zumal sich hier langsam unter der Diktatur der leeren Kassen vernünftigere Lösungen anzubahnen scheinen.

Aber ein Punkt, der uns Internisten besonders angeht, sollte zum Abschluß doch noch Erwähnung finden, wenngleich viele unserer Mitbürger daran nicht gern erinnert werden. Ich denke an den in unserer Wohlstandsgesellschaft immer mehr steigenden Anteil an internen Krankheiten, die durch die Lebensweise, das Verhalten der Menschen selbst verursacht — ich sage bewußt nicht verschuldet — werden. Diese Krankheiten umfassen ein weites Spektrum: von den Alkoholschäden über die Folgen des Zigarettenrauchens (Früharteriosklerose, arterielle Verschlußkrankheit, Herzinfarkt, Bronchialkarzinom) und der Überernährung wie Fettsucht mit allen ihren verhängnisvollen Folgen, Alters-diabetes, Gicht, schließlich die fast immer in suizidaler Absicht erfolgten Vergiftungen. Die Zahl dieser Kranken betrug an einem beliebigen Stichtag in meiner Klinik 41, d. h. ~ 16% aller belegten Betten. Auf der Intensivstation beträgt der Anteil dieser Fälle zeit-weise bis zu 30%. Fürwahr eine erschreckende Zahl!

Hier, meine Damen und Herren, liegt sicher ein ganz wesentlicher Grund für die immer mehr steigende Zahl der Kranken — auch in unseren Krankenhäusern —, und hier liegt auch eine vordringliche Aufgabe der präventiven Medizin: In der immer wiederholten eindringlichen *Aufklärung* der Bevölkerung über die Gefahren des Genußmittelmißbrau-ches und der Überernährung, im energischen Durchsetzen des Vorranges der Gesund-heitspolitik gegenüber wirtschaftlichen und parteipolitischen Interessen — aber nicht in der Bewilligung von „Vorbeugungs-Kuren", in denen nur weitergeraucht und weitergetrun-ken wird. In *dieser* Form der Prävention, d. h. in der Beratung und Belehrung unserer Patienten, können und sollten auch wir Internisten eine vordringliche Aufgabe sehen — dann könnten wir einen wesentlichen Beitrag zur Kosteneinsparung im Gesundheitswesen leisten. Diese Zusammenhänge sollten auch gewisse Politiker, Funktionäre und Volkstri-bunen begreifen und endlich aufhören, uns Ärzte zu diffamieren und uns allein die Schuld zuzuschreiben an Entwicklungen, an denen wir gewiß keinen Anteil haben.

Ich komme zum Schluß: Von den vielen Problemen, die sich rings um uns auftürmen, habe ich nur einige wenige herausgreifen können, und der Versuch ihrer Analyse hat wohl mehr beklemmende als befreiende Gefühle erweckt. Aber ich meine, mit dem Erkennen und Ansprechen der Probleme ist häufig auch ein erster Schritt zu ihrer Bewältigung getan. Damit stellen sich auch unserer Deutschen Gesellschaft für Innere Medizin immer wieder neue Aufgaben. Das sei als ihr geschichtlicher Auftrag verstanden, an dessen Erfüllung wir alle heißen Herzens mitarbeiten sollten.

Die 82. Tagung der Deutschen Gesellschaft für Innere Medizin ist eröffnet.

Virushepatitis

Virologie der menschlichen Hepatitis

Deinhardt, F., Rush-Presbyterian-St. Luke's Medical Center,
Chicago, Illinois 60612, USA

Referat

Ouverture

Untersuchungen und Spekulationen über die Pathogenese der Virus-Hepatitis findet man bereits in den medizinischen Schriften des Altertums, doch die Infektiosität und das Auftreten in Epidemien wurde sicher erstmals genauer in einem Brief von Papst Zacharias an St. Bonifacius, Erzbischof zu Mainz im 8. Jahrhundert A.D. beschrieben (Migne, 1850). Papst Zacharias schlägt in diesem Brief vor, daß Personen mit MORBUS REGIO aus der Stadt herausgebracht werden, und daß Gelbsuchtskranke in der Kirche die heilige Kommunion erst am Schluß nach allen anderen Gemeindemitgliedern erhalten sollten: „De his qui regio morbo vexantur inquisisti sive homines, sive equi sint, quid faciendum sit de illis. Si homines ex navitate, aut genere hujus morbi sunt, hi extra civitatem commanere debebunt . . ." und „At tamen in ecclesia, dum ad communionem venerit post omnium impletionem erit ingressurus ad participandum munus". Es dauerte aber noch mehr als 1000 Jahre bis McDonald (1908, 1918) als erster am Anfang des 20. Jahrhunderts an eine Virusätiologie der Gelbsucht dachte und die Bemühungen, die Erreger der Hepatitis darzustellen, waren bis vor kurzem durch eine lange und oft hoffnungslos erscheinende Kette von Untersuchungen gekennzeichnet. Versuche, die Hepatitiserreger in Zell- oder Gewebekulturen zu isolieren, sie mit immunologischen Methoden darzustellen oder die Erkrankung auf Versuchstiere zu übertragen, waren erfolglos, anfänglich positive Resultate konnten später nicht wiederholt werden oder waren durch nicht-spezifische Ursachen bedingt (für generelle Übersichten siehe Deinhardt und Holmes, 1965; Deinhardt, 1970, 1971; Deinhardt et al., 1975; Regamey et al., 1975; Zuckerman, 1975; Krugman et al., 1975; Deinhardt, 1976; Deinhardt und Deinhardt, 1976). Die Entwicklung, die in den letzten Jahren zumindest zu einer teilweisen Charakterisierung der Erreger der Virus-Hepatitis geführt hat, wurde hauptsächlich durch sieben Entdeckungen oder Beobachtungen ermöglicht:

1. Unterscheidung zwischen Hepatitis A(HA) und B(HB) durch epidemiologische Beobachtungen;

2. Übertragung der Hepatitis auf menschliche Freiwillige;

3. Erkenntnis, daß Affen Hepatitis auf den Menschen übertragen können (Primaten-assoziierte menschliche Hepatitis);

4. Experimentelle Übertragung menschlicher Hepatitis auf Affen;

5. Entdeckung des sogenannten Australia- oder Hepatitis-B-Antigens und Dane-Virusteilchens;

6. Entdeckung von virusähnlichen Teilchen in Faeces, Leberzellen oder Seren von Kranken mit HA oder experimentell infizierten Affen und Nachweis von Antikörpern gegen diese virusähnlichen Teilchen in Konvaleszentenseren durch Immunelektronenmikroskopie;

7. Entwicklung serologischer Untersuchungsmethoden (Komplementbindungsreaktion, Immunadherenz und Radioimmunoassays für HA-Virus-Antigene und -Antikörper (HA-Ag, anti-HA).

30

Die Handlung

Akt 1. Epidemiologische Untersuchungen

Epidemiologische Beobachtungen führten Anfang dieses Jahrhunderts und vor allem während des letzten Weltkrieges zu der Unterscheidung zwischen mindestens zwei Hepatitisformen; epidemischer Hepatitis oder Hepatitis A und homologer Serumhepatitis oder Hepatitis B, deren Hauptunterscheidungsmerkmale in Tabelle 1 wiedergegeben sind. Die spätere Identifizierung der Antigene der Erreger von Hepatitis A und B und die dadurch ermöglichte genauere Diagnose hat in den letzten Jahren zur Erkennung zumindest einer dritten Form der Hepatitis geführt, die als „Hepatitis-C" (HC) oder besser „non A-non B Hepatitis" bezeichnet wird (Prince et al., 1974; Feinstone et al., 1975; Zuckerman, 1976). Diese Hepatitisform tritt häufig nach Bluttransfusionen auf, kann aber wahrscheinlich auch auf anderen Wegen übertragen werden. Der Anteil der „non A- non B-Hepatitis" an dem Gesamtgut aller Hepatitiden ist bisher nicht genau bekannt, doch ist diese Hepatitisform möglicherweise zumindest in den USA heute für die Mehrzahl der Posttransfusionshepatitiden verantwortlich und erklärt, warum die Eliminierung von Hepatitis-B von Blutkonserven in vielen Untersuchungskollektiven das Auftreten von Posttransfusionshepatitiden nur unwesentlich gesenkt hat (Alter et al., 1975; Goldfield et al., 1975; Zuckerman, 1976). Hepatitiden, die als gelegentliche oder mehr regelmäßige Begleiterscheinungen von Infektionen mit Epstein-Barr-Virus (infektiöse Mononukleose oder Pfeiffersches Drüsenfieber), Cytomegalie-Virus, Herpes-Virus, Coxsackie-Virus, Mumps oder anderer viraler, bakterieller oder parasitärer Krankheitserreger auftreten, bilden eine zusätzliche Gruppe von Hepatitiden, die aber nicht zum Kreis der „non A-non B-Hepatitis" gerechnet werden und die nicht in den Kreis der eigentlichen primären Virushepatitiden, die wir heute besprechen, einbezogen sind.

Akt 2. Übertragung von HA auf menschliche Freiwillige

Die eigentliche Identifizierung der Erreger der Hepatitis begann mit der ersten experimentellen Übertragung der Hepatitis auf menschliche Freiwillige durch Voegt in Deutschland zwischen 1940 und 1943 (Voegt, 1942). Die Versuche von Voegt und später von englischen und amerikanischen Forschergruppen, besonders Ward, Krugman, Giles und Mitarbeiter (Krugman und Ward, 1958; Ward et al., 1958; Krugman et al., 1959, 1967, 1971, 1975, und Krugman und Giles, 1970, 1973) bewiesen die Virusnatur der Hepatitiserreger, demonstrierten ihre etwaige Größe, Resistenz gegenüber Erhitzung und Behandlung mit Äther, Dauer der Viraemia und Virusausscheidung in Faeces und führten zu einer besseren Differenzierung zwischen HA und HB. Versuche an Freiwilligen bewiesen, daß HA und HB ganz sicher zwei verschiedene Erkrankungen mit unterschiedlichen Inkubationsperioden darstellen, die durch Viren mit verschiedener Antigenidentität ausgelöst werden. Es wurde gezeigt, daß normales menschliches Immunserumglobulin (ISG) Hepatitis A-Virus (HAV) neutralisieren kann, aber im allgemeinen keinen Einfluß auf Hepatitis B-Virus (HBV) hat; HB kann aber verhindert werden, wenn Patienten in der frühen Inkubationszeit spezielles, von HB-Konvaleszentenseren gewonnenes, HB-ISG injiziert wird. Erkrankung mit HA oder HB hinterläßt eine homologe Immunität, die aber keinen Schutz gegen heterologe Infektionen (HA→HB oder HB→HA) gewährt.

Akt 3. Primaten-assoziierte menschliche Hepatitis

Die Beobachtung von Hillis (1961, 1963), daß neu eingeführte Affen Hepatitis auf Menschen übertragen können, war wichtig, weil sie erneute Versuche, menschliche

Tabelle 1. Haupteigenschaften von Virushepatitis A und B

Virushepatitis	A	B
Erreger	Virus (HAV)	Virus (HBV)
Natürlicher Wirt	Mensch	Mensch
Experimenteller Wirt	Mensch Schimpanse Krallenaffe oder Marmoset	Mensch Schimpanse (Rhesusaffe)
Auftreten der Erkrankung	epidemisch	Einzelfälle; häufig nach Bluttransfusionen; Injektion von Blutprodukten; Gebrauch von nicht aus- reichend sterilisierten Instrumenten; enger körperlicher Kontakt mit Virusträgern
Übertragung	anal-oral	Parenteral und anal-oral
Inkubationszeit	20—30 Tage (14—50)	50—90 Tage (30—240)[a]
Verhütung oder Abschwächung durch menschliches Immun- globulin	ja	(nein)[b]

[a] Daten in Klammern = maximale Varianten, die nur in Einzelfällen vorkommen
[b] Abhängig vom Antikörpertiter (anti-HBs). Im allgemeinen niedrig in Standardpreparationen. Spezielles Immunglobulin mit ausreichenden anti-HBs-Titern kann klinische Erkrankung verhüten oder zumindest abschwächen (Seeff et al., 1975; Krugman et al., 1975; Knodell et al., 1976)

Hepatitis auf Affen zu übertragen, auslöste. Hillis beobachtete, daß Pflegepersonal von neueingeführten Schimpansen an Hepatitis erkrankte, und in den folgenden Jahren wurde dies von verschiedenen Autoren bestätigt. Bis heute sind jetzt 46 Ausbrüche von Prima-ten-assoziierter Hepatitis im Menschen mit einer Gesamtzahl von 220 Fällen beschrieben worden (Deinhardt, 1970, 1976) (Tab. 1). Es ist bisher aber nicht eindeutig bewiesen, ob diese Hepatitiden von menschlichen Hepatitisviren ausgelöst wurden oder ob es sich um Übertragungen von affeneigenen Hepatitisviren auf den Menschen handelte. Verschiede-ne epidemiologische Beobachtungen und der Nachweis von einer zumindest engen antige-nen Verwandtschaft zwischen menschlichem HAV und der von Schimpansen auf den Menschen übertragenen Hepatitis, sprechen mehr für die ursprüngliche Übertragung von menschlicher Hepatitis auf die Affen nach der Gefangennahme und Rückübertragung der Erkrankung auf den Menschen, wenn die Affen eine akute, aber oft ohne klinische Erscheinungen verlaufende Hepatitis durchmachen. HB Antigene oder Antikörper sind bisher nicht in Primaten-assoziierter Hepatitis im Menschen gefunden worden, und obwohl zumindest Schimpansen mit HBV infiziert werden können, und dies häufig spontan nach der Gefangennahme geschieht und HB Antigene oder Antikörper auch in anderen Primaten nachgewiesen worden sind, waren die Ausbrüche von Hepatitis beim Pflegepersonal von Affen bisher immer durch HAV verursacht. Es ist aber nicht klar, ob HA und HB auch unter natürlichen Umständen bei Schimpansen und anderen Affen in der freien Wildbahn vorkommt.

Akt 4. Experimentelle Übertragung menschlicher Hepatitis auf Affen

Die detailliertere Identifizierung der Hepatitiserreger war für lange Zeit gehemmt, da alle Versuche, die Erkrankung auf Tiere zu übertragen, erfolglos blieben oder unregelmäßige

Resultate ergaben und Bemühungen, die Hepatitiserreger in der Gewebe- oder Zellkultur zu züchten, gleichfalls negativ verliefen. Die einzigen, teilweise erfolgreichen Resultate ergaben Versuche, menschliche Hepatitis auf Affen zu übertragen, aber selbst diese Resultate waren so unregelmäßig, daß diese Versuche von den meisten Arbeitsgruppen aufgegeben waren, als Hillis (1961, 1963) die bereits erwähnten „Experimente der Natur in umgekehrter Richtung" beschrieb: d. h. Übertragung von Hepatitis von Affen auf den Menschen. Von den frühen Experimenten waren rückblickend die Versuche, Hepatitis auf Schimpansen kurz nach ihrer Gefangennahme zu übertragen, am erfolgreichsten (Deinhardt et al., 1962). Der Grund für die etwas besseren Ergebnisse in dieser Versuchsreihe lag möglicherweise darin, daß Tiere benutzt wurden, die nur minimalen Kontakt mit Menschen vor der Inokulation gehabt hatten und deshalb nicht bereits spontan durch natürliche Infektion immun geworden waren; dies ist jetzt durch den Nachweis von Antikörpern gegen HAV (anti-HAV) und HBV (anti-HBs, anti-HBC) in Schimpansen, die für längere Zeit in der Gefangenschaft waren, nachträglich sehr wahrscheinlich gemacht worden (Hirschman et al., 1969; Lichter, 1969; Deinhardt, 1970, 1976; Prince, 1971; Maynard et al., 1971, 1972a; Lander et al., 1972; Feinstone et al., 1973; Purcell et al., 1975, 1976; Hilleman et al., 1975a; Miller et al., 1975; World Health Organisation, 1975; Dienstag und Purcell, 1976). In den späteren, durch die Beobachtungen von Hillis (1961, 1963) ausgelösten Versuchen, Hepatitis auf Schimpansen und andere Affen zu übertragen, wurden zuerst erneut unregelmäßige Resultate erzielt, da eine Untersuchung der Versuchstiere auf Immunität gegen HA oder HB noch nicht möglich war.

Hepatitis A und „non A-non B Hepatitis": Der Nachweis der regelmäßigen Empfänglichkeit von einigen Spezies von Krallenaffen (Marmosets, *Saquinus* sp.), kleinen südamerikanischen Affen, für HAV und möglicherweise „non A- non B Heptatitis", aber nicht HBV, war deshalb ein wesentlicher Schritt vorwärts (Deinhardt et al., 1967). Diese Tiere haben aufgrund ihrer natürlichen aggressiven Disposition nur minimalen Kontakt mit Menschen selbst nach der Gefangennahme, und natürliche Infektionen kommen deshalb, wenn überhaupt, nur sehr selten vor. Orale oder parenterale Inokulation von Krallenaffen (*Saquinus mystax, S. fuscicollis, S. (Oedipomidas) oedipus, Callithrix jacchus* (geordnet nach ihrer Empfänglichkeit; Empfänglichkeit von *Callithrix jacchus* noch fraglich) mit Seren oder Faecalextrakten von der akuten Phase von HA oder „non A-non B Hepatitis" (?), aber nicht von HB, induzierte eine histologisch und biochemisch typische Hepatitis, die aber meist ohne grob faßbare klinische Erscheinungen verlief. Die Erkrankung konnte serienmäßig von einem Tier aufs nächste mit Serum oder Faecalextrakten übertragen werden, und Seren von der akuten Phase der experimentellen Erkrankung hatten Infektionstiter bis zu 10^6 infektiösen Einheiten pro ccm (infektiöse Einheiten gemessen durch Infektion von Krallenaffen). Zwei unterschiedliche Erreger wurden auf diese Weise in Krallenaffen isoliert. Die erste Isolierung (GB-Virus) (Deinhardt et al., 1967), zusammen mit der Isolierung von Hepatitisviren im Robert Koch-Institut durch Köhler et al., (1968) (Berlin-Stamm) bildet einen Prototyp, und spätere Isolierungen von Patienten, die mit dem MS-1-Stamm von HA infiziert waren (Holmes et al., 1969, 1971, 1973; Deinhardt et al., 1972, 1975a, b) und von Patienten mit endemischer HA in Costa Rica (CR-326-Stamm) (Mascoli et al., 1973; Provost et al., 1973) oder Arizina (Phoenix-Stamm) (Maynard et al., 1975a, b) können als zweiter Prototyp zusammengefaßt werden. Die Eigenschaften dieser Viren, die durch Tierversuche und spätere Untersuchungen in vitro erarbeitet wurden, sind in Tabelle 3 wiedergegeben.

Folgende Einzelheiten sind von Bedeutung: die MS-1/CR-326/Phoenix-Viren haben alle Eigenschaften, die von menschlichen Freiwilligenversuchen für typische Hepatitis-A-Viren erwartet werden konnten, und sie werden von menschlichem HA-Konvaleszenten-

Tabelle 2. Mit Primaten assoziierte Virushepatitis beim Menschen, 1958–1974

Primaten	Hepatitis beim Menschen		
	Assoziierte Ausbrüche	Anzahl der Hepatitisfälle	Ausbrüche Nicht HBsAg + oder Nicht anti-HBs +/ Nicht untersucht
Pan sp.[a]	37	165	0/6
Gorilla sp.	1	4	0/6
Macaca maura	1	4	NU
Laqothrix sp.	2	9	NU

Gruppen mit verschiedenen Primaten:

A.
Pan sp. und Affen der folgenden
Unterfamilien: Atelinae, Cebinae,
Lemurinae, Hylobatinae, Colobinae,
Cercopithecinae

	1·	11	0/1

B.
Pan sp. und Affen der folgenden
Unterfamilien: Atelinae, Cercopithecinae

	1	8	0/1

C.
Pan sp. und Affen der folgenden
Unterfamilien: Atelinae, Cercopithecinae usw.

	2	9	NU

D.
Affen der folgenden Unterfamilien: Atelinae,
Cebinae, Lemurinae, Hylobatinae, Cercopithecinae

	1	5	NU
[*Erythrocebus*. sp.][b] [1]		?	

[a] Nur zwei Sekundärfälle sind bisher beschrieben worden. Je einer in zwei verschiedenen mit Schimpansen assoziierten Ausbrüchen
[b] Patasaffen waren mit einem Hepatitisausbruch assoziiert, doch ist die genaue epidemiologische Übertragungskette zweifelhaft
NU = nicht untersucht. Für Referenzen siehe Deinhardt, 1976

serum oder normalem ISG neutralisiert. Das GB-Virus hat dagegen einige abweichende Eigenschaften: Geringere Resistenz gegen Hitze oder Äther und keine oder nur fragliche Neutralisation durch HA-Konvaleszentenseren oder ISG. Es ist in diesem Zusammenhang aber von Interesse, daß selbst Seren von Krallenaffen nach mehrmaliger Inokulation mit GB-Virus keine neutralisierende Potenz gegen GB-Virus besaßen. Auf der anderen Seite entwickelten Tiere eine Resistenz gegen Zweitinfektion mit dem homologen Virus GB→GB oder GB→Berlin und MS-1→MS-1), aber nicht gegenüber Zweitinfektionen mit heterologem Virus (GB→MS-1 oder MS-1→GB). Die Identität des GB-Stammes ist von einer Arbeitsgruppe wegen seiner abweichenden Eigenschaften in Frage gestellt worden (Parks und Melnick, 1969; Parks et al., 1969), doch ist es durch intensive Kontrollversu-

Tabelle 3. Eigenschaften der in Primaten isolierten und/oder in Seren oder Faecalextrakten dargestellten Hepatitisviren

	Typ non A-non B GB/Berlin	A MS-1/CR-326/Phoenix	B
Morphologie:	cubic virus	cubic virus Parvo- oder Enterovirus-ähnlich	Kern mit Außenhülle (Dane-Teilchen)
Größe:			
Filtration	≤ 20—30 nm	25—30 nm	NU
Elektronen-mikroskopie (EM)	20—22 nm	27 nm	42—45 nm
Dichte in CsCl (g/ccm)	1.19—1.23 (?) (infektiöse Fraktion im Serum der akuten Krankheitsphase)	1.32—1.34 und 1.39—1.41 Virusteilchen in Faeces, Serum, Leber oder Galle dargestellt durch EM oder Serologie	Dane-Teilchen 1.23—1.24 HBsAg 1.19—1.27 HBcAg 1.29—1.31
Nukleinsäure	?	DNS (Feinstone et al., 1974) RNS (Provost et al., 1975b)	DNS (1.6×10^6 Dalton, circulär, doppelsträndig, Dichte 1.712 g/ml in CsCl)
Stabilität Äther:			
20%, 4° C, 18 Std	stabil	stabil	stabil
50%, 4° C, 18 Std	teilweise inaktiviert	NU	NU
Temperatur:			
−20° C	stabil für > einen Monat	stabil für > einen Monat	stabil für > einen Monat
4° C	stabil für > einen Monat	NU	stabil für > einen Monat
50° C, 30 min	stabil	stabil	stabil
56° C, 30 min	stabil/inaktiviert	stabil	stabil
60° C, 30 min	inaktiviert	stabil	stabil
60° C, 60 min	inaktiviert	stabil	stabil
60° C, 10 Std	NU	NU	inaktiviert
100° C, 5 min	inaktiviert	inaktiviert	inaktiviert
Säure, pH 3.0	NU	stabil	NU
UV-Bestrahlung	NU	inaktiviert	inaktiviert
Formalin 1:4000, 37° C, 72 Std	NU	inaktiviert	inaktiviert
Beta-propiolactone	NU	NU	inaktiviert
Neutralisation Homologes Konvaleszentenserum	nein	ja	ja
Konvaleszenten-MS-1-Serum	nein	ja	nein
„Standard pooled human ISG"	teilweise (?)	ja	(nein), aber neutralisiert durch Hepatitis-B-Konvalescent-ISG mit ausreichenden anti-HBs-Titern

NU = nicht untersucht
Für Referenzen siehe Deinhardt, 1976.

35

Tabelle 3. (Fortsetzung)

	Typ non A-non B GB/Berlin	A MS-1/CR-326/Phoenix	B
Antigene:	bisher nicht isoliert	1. HA-Antigen dargestellt durch Immunelektronen-mikroskopie, Immunadherenz, Komplementbindungsreaktion und Radioimmunoassay 2. MS-1- und CR-326-Antigene sind immunologisch identisch	Außenhüllenantigene: HBsAg, HBeAg (?), Kernantigen: HBcAg DNA Polymerase
Immunität gegen eine zweite Infektion mit			
GB	resistent	empfänglich	?
MS-1/CR-326	empfänglich	resistent	empfänglich
Kreuz-Reaktionen			
HBsAg	nein	nein	ja
HBcAg	nein	nein	ja
HBeAg	nein	nein	ja
Lokalisation der Viren in Leberzellen	?	Cytoplasma	Zellkern und Cytoplasma
Wirts-Breite			
Mensch	Ja	ja	ja
Schimpanse	(nein) nur 2 Tiere inokuliert	ja	ja
Rhesusaffe	NU	(nein)	(nein)
Krallenaffen:			
Saquinus sp.	ja	ja	nein
Callithrix jacchus	nein	ja (?)	nein
Galagos	nein	nein	nein
Eichhörnchenaffen	nein	(?)	nein
Empfänglichkeit			
Intravenös oder intramuskulär	ja	ja	ja
Oral	ja	ja	ja

NU = nicht untersucht
Für Referenzen siehe Deinhardt, 1976.

che in verschiedenen Laboratorien nicht wahrscheinlich, daß es sich bei dem GB-Stamm um ein aktiviertes Krallenaffenvirus handelt.

Es ist dagegen mehr wahrscheinlich, daß das GB-Virus die erste Isolierung von HC („non A-non B Hepatitis") darstellt:

Nach neuesten Untersuchungen hat das GB-Virus — dargestellt im Serum der akuten Phase experimentell infizierter Krallenaffen — wahrscheinlich wie HAV eine Cubic-Virus-

Tabelle 4. Anti-HA in Primaten

A. Entwicklung von anti-HA nach experimenteller Infektion

Hepatitis	*Keine Erkrankung*
Marmoset	African Green
Chimpanzee	Baboon
	Cebus
	Rhesus
	Owl
	Woolly

B. Spontan aufgetretene anti-HA in nicht experimentell infizierten Affen (13—60%)

Chimpanzee	Pigtail
Cynomologous	Spider
Owl	Stumptail
Rhesus	Grivet
Patas	

Struktur; GB-Virus ist aber kleiner (20—22 nm), ist mehr labil und „leere" Virusteilchen sind häufig (Almeida et al., 1976); die Antigene von GB sind verschieden von den Antigenen von HA oder HB; mit GB inokulierte Krallenaffen entwickeln keine anti-HBs oder anti-HAV; das Virus wurde von einem Chirurgen (G.B.) ohne bewußten Kontakt mit HA oder HB isoliert; und der Patient G.B. entwickelte keine anti-HBs oder anti-HAV. Übertragung von GB-Virus (Serum von der II. Passage im Krallenaffen) oder HC-Virus (Serum von der akuten Phase menschlicher HC) auf Schimpansen war in vorläufigen Versuchen erfolglos, und die möglichen Zusammenhänge zwischen GB-Virus und HC müssen weiter untersucht werden.

Übertragung von HA auf Schimpansen ist in letzter Zeit auch eindeutig nachgewiesen worden, nachdem die Schimpansen vorher auf eine natürlich erworbene Immunität voruntersucht werden konnten (Purcell et al., 1975, 1976; Dienstag und Purcell, 1976; Thornton et al., 1975; Maynard et al., 1975a, b) und Entwicklung von anti-HAV (Seroconversion) nach experimenteller Infektion ohne klinische, biochemische oder histologische Krankheitserscheinungen oder spontan auftretende anti-HAV sind in mehreren Primatenspezies beobachtet worden (Purcell et al., 1975, 1976; Dienstag und Purcell, 1976) (Tab. 4).

Hepatitis B: Infektion von Schimpansen mit HBV ergab erst dann regelmäßig positive Resultate, nachdem man die Tiere vor der Infektion auf eine spontan erworbene Immunität durch Nachweis von anti-HBs (siehe unten) vor der Inokulation untersuchen konnte. Infizierte Tiere entwickelten regelmäßig eine milde biochemische und histologische Hepatitis, im allgemeinen ohne klinische Symptome (Prince, 1972a, b; Barker et al., 1972, 1973, 1975a, b; Maynard et al., 1972b; Bradley et al., 1974). Die Schwere der Hepatitis war unabhängig von der Infektionsdosis, doch die Inkubationszeit war von der inokulierten Virusmenge abhängig und variierte zwischen 3—17 Wochen zwischen Inokulation und Auftreten von HBs-Antigenämie. Serumenzymerhöhungen wurden im allgemeinen 1—13 Wochen nach dem ersten Erscheinen von zirkulierendem HBsAg beobachtet und persistierten von wenigen Tagen bis zu 47 Wochen. Anti-HBs und anti-HBc traten in der Konvaleszentenphase auf, aber manchmal erst bis zu 44 Wochen nach der Infektion. Infizierte Tiere entwickelten daneben eine zellgebundene Immunität (delayed type Hypersensitivity) und einmal infizierte Tiere waren gegen eine Zweitinfektion, auch wenn sie mit einem verschiedenen Subtyp von HBV (siehe unten) erfolgte, resistent (Murphy et al., 1974).

Tabelle 5. HBsAg und anti-HBs in Primaten

Tierart Affen	Experimentelle Infektion	HBsAg	anti-HBs
Chimpanzee	positiv[a]	+[b]	+[c]
Gibbon	positiv (?)	+	+
Patas	negativ (?)		
Orangutan	NU	+	+
Baboon	negativ	−	+
Mangabey	NU	NU	+
Langur	NU	NU	+
Vervet	negativ	(−)	+
Rhesus	(positiv) (?)	(−)	−
Celebes-ape	negativ	NU	+
Marmoset	negativ	−	−
Woolly	(positiv) (?)	−	−
Squirrel	negativ	(−)	−
Cebus	negativ	−	−
Owl	negativ	−	−

[a] Positiv = biochemische und histologische Hepatitis
(Positiv) = HBs Antigenaemia und/oder Serokonversion ohne Hepatitis
(?) = ungenügende oder unregelmäßige Resultate
[b] + oder − = HBsAg oder anti-HBs nachgewiesen oder nicht nachgewiesen in nicht infizierten Tieren in der Gefangenschaft
( ) = fragliche oder sich widersprechende Resultate von verschiedenen Laboratorien
[c] Spezifität der anti-HBs-Reaktionen mit den Seren einiger Primatenarten bedarf weiterer Klärung

Inokulation von Rhesusaffen oder anderer Primaten hat bisher nur unregelmäßige Ergebnisse erbracht (London et al., 1972; World Health Organisation, 1975; Zuckerman et al., 1975) und bisher ist es nicht gelungen, Schimpansen durch eine andere Tierart als Versuchstiere zu ersetzen (London, 1970, London et al., 1970; Blumberg et al., 1971; Deinhardt, 1976). HBsAg und anti-HBs ist in einigen anderen Primatenarten beobachtet worden und die Suche nach einem zusätzlichen Tiermodell ist von besonderer Bedeutung, weil Schimpansen vor dem Aussterben in der freien Wildbahn geschützt werden müssen und es praktisch unmöglich ist, genügend Tiere für die medizinische Forschung in der Gefangenschaft zu züchten. Das spontane Vorkommen von HBsAg oder anti-HBs und die Empfänglichkeit verschiedener Primatenarten gegenüber experimenteller Infektion mit HBV ist in Tabelle 5 zusammengefaßt.

Akt 5. Entdeckung des sogenannten Australia- oder Hepatitis-B-Antigens und Dane-Virusteilchens

Die Entdeckung des sogenannten Australia-Antigens in Untersuchungen von menschlichen β-Lipoproteinen (Blumberg et al., 1965) und die Erkennung des Zusammenhanges zwischen diesem Antigen und Hepatitis B (Blumberg et al., 1967, 1968; Prince et al., 1968) erfolgte etwa zur gleichen Zeit wie die ersten erfolgreichen Übertragungen von HAV auf Primaten und löste eine explosionsartige Welle von Untersuchungen über dieses Antigen und seine Rolle in der Pathogenese der Hepatitis aus. Diese Studien führten zur Erkennung des Dane-Virusteilchens (Dane, 1970) als dem wahrscheinlichen Erreger der Hepatitis B (HBV) und die Struktur und Komposition dieses Virus ist heute weitgehendst bekannt. Das Dane-Teilchen besteht aus einem Kern (HBc) und einer Außenhülle, die zum großen Teil aus dem ursprünglich beschriebenen Australia-Antigen oder HBsAg (Gerin et al., 1971; Gerin, 1975) besteht. Das Dane-Teilchen enthält eine zirkuläre, doppelsträndige DNS (Robinson et al., 1974; Overby et al., 1975; Summers et al., 1975) und eine DNS-Polymerase (Kaplan et al., 1973; Robinson und Greenman, 1974). Neben dem HBsAg, welches in verschiedenen Subtypen auftritt, ist ein zusätzliches Antigensystem HBe beschrieben worden (Magnius und Epsmark, 1972a, b; Magnius, 1975; Magnius et al., 1975) und dieses Antigen ist nach neueren Untersuchungen wahrscheinlich ebenfalls in der Außenhülle des Dane-Teilchens lokalisiert (Neurath et al., 1976; Trepo et al., 1976).

HBeAg gewinnt besondere Bedeutung dadurch, daß das Vorhandensein dieses Antigens im Serum wahrscheinlich auf einen aktiven Krankheitsvorgang in der Leber mit Virusvermehrung hinweist. Der Nachweis von HBeAg und/oder HBV-DNS-Polymerase im Serum ist im allgemeinen mit dem gleichzeitigen Vorhandensein von Dane-Teilchen verbunden und damit ein spezifischeres Zeichen für die Infektiosität als das alleinige Vorhandensein von HBsAg (Nielsen et al., 1974; Nordenfelt und Kjellen, 1975; Murphy et al., 1976). Dies heißt aber nicht, daß Blutkonserven, die positiv für HBsAg und negativ für HBeAg sind, zur Transfusion benutzt werden können. Die generellen Eigenschaften des Dane-Teilchens sind in Tabelle 3 zusammengefaßt und weitere Einzelheiten über die Hepatitis-B-Antigene werden später von den Herren Zuckerman, Broderson, Bianchi und Gudat besprochen werden (für Übersichten siehe Krugman et al., 1975; Regamey et al., 1975; Zuckerman, 1975).

Akt 6. Entdeckung von virusähnlichen Teilchen in Faeces, Leberzellen oder Seren von Kranken mit HA oder experimentell infizierten Affen und Nachweis von korrespondierenden Antikörpern in Konvaleszentenseren durch Immunelektronenmikroskopie

Ein weiterer wesentlicher Fortschritt war die Darstellung von virusähnlichen Teilchen in Faecalextrakten von HA-Patienten vor und während der ersten Tage der akuten Phase von HA-Erkrankungen (Feinstone et al., 1973, 1974; Dienstag et al., 1975a, b; Purcell et al., 1975, 1976). Diese Teilchen wurden von Konvaleszentenseren, aber nicht von Seren der frühen akuten Phase HA-Kranker, in immunelektronenmikroskopischen Untersuchungen (IEM) agglutiniert. Anstiege von Antikörpertitern (gemessen durch IEM) konnten auch in Krallenaffen und Schimpansen, die mit HAV infiziert worden waren, beobachtet werden, aber HB-Kranke entwickelten keine Antikörper gegen diese virusähnlichen Teilchen. Die virusähnlichen Teilchen hatten einen Durchmesser von 27 nm, sind morphologisch Entero- oder Parvoviren ähnlich und hatten in den ursprünglichen Versuchen eine Dichte von 1.39−1.41 g/ccm in CsCl-Dichtegradienten. In späteren Untersuchungen wurde gefunden, daß die virusähnlichen Teilchen zwei verschiedene Dichten in CsCl hatten; d. h. 1.32−1.34 und 1.39−1.41 g/ccm, und daß zusätzliche „leere Teilchen" (Teilchen ohne Innenstruktur) eine Dichte von 1.29 g/ccm CsCl hatten. Purcell und Mitarbeiter schlugen deshalb vor, daß diese Teilchen HAV darstellten und in die Gruppe der kleinen, DNS enthaltenden Parvoviren gehörten, da auch alle anderen Eigenschaften der Parvoviren mit denen, die für HAV postuliert worden waren, übereinstimmten. Diese Befunde wurden von verschiedenen Laboratorien diskutiert und im Prinzip bestätigt (Almeida et al., 1974a, b, c; Locarnini et al., 1974a, b; Gravelle et al., 1975; Bradley et al., 1975; Maynard et al., 1975b und Krugman et al., 1975; Deinhardt, 1976). Unabhängig von diesen Untersuchungen fanden Hilleman und Mitarbeiter in ihren Antigenpräparationen (siehe unten) im Cytoplasma von infizierten Leberzellen und in Seren der akuten Phase von HA (CR-326) in *S. mystax* 27 nm große virusähnliche Teilchen, die morphologisch denen, die von Feinstone et al. (1973, 1974) beschrieben worden waren, sehr ähnlich waren (Hilleman et al., 1975a, b und Provost et al., 1975a). Diese Teilchen hatten eine Dichte von 1.32−1.34 g/ccm in CsCl, und Hilleman et al. postulierten auf Grund von

Acridine-Orange-Färbungen und RNS-ase-Behandlung, daß die Teilchen RNS enthielten und nahmen deshalb an, daß sie HAV darstellten und in die Gruppe der Enteroviren gehörten.

Akt 7. Entwicklung serologischer Untersuchungsmethoden für HAV-Antigene und Antikörper (Komplementbindungsreaktion, HA-KBR; Immunadherenz, HA-IAH; und Radioimmunoassays, HA-RIA)

Obwohl die Immunelektronenmikroskopie im allgemeinen verläßliche Resultate ergab, ist diese Technik keine Methode für Routineuntersuchungen, da sie relativ zeitraubend, kompliziert und von hochqualifiziertem, erfahrenen Personal abhängig ist. Versuche wurden deshalb unternommen, die Elektronenmikroskopie durch andere serologische Methoden zu ersetzen. Hilleman und Mitarbeiter (Hilleman et al., 1975a, b; Miller et al., 1975; Provost et al., 1975a, b) versuchten HAV aus Geweben von infizierten Krallenaffen zu isolieren und waren die ersten, die brauchbare serologische Routineuntersuchungsmethoden (HA-KBR, HA-IAH) für HAV beschrieben. Antigen für beide Untersuchungsmethoden wurde von infizierten Lebern von Krallenaffen (*S. mystax*) hergestellt; beide Methoden erwiesen sich als spezifisch und vor allem die HA-IAH-Methode als sehr sensitiv für die Bestimmung von anti-HAV. Der Nachteil der HA-IAH-Methode ist aber die Anfälligkeit für nicht-spezifische Agglutination der verwendeten Erythrozyten, welche die Anwendung von HA-IAH zum Nachweis von HAV in ungereinigten Untersuchungsmaterialien praktisch wertlos macht. Hollinger et al., 1975; Moritsugu et al., 1976 und Purcell et al., 1976 entwickelten deshalb Radioimmunoassays für HAV und erste Ergebnisse mit diesen sind sehr erfolgversprechend.

Ein weiteres Problem lag aber darin, daß nur ein kleiner Prozentsatz infizierter Tiere genug Antigen in der Leber entwickelte, um für die serologischen Teste benutzt werden zu können, und da die Ausfuhr von *S. mystax* von Südamerika seit dem letzten Jahr vollkommen gesperrt ist, ist die Präparation von HA-Ag für diese Untersuchungsmethoden aus infizierten Affenlebern zur Zeit praktisch unmöglich. HA-Ag kann auf Grund neuester Untersuchungen jetzt aber auch von Faecalextrakten HA-Kranker gewonnen werden, und diese Entwicklung wird in der nahen Zukunft eine Diagnose von HA genauso routinemäßig machen, wie es bereits für HB der Fall ist (Hollinger et al., 1975, 1976; Moritsugu et al., 1976; Purcell et al., 1976).

Schlußgesang

Zusammenfassend ergibt sich damit folgendes Bild: HA und HB und wahrscheinlich auch „non A-non B Hepatitis" können auf Affen übertragen werden, und dies hat zu guten Tiermodellen für die weitere Erforschung der Pathogenese der verschiedenen Hepatitisformen geführt und wesentlich zur Charakterisierung von HAV und HBV beigetragen. Die morphologischen, physikalisch-chemischen und antigenen Eigenschaften von HAV und HBV sind im wesentlichen bestimmt worden, doch es ist noch nicht eindeutig geklärt, ob HAV in die Gruppe der Parvo- oder Enteroviren gehört. Es ist aber noch immer nicht gelungen, HAV, HBV oder „non A-non B Hepatitisvirus" in der Gewebe- oder Zellkultur zu züchten. Die Antigene von HBV sind im einzelnen identifiziert und sensitive und spezifische diagnostische Routinemethoden für HBV sind entwickelt worden und ermöglichen gezielte epidemiologische Untersuchungen und Diagnose. Die während der letzten zwei Jahre beschriebenen Untersuchungssysteme für Hepatitis A (Immunelektronenmikroskopie, HA-KBR, HA-IAH, und in der Zukunft HA-RIA) messen alle das gleiche HAV-Antigen, sie erlauben jetzt zusätzlich auch eine eindeutige Identifizierung von HA-

Erkrankungen und werden wesentlich zur weiteren Charakterisierung von HAV beitragen. Bisher scheinen Hepatitis-A-Viren von Epidemien in den verschiedensten Ländern der Welt alle antigenmäßig identisch zu sein.

Eine dritte Form der Virus-Hepatitis des Menschen, Hepatitis C oder „non A-non B" ist während der letzten Jahre erkannt worden. Diese Form der Hepatitis kann immunologisch von HA und HB abgetrennt werden, sie ist wahrscheinlich eine häufige Form der Posttransfusionshepatitis und kann möglicherweise wie HA auf Krallenaffen übertragen werden.

Literatur

Almeida, J. D., Gay, F. W., Wreghitt, T. G.: Lancet **1974a, II**, 748–751. – Almeida, J. D., Deinhardt, F., Zuckerman, A. J.: Lancet **1974b, II**, 1083–1084. – Almeida, J. D., Gay, F. W., Wreghitt, T. G.: Lancet **1974c II, 1084.** – Alter, H. J., Holland, P. V., Purcell, R. H.: Amer. J. med. Sci. **270**, 329–334 (1975). – Barker, L. F., Dalgard, D., McGrath, P. O., Chisari, F. V., Kirschstein, R. L., Sharp, D. G., Peterson, M. R.: Fed. Proc. **31**, 759 (1972). – Barker, L. F., Chisari, F. V., McGrath, P. O., Kirschstein, R. L., Almeida, J. D., Edginston, T. S., Sharp, D. G., Peterson, M. R.: J. Infect. Dis. **127**, 648–662 (1973). – Barker, L. F., Maynard, J. E., Purcell, R. H., Hoofnagle, J. H., Berquist, K. R., Gerety, R. J., Krushak, D. H.: J. Infect. Dis. **132**, 451–458 (1975a). – Barker, L. F., Maynard, J. E., Purcell, R. H., Hoofnagle, J. H., Berquist, K. R., London, W. T.: Amer. J. med. Sci. **270**, 189–195 (1975b). – Blumberg, B. S., Alter, H. J., Visnich, S.: J. Amer. Med. Assoc. **191**, 541–548 (1965). – Blumberg, B. S., Gerstley, B. J. S., Hungerford, D. A., London, W. T., Sutnick, A. I.: Ann. intern. Med. **66**, 924–931 (1967). – Blumberg, B. S., Sutnick, A. I., London, W. T.: Bull. N.Y. Acad. Med. **44**, 1566–1586 (1968). – Blumberg, B. S., Sutnick, A. I., London, W. T., Millman, I.: Critical Reviews in Clinical Laboratory Sciences **2**, 473–528 (1971). – Bradley, D. W., Maynard, J. E., Berquist, K. R., Krushak, D. H.: Nature (Lond.) **251**, 356–357 (1974). – Bradley, D. W., Hornbeck, C. L., Gravelle, C. R., Cook, E. H., Maynard, J. E.: J. Infect. Dis. **131**, 304–306 (1975). – Dane, D. S., Cameron, C. H., Briggs, M.: Lancet **1970 I**, 695–698. – Deinhardt, F.: In: Infections and Immunosuppression in Subhuman Primates (eds. H. Balner, W. I. B. Beveridge), pp. 55–63. Copenhagen: Munksgaard 1970. – Deinhardt, F.: In: Die akute Hepatitis, pp. 26–39. Stuttgart: Thieme 1971. – Deinhardt, F.: Hepatitis in Primates. In: Advances Virus Research. London-New York: Academic Press 1976 (im Druck). – Deinhardt, F., Deinhardt, J. (eds.): Richard B. Capps Symposium on Perspectives in Viral Hepatitis, Monograph, Chicago: Rush-Presbyterian St. Luke's Medical Center Bulletin 1976, (im Druck). – Deinhardt, F., Holmes, A. W.: In: Progress in Liver Diseases (eds. H. Popper, F. Schaffner), Vol. II, pp. 373–394. New York: Grune and Stratton 1965. – Deinhardt, F., Courtois, G., Dherte, P., Osterrieth, P., Ninane, G., Henle, G. Henle, W.: Amer. J. Hyg. **75**, 311–321 (1962). – Deinhardt, F., Holmes, A. W., Capps, R. B., Popper, H.: J. Exp. Med. **125**, 673–688 (1967a). – Deinhardt, F., Wolfe, L., Junge, U., Holmes, A. W.: J. Canad. med. Ass. **106** (special issue), 468–472 (1972). – Deinhardt, F., Peterson, D., Cross, G., Wolfe, L., Holmes, A. W.: Amer. J. med. Sci. **270**, 73–80 (1975a). – Deinhardt, F., Wolfe, L., Peterson, D., Cross, G. F., Holmes, A. W.: In: Developments in Biological Standardization, Vol. 30, International Symposium on Viral Hepatitis. Basel: Karger 1975b. – Dienstag, J. L., Feinstone, S. M., Kapikian, A. Z., Purcell, R. H., Boggs, J. D., Conrad, M. E.: Lancet **1975a I**, 765–767. – Dienstag, J. L., Feinstone, S. M., Kapikian, A. Z., Purcell, R. H.: Lancet **1975b I**, 102. – Dienstag, J. L., Feinstone, S. M., Purcell, R. H., Hoofnagle, J. H., Lewellys, F. B., London, W. T., Popper, H., Peterson, J. M., Kapikian, A. Z.: J. Infect. Dis. (1976) (im Druck). – Dienstag, J. L. Purcell, R. H.: In: Richard B. Capps Symposium on Perspectives n Viral Hepatitis, onograph. Cicago: Rush-Presbyterian St. Luke's Medical Center Bulletin (1976) (im Druck). – Feinstone, S. M., Kapikian, A. Z., Purcell, R. H.: Science **182**, 1026–1028 (1973). – Feinstone, S. M., Kapikian, A. Z., Gerin, J. L., Purcell, R. H.: J. Virol. **13**, 1412–1414 (1974). – Feinstone, S. M., Kapikian, A. Z., Purcell, R. H., Alter, H. J., Holland, P. V.: New Engl. J. Med. **292**, 767–770 (1975). – Gerin, J. L.: Amer. J. Pathol. **81**, 651–668 (1975). – Gerin, J. L., Holland, P. V., Purcell, R. H.: J. Virol. **7**, 569–576 (1971). – Goldfield, M., Black, H. C., Bill, J., Srihongse, S., Pizzuti, W.: Amer. J. med. Sci. **270**, 335–343 (1975). – Gravelle, C. R., Hornbeck, C. L., Maynard, J. E., Schable, C. A., Cook, E. H., Bradley, D. W.: J. Infect. Dis. **131**, 167–171 (1975). – Hilleman, M. R., Provost, P. J., Miller, W. J., Villarejos, V. M., Ittensohn, O. L., McAleer, W. J.: In: Developments in Biological Standardization (International Symposium on Viral Hepatitis), Vol. 30, pp. 383–389. Basel: Karger 1975a. – Hilleman, M. R., Provost, P. J., Wolanski, B. S., Miller, W. J., Ittensohn, O. L., McAleer, W. J.: In: Developments in Biological Standardization (International Symposium on Viral Hepatitis), Vol. 30, pp. 418–424. Basel: Karger 1975b. – Hillis, W. D.: Amer. J. Hyg. **73**, 316–328 (1961). – Hillis, W. D.: Transfusion **3**, 445–454 (1963). –

Hirschman, R. J., Shulman, N. R., Barker, L. F., Smith, K. O.: J. Amer. med. Ass. **208**, 1667—1670 (1969). — Hollinger, F. B., Bradley, D. W., Maynard, J. E., Dreesman, G. R., Melnick, J. L.: J. Immunol. **115**, 1464—1466 (1975). — Hollinger, F. B., Bradley, D. W., Dreesman, G. R., Melnick, J. L.: Amer. J. Clin. Path. (1976) (im Druck). — Holmes, A. W., Wolfe, L. G., Rosenblate, H., Deinhardt, F.: Science **165**, 816—817 (1969). — Holmes, A. W., Wolfe, L., Deinhardt, F., Conrad, M. E.: J. Infect. Dis. **124**, 520—521 (1971). — Holmes, A. W., Deinhardt, F., Wolfe, L., Froesner, G., Peterson, D., Casto, B., Conrad, M.: Nature (Lond.) **243**, 419—420 (1973). — Kaplan, P. M., Greenman, R. L., Gerin, J. L., Purcell, R. H., Robinson, W. S.: J. Virol. **12**, 995—1005 (1973). — Knodell, R. G., Conrad, M. E., Ginsberg, A. L., Bell, C. J., Flannery, E. P.: Lancet **1976 I**, 557—561. — Koehler, H., Lang, W., Apodeca, J., Eggert, E.: Zbl. Bakt. (orig.) **208**, 201—218 (1968). — Krugman, S., Giles, J. P.: J. Amer. med. Ass. **212**, 1019—1029 (1970). — Krugman, S., Giles, J. P.: New Engl. J. Med. **288**, 755—760 (1973). — Krugman, S., Ward, R.: Pediatrics **22**, 1016—1022 (1958). — Krugman, S., Ward, R., Giles, J. P., Bodansky, O., Jacobs, A. M.: New Engl. J. Med. **261**, 729—734 (1959). — Krugman, S., Giles, J. P., Hammond, J.: J. Amer. med. Ass. **200**, 365—373 (1967). — Krugman, S., Giles, J. P., Hammond, J.: J. Amer. med. Ass. **217**, 41—45 (1971). — Krugman, S., Friedman, H., Lattimer, C.: New Engl. J. Med. **292**, 1141—1143 (1975). — Krugman, S., Deinhardt, F., Gregg, M. B., Kabat, E. A., McCollum, R. W., Melnick, J. L., Redecker, A. G., Taylor, P. E., Vyas, G. N. (eds.): Symposium on Viral Hepatitis. Charles B. Slack, Thorofare, N. J.: U.S. National Academy of Sciences 1975. — Lander, J. J., Holland, P. V., Alter, H. J., Chanock, R. M., Purcell, R. H.: J. Amer. med. Ass. **220**, 1079—1082 (1972). — Lichter, E. A.: Nature (Lond.) **224**, 810—811 (1969). — Locarnini, S. A., Ferris, A. A., Stott, A. C., Gust, I. D.: Lancet **1974a II**, 1007. — Locarnini, S. A., Ferris, A. A., Stott, A. C., Gust, I. D.: Intervirology **4**, 110—118 (1974b). — London, W. T.: Proc. Nat. Acad. Sci. U.S.A. **66**, 235—236 (1970). — London, W. T., Millman, I., Sutnick, A. I., Blumberg, B. S.: Clin. Res. **18**, 536 (Abstr) (1970). — Magnius, L. O.: Clin. Exptl. Immunol. **20**, 209—216 (1975). — Magnius, L. O., Epsmark, A.: Acta Pathologica et Microbiologica Scandinavia **803**, 335—337 (1972a). — Magnius, L. O., Epsmark, A.: J. Immunol. **109**, 1017—1021 (1972b). — Magnius, L. O., Lindholm, A., Lundin, P., Iwarson, S.: J. Amer. med. Assoc. **231**, 356—359 (1975). — Mascoli, C. C., Ittensohn, O. L., Villarejos, V. M., Arguedas, G., Provost, P. J., Hilleman, M. R.: Proc. Soc. Exp. Biol. Med. **142**, 276—282 (1973). — Maynard, J. E., Hartwell, W. V., Berquist, K. R.: J. Infect. Dis. **126**, 660—664 (1971). — Maynard, J. E., Berquist, K. R., Hartwell, W. V., Krushak, D. H.: J. Canad. med. Ass. **106** (special issue), 473—477 (1972a). — Maynard, J. E., Berquist, K. R., Krushak, D. H., Purcell, R. H.: Nature (Lond.) **237**, 514—515 (1972b). — Maynard, J. E., Bradley, D. W., Gravelle, C. R., Ebert, J. W., Krushak, D. H.: J. Infect. Dis. **131**, 194—197 (1975a). — Maynard, J. E., Lorenz, D., Bradley, D. W., Feinstone, S. M., Krushak, D. H., Barker, L. F., Purcell, R. H.: Amer. J. med. Sci. **270**, 81—86 (1975b). — McDonald, S.: Edin. Med. J. New Series No. 1, 83—88 (1908). — McDonald, S.: Brit. med. J. 76—81 (1918). — Migne, J. P.: Patrologiae Lat. **89**, 950—952 (1850). — Miller, W. J., Provost, P. J., McAleer, W. J., Ittensohn, O. L., Villarejos, V. M., Hilleman, M. R.: Proc. Soc. Exp. Biol. and Med. **149**, 254—261 (1975). — Moritsugu, Y., Dienstag, J. L., Valdesuso, J., Wong, D. C., Wagner, J., Routenberg, J. A., Purcell, R. H.: Infect. and Immun. **13**, 898—908 (1976). — Murphy, B. L., Maynard, J. E., Le Bouvier, G. L.: Intervirology **3**, 378—381 (1974). — Murphy, B. L., Peterson, J. M., Smith, J. L., Gitnick, G. L., Auslander, M. O., Berquist, K. R., Maynard, J. E., Purcell, R. H.: Infect. and Immun. **13**, 296—297 (1976). — Neurath, A. R., Trepo, C., Chen, M., Prince, A. M.: J. gen. Virol. **30**, 277—285 (1976). — Nielsen, J. O., Dietrichson, O., Juhl, E.: Lancet **1974 II**, 913—915. — Nordenfelt, E., Kjellen, L.: Intervirology **5**, 225—232 (1975). — Overby, L. R., Hung, P. P., Mao, J. C.-H., Ling, C. M. Kakefuda, T.: Nature (Lond.) **255**, 84—85 (1975). — Parks, W. P., Melnick, J. L.: J. Infect. Dis. **120**, 539—547 (1969). — Parks, W. P., Melnick, J. L., Voss, W. R., Singer, D. B., Rosenberg, H. S., Alcott, J., Casazza, A. M.: J. Infect. Dis. **120**, 548—559 (1969). — Prince, A. M.: Proc. Nat. Acad. Sci. USA **60**, 814—821 (1968). — Prince, A. M.: In: Medical Primatology 1970 (Proc. 2nd Conf. exp. Med. Surg. Primates, New York 1969) (E. I. Goldsmith, J. Moor-Jankowski, eds.), pp. 731—739. Basel: Karger 1971. — Prince, A. M.: In: Hepatitis and Blood Transfusion (G. N. Vyas, H. A. Perkins, R. S. Schmid, eds.), pp. 403—406. Grune and Stratton, Inc., New York 1972a. — Prince, A. M.: In: Medical Primatology 1972 (E. I. Goldsmith, J. Moor-Jankowski, eds.), part III, pp. 97—109. Basel: Karger 1972b. — Prince, A. M., Brotman, B., Grady, G. F., Kuhns, W. J., Hazzi, C., Levine, R. W., Millian, S. J.: Lancet **1974 II**, 241—246. — Provost, P. J., Ittensohn, O. L., Villarejos, V. M., Arguedas, G. J. A., Hilleman, M. R.: Proc. Soc. Exp. Biol. and Med. **142**, 1257—1267 (1973). — Provost, P. J., Ittensohn, O. L., Villarejos, V. M., Hilleman, M. R.: Proc. Soc. Exp. Biol. and Med. **148**, 962—969 (1975a). — Provost, P. J., Wolanski, B. S., Miller, W. J., Ittensohn, O. L., McAleer, W. J., Hilleman, M. R.: Proc. Soc. Exp. Biol. and Med. **148**, 532—539 (1975b). — Purcell, R. H., Dienstag, J. L., Feinstone, S. M., Kapikian, A. Z.: Amer. J. med. Sci. **270**, 61—72 (1975a). — Purcell, R. H., Feinstone, S. M., Kapikian, A. Z.: (1976) (im Druck). — Purcell, R. H., Wong, D. C., Moritsugu, Y., Dienstag, J. L., Routenberg, J. A., Boggs, J. D.: J. Immunol. **116**, 349—356 (1976). — Regamey, R. H., Hennessen, W., Perkins, F. T. (eds.): Developments in Biological Standardisation. Vol. 30,

International Symposium on Viral Hepatitis. Basel: Karger 1975. – Robinson, W. S., Greenman, R. L.: J. Virol. **13**, 1231–1236 (1974). – Robinson, W. S., Clayton, D. A., Greenman, R. L.: J. Virol. **14**, 384–391 (1974). – Thornton, A., Zuckerman, A. J., Almeida, J. D.: Lancet **1975 II**, 226. – Voegt, H.: Münch. Med. Wschr. **89**, 76–79 (1942). – Ward, R., Krugman, S., Giles, J. P., Jacobs, A. M., Bodansky, O.: New Engl. J. Med. **258**, 407–416 (1958). – World Health Organization. Viral Hepatitis, Technical Report Series No. 570, Geneva (1975). – Seeff, L. B., Wright, E. C., Finkelstein, J. D., Greenlee, H. B., Hamilton, J., Leevy, C. M., Tamburro, C. H., Vlahcevic, Z., Zimmon, D. S., Zimmerman, H. J., Felsher, B. F., Garcia-Pont, P., Dietz, A. A., Koff, R. S., Kiernan, T., Schiff, E. R., Zemel, R., Nath, N.: Lancet **1975 II**, 939–941. – Summers, J., O'Connell, A., Millman, I.: Proc. Nat. Acad. Sci. USA **72**, 4597–4601 (1975). – Trepo, C., Vitvitski, L., Neurath, R., Hashimoto, N., Schaefer, R., Nemot, G., Prince, A. M.: Lancet **1976 I**, 486. – Zuckerman, A. J.: In: Human Viral Hepatitis. Amsterdam: North Holland Publishing Co. 1975. – Zuckerman, A. J.: Nature (Lond.) **259**, 363–364 (1976). – Zuckerman, A. J., Scalise, G., Mazaheri, M. R., Kremastinou, J., Howard, C. R., Sorenson, K.: (1976) (im Druck).

Virushepatitiden bei Tieren

Rott, R., Inst. f. Virologie, Univ. Gießen

Referat

Unsere Erkenntnisse über die Pathogenese von Virusinfektionen beim Menschen basieren in der Hauptsache auf klinischen und pathologisch-anatomischen Beobachtungen natürlicher Erkrankungen und auf Analogieschlüssen, die auf Erfahrungen beruhen, die bei Tierversuchen gewonnen wurden. Untersuchungen an natürlichen und experimentellen Infektionen beim Tier können Hinweise auf Pathogenitätsmechanismen von Virusinfektionen beim Menschen geben. Das dürfte auch der Grund dafür sein, warum die Organisatoren dieses Kongresses einen Veterinärvirologen aufgefordert haben, in diesem Kreis über Virushepatitiden beim Tier zu referieren.

In der Tat gibt es eine Reihe unterschiedlicher Viren, die bei verschiedenen Tierarten Hepatitiden hervorrufen. Wie aus der in der Tabelle dargestellten, sicherlich nicht kompletten Übersicht hervorgeht, gehören zu den Viren mit einem ausgeprägten Hepatotropismus Vertreter der meisten Virusgruppen, die sich aufgrund ihrer strukturellen und biologischen Eigenschaften sehr stark voneinander unterscheiden. Daneben gibt es noch eine Vielzahl von generalisierten Virusinfektionen beim Tier, in deren Verlauf ebenfalls Affektionen der Leber beobachtet werden. Die verschiedenen Virushepatitiden beim Tier entsprechen klinisch und morphologisch nur zum Teil den beim Menschen bekannten Verhältnissen. So wird der Ikterus nur selten beobachtet. Beim Tier stehen an morphologischen Veränderungen herdförmige oder konflurierende Lebernekrosen im Vordergrund.

Eine mehr oder weniger lückenlose Darstellung der verschiedenen Erkrankungen beim Tier ist für Sie von geringerem Interesse, zumal in unseren Breiten beim Tier keine Virushepatitis bekannt ist, die auf den Menschen übertragen wird. Ich möchte daher vielmehr einige, mir wesentlich erscheinende Befunde herausgreifen und damit – soweit es die Zeit erlaubt – versuchen, die Frage zu behandeln, auf welche Weise Viren beim Tier eine Hepatitis hervorrufen.

Es kann davon ausgegangen werden, daß es nur dann zu einer klinisch manifesten Viruserkrankung kommt, wenn funktionell wichtige Zellen durch ein Virus infiziert und verändert werden. Der Erfolg einer Virusinfektion wird daher immer von der Empfänglichkeit verschiedener Zellen für und dem Grad ihrer Zerstörbarkeit durch ein bestimmtes Virus beeinflußt, was sowohl durch die biochemischen Eigenschaften des

Tabelle. Hepatitisviren bei Tieren

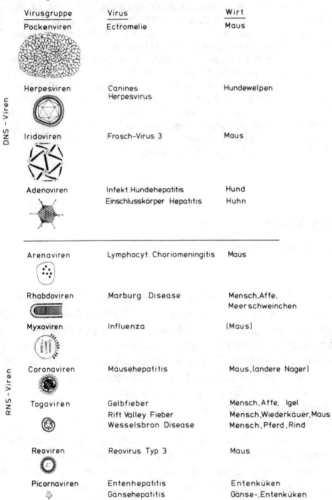

	Virusgruppe	Virus	Wirt
	Pockenviren	Ectromelie	Maus
DNS - Viren	Herpesviren	Canines Herpesvirus	Hundewelpen
	Iridoviren	Frosch-Virus 3	Maus
	Adenoviren	Infekt.Hundehepatitis	Hund
		Einschlusskörper Hepatitis	Huhn
RNS - Viren	Arenaviren	Lymphocyt. Choriomeningitis	Maus
	Rhabdoviren	Marburg Disease	Mensch,Affe, Meerschweinchen
	Myxoviren	Influenza	(Maus)
	Coronaviren	Mäusehepatitis	Maus,(andere Nager)
	Togaviren	Gelbfieber	Mensch,Affe, Igel
		Rift Valley Fieber	Mensch,Wiederkäuer,Maus
		Wesselsbron Disease	Mensch,Pferd,Rind
	Reoviren	Reovirus Typ 3	Maus
	Picornaviren	Entenhepatitis	Entenküken
		Gänsehepatitis	Gänse-,Entenküken

Virus als auch von der Natur der Zelle bestimmt wird. Die Entstehung einer Viruserkrankung hängt aber weiterhin davon ab, wie das Virus während seines Transportes von der
Eintrittspforte zum Erfolgsorgan die zumeist individuell verschiedenen Barrieren über-
windet, die u. a. bedingt sind durch eine unterschiedliche genetische oder altersabhängige
Resistenz des Wirtes, die Möglichkeit der verschiedenen Abwehrrekationen des Organismus, seine Immunitätslage und seine Hormonbilanz.

Bei nahezu allen Virusinfektionen wird das Virus über die Blutbahn zum Erfolgsorgan
transportiert. Das trifft insbesondere für solche Viren zu, die die Leber befallen. Bei der
Eliminierung des Virus aus der Zirkulation kommt den Makrophagen, speziell den
Lebermakrophagen oder Kupfferschen Sternzellen eine besondere Bedeutung zu. Diese
Zellen kleiden, zumindest funktionell gesehen, die Lebersinusoide aus, so daß nur nach
Überwindung dieser Barriere Hepatocyten infiziert werden können. Untersuchungen, die
von Mims und seiner Arbeitsgruppe (vergl. Mims, 1969) inauguriert wurden, haben
wesentliche Hinweise dafür erbracht, daß die Reaktionsfähigkeit der Kupfferschen Sternzellen determiniert, ob ein bestimmtes Virus von der Zirkulation in das Leberparenchym
gelangen kann.

Wechselwirkung zwischen Kupfferschen Sternzellen und Viren

Bei der Wechselwirkung von Lebermakrophagen mit verschiedenen Virusarten sind grundsätzlich alle denkbaren Möglichkeiten realisiert (Abb. 1) (vergl. Mims, 1964; Sabesin u. Koff, 1974). So gibt es Viren, z. B. das Poliovirus vom Typ 1, die nach intravenöser Injektion bei Mäusen nicht aus der Zirkulation eliminiert werden. Obwohl das Virus für längere Zeit in infektiöser Form im Organismus persistiert, kommt es in dieser Tierart nicht zu Krankheitserscheinungen. Interessanterweise trifft das für Polioviren der Typen 2 und 3 nicht zu. Worauf diese Unterschiede im einzelnen beruhen, ist unbekannt.

Von diesen Ausnahmen abgesehen, scheinen aber die meisten Virusarten, die die Lebersinusoide passieren, mit den Kupfferschen Sternzellen zu reagieren. Ein Teil dieser Viren wird von den Lebermakrophagen aufgenommen und von ihnen verdaut. Das mag der wesentliche Grund dafür sein, warum normalerweise Affektionen der Leber nicht viel häufiger vorkommen, besonders bei generalisierten Virusinfektionen. Mit immuncytologi-

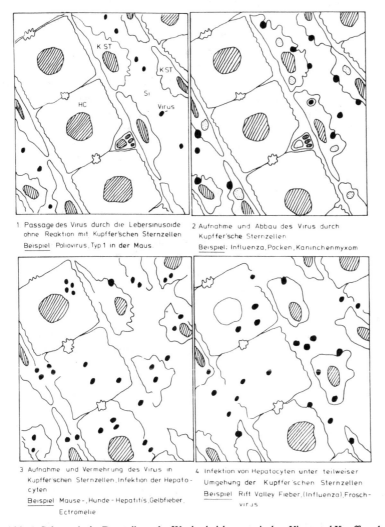

1 Passage des Virus durch die Lebersinusoide ohne Reaktion mit Kupfferschen Sternzellen
Beispiel Poliovirus, Typ 1 in der Maus.

2 Aufnahme und Abbau des Virus durch Kupffersche Sternzellen
Beispiel: Influenza, Pocken, Kaninchenmyxom

3 Aufnahme und Vermehrung des Virus in Kupfferschen Sternzellen, Infektion der Hepatocyten
Beispiel Mäuse-, Hunde-Hepatitis, Gelbfieber, Ectromelie

4 Infektion von Hepatocyten unter teilweiser Umgehung der Kupfferschen Sternzellen
Beispiel Rift Valley Fieber, (Influenza), Froschvirus

Abb. 1. Schematische Darstellung der Wechselwirkung zwischen Viren und Kupfferschen Sternzellen (nach Mims, 1964). Si = Lebersinusoid, K.ST = Kupffersche Sternzellen, HC = Hepatocyten

schen Methoden konnte gezeigt werden, daß bestimmte Pockenviren und das Influenza-virus kurze Zeit nach der Aufnahme von den Lebermakrophagen so verändert werden, daß sie nicht mehr erfaßt werden können. Das trifft jedoch nur zu, wenn das betreffende Virus intravenös verabreicht wird. Findet dagegen die Infektion über die Gallengänge statt, so daß das Virus auf diese Weise in direkten Kontakt mit den Hepatocyten kommen kann, vermehrt es sich in diesen, wie das Auftreten von großen Mengen von Virusantigen erkennen läßt.

Von Haller (1975) konnte ein Influenzavirus so adaptiert werden, daß es nach intra-peritonealer Infektion bei Mäusen regelmäßig eine akute, degenerative Hepatitis verur-sacht. Das Virus wird von den Makrophagen zwar aufgenommen, wird von ihnen jedoch nicht abgebaut, sondern ist im Gegenteil dazu in der Lage, sich in ihnen zu vermehren. Hier scheinen ähnliche Verhältnisse vorzuliegen, wie bei den hepatotropen Hunde- und Mäuse-Hepatitisviren, dem Ectromelievirus der Maus sowie dem Gelbfiebervirus bei Affen. Diese Viren werden von den Kupfferschen Sternzellen aufgenommen und zerstö-ren sie während ihrer Replikation. Die bei der Zerstörung der Makrophagen freigesetzten infektiösen Viruspartikel können nun Leberzellen infizieren und sich auf diese Weise im Leberparenchym ausbreiten und es zerstören (vergl. Mims, 1964).

Die Bedeutung und das Verhalten der Kupfferschen Sternzellen für die Infektion der Leber geht auch aus dem Beispiel des Virus der lymphocytären Choriomeningitis über-zeugend hervor. Meerschweinchen-adaptierte Stämme dieses Virus infizieren nach intra-venöser Applikation bei Mäusen Lebermakrophagen und führen zur Hepatitis. Im Gegen-satz dazu werden Mäuse-adaptierte Stämme nicht von den Makrophagen aufgenommen und vermögen die Hepatocyten auch nicht zu infizieren (Tosolini u. Mims, 1971).

Die Resistenz von Makrophagen gegenüber einer Infektion mit dem Mäuse-Hepatitis-virus hängt sowohl vom verwendeten Virusstamm als auch von genetisch bedingten Eigenschaften der Makrophagen ab. Makrophagen von genetisch resistenten Mäusen besitzen zwar die Eigenschaft das Virus zu adsorbieren; im Gegensatz zu Zellen emp-fänglicher Tiere kann sich das Virus in ihnen jedoch nicht vermehren. Auf der anderen Seite wurden Virusvarianten isoliert, die in der Lage sind, die genetische Resistenz zu überwinden (Shif u. Bang, 1970). Prinzipiell analoge Befunde wurden kürzlich bei Myxo-viren gefunden. Hier konnte gezeigt werden, daß die Struktur der an der Virusoberfläche lokalisierten Glycoproteide determiniert, ob in einem Zellsystem infektiöses Virus gebildet wird (Klenk et al., 1975; Nagai et al., 1976).

Es ist von besonderem Interesse, daß in manchen Fällen, wie z. B. beim Virus der Aleutenkrankheit der Nerze oder dem Lactatdehydrogenase-Virus der Maus das Virus sich zwar in Makrophagen vermehrt, von ihnen aber offensichtlich nicht freigesetzt wird, so daß es in diesen Fällen zu keiner Infektion des Leberparenchyms kommt (Porter et al., 1969).

Die durch die Kupfferschen Sternzellen aufgerichtete Barriere kann also durchbrochen werden, wenn das betreffende Virus in der Lage ist, sich in diesen Zellen zu vermehren und von ihnen wieder freigesetzt wird.

Unter Umständen kann ein Virus auch die Begrenzung durch die Kupfferschen Sternzellen passieren, ohne daß es sich in diesen Zellen vermehrt. Das scheint besonders dann der Fall zu sein, wenn massive Virusdosen intravenös verabreicht werden. Das eindrucksvollste Beispiel hierfür ist eine Infektion von Mäusen mit dem Virus des Rift Valley-Fiebers (McGavran u. Easterday, 1963). Werden den Mäusen hohe Dosen von diesem Virus verabreicht, kommt es bereits 1 Std nach der Infektion zu virusspezifischen Veränderungen der Hepatocyten und nach einer extensiven Zellzerstörung 6 Std später zum Exitus der Tiere. Die kurze Zeit erlaubt praktisch nur einen Virusreplikationszyklus, diesen aber in einer Vielzahl von Hepatocyten. Ein ähnliches Durchbrechen der Begrenzung zum Leberparenchym, ohne daß eine Virusvermehrung in den Makrophagen erforderlich ist, läßt sich auch nach einer intravenösen Verabreichung einer toxischen Dosis von Influenzavirus erreichen. Wenn die verabreichte Virusmenge hoch genug ist, scheint zur Erzeugung einer Hepatitis noch nicht einmal eine Virusvermehrung in den Hepatocyten erforderlich zu sein (Mims, 1960). Daß wirklich ein Virustoxin allein Leberveränderungen hervorrufen kann, geht aus Versuchen mit dem zu den Iridoviren gehörenden sog. Frosch-Virus (FV3) hervor. Obwohl bei der Körpertemperatur der Maus eine Vermehrung dieses Virus nicht möglich ist, führt seine intraperitoneale Verabreichung zu einer akuten degenerativen Hepatitis, welche innerhalb von 18—24 Std zum Tod der Mäuse führt (Kirn et al., 1972; Bingen-Brendel et al., 1972). Kurz nach der Virusverabreichung wird die DNS-, RNS- und Proteinsynthese der Hepatocyten inhibiert (Elharrar et al., 1973). Aus gereinigten Viruspräparationen ließ sich eine lösliche Komponente isolieren, welche in vitro die zelluläre Nucleinsäure-Synthese inhibiert (Aubertin et al., 1973). Toxische Effekte sind neben den genannten Viren auch bei Adenoviren bekannt, deren antennenförmige Fortsätze, die sog. Pentons, die toxische Komponente darstellen. Es ist daher möglich, daß auch bei den hepatotropen Adenoviren, wie den Hunde-Hepatitis- und Einschlußkörperchen-Hepatitisviren des Huhnes, solche toxischen Effekte bei der Ausbildung der Hepatitis eine Rolle spielen.

Wir haben gesehen, daß eine Reihe von Virusarten Leberzellen infizieren kann, wenn sie oder toxische Viruskomponenten in der Lage sind, die Barriere der Kupfferschen Sternzellen zu durchbrechen. Es ist durchaus möglich, daß sich die beim Menschen charakterisierten Hepatitis A- und B-Viren ähnlich verhalten. Dafür könnte eine Anreicherung von Lebermakrophagen sprechen, die bei entsprechenden Erkrankungen beschrieben wurden (Ishak, 1973). Darüber hinaus wurden in diesen Zellen Hepatitis B-Antigen-Antikörperkomplexe nachgewiesen (Nowostawski et al., 1972). Da beim Tier Viren unterschiedlicher biochemischer Eigenschaften ähnliche Krankheitsbilder verursachen, ist es denkbar, daß für die Erkrankungen, die nach den Ausführungen von Herrn Deinhardt, von noch nicht identifizierten Hepatitis C-Viren verursacht werden, unterschiedliche Viren verantwortlich sind. Sie müssen nur die erwähnten Eigenschaften besitzen, nämlich in der Lage sein, den durch die Kupfferschen Sternzellen aufgerichteten Schutzwall zu überwinden.

Hepatitis und Immunitätslage des Organismus

Offensichtlich hat auch die Immunitätslage des Organismus eine wesentliche Bedeutung bei der Infektion der Leberzellen. Werden hepatotrope Viren, also solche Viren, die sich normalerweise in den Kupfferschen Sternzellen vermehren, zusammen mit spezifischen Antikörpern verabreicht, werden die Virusantigen-Antikörper-Komplexe von den Makrophagen aufgenommen und dann abgebaut (Mims, 1964). Dasselbe trifft zu, wenn solche Viren (z. B. das Ecromelievirus der Maus) einem hyperimmunisierten Tier verabreicht werden. Sollte gelegentlich ein infektiöses Virus durchbrechen, wird es im Leberparenchym von Antikörpern abgefangen, ohne daß es zu schwerwiegenden Folgen führt. Bei partiell immunen Hunden tritt nach Infektion mit dem Hunde-Hepatitisvirus anstelle der normalerweise sehr akut verlaufenden Erkrankung eine subakute oder chronische Hepatitis auf, bei der die Tiere bis zu 8 Monaten überleben können (Preisig et al., 1966; Morris et al., 1971).

Darüber hinaus nimmt aber auch die zelluläre Immunität einen Einfluß auf den Krankheitsverlauf. Entsprechende Versuche bei der Ectromelie der Maus haben gezeigt, daß nach Verabreichung von Immunlymphocyten der Virusgehalt in der Leber fortschrei-

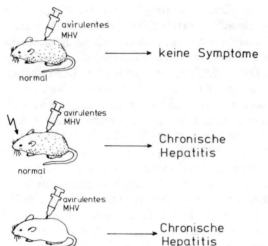

keine Symptome

Chronische Hepatitis

Chronische Hepatitis

Abb. 2. Zur Bedeutung der zellulären Immunität bei der infektiösen Mäusehepatitis. Erläuterung im Text

tend abnimmt und sich die nekrotischen Herde zurückbilden (Blanden, 1970, 1971). Die Regression der Hepatitis wird auf eine Aktivierung der Makrophagen durch die sensibilisierten Lymphocyten zurückgeführt, da die Restitutio bei Mäusen mit einer graft vs host Reaktion ausbleibt. Für eine Rolle der zellulären Immunität bei der Virushepatitis sprechen auch Befunde, die zeigen, daß nach Verabreichung von Antilymphocytenserum, bzw. nach Thymektomie die Mortalitätsrate signifikant ansteigt. Die Verhältnisse sollen beispielhaft an folgendem Schema (Abb. 2) gezeigt werden:

Werden normale Mäuse mit einem schwach pathogenen Mäuse-Hepatitisvirus infiziert, so treten in der Leber in der Regel keine pathologischen Veränderungen auf. Werden diese Tiere jedoch vor der Infektion mit Röntgenstrahlen oder laufend mit Antilymphocytenserum oder anderen Immunsuppressiva behandelt, resultiert eine chronische Leberentzündung, wie sie auch beobachtet wird, wenn thymusfreie, immundefiziente, sog. nude mice mit demselben Virus infiziert werden (Hirano, persönl. Mitteilung).

Bei einem chronischen Verlauf der Mäuse-Hepatitis können bei positivem Virusnachweis auch humorale Antikörper nachgewiesen werden (Hirano et al., 1975), ein Befund, der an die Virushepatitis beim Menschen erinnert.

Die Frage, auf welche Weise die Hepatocyten zerstört und die verschiedenen Krankheitsbilder hervorgerufen werden, kann hier nicht diskutiert werden, da bis jetzt zu wenig experimentell gesicherte Daten zur Verfügung stehen. Soviel scheint jedoch sicher zu sein, daß der cytopathische Effekt nicht allein auf einer durch die Virusvermehrung verursachten direkten Zellzerstörung beruhen muß. Lipidhaltige Viren verändern auch bei persistierenden Infektionen die Zellmembran, so daß die Zellen immunologisch gesehen als fremd erkannt und durch Immunreaktionen lysiert werden können (vergl. Rott u. Becht, 1976).

Unspezifische Beeinflussung der Virusinfektionen

Da Corticosteroide die zelluläre Immunität unterdrücken, ist es nicht erstaunlich, daß nach ihrer Verabreichung der Krankheitsverlauf nach Infektion z. B. mit dem Mäuse-Hepatitisvirus, ungünstig beeinflußt wird (Vella u. Starr, 1965; Datta u. Isselback, 1969). Durch Behandlung mit Cortison läßt sich eine latente Infektion mit dem Mäuse-Hepatitisvirus aktivieren (vergl. Fujiwara, 1969) und selbst bei virusinfizierten, genetisch resistenten Mäusen eine Hepatitis induzieren (Gallily et al., 1969). In vitro-Versuche haben darüber hinaus noch gezeigt, daß nach Behandlung infizierter Makrophagen mit Hydrocortison die Virusausbeute deutlich erhöht ist (Sabersin, 1972). Eine überzeugende molekulare Erklärung dieser gesteigerten Virussynthese kann noch nicht gegeben werden. Zur Diskussion stehen u. a. eine Stabilisierung der Lysosomen oder eine Unterdrückung der Interferon-Produktion.

Bei der Mäuse-Hepatitis hat sich weiterhin gezeigt, daß die Pathogenität des Virus auch noch durch andere Faktoren beeinflußt werden kann. So wird die Mortalitätsrate bei Mäusen erhöht, wenn die Tiere neben dem Hepatitisvirus noch mit onkogenen Mäuse-Leukämie- oder Polyomaviren infiziert werden (Chany, 1969; Gledhill, 1961; Sturman u. Takemoto, 1972). Ein vergleichbarer Steigerungseffekt der Pathogenität des Mäuse-Hepatitisvirus wurde auch beobachtet, wenn den Tieren mit dem Virus sonst harmlose Blut-Protozoen (Eperythrozoon coccoides) oder bakterielle Endotoxine verabreicht werden (vergl. Piazza, 1969; Gledhill, 1972). Es ist denkbar, daß in allen diesen Fällen ebenfalls eine Beeinflussung der Lebermakrophagen die Viruspathogenität erhöht.

Altersabhängige Resistenz

Im Gegensatz zur infektiösen Hepatitis des Menschen verursachen tierpathogene Hepatitisviren die Erkrankung meistens nur bei Jungtieren. Bei erwachsenen Tieren scheint die Primärinfektion auf den Applikationsort und die regionalen Lymphknoten beschränkt zu sein. Beim Mäuse-Hepatitisvirus konnte gezeigt werden, daß die altersabhängige Resistenz vom Ort der Primärinfektion abhängt. Während neugeborene Mäuse durch jede Applikationsart infiziert werden können, tritt bei erwachsenen Tieren eine akute Hepatitis nur nach intravenöser, intraperitonealer oder intracerebraler Infektion auf (Hirano et al., 1975). Da sich dieses Virus im Gehirn vermehrt, mögen diese Befunde dafür sprechen, daß das Virus bei Erwachsenen zunächst ein Primärorgan treffen muß, in dem es bei der Vermehrung eine solche Konzentration erreicht, die für eine Ausbreitung im Organismus und für eine Infektion der Leber erforderlich ist.

Zusammenfassende Betrachtung

Wenn wir auch noch weit davon entfernt sind, die eingangs gestellte Frage exakt zu beantworten, auf welche Weise Viren eine Hepatitis bei Tieren verursachen, konnte doch der dichte Schleier des Unbekannten etwas bewegt werden. Wir haben gesehen, daß den Kupfferschen Sternzellen eine wichtige Rolle als Barriere des Leberparenchyms zukommt und daß Hepatocyten nur dann infiziert werden, wenn diese Barriere durchbrochen wird. Dabei scheint es sicherlich wichtig zu sein, daß das Virus in ausreichender Konzentration die Lebersinusoide passiert. Diese Konzentration wird besonders dann erreicht, wenn sich das entsprechende Virus noch in einem weiteren Organ vermehren kann und wenn sein Transport nicht durch immunologische oder unspezifische Abwehrreaktionen beeinflußt wird. Die Bedeutung der Immunantwort des Organismus für den Verlauf der Erkrankung beim Tier konnte eindeutig gezeigt werden.

Die beim Tier gewonnenen Erfahrungen können dazu beitragen, einige bei Virus-Hepatitiden des Menschen auftretende Fragen präziser zu stellen, was die einzig erfolgbringende Voraussetzung für ein willfähriges Antworten der Natur darstellt.

Literatur

Aubertin, A., Hirth, C., Travo, C., Nonnenmacher, H., Kirn, A.: Preparation and properties of an inhibitory extract from frog virus 3 particles. J. Virol. 11, 694 (1973). — Bingen-Brendel, A., Batzenschlager, A., Gut, J. P., Hirth, C., Vetter, J. M., Kirn, A.: Etude histologique et virologique de l'hepatite degenerative argue provoquée par le FV3 (frog virus 3) chez la souris. Ann. Inst. Pasteur 122, 125 (1972). — Blanden, R. V.: Mechanisms of recovery from a generalized viral infection: Mousepox. The effect of anti-thymocyte serum. J. exp. Med. 132, 1035 (1970). — Blanden, R. V.: Mechanisms of recovery from a generalized viral infection: Mousepox. Regression of infectious foci. J. exp. Med. 133, 1090 (1971). — Blanden, R. V.: Mechanisms of recovery from a generalized viral infection: Mousepox. Passive transfer of recovery mechanisms with immune lymphoid cells. J. exp. Med. 133, 1074 (1971). — Chany, C.: Enhancing effect of the sarcoma virus in the replication of the mouse hepatitis virus in vitro. Proc. Soc. exp. Biol. Med. 131, 30 (1969). — Datta, D. V., Isselbacher, K. J.: Effect of corticosteroides on mouse hepatitis virus infection. Gut 10, 552 (1969). — Elharrar, M., Hirth, C., Blanc, J., Kirn, A.: Pathogénie de l'hépatite toxique de la souris provoquée par le FV3 (frog virus 3). Inhibition de la synthèse des macromolécules du foie. Biochim. Biophys. Acta 319, 91 (1973). — Fujiwara, K.: Problems in checking inapparent infections in laboratory mouse colonies. An attempt at serological checking by anamnestic response. In: Defining of the Laboratory Animals. pp. 77—92. Washington, D.C.: Natl. Acad. Sci. 1969. — Gallily, R., Warwick, A., Bang, F. B.: Effect of cortisone on genetic resistance to mouse hepatitis virus in vivo and in vitro. Proc. nat. Acad. Sci. 51, 1158 (1964). — Gledhill, A. W.: Enhancement of the pathogenicity of mouse hepatitis virus (MHV3) by prior infection of mice with certain leukaemic agents. Brit. J. Cancer 15, 531 (1961). — Gledhill, A. W.: Viral diseases in laboratory animals. In: The Problems of Laboratory Animal Disease. pp. 99—113. (Hrsg. R. J. C. Harris). London-New York: Academic Press 1962. — Haller, O.: A normal hepatropic variant of influenza virus. Arch. Virology 49, 99 (1975). — Hirano, N., Takenaka, S., Fujiwara, K.: Pathogenicity of mouse hepatitis virus for mice depending upon host age and route of infection. Japan. J. exp. Med. 45, 285 (1975). — Hirano, N., Tamaru, T., Taguchi, F., Ueda, K., Fujiwara, K.: Isolation of low-virulent mouse hepatitis virus from nude mice with wasting syndrome and hepatitis. Japan. J. exp. Med. 45, 429 (1975). — Ishak, K. G.: Viral hepatitis: The morphologic spectrum. In: The Liver. pp. 218—268 (Hrsg. E. H. Gall u. F. K. Mostofi). Baltimore: Williams & Wilkins Comp. 1973. — Kirn, A., Gut, J. P. T., Bingen, A., Hirth, C.: Acute hepatitis produced by frog virus 3 in mice. Arch. Virusforsch. 36, 394 (1972). — Klenk, H.-D., Rott, R., Orlich, M., Blödorn, J.: Activation of influenza virus by trypsin treatment. Virology 68, 426 (1975). — McGavran, M. H., Easterday, B. C.: Rift Valley fever virus hepatitis. Light and electron microscopic studies in the mouse. Amer. J. Path. 42, 587 (1963). — Mims, C. A.: An analysis of the toxicity for mice with influenza virus. Brit. J. exp. Path. 41, 593 (1960). — Mims, C. A.: Aspects of the pathogenesis of virus disease. Bacteriol. Rev. 28, 30 (1964). — Morris, T. Q., Gocke, D. J., Macaroc, V.: Exchange transfusion treatment of fulminating canine viral hepatitis: the role of specific antiviral antibodies. Gastroenterology 61, 885 (1971). — Nagai, Y., Klenk, H.-D., Rott, R.: Proteolytic activation of virus specific glycoproteins and its significance for the virulence of Newcastle disease virus. Virology 1976 (im Druck). — Nowostawski, A., Krawczyniski, K., Brzosko, W. J.: Tissue localization of Australian antigen immune compleexes in acute and chronic hepatitis and liver cirrhosis. Amer. J. Path. 68, 31 (1972). — Piazza, M.: Experimental viral hepatitis. Springfield, Illinois: C. C. Thomas, 1969. — Porter, D. D., Larsen, A. E., Porter, H. G.: The pathogenesis of Aleuten disease of mink. J. exp. Med. 130, 575 (1969). — Porter, D. D., Porter, H. G., Deerhake, B. B.: Immunofluorescence assay for antigen and antibody in lactic dehydrogenase virus infection of mice. J. Immunol. 102, 431 (1969). — Preisig, R., Gocke, D., Morris, T. Q.: Chronic hepatic injury following experimental viral hepatitis in the dog. Experientia 22, 701 (1966). — Rott, R., Becht, H.: Immunantwort bei Virusinfektionen. In: Handbuch der Virusinfektionen bei Tieren (Hrsg. H. Röhrer). Jena: VEB Gustav Fischer Verlag, 1976 (im Druck). — Sabesin, S. M.: Effects of hydrocortisone on murine hepatitis virus replication and cell injury in cultured liver cells and macrophages. Am. J. Gastroenterology 57, 485 (1972). — Sabesin, S. M., Koff, R. S.: Pathogenesis of experimental viral hepatitis. New Engl. J. Med. 944, 996 (1974). — Shif, I., Bang, F. B.: In vitro interaction of mouse hepatitis virus and macrophages from genetically resistant mice. J. exp. Med. 58, 607 (1970). — Sturman, L. S., Takemoto, K. K.: Enhanced growth of a murine coronavirus in transformed mouse cells. Infect. and Immun. 6, 501 (1972). — Tosolini, F. A., Mims, C. A.: Effect of murine strain and viral strain on the pathogenesis of lymphocytic choriomeningitis infection and a study of footpad responses. J. Infect. Dis. 123, 134 (1971). — Vella, P. P., Starr, T. J.: Effect of X radiation and cortisone on mouse hepatitis virus infection in germfree mice. J. Infect. Dis. 11, 271 (1965).

Hepatitis B: Epidemiologie und Stand der Prävention

Frösner, G., Zuckerman, A.*,
Abt. für Med. Virologie u. Epidemiologie der Viruskrankheiten,
Hygiene-Institut, Tübingen,
*London School of Hygiene and Tropical Medicine, England

Referat

I. Einleitung

Die virale Hepatitis ist weltweit eine häufige Erkrankung. Allein in der Bundesrepublik wurden 1973 knapp 26 000 Erkrankungen gemeldet, das sind 0,42 Erkrankungen pro 1000 Personen und Jahr. Zudem scheint aufgrund eigener anamnestischer Befragungen nur etwa $\frac{1}{4}$ aller in der BRD auftretenden Erkrankungsfälle tatsächlich gemeldet zu werden [32]. Unfallpatienten und Tropenausreisende, also Gruppen ohne besondere Hepatitisexposition, weisen 1,8 und 1,6 Erkrankungen pro 1000 Personen und Jahr auf. Die Zahl der tatsächlich stattfindenden Infektionen ist jedoch noch wesentlich höher als die letztgenannten Zahlen, da mit einer hohen Zahl von subklinischen und anikterischen Infektionen, die meist nicht diagnostiziert werden, gerechnet wird.

II. Neue Gesichtspunkte der Epidemiologie der Hepatitis B
1. Abgrenzung der Hepatitis B von anderen Formen der viralen Hepatitis

Die Entdeckung des „Australia"- oder HB_s Ag [9] und der Nachweis, daß dieses Antigen in der Hülle des Dane-Partikels [19], dem wahrscheinlichen Erreger der Hepatitis B, lokalisiert ist [3], ermöglichte es, die Hepatitis B durch einfache Labormethoden von anderen Formen der viralen Hepatitis abzugrenzen. Bei 54% der gemeldeten Hepatitiserkrankungen konnte zwischen Mai 1972 und Dezember 1974 in Niedersachsen die Diagnose einer Hepatitis B durch Nachweis der HB_s Ag im Serum des Patienten gesichert werden [52]. Dieser Nachweis ist vor allem bei Erkrankungen wichtig, bei denen das zur Abgrenzung gegenüber der Hepatitis A wichtigste epidemiologische Charakteristikum einer langen Inkubationszeit von 40 bis 150 Tagen nicht bekannt ist, und wenn keine Untersuchungsmethoden zum Nachweis von Antikörpern gegen das Hepatitis-A-Virus zur Verfügung steht [24, 51]. Diese serologische Abgrenzung der Hepatitis B hat im letzten Jahr durch den Nachweis einer weiteren Form der viralen Hepatitis, der sogenannten Non-A-non-B-Hepatitis oder Hepatitis C [29, 80], noch weiter an Bedeutung gewonnen. Diese Non-A-non-B-Hepatitis, die heute in den USA bis zu 90% der Posttransfusionshepatitiden verursacht, ist klinisch und epidemiologisch kaum von der Hepatitis B zu unterscheiden [5, 30, 41, 58, 102] (Tab. 1). In verschiedenen Posttransfusionshepatitisstudien bei herzoperierten Patienten wies die Non-A-non-B-Hepatitis, wie aus den maximalen GPT-Werten zu ersehen ist, eine ähnliche Schwere des Krankheitsbildes und eine zwar im Mittel kürzere, aber stark mit der Hepatitis B überlappende Inkubationszeit auf. Diese Non-A-non-B-Hepatitis im Gefolge von Bluttransfusion tritt nicht nur in den USA sondern auch in Europa auf, wie ein von uns kürzlich in Südwestdeutschland beobachteter Fall zeigte [33].

2. Anti-HB_s als epidemiologischer Marker abgelaufener Hepatitis-B-Infektion

Die Möglichkeit, die Diagnose einer abgelaufenen Hepatitis-B-Infektion durch den Nachweis des HB_s Ag, oder häufiger durch den Nachweis von Antikörper gegen das HB_s Ag, zu

Tabelle 1. Non-A-non-B-Hepatitis im Vergleich zur Hepatitis B

	Art der Hepatitis	Zahl	Zahl der ikterischen Hepatitiden	Inkubations-zeit (Wochen)	Höchster SGPT-Wert IU/I	
Alter et al., 1975 [5]	B	4	3	14,5 (8—23)	857	438—1300
Prosp. Studie von 108 Herzoperierten	Non-A-non-B	8	1	9,4 (6—22)	470	185—1200
Knodell et al., 1975 [58]	B	4	1	—	151	72— 197
Prosp. Studie von 162 Herzoperierten	Non-A-non-B	30	7	—	256	93—1040
Feinstone et al., 1975 [29] Studie von herz-operierten Patienten	Non-A-non-B	22	6	7,3 (2—15)	395	120—1476
Villarejos et al., 1975 [102]	A + B	91	—	—		
Epidemiologische Studie in Costa Rica	Non-A-non-B	12	3	—	271	70— 810
Prince et al., 1974 [80]	B	15	7	10,4	318	
Prosp. Posttransfusions-hepatitisstudie	Non-B	39	14	8,0	259	

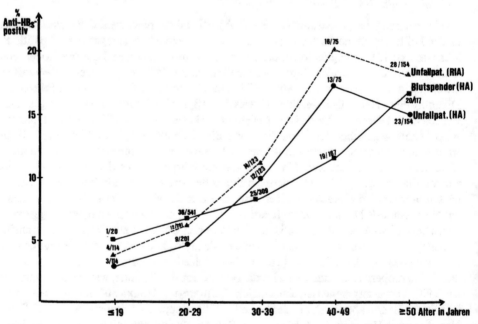

Abb. 1. Häufigkeit von Anti-HB$_s$ in verschiedenen Altersgruppen von Unfallpatienten und Blutspendern

stellen, hat unsere Kenntnisse über die Epidemiologie der Hepatitis B beträchtlich erweitert. Mit empfindlichen Bestimmungsmethoden, wie Radioimmunoassay und indirekte Hämagglutination, kann Anti-HB$_s$ in etwa 80 bis 90% innerhalb eines Jahres nach

Erkrankungsbeginn nachgewiesen werden [6]. Trotz der Tatsache, daß Anti-HB$_s$ in vielen Fällen nur kurzfristig vorhanden ist und deshalb bei epidemiologischen Untersuchungen nur ein Teil der abgelaufenen Infektionen erkannt wird, ist derzeit die Untersuchung auf Anti-HB$_s$ der beste Parameter um die Häufigkeit von Hepatitis-B-Infektionen in verschiedenen Bevölkerungsgruppen zu vergleichen.

Mit der indirekten Hämagglutination sind 8% der Seren Tübinger Blutspender [39], 7% der Seren von Tropenausreisenden [38] und 9% der Seren von Tübinger Unfallpatienten, einer Gruppe, die in Alters- und Sozialstruktur der Tübinger Wohnbevölkerung ähnlich ist [32], Anti-HB$_s$ positiv. Anti-HB$_s$ ist in den gemäßigten Klimazonen im Serum von Kindern selten nachzuweisen. Bei Tübinger Blutspendern und Unfallpatienten ist Anti-HB$_s$ bei den unter 20jährigen nur in 5 bzw. 3% vorhanden. Seine Häufigkeit steigt mit zunehmenden Alter bis auf 17% bei den über 49jährigen Blutspendern und bei den 40- bis 49jährigen Unfallpatienten (Abb. 1). Im Gegensatz dazu zeigen in tropischen Ländern bereits Kinder einen hohen Prozentsatz von HB$_s$ Ag und Anti-HB$_s$ [100, 105], was auf eine andere Epidemiologie der Hepatitis B in diesen Ländern hinweist.

3. Der chronische Träger des HB$_s$ Ag als Infektionsreservoir der Hepatitis B

Weniger häufig als durch den Nachweis von Anti-HB$_s$ zeigt sich eine abgelaufene Hepatitis-B-Infektion durch ein chronisches Trägertum des HB$_s$ Ag. Dieses entwickelt sich nach etwa 5% der akuten Hepatitis-B-Erkrankung. Oft ist die Hepatitisanamnese eines Trägers jedoch völlig leer. Aus den Untersuchungen von Blutspendern bei der ersten Spende und den schon erwähnten Unfallpatienten kann geschlossen werden, daß in der BRD etwa 1% der Bevölkerung HB$_s$-Ag-Träger ist [32, 89]. Ähnliche Zahlen werden in den USA gefunden [97]. In vielen Gegenden von Asien und Afrika weisen jedoch bis zu 10% der Bevölkerung das Antigen auf [88].

Das Blut dieser Träger kann infektiös sein. Es stellt neben dem Blut der akut Erkrankten das hauptsächliche Infektionsreservoir dar, von dem sich die Hepatitis B ausbreitet. Dies ist auch aus der hohen Hepatitis-B-Durchseuchung von Familienangehörigen dieser chronischen Träger zu ersehen [96]. Nur durch das Vorhandensein dieser Antigen-Träger ist es zu erklären, daß sich das Hepatitis-B-Virus in kleinen isolierten Bevölkerungsgruppen, z. B. im Amazonasbecken oder auf Südseeinseln, über Jahrhunderte halten konnte.

Die Transfusion von HB$_s$-Ag-positivem Blut ruft jedoch nicht immer eine Hepatitis-B-Infektion hervor [86]. Deshalb scheint ein Teil der Antigenträger nicht infektiös zu sein, was durch eine anhaltende Produktion des Hüllmaterials ohne Zusammenbau kompletter Viruspartikel erklärt werden könnte. Das 1972 von Magnius erstmals beschriebene, ebenfalls ausschließlich bei der Hepatitis B vorkommende e-Antigen [64] korreliert möglicherweise mit der Infektiosität der chronischen Träger des HB$_s$ Ag. Das Antigen wird vor allem in Seren, die eine hohe Konzentration von Dane-Partikel aufweisen, gefunden [73]. Nach der von Nielsen aufgestellten Hypothese sind e-Antigen-positive chronische Träger des HB$_s$ Ag infektiös und weisen eine klinische oder subklinische Lebererkrankung auf. Chronische Träger, die Anti-e-positiv sind, sollen nicht infektiös und klinisch gesund sein.

In den letzten Jahren ist angezweifelt worden, ob die Hepatitis B allein durch das Blut der HB$_s$-Ag-Träger und der akut erkrankten Patienten übertragen wird. HB$_s$ Ag wurde im Speichel, im Schweiß, in der Tränenflüssigkeit, im Liquor, im Ejakulat und unregelmäßig auch im Urin, im Stuhl und in der Muttermilch nachgewiesen. Der Nachweis des Antigens, das ja nur ein Teil des kompletten Dane-Partikels darstellt, ist jedoch nicht gleichzusetzen mit Infektiosität. Zumindest die Infektiosität von Stuhl erscheint gegenwärtig sehr fraglich, da Moodie und Mitarb. [69] zeigen konnten, daß proteolytische Enzyme in Gegenwart von Gallesalzen das HB_s Ag zerstören und auch Pseudomonas-Bakterien in der Lage sind, das Antigen abzubauen [45].

4. Bevölkerungs- und Berufsgruppen mit hohem Hepatitis-B-Risiko

Nach der Lokalisierung der Infektionsquelle wollen wir uns den Übertragungswegen der Hepatitis B und, damit in Zusammenhang stehend, den besonders Hepatitis-B-gefährdeten Bevölkerungs- und Berufsgruppen zuwenden (Tab. 2).

Lange Zeit wurde geglaubt, daß die Hepatitis B ausschließlich auf parenteralem Wege durch Blut oder Blutprodukte erfolgt. Dem entspricht, daß Patienten, die mehrfach Bluttransfusionen erhalten haben, also vor allem Patienten mit Hämophilie, hochexponiert sind. Creutzfeldt und Mitarbeiter geben die Häufigkeit der Posttransfusionshepatitis nach Gabe von nicht auf HB_s Ag untersuchten Konserven mit 6,8 ikterischen und wieteren 17,7 anikterischen Infektionen pro 1000 verabreichte Konserven an [18]. Die Untersuchung der Spender auf HB_s Ag mit empfindlichen Methoden führte zu einer Verminderung der Häufigkeit von Hepatitis-B-Infektionen nach Transfusion [1, 43, 79], wodurch die Non-A-non-B-Hepatitis als Ursache der Posttransfusionshepatitis relativ an Bedeutung gewonnen hat [29, 58].

Eine Berufsgruppe mit hoher Hepatitis-B-Morbidität stellt das medizinische Personal dar [21, 25, 85]. Besonders gefährdet ist wegen des ständigen Umgangs mit menschlichem Blut das Laborpersonal im klinisch-chemischen und hämatologischen Bereich [61, 62] und das Dialysepersonal [66]. Auch die hohe Hepatitishäufigkeit bei Drogensüchtigen kann durch mehrfach, gemeinsam benutzte, blutkontaminierte Spritzen erklärt werden [35, 63, 99]. 1970 wurde jedoch durch Krugman und Giles nachgewiesen, daß auch die *orale* Gabe von infektiösem MS-2-Serum zur Infektion führt [59]. Diese Tatsache, zusammen mit der Beobachtung, daß die Hepatitis B in Heimen endemisch sein kann und daß, der Anti-HB_s-Häufigkeit zur Folge die normale Bevölkerung eine hohe Hepatitis-B-Durchseuchung aufweist, haben das Dogma der ausschließlichen parenteralen Hepatitis-B-Übertragung durch Blut erschüttert.

Epidemiologische Untersuchungen zeigten eine besonders hohe Durchseuchung bei Personen, die in schlechten sozio-ökonomischen Verhältnissen leben [16], bei Personen mit ausgeprägter Promiskuität [31], bei Familienangehörigen und vor allem bei Ehegatten von chronischen Trägern des HB_s Ag [84, 96] und bei Europäern, die in tropischen Ländern leben [38], ohne daß bei diesen Gruppen eine besondere parenterale Exposition nachzuweisen war.

Tabelle 2. Gruppen mit hoher Hepatitis-B-Morbidität

---

1. Patienten mit Bluttransfusion (besonders Patienten mit Hämophilie)
2. Medizinisches Personal
   (besonders in der Hämatologie der klinischen Chemie und auf Dialysestationen)
3. Drogensüchtige
4. Personen in Heimen
5. Personen in schlechten sozio-ökonomischen Verhältnissen
6. Personen mit hoher Promiskuität
7. Familienmitglieder von chronischen Trägern des HB_sAg
   (besonders Ehegatten und Kinder HB_sAg-positiver Mütter)
8. Europäer, die in tropischen Ländern leben

---

5. Nachgewiesene und wahrscheinliche Übertragungswege der Hepatitis B

In Tabelle 3 sind die nachgewiesenen und wahrscheinlichen Übertragungswege der Hepatitis B, die diese hohe Durchseuchung der beschriebenen Gruppen hervorrufen, aufgeführt.

Die klassische parenterale Infektion durch Bluttransfusion und verunreinigte Spritzen oder Nadeln ist wahrscheinlich für weniger als 10% aller Hepatitis-B-Infektionen verantwortlich. Nach eigenen Untersuchungen haben weniger als 10% der Hepatitis-B-Patienten und der Anti-HB$_s$-positiven Personen jemals eine Bluttransfusion erhalten. Die gemeinsame Benutzung von Spritzen durch Drogensüchtige ist nur bei Jugendlichen und jüngeren Erwachsenen für die Ausbreitung der Infektion von epidemiologischer Bedeutung. Auch die iatrogene Infektion ist durch die Verwendung von Einwegspritzen selten geworden. Deshalb müssen andere, bisher unbekannte oder weniger beachtete Übertragungswege von größerer Bedeutung für die Epidemiologie der Hepatitis B sein.

Möglicherweise spielt eine inapparente parenterale Infektion, z. B. durch Scarification oder Mikrotraumen der Haut vor allem bei Patienten, in deren Anamnese keinerlei Exposition gefunden werden kann, eine wichtige Rolle. Hierbei könnten kleinste Mengen von infektiösem Material — nach Verdünnungsexperimenten von Barker und Mitarb. genügen 10^{-7} ml infektiöses Serum zur Infektion [7] — die Haut oder die Schleimhäute durchdringen. Ein Beispiel dieser inapparenten parenteralen Infektion waren die zwischen 1957 und 1967 in Schweden und Norwegen bei mehreren hundert Pfadfindern aufgetretenen Hepatitiserkrankungen [87, 101]. Dabei erfolgte die Infektion bei Geländespielen durch aufeinanderfolgendes Kratzen verschiedener Personen an denselben Dornen. Ein Teil der Laborinfektionen des medizinischen Personals könnte deshalb auf Kontakt von infektiösem Material mit kleinsten Hautverletzungen zurückgeführt werden. Unter diesem Gesichtspunkt müssen auch gemeinsam benutzte Zahnbürsten, Naßrasierer und sogar Werkzeuge als mögliche Hepatitisüberträger in Erwägung gezogen werden.

Diese inapparente Infektion könnte nicht nur auf parenteralem sondern auch auf oralem Wege stattfinden. Da jedoch Krugman und Mitarb. gezeigt haben, daß für die orale Infektion etwa 10mal höhere Infektionsdosen notwendig sind [59], ist die epidemiologische Bedeutung der oralen Infektion derzeit schwer abzuschätzen.

Die perinatale Hepatitis-B-Infektion von Kindern chronischer Trägerinnen scheint in den USA und Europa ein seltenes Ereignis zu sein. Nur vier von 79 prospektiv untersuchten Kindern wurden im ersten Lebensjahr HB$_s$-Ag-positiv (Tab. 4). Aus Formosa hingegen berichtet Stevens [95], daß 51 von 158 Kinder HB$_s$-Ag-positiver Mütter, das sind 33%, im ersten Lebensjahr infiziert wurden. Da außerdem etwa 15% der dort zur Entbindung kommenden Frauen HB$_s$-Ag-positiv sind, könnte die perinatale Übertragung der Hepatitis B in tropischen Ländern von epidemiologischer Bedeutung sein.

Eine Erkrankung der Mutter an Hepatitis B im dritten Trimenon oder in den ersten zwei Monaten nach der Entbindung führt jedoch auch in den gemäßigten Klimazonen in etwa

Tabelle 3. Nachgewiesene und wahrscheinliche Übertragungswege der Hepatitis B

1. Klassische parenterale Infektion (Bluttransfusion, kontaminierte Spritzen)
2. Inapparente parenterale Infektion (durch kleinste Hautverletzungen)
3. Orale Infektion
4. Perinatale Infektion a) transplacentar?
              b) parenterale (orale) Infektion unter (nach) der Geburt
5. Übertragung beim Sexualkontakt
6. Übertragung durch Stechmücken?

Tabelle 4. Prospektive Untersuchungen der Häufigkeit von Hepatitis-B-Infektionen bei Kindern von chronischen Trägerinnen des HB$_s$Ag und nach Hepatitis-B-Infektion der Mutter während der Schwangerschaft (nach Fawaz et al., 1975) [28]

| | Akute Hepatitis-B-Infektion der Mutter | | | | Chronische Trägerin des HB$_s$Ag | |
| | im 1. und 2. Trimenon | | im 3. Trimenon und bis 2 Monate nach Geburt | | | |
	Zahl der Mütter	Zahl der kindl. Infektionen	Zahl der Mütter	Zahl der kindl. Infektionen	Zahl der Mütter	Zahl der kindl. Infektionen
Schweitzer et al. [90]	10	1	18	13	21	1
Merrill et al. [68]	1	0	7	5	4	1
Cossart et al. [17]	1	0	4	2	3	0
Skinhoj et al. [93]	–	–	1	1	36	0
Keys et al. [57]	–	–	1	0	3	1
Papaevangelou et al. [74]	–	–	–	–	12	1
Summe	12	1 (8%)	32	21 (66%)	79	4 (5%)

zwei Drittel der Fälle zu einer Infektion des Kindes. Auf Grund der meist zwischen der 4. und 12. Lebenswoche auftretenden Zeichen der Infektion wird geschlossen, daß die meisten Infektionen um den Zeitpunkt der Geburt, wahrscheinlich während der Geburt, auf oralem oder parenteralem Weg stattfinden [34]. Jedoch sind auch Infektionen von durch Kaiserschnitt entbundenen Kindern berichtet worden [13, 42], was als Hinweis, jedoch nicht als Beweis [91] einer transplacentaren Infektion angesehen werden kann. Eine Infektion durch Muttermilch, in der neuerdings ebenfalls niedrige Titer des HB$_s$ Ag und sogar Dane-Partikel nachgewiesen wurden [10, 11], ist bisher nicht eindeutig belegt worden [8].

Die perinatale Hepatitis-B-Infektion zeigt sich beim Kind meist nur durch Entwicklung eines chronischen Trägertums des HB$_s$ Ag und einer leichten Erhöhung der Transaminasen. Selten sind schwerverlaufende oder sogar tödliche Erkrankungen beschrieben worden [26, 28, 56].

Eine andere Form der Übertragung, die wahrscheinlich in Ländern der gemäßigten Klimazonen eine große epidemiologische Bedeutung besitzt, ist die Übertragung auf den Intimpartner. Innerhalb von 6 Monaten nach Erkrankung eines Intimpartners erkrankt der andere nach Mosley in 18% [70], nach Goldfield und Mitarb. in 15% [44] und nach Redeker und Mitarb. trotz prophylaktischer Gammaglobulingabe sogar in 27% [84]. Weder Mosley noch Goldfield beobachteten in diesem Zeitraum eine Hepatitis-Infektion bei anderen in der Wohngemeinschaft lebenden Personen.

Die Intimpartner von chronischen Trägern des HB$_s$ Ag weisen nach Goldfield in 37%, die anderen Familienglieder nur in 9% die serologischen Zeichen einer abgelaufenen Hepatitis-B-Infektion auf. Auch Pattison und Mitarb. [76] fanden bei Ehegatten von HB$_s$-Ag-positiven Dialysepatienten eine höhere Hepatitis-B-Durchseuchung als bei den übrigen Personen der Wohngemeinschaft. Nach einer weiteren Untersuchung von Szmuness und Mitarb. [96] besteht jedoch außer für den Ehegatten auch für andere Familienmitglieder von chronischen Trägern eine stark erhöhte Hepatitisexposition.

Die hohe Hepatitis-Gefährdung der Intimpartner von Hepatitis-B-Patienten und von chronischen Trägern des HB$_s$ Ag wird in der Literatur durch eine Vielzahl von Einzelbeobachtungen dokumentiert [48, 50, 106]. Auch die Erkrankung mehrerer Intimpartner eines chronischen Trägers ist beschrieben worden [48, 106] und nach Brodersen [12] ist bei den Hepatitis-B-Erkrankten, die anamnestisch eine früher erkrankte Kontaktperson angeben können, die Kontaktperson meist der Intimpartner.

Die Frage, ob diese Infektion des Intimpartner auf oralem, venerischem oder einem anderen Wege stattfindet, ist derzeit nicht mit Sicherheit zu beantworten. Wie bereits erwähnt, kann HB_s Ag sowohl im Speichel [103] als auch im Ejakulat [49] und im Vaginalsekret [20, 67] nachgewiesen werden. Verschiedene epidemiologische Beobachtungen sprechen dafür, daß nicht nur der enge körperliche Kontakt, sondern tatsächlich der Intimkontakt die Übertragung begünstigt. Patienten mit Geschlechtskrankheiten weisen überdurchschnittlich häufig HB_s Ag und Anti-HB_s auf [31, 40, 55, 98, 104]. Prostituierte sind zwei- bis dreimal so häufig Anti-HB_s-positiv als gleichaltrige Blutspenderinnen [31]. Die Gruppen der über 40jährigen Prostituierten erreichen mit 72 bis 74% Anti-HB_s-positiven Personen eine Hepatitis-B-Durchseuchung, wie sie bisher nur bei Arbeitern eines Plasmafraktionierungsbetriebes [36, 37] gefunden wurde. Die Häufigkeit der Antikörper gegen das HB_s Ag, nicht jedoch die Häufigkeit der Antikörper gegen Adeno-, Echo- und Influenza-Viren korreliert signifikant mit der Zahl der durchgemachten Geschlechtskrankheiten. Prostituierte mit 0 bis 3 Erkrankungen an Syphilis oder Gonorrhoe weisen in 24%, Prostituierte mit mehr als 3 Erkrankungen weisen in 59% Anti-HB_s auf [31]. Dies deutet auf einen ähnlichen Übertragungsmechanismus der venerischen Erkrankungen und der Hepatitis B hin.

Ein weiterer diskutierter Übertragungsweg der Hepatitis B, der möglicherweise für die hohe, bereits im Kindesalter stattfindenden Durchseuchung in tropischen Ländern verantwortlich ist [78], ist die Übertragung durch Stechmücken. Das HB_s Ag vermehrt sich zwar nicht in Stechmücken, es können aber in den Mücken nach experimenteller Fütterung HB_s-Ag- und Dane-Partikel nachgewiesen werden [15, 72, 77], die beim nächsten Stich mechanisch übertragen werden könnten. Auch konnte das Antigen in einem Teil der in Afrika [81] und in USA [23] gefangenen Mücken entdeckt werden. Aufgrund dieser Untersuchungen könnte eine mechanische Übertragung der Hepatitis B durch Stechmücken durchaus von epidemiologischer Bedeutung sein [107].

Untersuchungen von Papaevangelou und Kaurea-Kreamstinon [75] und eigene Untersuchungen [38] stützen diese Hypothese. Bei Aufenthalt von Deutschen in tropischen Ländern, in denen die Malaria endemisch ist, nimmt der Prozentsatz der Anti-HB_s-positiven Personen mit der Zeit des Aufenthalts stetig zu, während der Prozentsatz in subtropischen Ländern abnimmt. Da bei einer weiteren epidemiologischen Studie in Neu Guinea in der einheimischen Bevölkerung jedoch keine Korrelation zwischen der Häufigkeit von HB_s Ag und der Häufigkeit von Antikörpern gegen andere durch Mücken übertragene Arboviren gefunden wurde [47], sind weitere Untersuchungen zur Klärung der Frage der Übertragung der Hepatitis B durch Stechmücken notwendig.

Für die epidemiologische Bedeutung einer ebenfalls diskutierten aerogenen Übertragung der Hepatitis B [2] besteht bisher kein Anhalt. Sie kommt möglicherweise unter besonderen Bedingungen, wie z. B. nach Erzeugung eines infektiösen Aerosols durch eine Laborzentrifuge vor.

III. Neue Möglichkeiten der Prävention der Hepatitis B

1. Prävention der Hepatitis B durch Hepatitis-B-Immunglobulin und Gammaglobulin

Eine Kontrolle der Hepatitis-B-Infektion ist nicht nur wegen der oft schweren und langdauernden Erkrankung, sondern auch wegen des relativ häufigen Übergangs in eine chronische Erkrankung und der relativ hohen Mortalität geboten. Da verschiedene

Studien gezeigt haben, daß Anti-HB$_s$-positive Personen und Versuchstiere fast ausnahmslos vor einer weiteren Hepatitis-B-Erkrankung geschützt sind [4, 5, 46, 65] wird derzeit in prospektischen Studien die Wirksamkeit der prophylaktischen Gabe von Hepatitis-B-Immunglobulin, das aus dem Blut von Spendern mit hohem Anti-HB$_s$-Titer hergestellt wird, geprüft.

Bereits 1973 hatten Krugman und Giles die bis dahin offene Frage beantwortet, ob ein Schutz durch Gammaglobulingabe prinzipiell möglich ist [60]. Nur 4 von 10 Kindern, also 40%, wurden infiziert, wenn 4 Std nach der Gabe von infektiösem MS-2-Serum Hepatitis-B-Immunglobulin verabreicht wurde. Nach Gabe von normalem Gammaglobulin erkrankten 13 von 15 Kindern, also 87%, und ohne Gammaglobulingabe 25 von 25 Kindern, also 100%.

Hepatitis-B-Immunglobulin zeigte auch eine ausgezeichnete Schutzwirkung, wenn es den Ehepartnern von an Hepatitis B erkrankten Personen gegeben wurde (Tab. 5). Nur 1 von 25 Personen erkrankte an Hepatitis B im Gegensatz zu 9 von 33 Personen, die lediglich normales Gammaglobulin erhalten hatten. Und auch die Zahl der subklinischen Hepatitis-B-Infektionen wurde durch Hepatitis-B-Immunglobulin deutlich vermindert. Bei kurzzeitiger Hepatitis-B-Exposition durch eine akut erkrankte Person ist deshalb die passive Immunisierung des Intimpartners in jedem Fall anzuraten.

Auch bei medizinischem Personal, bei dem es versehentlich zur Selbstinokulation von HB$_s$ Ag-positivem Serum gekommen war, zeigte hochtitriges Hepatitis-B-Immunglobulin eine gute Schutzwirkung für etwa 4 Monate (Abb. 2). 9 Monate nach der Selbstinokulation erreichte die kumulative Hepatitishäufigkeit der mit hochtitrigem Immunglobulin behandelten Personen jedoch die Häufigkeit der mit mitteltitrigem Immunglobulin behandelten Personen und unterschied sich nicht signifikant von der Häufigkeit bei Personen, die normales Gammaglobulin erhalten hatten.

Auch eine weitere, von Seeff und Mitarb. durchgeführte prospektive Studie der Hepatitis-B-Häufigkeit nach akzidenteller Selbstinokulation von infektiösem Serum und nachfolgender Gabe von Immunglobulin zeigte nach anfänglich guter Wirkung des Immunglobulins ein spätes Auftreten von Hepatitis-B-Erkrankungen [92]. Auffallend war, daß die Personen, der mit normalem Gammaglobulin behandelten Gruppe 6 Monate nach der Selbstinokulation in 32%, die Personen, der mit Hepatitis-B-Immunglobulin behandelten Gruppe in nur 8% Anti-HB$_s$-positiv waren. Im Licht dieses Befundes läßt sich das Auftreten der späten Hepatitis-B-Erkrankungen in der mit Immunglobulin behandelten Gruppe am ehesten durch ein Nachlassen der Schutzwirkung nach 3—4 Monaten und eine Reinfektion nach diesem Zeitpunkt erklären. Diese gehäuften späten Reinfektionen in der mit Immunglobulin behandelten Gruppe könnten auf das Fehlen der in der mit Gammaglobulin behandelten Gruppe auftretenden passiv-aktiven Immunisierung, also der akti-

Tabelle 5. Immunglobulin-Prophylaxe bei Anti-HB$_s$-negativen Intimpartnern nach Erkrankung des anderen Partners an Hepatitis B (nach Redeker et al., 1975) [84]

	Kontroll-Gammaglobulin	Hepatitis-B-Immunglobulin
Hepatitis-B-Erkrankungen		
Ikterisch	6/33	1/25
Anikterisch	3/33	0/25
gesamt	9/33 (27%)	1/25 (4%) p = 0,02
Subklinische Hepatitis-B-Infektionen	5/23	1/19

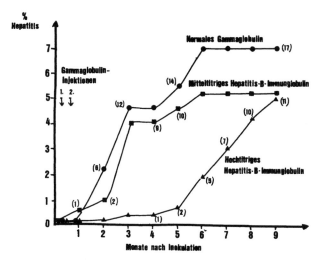

Abb. 2. Kumulative Hepatitishäufigkeit nach Selbstinokulation von HB_s-Ag-positivem Serum und Gabe von verschiedenen Immunglobulinpräparaten (nach Grady u. Lee, 1975) [46]

ven Bildung von Anti-HB_s durch eine unter Gammaglobulinschutz ablaufende subklinische Infektion, zurückgeführt werden.

Die zeitlich begrenzte Dauer der Schutzwirkung von Hepatitis-B-Immunglobulin war auch in zwei prospektiven Studien der Hepatitishäufigkeit bei Dialyse-Patienten vorhanden. Bei Dialyse-Patienten, die zwei Immunglobulin-Injektionen im Abstand von 4 Monaten erhalten hatten, bestand bis zu 8 Monaten nach der ersten Infektion eine signifikante Schutzwirkung, nicht jedoch nach 12 Monaten [82].

In der von Desmyter und Mitarb. [22] bei Dialyse-Patienten durchgeführten prospektiven Untersuchung waren zwei Injektionen eines vergleichsweise niedrigtitrigeren Hepatitis-B-Immunglobulins im Abstand von 6 Monaten erfolgt. Der Prozentsatz der in der Gruppe mit Immunglobulinbehandlung auftretenden Hepatitis-B-Infektionen war nicht signifikant geringer, als der in einer mit normalem Gammaglobulin behandelten Gruppe. Die Infektionen manifestierten sich jedoch meist nur durch eine kurzzeitige Bildung von Anti-HB_s oder Anti-HB_c, ohne daß HB_s Ag nachzuweisen gewesen wäre, und keiner der Infizierten wurde zum chronischen Träger des HB_s Ag. Dieser Befund bestätigt die bereits diskutierte passiv-aktive Immunisierung nach Gabe von niedrigtitrigem Hepatitis-B-Immunglobulin oder auch normalem Gammaglobulin, das je nach Charge ebenfalls mäßige Titer von Anti-HB_s enthalten kann.

Untersuchungen von Hoofnagle und Mitarb. [54] haben eine seit 1972 bestehende Zunahme des mittleren Anti-HB_s-Titers der in den USA vertriebenen Gammaglobulin-Präparaten gezeigt. Dieser Anstieg wird auf eine Aussonderung HB_s-Ag-positiver Spender, deren Serum Anti-HB_s aus dem Gammaglobulin-Präparat adsorbiert, zurückgeführt. Die sich widersprechenden Untersuchungen der letzten Jahre über die Schutzwirkung von normalem Gammaglobulin bei der Hepatitis B [53] sind neben den unterschiedlichen Versuchsanordnungen wahrscheinlich vor allem auf den unterschiedlichen Antikörpergehalt der verwendeten Gammaglobulinchargen zurückzuführen.

Aufgrund unseres heutigen Wissensstandes können folgende Empfehlungen für die Verwendung des bisher nur in begrenztem Umfang erhältlichen Hepatitis-B-Immunglobulins gegeben werden:

1. Anti-HB$_s$-positive Personen sind weitgehend immun gegen Hepatitis B und benötigen selbst bei Exposition keine zusätzliche Immunglobulininjektion.

2. Die Hauptindikation für die Verabreichung von Immunglobulin ist der Schutz von Personen, die eine zeitlich begrenzte erhöhte Hepatitis-B-Gefährdung aufweisen. Das sind z. B. Intimpartner von Hepatitis-B-Patienten oder Personen, bei denen eine versehentliche Inokulation von HB$_s$-Ag-positivem Material erfolgt ist.

3. Die Gabe von Hepatitis-B-Immunglobulin an Personen, die über einen längeren Zeitraum exponiert sind, wie Dialyse-Patienten, Dialyse-Personal und Personen, die sich in Gebiete begeben, in denen die Hepatitis B endemisch ist, scheint wegen des nur etwa 3—4 Monate andauernden Schutzes nicht gerechtfertigt. Diese Personen sollten besser durch eine Impfung geschützt werden.

2. Prävention der Hepatitis B durch Vaccination

Die Möglichkeit einer Impfung gegen Hepatitis B wurde erstmals durch Krugman und Giles [60] und Soulier und Mitarb. [94] untersucht. Beide Gruppen verwendeten HB$_s$-Ag-positives Serum, das 1 min gekocht oder 10 Std auf 60° C erhitzt worden war. Die letztgenannte Behandlung war jedoch nicht in der Lage, das Hepatitis-B-Virus zu inaktivieren und die vaccinierten Personen wurden durch den Impfstoff mit Hepatitis B infiziert. Kurzzeitiges Kochen scheint hingegen die Infektiosität des Hepatitis-B-Virus unter Belassung zumindest eines Teils seiner Antigenität zu zerstören. Die mit diesem Impfstoff immunisierten Personen erkrankten nicht. Bei einer nachfolgenden Belastung der Immunität durch eine zweite Gabe von infektiösem Serum wurden nur 12 von 29 Personen, also nur 41%, infiziert, was eine partielle Wirksamkeit der Impfung anzeigt.

Zwei weitere Arbeitsgruppen verwenden für die Vaccine-Herstellung derzeit an Stelle von HB$_s$-Ag-haltigem Serum gereinigte HB$_s$-Ag-Präparationen, die Formalin-inaktiviert werden. Purcell und Gerin vom US National Institute of Allergy und Hilleman und Mitarb. vom Merck-Institute for Therapeutic Research in West Point, USA stellten inzwischen in Tierversuchen mit Meerschweinchen und Schimpansen die Antigenität und die Sicherheit ihrer Vaccine-Präparationen unter Beweis [27]. Die klinische Prüfung dieser Vaccine wird sich jedoch noch über Jahre erstrecken.

Eine Besonderheit der derzeit geprüften Vaccine besteht in deren Herstellung aus menschlichem Plasma. Dies erwies sich als notwendig, weil alle Versuche das Hepatitis-B-Virus in Zell- und Organ-Kulturen zu züchten bisher fehlgeschlagen sind [107]. Gegen eine derart hergestellte Vaccine bestehen jedoch starke Bedenken [108]. Verschiedene neuere Untersuchungen zeigten, daß möglicherweise Serumproteine und leberspezifische Proteine Bestandteile des HB$_s$-Ag-Partikels sind [14, 71]. Es wird befürchtet, daß eine durch die Vaccination hervorgerufene Immunisierung gegen Leberproteine unter Umständen eine Autoimmun-Hepatitis auslösen könnte. Obwohl bisher kein Anhalt für einen solchen Vorgang besteht, geht die Entwicklung derzeit in die Richtung der Herstellung einer Vaccine, die aus gereinigten Polypeptiden des HB$_s$-Ag-Partikels oder möglicherweise aus immunogenen synthetischen Polypeptiden, die auf einen makromolekularen Träger gebunden werden, besteht.

Eine Besonderheit aller viralen Erkrankungen ist, daß bisher keine spezifische Behandlungsmöglichkeit besteht, daß aber viele virale Erkrankungen wie z. B. die Poliomyelitis oder die Pocken leicht durch prophylaktische Gabe eines Impfstoffes verhindert werden können. Es ist deshalb zu hoffen, daß auch für die Hepatitis B in naher Zukunft eine sichere und wirksame Vaccine zum Schutz besonders exponierter Bevölkerungsgruppen zur Verfügung steht.

Literatur

1. Aach, R. D., Alter, H. J., Hollinger, F. B., Holland, P. V., Lander, J. J., Melnick, J. L., Weiler, J. M.: Risk of transfusing blood containing antibody to hepatitis-B surface antigen. Lancet **1974 II**, 1083–1084. – 2. Almeida, J. D., Chrisholm, G. D., Kulatilake, A. E., MacGregor, A. B., Mackay, D. H., O'Donoghue, E. P. N., Shackman, R., Waterson, A. P.: Possible airborne spread of serum-hepatitis virus within a haemodialysis unit. Lancet **1971 II**, 849–850. – 3. Almeida, J. D., Rubenstein, D., Stott, E. J.: New antigen-antibody system in Australia-antigen positive hepatitis. Lancet **1971 II**, 1224–1228. – 4. Alter, H. J., Holland, P. V., Purcell, R. H., Lander, J. J., Feinstone, S. M., Morrow, A. G., Schmidt, P. J.: Posttransfusion hepatitis after exclusion of commercial and hepatitis-B antigen-positive donors. Ann. intern. Med. **77**, 691–699 (1972). – 5. Alter, H. J., Purcell, R. H., Holland, P. V., Feinstone, S. M., Morrow, A. G., Moritsugu, Y.: Clinical and serological analysis of transfusion associated hepatitis. Lancet **1975 II**, 838–841. – 6. Barker, L. F., Peterson, M. R., Shulman, N. R., Murray, R.: Antibody responses in viral hepatitis, type B. J. Amer. med. Ass. **233**, 1005–1008 (1973). – 7. Barker, L. F., Shulman, N. R., Murray, R., Hirschman, R. J., Ratner, F., Diefenbach, W. C. L., Geller, H. M.: Transmission of serum hepatitis. J. Amer. med. Ass. **211**, 1509–1512 (1970). – 8. Beasley, R. P., Stevens, C. E., Shiao, I.-S., Meng, H.-Ch.: Breast-feeding and Hepatitis B. Lancet **1975 II**, 1089. – 9. Blumberg, B. S., Alter, H. J., Visnich, S.: A „new" antigen in leukaemia sera. J. Amer. med. Ass. **191**, 541–546 (1965). – 10. Boxall, E. H.: Breast-feeding and hepatitis-B. Lancet **1975 II**, 979. – 11. Boxall, E., Flewett, T. H.: Vertical transmission of hepatitis-B surface antigen. Lancet **1975 II**, 1211. – 12. Brodersen, M., Folger, W., Rudhardt, A.: Kontakthepatitis–Hepatitis A und B im Vergleich. Verh. dtsch. Ges. inn. Med. **82** (im Druck). – 13. Buchholz, M. H., Frösner, G. G., Ziegler, G. B.: HB$_s$ Ag carrier state in an infant delivered by caesarean section. Lancet **1974 II**, 343. – 14. Burrell, C. J.: Host components in hepatitis B antigen. J. gen. Virol. **27**, 117–126 (1975). – 15. Byron, N. A., Davidson, G., Draper, C. C., Zuckerman, A. J.: Role of mosquitoes in transmission of hepatitis B antigen. J. infect. Dis. **128**, 259–260 (1973). – 16. Cherubin, C. E., Prucell, R. H., Lander, J. J., McGinn, T. G., Cone, L. A.: Acquisition of antibody to hepatitis B antigen in three socioeconomically different medical populations. Lancet **1972 II**, 149–151. – 17. Cossart, Y. E., Hargreaves, F. D., March, S. P.: Australia antigen and the human fetus. Amer. J. Dis. Child. **123**, 376–387 (1972). – 18. Creutzfeldt W., Severidt, H.-J., Schmitt, H., Gallasch, E., Arndt, H.-J., Bachmann, H., Schmidt, G., Tschaepe, U.: Untersuchungen über Häufigkeit und Verlauf der ikterischen und anikterischen Transfusionshepatitis. Dtsch. med. Wschr. **91**, 1813–1820 (1966). – 19. Dane, D. S., Cameron, C. H., Briggs, M.: Virus-like particles in serum of patients with Australia-antigen-associated hepatitis. Lancet **1970 I**, 695–698. – 20. Darani, M., Gerber, M.: Hepatitis-B antigen in vaginal secretions. Lancet **1974 II**, 1008. – 21. Dennig, H., Fleischer, K.: Hepatitis infectiosa als Berufskrankheit bei Ärzten und Zahnärzten. Med. Welt **45**, 2428–2429 (1966). – 22. Desmyter, J., Bradburne, A. F.: Hepatitis-B immunglobulin in prevention of HB$_s$ antigenaemia in haemodialysis patients. Lancet **1975 II**, 377–379. – 23. Dick, S. J., Tamburro, C. H., Leevy, C. M.: Hepatitis B antigen in urban-caught mosquitoes. J. Amer. med. Ass. **229**, 1627–1629 (1974). – 24. Dienstag, J. L., Feinstone, S. M., Kapikian, A. Z., Purcell, R. H.: Immune electron microscopy an hepatitis A. Lancet **1975 I**, 102. – 25. Dischler, W., Schubothe, H.: Überdurchschnittliche Ansteckungsgefahr. Hepatitis als Berufskrankheit bei einer Krankenpflegerin. Dtsch. med. Wschr. **92**, 681–682 (1967). – 26. Dupuy, J. M., Frommel, D., Alagille, D.: Severe viral hepatitis typ B in infancy. Lancet **1975 I**, 191–194. – 27. Editorial: Hepatitis B: A new vaccine ready for human testing. Science **188**, 137–138 (1975). – 28. Fawaz, K. A., Grady, G. F., Kaplan, M. M., Gellis, S. S.: Repetive maternal-fetal transmission of fatal hepatitis B. New Engl. J. Med. **293**, 1357–1359 (1975). – 29. Feinstone, S. M., Kapikian, A. Z., Purcell, R. H., Alter, H. J., Holland, P. V.: Transfusion-associated hepatitis not due to viral hepatitis A or B. New Engl. J. Med. **292**, 767–770 (1975). – 30. Frösner, G. G.: Spielt neben der Hepatitis B eine „Hepatitis C" eine wesentliche Rolle im Transfusionswesen? Internist **17** (1976) (im Druck). – 31. Frösner, G. G., Buchholz, H. M., Gerth, H.-J.: Prevalence of Anti-HB$_s$ in prostitutes. Amer. J. Epidemiol. **102**, 241–250 (1975). – 32. Frösner, G. G., Englert, H., Sugg, U., Schneider, W.: Zur Frage der Ermittlung eines Vergleichskollektivs mit „normaler" Häufigkeit von Anti-HB$_s$. Forschungsergebnisse der Transfusionsmedizin und Immunhaematologie (im Druck). – 33. Frösner, G. G., Flehmig, B., von Alpen-Kleinfeld, G., Haas, H.: Non-A-non-B-Hepatitis nach Transfusion gefolgt von Hepatitis B. (In Vorbereitung). – 34. Frösner, G. G., Gerth, H.-J.: Die perinatale Hepatitis-B-Infektion. Internist **16**, 25–26 (1975). – 35. Frösner, G. G., Peterson, D. A., Deinhardt, F. W., Holmes, A. W.: Transmission of hepatitis A and hepatitis B by shared needle. Lancet **1973 I**, 1183. – 36. Frösner, G. G., Peterson, D. A., Holmes, A. W., Deinhardt, F.: Hepatitis-B-Antikörper bei Arbeitern eines Plasmafraktionierungsbetriebes, Krankenhauspersonal, Patienten und Blutspendern. Zbl. Bakt. Hyg., I Abt. Orig. A **227**, 363–367 (1974). – 37. Frösner, G. G., Peterson, D. A., Holmes, A. W., Deinhardt, F. W.: Prevalence of antibody to hepatitis B surface antigen in various populations. Infect. Immunity **11**, 732–736 (1975). – 38. Frösner, G. G., Schmid, W., Schüz, R., Röllinghoff, W., Höfler, W., Gerth, H.-J.: Häufigkeit von Anti-

HB$_s$ bei Tropenrückkehrern. Zbl. Bakt. Hyg., I Abt. Orig. A **284**, 1976 (im Druck). − 39. Frösner, G. G., Sugg, U., Schneider, W., Gerth, H.-J.: Hepatitis-B-Antikörper bei Blutspendern im südwestdeutschen Raum. Münch. med. Wschr. **117**, 81−82 (1975). − 40. Fulford, K. W. M., Dane, D. S., Caterall, R. D., Woof, R., Denning, J. V.: Australia antigen and antibody among patients attending a clinic for sexually transmitted diseases. Lancet **1973 I**, 1470−1474. − 41. Galbraith, R. M., Portmann, B., Eddleston, A. L. W. F., Williams, R.: Chronic liver disease developing after outbreak of HB$_s$ Ag-negative hepatitis in haemodialysis unit. Lancet **1975 II**, 886−890. − 42. Giraud, P., Drouet, J., Dupuy, J. M.: Hepatitis-B virus infection of children born to mothers with severe hepatitis. Lancet **1975 II**, 1088−1089. − 43. Gitnick, G. L., Koretz, R. L.: Hepatitis B antigen: New technics for the reduction of posttransfusion hepatitis. Amer. J. gastroenterology **61**, 366−370 (1974). − 44. Goldfield, M., Black, H. C., Bill, J., Srihongse, S.: Hepatitis B: Sexual transmission. Vortrag auf der Jahrestagung der American Public Health Association, New Orleans/USA, 20.−24. Oktober 1974. − 45. Grabow, W. O. K., Prozesky, O. W., Appelbaum, P. C., Lecatsas, G.: Absence of hepatitis B antigen from feces and sewage as a result of enzymatic destruction. J. infect. Dis. **131**, 658−664 (1975). − 46. Grady, G. F., Lee, V. A.: Hepatitis B immune globulin − Prevention of hepatitis from accidental exposure among medical personnel. New Engl. J. Med. **293**, 1067−1070 (1975). − 47. Hawkes, R. A., Vale, T. G., Marshall, I. D.: Contrasting sero-epidemiology of Australia antigen and arbovirus antibodies in New Guinea. Amer. J. Epidemiol. **95**, 228−237 (1972). − 48. Hersh, T., Melnick, J. L., Goyal, R. K., Hollinger, F. B.: Non parenteral transmission of viral hepatitis type B (Australia antigen-associated serum hepatitis). New Engl. J. Med. **285**, 1363−1364 (1971). − 49. Heathcote, J., Camerone, C. H., Dane, D. S.: Hepatitis-B antigen in saliva and semen. Lancet **1974 I**, 71−73. − 50. Heathcote, J., Sherlock, S.: Spread of acute type-B hepatitis in London. Lancet **1973 I**, 1468−1470. − 51. Hilleman, M. R., Provost, P. J., Miller, W. J., Villarejos, V. M., Ittensohn, O. L., McAleer, W. J.: Development and utilization of complement fixation and immune adhaerence tests for human hepatitis A virus and antibody. Amer. J. med. Sci. **270**, 93−98 (1975). − 52. Höpken, W., Willers, H.: Epidemiologie der Virushepatitis in Niedersachsen. Die gelben Hefte **15**, 161−169 (1975). − 53. Holland, P. V.: Gamma globulin in posttransfusion hepatitis. In: Hepatitis and Blood Transfusion (eds. G. N. Vyas, H. A. Perkins, R. Schmid), pp. 331−333. New York: Grune and Stratton 1972. − 54. Hoffnagle, J. H., Gerety, R. J., Barker, L. F.: Antibody to the hepatitis B surface antigen in immune serum globulin. Transfusion **15**, 408−413 (1975). − 55. Jeffries, D. J., James, W. H., Jefriss, F. J. G., MacLeod, K. G., Willcox, R. R.: Australia (hepatitis-associated) antigen in patients attending a venereal disease clinic. Brit. med. J. **1973 I**, 455−456. − 56. Kattamis, C. A., Demetrios, D., Matsantiotis, N. S.: Australia antigen and neonatal heptitis syndrome. Pedriatics **54**, 157−164 (1974). − 57. Keys, T. H., Hobel, C. J., Ritman, S.: Maternal and neonatal Australia antigen. California Med. **115**, 1−3 (1971). − 58. Knodell, R. G., Conrad, M. E., Dienstag, J. L., Bell, C. J.: Etiological spectrum of post-transfusion hepatitis. Gastroenterology **69**, 1278−1285 (1975). − 59. Krugman, S., Giles, J. P.: Viral hepatitis. New light on an old disease. J. Amer. med. Ass. **212**, 1019−1029 (1970). − 60. Krugman, S., Giles, J. P.: Viral Hepatitis Type B (MS-2 strain): Further observation on natural history and prevention. New Engl. J. Med. **288**, 755−760 (1973). − 61. Kunst, V. A. J. M., Bloo, J. H.: Australia antigen and antibody in laboratory and other hospital personnel. Vox Sang. **24**, 61−64 (1973). − 62. LoGrippo, G. A., Hayashi, H.: Incidence of hepatitis and Australia antigenemia among laboratory workers. Health Lab. Sci. **10**, 157−162 (1973). − 63. Louria, D. B., Hensle, T., Rose, J.: The major medical complications of heroin addiction. Ann. intern. Med. **67**, 1−22 (1967). − 64. Magnius, L. O., Espmark, A.: A new antigen complex co-occuring with Australia antigen. Acta path. microbiol. scand. Sect. B. **80**, 335−337 (1972). − 65. Markenson, J. A., Gerety, R. J., Hoffnagle, J. H., Barker, L. F.: Effects of cyclophosphamide on hepatitis B virus. Infection and challenge in chimpanzees. J. infect. Dis. **131**, 79−87 (1975). − 66. Marmion, B. P., Tonkin, R. W.: Control of hepatitis in dialysis units. Brit. med. Bull. **28**, 169−179 (1972). − 67. Mazzur, S.: Menstrual blood as a vehicle of Australia-antigen transmission. Lancet **1973 I**, 749. − 68. Merill, D. A., Dubois, R. S., Kohler, P. F.: Neonatal onset of the hepatitis-associated-antigen carrier state. New Engl. J. Med. **287**, 1280−1282 (1972). − 69. Moodie, J. W., Stannard, L. M., Kipps, A.: The problem of the demonstration of hepatitis B antigen in faeces and bile. J. clin. Path. **27**, 693−697 (1974). − 70. Mosley, J. W.: The epidemiology of viral hepatitis: an overview. Amer. J. med. Sci. **270**, 253−270 (1975). − 71. Neurath, A. R., Prince, A. M., Lippin, A.: Hepatitis B antigen: antigenic sites related to human serum proteins revealed by affinity chromatography. Proc. Natl. Acad. Sci. USA **71**, 2663−2667 (1974). − 72. Newkirk, M. M., Downe, A. E. R., Simon, J. B.: Fate of ingested hepatitis B antigen (HB Ag) in blood sucking insects. Gastroenterology **67**, 817 (1974). − 73. Nielsen, J. O., Dietrichson, O., Juhl, E.: Incidence and meaning of the „e" determinant among hepatitis-B-antigen positive patients with acute and chronic liver disease. Lancet **1974 II**, 913−915. − 74. Papaevangelou, G., Hoffnagle, J., Kremastinou, J.: Transplacental transmission of hepatitis-B-virus by symptome-free chronic carrier mothers. Lancet **1974 II**, 746−748. − 75. Papaevangelou, G., Kourea-Kremastinou, T.: Role of mosquitoes in transmission of hepatitis B Virus infection. J. infect. Dis. **130**, 78−80 (1974). − 76. Pattison, C. P.,

Maynard, J. E., Berquist, K. R., Webster, H. M.: Serological and epidemiological studies of hepatitis B in haemodialysis units. Lancet 1973 II, 172—174. — 77. Plainos, T. C., Chloros, G., Tripatzis, I., Luciano, L., Kourepi-Logotheti, M., Tsilivi, N.: Dane particles in homogenates of mosquitoes fed with HB$_s$ Ag-positive human blood. Lancet 1975 I, 1334. — 78. Prince, A. M.: Prevalence of serum hepatitis-related antigen (SH) in different geographic regions. Amer. J. trop. Med. 19, 872—879 (1970). — 79. Prince, A. M.: Can the blood-transfusion hepatitis problem be solved? Ann. N.Y. Acad. Sci. 240, 191—200 (1975). — 80. Prince, A. M., Brotman, B., Grady, G. F., Kuhns, W. J., Hazzi, Ch., Levine, R. W., Millian, S. J.: Long-incubation posttransfusion hepatitis without serological evidence of exposure to hepatitis-B virus. Lancet 1974 II, 241—246. — 81. Prince, A. M., Metselaar, D., Kafuko, G. W., Mukwaya, L. G., Ling, C. M., Overby, L. R.: Hepatitis B antigen in wildcaught mosquitoes in Afrika. Lancet 1972 II, 247—250. — 82. Prince, A. M., Szmuness, W., Mann, M. K., Vyas, G. N., Grady, G. F., Shapiro, F. L., Suki, W. N., Friedman, E. A., Stenzel, K. H.: Hepatitis B „immune" globulin: Effectiveness in prevention of dialysis-associated hepatitis. New. Engl. J. Med. 293, 1063—1067 (1975). — 83. Purcell, R. H., Gerin, J. L.: Hepatitis B subunit vaccine: A preliminary report of safty an efficacy tests in chimpanzees. Amer. J. Med. (im Druck). — 84. Redeker, A. G., Mosley, J. W., Gocke, D. J., McKee, A. P., Pollack, W.: Hepatitis B immune globulin as a prophylactic measure for spouses exposed to acute type B hepatitis. New Engl. J. Med. 293, 1055—1059 (1975). — 85. Reikowski, H.: Zur Frage der Anerkennung der Virus-Hepatitis als Berufserkrankung. Dtsch. med. Wschr. 90, 2099—2104 (1965). — 86. Reinecke, V., Blanke, O., Dybkjaer, E.: Australia antigen and posttransfusion hepatitis. Vox Sang. 24, 65—71 (1973). — 87. Ringertz, O.: Serum hepatitis in Swedish track-finders. Scand. J. infect. Dis. Suppl. 2 (1971). — 88. Röllinghoff, M., Schäfer, E., Röllinghoff, W.: Unterschiedliches Vorkommen von Australia antigen und Serumhepatititsinfektiosität in tropischen und nichttropischen Ländern. Med. Klin. 67, 535—539 (1972). — 89. Schneider, W., Sugg, U., Frösner, G., Schäuble, R., Scheerer, U.: Eine neue Radioimmunmethode im Vergleich zu anderen Nachweismethoden des Hepatitis-B-Antigens. Med. Welt 25, 1934—1938 (1974). — 90. Schweitzer, I. L., Mosley, J. W., Ashcavai, M., Eduards, V. M., Overby, L. B.: Factors influencing neonatal infection by hepatitis B virus. Gastroenterology 65, 277—283 (1973). — 91. Scopes, J. W.: Hepatitis-B virus infection of children born to mothers with severe hepatitis. Lancet 1975 II, 1203. — 92. Seeff, L. B., Zimmerman, H. J., Wright, E. C., Felsher, B. F., Finkelstein, J. D., Gracia-Pont, P., Greenlee, H. B., Dietz, A. A., Hamilton, J., Koff, R. S., Leevy, C. M., Kierman, T., Tamburro, C. H., Schiff, E. R., Vlahcevic, Z., Zemel, R., Zimmon, D. S., Nath, N.: Efficacy of hepatitis B immune serum globulin after accidental exposure. Lancet 1975 II, 939—941. — 93. Skinhoj, P., Olesen, H., Cohn, J., Mikkelsen, M.: Hepatitis-associated antigen in pregnant women. Acta path. microbiol. Scand. 808, 362—366 (1972). — 94. Soulier, J. P., Blatix, C., Courouce, A. M.: Prevention of virus B hepatitis (SH hepatitis). Amer. J. Dis. Child. 123, 429—434 (1972). — 95. Stevens, C. E., Beasley, R. P., Tsui, J., Lee, W.-Ch.: Vertical transmission of hepatitis B antigen in Taiwan. New Engl. J. Med. 292, 771—774 (1975). — 96. Szmuness, W., Harley, E. J. Prince, A. M.: Intrafamilial spread of asymptomatic hepatitis B. Amer. J. med. Sci. 270, 293—304 (1975). —97. Szmuness, W., Hirsch, R. L., Prince, A. M., Levine, R. W., Harley, E. J., Ikram, H.: Hepatitis B surface antigen in blood donors: further observations. J. infect. Dis. 131, 111—118 (1975). — 98. Szmuness, W., Much, M. I., Prince, A. M., Hoofnagle, J. H., Cherubin, C. E., Harley, E. J., Block, G.H.: On the role of sexual behavior in the spread of hepatitis B infection. Ann. int. Med. 83, 489—495 (1975). — 99. Szmuness, W., Prince, A. M.: H.A.A. in drug addicts. Lancet 1971 II, 433. — 100. Szmuness, W., Prince, A. M., Diebolt, G., Leblanc, L., Baylet, R., Masseyeff, R., Linhard, L.: The epidemiology of hepatitis B infections in Africa: result of a pilot survey in the republic of Senegal. Amer. J. Epidem. 98, 104—110 (1973). — 101. Ulstrup, J. C., Figenschau, K. J., Vellar, O. D.: Hepatitis in Norwegian track-finders. Hepatitis B antigen and antibody measured by staphylococcal radio-immunoassay. Scand. J. infect. Dis. 6, 103—107 (1974). — 102. Villarejos, V. M., Visona, K. A., Eduarte, C. A., Provost, P. J., Hilleman, M. R.: Evidence for viral hepatitis other than type A or type B among persons in Costa Rica. New Engl. J. Med. 293, 1350—1352 (1975). — 103. Villarejos, V. M., Visona, K. A., Gutierrez, A., Rodriguez, A.: Role of saliva urine and feces in the transmission of type B hepatitis. New Engl. J. Med. 291, 1375—1378 (1974). — 104. Vranckx, R.: Hepatitis-B antigen and serological evidence of syphilis. Lancet 1975 I, 1193. — 105. Williams, A. O., Fabiyi, A., Williams, A. I. O., Gupta, B., O'Connor, E. H., Greenwood, B. M.: Hepatitis-B antigen in Nigerian children. East African Med. J. 50, 521—529 (1973). — 106. Wright, R. A.: Hepatitis B and the HB$_s$ Ag carrier. An outbreak related to sexual contact. J. Amer. med. Ass. 232, 717—721 (1975). — 107. Zuckerman, A. J., Earl, P. M.: Tissue and organ culture studies of hepatitis typ B. Vox Sang. 24, 123—128 (1973). — 108. Zuckerman, A. J., Howard, C. R.: Toward hepatitis B vaccines. Bull. N.Y. Acad. Med. 51, 491—500 (1975).

HBs-(Australia)-Antigen. Klinische Bedeutung

Brodersen, M., Med. Univ.-Klinik, Würzburg

Referat

A. *Infektion (Diagnostischer Stellenwert des HBsAg)*

Das heute als HBsAg bezeichnete Australia-Antigen kann nur dann und nur dort gebildet werden, wo eine Infektion mit dem Hepatitis B-Virus stattgefunden hat. Der Nachweis des HBsAg im Serum eines Patienten bedeutet, daß die betreffende Person aktuell mit dem Hepatitis B-Virus infiziert ist.

Diese Fundamentalaussage erfährt nur dort eine gewisse Einschränkung, wo die Möglichkeit gegeben ist, daß das nachgewiesene Antigen von außen zugeführt wurde (z. B. durch Transfusion). Diese Einschränkung muß gemacht werden, weil das HBsAg nicht das Virus, sondern vermutlich nur seine Hüllsubstanz ist und demzufolge seine Zufuhr nicht zwangsläufig einer Infektion mit dem Virus gleichzusetzen ist.

Im Verlaufe einer Hepatitis treten in charakteristischer Folge mutmaßliche Virusbestandteile und gegen sie gerichtete Antikörper im Serum auf: zunächst das HBsAg, am Beginn der klinischen Erkrankung anti-HBc [1] und eine DNS-Polymerase [2]; meist erst in der Rekonvaleszenz folgt anti-HBs.

1972 wurde von Magnius und Espmark [3] das sog. e-Antigen beschrieben. Es ist in seiner Natur und Bedeutung nicht geklärt. Möglicherweise stellt es neben HBsAg und HBcAg ein drittes Hepatitis B-Antigen dar [4].

Man könnte das Vorliegen einer Hepatitis B-Infektion im Prinzip durch verschiedene serologische Parameter belegen; in der Klinik hat sich aber bislang nur das HBsAg durchsetzen können.

Zum Nachweis des HBsAg steht eine Vielzahl serologischer Methoden zur Verfügung, die hinsichtlich Sensitivität, Spezifität, technischer Durchführbarkeit, zeitlichem, instrumentellem und kostenmäßigem Aufwand erheblich voneinander abweichen [5]. Der von der Empfindlichkeit her wünschenswerte Radioimmunoassay setzt als Meßanordnung das Vorhandensein eines γ-Strahlenspektrophotometers voraus, ein in der Anschaffung kostspieliges Gerät. Ein z. Zt. in Erprobung befindlicher solid-phase-Enzymimmunoassay [6] versucht diese Schwierigkeiten zu umgehen. Der zum Antigennachweis verwendete Antikörper ist nicht J-125-, sondern mit einer Peroxydase markiert, deren gebundene Aktivität an einer anschließenden Farbreaktion in einem gewöhnlichen Photometer gemessen werden kann. In der Empfindlichkeit soll er dem Radioimmunoassay ebenbürtig sein. Wenn er hält, was er verspricht, könnte er eine breite Anwendung finden.

Das HBsAg erscheint im Serum bereits vor Krankheitsbeginn (bis zu 7 Wochen) und kann als einziger klinischer Parameter eine Hepatitis bereits in der prämorbiden Phase ankündigen.

Titermäßig erreicht es sein Maximum am Beginn des Transaminasenanstieges [7], so daß man sich bei der meist später erfolgenden Klinikeinweisung bereits im abfallenden Schenkel der Titerverlaufskurve befindet. In Einzelfällen kann das Antigen bereits unter seine Nachweisbarkeit abgesunken sein; je später der Zeitpunkt der Untersuchung und je unempfindlicher die Methodik, um so eher ist dies zu erwarten. Ein negativer Befund auch in der Frühphase einer akuten Hepatitis schließt daher eine Hepatitis B nicht sicher aus.

In der Abb. 1 ist die Überlegenheit des Radioimmunoassays (RIA) gegenüber der Immundiffusionstechnik (ID) in der Dauer der Nachweisbarkeit am Kollektiv verdeut-

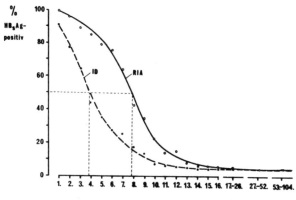

Abb. 1. Nachweisbarkeit des HB$_s$Ag
bei akuter Hepatitis B

licht. Von den 180 Patienten, deren Daten in diese Kurve eingingen, waren 10% bereits bei Aufnahme nur radioimmunologisch noch positiv.

In einigen Fällen (n = 10) (der Prozentsatz wird in unseren Breiten etwa zwischen 5 und 10 angegeben) persistiert das Antigen. Als eine kritische Grenze gilt die 16. Woche [8]. Von hier an ist mit einem Negativwerden nicht mehr zu rechnen.

In seinem Verhalten während der ersten 16 Wochen gewinnt das HB$_s$Ag prognostische Bedeutung; denn nach bisherigen Erfahrungen ist seine Persistenz mit dem Übergang der akuten in eine chronische Hepatitis verbunden. Umgekehrt geht der Ausheilung fast immer ein Negativwerden voraus. Ausheilung der Hepatitis trotz Persistenz des Antigens und Chronifizierung der Erkrankung trotz Negativwerdens sind mögliche Ausnahmen von dieser Regel (s. unten bzw. Vortrag 548).

Die Entwicklung unter Antigenpersistenz vollzieht sich entweder zur chronisch-persi-'stierenden oder zur chronisch-aggressiven Hepatitis und über diese hinaus zur Zirrhose bis gelegentlich hin zum primären Leberkarzinom [9, 10, 11].

HB$_s$ Ag und klinische Syndrome

Die akute Hepatitis ist ein klinisches Syndrom, das durch verschiedene Erreger hervorgerufen werden kann und an dem manche Menschen im Laufe ihres Lebens zweimal — und häufiger — erkranken. Die anhand anamnestischer Angaben letztlich immer auf Mutmaßungen hinauslaufende Frage, was im Einzelfall eine Hepatitis B und eine Nicht-B-Hepatitis ist, kann das HB$_s$Ag serologisch entscheiden.

Die Frage nach der Häufigkeit des Antigens bei akuter Virushepatitis ist eine Frage nach der Häufigkeit, mit der die Hepatitis-B-Infektion zur Auslösung dieses Syndroms beiträgt. Abgesehen von den Fehlermöglichkeiten der HB$_s$Ag-Bestimmung selbst (s. oben) kommen damit die örtlichen Durchseuchungsverhältnisse an Nicht-B-Hepatitiden mit ins Spiel, die regional außerordentlich schwanken können. Zahlenmäßige Angaben können sich daher nur unter Angabe von Ort und Zeit verstehen und besitzen keinen allgemeingültigen Charakter.

Bei uns in Würzburg machte die B-Hepatitis in den letzten Jahren etwa $\frac{2}{3}$ der Erwachsenenhepatitiden aus; bei Kindern dominierte im gleichen Zeitraum, gleichen Einzugsgebiet und bei gleicher Untersuchungstechnik die Antigen-negative Hepatitis (s. Abb. 2).

Auch die Angaben bei chronischen Lebererkrankungen können nur ortsbezogen verstanden werden.

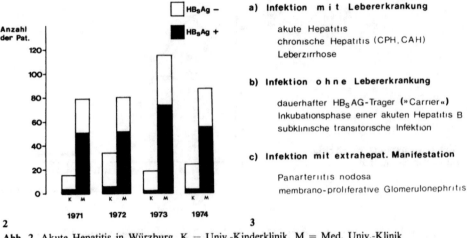

Abb. 2. Akute Hepatitis in Würzburg. K = Univ.-Kinderklinik, M = Med. Univ.-Klinik

Abb. 3. Differentialdiagnose bei HB$_s$Ag

Bei den chronisch-aggressiven Hepatitiden wird zwischen einer „virusinduzierten" HB$_s$Ag-positiven und Antigen-negativen „lupoiden" Formen unterschieden, die durch eine Reihe autoimmunologischer Phänomene gekennzeichnet sind (LE-Zell-Phänomen, ANF, SMA u. a.) [12]. Auch die CAH ist ein Syndrom. Die Häufigkeit, mit der sie für positiv befunden wird, ist regional unterschiedlich und korreliert mit dem jeweiligen häufigkeitsmäßigen Vorkommen des Antigens auch bei der akuten Hepatitis [13].

Die klinische Einteilung der Leberzirrhosen in posthepatitische, alkoholtoxische und kryptogene Formen ist der Versuch einer kausalgenetischen Gliederung, die Schwierigkeiten einer solchen Klassifizierung sind bekannt. Das HG$_s$Ag ist bei allen drei Formen nachgewiesen worden, wobei die posthepatitischen allerdings den höchsten, die alkoholtoxischen den niedrigsten Prozentsatz aufwiesen [14].

Aus dem HB$_s$Ag-Befund alleine eine posthepatitische Genese ableiten zu wollen, ist nicht gerechtfertigt, weil der Zeitpunkt der Infektion nicht datierbar ist und die Möglichkeit einer zwischenzeitlich erworbenen und persistierenden Infektion eingeräumt werden muß.

Für die bisher besprochenen Syndrome wird angenommen, daß die Hepatitis B-Infektion Ursache der Erkrankung ist; das gilt sicher für die akuten Hepatitiden und mag für die Mehrzahl der chronischen Hepatitiden und Leberzirrhosen ebenfalls zutreffen.

Bei den folgenden Syndromen muß das HB$_s$Ag jedoch als Durchseuchungskriterium verstanden werden: sie sind nicht Folge der Infektion, sondern die Infektion ist mittelbare Folge der Erkrankung. Durch die Krankenhaus- und Pflegeheimbedürftigkeit sind die Patienten einem erhöhten Hepatitisrisiko ausgesetzt. Beschrieben ist dies besonders für das Downs Syndrom, die chronische lymphatische Leukämie, den Morbus Hodgkin, chronische Niereninsuffizienzen, lepromatöse Lepra. Die hohe Antigenhäufigkeit erklärt sich durch eine Neigung zur Antigenpersistenz, die auf eine Störung der Immunelimination zurückgeführt wird.

Ein ursächlicher Zusammenhang ist für manche Fälle von Panarteriitis nodosa [15] und membrano-proliferative Glomerulonephritis [16] angenommen worden, wobei die Gefäß- oder Glomerulumschädigung auf eine Einwirkung von Immunkomplexbildungen des HB$_s$Ag zurückgeführt wird.

66

Klinisch inapparente Infektionen

Die Hepatitis B-Infektionen müssen nicht zwangsläufig mit klinisch manifesten Erkrankungen einhergehen. Sie können sich gelegentlich nur durch ein vorübergehend nachweisbares HB_sAg bemerkbar machen.

Diesen transitorischen inapparenten Infektionen gegenüber müssen die sog. „Carrier" abgegrenzt werden. Es sind dies Personen, die dauerhaft, vermutlich zeitlebens, HB_sAg-positiv sind und klinisch und laborchemisch gesund sind. Histologische Veränderungen sind minimal oder fehlen, auf jeden Fall so uncharakteristisch, daß eine Klassifizierung im Sinne der bekannten chronischen Leberkrankheiten nicht möglich ist. Man wird in der Klinik selten mit ihnen konfrontiert, weil der Zustand sich klinisch nicht manifestiert und damit keine Veranlassung zur HB_sAg-Bestimmung gibt. Man findet sie bei routinemäßiger HB_sAg-Bestimmung und kennt sie besonders vom Blutspender-Screening [14]. Ihr häufigkeitsmäßiges Vorkommen in der Bevölkerung wird für die Bundesrepublik etwa zwischen 0,1 und 1,0% angegeben. Die Spätprognose scheint günstig.

Differentialdiagnose bei HB_sAG

Bei positivem HB_sAG-Befund muß in erster Linie an eine Lebererkrankung gedacht werden (s. Abb. 3); die Differenzierung erfolgt nach bekanntem Muster.

Ist eine Lebererkrankung ausgeschlossen, erfordert die Differenzierung der dann in Betracht kommenden Infektionszustände eine Verlaufsbeobachtung.

Nach extrahepatischen Manifestationen ist Ausschau zu halten.

Die klinische Einordnung eines HB_sAg-Befundes erfordert neben einer Verlaufsbeobachtung eine ausgewogene Synopsis von Anamnese, klinischem Befund, Laborchemie und Histologie.

Man muß sich vor Augen halten, daß

1. das HB_sAg zunächst nichts als den Zustand einer Infektion mit dem Hepatitis B-Virus anzeigt. Und auch nur im Sinne dieser Interpretation ist sein Nachweis pathognomonisch;

2. dieser Zustand vorübergehender oder dauerhafter Natur sein kann und für beide Fälle nicht zwangsläufig von Krankheitswert sein muß, wie die subklinischen transitorischen Infektionen und die „Carrier" zeigen;

3. es sich demgegenüber bei dem, was wir in der Klinik als Krankheiten bezeichnen (akute Hepatitis, chronische Hepatitis, Leberzirrhose), um Syndrome handelt, die unter anderem durch die Hepatitis B-Infektion ausgelöst werden können.

Liegt ein solches Syndrom vor, legt das HB_sAg zwar die Annahme eines Kausalzusammenhanges nahe, kann ihn aber keinesfalls beweisen; mit der Möglichkeit einer zufälligen Überlagerung von Infektion und Syndrom muß gerechnet werden. Ich möchte die Grenzen der Interpretationsmöglichkeiten an zwei Beispielen verdeutlichen:

1. Chronische Lebererkrankungen verlaufen zwar oft in Schüben, im vorliegenden Falle (Abb. 4) handelt es sich aber zweifelsfrei um eine akute Hepatitis B, die sich auf eine präexistente alkoholtoxische Leberzirrhose aufgepfropft hat. Hierfür spricht die Synopsis aus Vorbefund, Anamnese, Histologie und Verlauf.

Nur aufgrund des HB_sAg-Befundes aus der Situation des nekrotischen Schubes heraus von einer posthepatitischen Zirrhose zu sprechen, wäre der falsche Schluß; die Hepatitis B-Infektion zeichnet verantwortlich für den nekrotischen Schub, nicht für die Zirrhose. Unter 191 retrospektiv ausgewerteten Zirrhoseverläufen haben wir 10 HB_sAg-positive dystrophische Schübe beobachtet (Brodersen und Noppeney, unveröffentlicht), die als B-Hepatiden bei präexistenten Zirrhosen zu deuten sind. Daß von diesen 10 Patienten 6 im Coma, an septischen oder — wie im vorliegenden Falle — an Blutungskomplikationen

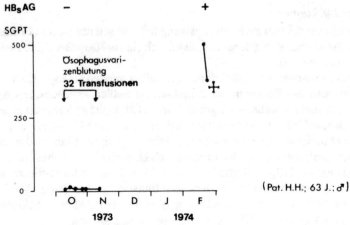

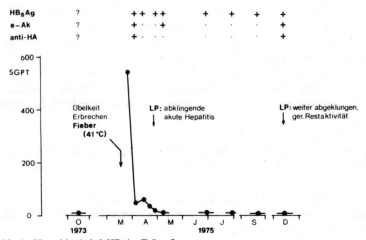

Abb. 4. Posttransfusionelle HB_sAg-positive Hepatitis als „nekrotischer Schub" einer äthylischen Leberzirrhose

Abb. 5. Hepatitis A bei HB_sAg-Träger?

starben, unterstreicht nur die Gefährlichkeit einer Hepatitis, wenn sie auf eine zirrhotisch vorgeschädigte Leber trifft.

2. „Carrier" können nach Beobachtung von Dietzmann u. Mitarb. [17] an Hepatitis A erkranken. Bei einer Antigenträgerhäufigkeit von etwa 0,5% müßte jede 200. Nicht-B-Hepatitis nach den Regeln der Wahrscheinlichkeit einen „Carrier" treffen. In diesem Falle fände man das Syndrom einer akuten Hepatitis und ein HB_sAg, ohne daß ein Kausalzusammenhang bestünde. In einem solchen Falle müßte auch die prognostische Aussage der Antigenpersistenz versagen.

Wir haben im vergangenen Jahr eine Beobachtung gemacht, die in diesem Sinne suspekt ist (Abb. 5): Die in Äthiopien tätige 26jährige Entwicklungshelferin erkrankte im März 1975 hochfieberhaft an akuter Hepatitis, ein für Hepatitis B ungewöhnlicher Beginn. Parenterale Expositionen waren nicht vorausgegangen. Verdachtsdiagnose daher: Nicht-B-Hepatitis. Aber das HB_sAg erwies sich als positiv. Wir haben die Verdachtsdiagnose nicht umgestoßen, sondern erweitert in: Nicht-B-Hepatitis bei HB_sAg-Träger. Der weitere Verlauf hat uns in der Richtigkeit unserer Annahme nur bestärkt: die Hepatitis ist biochemisch völlig abgeklungen, das HB_sAg positiv geblieben. Eine Normalisierung der Leberhistologie, 7 Monate nach Krankheitsbeginn, ist ohnehin nicht unbedingt zu erwarten. — Als serologische Parameter, die unsere Annahme weiter stützen, fanden wir: e-Anti-Körper, die bislang vorwiegend bei „Carriern" beschrieben worden sind. Und die Antikörper gegen Hepatitis A-Virus, die freundlicherweise von Herrn Frösner und Herrn Flemig in Tübingen bestimmt wurden, waren auch in der vorgefundenen Titerhöhe mit der Annahme kompatibel, daß es sich gar um eine Hepatitis A handelte.

B. Infektiosität (Klinische Probleme)

Eine HB_sAg-positive Person ist nicht nur als infiziert, sondern auch als potentiell infektiös zu erachten. Diese zweite Fundamentalaussage beinhaltet allerdings als großes Problem, daß wir kein gesichertes Maß haben (e-Antigen bzw. e-Antikörper? [4]), die Infektiosität im Einzelfall zu ermessen.

Das Problem dieser Aussage sind die chronischen Hepatitiker, Leberzirrhotiker und „Carrier". Ihnen wird man nur Empfehlungen mit auf den Weg geben können: peinliche Körperpflege; besondere Vorsicht bei Körperverletzungen, die mit Blutungen einhergehen. Aber bereits im Intimbereich stößt man hier auf schwer oder gar nicht zu lösende Probleme.

Versuche, die Infektkette an der **Quelle** zu packen und den Zustand der Infektion durch aktive [18, 19] oder passive [20] Immuntherapie zu beenden, sind bislang ohne Erfolg geblieben. Über den Stand der aktiven Immunisierung am *Empfänger* haben wir gehört. Ich möchte mich daher auf einige Bemerkungen zur γ-Globulin-Prophylaxe beschränken:

Eine Indikation zur Immunprophylaxe richtet sich nach Art der vorausgegangenen Exposition [21]. Sie kann gesehen werden:
1. nach Inokulation HB_sAg-positiven Materials,
2. nach intensivem enteralem Kontakt (z. B. Aspiration HB_sAg-positiven Materials beim Pipettieren);
3. nach Intimkontakt zu HB_sAg-positiver Person.
Eine γ-Globulin-Prophylaxe erübrigt sich, wenn
— bereits eine Hepatitis B durchgemacht wurde,
— anti-HB_s im Serum nachweisbar ist.
Anti-HB_s-haltige Hyperimmunglobuline haben in solchen Situationen die beste Schutzwirkung gezeigt [22, 23, 24]. Leider sind solche Präparate noch nicht im Handel, so daß man vorerst auf die im Effekt fraglichen Standardimmunglobuline angewiesen ist. Wichtig ist eine frühestmögliche Applikation.

Da wir somit auch am Empfänger z. Zt. noch wenig ausrichten können, müssen unsere augenblicklichen Maßnahmen in erster Linie darauf abgestellt sein, die **Ausbreitungswege** zu unterbinden.

Wir Mediziner haben besondere Veranlassung dazu, weil die Mehrzahl der zur Erkrankung führenden Hepatitis B-Infektionen in Klinik und Praxis zustandekommen (Abb. 6).

Infektionsquellen, die von außerhalb in die Klinik einwirken und zunächst nur den direkt Betroffenen gefährden, sind Blutkonserven und Blutderivate von denen Fibrinogen und Faktor-VIII-haltige Präparate als besonders risikoreich gelten.

Es ist Aufgabe der Blutbanken, hier die entscheidenden Infektionsmarker zu bestimmen und das Risiko der Konserve zu verringern.

Unsere Einflußnahme kann nur in einer Verringerung der Transfusionen auf das möglichste Minimum bestehen. Und man kann damit gelegentlich nicht nur eine Hepatitis

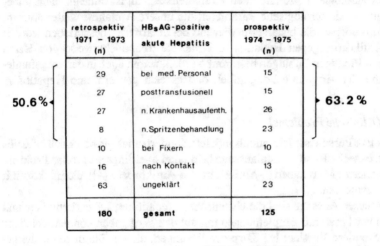

retrospektiv 1971 – 1973 (n)	HBsAG-positive akute Hepatitis	prospektiv 1974 – 1975 (n)
29	bei med. Personal	15
27	posttransfusionell	15
27	n. Krankenhausaufenth.	26
8	n. Spritzenbehandlung	23
10	bei Fixern	10
16	nach Kontakt	13
63	ungeklärt	23
180	gesamt	125

50.6 %

63.2 %

(Med. Univ. Klinik Würzburg)

Abb. 6

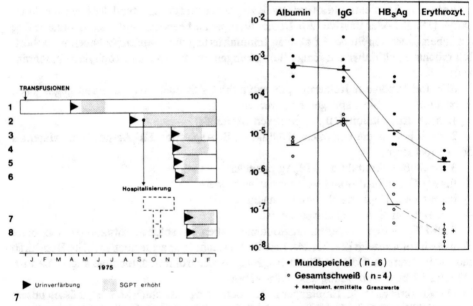

7

8

Abb. 7. Posttransfusionelle Einschleppung einer Hepatitisinfektion in eine Arztpraxis (1—6; alle Diabetiker) und Rücktragung der Infektion in die Klinik (7—8). Alle Hepatitiden HBsAg-positv (Subtyp ay)

Abb. 8. Konzentrationen von HBsAg und Parametern, die Ausdruck einer Blut- (Erythrocyten-) bzw. Plasmakontamination (Albumin, IgG) sein könnten, im Vergleich zu den korrespondierenden Serumkonzentrationen

verhindern (Abb. 7): Die Abbildung zeigt die Einschleppung einer Hepatitis B-Infektion in eine Arztpraxis. Hier wurde sie in zwei nachfolgenden Hepatitisgenerationen auf 5 weitere Patienten übertragen (alle 6 Diabetiker!). – Patientin Nr. 2 wurde hospitalisiert und *isoliert.* Zwei auf derselben Station untergebrachte Fettleberpatienten erkrankten kurze Zeit später ebenfalls. Gemeinsamkeit der Patienten 2, 7 und 8, die sich selbst nie wissentlich begegnet waren: sie waren an 10 gleichen Tagen einer i.m.-Behandlung mit einem Lebertherapeutikum unterzogen worden. Aufgrund näherer Recherchen sind für das

70

Zustandekommen aller Infektionen 2 bis 8 Unzulänglichkeiten in der Spritz- und Blutentnahmetechnik anzunehmen. Die Subtypenkonkordanz *ay* in allen 8 Fällen unterstreicht den epidemiologischen Zusammenhang.

Gerade diese letzte Beobachtung deutet an, daß die HB$_s$Ag-positiven Personen in den Kliniken zwar die Streuquellen der Infektion sind, daß die Gefahr aber, die von ihnen ausgeht, nicht durch ihre Anwesenheit, sondern erst durch die inokulativen Manipulationen, die an ihnen vorgenommen werden, offenbar wird. Dabei spielt das Blut als Überträgerstoff sicher die Hauptrolle.

Daher muß beim Inokulativeingriff der Schwerpunkt der Prophylaxe liegen. Der Inokulativeingriff muß so konzipiert sein, daß er weder ein Herausdringen noch eine Invasion des Erregers ermöglicht. Das erfordert:

1. die *Verwendung eines sterilen Spritzenbestecks* (Einwegspritzen und -nadeln);
2. die Vermeidung einer Kontamination der Injektionsnadel (eine Gefahr bietet sich beim oft beobachteten Krummbiegen der Nadeln zur Erzielung eines günstigeren Einstechwinkels);
3. die *Vermeidung einer Kontamination der Injektionsstelle* (Vorsicht beim Palpieren der zu punktierenden Vene!);
4. die *Verwendung von Einmalhandschuhen* (sie können gefährliche Übertragungswerkzeuge werden, wenn sie nur zum Selbstschutz verstanden und nicht von Patient zu Patient gewechselt werden);
5. die *Vermeidung und umgehende Beseitigung heraustropfenden Blutes* (die Industrie bietet Spritzen und Ventilmechanismen an, die eine nahezu blutungsfreie Blutabnahme ermöglichen).

Das HB$_s$Ag ist auch in allen Körperausscheidungen (Stuhl, Urin, Nasopharyngealsekret, Sperma, Vaginalsekret u. a.) nachgewiesen worden, die somit ebenfalls als potentiell infektiös anzusehen sind. Der Speichel ist als Überträgerstoff für viele Intimpartnererkrankungen inkriminiert worden. Demgegenüber stellt der Schweiß wohl den am häufigsten beanspruchten Körpersaft im zwischenmenschlichen Kontakt überhaupt dar. Um Anhaltspunkte für deren mögliche Infektiosität zu bekommen, haben wir quantitative Analysen über den HB$_s$Ag-Gehalt angestellt (Abb. 8) [25]. Die Skala am linken Bildrand gibt die Verdünnungen an, die die von uns bestimmten Parameter im Vergleich zu den korrespondierenden Serumgrößen aufwiesen. Nach allen Ergebnissen entsteht der Eindruck, daß das HB$_s$Ag rein passiv über „physiologische Lecks" in Speichel und Schweiß gelangt, wobei auf kleine (Albumin, IgG), mittlere (HB$_s$Ag) und große Partikel (Erythrozyten) ein unterschiedlicher Siebeffekt ausgeübt wird.

Man benötigt etwa 100 l Speichel oder 10 Tonnen Schweiß, um die HB$_s$Ag-Mengen zusammenzutragen, die in 1 ml Serum enthalten sind. Das HB$_s$Ag ist zwar kein Infektiositätsmaß, könnte aber unter Berücksichtigung seines Austrittsmechanismusses ein geeigneteres Kriterium sein, die Infektiosität von Speichel und Schweiß dem Serum gegenüber zu relativieren, als die Blutkontamination, die die Gefahr untertreiben dürfte.

Von den allgemein- und krankenhaushygienischen Maßnahmen, die zur Verhinderung der Hepatitis B-Übertragung in Klinik, Dialyse oder Labor vorgeschlagen und empfohlen worden sind [26, 27, 28, 29], möchte ich nur auf die Frage der räumlichen Absonderung HB$_s$Ag-positiver Patienten näher eingehen.

Die räumliche Trennung kann das Hepatitisrisiko nur verringern!

Auf Dialyseeinrichtungen scheint die Trennung in „gelb" und „weiß" gelegentlich der auf Dauer einzig erfolgversprechende Weg zu sein, endemischen Häufungen effektiv zu begegnen [29]. Die Wirksamkeit erklärt sich wohl weniger durch die Unterbrechung der direkten Kontaktmöglichkeiten von Patient zu Patient, als durch die drastische Minimalisierung der Kontakt- und Inokulationsmöglichkeiten vom Blut Antigen-positver Personen.

Wir stehen in unserer Klinik, besonders auch im Intensiv- und Dialysebereich, vor erheblichen räumlichen Problemen. Gestützt auf die epidemiologischen Beobachtungen haben wir in unserer Klinik den Schwerpunkt der Prophylaxe auf eine Verhinderung der Blutverschleppung beim Blutentnehmen verlegt (s. oben).

Um einen praktikablen Weg zu beschreiten und dabei die prophylaktischen Maßnahmen gezielt ansetzen zu können, verfahren wir seit Mai 1974 nach folgendem Programm:

1. Bei jedem zur Aufnahme gelangenden Patienten wird routinemäßig das HB_sAg bestimmt;

2. über HB_sAg-positive Patienten wird Buch geführt, in dem Aufenthaltsdauer, Station, Zimmer und Bett registriert werden;

3. bei allen neu aufgenommenen Patienten muß bis zur Klärung des HB_sAg-Befundes mit umgehend zu verwerfendem Einmalhandschuh Blut abgenommen werden. Nach Kenntnis des HB_sAg-Befundes beschränkt sich diese Pflicht auf HB_sAg-positiven Patienten. Auf Infektions-, Dialyse- und Intensivstationen besteht die generelle Vorschrift, mit von Patient zu Patient zu wechselndem Einmalhandschuh Blut abzunehmen.

4. Eine räumliche Trennung Antigen-positiver und -negativer Personen erfolgt nicht, jedoch werden Patienten mit akuter Hepatitis auf der Infektionsabteilung behandelt.

Bereits vor Einführung dieser Maßnahmen hatten wir auf der Infektionsabteilung Beobachtungen gemacht, die als Ausdruck einer doppelseitigen Gefährdung von B- und Nicht-B-Hepatitikern gedeutet werden konnten.

Es handelte sich um HB_sAg-positive bzw. -negative „Rezidive" nach Antigen-negativer bzw. -positiver Hepatitis (Abb. 9). Die zeitlichen Latenzen, mit denen die „Rezidive" Expositionen zu HB_sAg-positiven bzw. -negativen Personen folgten, sind mit den Inkubationszeiten von B- und Nicht-B-(A?)-Hepatitis kompatibel.

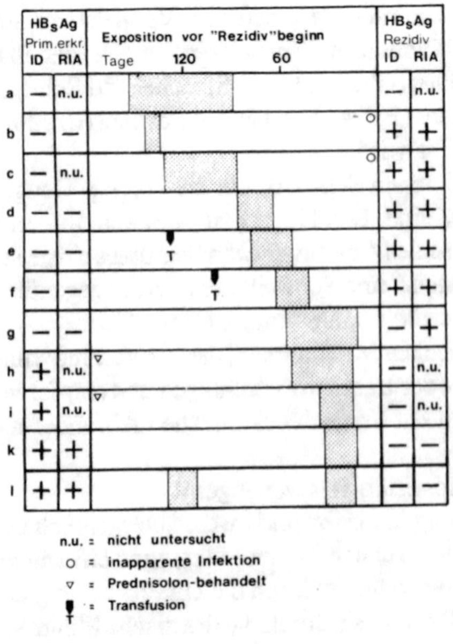

HBsAg Prim.erkr. ID	RIA	Exposition vor "Rezidiv"beginn (Tage 120 60)	HBsAg Rezidiv ID	RIA
a	—	n.u.		—	n.u.
b	—	—	° O	+	+
c	—	n.u.	O	+	+
d	—	—		+	+
e	—	—	▼ T	+	+
f	—	—	▼ T	+	+
g	—	—		—	+
h	+	n.u.	▽	—	n.u.
i	+	n.u.	▽	—	n.u.
k	+	+		—	—
l	+	+		—	—

n.u. = nicht untersucht
O = inapparente Infektion
▽ = Prednisolon-behandelt
▼ = Transfusion

Abb. 9. HB_sAg-positive und -negative „Rezidive" nach räumlich gemeinsamer Unterbringung von B- und Nicht-B-Hepatitikern. (Beobachtungen an der Med. Univ.-Klinik Würzburg)

Die enge zeitliche Folge, mit der diese Beobachtungen gemacht wurden, und der beachtliche Schweregrad einiger Erkrankungen ließen zwar zunächst daran denken, daß es sich auch hier um Inokulativ- oder „high-dose-infections" und um vorübergehende Unsauberkeiten in Spritz- und Blutentnahmetechnik gehandelt hatte. Nachdem jedoch kurz nach Einführung unserer prophylaktischen Maßnahmen zwei weitere Beobachtungen (in der Abb. enthalten) hinzugekommen waren und Kontaktinfektionen nicht ausgeschlossen werden können, versuchen wir die räumliche Trennung von B- und Nicht-B-Hepatitiden nach Möglichkeit durchzuführen.

Zum Schluß möchte ich noch auf eine Frage zu sprechen kommen; die Frage, inwieweit Patienten in der Behandlung durch HB_sAg-positive Ärzte hepatitisgefährdet sind.

Einzelberichte über Hepatitis B-Übertragungen liegen vor. Eine prospektive Studie an Patienten, die von HB_sAg-positiven Internisten behandelt worden waren, hat kein besonderes Risiko erkennen lassen [30]. Eine Expertenkommission der WHO hat noch im vergangenen Jahr konstatiert [31], daß z. Zt. keine sicheren Beweise dafür vorlägen, daß medizinisch tätige HB_sAg-positive Personen für Patienten oder die Öffentlichkeit ein besonderes Risiko darstellten. Eine berufliche Restriktion aus einem HB_sAg-Nachweis ist daher nicht gerechtfertigt.

Dies entbindet uns keinesfalls von der Aufgabe, HB_sAg-positive Kollegen in besonderer Weise über die Möglichkeiten der Hepatitis B-Übertragung aufzuklären, um so mehr, wenn eine Beobachtung wie diese gemacht wird (Abb. 10), wo die Patientin offensichtlich durch ihren uns als HB_sAg-positiv bekannten Zahnarzt infiziert wurde; die Subtypenkongruenz ad unterstreicht den epidemiologischen Zusammenhang. Diesem Kollegen wird man raten, Doppelhandschuhe zu tragen und insbesondere bei Inokulativeingriffen Mundschutz zu tragen.

Diese Beobachtung führt uns zum Schluß noch einmal eindrucksvoll vor Augen, wo und wie wir eine Hepatitisprophylaxe betreiben können (Klinik, Praxis), und wo und in welcher Form sich die Hepatitis B unserer Einflußnahme entzieht:

— außerhalb von Klinik und Praxis, wo sie — wie hier — auf den Ehemann übertragen wurde, und

— in der Chronizität und der Entstehung eines neuen Erregerpools, den wir medikamentös nicht beseitigen können.

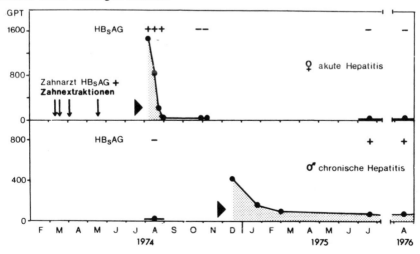

Abb. 10. Hepatitisübertragung durch HB_sAg-positiven Zahnarzt. Intrafamiliäre Weiterübertragung durch Intimkontakt auf den Ehemann. Entwicklung einer chronischen Infektion. Subtyp ad in allen 3 Fällen

Literatur

1. Hoofnagle, J. H. et al.: Lancet **1973** II, 869. — 2. Hirschman, S. Z., et al.: Lancet **1971** I, 1099; — 3. Magnius, L. C., Espmark, J. A.: J. Immunol. **109**, 1017 (1972). — 4. McAuliffe, V. J. et al.: New Engl. J. Med. **294**, 779 (1976). — 5. Thomssen, R., Gerlich, W.: Report on a Working Group. Bukarest 25.–29. 8. 75. WHO Regional Office for Europe, Copenhagen 1976. — 6. Wolter, G. et al.: Hepatitis Scientific Memoranda H-908/1; 1975. — 7. Prince, A. M.: Proc. Nat. Acad. Sci. **60**, 814 (1968). — 8. Shulman, N. R.: Amer. J. Med. **49**, 669 (1970). — 9. Müller, R. et al.: Dtsch. Med. Wschr. **96**, 1268 (1971). — 10. Nielsen, J. O. et al.: New Engl. J. Med. **285**, 1157 (1971). — 11. Sherlock, S., et al.: Lancet **1970** I, 1243. — 12. Sherlock, S.: Gut **15**, 581 (1974). — 13. Kaboth, U.: Leber Magen Darm **1**, 70 (1971). — 14. Kaboth, U. et al.: Dtsch. Med. Wschr. **95**, 2157 (1970). — 15. Gocke, D. J. et al.: Lancet **1970** II, 1149. — 16. Bläker, F., Thoenes, W.: Boll. ist. siero-ter. milan. **53**, 226 (1974). — 17. Dietzman, D. E. et al.: J. Ped. **80**, 577 (1972). — 18. DeCree, J. et al.: Abstr. 9th Meet. Europ. Ass. for the Study of the Liver 6.–7. 9. 1974; Hemsedal/Norwegen. — 19. Shulman, S. M. et al.: Lancet **1974** II, 650. — 20. Reed, W. D. et al.: Lancet **1973** I, 1347. — 21. Alter, H. J. et al.: New Engl. J. Med. **293**, 1093 (1975). — 22. Prince, A. M. et al.: New Engl. J. Med. **293**, 1367 (1975). — 23. Seeff, L. B. et al.: Lancet **1975** II, 939. — 24. Redeker, A. L. et al.: New Engl. J. Med. **293**, 1055 (1975). — 25. Brodersen, M. et al.: Zbl. Bakt. Hyg. I. Abtlg. (im Druck). — 26. Chalmers, T. C., Alter, H. J.: New Engl. J. Med. **285**, 613 (1971). — 27. Kaboth, U., Junge, U.: Clinics in Gastroenterology **3**, 453, (1974). — 28. Report of a WHO scientific group. WHO techn. report series no. 512; 1973 (Genf). — 29. Marmion, B. P., Tonkin, R. W.: Brit. med. bull. **28**, 169 (1972). — 30. Alter, H. J. et al.: New Engl. J. Med. **292**, 454 (1975). — 31. Report of a WHO scientific group. WHO techn. report series no. **570**, 1975 (Genf).

Immunologie der Virushepatitis und ihrer Folgezustände

Berg, P. A., Med. Univ.-Klinik, Tübingen

Referat

Antigenerkennung, Induktion der zellulären und humoralen Immunantwort und Elimination des Antigens sind wesentliche Funktionen des Immunsystems, die im Ablauf einer Infektion eine Rolle spielen. Sind sie intakt, entwickelt der Organismus meist eine lebenslange Immunität.

Gelingt dagegen keine vollständige Eliminierung des Antigens, kann es entweder zu einer chronisch entzündlichen Reaktion kommen, weil das Antigen oder die durch das Antigen gebildeten Neoantigene als permanenter Stimulus wirken, oder aber die im Blut zirkulierenden Antigene induzieren aufgrund ihrer ständigen Präsenz eine Toleranz gegenüber immunreaktiver Lymphozyten.

Diese immunologischen Vorgänge sind im Ablauf der akuten B-Hepatitis besonders eindrucksvoll zu verfolgen, weil die mit dem Hepatitis B-Virus assoziierten Antigene während der Inkubationszeit und dem Stadium der akuten Hepatitis sowohl im Blut als auch im Gewebe nachgewiesen werden können.

Mit der erfolgreichen Übertragung der B-Hepatitis auf Schimpansen konnten erstmals auch die zeitlichen Zusammenhänge zwischen Auftreten der Antigene im Blut und Gewebe und dem Beginn der entzündlichen Reaktion in der Leber vom Tag der Inokulation an untersucht werden [4].

In Abb. 1 sind die Ergebnisse dieser Untersuchungen unter Berücksichtigung der beim Menschen erhobenen Befunde modifiziert wiedergegeben. HB_sAg konnte im Serum der Schimpansen 7 Wochen nach der Inokulation erstmals mit radioimmunologischen Methoden erfaßt werden, während sich in der Leber HB_cAg zwischen der 7. und 10. Woche und HB_sAg zwischen der 12. und 14. Woche nachweisen ließ. Die Autoren beobachteten

(Tierexperimentelle* und klinische Studien)

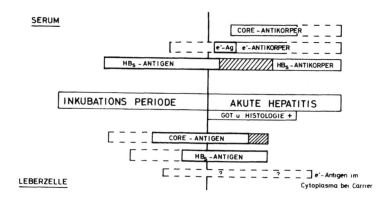

Abb. 1. Nachweis von spezifischen Antigenen und Antikörpern im Ablauf der Virus-Hepatitis. Die durchgezogenen Linien beziehen sich auf die Befunde von Berquist et al.; die gestrichelten Linien auf postulierte Befunde

ferner eine Fluktuation von HB_sAg im Serum in Zyklen von etwa 8 Tagen. Bei einem Tier wurde ein HB_sAg negativer Hiatus von 18 Tagen erfaßt, nachdem vorher dreimal (zwischen dem 35. und 60. Tag) das HB_sAg eindeutig positiv war.

HB_sAg und core-Antigen wurden in der Leber mit Hilfe von spezifischen Antiseren fluoreszenzserologisch nachgewiesen. Kurz vor Ausbruch der Hepatitis zeigten fast alle Hepatozyten eine für HB_sAg typische cytoplasmatische Immunfluoreszenz.

Nach diesen Ergebnissen ist anzunehmen, daß die Synthese des core-Antigens der des Hüllenantigens um 2 bis 4 Wochen vorausgeht. Damit würden Befunde von Krugman und Mit. übereinstimmen, die das Auftreten der DNS-Polymerase während und vor der Antigenämie beim Menschen feststellen konnten [26].

Während der Multiplikation der Viren in den Leberzellen konnten keine entzündlichen Reaktionen erfaßt werden, d. h. das Virus selbst ist für die Leberzelle nicht zytotoxisch. Erst die Immunreaktion führt zur Zerstörung der Leberzelle und damit zu den klinischen Zeichen der Hepatitis mit Anstieg der Transaminasen.

Die erfolgreiche Eliminierung des bzw. der Antigene wird im Falle der B-Hepatitis durch das Auftreten der spezifischen Antikörper gegen core-, Hüllen- und „e"-Antigen manifestiert. Allerdings sind sie nur bei einem Teil der Patienten nachweisbar und können unterschiedlich lang im Serum nachweisbar bleiben. Anti-core- und anti-„e"-Antikörper treten früher auf als die anti-HBs-Antikörper, d. h. noch vor dem Negativwerden von HB_sAg. Sichere Indikatoren einer etablierten Immunität sind vor allem die anti-core- und die anti-e-Antikörper [14, 16, 20, 28, 34]. Die Übertragung einer Infektion auch bei Nachweis von HB_sAg im Serum konnte bisher nicht beobachtet werden [35].

Das „e"-Antigen ließ sich neuerdings als Teil des Dane-Partikels identifizieren [31]. Es wurde bisher in nur etwa 10% der Patienten mit Virushepatitis B nachgewiesen [14, 34], konnte aber auch bei HB$_s$Ag-Trägern im Cytoplasma gefunden werden [43]. Bisher erfolgt sein Nachweis nur mit der Methode der Immundiffusion; wahrscheinlich führt die Verbesserung der Nachweismethode auch zu einer neuen Beurteilung dieses für die Prognose einer B-Hepatitis wichtigen Indikatorsystems.

Aus dem Nachweis von HB$_s$-Antikörpern lassen sich dagegen keine Rückschlüsse hinsichtlich der erfolgten Immunität ziehen. Sie sind bei chronisch aggressiven Hepatitiden und Leberzirrhosen nicht selten hochtitrig nachweisbar.

Diese Befunde ermöglichen den Ablauf der Infektion mit dem B-Virus in verschiedene Stadien zu unterteilen (Abb. 2). In der Inkubationsperiode läßt sich eine Frühphase mit fehlendem Antigen-Nachweis in der Leber von einer Spätphase mit Befall der Leberzelle unterscheiden.

Mit Ausbruch der Hepatitis befindet sich der Organismus im Stadium der Antigen-Eliminierung (Frühphase der Hepatitis), die im allgemeinen 2 bis 12 Wochen andauern kann je nach Intensität der Immunreaktion. Mit dem Negativwerden von HB$_s$Ag und dem Auftreten der core-Antikörper ist das Spätstadium, die Phase der Rekonvaleszenz erreicht. Die Bestimmung immunologischer Parameter in dieser Phase ist von besonderer Wichtigkeit, weil die Früherkennung eines Übergangs in ein chronisches Stadium bereits zu diesem Zeitpunkt möglich ist.

Die Periode der Inkubation und der akuten Hepatitis sind von unterschiedlichem Zellsystem geprägt. In der Inkubationszeit dominieren zwei Populationen mit hochspezialisierten Funktionen: 1. Die thymusabhängigen T-Zellen, d. h. ein Spektrum verschiedener Zellsubpopulationen, dem die genetische Kontrolle der Antigenerkennung und der zellvermittelten Zytotoxizität zukommt. 2. Die Bursa aequivalenten B-Zellen, die in Kooperation mit T-Zellen und Makrophagen Immunglobuline synthetisieren und damit die für die akute Phase der Hepatitis notwendige Antikörper vermittelte Zytotoxizität vorbereiten.

Dagegen erfolgt die akut entzündliche Reaktion der akuten Phase durch Zellen, die nicht direkt durch das Antigen stimuliert wurden, sondern dank ihrer Oberflächenrezeptoren für Immunglobuline (Fc-Fragment) und Komplement mit den antikörperbeladenen Zielzellen oder spezifischen Oberflächen-Antigenen der Hepatozyten reagieren können und für eine schnelle und wirksame Eliminierung der in den Hepatozyten verborgenen Virus-Antigene sorgen [37]. Die einzelnen Phasen innerhalb der Inkubationsperiode und während der eigentlichen Hepatitis werden also von funktionell unterschiedlichen Immun-

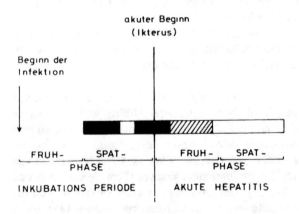

HB$_s$ Ag positiv (Leberzelle)
HB$_s$ Ag negativ

Abb. 2. Gliederung der Virushepatitis nach verschiedenen Infektionsstadien

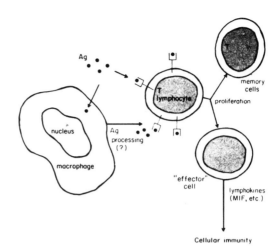

Abb. 3. Mechanismus der spezifischen T-Zellen-Stimulation (Induktion der zellvermittelten Zytotoxizität) (aus Rowlands und Daniele [39])

zellen kontrolliert. Den Ablauf der Immunantwort kann man sich wie folgt vorstellen:

Die Frühphase der Inkubation wird ausschließlich von T-Zellen kontrolliert, die, mit Immune-response Genen ausgestattet, die Erkennung des Antigens und die Stärke der Immunreaktion bestimmen [19, 27, 36, 47]. Für die spezifische Antigenstimulation der T-Zellen scheint das „processing" der Antigene zum „Superantigen" eine wesentliche Rolle zu spielen [39]. (Funktion der Makrophagen?) (Abb. 3). Durch den Antigen-Kontakt kommt es zur Proliferation der T-Zellen, die sich entweder zu Effektor-Zellen (zellvermittelte Zytotoxizität) oder Gedächtniszellen („memory-cells") entwickeln. Gleichzeitig werden Lymphokine gebildet, humorale Produkte der Lymphozyten, die T-Zellen und andere Zellen (Makrophagen!) aktivieren können und dadurch zur Amplifizierung der zytotoxischen Reaktionen beitragen. Diese aktiven Zellen können innerhalb von 3 Tagen nach Infektion im Lymphgewebe auftreten und nach 6 Tagen ihr Proliferationsmaximum erreichen [17, 23]. Man hat sie deshalb auch als „early immune cells" bezeichnet. Das Ausmaß ihrer Proliferation wird von der Anzahl virusinfizierter Zellen bestimmt und von der Schnelligkeit, mit der das Virus eliminiert werden kann [36]. Sie sind stark zytotoxisch und brauchen keine Antikörper. Werden z. B. Milzzellen eines virusinfizierten Tieres 6 Tage nach erfolgter Infektion einem anderen Tier injiziert, das zwei Tage vorher mit dem Virus inokuliert worden war, so unterdrücken diese Zellen die Virusinfektion [36].

Es ist vorstellbar, daß dieses Zellsystem die erste Barriere in der Immunabwehr darstellt. Ob eine in bestimmten Zellen (Makrophagen, Lymphozyten) ablaufende Virusinfektion stationär, unter Kontrolle bleibt oder nicht, hängt wahrscheinlich von der Qualität dieser Zellen und ihrem genetischen Apparat ab. Wahrscheinlich besteht in diesem Stadium ein Wettlauf zwischen Virusmultiplikation einerseits und Proliferation und Differenzierung dieser Zellen andererseits.

Gelingt es dem Virus, sein Zielorgan — in unserem Fall die Hepatozyten — zu erreichen, dann ist das Schicksal des Patienten beschlossen, die Hepatitis wird eintreten.

War für das Frühstadium der Infektion die humorale Immunantwort nicht notwendig, so muß sie jetzt durch Induktion der Antikörper vermittelten Zytotoxizität die Eliminierung der Viren aus den Hepatozyten, die wahrscheinlich der direkten T-Zellen Zytotoxizität nicht mehr zugänglich sind, erreichen. Über welche regulierende Mechanismen diese Immunantwort eingeleitet wird, ist noch unklar. Jedenfalls setzt die Induktion der humoralen Immunantwort eine klonale Proliferation der „precursor"-Zellen voraus, die Ig-

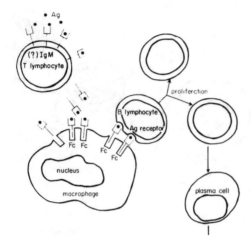

Abb. 4. Mechanismus der Stimulation der B-Zellen (Induktion der Antikörper vermittelten Zytotoxizität) aus Rowlands und Daniele [39]

Rezeptoren für das relevante Antigen besitzen müssen. Eine entscheidende Rolle scheint hierbei den Makrophagen zuzukommen, die ein proliferatives Signal für die B-Zellenstimulation bereitstellen. Dieses Signal kann erst abgegeben werden, nachdem diese von dem Antigen sensitiven T-Zellen die spezifische Information erhalten haben. Man stellt sich vor, daß Komplexe aus T-Zellen spezifischen Antigenrezeptoren und dem Antigen selbst sich an Makrophagen anlagern und dadurch aktiviert werden [39] (Abb. 4). In diese Phase fällt wahrscheinlich auch die Produktion des Migrations-Inhibitions-Faktors (MIF), der Makrophagen „sessil" zu machen scheint und sie aktiviert für die Induktion der humoralen Immunantwort [29, 38].

Mit der Induktion der Antikörpersynthese, von der wir annehmen, daß sie etwa zur Zeit des Befalls der Hepatozyten mit dem Virus-Antigen eintritt, beginnt die *Spätphase* der Inkubationsperiode. Sie zeichnet sich dadurch aus, daß trotz der Vermehrung der Viren in den Hepatozyten zytotoxische Reaktionen von Seiten der T-Zellen oder anderen immunkompetenten Zellen unterbleiben. Diese reaktionslose Phase entspricht dem Zustand einer Anergie, d. h. dem Verlust der T-Zellen abhängigen Reaktivität gegenüber Antigenen und Mitogenen. Es ist nach Sensibilisierung der T-Zellen eine Desensibilisierung eingetreten, die aber reversibel ist und durch Serumfaktoren, wahrscheinlich Hemmfaktoren der DNS-Synthese unterhalten wird [23]. Dieses Stadium der Anergie ist aus zahlreichen tierexperimentiellen Untersuchungen mit Virusinfektionen bekannt. Reaktive T-Zellen verlieren ihre spezifische Fähigkeit der Antigen-Erkennung, wenn sie einem Tier während der anergischen Phase injiziert werden; umgekehrt führt die Übertragung von T-Zellen eines im anergischen Zustand befindlichen Tieres in einen gesunden Empfänger zur Wiederherstellung seiner Funktionen [23].

Diese anergische Phase tritt bereits einige Wochen vor Beginn der Hepatitis auf und wird durch die Elimination des Antigens beendet (Abb. 5). Mit Hilfe des Nachweises von Serumfaktoren, die die durch Mitogene induzierte DNS-Synthese normaler Lymphozyten blockieren können (Inhibitoren der DNS-Synthese, IDS, Seruminhibitionsfaktoren), kann man dieses Stadium zeitlich in etwa abgrenzen. Über die Bedeutung dieses immunregulatorischen Mechanismus weiß man wenig. Vorstellbar ist, daß diese Phase zum Schutz einer ungestörten Produktion von Antikörpern dient, indemm generell die Stimulation spezifischer und unspezifischer Immunzellen blockiert wird [23].

Anergie und Antikörperynthese sind die wesentlichen Merkmale der Spätphase der Inkubationsperiode.

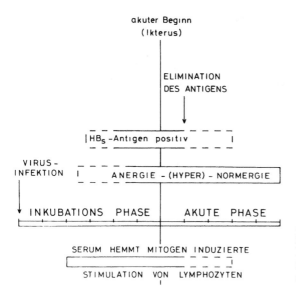

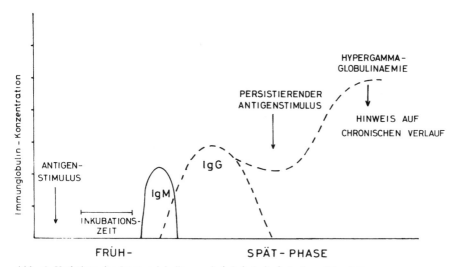

Abb. 5. Verhalten der zellulären Immunität im Ablauf der Virus-Hepatitis. Anergie-Phase durch das Auftreten von die DNS-Synthese von Lymphozyten blockierenden Serumfaktoren

Abb. 6. Verhalten der Immunglobuline nach (wiederholter) Antigen-Stimulation

Die Antikörpersynthese nimmt für die IgM-Globuline bei der Primärantwort etwa 14 Tage, für die IgG-Globuline 2 bis 4 Wochen in Anspruch. Bei kurzer Inkubationszeit, wie der der infektiösen Hepatitis, findet man deshalb bei Ausbruch der Krankheit vor allem hohe IgM-Spiegel, während bei der B-Hepatitis mit ihrer über Monate währenden Inkubationszeit die IgM-Spiegel schon wieder abgefallen sein können und sich eher eine Erhöhung der IgG-Globuline beobachten läßt [11, 12]. Die zu Beginn einer Hepatitis zu erhebenden Befunde sind also geprägt von immunologischen Prozessen der Inkubationsperiode. Hohe IgG-Spiegel zum Beispiel bei Ausbruch der „akuten Hepatitis" müssen an wiederholte Antigenstimulationen während der Inkubation mit Induktion einer Sekundär-Antwort denken lassen, in deren Verlauf besonders die IgG-Synthese stimuliert wird (Abb. 6).

In die Spätphase der Inkubationsperiode fallen aber auch bereits die ersten Symptome, die Prodromalsymptome der Hepatitis. Übelkeit, Abgeschlagenheit, Fieber, Gliederschmerzen, Durchfälle, Exantheme gehen dem ikterischen Stadium um 1 bis 2 Wochen voraus. Mit Auftreten des Ikterus verschwinden sie meist schlagartig, d. h. in dem Augenblick, in dem die Elimination des Antigens aus den Hepatozyten durch die entzündliche immunologische Reaktion erfolgt.

Immunologisch handelt es sich hierbei um den Zeitpunkt, in dem der Umschlag zirkulierender Immunkomplexe im Antigenüberschuß in das Stadium der präzipitierenden Immunkomplexe im Antikörper-Überschuß stattfindet (Abb. 7). Während Antigene, wie wir gesehen haben, schon Wochen vor Aubruch der Krankheit im Serum zirkulieren können, werden die Antikörper gegen die einzelnen Antigen-Komponenten des Virus erst allmählich und in zunehmender Konzentration gebildet. Erreichen die Antikörperspiegel die Aequivalenzzone, d. h. den Bereich, wo alles Antigen gebunden werden kann, kommt es zur Ausbildung besonders großer Immunkomplexe mit einem Molekulargewicht von etwa 1 Million, die nun zu allergischen entzündlichen Reaktionen im Bereich der Nieren, des Darmtraktes, des Herzens, der Blutgefäße, des Gehirns und der Gelenke führen können. Diese Komplexe sind deshalb besonders „toxisch", weil sie stark Komplement binden, das wiederum Fragmente freisetzt, die zur Intensivierung des entzündlichen Prozesses beitragen. Messungen des Komplementspiegels zu diesem Zeitpunkt, also noch vor Ausbruch der Krankheit, zeigen meist eine mäßige Verminderung dieser Faktoren [3, 25, 41, 44]. Während die im Antigenüberschuß gebildeten Komplexe noch löslich sind, führt der Antikörperüberschuß zur Aggreagtion und Präzipitation dieser Komplexe, ein Prozeß, der die Phagozytose des an Antikörper gebundenen Antigens beschleunigt.

Die Beschreibung des Verlaufs einer Virus A-Hepatitis soll auf diese Zusammenhänge aufmerksam machen (Abb. 8). Die 30jährige Patientin erkrankte am Ende eines 4wöchigen Auslandsurlaubs mit hohem Fieber bis 40 Grad. Es bestanden meningeale Reizsymptome und eine leichte Proteinurie. 6 Tage nach anhaltendem Fieber erfolgte der Transaminasenanstieg auf 700 LE für GOT bei gleichzeitigem Abfall der Temperaturen. Die in der 2. Krankheitswoche bestimmten Immunglobuline zeigten stark pathologische Werte für IgM (931 mg%) bei normalen IgG-Spiegeln (1149 mg%).

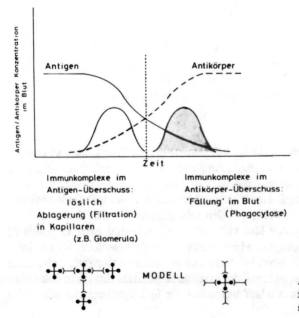

Abb. 7. Entstehung von Immunkomplexen im Antigen- und Antikörper-Überschuß

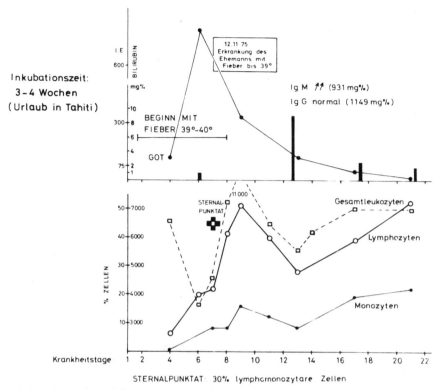

Inkubationszeit:
3-4 Wochen
(Urlaub in Tahiti)

STERNALPUNKTAT 30% lymphcrnonozytare Zellen

Abb. 8. Verhalten der peripheren Lymphozyten im Verlauf einer akuten Virus-A-Hepatitis. Blutbildveränderungen im Verlauf einer akuten Virus-A-Hepatitis. Nach anfänglicher Lymphopenie Entwicklung einer Lympho- und Monozytose

Aufschlußreich an diesem Verlauf sind jedoch die Blutbildveränderungen. Während bei der Aufnahme noch eine ausgeprägte Lymphopenie und Thrombozyopenie bestand, kam es innerhalb von 5 Tagen zu einem Anstieg der Lymphozyten von 10 auf 50% bei gleichzeitigem Auftreten monozytoider Zellen (Virozyten). Die Stimulation dieser lymphomonozytoiden Zellen erreichte im Knochenmark einen Anteil von 30%.

Die anfänglich normalen Leukozytenwerte fielen am 6. Krankheitstag kurzfristig ab und stiegen anschließend vorübergehend bis auf 11.000 an. Ähnliche Blutbildveränderungen konnten wir auch bei dem Ehemann beobachten, bei dem die Hepatitis 1 Woche nach der Erkrankung seiner Frau zum Ausbruch kam.

Anstieg der Monozyten und Lymphozyten spiegeln die Aktivierung des unspezifischen Immunsystems wieder. Zellen mit Rezeptoren für IgG, wegen ihrer hohen zytotoxischen Aktivität auch als „killer"-Zellen bezeichnet sowie Makrophagen (das sind aktivierte Monozyten) mit Rezeptoren für IgG und Komplement (Abb. 9 u. 10) spielen als unspezifische Effektorzellen in dieser Phase der akuten Hepatitis eine besondere Rolle [18]. Thrombozytopenie passagere Leukopenie, Lymphopenie können Folge einer vorübergehenden Sequestrierung dieser Zellelemente, ausgelöst durch zirkulierende Immunkomplexe, sein. Diese Zellen besitzen ebenfalls Rezeptoren für Immunglobuline und Komplement und können damit unspezifisch an der Immunreaktion teilnehmen. Wahrscheinlich setzen sie chemische Mediatoren frei, die z. B. über Permeabilitätssteigerung der Gefäße den

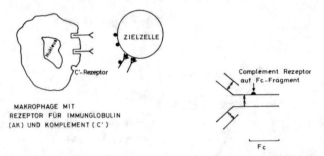

Abb. 9. Antikörper vermittelte K-Zellen-Zytotoxizität (Rolle der K-Zelle)

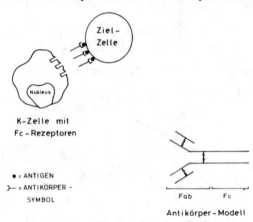

Abb. 10. Antikörper vermittelte Zytotoxizität (Rolle der Makrophage)

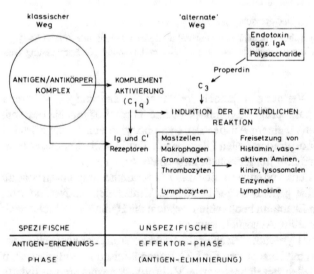

Abb. 11. Mechanismus der Immun-Komplex induzierten Läsion

Zugang von „killer"-Zellen an den Ort der Antigen-Antikörper-Reaktion erleichtern.

In Abb. 11 ist die bifunktionelle Wirkung der Immunglobuline (und der Komplementfaktoren) als Zwischenglied zwischen spezifischer Immunreaktion und Induktion unspezifischer Abwehrmechanismen nochmals zusammenhängend dargestellt.

Folgezustände der Virushepatitis (Spätphase der akuten Hepatitis)

Normalerweise ist die von T- und B-Zellen aufgebaute spezifische und unspezifische Immunabwehr ausreichend, um die Antigene der B-Hepatitis oder anderer Virus-Hepatitis-Formen vollständig aus der Leber zu eliminieren. Da das gesamte Immunsystem erst durch den Kontakt mit dem Antigen aktiviert wird, bedeutet Elimination des Antigens die Supprimierung jeder weiteren Immunreaktion und damit restitutio ad integrum und Immunität.

Gelingt diese Eliminierung nicht, dann besteht die Gefahr der Chronizität. Die Persistenz des „e"-Antigens deutet z. B. den protrahierten Verlauf einer Virus B-Hepatitis an [14, 34]. Nachweis des core- oder Hüllen-Antigens in Hepatozyten nach Ablauf der akuten Phase muß an Übergang in die chronisch aktive Hepatitis denken lassen [7].

Chronizität bedeutet also immunologisch: Fortdauer der Aktivierung der spezifischen und unspezifischen zellulären und humoralen Immunreaktionen, sie ist letztlich Ausdruck einer Eliminationsschwäche.

Wir sind heute noch nicht in der Lage, diese „Immuninsuffizienz" innerhalb der verschiedenen Zellpopulationen zu lokalisieren. Kandidaten dafür sind in erster Linie die T-Zellen, aber auch eine Funktionsstörung der Makrophagen oder anderer Zellelemente muß ernsthaft in Betracht gezogen werden [2, 45, 47].

Die Kenntnis der physiologischen Reaktionen im Ablauf einer Virusinfektion ermöglichen es jedoch, aus der Persistenz von immunologischen Reaktionsprodukten, die z. B. in der Phase der Inkubationsperiode auftreten, auf eine *Immunregulationsstörung* rückzuschließen. Dabei sollte man versuchen, die der Frühphase zugehörigen Immunprodukte von den erst in der Spätphase der akuten Hepatitis auftretenden Immunphänomenen zu trennen.

In Abb. 12 sind diese Früh- und Spätphasen-Produkte den einzelnen Perioden der Immunantwort zugeordnet.

Zu den Frühphasen-Produkten der Immunantwort sind z. B. einige Mediatoren zu rechnen [46], die von Lymphozyten [13] oder Makrophagen [30] gebildet werden, wie z. B. die Inhibitoren der DNS-Synthese, aber auch die *Autoantikörper*, die bei vielen Infektionskrankheiten (z. B. der infektiösen Mononukleose) auftreten und mit Ausbruch der Krankheit wieder negativ werden [1, 5, 12]. Die im Stadium der Anergie bestehende Toleranzschwäche gegenüber Autoantigenen kann die Entstehung solcher Autoantikörper begünstigen; denkbar ist jedoch auch, daß sie mit dem Ziel gebildet werden, die Antikörper vermittelte Zytotoxizität durch die Bildung von Antikörpern gegen Zellmembranen [15], (glatte Muskulatur), Zytoplasma (Mikrosomen) und Kerne zu verstärken.

Ihr frühes Auftreten läßt vermuten, daß sie gegen Antigene solcher Zellsysteme gerichtet sind, die das Virus noch vor Befall der Leberzellen beherbergten.

Zu den Spätphasen-Produkten könnten die Antikörper-Reaktionen gegen leberspezifische Membran-Antigene gezählt werden [21]. Man muß davon ausgehen, daß erst relativ spät ein Toleranzverlust gegenüber diesen Antigenen eintritt, vielleicht begünstigt durch die Persistenz von Virusantigenen, die zusammen mit Hepatozyten-Antigenen Neoantigene bilden können. Auch der Nachweis von zytotoxischen Reaktionen gegen Hepatozyten in der Zellkultur ist ein Immunphänomen, das erst bei chronischen Hepatitiden eindeutig nachweisbar wird [9]. Postuliert wird heute, daß ein Defekt einer Suppressor-Zelle der unkontrollierten Immunreaktion gegen Leberzellantigene (Autoimmunität) zugrunde liegt; aber solche Defekte sind schwer nachweisbar [2, 45, 48]. Zahlreiche Untersuchun-

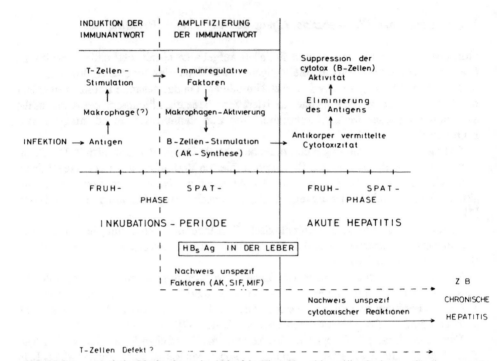

INDUKTION DER | AMPLIFIZIERUNG
IMMUNANTWORT | DER IMMUNANTWORT

T-Zellen- | Immunregulative   Suppression der
Stimulation | Faktoren   cytotox (B-Zellen)
                                      Aktivität

                                      Eliminierung
Makrophage(?) Makrophagen-Aktivierung des Antigens

INFEKTION → Antigen   B-Zellen-Stimulation   Antikorper vermittelte
                        (AK-Synthese)   Cytotoxizität

FRUH- | SPAT-   FRUH-   SPAT-
      PHASE | PHASE

INKUBATIONS - PERIODE   AKUTE HEPATITIS

        | HB$_S$ Ag IN DER LEBER |

        Nachweis unspezif
        Faktoren (AK, SIF, MIF)   Z B

                              Nachweis unspezif   CHRONISCHE
                              cytotoxischer Reaktionen   HEPATITIS

T-Zellen Defekt ?

Abb. 12. Immunregulative Mechanismen im Ablauf der Virus-Hepatitis und ihre Bedeutung für die prognostische Beurteilung bei chronischem Verlauf. Korrelation der „Immunprodukte" mit den Phasen der Immun-Antwort („Früh"- und Spätphase-Indikatoren)

gen wurden durchgeführt, um Defekte im zellulären Immunsystem bei chronischen Hepatitiden zu erfassen. Abgesehen davon, daß sie aufwendig und großen Schwankungen unterworfen sind und den Einfluß stimulierender und hemmender Serumfaktoren (die an den isolierten Lymphozyten haften bleiben können) nicht genügend berücksichtigen, sind sie nicht geeignet, differenzierte Störungen, wie die des Defektes einer bestimmten Zellsubpopulation, festzustellen. Die Bestimmung der T- und B-Zellen-Konzentration ließ, abgesehen von einer Arbeit [10], keine wesentlichen Verschiebungen innerhalb dieser Populationen erkennen. Die Stimulierung der Patienten-Lymphozyten mit spezifischen Antigenen ist wegen der zahlreichen humoralen Mediatoren im Serum mit Zurückhaltung zu interpretieren [22, 24, 29, 40, 42]. Positive Resultate weisen jedoch, ähnlich wie die Ergebnisse mit dem Migrations-Inhibitionstest, auf die Etablierung der zellulären Immunität hin.

Als einfache serologische prognostische Indikatoren dienen nach wie vor die Bestimmung der Immunglobuline im Serum, der Nachweis persistierender Autoantikörper gegen Kerne, glatte Muskulatur, DNS und aggregiertes Globulin (Rheumafaktor) und neuerdings auch der Nachweis spezifischer Antikörper bei der B-Hepatitis, deren Fehlen den Verdacht auf Persistenz von Virusantigenen in Hepatozyten nahe legt. Auch die schon oben erwähnten Inhibitoren der DNS-Synthese [30, 32, 33, 46] scheinen für die Frühprognose einer Virushepatitis ein zuverlässiger Indikator zu sein. Methodisch zwar noch aufwendig, ist das Prinzip des Testsystems jedoch einfach: Der Einbau von /^{3}H Thymidin in durch Mitogene (PHA, Con-A, PWM) stimulierte *normale* Lymphozyten wird in Gegenwart von Patienten-Serum gemessen und mit der Wirkung eines Kontrollserums verglichen, woraus sich der Index der hemmenden Aktivität berechnen läßt. Diese Serum-

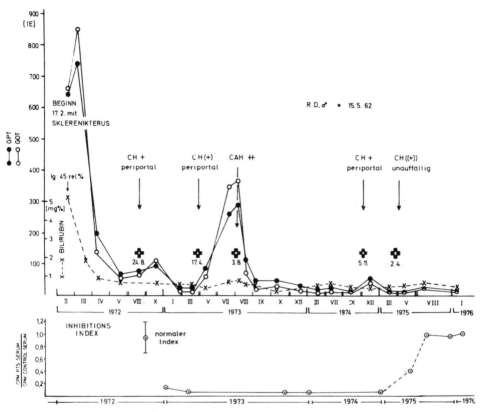

Abb. 13. Chronisch aktive Verlaufsform einer anfangs HBAg positiven Hepatitis mit Hypergammaglobulin-ämie mit Nachweis von Serum-Hemmfaktoren. Die Exazerbation des Krankheitsbildes im Juni bis August 1973 wurde durch Reduktion der immunsuppressiven Therapie (Prednisolon und Azathioprin) ausge-löst

Inhibitions-Faktoren (SIF) treten in der Inkubationsperiode noch vor dem HB_sAg im Serum auf und können bereits zu Beginn der Erkrankung, spätestens aber nach 4 bis 6 Wochen nicht mehr nachweisbar sein [8]. Seren von 18 Patienten mit unkomplizierter Virushepatitis sowie von 12 Patienten mit chronisch persistierender Hepatitis, die wir in den letzten drei Jahren verfolgten, zeigten keine Blockierung der DNS-Synthese.

Bei progressiv verlaufenden Virushepatitiden mit Übergang in chronisch aktive Hepa-titis war dagegen die hemmende Aktivität im Serum auch noch nachweisbar, als bereits durch die Therapie mit Prednisolon und Azathioprin eine Remission erreicht werden konnte (Abb. 13). Von Interesse scheint die Beobachtung zu sein, daß ein Versuch, in dieser Phase die immunsuppressive Therapie zu reduzieren, mit einem erneuten Schub beantwortet wurde, während ein Jahr später, nach der Aufhebung der hemmenden Aktivität des Serums die Reduktion der Medikamente nicht mehr zu einer erneuten Exazerbation führte.

Die bisherigen Beobachtungen lassen den Schluß zu, daß 1. die Bestimmung des Serum-Inhibitions-Faktors die Differentialdiagnose zwischen chronisch persistierender Hepatitis und chronisch aggressiver Hepatitis erleichtert, 2. der atypische und progredien-te Verlauf einer Virushepatitis relativ früh, d. h. bereits in den ersten 3 Monaten nach Krankheitsbeginn erkannt werden kann und 3. diese Faktoren für die Indikation zur immunsuppressiven Therapie eventuell von Nutzen sein können.

Zusammenfassung:

1. Induktion und Amplifizierung der Immunantwort bestimmen den Ablauf und Ausgang der Hepatitis
2. Erst die vollständige Eliminierung des Antigens führt zur Heilung, d. h. zur Unterdrükkung der zytotoxischen Reaktionen
3. Die Entscheidung über den Ablauf und Ausgang der Hepatitis fällt wahrscheinlich schon im Frühstadium der Inkubations-Periode und unterliegt genetischen Faktoren.

Literatur

1. Ajdukiewicz, A. B., Dudley, F. J., Fox, R. A., Doniach, D., Sherlock, S.: Immunological studies in an epidemic of infective, short incubation hepatitis. Lancet **1972 I**, 803. – 2. Allison, A. C., Denman, A. M., Barnes, R. D.: Suppressor T-lymphocyte. Lancet **1971 II**, 135. – 3. Alpert, E., Isselbacher, K. J., Schur, P. H.: The pathogenesis of arthritis associated with viral hepatitis. New Engl. J. Med. **285**, 185, 1971. – 4. Berquist, K. R., Peterson, J. M., Murphy, B. L., Ebert, J. W., Maynard, J. E., Purcell, R. H.: Hepatitis B Antigens in Serum and Liver of Chimpanzees. Acutely Infected with Hepatitis B Virus. Infection and Immunity **12**, 602, 1975. – 5. Berg, P. A.: Immune Response in Acute Viral Hepatitis. Clinics in Gastroenterology **3**, 255, 1974. – 6. Bevan, M. J.: The Major histocompatibility complex determines susceptibility to cytotoxic T-cells directed against minor histocompatibility antigens. J. exp. Med. **142**, 1349, 1975. – 7. Bianchi, L., Gudat, F.: Core- und Hüllenantigen des Dane-Partikels im Lebergewebe – Beziehungen zu den Verlaufsformen der Hepatitis B. Leber, Magen, Darm. **5**, 180, 1975. – 8. Brattig, N., Berg, P. A.: Serum inhibitory factors (SIF) in patients with acute and chronic hepatitis and their clinical significance. Clin. exp. Immunol. **25**, 1976 (in press). – 9. Cochirane, A. M. G., Moussouros, A., Thomson, A. D., Eddleston, A. L. W., Williams, R.: Antibody-dependant cell mediated (K-cell) cytotoxicity against isolated hepatocytes in chronic active hepatitis. Lancet **1976 II**, 441. – 10. De Horatius, R. J., Stickland, R. G., Williams, R. C. J.: T and B lymphocytes in acute and chronic hepatitis. Clin. Immunol. Immunopathol. **2**, 353, 1974. – 11. Dietz, W. H., Jr., Porcell, O., Moon, T. E., Peters, C. J., Purcell, R. H.: IgM levels and IgM-mediated immune responses in patients with acute hepatitis A, acute haptitis B and chronic HB antigenaemia. Clin. exp. Immunol. **23**, 69, 1976. – 12. Dudley, F. J., O'Shea, M. J., Ajdukiewicz, A., Sherlock, S.: Serum autoantibodies and immunoglobulins in hepatitisassociated antigen (HAA) positive and negative liver diseases. Gut **14**, 360, 1973. – 13. Dumonde, D. C., Wolstencroft, R. A., Panayi, G. S., Matthew, M., Morley, J., Howson, W. T.: "Lymphokines" Non-antibody mediators of cellular immunity generated by lymphocyte activation. Nature (Lond.) **224**, 38, 1969. – 14. Eleftheriou, N., Thomas, H. C., Heathcote, J., Sherlock, S.: Incidence and clinical significance of eAntigen and antibody in acute and chronic liver disease. Lancet **1975 II**, 1171. – 15. Fagraeus, A., The, A., Biberfeld, G.: Reaction of human smooth muscle antibody with thymus medullary cells. Nature, New Biology **246**, 113, 1973. – 16. Feinman, S. V., Berris, B., Sinclair, J. C., Murphy, B. L., Maynard, J. E.: eAntigen and anti-e IN HB$_s$Ag carriers. Lancet **1975 II**, 1173. – 17. Ganguly, R., Cusumano, L., Waldman, R. H.: Suppressivion of cell-mediated immunity after infection with attenuated rubella virus. Infection and Immunity **13**, 464, 1976. – 18. Hersey, P., Edwards, A., Edwards, J.: Characterization of mononuclear effector cells in human blood. Clin. exp. Immunol. **23**, 104, 1976. – 19. Hoffmann, G. W.: A theory of regulation and self non-self discrimination in an immune network. Eur. J. Immunol. **5**, 638, 1975. – 20. Hoofnagle, J. H., Gerety, R. J., Barker, L. F.: Antibody to hepatitis-B-Virus core in man. Lancet **1973 II**, 869. – 21. Hopf, U., Meyer zum Büschenfelde, K.-H., Arnold, W.: Detection of a liver-membrane autoantibody in HB$_s$Ag-negative chronic active hepatitis. New. Engl. J. Med. **294**, 578, 1976. – 22. Howlett, S. A., McGuigan, J. E.: Inhibition of macrophage migration in response to hepatitis B$_s$-antigen. Gastroenterology **69**, 960, 1975. – 23. Kantor, F. S.: Infection, anergy and cell-mediated immunity. New. Engl. J. med. **291**, 629, 1975. – 24. Knolle, J., Meyer zum Büschenfelde, K.-H., Bolte, J. P., Berger, I.: Celluläre Immunreaktionen gegenüber dem Hepatitis assoziierten Antigen (HAA) und homologen leberspezifischen Protein (HLP) bei akuter HAA positiver Hepatitis. Klin. Wschr. **51**, 1172, 1973. – 25. Kosmidis, J. C., Leader-Williams, L. K.: Complement levels in acute infectious hepatitis and serum hepatitis. Clin. exp. Immunol. **11**, 31, 1972. – 26. Krugman, S., Hoofnagle, J. H., Gerety, R. J., Kaplan, P. M., Gerin, J. L.: Viral hepatitis, Type B. DNA polymerase activity and antibody to hepatitis B core antigen. New Engl. J. Med. **290**, 1331, 1974. – 27. LePrévost, C., Vivelizier, J. L., Dupuy, J. M.: Immunopathology of mouse hepatitis virus Type 3 infection. III. Clinical and virologic observation of a persistent viral infection. J. Immunol. **115**, 640, 1975. – 28. Magnius, L. O., Espmark, J. A.: New

specificity in Australia antigen positive sera distinct from the le Bouvier determinants. J. Immunol. **109**, 1017, 1972. − 29. De Moura, M. C., Vernace, S. J., Paronetto, F.: Cell-mediated immune reactivity to hepatitis B surface antigen in liver diseases. Gastroenterology **69**, 310, 1975. − 30. Nelson, D. C.: Production by stimulated macrophages of factors depressing lymphocytes transformation. Nature (Lond.) **246**, 306, 1973. − 31. Neurath, A. R., Trepo, C., Chen, M., Prince, A. M.: Identification of additional antigenic sites on Dane Particels and the tubular forms of Hepatitis B surface antigen. J. gen. Virol. **30**, 277, 1976. − 32. Newberry, W. M., Shorey, J. W., Sanford, J. P., Combes, B.: Depression of lymphocyte reactivity to phytohaemagglutinin by serum from patients with liver disease. Cell. Immunol. **6**, 87. − 33. Newble, D. I., Holmes, K. T., Wangel, A. G., Forbes, I. J.: Immune reactions in acute viral hepatitis. Clin. exp. Immunol. **20**, 17. − 34. Nielsen, J. O., Dietrichson, O., Juhl, E.: Incidence and meaning of the „e" determinant among hepatitis B antigen positive patients with acute and chronic liver diseases: report from the Copenhagen Hepatitis Acute Program. Lancet **1974 II**, 9/3. − 35. Okada, K., Kamiyama, I., Inomata, M., Imai, M., Miyakaws, Y., Mayumi, M.: e-Antigen and anti-e in the serum of asymptomatic carrier mothers as indicators of positive and negative transmission of hepatitis B-Virus to their infants. New Engl. J. Med. **294**, 746, 1976. − 36. Pang, T., Blandem, R. V.: Regulation of the T-cell response to ectromelia virus infection. I. Feedback Suppression by Effector T-cells. J. exp. Med. **143**, 469, 1976. − 37. Ramshaw, I. A., Parich, C. R.: Surface properties of cells involved in antibodydependent cytotoxy. Cellular Immunol. **21**, 226, 1976. − 38. Rocklin, R. E.: Products of activated lymphocytes: leukocyte inhibition factor (LIF) distinct from migration inhibitor factor (MIF). J. Immunol. **112**, 1461, 1974. − 39. Rowlands, D. T., Daniele, R. P.: Surface receptors in the immune response. New Engl. J. Med. **293**, 26, 1975. − 40. Sodomann, C. P., Havemann, K.: Die Bedeutung zellulärer Immunreaktionen bei der Hepatitis. Internist **14**, 583, 1973. − 41. Schumacher, H. R., Gall, E. P.: Arthritis in acute hepatitis and chronic active haptitis. American J. Med. **57**, 655, 1974. − 42. Tong, M. J., Wallace, A. M., Peters, R. L., Reynolds, T.: Lymphocyte Stimulation in Hepatitis B Infections. New. Engl. J. Med. **283**, 318, 1975. − 43. Trepo, L., Vitritski, L., Neurath, R., Hashimoto, N., Schaefer, N., Nemoz, G., Prince, A. M.: Detection of e-Antigen by immunofluorescence in cytoplasm of hepatocytes of HB$_s$Ag carriers. Lancet **1976 I**, 486. − 44. Vittal, S. B. V., Dourdourekas, D., Shobassy, N., Ainis, H., Clowdus, B. F., Steigmann, F.: Immunoglobulin and autoantibody response in acute and chronic liver disease. American J. Med. **57**, 546, 1974. − 45. Waldmann, T. A., Durm, M., Broder, S., Blackman, M., Blaese, R., Strober, W.: Role of suppressor T-cells in pathogenesis of common variable hypogammaglobulinaemia. Lancet **1974 II**, 609. − 46. Waksman, B. H., Namba, Y.: On Soluble Mediators of Immunologic Regulation. Cellular Immunol. **21**, 161, 1976. − 47. Weiser, W., Bang, F. B.: Makrophages genetically resistent to mouse hepatitis virus converted in vitro to susceptible macrophages. J. exp. Med. **143**, 690, 1976. − 48. Wicks, R. C., Kohler, P. F., Singleton, J. W.: Thymus-derived lymphocytes in Type B acute viral hepatitis and healthy carriers of hepatitis B surface antigen (HB$_s$Ag). Digestive Diseases **20**, 518, 1975

Hepatitis B-Antigenkomponenten im Lebergewebe in Korrelation zu spezifischen Blutparametern und Hepatitisformen

Bianchi, L., Gudat, F. (Inst. für Pathologie, Univ. Basel)

Referat

Bei 62 Hepatitis B-Antigen-positiven akuten und chronischen Hepatitiden wurden Blut und Leberbiopsien auf die beiden Komponenten des Hepatitis B-Antigens (HBAg) — HBc und HBs — immunfluoreszenzoptisch und elektronenmikroskopisch untersucht. Es ergaben sich − in Korrelation mit dem histologischen Entzündungstyp − vier Reaktionsmuster:

Bei *klassischer akuter Virushepatitis* finden sich auf dem Höhepunkt der Erkrankung trotz Seropositivität keine HBAg-Komponenten im Lebergewebe, mit Ausnahme von sehr wenig Core (HBc) in einem von 7 Fällen (Abb. 1/I). Diese häufigste Reaktion auf die Infektion deuten wir als normergische Eliminations-Entzündung: Virusbefallene Leberzellen werden bei effizienter Immunantwort mittels Einzelzellnekrosen beseitigt.

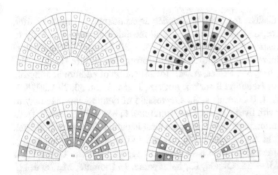

Abb. 1. Schematische Darstellung des Leberläppchens mit den vier Expressionsmustern der HBAg-Komponenten. I (links oben) = Eliminations-Typ. II (rechts oben) = HBc-Prädominanz-Typ. III (links unten) = HBs-Prädominanz-Typ. IV (links unten) = Fokaler HBc+s-Typ. Schwarze Punkte = intranukleäres HBc, schraffierte Blöcke = zytoplasmatisches HBs

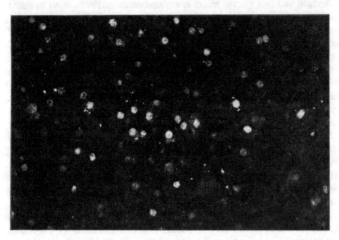

Abb. 2. Ausgedehnte Kernfluoreszenz für HBc bei immunsupprimierten Nierentransplantat-Empfängern mit nicht-aggressiver chronischer Hepatitis

Demgegenüber beantworten *effektiv immunsupprimierte* Nierentransplantat-Empfänger die Infektion mit einer klinisch stummen, *nicht-aggressiven Entzündung* ohne faßbaren Leberzellschaden. Dabei sind 60–100% der Leberzellkerne mit HBc, 5–20% der Hepatozyten mit HBs befallen (Abb. 1/II, 2: Core-Prädominanz-Typ). Das spontane Vorkommen dieses Core-Prädominanz-Typs (4 Fälle in Tab. 2) ist bemerkenswert.

Diese 100%ige Toleranz von HBc ohne blutchemisch oder elektronenoptisch faßbaren Leberzellschaden (Abb. 3) zeigt, daß das Hepatitisvirus B an sich nicht zytopathogen sein kann.

Entsprechend dem HBc-Nachweis im Gewebe erscheinen im Blut Dane-Partikel (Tab. 1). Diese stellen nach der heutigen Auffassung der meisten Autoren das komplette infektiöse Virion dar, weshalb Infektionen vom Core-Prädominanz-Typ hoch infektiös sein dürften.

Bei einer *zweiten Variante* der chronischen *nicht-aggressiven Hepatitis* dominiert HBs; HBc fehlt ganz oder ist minimal exprimiert (Surface-Prädominanz-Typ; Abb. 1/III, 4; Tab. 2). Auch hier ist ein Leberzellschaden weder blutchemisch noch elektronenoptisch faßbar. Die anti-HBc-Titer im Blut sind hoch, anti-HBs fehlt regelmäßig. Die Interpretation dieses Musters gestaltet sich schwierig; eine spezifische Toleranz von HBs bietet eine Erklärungsmöglichkeit.

In Übereinstimmung mit der fehlenden HBc-Synthese im Gewebe finden sich im Blut keine (oder nur ganz wenige) Dane-Partikel (in 2 von 19 Fällen je 1 Dane-Partikel: Tab. 2).

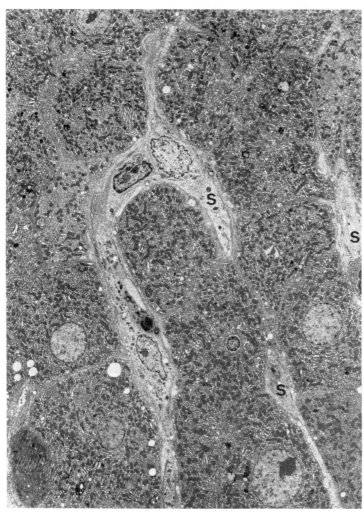

Abb. 3. Immunsupprimierter Nierentransplantat-Empfänger mit generalisierter HBc-Expression. — Kein faßbarer Leberzellschaden. S = Sinusoid

Tabelle 1. Hepatitisformen bei immunsupprimierten Patienten

Histologie	HBAg in Leber (Immunfluoreszenz) (% befallene Zellen)		Dane-Partikel in Blut (Immun-Elektronen-mikroskopie)
	HBcAg	HBsAg	
Unspezifisch reaktive Hepatitis	60[a]	10	++
Portale Hepatitis	100[a]	10	+++
(chronisch-persistierende Hepatitis	100[a]	10	+++
	100[a]	10	+++
	70[a]	20	++
Chronisch-aggressive Hepatitis	10[a]	70	++

[a] Untersucht und bestätigt durch Elektronenmikroskopie

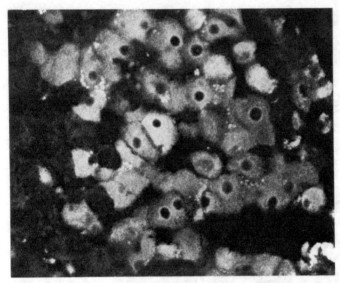

Abb. 4. Ausgedehnte zytoplasmatische Fluoreszenz für HBs bei HBAg-Träger vom HBs-Prädominanz-Typ

Der Surface-Prädominanz-Typ dürfte somit nur wenig — wenn überhaupt — infektiös sein.

Von 27 Patienten mit nicht-aggressiver chronischer Hepatitis wiesen 19 dieses Surface-Prädominanz-Muster auf (Tab. 2), 4mal fand sich der Core-Prädominanz-Typ, wie er bei Immunsupprimierten in der Regel auftritt; 4 weitere Fälle (mit allerdings ausgesprochen starker portaler Entzündung) zeigten eine fokale Expression von HBc und HBs, wie dies für den weiter unten beschriebenen aggressiven Typ kennzeichnend ist.

Aggressive Hepatitiden, wie chronisch aggressive Hepatitis oder gewisse Formen der „Hippie"-Hepatitis sind verbunden mit einer fokalen Expression beider Komponenten (Fokaler HBc+s-Typ; Abb. 1/IV). Alle 22 untersuchten aggressiven Entzündungsformen wiesen dieses Expressionsmuster auf (Tab. 3). Die faßbare Core-Synthese im Gewebe war durchweg begleitet von Dane-Partikel-Nachweis im Blut (Tab. 3), was die hohe Infektiosität dieses Typs aufdeckt. Bei 7 der 22 gelang der immunfluoreszenzoptische Nachweis der einen oder anderen Komponente trotz nachweisbarer Dane-Partikeln im Blut nicht, was durch einen Trefferfehler des Biopsiematerials zu erklären ist.

Abb. 5 vermittelt eine Zusammenschau der erhobenen histologischen Entzündungsbefunde (Ordinate), aufgetragen auf einer Abszisse, die das Hepatitis B-Virusexpressionsmuster berücksichtigt und gleichzeitig den Grad der Immunantwort anzugeben versucht. In dieser Anordnung ergibt der Schweregrad der Entzündung die Konfiguration eines Dromedars: Die beiden Extreme — effiziente Elimination und anderseits Toleranz Viruskomponenten-befallener Leberzellen — sind demnach am Kopf (links) und am Schwanz (rechts) der Kurve eingetragen.

Danach läßt sich festhalten:

1. Normergie, die häufigste Reaktion auf die Infektion hat zur Folge: Elimination virusbefallener Zellen mit *negativem* Komponenten-Nachweis im Gewebe trotz Seropositivität, resultierend in histologisch und klinisch *akuter Virushepatitis* mit disseminierten Einzelzellnekrosen. Serokonversion tritt ein; der Krankheitsverlauf ist limitiert und die Prognose exzellent.

Tabelle 2. Chronisch nicht-aggressive Formen der Hepatitis B

Histologie	HBAg in Leber (Immunfluoreszenz) (% befallene Zellen)		Dane-Partikel in Blut (Immun-Elektronen-mikroskopie)
	HBcAg	HBsAg	
Unspezifisch reaktive Hepatitis	0[a]	30	1 Dane-Partikel
	0	80	–
	0	80	–
	0	60	–
	0[a]	50	–
	(0)[b]	10	–
	0	10	–
	0	10	–
	0	10	–
	0	5	–
	0	5	1 Dane-Partikel
	0	0 (5)[c]	–
	0	0	–
	100	5	+ +
Portale Hepatitis (chronisch-persistierende Hepatitis)	0	70	–
	0[a]	50	–
	0	25	–
	0	20	–
	0[a]	10	–
	0	10	–
	5	40	+
	10	10	+ +
	40	5	+ +
	50	(0)[d]	+ +
	80[a]	10	+ +
	80[a]	10	+ + +
	70[a]	5	+ +/+ + +

[a] Untersucht und bestätigt durch Elektronenmikroskopie
[b] 1 Zelle mit einzelner Gruppe von Core-Partikeln
[c] Vereinzelte positive Zellen bei Orceinfärbung
[d] Diffuse Membranfluoreszenz für HBsAg

2. Toleranz bei effektiver (exogener therapeutischer) Immunsuppression zieht nach sich: Persistierende, klinisch stumme, histologisch *chronische, nicht-aggressive Entzündung* mit *bis zu 100%iger Expression* von Viruskomponenten, vor allem von *HBc*, ohne Zellschaden. Dabei keine Möglichkeit der Serokonversion, keine Antikörperbildung gegen HBs und in der Regel auch nicht gegen HBc.

Diese Fälle sind also vor allem durch die Expression von HBc gekennzeichnet. So scheint nach unseren Erfahrungen an insgesamt über 600 ausgewerteten Leberbiopsien denn auch das *Ausmaß von darstellbarem HBc im Lebergewebe den sensibelsten Gradmesser für den Zustand der spezifischen Immunantwort* zu ergeben.

Eliminations-Typ und immunsuppressiver HBc-Typ stellen offensichtlich zwei Extremsituationen dar. Tatsächlich finden sich Komponentenmuster, die dazwischen liegen:

3. Gemessen an der Menge von darstellbarem HBc im Gewebe muß die *zweite Form*

Tabelle 3. Chronische aggressive Entzündungsformen der Hepatitis B

Histologie	HBAg in Leber (Immunfluoreszenz) (% befallene Zellen)		Dane-Partikel in Blut (Immun-Elektronen- mikroskopie)
	HBcAg	HBsAg	
„Hippie-Hepatitis"	15	10	++
	10	10	++
	0	0	++
Chronisch-aggressive Hepatitis	70	5	+++
	50	10	++
	40	10	++
	40	30	+
	40	5	++
	30[a]	5	++
	30	5	++
	30[a]	5	+
	30	5	+
	20	15	+
	20	10	++
	10	5	+
	10	0	+
	5[a]	5	++
	5[a]	0	+
	0	10	+
	0	10	++
	0[a]	5	+
	0[a]	0	++

[a] Untersucht und bestätigt durch Elektronenmikroskopie

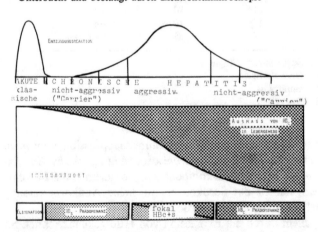

Abb. 5. Konzept der Hepatitis B. Diskussion siehe Text

der chronischen, nicht-aggressiven Hepatitis (chronisch persistierende Hepatitis) mit wenig HBc, aber HBs-Expression (= HBs-Prädominanz-Typ) nach ganz links in die Nähe der Eliminationsentzündung gerückt werden. Dieser HBs-Prädominanz-Typ scheint die immunologisch noch am besten kontrollierte Form zu sein: Eine Serokonversion tritt

92

zwar nicht ein, auch fehlen anti-HBs-Antikörper, jedoch finden sich im Blut hohe Titer für anti-HBc. Entsprechend dem praktisch fehlenden HBc im Gewebe finden sich keine Dane-Partikel im Blut. Anscheinend wird HBs bei diesem Typ spezifisch toleriert.

4. Mit ihrer mittleren, fokalen HBc-Synthese und ihrer zwar insuffizienten, aber maximal aktivierten Entzündung und klinischen Symptomatik kommt die *chronisch aggressive Hepatitis* zwischen die beiden Varianten der nicht-aggressiven persistierenden Entzündung zu stehen. Die Vorstellung geht dahin, daß bei der chronisch aggressiven Hepatitis zwar einige, aber nicht alle virusbefallenen Zellen eliminiert werden können. Erfahrungsgemäß findet sich nämlich bei den am stärksten aktiven Entzündungen relativ am wenigsten HBc im Gewebe. Eine Serokonversion tritt nicht ein, doch zeigt die chronisch aggressive Hepatitis die höchsten Titer für anti-HBc. Mit dem Radioimmuno-assay ist anti-HBs nicht faßbar, jedoch ist eine unterschwellige anti-HBs-Synthese mit Immunkomplex-Bildung nachgewiesen worden.

Verlaufsbiopsien mit histologischen Übergängen von einem Typ in einen anderen lehren, daß diese vier Reaktionsmuster nicht als starre Blöcke aufgefaßt werden dürfen, sondern vielmehr ein kontinuierliches Spektrum darstellen, das abhängig ist von einer spezifischen, fein graduierten Immunantwort.

Störungen des Leberstoffwechsels bei Hepatitis

Ranek, L., Tygstrup, N., Buch Andreasen, P. (Rigshospitalet, Med. Abt. A, Kopenhagen, Dänemark)

Referat

Hepatitis ist histologisch unter anderem charakterisiert bei Nekrosen von Leberzellen. Das heißt, daß die Menge von fungierendem Lebergewebe vermindert ist. Die Störungen des Leberstoffwechsels bei Hepatitis kann man prinzipiell unter dem Gesichtswinkel sehen, daß der Stoffwechsel von weniger Leberzellen geleistet wird und daß die beobachteten Störungen nicht auf qualitativen, sondern quantitativen Unterschieden beruhen. Vielleicht verursacht die Virusinfektion spezifische Änderungen in einigen von den metabolischen Prozessen, aber die klinische Bedeutung davon ist im großen Ganzen unbekannt.

Der Verlauf einer Virushepatitis ist bekanntlich sehr verschieden und reicht von leichten subklinischen Fällen bis zu fulminanten Fällen, die oft tödlich enden. Die metabolischen Änderungen reichen deshalb auch von ganz unbedeutenden Änderungen bis zu ausgeprägten Änderungen des „Milieu interne", das konstant zu erhalten sonst eine der Hauptfunktionen der Leber ist, wie es Claude Bernard gesagt hat.

Einige der Funktionen der Leber sind in Tabelle 1 gezeigt. Störungen innerhalb fast aller dieser Funktionen sind bei Hepatitis beschrieben.

Bei normalem Verlauf einer Hepatitis haben doch sehr wenige von diesen Störungen klinische Bedeutung. Eine Reihe von Symptomen wie Fieber, Muskelschmerzen und Arthralgien sind von Virus und Virusimmunkomplexen bedingt.

Eine der metabolisch bedingten Änderungen, die *diagnostisch* Bedeutung hat, ist die Gelbsucht, die durch eine verminderte Exkretion von dem konjungierten Bilirubin verursacht ist. Prognostisch ist aber die Höhe des Bilirubins nicht sehr brauchbar. Zwar kann man sagen, daß die Dauer der Krankheit länger ist, wenn das Bilirubin hoch ist, als wenn

Table 1. Liver functions

Metabolism of glucose and energy (ATP) synthesis
Glycogen storage and control of blood glucose
Synthesis of albumin, many globulins, and fibrinogen
Synthesis of prothrombin and other coagulation factors
Synthesis of urea and control of ammonium metabolism
Metabolism of lipoproteins
Metabolism of amino acids
Metabolism of fats
Synthesis of precursers of nucleic acids
Detoxication
Metabolism of iron, copper, zinc, and other metals
Metabolism of porphyrins
Formation and excretion of bilirubin
Formation and excretion of bile acids
Water and electrolyte metabolism
Metabolism of a large number of enzymes
Metabolism of insulin, aldosterone, and other hormones
Metabolism of vitamins A, B, C, D, E, and K

(from 'Hepatic Failure' by H. Brown. Charles C. Thomas. Publisher 1970)

Table 2.

Drug	Percentage decrease in rate of elimination	Authors
Hexobarbital	54	Breimer et al. [3]
Phenobarbital	84	Alvin et al. [1]
Diazepam	43	Klotz et al. [5]
Meperidine	51	McHorse et al. [6]
Aminophenazone	37	Hepner et al. [4]
Phenazone	35	Buch Andreasen [2]

es niedrig ist, aber bei fulminanter Hepatitis mit Coma kann man nicht die Serumbilirubin-werte als Prognosticum brauchen, wie es in vielen Arbeiten gezeigt ist. Eine andere metabolische Änderung, die von klinischer Relevanz sein kann, ist Hautjucken, das von Gallensäuren bedingt ist. Die Erhöhung der Gallensäurekonzentration im Blute ist von einer verminderten Aufnahme in die Leber und Exkretion von Gallensäuren bedingt.

Klinisch bedeutend ist auch die verminderte Kapazität für Metabolisierung von Pharmaka.

Tabelle 2 zeigt einige Untersuchungen über den Medikamentenmetabolismus bei Hepatitis – in allen Untersuchungen wurde ein langsamer Metabolismus gefunden.

Wie früher gesagt, ist die Hepatitis eine Krankheit, die von ganz leichten bis zu schweren Fällen reicht. Diese Variationsbreite erklärt wahrscheinlich, warum einige Autoren eine normale Metabolisierung von Pharmaka gefunden haben. Eine veränderte Proteinbindung spielt auch eine Rolle, aber prinzipiell muß ein verminderter Metabolismus vorliegen, wenn die fungierende Leberzellmasse reduziert ist.

Die bisher genannten Änderungen während einer Hepatitis, also Bilirubin, Gallensäure und Medikamentenmetabolismus sind dadurch charakterisiert, daß die Serumkonzentrationen erhöht sind. Das gilt auch für andere Substanzen, die normalerweise in der Leber entweder metabolisiert oder umgebaut werden, zum Beispiel Aminosäure, Ammonium und Hormone. Für andere Stoffe nämlich, die in der Leber synthetisiert werden, findet man verminderte Serumkonzentrationswerte. Das gilt für die vielen Proteinstoffe, die die Leber synthetisiert; zum Beispiel Albumin, Prothrombin, Lipoproteine und viele Enzyme. Von den letzten jedoch nicht die, die von den nekrotischen Leberzellen ausgeschwemmt werden, das heißt den Transaminasen.

Bei einer akuten und kurzdauernden Krankheit wie der Hepatitis sind es besonders die Proteine, die eine kurze Halbwertzeit haben, die vermindert werden, während Albumin mit einer Halbwertzeit von ungefähr 20 Tagen sich nur wenig ändert.

Alle diese verschiedenen Änderungen in Synthese, Metabolismus und Exkretion sieht man in extremem Grad, wenn die fungierende Leberzellmasse stark reduziert ist, das heißt Hepatitis mit Lebercoma. Die Ursache zu den cerebralen Symptomen und die eigentliche Todesursache ist trotz intensiver Forschung noch im großen Ganzen unbekannt. Innerhalb des Proteinmetabolismus ist besonders die Ammoniumintoxikation diskutiert worden. Bei chronischen Leberkrankheiten mit portosystemischen Anastomosen spielt Ammonium ohne Zweifel eine pathogenetische Rolle für die Encephalopathie, aber bei akuter Leberkrankheit ist die Rolle des Ammoniums nicht gesichert. Zum Beispiel fanden wir in unserem Patientenmaterial keinen signifikanten Unterschied zwischen den im Coma gestorbenen Patienten und den Patienten, die das Coma überlebten.

Ein erhöhter Gehalt im Blut von verschiedenen Aminosäuren und freien Phenolen, wie es Dr. Müting gezeigt hat, ist wohlbekannt, aber die pathogenetische Rolle ist nicht gesichert. Ob einige von diesen Aminen als falsche neurochemische Transmitterer wirken können, wird auch diskutiert, ist aber noch nicht bewiesen.

Innerhalb des Fettmetabolismus hat man einen erhöhten Gehalt im Blut von kurzkettigen Fettsäuren, zum Beispiel Buttersäure, gefunden – also wieder eine Folge einer verminderten metabolischen Kapazität der Leber.

Es gibt auch andere Theorien zur Pathogenese des Lebercomas, aber alle haben das gemeinsam, daß es eine Folge der fungierenden Leberzellmasse ist.

Es ist deshalb zu erwarten, daß die Prognose bei Hepatitis mit Coma davon abhängig ist, wieviel Leberfunktion zurückgeblieben ist. Das heißt, daß wir daran interessiert sind, die Leberfunktion zu quantitieren – eine quantitative Leberfunktionsprobe.

Ich möchte nur darauf aufmerksam machen, daß man Leberproben prinzipiell in quantitative und qualitative Proben einteilen kann. Die qualitativen Proben werden diagnostisch gebraucht, zum Beispiel Australia Antigen und Transaminasen. Die quantitativen Proben werden gebraucht, um die Schwere der Leberkrankheit und die Prognose zu beurteilen.

Um einen Ausdruck für die maximale Kapazität der Leber zu erreichen, sind die meisten quantitativen Leberproben derart, daß die maximale Geschwindigkeit des Metabolismus der Testsubstanz gemessen wird. Für metabolisch enzymatische Prozesse wird es ausgedrückt durch die Relation zwischen der Substratkonzentration und der Reaktionsgeschwindigkeit, der sogenannten Michaëlis-Menten-Kinetik.

Leider haben wir keine quantitativen Leberproben, die die vitalen Funktionen direkt messen, unter anderem, weil wir nicht wissen, welche Funktionen vitale sind. Wir können aber annehmen, daß die verschiedenen metabolischen Prozesse bei Hepatitis ungefähr gleichartig beeinflußt werden und bei Messung eines metabolischen Prozesses dazu generalisieren, daß die gemessene Reduktion auch für andere Funktionen gilt.

Ein Beispiel für einen Teststoff, der in Konzentrationen über Vmax brauchbar ist, ist Galaktose, die zum größten Teil in der Leber metabolisiert wird. Für andere Teststoffe können die Konzentrationen, die notwendig sind, um Vmax zu messen, zu hoch sein, wegen ihrer Toxizität.

Indessen kann man die Clearance des Teststoffs anwenden, vorausgesetzt, daß die Plasma-Konzentration niedrig im Verhältnis zu K_m ist und vorausgesetzt, daß die Clearance im Verhältnis zur Leberdurchblutung klein ist. Phenazon (Antipyrin) ist ein Beispiel für einen solchen Teststoff. Um wieder zurückzukommen zu der klinischen Anwendung von quantitativen Leberproben, wollen wir die prognostische Anwendung dieser Proben ansehen.

In Abb. 1 sind verschiedene Verlaufsformen für fulminante Hepatitiden abgebildet. Als Ordinate ist eine quantitative Leberprobe angegeben, zum Beispiel die Galaktoseeliminationskapazität und als Abscisse die Zeit. Verlaufsform I und III sind wohlbekannt. Bei Verlaufsform I progrediert die Hepatitis und es entwickelt sich ein Coma. Der Patient wacht aber wieder auf und wird frisch. Bei Verlaufsform III, die leider am häufigsten ist, entwickelt sich das Coma und der Patient stirbt. Bei der Autopsie findet man oft eine totale Leberzellnekrose, das heißt, es bestand keine Möglichkeit für Leberzellregeneration.

Bei Verlaufsform I ist keine andere Behandlung als gute medizinische Pflege notwendig, bei Verlaufsform III kann der Patient nur durch eine Lebertransplantation gerettet werden. Sonstige Behandlungen sind aussichtslos. Verlaufsform II ist hypothetisch, aber klinisch sehr wichtig, da sie die Voraussetzung ist für die verschiedenen aktiven Therapieformen, die geübt werden.

Die Voraussetzung ist, daß es einen Unterschied zwischen „survival limit" und „regeneration limit" gibt. Die Größe dieser Unterschiede, ausgedrückt durch eine quantitative Leberfunktionsprobe, sagt ungefähr, wieviel Leberfunktion — wenn möglich — man leisten soll, um den Patienten über dem „survival limit" zu halten, während die Leberregeneration die Leberfunktion so weit bessert, daß der Patient wieder über den „survival limit" kommt.

Wir haben die Galaktoseeliminationskapazität in dem früher genannten Material von Patienten mit fulminanter Hepatitis gebraucht.

Abb. 2 zeigt die Galaktoseeliminationskapazität und die gewöhnlichen Leberproben. Wie man sieht, zeigte nur die Galaktoseeliminationskapazität einen signifikanten Unterschied zwischen den gestorbenen und den überlebenden Patienten. Man sieht auch, daß es keine scharfe Grenze gibt, was auch nicht zu erwarten ist. Aber es sieht so aus, daß ein „survival limit" ungefähr bei 12 μmol Galaktose pro Minute und pro Kilogramm Körpergewicht liegt.

Wir haben auch den Metabolismus von Phenazon (Antipyrin) bei Patienten mit Hepatitis untersucht. Abb. 3 zeigt die Phenazonclearance und die Galaktoseeliminations-

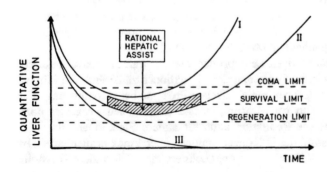

Fig. 1. For explanation: see text from Ranek et al. [7]

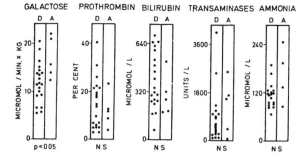

Fig. 2. Liver-tests and galactose-elimination-capacity in patients with fulminant hepatic failure and coma. D = dead — A = patients surviving hepatic failure

ACUTE VIRAL HEPATITIS

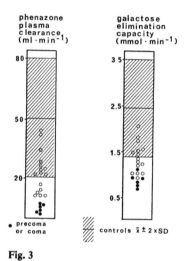

Fig. 3

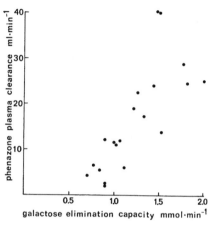

Fig. 4

Fig. 3. Phenazone-clearance and galactose-elimination-capacity in patients with virus hepatitis

Fig. 4. Correlation between galactose-elimination-capacity and phenazone-clearance in patients with viral hepatitis (same patients as in Fig. 3)

kapazität desselben Patienten. Man sieht, daß die Werte streuen von normalem Bereich bis zu ganz niedrigen Werten und daß Patienten mit schwerer Hepatitis die niedrigsten Werte aufweisen.

Galaktose wird in der Cytosol der Leberzellen metabolisiert, Phenazon wird in dem endoplasmatischen Reticulum metabolisiert. Abb. 4 zeigt die Korrelation zwischen der Galaktoseelimination und der Phenazonclearance. Es besteht eine ganz gute Korrelation ($r = 0.75$) was auf eine gemeinsame Determinante deutet — und das, meinen wir, ist die fungierende Leberzellmasse.

Auf Grund unserer bisherigen Untersuchungen können wir noch nicht sagen, ob es einen Unterschied zwischen dem früher genannten „survival limit" und „regeneration limit" gibt. Solange wir keinen guten Leberersatz haben, ist es nicht möglich, das zu entscheiden.

Als Schlußbemerkung wollen wir vorschlagen, daß man Änderungen im Lebermetabolismus während einer Leberkrankheit zu quantitativen Leberfunktionsproben relatieren und Behandlungsversuche bei fulminanten Hepatitiden auch zu quantitativen Leberproben korrelieren wird — dann gäbe es vielleicht nicht so viele optimistische Rapporte für neue Behandlungsformen.

Literatur

1. Alvin, J., McHorse, T., Hoyumpa, A., Bush, M. T., Schenker, S.: The effect of liver disease in man on the disposition of phenobarbital. J. Pharm. Exp. Ther. **192**, 224—235 (1975). — 2. Andreasen, P. B., Ranek, L.: Liver failure and drug metabolism. Scand. J. Gastroent. **10**, 293—297 (1975). — 3. Breimer, D. D., Zilly, W., Richter, E.: Pharmacokinetics of hexobarbital in acute hepatitis and after apparent recovery. Clin. Pharm. Ther. **18**, 433—440 (1975). — 4. Hepner, G. W., Vesell, E. S.: Quantitative assessment of hepatic function by breath analysis after oral administration of ^{14}C aminopyrine. Ann. Int. Med.: **83**, 632—638 (1975). — 5. Klotz, U., Avant, G. R., Hoyumpa, A., Schenker, S., Wilkinson, G. R.: The effects of age and liver disease on the disposition and elimination of diazepam in adult man. J. Clin. Invest. **55**, 347—359 (1975). — 6. McHorse, T. S., Wilkinson, G. R., Johnson, R. F., Schenker, S.: Effect of acute viral hepatitis in man on the disposition and elimination of meperidine. Gastroenterology **68**, 775—780 (1975). — 7. Ranek, L., Iversen, R., Hilden, M., Ramsøe, K., Schmidt, A., Winkler, K., Tygstrup, N.: Pig liver perfusion in the treatment of acute hepatic failure. Scand. J. Gastroent. Suppl. **9**, 161—169 (1971).

Atypische Verlaufsformen der Virushepatitis (einschließlich fulminante Hepatitis)

Martini, G. A., Med. Univ.-Klinik, Marburg

Referat

Atypische Verlaufsformen der Virushepatitis lassen sich in den verschiedenen Phasen der Krankheit feststellen.

Der Spontanverlauf der akuten Virushepatitis ist an sich gutartig. Nur unter bestimmten Bedingungen kommt es bei der Virus-B-Hepatitis, viel seltener, wenn überhaupt, bei der Virus-A-Hepatitis, zu einem von der Norm abweichenden Verlauf [7, 20].

Das Schema (Abb. 1) stellt die verschiedenen Verlaufsformen mit der in der Literatur angegebenen Häufigkeit zusammen. Diese Angaben schwanken nicht unerheblich. Wir finden die posthepatitische Hyperbilirubinämie, das Posthepatitissyndrom, die persistierende Hepatitis, die cholestatische Hepatitis, die chronische Hepatitis und den Trägerzustand [7, 20].

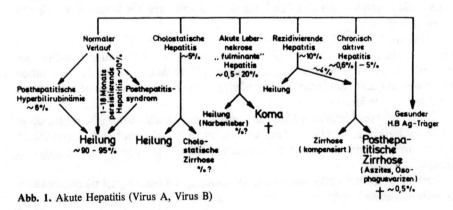

Abb. 1. Akute Hepatitis (Virus A, Virus B)

Das klinische Bild ist für beide Hepatitisarten gleich bzw. ähnlich. Ein Unterschied in der Prodromalphase besteht nur für die Häufigkeit des Auftretens von Fieber und Gelenkbeschwerden. Bei beiden Krankheitsgruppen überwiegen die gastrointestinalen Symptome sowie die Allgemeinerscheinungen wie Müdigkeit, Abgeschlagenheit und katarrhalische Erscheinungen der oberen Luftwege. Fieber ist bei der Virus-A-Hepatitis deutlich häufiger, Gelenkbeschwerden hingegen bei der Inokulationshepatitis [6, 7]. Sehr selten sind Haut- und Schleimhautveränderungen in Gestalt von Exanthem und Enanthem. Bei beiden Erkrankungen gibt es leichte, mittelschwere und schwere Verläufe. Letztere überwiegen bei der B-Hepatitis [5, 17, 18].

Unter den besonderen Verlaufsformen der Hepatitis werden die in der Zusammenstellung (Abb. 1) angegebenen Gruppen erörtert.

Posthepatitische Hyperbilirubinämie und Posthepatitis-Syndrom

Bei etwa 5% der Kranken, die eine akute Virushepatitis überstanden haben, bleiben Restbeschwerden über Monate und Jahre bestehen, ohne daß sich funktionelle oder morphologische Ausfälle nachweisen lassen. Allenfalls kann eine geringe Erhöhung des indirekten Bilirubins für lange Zeit nachweisbar bleiben. Man spricht dann von posthepatitischer Hyperbilirubinämie. Unlängst ist von verschiedenen Autoren bezweifelt worden, ob die festgestellte Hyperbilirubinämie wirklich als Folgezustand einer Hepatitis anzusehen ist, oder ob die Zahl der posthepatitischen Hyperbilirubinämie nicht einfach die Zahl der Häufigkeit der Normalbevölkerung angibt. Wir hatten Gelegenheit, in einem Betrieb, in dem ein erhöhtes Hepatitisrisiko besteht, bei einer Reihe von Patienten Bilirubinwerte von vor und nach der Erkrankung zu verfolgen. Sie waren bei einigen nach der Erkrankung erhöht. Daraus kann geschlossen werden, daß wahrscheinlich doch bei einem Teil der Patienten die Hyperbilirubinämie als Folge der Hepatitis anzusehen ist.

Patienten mit posthepatitischer Hyperbilirubinämie geben nicht selten die gleichen Beschwerden an, die von Karawati [16] unter dem Begriff Posthepatitis-Syndrom zusammengefaßt worden sind. Die häufigsten Beschwerden sind:

1. Müdigkeit, Hinfälligkeit und großes Schlafbedürfnis;
2. Druck und Völlegefühl im rechten Oberbauch;
3. Fettunverträglichkeit und andere Verdauungsbeschwerden; verminderte Alkoholtoleranz;
4. psychische Unausgeglichenheit mit vorwiegend depressiver Verstimmung.

Das Zusammentreffen leiblicher und seelischer Beschwerden führt diese Kranken zum Arzt. Dabei handelt es sich nicht selten um junge Ärzte, Schwestern und Medizinstudenten. Sie befürchten die Entwicklung einer chronischen Hepatitis bzw. einer Leberzirrhose [16].

Transaminaseerhöhungen nach Virushepatitis

Seit Einführung der Transaminasebestimmungen kommen diesen Untersuchungen eine besondere Bedeutung für die Verlaufsbeurteilung zu. Sorgfältige Verlaufsbeobachtungen nach unkomplizierter Virushepatitis haben gezeigt, daß ein oder das andere Enzym bis zu 5 Monaten und länger von Beginn der Rekonvaleszenzzeit an gemessen erhöht sein können. Die Bedeutung dieser verlängert erhöhten Transaminaseaktivitäten ist nicht klar. Aus einer Gruppe von 41 Personen wurde bei 12 eine leicht erhöhte SGPT-Aktivität festgestellt. Eine Kontrolle nach weiteren 12 Monaten zeigte keinerlei Tendenz zur Entwicklung einer persistierenden oder chronisch aktiven Hepatitis, obwohl sämtliche Personen ihre volle Berufstätigkeit aufgenommen hatten. Dieser Zustand ist von einigen

Verfassern als „Transaminitis" gekennzeichnet worden, um die Harmlosigkeit anzuzeigen. In jedem Fall aber ist eine sorgsame Kontrolle geboten.

Persistierende Hepatitis

Die Bezeichnung persistierende Hepatitis wurde durch die Europäische Pathologengruppe endgültig eingeführt. Die Häufigkeit liegt nach bisher vorliegenden Untersuchungen bei der Hepatitis B bei 3—6,9% [20]. Längst nicht alle Fälle von persistierender Hepatitis sind durch Virus A oder B verursacht.

Der Zustand bei chronisch persistierender Hepatitis gleicht dem des Posthepatitissyndroms: Müdigkeit, leichte Erschöpfbarkeit, Druckgefühl im rechten Oberbauch, Gelbsucht fehlt fast immer, ebenso wie Haut- und Gefäßveränderungen.

Die wichtigsten Aktivitätszeichen werden durch die Serumtransaminasen verdeutlicht. Rein willkürlich ist aus der bisherigen Erfahrung als obere Grenze die vierfache normale Aktivität angegeben worden.

Der histologische Befund zeigt entzündliche Infiltrationen im Portalgebiet. Die Zellen bestehen vorwiegend aus Lymphozyten, Histiozyten und einigen Plasmazellen. Die Läppchenarchitektur ist vollkommen intakt; besonders sind die Randgebiete der Leberläppchen erhalten. Vereinzelt werden Einzelzellnekrosen festgestellt.

Die Prognose ist nach den bisherigen Beobachtungen günstig. Nur ganz vereinzelt wurde der Übergang in eine chronisch aktive Hepatitis beobachtet. Dennoch ist für die endgültige Beurteilung Vorsicht geboten [16].

Die chronisch aktive Hepatitis wird in dem Referat von Herrn Meyer zum Büschenfelde abgehandelt.

Die Häufigkeitsangaben für einen Übergang in eine chronisch aktive Hepatitis liegen zwischen 3% und 10% für die Hepatitis B und zwischen 0,6% und 4% für die nicht-B-Hepatitis [5, 20]. Wurde die akute B-Hepatitis mit Cortison behandelt, so stieg der Anteil in einer Beobachtungsreihe auf 17% [20].

Hepatitis mit intrahepatischem Verschlußsyndrom
(cholestatische Hepatitis oder sog. „cholangiolitische Hepatitis")

Bei etwa 3 bis 5% aller Fälle läßt sich eine mehr oder minder stark ausgeprägte cholestatische Phase feststellen. Für die Annahme eines solchen Verschlußsyndroms sprechen:

1. eine für eine Virushepatitis langdauernden, Acholie mit Fehlen des Gallenfarbstoffes im Darm, negativer Urobilinogenreaktion im Harn und entfärbtem Stuhl;

2. eine Neigung zu langanhaltenden, zum Teil sehr hohen Bilirubinwerten im Serum;

3. ein ausgeprägter Juckreiz und

4. ein von dem üblichen Bild bei hepatozellulärer Leberschädigung abweichenden Verhalten der Leberfunktionsproben: Anstieg der alkalischen Serumphosphatase, Anstieg der Gallensäuren, Vermehrung des Lipoprotein X.

Die Leber ist während der ganzen Zeit der Erkrankung fest unter dem Rippenbogen tastbar; der Zustand des Patienten ist meistens gut uns steht im Gegensatz zu dem langen Verlauf der Krankheit, die bis zu mehreren Monaten annalten kann und den hohen Bilirubinwerten, die zwischen 40 und 45 mg-% erreichen können. Der morphologische Befund wird gekennzeichnet durch eine geringe Veränderung der Leberzellen, durch Gallethromben in den Gallenkapillaren und kleinen Gallengängen und durch periportale Zellinfiltration. Nur selten wird bei der cholestatischen Form der Hepatitis eine Nekrose und Entzündung im Epithel der Ductuli gefunden. Sehr schwer kann die Unterscheidung arzneimittelbedingter intrahepatischer Cholestase von der Cholestase bei Virushepatitis sein.

Es ist wichtig, diese Verlaufsform differentialdiagnostisch zu bedenken, weil das Operationsrisiko verhältnismäßig hoch ist. Diese Patienten sollten möglichst nicht operiert werden [7, 18].

Fulminante Hepatitis

Der Ausdruck *fulminante* Hepatitis hat sich auch im deutschen Sprachgebrauch an Stelle des früher gebräuchlichen, akute gelbe Leberatrophie, weitgehend durchgesetzt. Er soll das Plötzliche der radikalen Verschlechterung ausdrücken. Die Häufigkeit dieses Ereignisses wird zwischen 0,5–3% angegeben. Wir sehen es in einer konsekutiven Reihe von 622 nicht ausgewählten Patienten in einer Krankenhausabteilung bei 2,4%, nahezu ausnahmslos bei Patienten mit Virushepatitis B. Obwohl diese Unterscheidung nur nach anamnestischen Angaben getroffen wurde, haben sich durch neuere Untersuchungen aus Italien diese Angaben bestätigt [2, 5, 14, 20]. Chiaramonte fand diese Entwicklung einer fulminanten Hepatitis in 3% der Hepatitis B-Fälle und nur in 0,5% der Hepatitis A-Fälle, Redeker bei 1% aus einer Serie von 4000 Hepatitis-Patienten [5].

Die *Symptomatologie* ist vorwiegend durch die Folgen der akuten Leberinsuffizienz auf die Eiweißsynthese gekennzeichnet (Tab. 1): Hämorrhagische Diathese, Wasserhaushaltsstörungen, Foetor hepaticus und zentralnervöse Symptome bestimmen das Krankheitsbild. Tabelle 2 stellt die wichtigsten Komplikationen zusammen. Bei den meisten Fällen von akuter schwerer Leberinsuffizienz kommt es zu einem Absinken der Transaminaseaktivität, zu Hypoglykämie, Hypokaliämie, respiratorischer Alkalose, später metabolischer Azidose und Aminoazidurie, Leukozytose und Anämie sind häufig. Die Prothrombinzeit ist verlängert durch den Mangel an Faktor II, V, VII. Zuweilen wird ein Anstieg vom Faktor VIII beobachtet. Bei einer Vielzahl von Paitenten wurden Anzeichen einer Verbrauchskoagulopathie gefunden.

Die Prognose ist nahezu infaust, wenn der Prothrombingehalt weniger als 10% beträgt und die Ammoniakkonzentration 2 µg/ml übersteigt. Dennoch beträgt selbst im Komagrad IV die spontane Überlebensrate noch etwa 20%. Sie ist eindeutig altersabhängig.

Tabelle 1. Fulminante Hepatitis. Symptomatologie	Tabelle 2. Fulminante Hepatitis. Komplikationen
Gelbsucht	1. Hämorrhagische Diathese
Fieber	2. Infektion: Pneumonie, Septikämie
Schmerzen	3. Hypoglykämie
Anorexie, Erbrechen	4. Hypokaliämie
Ascites	5. Störungen des Säure-Basenhaushaltes
Hautexanthem	6. Wasserhaushaltsstörungen
Haemorrhagien	7. Kardiovasculäre Störungen; RR ↓
Lebergröße	8. Nierenversagen
Zentralnervöse Störungen: Motorische Unruhe	9. Respiratorische Insuffizienz
Reizbarkeit	
Verwirrung	
Lethargie	
Koma	
Bei Kindern: Schreien	
Krämpfe	

Dies ist besonders klar aus der Zusammenstellung von Redeker aus einer Gesamtzahl von 81 Patienten mit fulminanter Hepatitis zu erkennen. Bei Patienten über 40 sinkt die Überlebensrate steil ab.

Die Letalität bei Posttransfusionshepatitis kann, wohl abhängig von dem Grundleiden, bis auf 20% ansteigen! Neben dem Alter sind Mangelernährung, Geschlecht, vorausgegangene Operationen, reichliche Blutübertragung, mögliche begünstigende Faktoren. In Unterernährungsgebieten kann auch die Schwangerschaft zu einem besonders schweren Verlauf führen [3, 14, 22].

Hepatitis und Schwangerschaft

In einigen geographischen Gebieten wie dem Mittelmeerraum, Asien (u. a. Indien, Philippinen, Iran) und Afrika sind Letalitätsraten bis zu 50% bei schwangeren Frauen mit Hepatitis berichtet worden. Für Europa gilt, daß die Morbidität bei schwangeren Frauen ebensowenig erhöht ist, wie die Letalität [15]. Die Tabellen 3 und 4 stellen die wichtigsten Ergebnisse aus eigenen und fremden Erfahrungen zusammen. Besonders wichtig sind die Befunde aus der letzten Zeit über die Möglichkeit der Übertragung des Virus B von der Mutter auf das Kind. Die transplazentare Übertragung ist nach aller bisherigen Erfahrung sehr selten. Wichtiger ist wahrscheinlich die Infektion während des Geburtsaktes und in der Neugeborenenperiode. Aus mehreren Zusammenstellungen läßt sich festhalten, daß bei Erkrankung der Mutter im ersten oder zweiten Trimester die Übertragung auf das Kind nur ausnahmsweise stattfindet. Erkrankt die Mutter während des letzten Trimesters oder unmittelbar nach der Entbindung, so steigt die Infektionsrate steil an [8, 21].

Auch die gesunde Hepatitis-Antigenträgerin kann das Virus auf das Kind übertragen. Hierbei sind interessante Beobachtungen unlängst in Taiwan und Japan gemacht worden.

Tabelle 3. Letalität der Virushepatitis während der Schwangerschaft (vorzugsweise selektioniert-hospitalisierte Patientinnen)

Gebiet	Zahl der Fälle	Zahl der Todesfälle	Letalität %
Europa	449	8	1,8
(persönliche Reihe)	(57)	(1)	(1,7)
Mittelmeergebiet	224	54	24,1
Asien (Indien, Philippinen, Iran)	32	16	50
Nordamerika	182	14	7,7
Gesamtzahl	887	92	10,2

Tabelle 4. Hepatitis und Schwangerschaft

1. Schwangere Frauen sind nicht empfänglicher für Virushepatitis als die übrige Bevölkerung

2. Die Schwangerschaft tritt in allen Trimestern etwa gleich häufig auf

3. Frühgeburten sind häufig

4. Letalität in Europa nicht erhöht, aber in den Entwicklungsländern erhöht

5. Hepatitis ist keine Indikation zur Schwangerschaftsunterbrechung

6. Transplazentare Übertragung möglich, aber selten

7. Mißbildungsrate nicht erhöht

Beasley [1] fand für Taiwan eine direkte Abhängigkeit vom Hepatitis B_s-Antigengehalt des mütterlichen Serums. Wenn im Komplementfixationstest der B-Antigen-Titer höher als 1 : 128 lag, so wurden nahezu alle Babies antigenpositiv. Japanische Autoren hingegen [19] fanden einen eindeutigen Zusammenhang zwischen e-Antigen und Anti-e im Serum der Hepatitis B-Trägerinnen. Waren die Mütter e-Antigen-positiv, dann wurden auch die Kinder dieser Mütter B-Antigen-positiv. Waren die Mütter e-Antikörper-positiv, so wurde das Hepatitis B-Antigen nicht auf die Kinder übertragen. Wenn sich diese Ergebnisse bestätigen, so ist durch den Nachweis des e-Antigens die Wahrscheinlichkeitsvoraussage gegeben, daß das Hepatitis B-Antigen auf das Kind übertragen wird.

Extrahepatische Manifestationen (Tab. 5)

Die wichtigsten extrahepatischen Manifestationen bei der Virushepatitis sind die Polyarthritis mit und ohne Hautexanthem, die Panarteritis nodosa, die Glomerulonephritis und die aplastische Anämie sowie die Gianottische Krankheit.

Die *Polyarthritis* ist das am längsten im Zusammenhang mit der B-Hepatitis beobachtete Zeichen. Es wird bei etwa 20% der Kranken beobachtet. Bei einer wesentlich geringeren Zahl werden auch exanthematische, besonders urtikarielle Hauterscheinungen gesehen (Tab. 6). Nicht selten wird diese 6—60 Tage (im Mittel 14) vor der Gelbsucht auftretende Polyarthralgie als echte rheumatische Erkrankung verkannt. Neuerdings wurde herausgefunden, daß im Serum dieser Patienten Immunkomplexe, bestehend aus HB_sAg, IgM, IgG, vorhanden sind. Gleichzeitig wurde eine Verminderung der Komplementtiter und von C_3 und C_4 aufgedeckt [13].

McIntosh und Gocke [10] haben kryopräzipitable Proteine im Serum dieser Patienten gefunden.

Die *Panarteritis nodosa* wurde bei etwa 40 Patienten bisher als Folge einer Hepatitis B-Infektion aufgedeckt. Von der Gesamtzahl aller Panarteritispatienten gehören etwa 30% der Hepatitis B Ag positiven Gruppe zu.

Wir haben bisher 5 Patienten mit diesem Syndrom beobachtet. Bei den schwer verlaufenden Fällen handelte es sich ausnahmslos um Männer; eine Beobachtung, die auch anderswo gemacht wurde. Die Symptomatologie unterscheidet sich nicht von dem klassischen Bild der Kussmaulschen Erstbeschreibung.

Tabelle 5. Extrahepatische Manifestationen der Virushepatitis

1. Polyarthritis, Polyarthralgie mit und ohne urticarielles Exanthem	Hep. B	Hep. A
2. Panarteriitis nodosa	— Hep. B	
3. Glomerulonephritis	— Hep. B	
4. Schönlein-Henoch-Syndrom	— Hep. B	
5. Guillain-Barré-Polyradiculitis	— Hep. B ?	
6. Aplastische Anämie	— Hep. B	Hep. A

Tabelle 6. Virushepatitis. Merkmale der Polyarthritis — (Serumkrankheits-Syndrom)

1. Polyarthritis — Polyarthralgie
   Häufigkeit: bis zu 20% bei B-Hepatitis
                 5% bei Nicht-B-Hepatitis
2. Auftreten 5—60 Tage vor der Gelbsucht
3. Kleine Gelenke (Finger); morgendliche Schmerzen, BSC normal!
4. Zirkulierende Immunkomplexe (HBsAg — IgM, IgG)

Tabelle 7. Virushepatitis. Befunde bei Panarteriitis mit HBsAg (~ 70 Pat.)

1. Abgeschlagenheit, Fieber, Polyarthralgie, Myalgie
2. Hepatitis (subakut, chronisch-persistierend)
3. Parästhesien, periphere Lähmungen, Polyneuropathie
4. Hochdruck, Mikrohämaturie, Proteinurie, Niereninsuffizienz, Eosinophilie
5. HBsAg + Serum $C'H_{50}$ ↓
   Zirkulierende Komplexe von HBsAg/Anti-HBs
   Niederschläge von HBsAg, IgM, IgG, C^3 in den Gefäßwänden

Tabelle 8. Virushepatitis B. Befunde bei Glomerulonephritis und HBsAg

1. Hepatitis + (subakut, chronisch-persistierend)
2. Proteinurie, Hämaturie, Hochdruck (akut, subakut, chronisch)
3. Nephritis: membranös oder membrano-proliferativ
4. Niederschläge von HBsAg, IgG (IgM), auf der Basalmembran
5. bei Erwachsenen: selten
   bei Kindern: 30% der Glomerulonephritis?

Tabelle 9. Virushepatitis. Aplastische Anämie (~ 70 Pat.)

1. Beginn: 1 Woche bis einige Monate nach Beginn der Hepatitis
   oft: zusätzliche Schädigung z. B. Chloramphenicol
2. ♂ > ♀ (Männer < 20 Jahre)
3. Anämie; selten Panzytopenie
4. Prognose: schlecht

Bei einigen dieser Patienten wurden Immunkomplexe im Serum und Niederschläge von HB_sAg, IgM, IgG und C3 in körniger Form entlang der Elastica in den geschädigten Gefäßen gefunden.

Die Leberbeteiligung reicht von leichter persistierender Hepatitis bis hin zur chronisch aktiven. Auch die Nieren sind beteiligt [9, 22] (Tab. 7).

Eine beim Erwachsenen bisher nur selten beobachtete Komplikation ist die *Glomerulonephritis*, die als membranöse oder membranoproliferative Form beobachtet wird [12]. Bei Kindern scheint sie wesentlich häufiger vorzukommen (Tab. 8). Brzosko und Mitarbeiter [4] aus Warschau fanden bei 18 von 52 Kindern mit Nephrose und/oder Glomerulonephritis HB_sAg-Antikörperkomplex Niederschläge in den Glomeruli.

Eine gleichfalls seltene, aber außerordentlich schwere Komplikation ist die *aplastische Anämie*, die ganz vereinzelt auch als Panzytopenie beobachtet wurde. Fast alle Erkrankungen wurden bei jungen Männern beobachtet, wobei der zeitliche Abstand von der Hepatitis wenige Tage bis Wochen betrug (Tab. 9). Nicht selten waren noch zusätzliche knochenmarkschädigende Faktoren im Spiel wie z. B. Chloramphenicol. Wir selbst haben das Krankheitsbild bisher zweimal beobachtet. In beiden Fällen kam es zu einer Remission nach etwa einem Jahr [14].

Nicht eigentlich als Komplikation, sondern als eigenes Krankheitsbild ist die sogenannte Gianottische Krankheit oder kindliche papulöse Akrodermatitis aufzufassen.

Gianottische Krankheit mit HB_sAg

1955 wurde von Gianotti ein Krankheitsbild beschrieben, das er als Infantile papuläre Akrodermatitis bezeichnete. Das Krankheitsbild ist gekennzeichnet durch ein nicht jukkendes papuläres Exanthem im Gesicht und Extremitäten, Lymphknotenschwellung, Hepatomegalie und gestörter Leberfunktion. Gianotti berichtete 1973, daß alle Patienten mit diesem Syndrom das Hepatitis B-Antigen aufwiesen. Kürzlich ist in Japan eine erneute Epidemie dieser Kinderkrankheit aufgetreten. Bei 48 von 54 Säuglingen und Kleinkindern war der Subtyp ayw des HB$_s$Antigens nachweisbar. Dieser Subtyp ist in Japan extrem selten, so daß anzunehmen ist, daß dieses Antigen durch ausländische Besucher eingeschleppt wurde [11]. Falls sich dieser Befund bestätigt, wäre hier erstmals ein Hinweis dafür, daß ein Krankheitsbild durch das Vorhandensein eines Subtyps des Hepatitis B-Antigens, nämlich des ayw-Typs, hervorgerufen wird.

Die Hepatitis ist mit Recht als Allgemeinerkrankung bezeichnet worden, von der kaum ein Organsystem verschont wird, wenn es die Umstände zulassen [6]. Die Fortschritte auf diesem Gebiet kommen schnell, und es besteht die nicht unbegründete Hoffnung, daß ähnlich wie bei der Poliomyelitis vor mehr als 20 Jahren auch die Hepatitis in absehbarer Zeit zu den historischen Krankheiten gehören wird.

Literatur

1. Beasley, R. P.: Discussion in: Symposium on Viral Hepatitis. The American Journal of the Medical Sciences 270, 323 (1975). — 2. Benhamou, J. P., Rueff, B., Sicot, C.: Etude critique des traitments actuels de l'insuffisance hépatique grave. Rev. Franç. etude Clin. Biol. 13, 651 (1968). — 3. Borhanmanesh, F., Haghighi, P., Hekmat, K., Rezaizadeh, K., Ghavami, A. G.: Viral hepatitis during pregnancy severity and effect on gestation. Gastroenterology 64, 304 (1973). — 4. Brzosko, W. J., Nazarewicz, T., Krawczynski, K.: Glomerulonephritis associated with hepatitis B surface antigen immune complexes in children. Lancet 1974 II, 7879. — 5. Chiaramonte, M., Dardanoni, L., Farini, R., Filipazzo, G., Genova, G., Naccarato, R., Pagliaro, L., Spanó, C.: Observations of acute phase and follow up of simular series of cases of HB-Ag positive and HB-Ag negative hepatitis. Rendiconti Gastroenterol. 6, 1 (1975). — 6. Conrad, M., Schwartz, F. D., Young, A. A.: Infections hepatitis-A generalized disease. Amer. J. Med. 37, 789 (1964). — 7. Dombrowski, H., Martini, G. A.: Klinische Verlaufsformen der akuten Virushepatitis. Acta hepatologica 5, 3 (1952). — 8. Fawaz, K. A., Grady, G. F., Kaplan, M. M., Gellis, S. S.: Repetitive maternal-fetal transmission of fatal hepatitis B. New Engl. J. Med. 293, 1357 (1975). — 9. Gocke, D. J.: Extrahepatic manifestations of viral hepatitis. Amer. J. Med. Sc. 270, 49 (1975). — 10. Gocke, D. J., McIntosh, R. M.: Cryoprecipates containing hepatitis B antigen in patients with liver disease. Gastroenterology 65, 542 (1973). — 11. Ishimaru, Y., Ishimaru, H., Toda, G., Baba, K., Mayuni, M.: An epidemic of infantile papular acrodermatitis (Gianotti's Disease) in Japan associated with hepatitis B surface antigen subtype ayw. Lancet 1976 I, 707. — 12. Kohler, P. F., Cronin, R. E., Hammond, W. S., Olin, D., Carr, R. J.: Chronic membranous glomerulonephritis caused by hepatitis B antigen-antibody immune complexes. Ann. int. Med. 81, 448 (1974). — 13. Martini, G. A.: Über Polyarthritis im Vorstadium der Iokulationshepatitis. Dtsch. med. Wschr. 44, 1464 (1950). — 14. Martini, G. A., Baltzer, G.: Complications of viral hepatitis. Canad. Med. Ass. Journal 106, 508 (1972). — 15. Martini, G. A., von Harnack, G. A., Napp, J. H.: Hepatitis und Schwangerschaft. Die Auswirkung auf die Mutter. Dtsch. med. Wschr. 78, 661 (1953). — 16. Martini, G. A., Strohmeyer, G.: Posthepatitis Syndromes. Clinics in Gastroenterology 3, 377 (1974). — 17. Martini, G. A., Strohmeyer, G., Sodomann, C. P.: Die Panarteriitis nodosa bei chronischer Hepatitis mit Australia-Antigen-Nachweis. Dtsch. med. Wschr. 97, 642 (1972). — 18. Mosley, J. W., Galambos, J. T.: Viral Hepatitis. In: Diseases of the Liver (Ed. L. Schiff), p. 500. Philadelphia, Toronto (1975). — 19. Okada, K., Kamiyama, J., Jnonata, M., Imai, M., Miyahawa, Y., Mayumi, M.: e-antigen in mothers' serum as a indicator of vertical transmission of HBV. New Engl. J. Med. 294, 746 (1976). — 20. Redeker, A. G.: Viral hepatitis. Clinical aspects. Amer. J. Med. Sc. 270, 9 (1975). — 21. Schweitzer, A. G.: Vertical transmission of the hepatitis B surface antigen. Amer. J. Med. Sc. 270, 287 (1975). — 22. Trépo, C. G., Robert, D., Motni, J., Trépo, M., Sepetjian, M., Prince, A. M.: Hepatitis B antigen (HB$_s$Ag) and/or antibodies (anti HB$_s$ and anti HB$_c$ in fulminant hepatitis: pathogenic and prognostic significance. Gut 17, 10 (1976).

Hepatitis-ähnliche Leberveränderungen durch Infektionen, Intoxikationen und Arzneimittel*

Oldershausen, v., H.-F. (Med. Klinik I, Städt. Krankenhaus, Friedrichshafen)

Referat

Das mir gestellte Thema deutet bereits an, daß klinische und ätiologische Diagnose der akuten Virushepatitis auseinanderfallen und das Postulat von Robert Koch, daß jedem spezifischen Erreger ein spezifisches klinisches Bild zugehört, für die Virushepatitis — ähnlich wie etwa für Grippe — nicht erfüllt ist.

Die Bezeichnung „Virushepatitis" gilt als Oberbegriff für die früher als „infektiöse Hepatitis" und „Serumhepatitis" bezeichneten Krankheitsbilder, welche durch die inzwischen isolierten Hepatitisviren A und B hervorgerufen werden. Dazu tritt aufgrund epidemiologischer und virologischer Erhebungen wohl zumindest ein weiterer, vor allem durch Bluttransfusionen, offenbar aber auch durch Kontakt übertragener Hepatitis-Virustyp, der als „Non-A-Non-B" oder „Typ C" bezeichnet, aber bisher nicht näher charakterisiert wurde (Prince et al., 1974; Mosley, 1975; Villarejos et al., 1975; Deinhardt, 1976).

Unter den *Virus-, Bedsonien- und Rickettsien-Infektionen*, die mit einer Hepatitis assoziiert sein können (Tab. 1), führen insbesondere Gelbfieber, infektiöse Mononukleose, Zytomegalie und Q-Fieber öfters zu Virushepatitis-ähnlichen klinischen Erscheinungen. Allerdings bestehen erhebliche Unterschiede nicht nur in der Häufigkeit des Leberschadens oder der Gelbsucht, sondern auch in der Art der morphologischen Leberveränderungen und anderer Organschäden (Tab. 2).

Bei der *infektiösen Mononukleose* finden sich außer der febrilen generalisierten Drüsenschwellung, Pharyngitis und Tonsillitis, dem typischen mononukleär-lymphoidzelligen Differentialblutbild sowie dem Nachweis heterophiler Antikörper im Serum (Paul-

Tabelle 1. Mit systemischen Virus-, Bedsonien- und Rickettsien-Infektionen assoziierte Hepatitis

---

1. Akute Virushepatitis
   1.1 Akute Virushepatitis Typ A
   1.2 Akute Virushepatitis Typ B
   1.3 Akute Virushepatitis Typ C (nicht abgrenzbar von Typ A und B, jedoch ohne Kriterien, die eine ätiologische Identifizierung erlauben)
2. Infektiöse Mononukleose
3. Cytomegalie
4. Herpes simplex
5. Röteln
6. Coxsackie-Infektion
7. ECHO-Virus-Infektion
8. Poliomyelitis
9. Mumps
10. Influenza
11. Adeno-Virus-Infektion
12. Gelbfieber
13. Marburg-Virus-Infektion
14. Psittakose/Ornithose
15. Q-Fieber
16. Wolhynisches Fieber

---

* Prof. Dr. Paul Schölmerich zum 60. Geburtstag gewidmet

Tabelle 2. Häufigkeit eines Leberschadens und Ikterus, Art der histologischen Leberveränderungen und anderweitiger Organschäden sowie Nachweismethoden bei einzelnen Virus- und Rickettsienkrankheiten

Krankheit	Häufigkeit		Morphologische Leberveränderungen	Andere Organschäden	Teils spezifische Nachweismethoden
	Leberschaden	Ikterus			
Virushepatitis (A, B, C)	100%	5–20–70%	Disseminierte Zellnekrosen, Ballonzellen, Cholestase, Retothelknötchen, lympho-histiozytäre periportale Zellinfiltrate	Splenitis, Gastroenteritis, Arthritis, Pankreatitis, Myokarditis, Periarteriitis, Glomerulonephritis, Enzephalomyelitis	Immunadhärenz und KBR bei Hepatitis A; Radioimmunoassay und indirekte Hämagglutination bei Hepatitis B
Infektiöse Mononukleose	40–90%	5–10%	Mononukleäre Zellinfiltrate, vereinzelt Zellnekrosen, Retothelknötchen, selten Granulome	Angina, Pharyngitis, Lymphadenitis, Splenitis, Pneumonie, Myokarditis, Meningoenzephalitis	Heterophile Antikörper (Paul-Bunnell-Reaktion), Antikörper gegen Epstein-Barr-Virus
Gelbfieber	30–80%	20–40%	Intermediäre Zellnekrosen (Councilman- und Torres-Körperchen)	Myokardose, Nephrose	Virusisolierung (Blut), KBR, Neutralisationstest, Hämagglutinationshemmtest
Zytomegalie	60–90% (Säuglinge)	?	Einzelzell- und Gruppennekrosen, Riesenzellen mit Kern- und Zytoplasma-Einschlußkörpern, lymphozytäre Zellinfiltrate	Parotitis, Enzephalitis, Pneumonie, Myokarditis, Chorioretinitis, Gastroenteritis, Colitis	Virusisolierung (Urin, Speichel), Riesenzellennachweis (Urin, Speichel, Liquor, Leberbiopsie), Fluoreszenz-Igm-Antikörpertest, KBR
Q-Fieber	20–40%	5%	Vereinzelte Zellnekrosen, lympho-histiozytäre Zellinfiltrate, Granulome	Pneumonie, Thrombophlebitis, Meningoenzephalitis, Myositis, Myokarditis	Rickettsienisolierung (Blut, Sputum, Urin, Liquor), KBR, Agglutination

Bunnell-Reaktion) eine häufig vergrößerte, aber lediglich in etwa 20–40% der Fälle druckschmerzhafte Leber, eine fast stets druckschmerzhafte Splenomegalie und nur in 5–10% ein leichter und kurzdauernder Ikterus. Nicht selten findet sich auch ein Serumkrankheit-ähnliches Syndrom mit Exanthem und Arthralgien wie bei der akuten Virushepatitis, das ebenfalls auf zirkulierende Immunkomplexe zurückzuführen ist (Wands et al., 1976). Jedoch sind im Vergleich zur Virushepatitis eine deutliche α-2- und γ(IgM)-Globulinvermehrung, meist nur mäßig erhöhte Serumaktivitäten der GOT, GPT und GLDH, dagegen stark gesteigerte Aktivitäten der LDH, LAP und alkalischen Phosphata-

Tabelle 3. Übersicht über die Ergebnisse verschiedener Leberfunktionsprüfungen, Eiweislabilitätsproben und elektrophoretischer Untersuchungen des Serums von Kranken mit dem Syndrom einer infektiösen Mononukleose nach Unterteilung in Paul-Bunnell-positive und seronegative Fälle des Krankengutes (Rudolf-Virchow-Krankenhaus, Berlin 1955—1962)

	Paul-Bunnell-positiv			Paul-Bunnell-negativ			Insgesamt		
	Zahl der Fälle	davon path.	path. Fälle in %	Zahl der Fälle	davon path.	path. Fälle in %	Zahl der Fälle	davon path.	path. Fälle in %
Gesamt-Bilirubin	145	14	10	63	9	14	208	23	11
Takata-Reaktion	255	72	28	93	11	12	348	83	24
Thymol-Trübungs-Test	286	204	71	102	49	48	388	253	65
Galaktoseprobe	138	60	43	40	14	35	178	74	42
Bromsulfo-phthaleintest	128	44	34	27	8	30	155	52	34
alkalische Phosphatase	53	21	40	8	8	50	69	29	42
SGOT	145	71	49	64	29	45	209	100	48
SGPT	165	110	67	65	36	55	230	146	63
Aldolase	38	25	66	17	11	65	55	36	65
Serum-Albumin	86	18	21	35	10	29	121	28	23
Gamma-Globulin	86	63	73	35	23	66	121	86	71

se bei 30—80% der Kranken im Sinne einer vorwiegend anikterischen „Hepatitis mononucleosa" nachzuweisen, wie die Ergebnisse eigener Beobachtungen am Krankengut des Rudolf-Virchow-Krankenhauses in Berlin (Tab. 3) nach Auftrennung des Syndroms der infektiösen Mononukleose in Paul-Bunnell-positive und negative Fälle aufzeigt (v. Oldershausen, 1971).

Während schüttere Zellinfiltrate und Retothelknötchen zu keinen wesentlichen Funktionsstörungen führen, entspricht eine Erhöhung der SGPT, alkalischen Phosphatase und Bromsulphaleinretention weitgehend dem Ausmaß der histologischen Veränderungen mit keilförmig vom Portalfeld in das Läppchen einbrechenden mononukleären Zellinfiltrationen, fokalen Leberzellnekrosen und azidophilen Körperchen, so daß sich das histologische Bild manchmal von dem der Virushepatitis nicht unterscheiden läßt (Klatskin, 1969). Zentrizonale Nekrosen werden jedoch im allgemeinen vermißt. Nur vereinzelt sind letale Verläufe infolge ausgedehnter Leberzellnekrosen beobachtet worden (Allen u. Bass, 1963). Ein Übergang in chronische Leberschäden ist bei der infektiösen Mononukleose nicht gesichert.

Der Erreger der infektiösen Mononukleose ist das Epstein-Barr (EB)-Virus, das meist bei Kindern und jugendlichen Erwachsenen mit Angina, Lymphadenopathie und Lymphomonozytose auch bei negativer Paul-Bunnell-Reaktion isoliert worden ist (Henle et al., 1968). Da der Erreger sich in latenter Form in zirkulierenden Leukozyten von gesunden Personen mit Antikörpern befindet, kann eine Infektion durch Bluttransfusionen erfolgen. Diese verläuft vielfach subklinisch und ist relativ selten, da etwa 90% der über 20 Jahre alten Bevölkerung in Europa und Nordamerika bereits über Antikörper gegen das EB-Virus verfügt (Henle et al., 1970). Die Pathogenese der infektiösen Mononukleose bei Kindern und Jugendlichen in Europa und Amerika sowie des Burkitt-Lymphoms in Afrika oder Nasopharynxkarzinoms bei Erwachsenen in Asien durch Infektionen mit offenbar demselben fakultativ onkogenen Virus ist noch weitgehend unklar (Stern, 1972).

Treten bei Jugendlichen oder älteren Kranken bei negativer Paul-Bunnell-Reaktion Blutbildveränderungen wie bei der infektiösen Mononukleose, länger anhaltendes Fieber,

Abgeschlagenheit, Anorexie, manchmal dunkler Urin und leichte Gelbsucht mit oder ohne Lymphknotenschwellungen auf, so kann es sich auch um eine *Zytomegalie-Hepatitis* handeln, die einer Virushepatitis funktionell und morphologisch oft weitgehend ähnelt (Lamb u. Stern, 1966). In der Leberbiopsie finden sich multiple fokale Zellnekrosen, Cholestase, vorwiegend portale Zellinfiltrate, gelegentlich auch Granulome oder eine geringe portale Fibrose, ohne daß der Übergang in eine Leberzirrhose im Erwachsenenalter bisher beobachtet worden ist (Stern, 1972; Reller, 1973; Bonkowsky et al., 1975). Jedoch können Cytomegalievirusinfektionen Ursache einer Hepatitis bei einer bereits vorbestehenden Leberzirrhose sein. Meist sind die Serumtransaminasen nur mäßig (bis 200 mU/ml) und das Serumbilirubin gering (bis 3 mg%) erhöht (Heni et al., 1976). Die Diagnose wird durch die Cytomegalie-IgM-Antikörper und den Cytomegalie-Virusnachweis im Rachen oder Urin gesichert. Die Virusausscheidung kann 1 Jahr und länger anhalten.

Cytomegalieinfektionen können 2—4 Wochen nach mehrfachen Bluttransfusionen zu Hepatosplenomegalie, makulopapulösem Exanthem, Lymphomonozytose, abnormen Leberfunktionstesten und vereinzelt schwerem Ikterus führen. Dieses *Post-Transfusions-(Perfusions)-Syndrom* tritt bei etwa 5—10% der Empfänger von multiplen Bluttransfusionen, die über keine Antikörper verfügen, auf, und ist meist durch Blut von infizierten Spendern bedingt. Weiterhin werden Reaktivierungen von latenten Cytomegalieinfektionen bei 50—60% aller Patienten, die einer intensiven immunsuppressiven Therapie, etwa wegen Leukämie, M. Hodgkin oder Transplantationen unterzogen werden, beobachtet (Stern, 1972).

Vereinzelt kann es dabei zu Pneumonien und zum finalen Leberversagen mit den für die Cytomegalie typischen Riesenzellen mit Kern- und Einschlußkörpern in der Leber und anderen Organen kommen. Hierbei ist oft schwer zu entscheiden, wieweit das Zytomegalievirus die direkte Ursache des Leberversagens ist oder lediglich zur Leberschädigung von hepato-toxischen immunsuppressiven Medikamenten beiträgt.

Da die Zytomegalie die häufigste pränatale Infektion des Menschen ist, wird nicht selten eine *kongenitale Zytomegalie-Hepatitis* angetroffen. Obwohl etwa eines von hundert Neugeborenen eine intrauterine Zytomegalievirusinfektion durchmacht, zeigt nur 1 Kind von 10—20 Infizierten auch Symptome, wie Ikterus, Hepato- und Splenomegalie, hämolytische Anämie, Purpura, Pneumonie oder Mikrozephalie. Aus der kongenitalen Zytomegalie-Hepatitis kann sich ein Leberkoma, eine chronische Hepatitis mit Fibrose oder ganz vereinzelt eine kindliche Leberzirrhose entwickeln (Seifert u. Oehme, 1968; Krech et al., 1968). Nur Erstinfektionen bewirken eine Fruchtschädigung. Durch den Nachweis von IgM-Antikörpern gegen das Zytomegalievirus im Nabelschnurblut läßt sich eine intrauterine Infektion sichern.

Seltener wird eine Hepatitis auch durch andere Herpesviren, Rubeola-, Adeno-, Entero- oder weitere Virusinfektionen (Tab. 1) hervorgerufen (Klatskin, 1969; Mosley, 1970). Unter den Myxoviren kann die *Influenza* zu mäßigen Erhöhungen der Serumtransaminasen, vereinzelt auch zum Ikterus führen (Kapila et al., 1958; v. Oldershausen u. Marsch, 1959), wie eine eigene Beobachtung veranschaulicht, wobei es nach einer gesicherten Influenza-A$_2$-Virusinfektion zu einer Enzephalomyelitis, Pankreatitis, ikterischen Hepatitis mit intrahepatischer Cholestase und passagerer hämolytischer Anämie kam (v. Oldershausen, 1969). Arboviren können als *Gelbfieber* mit den Kardinalsymptomen Fieber, Ikterus, Proteinurie und Blutungen sowie den weitgehend charakteristischen histologischen Veränderungen mit vorwiegend intermediären Nekroseherden, Councilman- und Torres-Körperchen nahezu obligat die Leber befallen, bei *Marburg-Virusinfektionen* eine im allgemeinen anikterische Hepatitis mit unregelmäßigen Einzelzell- oder Gruppennekrosen bedingen (Martini et al., 1968; Gedigk et al., 1968; Gear et al., 1975)

Tabelle 4. Mit Hepatitis-ähnlichen Veränderungen assoziierte akute bakterielle Infektionen

1. Leptospirose (M. Weil u. a.)
2. Pneumokokkeninfektionen (Pneumonie, Sepsis, Peritonitis)
3. Staphylokokkensepsis
4. Streptokokkensepsis, Endocarditis lenta
5. Scharlach
6. Gonokokkeninfektionen (Sepsis, Peritonitis, Perihepatitis)
7. Clostridieninfektionen
8. Sepsis durch intestinale gramnegative Erreger (E. Coli u. a.)
9. Salmonellose (typhöse Verlaufsform)
10. Pseudotuberkulose (septische Verlaufsform)
11. Tularämie (septische Verlaufsform)
12. Rückfallfieber

oder im Rahmen des hämorrhagischen Fiebers bzw. einer *Zecken-Enzephalitis* nur vereinzelt zu Leberveränderungen führen (Hohenegger u. Zeitlhofer, 1965).

Unter den Rickettsiosen geht das *Q-Fieber* in etwa 5% der Fälle mit einem Ikterus einher und kann im klinischen und histologischen Bild einer Hepatitis weitgehend entsprechen (Powell, 1961; Alkan et al., 1965; Dupont et al., 1971), wobei die für Rickettsiosen typischen Kopfschmerzen die Differentialdiagnose erleichtern, pneumonische Veränderungen manchmal vermißt werden. Außer Lebergranulomen (Gerstl et al., 1956; Bernstein et al., 1965) sowie disseminierten oder massiven Leberzellnekrosen, die vereinzelt zum Tod im Leberversagen (Tonge u. Derrick, 1959) geführt haben, sind nach eigenen Beobachtungen bei 9 von 22 bioptisch untersuchten Kranken akut und chronisch entzündliche Reaktionen in der Leber nachzuweisen.

Unter den akuten bakteriellen Infektionen, die mit Hepatitis-ähnlichen Veränderungen einhergehen können (Tab. 4), kommt hierzulande der *Hepatitis bei Leptospirosen* die größte differentialdiagnostische Bedeutung zu. Bei Morbus Weil wird in etwa 70%, bei anderen Leptospirosen in 2—15% ein Ikterus beobachtet, der am 3.—7. Krankheitstag häufig mit Juckreiz einsetzt und über Wochen anhalten kann. Eine Lebervergrößerung wird bei 10—50% der Kranken angetroffen. Zur Abgrenzung der Virushepatitis können das klinische Bild mit hohem biphasischen Fieber, Kopfschmerzen, Benommenheit, Meningismus, Konjunktivitis, Myalgien, renalen Symptomen, hämorrhagischer Diathese, Leukozytose und Linksverschiebung sowie die diagnostisch entscheidenden serologischen Methoden beitragen (Gsell, 1968).

Bei einer vor kurzem beobachteten Leptospirose eines Landwirts waren außer einer funktionell und morphologisch nur mäßig ausgeprägten Hepatitis mit starker intrahepatischer Cholestase eine Pankreatitis, interstitielle Nephritis mit akutem Nierenversagen und ausgedehnte Hämorrhagien nachzuweisen, als deren Ursache eine Verbrauchskoagulopathie wohl erstmals wahrscheinlich gemacht werden konnte, nach deren Behandlung der komatöse Patient genas (Abb. 1).

Die Letalität der ikterischen Leptospirosen ist mit 15—25% ungewöhnlich hoch gegenüber 1% bei anikterischer Leptospirose, was wahrscheinlich auf die Schwere des Nierenversagens und die hierdurch bedingte Einschränkung der glomerulären Bilirubinfiltration zurückzuführen ist. Dadurch ließe sich auch der meist auffällige Unterschied zwischen der Schwere des Ikterus und dem geringen Ausmaß der histologisch nachweisbaren Leberzellschäden mit oft nur vereinzelten Leberzellnekrosen und einer vorwiegend mononukleären portalen Zellinfiltration erklären. Dagegen findet sich vielfach eine erhebliche intrahepatische Cholestase (Kalk u. Möller, 1965). Akute Leberdystrophie und chronische Leberschäden wurden vereinzelt, der Übergang in eine Leberzirrhose bisher nicht beobachtet (Arean, 1962; Klatskin, 1969; Gsell, 1974).

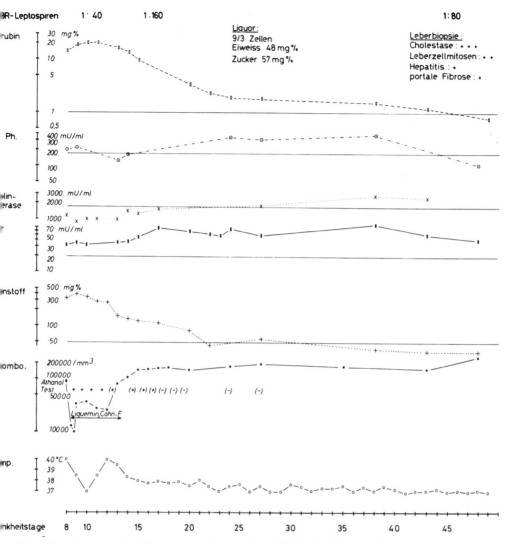

Abb. 1. Krankheitsverlauf und Laboratoriumsbefunde einer Infektion durch Leptospirosis pomona bei einem 51jährigen Landwirt mit leichter Hepatitis, starker intrahepatischer Cholestase, Niereninsuffizienz und generalisierter Purpura bei Verbrauchskoagulopathie (Beobachtung aus der Med. Klinik I Friedrichshafen)

Unter anderweitigen Hepatitis-ähnlichen Veränderungen durch bakterielle Infektionen soll hier nur auf die Leberschäden bei einigen chronisch verlaufenden zyklischen Infektionskrankheiten, wie Brucellose, Tuberkulose und Lues (Tab. 5), näher eingegangen werden.

Ein Ikterus wird bei *Morbus Bang* selten, bei *Maltafieber* und der *Brucellosis suis* öfters angetroffen. Eine Lebervergrößerung findet sich bei 40–90% der akuten oder chronischen Brucellosen, als deren Ursache bioptisch (Tab. 6) vielfach eine granulomatöse Hepatitis mit nicht verkäsenden Epitheloidzellgranulomen, gelegentlich auch eine nekrotisierende Hepatitis oder eine „hämorrhagische subakute Splenohepatitis" mit septischem Krankheitsverlauf festgestellt wird (Spink et al., 1949; Janbon u. Bertrand, 1957; v. Oldershausen, 1956, 1968; Klatskin, 1969).

111

Tabelle 5. Leberveränderungen bei chronischen bakteriellen Infektionen

1. Brucellose
   1.1. Akute und chronische granulomatöse Hepatitis (40—90%)
   1.2. Akute nekrotisierende Hepatitis (selten)
   1.3. Subakute hämorrhagische Splenohepatitis (sehr selten)
   1.4. Chronische Hepatitis und Lebercirrhose, insbesondere bei Maltafieber (1—5%)

2. Tuberkulose
   2.1. Akute und chronische granulomatöse Hepatitis bei Miliartuberkulose
        oder Organtuberkulose (30—80%)
   2.2. Disseminierte areaktive Miliartuberkulose (Landouzy) (sehr selten)
   2.3. Tuberkulome (selten)
   2.4. Tuberkulöse Cholangiohepatitis (sehr selten)
   2.5. Tuberkulöse Pylephlebitis (sehr selten)
   2.6. Durch Tuberkulostatika bedingte Leberschäden (0,1—10%)

3. Lues
   3.1. Diffuse Hepatitis bei Lues connata (selten)
   3.2. Akute und subakute granulomatöse Hepatitis bei sekundärer Lues (1—3%)
   3.3. Gummen, Hepar lobatum und/oder diffuse interstitielle Hepatitis mit Fibrose
        bei tertiärer Lues (1%)
   3.4. Durch Antiluetika bedingte Leberschäden
        3.4.1. Hepatitis mit intrahepatischer Cholestase bei Jarisch-Herxheimer-Reaktion (selten)
        3.4.2. Toxische Hepatitis nach massiver Arsentherapie (1—4%)
        3.4.3. Hepatitis B nach Inokulation durch Spritzen (früher häufig)

4. Lepra
   4.1. Akute und chronische granulomatöse Hepatitis (30—50%)
   4.2. Chronische Hepatitis mit persistierender HB-Antigenämie bei lepramatöser Lepra

Tabelle 6. Histologische Leberveränderungen nach bioptischen Erhebungen bei 32 Kranken mit Brucellose (26 Fälle von Brucellosis abortus, 6 Fälle von Brucellosis melitensis) nach v. Oldershausen (1968)

Histologische Befunde	Akute und subakute Brucellose (n = 18)	Chronische Brucellose (n = 14)
Leberzellnekrosen	4	1
Steatose der Leberzellen (> 50%)	5	4
Siderose der Leberzellen	2	3
Siderose der Sternzellen	4	3
Lipofuscinablagerung in Leberzellen	12	8
Portale Zellinfiltrate	11	9
Diffuse Sternzellwucherung	5	2
Retothelknötchen	12	7
Epitheloidzellgranulome	9	4
Fibrose	2	3

Eine Dysproteinämie, leicht erhöhte GOT, GPT oder alkalische Phosphatase im Serum und andere funktionelle Veränderungen sind bei akuter und chronischer Brucellose in wechselndem Ausmaß nachzuweisen. Die Differentialdiagnose gegenüber der Virushepatitis gründet sich vor allem auf dem charakteristischen, oft undulierenden Fieberverlauf, den häufigen Kopfschmerzen und Schweißausbrüchen, den generalisierten Lymph-

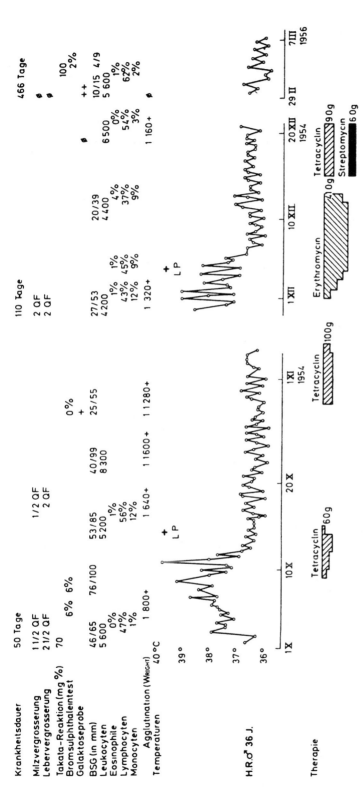

Abb. 2. Klinische Befunde bei subakuter Brucellose (Beobachtung aus der Med. Univ.-Klinik Marburg a. d. L.). Beachte Fieberverlauf unter einer antibiotischen Behandlung, Hepatosplenomegalie und Ausfall einzelner Leberfunktionsproben. Während sich im Leberpunktat (L.P.) histologisch anfangs Retothelknötchen und eine geringe Hämosiderose nachweisen ließen, waren später bindegewebige Verbreiterung und zelluläre Infiltration der portalen Felder, eine herdförmige Leberzellverfettung sowie Aktivierung und Siderose der Sternzellen festzustellen (nach v. Oldershausen, 1956)

113

knotenschwellungen, der Leukozytose mit Linksverschiebung, der Leberbiopsie, Blutkultur und serologischen Sicherung der Diagnose (Abb. 2).

Die granulomatösen Leberveränderungen können bei der Brucellose über Monate, Jahre oder Jahrzehnte, in einer eigenen Beobachtung sogar 20—25 Jahre nach Krankheitsbeginn noch nachweisbar sein, sind aber nicht als Ursache einer Leberzirrhose anzusehen, die sich bei etwa 1—5% der Kranken — besonders bei Maltafieber — entwickelt (Spink, 1956; v. Oldershausen, 1956, 1968).

Unter den zahlreichen, vorwiegend bei Infektionskrankheiten, allergischen und immunologischen Erkrankungen unterschiedlich häufig nachweisbaren *granulomatösen Hepatopathien*, die für die Differentialdiagnose der Virushepatitis bedeutsam sein können, unterrichtet eine vor 20 Jahren aufgrund des umfangreichen Marburger Krankengutes und der Schrifttumsangaben zusammengestellte Tabelle (Bock, v. Oldershausen und v. Oldershausen, 1955), die noch heute auch hinsichtlich der diagnostischen Bedeutung der Leberpunktion bei unklaren Fieberzuständen (Malchow u. Röllinghoff, 1975; Fauci u. Wolff, 1976) weitgehend gültig ist (Tab. 7). In den großen Serien aus New Haven (Klatskin, 1975) und London (Nivelle et al., 1975) finden sich Sarkoidose, Tuberkulose, Schistosomiasis und spezielle Lebererkrankungen, wie die primär-biliäre Zirrhose, als häufigste Ursachen von Lebergranulomen.

Als pathogenetisches Modell der granulomatösen Hepatopathien, die auf immunologische Prozesse oder entzündliche Fremdkörperreaktionen zurückgeführt werden, kann die chronische Granulomatose im Kindesalter dienen, die durch einen genetischen Defekt der Phagozytosefähigkeit von Leukozyten bedingt ist. Dieser führt zur intrazellulären Persistenz von Mikroorganismen, Transformation von Monozyten zu Epitheloidzellen und disseminierter Granulombildung mit Verkäsung (Rodey et al., 1969; Johnston u. Bahner, 1971).

Hier sei vor allem die *Tuberkulose* hervorgehoben, da in den letzten Jahren zunehmend häufiger über lange Zeit verschleppte, fortgeschrittene Spätstadien der Tuberkulose angetroffen werden und die Leberbiopsie eine frühzeitige Diagnose der Tuberkulose und der durch die Grundkrankheit oder die tuberkulostatische Therapie bedingten Leberschäden erlaubt. Granulomatöse Leberveränderungen wurden im Marburger und Tübinger Krankengut in 30—80% von über 800 Leberbiopsien bei verschiedenen Tuberkuloseformen angetroffen. Sie gehen mit keinen erheblichen Leberfunktionsstörungen einher (v. Oldershausen et al., 1955).

Der histochemische oder kulturelle Nachweis der Erreger gelingt nur in einem kleineren Teil der Leberbiopsien. Bei 20—60% der Tuberkulosekranken läßt sich eine unspezifische Hepatitis, in 15—25% eine Fettleber nachweisen, die vereinzelt zu einer Cholestase, aber nicht zu einer Leberzirrhose führt, wie Verlaufsuntersuchungen gezeigt haben (Bock et al., 1953, 1955; Prinz et al., 1958). Ikterus, deutlich erhöhte Serumtransaminasen und andere funktionelle Leberveränderungen werden relativ selten als Ausdruck einer tuberkulösen Hepatitis beobachtet (Gold et al., 1957; Korn et al., 1959; Fischer, 1960; Bowry et al., 1970). Differentialdiagnostisch sind ein Arzneimittelschaden durch Antituberkulotika sowie die Kombination von Tuberkulose und Virushepatitis oder Alkoholschädigung zu erwägen.

Bei der erneuten Zunahme der *Lues* ist eine akute Hepatitis bei sekundärer Lues zu beachten. Abgesehen von Exanthem, Schleimhautveränderungen und Lymphadenopathie entsprechen die klinischen Erscheinungen weitgehend der Virushepatitis. Histologisch finden sich herdförmige Leberzellnekrosen, miliare Granulome und entzündliche Reaktionen im Bereich der Zentralvene, Arteriolen oder portalen Venolen (Baker et al., 1971; Frehér et al., 1975). Licht- und elektronenmikroskopisch sind intrazellulär Treponemen nachzuweisen. Die klinischen und morphologischen Veränderungn klingen unter einer Penicillintherapie rasch ab. Vereinzelt kann sich offenbar eine aktive chronische Hepatitis

Tabelle 7. Erkrankungen, die auf Grund von bioptischen und autoptischen Erhebungen mit granulomatösen Leberveränderungen einhergehen können (nach Bock et al, 1955, modifiziert)

I. Infektionskrankheiten

Bakterielle Infektionskrankheiten:	Virus- und Rickettsienerkrankungen:	Pilzerkrankungen:	Wurmerkrankungen:
Tuberkulose	Cytomegalie	Histoplasmose	Schistosomiasis
Lues	infektiöse Mononucleose	Coccidioidomykose	Clonorchiasis
Rückfallfieber	Lymphogranuloma inguinale	Torulose	Echinococcose
Lepra	Psittakose	nordamerikanische Blastomykose	Ascaridiasis
Rotz	Q-Fieber	südamerikanische Blastomykose	Viscerale Larva migrans
Tularämie	Fleckfieber		(Toxocara canis, catis)
Brucellose			
Typhus, Paratyphus			
Listeriose			

II. Nicht infektiöse allergische Erkrankungen

Asthma bronchiale	Überempfindlichkeit gegenüber artfremdem Eiweiß:	Überempfindlichkeit gegenüber abgetöteten Bakterien oder Bakterienderivaten:	Überempfindlichkeit gegenüber bestimmten Medikamenten:
allergische Alveolitis	z. B. anaphylaktischer Schock,	z. B. Typhusvaccine,	z. B. Sulfonamide, Penicillin,
Erythema nodosum	Serumkrankheit (?)	BCG-Vaccine	Halothan, Phenylbutazon,
Periarteriitis nodosa			Hydralazin, Diphenyl-
Wegener's Granulomatose			hydantoin

III. Anderweitige Erkrankungen

Immunopathien:	Neoplasien:	Fremdkörperreaktionen:	Unklare Ätiologie:
Sarkoidose	Lymphogranulomatose	z. B. nach Gaben von	Morbus Crohn
primäre biliäre Cirrhose	Non-Hodgkin-Lymphome	Thorotrast, Polyvinyl-	chronische Polyarthritis
chronische granulomatöse	Letterer-Siwesche Krankheit	pyrrolidon, Kupfersulfat	Hypogammaglobulinämie
Krankheit der Kindheit		Berylliose	und andere
		Silikose (?)	

115

mit Mottenfraßnekrosen entwickeln. Die luetische Hepatitis ist von allergischen Reaktionen mit Milian-Erythem und intrahepatischer Cholestase nach antiluetischer Therapie, der toxischen Hepatitis nach massiver Arsentherapie und der Serumhepatitis abzugrenzen (vgl. Tab. 5).

Die *toxischen und medikamentösen Hepatitis-ähnlichen Leberveränderungen* lassen sich unter Berücksichtigung von Zeitpunkt und Häufigkeit der Manifestation nach erfolgter Exposition, Dosisabhängigkeit, tierexperimenteller Reproduzierbarkeit und Art der histologischen Veränderungen in vorhersehbare und nicht vorhersehbare Leberschäden unterteilen (Tab. 8).

Unter den vorhersehbaren toxischen Leberschäden soll hier auf die „*Alkoholhepatitis*" näher eingegangen werden, da sie neben der Virushepatitis vermutlich die häufigste Lebererkrankung in der westlichen Welt darstellt, klinisch aber meist nicht als solche erkannt wird. Die klinisch-manifeste Alkoholhepatitis ist wenig spezifisch und stellt nur die Spitze eines in Ausdehnung und Bedeutung kaum bekannten Eisberges dar, der durch die häufig bestehenden morphologischen Veränderungen einer Alkoholhepatitis gekennzeichnet ist.

Über die eigentliche Größe dieses Eisberges, d. h. die Zahl der Alkoholkonsumenten mit einer Alkoholhepatitis, die auf dem Wege zu irreversiblen Leberschäden sind, liegen keine verläßlichen Angaben vor. Auf Grund einer kürzlichen Repräsentativumfrage der deutschen Hauptstelle gegen Suchtgefahren wird die Zahl der starken Alkoholverbraucher im Alter von 20–64 Jahren in der Bundesrepublik auf 37% geschätzt. Davon dürften etwa 5–10% eine Alkoholhepatitis aufweisen.

Die diagnostisch entscheidenden histologischen Kriterien sind bereits 1911 von Mallory als akute Leberzellschädigung durch Alkohol mit vorwiegend peripheren Leberzellnekrosen, Infiltration polymorphkerniger neutrophiler Leukozyten und dem Auftreten des sogenannten „alkoholischen Hyalins" (Mallory-Körperchen) beschrieben worden. Dabei handelt es sich um ein aktin-ähnliches Protein, das im rauhen endoplasmatischen Retikulum gebildet wird und sich elektronenmikroskopisch in drei verschiedenen Formen nachweisen läßt (Schaffner u. Popper, 1970; Yokoo et al., 1972). Die klinische Krankheitsbezeichnung subakute bzw. akute „Alkoholhepatitis" wurde erst sehr viel später von Albot (1954) bzw. Beckett, Livingstone und Hill (1961) geprägt, wofür sich im Schrifttum verschiedene Synonyma (Tab. 9) finden.

Die alkoholische Hepatitis kann wie die Virushepatitis sowohl asymptomatisch, schleichend und chronisch (v. Oldershausen, 1962, 1964b; Martini u. Dölle, 1965), als auch rasch und fulminant verlaufen (Philipps u. Davidson, 1954; Popper et al., 1955; Caroli et al., 1959). Die von anderen alkoholischen Leberschäden nicht abgrenzbaren Beschwerden und klinischen Erscheinungen der Alkoholhepatitis bestehen in: 1. Anorexie, Übelkeit und Erbrechen, 2. Leibschmerzen, 3. Gewichtsabnahme, 4. Hepatomegalie, 5. Gelbsucht, 6. Fieber, 7. Anämie, 8. Leukozytose, 9. Zeichen der Leberinsuffizienz, wie hämorrhagi-

Tabelle 8. Kriterien der vorhersehbaren toxischen und medikamentösen Leberschäden

1. Auftreten in kurzer Zeit nach Exposition

2. Abhängigkeit von der Dosis und Verabfolgung

3. Auslösung bei fast allen Exponierten

4. Reproduzierbarkeit am Tier

5. Relativ charakteristische histologische Veränderungen

Tabelle 9. Synonyma der Alkoholhepatitis

Chronische toxische Hepatitis (Popper und Franklin, 1948)

Alkoholische Hepatitis (Albot et al., 1954)

Akute Leberinsuffizienz des Alkoholikers (Philipps und Davidson, 1954)

Floride Zirrhose (Popper et al., 1955)

Zytolytische Hepatitis (Albot et al., 1956)

Steatotische Hepatitis (Albot et al., 1956)

Akute toxische Hepatitis (Gall, 1957)

Subakute alkoholische Leberdystrophie (Caroli et al., 1959)

Akute fettige Metamorphose der Leber (Goldberg und Thompson, 1961)

Akute Alkoholhepatitis (Beckett et al., 1961)

Fettleberhepatitis (Thaler, 1962)

Akute sklerosierende hyaline Nekrose (Edmundson et al., 1963)

Steatonekrose (Harinasuta et al., 1967)

Tabelle 10. Häufigkeit klinischer Befunde bei alkoholischer Hepatitis (nach einer Sammelstatistik von Galambos, 1974)

Hepatomegalie	80–100%
Ikterus	33– 67%
Fieber	25– 67%
Ascites	10– 67%
Splenomegalie	20– 40%
Encephalopathie	10– 20%

Tabelle 11. Häufigkeit pathologischer Laboratoriumsbefunde bei alkoholischer Hepatitis nach einer Sammelstatistik von Galambos (1974) und eigenen Erhebungen

Anämie	67–80%
Leucocytose (über 10000/cmm)	25–67%
Hyperbilirubinämie (über 1 mg%)	30–90%
SGOT mäßig erhöht (30–300 mU/ml)	70–80%
stark erhöht (über 300 mU/ml)	1– 5%
Alkalische Phosphatase mäßig erhöht (30–90 mU/ml)	60–80%
γ-Glutamyltranspeptidase mäßig erhöht (40–250 mU/ml)	30%
stark erhöht (über 250 mU/ml)	65%
γ-Globulin erhöht (über 25 Rel.-%)	60%

sche Diathese, Aszites und Enzephalopathie, 10. Leber-Hautzeichen. Dabei wird die Häufigkeit der klinischen Befunde (Tab. 10) u. a. durch den Anteil an floriden Zirrhosen, dem Intervall zwischen letztem Alkoholkonsum und stationärer Aufnahme bzw. der diagnostischen Sicherung durch die Leberbiopsie sowie andere Selektionsfaktoren beeinflußt (v. Oldershausen, 1962, 1964, 1970; Lischner et al., 1971; Dölle, 1973; Galambos, 1974). Eine portale Hypertension kann auch ohne Vorliegen einer Leberzirrhose bestehen (Reynolds, 1969, 1974). Unter den Laboratoriumsbefunden (Tab. 11) sind die Serum-

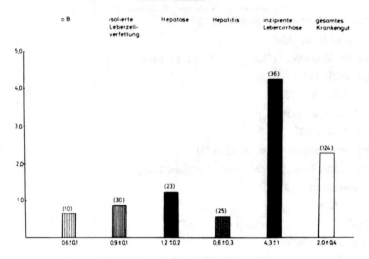

Abb. 3. Verhalten des Serumbilirubins bei verschiedenen bioptisch gesicherten Leberschäden von Gewohnheitstrinkern (Anzahl der Fälle in Klammern). Aufgeführt sind die Mittelwerte und deren Standardabweichung (nach v. Oldershausen, 1970)

transaminasen meist nur mäßig erhöht, bei 15—25% der Kranken sogar im Normbereich. Nur weniger als 1—5% weisen Serumaktivitäten der GOT oder GPT über 300 mU/ml auf. Auch liegt der SGOT/SGPT-Quotient (de Ritis) vielfach über 1. Die Serumaktivitäten der alkalischen Phosphatase sind selten höher als der dreifache obere Normwert. Demgegenüber sind oft stark bis exzessiv erhöhte Serumaktivitäten der Gamma-Glutamyltranspeptidase (γGT) nachzuweisen. Der γGT/SGPT-Quotient ist im Gegensatz zur akuten Virushepatitis auf über 5 erhöht und erreicht bei schweren Verläufen Werte um 100 (Dragosics et al., 1976). Das Serum-Bilirubin liegt bei 10—40% der Kranken im Normbereich und ist meist nur bei schwerer Alkoholhepatitis auf über 5 mg% erhöht. Auch nach Ausschluß der alkoholischen Leberzirrhose findet sich eine Gamma-Globulinerhöhung in 50—75% der Fälle mit Alkoholhepatitis, die im Gegensatz zur akuten Virushepatitis besonders die IgA-Globuline betrifft. Die Höhe des Serumbilirubins (Abb. 3), der SGPT (Abb. 4) und der alkalischen Phosphatase läßt eine deutliche Beziehung zu Ausmaß und Art der Leberschäden erkennen, was sich für ein von uns 1960—1963 stationär beobachtetes Krankengut von 135 bioptisch kontrollierten Gewohnheitstrinkern mit isolierter Leberzellverfettung, Hepatose, Alkoholhepatitis oder beginnender Leberzirrhose auch statistisch sichern ließ (v. Oldershausen, 1964b, 1970). Die Untersuchung der Bromsulphaleinkinetik (nach Wheeler) ergibt wie bei der Virushepatitis eine signifikante Verminderung der relativen Speicherkapazität von Bromsulphalein, die vom Ausmaß der Leberzellverfettung unabhängig ist. Dagegen ist das Transportmaximum von Bromsulphalein im Gegensatz zur Virushepatitis nur leicht eingeschränkt (v. Oldershausen u. Herz, 1969).

Pathogenetisch wird heute angenommen, daß die Alkoholhepatitis das eigentliche Vorstadium der alkoholischen Zirrhose darstellt, dessen Manifestation durch die Menge und Dauer des Alkoholkonsums bestimmt wird. Langfristig war diese Annahme tierexperimentell und klinisch umstritten.

118

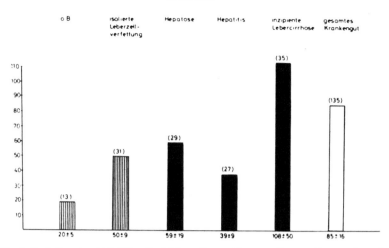

Abb. 4. Verhalten der Aktivitäten (in I.E.) an Serum-Glutamat-Pyruvat-Transaminase bei verschiedenen bioptisch gesicherten Leberschäden von Gewohnheitstrinkern (Anzahl der Fälle in Klammern). Aufgeführt sind die Mittelwerte und deren Standardabweichungen (nach v. Oldershausen, 1970)

Nachdem uns zufällig bei tierexperimentellen Studien über die Einwirkung anaboler Steroide auf die Leber auffiel, daß der zunächst als Lösungsvermittler verwandte Äthylalkohol zu einer Verlängerung der Blutelimination von Radiojodbengalrosa führte, ließ sich in anschließenden systematischen Untersuchungen (Tab. 12) erstmals am Tier eine dosisabhängige toxische Leberschädigung des Alkohols nachweisen (v. Oldershausen, 1962a, b; 1963a, b). Danach ist die Halbwertszeit der Blutelimination von Radiojodbengalrosa nicht nur von der Alkoholdosis abhängig, sondern bei oraler Alkoholverabreichung sehr viel stärker verzögert als bei intravenöser Applikation, was übrigens auch für die Einwirkung anderer Toxine auf die Leber gilt. Eine signifikante Einschränkung der Elimination von Radiojodbengalrosa läßt sich noch 4 Tage nach einer einmaligen Alkoholgabe feststellen. Bei täglichen Alkoholgaben über mehrere Wochen kommt es zu einer allmählichen Adaptation und zunehmenden Normalisierung dieser Eliminationsstörung der Leber (Tab. 12), die auch in exakten Untersuchungen der Leber-Clearance für Radiojodbengalrosa in Choledochusfistelratten nach täglicher Alkoholfütterung über 6 Wochen festzustellen ist (v. Oldershausen, 1968). Die hierbei zu beobachtende Adaptation an Alkohol dürfte eine der Gründe sein, warum wir weder bei Ratten noch Kaninchen nach chronischer Alkoholfütterung über Monate eine alkoholische Hepatitis feststellen konnten (v. Oldershausen, 1962a, b). Dagegen ist es erstmals Rubin und Lieber (1973, 1974) gelungen, bei Pavianen eine alkoholische Hepatitis sowie Leberzirrhose durch außerordentlich hohe Alkoholmengen (täglich 4,5–8,3 g/kg Körpergewicht) über 4 Jahre bei ausreichender Proteinzufuhr zu erzeugen.

Durch verschiedene Untersuchungsgruppen (Pequinot, 1958, 1961, 1974; v. Oldershausen, 1962b, 1964b, 1970; Lelbach, 1966, 1967, 1975) konnte auch für den Menschen eine Abhängigkeit der alkoholischen Hepatitis und Leberzirrhose von der Dosis und Dauer der Alkoholeinwirkung gesichert werden. Danach ist eine tägliche Alkoholeinnahme von 125 mg Alkohol/kg/Std, was einem durchschnittlichen Alkoholkonsum von täglich etwa 200 g reinem Alkohol entspricht, und eine mittlere Latenzzeit von 11,9± 5,2 Jahren erforderlich, bis eine alkoholische Hepatitis entsteht. Nach im Durchschnitt 5 weiteren Jahren (bei einer mittleren Alkoholeinnahme von 186 mg/kg in 16 Std täglich über 17 Jahre) entwickelt sich aus dieser eine Leberzirrhose (Lelbach, 1975). Die Wahrscheinlichkeit für das Auftreten einer Alkoholhepatitis ist dagegen gering bei einem täglichen Alkoholkonsum von unter 80 g (Pequinot, 1958, 1961) bzw. unter 20% der Kalorienaufnahme (Ugarte et al., 1970). Besteht bereits eine Alkoholhepatitis, kann sich trotz Alkoholabstinenz eine Leberzirrhose entwickeln. Bei fortbestehendem starken Alko-

119

Tabelle 12. Halbwertzeit der Blutelimination von [131]J-Bengalrosa bei Ratten nach Gaben von Äthylalkohol (nach v. Oldershausen, 1963a)

Anzahl der Tiere	Versuch	Halbwertszeit ($\bar{x} \pm s_{\bar{x}}$) der [131]J-Bengalrosa-Elimination (in Minuten)	Irrtumswahrscheinlichkeit (P) für Differenz der Mittelwerte von Versuch und Kontrolle
40	Kontrolle 30 Minuten nach i. v. Gabe von	$3,45 \pm 0,13$	
15	0,5 g Alkohol/kg Korpergewicht	$4,19 \pm 0,22$	$< 0,01$
23	1,0 g Alkohol/kg Korpergewicht	$4,25 \pm 0,18$	$< 0,001$
15	2,0 g Alkohol/kg Korpergewicht	$4,42 \pm 0,08$	$< 0,001$
14	3,0 g Alkohol/kg Korpergewicht	$4,62 \pm 0,26$	$< 0,001$
	Bei einmaliger oraler Gabe von 1,0 g Alkohol/kg Korpergewicht		
27	nach 30 Minuten	$6,07 \pm 0,45$	$< 0,001$
18	nach 2 Stunden	$6,20 \pm 0,29$	$< 0,001$
18	nach 4 Stunden	$6,75 \pm 0,26$	$< 0,001$
18	nach 24 Stunden	$7,62 \pm 0,34$	$< 0,001$
18	nach 2 Tagen	$6,45 \pm 0,13$	$< 0,001$
18	nach 4 Tagen	$3,95 \pm 0,13$	$< 0,05$
18	nach 6 Tagen	$3,52 \pm 0,16$	—
	Bei täglicher oraler Gabe von 1,0 g Alkohol/kg Körpergewicht		
18	nach 3 Tagen	$5,63 \pm 0,29$	$< 0,001$
16	nach 7 Tagen	$5,56 \pm 0,54$	$< 0,001$
18	nach 14 Tagen	$4,62 \pm 0,37$	$< 0,001$
18	nach 21 Tagen	$4,75 \pm 0,45$	$< 0,001$
18	nach 28 Tagen	$4,01 \pm 0,17$	$< 0,05$

holkonsum tritt bei 50—80% der Kranken mit Alkoholhepatitis eine Leberzirrhose auf (Helmann et al., 1971; Galambos, 1972).

Für die Entstehung der alkoholischen Leberzirrhose wird neuerdings eine immunologische Pathogenese erwogen. So sind verschiedene Veränderungen der humoralen und insbesondere zellulären Immunität bei Kranken mit Alkoholhepatitis festgestellt worden, für die das alkoholische Hyalin verantwortlich gemacht wird (Leevy et al., 1974, 1976). Wahrscheinlich wird die Manifestation einer alkoholischen Leberzirrhose auch durch sozioökonomische und soziokulturelle Bedingungen, vor allem aber genetische Faktoren, insbesondere eine individuelle unterschiedliche Empfänglichkeit sowie biochemische Adaptationsprozesse konditioniert (v. Oldershausen 1962, 1964, 1970; Martini u. Bode, 1970, 1971; Lieber 1968, 1973, 1975; Lelbach, 1975, 1976). Hierdurch ließe sich die Diskrepanz zwischen dem hohen Anteil des Alkoholismus bei Leberzirrhosen in der westlichen Welt und der demgegenüber relativ geringen Häufigkeit der Leberzirrhose bei Gewohnheitstrinkern erklären. Hierzu sei betont, daß kein formaler wie kausaler Zusammenhang zwischen Fettleber und alkoholischer Hepatitis oder Leberzirrhose besteht und der Übergang einer Fettleber in eine Leberzirrhose bis heute nicht erwiesen ist (v. Oldershausen, 1962, 1963, 1964; Thaler, 1962, 1967, 1971).

Therapie und Prognose der alkoholischen Hepatitis gründen daher auf einer möglichst kompletten Alkoholabstinenz. Weiterhin werden vitamin- und proteinreiche Diät, etwa in Form von Milcheiweiß sowie Bettruhe empfohlen (Davidson, 1974). Der Nutzen einer Behandlung mit Kortikosteroiden oder anabolen Steroiden ist nicht erwiesen. Die Letalität der akuten Alkoholhepatitis liegt im Mittel bei 7% (1—18%). Eine stark verminderte

Prothrombinzeit trübt die akute Prognose der Kranken mit Alkoholhepatitis. Langfristig bestimmen weder die Leberzellverfettung noch das alkoholische Hyalin die Überlebensrate. Diese ist jedoch vom Ausmaß der Fibrose infolge der sklerosierenden hyalinen Nekrosen und dem Vorhandensein eines Aszites deutlich abhängig (Alexander et al., 1971; Galambos, 1974).

Die *Hepatitis-ähnlichen medikamentösen Veränderungen* zählen vorwiegend zu den dosisunabhängigen, nicht voraussehbaren Leberschäden, die sich nach Popper (1973) in verschiedene Schädigungsmuster (Tab. 13) untergliedern lassen.

Tabelle 13. Nicht vorhersehbare Leberschäden durch Gaben von Arzneimitteln (nach Popper, 1973)

1. Die unspezifische Arzneimittelhepatitis (z. B. durch Antituberkulostatika, Antirheumatika)

2. Die granulomatöse Arzneimittelhepatitis (z. B. durch Sulfonamide, Phenylbutazon)

3. Die einfache Arzneimittelcholestase (z. B. durch Ovulationshemmer)

4. Die cholestatische Arzneimittelhepatitis (z. B. durch Chlorpromazin, orale Antidiabetika)

5. Die einer Virushepatitis ähnelnde Arzneimittelhepatitis
   a) mit ernster Prognose (z. B. durch Atophan, Iproniazid, Imipramin, Halothan)
   b) mit gewöhnlich guter Prognose (z. B. durch Antituberkulostatika, Antirheumatika, α-Methyldopa)

6. Die chronische Hepatitis nach Arzneimittelgabe (z. B. Laxantien, Isoniazid, α-Methyldopa)

Die morphologischen Alterationen der Hepatitis-ähnlichen Azrneimittelschäden der Leber, die im angelsächsischen Schrifttum als „drogeninduzierte Hepatitis" (Klatskin, 1969; Perez et al., 1973; Popper, 1973; Sherlock, 1975) bezeichnet, im deutschen Schrifttum (Altmann u. Klinge, 1973) zu den „toxischen Hepatosen" gerechnet werden, sind nach den Richtlinien einer internationalen Arbeitsgruppe von Pathologen und Internisten (Bianchi et al., 1975) durch folgende Besonderheiten ausgezeichnet:
1. Erheblich mehr Zellnekrosen als dies der klinische Zustand des Patienten und die Transaminasenaktivität erwarten ließen,
2. das Bild der Hepatitis auf dem Höhepunkt der Erkrankung, kombiniert mit Leberzellverfettung,
3. granulomatöse Herde ohne eruierbare andere Ursache bei einem Patienten, der keinen intravenösen Drogenmißbrauch betreibt,
4. Vorherrschen eosinophiler Leukozyten im entzündlichen Infiltrat ohne Hinweis auf Parasitose oder intravenösen Drogenabusus,
5. periportale Lokalisation der Cholestase in einem frühen Krankheitsstadium,
6. Gallengangsläsionen.

Zur Sicherung der Diagnose gehört im Verdachtsfall neben der im allgemeinen unerläßlichen Leberbiopsie und gegebenenfalls auch Laparoskopie die synoptische Bewertung aller anamnestischen, klinischen, biochemischen sowie immunologischen Befunde. Ist auch damit eine eindeutige Diagnose nicht möglich, können unter strengen ethischen und wissenschaftlichen Kautelen Expositionsteste mit der verdächtigen Substanz vorgenommen werden. Einige der in Frage kommenden Arzneimittel sind in Tab. 14 zusammengestellt.

Die Symptomatologie der Hepatitis-ähnlichen medikamentösen Leberschäden ist vor allem durch Art und Schwere der nekrotisierenden und entzündlichen Veränderungen sowie das Ausmaß einer intrahepatischen Cholestase bestimmt. Dabei werden meist höhere GOT- als GPT-Aktivitäten, eine stärker erhöhte Gamma-GT und GLDH sowie eine Verminderung der Cholinesterase und Gerinnungsfaktoren, die dem Schweregrad des Leberzellschadens weitgehend parallel geht, beobachtet. Dazu treten oft deutliche Veränderungen der Serum-Elektrophorese. Andere Organsymptome, wie Hauterscheinungen mit Hämorrhagien, Exanthem oder Urtikaria, generalisierte Lymphknotenschwellungen, Leukozytose, Knochenmark- oder Nierenschäden werden häufiger als bei der Virushepatitis angetroffen.

Tabelle 14. Hepatitis-ähnliche medikamentöse Leberschäden (Angeführt sind einige der im Schrifttum aufgrund von klinischen und histologischen Befunden belegten Hepatitis-ähnlichen Leberveränderungen durch Arzneimittel unter Angabe der internationalen chemischen Kurzbezeichnung. In Klammern sind nur einzelne der in der BRD gebräuchlichen Arzneispezialitäten vermerkt)

Psychopharmaka	Chlorpromazin (Megaphen) Promethazin (Atosil) Perazin (Taxilan) Amitryptilin (Laroxyl) Imipramin (Tofranil) Desipramin (Pertofran) Nortryptilin (Nortrilen) Chlordiazepoxid (Librium) Diazepan (Valium)	Antirheumatika und Analgetika	Paracetamol (Ben-u-ron) bei Überdosierung Indometacin (Amuno) Ibuprofen (Brufen) D-Penicillamin (Trolovol) Flufenaminsäure (Arlef) Phenylbutazon (Butazolidin) Oxyphenbutazon (Tanderil) Goldpräparate Salizylate (Aspirin)
Anästhetika	Halothan (Fluothane) Methoxyfluran (Penthrane) Divinyläther (Vinydan) Thiopental (Trapanal)	Abführmittel	Phenolisatin (Laxanin)
Herz-Kreislaufmittel und Diuretika	α-Methyldopa (Presinol) Procainamid (Novocamid) Papaverin (Panergen) Nikotinsäure (Niconamid) Etacrynsäure (Hydromedin) Furosemid (Lasix)	Thyreostatika und Antidiabetika	Thiouracil Propylthiouracil (Propicyl) Carbutamid (Invenol) Metahexamid (Euglycin) Acetohexamid (Dymelor)
Antikonvulsiva und Muskelrelaxanzien	Phenytoin (Phenhydan) Mephenytoin (Mesantoin) Phenobarbital (Luminal) Carbamazepin (Tegretal) Trimethadion (Tridione) Paramethadion (Paradione) Zoxazolamin (Deflexol)	Antimikrobielle Chemotherapeutika und Antibiotika	Arsenpräparate Sulfonamide Sulfone Penicillin Triacetyloleandomycin Erythromycin-estolat (Neo-Erycinum) Novobiocin (Inamycin) Nitrofurantoin (Furadantin)
		Tuberkulostatika	Isoniazid (Neoteben) Paraaminosalizylsäure Pyrazinamid (Pyrafat) Äthionamid (Fatoliamid) Prothionamid (Ektebin) Rifampicin (Rimactan)
Zytostatika	Urethan Cyclophosphamid (Endoxan) 6-Mercaptopurin (Puri-Nethol) Azathioprin (Imurek) Amephoptrin (Methotrexiat) Chlorambucil (Leuceran) L-Asparaginase (Crasnitin)	Röntgenkontrastmittel zur Cholecystocholangiographie	Jopansäurederivat (Telepaque) Joglycaminsäurederivat (Biligram)

Unklare Fieberschübe, Leibschmerzen, Hautjucken, Dunkelfärbung des Urins sind Warnsymptome einer *Halothan-Hepatitis*, die relativ selten (etwa 1mal auf 2500–10000 Personen, die Halothan-Narkosen erhalten haben) beobachtet wird und nach wiederholter Halothan-Applikation häufiger und früher aufzutreten scheint (Sherlock, 1975). Dabei ist zu berücksichtigen, daß ein Ikterus bzw. eine Hepatitis nach mehrfachen Narkosen mit verschiedenen Narkosemitteln etwa gleich häufig festzustellen ist (Rauen, 1973).

So traten bei einer gemeinsamen mit Eggstein beobachteten Patientin nach der 2. Halothan-Narkose ein flüchtiger Subikterus, 7 Tage nach der 3 Wochen darauf durchgeführten 3. Halothan-Narkose ein Ikterus und eine akute Leberdystrophie auf, die nach Aufnahme in der Tübinger Medizinischen Klinik innerhalb weniger Tage zu einem raschen Sturz der Transaminasen, einer Laktatazidose und trotz intensiver Behandlungsmaßnahmen zum Tode führte (Abb. 5).

Die Letalitätsquote der Halothan-Hepatitis wird auf 1 : 15000–1 : 40000 geschätzt. Histologisch finden sich scharf demarkierte Nekrosegebiete, die innerhalb des Läppchens oft unregelmäßig verteilt sind. Charakteristische Veränderungen, die eine Abgrenzung von der Virushepatitis erlauben, bestehen nicht (Sherlock, 1971; Bianchi et al., 1975). Die Entwicklung eines chronischen Leberschadens ließ sich 1mal unter 6 eigenen Beobach-

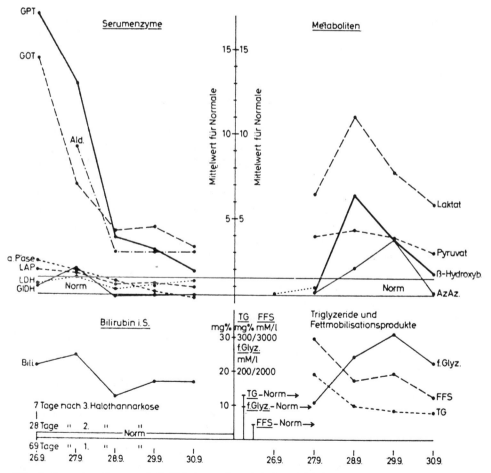

Abb. 5. Coma hepaticum nach 3. Halothannarkose bei einer 19jährigen Schwangeren (Mens III–IV), Beobachtung aus der Med. Univ.-Klinik Tübingen [nach Eggstein, M.: In: Ikterus (Hrsg. K. Beck), S. 445. Stuttgart-New York: Schattauer 1968]

123

tungen nachweisen. Wie eine Zusammenstellung von 50 Fällen mit Halothan-Hepatitis durch Klatskin und Smith (1975) zeigt, sind Frauen mehr als doppelt so häufig betroffen als Männer. Die Latenzperiode zwischen Halothangabe und Auftreten der Hepatitis betrug nach einmaliger Exposition 6,3 (1–12) Tage, nach mehrfachen Expositionen 3,2 (1–10) Tage. 94% der Fälle wiesen ein Initialfieber, 63% eine Leukozytose, 59% eine Eosinophilie auf. Eine Reexposition führte stets zu erneutem Auftreten einer Hepatitis. Die Letalität war mit 26 von 50 Fällen (52%) sehr hoch. Im allgemeinen wird die Letalitätsrate der Halothan-Hepatitis mit 20–50% angegeben (Zimmerman, 1974). Bisher ist nicht entschieden, wieweit Leberschädigungen nach Halothannarkose öfter vorkommen als nach anderen Narkosen (Imman u. Mushin, 1974; McPeek u. Gilbert, 1974). Jedoch weisen kontrollierte prospektive Studien darauf hin, daß Leberschäden (SGPT über 100 mU/ml, hepatitisähnliche Veränderungen in einzelnen Leberbiopsien) bei wiederholten Halothannarkosen häufiger auftreten als bei Halothan-freier Anästhesie (Wright et al., 1975; Trowell et al., 1975).

Sowohl die verkürzte Latenzzeit und die Manifestation einer Hepatitis bei Reexposition als auch das wiederholte Auftreten einer Hepatitis bei Anästhesisten durch berufsmäßige Exposition gegenüber Halothan (Belfrage et al., 1966; Klatskin u. Kimberg, 1969; Carney u. Van Dyke, 1972) sprechen für eine Sensibilisierung durch Halothan bei dafür empfänglichen Individuen. Nach experimentellen Untersuchungen von Stier (1975) entsteht möglicherweise bei einzelnen, genetisch prädisponierten Individuen durch kovalente Bindung eines Stoffwechselproduktes des Halothan an ein Protein ein Antigen, das zu einer Sensibilisierung und bei nachfolgender Halothannarkose zu einer Leberschädigung führt. Doch ist auch eine Idiosynkrasie infolge einer genetisch determinierten Stoffwechselanomalie zu erwägen.

Infolge der ständigen Exposition durch Inhalation ist die Halothan-Hepatitis bei Anästhesisten als Berufserkrankung anzusehen. Wenn ungewöhnliche Allgemeinreaktionen oder Leberfunktionsstörungen bei Patienten oder Anästhesisten nach Halothanexposition beobachtet werden, ist eine erneute Exposition streng zu vermeiden.

Unter den *Leberschäden durch Antituberkulotika* (Tab. 15) konnte die *Isoniazid-Hepatitis* in den letzten Jahren näher aufgeklärt werden. Aus einer prospektiven Studie (Rosenblatt, 1974; Mitchell et al., 1976) ergibt sich, daß bei einer Chemoprophylaxe mit Isoniazid in etwa 0,7% mit hepatozellulären Schäden zu rechnen ist. Von 114 Patienten mit einer Isoniazid-Hepatitis erkrankten 15% im ersten Monat, 31% im zweiten Monat, die anderen Kranken 2–11 Monate nach Beginn der Isoniazid-Prophylaxe. 55% klagten über abdominale Beschwerden, 35% über Abgeschlagenheit, Arthralgien und Myalgien, nur 4% über Fieber und Exanthem. 10% wiesen eine mäßige Eosinophilie auf. Die Serumtransaminasen waren meist stark (über 500 I.E.) erhöht, bei drei Viertel der Kranken lag das Serumbilirubin über 2,5 mg% (Black et al., 1975; Mitchell et al., 1976). Histologisch fanden sich neben Veränderungen im Sinne der akuten Virushepatitis submassive und massive Leberzellnekrosen, vereinzelt eine zusätzliche Cholestase sowie chronisch-entzündliche Veränderungen bis zur Leberzirrhose. Die Letalität war mit 12,3% ungewöhnlich hoch. Hieraus ließe sich eine Letalitätsquote von etwa 1 : 12000 für die Behandlung mit Isoniazid ableiten, so daß diese wahrscheinlich höher wäre als die Letalität durch Halothan oder Chloramphenicol. Bisher fehlen jedoch kontrollierte prospektive Studien, die genauere Aufschlüsse über Häufigkeit und Letalität der Isoniazid-Hepatitis geben können.

Untersuchungen des Arbeitskreises von Mitchell (1976) am Nationalen Gesundheitsinstitut in Bethesda ergaben, daß es sich bei den meisten Kranken mit Isoniazid-Hepatitis um sogenannte „Schnellacetylierer" handelt, die infolge des Polymorphismus der Acetyltransferase in der Leber mehr Acetylisoniazid und nach Hydrolyse Acetylhydrazid bilden. Da Acetylhydrazid tierexperimentell dosisabhängig diffuse Leberzellnekrosen hervorruft, die durch Hemmung der Synthese von Cytochrom-P-450 verhindert, durch Phenobarbital verstärkt werden, wird angenommen, daß Acetylhydrazin hydroxyliert wird und dann ein reaktiver intermediärer Metabolit entsteht, der durch kovalente Bindung an Makromoleküle der Leber die Leberzellnekrosen hervorruft (Mitchell u. Jollow, 1975).

Tabelle 15. Leberschäden durch antituberkulöse Chemotherapie (nach v. Oldershausen, 1975)

Antituberkulotika	Leberfunktionsstörungen	Klinische Veränderungen und Laboratoriumsbefunde	Pathologisch-anatomische Befunde				
			Steatose	Cholestase	Hepatitis	massive Lebernekrose	Leberzirrhose
Thiosemikarbazon (Thioazetazon)	5–31%	Hepatomegalie, Fieber, Ikterus (1–3%)	++	+	+ (?)	(+) (?)	(+) (?)
Streptomyzin	< 0,1%	Fieber, Hepatomegalie, Ikterus (< 0,1%)	(+)	(+)	(+)	–	–
Para-Amino-salizylsäure (PAS)	0,3–5%	Fieber, Exanthem, Lymphadenopathie, Eosinophilie, Ikterus (0,2%)	(+)	+	+	+	(+) (?)
Isoniazid	1–25%	Abgeschlagenheit, Arthralgie, Anorexie, Fieber (1–5%), Hyperaminotransferasämie (2–25%), Ikterus (0–0,7%)	(+)	–	++	(+)	(+) (?)
Pyrazinamid	2,5–21%	Anorexie, Hyperaminotransferasämie (2–17%), Ikterus (3–4,5%)	–	+	++	+	(+)
Ethionamid und Prothionamid	0–21%	Nausea, Hepatomegalie, Hyperaminotransferasämie (1–19%), Ikterus (0–6%)	–	+	+	(+)	–
Rifampicin	5–36%	Hepatomegalie, Hyperaminotransferasämie (9–26%), Ikterus (0–10,5%) (meistens in Kombination mit Isoniazid)	–	+	+ (?)	(+) (?)	–

   Danach wäre die Isoniazidhepatitis den bekannten Leberschäden durch den Monoaminooxydasehemmer Iproniazid, aus dem nach Hydrolyse ebenfalls ein Hydrazinderivat entsteht, an die Seite zu stellen (Mitchell et al., 1976). Wegen der hohen Letalität (20%) der Iproniazid-Hepatitis, deren Häufigkeit 0,2–0,4% beträgt (Rosenblum et al., 1960) ist Iproniazid (Marsilid) aus dem Handel gezogen worden. Weitere Hydrazinderivate, die zu Hepatitis-ähnlichen Leberschäden führen können, sind einzelne Psychopharmaka und das Tuberkulostatikum Pyrazinamid (vgl. Tab. 14 und 15).

Während leichte Erhöhungen der Serumtransaminasen unter einer Behandlung mit Isoniazid relativ häufig (5–25%) auftreten, mit fokalen Leberzellnekrosen einhergehen können und meist trotz fortgesetzter Therapie reversibel sind (Scharer u. Smith, 1969; Byrd et al., 1973; Bailey et al., 1974; Mitchell et al., 1976), sind die durch Isoniazid induzierten stärkeren Leberschäden klinisch, biochemisch und histologisch von einer Virushepatitis nicht zu unterscheiden (Garibali et al., 1972; Black et al., 1975; Mitchell et al., 1976). Da in prospektiven Studien die Isoniazidhepatitis nicht im Alter unter 30 Jahren

125

beobachtet wurde, ist eine Chemoprophylaxe und präventive Chemotherapie mit Isoniazid insbesondere für jüngere Altersgruppen (Rosenblatt, 1974) oder nur bestimmte Indikationen (v. Oldershausen, 1974; Israels, 1975) empfohlen worden.

Kürzlich haben wir an der Medizinischen Klinik I und Kinderklinik in Friedrichshafen anläßlich einer Familieninfektion an Tuberkulose sowohl bei dem 65jährigen Großvater wie seinen 10- und 11jährigen Enkeln innerhalb von 2 Wochen unter einer Isoniazid- und Rifampicinbehandlung die Entwicklung von erheblichen funktionellen und beim Großvater auch bioptisch gesicherten Leberveränderungen im Sinne einer Hepatitis beobachtet, die nach Absetzen von Isoniazid innerhalb weniger Tage abklangen. Somit scheint die postulierte Altersbeschränkung der Isoniazid-Hepatitis für das Lebensalter über 30 Jahre nicht berechtigt. Bei allen drei Kranken konnten wir eine Schnellacetylierung von Isoniazid nachweisen, was auf die Bedeutung pharmakogenetischer Bedingungen für die Manifestation einer Isoniazid-Hepatitis hinweist.

Das gehäufte Auftreten von Leberschäden unter einer Kombinationsbehandlung von Isoniazid und Rifampicin (Binda et al., 1971; Lal et al., 1972; Austerhoff et al., 1974; v. Oldershausen, 1974) könnte durch die verstärkte Bildung eines toxischen Metaboliten aus Acetylhydrazin infolge einer Induktion der mikrosomalen Arzneimittelhydroxylase (Cytochrom-P-450) bedingt sein. In Untersuchungen unseres Tübinger Arbeitskreises (Remmer, 1972; v. Oldershausen et al., 1971, 1973) ließ sich erstmals zeigen, daß Rifampicin innerhalb weniger Tage eine starke Induktion von Cytochrom-P-450 und Beschleunigung des Arzneimittelstoffwechsels bewirkt, die sich etwa in der Verminderung der Halbwertszeit von Glykodiazin ausdrückt (Tab. 16). Die hierdurch bedingte metabolische Aktivierung führt nach den tierexperimentellen Untersuchungen des Arbeitskreises von Mitchell (Snowgrass et al., 1974; Mitchell et al., 1976) zu einer stark gesteigerten kovalenten Bindung des aus Acetylhydrazin gebildeten Metaboliten an Makromoleküle der Leberzellen und in Folge von Veränderungen der Primärstruktur der Proteine zur Leberzellnekrose. Diese Pathogenese vermittelt eine befriedigende Erklärung für die in den letzten Jahren gehäuft unter einer Behandlung mit Isoniazid beobachteten Virushepatitis-ähnlichen Veränderungen (Martin u. Arthaud, 1970; Garibaldi et al., 1972; Black et al., 1975) mit Einzelzell-, Gruppen- und Massennekrosen sowie entzündlichen Veränderungen der Leber bis zur postnekrotischen Leberzirrhose (Merritt u. Fetter, 1959; Maddrey u. Boitnott, 1973; Stead u. Texter, 1973). Weiterhin ergibt sich aus den tierexperimentellen Befunden der Arbeitsgruppe von Mitchell und unseren klinisch-pharmakologischen Untersuchungen, daß ein Leberschaden bei kombinierten Gaben von Isoniazid und Rifampicin häufiger zu erwarten ist als bei einer Monotherapie mit Isoniazid. Dagegen führt die Monotherapie von Rifampicin infolge vermehrter Enzymsynthese oft zu einer Lebervergrößerung (Abb. 6), jedoch nur selten zu Leberschäden, soweit keine Vorschädigung (Hepatitis, Leberzirrhose) vorliegt (v. Oldershausen et al., 1971, 1973, 1975). Hieraus wäre abzuleiten, daß insbesondere die Indikation einer kombinierten präventiven Chemotherapie mit Rifampicin und Isoniazid hinsichtlich der Relation von Nutzen und Risiko ernsthaft zu überprüfen und die kurative Chemotherapie von Isoniazid und Rifampicin in kurzfristigen Abständen sorgfältig anamnestisch, klinisch, biochemisch und gegebenenfalls auch bioptisch zu überwachen ist.

Nach mehreren Einzelbeobachtungen wurden in den letzten Jahren öfters Leberschäden unter einer Behandlung mit α-*Methyldopa* beobachtet. Dabei kann das klinische Syndrom einer akuten Hepatitis ähneln (Elkington et al., 1969; Tysell u. Knauer, 1971; Rehman et al., 1973; Toghill et al., 1974). Bei etwa 14 (6—35%) der mit α-Methyldopa behandelten Patienten kommt es lediglich zu einem milden, nach Absetzen rasch reversiblen Leberschaden. Bei weniger als 1% sind jedoch Ikterus, ausgedehntere Leberzellnekrosen, akute wie chronisch-entzündliche Reaktionen festgestellt, vereinzelt auch Todesfälle beobachtet worden (Goldstein et al., 1973; Hoyumpa u. Connell, 1973; Schweitzer u. Peters, 1974; Maddrey u. Boitnott, 1975). Auch hier ließ sich tierexperimentell ein

Tabelle 16. Induktion des Arzneimittelstoffwechsels durch antituberkulöse Medikamente[a]

	Fall 1		Fall 2		
	vorher	nach INH, EMB, RMP (3 Tage)	vorher	nach INH, EMB, SM	nach INH, EMB, RMP (10 Tage)
Cytochrom-P 450 (μMol/g Leber/min)	10,1	24,5	13,8	20,0	36,8
Cytochrom-c-Reduktase (μMol/g Leber/min)	2,24	3,56	2,88	3,48	7,45
p-Nitroanisol-Demethylierung (μMol/g Leber/min)	43,3	110,0	91,5	136,0	160,0
Benzpyren-Hydroxylase (FE./mg Leber/20 min)	23	160	76	108	240
Glycodiazin-Halbwertzeit (min)	210	170	180	190	130

[a] INH = Isoniazid, EMB = Ethambutol, SM = Streptomycin, RMP = Rifampicin.

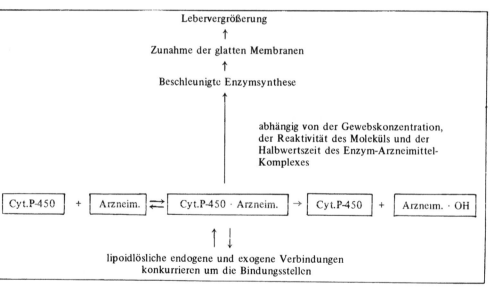

Abb. 6. Schema der Bindung von Arzneimitteln an Cytochrom-P-450, wodurch eine vermehrte Enzymsynthese induziert wird [nach Remmer, H.: Bull. Schweiz. Akad. med. Wiss. 29 (1973), 89]

reaktiver toxischer Metabolit mit kovalenter Bindung an Proteine von menschlichen Lebermikrosomen nachweisen, der für die Pathogenese der Leberzellnekrosen verantwortlich gemacht wird (Mitchell, Dybing u. Nelson, 1975; Mitchell et al., 1976 b).

Abschließend sei noch die durch *Laxantien* induzierte akute oder chronische Hepatitis erwähnt, die von Reynolds (1970) auf die chronische Anwendung von Oxyphenisation zurückgeführt werden konnte, nachdem schon frühere klinische und tierexperimentelle Beobachtungen (Munthe Fog., 1949; Martini u. Dölle, 1960; v. Oldershausen, 1964) auf eine Leberschädigung durch Laxantien wiesen. Gemessen am Konsum von Laxantien ist die hierdurch hervorgerufene Hepatitis selten. Doch wird man hierauf besonders bei Frauen mit HB-negativer Hepatitis achten müssen. Die Medikamentenanamnese wird dadurch erschwert, daß bei zahlreichen Mitteln der Phenolisatingehalt nicht ausgewiesen ist, und diejenigen Abführmittel, die Diphenisatin, Triacetyldiphesatin und Oxyphenisatin mit gleichartiger potentieller Hepatotoxizität enthalten, noch nicht aus dem Handel gezogen worden sind (Lindner, 1976). Nach Absetzen aller Medikamente läßt sich durch Wiedereinnahme von 5 mg Oxyphenisatin der Zusammenhang zwischen der Erkrankung und der Laxantieneinnahme sichern. Schon nach wenigen Stunden kommt es zu Fieber, Übelkeit, Pruritus, Erbrechen und kolikartigen Oberbauchbeschwerden, innerhalb weniger Tage zu einem Anstieg der Transaminasen, der GLDH und des Bilirubins im Serum. Der histologische Befund der Leberveränderungen unter Einnahme von Phenolisatin entspricht zunächst einer milden akuten Hepatitis mit wenigen Einzelzellnekrosen, bei längerem Gebrauch einer chronischen aggressiven Hepatitis mit dichter Infiltration von Lymphozyten und Plasmazellen, Mottenfraßnekrosen und Fibrose (Reynolds et al., 1971, 1975; Pearson et al., 1971; Lindner et al., 1975) oder einer rezidivierenden chronischen Cholangiohepatitis (Henning et al., 1973; Lüders et al., 1975). Nachdem anhaltende Reaktivierungen beobachtet worden sind, ist die Frage der Berechtigung einer Reexposition stets ernsthaft zu prüfen.

Da die chronischen Leberveränderungen nach Isoniazid, α-Methyldopa und Phenolisatin von den Folgezuständen der Virushepatitis, insbesondere den verschiedenen Stadien der chronischen aggressiven Hepatitis oft nicht unterschieden werden können (Reynolds et al., 1971, 1975; Goldstein et al., 1973; Maddrey u. Boitnott, 1973, 1975), ist zu erwägen, wieweit nicht zahlreiche Fälle von chronischer Hepatitis mit und ohne humorale Immunphänomene auf die Einnahme von Drogen zurückzuführen sind und eine medikamentöse Ätiologie für die Pathogenese und Differentialdiagnose der chronischen Hepatitis und Leberzirrhose (Willing u. Hecker, 1971; MacKay, 1974; Popper u. Schaffner, 1976) stärker zu beachten ist, worauf kontrollierte Studien hinweisen (Dietrichson et al., 1974). Die frühzeitige Erkennung der Hepatitis-ähnlichen medikamentösen Leberschäden und ihrer Ursache ist von besonderer Bedeutung, weil die Absetzung der Medikamente fast stets zur Ausheilung der Lebererkrankung führt und damit eine irreversible Leberschädigung vermieden werden kann.

Zusammenfassung und Schlußfolgerungen

Unterschiede in der klinischen und ätiologischen Diagnose der akuten Hepatitis können eine Abgrenzung der Virushepatitis von anderweitigen infektiösen Leberveränderungen u. a. bei infektiöser Mononukleose, Zytomegalie, Q-Fieber, Leptospirose, Brucellose, Tuberkulose oder sekundärer Lues erforderlich machen. Epidemiologische, klinische, biochemische und histologische Kriterien erlauben neben der mikrobiologischen Diagnostik meist die Differentialdiagnose der hierbei auftretenden akuten und subakuten Leberschäden von der Virushepatitis. Einige infektiöse Leberschäden sind für die Erkennung und Abgrenzung der Posttransfusions-Hepatitis und der verschiedenen granulomatösen Hepatopathien, vereinzelt auch des sogenannten hepatorenalen Syndroms, der fulminanten Hepatitis sowie chronischer Leberschäden bedeutsam.

Unter den Hepatitis-ähnlichen toxischen Leberschäden kommt der Alkoholhepatitis die größte epidemiologische und sozialmedizinische Bedeutung in der westlichen Welt zu. Nachdem in eigenen Untersuchungen erstmals am Tier eine dosisabhängige toxische Wirkung von Alkohol auf die Leber und eine Adaptation der Leber an Alkohol unter langfristigen Alkoholgaben festgestellt wurde, haben weitere tierexperimentelle Beobachtungen und klinische Untersuchungen an Gewohnheitstrinkern zu einer Revision der formalen und kausalen Pathogenese der alkoholischen Leberschäden geführt, indem die histologisch gut abgrenzbare, klinisch jedoch wenig charakteristische Alkoholhepatitis – unabhängig vom Vorliegen oder Fehlen einer Fettleber – als eigentliches Vorstadium der alkoholischen Zirrhose anzusehen ist. Die Alkoholhepatitis kann häufig asymptomatisch, schleichend und chronisch, seltener fulminant mit Ikterus und portaler Hypertension verlaufen und rasch zum Leberversagen führen. Bei etwa 50–80% der Kranken mit Alkoholhepatitis entwickelt sich bei anhaltender Trunksucht innerhalb weniger Jahre eine Leberzirrhose. Die tierexperimentelle und klinische Manifestation der Alkoholhepatitis sowie die Entwicklung der alkoholischen Leberzirrhose ist von Dauer und Menge des Alkoholkonsums, möglicherweise aber auch noch wenig geklärten immunologischen und genetischen Faktoren abhängig, die den biochemisch und morphologisch charakterisierten Übergang von Adaption zur Schädigung und gestörten Regeneration der Leberzelle unter chronischer Alkoholeinwirkung konditionieren.

Unter den medikamentösen Leberschäden lassen sich vorhersehbare und nicht vorhersehbare Reaktionen der Leber auf Arzneimittel unterscheiden. Die der Virushepatitis ähnelnden Arzneimittelschäden werden am Beispiel der Hepatitis nach Gaben von Halothan, Isoniazid, Rifampicin, α-Methyldopa und Phenolisatin erörtert.

An der Existenz einer nicht vorhersehbaren Halothan-Hepatitis ist nach prospektiven Studien nicht zu zweifeln. Eine Immunpathogenese wird erwogen, da eine Hepatitis nach wiederholter Halothanapplikation offenbar häufiger und früher auftritt. Die Halothan-Hepatitis ist bei Anästhesisten als Berufserkrankung anzusehen.

Isoniazid kann innerhalb weniger Monate bei etwa 10 (5–25)% leichte passagere Störungen der Serumtransaminasen und andere Funktionsstörungen, bei knapp 1% erhebliche Leberschäden hervorrufen, die mit disseminierten Einzelzell-, Gruppen- oder Massennekrosen der Leberzellen sowie entzündlichen Veränderungen einhergehen und nicht selten zum tödlichen Leberversagen führen können. Pathogenetisch wird angenommen, daß nach Acetylierung und Hydrolysierung von Isoniazid aus Acetylhydrazin durch Aktivierung in den Lebermikrosomen ein reaktiver toxischer Metabolit gebildet wird, der durch unterschiedlich starke kovalente Bindung an Makromoleküle das Ausmaß der Leberzellnekrosen bestimmt. Da sich zeigen ließ, daß Rifampicin eine rasche und starke Induktion des mikrosomalen Enzymsystems (Cytochrom-P-450) bewirkt, kann eine kombinierte Behandlung von Isoniazid und Rifampicin häufiger zu Leberschäden führen. Infolge der genetischen Kontrolle der Acetylierung von Isoniazid wird die Manifestation einer Isoniazid-Hepatitis von pharmakogenetischen Bedingungen beeinflußt. Hierfür spricht der sehr häufige Nachweis einer Isoniazid-Hepatitis bei sog. Schnellacetylierern und unsere Beobachtung einer Isoniazid-Hepatitis bei zwei Kindern und deren Großvater, die alle eine Schnellacetylierung aufwiesen. Die bisher postulierte Beschränkung der INH-Hepatitis auf das Lebensalter über 30 Jahre besteht daher nicht. Die experimentellen und klinischen Beobachtungen geben Veranlassung, die Indikationen zu einer Chemoprophylaxe mit Isoniazid unter Abwägen von Nutzen und Risiko jeweils ernsthaft zu prüfen und die kurative Chemotherapie mit Isoniazid – besonders in Kombination mit Rifampicin – unter Beachtung von Prodromi und Funktionsstörungen einer Isoniazid-Hepatitis sorgfältig und kurzfristig zu überwachen.

Bei etwa 14 (6–35)% der mit α-Methyldopa behandelten Patienten kommt es zu einem milden, rasch reversiblen Leberschaden, bei unter 1% der Kranken sind ausgeprägte akute Leberschäden, vereinzelt Todesfälle beobachtet worden. Tierexperimentell konnte hier ebenfalls die Entstehung von Lebernekrosen durch kovalente Bindung eines reaktiven toxischen Metaboliten nachgewiesen werden.

Phenolisatin-haltige Abführmittel führen nach langfristigem Gebrauch zur Entwicklung einer chronisch-aggressiven Hepatitis bzw. rezidivierenden chronischen Cholangiohepatitis. Der kausale Zusammenhang kann durch einen Expositionsversuch erhärtet werden. Da ebenfalls nach Gaben von Isoniazid und α-Methyldopa chronische Leberschäden nachgewiesen worden sind, ist eine medikamentöse Ätiologie bei der Entstehung chronischer Leberschäden stets zu erwägen, deren Häufigkeit sich durch prospektive Studien klären ließe. Die genannten Beispiele können nur pars pro toto einige teils neue Aspekte in der Differentialdiagnose der Virushepatitis und Pathogenese der medikamentösen Leberschäden vermitteln und damit die Stellung der Leber als zentrales Organ in der Metabolisierung und Elimination von Fremdstoffen sowie deren Störungen im Rahmen einer persönlichkeitsgebundenen Individualpathologie unter Umwelteinflüssen verdeutlichen.

Literatur

Albot, G., Dupuy, R., Herman, J., Corteville, M.: Sem. Hôp. Paris 30, 2531, 2559 (1954). – Albot, G., Schlumberger, C. S., Fayet, C. M., Ruffino, J., Raimbault, S.: Sem. Hôp. Paris 32, 1 (1956). – Alexander, J. S., Lischner, M. W., Galambos, J. T.: Amer. J. Gastroent. 56, 515 (1971). – Alkan, W. J., Evenchik, Z., Eschar, J.: Amer. J. Med. 38, 54 (1965). – Allen, U. R., Bass, B. H.: J. clin. Path. 16, 337 (1963). – Altmann, H.-W., Klinge, U.: Verh. Dtsch. Ges. Path. 56, 194 (1972). – Arean, V. M.: Amer. J. Path. 40, 393 (1962). – Austerhoff, A., Kindler, K., Knop, P., Knierim, H. J.: Dtsch. med. Wschr. 99, 1882 (1974). – Bailey, W. C., Taylor, S. L., Dascomb, H. E., Greenberg, H. B., Ziskind, M. M.: Amer. Rev. Resp. Dis. 107, 523 (1973). – Baker, A. L., Kaplan, M. M., Wolfe, H. J., McGowan, J. A.: New Engl. J. Med. 284, 1422 (1971). – Beckett, A. G., Livingstone, A. V., Hill, K. R.: Brit. med. J. 2, 1113 (1961). – Belfrage, S., Ahlgren, I., Axelson, S.: Lancet 1966 II, 1466. – Bernstein, M., Edmundson, H. A., Barbour, B. H.: Arch. Intern. Med. 116, 491 (1965). – Bianchi, L., De Groote, J., Desmet, V., Gedigk, P., Korb, G., Popper, H., Poulsen, H., Scheuer, P. J., Schmid, M., Thaler, H., Wepler, W.: Dtsch. med. Wschr. 100, 1746 (1975). – Binda, G., Domenichini, E., Gottardi, A., Orlandi, B., Ortelli, E., Pacini, B., Fowst, G.: Arzneim.-Forsch. 21, 1907 (1971). – Black, M., Mitchell, J. R., Zimmerman, H.-J., Ishak, K. G., Epler, G. R.: Gastroenterology 69, 289 (1975). – Bock, H. E., v. Oldershausen, H.-F., Tellesz, A.: Verh. dtsch. Ges. inn. Med. 59, 351 (1953). – Bock, H. E., v. Oldershausen, H.-F., v. Oldershausen, R.: Klin. Wschr. 33, 985 (1955); 34, 401 (1956). – Bonkowsky, H. L., Lee, R. V., Klatskin, G.: J. Amer. med. Ass. 233, 1284 (1975). – Bowry, S., Chan, C. H., Weiss, H., Katz, S., Zimmerman, H. J.: Amer. Rev. Resp. Dis. 101, 941 (1970). – Byrd, R. B., Nelson, R., Elliott, R. C.: J. Amer. med. Ass. 220, 1471 (1972). – Carney, F. M. T., van Dyke, R. A.: Anesth. Analg. Curr. Res. 51, 135 (1972). – Caroli, P., Mainguet, P., Ricordeau, P.: Verh. Dtsch. Ges. Verd.-Stoffw. Krht. 20. Tag. Kassel Okt. 1959. Gastroenterologia Suppl. ad. Vol. 95, 94 (1961). – Davidson, Ch. S.: Treatment of alcoholic liver disease. In: The Liver and Its Diseases (Eds. F. Schaffner, S. Sherlock, C. M. Leevy), p. 268. New York: Intercontinental Medical Book Corp. 1974. – Deinhardt, F.: Verh. Dtsch. Ges. inn. Med. 82, (1976), (im Druck). – Dietrichson, O., Juhl, E., Nielsen, J. O., Oxlund, J. J., Christoffersen, P.: Scand. J. Gastroenterol. 9, 473 (1974). – Dölle, W.: Therapiewoche 23, 641 (1973). – Dragosics, B., Ferenci, P., Pesendorfer, F., Wewalka, F. W.: Gamma-glutamyl-transpeptidase (GGTP): Its relationship to other enzymes for diagnosis of liver disease. In: Progress of Liver Disease (Eds. H. Popper, F. Schaffner), Vol. V, p. 436. New York-San Francisco-London: Grune and Stratton 1976. – Dupont, H. L., Hornick, R. B., Levin, H. S., Rapoport, M. I., Woodward, T. E.: Ann. intern. Med. 74, 198 (1971). – Fauci, A. S., Wolf, S. M.: Granulomatous Hepatitis. In: Progress in Liver Disease (Eds. H. Popper, F. Schaffner), Vol. V, p. 609. New York-San Francisco-London: Grune and Stratton, 1976. – Fehér, J., Somogyi, T., Timmer, M., Jozsa, L.: Lancet 1975 II, 896. – Fischer, R.: Acta Hepato-Splenol. 7, 31 (1960). – Galambos, J. T.: Gastroenterology 63, 1026 (1972). – Galambos, J. T.: Alcoholic hepatitis. In: The Liver and Its Diseases (Eds. F. Schaffner, S. Sherlock, C. M. Leevy), p. 255. New York: Intercontinental Medical Book Corp. 1974. – Garibaldi, R. A., Drusin, R. E., Ferebee, S. E., Gregg, M. B.: Amer. Rev. Resp. Dis. 106, 358 (1972). – Gear, J. S. S., Cassel, G. A., Gear, A. J., Trappler, B., Clausen, L., Meyers, A. M., Kew, M. C., Bothwell, T. H., Sher, A. C., Miller, G. B., Schneider, J., Koornhof, H. J., Gomperts, E. D., Isaacson, M., Gear, J. A. S.: Brit. med. J. 4, 489 (1975). – Gedigk, P., Bechtelsheimer, H., Korb, G.: Dtsch. med. Wschr. 93, 590 (1968). – Gerstl, B., Movitt, E. R., Skahen, J. R.: Gastroenterology 30, 813 (1956). – Gold,

J., Wigderson, A., Lelman, E., Schwartz, I. R.: Gastroenterology **33**, 113 (1957). – Gsell, O.: Leptospirosen. In: Infektionskrankheiten (Hrs. O. Gsell, u. W. Mohr), Bd. II/2, S. 826. Berlin-Göttingen-Heidelberg: Springer 1968. – Gsell, O.: Leptospirosen. In: Klinik der Gegenwart (Hrs. H. E. Bock, W. Gerok u. F. Hartmann), Bd. 2, S. E 121–145. München-Berlin: Urban u. Schwarzenberg, 1974. – Helman, R. A., Temko, M. H., Nye, S. W., Fallon, H. J.: Ann. Intern. med. **74**, 311 (1971). – Heni, N., Heißmeyer, H., Woenckhaus, J. W., Schmitz, H., Gerok, W.: Verh. dtsch. Ges. inn. Med. **82**, (1976), (im Druck). – Henle, G., Henle, W., Diehl, V.: Proc. nat. Acad. Sci. USA **59**, 94 (1968). – Henle, W., Henle, G., Scriba, M., Joyner, C. R., Harrison, F. S., Jr., von Essen, R., Paloheimo, J., Klemola, E.: New Engl. J. Med. **282**, 1068 (1970). – Henning, H. H., Braun, D., Look, C., Lüders, C. J., Vogel, H. M.: Z. Gastroenterologie **11**, 75 (1973). – Hohenegger, M., Zeitlhofer, J.: Wien. Z. inn. Med. **46**, 486 (1962). – Imman, W. H. W., Mushin, W. W.: Brit. med. J. **1**, 5 (1974). – Jambon, M., Bertrand, L.: Rev. int. Hepat. **7**, 599 (1957). – Johnston, R. B., Jr., Bahner, R. L.: Pediatrics **48**, 730 (1971). – Kalk, H., Möller, E.: Dtsch. med. Wschr. **90**, 608 (1965). – Kapila, C. C., Kaul, S., Kapur, S. C., Kalaganam, T. S., Banerjee, D.: Brit. med. J. **2**, 1311 (1958). – Klatskin, G.: Toxic and drug-induced hepatitis. In: Schiff, L.: Diseases of the Liver (Ed. L. Schiff), 3rd. Edit., p. 498. Philadelphia-Toronto: Lippincott 1969. – Klatskin, G.: Hepatitis associated with systemic infections. In: Diseases of the Liver (Ed. L. Schiff), 3rd. Edit., p. 602. Philadelphia-Toronto: Lippincott 1969. – Klatskin, G., Kimberg, D. V.: New Engl. J. Med. **280**, 515 (1969). – Klatskin, G.: Drug-induced hepatic injury. In: The Liver and Its Diseases (Eds. F. Schaffner, S. Sherlock, C. M., Leevy), p. 163. New York: Intercontinental Medical Book Corp. 1974. – Klatskin, G., Smith, D. P.: Halothane-induced hepatitis. In: Arzneimittel und Leber (Hrsg. W. Gerok u. K. Sickinger), S. 289. Stuttgart: Schattauer 1975. – Klatskin, G.: In: Transactions of seventh International Conference on Sarcoidose 1975. Ann. N.Y. Acad. Sci., (im Druck). – Korn, R. J., Kellow, W. F., Heller, P., Chomet, B., Zimmerman, H. J.: Amer. J. Med. **27**, 60 (1959). – Krech, U., Jung, M., Jung, F., Singeisen, Ch.: Schweiz. med. Wschr. **98**, 1459 (1968). – Lal, S., Singhal, N., Burley, D. N., Grossley, G.: Brit. med. J. **1**, 148 (1972). – Lamb, S. G., Stern, H.: Lancet **1966 II**, 1003. – Leevy, C. M., Smith, F.: Nutritional factors in alcoholic liver disease in man. In: The Liver and Its Diseases (Eds. F. Schaffner, S. Sherlock, C. Leevy), p. 245. New York: Intercontinental Medical Book Corp. 1974. – Leevy, C. M., Chen, T., Luisada-Opper, A., Kanagasundarum, N., Zetterman, R.: Liver disease of the alcoholic: Role of immunologic abnormalities in pathogenesis, recognition and treatment. In: Progress in Liver Diseases (Eds. H. Popper, F. Schaffner), Vol. V, p. 516. New York-San Francisco-London: Grune and Stratton 1976. – Lelbach, W. K.: Acta Hepato-Splenol **13**, 321 (1966); **14**, 9 (1967). – Lelbach, W. K.: New York Acad. Sci. **252**, 85 (1975). – Lelbach, W. K.: Epidemiology of alcoholic liver diseases. In: Progress in Liver Diseases (Eds. H. Popper, F. Schaffner), Vol. V, p. 494. New York-San Francisco-London: Grune and Stratton 1976. – Lieber, Ch. S., Rubin, E.: Gastroenterology **54**, 642 (1968). – Lieber, Ch. S.: Gastroenterology **65**, 821 (1973). – Lieber, Ch. S.: Ann. New York Acad. Sci. **252**, 24, 63 (1975). – Lindner, H., Du Bosque, G., Dammermann, R., Klöppel, G., Krause, D.: Dtsch. med. Wschr. **100**, 2530 (1975). – Lindner, H.: Dtsch. med. Wschr. **101**, 468 (1976). – Lischner, M. W., Alexander, J. F., Galambos, J. T.: Amer. J. Dig. Dis. **16**, 481 (1971). – Lüders, C. J., Riske, W. E. O., Henning, H., Vogel, H. M.: Virchows Arch. **365**, 309 (1975). – Mackay, I. R.: Etiology of chronic hepatitis. In: The Liver and Its Diseases (Eds. F. Schaffner, S. Sherlock, C. M. Leevy), p. 191. New York: Intercontinental Medical Book Corp. 1974. – Maddrey, W. C., Boitnott, J. K.: Ann. Intern. med. **79**, 1 (1973). – Maddrey, W. C., Boitnott, J. K.: Gastroenterology, **68**, 351 (1975). – Malchow, H., Röllinghoff, W.: Internist **16**, 436 (1975). – Mallory, F. B.: Bull. Johns Hopk. Hosp. **22**, 69 (1911). – Martin, C. E., Arthaud, J. B., New Engl. J. med. **282**, 433 (1970). – Martini, G. A., Dölle, W.: Klin. Wschr. **38**, 13 (1960). – Martini, G. A., Dölle, W.: Dtsch. med. Wschr. **90**, 793 (1965). – Martini, G. A., Knauff, H. G., Schmidt, H. A., Mayer, G., Baltzer, G.: Dtsch. med. Wschr. **93**, 559 (1968). – Martini, G. A., Bode, Ch.: The epidemiology of cirrhosis of the liver. In: Alcoholic Cirrhosis and other Toxic Hepatopathies (Eds. A. Engel, T. Larsson), p. 315. Stockholm: Skandia International Symposia, 1970. – Martini, G. A., Bode, Ch.: Metabolic Changes Induced by Alcohol. Berlin-Heidelberg-New York: Springer 1971. – McPeek, J., Gilbert, P.: Brit. J. **3**, 615 (1974). – Merritt, A. D., Fetter, B. F.: Arch. Intern. Med. **50**, 804 (1959). – Mitchell, J. R., Jollow, D. J.: Gastroenterology **68**, 392 (1975). – Mitchell, J. R., Dybing, E., Nelson, S. D.: Gastroenterology **69**, (A 47), 874 (1975). – Mitchell, J. R., Zimmerman, H. J., Ishak, K. E., Thorgeirsson, U. P., Timbrell, J. A., Snodgrass, W. R., Nelson, S. D.: Ann. intern. Med. **84**, 181 (1976). – Mitchell, J. R., Nelson, S. D., Thorgeirsson, S. S., McMurtry, R. J., Dybing, E.: Metabolic activation: Biochemical basis for many drug-induced liver injuries. In: Progress in Liver Diseases (Eds. H. Popper, F. Schaffner), Vol. V, p. 259. New York-San Francisco-London: Grune and Stratton 1976. – Mosley, J. W.: Viral hepatitis: Recent studies of etiology. In: Progress in Liver Diseases (Eds. H. Popper, F. Schaffner), Vol. III, p. 252. New York-London: Grune and Stratton 1970. – Mosley, J. W.: J. Amer. med. Ass. **233**, 967 (1975). – Munthe Fog., C. V.: Acta med. Scand. Suppl. **234**, 125 (1949). – Neville, E., Pyasena, K. H. G., James, D. G.: Postgrad. med. J. **51**, 361 (1975). – Oldershausen, H.-F. von, Oldershausen, R. von, Tellesz, A.: Klin.

Wschr. **33**, 104 (1955). – Oldershausen, H.-F. von: Brucellose. In: Klinik der Gegenwart (Hrs. R. Cobet, H. E. Bock, F. Hartmann), Bd. IV, S. 275. München-Berlin: Urban u. Schwarzenberg 1956. – Oldershausen, H.-F. von, Marsch, W.: Z. klin. Med. **156**, 169 (1959). – Oldershausen, H.-F. von: 21. Verh. dtsch. Ges. Verdauungs- u. Stoffwechselkrht. Hamburg 1961, Gastroenterologia (Basel). Suppl. ad Vol. **97**, 215 (1962a). – Oldershausen, H.-F. von: Zur Klinik und Pathogenese der alkoholischen Leberschäden. Eine Studie über funktionelle und morphologische Leberveränderungen nach akuter und chronischer Einwirkung von Alkohol und deren Abgrenzung von Leberschäden anderer Ätiologie. Habil.-Schrift, Berlin 1962b. – Oldershausen, H.-F. von: Zur Problematik pathogenetischer Beziehungen zwischen Fettleber und Cirrhose bei toxischen, insbesondere alkoholischen Leberschäden. In: 2. Weltkongreß für Gastroenterologie (Hrsg. L. Demling, M. Demole, H. Popper), Vol. 3, S. 332. Basel: Karger 1963a. – Oldershausen, H.-F. von: Experimentelle und klinische Untersuchungen über Leberschäden durch einige Pharmaka und Äthylalkohol. V. Intern. Congr. intern. Med. München 1962 (Eds. E. Wollheim, B. Schlegel), Vol. 2, p. 610. Stuttgart: Thieme 1963b. – Oldershausen, H.-F. von: Dtsch. med. Wschr. **89**, 867 (1964a). – Oldershausen, H.-F. von: Zur sozialmedizinischen Bedeutung und Pathogenese der alkoholischen Leberschäden. In: Leber, Haut, Skelett (Hrsg. L. Wannagat), S. 164. Stuttgart: Thieme 1964b. – Oldershausen, H.-F. von: Krankheiten durch Brucellen. Pathogenese und Klinik. In: Infektionskrankheiten (Hrsg. O. Gsell, W. Mohr), Bd. II/1, S. 500. Berlin-Heidelberg-New York: Springer 1968. – Oldershausen, H.-F. von: Zur tierexperimentellen und klinischen Isotopendiagnostik von alkoholischen Leberschäden. In: Aktuelle Gastroenterologie (Hrsg. H. Bartelheimer, N. Heisig) Stuttgart: Thieme 1968. – Oldershausen, H.-F. von: Verh. dtsch. Ges. inn. Med. **74**, 849 (1969). – Oldershausen, H.-F. von, Herz, R.: Dtsch. med. Wschr. **94**, 491 (1969). – Oldershausen, H.-F. von: Therapiewoche **46**, 56 (1970). – Oldershausen, H. F. von: Funktionsdiagnostik und Differentialdiagnose der akuten Hepatitis. In: Die akute Hepatitis (Hrsg. L. Wannagat), S. 100. Stuttgart: Thieme 1971. – Oldershausen, H.-F. von, Held, H., Menz, H. P., Schmidinger, H.: Verh. dtsch. Ges. inn. Med. **77**, 1299 (1971). – Oldershausen, H.-F. von, Schoene, B., Held, H., Menz, H. P., Fleischmann, R. P., Remmer, H.: 26. Tag. Dtsch. Ges. Verdauungs- u. Stoffwechselkrht. Stuttgart 1971. Z. Gastroenterol. **11**, 403 (1973). – Oldershausen, H.-F. von: Prax. Pneumol. **28**, 982 (1974). – Oldershausen, H.-F. von.: Tuberkulostatika. In: Arzneimittel und Leber (Hrsg. W. Gerok, K. Sickinger), S. 301. Stuttgart-New York: Schattauer 1975. – Perez, V., Schaffner, F., Popper, H.: Hepatic drug reactions. In: Progress in Liver Diseases (Eds. H. Popper, F. Schaffner), Vol. IV, p. 597. New York-London: Grune and Stratton 1972. – Péquignot, G.: Bull. Inst. Nat. Hyg. **13**, 719 (1958). – Péquignot, G.: Münch. med. Wschr. **103**, 1464 (1961). – Péquignot, G.: Chabert, C., Eydoux, H., Courcoul, M. A.: Rev. Alcohol **20**, 191 (1974). – Popper, H., Szanto, P. B., Parthasarathy, N.: Amer. J. clin. Path. **25**, 889 (1955). – Popper, H.: Hepatic drug reaction simulating viral hepatitis. In: Therapeutic agents and the liver (Eds.: N. McIntree, S. Sherlock). Oxford: Blackwell 1965. – Popper, H.: Drug-induced liver injury. In: The Liver (Eds. E. A. Gall, F. K. Mostofi), p. 182. Baltimore: Williams and Wilkins Comp. 1973. – Popper, H., Schaffner, F.: Chronic hepatitis: Taxonomic, etiologic and therapeutic problems. In: Progress in Liver Disease. Vol. V, p. 531. New York-San Francisco-London 1976. – Powell, O. W.: Austr. Ann. Med. **10**, 52 (1961). – Prince, A. M., Brotman, B., Grady, G. F., Kuhns, W. J., Hazzi, Ch., Levine, R., Millian, S. R.: Lancet **1974 II**, 241. – Prinz, F., Bock, H. E., Schultze, H. G., Müller, A. A.: Dtsch. med. Wschr. **83**, 914 (1958). – Rauen, H. M.: Halothane und Leber, Arzneimittel-Forsch. Beiheft **24**, (1973). – Rehman, O. U., Keith, T. A., Gall, E. A.: J. Amer. med. Ass. **224**, 1390 (1973). – Reller, L. B.: Lancet **1973 I**, 20. – Remmer, H.: Europ. J. clin. Pharmacol. **5**, 119 (1972). – Reynolds, T. B., Hidemura, R., Michel, H., Peters, R.: Ann. Intern. Med. **70**, 497 (1969). – Reynolds, T. B., Lapin, A. C., Peters, R. L., Yamahato, H. S.: J. Amer. med. Ass. **211**, 86 (1970). – Reynolds, T. B., Edmondson, H. A.: Ann. intern. Med. **74**, 440 (1971). – Reynolds, T. B., Peters, R. I., Yamada, S.: New Engl. J. Med. **285**, 813 (1971). – Reynolds, T. B.: Portal hypertension in chronic liver disease. In: The Liver (Eds. E. A. Gall, F. K. Mostofi), p. 370. Baltimore: Williams and Wilkens Comp. 1973. – Reynolds, T. B.: Laxative liver disease. In: Arzneimittel und Leber (Hrsg. W. Gerok, K. Sickinger), S. 319. Stuttgart: Schattauer 1975. – Rodey, G. E., Park, B. H., Windhorst, D. B., Good, R. A.: Blood **33**, 813 (1969). – Rosenblatt, W.: Prax. Pneumol. **28**, 941 (1974). – Rosenblum, L. E., Korn, R. J., Zimmerman, H. J.: Arch. Intern. Med. **105**, 583 (1960). – Rubin, E., Lieber, Ch. S.: Science **182**, 712 (1973). – Rubin, E., Lieber, Ch. S.: New Engl. J. Med. **290**, 128 (1974). – Schaffner, F., Popper, H.: Scand. J. Gastroent. **5**, Suppl. 7, 69 (1970). – Scharer, L., Smith, J. P.: Ann. intern. Med. **71**, 1113 (1969). – Seifert, E., Oehme, J.: Cytomegalie. In: Infektionskrankheiten (Hrsg. O. Gsell, W. Mohr), Bd. I/1, S. 732. Berlin: Springer 1967. – Sherlock, S., Brunt, P., Scheuer, P. J.: Clinical and pathological aspects of alcoholic liver disease. In: Alkohol und Leber (Hrsg. W. Gerok, K. Sickinger, H. H. Hennekeuser), S. 383. Stuttgart: Schattauer 1970. – Sherlock, S.: Gut **12**, 324 (1971). – Sherlock, S.: Diseases oft the Liver and Biliary System. 5th Edit. Oxford-Edinburgh: Blackwell 1975. – Spink, W. W., Hoffbauer, F. W., Walker, W. W., Green, R. A.: J. Lab. clin. Med. **34**, 40 (1949). – Spink, W. W.: The Nature of Brucellosis: Minneapolis: Universitiy Press 1956. – Stead, W. W., Texter, E. C. Jr.: Ann. intern. Med. **79**, 125 (1973). – Stern, H.:

Brit. med. Bull. **28**, 180 (1972). – Stier, A.: Stoffwechsel des Halothan. In: Arzneimittel und Leber (Hrsg. W. Gerok, K. Sickinger), S. 297, Stuttgart: Schattauer 1975. – Thaler, H.: Virch. Arch. path. Anat. **335**, 180 (1962). – Thaler, H.: Dtsch. med. Wschr. **91**, 733 (1966). – Thaler, H.: Morphologische Befunde bei chronischer Alkoholintoxikation. In: Alkohol und Leber (Hrsg. W. Gerok, K. Sickinger, H. H. Hennekeuser), S. 253. Stuttgart: Schattauer 1971. – Toghill, P. J., Smith, P. G., Benton, P., Brown, R. C., Matthews, H. L.: Brit. med. J. **3**, 545 (1974). – Tonge, J. I., Derrick, E. H.: Med. J. Austr. **1**, 594 (1959). – Trowell, J., Peto, R., Smith, A. C.: Lancet **1975 I**, 821. – Tysell, J. E. Jr., Knauer, C. M.: Amer. J. Dig. Dis. **16**, 849 (1971). – Ugarte, G., Eturriaga, H., Insunza, I.: Some effects of ethanol on normal and pathologic livers. In: Progress in Liver Diseases (Eds. H. Popper, F. Schaffner), Vol. III, p. 355. New York-London: Grune and Stratton 1970. – Villarejos, V. M., Viscona, K. A., Eduarte, C. A., Provost, P. J., Hilleman, M. R.: New Engl. J. Med. **293**, 1350 (1975). – Wands, J. R., Perrotto, J. L., Isselbacher, K. J.: Amer. J. Med. **60**, 269 (1976). – Willing, R. L., Hecker, R.: Med. J. Austr. **1**, 1179 (1971). – Wright, R., Chisholm, M., Lloyd, B., Edwards, J. C., Eade, O. E., Hawksley, M., Moles, T. M., Gardner, M. J.: Lancet **1975 I**, 817. – Yokoo, H., Minick, O. T., Batti, F., Kent, G.: Amer. J. Pathol. **69**, 25 (1972). – Zimmerman, H.-J.: Hepatic injury caused by therapeutic agents. In: The Liver: Normal and abnormal functions (Ed. Becker, F. F.), Part A, p. 225. New York: M. Decker 1974.

Chronische Hepatitis

Meyer zum Büschenfelde, K. H. (II. Med. Univ.-Klinik, Mainz)

Referat

1. Geschichtliche Vorbemerkungen

Die chronische Hepatitis wurde aufgrund bioptischer Untersuchungen von Kalk 1947 erstmalig beschrieben. In den folgenden Jahren gelang es nicht, den Begriff „chronische Hepatitis" für eine bestimmte Verlaufsform einer chronisch-entzündlichen Lebererkrankung mit definierten Kriterien einzusetzen. In den meisten Publikationen kam eine mehr oder weniger individuelle Auffassung vom Krankheitsbild der chronischen Hepatitis zum Ausdruck, wobei Ätiologie, Klinik und Morphologie jeweils eine unterschiedliche Wertung erhielten. Im angloamerikanischen Schrifttum wurde die Bezeichnung „chronische Hepatitis" zunächst ganz abgelehnt und dafür als Synonym „Leberzirrhose" verwendet. Heute ist der Krankheitsbegriff chronische Hepatitis allgemein anerkannt. Vier ätiopathogenetisch verschiedene Verlaufsformen sind klinisch von besonderer Bedeutung (Abb. 1). Auf sie soll im folgenden eingegangen werden.

A: Virusassoziiert

B: Autoimmun

C: Drogenassoziiert

D: Kryptogen

Abb. 1. Chronische Hepatitis

1.1 Virusinduzierte chronische Hepatitis

Ätiopathogenetisch wurde die chronische Hepatitis zu diesem Zeitpunkt ausschließlich als besondere Verlaufsform einer Virushepatitis aufgefaßt, die grundsätzlich zur posthepatitischen Zirrhose führt. Die Annahme eines ursächlichen Zusammenhanges chronischer Leberentzündungen zu einer akuten Virushepatitis gründete sich damals auf Anamnese einschließlich epidemiologischer Erhebungen sowie auf klinische und histologische Verlaufsuntersuchungen. Verständlicherweise mußte ein Teil der chronisch progredienten Verläufe auf der Basis dieser Erhebungen kausalpathogenetisch ungeklärt bleiben. Die seinerzeit durchgeführten Versuche, den infektiösen Charakter durch Übertragungsversuche zu beweisen, mißlangen. Diese Ergebnisse machten zwar die Virusgenese einer chronischen Hepatitis als einzige und wesentliche Ursache unwahrscheinlich, entkräfteten aber bereits damals nicht die Hypothese einer Viruspersistenz, wie sie von Kalk, Kühn, Baggenstoss, Creutzfeldt, Neefe, Popper, Smetana und Thaler in den Jahren von 1947 bis 1963 aufgestellt wurde.[1] Inzwischen konnte durch die Entdeckung des Australia-Antigens, d. h. Hepatitis-B-surface-Antigens durch Blumberg sowie durch die Befunde systematischer Verlaufsbiopsien eine klarere Vorstellung über die Bedeutung der Viruspersistenz bei Lebererkrankungen erarbeitet werden (Lit. s. Wewalka, 1974, Meyer zum Büschenfelde, 1976).

1.2 Autoimmune chronische Hepatitis

Die einseitige Betrachtungsweise, die die chronische Hepatitis bisher als Stadium zwischen einer Virushepatitis und einer posthepatitischen Zirrhose ansah, wurde erst durch die klinische Beobachtung besonderer Verläufe einer progredienten Leberentzündung abgelöst. Die Beschreibung einer Hypergammaglobulinämie als besonderes Kriterium einer chronischen Lebererkrankung unbekannter Ätiologie durch Waldenström, 1950 [41] sowie Kunkel et al., 1951 [20] wurde durch das Konzept der sogenannten lupoiden Hepatitis von Mackay, 1956 [23] ergänzt. Es ist das Verdienst der genannten Autoren, immunologische Vorgänge als pathogenetisches Prinzip der chronischen Hepatitis zur Diskussion zu stellen. Heute grenzt man die virusinduzierte chronische Hepatitis von einer autoimmunen Form ab. Das induzierende Agens oder Prinzip dieser Verlaufsform ist noch nicht bekannt (Lit. s. Doniach, 1974; Lindner, 1974; Meyer zum Büschenfelde, 1972, 1975).

1.3 Drogeninduzierte chronische Hepatitis

Unter Berücksichtigung ätiologischer Faktoren muß die drogeninduzierte chronische Hepatitis gesondert erwähnt werden. Drogeninduzierte Leberläsionen entstehen entweder durch toxische Effekte der Substanz oder allergische Reaktionen gegenüber Medikamenten bzw. deren Abbauprodukten nach Anknüpfung an Proteine der Leberzelle. Für chronische Lebererkrankungen scheinen immunologische Mechanismen eine größere Bedeutung zu haben. So sind akute hypersensitive Hepatitiden durch Halothan beschrieben worden. Akute allergische Reaktionen durch Medikamente werden in der Regel erkannt. Sie heilen nach Unterbrechung der Medikation aus. Im Gegensatz dazu können Intervallapplikationen oder Dauermedikationen bestimmter Medikamente eine chronische drogeninduzierte Leberentzündung erzeugen. Als solche Medikamente sind das

---

[1] (Lit. bei Meyer zum Büschenfelde, 1972)

Laxans Oxyphenisatin, das Hypotensivum Alphametyldopa und das Tuberkulostatikum Isoniazid bekannt geworden. Daß bei der Induktion dieser Erkrankungen immunologische Mechanismen eine Rolle spielen, zeigt das Auftreten von zirkulierenden Autoimmunphänomenen wie bei der autoimmunen Form einer chronischen Hepatitis. Überwiegend wurden antinukleäre Antikörper, LE-Zellen und Antikörper gegen glatte Muskulatur gefunden [37].

1.4 Kryptogenene chronische Hepatitis

Als letzte Form möchte ich die kryptogene chronische Hepatitis erwähnen. In diese Kategorie gehören Fälle, bei denen keiner der bekannten ätiologischen Faktoren und diagnostischen Phänomene nachweisbar ist. Möglicherweise wird sich diese Gruppe auflösen lassen, wenn die Hepatitis-A- und evtl. Hepatitis-C-Serologie in das diagnostische Programm prospektiver Studien aufgenommen werden kann.

2. Nomenklatur

Die Klinik unterscheidet zwei Verlaufsformen, eine chronisch-persistierende Hepatitis und eine chronisch-aktive Hepatitis. Es ist das Verdienst von Pathologen der European Association for the Study of the Liver (EASL, De Groote et al., 1968) [5], die morphologischen Kriterien dieser beiden Verlaufsformen als chronisch-persistierende Hepatitis (Tab. 1) und chronisch-aggressive Hepatitis (Tab. 2) zu bschreiben und festzulegen. Diese Nomenklatur wurde im Jahre 1974 anläßlich der International Association for the Study of the Liver in Acapulco (IASL) im wesentlichen übernommen und bestätigt (s. C. M. Leevy, 1976).

Die chronisch-persistierende Hepatitis wird in der Regel als selbständiges Krankheitsbild betrachet. Diese Auffassung ist im strengen Sinne aber nicht ganz haltbar. Einzelbeobachtungen von Übergängen einer chronisch-persistierenden Hepatitis in eine chronisch-aggressive Hepatitis sind von verschiedenen Klinikern gemacht worden. Inzwischen zeigen Verlaufsbiopsien, vor allem bei virusinduzierten chronischen Hepatitiden, die Schwierigkeit einer sicheren Abgrenzung beider Krankheitsverläufe. Dies betrifft vor allem die chronisch-persistierende Hepatitis und die inaktiven bzw. gering aktiven Stadien einer chronisch-aggressiven Hepatitis. Neuere immunpathologische Befunde bei virusin-

Tabelle 1. Chronisch-persistierende Hepatitis

Chronisch-entzündliche Infiltration, vorwiegend periportal, mit erhaltener Läppchenstruktur und geringer oder fehlender Fibrose, keine oder nur geringfügige Mottenfraßnekrosen (Piecemeal-N.). Zeichen einer akuten Hepatitis können das Bild überlagern

Tabelle 2. Chronisch-aggressive Hepatitis

Chronisch-entzündliche Infiltration der periportalen Felder mit Übergreifen auf die angrenzenen Läppchenbezirke, Mottenfraßnekrosen (Piecemeal-N.) und intraglobuläre Septen, Architektur D, Läppchen gestört, jedoch ohne knotigen regeneratorischen Umbau. Zeichen einer akuten Hepatitis können zunächst vorhanden sein. Die Aktivität, welche in den Mottenfraßnekrosen und den entzündlichen Erscheinungen zum Ausdruck kommt, variiert von mäßig (IIa) bis stark (IIb)

135

duzierten HB$_s$Ag-positiven chronisch-persistierenden und chronisch-aktiven Hepatitiden haben zur Klärung dieser Zusammenhänge beigetragen, wie anschließend deutlich gemacht werden soll. Bei HB$_s$Ag-negativen chronisch-persistierenden Hepatitiden überschauen auch wir mehr als zehnjährige Verläufe ohne Änderung des morphologischen Substrates.

3. Verlaufsformen und ihre diagnostischen Kriterien

3.1 Virusinduzierte chronische Hepatitis [1, 2a, 7, 8, 9, 14, 15, 19, 24, 26, 28, 30].

Exakte Angaben können bisher nur zur HB$_s$Ag-positiven chronischen Hepatitis gemacht werden. Aus prospektiven Studien (Abb. 2) ist bekannt geworden, daß weniger als 10% einer akuten Virushepatitis in eine chronische Verlaufsform übergehen. In einer Untersuchungsreihe von Nielsen et al., 1971[1] mit 253 Patienten mit akuter Virushepatitis blieben 11 Patienten persistierend HB$_s$Ag-positiv, 8 entwickelten eine chronisch-aggressive Hepatitis, 2 Patienten eine chronisch-persistierende Hepatitis, 1 Patient wurde nach biochemischen Kriterien eingestuft. Eine prospektive kooperative Studie der DFG im Rahmen des Schwerpunktprogrammes Virushepatitisforschung kommt nach dem Stand vom 1. 11. 1975 zu einem ähnlichen Ergebnis. 281 nach einem Jahr kontrollpunktierte Patienten mit akuter Virus-B- und Non-B-Hepatitis entwickelten n = 24 (8,5% der Fälle) eine chronische Hepatitis. Im einzelnen waren es 9 chronisch-persistierende, 12 chronisch-aggressive und 3 Leberzirrhosen. 17 der 24 Patienten waren HB$_s$Ag-positiv, 7 HB$_s$Ag-negativ (s. Abb. 2). Eine separate Auswertung unseres eigenen Krankengutes zeigt, daß die Dauer der Persistenz des HB$_s$Ag nach Beginn einer akuten Virus-B-Hepatitis für die Verlaufsbeurteilung ein wertvoller Parameter ist. Persistenzen des HB$_s$Ag im Serum mehr als 13 Wochen lassen die Entwicklung einer chronischen HB$_s$Ag-positiven Hepatitis erwarten. Bei den HB$_s$Ag-positiven chronischen Hepatitiden überwiegt das männliche Geschlecht. Dies ist eine Beobachtung, die auch unabhängig von kontrollierten Studien in den meisten Ländern der Welt gemacht wurde.

An dieser Stelle muß kurz zur Bedeutung der HB$_s$Ag-Persistenz im Serum Stellung genommen werden. Nicht alle Patienten mit HB$_s$Ag-Persistenz sind leberkrank. Mit Unterstützung der Deutschen Forschungsgemeinschaft und in Zusammenarbeit mit dem DRK-Blutspendedienst Bad Kreuznach haben wir 113 asymptomatische HB$_s$Ag-Träger untersucht. Herr Knolle in unserer Klinik, der für diese verantwortlich ist, stellte bei 16% eine chronische Hepatitis fest. Alle 16% hatten das HB$_c$Ag in Kernen von Hepatozyten. 77 Patienten (= 70%) waren biochemisch und histologisch lebergesund. 14% hatten minimale Läsionen wie Mesenchymaktivierungen und Einzelzellnekrosen aber im Gewebe kein HB$_c$Ag. Das vorläufige Ergebnis zeigt, daß der asymptomatische HB$_s$Ag-Träger leberbioptisch und vor allem immunhistologisch untersucht werden sollte. Hierauf komme ich im folgenden noch zu sprechen [1, 14, 15].

In neuerer Zeit ist die klinische und biochemische Diagnostik sowie die morphologische Betrachtung von Leberpunktaten durch immunologische Untersuchungen sowie durch den immunhistologischen Nachweis von Virusantigenen ergänzt worden. Auf die

	N	CHRON. HEPATITIS	HB$_s$Ag +	HB$_s$Ag −	
NIELSEN ET AL. 1971	253	11 (4,3%)	11 (4,3%)	−	
DFG STUDIE 1.11.1975	281	24 (8,5%)	17 (6,0%)	7 (2,5%)	**Abb. 2.** Akute Virus-Hepatitis

[1] (s. Mackay, 1974 und [35])

	GESUNDER HB$_s$AG TRÄGER	HB$_s$AG +$_{ve}$CPH	HB$_s$AG +$_{ve}$CAH
ALLGEMEINSYMPTOME	-	+/-	HÄUFIG +
HAUTZEICHEN	-	-	+/-
HEPATOMEGALIE	-	+/-	+
SPLENOMEGALIE	-	(+)/-	+/(-)

Abb. 3. Klinische Befunde

	GESUNDE HB$_s$AG TRÄGER	HB$_s$AG +$_{ve}$ CPH	HB$_s$AG +$_{ve}$ CAH
GOT	-	LEICHT ERHÖHT	ERHÖHT ($\sim\sim$)
GPT	-	LEICHT ERHÖHT	ERHÖHT ($\sim\sim$)
BILIRUBIN	-	(+)/-	+/-
A.P.	-	-	SELTEN ERHÖHT
GES.EIWEISS > 8 G%	-	-	SELTEN
IgG > 1800 MG%	-	-	+/-

Abb. 4. Biochemische Befunde

	GESUNDER HB$_s$AG TRÄGER	HB$_s$AG+ CPH	HB$_s$AG+ CAH
ANTI HB$_s$	-	-	?
ANTI HB$_c$	+/-	+	+
'E'-ANTIGEN	-	+/(-)	+/(-)
ANTI-'E'	+	-	-
RHEUMAFAKTOREN	-	+/-	+/(-)
ANA/AMA/SMA	-	-	-/-/(+)
CMI - HB$_s$AG	-	(+)/-	+/-
CMI - MEMBR.-AG	-	(+)/-	+/-

Abb. 5. Immunserologie

	HEPATOZYT	GESUNDER HB$_s$AG TRÄGER	HB$_s$AG+ CPH	HB$_s$AG+ CAH
HB$_s$AG	CYTOPLASMA	+	+	+
HB$_c$AG	KERNE	-	+/(-)	+
ANTI-HB$_c$	KERNE	-	+/(-)	+
IgG + IMMUNKOMPLEXE	MEMBRAN	-	+/(-)	+

Abb. 6. Immunhistologie

Bedeutung dieser Untersuchungen hat heute Herr Bianchi bereits aufmerksam gemacht.

Die wichtigsten klinischen und biochemischen, immunserologischen und immunhistologischen Ergebnisse bei gesunden HB$_s$Ag-Trägern, HB$_s$Ag-positiven chronisch-persistierenden und chronisch-aktiven Hepatitiden sind in den nachfolgenden Tabellen zusammengefaßt (Abb. 3, 4, 5, 6).

Die Darstellungen zeigen, daß hinsichtlich der Immunserologie und Immunhistologie zwischen chronisch-persistierender und chronisch-aktiver Hepatitis kein wesentlicher Unterschied besteht, es läßt sich jedoch der gesunde HB$_s$Ag-Träger von diesen sicher abgrenzen. Verlaufsuntersuchungen immunologischer Art bei der akuten Hepatitis haben nun nachdrücklich untermauert, daß die Elimination von Virus und Virusantigen durch das Immunsystem die wesentlichste Voraussetzung für die Heilung einer akuten und auch chronischen Virushepatitis ist. Untersucher verschiedener Laboratorien haben sichern können, daß für die Elimination vor allem ein intaktes thymusabhängiges Immunsystem verantwortlich ist. Zum pathogenetischen Prinzip virusinduzierter chronischer Leberentzündungen ist heute folgende vorläufige Aussage möglich: Es darf angenommen werden, daß ein zytopathogener Effekt weniger vom Virus bzw. Virusantigen selbst ausgeht, sondern vielmehr von immunologischen Reaktionen gegen Virus und Virusantigen und darüber hinaus gegen virusinfizierte Zellen [18]. Unter Berücksichtigung tierexperimenteller Modelle ist die Annahme berechtigt, daß viele zum Teil harmlose Virusinfektionen nicht durch eine einfache Antikörperantwort supprimiert werden, sondern durch eine Abstoßung des virusinfizierten Gewebes durch den Wirt. Dieser Abstoßungsprozeß ist vergleichbar mit einer Transplantatabstoßung, vorwiegend bestimmt durch thymusabhängige Immunreaktionen. Gelingt es dem Immunsystem nicht, im Sinne einer „one shot-Reaktion" Virus und virusinfizierte Zellen zu eliminieren, entsteht aus der akuten Virushepatitis eine chronische Virusinfektion, in deren Verlauf es zur viralen Transformation virusinfizierter Zellen kommt. Diese Transformation ist gekennzeichnet durch Neusynthese von Proteinen, Virusproteinbindungen bzw. Erscheinen von Virusantigenen an der Zelloberfläche. Diese Veränderungen der antigenen Komposition einer Zelle sind die Basis für die Entwicklung von Immunreaktionen gegen körpereigene Zellen und damit für die Entwicklung eines Abstoßungsprozesses. Sog. slow virus infections mit häufig sehr langer Inkubationszeit sind besonders geeignet, um einen derartigen Immunmechanismus in Gang zu setzen. Die zentrale Rolle einer Viruspersistenz für die Entstehung einer chronischen Hepatitis wird am deutlichsten durch seltene Verlaufsbeobachtungen untermauert, bei denen das plötzliche Verschwinden von Virus und Virusantigenen aus Serum und Gewebe zur Spontanheilung führt. Wir selbst haben zwei Verläufe beobachten können, bei denen es nach mehrjähriger HB_sAg-Persistenz bei CAH plötzlich nach der Elimination von HB_sAg und HB_cAg aus dem Serum bzw. Gewebe zur Heilung kam. Herr Müller aus der Arbeitsgruppe von Deicher [34] hat bereits früher auf solche Verläufe hingewiesen. Leider sind günstige Entwicklungen dieser Art in prospektiven Studien bisher selten beobachtet worden. Auf die Prognose bzw. medikamentöse Therapie der chronisch-aktiven Hepatitis wird das Rundtischgespräch ausführlicher eingehen.

3.2 Autoimmune chronische Hepatitis [2, 3, 6, 10, 10a, 11, 12, 13, 13a, 16, 17, 21, 22, 25, 27, 29, 31, 33, 38, 39, 40].

Neben der HB_sAg-positiven chronischen Hepatitis ist die autoimmune chronisch-aktive Hepatitis in unserem Krankengut die größte Gruppe. Beide Krankheitsbilder lassen sich heute sicher voneinander abgrenzen (s. Abb. 7). Im Gegensatz zur virusinduzierten Form mit einem Überwiegen der Männer erkrankt bei der autoimmunen chronischen Hepatitis vorwiegend das weibliche Geschlecht (80% in unserem Krankengut). Am häufigsten sind Frauen zwischen dem 20. und 30. bzw. nach dem 40. Lebensjahr betroffen. Klinisch steht ein rasch progredientes Krankheitsbild mit Hepatosplenomegalie im Vordergrund. Unter den biochemischen Befunden ist die extreme Hypergammaglobulinämie mit persistierend

Hepatosplenomegalie

Extreme Hypergammaglobulinämie

Antinukleäre Antikörper

Zelluläre Immunität gegen Membranantigene

Antimembranautoantikörper

HLA-8

Abb. 7. Autoimmune CAH

138

hohen IgG-Werten ein hervorstechendes Kennzeichen. Immunserologisch sind vor allem antinukleäre Antikörper, seltener Antikörper gegen glatte Muskulatur typisch. Neben zellulären Immunreaktionen gegen hepatozelluläre Membranantigene ist der Nachweis eines Autoantikörpers gegen ein speziesunspezifisches Membranantigen von Hepatozyten ein weiterer Hinweis für die Autoimmungenese dieser Verlaufsform einer chronischen Hepatitis. Immunhistologisch findet man an isolierten Hepatozyten die in vivo-Bindung des Autoantikörpers. Der Autoantikörper ist krankheitsspezifisch. Dies hat eine kürzlich zusammen mit Nielsen aus Kopenhagen abgeschlossene Untersuchungsreihe und Blindstudie gezeigt. Der Nachweis von HL-A 8 ist schließlich Ausdruck einer genetischen Prädisposition zur Entwicklung einer Autoimmunopathie.

Seltene Verläufe sind biochemisch zusätzlich durch eine Cholostase gekennzeichnet. Vier charakteristische Verläufe dieser Art hat 1969 Prof. Siede aus Frankfurt beschrieben. In jüngerer Zeit wird in diesem Zusammenhang häufiger an die Assoziation zweier Autoimmunopathien, nämlich der autoimmunen chronisch-aktiven Hepatitis und der primären biliären Zirrhose gedacht. Charakteristisch ist bei dieser selteneren Verlaufsform neben der Hypergammaglobulinämie eine erhöhte alkalische Phosphatase und ein Nachweis von antimitochondrialen Antikörpern (s. Sherlock, 1974, [13, 33, 37a, 39]).

3.3 Drogeninduzierte chronisch-aktive Hepatitis

Seit der Beschreibung einer oxyphenisatininduzierten chronischen Hepatitis durch Reynolds et al., 1971 [37] haben wir in unserer großen Leberambulanz nur 4 Fälle dieser Art beobachten können. Alle heilten nach Absetzen des Medikamentes aus. Alle hatten antinukleäre Antikörper. Unklar ist bisher, warum bei der verbreiteten Einnahme und Applikation dieser Medikamente nur ein relativ kleiner Prozentsatz eine chronische Leberentzündung entwickelt. Das Auftreten von immunologischen Phänomenen läßt auch hier an eine genetische Prädisposition denken. Unsere Patienten waren alle Frauen.

3.4 Kryptogene chronische Hepatitis

Als kryptogene chronische Hepatitiden werden Patienten mit Lebererkrankungen bezeichnet, bei denen weder HB_sAg noch Autoimmunphänomene noch eine Drogenanamnese besteht. Etwa 20—25% unserer Patienten erfüllen diese Kriterien. Im Krankengut von Cooksley et al., 1972 [4] gehörten ca. 15% in diese Kategorie. Die Genese dieser Verlaufsform ist noch unklar. Einige Fälle in unserem Krankengut lassen an eine Virusätiologie denken.

4. Zusammenfassung

Nach einem kurzen historischen Rückblick wurde die heute gültige Nomenklatur der chronischen Hepatitis besprochen, daran anschließend die diagnostischen Kriterien virusinduzierter HB_sAg-positiver, autoimmuner, drogeninduzierter und schließlich kryptogener chronischer Hepatitiden besprochen. Die Immunserologie und Immunhistologie darf heute bereits als die wichtigste Bereicherung im diagnostischen Spektrum zur Differenzierung chronischer Leberentzündungen bezeichnet werden. Zur Abrundung des diagnostischen Programmes wäre eine baldige Etablierung der Hepatitis-A-Serologie wünschenswert, um die Gruppe der nicht-B-Hepatitiden weiter auflösen zu können.

Literatur

1. Arnold, W., Meyer zum Büschenfelde, K. H., Hess, G., Knolle, J.: The diagnostic significance of intrahepatocellular hepatitis-B-surface-antigen (HB_sAg), hepatitis-B-core-antigen (HB_cAg) and IgG for the classification of inflammatory liver diseases. Klin. Wschr. 1069 (1975). — 2. Berg, P. A., Doniach, D., Roitt, I. M.: Immunologische Phänomene bei Leberkrankheiten. Die Bedeutung mitochondrialer Antikörper. Klin. Wschr. 47, 1297 (1969). — 2a. Chiaramonte, M., Dardanoni, L., Farini, R., Filippazzo, G., Genova, G., Naccarato, R., Pagliaro, L., Spano, C.: Observations on acute phase and follow-up of similar series of cases of HB-Ag positive and HB-Ag negative hepatitis. Rendic. Gastroenterol., 6, 1 (1974). — 3. Cochrane, M. A. G., Thomson, A. D., McFarlane, I. G., Eddleston, A. L. W. F., Williams, R.: Mechanisms of liver injury in chronic active hepatitis: Demonstration of lymphocyte cytotoxicity for isolated hepatocytes. Digestion, 10, 329 (1974). — 4. Cooksley, W. G. E., Powell, L. W., Mistilis, P., Olsen, G., Matheios, J. D., MacKay, I. R.: Australia antigen in active chronic hepatitis in Australia: Results in 130 patients from three centres. Austr. N. Z. J. Med. 2, 261 (1972). — 5. De Groote, J., Desmet, V. J., Gedigk, P., Korb, G., Popper, H., Paulsen, H., Scheuer, P. J., Schmid, M., Thaler, H., Uelliger, E., Wepler, W.: A classification of chronic hepatitis. Lancet 1968 II, 626. — 6. Doniach, D., Roitt, I. M., Walker, J. G., Sherlock, S.: Tissue antibodies in primary biliary cirrhosis, active chronic hepatitis, cryptogenic cirrhosis and other liver disease, and their clinical implications. Clin. Exp. Immun. 1966 I, 237. — 7. Dudley, F. G., Fox, R. A., Sherlock, S.: Cellular immunity and hepatitis associated australia antigen liver disease. Lancet 1972 I, 723. — 8. Dudley, F. G., Giustino, V., Sherlock, S.: Cell-mediated immunity in patients positive for hepatitis-associated antigen. Brit. med. J. 1972 II, 754. — 9. Dudley, F. G., Scheuer, P. J., Sherlock, S.: Natural history of hepatitis associated antigen-positive chronic liver disease. Lancet 1972 II, 1388. — 10. Freudenberg, J., Erdmann, K., Meyer zum Büschenfelde, K. H., Förster, E., Berger, J.: HL-A bei chronisch entzündlichen Lebererkrankungen. Klin. Wschr. 51, 1075 (1973). — 10a. Freudenberg, J., Meyer zum Büschenfelde, K. H., Arnold, W., Berger, J., Weiller, H., Knolle, J., Hopf, U., Hütteroth, Th.: Histokompatibilitäts-(HLA)Antigene bei Patienten mit HB_sAg-positiver und -negativer chronisch-aktiver Hepatitis und gesunden Trägern von HB_sAg und Anti-HB_s. Klin. Wschr. 1976, (im Druck). — 11. Freudenberg, J., Knolle, J., Weiler, H., Ehrke, K., Berger, J., Bitz, H., Meyer zum Büschenfelde, K. H.: HLA und Immunreaktion gegen HB_sAg. Verh. Dtsch. Ges. Inn. Med. 81 (1975). — 12. Galbraith, R. M., Eddleston, A. L. W. F., Smith, M. G. M., Williams, R., McSween, R. N. M., Watkinson, G., Heather, D., Kennedy, L. A., Batchelor, J. R.: HL-A antigens in active chronic hepatitis and primary biliary cirrhosis. Digestion 10, 304 (1974). — 13. Galbraith, R. M., Smith, M., Mackenzie, R. M., Tee, D. E., Doniach, D., Williams, R.: High prevalence of seroimmunologic abnormalities in relatives of patients with active chronic hepatitis or primary biliary cirrhosis. New Engl. J. Med. 290, 63 (1974). — 14. Gudat, F., Bianchi, L., Sonnabend, W., Thiel, G., Aenishaenshin, W., Stalder, G. A.: Pattern of core and surface expression in liver tissue reflects state of specific immune response in hepatitis B. Lab. Invest. 32, 1 (1975). — 15. Hess, G., Nielsen, J. O., Arnold, W., Meyer zum Büschenfelde, K. H.: e-Antigen-antibody system and intrahepatocellular HB_cAg and HB_sAg in HB_sAg positive patients with inflammatory liver diseases and healthy carriers. Brit. med. J., 1976 (im Druck). — 16. Hopf, U., Arnold, W., Meyer zum Büschenfelde, K. H., Förster, E., Bolte, J. P.: Studies on the pathogenesis of chronic inflammatory liver diseases. I. Membrane-fixed IgG on isolated hepatocytes from patients. Clin. exp. Immunol. 22, 1 (1975). — 17. Hopf, U., Meyer zum Büschenfelde, K. H., Arnold, W.: Detection of a liver-membrane autoantibody in HB_sAg-negative chronic active hepatitis. New Engl. J. Med. 294, 578 (1976). — 18. Hotchin, J.: Virus, cell surface and self: Lymphocytic choriomeningitis in mice. Amer. J. clin. Path. 56, 333 (1971). — 19. Knolle, J., Meyer zum Büschenfelde, K. H., Bolte, J. P., Berger, J.: Celluläre Immunreaktionen gegenüber dem hepatitisassoziierten Antigen (HAA) und homologem leberspezifischen Protein (HLP) bei akuten HAA-positiven Hepatitiden. Klin. Wschr. 51, 1172 (1973). — 20. Kunkel, H. G., Ahrens, E. H., Eisenmenger, W. J., Bongiovanni, A. M., Slater, R. J.: Extreme hypergammaglobulinemia in young woman with liver disease of unknown etiology. J. clin. Invest. 30, 654 (1951). — 21a. Golding, P. L., Bown, R., Mason, A. H. S., Taylor, E.: „Sicca complex" in liver disease. Brit. Med. J. 2, 340 (1970). — 21. Maas, D., Schubothe, H.: Ein Lupus-erythematodes-ähnliches Syndrom mit antimitochondrialen Antikörpern. Dtsch. med. Wschr. 98, 131 (1973). — 22. Mackay, I. R., Morris, P. J.: Association of autoimmune active chronic hepatitis with HL-A 1, 8. Lancet 1972 II, 793. — 23. Mackay, I. R., Taft, L. I., Cowling, D. C.: Lupoid hepatitis. Lancet 1956 II, 1323. — 24. Magnius, L. O.: Characterization of a new antigen — antibody system associated with hepatitis B. Clin. exp. Immunol. 20, 209 (1975). — 25. Meyer zum Büschenfelde, K. H.: Klinische Untersuchungen zur immunologischen Spezifität des Leberparenchyms. Arch. Klin. Med. 215, 107 (1968). — 26. Meyer zum Büschenfelde, K. H., Alberti, A., Arnold, W., Freudenberg, J.: Organspecificity and diagnostic value of cell-mediated immunity against a liver-specific membrane protein: Studies in hepatic and non-hepatic diseases. Klin. Wschr. 53, 1061 (1975). — 27. Meyer zum Büschenfelde, K. H., Arnold, W.: Immunologische Untersuchungsmethoden bei chronisch entzündlichen Lebererkrankun-

gen. Mschr. Kinderheilk. **123**, 611 (1975). – 28. Meyer zum Büschenfelde, K. H., Arnold, W.: Klinische Bedeutung des Hepatitis-B-Antigens. Immunität und Infektion **3**, 188 (1975). – 29. Meyer zum Büschenfelde, K. H., Knolle, J., Berger, J.: Celluläre Immunreaktionen gegenüber homologen leberspezifischen Antigenen (HLP) bei chronischen Leberentzündungen. Klin. Wschr. **52**, 246 (1974). – 30. Meyer zum Büschenfelde, K. H., Arnold, W., Knolle, J., Hess, G.: Immunreaktionen gegenüber HB$_s$Ag, HB$_c$Ag und „e"-Antigen bei akuter Virushepatitis sowie lebergesunden und leberkranken HB$_s$Ag-Trägern. Z. Gastroenterolog. **3**, 1976. – 31. Meyer zum Büschenfelde, K. H., Miescher, P. A.: Liver specific antigens: purification and characterization. Clin. exp. Immunol. **10**, 89 (1972). – 32. Mistilis, S. P., Blackburn, C. R.: Active chronic hepatitis. Amer. J. Med. **48**, 484 (1970). – 33. Miller, J., Smith, M. G. M., Mitchell, C. G., Reed, W. D., Eddleston, A. L. W. F., Williams, R.: Cell-mediated immunity to a human liver specific antigen in patients with active chronic hepatitis and primary biliary cirrhosis. Lancet **1972 II**, 296. – 34. Müller, R., Kreth, H. W., Deicher, H.: Die Bedeutung der Antigenämie für den Verlauf der Australia-Antigen-positiven Hepatitis. Dtsch. med. Wschr. **96**, 1268 (1971). – 35. Nielsen, J. O., Reinicke, V., Dietrichson, O., Anderson, V., Thomsen, M., Andersen, E.: Immunological studies of Australia antigen carriers with and without liver diseases. Clin. exp. Immunol. **15**, 9 (1973). – 36. Powell, L. W.: (Persönliche Mitteilung, 21. November 1974). – 37. Reynolds, T. B., Peters, R. L., Yamada, S.: Chronic active and lupoid hepatitis caused by a laxative oxyphenisatin. New Engl. J. Med. **285**, 813 (1971). – 37a. Reynolds, T. B., Denison, E. K., Frankl, H. B., Lieberman, F. L., Peters, R. L.: Primary biliary cirrhosis with scleroderma, Raynaud's phenomenon and teleangiectasia. New syndrome. Amer. J. Med. **50**, 302 (1971). – 38. Rizzetto, M., Bianchi, B., Doniach, D.: Characterization of the microsomal antigen related to a subclass of active chronic hepatitis. Immunology **26**, 589 (1974). – 39. Ruckstuhl, P., Cueni, B., Schmid, M.: Chronisch aggressive Hepatitis in Kombination mit chronisch destruierender, nicht eitriger Cholangitis (sogenannte primäre biliäre Zirrhose). Schweiz. Med. Wschr. **101**, 741 (1971). – 40. Smith, M. G. M., Williams, R., Walker, G., Rizzetto, M., Doniach, D.: Hepatic disorders associated with liver/kidney microsomal antibodies. Brit. med. J. **1974 II**, 80. – 41. Waldenström, J.: Leber, Blutproteine und Nahrungseiweiß. Dtsch. Z. Verdauungs- u. Stoffwechselkr., 2. Aufl., S. 113. XV Tagg. Bad Kissingen 1950. – Doniach, D.: Liver autoimmunity. Current titles in Immunology, Transplantation and Allergy **2**, 367, 1974. – Leevy, C. M., Tygstrup, N.: Standardization of Nomenclature, Diagnostic Criteria and Diagnostic Methodology for Diseases of the Liver and biliary Trakt. Basel-München-Paris-London-New York-Sydney: S. Karger 1976. – Lindner, H.: Die chronische Hepatitis. Baden-Baden-Brüssel: G. Witzstrock GmbH 1974. – Mackay, I. R.: Etiology of Chronic Hepatitis. In: The Liver and Its Diseases (eds. F. Schaffner, Sh. Sherlock, C. M. Leevy). Stuttgart: Thieme 1974. – Meyer zum Büschenfelde, K. H., Arnold, W.: Diagnostische Bedeutung immunologischer Untersuchungen bei Erkrankungen der Leber und der Gallenwege. In: Praxis der Immunologie (ed. K.-O. Vorlaender). Stuttgart: Thieme 1976. – Meyer zum Büschenfelde, K. H.: Pathomechanismen bei Autoaggressionskrankheiten. In: Lymphozyt und klinische Immunologie (eds. H. Theml, H. Begemann). Berlin-Heidelberg-New York: Springer 1975. – Meyer zum Büschenfelde, K. H.: Immunpathogenese chronisch-entzündlicher Lebererkrankungen. In: Ergebnisse der Inneren Medizin und Kinderheilkunde (eds. P. Frick, G.-A. von Harnack, A.-F. Muller, A. Prader, R. Schoen, H. P. Wolff). Berlin-Heidelberg-New York: Springer 1972. – Sherlock, Sh.: The presentation and Diagnosis of 100 Patients with primary biliary Cirrhosis. In: The Liver and Its Diseases (eds. F. Schaffner, Sh. Sherlock, C. M. Leevy). Stuttgart: Thieme 1974. – Wewalka, F.: Epidemiology of Hepatitis B-Antigen. In: The Liver and Its Disease (eds. F. Schaffner, Sh. Sherlock, C. M. Leevy). Stuttgart: Thieme 1974.

Therapie der Virushepatitis und ihrer Folgezustände

Martini, G. A. (Med. Univ.-Klinik, Marburg)

Referat

Manuskript nicht eingegangen.

Portale Hypertension

Physiologie des Pfortaderkreislaufs* **

Bauereisen, E. (Physiolog. Inst. Univ. Würzburg)

Referat

I. Forschungsstand

"It is clear that little is known about the effects of changes in liver metabolism on the hepatic vascular bed. It has never been clearly shown that a relationship exists between hepatic arterial flow and hepatic metabolic rate, and the available data suggest that these may vary independently, at least under some conditions. In contrast to the situation in other vascular beds (186), there have been no suggestions that specific metabolites released by the hepatic cells affect the hepatic vascular bed. A detailed and careful study of this problem is clearly required."

(Greenway and Stark, 1971)

Das Zitat aus der letzten umfassenden Übersichtsdarstellung der Leberdurchblutung verdeutlicht die wesentlichen Besonderheiten und Probleme der Leberzirkulation mit wünschenswerter Klarheit. Aus dem Resümee lassen sich zwei wichtige Schlußfolgerungen ziehen:

1. Da alle Versuche, zwischen Stoffwechselaktivität und arterieller Durchblutung der Leber kausale oder zumindest quantitative Beziehungen festzustellen, erfolglos geblieben sind, ergibt sich, daß die für andere Organkreisläufe sehr gut belegte arterielle nutritive Durchblutungsregelung für die Leber offenbar nicht gilt.

2. Der (mit Ausnahme der Niere) für allgemein gültig gehaltene Mechanismus einer durch Metaboliten ausgelösten Arbeitshyperämie scheint an der Leber ebenfalls nicht wirksam zu sein. Damit sind die zwei in der Physiologie der Organkreisläufe am sichersten begründeten Gesetze der nutritiven Durchblutungsregelung auf die Leber nicht anwendbar. An die Stelle der metabolisch bedingten arteriellen Hyperämie treten daher andere Versorgungsmechanismen, nämlich: Vermehrte O_2-Extraktion und Änderungen im portalen Zufluß.

Aussagen über die O_2-Extraktionskapazität der Leber lassen sich durch gut reproduzierbare Meßergebnisse belegen. Wesentlich weniger ist dagegen darüber bekannt, in welchem Ausmaß die Vena portae die üblich der arteriellen Organversorgung zukommenden nutritiven Funktionen erfüllt. Eng damit verknüpft ist die für die Pathologie noch wichtigere Frage nach einer arteriellen Kompensation portaler Zuflußminderungen. Die Beantwortung der aufgeworfenen Fragen wird durch neuere Kenntnisse auf dem Gebiet der speziellen Leberhämodynamik erleichtert und z. T. ermöglicht.

II. Hämodynamik

Die charakteristische Besonderheit der Leberhämodynamik ist der extrem niedrige intrahepatische Blutdruck von nur einigen mm Hg (Lutz und Bauereisen, 1971). Er ist erforderlich, um Eiweiß- und Wasserverluste durch das lückenhafte und von keiner Basalmembran abgedichtete Endothel der intrahepatischen Austauschgefäße (fehlende Schrankenfunktion, Hauck und Schröer, 1969) zu verhindern. Das geringe Druckniveau

* Herrn Professor Dr. H. W. Altmann zum 60. Geburtstag gewidmet
** Mit Unterstützung der Deutschen Forschungsgemeinschaft

142

im hepatischen Gefäßbett wird dadurch erreicht, daß der ungedrosselte Hauptzustrom aus einem venösen Niederdrucksystem erfolgt. Dies ist insofern zwangsläufig, als das Portablut den lebenswichtigen Substrat-Antransport nur bewerkstelligen kann, wenn es — unter notwendigem Druckverlust — prähepatisch eine kapillare Austauschstrecke zur Substrataufnahme passiert hat. Infolge der sehr hohen Lebercompliance (Bauereisen et al., 1966; Lutz et al., 1967) bleibt der niedrige intrahepatische Druck (6—1,6 mm Hg) auch bei beträchtlichen Schwankungen des portalen Zustroms konstant.

Demgegenüber stellt die A. hepatica mit einem intravasalen Druck von ca. 90 mm Hg die Gefahrenquelle für einen arteriellen Druckeinbruch in die Lebersinusoide dar. Dagegen ist die Leber in doppelter Weise gesichert: Einmal führt Druckerhöhung in der A. hepatica im Sinne der Autoregulation zu einer Konstriktion der arteriellen Widerstandsgefäße, zum anderen — für die Leber charakteristisch — bewirkt aber auch eine Druckerhöhung im venösen hepatischen Gefäßbett die gleiche Reaktion. Die von der venösen Seite ausgelöste druckreaktive myogene Konstriktion der arteriellen Widerstandsgefäße — veno-vasomotorische Reaktion genannt (Lutz et al., 1968) — ist von wesentlicher Bedeutung für die Konstanz des niedrigen intrahepatischen Druckes. Das Zusammenspiel von arterieller Autoregulation und veno-vasomotorischer Reaktion wird deutlich bei experimentellen Änderungen der Gesamtzirkulation. So bewirken Übertransfusionen bis etwa 25% des Ausgangswertes Steigerung des HMV und des Pfortaderflusses bei gleichzeitiger Drosselung des arteriellen Zustroms (Liehr et al., 1975). Umgekehrt nimmt bei arterieller Hypotension der portale Zustrom ab und der arterielle Fluß zu (Kim et al., 1973).

Die durch Autoregulation und veno-vasomotorische Reaktion gewährleistete Konstanz des niedrigen intrahepatischen Druckes schränkt aber durch Drosselung des arteriellen Zustromes die Rolle der A. hepatica als in weiten Grenzen variabler Blutlieferant erheblich ein und wirft damit die Frage nach den Ersatzmechanismen der hepatischen Sauerstoffversorgung auf.

III. Sauerstoff- und Substratversorgung

Die Sauerstoffversorgung der Leber ist unabhängig vom Zuflußweg und wird allein durch O_2-Gehalt und Blutstromstärke bestimmt (Lutz et al., 1975). Wegen der niedrigeren Sauerstoffsättigung können nur relativ große Zuflußsteigerungen in der V. portae den O_2-Antransport wesentlich erhöhen, während bei arterieller Versorgung schon geringe Zunahmen der Stromstärke das O_2-Angebot wirksam steigern. Darauf beruht auch die Schwierigkeit, bei schwankendem arteriell-portalem Durchblutungsverhältnis verbindliche Werte für den arteriellen resp. portalen O_2-Transport anzugeben (Greenway und Stark, 1971). Unter Ruhebedingungen kann die Gesamtdurchblutung mit 100 ml/min und 100 g Leber angesetzt werden, wobei 25% über die A. hepatica und 75% über die V. portae zufließen. Von den insgesamt transportierten 16 ml O_2 entfallen dann 11 ml oder 70% auf den portalen Zufluß.

Eine akute Bedarfssteigerung (etwa in Form einer postocclusiven Sauerstoffschuld) wird trotz deutlich positiv werdender Säurebilanz (Lutz und Schulze, 1976) definitiv nicht durch eine arterielle (reaktive) Hyperämie befriedigt, sondern primär durch gesteigerte O_2-Extraktion. Die intestinale Strombahn zeigt dagegen den Regelfall einer ausgeprägten postocclusiven reaktiven Hyperämie mit verminderter O_2-Extraktion (Bauereisen und Lutz, 1975; Lutz et al., 1975). Das postocclusive Verhalten erweist somit, daß die Leber die fehlende arterielle Hyperämie durch beträchtliche Steigerung der O_2-Extraktion und durch venöse Hyperämie kompensiert.

O_2-Extraktion

Bei Verminderung des Leberzuflusses unter $\frac{1}{5}$ des Normwertes ist das Blut in den Vv. hepaticae vollständig desoxygeniert. Somit zeigt die O_2-Extraktionskapazität der Leber den höchsten theoretisch möglichen und von keinem anderen Organkreislauf erreichten Wert von 100%. Wieweit der Extraktionsmechanismus eine (fehlende) arterielle Hyperämie ersetzen kann, hängt naturgemäß davon ab, in welchem Ausmaß diese sehr große Extraktionskapazität tatsächlich ausgenutzt wird.

Ausmaß und Ausnutzung der O_2-Extraktionskapazität von Leber und Darm sind nach unseren Messungen an Katzen in Abb. 1 dargestellt. Sauerstoffaufnahme und -extraktion wurden gegen Sauerstoffangebot bzw. Durchblutung aufgetragen. 100% Extraktion entspricht der Angebot-Verbrauchs-Geraden. Die normale O_2-Aufnahme von etwa 6 ml O_2/min und 100 g Leber wird bei Angebotsminderung bis etwa 10 ml O_2 durch Extraktionszunahme beibehalten. Bei weiterer Reduktion des O_2-Angebotes steigt zwar die Extraktion weiterhin an, aber nicht steil genug, um ein Absinken der O_2-Aufnahme zu verhindern.

Bei voller Ausnutzung der Extraktionskapazität würde die Verbrauchskurve abszissen-parallel verlaufen bis zum Schnittpunkt mit der Proportionalitätsgeraden, die die 100%-Extraktion repräsentiert. Die normale O_2-Aufnahme könnte dann bis zu $\frac{1}{3}$ des physiologischen Angebotes beibehalten werden. Tatsächlich nimmt die O_2-Aufnahme bereits ab, wenn $\frac{2}{3}$ des normalen Angebotwertes unterschritten werden. Bei einer 10%-Senkung der O_2-Aufnahme infolge verminderten Angebotes wird die H^+-Ionenbilanz der Leber positiv (Lutz und Schulze, 1976).

Steigerung des Sauerstoffbedarfs der Leber durch Aminosäureninfusion (Scholtholt, 1970), verlagert die O_2-Aufnahmekurve zu höheren Werten, ohne den Kurvenverlauf zu ändern (Abb. 1). Bei vergleichbarer Durchblutung (stromkonstante Perfusion) wird der Mehrbedarf zwar ausschließlich durch gesteigerte O_2-Extraktion gedeckt, lediglich durch eine metabolisch induzierte Bedarfssteigerung läßt sich jedoch im Experiment niemals eine 100%-Sauerstoffausschöpfung erreichen. Infolge des erhöhten Grundbedarfs ist die im Extraktionsmechanismus liegende Kompensationsbreite bei metabolischer Aktivitätssteigerung eher vermindert.

Die volle Ausnutzung der Extraktionsfähigkeit unter physiologischen Bedingungen wird durch strukturelle Besonderheiten verhindert. Die Länge der Versorgungssinusoide

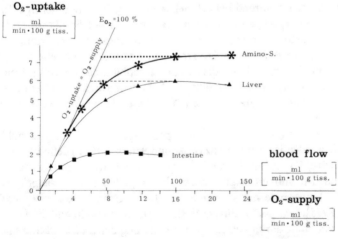

Abb. 1

ist sehr unterschiedlich und schwankt zwischen 200 und 500 μm. Erst wenn das O_2-Angebot so gering ist, daß auch die kürzesten Diffusionsstrecken das Blut vollständig venosieren, erreicht die Extraktion 100%. Man kann im Abkrümmen (splay) der tatsächlichen O_2-Aufnahmekurve von dem durch optimale Ausschöpfung gegebenen Verlauf (Abb. 1, gestrichelt) einen Schutz vor hypoxischen Schädigungen des um die Zentralvene gelegenen, besonders gefährdeten Leberparenchyms sehen (Altmann, 1975).

Die Leber hat von allen Organkreisläufen die höchste O_2-Extraktionskapazität. Die O_2-Ausschöpfung aus niedrig gesättigtem Blut stellt daher einen wichtigen Mechanismus für ihre O_2-Versorgung dar. Die Möglichkeit, eine fehlende metabolisch induzierte arterielle Hyperämie zu kompensieren, ist jedoch eingeschränkt, da die Extraktionskapazität aus strukturellen Gründen nur bei extrem niedrigem O_2-Angebot voll ausgenutzt werden kann. Dieser Sachverhalt erhöht die physiologische Bedeutung des nutritiven portalen O_2-Antransportes.

Portale Hyperämie

Bis zu 90% des portalen Zuflusses werden durch die Widerstandsgefäße der intestinalen Strombahn reguliert. Für die Physiologie des Pfortaderkreislaufs kommt diesem prähepatischen Gefäßbett daher erstrangige Bedeutung zu.

Die Sauerstoffaufnahme durch den Darm ist relativ niedrig, so daß das Portablut nur wenig ausgeschöpft und daher vergleichsweise sauerstoffreich ist. Die Extraktionskapazität des Darmes ist nämlich durch funktionelle arteriovenöse Shunts in den intestinalen Villi stark eingeschränkt (Lundgren, 1967). Da der antransportierte Sauerstoff nach dem Gegenstromprinzip direkt in die venösen Abflußgefäße hinüberdiffundieren kann, wird die obere Extraktionsgrenze von 75% nur in Extremfällen erreicht. Die mit 100% ungewöhnlich hohe Extraktionskapazität der nachgeschalteten Leber gewährleistet mit der niedrigen und begrenzten Ausschöpfung durch den vorgeschalteten Darm eine wirksame portale O_2-Versorgung. Die hohe Extraktionskapazität der Leber ist überwiegend als physiologische Anpassung an den venös-portalen O_2-Antransport zu interpretieren.

Neben Sauerstoff und Substrat enthält das Portablut sogenannte hepatotrophe Substanzen, die zur Aufrechterhaltung von Struktur und Funktion der Leber unerläßlich sind. Durch Fragmentierung der mesenterialen Zuflüsse läßt sich zeigen, daß die hepatotrophen Substanzen aus dem gastroduodenalpankreatischen Stromgebiet stammen (T. E. Starzl et al., 1973). Mit großer Wahrscheinlichkeit handelt es sich um Pankreashormone (Glukagon, Insulin), die die metabolische Aktivität und die Regenerationsfähigkeit der Leber steuern.

Tatsächlich ist eine Analyse der Glukagonwirkung auf die Leberdurchblutung geeignet, Aufschluß über physiologische Bedeutung der portalen Versorgung zu geben. Bei stromkonstanter Perfusion bewirkt Glukagon (0,5 μg/kg/min) eine Steigerung der O_2-Aufnahme in der Leber, nicht aber in der intestinalen Strombahn. Glukagon hat demnach im Mesenterialgebiet eine auf die Leber beschränkte, stoffwechselsteigernde Wirkung. Bei druckkonstanter Perfusion bewirkt Glukagon stets eine ausgeprägte Durchblutungssteigerung der Mesenterialgefäße (portale Hyperämie). Eine Wirkung auf die A. hepatica fehlt oder ist geringfügig.

Die glukagon-induzierte O_2-Bedarfssteigerung der Leber wird demnach nicht bevorzugt durch eine Erhöhung des arteriellen Zuflusses gedeckt, sondern in weitem Ausmaß (in vielen Versuchen ausschließlich) durch eine portale Hyperämie. Krarup und Larsen (1974a, 1975) führen den vasodilatatorischen Effekt auf glukagonspezifische Rezeptoren in den mesenterialen Widerstandsgefäßen zurück. Damit wäre eine kausale Verknüpfung zwischen Leberaktivierung und portaler Hyperämie hergestellt.

Den Glukagonversuchen kommt deshalb exemplarische Bedeutung zu, weil sie den Grundmechanismus der Leberversorgung bei metabolischer Aktivierung erkennen lassen: Nicht die Widerstandsgefäße der A. hepatica sondern die der A. mesenterica stehen als zuflußbestimmende Gefäßstrecke in kausaler Beziehung zu den Änderungen des Leberstoffwechsels. Für die Regelung der Leberdurchblutung ist die intestinale Strombahn wesentlich wichtiger als die A. hepatica oder das passive intrahepatische Gefäßbett.

Das macht eine Revision der herrschenden Auffassung nötig, wonach „changes in hepatic metabolism will only affect the hepatic arteriolar flow, whereas the portal venous flow is mainly determined by the resistance vessels lying in front of the liver" (Krarup and Larsen, 1974a).

Im deutlichen Unterschied zum aktiven Muskel verhält sich die Leber metabolisch passiv, denn die Stoffwechselrate wird überwiegend vom portalen Blutzufluß gesteuert (Verdauungshyperämie). In weitgehender Analogie zur Niere, deren O_2-Aufnahme über die Na^+-Filtrations-Rückresorptionsrate in direkter Proportion zur Durchblutung steht (Thurau, 1971), wird der Sauerstoffverbrauch der Leber durch den portalen Substrat- und Hormontransport determiniert. Unter physiologischen Bedingungen bestimmt die Stromstärke in der V. portae die Leberaktivität und liefert zugleich den jeweils benötigten Sauerstoff.

IV. Arterio-portale und porto-arterielle Kompensation

Die Besonderheiten des Pfortaderkreislaufs lassen sich dahingehend zusammenfassen, daß Substrat- und Hormontransport über die portale Stromstärke mit der Leberaktivität und dem Sauerstoffangebot fest gekoppelt sind. Durch diese Funktionsverknüpfung gewinnt das portale Blut eine so ausgesprochene qualitative Einzigartigkeit, daß Zuflußminderungen charakteristische portoprive Funktionsstörungen auslösen, die durch arterielles Blut, auch wenn die Gesamtdurchblutung der Leber unverändert bleibt, nicht hinreichend behoben werden können. Im Tierexperiment (Hund, Ratte) führt die vollständige Umleitung des portalen Blutes zwar zu einer arteriellen Flußsteigerung in der Größenordnung von 50–100%, was einer 50–70%-Verminderung der Leberdurchblutung, bezogen auf das Körpergewicht entspricht. Bezogen auf das Organgewicht ändert sich die Durchblutung jedoch nicht, da die Leber nach Umleitung des Portablutes atrophiert (Brunner et al., 1968). Dieser Sachverhalt weist eindringlich auf die spezifisch hepatotrophe Funktion des Portablutes hin, deren Ausfall die Arteria hepatica nicht kompensieren kann. Die arterielle Konzentration der hepatotrophen Wirkstoffe ist offenbar zu gering, um die normale Leberfunktion und Struktur zu erhalten. Damit wird die Problematik einer Substitutionstherapie deutlich, wie denn überhaupt der Ersatz des Portablutes mehr ein qualitatives als ein quantitatives Problem darstellt. Lediglich für den O_2-Bedarf besteht volle Kompensationsmöglichkeit durch die A. hepatica, da schon geringe Steigerungen des arteriellen Zustroms das O_2-Angebot beträchtlich erhöhen (s. oben). Funktionell betrachtet, ist die alleinige arterielle O_2-Versorgung für die Leber jedoch von zweifelhaftem Nutzen, da die Koppelung mit dem Substrat- und Hormonangebot fehlt. Auf die durch die Sinusoidstruktur bedingte hämodynamische Begrenzung der arteriellen Kompensationsmöglichkeit wurde bereits hingewiesen.

Aus der Physiologie des Pfortaderkreislaufs lassen sich daher kaum Argumente für portale Shuntoperationen gewinnen.

Unterschiedlich zur Funktionsvielfalt der Vena portae hat man die physiologische Bedeutung der Arteria hepatica von jeher ganz ausschließlich in der Sauerstoffversorgung der Leber gesehen. Ob die vollständige Unterbrechung aller arterieller Zuflußwege auf die

Dauer ertragen werden kann, ist umstritten (Kim et al., 1973). Vorherrschend ist die Meinung, daß eine Ligatur der Arteria hepatica langfristig nur dann toleriert wird, wenn arterielle Kollateralkreisläufe vorhanden sind (Michels, 1955) oder entstehen (Kim et al., 1973; Krarup und Larsen, 1974b). Die Ligatur der A. hepatica beeinträchtigt die Sauerstoffaufnahme der Leber nicht, weil das fehlende arterielle O_2-Angebot durch stärkere Extraktion des Portablutes ausgeglichen wird. Zweifellos erhöht die Hepaticaunterbindung die Anfälligkeit der Leber für hypoxische Schädigungen beträchtlich. Vermutlich treten Leberinsuffizienzen nach Arterienunterbindung erst und immer dann auf, wenn Zusatzschädigungen das nach der Ligatur prekäre O_2-Angebots-Verbrauchs-Gleichgewicht durch Minderung der portalen Sauerstoffzufuhr stören.

Die ganz unterschiedlichen Folgen einer Ligatur der Vena portae oder der Arteria hepatica erlauben es, die sich ergänzenden Funktionen der beiden hepatischen Zuflußbahnen gegeneinander abzugrenzen. Während der portale Zufluß die metabolische Aktivität und damit die Funktion der Leber steuert, garantiert die Arteria hepatica ein basales Sauerstoffangebot und eine Sauerstoffreserve, die Minderungen des portalen Sauerstoffangebotes kompensiert. Obwohl der arterielle O_2-Transport für die Leber nicht unbedingt erforderlich zu sein scheint, hat er den Vorteil, wesentlich effizienter und ökonomischer zu sein als der portale.

Abschließend soll noch einmal auf das Eingangszitat dieses Referates hingewiesen werden. Das dort beklagte fehlende Wissen läßt sich durchaus im positiven Sinne werten, denn es bildet den Schlüssel zum Problem der Leberdurchblutung. Die im Zitat gestellten Fragen sind nicht deshalb bisher unbeantwortet geblieben, weil unsere Kenntnisse zu gering sind, sondern vielmehr, weil sie falsch gestellt sind. Sie verallgemeinern nämlich Durchblutungsregelungen, die nur für die Versorgungskreisläufe muskulärer Organe zutreffen. Hier ist die (von der Durchblutung unabhängige) Organaktivität das Primäre, dem die Durchblutung sekundär folgt, kausal verknüpft durch die Konzentration der anfallenden gefäßdilatierenden Metaboliten. Die Versorgung erfolgt ausschließlich arteriell. Diese Verhältnisse lassen sich nicht auf die völlig verschiedene Leberdurchblutung übertragen. Hier ist die Durchblutungsgröße das Primäre. Sie bedingt das Substratangebot und bestimmt damit — sekundär — die metabolische Aktivität. Die Durchblutung des weitgehend passiven Gefäßbettes erfolgt überwiegend venös über den Portalkreislauf. Die zuflußregulierenden Gefäßstrecken sind die Widerstandsgefäße der intestinalen Strombahn, die für die Leberdurchblutung wichtiger ist, als die intrahepatische Gefäßbahn selbst. Die arterielle Versorgung der Leber spielt demgegenüber eine mehr akzessorische Rolle. Den portalen Zufluß kann die Arteria hepatica nicht ersetzen.

Die parenchymatösen Organe Niere und Leber stimmen, ihrer homeostatischen Funktion entsprechend, in der kausalen Verknüpfung von Durchblutung und metabolischer Organaktivität grundsätzlich überein. Will man die nutritiv-arteriellen Durchblutungsregeln muskulärer Organkreisläufe auf die Leber anwenden, so darf man sie nicht auf die Arteria hepatica, sondern muß sie auf die Arteria mesenterica beziehen. Die Physiologie des Pfortaderkreislaufes und damit der Leberdurchblutung läßt sich — auch als Grundlage pathologischer Veränderungen — nur richtig beschreiben und interpretieren, wenn davon ausgegangen wird, daß einem metabolisch passiven Parenchymkreislauf ein metabolisch aktiver Muskelkreislauf vorgeschaltet ist. Beide Kreisläufe bilden eine, die Leberdurchblutung beherrschende, untrennbare Funktionseinheit.

Literatur

Altmann, H.-W.: Durchblutungsstörungen des Lebergewebes. Formen und Folgen in morphologischer Sicht. Gastroenterologie 13, 77–103 (1975. — Bauereisen, E., Lutz, J.: Durchblutung und Sauerstoffaufnahme der Leber. Gastroenterologie **13**, 70—76 (1975). — Bauereisen, E., Lutz, J., Ohnhaus, E. E., Peiper, U.: Druck-Stromstärke-Beziehungen der Porta-Lebervenenstrombahn bei Hunden und Katzen. Pflügers Arch. **289**, 246—254 (1966). — Brunner, L., Dallmann, J., Emmermann, H.: Funktion und Morphologie der Hundeleber nach portocavalem Shunt. Acta hepatosplenologica. **15**, 338—342 (1968). — Greenway, C. V., Stark, R. D.: Hepatic vascular bed. Physiol. Rev. **51**, 23—65 (1971). — Hauck, G., Schröer, H.: Vitalmikroskopische Untersuchungen zur Lokalisation der Eiweißpermeabilität an der Endstrombahn von Warmblütern. Pflügers Arch. **312**, 32—44 (1966). — Kim, D. K., Kinne, D. W., Fortner, J. G.: Occlusion of the hepatic artery in man. Surgery, Gynecology and Obstetrics **136**, 966—968 (1973). — Krarup, N., Larsen, J. A.: The effect of glukagon on hepatosplanchnic hemodynamics, functional capacity and metabolism of the liver in cats. Acta physiol. scand. **91**, 42—52 (1974a). — Krarup, N., Larsen, J. A.: The immediate effect of ligation of the hepatic artery on liver hemodynamics and liver function in the cat. Acta physiol. scand. **91**, 441—446 (1974b). — Kraurup, N., Larsen, J. A., Munck, A.: Imitation of glukagon effects on splanchnic hemodynamics and liver function by DBcAMP in cats. Acta physiol. scand. **95**, 110—116 (1975). — Liehr, H., Grün, M., Thiel, H.: Systemische Zirkulation bei portaler Hypertension. Gastroenterologie **13**, 133—146 (1975). — Lundgren, O.: Studies on blood flow distribution and countercurrent exchange in the small intestine. Acta physiol. scand. Suppl. **303**, 1—42 (1967). — Lutz, J., Bauereisen, E.: Abdominalorgane. In: Lehrbuch der Physiologie, Physiologie des Kreislaufs 1. (Ed. R. Schütz, E. Bauereisen), pp. 229—292. Berlin-Heidelberg-New York: Springer 1971. — Lutz, J., Henrich, H., Bauereisen, E.: Oxygen supply and uptake in the liver and the intestine. Pflügers Arch. **360**, 7—15 (1975). — Lutz, J., Peiper, U., Bauereisen, E.: Auftreten und Verhalten veno-vasomotorischer Reaktionen in der Leberstrombahn. Pflügers Arch. **299**, 311—325 (1968). — Lutz, J., Peiper, U., Segarra-Domenech, J., Bauereisen, E.: Das Druck-Volumendiagramm und Elastizitätswerte des gesamten Lebergefäßsystems der Katze in situ. Pflügers Arch. **295**, 315—327 (1967). — Lutz, J., Schulze, H.-G.: Arterio-venous free acid differences and free acid production in the hepatic and intestinal circulation under normal blood flow and ischemic hypoxia. Pflügers Arch. **362**, Suppl. R 34 (1976). — Michels, N. A.: Blood supply and anatomy of the upper abdominal organs. Lippincott, Philadelphia 1955. — Scholthold, J.: Untersuchungen zur Regulation der Leberdurchblutung. Pflügers Arch. **318**, 185 (1970). — Starzl, T. E., Francavilla, A., Halmgrimson, C. G., Francavilla, F. R., Porter, K. A., Brown, T. H., Putnam, C. W.: The origin, hormonal nature and action of hepatotrophic substances in portal venous blood. Surg. Gynec. and Obstet. **137**, 179—199 (1973). — Thurau, K.: Niere. In: Lehrbuch der Physiologie, Physiologie des Kreislaufs 1. (Ed. R. Schütz, E. Bauereisen), pp. 293—346, Berlin-Heidelberg-New York: Springer 1971.

Ätiopathogenese des Pfortaderhochdruckes

Neumayr, A. (1. Med. Abt. d. Krankenanstalt Rudolfstiftung, Wien)

Referat

(Siehe Anhang).

Methoden zur Erfassung der splanchnischen Hämodynamik

Paumgartner, G. (Inst. f. Klin. Pharmakologie, Univ. Bern)

Referat

Die Erfassung der splanchnischen Hämodynamik bei Patienten mit portaler Hypertonie gehört zu den hochgesteckten Zielen des Pathophysiologen und des klinischen Hepatologen. Heute, mehr als 30 Jahre nach der ersten Messung der Leberdurchblutung beim Menschen, fragen wir uns, wie verläßlich unsere Methoden zur Messung der Leberdurchblutung sind, und wie wir die Befunde dieser Untersuchungen interpretieren sollen. Im folgenden wird ein kurzer Überblick über Methoden zur Messung des Portaldruckes und der Leberdurchblutung gegeben. Auf die Darstellung des splanchnischen Gefäßsystems mittels röntgenologischer und nuklearmedizinischer Methoden wird in anderen Beiträgen dieser Tagung eingegangen.

Von den Methoden zur Messung des Portaldruckes kann die Lebervenenkatheterisierung als die Methode der ersten Wahl angesehen werden. Sie ist relativ einfach und risikoarm. Vorausgesetzt, daß keine Erhöhung des präsinusoidalen Gefäßwiderstandes vorliegt, entspricht der Lebervenenverschlußdruck dem Druck in der Portalvene [1, 2]. Bei Verdacht auf einen prähepatischen oder intrahepatischen präsinusoidalen Block muß zur weiteren Abklärung eine Messung des Portaldruckes mittels Milzpunktion oder Umbilikalvenenkatheterisierung durchgeführt werden [2]. Der Lebervenenverschlußdruck hat diagnostische Bedeutung, ist aber für die Selektion von Patienten mit gesicherter portaler Hypertonie zu Shuntoperationen von geringem Wert. Eine Analyse des eigenen Materials von 146 Patienten mit Leberzirrhose [3] ergab keine Korrelation zwischen dem Ausmaß der portalen Hypertonie und der Häufigkeit von Oesophagusvarizenblutungen.

Zur Messung der Leberdurchblutung stehen drei Kategorien von Methoden zur Verfügung: 1. Clearance-Methoden, 2. Indikatorverdünnungsmethoden und 3. Physikalische Methoden. Die derzeit am besten etablierte Methode wurde 1945 von Bradley [4] eingeführt. Sie beruht auf der Messung der hepatozytären Clearance eines Farbstoffes. Heute wird dem Farbstoff Indocyaningrün gegenüber dem ursprünglich von Bradley verwendeten Bromsulphalein der Vorzug gegeben, weil er die Kriterien einer idealen Testsubstanz besser erfüllt. Eine Voraussetzung für diese Methode der Durchblutungsmessung ist die Katheterisierung einer Lebervene. Aus der pro Zeiteinheit infundierten Farbstoffmenge und der arterio-hepatovenösen Konzentrationsdifferenz wird nach dem Fick'schen Prinzip die Leberdurchblutung berechnet. Bei Patienten mit stark eingeschränkter Leberfunktion ist die Extraktion von Indocyaningrün häufig so stark vermindert, daß die Bestimmung der arterio-hepatovenösen Konzentrationsdifferenz und damit auch der Leberdurchblutung unzuverlässig wird. Da es Hinweise dafür gibt, daß Gallensäuren bei eingeschränkter Leberfunktion effizienter aus dem Blut extrahiert werden als Indocyaningrün, haben wir untersucht, ob sich Taurocholat besser zur Messung der Leberdurchblutung eignet als Indocyaningrün. Bei 24 Patienten mit Leberzirrhose zeigte sich, daß zwischen der Extraktion von ICG und ^{14}C-Taurocholat eine signifikante Korrelation bestand. ^{14}C-Taurocholat wurde im Mittel zwar etwas besser extrahiert, bot aber keinen wesentlichen Vorteil gegenüber ICG [5].

In den letzten Jahren wurden Methoden entwickelt, die von der Leberfunktion unabhängig sind. Dazu gehört die Registrierung von „Auswaschkurven" von radioaktivem Xenon über der Leber, entweder nach Injektion von Xenon in die A. mesenterica superior oder in die Pfortader oder nach Aufsättigung des Gewebes durch Einatmen von Xenon [6]. Man erhält mit diesen Methoden keinen absoluten Wert für die Leberdurchblutung, sondern den Blutfluß pro Lebervolumen, der zum Gasaustausch mit dem Gewebe beiträgt. Eines der Probleme dieser Methode liegt darin, daß der Verteilungskoeffizient von Xenon zwischen Blut und Gewebe im Einzelfall nicht bekannt ist. Eine andere Schwierigkeit ergibt sich durch den Zustrom von Xenon aus Milz und Darm zur Leber während der Auswaschphase.

Weitere von der Leberfunktion unabhängige Methoden zur Messung der Leberdurchblutung stellen die Indikatorverdünnungsmethode [7] und gewisse physikalische Methoden (Lipiodoltröpfchenmethode, Thermosonden) [8] dar. Wegen des relativ großen Aufwandes haben sie bisher nur geringe Verbreitung gefunden.

Von der Messung der Leberdurchblutung mit der Methode nach Bradley hat man lange Zeit erwartet, daß sie zu einer besseren Selektion von Patienten für Shuntoperationen beitrage. Da die Leberdurchblutung nach einer portokavalen Shuntoperation durchschnittlich um 40 bis 50% abfällt, schien die Annahme vernünftig, daß Patienten mit normaler Leberdurchblutung eine Shuntoperation besser ertragen, als solche mit verminderter Durchblutung. Reynolds [9] konnte jedoch keine Beziehung zwischen präoperativer Leberdurchblutung und postoperativem Verlauf nachweisen. Von Warren u. Mitarb. [10] wurde deshalb postuliert, daß das Ausmaß des postoperativen Durchblutungsabfalles vom präoperativen Portalfluß abhängt. Neuere Untersuchungen ziehen jedoch auch diese Hypothese ernstlich in Zweifel. Burchell u. Mitarb. [11] fanden nämlich bei 145 Patienten keine Beziehung zwischen dem intraoperativ gemessenen Portalfluß und der Überlebensrate nach portokavaler Shuntoperation.

Zwei mögliche Erklärungen für den geringen klinischen Wert der bisher praktizierten präoperativen Messungen der Leberdurchblutung drängen sich auf: Die Nichtberücksichtigung einerseits der arteriellen Kompensation portaler Durchblutungsverminderungen und andererseits der intrahepatischen portosystemischen Shunts. Während bisher keine brauchbare Methode zur Erfassung der arteriellen Kompensationsfähigkeit zur Verfügung steht, wurde zur Erfassung der intrahepatischen portosystemischen Shunts kürzlich von Gross u. Mitarb. [12] eine für die Klinik geeignete Methode beschrieben. Sie beruht auf der Injektion von J^{125}-Albumin-Microspheres (Durchmesser 30 μm) mittels Umbilikalvenenkatheter in die Pfortader und Messung der Radioaktivität über der Lunge. Während bei Patienten mit normaler Leber weniger als 5% des Portalblutes intrahepatisch geshuntet wird, umgeht bei den Zirrhotikern 4 bis 66% des Portalblutes die Lebersinusoide. Dieses Blut muß als mehr oder weniger wertlos für die Leber angesehen werden. Zwischen einzelnen Patienten mit sonst gleichem hämodynamischem Verhalten, d. h. gleichem Portaldruck und gleicher Gesamtdurchblutung wurden von Gross u. Mitarb. deutliche Unterschiede hinsichtlich des intrahepatischen Shuntvolumens gefunden. Man würde erwarten, daß diese Patienten die Verminderung des Portalflusses durch eine Shuntoperation verschieden gut ertragen.

Das Problem der intrahepatischen Shunts soll deutlich machen, daß es nicht genügt, die Quantität des Blutes, die durch die Leber fließt, möglichst genau festzustellen. Es ist die Verteilung dieses Blutes in der Leber, die Mikrozirkulation, von der es abhängt, ob dieses Blut den Leberzellen zugute kommt. Wenn wir diese Problematik vor Augen behalten, beginnen wir zu verstehen, warum wir vom klinischen Wert der meisten bisher praktizierten Methoden der Durchblutungsmessung enttäuscht sind. Dies wird uns aber auch helfen, neue Wege zu finden, um die Zusammenhänge zwischen Leberdurchblutung und Funktion beim Patienten mit portaler Hypertonie besser zu erfassen.

Literatur

1. Preisig, R., Bircher. J., Paumgartner, G.: In: Progress in Liver Disease, Vol. IV (eds. H. Popper, F. Schaffner), p. 201. New York: Grune and Stratton 1972. – 2. Paumgartner, G.: Z. f. Gastroenterologie **13**, 63 (1975). – 3. Brunner, H., Grabner, G., Paumgartner, G., Schreiber, V.: Wiener Z. f. Innere Med. **50**, 335 (1969). – 4. Bradley, S. E.: J. clin. Invest. **24**, 890 (1945). – 5. Paumgartner, G., Reichen, J., Preisig, R.: Digestion **10**, 373 (1974). – 6. Schmitz-Feuerhake, I., Huchzermeyer, H., Reblin, T.: Acta Hepato-Gastroenterologica **22**, 148 (1975). – 7. Huet, P. M., Marlean, D., Lavoie, P., Viallet, A.: Gastroenterology **70**, 74 (1976). – 8. Bradley, E. L.: Surgery **75**, 783 (1974). – 9. Reynolds, T. B.: Ann. N.Y. Acad. Sci. **170**, 379 (1970). – 10. Warren, W. D., Restrepo, J. E., Respess, J. C., Muller, W. H. Jr.: Ann. Surg. **158**, 387 (1963). – 11. Burchell, A. R., Moreno, A. H., Panke, W. F., Nealon, T. F. Jr.: Surg. Gynecol. Obstet. **138**, 359 (1974). – 12. Gross, G., Babel, J. F., Ritchard, J., Megevand, R., Rohner, A., Donath, A., Perrier, C. V.: In: The Liver (eds. Preisig, R., Bircher, J., Paumgartner, G.), p.159. Aulendorf: Editio Cantor 1976.

Röntgendiagnostik des Pfortaderkreislaufs

Frik, W., Fernholz, H. J. (Abt. Radiologie, Med. Fakultät, RWTH Aachen)

Referat

Seit dem letzten zusammenfassenden Bericht über die Röntgendiagnostik des Pfortaderkreislaufs, der von Frik auf dem Kongreß der Deutschen Gesellschaft für Verdauungsund Stoffwechselkrankheiten in Hamburg 1967 vorgetragen wurde, haben sich sowohl methodisch als auch hinsichtlich der klinisch-radiologischen Aussagemöglichkeiten wesentliche Änderungen und Fortschritte ergeben. Die direkte Splenoportographie war über 15 Jahre lang die beherrschende radiologische Untersuchungsmethode des Pfortaderkreislaufs. Um die Sicherheit des Gelingens der Untersuchung zu erhöhen und die Blutungsgefahr zu vermindern, unterlag sie verschiedenen Modifikationen, unter denen insbesondere die laparoskopische Milzpunktion von Wannagat und der heute selbstverständliche Ersatz der starren Nadel durch einen mandrinbewehrten Kunststoffkatheter (Seldinger) genannt seien. Die diagnostischen Grenzen der klassischen Splenoportographie bestehen einmal darin, daß nur der lineale Anteil des Pfortaderblutvolumens mit Kontrastmittel vermischt wird, so daß eine starke Verdünnung des Kontrastmittelblutgemisches durch den weit größeren mesenterialen Anteil des Pfortaderblutes unvermeidlich ist. Bei optimal gelungener Splenoportographie wirkt sich dieser Umstand allerdings für die Darstellung des Pfortaderstammes und auch für die Detailbeurteilung der intrahepatischen Pfortaderäste weniger störend aus, als theoretisch zu erwarten ist. Ungünstig werden die Darstellungsverhältnisse nur dadurch, daß die Milzpunktion im Grunde ein mehr oder weniger ungezieltes Verfahren darstellt, bei dem der Mischungsgrad des der Vena lienalis über die Milz zuzuführenden Kontrastmittels mit kontrastmittelfreiem Blut aus der Milz nicht exakt vorauszuberechnen ist. Zusätzlich ist die direkte Splenoportographie natürlich nach Splenektomie nicht mehr ausführbar.

Es war deshalb logisch, daß mit zunehmender Erfahrung in der selektiven und superselektiven Angiographie auch die Darstellung des venösen Anteils des abdominellen Kreislaufs zunehmend auf die gezielte intraarterielle Kontrastmittelinjektion im Sinne einer indirekten Spleno- und Portographie verlagert wurde (Boijsen, Düx, Bücheler, H. Frommhold). Herrlinger ging auf dem Europäischen Radiologenkongreß 1975 in Edinburgh sogar so weit, daß er gerade für die Diagnostik der portalen Hypertension die endgültige Aufgabe der direkten Splenoportographie zugunsten der indirekten Portographie forderte. Geringere Komplikationsrate, vollständigere Darstellung des Pfortadersystems und die Möglichkeit einer vorangehenden Beurteilung des arteriellen Leberfeldes sind seine Argumente.

Wir selbst stimmen seinen Argumenten zu, wollen jedoch die direkte Splenoportographie nicht vollständig ausschalten. An der geringeren Komplikationsrate der indirekten Portographie ist zwar kein Zweifel. Will man aber tatsächlich mit dieser Methode das gesamte Pfortadersystem darstellen, so ist an sich mindestens eine Doppelinjektion in den Truncus coeliacus und die Arteria mesenterica superior erforderlich. Wegen des hohen Anteils der Vena mesenterica superior am Pfortaderblutvolumen empfiehlt sich für die Einzelinjektion die Mesenterikographie. Sowohl bei der Darstellung über die Arteria mesenterica superior als auch über die Arteria lienalis sind natürlich Blutbeimischungen aus anderen Pfortaderzuflüssen unvermeidbar. Immerhin kann man feststellen, daß durch die verschiedenen Methoden der indirekten Portographie regelmäßiger als bei der direkten Splenoportographie eine Darstellung der extrahepatischen und der großen intrahepatischen Pfortaderäste erreicht wird. Gelingt eine direkte Splenoportographie optimal, so ist jedoch die Schattengebung der dargestellten Gefäße in der Regel höher, wodurch insbesondere die kleineren peripheren intrahepatischen Pfortaderäste besser zur Darstellung kommen.

Es hat nicht an Versuchen gefehlt, auch die indirekte Portographie methodisch zu verbessern. Die intraarterielle Präinjektion von Bradykinin, die von Boijsen sowie aus unserer Klinik von Rosenbusch, Cen und Dihlmann empfohlen wurde, führt tatsächlich zu einer nennenswerten Minderung des peripheren Gefäßwiderstandes im Mesenterialgebiet und damit in einem Teil der Fälle zu einer Verbesserung der Venenfüllung. Beránek und Mitarb. haben insbesondere für die Darstellung der intrahepatischen Pfortaderäste noch eine weitere Verbesserung dadurch erreicht, daß sie nicht nur in die Arteria mesenterica superior Acetylcholin vorinjizieren, sondern gleichzeitig noch den Rückfluß kontrastmittelfreien Blutes aus der Milzvene durch Vorinjektion von Adrenalin in die Milzarterie vermindern. Alle diese pharmakoangiographischen Methoden haben jedoch in der Praxis keine wesentliche Verbreitung gefunden, da offenbar doch ein gewisses Mißverhältnis zwischen Aufwand und Effizienz besteht. Das gleiche gilt für die operative Freilegung der Umbilikalvene, soweit diese zu angiographischen Zwecken erfolgt.

Die von Deimer angegebene kinetische Kontrastmittelinjektion in die Leber — horizontale Einführung einer langen Nadel in Lebermitte und langsames Zurückziehen der Nadel während der Injektion — führt zu einer Darstellung der verschiedenen intrahepatischen Gefäßsysteme, wodurch unter günstigen Verhältnissen eine Differentialdiagnose der intrahepatischen Blockformen ermöglicht wird. Wir selbst haben mit dieser Methode keine Erfahrung. Ähnliche Ziele verfolgt die von Wannagat angegebene Segmentangiographie der Leber unter laparoskopischer Sicht.

Neuerdings gewinnt die retrograde Katheterisierung von Pfortaderästen an diagnostischem Interesse. Dabei kann man intrahepatische Pfortaderäste entweder durch eine perkutane transhepatische Punktion (Lunderquist) oder auf dem Wege über die Vena jugularis und eine Lebervene mit einem Mehrfachkatheter (Roesch und Dotter) erreichen. In beiden Fällen wird der Kunststoffkatheter von dem punktierten intrahepatischen Pfortaderast aus zum Pfortaderstamm vorgeführt, wobei er dann gegebenenfalls auch noch selektiv in einzelne Zustromgebiete geleitet werden kann. Radiologisch-diagnostische Bedeutung gewinnt diese Methode insbesondere für die detaillierte Darstellung von Kollateralkreisläufen. Außerdem kann sie zur chemischen Analyse des Pfortaderblutes und gegebenenfalls auch zur therapeutischen Embolisierung von Varizen eingesetzt werden. Diese Methoden befinden sich aber noch in der Erprobung.

Insgesamt kann man den methodischen Stand der Röntgendarstellung des Pfortaderkreislaufs heute so zusammenfassen, daß die indirekte Portographie heute hinsichtlich Zuverlässigkeit, Komplikationsarmut und durchschnittlichem Aussagewert im Vordergrund steht. Die direkte Splenoportographie behält aber für einen Teil der Indikationen noch ihre Bedeutung. Zusätzliche Spezialmethoden, wie retrograde Kathetervenographie oder die kinetische intrahepatische Kontrastmittelinjektion, sollten weiter beobachtet werden, ohne daß sie bis jetzt als Routinemethoden zu betrachten wären.

Die klinische Bedeutung der Röntgendiagnostik des Pfortaderkreislaufs bei der portalen Hypertension liegt relativ selten in der Entdeckung eines solchen Zustandsbildes. Es gibt jedoch auch heute noch Fälle, in denen die zufällige Entdeckung einer venösen Kongestion oder geringgradiger Varizen im Ösophagus den ersten Hinweis auf eine portale Hypertension darstellt. In diesen Fällen genügt die Speiseröhrenuntersuchung mit Bariumsulfat vollständig und bedarf nicht der Ergänzung durch eine Portographie. Gerade geringgradige venöse Kongestionen in der Speiseröhre sind röntgenologisch auch in der Regel eher und leichter als endoskopisch zu erkennen, da bei der Röntgenuntersuchung keine artefizielle Aufweitung der Speiseröhre erforderlich ist. Der Nachweis manifester Ösophagus- und Magenvarizen verschiedener Lokalisation stellt in der Regel nur einen zusätzlichen Befund bei der bereits bekannten Diagnose einer portalen Hypertension dar. Aus dem Ausmaß von Ösophagusvarizen lassen sich keine verwertbaren Schlüsse hinsichtlich der Blutungsgefährdung ziehen. Noch nicht genügend geklärt ist die Frage, ob eine intensive Suche nach ösophagitischen Veränderungen einen nennenswerten Beitrag zur Prognose leisten kann. Hier stellt sich u. E. sowohl für die Röntgendiagnostik als auch für die Endoskopie eine lohnende Aufgabe.

Die Lokalisation eines Blocks bei bereits bekannter portaler Hypertension bzw. bekanntem Vorhandensein von Kollateralkreisläufen ist eine der wichtigsten Aufgaben der portographischen Methoden. Dabei bereitet der Nachweis eines kompletten Verschlusses, z. B. der Vena lienalis oder des Pfortaderstamms, sowie der Ausschluß eines extrahepatischen Blocks keine Schwierigkeiten. Die indirekte Portographie über Arteria lienalis oder Mesenterica superior reicht hierfür in der Regel aus. Problematisch bleibt nach wie vor die exakte Darstellung wandständiger Thrombosen ohne kompletten Verschluß. Hier ist es häufiger notwendig, die indirekte Portographie durch eine direkte Splenoportographie zu ergänzen.

Bei vorhandener portaler Hypertension mit Kollateralkreislauf ist der Ausschluß eines extrahepatischen Blocks in der überwiegenden Zahl der Fälle mit der Diagnose eines intrahepatischen Blocks identisch. Die am häufigsten vorkommenden Ursachen lassen sich histologisch nach Leberpunktion in der Regel erkennen. Die Darstellung eines typischen pathologischen intrahepatischen Gefäßbildes, sei es in der arteriellen oder in der portovenösen Phase, kann diese Diagnostik unterstützen. Die portographische Darstellung von Kollateralkreisläufen stellt über den klinisch bedeutsamen Varizennachweis hinaus allgemein eine wichtige Ergänzung der Diagnostik eines Blocks dar. Interessanter als die ausgeprägten typischen Umgehungskreisläufe sind dabei die Frühformen, die sich z. B. gelegentlich in Form der Erweiterung von Venen im Omentum minus darstellen lassen.

Für die Planung der operativen Therapie ist dagegen neben Nachweis bzw. Ausschluß von Thrombosen vor allem die sorgfältige portographische Darstellung der Topographie des Pfortadergebietes von Bedeutung, um die Auswahl der Operationsmethoden zu erleichtern. Hierzu gehört auch der Nachweis extra- oder intrahepatischer spontaner Anastomosen. Besondere Bedeutung hat die postoperative Kontrolle nach Anastomosenoperationen gewonnen. Hierbei steht eindeutig die Beurteilung der Funktionstüchtigkeit der Anastomosen gegenüber der Beobchtung von Änderungen im Verhalten der Kollateralkreisläufe im Vordergrund. Dabei kann man als Abweichung von dem gewünschten Verhalten der Anastomosen sowohl einen meist thrombotischen Anastomosenverschluß, als auch gelegentlich eine vollständige Ableitung des Pfortaderblutes über die Anastomose beobachten. Für die postoperative Beurteilung des weiteren Verhaltens von Ösophagusvarizen genügt wiederum die klassische Speiseröhrenuntersuchung mit Bariumsulfat.

Insgesamt kann man zur Bedeutung der Röntgenuntersuchung bei der portalen Hypertension heute die Feststellung treffen, daß die portographischen Methoden sowohl für die Differentialdiagnose der verschiedenen Blockformen, als auch für Planung und Kontrolle der operativen Therapie bei der portalen Hypertension einen fest umrissenen und durch andere Methoden nicht ersetzbaren Platz einnehmen. Die Röntgenuntersuchung erfüllt dabei in erster Linie Aufgaben der morphologischen Diagnostik, auch wenn sie in einem Teil der Fälle zusätzliche Informationen über Funktionsstörungen ergeben kann. Der

Versuch, aus dem makroskopischen Gefäßbild Rückschlüsse auf das histologische Substrat zu ziehen, gelingt zwar in einem recht großen Anteil der Fälle, jedoch sollte man sich hüten, der Röntgendiagnostik Aufgaben zuzuweisen, die durch histologische Untersuchung von Biopsiematerial besser zu lösen sind.

Portale Hypertension: Isotopendiagnostik

Peschl, L. (1. Med. Abt. d. Rudolfspitals der Stadt Wien)

Referat

Bei Patienten mit portaler Hypertension hat die genaue Kenntnis des Verlaufes der Pfortader und ihrer Verzweigungen große Bedeutung. Dies vor allem dann, wenn sich nach einer Ösophagusvarizenblutung die Frage einer operativen Dekompression des Pfortaderdruckes stellt. Aber auch zum Nachweis einer zusätzlich vorhandenen Pfortaderthrombose, sowie zur Überprüfung der Durchgängigkeit eines operativ angelegten Shunts ist die Darstellung des Pfortadersystems unentbehrlich geworden.

Die Perkutane oder unter laparoskopischer Sicht durchgeführte Splenoportographie (SPG) gilt als Untersuchungsmethode der Wahl. Neben einer beträchtlichen Belastung des Patienten stellt aber die rasche intrasplenale Injektion von 30 ml Kontrastmittel, besonders bei gestörter Blutgerinnung, ein nicht unerhebliches Risiko für den Patienten dar [12, 9].

Mit verschiedenen nuklearmedizinischen Untersuchungsmethoden, bei denen ein Indikator in einem Verdünnungsvolumen von maximal 1 ml mit einer dünnen Nadel in die Milz injiziert wird, hat man bei einer ganz wesentlichen Senkung des Untersuchungsrisikos versucht, Aufschluß über die portalen Zirkulationsverhältnisse zu gewinnen. Als Indikatoren fanden vor allem markierte Edelgase [6, 10] und ^{131}I-MAA Verwendung [11]. Diese Methoden geben Aufschluß über das Vorliegen von porto-systemischen Shunts, wobei bestenfalls eine semiquantitative Aussage möglich ist. Als Beispiel sei die Shuntbestimmung nach Ueda [11] angeführt. Dabei werden nach intrasplenaler Injektion von 300 µCi ^{131}I-MAA Szintigramme von Leber und Lunge angefertigt. Bei Normalpersonen kommt es nach intrasplenaler Injektion von ^{131}I-MAA zu einer alleinigen Aktivitätsanreicherung in der Leber, die Lungen bleiben aktivitätsfrei. Bei Vorliegen von porto-systemischen Verbindungen läßt sich zusätzlich Aktivität über der Lunge nachweisen. Das Verhältnis Leber zu Lungenaktivität ergibt den Shuntindex. Durch Registrierung der Akkumulationskurve über Leber und Lunge gewinnt man Aufschluß über die portale Zirkulationszeit. Ein typischer kurzdauernder Aktivitätsgipfel der Akkumulationskurve über der Leber weist auf das Vorhandensein intrahepataler Shunts hin.

Wie mit allen bisherigen Isotopentechniken kann aber auch damit der Verlauf der Pfortader und ihrer Kollateralen nicht optisch dargestellt werden. Eine solche Darstellung des Pfortadersystems gelingt aber mit der Szintiphotosplenoportographie (SPSP), einem nuklearmedizinischem Verfahren, das in den letzten Jahren von tschechischen [5] und japanischen [4] Autoren entwickelt wurde. Die Methode besteht darin, daß 8—10 mCi ^{99m}Tc-Pertechnetat in einem Volumen von 0,7 ml rasch durch eine dünne Nadel in die Milz injiziert werden. Die mit einer Dyna-Kamera gewonnenen Serienszintiphotogramme können mit der Polaroidkamera vom Zeitpunkt 0 aus aufgenommen werden oder mit einer Schnellschußkamera bei einer Bildfolge von 0,5 s festgehalten werden. Zusätzlich werden über Milz, Leber und Herz die Aktivitäten registriert. Aus den jeweiligen Maxima lassen sich die Kreislaufzeiten bestimmen, woraus Rückschlüsse auf die portale Zirkulationszeit einerseits und die funktionelle Bedeutung von Kollateralbahnen andererseits gewonnen werden können. Die gesamte, den Patienten sehr schonende Untersuchung dauert knapp 2 min. Sie kann auch bei Schwerstkranken, wie etwa bei Patienten während oder unmittelbar nach einer Blutung, durchgeführt werden. Selbst Patienten mit höhergradiger Störung des Hämostase müssen bei entsprechender Überwachung von dieser Untersuchung nicht ausgeschlossen werden.

Wir haben bisher neben vier Lebergesunden 30 Patienten mit verschiedenen Lebererkrankungen untersucht [1]. Durch Bestimmung der Transitzeiten des Radionuklids von der Milz über die Pfortader zur Leber beziehungsweise über die Kollateralen zum Herz ließen sich 3 verschiedene Gruppen abgrenzen, die sich auch im SPSP unterschiedlich verhalten.

Gruppe I: Es handelt sich um lebergesunde Patienten und Patienten mit Steatose. Die Milz-Leberzeit beträgt 3,49 ± 0,89 s (X̄ ± S)[1]. Die Milz-Herzzeit läßt sich infolge der nur schwachen Aktivitätsanreicherung über dem Herzen nicht genau angeben. Bei Verwendung der Schnellschußkamera beträgt sie 15—20 s. Im SPSP kommen der gesamte Pfortaderverlauf und die Leber gut zur Darstellung (Abb. 1).

Gruppe II: Dieser Gruppe gehören bis auf einen Patienten mit einer Metastasenleber vorwiegend kompensierte Leberzirrhosen an. Die Milz-Leberzeit ist mit 4,96 ± 1,23 s (X̄ ± S) deutlich verlängert. Daneben kommt es zur Darstellung von Kollateralbahnen, wobei

---

[1] Alle Angaben X̄ + S

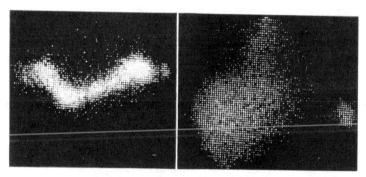

Abb. 1. Normales SPSP. Darstellung des gesamten Pfortaderverlaufes. Starke Aktivitätsanreicherung in der Leber. Keine Kollateralen. Milz-Leberzeit 2,4 s

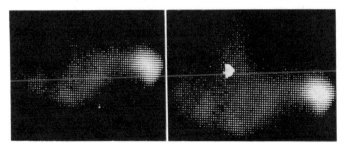

Abb. 2. Kompensierte Leberzirrhose. Milz-Leberzeit verlängert (7,6 s). Darstellung des gesamten Pfortaderverlaufes. Aktivitätsanreicherung in der Leber. Beginnende Kollateralbildung

155

es sich überwiegend um kraniale gastroösophageale Kollateralen handelt. Die geringe funktionelle Bedeutung dieser Kollateralbahnen kommt durch die nur wenig verkürzte Milz-Herzzeit zum Ausdruck (10,11 ± 3,43 s). Trotz der bereits deutlich nachweisbaren Kollateralbildung findet sich in dieser Gruppe eine vollständige Darstellung der Pfortader und eine gute Anreicherung der Aktivität in der Leber (Abb. 2).

Gruppe III: Die SPSP der Patienten der dritten Gruppe sind charakterisiert durch die dominierende Darstellung spontaner Kollateralbahnen, während der proximale Pfortaderabschnitt und die Leber keine Aktivität erkennen lassen. Die erhebliche funktionelle Bedeutung dieser Kollateralen kommt nicht nur durch das bevorzugte Abströmen des Portalblutes über diese Spontanshunts zum Ausdruck, sondern auch durch die kurze Milz-Herzzeit, die in dieser Gruppe 5,15 ± 1,6 s beträgt. In dieser Gruppe finden sich neben kranialen gastroösophagealen Kollateralen charakteristischerweise überwiegend ausgedehnte kaudale Kollateralbahnen, wobei der raschere Abfluß des Radionuklids über kaudale Kollateralbahnen zu erfolgen scheint. Nach unseren bisherigen Untersuchungen fanden wir bei kaudalen Kollateralen eine Milz-Herzzeit von 3,53 ± 1,54 s und bei kranialen Kollateralen 7,56 ± 1,6 s. Im SPSP dieser Gruppe ließen sich drei charakteristische Typen feststellen.

a) Abb. 3a zeigt eine mächtige kaudale Spontanshuntbildung über die Vena mesenterica inferior. Das völlige Fehlen eines Portogrammes nach Abgang der Vena mesenterica inferior könnte auch durch eine komplizierende Pfortaderthrombose bedingt sein. Die verschwindend kleine Menge des injizierten Radionuklids führt bei ausgedehnter kaudaler Kollateralbildung dazu, daß der Indikator bevorzugt über die Bahnen mit dem geringsten Widerstand abströmt und eine Darstellung des proximalen Pfortaderabschnittes nicht zustande kommt. Eine fehlende Darstellung der proximalen Pfortader und der intrahepatalen Pfortaderäste darf daher bei Vorliegen einer Leberzirrhose nicht mit dem Vorhandensein einer zusätzlichen Pfortaderthrombose gleichgesetzt werden. Bei dem hier angeführten Patienten ergab das Kontroll-SPSP zwei Monate nach Entfernung eines stark vaskularisierten Rektumadenoms und zahlreicher ausgedehnter Hämorrhoidalknoten eine normale Darstellbarkeit der Pfortader (Abb. 3b). Man könnte nun annehmen, daß durch den erschwerten Abfluß über das System der Hämorrhoidalvenen ein größerer Anteil des Radionuklids über die Pfortader abfloß und damit zu einer Darstellung der

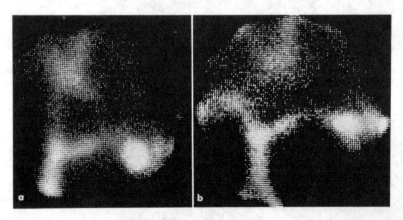

Abb. 3a. Pat. M. A.: Dekompensierte Leberzirrhose. Mächtiger kaudaler Spontanshunt. Fehlende Darstellung des proximalen Pfortaderabschnittes. Milz-Herzzeit 5,13 s

Abb. 3b. Nach Operation eines Rektumadenoms. Darstellung des proximalen Pfortaderabschnittes und der Leber

Leber geführt hat. Andererseits ist hier die Auswirkung des Streamlineflows als Ursache der unterschiedlichen Darstellung von proximalem Pfortaderabschnitt und Leber nicht auszuschließen, zumal einschlägige Untersuchungen gezeigt haben, daß dieser Effekt bei ein und demselben Patienten sehr variabel und von vielen Faktoren, wie Lage des Patienten, Injektionstechnik und dergleichen abhängig zu sein scheint [3, 7]. Ein Abbruch des Kontrastbildes im SPSP bedeutet somit in der Mehrzahl der Fälle ein Abströmen des Bolus in große, proximal davon gelegene Kollateralbahnen. Nach eigenen Erfahrungen kommt dieses Ereignis fast ausschließlich bei Vorliegen ausgedehnter kaudaler portosystemischer Shunts, also über die Vena mesenterica inferior, aber auch bei spontanen splenorenalen Anastomosen zustande.

b) Abb. 4a zeigt einen ausgeprägten spontanen splenorenalen Shunt bei einer kompensierten Zirrhose mit einem Portaldruck von 320 mm Hg, der auch durch das röntgenologi-

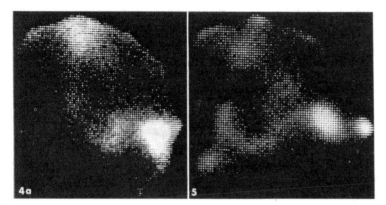

Abb. 4a. Pat. B. W.: Spontaner splenorenaler Shunt bei dekompensierter Leberzirrhose. Fehlende Darstellung des proximalen Pfortaderabschnittes und der Leber. Milz-Herzzeit 2,9 s

Abb. 5. Pat. K. W.: Leberzirrhose mit hochgradiger portaler Hypertension. Spontaner omphalokavaler Shunt. Fehlende Leberaktivität. Präoperativ: Milz-Herzzeit 8,7 s. Milz-V. umbilicalis 3,7 s. Postoperativ: nach p. c. Shunt: Milz-Herzzeit 2,7 s. Milz-V. Umbilicalis 2 s

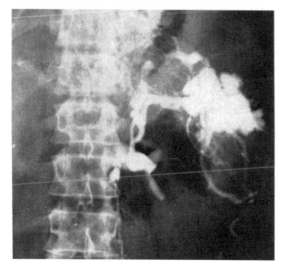

Abb. 4b. Pat. B. W.: Röntgenologisches Splenoportogramm. Spontaner splenorenaler Shunt. Im Gegensatz zum SPSP Darstellung des gesamten Pfortaderverlaufes und der intrahepatalen Pfortaderäste

157

sche SPG bewiesen werden konnte (Abb. 4b). Die im SPSP fehlende, im röntgenologischen SPG hingegen dargestellte proximale Pfortader zeigt wiederum, daß das Ausbleiben eines proximalen Portogrammes im SPSP bei Vorliegen großer Kollateralbahnen nicht auf eine fehlende Durchgängigkeit des Pfortaderstammes hinweisen muß.

c) In Abb. 5 ist eine transhepatische Kollateralbildung in Form eines spontanen omphalocavalen Shunts dargestellt. Bei diesem Patienten mit einer fortgeschrittenen Leberzirrhose und einer portalen Hypertension von 410 mm Hg kam es zu einer verlangsamten Darstellung der Pfortader und nach etwa 7 s auch zur Sichtbarmachung transhepatischer Kollateralen vom linken intrahepatischen Pfortaderast. Die Milz-Herzzeit betrug präoperativ 8,6 s, die Milz-Vena-Umbilicaliszeit 3,7 s Bei der Operation bot sich aus technischen Gründen diese mächtige Umbilicalvene wesentlich besser für einen Shunt mit der Hohlvene an als die Pfortader. Das postoperativ angefertigte SPSP bestätigte den Entlastungseffekt des Eingriffes. Die Pfortader und der omphalocavale Shunt kamen schon 2 s nach intrasplenaler Injektion des Radionuklids zur Darstellung. Die Milz-Herzzeit hatte sich als Ausdruck des ausgezeichneten hämodynamischen Entlastungseffektes von 8,7 auf 2,7 s verkürzt.

Ein weiterer Anwendungsbereich der SPSP ist die Kontrolle der Funktionstüchtigkeit eines operativ angelegten portosystemischen Shunts. Wurde bei der Shuntoperation die Milz nicht entfernt, dann läßt sich diese Frage ebenfalls mit der SPSP innerhalb weniger Minuten klären. In der folgenden Abbildung sei das Beispiel einer dekompensierten Leberzirrhose demonstriert, bei der es ein Jahr nach Anlegen eines portocavalen Shunts neuerlich zu einer Hämatemesis kam. Die Darstellung der Pfortader und der unteren Hohlvene 2 s nach intrasplenaler Injektion, sowie eine Milz-Herzzeit von nur 2,4 s schloß eine Thrombosierung des Shunts aus. Tatsächlich konnte als Blutungsquelle ein blutendes Ulcus duodeni nachgewiesen werden (Tabelle).

Mit der Bestimmung der Rektum-Leberzeit und Rektum-Herzzeit nach rektaler Applikation von [133]Xenon steht ein nuklearmedizinisches Verfahren zum Nachweis der Durchgängigkeit eines portokavalen Shunts zur Verfügung, das vor allem dann Bedeutung gewinnt, wenn bei der Operation die Splenektomie vorgenommen wurde. Diese von Castell und Grace [2] angegebene Methode basiert auf der hohen Diffusionsfähigkeit von Xenon aus dem Darmlumen in die Blutbahn. Bei der Verfolgung des Aktivitätsverlaufes erhält man zwei Parameter, die für die Durchgängigkeit eines portocavalen Shunts beweisend sind, die Rektum-Leberzeit und das k des Aktivitätsanstieges über dem Herzen. Wie aus der Tabellle zu ersehen ist, unterscheiden sich Shuntpatienten hinsichtlich der Rektum-Leberzeit und des k des Herzens signifikant von Normalpersonen, Patienten mit Leberzirrhosen und Patienten mit anderen Lebererkrankungen [8] (Tab. 1).

Tabelle 1. Zirkulationszeit Rektum-Cor und präcordialer Aktivitätsanstieg sind bei der Shuntgruppe statistisch signifikant different von den drei anderen Gruppen (p < 0,005). X ± Sx

	I NORMAL n=15	II LEBERCIRRHOSE n=10	III AND LEBERERKR n=6	PC SHUNT n=8
T RECTUM-Cor	55,9 ± 4,4	49,4 ±6,8	39,8 ± 6,3	16,4 ± 2,7
		n s	n s	I,II,III p<0,005
k Cor	1,7021 ± 0,35	1,4907 ± 0,48	1,3093 ± 0,21	8,622 ±1,8
		n s	n s	I,II,III p<0,005

Zusammenfassung

Die SPSP kann als ein diagnostisches Verfahren gewertet werden, das in kürzester Zeit ohne Gefährdung und Belastung der Patienten bei portaler Hypertension eine erste orientierende Aussage über das Pfortadergebiet, seine Verzweigungen und Kollateralen erlaubt. Durch Bestimmung der Kreislaufzeiten Milz-Leber und Milz-Herz erhält man Aufschluß über die funktionelle Bedeutung von porto-systemischen Kollateralen.

Die Methode kann jedoch die röntgenologische Splenoportographie nicht ersetzen, da auf Grund des schlechteren Auflösungsvermögens der Angerkamera die erhaltene Information über das portale Gefäßgebiet nicht von der für den Chirurgen erforderlichen Qualität ist.

Bei Leberzirrhosen kann aus einem Abbruch des mittels der SPSP dargestellten Kontrastbildes der Pfortader nicht die Diagnose einer Pfortaderthrombose gestellt werden. Durch das Abfließen des Indikators über große spontane porto-systemische Shunts kann die Darstellung des proximalen Pfortaderabschnittes und der Leber verhindert werden.

Der Nachweis der Funktionstüchtigkeit eines operativ angelegten portocavalen Shunts läßt sich mit der SPSP ebenfalls innerhalb weniger Minuten erbringen. Bei splenektomierten Patienten bietet sich dafür die Bestimmung der Rektum-Herzzeit und das k des Aktivitätsanstieges über dem Herzen nach rektaler Applikation von ^{133}Xenon an.

Literatur

1. Benko, H., Neumayr, A., Peschl, L., Schüller, J., Uiberack, H., Zita, G.: Erste klinische Erfahrungen mit der Szintiphotosplenoportographie. Acta Med. Austriaca 3, 19 (1976). − 2. Castell, D., Grace, N. D., Wennar, M. H., Cholmen, T. C., Moore, E. W.: Evaluation of portal circulation in hepatic cirrhosis. Gestroenterology 75, 533 (1969). − 3. Gates, G. F., Dore, E. K.: Streamlineflow in portal vein Particulary from subdivisions of the superior mesenteric vein. J. Nucl. Med. 14, 79 (1973). − 4. Kashiwagi, T., Kamada, T., Abe, H.: Dynamic studies on the portal hemodynamics by scintiphotosplenoportography: The visualization of portal venous system using ^{99m}Tc. Gastroenterology 67, 688 (1974). − 5. Kuba, J., Seidlová, V.: Evaluation of portal circulation by the scintillation camera. J. Nucl. Med. 13, 689 (1972). − 6. Long, R., Lombardo, C., Braunwald, E.: Use of radioactive krypton and cardio-green dilution curves in the detection of experimental portosystemic venous shunts. Ann. Surg. 151, 146 (1975). − 7. Le Bouton, A. V., Hoffmann, T. E.: Protein metabolism among lobes of the rat liver in relation to site of radioisotope injection. Proc. Soc. Exp. Biol. Med. 132, 15 (1969). − 8. Mostbeck, A., Neumayr, A., Peschl, L.: Untersuchungen mit ^{133}Xenon zur Beurteilung der Funktionstüchtigkeit eines portokavalen Shunts. Gesellschaft f. Nuclearmedizin. Hannover 1970. − 9. Rousselot, L., Burchell, A.: Portal venography and manometry. In: Disease of the liver (ed. L. Schiff). Philadelphia: Lippincot Comp. 1968. − 10. Shaldon, S., Caesar, J., Chiandussi, L.: The demonstration of porto-pulmonary anastomoses in portal cirrhosis with the use of radioactive krypton Kr^{85}. New Engl. J. Med. 265, 410 (1961). − 11. Ueda, H., Kitani, K., Kameda, H.: Detection of hepatic shunts by the use of ^{131}J-MAA. Gastroenterology 52, 480 (1967). − 12. Wannagat, L.: Die Splenoportografie. Leber, Magen, Darm 3, 3 (1973).

Systemische Zirkulation bei portaler Hypertension

Liehr, H., Grün, M., Thiel, H. (Med. Univ.-Klinik, Würzburg)

Referat

1. Einleitung

Veränderungen der systemischen Zirkulation bei portaler Hypertension sind bekannt und ihre Auswirkungen auf die Haut, wie Spider naevi und Palmarerythem sind Teil der klinischen Symptomatik. Es soll im folgenden versucht werden, die Veränderungen der systemischen Zirkulation näher zu definieren, ihre pathophysiologische Bedeutung zu diskutieren und auf klinische Aspekte hinzuweisen.

2. Definition

Aus kreislaufdynamischer Sicht ist das hyperdyname Syndrom als Erhöhung des Herzminutenvolumens unter Ruhebedingungen zu erklären und kann auf eine Erhöhung des Schlagvolumens, der Herzfrequenz oder beider Größen beruhen. Meistens ist die Erhöhung des Herzzeitvolumens eine regulative Anpassung an einen verringerten peripheren Widerstand. Während bei a.-v. Fisteln und beim M. Paget allein die Kurzschlußverbindungen, bei chronischer Anämie allein die verminderte Transportkapazität des Blutes und bei der Polycythaemia vera allein die erhöhte Blutmenge als Ursachen der hyperdynamen Zirkulation in Frage kommen, liegen die Verhältnisse bei der Leberzirrhose komplexer [12]. Hierbei sind sowohl das Blutvolumen, als auch die Zirkulationszeit verkürzt, woraus entsprechend dem Vierordtschen Prinzip [33] (HMV = BV/ZT) eine HMV-Steigerung zu errechnen ist.

3. Zirkulationszeit

Eröffnete periphere arterio-venöse Anastomosen sind Bedingungen, die eine verkürzte Zirkulationszeit erklären. Sie wurden bei Patienten mit Leberzirrhose in der Haut, den Extremitäten und in der Lunge nachgewiesen [11, 13, 23, 27, 29, 30], und auf ihre Existenz weist auch die Arterialisation des peripher-venösen Blutes und die verminderte Sauerstoffsättigung des arteriellen Blutes mit einer verringerten arterio-venösen O_2-Differenz hin.

Baltzer [1] konnte bei Patienten mit Leberzirrhose (n = 12) unter den Bedingungen einer 100%igen Sauerstoffatmung errechnen, daß bei diesem Kollektiv der Flußanteil der a.-v. Anastomosen 12% am HMV beträgt. Die Angaben in der Literatur schwanken nach einer Zusammenstellung von Martini u. Mitarb. [23] zwischen 5,3 und 23,3% des HMV. Diese Befunde erklären hinreichend, daß hierdurch eine Beeinflussung der Zirkulationszeit resultieren muß, offen dagegen ist, welche Mechanismen zu einer Eröffnung dieser Anastomosen führen. Wernze [34] hat die unterschiedlichen humoralen Faktoren diskutiert, die für dieses Phänomen verantwortlich gemacht werden können, u. a. auch Histamin. Hierzu haben die Untersuchungen von Baltzer [1] weiterhin gezeigt, daß Patienten mit Leberzirrhose unter Histamin-Infusion mit ihrem Kreislauf anders reagieren als gesunde Kontrollpersonen: Bei ihnen verstärkt sich die hyperdyname Zirkulation mit einem weiteren Anstieg des HMV als konsekutiv auf eine weitere Abnahme des peripheren Widerstandes, Veränderungen, die sich nicht bei lebergesunden Probanden beobachten lassen.

Auf die Rolle des Histamin kann auch aufgrund eigener Untersuchungen hingewiesen werden. So konnte gezeigt werden, daß bei Patienten mit Leberzirrhose (n = 111) in 72% eine Endotoxinämie bestand [20, 21], und Zusammenhänge zwischen Endotoxinämie und Histaminämie sind bekkant [6]. Lambert u. Mitarb. [16] konnten experimentell am Kaninchen zeigen, daß nach Endotoxininjektion periphere a.-v. Anastomosen eröffnet werden, und in der Ratte führt eine subletale Endotoxininjektion (LD_{15}) zu einer deutlichen Verkürzung der Zirkulationszeit [18]. Somit erscheint es denkbar, daß eine endotoxinbedingte Histaminämie − oder vice versa − zusammen mit einem gestörten Histaminkatabolismus [5] für einen Teil der hyperdynamen Zirkulation verantwortlich sind.

160

4. Blutvolumen

Veränderungen des Blutvolumens sind bei Patienten mit Leberzirrhose mehrfach beschrieben worden (Abb. 1) [8, 9, 12, 19, 22, 24, 27, 32]. Aus Analysen des Hämatokrits ist zu entnehmen [19], daß eine Hämodilution — also eine Vermehrung des Plasmavolumens — für diese Veränderungen verantwortlich ist. Die sogenannte „hepatische Anämie" [2] wurde daher von Murray u. Mitarb. [24] als Verdünnungsanämie angesprochen. Es ist zur Zeit noch schwer, eine Erklärung für die Plasmadilution zu geben, ob humorale oder regulative Faktoren verantwortlich zu machen sind [34]. Unter der hypothetischen Vorstellung, daß die periphere Widerstandserniedrigung führend bei der Ausbildung des hyperdynamen Syndroms ist, könnte über den Gauer-Reflex eine Zunahme des Plasmavolumens denkbar werden.

5. Herzminutenvolumen

Wie bereits eingangs erwähnt, resultiert nach dem Vierordtschen Prinzip aus den Normabweichungen der beiden diskutierten Kreislaufgrößen eine Steigerung des HMV, erstmals von Kowalski u. Abelman [15] bei der Leberzirrhose beschrieben und danach mehrfach bestätigt (Abb. 2) [1, 4, 9, 19, 24, 28, 29, 32]. Bei einer Betrachtung von in der Literatur dokumentierten Einzelbefunden an 96 Patienten fällt auf, daß nur etwa 50% dieser Patienten ein erhöhtes HMV aufwiesen (s. Abb. 3). Es muß daher der Schluß gezogen werden, daß ein erhöhtes HMV nicht obligat ist. Dies wirft die Frage auf, wann während der Entwicklung einer Leberzirrhose mit dem Auftreten einer hyperdynamen Zirkulation zu rechnen ist.

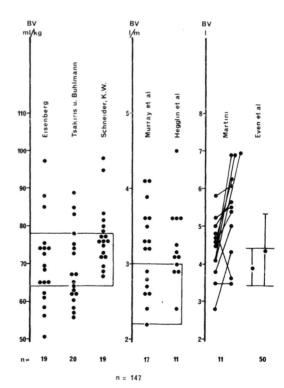

Abb. 1. Zusammenstellung von in der Literatur dokumentierten Befunden zum Blutvolumen (BV) bei Patienten mit Leberzirrhose [8, 9, 12, 22, 24, 28, 32]

161

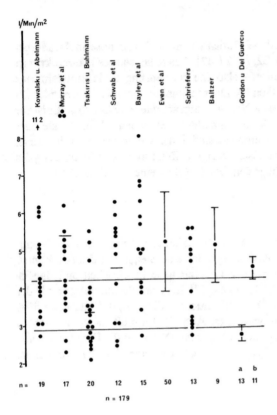

Abb. 2. Herzzeitvolumen (l/min/m²) bei Patienten mit Lebberzirrhose nach Literaturangaben [1, 4, 9, 10, 15, 24, 28, 29, 32]

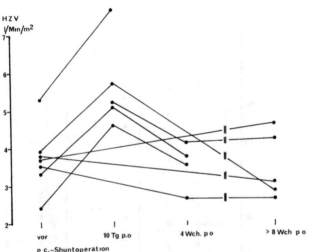

Abb. 3. Verhalten von Herzminutenvolumen (HMV) bei Patienten mit Leberzirrhose vor und 10 Tage, 4 Wochen und länger als 8 Wochen nach porto-cavaler Shuntoperation (n. Liehr u. Mitarb. [19])

6. Hyperdyname Zirkulation und porto-cavale Umgehungskreisläufe

Murray u. Mitarb. [24] diskutieren das hyperdyname Syndrom im Zusammenhang mit dem Ausmaß porto-cavaler Umgehungskreisläufe, sprechen sich aber letztlich gegen

162

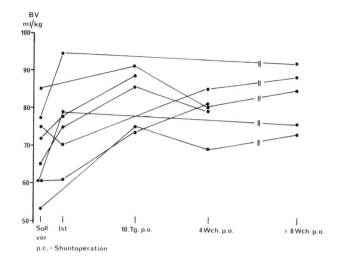

Abb. 4. Verhalten von Blutvolumen (BV) bei Patienten mit Leberzirrhose vor und 10 Tage, 4 Wochen und länger als 8 Wochen nach porto-cavaler Shuntoperation (n. Liehr u. Mitarb. [19])

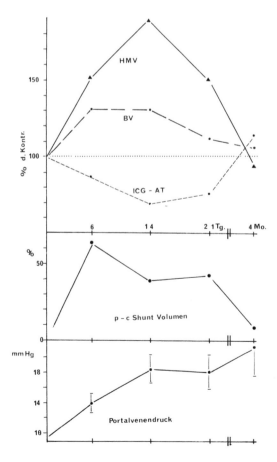

Abb. 5. Veränderungen von Herzminutenvolumen (HMV), Blutvolumen (BV) und Zirkulationszeit (ICG-AT) als % der Kontrolle im Vergleich zum porto-cavalen Shuntvolumen und dem portalen Druck bei experimenteller portaler Hypertension durch Ameroidringe bei Ratten (n. Liehr u. Mitarb. [17])

163

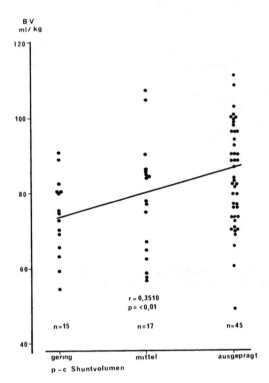

Abb. 6. Blutvolumen (BV) bei Patienten mit Leberzirrhose in Korrelation zum Ausmaß des porto-cavalen Umgehungskreislaufes (n. Liehr u. Mitarb. [19])

einen pathogenetischen Zusammenhang aus, insbesondere, da sie bei Patienten nach einer porto-cavalen Shuntoperation keine hyperdyname Zirkulation beobachten konnten, auch Even u. Mitarb. [9] fanden bei prähepatischer portaler Hypertension keine hyperdyname Zirkulation. Gordon u. Del Guercio [10] dagegen beobachteten, daß vor Shuntoperation normodyname Kreisläufe postoperativ hyperdynam werden, hyperdyname nach der Operation hyperdynam bleiben. Diese Untersuchungsbefunde stimmen mit eigenen Beobachtungen überein (Abb. 3 u. 4) [19] und deuten eher auf einen pathogenetischen Zusammenhang zwischen hyperdynamer Zirkulation und hämodynamisch relevantem porto-cavalen Shuntvolumen hin. Diese Vermutung läßt sich durch experimentelle Untersuchungen stützen: So konnte im Tierversuch unter den Bedingungen einer prähepatischen portalen Hypertension gezeigt werden, daß ein hyperdynamer Kreislauf auftritt, sobald sich porto-cavale Anastomosen ausgebildet haben, wobei das Ausmaß der hyperdynamen Zirkulation mit dem Ausmaß des porto-cavalen Shuntvolumen korrelierte. Bilden sich die porto-cavalen Anastomosen infolge reparativer Vorgänge (portohepatische Anastomosen) wieder zurück, so normalisierten sich gleichzeitig auch die geänderten Kreislaufverhältnisse (Abb. 5) [17, 19]. Aus diesen Untersuchungen geht weiterhin hervor, daß weder die Lebererkrankung noch der portale Druck für die Kreislaufumstellung verantwortlich sind. Unter klinischen Bedingungen fanden sich vergleichbare Befunde: Ein Kollektiv von 77 Patienten mit Leberzirrhose wurde nach dem Ausmaß der klinisch (radiologisch und laparoskopisch) feststellbaren Umgehungskreisläufe eingeteilt und mit Blutvolumen, Arm-Ohr-Zeit und HMV korreliert. Dabei ergaben sich hinsichtlich der Veränderungen dieser Kreislaufgrößen statistisch signifikante Korrelationen zum Ausmaß des porto-cavalen Shuntvolumens (Abb. 6–8) [19]. Weiterhin zeigten diese Untersuchungen, daß auch das Ausmaß der Hämodilution mit den porto-cavalen Umgehungskreisläufen korrelierte (s. Abb. 9).

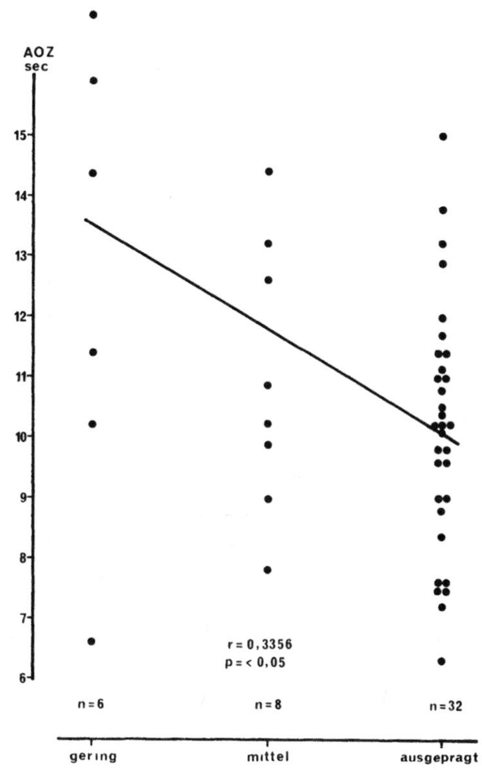

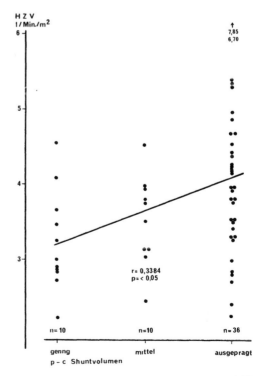

Abb. 7. Arm-Ohr-Zeit bei Patienten mit Leberzirrhose in Korrelation zum Ausmaß des porto-cavalen Umgehungskreislaufes (n. Liehr u. Mitarb. [19])

Abb. 8. Herzminutenvolumen (HMV) bei Patienten mit Leberzirrhose in Korrelation zum Ausmaß des porto-cavalen Umgehungskreislaufes (n. Liehr u. Mitarb. [19])

165

7. Klinische Gesichtspunkte (Herzinsuffizienz, Leberdurchblutung)

In Abb. 9 sind in der Gruppe der Patienten mit ausgeprägtem porto-cavalen Shuntvolumen und mit im Mittel erhöhten Herzminutenvolumina auch solche Patienten enthalten, bei denen ein normales oder ein erniedrigtes HMV besteht. Eine nähere Aufschlüsselung dieser Patienten hat gezeigt, daß bei Patienten mit einem CI von weniger als 3 l/min/m² verlängerte Zirkulationszeiten vorlagen, obwohl das Blutvolumen erhöht war. Bei dieser Konstellation ist zu diskutieren, ob bei diesen Patienten nicht eine Herzinsuffizienz vorlag. Untersuchungen zu dieser Frage sind von Siegel u. Mitarb. [26] bei Patienten mit Leberzirrhose und portaler Hypertension durchgeführt worden. Diese Autoren fanden, daß alle ihre Patienten unterschiedlich stark ausgeprägte hyperdyname Kreislaufumstellungen hatten, daß aber nur ein Teil dieser Patienten auf Beanspruchungen ihres Kreislaufs adäquat mit einer Steigerung der Schlagfrequenz reagierten, andere nicht. Diese letzte Gruppe bot weiterhin Befunde, die für das Vorliegen einer myokardialen Insuffizienz sprachen. Teilweise glichen sie hämodynamisch Patienten im septischen Schock und es wurde empfohlen, bei diesen Patienten eine Digitalisierung vorzunehmen. Obwohl diese Untersuchungen mehr unter dem Gesichtspunkt durchgeführt wurden, das Risiko einer Shuntoperation aus kreislaufdynamischer Sicht abzuschätzen, so ergeben sich daraus zusätzlich deutliche Hinweise, daß bei einem hyperdynamen Syndrom mit einer Herzinsuffizienz zu rechnen ist. Hegglin u. Rutishauser [12] diskutieren ebenfalls Zusammenhänge zwischen hyperkinetischem Kreislauf und Herzinsuffizienz, insbesondere, falls gleichzeitig auch eine Erhöhung des Venendrucks vorliegt. Ob unter diesem Gesichtspunkt auch die Wirkung von Spironolactone auf die Diurese bei solchen Patienten mit Leberzirrhose und Ascites ohne Hyperaldosteronismus − wie sie von Wernze [34] beobachtet wurden − über den positiv-inotropen Effekt zu erklären ist, muß derzeit noch offen bleiben, ebenso auch die Frage, ob die bisher noch nicht näher analysierte Beobachtung, daß einige Patienten mit dekompensierter Leberzirrhose allein unter Bettruhe ihren

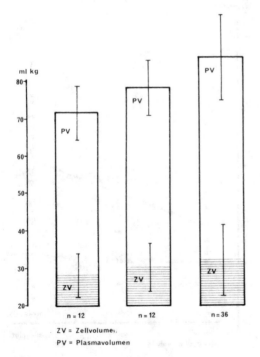

Abb. 9. Plasmavolumen (PV) und Zellvolumen (ZV) bei Patienten mit Leberzirrhose bei geringem (links), mittlerem (Mitte) und ausgeprägtem (rechts) porto-cavalem Umgehungskreislauf (n. Liehr u. Mitarb. [19])

Ascites ausschwemmen, möglicherweise mit einer bei diesen Patienten bestehenden Herzinsuffizienz als Folge des hyperdynamen Kreislaufes zu erklären ist. Beobachtungen von Jones u. Mitarb. [4] deuten in diese Richtung. Dies würde somit bedeuten, daß eine Herzinsuffizienz infolge hyperdynamen Kreislaufs auch bei der Ascitespathogenese mit zu diskutieren ist. Weiterhin gilt es zu prüfen, ob Patienten mit Leberzirrhose und hyperdynamer Zirkulation nicht generell eine Digitalisierung angezeigt erscheint. Dies wirft allerdings das Problem der gestörten Pharmakokinetik von Digitalis bei Lebererkrankungen auf. Nach Untersuchungen von Zilly [35] wäre dann Digoxin die Substanz der Wahl.

Die Diskussion einer myokardialen Insuffizienz infolge hyperdynamer Zirkulation bei portaler Hypertension ist bereits ein Aspekt in der Besprechung der klinischen Bedeutung dieser Kreislaufumstellung. Ein weiterer ist, daß das hyperdyname Syndrom auch positiv in Rechnung gestellt werden kann, wenn es um die Frage geht, welche Regulationsmechanismen des Organismus bei der Aufrechterhaltung der Leberdurchblutung von Bedeutung sind, wenn als Folge der destruierenden Vorgänge im Periportalfeld sich die portale Leberdurchblutung reduziert. Bauereisen [3] hat auf die veno-arterielle Interaktion hingewiesen, ein organspezifischer Regulationsmechanismus, der erwiesenermaßen zumindestens bei nicht krankhaft verändertem Organ bis zu einem gewissen Maß eine verminderte portale Leberperfusion ausgleichen kann. Die Analyse klinischer und experimenteller Daten [31] hat aber gezeigt, daß dieser Regelmechanismus bei weitgehender oder völliger Reduktion des portalen Flusses nicht für eine ausreichende Kompensation sorgen kann. Es muß dagegen auch in Rechnung gestellt werden, daß neben der Dilatation der A. hepatica bei gleichzeitiger Steigerung des HMV sich der Fluß noch zusätzlich erhöhen wird [19]. Somit geht das HMV beim hyperdynamen Syndrom positiv in die Aufrechterhaltung der Leberdurchblutung ein.

Aus dieser Sicht sind wiederum die Untersuchungen von Siegel u. Mitarb. [26] interessant, denn sie zeigen, daß bei Patienten, die nach Anlegen einer porto-cavalen Anastomose aufgrund myokardialer Insuffizienz eine mangelhafte hämodynamische Anpassung zeigten und mit einer Erniedrigung des HMV reagierten, in vermehrtem Maße postoperativ ein Leberkoma entwickelten. Nach Untersuchungen von Dustmann u. Mitarb. [7] ist dabei ein ischämisch bedingter Verlust von funktionellem Parenchym zu diskutieren. Wenn hierbei auch der Verlust der portalen Perfusion eine führende Rolle spielen dürfte, so können systemisch-zirkulatorische Einflüsse nicht ganz ausgeschlossen werden. Siegel u. Mitarb. [26] erwähnen weiterhin, daß Patienten, die nicht in der Lage

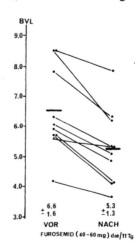

Abb. 10. Einfluß einer hochdosierten Furosemid-Behandlung (40—60 mg/die) über ca. 11 Tage auf das Blutvolumen bei Patienten mit Leberzirrhose und Ascites

167

waren, ihre Hyperzirkulation aufrechtzuerhalten, ein „hepato-renales Syndrom" entwikkelten, wodurch zum Ausdruck gebracht wurde, daß eine zirkulatorische Komponente für diese Nierenfunktionsstörung mit verantwortlich ist. Dies wird auch deutlich, wenn durch forcierte Diurese bei Patienten mit Leberzirrhose und Ascites ein negativer Effekt auf das intravasale Volumen ausgeübt wird. Abb. 10 zeigt das Verhalten des Blutvolumens bei 10 Patienten nach durchschnittlich 11tägiger Behandlung mit 40—60 mg Furosemid: Das Blutvolumen nahm dabei um ca. 25% des Ausgangswertes ab. Entsprechende Untersuchungen wurden von Even u. Mitarb. [9] unter Verwendung von Chlorothiazid durchgeführt, wobei in einer Gruppe von 11 Patienten im Mittel das Blutvolumen und gleichzeitig das HMV abnahmen und der Harnstoff anstieg. Diese Autoren diskutieren zumindestens bei 4 ihrer Patienten ursächliche Zusammenhänge zwischen HMV-Erniedrigung unter Blutvolumenverlust mit einer verringerten renalen Hämodynamik.

Zusammenfassung

Anhand klinischer und experimenteller Befunde wurde aufgezeigt, daß eine hyperdyname Zirkulation bei portaler Hypertension dann auftritt, wenn ausgeprägte porto-cavale Umgehungskreisläufe bestehen. Charakterisiert ist diese Umstellung der systemischen Zirkulation durch erniedrigten peripheren Widerstand infolge eröffneter arterio-venöser Anastomosen mit konsekutiver Verkürzung der Zirkulationszeit und einer Hämodilution.

Wenn auch diese Kreislaufumstellung mit einem erhöhten HMV positiv hinsichtlich der Leberdurchblutung zu beurteilen ist, so muß aber vermehrt mit einer dadurch bedingten latenten oder klinisch manifesten Herzinsuffizienz gerechnet werden. Es wird zur Diskussion gestellt, ob diese nicht auch bei der Ascitespathogenese von Bedeutung ist und ob nicht generell bei dieser Gruppe von Patienten eine Digitalisierung angezeigt erscheint.

Literatur

1. Baltzer, G.: Habilitationsschrift, Marburg (1971). — 2. Bateman, J. C., Shorr, H. M., Elgvin, T.: J. Clin. Invest. 28, 539 (1949). — 3. Bauereisen, E.: Verh. Dtsch. Ges. Inn. Med. 82 (1976) (im Druck). — 4. Bayley, T. J., Segel, N., Bishop, J. M.: Clin. Sci. 26, 227 (1964). — 5. Beger, H. G., Stopik, D., Bittner, R., Kraas, E., Roscher, R.: Z. Gastroent. 13, 474 (1975). — 6. Cuevas, P., Fine, J.: Gastroenterology 64, 285 (1973). — 7. Dustmann, H. O., Eckart, J., Gutzeit, H. J., Wollmann, K. J.: Langenbecks Arch. klin. Chir. 323, 124 (1968). — 8. Eisenberg, S.: Am. J. Med. 20, 189 (1956). — 9. Even, Ph., Nicollo, F., Benhamou, J.-P., Fauvert, R.: Rev. Franc. Études Clin. et Biol. 10, 799 (1965). — 10. Gordon, M. J., Del Guercio, L. R. M.: Am. Surg. 176, 672 (1972). — 11. Hales, M. R.: Am. J. Path. 32, 927 (1956). — 12. Hegglin, R., Rutishauser, W.: Kreislaufdiagnostik mit der Farbstoffverdünnungsmethode. Stuttgart: Thieme 1962. — 13. Hutckinson, D. C. S., Sapru, R. P., Summerling, M. D., Donaldson, G. W. K., Richmond, J.: Am. J. Med. 45, 139 (1968). — 14. Jones, R. A., Mc Donald, G. O., Last, J. H.: J. Clin. Invest. 31, 326 (1952). — 15. Kowalski, H. J., Abelmann, W. H.: J. Clin. Invest. 32, 1025 (1953). — 16. Lambert, P. B., Si Chin Ming, Ch. B., Palmerio, C.: Am. J. Path. 57, 559 (1969). — 17. Liehr, H., Grün, M., Thiel, H., Rost, R.: Z. Gastroent. 11, 391 (1973). — 18. Liehr, H., Grün, M., Thiel, H., Brunswig, D., Rasenack, U.: Gut 16, 429 (1975). — 19. Liehr, H., Grün, M., Thiel, H.: Z. Gastroent. 13, 133 (1975). — 20. Liehr, H., Grün, M., Brunswig, D., Sautter, Th.: Z. Gastroent. 14, 14 (1976). — 21. Liehr, H., Grün, M.: Internist 17, 122 (1976). — 22. Martini, G. A.: Verh. Dtsch. Ges. Verdauungs- u. Stoffwechselkrankheiten. Basel-New York: Karger 1958. — 23. Martini, G. A., Baltzer, G., Arndt, H.: In: Progress in Liver Disease (eds. H. Popper, F. Schaffner). New York: Grune and Stratton 1972. — 24. Murray, J. F., Dawson, A. M., Sherlock, Sh.: Am. J. Med. 24, 358 (1958). — 25. Rutishauser, W., Rhomberg, F., Sack, P.: Helv. med. Acta 27, 729 (1960). — 26. Siegel, J. H., Goldwyn, R. M., Farrell, E. J., Gallin, P., Friedman, H. F.: Arch. Surg. 108, 282 (1974). — 27. Schneider, K. W.: In: Leber, Haut und Skelett (ed. L. Wannagat). Stuttgart: Thieme 1962. — 28. Schriefers, K. H.: Bul. Soc. int. Chir. (Brüssel) 27, 208 (1968). — 29. Schwab, M., Schröder, R., Wissmann, Th. u. W., Heimburg,

P., Hüttemann, U., Schüren K.-P.: Klin. Wschr. **41**, 469 (1965). – 30. Stanley, N. N., Woodgate, D. J.: Brit. Heart. J. **33**, 469 (1971). – 31. Thiel, H., Grün, M., Liehr, H.: Inn. Med. (1976) (im Druck). – 32. Tsakiris, A., Bühlmann, A.: Schw. Med. Wschr. **93**, 325 (1963). – 33. Vierordt, K.: Die Erscheinungen und Gesetze der Stromgeschwindigkeit des Blutes. Frankfurt a. M. 1858. – 34. Wernze, H.: Verh. Dtsch. Ges. Inn. Med. **82** (1976) (im Druck). – 35. Zilly, W., Richter, E., Rietbrock, N.: Clin. Pharmacol. Ther. **17**, 302 (1975).

Humorale und hormonale Veränderungen bei portaler Hypertonie

Wernze, H. (Med. Univ.-Klinik, Würzburg)*

Referat

Humorale und hormonale Veränderungen bei portaler Hypertonie sind gut zu begründen: Die Leber besitzt als Zentralorgan des Stoffwechsels eine dominierende Rolle bei der Bildung sowie beim Abbau zahlreicher biologischer Wirkstoffe. Hierzu zählen ebenso klassische Hormone wie Substanzen, die selbst oder als Teile von Regelsystemen wirken (Tabelle). Die bei Cirrhosekranken durch strukturellen Umbau, Parenchymverlust und Durchblutungsabnahme bewirkten Änderungen humoraler und hormonaler Systeme sind allerdings aus pathophysiologischer Sicht von sehr unterschiedlicher Bedeutung.

Die Fülle der Probleme erfordert eine Begrenzung. Gegenwärtige Befunde machen zwei Aspekte aktuell:

1. Gibt es Hinweise, daß die portale Hypertension neben der intrahepatischen Gefäßobstruktion durch vasoaktive endogene Wirkstoffe beeinflußt wird?
2. Welche humoralen bzw. hormonalen Veränderungen sind wirksam bei *bedeutenden* Folgekomplikationen des Pfortaderhochdrucks
   a) bei der Aszitesbildung,
   b) bei Störungen der Kreislaufregulation?

Portaldruck und vasoaktive Wirkstoffe

Der Pfortaderdruck ist keine unveränderliche Größe. Mittels fortlaufender Druckmessungen konnte gezeigt werden, daß Gesunde und Cirrhosekranke mit portaler Hypertonie

Tabelle 1. Hepatische Inaktivierung und Synthese (S) von Hormonen und biologischen Wirkstoffen

Hormone	Wirkstoffe
Adrenale Steroide	Angiotensinogen (S)
(Glukokortikoide)	Angiotensin II
(Mineralokortikoide)	Renin
Oestrogene	Kininogen (S)
Progesteron	Prostaglandine
Testosteron	Katecholamine
Insulin	VIP
Adiuretin	Histamin
Thyroxin	Serotonin
Trijodthyronin	Somatomedin (S)
Parathormon	Pro-Erythropoietin (S)

* Herrn Professor Dr. H. W. Altmann zum 60. Geburtstag gewidmet

auf die verschiedenen Belastungen, wie Aufstehen, Bauchpresse einschließlich Husten, annähernd gleiche Reaktionen aufweisen [30, 31, 49]. Daß daneben vasoaktive Substanzen – zumeist in pharmakologischen Dosen – den Pfortaderdruck beeinflussen, ist auch beim Menschen nachgeprüft worden, so z. B. für Adrenalin, Noradrenalin, Glukagon und Angiotensin.

Ob endogene Wirkstoffe den Portaldruck entweder passager oder dauernd verändern können, wurde durch folgende Befunde nahegelegt: Für vasodilatierende (Histamin [5]) wie für vasopressorische Substanzen (Serotonin [51]), nicht einheitlich für Noradrenalin und Adrenalin [15, 22, 46, 47] ist – verglichen mit peripher venösem Blut – eine erhöhte Konzentration im Portalvenenblut nachweisbar. Befunde, nach denen der Plasma-Renin-Spiegel in der Pfortader beim Menschen, eingeschlossen Cirrhosekranken, im Extremfall bis dreifach über dem des peripheren Venenblutes liegt [3], lassen vermuten, daß auch die endogene Angiotensin II-Konzentration in der portalen Strombahn erhöht ist. Die Herkunft des Renins aus dem Splanchnicusraum ist allerdings ebenso unklar geblieben wie ihre pathophysiologische Bedeutung.

Im Modellversuch bei experimenteller portaler Hypertension durch Ameroidringe [33] konnten wir Erhöhungen des Plasma-Renin-Spiegels im portalvenösen Blut weder nach 3–4, 14 oder 21 Tagen des Versuches nachweisen [20].

Der Exploration der portalvenösen Konzentrationsverhältnisse bei Mensch und Tier sind generell Grenzen gesetzt. Die meisten Untersuchungen wurden und können nur in Narkose durchgeführt werden. Nun werden aber gerade durch die Narkose zahlreiche biologische Systeme aktiviert [38]. Dies führt zu folgender Feststellung: Gesicherte Hinweise für die Mitbeteiligung von körpereigenen vasokonstriktorischen Substanzen an der Aufrechterhaltung der portalen Hypertension sind nicht nachweisbar. Das schließt nicht aus, daß passagere Druckanstiege mit einer Konzentrationserhöhung verschiedener Wirkstoffe einhergehen. Das nicht voraussehbare Blutungsrisiko aus Ösophagusvarizen wird aber vermutlich nur zum Teil durch die Höhe des Portaldrucks [31, 40], sondern ebenso durch die etablierten Wandläsionen und die Lage der varicösen Venenerweiterungen bestimmt [54]. Welche gefäßerweiternden Substanzen außer Histamin in der portalen Strombahn die Ausbildung von Kollateralen und damit einen möglichen Wiederabfall des Portaldruckes begünstigen, ist unbekannt.

Humorale und hormonale Faktoren bei der Aszitesbildung

Die Aszitesgenese ist unverändert komplex. Neben den Faktoren: Verminderung des kolloid-osmotischen Drucks, Pfortaderhochdruck und Lymphabflußsperre sind die an der renalen Natriumretention beteiligten Mechanismen unklar (Abb. 1). Das Natrium-retinierende Hormon *Aldosteron* hat aufgrund wechselnder Befunde eine wechselnde Beurteilung erfahren. Als direkte Auswirkungen der gestörten Leberfunktion auf den Aldosteronstoffwechsel wurden herausgestellt: 1. Eine Verlängerung der Halbwertszeit nach Injektion von markiertem Aldosteron [8]. 2. Eine Einschränkung der hepatischen metabolischen Clearance-Rate [25, 34], die normalerweise zu 85–90% am Gesamtumsatz von Aldosteron beteiligt ist [34].

Diese Veränderungen haben verschiedentlich zu folgender Annahme geführt: Die verringerte renale Natrium-Ausscheidung in der Anfangsphase der Aszitesbildung kommt durch einen Hyperaldosteronismus auf der Basis der gestörten hepatischen Hormoninaktivierung zustande. Neuere Stoffwechseluntersuchungen mit markiertem Aldosteron [42] und Direktmessungen der hepatischen Extraktion des endogenen Hormons an Cirrhosekranken [48] haben jedoch gezeigt, daß für die Hyperaldosteronämie

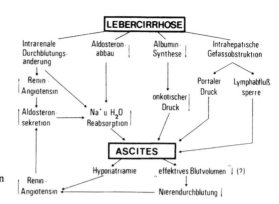

Abb. 1. Faktoren und Wechselbeziehungen in der Ascitespathogenese

eine Steigerung der adrenalen Sekretion stärker ins Gewicht fällt, als die Störung der Aldosteroninaktivierung. Die Stimulation der adrenalen Biosynthese unterliegt der Steuerung durch Renin/Angiotensin. Erhöhte Renin/Angiotensin-Spiegel sind auf zwei Wegen möglich: 1. Über die vielfach bei Cirrhosekranken bestätigte Umverteilung der corticomedullären Nierendurchblutung [14]. 2. Über eine Abnahme des sog. „effektiven" Blutvolumens [39] und häufige Tendenz zur Hyponatriämie [36] während oder nach der Aszitesentwicklung (vgl. Abb. 1). Auf der Suche, die geschilderten Veränderungen von Renin und Angiotensin II sowie von Aldosteron in verschiedenen Gruppen Cirrhosekranker mit moderner radioimmunologischer Methodik zu bestätigen, ergeben sich jedoch abweichende Befunde, wenn kompensierte und unbehandelte dekompensierte Patienten unter Standardbedingungen untersucht werden [37]. Überwiegend normale Aldosteron-Werte in der Gruppe unbehandelter dekompensierter Cirrhosekranker sind deshalb bemerkenswert, weil sie teilweise mit einer deutlich verringerten Natriumexkretion (< 30 mval/24 h) einhergehen. Die wenigen Patienten mit stark erhöhten Aldosteronwerten unterscheiden sich von der Restgruppe dadurch, daß es sich häufig um weit fortgeschrittene Fälle, teilweise mit subnormalen Serum-Natrium-Werten handelt. Vermutlich steht bei einem Teil dieser Patienten die Umverteilung des Natrium-Ions aus dem extrazellulären in den intrazellulären Raum als Zeichen einer universellen Zellschädigung [16] am Anfang der Stimulation von Renin wie auch von Aldosteron. Erhöhte intrazelluläre Natriumgehalte in Erythrozyten und verschiedenen Geweben bei Erniedrigung des Plasmanatriums wurden wiederholt beschrieben [4, 17].

Bei der Gruppe dekompensierter Cirrhosen ohne Hyperaldosteronämie lösen dagegen diätetische Natrium-Restriktion, Sali-Diuretika-Behandlung, insbesondere kombiniert mit Spironolactone-Gaben mit großer Regelmäßigkeit regulativ einen Hyperaldosteronismus aus, der an eine Aktivierung des Renin-Angiotensin-Systems geknüpft ist. Plasma-Aldosteron und Plasma-Renin-Aktivität wie auch Angiotensin II-Spiegel sind in den verschiedenen Gruppen hochsignifikant miteinander korreliert (Abb. 2).

Daß der Hyperaldosteronismus auch beim unbehandelten cardialen Ödem eher zu den Ausnahmen gehört und zumeist erst durch die Therapie ausgelöst wird, ist von verschiedenen Arbeitsgruppen gezeigt worden [10, 18]. Kaufmann und Mitarbeiter [24] haben dies durch den treffenden Arbeitstitel: Induzierter Aldosteronismus bei hydropischer Herzinsuffizienz dokumentiert.

Zusammengefaßt kommt man also zu folgender Schlußfolgerung:
1. Hyperaldosteronismus bei Cirrhosekranken mit Aszites ist selten.

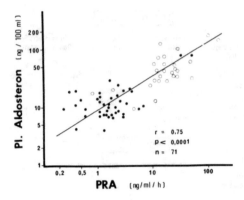

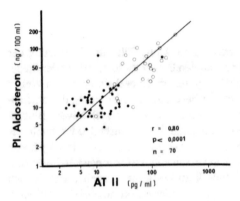

Abb. 2. Beziehungen zwischen Plasma-Renin-Aktivität (PRA) (oben) sowie Angiotensin II (AT II) und Plasma-Aldosteron bei verschiedenen Gruppen Cirrhosekranker, ● = unbehandelt, kompensiert oder dekompensiert, O = mit Na^+-Restriktion, Salidiuretica oder zusätzlich mit Spironolactone behandelte dekompensierte Cirrhosekranke

2. Ist er vorhanden, besteht
   a) fortgeschrittenes Krankheitsstadium mit Elektrolytimbalanzen (Hyponatriämie) und/oder Durchblutungsabnahme der Nieren bzw. Verminderung des „effektiven" Blutvolumens;
   b) induzierter Aldosteronismus durch die Therapie wie längerfristige alimentäre Na^+-Restriktion, Sali-Diuretika-, Antikaliuretika-Behandlung.
3. Hyperaldosteronismus ist kein Primärfaktor in der Aszitespathogenese sondern ein Adaptationsvorgang.

Andere humorale oder hormonale Mechanismen, die möglicherweise an der renalen Natriumretention Cirrhosekranker beteiligt sind, wurden weit weniger erforscht. Unter den Mineralocorticoiden wurde aufgrund einer erhöhten Sekretionsrate von *Corticosteron* vermutet, daß dieses Steroid evtl. neben Aldosteron bei der Aszitesbildung Cirrhosekranker eine Rolle spielen könnte [23]. Unsere Befunde zeigen, daß die Plasma-Corticosteron-Konzentration bei Cirrhosekranken nicht systematisch verändert ist (Abb. 3). Bemerkenswerterweise bewirken auch hier erst Therapiemaßnahmen, insesondere Spironolactonegaben einen Konzentrationsanstieg, der möglicherweise durch Interferenz von Spironolactone-Metaboliten im Steroidhaushalt zustande kommt [1].

Eine weitere Arbeitshypothese und Befunde besagen, daß *Prolactin* als „Vielfachhormon" bei Anwesenheit von Aldosteron zu einer Natrium- und Wasserretention führt [19]. Radioimmunologische Untersuchungen der Plasma-Prolactin-Konzentration zeigen zwar für die Gesamtgruppe Cirrhosekranker einen signifikanten Anstieg (Abb. 4), dennoch gibt es zu viele Einzelfälle mit manifestem Aszites und normalen Werten, als daß man eine generelle Bedeutung dieser Hormonabweichung daraus ableiten könnte. Immer-

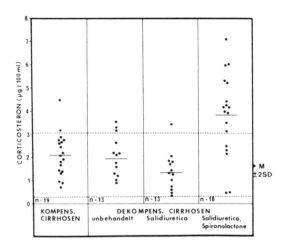

Abb. 3. Plasma-Corticosteron (radioimmunologisch bestimmt) bei verschiedenen Gruppen Cirrhosekranker (schraffiert: M ± 2 SD Bereich für 20 lebergesunde Kontrollpersonen)

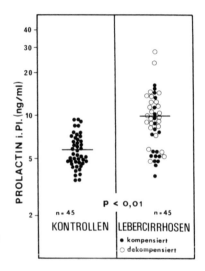

Abb. 4. Plasma-Prolactin-Konzentration bei Lebergesunden und Cirrhosekranken

hin ist bemerkenswert, daß neuerdings bei Cirrhosekranken eine Vermehrung Prolactin-bildender Zellen im Hypophysenvorderlappen nachgewiesen werden konnte [12], die vermutlich durch den bei Lebercirrhosen gefundenen Hyperöstrogenismus [41] zustande-kommt.

Bei der Aszitesentstehung, ebenso in der Ödempathogenese [28], ist wiederholt die Rolle des sog. *natriuretischen Hormons* — auch dritter Faktor genannt — diskutiert worden. Nach Untersuchungen von Kramer [26] ist bei dekompensierten Cirrhosekranken die Konzentration des dritten Faktors im Plasma erniedrigt, der bekanntlich unabhängig von glomerulärer Filtration und Aldosteronwirkung den Natriumhaushalt in Anpassung an die Größe des extrazellulären Flüssigkeitsvolumens steuert. Die Herkunft des natriuretischen Prinzips ist umstritten, teilweise wird auch eine hepatische Bildung angenommen [45]. Die chemische Identifizierung steht noch aus [9, 45], ebenso Untersuchungen über die Frage, ob der natriuretische Faktor schon vor der Manifestation des Aszites entweder fehlt oder in geringerer Konzentration im Plasma anzutreffen ist. Sollte dies zutreffen, würden unsere Vorstellungen über die Aszitespathogenese wesentlich erweitert.

173

Daß das früher viel diskutierte *antidiuretische Hormon* keine Bedeutung in der Aszitesentstehung hat, wurde erst kürzlich erneut herausgestellt [27].

Zusammengefaßt läßt sich feststellen:

Die nicht einheitlich gesicherten bzw. teilweise unvollständigen Befunde über hormonale und humorale Veränderungen in den verschiedenen Phasen der portalen Hypertonie Cirrhosekranker erlauben bislang kein schlüssiges Konzept. Entscheidendes Gewicht für die erhöhte tubuläre Natriumrückresorption zu Beginn der Aszitesbildung kommt vermutlich der Umverteilung der intrarenalen Durchblutung zu, die über physikalische Mechanismen den Rücktransport des Natrium-Ions begünstigt. Ob diese Änderung der Nierenhämodynamik humoral oder neural vermittelt wird, bleibt einstweilen noch unklar.

Humorale Wirkstoffe und Kreislaufhomoeostase

Im Rahmen der Entwicklung des hyperdynamen Syndroms Cirrhosekranker wurde die mögliche Vermittlerrolle von Endotoxinämien als Startermechanismus besonders durch die Arbeitsgruppe um Liehr [32] herausgestellt. Erhöhte Histamin-Plasma-Spiegel nach Endotoxingabe wurden beschrieben [44]. Welche anderen Wirkstoffe können an der Entwicklung der hyperdynamen Kreislaufumstellungen, die auch die arterielle Blutdruckregulation betreffen, beteiligt sein? Hier sind drei Substanzen interessant: 1. Bradykinin, 2. Prostaglandine und 3. vasoaktives intestinales Polypeptid (V.I.P.). Über veränderte Wirkstoffkonzentrationen bei Cirrhosekranken liegen allerdings bislang nur spärliche Befunde vor. Der Plasmakinin-Gehalt wurde nicht verändert gefunden [7, 53], obwohl die Kininogenkonzentration erniedrigt ist [6, 7]. Messungen der Prostaglandin-Konzentration stehen noch aus, obwohl nach neuesten Befunden an Gefäßen, insbesondere auch die Mesenterialgefäße in hohem Maße Prostaglandine synthetisieren können [50]. Die Plasma-Spiegel von V.I.P. bei Cirrhosekranken wurden sowohl erhöht [43], von einer anderen Gruppe [13] aber unverändert gefunden.

Die Regulation des peripheren Gefäßwiderstands ist das Resultat aus vasokonstriktorischen und vasodilatatorischen Impulsen. Es fragt sich demnach, welche funktionelle Bedeutung der erwähnten Erhöhung des Plasma-Renin- bzw. Angiotensin II-Spiegels im Rahmen der gestörten Kreislauf- wie Blutdruck-Homoeostase zukommt. Angiotensin zählt zu den Substanzen mit der stärksten Wirkung auf die Widerstandsgefäße.

Wird bei dekompensierten Cirrhosekranken mit starker Erhöhung des Renin- und Angiotensin-Spiegels die Angiotensin II-Inhibitorsubstanz (1-Sarcosin-8-Alanin-Angio-

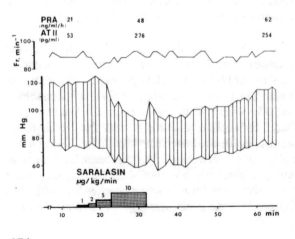

Abb. 5. Wirkung des Angiotensin-Inhibitors (Saralasin) auf systolischen und diastolischen Blutdruck bei einer Patientin mit dekompensierter Lebercirrhose unter Behandlung mit Na+-Restriktion (20 mval/Tag), Etracrynsäure und Spironolactone (200 mg/Tag)

174

tensin II, Saralasin) infundiert, kann eine reversible arterielle Drucksenkung auftreten (Abb. 5). Dieser Befund unterstreicht, daß erhöhte Angiotensin II-Konzentrationen in der systemischen Zirkulation bei der Regulation des peripheren Gefäßwiderstands, insbesondere bei Veränderungen des Natrium-Haushaltes eine Rolle spielen. Vermutlich verhindern hohe endogene Angiotensinspiegel ein weiteres Absinken des meist nur niedrig-normalen arteriellen Drucks bei diesen Kranken [52], wie das zuerst bei Hunden mit experimentellem Aszites durch Leberveneneinengung [21] vermutet worden ist. Daß darüberhinaus Angiotensin II insbesondere bei Lebercirrhosen schwächer drucksteigernd wirkt, konnte bereits früher gezeigt werden [2, 29]. Hierfür sind mehrere Mechanismen maßgeblich, wie Tachyphylaxiereaktion der Gefäße, gesteigerte Angiotensinase-Aktivität sowie veränderte Ionen-Gradienten in den Gefäßmuskelzellen. Im Gegensatz zu Angiotensin ist dagegen die pressorische Wirkung von Noradrenalin bei Cirrhosekranken nicht einheitlich verändert [52]. Ob die neuerdings aus dem Londoner Arbeitskreis berichtete Abschwächung sympathischer Impulse [35] für das Zustandekommen der hyperdynamen Kreislaufumstellung bei Cirrhosekranken generell Gewicht hat, ist noch ungeklärt.

Die den portalen Hochdruck begleitenden humoralen und hormonalen Abweichungen sind so vielgestaltig, daß ich Ihnen nur einige Fragenkomplexe darstellen konnte.

Die renale Natrium-Retention bei der Aszitesentwicklung ist weit komplizierter, als daß wir heute einen Mineralocorticoid-Überschuß als *die* gesicherte Basis ansehen könnten.

Für die Entwicklung der hämodynamischen Umstellungen zeichnen sich aus der Sicht humoraler Veränderungen interessante neue Perspektiven ab, die zu einer weiteren Überprüfung auffordern.

Literatur

1. Abshagen, U., Spörl, S., Schöneshöfer, M., L'Age, M., Rennekamp, H., Oelkers, W.: Endogener Steroidhaushalt unter Spironolaktondauerbehandlung. 82. Tg. d. Dt. Ges. f. inn. Med. 1976 (im Druck). – 2. Ames, R. P., Borkowski, A. J., Sicinski, A. M., Laragh, J. H.: J. Clin. Invest. **44**, 1171 (1965). – 3. Barnardo, D. E., Strong, C. G., Baldus, W. P.: J. Lab. Clin. Med. **74**, 495 (1969). – 4. Bartos, V., Groh, J., Krasnicka, J., Erben, J.: Dtsch. Zeitschr. f. Verdauungs- und Stoffw.-Krankh. **23**, 314 (1963). – 5. Beger, H. G., Stopik, D., Bittner, R., Kraas, E., Roscher, R.: Zschr. Gastroenterol. **4**, 474 (1975). – 6. Blümel, G., Neumayr, A., Peschl, L., Rettenbacher-Teubner, H.: Wien. klin. Wschr. **80**, 778 (1968). – 7. Carretero, O. A., Nasjletti, A., Inon, A., Dohmen, R. S.: Am. J. Med. Science **259**, 182 (1970). – 8. Coppage, W. S., Jr., Island, D. P., Cooner, A. E., Liddle, G. W.: J. Clin. Invest. **41**, 1672 (1962). – 9. Cort, J. H., Pliska, V., Dousa, T.: Lancet **1968** I, 230. – 10. Cox, J. R., Davies-Jones, G. A. B., Leonard, P. J.: Clin. Science **26**, 177 (1964). – 11. Daly, J. J., Roe, J. W., Horrocks, P.: Clin. Science **33**, 481 (1967). – 12. El Etreby, M. F., Gunzel, P.: Acta endocrinol. Suppl. **189**, 3 (1974). – 13. Elias, E., Mitchell, S. J., Bloom, S. R.: Lancet **1975** II, 1312. – 14. Epstein, M., Berk, D. P., Hollenber, N. K., Adams, D. F., Chalmers, T. C., Abrams, H. L., Merrill, J. P.: Am. J. Med. **49**, 175 (1970). – 15. Evans, C. S., Kay, A. W.: Lancet **1964** II, 387. – 16. Flear, C. T. G., Singh, C. M.: Brit. J. Anaesth. **45**, 976 (1973). – 17. Grob, W.: Störungen biologischer Transportmechanismen bei Hepatopathien. Habilitationsschrift Würzburg 1964. – 18. Hickie, J. B., Lazarus, L.: Austral. Ann. Med. **15**, 289 (1966). – 19. Horrobin, D. F.: Prolactin: Physiology and Clinical Significance. Lancaster 1973, p. 123 ff. – 20. Iberer, A., Grün, M., Wernze, H., Liehr, H.: Unveröffentlichte Befunde (1974). – 21. Johnson, J. A., Davis, J. O.: Circul. Res. Suppl. I, 22/23, 159 (1973). – 22. Joly, J.-G., Leduc, J., Bernier, J., Lavoie, P., Viallet, A.: Lancet **1967** II, 121. – 23. Karl, H. J., Wiedemann, M., Raith, L.: Klin. Wschr. **49**, 340 (1971). – 24. Kaufmann, W., Steiner, B., Dürr, F., Meurer, K. A., Behn, C.: Klin. Wschr. **47**, 16 (1969). – 25. Kaufmann, W., Steiner, B., Meurer, K. A., Dürr, F.: 9. Int. Symposion d. Dt. Ges. f. Fortschritte auf d. Gebiet d. Inn. Med. 1970, p. 45. Stuttgart: Thieme 1971. – 26. Kramer, J. J.:

Die vorgetragenen Befunde sind in Zusammenarbeit mit den Herren Dr. H. J. Spech, Dr. G. Müller, Dr. M. Grün, E. Schmitz und Frl. G. Vonnahme zustande gekommen. Ich danke allen aufrichtig für freundschaftliche Kooperation.

Postgrad. Med. J. **51**, 532 (1975). – 27. Krogsgaard, A. R., Nielsen, B.: Ugeskr. Laeg. 135/11, 580 (1973). –28. Krück, F.: 9. Int. Symposion d. Dt. Ges. f. Fortschritte auf dem Gebiet d. Inn. Med. 1970, p. 30. Stuttgart: Thieme 1971. – 29. Laragh, J. H., Cannon, P. C., Bentzel, C. J., Sicinski, A. M., Meltzer, J. I.: J. Clin. Invest. **42**, 1179 (1963). – 30. Leevy, C. M.: Ann. Intern. Med. **49**, 837 (1958). – 31. Liebowitz, H.: J. Amer. med. Ass. **175**, 138 (1961). – 32. Liehr, H., Grün, M.: Endotoxine und RES-Funktion in der Pathogenese von Lebererkrankungen. Der Internist **17**, 122 (1976). – 33. Liehr, H., Grün, M., Hörder, M.-H., Binder, H., Pöschmann, A.: Z. ges. exp. Med. **155**, 267 (1971). – 34. Lommer, D., Düsterdieck, G., Jahnecke, J., Vecsei, P., Wolff, H. P.: Klin. Wschr. **46**, 741 (1968). – 35. Lunzer, M., Newman, S. P., Sherlock, S.: Gut **14**, 354 (1973). – 36. Martini, G. A., Rausch-Stroomann, J. G.: Klin. Wschr. **37**, 385 (1959). – 37. Müller, G., Spech, H. J., Wellhöfer, G., Wernze, H., Wilkinson, S. P., Bernardi, M.: Untersuchungen zum Hyperaldosteronismus bei akuter Virushepatitis, Lebercirrhose und fulminantem Leberversagen. 82. Tg. d. Dt. Ges. f. Inn. Med. 1976 (im Druck). – 38. Oyama, T.: Anaesth. **45**, 276 (1973). – 39. Papper, S., Vaamonde, C. A.: Ann. Intern. Med. **68**, 958 (1968). – 40. Paumgartner, G.: Untersuchungsmethoden des Pfortader- und Leberkreislaufs. 82. Tg. d. Dt. Ges. f. inn. Med. 1976 (im Druck). – 41. Pentikäinen, P. J., Pentikäinen, L. A., Azarnoff, D. L., Dujovne, C. A.: Gastroenterology **69**, 20 (1975). – 42. Rosoff, L., Jr., Priscilla, Z., Reynolds, T., Horton, R.: Gastroenterology **69**, 698 (1975). – 43. Said, S. I.: Clin. Res. **22**, 367a (1974). – 44. Schauer, A.: Initial Liberation of Biogenic Amines and Effect of Further Mediators Following Application of Endotoxins. In: Gram-Negative Bacterial Infections and Mode of Endotoxin Actions, p. 315. Wien-New York: Springer. – 45. Sealey, J. E., Laragh, J. H.: Circ. Research Suppl. II, 28/29, 32 (1971). – 46. Shaldon, C., Peacock, J. H., Walker, R. M., Palmer, D. B., Badrick, F. E.: Lancet **1961** I, 957. – 47. Siegel, J. H., Harrison, T. S.: Lancet **1963** II, 1357. – 48. Spech, H. J., Hilfenhaus, M., Deeg, P., Wernze, H.: Hepatische Aldosteron-Extraktion und Durchblutung bei Lebercirrhosen. 82. Tg. d. Dt. Ges. f. inn. Med. 1976 (im Druck). – 49. Taylor, F. W.: Ann. Surg. **140**, 652 (1954). – 50. Terragno, D. A., Crowshaw, K., Terragno, N. A., McGiff, J. C.: Circul. Res. Suppl. I, 36/37, 1 (1975). – 51. Toh, C. C.: J. Physiol. **126**, 248 (1954). – 52. Wernze, H., Brachtel, D., Spech, H. J.: Zschr. f. Gastroenterol. **13**, Suppl., 120 (1975). – 53. Wong, P., Colman, R. W. Talamo, R. C., Babior, B. M.: Ann. Int. Med. **77**, 205 (1972). – 54. Zeitlhofer, J.: Wien. Z. inn. Med. **51**, 90 (1970).

Resorption bei portaler Hypertension

Gangl, A., Renner, F., Grabner, G. (Ordinariat für Gastroenterologie, Univ. Wien)

Referat

Summary: Absorption in Portal Hypertension

A brief introductory review of current concepts of intestinal absorption of nutrients is followed by a discussion of studies in dogs which clearly indicate, that the height of the portal pressure does affect the absorption rate of passively absorbed substances. The retrospective evaluation of protocols of 162 patients who underwent liver vein catheterization in our clinic, however, does not provide any evidence for impaired intestinal absorption of d-xylose in patients with proven portal hypertension. Absorption of vitamin B_{12} also was normal. Furthermore, although serum concentrations of albumin, cholesterol, triglycerides, calcium and clotting factors which affect prothrombin time were significantly lower in patients with portal hypertension, these concentrations correlated only poorly with wedged hepatic venous pressure. It is concluded therefore, that in man intestinal absorptive processes are not impaired by portal hypertension *per se*. Steatorrhea which is found frequently in patients with cirrhosis of the liver most likely is due to several factors, among which derangement of bile salt metabolism, exocrine pancreatic insufficiency and morphological changes of intestinal mucosa have been implicated.

Zusammenfassung

Nach einer einleitenden Rekapitulation aktueller Konzepte der Dünndarm-Resorption unter physiologischen Bedingungen werden zunächst tierexperimentelle Studien verschiedener Autoren an Hunden vorgestellt, in denen eine deutliche Beeinflußbarkeit der Resorptionsrate passiv resorbierter Substanzen durch die Höhe des Pfortaderdrucks gezeigt werden konnte. Anhand einer retrospektiven Auswertung der Lebervenenkatheter-Protokolle und Krankengeschichten von 162 eigenen Patienten wird dann versucht, Hinweise auf einen eventuellen Effekt der portalen Hypertension auf die Resorptionsvorgänge im Dünndarm des Menschen zu gewinnen. Dabei zeigen sich bei Patienten mit gesicherter portaler Hypertension weder im D-Xylose- noch im Vitamin B_{12}-Resorptionstest Hinweise auf Resorptionsstörungen. Patienten mit portaler Hypertension hatten zwar signifikant niedrigere Serumkonzentrationen von Albumin, Cholesterin, Triglyzeriden, Calcium und Gerinnungsfaktoren, die durch die Prothrombinzeit erfaßt werden, doch zeigten diese Serumkonzentrationen keine strenge Korrelation mit dem Pfortaderdruck. Aufgrund dieser Untersuchung ergibt sich daher beim Menschen kein sicherer Anhaltspunkt für eine Beeinflussung der Dünndarm-Resorption durch die Erhöhung des Pfortaderdruckes per se. Abschließend werden Mechanismen diskutiert, die das häufige Auftreten von Steatorrhoe bei Patienten mit Leberzirrhose erklären können. Darunter sind Störungen des Gallensäurestoffwechsels, exokrine Pankreasinsuffizienz und morphologische Veränderungen der Dünndarmschleimhaut am besten dokumentiert.

Einleitung

Bevor wir beginnen, den Einfluß der portalen Hypertension auf die Dünndarm-Resorption zu diskutieren, möchten wir einige Konzepte der normalen Resorptionsphysiologie in Erinnerung bringen.

Bis vor kurzem wurde angenommen, daß die Aufnahme von Nahrungsstoffen aus dem Darm in zwei zeitlich getrennten Vorgängen abläuft: der Aufspaltung der Nahrungsmittel in resorbierbare Bausteine im Darm-Lumen, und der anschließenden Aufnahme der Spaltprodukte durch die Dünndarmschleimhaut. Dieses Konzept von Digestion und nachfolgender Resorption trifft im Prinzip nur noch auf die Fett-Resorption zu [5]. Bekanntlich werden die mit der Nahrung zugeführten Triglyzeride erst im Dünndarm durch die stereospezifische Pankreas-Lipase in freie Fettsäuren und β-Monoglyzeride gespalten. Diese Spaltprodukte sind schlecht wasserlöslich und müssen, damit sie an die resorbierende Oberfläche gelangen und aufgenommen werden können, in wasserlösliche Form gebracht werden. Dies geschieht hauptsächlich durch Gallensäuren, die im wäßrigen Milieu des Darm-Lumens bei Überschreiten einer bestimmten Konzentration Mizellen bilden, auf deren Struktur hier nicht näher eingegangen werden soll. Die Spaltprodukte der Triglyzeridhydrolyse, aber auch andere Lipide lagern sich in diese Mizellen ein, werden dadurch wasserlöslich und gelangen in dieser Verpackung durch die wäßrige Phase des Darmlumens an die resorbierende Oberfläche. Dort diffundieren lediglich die transportierten Lipide in die Bürstensaummembran der resorbierenden Epithelzellen, während die Gallensäuren vorerst im Darm-Lumen zurückbleiben und erst später, im Ileum, rückresorbiert werden.

Aus der Bürstensaummembran werden langkettige Fettsäuren mittels eines wasserlöslichen Carrierproteins, des erst kürzlich von Ockner in San Francisco beschriebenen fatty acid binding protein [15] an das endoplasmatische Retikulum transportiert. Dort erfolgt ihre Wiederveresterung mit Monoglyzerid zu Di- und Triglyzerid. Diese Ester-Lipide werden schließlich durch die Formation von Chylomikronen und Very Low Density

Lipoproteinen [6] in wasserlösliche Form gebracht und in die mesenteriale Lymphe sezerniert, mit der sie über den ductus thoracicus schließlich in den systemischen Kreislauf gelangen.

Nur mittel- und kurzkettige Fettsäuren werden nicht in Lipoproteine inkorporiert sondern unverestert in das Pfortadersystem durchgeschleust [9].

Während also für die Fett-Resorption das hergebrachte Konzept von Digestion im Darmlumen und anschließender Resorption der Spaltprodukte noch immer zutreffend ist, kann es für die Eiweiß- und Kohlehydrat-Resorption nicht weiter aufrecht erhalten werden. Seit dem Nachweis der Bürstensaum-Enzyme wissen wir nämlich, daß die Hydrolyse von Peptiden [8] und Oligosacchariden [7] nicht durch den succus entericus im Darmlumen erfolgt, sondern erst im Bürstensaum der resorbierenden Epithelzellen selbst, wo Digestion und Resorption dieser Substanzen funktionell eng miteinander verknüpft sind [19]. Eiweiß und Kohlehydrate werden von Pankreas-Proteinasen und Amylasen im Darmlumen nur zu Oligo-Peptiden bzw. Oligo-Sacchariden gespalten. Die weitere Zerlegung dieser Substanzen und die Aufnahme der Monomere erfolgt direkt in der Bürstensaum-Membran, die zahlreiche Peptidasen bzw. Saccharidasen enthält. Das Durchschleusen der gut wasserlöslichen Aminosäuren und Monosaccharide durch die Epithelzelle erfolt durch aktiven Transport, wobei vor allem für den Durchtritt durch die wasserabweisende Zellmembran Carrier-Mechanismen postuliert werden. Im Gegensatz zu langkettigen Fettsäuren, die in die mesenteriale Lymphe resorbiert werden, gelangen Aminosäuren und Monosaccharide aus der Dünndarm-Mukosa in das Pfortaderblut.

Wenn wir uns nun dem Einfluß der portalen Hypertension auf diese Resorptionsvorgänge zuwenden, so halten wir es für wichtig, darauf hinzuweisen, daß die portale Hypertension eigentlich nur das Symptom einer Grundkrankheit ist. Es muß daher unterschieden werden zwischen dem Einfluß des Pfortaderdruckes per se auf die Resorption und den indirekten Einflüssen der Grundkrankheit, meist einer Leberzirrhose, ihrer Ursachen und ihrer Folgen.

Tierexperimentelle Studien

Der Einfluß des Pfortaderdruckes per se auf die intestinale Resorption kann am besten im Tierexperiment studiert werden. Gezielte experimentelle Untersuchungen liegen vor allem beim Hund vor. Eine der elegantesten Studien stammt von Enquist und Mitarbeitern [4]. Diese Autoren legten bei Hunden erst eine terminale Ileostomie an und führten nach einer postoperativen Stabilisierungsphase von 3—4 Wochen, Resorptionsstudien durch.

Es wurde dabei für Fett-, Eiweiß- und Kohlehydrat-Resorption einheitlich vorgegangen: die betreffende Testsubstanz wurde per os verabreicht und anschließend wurden Blut- und Stuhlkonzentrationen gemessen. ^{14}C-Octanoat, eine mittelkettige Fettsäure wurde als Tracer für die Fett-Resorption verwendet, ^{131}J-markiertes Albumin für die Eiweiß-Resorption und D-Xylose zur Prüfung der Kohlehydrat-Resorption. Nach Erstellung der Basiswerte wurden die Tiere narkotisiert, es wurde der Pfortaderdruck gemessen und anschließend mit Zellophan eine Striktur der Pfortader angelegt.

Nach einer postoperativen Stabilisierungsperiode von 6 Wochen wurden neuerlich die selben Resorptionsproben durchgeführt und schließlich wurde in Narkose der Pfortaderdruck gemessen. Dabei zeigte sich, daß nach Anlage der Pfortaderstriktur der Pfortaderdruck im Durchschnitt von 7 auf 30 cm Wassersäule angestiegen war und somit experimentell eine portale Hypertension bewirkt wurde.

Die Resorptionsproben ergaben eine Verminderung der Xylose-Resorption, die Resorption von ^{131}J-Albumin und ^{14}C-Octanoat war unverändert.

Die Autoren argumentierten, daß die portale Hypertension eine Stase des intestinalen Kapillarblutes bewirkt habe. Dadurch sei eine lokale Konzentrationserhöhung von D-Xylose und eine Verminderung der Diffusion der passiv resorbierten Xylose bedingt worden.

Da Fett- und Eiweiß-Resorption im Gegensatz zur Xylose an aktive Transportmechanismen gebunden sind, sei die Stauung des Pfortaderblutes ohne erkennbaren Einfluß auf die Resorption von Octanoat und Albumin geblieben.

178

Dieses einfache Konzept wird durch Beobachtungen anderer Autoren gestützt, die den Einfluß einer Verringerung des Pfortaderdruckes auf die Resorption passiv resorbierter Substanzen untersuchten. Price und Mitarbeiter [17] legten bei Hunden eine afferente Fistel in einer oberen Jejunum-Schlinge an und bestimmten nach einer 3-wöchigen postoperativen Stabilisierungsphase die Resorptionsraten für Urea, Ammoniak und D-Xylose aus dieser isolierten Jejunumschlinge.

Dann wurden die Tiere einer portocavalen Shuntoperation unterzogen: bei einer Gruppe wurde eine enge Seit-zu-Seit-Anastomose angelegt, bei einer anderen eine weite. In beiden Gruppen wurde die Pfortader leberwärts der Anastomose ligiert. 3 Wochen nach dieser Shuntoperation wurden die Resorptionsproben wiederholt und abschließend wurde der portocavale Druckgradient gemessen.

Die Resorptionsraten waren im Vergleich mit dem Prä-Shunt-Wert bei Tieren mit enger Anastomose und einem portocavalen Druck-Gradienten von 7 cm H_2O unverändert, bei Tieren mit weiter Anastomose und einem erniedrigten portocavalen Gradienten von 1 cm H_2O wurde hingegen ein Anstieg der Resorptionsrate vor allem für D-Xylose beobachtet.

ImTierexperimdntjonnte somit eine Beeinflussung der passiv resorbierten D-Xylose durch die Höhe des Pfortaderdruckes gezeigt werden.

Im klinischen Bereich hingegen gestaltet sich die Untersuchung des Einflusses der portalen Hypertension auf die Resorption wesentlich schwieriger, da die portale Hypertension nicht isoliert auftritt sondern nur als Symptom einer Grundkrankheit. Außerdem können dem Tierexperiment vergleichbare Studien am Menschen natürlich nicht durchgeführt werden.

Klinische Untersuchung an 162 Patienten

Um vielleicht doch gewisse Hinweise auf den Effekt der portalen Hypertension auf die Resorption beim Menschen zu gewinnen, haben wir die Krankengeschichten und Lebervenenkatheter-Protokolle der II. Medizinischen Universitätsklinik und des Ordinariates für Gastroenterologie der Universität Wien retrospektiv ausgewertet.

Ergebnisse und Diskussion

Es wurde 1966 bis 1975 bei 162 Patienten der Pfortaderdruck mittels Lebervenenkatheterismus bestimmt.

49 Patienten hatten einen normalen Lebervenenokklusionsdruck (WHVP) von weniger als 11 mm Hg. Mittelwert und Standardabweichung dieser Gruppe waren 6,6 ± 2,0 mm Hg. Bei 113 Patienten war der Pfortaderdruck erhöht und betrug im Mittel 21,5 ± 6,2 mm Hg. Die Druckwerte dieser beiden Gruppen unterscheiden sich statistisch hochsignifikant (Tab. 1).

Die Diagnosen in der Gruppe mit normalem Pfortaderdruck waren Fettleber, Hepatitis, Cholelithiasis und Morbus Gilbert. Die Patienten mit portaler Hypertension hatten durchwegs Leberzirrhosen, großteils alkoholische. Hinsichtlich Alter, Größe und Ge-

Tabelle 1. Auswertung von 162 LVK-Protokollen (1966–1975)

	Pfortaderdruck	
	Normal n = 49	Erhöht n = 113
Alter (Jahre)	48 ± 14	52 ± 12
Größe (cm)	170 ± 8	168 ± 10
Gewicht (kg)	70 ± 13	73 ± 14
WHVP (mm Hg)	6,6 ± 2,0	21,5 ± 6,2[a]
t/2 ICG (min)	3,7 ± 9,8	6,3 ± 9,8[a]
Bilirubin (mg/100 ml)	2,0 ± 2,5	2,8 ± 3,1

[a] p < 0,001; MW ± 1 SD.

Tabelle 2. Xylose-Ausscheidung im 5 Std-Harn nach oraler Gabe von 25,0 g

Kontrolle (n = 12)	Portale Hypertension (n = 14)
5,9 ± 0,6 g	6,1 ± 0,5 g

wicht bestand kein Unterschied zwischen beiden Gruppen. Beide Gruppen zeigten eine Verlängerung der Halbwertszeit der initialen Indocyaningrün-Schwundkurve; die der Patienten mit portaler Hypertension war im Mittel allerdings signifikant länger. In keiner der beiden Gruppen bestand eine ausgeprägte Cholestase, die Mittelwerte der Serum-Bilirubinspiegel betrugen 2,0 bzw. 2,8 mg/100 ml.

Bei einigen Patienten wurde die Xylose-Ausscheidung im 5-Stunden-Harn nach oraler Gabe von 25 g D-Xylose gemessen. Dabei zeigte sich kein Unterschied zwischen Patienten mit erhöhtem und normalem Pfortaderdruck (Tab. 2). Bei beiden Gruppen weist die Ausscheidung von 25% der oral verabreichten Xylose auf eine ungestörte Xylose-Resorption hin. Dieses Ergebnis steht in Widerspruch mit den vorhin gezeigten tierexperimentellen Studien, wurde aber auch von anderen Autoren berichtet (Übersicht in [11, 12]).

Es ist bekannt, daß die Xylose-Ausscheidung im Harn nach oraler Verabreichung nicht nur von der Resorption, sondern auch von anderen Faktoren beeinflußt wird, darunter von Änderungen des Plasmavolumens wie sie bei Leberzirrhose und Aszites nicht selten vorkommen. Von Losowsky und Walker [11] wurde daher spekuliert, daß die in den vorhin zitierten tierexperimentellen Studien gefundene Verminderung der Xylose-Resorption möglicherweise durch solche Faktoren bedingt war. Dies würde die Diskrepanz auch mit unseren Ergebnissen, die von Leberzirrhotikern ohne Aszites stammen, erklären können.

Bei 13 Patienten mit portaler Hypertension wurde die Vitamin-B_{12}-Resorption untersucht, die bekanntlich eine Funktion des Ileum ist, weshalb der Schilling-Test als Standard-Resorptions-Test gilt. Die Radio-Cobalt-Ausscheidung im 24-Stunden-Harn lag mit 18,5 ± 2,8% im Normbereich und spricht somit gegen eine Störung der Vitamin B_{12}-Resorption durch die portale Hypertension.

Da bei Malabsorptionssyndromen häufig auch erniedrigte Serumspiegel von Substanzen gefunden werden, die zum Teil aus der Nahrung stammen, verglichen wir die Serum-Konzentrationen solcher Substanzen in den beiden Gruppen.

Tatsächlich hatten Patienten mit portaler Hypertension geringgradig niedrigere Serum-Konzentrationen von Albumin, Cholesterin, Triglyzeriden, Calcium und von

Tabelle 3. Substanzen mit signifikant unterschiedlichen Serumkonzentrationen (p < 0,01)

	Pfortaderdruck		
	Normal	Erhöht	Differenz
Albumin (g/100 ml)	3,8 ± 0,7	3,3 ± 0,9	−13%
Cholesterin (mg/100 ml)	233 ± 94	195 ± 71	−16%
Triglyzeride (mg/100 ml)	199 ± 96	137 ± 62	−31%
Calcium (mg/100 ml)	9,7 ± 0,7	8,8 ± 0,9	−10%
PTZ (%)	80 ± 19	59 ± 21	−16%

Tabelle 4. Korrelation der Serumkonzentrationen mit dem Pfortaderdruck (WHVP)

Albumin	r = + 0,03
Cholesterin	r = − 0,18
Triglyzeride	r = − 0,27
Calcium	r = − 0,45
PTZ	r = − 0,48

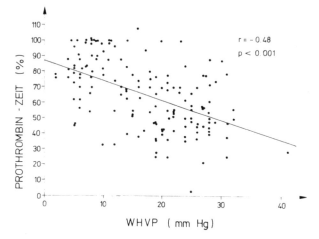

Abb. 1. Korrelation der Prothrombinzeit mit dem Lebervenen-Okklusionsdruck (WHVP)

Gerinnungsfaktoren, die mit der Bestimmung der Prothrombinzeit (PTZ) erfaßt werden (Tab. 3). Um herauszufinden, ob diese Verminderung der Serumkonzentrationen auf den erhöhten Pfortaderdruck zurückgeführt werden können, berechneten wir die Korrelation dieser Blutspiegel mit dem Pfortaderdruck (Tab. 4). Zwischen den Serumkonzentrationen dieser Substanzen und dem Pfortaderdruck bestand aber keine signifikante Korrelation. Am besten korrelierte noch die PTZ (Abb. 1).

Selbst wenn man diese nicht sehr strenge Korrelation gelten läßt, kann daraus nicht geschlossen werden, daß hier ein Hinweis auf eine Mangelresorption für das fettlösliche Vitamin K besteht, da ja die PTZ auch die Synthesefunktion der Leber reflektiert, die bei Leberzirrhose bekanntlich eingeschränkt ist. Dies geht auch daraus hervor, daß die PTZ dieser Patienten durch parenterale Vitamin-K-Zufuhr nicht wesentlich gebessert werden kann.

Die Auswertung unserer Lebervenenkatheter-Protokolle ergibt demnach keinen sicheren Hinweis auf eine direkte Beeinflussung der Dünndarm-Resorption durch eine Erhöhung des Pfortaderdruckes. Es ist andererseits aber eine Erfahrungs-Tatsache, daß Fett-Malabsorption und Steatorrhoe nicht selten bei Patienten mit Leberzirrhose auftreten [1, 11, 12, 14]. Wenn die Erhöhung des Pfortaderdruckes an sich keine Erklärung für dieses Phänomen bietet, muß die Ursache wohl in den indirekten Einflüssen der Grundkrankheit auf die Resorption gesucht werden.

Die mit Abstand am häufigsten bei einer portalen Hypertension gefundene Grundkrankheit ist die Leberzirrhose. Es ist bekannt, daß diese Erkrankung nicht nur zum Pfortaderhochdruck führt sondern auch zu eingreifenden Störungen des Gallensäurestoffwechsels [10]. So wurde von mehreren Autoren eine Verkleinerung des Gallensäure-Pools beschrieben [3, 20]. Da die Zirkulation dieses kleineren Pools im enterohepatischen

Kreislauf der Gallensäuren bei fortgeschrittener Zirrhose aber nicht kompensatorisch beschleunigt ist, resultiert daraus eine Abnahme der Gallensäure-Sekretion [3]. Überdies wurde auch eine abnorme Bakterienbesiedelung des Dünndarms bei Leberzirrhotikern gefunden [13], die zu einer Dekonjugation der Gallensäuren im Darm-Lumen führen kann. Alle diese Mechanismen haben eine Folge gemeinsam: es sinkt die Konzentration konjugierter Gallensäuren im Darmlumen unter die kritische mizellare Konzentration ab und die Gallensäuren können ihre physiologische Funktion der Solubilisation der Lipide im Darm-Lumen nicht erfüllen. Daß dies tatsächlich der Fall ist, wurde auch gemessen und publiziert [1].

Ein weiterer wesentlicher Gesichtspunkt ist, daß die Leberzirrhose häufig (30—70%) durch Alkohol bedingt ist [18]. Alkohol hat aber nicht nur eine schädigende Wirkung auf die Leber, sondern auch auf Pankreas und Dünndarmschleimhaut. Als Folge einer alkoholbedingten chronisch rezidivierenden Pankreatitis, die bei Leberzirrhotikern oft gefunden wird, wurde wiederholt eine exokrine Pankreasinsuffizienz beschrieben [12, 14].

Alkohol bewirkt aber auch eingreifende morphologische Veränderungen der Dünndarmschleimhaut wie partielle Zotten-Atrophie, Verplumpung der Mikrovilli, Vakuolen im terminalen Netzwerk sowie mikromorphologische Veränderungen der Mitochrondrien und des endoplasmatischen Reticulums [2, 16].

Alle diese Veränderungen können Störungen der Resorptionsvorgänge im Darmlumen aber auch in der Dünndarmschleimhaut bewirken und somit die Malabsorption bei Leberzirrhose ausreichend erklären.

Zusammenfassend kann daher festgestellt werden, daß experimentell bedingte Änderungen der Höhe des Pfortaderdruckes beim Hund die Resorptionsrate passiv aus dem Dünndarm resorbierter Substanzen wie z. B. von D-Xylose deutlich beeinflussen. Beim Menschen hingegen ist die direkte Beeinflussung der Dünndarm-Resorption durch eine portale Hypertension nicht gesichert. Die bei Patienten mit Leberzirrhose und portaler Hypertension häufig gefundene Steatorrhoe kann durch mehrere Faktoren bedingt sein, unter denen Störungen des Gallensäurestoffwechsels, exokrine Pankreasinsuffizienz und morphologische Veränderungen der Dünndarmschleimhaut im Rahmen der Grundkrankheit am besten dokumentiert sind.

Literatur

1. Badley, B. W. D., Murphy, G. M., Bouchier, I. A. D. et al.: Diminished micellar phase lipid in patients with chronic nonalcoholic liver disease and steatorrhea. Gastroenterology 58, 781—789 (1970). — 2. Baraona, E., Pirola, R. C., Lieber, C. S.: Small intestinal damage and changes in cell population produced by ethanol ingestion in the rat. Gastroenterology 66, 226—234 (1974). — 3. Brunner, H., Horak, W., Slat, B. et al.: Bile acid secretion and pool size in patients with cirrhosis of the liver. Digestion 12, 292 (1975). — 4. Enquist, I. F., Golding, M. R., Aiello, R. G. et al.: The effect of portal hypertension on intestinal absorption. Surg. Gyn. Obst. 120, 87—91 (1965). — 5. Gangl, A.: Aktuelle Konzepte in der Physiologie der Fett-Resorption. Leber Magen Darm 5, 265—268 (1975). — 6. Gangl, A., Ockner, R. K.: Intestinal metabolism of lipids and lipoproteins. Gastroenterology 68, 167—186 (1975). — 7. Gray, G. M.: Carbohydrate digestion and absorption. Role of the small intestine. New Engl. J. Med. 292, 1225—1230 (1975). — 8. Gray, M. G., Cooper, H. L.: Protein digestion and absorption. Gastroenterology 61, 535—544 (1971). — 9. Greenberger, N. J., Rodgers, J. B., Isselbacher, K. J.: Absorption of medium and long chain triglycerides: Factors influencing their hydrolysis and transport. J. Clin. Invest. 45, 217—227 (1966). — 10. Horak, W.: Aspekte des Gallensäurestoffwechsels bei Erkrankungen der Leber. Acta Medica Austriaca 2, Supplement zu Heft 3 (1975). — 11. Losowsky, M. S., Walker, B. E.: Liver disease and malabsorption. Gastroenterology 56,

Herrn Dipl. Ing. W. Dorda vom Ordinariat für Medizinische Computerwissenschaften der Universität Wien sind wir für seine Unterstützung bei der statistischen Analyse unserer Daten zu Dank verpflichtet.

182

589—600 (1969). — 12. Marin, G. A., Clark, M. L., Senior, J. R.: Studies of malabsorption occurring in patients with Laénnec's cirrhosis. Gastroenterology 56, 727—736 (1969). — 13. Martini, G. A., Phear, E. A., Ruebner, B. et al.: The bacterial content of the small intestine in normal and cirrhotic subjects: relation to methionine toxicity. Clin. Sci. **16**, 35—51 (1957). — 14. Moeller, D. D., Dunn, G. D., Klotz, A. P.: Pancreatic function in malabsorbing alcoholic cirrhotics. Am. J. Digestive Dis. **19**, 779—784 (1974). — 15. Ockner, R. K., Manning, J. A.: Fatty acid-binding protein in small intestine. Identification, isolation, and evidence for its role in cellular fatty acid transport. J. Clin. Invest. **54**, 326—338 (1974). — 16. Portela-Gomes, G., Martins, M. M., Correia, J. P.: Ultrastructural changes of jejunal epithelial cells in liver cirrhosis. Scand. J. Gastroent. **9**, 657—663 (1974). — 17. Price, J. B. Jr., Mc Cullough, W., Peterson, L. et al.: Effects of portal systemic shunting on intestinal absorption in the dog and in man. Surg. Gyn. Obst. **125**, 305—310 (1967). — 18. Snapper, I.: Geographical aspects of alcohol induced liver injury. In: Alkohol und Leber (eds. W. Gerok, K. Sickinger, H. Hennekeuser), pp. 449—467. Stuttgart-New York: F. K. Schattauer Verlag 1971. — 19. Ugolev, A. M., Gruzdkov, A. A., De Laey, P. et al.: Substrate interactions on the intestinal mucosa: a concept for the regulation of intestinal digestion. Br. J. Nutr. **34**, 205—220 (1975). — 20. Vlahcevic, Z., R., Juttijudata, P., Bell, C. C. et al.: Bile acid metabolism in patients with cirrhosis. II. Cholic and chenodeoxycholic acid metabolism. Gastroenterology **62**, 1174—1181 (1972).

Porto-systemische Encephalopathie

Prill, A. (Neurolog.-Psychiatrische Abt., Krankenhaus Berlin-Neukölln)

Referat

Alle Formen der portalen Hypertension sind grundsätzlich geeignet, mittelbar oder unmittelbar zumindest passager zentralnervöse Funktionsstörungen zu verursachen. Zu erwähnen sind beispielhaft cerebrale Blutungen als mittelbare Auswirkung einer haemorrhagischen Diathese durch Thrombocytopenie bei Hypersplenismus, oder die praehepatische praesinusoidale portale Hypertension durch mehr oder weniger akuten Verschluß der Pfortader durch Thrombosierung oder Tumoreinbruch mit resultierendem Ascites, Ilius und Coma.

Die hier jedoch vielmehr zur Debatte stehende porto-systemische Encephalopathie im engeren Sinne resultiert aus einer Behinderung des Pfortaderblutstromes mit Ausbildung porto-cavaler Umgehungskreisläufe, so daß durchaus bis zu 80% oder 90% des Pfortaderblutes unmittelbar die Leberzirkulation umgehen und damit toxisch wirkende Substanzen aus dem Intestinaltrakt unmittelbar in den großen Kreislauf einschließlich Hirnzirkulation gelangen. Da bei der Entwicklung der intrahepatischen postsinusoidalen portalen Hypertension primäre Lebererkrankungen, insbesondere Cirrhosen, die entscheidende Rolle spielen, gewinnt aber auch die Leberinsuffizienz mit ihren vielfältigen Auswirkungen auf zentralnervöse Funktionen einen entscheidenden Einfluß bei der Entwicklung der Encephalopathie [23, 26]. Deren Pathogenese ist also sicherlich von vornherein sehr komplex, indem sich

a) der gestörte Leberstoffwechsel des zur portalen Hypertension führenden hepatischen Grundleidens,

b) mit den Auswirkungen der portalen Hypertension durch porto-cavale Shuntung, also der unmittelbaren Auslieferung des ZNS gegenüber toxisch wirkenden Stoffwechselprodukten aus dem Intestinaltrakt überschneiden.

Um auf diesen Grundlagen die cerebralen Funktionsstörungen erläutern zu können, muß jedoch sofort klar herausgestellt werden, daß es nach den Begriffsbestimmungen moderner Neurologie eine nicht mehr gültige Simplifizierung bedeutet, Coma bzw. Encephalopathie einfach als Ausdruck einer (quantitativ unterschiedlichen) globalen cerebralen Funktionseinbuße durch eine ebenso globale anatomische bzw. metabolische Grundstörung verstehen zu wollen. Es ist die noch weit verbreitete geläufige These zu revidieren, daß die Schädigung zentralnervöser Substanz in Anbetracht fehlender Regeneration von Nervenzellen grundsätzlich mit einem irreparablen, d. h. aber auch der Therapie nicht mehr zugängigen Defekt identisch ist. Vielmehr spielt durchaus die *reversible metabolische Beeinträchtigung des Funktionsstoffwechsels im ZNS* mit damit einhergehender quantitativ abgestufter Funktionseinbuße eine viel entscheidendere Rolle.

Die Neuropathologie des Coma hepaticum ist diesbezüglich ein beredter Beleg. In Frühstadien akuter und subakuter Encephalopathie als Begleiterscheinung hepaischer Nekrose [72] und beim Reyeschen Syndrom der Kinder [53] fehlen spezifische anatomische Hirnveränderungen bei Vorherrschen eines von der Zeitdauer der Intoxikation abhängigen intracellulären Astrocytenoedems [75]. Erst in Zuständen prolongierter Encephalopathie finden sich eine Hypertrophie und Vermehrung protoplasmatischer Astrocyten und schließlich auch Zeichen von neuronaler Degeneration und Demyelinisierung (hepatocerebrale Degeneration). Diese anatomischen Feststellungen sind deswegen hervorhebenswert, weil heute der Astroglia nicht nur eine entscheidende Rolle in der Pathogenese der intracellulären Hirnoedemformen, sondern mehr noch eine Vermittlerrolle im Stoffwechsel der Nervenzellen, zumindest für den Elektrolyt- und Wassertransport, möglicherweise auch Glukosetransport, zugeschrieben wird [34, 65]. Im Tierversuch mit porto-cavaler Shuntung zeigt sich eine Korrelation der erwähnten Astrocytenveränderungen mit der Höhe und der Dauer der Hyperammoniämie [15—18, 75]. Die Interferenz von NH_4^+- und K^+-Ionen [74] und damit unmittelbar die Störung des intracellulären K^+-Stoffwechsels und mittelbar auch des Na^+-Stoffwechsels mit ihren Auswirkungen auf die Membranerregbarkeit von Glia- und Nervenzellen stellen ein offenkundiges metabolisches Korrelat zum ultrastrukturellen Astrocytenbefund bei hepatischer Encephalopathie dar [3, 75].

Die *Diagnose* des sich entwickelnden Lebercomas wird primär klinisch gestellt und sekundär durch Laborbefunde untermauert. Die Prodromi sind variabel und durchaus unspezifisch und schließen *Reizbarkeit* ebenso wie *Apathie, Launigkeit* und *Enthemmung*, darüberhinaus aber auch passagere *zeitliche und örtliche Desorientierung* sowie vornehmlich *nächtliche Verwirrtheitszustände* ein. Der Progreß der klinischen Symptomatologie über Lethargie und Somnolenz bis zum *Stupor* bzw. zum *Coma* mit schließlichem Erlöschen von motorischer und Reflexaktivität wird bezeichnender, wenn auch nicht beweisend spezifisch für eine hepatische Encephalopathie, wenn *Hypothermie* und vor allen Dingen *Hyperventilation, Hyperreflexie* und *flapping-Tremor* sowie *paroxysmale EEG-Veränderungen* mit Rekrutierung von langsamen hohen Potentialgruppen (aus dem Theta-Frequenzband) auftreten. Extrapyramidale Muskeltonuserhöhung mit *Rigor* und *Zahnradphänomen*, schließlich gelegentlich aber auch *Decerebrierungsrigidität* sind nicht ungewöhnlich [31, 56].

Die generelle Reversibilität der neurologisch-psychiatrischen Symptomatologie, gelegentlich sogar der prognostisch ungünstig zu bewertenden Decerebrierungszeichen [5, 21, 31, 39] weist entscheidend auf die Wertigkeit des *metabolisch beeinträchtigten cerebralen Funktionsstoffwechsels* gegenüber strukturellen Hirnschäden hin.

Der *flapping-Tremor* — an Flügelschlagen erinnernde, willkürmotorisch nicht zu beeinflussende neuromuskuläre Dyskinesien — manifestiert sich in meist bilateralen, jedoch asynchronen, 1—2 s andauernden Entladungen vornehmlich der Hände und Finger, jedoch durchaus auch der Oberarm-, Schulter- und distalen Beinmuskulatur. Da er nach u. a. eigenen elektromyographischen Studien einem *intermittierenden Tonusver-*

lust der Muskulatur entspricht [1, 36, 68], die aus einem jeweils passageren Zusammenbruch der vom Hirnstamm her koordinierten Haltungskontrolle resultiert, wird er am deutlichsten bei ausgestreckten dorsalflektierten Händen und gespreizten Fingern.

Die *EEG-Veränderungen* bei reversibler Encephalopathie manifestieren sich in bilateral symmetrischen Entladungsgruppen hoher langsamer Potentialschwankungen zwischen 3–6/s, die sich aus einem ansonsten nahezu normalen, gegebenenfalls etwas verlangsamten Alpha-Grundrhythmus von 7–9/s paroxysmal herausheben. Ist es bei chronischer Encephalopathie bereits zu irreversiblen Hirnschäden gekommen, so zeichnet sich im EEG demgegenüber eine generelle Verlangsamung und Instabilität, schließlich Polymorphie der Hirnaktion ohne noch nennenswerte Beeinflußbarkeit unter der Therapie der Leberinsuffizienz ab. Die paroxysmalen EEG-Veränderungen sind − ebenso wie der flapping-Tremor − kein absolut leberspezifisches Symptom, da sie auch im Coma uraemicum und anderen metabolischen Comata mit Hirnstammbeteiligung auftreten können. Sie sind aber ein recht empfindlicher Indikator für die incipiente metabolische Encephalopathie [35, 51]. Im Tierversuch sind EEG-Veränderungen mit ansteigenden Amplituden, gleichzeitiger Verlangsamung und Dysrhythmie durch intravenöse Infusion von Ammoniumacetat über 20–25 min (0,25 mmol/kg/min) leicht rekrutierbar, ebenso wie sie bereits wenige Minuten nach Beendigung der Infusion wieder nivelliert werden [6, 7, 8]. Sie resultieren offenkundig aus einer Interferenz des Ammoniaks mit dem Hirnstoffwechsel. Sie sind möglicherweise unmittelbar der Ammoniakintoxikation, mit eben solcher oder sogar noch größerer Wahrscheinlichkeit aber der *Ammoniakdetoxikation mit erheblichen Energieverbrauch* im hirneigenen cerebralen Zitronensäurezyklus mit Bildung von Glutamat und Glutamin in der Abzweigung aus Alpha-Ketoglutarat zu korrelieren. Dieser Faktor des *Verlustes an frei verfügbarer Stoffwechselenergie für die Ausbildung cerebraler Comata* wird alsbald noch gesondert zu besprechen sein.

Die aufgezeigte komplexe Pathogenese der porto-systemischen Encephalopathie läßt eine *Unterscheidung in verschiedene Comaformen* zu. Bei z. B. fulminanten Virushepatitiden [20, 21, 54, 55], bei Vergiftungen [32, 45] oder auch beim Reyeschen Syndrom [53] ist die Leber entsprechend der *akuten Insuffizienz* nicht mehr in der Lage, einerseits aus dem Darm resorbierte Aminosäuren zu verstoffwechseln und damit zu detoxikieren bzw. anfallendes Ammoniak in Harnstoff einzubauen [11, 61], andererseits dem ZNS für dessen Funktion ausreichende Glukose − und damit Energiereserven − zur Verfügung zu stellen [67]. Das entsprechend dieser Situation akute (endogene), prognostisch fatale Coma [66] wird schnell über Bewußtseinseintrübung, delirante Symptomatik, dann zunehmende Somnolenz erreicht und führt über u. U. cerebrale Krämpfe gelegentlich bis zur Decerebrierungsrigidität. Demgegenüber verläuft die Comaentwicklung bei *chronischen Lebererkrankungen* mit partieller Leberinsuffizienz, aber porto-systemischer Shuntung protrahiert, ebenso wie die Prognose durch Reversibilität weit besser ist [60, 63]. Hier jedoch rezidivieren zumindest praecomatöse Zustände mit Verwirrtheit und Wechsel zu Apathie, amnestischen und Konzentrationsstörungen sowie artikulatorischen Sprachstörungen z. B. nach stark eiweißhaltigen Mahlzeiten. Schließlich bilden Patienten mit intensiver venöser Shuntung, dementsprechend auch bevorzugt nach operativem portocavalem Shunt, allmählich im Verlauf von Jahren eine *irreversible neuropsychiatrische Symptomatik* aus. Dieses Bild der erworbenen hepato-cerebralen Degeneration [52, 69] erinnert zwar in vielem an eine Wilsonsche Erkrankung, geht aber nicht wie diese mit einer Kupfer- und Coeruloplasmin-Stoffwechselstörung einher [69]. Das Syndrom ist psychopathologisch durch ein progredientes hirnorganisches Syndrom u. a. mit fortschreitender Verlangsamung, Antriebsschwäche und Senkung des vitalen Tonus, neurologisch durch Mimikverarmung, Dysarthrie, rigide Muskeltonuserhöhung, extrapyramidale choreoathetotische Hyperkinesen, schließlich Intentionstremor und Ataxie, also eine betonte *Hirnstammsymptomatologie* (s. unten) gekennzeichnet. Entsprechend der hier ablaufenden neuronalen Degeneration und irreversiblen Demyelinisierung u. a. der Pyramidenbahnen ist das Syndrom meist erst im Endstadium, nach eigener Beobachtung aber auch bereits intermediär durch spastische Paraplegie mit Reflexsteigerung und Pyramidenbahnzeichen kompliziert [2, 4, 38, 40, 42, 43, 52, 76].

Beim Vordringen zur Frage der *Pathogenese der portosystemischen Encephalopathie* darf nicht außer Acht gelassen werden, daß die Erfassung von Stoffwechselstörungen mittels blutchemischer Untersuchugen noch keineswegs gleichwertig verbindliche Aussagen auch für den Bereich des zentralen Nervensystems und des Liquor cerebrospinalis zuläßt. Die Zwischenschaltung der *Blut/Hirnschranke* zwischen Funktionsraum des ZNS einerseits und Extraneuralraum andererseits bedingt Ungleichgewichte in den Konzentrationen und Verteilungen nahezu aller der zur Debatte stehenden Stoffwechseparameter. Unsere Liquoruntersuchungen zeigen z. B., daß die bei Leberinsuffizienz häufige *Hypokaliämie* für den Bereich des ZNS durch die Blut/Hirnschrankenfunktion, sofern nicht bereits eine Bilanzstörung vorliegt [10, 13, 14], vollständig kompensiert wird. Die für die Erregbarkeit der Nervenzellmembranen normalen K^+-Konzentrationen von 2,74 bis 3,15 mmol/kg Wasser im Liquor (entsprechend 2,7–3,1 meq/l) werden sogar noch dann aufrecht erhalten, wenn der Blutspiegel bereits unter 2,67 mmol/kg Wasser (bzw. 2,5 meq/l) abgesunken ist. Umgekehrt wirkt sich die bei hepatischer Insuffizienz häufige *respiratorische Blutalkalose* unmittelbar auch auf das ZNS aus, da CO_2 zeitschnell ungehindert die Blut/Hirnschranke ebenso wie die Nervenzellmembranen passiert. Die damit einhergehende Schwellenerniedrigung der Nervenzellerregbarkeit wird zum begünstigenden Faktor z. B. für die Manifestation von cerebralen Anfällen. Demgegenüber verzögert sich bis zu mehreren Stunden die Einstellung eines stady state in der *Bicarbonatverteilung* zwischen Blut und Liquor bei Entwicklung einer hepatogenen metabolischen Alkalose, da hier die Blut/Hirnschranke ein erheblich den Austausch von HCO_3^--Ionen zeitverzögerndes Hindernis darstellt [40, 50].

In unseren fünf Fällen von chronisch hepatischer Insuffizienz bestand in Übereinstimmung mit anderen Autoren [46, 47, 48, 59] um so mehr eine Tendenz zur metabolischen Blut- und korrelierenden Liquoralkalose, je stärker die Stoffwechselentgleisung bzw. je intensiver die Ausbildung der Encephalopathie war. Dies bleibt differentialdiagnostisch wichtig, weil durchaus die hepatische Encephalopathie gelegentlich, wenn Foetor und flapping-Tremor nicht dominant sind, mit einer Encephalitis verwechselt werden kann, hier aber eine Liquoracidose vorliegt.

Nicht zuletzt ist aber auch die toxische Wirkung des Ammoniaks auf das ZNS, sofern nicht bereits eine Bindung in Glutamin erfolgt ist, entscheidend vom Säure-Basen-Milieu abhängig [73]. Das durch einen pK von 8,9 gekennzeichnete Ammonium passiert in der im physiologischen Säure-Basen-Milieu praktisch vollständig ionisierten NH_4^+-Form biologische Grenzflächen einschließlich Blut/Hirnschranke und Nervenzellmembranen nicht, sofern nicht bereits eine Schrankenschädigung eingetreten ist. Demgegenüber geht bei ansteigendem pH durch metabolische und/oder respiratorische Alkalose der Dissoziationsgrad zurück, womit undissoziiertes NH_3 aber unmittelbar membrangängig wird und damit seine hochtoxischen Auswirkungen auf das Nervensystem entfalten kann.

Nun zeigen jedoch die Blut/Liquor-Konzentrationen für Ammoniak, ebenso wie für Glutamin, bei ansteigend pathologischen Werten eine zwar generelle, aber keineswegs streng lineare gegenseitige Abhängigkeit [12, 64]; ebenso wird keineswegs immer eine Relation zu den pH-Werten gefunden [41, 49, 73]. Diese Diskrepanzen sind zum Teil wohl noch durch eine Blut/Hirnschrankenschädigung erklärbar. Die Tatsache jedoch, daß durchaus bei porto-systemischer Encephalopathie gelegentlich überhaupt keine nennenswerte NH₃-Erhöhung im Liquor gefunden wird, also die NH₃-Korrelation zur Intensität der klinischen Symptomatologie durchaus locker ist, hat in der Diskussion um die Pathogenese des hepatischen Comas immer wieder *Zweifel an der Wertigkeit der Ammoniakintoxikation des ZNS* geschürt.

Um hier verständlich werden zu können, müssen zunächst einige Erläuterungen über den Funktionsaufbau und -ablauf im ZNS eingefügt werden. Die cerebrale Funktion ist in den Begriffskategorien von *Funktionsstufen* (= Funktionsschichten = level) und *Integration* zu charakterisieren. Über die *anatomischen* Grundlagen der Neurone hinaus sind die *Funktionsbausteine* demgegenüber die „synaptischen Einheiten" mit ihren gegenseitigen Verschaltungen. Die Regulation zur Aufrechterhaltung der physiologischen Funktion erfolgt über die synaptische Tätigkeit durch Exitation und Inhibition. Der hierfür notwendige sehr hohe Energieaufwand beträgt ca. 20% der Gesamtenergiebilanz des Körpers. Damit hängt die Funktionsstörung und die Ausbildung eines Comas außer vom anatomischen Defekt entscheidend

a) von Änderungen exitatorisch und inhibitorisch wirkender Substanzen bzw. ihres Zusammenspiels,

b) von Elektrolytverteilungsstörungen und pH-Dysregulationen und

c) von Störungen des cerebralen Energiehaushaltes

ab. Letzterer als Zentrum aller energieabhängigen cerebralen synaptischen Prozesse ist beeinflußbar

(a) durch eine *Energiereduktion* (z. B. Sauerstoffmangel; Glukosedefizit; Aminosäurereduktion) bzw.

(b) durch eine *Störung der Energieutilisation* (Enzymaktivierung; Enzyminhibition bzw. -destruktion) [62].

Somit ist es nach heutigen Kenntnissen, d. h. in Anbetracht durchaus unterschiedlicher Comapathogenese unzutreffend und irreführend, einzelne Stoffwechselbefunde isoliert zu bewerten. Hinsichtlich der cerebralen Funktionsstörungen bei porto-systemischer Encephalopathie gilt dies z. B. für eine isolierte Betrachtung einer Ammoniakerhöhung, wie es noch immer geschieht.

In dieser Situation soll jedoch — bei der Unmöglichkeit ausführlicher alle bislang diskutierten pathogenetischen Mechanismen der hepatogenen Encephalopathie auszubreiten — kurz ein Beispiel der Verkettung zusammenhängender metabolischer Störungen erläutert werden. So weist nach wie vor auf die Bedeutung u. a. des Aminosäure- und Ammoniak-Stoffwechsels für die Ausbildung der Encephalopathie ganz entscheidend der Befund hin, daß ganz überwiegend ein deutlich *erhöhter Glutaminspiegel im Liquor* gefunden wird, während die *Blutwerte im wesentlichen normal* bleiben [12, 27, 46, 71]. Dies spricht für einen *vom Leberstoffwechsel unabhängigen cerebralen Detoxikationsstoffwechsel für Ammoniak.* Er geht nicht, wie ursprünglich angenommen [9] mit einer Verlangsamung des Tricarbonsäurezyklus durch Verbrauch von Alpha-Ketoglutarat zur Glutaminsynthese einher, sondern zweigt sich aus dem Zitronensäurezyklus von einem gesonderten Pool des Alpha-Ketoglutarats über Glutamat zum Glutamin ab [6, 7]. Dieser Vorgang benötigt unter Einschaltung der Atmungskette und von ATP-Verbrauch einen wesentlichen Teil der Energieproduktion aus dem Tricarbonsäurezyklus [19, 56]. Diese Energiebindung und -abzweigung legt es nahe, die Auswirkung der cerebralen Ammonaikintoxikation mehr im *Detoxikationsprozeß* als in der Ammoniakeinwirkung als solcher zu sehen, was dann auch zu dem oft differierenden Ammoniakspiegel in Relation zur Intensität der Encephalopathie korreliert.

Tatsächlich zeigen histochemische Untersuchungen, daß bei experimenteller akuter und chronischer NH$_3$-Intoxikation die *Konzentration von ATP und Phosphokreatin bevorzugt im Hirnstammbereich signifikant absinkt* [30, 56, 57, 58, 77]. Dies läßt zumindest beschreibend eine auffallende Kongruenz zur klinischen extrapyramidalen und cerebellären Symptomatik erkennen.

Unter dem Aspekt einer Störung der Verschaltung in synaptischen Funktionskreisen als Grundlage metabolischer Encephalopathien gewinnen schließlich Konzepte an Bedeutung, die in einer *beeinträchtigten Transmitterfunktion* zwischen den synaptischen Einheiten ein entscheidendes pathogenetisches Korrelat sehen. Nicht bestätigt haben sich jedoch frühere Vermutungen, daß über eine Transaminierung und Decarboxylierung von Glutamin und Glutamat erhöhte Spiegel von *Gamma-Aminobuttersäure* im Gehirn auftreten und somit über GABA als Transmittersubstanz an inhibitorisch wirkenden cerebralen Synapsen ein Teil der klinischen Symptomatologie zu erklären sei [29]. Gleichfalls korrigiert werden muß ferner, daß in der Ammoniakintoxikation über eine Interferenz mit Acetyl-CoA und ATP die Synthese von *Acetylcholin*, einer weiteren Transmittersubstanz im peripheren und zentralen Nervensystem, gehemmt wird [70].

Neuere Ansätze widmen sich demgegenüber den sog. *falschen Neurotransmittern*. Hierbei handelt es sich um verschiedene biogene Amine, die nicht zuletzt durch intestinale Bakterien aus Proteinen und Aminosäuren des Magen-Darmtraktes durch Decarboxylierung freigesetzt werden und nun bei porto-systemischer Shuntung den normalen Detoxikationsprozeß in der Leber umgehen. Diese Amine, ebenso wie ihre bei intakter Leberfunktion nicht toxischen Aminosäurevorstufen, vornehmlich Phenylalanin, Thyrosin und Tryptophan, können jetzt entweder cerebral toxisch wirken oder — nach neuerer Konzeption — zum Teil physiologische Transmittersubstanzen ersetzen und damit den physiologischen Transmissionseffekt an den Synapsen verfälschen oder gar verhindern. So läßt sich z. B. eine auffallende Korrelation zwischen Intensität des hepatischen Coma einerseits mit der Anhäufung der falschen Transmittersubstanz Octopamin andererseits aufzeigen [22—25, 28, 33, 44].

Werden die verfügbaren Fakten zusammengefaßt, so ist *die* Pathogenese der portosystemischen Encephalopathie sicherlich noch nicht endgültig abgeklärt, ja es muß nach dem heutigen Stand der Forschung sogar fraglich bleiben, ob es eben *die* einheitliche Pathogenese tatsächlich überhaupt gibt. Offenbar überschneiden sich vielfältige Wirkungsmechanismen, die je nach dem hepatischen Befund present werden und auch die Variabilität des klinischen Befundes bestimmen. Auf jeden Fall ist es falsch, in *einem* bestimmten Stoffwechselparameter, z. B. dem Ammoniakspiegel, das Korrelat zur Ausbildung und zur Intensität des Comas bzw. der Encephalopathie sehen zu wollen.

Literatur

1. Adams, R. D., Foley, J. M.: Res. Publ. Ass. Res. Nerv. Ment. Dis. **32**, 198—237 (1953). — 2. Baltzan, M. A., Olszewski, J.: J. Neuropathol. Exp. Neurol. **16**, 410—421 (1957). — 3. Beaugé, L. A., Ortiz, O.: J. exp. Zool. **174**, 309—316 (1970). — 4. Bechar, M., Freud, M. et al.: J. Neurol. Sci. **11**, 101—107 (1970). — 5. Berger, R. L., Liversage, R. M. et al.: New Engl. J. Med. **274**, 497—499 (1966). — 6. Berl, S.: Cerebral Amino acid metabolism in hepatic coma. In: Neurochemistry of hepatic coma. Exp. Biol. Med., Vol. 4, pp. 71—84. Basel: Karger 1971. — 7. Berl, S., Clarke, D. D.: Compartmentation of amino acid metabolism. In: Handbook of neurochemistry (ed. A. Lajtha), Vol. 2, pp. 447—472. New York: Plenum Press 1969. — 8. Berl, S., Takagaki, G., Purpura, D. P.: J. Neurochem. **7**, 198—209 (1961). — 9. Bessman, S. P., Bessman, A. N.: J. clin. Invest. **34**, 622—628 (1955). — 10. Birkenfeld, L. W., Leibman, J. et al.: J. clin. Invest. **37**, 687—698 (1958). — 11. Brown, T., Hug, G. et al.: New Engl. J. Med. **294**, 861—867 (1976). — 12. Caesar, J.: Clin. Sci. **22**, 33—41 (1962). — 13. Casey, T. H., Summerskill, W. H. J., Orvis, A. L.: Gastroenterology

48, 198–207 (1965). – 14. Casey, T. H., Summerskill, W. A. J. et al.: Gastroenterology 48, 208–215 (1965). – 15. Cavanagh, J. B., Blakemore, W. F., Kyu, M. H.: J. Neurol. Sci. 14, 143–152 (1971). – 16. Cavanagh, J. B., Kyu, M. H.: Lancet 1969 II, 620–621. – 17. Cavanagh, J. B., Kyu, M. H.: J. neurol. Sci. 12, 63–75 (1971). – 18. Cavanagh, J. B., Kyu, M. H.: J. Neurol. Sci. 12, 241–261 (1971). – 19. Clarke, D. D.: Kommentar zu Berl (6) Exp. Biol. Med. 4, 80–84. –20. Colombi, A.: Digestion 3, 129–145 (1970). – 21. Davis, M. A., Peters, R. L., Redeker, A. G.: New Engl. J. Med. 278, 1248–1253 (1968). – 22. Fischer, J. E.: Conn. Med. 36, 575–581 (1972). – 23. Fischer, J. E.: Arch. Surg. 108, 325–336 (1974). – 24. Fischer, J. E., Baldessarini, R. J.: Lancet 1971 I, 75–79. – 25. Fischer, J. E., James, J. H., Baldessarini, R. J.: Am. J. Surg. 123, 222–230 (1972). – 26. Geiger, A.: Physiol. Rev. 38, 1–20 (1958). – 27. Gilon, E., Szeinberg, A. et al.: J. Lab. clin. Med. 53, 714–719 (1953). – 28. Glowinski, J., Baldessarini, R. J.: Pharmacol. Rev. 18, 1201–1238 (1966). – 29. Goetchus, J. S., Webster, L. T.: J. Lab. Clin. Med. 62, 237–267 (1965). – 30. Hindfelt, B., Siesjo, B. K.: Scand. J. Clin. Lab. Invest. 28, 365–374 (1971). – 31. Junega, I., Yovic, A.: Neurology 22, 537–639 (1972). – 32. Klatskin, G.: Toxic and drug-induced hepatitis. In: Diseases of the liver (ed. L. Schiff), pp. 498–601. Philadelphia: Lippincott 1969. – 33. Knell, A. J., Davidson, A. R. et al.: Brit. med. J. 1, 549–551 (1974). – 34. Kuffler, S. W., Nicholls, J. G.: Erg. Physiol. 57, 1–90 (1966). – 35. Laidlaw, J., Read, A. E.: Clin. Sci. 24, 109–120 (1963). – 36. Leavitt, S., Tyler, H. R.: Arch. Neurol. 10, 360–368 (1964). – 37. Lefer, L. G., Vogel, F. S.: Arch. Path. 93, 91–97 (1972). – 38. Leigh, A. D., Card, W. I.: J. Neuropath. Exp. Neurol. 8, 338–346 (1949). – 39. Lepore, M. J., Martel, A. J.: Ann. Int. Med. 72, 165–174 (1970). – 40. Liversedge, L. A., Rawson, M. D.: Lancet, 1966 I, 277–279. – 41. Moore, E. W., Strohmeyer, A. W., Chalmers, T. C.: J. clin. Invest. 40, 1064 (1961). – 42. Pant, S. S., Bhargava, A. N., Singh, M. M.: Brit. Med. J. 1, 1064–1065 (1963). – 43. Pant, S. S., Ribeiz, J., Richardson, E. P.: Neurology 18, 134–141 (1968). – 44. Parkes, J. D., Sharpstone, P., Williams, R.: Lancet 1970 II, 1341–1343. – 45. Peters, R. L., Edmondson, H. A. et al.: Am. J. Med. 47, 748–764 (1969). – 46. Plum, F.: The CSF in hepatic enchephalpathy. In: Neurochemistry of hepatic coma. Exp. Biol. Med., Vol. 4, pp. 34–41. Basel: Karger 1971. – 47. Posner, J. B., Plum, F.: J. clin. Invest. 39, 1246–1258 (1960). – 48. Posner, J. B., Swanson, A. G., Plum, F.: Arch. Neurol. 12, 479–496 (1965). – 49. Prill, A.: Säure-Basen-Gleichgewicht im Liquor cerebrospinalis und Stabilisierung zentralnervöser Funktionen, pp. 173–213. Wissenschaftliche Informationen Fresenius-Stiftung Anästhesie, Wiederbelebung, Intensivbehandlung H. 4, 1974. – 50. Prill, A., Volles, E. et al.: Z. Neurol. 206, 157–176 (1974). – 51. Read, A. E., McCarthy, C. F. et al.: Lancet 1968 II, 999–1001. – 52. Read, A. E., Sherlock, S. et al.: Quart, J. Med. 36, 135–150 (1967). – 53. Reye, R. D. K., Morgan, G., Baral, J.: Lancet 1963 II, 749–752. – 54. Ritt, D. J., Whelan, G. et al.: Medicine 48, 151–172 (1969). – 55. Rodgers, J. B., Mallory, G. K., Davidson, C. S.: Arch. Int. Med. 114, 637–646 (1964). – 56. Schenker, S., Breen, K. J., Hoyumpa, A. M.: Gastroenterology 66, 121–151 (1974). – 57. Schenker, S., McCandless, D. et al.: J. clin. Invest. 46, 838–848 (1967). – 58. Schenker, S., Mendelson, J. H.: Am. J. Physiol. 206, 1173–1176 (1964). – 59. Schwab, M., Dammaschke, H.: Klin. Wschr. 40, 180–187 (1962). – 60. Silberman, R.: Lancet 1958 II, 937–939. – 61. Snodgrass, P. J., DeLong, G. R.: New Engl. J. Med. 294, 855–860 (1976). – 62. Sokoloff, L.: Neurophysiology and Neurochemistry of coma. In: Neurochemistry of hepatic coma. Exp. Biol. Med., Vol. 4, pp. 15–33. Basel: Karger 1971. – 63. Summerskill, W. H. J., Davidson, E. A. et al.: Quart. J. Med. 25, 245–266 (1956). – 64. Summerskill, W. H. J., Wolfe, S. J., Davidson, C. S.: J. clin. Invest. 36, 361–372 (1957). – 65. Trachterberg, M. C., Pollen, C. A.: Science 1967, 1248–1252 (1970). – 66. Trey, C., Lipworth, L. et al.: New Engl. J. Med. 279, 798–801 (1968). – 67. Tyce, G. M., Flock, E. V., Owen, Ch.: Metabolism of glucose in brain after hepatectomie. In: Neurochemistry of hepatic coma. Exp. Biol. Med., Vol. 4, pp. 92–103. Basel: Karger 1971. – 68. Tyler, H. R., Leavitt, S.: J. Chron. Dis. 18, 409–411 (1965). – 69. Victor, M., Adams, R. D., Cole, M.: Medicine 44, 345–396 (1965). – 70. Walker, C. O., Speeg, K. V. et al.: Proc. Soc. Exp. Biol. Med. 136, 668–671 (1971). – 71. Walshe, J. H.: Quart. J. med. 20, 221–238 (1951). – 72. Ware, A. J., Agostino, A. N. D., Combes, B.: Gastroenterology 61, 877–884 (1971). – 73. Warren, K. S., Iber, F. L., Dolle, W., Sherlock, S.: J. Lab. clin. Med. 56, 687–700 (1960). – 74. Weil-Malherb, H.: Physiol. Rev. 30, 549–568 (1950). – 75. Zamora, A. J., Cavanagh, J. B., Kyu, M. H.: J. neurol. Sci. 18, 25–45 (1973). – 76. Zieve, L., Mendelson, D. F.: Ann. Int. Med. 53, 53–63 (1960). – 77. Zieve, F. J., Zieve, L., Gilsdorf, R. B.: Gastroenterology 62, 880 (1972.

Blutgerinnung und ihre Störungen bei portaler Hypertension

Lasch, H. G. (Zentrum Innere Med. Gießen)

Referat

Veränderungen im zellulären und plasmatischen System der Hämostase sind ein regelmäßiger Befund bei portaler Hypertension. Bei 85% aller Kranken findet man einen oder mehrere Gerinnungstests im pathologischen Bereich [1]; aber nur 15% der Patienten bluten infolge einer hämorrhagischen Diathese, die lokalen Blutungen infolge von Oesophagusvarizen ausgeschlossen [2].

Überblickt man die Literatur (s. bei Walls-Losowsky [3]), dann wird von verminderter Faktorenaktivität des Gerinnungspotentials, über falsch zusammengesetzte Gerinnungsproteine, über zu wenig oder funktionsgestörte Blutplättchen, über ein Zuviel oder Zuwenig an physiologischen Hemmstoffen bis hin zur Aktivitätszu- und -abnahme der körpereigenen Fibrinolyse eigentlich alles beschrieben, was man vor dem Hintergrund des komplexen Hämostasemechanismus nur erwarten kann. Will man aber die Befunde bei portaler Hypertension ordnen, wird man davon auszugehen haben, daß die Leber mit ihrer portalen Zirkulation eine wichtige Rolle in der Regulation der normalen Blutstillung spielt (Abb. 1). Sie produziert Gerinnungsfaktoren, sie hat mir ihrer zellulären Clearance eine wichtige Abräumfunktion für aktivierte Zwischen- und Endprodukte intravasaler Gerinnung und sie ist mit ihrer Mikrozirkulation selbst Schauplatz von intravasalen Aktivierungsmechanismen, die als „latente Gerinnung" Substrat für die ständig notwendige Gefäßreparatur liefern [4].

Die Analyse der von Dieter Heene [5] an unserer Klinik untersuchten Fälle von portaler Hypertension zeigt (Abb. 2), daß signifikant gegenüber Normalen, eine Verbindung der Plättchen und von Fibrinogen, eine Verschmälerung der maximalen Amplitude im Thrombelastogramm, eine Abnahme der Faktoren des Prothrombinkomplexes, eine Verminderung von Faktor V, eine Verlängerung der partiellen Thromboplastinzeit und eine Verlängerung der Thrombin- und Reptilasezeit als Ausdruck gesteigerter Fibrinolyse gefunden werden. Außerdem erkennt man bei einem Drittel der Fälle mit einem positiven Äthanoltest Fibrinmonomerkomplexe im strömenden Blut. Vergleichsweise sind diese Befunde bei einer chronisch aggressiven Hepatitis weniger ausgeprägt (Abb. 3), im Trend aber auch nachweisbar. Fibrinmonomerkomplexe werden hier allerdings außerordentlich selten beobachtet. Untersucht man Kranke mit portaler Hypertension nach einer Oesophagusvarizenblutung (Abb. 4), dann imponiert bei sonst etwa gleichem Bild der hohe Prozentsatz von Fibrinmonomerkomplexen im strömenden Blut (88%). Dieser direkte

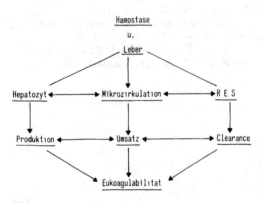

Abb. 1

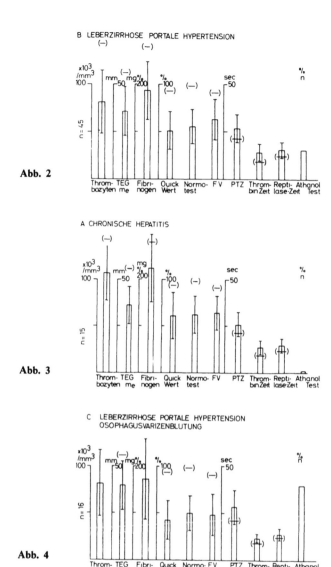

Abb. 2

B LEBERZIRRHOSE PORTALE HYPERTENSION

Abb. 3

A CHRONISCHE HEPATITIS

Abb. 4

C LEBERZIRRHOSE PORTALE HYPERTENSION
OSOPHAGUSVARIZENBLUTUNG

Beweis einer Umsatzstörung im Sinne einer Verbrauchskoagulopathie soll aber schon hier als Folge, nicht als Ursache der Oesophagusvarizenblutung herausgestellt werden.

Die Analyse der einzelnen Faktoren erlaubt zunächst noch keinen Schluß, ob ihr Spiegel durch eine *Bildungsstörung* für Gerinnungsproteine oder durch eine *Umsatzstörung* im Sinne einer Verbrauchskoagulopathie auf pathologische Werte abgefallen ist [6, 7].

Die Ursachen für die regelmäßig nachzuweisende Thrombopenie ist vielschichtig. Die alte Vorstellung, daß im Rahmen eines Hypersplenismus inhibitorische Stoffe frei werden und die Thrombopoese hemmen, ist zu verlassen. Die Bildung primär geschädigter Blutplättchen im Knochenmark erscheint nach ausgedehnten Studien zur Blutplättchen-kinetik [8, 9, 10, 11] zum Zellstoffwechsel unwahrscheinlich.

Die in einigen Fällen von portaler Hypertension zu findenden Antikörper gegen Thrombopoese und Thrombocyten sind — unabhängig von der Milz — spezifischen und

191

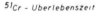

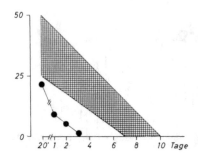

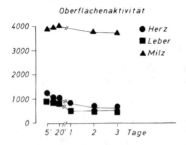

Abb. 5. Pat. L. M. Überlebenszeit von Plättchen.
Schraffiert: Normalkollektiv;
●——● Pat. mit Leberzirrhose

begleitenden Immunmechanismen zuzuschreiben. Ganz allgemein zeigen Untersuchungen mit C^{51}-markierten Plättchen (Abb. 5), daß ihre Überlebenszeit verkürzt ist. Dabei ist offenbar die Milz mit ihren Sinusuiden und der dort erfolgenden langsamen Zirkulation Ort des lokalen Verbrauchs [12]. Die Größe der Milz steht dabei in keiner direkten Korrelation zum Ausmaß der Thrombopenie [13]. Andererseits wird nach Milzexstirpation ein Anstieg der Plättchen im strömenden Blut deutlich.

Untersuchungen von Goebell und seiner Gruppe [11] haben gezeigt, daß bei portaler Hypertension und Splenomegalie 50—90% aller Plättchen in der Milz versammelt sind. Offensichtlich ist ein systemischer Faktor, der in enger Verbindung zum System der Gerinnungsfaktoren steht (Thrombin!), ein wichtiger Stimulus für den schnelleren Thrombocytenabbau. Er kommt aber offenbar im Zirkulationsgebiet der Milz bei Stase und lokaler Konzentration anders zum Tragen, als bei dem schnell fließenden Blut mit anderer Verteilung im Kreislauf [14]. Daß neben der splanchnischen Zirkulation auch das Leberstromgebiet selbst von Bedeutung ist, wissen wir von Frick [13]. Auch die im Rahmen von Lebertransplantation sofort zu beobachtende Thrombopenie reflektiert die Rolle der hepatischen Mikrozirkulation [15, 16]. Heparin als Hemmfaktor einer intravaskulären Gerinnung führt bei unkomplizierter portaler Hypertension aber nur sehr langsam zum Anstieg der Thrombocyten. Erst nach 11 Tagen fanden wir bei konsequenter Heparintherapie einen signifikanten Anstieg der Thrombocytenzahl. Ihrem schnelleren Anstieg dürfte der Thrombocytenfaktor 4, ein Antiheparinfaktor, u. a. entgegenstehen.

Eine Dissoziation zwischen Anstieg des Fibrinogenspiegels nach Heparin und ein Sistieren der Plättchenzahl ist für die unkomplizierte Form der portalen Hypertension typisch.

Neben der verminderten Plättchenzahl imponieren bei Fällen mit portaler Hypertension qualitative Thrombocytendefekte. Sie aggregieren schlechter [17, 18] und setzen in nur geringem Ausmaß Thrombocytenfaktor 3 frei. In vitro sind Plättchen von Patienten mit portaler Hypertension und Lebercirrhose weniger in der Lage Serotonin aufzunehmen

[19]. Grobe Defekte werden dann deutlich, wenn zusätzliche Komplikationen wie Oesophagusvarizenblutung oder frische entzündliche Schübe, oder eine akute Verschlechterung der Leberfunktion bis hin zum Coma die intravasale Gerinnung exzessiv stimulieren. Jetzt findet man sogenannte „Serumthrombocyten", die durch intravasale Konfrontation mit Thrombin funktionell und morphologisch nurmehr Schatten ihrer selbst sind. Hier liegt eine Ursache der sogenannten „hepatogenen Blutung".

Enge Verbindungen zur sekundären Steigerung der Fibrinolyse werden auch deutlich, als mit akut im Blut auftretenden Fibrinogenabbauprodukten, den sogenannten „Splits", wie Kowalski und kürzlich Thomas [17] schon gezeigt haben, funktionelle Aggregationshemmer systemisch und lokal in der Blutbahn entstanden, die Aufgabe der Plättchen in der Gefäßwandreparatur stören.

Ursache der qualitativen Plättchenveränderung dürfte auch sein, daß, wie Goebell u. Mitarbeiter gezeigt haben, infolge des vermehrten Umsatzes der Plättchen jugendliche Populationen aus dem Knochenmark ausgeschleußt werden, die eine höhere Enzymaktivität haben [11].

Einen vermehrten Umsatz von Fibrinogen bei portaler Hypertension haben unter Verwendung von J^{125}-markierten Präparaten zahlreiche Autoren bewiesen (s. bei Tytgart et al. [20]). Daß dabei der gesteigerte Umsatz durch Stimulation im Sinne einer Verbrauchskoagulopathie induziert wird, geht daraus hervor, daß Heparin intravenös infundiert, die Umsatzrate verkleinert. Coleman hat kürzlich gezeigt, daß die Halbwertszeit von J^{125}-Fibrinogen und Heparin bei 6 Kranken mit portaler Hypertension von im Mittel 52 Std auf 106,8 Std anstieg [40] (Abb. 6).

Auch der Nachweis von Fibrinmonomer in komplexer Bindung, wie es Heene und seiner Gruppe bei uns gelang [5], spricht eindeutig für eine thrombininduzierte intravasale Verbrauchsreaktion. Die Abnahme der Fibrinmonomerkomplexe im Blut unter Heparin — hier auf einer Abbildung von Matthias aus unserer Klinik — weist in die gleiche Richtung (Abb. 7).

Sieht man einmal das Problem von Seiten der Bilanz, dann ist es erstaunlich, daß bei vermehrtem Umsatz bei 42 aller Kranken mit portaler Hypertension und trotz des bestehenden Leberzellschadens, dem Ort der Synthese, ein normaler, ja z. T. sogar erhöhter Fibrinogenspiegel im Blut gefunden wird. Liehr und seine Mitarbeiter [22] haben nun berechnet, daß bei experimentell gesetzter portaler Hypertension eine vermehrte Fibrinogensynthese in der Leber stattfinden muß. So kommt es bei portaler Hypertension

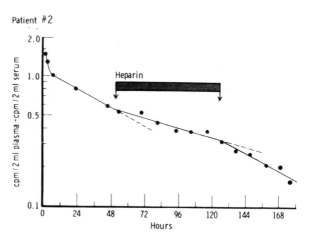

Abb. 6. Einfluß von Heparin auf Fgnu^{125}Umsatz bei Pat. mit Leberzirrhose (Lit. [40])

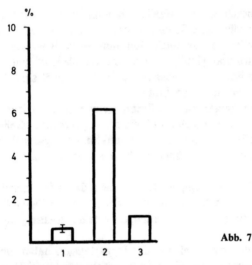

Abb. 7

Concentration of fibrinmonomer in plasma of a patient with
liver cirrhosis before (2) and after (3) heparin treatment
(1) = normal value (n=6).
Fibrinmonomer in per cent of plasma fibrinogen.

nach graduellem Verschluß der Portalvene zu hyperzirkulatorischem Kreislauf mit hohem Herzzeitvolumen und einem Anwachsen des intravaskulären Verteilungsraumes [23]. Die mit C^{14}-Leucin markierte Fibrinogensynthese muß zunehmen, um einen normalen Fibrinogenspiegel extra- und intravasal aufrechtzuerhalten. Offenbar kann auch die geschädigte Leber mehr Fibrinogen bilden, — für antihämophiles Globulin ist dies von Straub bereits bewiesen worden —.

Dabei stimulieren nicht nur — wie Barnhart in Detroit es bewiesen hat — Fibrinogenabbauprodukte (Splits) die Synthese, offenbar ist der zunächst bei größerem Verteilungsraum kurzfristig absinkende Fibrinogenspiegel selbst ein Faktor, der zur Mehrproduktion anregt. Schließlich stellt sich bei Patienten mit unkomplizierter portaler Hypertension ein Gleichgewicht zwischen gesteigertem Umsatz und gesteigerter Produktion ein, welches im Sinne einer „chronischen Verbrauchskoagulopathie" zu deuten und durch die begleitende sekundäre Fibrinolyse als zusätzlichem Sicherheitsfaktor kontrolliert ist.

Zustände von Hyperfibrinogenämie zeigen sich häufig bei akut ablaufenden Verbrauchsreaktionen mit konsekutiver Überkompensation. Die bei primären Lebertumoren von Wallis und Losowski beobachtete, oft exzessive Vermehrung von Fibrinogen im Blut scheint auf lokale Kontrollmechanismen hinzuweisen, die hier bei der tumorösen Entartung der Zellen außer Kraft geraten.

Interessant dürfte in diesem Zusammenhang auch sein, daß Patienten mit Lebercirrhose nicht nur mehr, sondern auch ein falsch zusammengesetztes Fibrinogen bilden können. So haben Sofia et al. [24], wie auch Asach et al. [25] im Blut der Patienten ein Fibrinogen nachgewiesen, daß defekt polymerisierte, leichter der Fibrinolyse zugänglich war und in seinem ganzen Verhalten an das Krankheitsbild der Dysfibrinogenämie erinnert.

Die Frage nach dem Zustandekommen der bei portaler Hypertonie häufig zu findenden gesteigerten Fibrinolyse dürfte unschwer an den größeren Umsatz von Fibrinogen, also an die Verbrauchsreaktion selbst im Sinne einer sekundären Fibrinolyse gekoppelt werden. Als eigentliche Mechanismen werden dabei die direkte Verminderung von

Hemmstoffen der Lyse durch die Verbrauchskoagulopathie (Antithrombin III) und seine ungenügende Entaktivierung von Plasminogenaktivatoren durch die geschädigte Clearancefunktion der Leber genannt (Fletcher [26], Van de Loo [27]). In diesem Zusammenhang dürften auch die Befunde von Haveman und Egbring [28] interessant sein, wonach in der prähepatischen Zirkulation entstehende Thrombocytenaggregate über Umgehungskreisläufe in die Lunge gelangen, dort desaggregieren und endothelständigen Aktivator und Fibrinolyse freisetzen, der in der Leber bei Rezirkulation nur ungenügend geklärt wird. Hier ergeben sich weitere, wichtige Beziehungen zwischen thrombocytären und plasmatischen Komponenten der Hämostase. Sicherlich sind die beiden Komponenten, also Plasmafaktoren und zelluläre Faktoren im Rahmen des Prozesses bei portaler Hypertension dynamisch unterschiedlich beteiligt. Zahlreiche Querverbindungen aber werden besonders deutlich, wenn bei perakuten Komplikationen die Verbrauchskoagulopathie einzelne Kontrollen durchbricht.

So kulminiert die Problematik in der Frage: Welche Faktoren stimulieren bei portaler Hypertension den gesteigerten Umsatz, triggern die Verbrauchsreaktion (kompensierte Verbrauchskoagulopathie) bis hin zur dekompensierten Verbrauchskoagulopathie? (Abb. 8). Eine verminderte Clearancefunktion der geschädigten Leber für intravasale Aktivierungsprozesse mit ihrer Anhäufung in der systemischen Zirkulation wird von vielen Autoren auf Grund der Ergebnisse (Deykin [29]) spekuliert, ist aber nicht bewiesen. Eher muß die reticuloendotheliale Clearance in Abhängigkeit von der Perfusion der Leber selbst, also in Relation zur lokalen Zirkulation gesehen werden. Liehr und seine Kollegen [30] haben bei der experimentellen portalen Hypertension der Ratte gezeigt, daß der Umsatz größer ist, je mehr Blut in die mikrozirkulationsgestörte Leber fließt. Wir wissen aus älteren Befunden meiner Arbeitsgruppe in Heidelberg, daß langsamer Fluß des Blutes und längerer Kontakt zum Gefäßendothel den Umsatz steigern kann. Die nachgewiesene Viscositätszunahme des Blutes bei portaler Hypertension [31] — auch ein Ergebnis der intravaskulären Gerinnung mit Fibrinmonomerkomplexen — kommt der Ausbildung der Mikrozirkulationsstörung entgegen und schließt sich im „Circulus vitiosus".

Werden im Experiment bei bestehender portaler Hypertension Kollateralkreisläufe mit größerem „Shuntvolumen" eröffnet, dann nimmt die Umsatzrate, d. h. der Verbrauch mit konsekutiver Stimulation und Hyperkoagulabilität trotz der Umgehung der Leberclearance ab. Im Stromgebiet der Leber selbst, scheint so die primäre prokoagulatorische Aktivierung des Umsatzes zu suchen sein, ein Umsatz, der durch die Clearance, die Nachlieferung aus den Bildungsorten und die superponierte Fibrinolyse lange Zeit kompensiert ist.

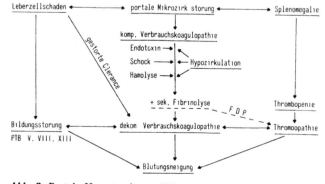

Abb. 8. Portale Hypertension — Hämostase

Hemmt man — wie es Müller-Berghaus im Experiment getan hat — bei einem solchen Gleichgewicht mit Epsilon-Aminocaprosäure die Fibrinolyse, dann findet man zahlreiche Mikrogerinnsel in der Peripherie der Leberstrombahn [32].

Alle Zeichen der Verbrauchskoagulopathie bildeten sich bei unseren Patienten mit portaler Hypertension dann aus, wenn sie Blutungen aus Oesophagusvarizen bis hin zum hypovolämischen Schock bekamen [33]. Bei 88% der Fälle fanden wir jetzt eine hohe Konzentration von Fibrinmonomerkomplexen im Blut. Es ist wahrscheinlich, daß hier als Stimulation der Gerinnung auch die Wirkung von Endotoxin aus dem Darm eingewanderter Bakterien angesehen werden kann. Von Bjornobei et al. [34] wissen wir, daß bei Patienten mit Lebercirrhose Antikörper im Blut gegen Escherichia coli regelmäßig nachgewiesen werden können. Trigger et al. [35] haben gleiche Befunde erhoben und Wardle [36] hat kürzlich darüberhinaus gezeigt, daß der Nachweis von Endotoxin im Blut bei Kranken mit blutenden Oesophagusvarizen, bei Lebercoma und bei dekompensierter Cholangitis gelingt. Hier findet man auch Anschluß an die experimentellen Befunde von Gans [37] und seiner Gruppe, wonach beim hepatektomierten Hund die Verbrauchskoagulopathie ausbleibt, wenn gleichzeitig der Darm unter Belassung von Magen, Duodenum und Pankreas operativ entfernt wurde. Der Start der Verbrauchskoagulopathie korreliert mit dem Beginn einer gramnegativen Sepsis. Sepsis und Verbrauchskoagulopathie blieben aus, wenn vor der Hepatektomie eine Sterilisation des Darmes der Hunde mit Neomycin durchgeführt wurde.

Hier ergeben sich doch interessante Parallelen zur Verbrauchskoagulopathie beim Endotoxinschock bzw. beim Sanarelli-Schwartzman-Phänomen, bei dem Fibrindepositionen in der Kreislaufperipherie aller Organe gefunden werden, und ein Zusammenbruch der Hämostase durch Aufbruch der Faktoren bis hin zum Defibrinierungssyndrom die klinische Symptomatologie ausmachen. Das sogenannte „hepatorenale Syndrom" könnte bei Zugrundelegung der Ergebnisse von Müller-Berghaus über die Rolle von Fibrinmonomerkomplexen und ihrem Einfluß auf die Nierenfunktion hier eine Erklärung finden.

Es ist aber heute noch nicht zu sagen, ob Endotoxin nur bei akuten Komplikationen der portalen Hypertonie die Verbrauchskoagulopathie triggert, oder ob es auch in unkomplizierten Fällen und abhängig von der Clearance und der in der Leber gebildeten Endotoxinesterase den Umsatz der Faktoren prokoagulatorisch stimuliert. Die Befunde von Liehr [38], wonach Polymyxen B mit seiner antiendotoxischen Wirkung die Verbrauchskoagulopathie bei Patienten mit kompensierter und dekompensierter portaler Hypertonie und Lebercirrhose verhindern kann, ist ein wichtiger Hinweis und muß bestätigt werden.

Will man vor dem hier geschilderten Hintergrund therapeutische Folgerungen ziehen, gilt es zunächst die Folgen der gestörten Hämostase bei portaler Hypertension zu beleuchten. *Blutungen* infolge hämorrhagischer Diathesen werden nur bei einem kleinen Teil der Fälle beobachtet, wenn eine exzessive Bildungsstörung (Quick unter 10%) in erster Linie bei Leberzerfallscoma und ein gesteigerter Umsatz infolge Verbrauchskoagulopathie mit überschießender Fibrinolyse und schließlich auch noch die Thrombocytopathie sich superponieren. Nur in solchen Fällen sollte mit Heparin der Umsatz unterbrochen und evtl. Gerinnungsfaktoren und Thrombocyten substituiert werden. Die andere Folge der Verbrauchskoagulopathie, die Mikrofibrinierung der peripheren Strombahn mit konsekutiver Hypoxie der Gewebe ist nach dem Gesagten bis heute nur dort relevant, wo ein exzessiver Umsatz bei gestörten oder insuffizienten Kontrollmechanismen (Clearance, Fibrinolyse) sekundäre Organstörungen mit sich bringt. So konnte Künzer u. Mitarbeiter [39] bei einem Säugling mit Verbrauchskoagulopathie und intra- wie extravaskulärer

Bildungsstörung	Verbrauchskoagulopathie	sek. Fibrinolyse
Quick	Thrombopenie, Thrombopathie	Reptilasezeit ↑
partielle Thromboplastinzeit	Athanoltest ++	Thrombinzeit ↑
II, V, VII, IX, X	Staphylocoagul test +	"Splits" ++
VIII ↑	"Heparin" effekt	Plasminogen ↓
VIII antigen ↓	m_E schmal bei TEG	===
	Antithrombin III ↓	

Abb. 9. Portale Hypertension, Screening Hämostase

Fibrinierung in der Leber mit einer durch Streptokinase induzierten Fibrinolyse den intrahepatischen Verschlußikterus schnell zum Abklingen bringen. Vergleiche aus der Erwachsenenpathologie fehlen. Der Einsatz von Streptokinase bei der Behandlung des hepatorenalen Syndroms bei Verbrauchskoagulopathie und fehlender körpereigener Fibrinolyse sollte versucht werden, genauso wie bei zur Dekompensation neigender Verbrauchskoagulopathie der Einsatz von Heparin den Umsatz stoppen muß.

Keinesfalls sollte man aber daran gehen, jeden nachgewiesenen Defekt der Hämostase bei Patienten mit portaler Hypertension ausgleichen zu wollen. Wie oben gezeigt, ist er durch körpereigene Mechanismen oft sehr gut kompensiert und mehr Indikator für übergeordnete Störungen als Initiator pathologischer Entwicklung. Hier mit der Substitution von Faktoren und Thrombocyten, oder dauernder Heparintherapie oder gar Hemmung der Fibrinolyse Korrekturen anzubringen, wäre als bloße „Kosmetik" des Gerinnungssystems einzustufen und sinnlos, ja bei dem Einsatz von fibrinolysehemmenden Substanzen sogar schädlich.

Der oft im Rahmen des gesteigerten Umsatzes bei Kranken mit portaler Hypertension global auftretenden Hyperkoagulabilität — Patienten mit portaler Hypertension bekommen häufig Makrothrombosen — ist bei Imobilisation der Kranken mit einer subkutanen Low-Dosis-Heparintherapie zu begegnen [40].

Alle diese Befunde verpflichten zur Einbeziehung des Spektrums einiger aussagekräftiger und differenzierender Tests in die Kontrolle von Patienten mit portaler Hypertension, damit rechtzeitig erkannt wird, wo Korrekturen anzubringen sind und wo nicht (Abb. 9).

Zusammenfassend ist der Defekt in der Hämostase bei Patienten mit portaler Hypertension eine Kombination von Leberzellschaden und Bildungsstörung und gestörter Clearance, von Splenomegalie und Dissoziation der Plättchenverteilungsräume, von portaler Mikrozirkulationsstörung mit zunächst kompensiertem Verbrauch der durch Hypovolämie, durch Schock, durch Endotoxinämie, durch Hämolyse dekompensieren und die Thrombocyten qualitativ treffen kann. Exzessive Bildungsstörungen, dekompensierte Verbrauchskoagulopathie mit sekundärer Fibrinolyse und Thrombocytopathie beeinflussen sich wechselseitig und superponieren unterschiedlich akzentuiert bis hin zur hepatogenen Blutung [41].

Es gilt den Defekt vor dem Hintergrund der Pathophysiologie richtig zu plazieren und nur dort zu korrigieren, wo er sich nachteilig auf den Verlauf auswirkt.

Literatur

1. Stefanini, M.: The hemorrhagic diathasis of liver dysfunction and obstruction jaundice. Proc. of the 3rd. Intern. Congress of Soc. of Haematology (ed. C. v. Moore), p. 484. New York: Grune & Stratton 1951. — 2. Deutsch, E.: Blood coagulation changes in liver diseases. Progress in liver disease Vol. 2 (ed. H. Popper, F. Schaffner), pp. 69—83. New York: Grune & Stratton 1965. — 3. Walls, W. D. Losowsky, M. S.: The hemostatic

defect of liver disease. Gastroenterology **60**, 108 (1971). — 4. Lasch, H. G., Heene, D., Mueller-Eckhardt, Chr.: Die hämorrhag. Diathesen. In: Klin. Haematologie (ed. Begemann), S. 676. Stuttgart: Thieme 1975 — 5. Heene, D.: Gerinnungsstörungen bei portaler Hypertension. — 6. Ratnoff, O. D.: Hemostatic Mechanism in liver disease. Med. Clin. Amer. **47**, 721 (1963). — 7. Spector, J., Corn, M.: Relationship of laboratory tests of hemostasis to hemorrhage in liver disease. Arch. Int. Med. **119**, 577 (1967). — 8. Aster, R. H.: H. Clin. Investig. **45**, 645 (1966). — 9. Huber, H., Huber, V., Platzer, S.: Wiener Klin. Wschr. **78**, 869 (1966). — 10. Schulz, K.: Das Verhalten der Thrombozytenfunktion bei Leberkranken. Münchner Med. Wschr. **116**, 2067 (1974). — 11. Gozbell, H., Bickel, H., Bode, Ch., Egbring, R., Martini, G. A.: Veränderte Aktivitäten der Enzyme des Energiestoffwechsels in Thrombozyten von Patienten mit Leberzirrhose und Splenomegalie. Klin. Wschr. **46**, 526 (1968). — 12. Gerrits, W. B. J., van Aken, W. G., Vreeken, Joan der Meer a. J.: Splenomegaly associated with chronic consumption coagulopathy. Acta med. Scand. **195**, 425 (1974). — 13. Frick, W.: Thrombocytopenie und Lebercirrhose. Schweiz. Med. Wschr. **97**, 407 (1967). — 14. Lasch, H. G., Mechelke, K., Nusser, E., Sessner, H. H.: Über Beziehungen zwischen Blutgerinnung und Kreislauffunktion. Z. ges. exp. Med. **129**, 484 (1958). — 15. Ruggiero, G., de Biacis, R., Attanasio, S., Bile, G., Giusti, G.: Hemostatic abnormalitis in chronic aggressive Hepatitis and liver cirrhosis. Acta Hepato-Gastroenterology **22**, 221 (1975). — 16. Hutchison, Dr., Genton, E., Porter, Ken A., Dalose, P. M., Huquat, C., Brettschneider, L., Groth, C. G., Storzl, Th. E.: Arch. Surg. **97**, 27 (1968). — 17. Thomas, D. P., Ream, J., Stuart, K.: Platelat aggregation in patients with Laennec's cirrhosis of the liver. The New Engl. J. of Med. **276**, 1344 (1967). — 18. Menguy, R., Desbaillets, L., Okabe, S., Masters, F.: Abnormal Aspirin metabolism in Patients with Cirrhosis. Ann. of Surg. **176**, 412 (1972). — 19 Ahtee, L., Pentikainen, L., Pentikainen, P. J., Paasonen, M. K.: 5-Hydroxytryptamin in the blood platelats of cirrhotic and hypertensive patients. Experientia **30**, 1328 (1974). — 20. Tytgat, G. N., Collen, D., Verstraete, M.: Metabolism of fibrinogen in cirrhosis of the liver. J. Clin. Investig. **50**, 1690 (1971). — 21. Matthias, R.: Habilitationsschrift, Gießen 1975. — 22. Grün, M., Liehr, H., Brunswig, D., Thiel, H.: Regulation of fibrinogen synthesis in portal hypertension. Thromb. et Diath. Haemorrh. **32**, 292 (1974). — 23. Liehr, H., Grün, M., Thiehl, H.: Systemische Zirkulation bei portaler Hypertension. Gastroenterologie, **13**, 133 (1975). — 24. Soria, J., Soria, C., Samama, M.: Dysfibrinogenemies acquises dans les atteintes hépatiques sevères. Coagulation **3**, 37 (1970). — 25. Asach, M., Roja, J., Busy, M. F.: Dysfibrinogènemies acquises at affections hépatiques. Sem. Hop. Paris **49**, 183 (1973). — 26. Fletcher, A. et al: Abnormal plasminogen-Plasmin system activity in patients with hepatic cirrhosis. J. Clin. Investig. **43**, 681 (1964). — 27. Van de Loo, J.: Leber und fibrinolytisches System in Leber und Blutstillung (Referat), S. 77. Schattauer 1973. — 28. Havemann, K., Egbring, R.: Leber und Blutstillung. Thromb. and Diath. Suppl. **55**, 115 (1973). — 29. Deykin, D.: The role of the liver in serum induced hypercoagulability. J. Clin. Investig. **45**, 256 (1966). — 30. Liehr, H., Grün, M., Hörder, M. H., Mersch-Baumert, K.: Umsatzstörungen im Gerinnungssystem bei experimenteller, portaler Hypertension der Ratte. Acta hep. Gastroent. **19**, 98 (1972). — 31. Leonhardt, H., Bungert, H. J.: Plasmaviskosität und Gerinnung bei Leberzirrhosekranken. Clinica chemica acta **50**, 381 (1974). — 32. Müller-Berghaus, G., Reuter, C.: Disseminated intravascular coagulation in galactosamine induced experimental hepatitis. Thrombos. Res. **1**, 473 (1972). — 33. Lasch, H. G.: Verbrauchskoagulopathie — Ursache oder Folge von Blutungen. Med. Welt **26**, 697 (1975). — 34. Bjornoboi, M., Prytz, H., Orskov, F.: Antibodies to intestinal microbes in serum of patients with cirrhosis of the liver. Lancet **1972 I**, 58—60. — 35. Triger, D. R., Aid, M. H., Whright, R.: Bacterial dictary antibodies in liver disease. Lancet **1972 I**, 60—63. — 36. Wardle, E. N.: Fibrinogen in liver disease. Arch. Surg. **109**, 741 (1974). — 37. Tan, B. H., Mori, K., Richter, D., Quinlan, R., Gans, H.: Study of the defibrination syndrome associated with acute hepatic faiture. Surg. Gynecol. and Obstetr. **132**, 263 (1971). — 38. Liehr, H.: Vortrag Dtsch. AG. Blutgerinnung, Gießen 1976 (in Druck). — 39. Künzer, W., Sutor, A. H., Wiederhoff, H., Künzer W., Jr.: Cholostatischer Ikterus nach disseminierter intravasaler Gerinnung. Klin. Wschr. **53**, 441 (1975). — 40. Coleman, M. et al.: Fibrinogen survival in cirrhosis. Improvement by low dose Heparin. Ann. A. Intern. Med. **83**, 79 (1975). — 41. Lasch, H. G.: Umsatzstörungen der Hämostase bei chron. Leberererkrankungen. In: Aktuelle Probleme der klinischen Hepatologie, S. 63. Baden-Baden: Wittstrock 1975.

Auswirkungen der portalen Hypertension auf die Nierenfunktion

Lange, H. (Med. Univ.-Klinik, Marburg/Lahn)

Referat

A. Klinische Symptomatik der Niereninsuffizienz und Verlauf bei portaler Hypertension und dekompensierter Leberzirrhose

Schon bevor sich eine portale Hypertension und Ascites oder Ödeme – d. h. die Zeichen der dekompensierten Leberzirrhose – nachweisen lassen, kommt es zu Änderungen der Nierendurchblutung [1, 2]. Während die glomeruläre Filtration noch im Normbereich liegt, finden sich bei einigen Patienten bereits deutlich gesteigerte Aldosteronspiegel im Plasma [3]. Klinisch bieten diese Patienten das Bild der hyperdynamischen Zirkulation mit kurzen Kreislaufzeiten [4] und gesteigerter peripherer Durchblutung [5].

Sobald klinische Zeichen der portalen Hypertension wie Ascites und Ödeme auftreten, nehmen Nierendurchblutung und glomeruläre Filtration stärker ab [6, 7, 8, 9, 10], obwohl bei einem Teil der Patienten mit ausgeprägtem Ascites normale Befunde erhoben werden [11]. Im eigenen Krankengut hatten 45 von 131 Patienten mit dekompensierter Leberzirrhose eine Niereninsuffizienz mit einem Serumkreatinin über 1,1 mg% [12]. Bei etwa 65% war die GFR daher nicht oder nur geringfügig eingeschränkt. Mit zunehmenden Zeichen der Dekompensation übersteigt der Serumkreatininspiegel allmählich den oberen Normwert und erreicht etwa 1,5 bis 6,0 mg%. Auf eine orale Wasserbelastung erfolgt eine zunächst noch normale, mit zunehmendem und mehr und mehr therapieresistentem Ascites jedoch eine verzögerte Diureseantwort [11, 13].

Mit der Ausbildung von Ascites und Ödemen geht auch die renale Natriumausscheidung weiter zurück, d. h. die Fähigkeit zur renalen Natriumausscheidung sinkt. Dabei beträgt die Natrium-Konzentration im Endharn nicht selten weniger als 2 mÄq/l. Auffälligerweise bleibt sie auch bei extrem niedriger Filtrationsrate in dieser Höhe [1, 14], während die minimal erreichbare Natrium-Konzentration im Endharn bei chronisch glomerulären Erkrankungen mit abnehmender Filtration bis auf etwa 70 mÄq/l ansteigt [15]. Die Natrium-Retention bewirkt eine Zunahme des Gesamtkörper-Natriums [16]. Dennoch entwickelt sich oft eine Hyponatriämie – vorwiegend als Folge einer Verdünnung [17] und vor allem durch eine Retention von exogen zugeführtem Wasser [18].

Mit Zunahme der portalen Hypertension und weiterer Abnahme des kolloidosmotischen Druckes verstärken sich diese klinischen Zeichen und Auswirkungen der Dekompensation der Leberzirrhose. Der Ascites nimmt zu und läßt sich durch diuretische Maßnahmen immer weniger beeinflussen. Die Patienten klagen über unerträglichen Durst infolge der unaufhaltsamen steigenden Kompartimentalisierung von Flüssigkeit. Die Hyponatriämie nimmt zu. Zeichen der Dehydrierung (Durst) finden sich bei gleichzeitigem Hydrops (Ascites, Ödeme, Hyponatriämie), sobald die peritoneale Ascitesresorptionsrate geringer wird als die äußeren Wasserverluste [18], oder wenn die Filtrationsrate die peritoneale Resorptionsrate übersteigt. Die glomeruläre Filtration geht weiter zurück. Es stellt sich eine Oligoanurie ein. Das Bewußtsein trübt sich. Der systolische Blutdruck sinkt schließlich unter 100 mmHg. Im Kreislaufversagen kommen die Patienten ad exitum. Nicht selten ist eine intestinale Blutung in diesem Stadium die unmittelbare Todesursache.

Die Niereninsuffizienz bei dekompensierter Leberzirrhose ist als prognostisch ungünstiges Zeichen aufzufassen. Etwa 75% der Patienten, die an einer Leberzirrhose starben, haben zum Zeitpunkt des Todes eine Niereninsuffizienz [19]. Meist kommen die Patienten innerhalb weniger Wochen, nachdem das Serumkreatinin erstmalig erhöht ist, ad exitum [14, 16, 19]. Das Ausmaß der Leberschädigung korreliert mit der Abnahme von glomerulärer Filtration und Nierendurchblutung [20]. In einigen Fällen indessen bessert sich die Leberfunktion, der Ascites bildet sich zurück und die Nierenfunktion normalisiert sich gleichzeitig [16, 21]. Nur, wenn die Besserung der Lebererkrankung mit einer Rückbildung von Ascites verbunden ist, kann eine Besserung der Nierenfunktion erwartet werden [22]. Auch nach einer erfolgreichen Lebertransplantation kommt es zur Rückbildung der Niereninsuffizienz [23].

B. Pathophysiologische Beziehungen zwischen portaler Hypertension und dekompensierter Leberzirrhose einerseits und der Nierenfunktion andererseits

Die Leberzirrhose beeinträchtigt im wesentlichen die folgenden drei klinisch relevanten Partialfunktionen der Niere:

1. die Natriumausscheidung,
2. die Wasserausscheidung,
3. die glomeruläre Filtration.

Noch bevor Zeichen der portalen Hypertension klinisch manifest werden (Abb. 1), kommt es bereits zu einer Abnahme der corticalen Durchblutung der Niere [1, 2], die möglicherweise eine Folge der peripheren Gefäßerweiterung darstellt [4, 5, 24]. Dem klinischen Bild der hyperdynamen Zirkulation entspricht ein über die Norm erhöhtes Herzminutenvolumen bei gleichzeitiger Verminderung seines renalen Anteils – wahrscheinlich infolge einer Verminderung des peripheren, nicht renalen Widerstandes [4, 24, 25, 26]. Da die Abnahme des peripheren Widerstandes nur allmählich erfolgt, macht sich diese Störgröße wahrscheinlich nur in einer unwesentlichen Verminderung des effektiven Blutvolumens bemerkbar, die durch eine Zunahme des Gesamt-Blutvolumens und des Herzminutenvolumens kompensiert wird. Damit hängt es vermutlich zusammen, daß die Patienten zu diesem Zeitpunkt häufig noch eine normale glomeruläre Filtration von mehr als 70 ml/min aufweisen [24], während in der Isotopenauswaschtechnik und angiographisch bereits Änderungen der corticalen Nierendurchblutung zum Audruck kommen [1, 2]. Die Zunahme des Blutvolumens steht möglicherweise mit der erhöhten Aldosteronpro-

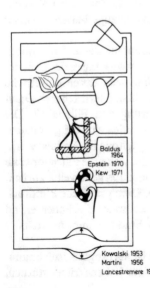

Abb. 1. Periphere Gefäßerweiterung bei LC und Störung der Nierendurchblutung

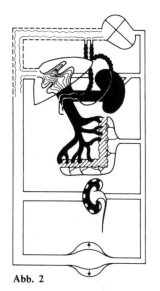
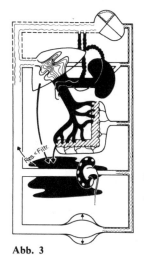

kompensiert durch:
1. Barorezeptoren →
   ADH↑ →Tc_{H₂O} ↑
2. Sympath. Innervation
   d. Niere → GFR ↓
3. Renin - Angiotensin -
   Aldosteron →
   Na - Rückresorption
   (+ H₂O)

Abb. 2

Abb. 3

Abb. 2. Portale Hypertension ↑
I. Sequestration → drohende ↓ d. „effektiven" BV's

Abb. 3. Portale hypertension ↑
II. Sequestration + Kompartimentalisierung → (drohende) Verminderung des „effektiven" BV's

duktion in Zusammenhang, die sich schon nachweisen läßt, bevor Zeichen der portalen Hypertension auftreten [3]. Die erhöhte Aldosteronproduktion geht auf eine vermehrte Reninfreisetzung zurück und weniger auf eine verminderte hepatische Aldosteron-Clearance, denn nach bilateraler Nephrektomie war sie nicht nachweisbar. Die erhöhte Reninproduktion ihrerseits kann über die diskrete Verminderung des effektiven Blutvolumens und die verminderte renale corticale Durchblutung zustande kommen [27]. Andererseits scheint schon eine geringfügige postsinusoidale portale Hypertension ohne Änderungen des Blutvolumens (auch nicht des sogenannten effektiven Blutvolumens?) zu einer 4—5fachen Zunahme der Aldosteronproduktion zu führen [28].

Der mit fortschreitender Leberzirrhose allmählich zunehmende intrahepatische Gefäßwiderstand bewirkt eine Zunahme des Blutvolumens im Splanchnikusgebiet (Abb. 2). Der zunehmende intrahepatische Widerstand ist damit eine Störgröße für die Kreislaufregulation: das portale Blutvolumen nimmt solange zu, wie der Widerstand steigt und das Pfortadersystem die Grenze seiner Dehnbarkeit nicht erreicht hat. Dieses Blutvolumen wird als „ineffektives" Volumen (ineffektiv, weil gegen einen erhöhten Widerstand langsamer strömend) dem zirkulierenden „effektiven" Blutvolumen entzogen, d. h. sequestriert. Die Regelstrecke „effektives Blutvolumen" erfährt damit zusätzlich zu der schon bestehenden allgemeinen Gefäßerweiterung eine weitere Störung und droht abzunehmen. Schließlich kommt es mit weiterer Zunahme des intrahepatischen Widerstandes und Abnahme des kolloidosmotischen Druckes zur Ausbildung von Ascites (Abb. 3). Solange die Filtration in den Peritonealraum hinein größer ist als die Resorptionsrate — der Ascites also zunimmt — erfährt das „effektive" Blutvolumen durch diese Kompartimentalisierung von Flüssigkeit eine weitere Störung. Die Regelstrecke „effektives Blutvolumen" wird bei Patienten mit portaler Hypertension daher im wesentlichen von drei Störgrößen, die charakterischerweise den Verlauf von Lebererkrankungen kennzeichnen, betroffen:

1. periphere Gefäßerweiterung,
2. Sequestration von Blut im Splanchnikusgebiet,
3. Kompartimentalisierung des Extrazellulärvolumens durch Ascitesbildung und Ödeme.

Tatsächlich indessen wird zunächst eine Abnahme des effektiven Blutvolumens durch eine Zunahme des gesamten Blutvolumens um etwa 10—50% verhindert [26, 29, 30, 31]. Diese Zunahme geht im wesentlichen auf eine vermehrte renale Natrium- und Wasserretention zurück. Die Störung der Regelstrecke „Kreislaufvolumen" führt möglicherweise über Dehnungsrezeptoren im linken Herzvorhof [32] und im Bereich des Carotissinus [33] — vermittelt über den Nervus vagus — zu einer Ausschüttung von Vasopressin und zur Antidiurese [34]. Die Abnahme der corticalen Nierendurchblutung bewirkt — vermittelt über die adrenerge Innervation der Niere — die Freisetzung von Renin [35, 36] und über die Zunahme der Aldosteronsekretion eine erhöhte tubuläre Rückresorption von Natrium und Wasser. Das Ergebnis dieser Regulation ist die Aufrechterhaltung des „effektiven" und die damit zwangsläufig verbundene Zunahme des gesamten Blutvolumens. Die Bedeutung des effektiven Blutvolumens in der Kreislaufvolumenregulation geht auch daraus hervor, daß die Steigerung der Aldosteronproduktion nach Ascites-Drainage ausbleibt, wenn die Neubildung des Ascites durch künstliche Erhöhung des intraabdominellen Druckes verhindert wird [37] oder wenn die Verminderung des Blutvolumens infolge Ascitesneubildung durch Bluttransfusion ausgeglichen wurde [38].

Wenn der intrahepatische Widerstand konstant bleibt, erfolgt keine weitere Sequestration und Kompartimentalisierung. Das effektive Blutvolumen erfährt keine Störung und die Mechanismen, die seiner Aufrechterhaltung dienten, normalisieren sich (Abb. 4). Eine Steigerung der Aldosteronproduktion [39] und eine erhöhte ADH-Ausschüttung [40]

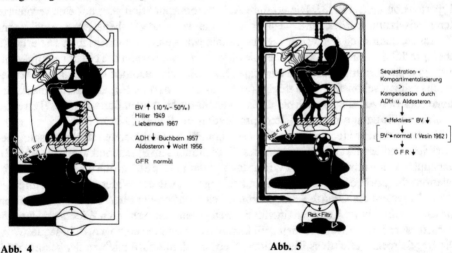

Abb. 4   **Abb. 5**

Abb. 4. Portale Hypertension (stationär)
III. Erhöhtes BV bei Kompensation für Sequestration („ineff." BV) und Kompartimentalisierung (Ascites) = normales „effektives" BV

Abb. 5. Portale Hypertension
IV. Ursachen einer progred. Niereninsuffizienz
Portale Hypertension ↑ ⎱
Dystroph. Schub d. LC ⎰ Ascites + Ödeme → → „effektives" BV↓
Intestinale Blutung
Saluretika

sind dementsprechend nur solange nachweisbar, wie der Ascites zunimmt. Patienten mit stationärem Ascites oder sich spontan rückbildendem Ascites reagieren dementsprechend auf orale Wasserzufuhr mit einer normalen Ausscheidung osmotisch freien Wassers [11].

Lange Zeit kann die Nierenfunktion auf diese Weise bei bestehender portaler Hypertension konstant bleiben. Die Abb. 5 zeigt jene Faktoren, die oft eine kontinuierliche weitere Abnahme der glomerulären Filtration einleiten. Eine Zunahme des intrahepatischen Widerstandes oder ein dystrophischer Schub mit Verminderung des onkotischen Druckes bewirken erneut eine stärkere Filtration (Kompartimentalisierung) in den Peritonealraum und in periphere Ödeme. Der Ascites nimmt unaufhaltsam zu. Die Resorptionsrate des extrazellulären Volumens ist geringer als die Filtration. Die erneut zunehmende Natrium- und Wasserrückresorption in der Niere vermag die Verminderung des Blutvolumens nicht auszugleichen. Tatsächlich kehrt das bis dahin erhöhte Blutvolumen dieser Patienten nun unter gleichzeitiger deutlicher Verminderung der glomerulären Filtration zur Norm zurück [41, 42]. Aus ähnlichen Gründen kann auch eine intestinale Blutung oder eine forcierte diuretische Therapie [18] über eine Verminderung des „effektiven" Blutvolumens zu einer Abnahme der glomerulären Fltration führen.

C. Die renalen Mechanismen der Natrium- und Wasserretention sowie der verminderten glomerulären Filtration

Es ist unumstritten, daß die renale Natrium-Retention bei dekompensierter Leberzirrhose auf die Aldosteronwirkung und auf eine verminderte Filtration zurückzuführen ist. Die Unfähigkeit, auf eine Volumenexpansion mit einer Natriurese zu reagieren, führte zu der Annahme eines „3. Faktors" als weitere Ursache der renalen Natrium-Retention [43]. Unabhängig von der Aldosteronwirkung scheint die Natrium-Retention bei Abnahme des effektiven Blutvolumens auf eine erhöhte proximale tubuläre Natriumrückresorption [44] sowie vor allem auf eine gesteigerte Natrium-Rückresorption im Verdünnungssegment des aufsteigenden Schleifenschenkels zurückzuführen zu sein [45, 46]. Clearance-Untersuchungen ergaben, daß der Cavahund im chronischen Versuch auf eine Wasserbelastung mit einem verminderten distalen Natrium-Angebot reagiert ($C_{H_2O} + C_{Na}$). Die fraktionale distale Natrium-Rückresorption ($C_{H_2O}/(C_{H_2O} + C_{Na})$) war ebenfalls signifikant höher als bei normalen Hunden [47]. Die Ursache der erhöhten distalen Natrium-Resorption bei hydropischen Zuständen ist nicht klar. Da die Kombination von intrarenaler Gefäßerweiterung und systemischer Vasokonstriktion mit intrarenaler Drucksteigerung eine Natriurese bewirkte [48], werden intrarenale hämodynamische Faktoren für die Natrium-Retention verantwortlich gemacht: möglicherweise beruht sie auf der Umverteilung der renalen Durchblutung zugunsten der medullären Perfusion. Vielleicht wirkt sich auch das Fehlen des natriuretischen Faktors am Verdünnungssegment des Nephrons aus [48].

Die Unfähigkeit der Nieren, auf eine Wasserbelastung mit einer normalen Wasserdiurese zu reagieren, wurde auf eine gesteigerte Nierenmarkdurchblutung zurückgeführt [49]. Es handelt sich also dabei nicht um eine gesteigerte ADH-Wirkung. Unter Vasopressinwirkung kommt es zu einer normalen Antidiurese, die über verschiedene Barorezeptoren und den Nervus vagus vermittelt wird [33, 34]. Der „Konzentrationsdefekt" — die eingeschränkte Fähigkeit zur Bildung osmotisch freien Wassers — beruht wahrscheinlich auf der erhöhten proximal tubulären, vor allem aber auf der Natrium-Resorption im Verdünnungssegment: die Bildung von osmotisch freiem Wasser pro Einheit des distal angebotenen Volumens ($C_{H_2O}/(C_{H_2O} + C_{Na})$) ist beim Cavahund deutlich vermindert

[47]. Damit scheint der Konzentrationsdefekt auf derselben Ursache zu beruhen, wie die gesteigerte distale Natrium-Resorption, möglicherweise auf der zugunsten des Markes reduzierten corticalen Perfusion.

Die erhöhte Plasmareninaktivität ist wahrscheinlich nicht die unmittelbare Ursache der verminderten glomerulären Filtration. Möglicherweise liegt ihr ein Zusammenwirken von systemischer und lokaler Reninwirkung zugrunde [50].

D. Therapie der Niereninsuffizienz bei portaler Hypertension und die kompensierte Leberzirrhose

Die Volumenexpansion durch Albumininfusion oder Reinfusion von Ascites bewirkt eine vorübergehende [51, 52], in Einzelfällen auch eine dauerhafte Besserung [53] der glomerulären Filtration. Die Prognose des Leidens wird dadurch jedoch im allgemeinen nicht verbessert [22]. Führt die Infusion nicht gleichzeitig zu einer Zunahme von Diurese und glomerulärer Filtration, so wird der Patient durch eine weitere Auffüllung seines Niederdrucksystems gefährdet. Es kann zur Ruptur des Ösophagusvarizen kommen. Die Volumenexpansion hat weniger eine Zunahme des effektiven Plasmavolumens — daher auch keine Besserung von GFR und Diurese — bewirkt, als vielmehr eine weitere Vermehrung des ineffektiven Volumens im Pfortaderbereich (Abb. 6). Auch nach Anlage einer portokavalen Anastomose ist es mit Abnahme des ineffektiven und einer Zunahme des effektiven Blutvolumens zu einer Normalisierung der glomerulären Filtration gekommen [28]. Gelegentlich kann bei sehr ausgeprägtem Ascites eine Ascitesdrainage über eine Rückbildung abhängiger Beinödeme zu einer Zunahme von Herzminutenvolumen und glomerulärer Filtration führen [54].

Da die wesentlichen Ursachen der Niereninsuffizienz — Sequestration und Kompartimentalisierung infolge des erhöhten intrahepatischen Widerstandes — einer kausalen Therapie nicht zugänglich sind, gilt es, alles zu vermeiden, was die Nierenfunktion über eine zusätzliche Störung des Kreislaufvolumens und der Homöostase beeinträchtigen könnte. Die Beschränkung der Natrium- und Wasserzufuhr, die Anwendung von Saluretika und Ascitesdrainagen sind stets den pathophysiologischen Bedingungen anzupassen.

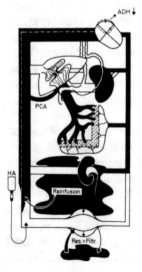

Abb. 6. Portale Hypertension
V. Therapie(-versuche) b. Niereninsuffizienz
Albumin-Infusion i. v. ⎫
Ascites-Reinfusion i. v. ⎬ → „effektives" BV ↑
PCA ⎪
Ascites-Drainage ⎭

Literatur

1. Epstein, M., Berk, D. P., Hollenberg, N. K., Adams, D. F., Chalmers, T. C., Abrams, H. L., Merrill, J. P.: Renal failure in the patient with cirrhosis. Amer. J. Med. **49**, 175 (1970). – 2. Kew, M. C., Brunt, P. W., Varma, R. R., Hourigan, K. J., Williams, H. S., Sherlock, S.: Renal and intrarenal blood-flow in cirrhosis of the liver. Lancet **1971 II**, 504. – 3. Wilkinson, S. P., Moodie, H., Alam, A., Williams, R.: Renal retention of sodium in cirrhosis and pulminant hepatic failure. Postgrad. Med. J. **51**, 527 (1975). – 4. Kowalski, H. J., Abelmann, W.: Cardiac output at rest in Laennec's cirrhosis. J. clin. Invest. **32**, 1025 (1953). – 5. Martini, G. A., Hagemann, J. E.: Über Fingernagelveränderungen bei Leberzirrhose als Folge unveränderter peripherer Durchblutung. Klin. Wschr. **34**, 25 (1956). – 6. Baldus, W. P.: Etiology and management of renal failure in cirrhosis and portal hypertension. Ann. N. Y. Acad. Sci. **170**, 267 (1970). – 7. Baldus, W. P., Summerskill, W. H. J., Hunt, J. C., Maher, F. T.: Renal circulation in cirrhotics: observations based on the catheterization of the renal vein. J. clin. Invest. **43**, 1090 (1964). – 8. Leslie, S. H., Johnson, B., Ralli, E. P.: Renal function as a factor in fluid retention in patients with cirrhosis of the liver. J. clin. Invest. **30**, 1200 (1951). – 9. Önen, K. H.: Renal hemodynamics in hepatic cirrhosis. Lancet **1960 I**, 203. – 10. Schmidt, H. G., Schultis, K.: Chronische Lebererkrankung und Nierenfunktion. Acta hepato-splenol. (Stuttg.) **13**, 105 (1966). – 11. Baldus, W. P., Feichter, R. N., Summerskill, W. H. J., Hunt, J. C., Wakim, K. G.: The kidney in cirrhosis. II. Disorders of renal function. Ann. intern. Med. **60**, 366 (1964). – 12. Weitz, R.: Nierenfunktionsstörung bei Leberkranken. Inaug.-Diss., Marburg 1969. – 13. Ralli, E. P., Leslie, S. H., Stueck, G. H., Laken, B.: Studies of the serum and urin constituents in patients with cirrhosis of the liver during water tolerance tests. Amer. J. Med. **11**, 157 (1951). – 14. Reynolds, T. B., Lieberman, F. L., Redeker, A. G.: Functional renal failure with cirrhosis. The effect of plasma expansion therapy. Medicine (Baltimore) **46**, 191 (1967). – 15. Coleman, A. J., Arias, M., Carter, N. W., Rector jr., F. C., Seldin, D. W.: The mechanism of salt wastage in chronic renal disease. J. clin. Invest. **45**, 1116 (1966). – 16. Baldus, W. P., Feichter, R. N., Summerskill, W. H. J.: The kidney in cirrhosis. I. Clinical and biochemical features of azotemia in hepatic failure. Ann. intern. Med. **60**, 353 (1964). – 17. Martini, G. A., Rausch-Stroomann, J. G.: Das Hyponatriämiesyndrom nach kochsalzfreier Kost, erzwungener Diurese und/oder Ascitespunktion bei chronischer Leberinsuffizienz. Hyponatriämie, Hypochlorämie, Hyperkaliämie, Azotämie. Klin. Wschr. **37**, 385 (1959). – 18. Shear, L., Ching, S., Gabuzda, G. J.: Compartmentalization of ascites and edema in patients with hepatic cirrhosis. New Engl. J. Med. **282**, 1391 (1970). – 19. Shear, L., Kleinermann, J., Gabuzda, G. J.: Renal failure in patients with cirrhosis of the liver. I. Clinical and pathological characteristics. Amer. J. Med. **39**, 184 (1965). – 20. Arieff, A. J., Chidsey, C. A.: Renal function in cirrhosis and the effects of prostaglandine A$_1$. Amer. J. Med. **56**, 695 (1974). – 21. Goldstein, H., Boyle, J. D.: Spontaneous recovery from the hepatorenal syndrome: report for four cases. New Engl. J. Med. **272**, 895 (1965). – 22. Clermont, R. J., Vlahcevic, Z. R., Chalmers, T. C., Adham, N. F., Curtis, G. W., Morrison, R. S.: Intravenous therapy of massive ascites in patients with cirrhosis. II. Long term effects on survival and frequency of renal failure. Gastroenterology **53**, 220 (1967). – 23. Iwatsuki, S., Poportzer, M. M., Corman, J. L., Ishikawa, M., Putman, C. W., Katz, F. H., Starzl, T. E.: Recovery from "hepato-renal syndrome" after orthotopic liver transplantation. New Engl. J. Med. **28**, 1155 (1973). – 24. Lancestremere, R. G., Davidson, P. L., Early, L. E., O'Brain, F. J., Papper, S.: Renal failure in Laennec's cirrhosis. II. Simultaneous determination of carciac output and real hemodynamics. J. clin. Invest. **41**, 1922 (1962). – 25. Mashord, M. L., Mahon, W. A., Chalmers, T. C.: Studies of the cardiovascular system in the hypotension of liver failure. New Engl. J. Med. **267**, 1071 (1962). – 26. Murray, J. F., Dawson, A. M., Sherlock, S.: Circulatory changes in chronic liver disease. Amer. J. Med. **24**, 358 (1958). – 27. Schroeder, E. T., Eich, R. H., Smulyan, H., Gould, A. B., Gabuzda, G. J.: Plasma renin level in hepatic cirrhosis. Relation to functional renal failure. Amer. J. Med. **49**, 186 (1970). – 28. Orloff, M. J.: Pathogenesis and surgical treatment of intratable ascites associated with alcoholic cirrhosis. Ann. N. Y. Acad. Sci. **170**, 213 (1970). – 29. Hiller, G. J., Huffmann, W. R., Levely, S.: Studies in cirrhosis of the liver. I. Relationship between plasma volume, plasma protein concentrations and total circulating proteins. J. clin. Invest. **28**, 322 (1949). – 30. Lieberman, F. L., Reynolds, T. B.: Plasma volume in cirrhosis of the liver: its relation to portal hypertension, ascites and renal failure. J. clin. Invest. **46**, 1297 (1967). – 31. Perera, G. A.: The plasma volume in Laennec's cirrhosis of the liver. Ann. intern. Med. **24**, 643 (1946). – 32. Gauer, O. H., Henry, J. P., Behn, C.: The regulation of extracellular fluid volume. Amer. Rev. Physiol. **32**, 547 (1970). – 33. Berl, T., Cadnapahornchai, P., Harbottle, J. A., Schrier, R. W.: Mechanism of stimulation of vasopressin release during beta adrenergic stimulation with isoproterenol. J. clin. Invest. **53**, 857 (1974). – 34. Anderson, R. J., Cadnapahornchai, P., Harbottle, J. A., McDonald, K. M., Schrier, R. W.: Mechanism of effect of thoracic inferior vena cava constriction of renal water excretion. J. clin. Invest. **54**, 1473 (1974). –35. Gordon, R. D., Küchel, O., Liddle, G. W., Island, D. P.: Role of the sympathetic nervous system in regulating renin and aldosterone production in man. J. clin. Invest. **46**, 599 (1967). – 36. Gordon, R. D., Wolfe, L. K., Island, D. P., Liddle, G. W.: A diurnal rhythm in plasma renin

activity in man. J. clin. Invest. **45**, 1587 (1966). – 37. Davis, J. O., Ball, W. C., Jr.: Effects of a body cast on aldosterone and sodium excretion in dogs with experimental ascites. Amer. J. Physiol. **192**, 538 (1958). – 38. Wolff, H. P.: Der sekundäre Aldosteronismus Herz-, Leber- und Nierenkranker. Verh. dtsch. Ges. inn. Med. **68**, 630 (1962). – 39. Wolff, H. P., Koczorek, K. R., Jesch, W., Buchborn, E.: Untersuchungen über die Aldosteronausscheidung bei Leberkranken. Klin. Wschr. **34**, 366 (1956). – 40. Buchborn, E.: Antidiuretic hormone and serum osmolality in liver cirrhosis. Lancet **1957 I**, 1201. – 41. Vesin, P.: Late functional renal failure in cirrhosis with ascites. Pathophysiology, diagnosis and treatment. In: Aktuelle Probleme der Hepatologie (Hrsg. G. A. Martini) S. 98, Stuttgart: G. Thieme 1962. – 42. Vesin, P., Traverson, H.: Functional renal failure (FRF) in cirrhosis of the liver and liver carcinoma. Postgrad. Med. J. **51**, 489 (1975). – 43. Levinsky, N. G., Lalone, R. D.: Sodium excretion during acute saline loading in dogs with vena cava constriction. J. clin. Invest. **44**, 565 (1965). – 44. Weiner, M. W., Weinmann, E. J., Kashgarian, M., Hayslett, J. P.: Ac reabsorption in the proximal tubule produced by volume depletion. J. clin. Invest. **50**, 1379 (1971). – 45. Auld, R. B., Alexander, E. A., Levinsky, N. G.: Proximal tubular function in dogs with thoracic caval contriction. J. clin. Invest. **50**, 2150 (1971). – 46. Vesin, P., Traverso, H.: Functional renal failure (FRF) in cirrhosis of the liver and liver carcinoma. Postgrad. Med. J. **51**, 489 (1975). – 47. Kaloyanides, G. J., Caeciaguida, R. J., Pablo, N. C., Porush, J. G.: Increased sodium reabsorption in the proximal and distal tubule of caval dogs. J. clin. Invest. **48**, 1543 (1969). – 48. Blendis, L. M.: Factors relating to sodium excretion in experimental ascites. Postgrad. Med. J. **51**, 523 (1975). – 49. Schedl, H. P., Bartter, F. C.: An explanation for and experimental correction of the abnormal water diuresis in cirrhosis. J. clin. Invest. **39**, 248 (1960) – 50. Smith, J. K.: The role of renin in renal failure associated with hepatic failure. Postgrad. Med. J. **51**, 506 (1975). – 51. Tristanie, F. E., Cohn, J. N.: Systemic and renal hemodynamics in oliguric hepatic failure: effect of volume expansion. J. clin. Invest. **46**, 1894 (1967). – 52. Vlahcevic, Z. R., Adham, N. F., Chalmers, T. C., Clermont, R. J., Moore, E. W., Jick, H., Curtis, G. W., Morrison, R. S.: Intravenous therapy of massive ascites in patients with cirrhosis. I. Short term comparison with diuretic treatment. Gastroenterology **53**, 211 (1967). – 53. Kunkel, H. G., Labby, D. H., Ahrens, E. H., Shank, R. E., Hoagland, C. C.: The use of concentrated human serum in the treatment of cirrhosis of the liver. J. clin. Invest. **27**, 305 (1948). – 54. Gordon, M. E.: The acute effects of abdominal paracenthesis in Laennec's cirrhosis upon exchanges of electrolytes and water, renal function, and hemodynamics. Amer. J. Gastroenterol. **33**, 15 (1960).

Internistische Therapie der portalen Hypertension

Dölle, W. (Med. Univ.-Klinik, Tübingen)

Referat

Die internistische Therapie des Pfortaderhochdrucks beschränkt sich auf die Behandlung der Folgen dieses Zustandes. Lediglich bei alkoholbedingter Fettleber und Zirrhose ist durch Bettruhe, ausreichende Ernährung und Alkoholabstinenz eine Verminderung des erhöhten Pfortaderdruckes zu erreichen [20]. Mit dem Verschwinden von Fett kann es bei solchen Kranken zu einer Drucksenkung um 10 mm Quecksilber kommen. Diese Beobachtungen stimmen mit der Erfahrung überein, daß Alkoholabstinenz die Lebenserwartung von Zirrhosekranken erhöht.

Ausmaß und Folgen der portalen Hypertension bei der Leberzirrhose sind Faktoren, die die Prognose wesentlich bestimmen. So leben trotz der modernen Komabehandlung 1 Monat nach dem ersten Leberkoma noch 60%, nach 6 Monaten nur noch 30%, und nach 5 Jahren weniger als 10% der Kranken [9]. Von 174 eigenen Patienten mit Zirrhose und Ascites waren nach einem Jahr 68% verstorben.

Die hohe Letalität der Ösophagusvarizenblutung ist bekannt. Sie liegt in verschiedenen Serien zwischen 29 und 84%, im Mittel um 57% [10]. Auf der anderen Seite beeinflußt die

206

konservative Therapie von Folgen der portalen Hypertension die langfristige Lebenserwartung der Patienten nicht. So zeigte sich z. B. beim Vergleich der Überlebensrate von 96 Zirrhosekranken mit Ascites, die mit Diuretika behandlt worden waren, gegenüber einer Kontrollgruppe mit Zirrhose und Ascites ohne Diuretika-Therapie kein Unterschied [37].

Aus diesen Fakten leitet sich also zwingend die Forderung ab, durch Prophylaxe das Auftreten der portalen Hypertension mit ihren Folgen zu verhindern. Ist der Pfortaderhochdruck erst einmal vorhanden, hat die konservative Therapie keinen Einfluß auf die durch das Grundleiden bestimmte Lebenserwartung.

Dennoch ist das natürlich kein Grund zur Resignation. Es kommt bekanntlich nicht nur darauf an, wie lange ein chronisch Kranker lebt, sondern auch wie er lebt. Der Begriff der Lebensqualität hat hier seine Berechtigung, und ihre Verbesserung ist wesentliches Ziel der internistischen Behandlung.

Ich will mich im folgenden mit der Behandlung folgender Auswirkungen des Pfortaderhochdrucks befassen:

1. Das exogene Leberkoma bzw. die chronische portocavale Encephalopathie.
2. Die Ösophagusvarizenblutung.
3. Ascites und Ödeme.
4. Der Hypersplenismus.

Schließlich soll unter therapeutischen Aspekten auch das Problem der Endotoxinämie und der hyperdynamen Zirkulation bei Zirrhosekranken gestreift werden.

1. Exogenes Leberkoma und chronische portocavale Encephalopathie

Die etablierte Komatherapie besteht in:

1. Beseitigung auslösender Faktoren.
2. Einschränkung der Eiweiß- bzw. Stickstoffzufuhr.
3. Reinigung des Magen-Darmkanals.
4. Orale Antibiotika-Gaben.
5. Flüssigkeits- und Elektrolyt-Kontrolle und Vermeiden von Komplikationen.

Diese Komabehandlung beruht auf dem pathogenetischen Konzept der cerebralen Intoxikation durch stickstoffhaltige Substanzen, unter anderem Ammoniak, die unter der Einwirkung der Darmbakterien im Gastrointestinalkanal entstehen. Es sollte aber bedacht werden, daß Experimente mit keimfrei aufgezogenen Hunden gezeigt haben, daß auch ohne Einwirkung von Bakterien eine Ammoniakproduktion im Dünndarm stattfindet. Die therapeutische Wirkung von Neomycin muß daher unter Umständen auch auf anderem Wege als über eine Beeinflussung der Darmflora zustandekommen [28, 29].

Das Vorgehen kann folgendermaßen zusammengefaßt werden:

1. Bettruhe.
2. Purgieren; wenn man mit Lactulose (Bifiteral) 90 g in mehreren Dosen täglich nicht auskommt, kann man 40 ml einer 30%igen Magnesiumsulfatlösung per os oder durch eine Sonde geben.
3. Eiweißfreie Ernährung.
4. Keine Zufuhr stickstoffhaltiger Medikamente (Ammoniumvlorid, Methionin, Harnstoff).
5. Perorale Zufuhr schwer resorbierbarer Antibiotika: Neomycin (Bykomycin) oder Paromomycin (Humatin) 4—8 g täglich.
6. Parenterale Gabe eines Breitbandantibiotikums.
7. Behandlung auslösender Faktoren, vor allem einer intestinalen Blutung.
8. Absetzen einer diuretischen Behandlung.
9. Ausgleich von Elektrolyt-Störungen, vor allem einer Hypokaliämie.

Die Einstellung *nach* einer Komaepisode oder bei chronischer portocavaler Encephalopathie erfolgt folgendermaßen:

1. Steigerung der täglichen Eiweißzufuhr um 20 g in Intervallen von 3—4 Tagen.

2. Dabei Beobachtung des neuropsychiatrischen Zustandes (Flattertremor, Handschrift, Nacherzählen einer Geschichte, Foetor hepaticus, Blutammoniak, EEG).

3. Perorale Zufuhr eines Antibiotikums auf Dauer (z. B. Neomycin 1—2 g täglich), wenn die Eiweißtoleranz unter 60 g täglich liegt.

4. Evtl. Versuch mit Lactulose (45—90 g täglich in drei Einzeldosen) anstelle der Antibiotika-Behandlung oder mit ihr kombiniert.

Das Disaccharid Lactulose (Bifiteral), das aus Galaktose und Fruktose besteht, wird im menschlichen Darm nicht gespalten. Es unterliegt nur der bakteriellen Zersetzung und bewirkt über eine Beeinflussung der Darmflora und Änderung des Darm-pH mit folgender gesteigerter NH^3-Difusion in das Darmlumen einen therapeutischen Effekt. Man kann die Lactulose mit der Antibiotika-Therapie kombinieren oder auch allein anwenden. Insbesondere bei einer notwendigen Dauerbehandlung ist, wenn möglich, Lactulose vorzuziehen, da ihr unerwünschte Wirkungen der Antibiotika, wie z. B. Erzeugung von Malabsorption, Ototoxicität und Nierenschädigung fehlen. Es wurde sogar gezeigt, daß bei chronischer portosystemischer Encephalopathie durch die Kombination von Neomycin und Lactulose eine bessere Wirkung erzielt werden konnte als mit jedem Mittel allein [33].

Die Einführung der Antibiotika-Behandlung hat zweifellos eine entscheidende Besserung der Prognose der einzelnen Komaepisoden beim exogenen Leberkoma herbeigeführt. Eigene Untersuchungen haben ergeben, daß von 23 Komaepisoden bei 19 Patienten mit Zirrhose in dem Zeitraum von 1945—1951 ohne Antibiotika-Therapie 19 tödlich endeten, das sind 82,5%. Zwischen 1952 und 1962 endeten von 218 Komaepisoden bei 104 Kranken 74 tödlich, das sind 33,1% [46].

Zur Komabehandlung gehören noch folgende unterstützende Maßnahmen: Behandlung einer Hypoglykämie, ausreichende Kalorienzufuhr, Therapie cardiopulmonaler Komplikationen, Ausgleich von Elektrolyt- und Flüssigkeitsstörung, Behandlung eines Nierenversagens, Vitaminsubstitution und Behandlung von Gerinnungsstörungen.

Noch nicht endgültig beurteilbare Methoden zur Komatherapie sind: Die Anwendung von Acetohydroxamin-Säure und Antikörper-Stimulation gegen die Urease im Darm [44], sowie der Colon-Bypass [35]. Bei der Lactobacillus-Colonisierung wird die Wirkung unterschiedlich beschrieben. Müting hat gezeigt, daß durch die Gabe von 200—300 g Bifidum-Milch, aus der weder Ammoniak noch Phenole gebildet werden, 30—40 g Milchprotein zugeführt werden kann. Man sollte also dann zu dieser Form der Eiweißzufuhr greifen, wenn ein Kranker nicht mehr als 50—60 g normales Nahrungseiweiß/Tag toleriert. Eine Wirkung ammoniaksenkender Aminosäuren (Asparagin-Säure, Arginin, Glutamat, Glutamin-Säure, Äpfelsäure), kann zwar im Einzelfall gefunden werden, aber der Nachweis einer überlegenen Wirkung durch kontrollierte Studien im Vergleich zur etablierten Komatherapie fehlt.

Die Anwendung von L-Dopa [1] beruht auf dem Konzept der Rolle von falschen Neurotransmittern in der Pathogenese des Leberkomas, welche die normale synaptische Impulsübertragung behindern. Erstaunliche Besserungen bei einzelnen Kranken wurden in unkontrollierten Untersuchungen beschrieben, größere kontrollierte Studien fehlen aber noch. Vorläufige Ergebnisse führten immerhin zu der Empfehlung, daß ein Versuch mit L-Dopa bei Patienten mit chronischer Encephalopathie angezeigt ist, wenn das Ansprechen auf die etablierte Therapie sich als schlecht erweist [23]. Es werden zwischen 500 mg und 4,0 g täglich gegeben.

Schließlich seien noch Versuche erwähnt, *Ketoanaloge von essentiellen Aminosäuren* anzuwenden [24]. Es handelt sich um stickstofffreie Verbindungen mit der Struktur der korrespondierenden Aminosäuren ohne die Aminogruppe. Auch schwer Leberkranke können offenbar die Ketoanaloge aminieren und so die korrespondierende Aminosäure bilden. Die theoretische Erwartung, daß auf diese Weise der Stickstoffpool abgebaut wird, wurde durch den Nachweis bestätigt, daß unter einer solchen Behandlung die Ammoniak-

und Glutaminkonzentration abfiel. Der klinische Wert dieser Therapie bei der Encephalopathie ist jedoch nicht erwiesen.

Die vielgeübte *Gabe von Glucose* an chronisch Leberkranke erhält heutzutage eine Begründung, gerade in der Komaprophylaxe und Therapie. Eine Hyperglucagonämie kann bekanntlich zu Glucoseintoleranz von Zirrhosekranken beitragen [42] und ist mit der Ammoniakintoleranz korreliert [42]. Es wurde aber auch gezeigt, daß Glucagon über die Harnstoffbildung als Nebenprodukt der Gluconeogenese aus Aminosäuren die Entstehung einer Hyperammoniämie fördern kann, da aus Harnstoff im Darm Ammoniak entsteht. Da Insulin gegensinnig wirkt, sollte eine Erhöhung des Insulin-Glucagon-Quotienten eine Senkung des Ammoniakspiegels im Blut und eine Erhöhung der Eiweißtoleranz herbeiführen können. Entsprechende Befunde konnte auch bei Kranken mit fortgeschrittener Leberzirrhose durch stündliche Gabe von 20 g Glucose erzielt werden [47].

Eine besondere Folge der portocavalen Encephalopathie ist die *Myelopathie mit Paraplegie* oder anderen neurologischen Ausfällen. Sie ist keiner besonderen Therapie zugänglich. Auch hier wird die etablierte Koma- und Encephalopathiebehandlung angewandt. Allerdings spricht die Myelopathie in der Regel schlechter oder in der Regel gar nicht auf diese Therapie an [13, 38].

Die beim exogenen Leberkoma auftretenden Störungen im Säure-Basen-Haushalt und der Respiration mit entsprechenden Veränderungen der Blutgaswerte haben sich bisher nicht als therapeutisch nutzbare Ansatzpunkte erwiesen [8, 39].

2. Ösophagusvarizenblutung

Die Ösophagusvarizenblutung wird zunächst konservativ behandelt. Ihre Letalität ist jedoch besonders bei der Leberzirrhose sehr hoch. Ältere Patienten sind stärker gefährdet.

Die konservative Therapie der Ösophagusvarizenblutung besteht in Volumenersatz durch Blutersatzmittel und Bluttransfusionen. Spülungen des Ösophagus und des Magens mit Eiswasser [16] sind wirksam und können auch ohne Spezialapparatur durchgeführt werden. Sie empfehlen sich zudem als Vorbereitung für die diagnostisch wichtige Notfallendoskopie.

Sowohl die Anwendung von Ballonsonden zur Kompression der blutenden Varizen als auch die Gabe von Pharmaka, vor allem Vasopressin, zur vorübergehenden Senkung des Pfortaderhochdrucks sind umstritten. Besonders Conn [5] hat auf die Häufigkeit von Komplikationen der Varizentamponade hingewiesen. In seiner Serie finden sich 18 fatale Ausgänge von 37 Komplikationen bei 90 Patienten. Pitcher [34] hat dagegen neuerdings darauf hingewiesen, daß er bei 50 Kranken nur 9 Komplikationen und nur einen tödlichen Ausgang erlebt hat. Er erreichte eine Blutstillung mit der ersten Tamponade in 92% und in 62,5% bei einer notwendig werdenden zweiten Anwendung nach erfolgreicher erster Tamponade. Er benutzt die Boycesche Modifikation der Senkstaken-Blakemore-Sonde, deren Besonderheit in einem zusätzlichen Schlauch mit seitlichen Öffnungen besteht, die sich von der Höhe des oberen Endes des Ösophagusballons bis in die Mitte des Hypopharyngs erstrecken und unter konstanter Absaugung stehen. Diese Absaugung, die Einführung der Sonde in einen relativ leeren Magen, die Einführung durch den Mund und die erhöhte Position des Kopfendes des Bettes wird von Pitcher für entscheidend gehalten. Ich bin auf Grund eigener Erfahrungen der Ansicht, daß bei richtiger Anwendung und Überwachung durch geschultes Personal auf einer Intensivstation die Sondenbehandlung der Ösophagusvarizenblutung nach wie vor ihren Platz in der Therapie hat [10, 41].

Die bisher erörterten Maßnahmen werden ergänzt oder auch ersetzt durch die vorübergehende Senkung des Pfortaderdrucks durch intravenöse Gabe von 20 Einheiten Pitressin oder Octapressin, einen synthetischen Vasopressin-Derivat (Phenylalanin-Lysin-Vasopressin) in 100—150 ml Glucose innerhalb von 10—15 min. Der portale Druck kann dadurch für kurze Zeit (zwischen 4 und 20 min) gesenkt werden. Kontraindikation ist eine Coronarsklerose. Solche Infusionen können alle 1—2 Std wiederholt werden. Durch Einlegen einer dünnen Magensonde und wiederholtes Spülen mit kleinen Mengen Eiswasser kann der Erfolg der Blutstillung registriert werden [16]. Ein alternatives Vorgehen besteht in der selektiven Vasopressin-Injektion in die Arterie mesenterica superior [31, 36]. Dadurch kann in 80% der Varizenblutungen zunächst eine Blutstillung erreicht werden.

Komplikationen sind Gefäßschädigung, katheterbedingte Infektionen und cardiorespiratorische Störungen einschließlich Arrhythmie und Herzstillstand. Blässe, Schwindel, Leibschmerzen, Miktions- und Defäkationsdrang gehören zu den regelmäßigen Begleiterscheinungen. Conn und Mitarbeiter [7] fanden in einer prospektiven kontrollierten Untersuchung, daß intraarteriell verabfolgtes Vasopressin zur Blutstillung aus Varizen wie anderen Blutungsquellen wirksamer war als konventionelle Therapie und daß weniger Blut zur Transfusion gebraucht wurde.

Allerdings wurde die Überlebenszeit der Kranken nicht verlängert; es gab einen hohen Prozentsatz von Rückfallblutungen und Komplikationen. Es fehlt auch noch der Vergleich der intraarteriellen Vasopressin-Therapie mit der Behandlung durch die Ballonsonde. Neben der intraarteriellen Vasopressin-Behandlung gibt es als „nicht etablierte" Maßnahmen noch die Varizenverödung durch das Ösophagusskop und die transhepatische Katheterisierung und Verödung der Vena coronaria [32, 46].

Störungen der Blutgerinnung bei Varizenblutung und Leberzirrhose können eine Rolle spielen und der Behandlung befürfen [15]. Die Heparin-Gabe zur Behandlung einer Verbrauchskoagulopathie ist bei der Blutung jedoch umstritten, da dadurch die lokale Blutstillung beeinträchtigt werden kann. 15 000—20 000 E/Tag als kontinuierliche Infusion über mehrere Tage, bei einer Thrombin-Zeit von 35—40 s oder unter Kontrolle des Alkoholgelationstestes und des Fibrinogens [2, 19] werden empfohlen. Zu beachten ist die erhöhte Heparinempfindlichkeit bei zusätzlicher Niereninsuffizienz. Vitamin-K kann in einer Dosis von 10—20 mg langsam intravenös gegeben werden.

Isolierte Fraktionen des Prothrombin-Komplexes sind nur bei eindeutiger Indikation anzuwenden, da die Gefahr der möglichen Auslösung oder Verstärkung einer Verbrauchskoagulopathie besteht. Faktorenkonzentrate (PPSB) sollen langsam und in mehreren kleinen Einzeldosen gegeben werden.

Schließlich sei erwähnt, daß jede Blutung in den Gastrointestinalkanal bei Leberzirrhose als komaauslösender Faktor anzusehen ist. Deshalb ist in jedem Falle eine Komaprophylaxe erforderlich.

3. Ascites und Ödeme

Eine causale Behandlung von Ascites und Ödemen als Folge eines Pfortaderhochdrucks bestünde in einer Verbesserung der Leberfunktion, insbesondere einer Normalisierung der Syntheseleistung für Eiweiß sowie der Wiederherstellung einer normalen Leberarchitektur. Nur bei konsequenter Abstinenz kann es bei noch nicht zu weit fortgeschrittener alkoholbedingter Zirrhose dazu kommen. Auch Blutersatz und Humanalbumin-Zufuhr können bei Ösophagusvarizenblutung nach Erholung der durch die Blutung zusätzlich beeinträchtigten Leberleistung relativ schnell wieder einen Zustand herstellen, wie er vor der Blutung bestanden hat, und damit zur Ausschwemmung des Ascites führen. Bei Leberzirrhose hat – wie eingangs schon erwähnt – das Auftreten von Ascites in der Regel eine schlechte prognostische Bedeutung. Es ist ein Zeichen der Dekompensation. Die mittlere Überlebenszeit nach Auftreten der ersten Symptome bei Leberzirrhose beträgt 7,8 Jahre, nach Stellung der Diagnose 3,4 Jahre, nach einer Varizenblutung 1,6 Jahre, nach Auftreten von Ascites 1 Jahr und nach Auftreten eines Komas 0,2 Jahre [12]. Zielorgan der Therapie von Ascites und Ödemen bei der Leberzirrhose ist die Niere. Hauptmaßnahmen sind die natriumbeschränkte Diät und die Gabe von Diuretika. Die Therapie sollte möglichst im Krankenhaus begonnen werden. Etwa 5% der Patienten beginnen den Ascites schon durch die Hospitalisation allein auszuschwemmen, ca. 10% sprechen allein auf Salzrestriktion an, langdauernde (6 Monate) Salzrestriktion bessert den Ascites bei weiteren 25% [6].

An Diuretika stehen zur Verfügung:

1. Furosemid (Lasix) 40–80 mg täglich.
2. Etacrynsäure (Hydromedin) 25 mg täglich.
3. Thiacid-Präparate, wenn eine weniger starke Diurese erwünscht ist.

Immer ist eine Kaliumsubstitution notwendig! Man sollte KCL geben, nicht Kaliumcitrat, um die hypochlorämische komafördernde Alkalose zu vermeiden.

Wenn innerhalb von 4 Tagen unter dieser Therapie keine Diurese auftritt, erfolgt die Zugabe eines 2. Diuretikums:

4. Spironolacton (Aldactone) 100–200 mg täglich oder mehr.
5. Triamteren (Jatropur) 100–200 mg täglich oder mehr.
6. Amilorid (Arumil) 5–20 mg täglich.

Auch bei diesen Mitteln ist bei kombinierter Anwendung mit den o. g. Medikamenten tägliche Kaliumsubstitution zwischen 50 und 150 meq meistens erforderlich. Versagt auch die Kombinationsbehandlung, kann Furosemid auf 160–200 mg täglich gesteigert werden oder Triamteren kann zu Spironolacton zugegeben werden. Liegt die tägliche Natriumausscheidung bei Normalkost unter 10 mval, so kann sofort mit einer Kombinationsbehandlung aus den beiden Gruppen von Diuretika begonnen werden. Die Überwachung der Wirkung erfolgt besser durch tägliche Gewichtskontrolle als durch die Messung der Harnmenge. Bestehen neben dem Ascites auch Ödeme, kann eine tägliche Gewichtsabnahme bis maximal 1 kg toleriert werden; besteht nur Ascites, soll die tägliche Gewichtsabnahme 300 g nicht überschreiten. Es besteht sonst die Gefahr der Verkleinerung des extrazellulären Flüssigkeitsvolumens, insbesondere der effektiven Plasmamenge mit dadurch bedingter Einschränkung der Nierenfunktion [40].

Zu den notwendigen Kontrollen gehört tägliche Gewichtsmessung, Überwachung der Elektrolyte sowie des neuropsychiatrischen Zustandes und der Nierenfunktion.

Wenn die Flüssigkeit ausgeschwemmt ist, muß in der zweiten Phase der Ascitesbehandlung die Einstellung auf eine Dauertherapie erfolgen [11]. Diese besteht in der Regel in einer natriumbeschränkten Kost – und wenn nötig – der intermittierenden Gabe eines Diuretikums aus der Gruppe Furosemid, Ethacrynsäure, Thiacid-Präparate. Eiweißreiche Ernährung, evtl. kombiniert mit Gaben von anabolem Hormon und/oder Albumininfusionen können den erwünschten Wiederaufbau der meist geschwundenen Muskelmasse fördern.

Mit der Reinfusion von Ascites-Flüssigkeit gelingt es offenbar nicht, auf Dauer eine Behandlung durchzuführen und eine Dauereinstellung zu erreichen.

Albumininfusionen sind vor allem nach Blutungen mit darauf folgender Ascitesbildung von Wert. Ihre Gefahr liegt in der Volumenvermehrung als möglichem blutungsfördernden Faktor.

Störungen des Kreislaufs wie sie im Zusammenhang mit der portalen Hypertension, insbesondere auch bei Varizenblutung oder Ascites und funktioneller Nierenstörung auftreten, zwingen zu einer kurzen Betrachtung der hyperdynamen Zirkulation als einer für die Leberzirrhose typischen und häufigen Form der Kreislaufumstellung [3, 25]. Sie ist allerdings nur eine Form der am besten als „hepato-zirkulatorisches Versagen" bezeichneten Störungen.

Siegel und Mitarbeiter [43] haben gezeigt, daß die Fähigkeit des Zirrhosekranken, die akuten Belastungen einer Varizenblutung oder einer notwendigen operativen Senkung des Pfortaderdruckes auszuhalten von einer adäquaten Reaktion der cardiovaskulären und cardiorespiratorischen Wechselwirkung abhängt. Sie unterscheiden 3 verschiedene hyperdyname Kreislaufzustände bei Zirrhosekranken.

1. Ein Zustand mit gesteigerten Herzzeitvolumen ohne Zeichen gestörter peripherer vaskulärer oder pulmonaler Dysfunktion.

2. Eine ausgeglichene hyperdyname Reaktion auf Stress mit zusätzlicher Vermehrung des Herzzeitvolumens, welche durch adäquate Zunahme der Myocardkontraktilität und des Sauerstoffverbrauchs kompensiert wird.

3. Eine unausgeglichene hyperdyname Stress-Reaktion mit Zeichen schwerer peripherer Kreislaufstörungen, gestörter Sauerstoffextraktion mit einer Neigung zu Entwicklung eines Herzversagens bei gesteigertem Herzzeitvolumen („high output cardiac failure").

Neben der prognostischen Bedeutung solcher Kreislaufbefunde, insbesondere auch für die Auswahl zu einer notwendigen Operation, ergaben sich auch *therapeutische Konsequenzen:* Die Notwendigkeit der Gabe von inotrop wirkenden Herzmitteln und zur Unterstützung der Ventilation kann aus solchen Daten abgeleitet werden. Siegel empfiehlt Digoxin bei normalem Kaliumspiegel; in der akuten Stress-Situation infolge Blutung oder postoperativ bei Zeichen von Herzversagen, aber auch bei schon digitalisierten Kranken sowie bei erniedrigtem Serumkalium wird eine Kombination von niedrigen Dosen Isoproterinol und Glucagon empfohlen, im allgemeinen 3 mg/Std Glucagon und 0,5—2 µg/min Isoproterinol als Dauerinfusion. Jene Patienten mit kompensierter hyperdynamer Zirkulation werden möglicherweise von L-Dopamin-Gabe profizieren.

Endotoxinämie. Nach Liehr ist in 79% der Zirrhosekranken mit einer intermittierend auftretenden Endotoxinämie zu rechnen. Die Bedeutung einer Therapie der Endotoxinämie kann noch keineswegs abgeschätzt werden. Eine Beeinflussung der Endotoxintoxizität kann nach Nolan auf folgenden Wegen versucht werden [30].

A. Steigerung der Resistenz.

1. Entwicklung einer unspezifischen Toleranz.

2. Spezifische Immunisierung.

B. Verminderung der Resorption aus dem Darm.

1. Orale nicht resorbierbare Antibiotika.

2. Cholestyramin.

3. Immunisierung.

C. Entfernung zirkulierender Endotoxine.

1. Hämoperfusion mit Dovex 1-X-2-Harz oder Aktiv-Kohle.

Liehr und Mitarbeiter [21, 22] behandelten 26 nicht septische Zirrhosepatienten mit Endotoxinämie mit Polymyxin B in einer Dosis von 1,2 mg/kg/Tag für 3 Tage (8 Patienten) bzw. 11 Patienten mit 400 mg täglich oral. Diese Therapie hatte einen Effekt auf die Endotoxinämie, auch Gerinnungsstörungen besserten sich. Die Frage nach Möglichkeit und Notwendigkeit einer Behandlung der Endotoxinämie bei Leberzirrhose ist aber noch offen.

4. Hypersplenismus

Kranke mit Leberzirrhose haben häufig Zeichen des Hypersplenismus mit Leukopenie, Thrombopenie und Anämie. Da es noch eine ganze Reihe anderer Ursachen für eine Thrombopenie bei Leberzirrhose gibt, unter anderem akute und chronische Blutungen, Folsäure- und Vitamin-B 12-Mangel, Alkoholismus und erhöhtes Plasmavolumen [17], findet sich eine Thrombozytopenie bei der Leberzirrhose mit portaler Hypertension besonders häufig. Differentialdiagnostisch ist auch gerade im Hinblick auf die Therapie immer daran zu denken, daß es gerade bei chronisch aggressiver Hepatitis und Zirrhose auch eine eingeschränkte Funktion des Knochenmarks gibt.

Der Hypersplenismus kann nur durch Splenektomie behandelt werden. Diese ist zu erwägen, wenn der Patient an einer ständig transfusionsbedürftigen Anämie und bedrohlichen Thrombopenie leidet. Voraussetzung für die Operation ist jedoch der Nachweis einer bevorzugten Sequestration der Blutzellen in der Milz [48]. Die Anlage einer portocavalen Anastomose kann im Einzelfall den Hypersplenismus bessern oder ganz beseitigen [13, 14].

Die Milzgröße geht zurück und die hämatologischen Befunde können sich bessern. Die Überlebensquote ist in der operierten Gruppe besser. Ellis und Dameshek empfehlen, bei einem klinisch relevanten Hypersplenismus *vor* einer notwendigen Anastomosenoperation eine Splenektomie durchzuführen, um auf diese Weise durch Beseitigung des Hypersplenismus die Morbidität und Letalität bei der Shunt-Operation zu verkleinern. Wenn möglich, ist eine Splenektomie und die Anlage einer spleno-renalen Anastomose die ideale Operation für solche Patienten.

Hypersplenismus trat bei 172 Patienten mit portocavaler Anastomose nicht „de novo" nach der Operation auf, obwohl frühere Beobachtungen gezeigt haben, daß das möglich ist und sogar eine zusätzliche Milzexstirpation notwendig werden kann [10, 13]. Conn und Mitarbeiter [27] teilten allerdings als Ergebnis einer prospektiven kontrollierten Studie kürzlich mit, daß die Anlage einer portocavalen Anastomose im statistischen Mittel einen Hypersplenismus bei Zirrhosekranken nicht beseitigt und eine nachträgliche Entwicklung nicht verhindert.

Literatur

1. Abransky, O., Goldschmidt, Z.: Surgery **75**, 188 (1974). − 2. Brunswig, D., Liehr, H.: Leber, Magen, Darm **3**, 239 (1975). − 3. Conn, N. J.: Med. Clin. North. Amer. **59**, 955 (1975). − 4. Conn, H. O.: New Engl. J. med. **259**, 701 (1958). − 5. Conn, H. O., Simpson, J. A.: J. Amer. med. Ass. **202**, 587 (1967). − 6. Conn, H. O.: In: Progress in Liver Diseases (Eds. P. Popper, F. Schaffner), New York und London 1972. − 7. Conn, H. O., Ramsby, G. R., Storer, E. H., Mutchnick, M. B., Joshi, P. H., Phillips, M. M., Cohen, G. A., Fields, G. M., Petroski, D.: Gastroenterology **68**, 211 (1975). − 8. Dölle, W.: Der Säure-Basen-Stoffwechsel bei Leberzirrhose. Heidelberg 1965. − 9. Dölle, W.: Das hepatische Koma. In: Klinische Gastroenterologie (Hrsg. H. Demling), Stuttgart 1973. − 10. Dölle, W.: Portale Hypertension. In: Innere Medizin in Praxis und Klinik (Hrsg. H. Hornbostel, W. Kaufmann, W. Siegenthaler), Stuttgart 1973. − 11. Dölle, W.: Internist **7**, 48 (1966). − 12. Dölle, W.: Nieren- und Hochdruckkrankheiten **3**, 64 (1974). − 13. Ellis, L. D., Dameshek, H. H.: Surg. Clin. North. Amer. **55**, 277 (1975). − 14. Felix, W. B., Jr., Myerson, R. M., Perin, E. B., Sigel, J., Jackson, F. C.: Surg. Gynäcol. Obst. **139**, 899 (1974). − 15. Cheorghiu, Th.: In: Die portale Hypertension (Hrsg. P. E. Zöcklin, Th. Gheorghiu). Baden-Baden, Köln, Brüssel 1975. − 16. Haemmerli, U. P.: Dtsch. med. Wsch. **90**, 311 (1965). − 17. Havemann, K., Egbring, R.: Thrombos. et Diathesis. Hämorrhag., Suppl. **60**, 115 (1973). − 18. Heschl, R., Becker, H., Piltz, G. P., Sailer, S.: Wien. klin. Wsch. **85**, 206 (1973). − 19. Lechler, E., Asbeck, F., van de Loo, J.: Dtsch. med. Wsch. **100**, 22 (1975). − 20. Leevy, C. M., Zincke, M., Baker, J., Chey, N. Y.: Ann. int. Med. **49**, 837 (1958). − 21. Liehr, H., Hörden, M. H., Mersch-Baumert, K.: Acta hepato-splenol. **18**, 160 (1971). − 22. Liehr, H., Grün, M., Brunswig, D., Sautter, Th.: Ztsch. Gastroenterol. **14**, 14 (1964). − 23. Lunzer, M., Jamer, J. M., Feinmann, J., Sherlock, Sh.: Gut **15**, 555 (1974). − 24. Maddrey, W. C., Fehr, F. L., Jr.: Med. Clin. North. Amer. **59**, 937 (1975). − 25. Martini, G. A.: Clin. Gastroenterol. **4**, 439 (1975). − 26. Müting, D.: In: Die portale Hypertension

(Hrsg. Zöckler, L. C. E., Gheorghiu, Th.) Baden-Baden, Brüssel, Köln 1975. − 27. Mutchnick, M. G., Conn, H. O.: Gastroenterology **68**, 245 (1975). − 28. Nance, F. C., Batson, R. C., Kline, D. G.: Surgery **70**, 169 (1971). − 29. Nance, F. C., Kaufman, H. J., Kline, D. G.: Gastroenterology **66**, 108 (1974). − 30. Nolan, J. P.: Gastroenterology **69**, 1356 (1975). − 31. Nusbaum, M., Youmis, M. T., Baum, S. T., Blackmore, W. S.: Arch. Surg. **108**, 342 (1974). − 32. Paquet, K.-J., Engel, L.: Ztsch. Gastroenterol. **12**, 395 (1974). − 33. Pirotte, J., Guffens, J. M., Devos, J.: Digestion **10**, 435 (1974). − 34. Pitcher, J. L.: Gastroenterology **61**, 291 (1971). − 35. Resnick, R. H., Ishikava, A., Chalmers, Th. C., Schimmel, E. M.: Gastroenterology **54**, 1057 (1968). − 36. Resnick, R. H.: Gastroenterology **68**, 411 (1975). − 37. Robert, M., Portmann, W.: Schweiz. med. Wsch. **99**, 178 (1969). − 38. Schenker, St., Breen, K. J., Hoyumpa, A. M., Jr.: Gastroenterology **66**, 121 (1974). − 39. Schomerus, H., Buchta, J., Arndt, H., Martini, G. A.: Dtsch. med. Wsch. **98**, 769 (1973). − 40. Shear, L., Shing, S., Gabuzda, C. J.: New Engl. J. Med. **282**, 1391 (1970). − 41. Sherlock, Sh.: Scand. J. Gastroenterol. **5** (Suppl. 7), 9 (1970). − 42. Sherwin, P., Joski, P., Händler, R., Feling, P., Conn, H. O.: New Engl. J. Med. **209**, 239 (1974). − 43. Siegel, J. H., Goldwyen, R. N., Farell, S. J., Gallin, P., Friedman, H. P.: Arch. Surg. **108**, 287 (1974). − 44. Summerskill, W. H. J., Thorsell, F., Feinberg, J. H., Aldrete, J. S.: Gastroenterology **54**, 20 (1968). − 45. Sunderquist, A., Vang, J.: New Engl. J. Med. **291**, 646 (1974). − 46. Ufer, Ch., Dölle, W., Martini, G. A.: Internist **7**, 43 (1966). − 47. Walker, Ch., Peterson, W., Jr., Unger, R.: New Engl. J. Med. **291**, 168 (1974). − 48. Waller, H. D.: Erkrankungen der Milz. In: Innere Medizin in Praxis und Klinik (Hrsg. H. Hornbostel, W. Kaufmann, W. Siegenthaler) 2. Auflage, Stuttgart (in Vorbereitung).

Portale Hypertension − Chirurgische Therapie*

Schreiber, H. W., Horatz, K. (Chirurg. Univ.-Klinik, Hamburg)

Referat

Allgemeines

Die portale Chirurgie umfaßt mehr als etwa nur die portokavale Anastomose; allein ihr kommt eine zentrale Position zu; sie ist zu einem Bezugspunkt erster Ordnung und über ihr „pro und contra" nachgerade zu einem Wegekreuz der Meinungen geworden [1, 21, 38].

Zögernder Beginn − langfristig freie Intervalle − verwirrende Methodensprossung − anhaltende Diskussion um Indikationsstellung und Verfahrenswahl − hohe Risikoquoten − optimierbare Methodenanalyse − viel Kritik und oft steigerungsfähige Kooperation charakterisieren eine von Resignation wie Optimismus geprägte Geschichte, die einmal unter „physiologischer Patenstellung" begonnen hatte.

Sieht man die Pfortaderchirurgie im Rahmen der übrigen Bauchchirurgie, gibt es kaum andere Eingriffe, die mit vergleichbar schweren Hypotheken antreten mußten [21, 24]. Strohmeyer hat die Situation kürzlich treffend dargestellt [32].

Möchte man sich über den aktuellen Stand orientieren, kann es schwierig sein, verbindliche Antworten zu bekommen.

Warum ist das so? In der Regel handelt es sich um Palliativeingriffe; das Grundleiden − bei uns praktisch die Leberzirrhose − besteht fort.

Operatives Trauma und Spätfolgen sind schwer kalkulierbar; unter Einbeziehung hämodynamischer Faktoren kann die Skala der Indikationskriterien heute präzisiert werden; allein es fehlt noch am realistischen Umsatz, also an notwendiger vergleichsfähiger Erfahrung, und es gibt immer noch „unbekannte Größen".

---

* Herrn Prof. Dr. H. Bartelheimer in Verehrung gewidmet.

So ist es nicht erstaunlich, wenn die Pfortaderchirurgie auch an ihrem nunmehr anstehenden hundertsten Geburtstag noch nicht Teil der standardisierten täglichen Chirurgie geworden ist, sondern nicht nur einigen „Zentren", sondern auch einer insgesamt noch ungewissen Zukunft vorbehalten blieb [21].

Anzeigenstellung

Blutung, Aszites und höchst selten Hypersplenie sind die Anzeigen zur operativen Behandlung.

Die Blutung ist maßgebliche Bezugsbasis; dazu einige allgemeine Prämissen: Insgesamt begegnen uns Blutungen aus dem oberen Verdauungstrakt häufiger [27]. Im nicht ausgewählten Krankengut führen die aus dem Ulcus duodeni; es konkurrieren die hämorrhagischen Erosionen und das Stressulkus. Es folgen die Blutungen aus Varizen und die aus dem Ulcus ventriculi.

Von den hospitalisierten Kranken (Tab. 1)[1] erlebten beim Ulcus duodeni jeder Vierte, beim Magengeschwür jeder Fünfte und bei denen mit Varizen und portaler Hypertension gut jeder Zweite eine Blutung. Soweit erfaßbar, traten Zweit- oder Mehrfachblutungen etwa bei jedem dritten Kranken auf.

Risiko bzw. Krankheitswert (Tab. 2) werden deutlich beim Vergleich der Letalität ohne und mit Blutung. Die Quoten steigen für beide Gruppen, sprunghaft für die mit einer Varizenblutung an.

Diagnostik

Ein entscheidender Fortschritt ist die heute mögliche Synchronisation von Schocktherapie und endoskopischer Diagnostik. Auf diese Weise erfuhren wir von früher unvermeidbaren, gravierenden Irrtumsraten [22, 27] (Tab. 3), das heißt: Daß ein Kranker mit Varizen aus einem Ulkus bluten kann, wissen wir seit Jahren, daß ein solcher Patient mit

Tabelle 1. Relativer Anteil der Blutungskomplikationen für die wichtigsten Grundkrankheiten. Internes Krankengut 1966−1971 (n = 934). I. Med. Univ.-Klinik Hamburg

Grundkrankheit	ohne Blutung	Letalitätsquote	mit Blutung	Letalitätsquote
Ulcus duodeni	440	339	101	25,2%
Ulcus ventriculi	406	318	88	21,4%
Ösophagusvarizen	88	28	60	68,2%

Tabelle 2. Relatives Risiko von Grundkrankheiten und Blutungskomplikationen. Internes Krankengut 1966−1971 (n = 934). I. Med. Univ.-Klinik Hamburg

Grundkrankheit	n	ohne Blutung	mit Blutung	rel. Anteil an Blutungen
Ulcus duodeni	339	4,4%	101	12,8%
Ulcus ventriculi	318	10,1%	88	18,1%
Ösophagusvarizen	28	14,3%	60	40,0%

[1] Die Tabellen 1 und 2 verdanken wir H. Bartelheimer und K. Becker, I. Medizinische Universitäts-Klinik Hamburg

Tabelle 3. Differenz: Vermutete und wirkliche Blutungsquelle (nach E. D. Palmer, 1969)

Vermutungsdiagnose	Frequenz abweichender Definitivdiagnosen	n
Ulcus duodeni	38%	217
Varizenblutung	37%	171
Postoperative Nachblutung	63%	90
Ulcus ventriculi	67%	30
Gesamtzahl:	40%	508

Tabelle 4. Blutungsquellen bei 325 Fällen mit oberer Gastrointestinalblutung (Ergebnisse der Notfall-Endoskopie, 1976)

	n	%
Erosionen	92	28,3
Ösophagusvarizen	91	28,0
Ulcus duodeni	41	12,6
Ulcus ventriculi	21	6,5
Hiatushernie	19	5,9
Anastomosenblutung (nach Magenresektion)	14	4,3
Magenkarzinom	9	2,8
Ulcus pepticum jejuni	8	2,5
Ösophagitis	6	1,9
Mallory-Weiss-Syndrom	4	1,2
Magenstumpf-Karzinom (B II)	3	0,9
Fadenulkus (B II)	2	0,6
Ulcus Dieulafoy	2	0,6
Magenpolyp	2	0,6
Hämobilie (traumatische Leberruptur)	2	0,6
Barret-Syndrom	1	0,3
Ösophagus-Karzinom	1	0,3
Nachblutung nach Polypektomie im Magen	1	0,3
Fremdkorper im Magen	1	0,3
Blutungsquelle nicht feststellbar (1 Fehldiagnose)	5	1,5

n = 325   100 %

Chir. Univ.-Klinik, Hamburg

Varizen und einem Ulkus auch aus Erosionen bluten und daraus *ver*bluten kann, bringt neue diagnostische und therapeutische Auflagen [27].

Wir haben daraus den Schluß gezogen, jeden Kranken mit einer Blutung zu endoskopieren. „Die kleine Blutung von heute kann die schwere Blutung von morgen sein". In unserer Bilanz der endoskopisch erfaßten akuten Blutungen bei 325 Kranken und 20 verschiedenen Quellen führen mit weitem Abstand — mit jeweils rund 28% — die Erosionen und die Varizen (Tab. 4).

216

Chirurgische Systematik

Bezugsbasis der chirurgischen Orientierung und Taktik sind Lokalisation und Ausdehnung der Wegbarkeitsstörungen. Drei Gruppen sind von Belang (Abb. 1):

Häufigste Ursachen der ersten Gruppe mit proximaler Blockade der Milzvene sind: Fehlbildungen, Klappen, kavernöse Transformation, Thrombose und die jetzt häufigeren Veränderungen am Pankreas. Zur Behandlung genügt die Splenektomie als ausschließliche Maßnahme. Die Therapie ist kurativ; die Kranken werden geheilt.

Das gilt auch für das seltene hyperzirkulatorische Syndrom der Milz, ein Krankheitsbild, das an den Morbus Banti erinnern lassen könnte.

Die zweite Gruppe betrifft Sperren im Stamm der V. portae. Die Ursachen sind denen der Milzvene analog. Die Splenektomie reicht nicht aus. Mit der splenorenalen Anastomose (SRA) konkurrieren die Eingriffe am Ort der Blutung [4, 12, 30].

Die wichtigste und häufigste Form ist die intrahepatische postsinuidale Blockade, das heißt für uns die Leberzirrhose; die prognostisch weit günstigeren präsinuidalen Formen, zum Beispiel Fibrosen, sind selten [1, 38].

Klassische Therapie ist die direkte terminolaterale oder laterolaterale portokavale Anastomose (PCA). Das Behandlungsziel, die Blutungsfreiheit, wird derart vergleichsweise am besten erreicht [1, 15, 25, 26, 32, 33, 34, 38].

Ergebnisse

Weitgehend unproblematisch sind die erstgenannten Krankheits- und Verfahrensgruppen. Hier geht es um diagnostische, dann aber klare operativ taktische und technische Dinge.

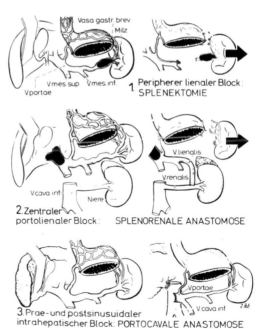

Abb. 1. Portale Hypertension — klassische Operationsverfahren

Anders bei der Leberzirrhose? — Die Eckfrage für die Therapie lautet: Mit welchem Preis wird die Blutungsfreiheit bei der PCA bezahlt?

Als erstes stellt sich die Operationsletalität; die Resultate der PCA sind einheitlich hoch (Tab. 5), die splenorenale Anastomose (Tab. 6) schneidet günstiger ab. Alle tabellarisch aufgezeichneten Ergebnisse stammen aus nicht selektierten Serien, sie entsprechen allen Kriterien von Child I—III. Eine entsprechende Differenzierung führt zu besseren Ergebnissen (in unserem Krankengut 7%), aber zugleich auch vielfältig an der klinischen Wirklichkeit vorbei. Insgesamt ist das Risiko des Eingriffs (PCA) nach wie vor hoch! Über die späte Letalität gibt es viel Widersprüchliches; dazu eine Kurve aus dem eigenen Erfahrungsgut [28]. Es werden die Absterberaten von je 150 Nichtoperierten und Operierten (PCA) auf die Dauer von fünf Jahren verglichen (Abb. 2). Man darf feststellen: Das Kollektiv der Operierten ist unter denkbar kritischen Maßstäben, also unter Abzug von 60% Letalität an Erstblutungen, nach fünf Jahren doppelt so groß wie das der Operationsverweigerer. — Sicherlich bedeutet dies für einzelne Operierte eine echte Lebensverlängerung; allein es ist auch unter diesen, wenn auch nicht randomisierten, so doch kritischen Maßstäben nicht zu beweisen, daß die Operierten — wie wir dies aus anderen Kontrollstudien wissen — länger leben.

Die Rezidivblutung ist eng verknüpft mit dem Ploblem der Thrombose der Anastomose. Der weitgehende Druckausgleich bei der PCA macht diese Komplikation hier zu seltenen Ereignissen. Wir haben bei den letzten 125 portokavalen Anastomosen 4% an Rezidivblutungen incl. der Erosions- und Ulkusblutung. Bei der SRA bleibt ein höherer Druckgradient bestehen; es resultiert ein häufigeres Auftreten von Thrombosen mit durchschnittlich 15% (bis 35% [38]); bei uns: bei 26 Patienten einer mit einem Blutungsrezidiv.

Tabelle 5. Portocavale Anastomose

Methode	Autor	Jahr	Fallzahl n	Letalität n	%
PCA	Gütgemann	1969	300	59	20
PCA	Fritsch	1974	124	17	14
PCA + Arterialisation des Pfortaderstumpfes	Fritsch	1974	17	4	23
PCA	Leger	1974	187	45	24
PCA	Pliam	1975	66	21	32
PCA	Keighley	1973	78	17	22
PCA	Schreiber	1975	108	19	18

Tabelle 6. Splenorenale Anastomose

Methode	Autor	Jahr	Fallzahl n	Letalität n	%
SRA, distal	Gütgemann	1969	52	7	13
SRA, zentral	Pliam	1975	73	15	20
SRA, distal	Salem, Warren	1975	66	10	15
SRA, distal	Mosimann	1974	10	—	—
SRA, distal	Thomford	1975	20	—	—
SRA, distal	Schreiber	1975	14	—	—
SRA, laterolateral mit Milzarterienligatur	Schreiber	1975	12	1	8

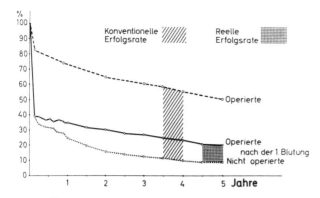

Abb. 2. Überlebenszeiten von je 150 konservativ und chirurgisch behandelten Kranken mit Leberzirrhose, portaler Hypertension und Varizenblutungen. Oben: Konventionelle chirurgische Erfolgsrate; Mitte: Operierte Kranke (PCA) unter Abzug eines an der ersten Blutung verstorbenen Kollektivs von 60%; Unten: Absterberate von Operationsverweigerern (nicht identisch mit „inoperablen" Patienten!)

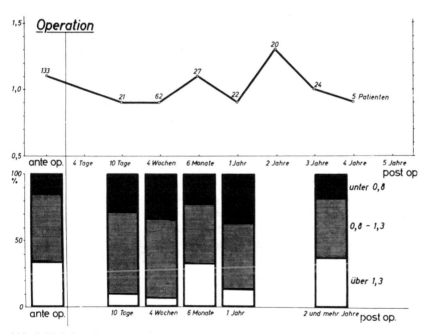

Abb. 3. Verhalten des Albumin/Globulinquotienten vor und nach portokavaler Anastomose bei Kranken mit Leberzirrhose (n = 133)

Das postoperative Verhalten der biochemischen Parameter ist bekannt [28]. Etwas günstiger bei der SRA, darf man global sagen, daß sich auf die Dauer von vier bis fünf Jahren Gleichbleiben und Verschlechterungen etwa die Waage halten; pars pro toto: den Albumin/Globulinquotienten (Abb. 3) und das Serumeisen (Abb. 4). Entsprechend verhalten sich alle bekannten Partialtests, die wir analog erstellt haben [28].

Maßgeblich sind der stanionäre oder progrediente Charakter der Leberzirrhose, hämodynamische Reserven, Zweitkrankheiten, Lebensführung, Krankheitseinsicht u. ä. m. Nicht überzufällig häufig sind in unserem Krankengut das Ulcus duodeni sive ventriculi, hämorrhagische Erosionen, Diabetes mellitus, Hämochromatose u. ä. m [28]. Die Mei-

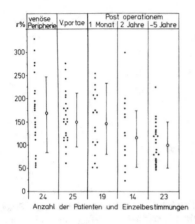

r%	venöse Peripherie	V. portae	Post operationem		
			1 Monat	2 Jahre	-5 Jahre

Anzahl der Patienten und Einzelbestimmungen

| 24 | 25 | 19 | 14 | 23 |

Abb. 4. Verhalten des Serumeisens vor und nach portokavaler Anastomose bei Kranken mit Leberzirrhose (n = 25)

nungen sind nicht einheitlich. Einige Chirurgen fügen bei der PCA als Ulkus- oder Erosionsprophylaxe eine selektive proximale Vagotomie hinzu.

Die schwerwiegendste Hypothek der Anastomosenoperationen ist die Enzephalopathie; sie wird von einigen bei den splenorenalen Anastomosen und bei der Arterialisation seltener gesehen; auch hier gibt es unterschiedliche Erfahrungen [1, 28, 31, 32].

Die Hyprsplenie bildet sich bis auf wenige Ausnahmen wenige Minuten nach Freigabe des portalen Bluttroms zurück, ohne daß sich das Blutbild normalisiert [26, 32]. Eine präoperative splenopathische Depression der Thrombozyten ist deshalb keine Kontraindikation. Bei wenigen Patienten persistiert die periphere Blutzelldepression oder verschlimmert sich noch, so daß eine Splenektomie in zweiter Sitzung notwendig werden kann [26].

Eben die Enzephalopathie, das relativ hohe Operationsrisiko und die nur bedingt zuverlässigen Indikationskriterien mit schwer kalkulierbarer Gruppenprognose haben verständlicherweise dazu geführt, nach neuen Verfahren zu suchen [31]. Für die Methodensprossung waren weiter maßgeblich einmal der Verzicht auf eine plötzliche Drucksenkung zugunsten einer besseren Leberdurchblutung und eines so geminderten Operationstraumas und zum anderen unterschiedliche Vorstellungen über anatomische und patholo-gisch-anatomische Prämissen, die unmittelbar zum Ereignis der Blutung führen. So wurden verschiedene sog. radikuläre Anastomosen entwickelt [4, 8, 37].

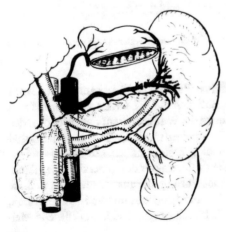

Abb. 5a. Laterolaterale splenorenale Anastomose mit Ligatur der A. lienalis und Belassen der Milz; Operationsschema

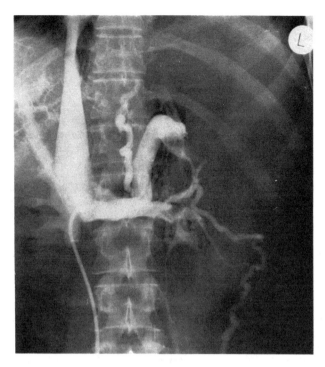

Abb. 5b. Laterolaterale splenorenale Anastomose (vergl. Abb. 5a); selektives Venogramm mit Darstellung der durchgängigen Anastomose, der V. portae und der V. cava inferior [6, 8, 30]

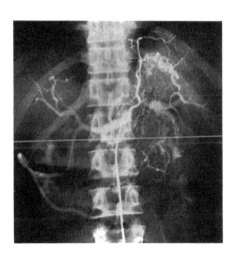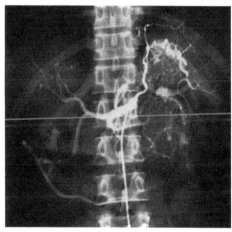

Abb. 5c. Laterolaterale splenorenale Anastomose (vergl. Abb. 5a); selektives Arteriogramm mit Darstellung einer ausreichenden arteriellen Versorgung der Milz durch epiploische Kollateralen

Aus einer Vielzahl von Methoden sei die laterolaterale splenorenale Anastomose mit Erhaltung der Milz angeführt [6, 8, 30]. Hier wird die V. lienalis aus dem Pankreasbett gelöst und möglichst weitkalibrig mit der Nierenvene verbunden (Abb. 5 a–c). Dabei kann man prähilär auch die A. lienalis ligieren. Das Operationstrauma erscheint bei langer Operationsdauer und hohem technischen Aufwand erstaunlich gering [6, 30].

221

Darüber hinaus gibt es weitere Formen mit lateroterminalen splenorenalen oder mesenteriorenalen Anastomosen [1, 4, 12, 38]. Als Ausweichverfahren für viele Unwegsamkeiten bleibt die kavomesenteriale Anastomose, die auch bei Widrigkeiten der V. portae — selbst in der akuten Blutung — möglich ist [38].

Nicht-anastomosierende Methoden

Stets, zur Zeit wachsendes Interesse kommt den Nicht-Shunt-Operationen zu. Hier finden sich verschiedene Motivationen grundsätzlicher und mehr zufälliger Art, wie sie auch aus der Geschichte der Pfortaderchirurgie bekannt sind [21, 24].

Zur Verfügung stehen: Die subkardiale Dissektion der Magenwand (ohne Eröffnung der Lichtung) mit Blockade der intramuralen Venen [26] (Abb. 6), ferner die Dekongestion von Magen, Speiseröhre und Zwerchfell [13], ein Vorgehen, das sich in der akuten persistierenden Blutung zu bewähren scheint. Erwähnenswert sind auch die transösophagealen Blockaden mit direkter Naht [34, 35], die abdominelle Ligaturdissektion [2] u. ä. m [1, 38].

Zwei weitere Verfahren mit unterschiedlichen pathologisch-anatomischen Prämissen sind die von Stelzner [31] angegebene Resektion des proximalen Magens und des terminalen Ösophagus und die von uns inaugurierten Refluxsperren gegen gastroösophagealen und duodenogastrischen Rückfluß (Abb. 7). Beide Verfahren sind nur für das blutungsfreie Intervall geeignet. Es geht dabei um grundsätzlich unterschiedliche Auffassungen über die lokale Pathogenese der Blutung. Wir haben beide Methoden durchgeführt und möchten derzeit dem letztgenannten Vorgehen — soweit indiziert — den Vorzug geben. Von 17 bislang entsprechend operierten Kranken erlebte keiner eine Nachblutung aus Varizen. Das Operationstraume wurde jeweils gut toleriert. Weiter notwendige Ergebnisse und noch ausstehende Spätresultate werden wichtige Orientierungsdaten für die Blutungsmechanismen liefern.

Über die genannten speziellen Anastomosen und die Palliativeingriffe am Ort der Blutung gibt es keine kontrollierten prospektiven Untersuchungen. Die Durchführung randomisierter Analysen, die Bezugsbasis verbindlicher wissenschaftlicher Aussagen sind, werden aus verschiedenen Gründen immer schwieriger. So müssen wir uns mit vergleichenden Kontrollen verschiedener Methoden und entsprechend nur bedingt verbindlichen Feststellungen bescheiden.

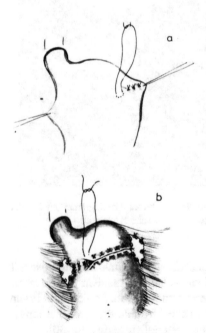

Abb. 6. Subkardiale Dissektion des proximalen Magens mit Unterbrechung der intramuralen Venenbahnen ohne Eröffnung der Magenlichtung [26]

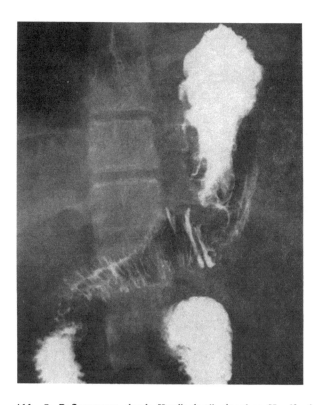

Abb. 7. Refluexsperre durch Kardiaplastik (vordere Hemifundoplikation), selektive totale gastrale Vagotomie, Hemigastrektomie und isoperistaltische Jejunuminterposition mit supraduodenaler Jejunoduodenostomie

Spezielle Anzeige zur chirurgischen Therapie und zur operativen Methodenwahl

Jahrelange Erfahrungen mit einer Skala weitgehend konstanter Kriterien haben eindeutig gezeigt, daß die herkömmliche Auswahl nicht ausreicht [15, 32, 33, 38]. Prognosen waren nur bedingt möglich (hohes Risiko: bei Kranken über 50 Jahre mit entsprechender biologischer Relevanz, bei der Operation in der Blutung und bei progredienter Zirrhose); ungünstige Ergebnisse gerade auch bei Patienten mit „großer Leber" und überraschend positive Resultate bei Kranken mit „kleiner Leber" belasteten die Shuntoperationen und ihre Indikationsstellung. Heute ist das Indikationsregister um einige hämodynamisch interessante Faktoren erweitert worden.

Wir haben zur Zeit drei Gruppen von Auswahlkriterien: Zunächst die bekannten, nur wenig ergänzten herkömmlichen Daten, also allgemeine und mehr organspezifische Merkmale (Tab. 7). Hinzugekommen sind die Erfassung von hepatischen und systemischen hämodynamischen Faktoren in Form des Perfusionsindex [5, 17] und des Pulmonalarteriendruckes [11] (Tab. 8). Die Kenntnis dieser Größen erlaubt präoperativ: 1. die Feststellung hämodynamischer Reserven, so daß die Kompensation eines shuntbedingten Abfalls der Gesamtleberdurchblutung vermutet werden kann, und 2. die Toleranz eines nach PCA um 100% und mehr gesteigerten Herzzeitvolumens. Hinzukommen wird die Messung des Gewebesauerstoffs; wir halten sie für aussagekräftiger als die Erfassung der Sauerstoffsättigung im Blut, auch wenn sie nach dem Fickschen Prinzip vor und nach Organdurchfluß bestimmt wird [11].

Tabelle 7. Indikationskriterien zur PCA I

Alter	bis ca. 65 Jahre
Histologie	keine Aktivität
Vorgeschichte	keine Enzephalopathie
	kein Aszites
	kein Ikterus
	Krankheitseinsicht
Allgemeinzustand	gut
Laborwerte	
Gesamtbilirubin	bis 2,0 mg%
Albumine	über 3,5 mg%
Gammaglobuline	über 30%
Cholinesterase	über 50% des Normalwertes
SGOT	bis 24 mU/ml
SGPT	bis 24 mU/ml
Prothrombin	über 50%
Faktor V	über 50%
Faktor VII	- über 50%
Kalium im Serum	über 3,2 mVal/l
Bromsulfaleinretention	bis 25%/45 min

Tabelle 8. Indikationskriterien zur PCA II

I. Hepatische hämodynamische Faktoren:
(Bucher, Preisig et al., 1969; Liehr et al., 1973; Zöckler, 1975)

Perfusionsindex (Pi = LDB/L V) wenigsten 1
II. Systemische hämodynamische Faktoren:
(Doehn et al., 1976)

Pulmonalarteriendruck	in Ruhe nicht über 20 mm Hg
	unter Belastung nicht über 30 mm Hg

Hat der Kranke diese „Prüfungen" bestanden, kann man intraoperativ weiter differenzieren. Dazu mißt man die Druckverhältnisse in der V. portae, und zwar zunächst den Ausgangswert, dann leberwärts einer Blockade (Abb. 8). Derartige Messungen sind nicht neu [1, 9, 38]. Aktuell sind sie im zitierten Zusammenhang und in einer größeren als bislang geübten Systematik. Ähnlich wie Warren [36], Berchthold [1], Moreno [19] u. a. ziehen wir daraus folgenden Schluß: Bei unverändertem Druck haben wir nur einen mäßigen reversen Fluß; wir führen dabei keine PCA durch. Fällt der Druck, ist also ein fast normaler portaler Leberstrom erhalten, entfällt die PCA; hier könnte die Arterialisation, sofern sie sich langfristig bewährt, indiziert sein. Eine Anzeige zur PCA ist beim Druckanstieg gegeben; hier folgt der Shunt den vorgegebenen Verhältnissen noch am ehesten. — Eine splenorenale Anastomose und Eingriffe am Ort der Blutung sind immer möglich. — Für jede Verfahrenswahl ist schließlich auch die anatomische Situation mit entscheidend; ein Ausweichverfahren sollte immer einkalkuliert werden.

Physiologen und Kliniker haben bei dem Versuch, die hämodynamischen Parameter der portalen Hämodynamik zu bestimmen, auf Modelle zurückgegriffen. Die Errechnung

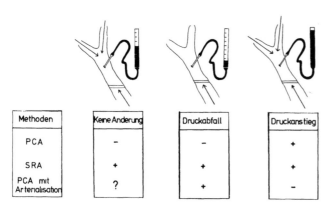

Methoden	Keine Änderung	Druckabfall	Druckanstieg
PCA	–	–	+
SRA	+	+	+
PCA mit Arterialisation	?	+	–

Abb. 8. Operative Methodenwahl; intraoperative portale Druckmessung in der V. portae vor und nach darmwärts angebrachter Blockade [1, 9, 30]

von Teilwiderständen unbekannter Größe bietet sich anhand der Wheatstoneschen Brücke an, obwohl bereits minimale Änderungen des E' (Volumenelastizität) im Niederdrucksystem erhebliche Konsequenzen für den Gesamtkreislauf haben. Dies beweisen die Ergebnisse unserer Hamburger Arbeitsgruppe [11], wo u. a. bereits 10 min nach Anlage eines Shunts Verdoppelungen und zum Teil dreifache Steigerungen des Herzzeitvolumens auf Kosten der Herzfrequenz und des Schlagvolumens (Herzvolumenarbeit) meßbar wurden. Der kürzlich von Moreno [19] geäußerten Meinung des nicht relevanten Verhaltens von prä- und posthepatischen Druckverhaltens und Leberdurchblutung kann zugestimmt werden. Hagen-Poiseullesches Gesetz oder gar Modellvorstellungen wie die der Wheatstoneschen Brücke besitzen im Niederdrucksystem wegen der bislang bei der portalen Hypertension unbekannten Volumenelastizität und der Kollateralen nur bedingte Gültigkeit [1, 9, 11].

Wir glauben, daß ein operativer Eingriff, der die Hämodynamik der kranken Leber ändert, die präoperative Kenntnis der genannten, unseres Erachtens wesentlichen hämodynamischen Parameter zweckmäßig erscheinen lassen muß. Frühere methodisch anders gestaltete, zum Teil unergiebige und auch systematisch nicht entsprechende Resultate sollten dabei nicht im Wege stehen [3, 5, 7, 9, 11, 14, 18, 23, 34].

Man mag über unser Indikationsmuster geteilter Meinung sein; allein der Gewinn an definierten vergleichsfähigen Orientierungsdaten erscheint u. a., vor allem für die so notwendigen Analysen — zum Beispiel zur Reduktion der Operationsletalität — wichtig. Möchte man weiterhin der randomisierten Studie das Wort reden, so bleibt hier unter Umständen noch Raum für die engere Verfahrenswahl innerhalb gleichförmiger Operationsgruppen [9].

Hier schließt sich eng die Frage: portokavale End-zu-Seit- oder Seit-zu-Seit-Anastomose, an; sie ist letztlich trotz vieler klinischer und auch experimenteller Untersuchungen noch unbeantwortet. Eine differenzierte Indikationsstellung ist derzeit noch nicht möglich. Nach wie vor ist nicht bekannt: 1. wie groß der Rückfluß bei der laterolateralen Anastomose ist, 2. wie groß die kompensatorische arterielle Mehrdurchblutung bei der End-zu-Seit-Anastomose sein wird und 3. wie groß die über arteriovenöse Anastomosen abfließende Blutmenge ist und somit auch bei der terminolateralen Anastomose dem Leberstoffwechsel verloren geht. Das splenoportographisch nachweisbare gleichförmige Verhalten beider Shuntformen hat uns nur wenig weitergebracht [1, 9, 26, 28, 38].

Zöckler [38] glaubt, daß der reverse Blutfluß bei der Seit-zu-Seit-Anastomose nicht so erheblich ist wie der Abfluß über die Lebervenen; er vermutet, daß die arterielle Mehrdurchblutung bei dieser Form stärker sei als bei der terminolateralen Form. Vielleicht kommt man mit dem von Zöckler [38] angegebenen umbilikalen Ballonkatheter weiter; derart kann man präoperativ die Verhältnisse einer terminolateralen Anastomose simulieren.

Beim Vergleich der Spätletalität — hier in einer sog. vorläufigen Datierung über acht Jahre — scheinen die Patienten mit einer Seit-zu-Seit-Anastomose besser abzuschneiden; nach fünf postoperativen Jahren verlaufen beide Kurven gleichförmig (Abb. 9). Beim Vergleich der postoperativen Rehabilitation, die am Beispiel von 36 Probanden geprüft wurde, ergeben sich keine Unterschiede, die für eine der Anastomosenformen sprechen könnten (Tab. 9).

Die Frage: portokavale oder splenorenale Anastomose, kann man zur Zeit etwa so beantworten: Bei großer Kaliberweite entspricht die SRA einer portokavalen Seit-zu-Seit-Anastomose: Der portale Druckabfall erfolgt nur allmählich, ebenso wie die Umstellung der Leberdurchblutung. Vorzüge sind geringeres Operationstrauma und relativ geringe Spätletalität, nachteilig häufigere Thrombosen mit Rezidivblutungen, deren Versorgung die Spätletalität zwangsläufig belastet [1, 38].

Viel diskutiert ist die Indikation zur prophylaktischen Operation [25]. Wir lehnen einen operativen Eingriff zur Blutungsprophylaxe ab: 1. weil die Operation nicht lebensverlängernd ist, 2. weil jeder operative Eingriff ein eigenes Risiko hat und 3. weil die Blutungsgefahr beim einzelnen Kranken noch nicht kalkulierbar ist.

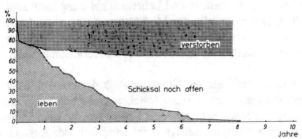

Absterbekurve von 105 Patienten mit Lebercirrhose nach porto-cavaler End-zu-Seit Anastomose.

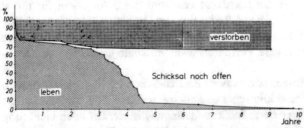

Absterbekurve von 45 Patienten mit Lebercirrhose nach porto-cavaler Seit-zu-Seit Anastomose.

Abb. 9. Vorläufige Absterbekurven nach End-zu-Seit- und Seit-zu-Seit-portokavaler Anastomose (n = 150)

Tabelle 9. Arbeitsfähigkeit vor und nach PCA (n = 36),
1–18 End-zu-Seit-Anastomose,
19–36 Seit-zu-Seit-Anastomose

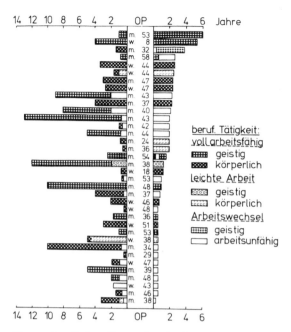

Operative Behandlung des Aszites

Die Indikation zur operativen Behandlung des Aszites bei portaler Hypertension der Leberzirrhose stellt sich heute dank wesentlich verbesserter konservativer Therapie nur noch selten. Die Ausgangssituation für die chirurgische Therapie ist meist ungünstig und das Risiko jedes Eingriffs entsprechend hoch. Eine Änderung der Bilanz erscheint möglich: 1. wenn die Anzeige zur operativen Behandlung früher gestellt wird und 2. bei Anwendung wenig traumatisierender Verfahren.

Der Aszites ist heute eine relative – keine absolute – Gegenanzeige zur PCA; es sei erwähnt, daß wir früher auch Rückbildungen nach den verschiedenen Formen der PCA gesehen haben und dies auch bei der terminolateralen Anastomose. Sofern wir bei Operationen wegen Pfortaderhochdrucks zufällig auf einen Aszites stoßen, wenden wir die vielfach in Vergessenheit geratene – früher bei etwa 30% der so Operierten allein erfolgreiche – Talmásche Operation an, indem wir das große Netz zwischen der skarifizierten Oberfläche der Leber und dem parietalen vorderen Peritonealblatt fixieren. Wir glauben, daß dies eine nützliche und empfehlenswerte zusätzliche Maßnahme sein kann.

Heute stehen u. a. folgende Methoden zur Verfügung:

Technisch einfach, aber mangels ausreichender Erfahrung nur wenig geübt, ist die Ileoentrektopie [20] (Abb. 10). Dabei schaltet man ein etwa 20,0 cm langes unteres Ileumsegment aus und näht es mit der inneren Oberfläche nach außen in einen Schlitz des parietalen Peritoneums ein.

Eine weitere Methode ist die zervikale lymphovenöse Fistel [10, 29]. Wie jede Operation hat auch dieses Verfahren Indikationen und Gegenanzeigen; dies hat man gelegentlich übersehen. Voraussetzungen sind: Ektasie des Ductus thoracicus mit Verlust der segmentären Ordnung und der nur bei jedem zweiten Kranken mögliche Nachweis einer

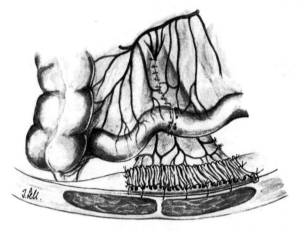

Abb. 10. Ileoentrektopie zur chirurgischen Behandlung eines Aszites bei Leberzirrhose; Ausschalten und Umkrempeln eines unteren Ileumsegmentes und Einnähen in einen entsprechenden Peritonealdefekt [20]

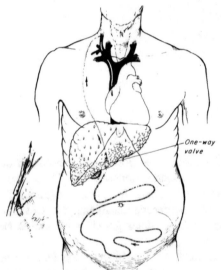

Abb. 11. Peritoneal-venöser Shunt zur chirurgischen Behandlung eines Aszites bei Leberzirrhose. Verbindung der Peritonealhöhle über einen Kunststoffschlauch mit Ventilknopf mit der V. jugularis externa sive interna [16]

mehrarmigen Mündung am Angulus venosus. Die Fistel entspricht nicht einer „tiefen Punktion", sondern schafft ein neues „peritoneales Stoma", und die weiter notwendige medikamentöse und diätetische Therapie wird wieder wirksamer. Wir haben so 14 Kranke mit Aszites und Leberzirrhose bei denkbar ungünstiger Ausgangsposition operiert. Während der Hospitalisierung verstarben vier, später weitere vier. Von den sechs wenigstens drei Jahre Überlebenden hatte nur einer ein Rezidiv.

Ein weiteres neues Verfahren ist der peritoneale venöse Shunt von Le Veen [16]. Dabei verbindet man die Peritonealhöhle über einem Kunststoffschlauch mit Ventilknopf mit der V. jugularis externa oder interna (Abb. 11). Bislang wurden so 45 Patienten operiert. Neun verstarben unmittelbar, sieben später, bei 28 war der Eingriff langfristig erfolgreich. Wir glauben, daß die Methode allgemeine Aufmerksamkeit verdient.

Zusammenfassung

Die chirurgische Behandlung der Komplikationen der portalen Hypertension ist nach wie vor eine schwierige Aufgabe! Bei der dominierenden Indikationsstellung der Blutung geht es eben um ihre Verhütung und eine derart mögliche Verbesserung der Lebensqualität, die der ärztlichen Führung und der Mitarbeit des Patienten bedarf; es geht nicht um die Verlängerung des Lebens, die auch nicht Anlaß chirurgischer Indikationsstellung ist.

Für die Verfahrenswahl im blutungsfreien Intervall darf man zur Zeit feststellen: Bei den klassischen Shuntoperationen geht der Trend zur splenorenalen Anastomose mit dem kombinierten Ziel der portalen Dekompression zum Blutungsschutz und der Erhaltung einer ausreichenden Gesamtleberdurchblutung. Bei den nicht-dekomprimierenden Verfahren steht ein vielfältiges Muster zur Verfügung; die Wahl erfolgt entsprechend den jeweiligen anatomischen und klinischen Gegebenheiten sowie der persönlichen Erfahrung; es konkurrieren die Sperroperationen mit Resektionen und neuerlich mit Refluxsperren. In der akuten Blutung (siehe Beitrag E. Ungeheuer) dominiert die konservative Therapie mit Ballonsonde, Schocktherapie mit Pitressin (intravenös oder selektiv über die A. mesenterica superior), dann bei Persistieren oder Rezidivieren der Blutung (bei uns) endoskopische Sklerosierung und schließlich Dekongestion oder transthorakale Dissektion. Einen operativen Eingriff zur Blutungsprophylaxe lehnen wir ab; von Fall zu Fall kann man eine vorsorgliche Sklerosierung diskutieren, sofern diese Maßnahme komplikationsfrei gekonnt wird (Denck, Wien; Paquet, Bonn; Soehendra, Hamburg).

Wir glauben, daß wir unter systematischer Anwendung der vorgestellten differenzierten Indikationskriterien weiterkommen können. Allein, derartige Ankündigungen haben wir häufiger gehört; sie haben uns zu maßvoller Bescheidenheit gebracht. Wenn irgendwo eine enge Kooperation zwischen Chirurgie, Anästhesie und Innerer Medizin vonnöten ist, dann hier. Längere zeitliche Phasen der Stagnation der chirurgischen Probleme haben uns von der Notwendigkeit derartiger interdisziplinärer Arbeitsgemeinschaften überzeugt.

Literatur

1. Berchtold, R.: Das Syndrom des Pfortaderhochdrucks. Bern-Stuttgart-Wien: H. Huber 1970 (weiterf. Literatur!). – 2. Boerema, I., Klopper, P. J., Holscher, A. A.: Transabdominal ligationresection of the esophagus in cases of bleeding esophageal varices. Surgery 67, 409 (1970). – 3. Bradley, S. E.: The hepatic circulation. In: Handbook of physiology, Circulation, Sec 2, Vol, 11 (Eds. W. F. Hamilton, P. Dow). p. 1387. Washington, D. C.: Amer. Physiological Society 1963. – 4. Britton, R. C., Voorhees, A. B., Price, J. B.: Selective portal decompression. Surgery 67 104 (1970). – 5. Bucher, H., Fuchs, W. A., Tauber, J., Rössler, H., Preisig, R.: Untersuchungen zur Shunt-Indikation bei Patienten mit portaler Hypertension. Schweiz. med. Wschr. 99, 229 (1969). – 6. Bücheler, E., Farthmann, E., Eckert, P., Schreiber, H. W.: Milzarterienligatur und laterolaterale splenorenale Anastomose bei portaler Hypertension. Fortschr. Röntgen- u. Nuklearmed. 123, 535 (1975). – 7. Burchell, A. R., Moreno, A. H., Panke, W. F.: Hemodynamic variables and prognosis following portocaval shunts. Surg. Gynec. Obstet. 138, 359 (1974). – 8. Cooley, D. A.: Side-to-side-splenorenal anastomosis with splenic preservation for portal hypertension. Surg. Gynec. Obstet. 116, 627 (1963). – 9. Crane, Ch.: The choice of shunt procedure for cirrhotic patients with variceal bleeding, ascites and hypersplenism. Surg. Gynec. Obstet. 115, 12 (1962). – 10. Degni, M., Lemos-Torres, U., Degodoy, A., Nunes, P.: Lymphovenous and lympho-esophageal shunts in surgical treatment of portal hypertension. Rev. brasil. cardiovasc. 1, 309 (1965). – 11. Eckert, P., Doehn, M., Rödiger, N.: Beitrag zur hämodynamischen Indikation von Shunt-Operationen bei portaler Hypertension. Vortrag Verein. Nordwestdtsch. Chir. 6. 12. 1974, Hamburg. – 12. Erlick, D., Barzilai, A.: Porto-renal Shunt. Ann. Surg. 159, 72 (1964). – 13. Hassab, M. A.: Nonshunt operations in portal hypertension without cirrhosis. Surg. Gynec. Obstet. 131, 648 (1970). – 14. Hoffmeister, H. E.: Klinische und experimentelle Untersuchungen zur Leberdurchblutung bei Pfortaderhochdruck. Stuttgart: Hippokrates 1963. – 15. Leger, L., Lande, M., Neveux, Y. J., Corbelle, G., Tessler, N., Lemaigret, G.: Eléments des prognostic immédiaté des anastomoses portocaves pour cirrhose. Presse méd. 38, 1997 (1963). – 16. Le Veen, H. H., Christoudias, G., Luft, R., Falk, G., Grosberg, S.: Peritoneo-venous shunting for ascites. Ann. Surg. 180, 580 (1974). – 17. Liehr, H., Zwirner, R.: Pathophysiologische Überlegungen zur portocavalen Shunt-Operation. Dtsch. med. Wschr. 98, 1140 (1973). – 18. Mc Dermott, Jr., W. F.: Evaluation of the hemodynamics of portal hypertension in

the selection of patients for shunt surgery. Ann. Surg. **176**, 449 (1972). — 19. Moreno, A. H., Buchell, A. R., Reddy, R. V., Panke, W. F., Nealon, Th. F.: The hemodynamics of portal hypertension revisited: Determinants and significance of occluded portal pressure. Surgery **77**, 167 (1975). — 20. Neumann, C. G., Braunwald, N. S., Hinton, J. W.: The absorption of ascites fluid by a pedicled flap of intestinal mucosa exposed within peritoneal cavity. Plat. reconstr. Surg. **17**, 189 (1956). — 21. Nissen, R.: Krankheiten des chirurgischen Fortschrittes. Dtsch. med. Wschr. **91**, 612 (1966). — 22. Palmer, E. D.: The vigoros diagnostic approach to upper-gastrointestinal hemorrhage. A 23-year prospectiv study of 1400 patients. J. Amer. med. Ass. **207**, 1477 (1969). — 23. Reynolds, T. R.: The role of hemodynamic measurement in portosystemic shunt surgery. Arch. Surg. **108**, 276 (1974). — 24. Rosenstein, P.: Über die Behandlung der Leberzirrhose durch Anlegung einer Eckschen Fistel. Verhandlg. Dtsch. Ges. Chir. **41**, 232 (1912). — 25. Schmid, M.: Prophylaktische Shuntoperationen bei Pfortaderhochdruck. Dtsch. med. Wschr. **96**, 384 (1971). — 26. Schreiber, H. W.: Chirurgie der portalen Hypertension. In: Klinische Gastroenterologie, Bd. II. (Ed. L. Demling). Stuttgart: G. Thieme 1973. — 27. Schreiber, H. W.: Blutungen aus Speiseröhre, Magen und Zwölffingerdarm. Landenbecks Arch. **337**, 493 (1974). — 28. Schreiber, H. W., Schriefers, K. H., Esser, G., Bartsch, W. M.: Spätergebnisse nach 150 direkten portokavalen Anastomosen. Dtsch. med. Wschr. **89**, 2185 (1964). — 29. Schreiber, H. W., Koch, W., v. Ackeren, H., Georgi, Th., Schilling, K.: Über die zervikale lympho-venöse Anastomose beim Pfortaderhochdruck der Leberzirrhose. Dtsch. med. Wschr. **93**, 195 (1968). — 30. Schreiber, H. W., Eckert, P., Eichfuss, H. P., Farthmann, E., Schlosser, G. A., Soehendra, N.: Chirurgische Therapie der Varizenblutungen. In: Blutungen des Gastrointestinaltraktes (Eds. R. Marx, H. A. Thies). Stuttgart: F. K. Schattauer 1975 (weiterf. Literatur!). — 31. Stelzner, F.: Erfahrungen und Ergebnisse der chirurgischen Behandlung bei der Ösophagusvarizenblutung durch das Fundektomie. Zschr. Gastroenterol. **13**, 673 (1975). — 32. Strohmeyer, G., Peerenboom, H.: Der Patient mit portokavaler Anastomose. Internist **16**, 284 (1975). — 33. Thaler, H.: Die Shuntoperation bei portaler Hypertension aus internistischer Sicht. Dtsch. med. Wschr. **96**, 1653 (1971). — 34. Walker, R. M.: The pathology and treatment of portal hypertension. Lancet **1952** I, 729. — 35. Walker, R. M.: Die portale Hypertension. Stuttgart: G. Thieme 1960. — 36. Warren, W. D., Muller, W. H.: A clarification of some hemodynamic changes in cirrhosis and their surgical significance. Ann. Surg. **150**, 413 (1959). — 37. Warren, W. D., Zeppa, R., Fomon, J. J.: Selective transsplenic decompression of gastroesophageal varices by distal splenorenal shunt. Ann. Surg. **166**, 437 (1967). — 38. Zöckler, C. E., Gheorghiu, Th.: Die portale Hypertension. Baden Baden-Brüssel-Köln: G. Witzstrock 1975 (weiterf. Literatur!).

Über Methode und Ergebnisse der druckadaptierten Leberarterialisation

Matzander, U. (Chirurg. Klinik d. Friedrich-Ebert-Krankenhauses, Neumünster)

Referat

Die Erhaltung der Leberdurchblutung sollte meiner Ansicht nach ein wesentlicher Bestandteil der modernen Pfortaderchirurgie sein, zumal in der zirrhotischen Leber ohnehin meist eine Mangeldurchblutung mit Hypoxie in den Zentren der Pseudolobuli vorliegt. Wir differenzieren genau, ob bei intrahepatischem Block und portaler Hypertension ein nennenswerter portaler Durchströmungsanteil an der Leberdurchblutung vorliegt oder nicht. Liegt noch eine portale Durchströmung vor, so wird jede Methode der einfachen Ableitung des gestauten Pfortaderblutes die Leberdurchblutung zwangsläufig weiter verschlechtern. Je mehr Blut abgeleitet wird, um so größer sind die nachteiligen Folgen für die Leberfunktion. Wir führen daher in all den Fällen, bei denen sich noch ein hinreichender portaler Durchströmungsanteil nachweisen läßt, im Anschluß an die portocavale Anastomose die druckadaptierte Leberarterialisation aus.

Die Indikation ergibt sich aus der intraoperativen Druckmessung, die wir an der Pfortader nach Crane ausführen. Beträgt der Druckgradient zwischen offener und abge-

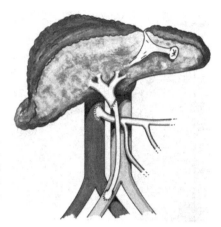

Abb. 1. Methode der druckadaptierten Leberarterialisation mit portocavaler End-zu-Seit-Anastomose. Die Arterialisation erfolgt über ein Transplantat aus der V. saphena magna, das strömungsgerecht zwischen dem zentralen Pfortaderstumpf am Leberhilus und der Art. iliaca comm. dextra interponiert wird

klemmter Pfortader mindestens 6 mm Hg, so ist der portale Durchströmungsanteil so groß, daß er nach der portocavalen Anastomose ersetzt werden muß, weil sonst aus hämodynamischen Gründen eine weitere Leberschädigung eintreten würde. In diesen Fällen ist also die Indikation für die Arterialisierung der Leber gegeben. Ist der Druckgradient jedoch kleiner als 6 mm Hg, dann begnügen wir uns mit der alleinigen portocavalen Anastomose, da dann, bei zu hohem intrahepatischem Verschlußdruck eine Arterialisierung der intrahepatischen Pfortaderstrombahn nicht mehr möglich ist.

Eine genaue Anpassung an das ursprüngliche portale Durchströmungsvolumen ist bei der Arterialisierung der Leber entscheidend wichtig und dadurch zu erreichen, daß der Druck im arterialisierten Pfortaderstumpf genau dem vorher in der Pfortader gemessenen Druck angepaßt wird. Das Verfahren der druckadaptierten Leberarterialisation läßt dies zu. Der Druck in der dann arterialisierten Pfortader wird nach Fertigstellung aller Anastomosen nochmals überprüft und eventuell korrigiert.

Wir versuchen also, die intrahepatische Pfortaderstrombahn für die Leberdurchblutung zu erhalten. Täte man das nicht, so würde sich nach portocavaler End-zu-Seit-Anastomose meist eine mehr oder weniger ausgeprägte Verödung dieser Strombahn entwickeln, was mit Hilfe der Omphaloangiographie leicht nachweisbar ist.

Der günstige Effekt der Leberarterialisation zeigt sich unter anderem im Scintigramm. Die Speicherung der Isotopen im zirrhotischen Organ wird intensiver und häufig homogener. Morphologisch vermindern sich die Zellnekrosen in den Zentren der Pseudolobuli und Infiltrate in den Glissonschen Feldern verkleinern sich. Die Arterialisierung bewirkt keine zusätzliche Fibrosierung, wenn sie unter den Bedingungen der Druckadaptation durchgeführt wird.

10% der Transplantate zur Arterialisierung der Leber thrombosieren. Die übrigen blieben bei der angegebenen Technik offen. Durch selektive Angiographien sind beide Teilkreisläufe der Leber, der, der Art. hepatica und der, der arterialisierten Pfortaderstrombahn nachweisbar.

Seit 1968 haben wir bei 82 Patienten die druckadaptierte Leberarterialisation ausgeführt. Der jüngste Patient war 13, der älteste 72 Jahre alt. Die Operationsletalität betrug bislang 15%. In letzter Zeit erlitten wir einige Rückschläge, wodurch sich die Letalität auf 19% erhöhte. Ursache hierfür war vorwiegend eine zu weite Indikationsstellung, was sich dann, wie allgemein bekannt, auch statistisch niederschlägt. Die Operationsletalität wird praktisch einzig bestimmt vom Grad der noch vorhandenen Leberfunktion und von der Floridität des Prozesses. Man darf die Indikation nicht vorverlegen in generell nicht mehr

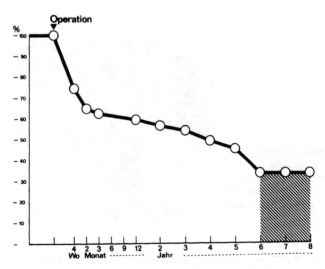

Abb. 2. Prozentuale Fünfjahres-Überlebenszeit von 35 Patienten, bei denen die Leberarterialisation mindestens 5 Jahre zurück liegt

operable Stadien und man darf auch nicht im floriden Schub operieren. Für die Operationsindikation gelten vielmehr die gleichen Richtlinien, wie sie für die übrigen Shuntoperationen bekannt sind.

Bei 35 Patienten, die nach der ersten Varizenblutung operiert worden sind, liegt die Operation nunmehr mindestens 5 Jahre zurück.

Von ihnen lebten nach 5 Jahren noch 16, das sind rund 46%. Von diesen wiederum leben 12 Patienten länger als 6 Jahre. Im einzelnen liegt die Operation dieser 12 Patienten bei zweien bereits 8 Jahre und bei vieren 7 Jahre zurück. Die älteste davon, 1968 operiert, feierte vor wenigen Tagen bei ausgezeichnetem Befinden ihren 72. Geburtstag. Ihr durchgängiges Transplantat haben sie soeben im Angiogramm gesehen. Auffallend ist bei den arterialisierten Patienten immer wieder der meist gute Allgemeinzustand. Die portosystemische Encephalopathie ist nach der Leberarterialisation ausgesprochen selten. Sie tritt nur dann auf, wenn die Zirrhose bereits weit fortgeschritten ist oder der Patient in seiner Lebensführung seinem Grundleiden nicht Rechnung trägt. Die meisten der Patienten wurden wieder arbeitsfähig. Die Entgiftungsfunktion der Leber bleibt, soweit es das Gundleiden zuläßt, erhalten, nicht selten verbessert sie sich. Zum Erhalt der Leberfunktion einige Beispiele:

So steigt der Ammoniakspiegel im peripheren Blut im Gegensatz zum alleinigen portocavalen Shunt nach Leberarterialisation nicht an. Das gleiche gilt für die Bromthaleinretention. Serumalbuminspiegel und Prothrombinzeit (Quickwert) vermindern sich auch über einen längeren Zeitraum nicht.

Erlauben Sie mir bitte in diesem Zusammenhang Ihnen eine Einzelbeobachtung mitzuteilen. Es handelt sich um eine 22jährige Frau, die nunmehr vor fast 4 Jahren wegen einer akuten Blutung aus dem oberen Verdauungstrakt in unsere Klinik kam. Die Blutung erfolgte aus Ösophagusvarizen bei bestehender Leberfibrose. Im Stadium der akuten Blutung wurde die druckadaptierte Leberarterialisation mit portocavaler End-zu-Seit-Anastomose ausgeführt. Die Blutung stand, der postoperative Heilverlauf war ohne Besonderheiten. Etwa 1 Jahr später heiratete die Patientin. Nach komplikationsloser Schwangerschaft erfolgte im November 1974 die Geburt eines gesunden Kindes. Das

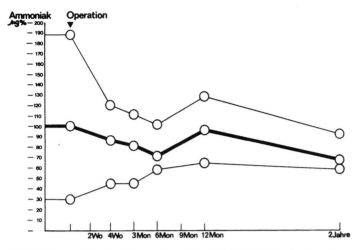

Abb. 3. Ammoniakspiegel im peripheren Venenblut. Verlaufskontrolle von insgesamt 18 Patienten bei einer Beobachtungszeit bis 2 Jahre nach Leberarterialisation

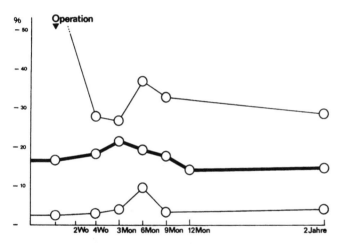

Abb. 4. Bromthaleinretention nach 45 min. Verlaufsbeobachtung von insgesamt 18 Patienten bei einer Beobachtungszeit bis 2 Jahre nach Leberarterialisation

Transplantat blieb durchgängig. Gegenwärtig besteht erneut eine Gravidität mens 7. Der Frau geht es ausgezeichnet, die Leberfunktion ist annähernd normal. Diese Mitteilung erscheint mir deshalb bemerkenswert, weil sie unterstreicht, wie entscheidend wichtig die primäre Ausgangslage der Leber für den Operationserfolg ist und wie nach der Arterialisation bei offenem Transplantat die Leberfunktion erhalten bleibt.

Meine Damen und Herren, ein schwerwiegendes Problem stellen bekanntlich die Patienten dar, bei denen es nach einfacher portocavaler Anastomose aufgrund des in der Leber entstandenen Durchströmungsdefizits zu einer medikamentös nicht mehr beeinflußbaren portosystemischen Encephalopathie gekommen ist. Hier zeichnet sich eine neue chirurgische Möglichkeit ab. Ich darf Ihnen über einen 55jährigen Kollegen berichten, bei dem 1971 wegen einer posthepatitischen Zirrhose auswärts eine portocavale End-zu-Seit-Anastomose durchgeführt worden war. Etwa 2 Jahre danach entwickelte sich als Ausdruck der gestörten Entgiftungsfunktion eine schwere Encephalopathie, die schließ-

233

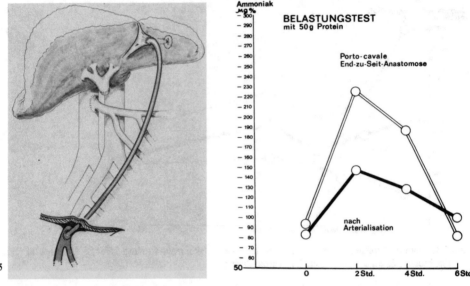

Abb. 5. Methode der nachträglichen Leberarterialisation über die V. umbilicalis bei bereits bestehender portocavaler End-zu-Seit-Anastomose

Abb. 6. Belastungstest mit je 50 g magerem Hackfleisch. Ammoniakspiegel im peripheren Venenblut bei bestehender portocavaler Anastomose und nach nachträglicher Leberarterialisation

lich medikamentös nicht mehr zu beeinflussen war. Wir haben den uns zugewiesenen Patienten nachträglich arterialisiert, und zwar über die V. umbilicalis, da eine Arterialisierung über den zentralen Pfortaderstumpf wegen Thrombosierung in diesen Fällen nicht möglich ist. Die nachträgliche Arterialisierung über die V. umbilicalis ist nur dann durchführbar, wenn die intrahepatische Pfortaderstrombahn noch einigermaßen frei und ein ausreichender Abfluß für das arterielle Blut gewährt ist.

Von einem kleinen Schnitt aus haben wir die V. umbilicalis freigelegt, rekanüliert und dann angiographiert. Nachdem sich ein Abfluß zeigte, wurde aus dem linken Bein ein etwa 35 cm langes Stück der V. saphena magna entnommen und strömungsgerecht interponiert zwischen Art. femoralis comm. dext. und der Umbilicalvene. Das Transplantat liegt unter dem Leistenband, subcutan in der Bauchwand und führt zur Umbilicalvene. Die Pulsationen im durchgängigen Transplantat sind tastbar. Um die Ammoniakentgiftung in der Leber zu testen, wurde 1 Tag vor der Operation und 14 Tage danach eine Belastung mit je 50 g magerem Hackfleisch durchgeführt.

Das Ergebnis dieses Testes möchte ich als Ausdruck einer verbesserten Entgiftungsleistung der Leber nach der Arterialisation werten. Dem Patienten geht es unter Berücksichtigung seiner hochgradigen Zirrhose 3 Wochen nach der Operation ausgezeichnet. Man wird natürlich abwarten müssen, dennoch meine ich, daß sich hier mit Hilfe der Leberarterialisation ein lohnenswerter Weg aufzeigt, in geeigneten Fällen auch solchen Patienten zu helfen.

Literatur

1. Matzander, U.: Probleme bei der Arterialisierung des intrahepatischen Pfortaderkreislaufs nach portocavalen Anastomosen. Langenbecks Arch. klin. Chir. **322**, 1155 (1968). — 2. Matzander, U.: Methode und Technik der druckadaptierten Leberarterialisation mit portocavaler Anastomose. Chirurg **45**, 226—231 (1974).

Das Vorgehen bei der massiven Oesophagusvarizenblutung

Ungeheuer, E., Peglow, H. J.
(Chirurg. Klinik d. Krankenhauses Nordwest, Frankfurt/Main-Praunheim)

Referat

Bei der erheblichen Zunahme der Leberzirrhose sind, wie auch das eigene Krankengut zeigt (Tab. 1), in zunehmendem Maße Patienten mit *massiv blutenden Oesophagusvarizen* zu beobachten. Somit ist das diagnostisch-therapeutische Vorgehen im Rahmen der Dringlichkeitsmedizin für jeden Internisten und Chirurgen von außerordentlicher Wichtigkeit. Die entsprechende Diagnostik muß demzufolge neben der primären Schockbehandlung unmittelbar nach der stationären Aufnahme des Patienten beginnen [8, 9].

Tabelle 1. Verteilung der Hauptblutungs-
ursachen im eigenen Krankengut
(1964—31. 3. 1976)

Blutungsursachen	Zahl	%
Peptische Ulcera	402	45
Oesophagusvarizen	393	43
andere Blutungsübel	110	12
gesamt	905	100

Sofortmaßnahmen:
1. Schockbekämpfung,
2. Diagnostik und Blutstillung,
3. Bekämpfung des drohenden Leberversagens.

Die zunehmende Bedeutung der *endoskopischen Notfall-Diagnostik* [7] mit ihren mancherorts recht eindrucksvollen Ergebnissen rechtfertigt jedoch vorläufig noch nicht die Abkehr von bewährten und ebenfalls sicheren Untersuchungsmethoden; es sei denn, die entsprechenden apparativ- und personalintensiven Einrichtungen stehen nicht nur in den größeren medizinischen Zentren, sondern auch in kleineren Krankenhäusern zu jeder Tageszeit, an Wochenenden und Sonn- und Feiertagen zur Verfügung. Wissen wir doch, daß gerade die kleineren Kliniken in der Peripherie meist die erste Station für die Notfall-Patienten sind und mit ihren vorhandenen Möglichkeiten die dringliche Therapie und Diagnostik besorgen müssen. Wir können aufgrund unserer eigenen Erfahrungen bei über 900 Fällen von massiven Blutungen aus dem oberen Gastrointestinaltrakt nach wie vor über gute diagnostische Ergebnisse allen mit der *Röntgen-Kontrastdarstellung des Oesophagus* berichten [1, 4]. In über 80% der Fälle konnten vorliegende Varizen auch im Stadium der massiven Blutung röntgenologisch nachgewiesen werden. Obwohl selbstverständlich die Möglichkeit einer endoskopischen Untersuchung in unserem Hause besteht, war sehr deutlich ein Unterschied bezüglich des Einsatzzeitpunktes dieser diagnostischen Maßnahme gegenüber der Röntgendarstellung festzustellen.

Wenn innerhalb der ersten 48 Std durch konservative Behandlung unter Zuhilfenahme der üblichen *Oesophaguskompressionssonden* nach Sengstaken-Blakemore oder Linton-Nachlas die Varizenblutung unbeeinflußbar bleibt, sollte ein aktiveres Vorgehen diskutiert und, wenn möglich, nicht weiter hinausgeschoben werden. Je länger die Blutung anhält und besonders nach Entblockung der Ballonsonden wieder einsetzt und je umfangreicher die Volumensubstitution sein muß, um so ungünstiger wird die Ausgangsposition für einen Noteingriff.

In die erste Behandlungsphase fällt neben der Kompressionssonde auch die medikamentöse Senkung des Pfortaderdruckes durch Vasopressin (Octapressin) [6].

Gleichzeitig mit diesen Maßnahmen muß eine intensive Leberkomaprophylaxe einsetzen:

1. Darmspülungen,
2. schwer resorbierbare Antibiotika peroral (z. B. Neomycinsulfat),
3. Lactulose, Bifidummilch (z. B. Eugalan forte),
4. Vitamine, Steroide, Arginin-Apfelsäurelösung.

Eine absolute Anzeige zu Notfalleingriffen sehen wir:

bei anhaltender schwerer Blutung und
bei Blutungsrezidiv nach Entblockung der Ballonsonde oder
nach *vorübergehendem Blutungsstillstand.*

Bei der Indikation zu Noteingriffen müssen wir davon ausgehen, daß der durch die Leberzirrhose vorgeschädigte Organismus auch schon kleinere Blutungen schlecht toleriert. Trotz dieser Überlegungen ist die Zahl der an unserer Klinik durchgeführten notfallmäßigen Operationen mit 19% gegenüber 77% rein konservativ behandelter Fälle sehr niedrig (Tab. 2). Eine Erklärung dafür ist der schlechte Zustand, in dem die meisten Patienten eingewiesen werden, welche Tatsache durch die sehr hohe Letalität von 81% bei diesen nur noch konservativ zu behandelnden Zirrhotikern unterstrichen wird.

Unter *Noteingriffen* verstehen wir jene Behandlungsmaßnahmen, die in der akuten, teilweise katastrophalen Situation der massiven Blutung an Krankenhäusern und Abteilungen aller Größenordnungen möglich sein müssen; darüberhinaus müssen sie eine sofortige zuverlässige Blutstillung herbeiführen. Ihre Wirksamkeit bezüglich der Verhütung einer Rezidivblutung ist aber wegen der Ausbildung neuer Kollateralbahnen stets unsicher und bei einem Großteil der angegebenen Verfahren zeitlich stark begrenzt, wobei jedoch die Voraussetzungen geschaffen werden können für eine spätere *drucksenkende Shunt-Operation* (bei 185 Patienten aus dem eigenen Krankengut betrug die Operationsletalität bei einem Intervall-Shunt lediglich 10%, Tab. 3).

Die primäre portocavale Anastomose, also der sog. Not-Shunt, womit eine Druckableitung aus dem Pfortadersystem und somit eine definitive Blutstillung mit größtmöglicher Sicherheit erreicht werden kann, ist in der Regel zur Behandlung der akuten Varizenblutung nur in Einzelfällen möglich, wie auch unser eigenes Krankengut erkennen läßt (Tab. 2).

Tabelle 2. Primäre Blutungsbehandlung bei Oesophagusvarizenblutungen im eigenen Krankengut (1964–31. 3. 1976)

Therapie	Zahl	%	Letalität %
rein konservativ	289	77	81
Palliativoperationen	71	19	54
primäre Shuntoperationen	17	4	15
gesamt	377	100	

Tabelle 3. Ergebnisse verschiedener Therapieformen bei Oesophagusvarizenblutung im eigenen Krankengut (1964–31. 3. 1976)

Therapie	Zahl	%	Letalität %
Shuntoperationen	185	34	10
Palliativoperationen	71	13	54
streng konservativ	289	53	81
gesamt	545	100	51

Die nachfolgend aufgeführten Noteingriffe haben dagegen praktisch nur das eine Ziel, den Blutzufluß zum Magenfundus und zum Oesophagus aus dem gestauten Pfortaderstromgebiet zu sperren:

1. Lokale Blutstillung durch endoskopische Fibrosklerosierung,
2. transabdominale Venensperroperationen,
3. transthorakale Venensperroperationen,
4. kombinierte Verfahren.

Die *notfallmäßige endoskopische Fibrosklerosierung* der Oesophaguswand, evtl. kombiniert mit der *transhepatischen Verödung der Vena coronaria ventriculi* hat in letzter Zeit erheblich an Bedeutung gewonnen. Es muß jedoch vermerkt werden, daß gerade diese Maßnahme in der Notfallsituation nur an wenigen Spezialabteilungen vorgenommen werden kann. Neben der Beherrschung der nicht leichten Sklerosierungstechnik im Stadium der massiven Blutung, setzt diese Methode ein jederzeit einsatzbereites Team mit einem sehr erfahrenen Endoskopiker jeden Tag rund um die Uhr voraus [2].

Dagegen sind von jedem Chirurgen und zu jeder Zeit die sogenannten Sperroperationen ausführbar.

Sie erfüllen alle Anforderungen, die an einen solchen Eingriff in einer Notsituation gestellt werden müssen, nämlich:

1. Durchführbarkeit zu jeder Zeit, an jeder Klinik, an der notfallmäßige Chirurgie überhaupt betrieben wird.

2. Geringstmögliche Belastung für den Patienten durch kurze Operationsdauer und wenigstens transitorische, sichere Blutstillung sowie

3. keine Erschwerung einer späteren druckableitenden Anastomosenoperation.

Aus der Vielzahl der Venensperroperationen seien einige wichtige und bekannte erwähnt:

1. Subdiaphragmale Venenligatur,
2. zirkuläre Magendissektion,
3. abdominale Oesophagusdissektion,
4. apparative abdominale Sperrverfahren,
5. Fundektomie,
6. thorakale Oesophagusdissektion,
7. kombinierte thorakale und abdominale Verfahren.

Zu 1. Die *subdiaphragmale Venenligatur* haben wir wegen der sehr häufigen technischen Schwierigkeiten, insbes. bei adipösen Patienten mit großer Leber und Aszites und der hohen Quote von Rezidivblutungen wieder verlassen. Die Letalität betrug in unserem eigenen Krankengut 78%.

237

Zu 2. und 3. Die *subcardiale, zirkuläre Magendissektion* (Schreiber) und die Dissektion des *abdominalen Oesophagusabschnittes* (Walker) haben wir aus den gleichen Gründen verlassen.

Zu 4. Die *apparativen Verfahren* zur raschen und zuverlässigen Sperrung des venösen Zuflusses zur Cardia und zum Oesophagus haben zwar ihre Anhänger, wurden aber in Deutschland bisher noch relativ wenig angewandt. Die von Boerema vor vielen Jahren entwickelte Sonde wird jetzt wieder von seinem Schüler Klopper empfohlen [3]. Ein ähnliches apparatives Dissektionsverfahren wurde vor Jahren von Voßschulte entwickelt [10]. Eine Abwandlung der Boerema-Sonde stellt auch der sogenannte Murphy-Knopf dar, der vornehmlich in Frankreich angewandt wird.

All diesen apparativen Methoden haften gravierende Komplikationen, wie Fisteln, Mediastinitis, Narbenstenosen und Rezidivblutungen an, so daß sie nach den Literaturberichten immer nur vereinzelt ausgeführt werden.

Zu 5. Die *Fundektomie* des Magens mit gleichzeitiger Milzexstirpation wird von Stelzner befürwortet, nachdem er sein modifiziertes Oesophagusdissektionsverfahren weitgehend aufgegeben hat [5]. Hiermit wird zwar eine gute Sperrung des venösen Zuflusses zum Oesophagus erreicht, aber ebenso sicher ist es auch, daß es sich dabei nicht um einen kleinen Eingriff handeln kann, der zu jeder Zeit, an jedem Krankenhaus und bei jedem Patienten im massiven Blutungsstadium ausführbar ist. Zudem beträgt die von ihm angegebene Letalität weit über 50%.

Bei all diesen abdominalen Noteingriffen wird von manchen Autoren wegen des in 15% bei den Leberzirrhotikern gleichzeitig auftretenden *peptischen Ulcus* eine *Vagotomie* und *Pyloroplastik* empfohlen. Diese Methoden vergrößern unserer Ansicht nach jedoch das Operationstrauma und verlängern die Operationszeit. Außerdem sind sie bezüglich ihrer Wirksamkeit und im Notfall als Zusatzverfahren noch zu unsicher.

Tabelle 4. Palliativeingriffe zur aktuellen Blutstillung bei massiver Oesophagusvarizenblutung (1964–31. 3. 1976)

Operation	Zahl	Letalität %
Transthorakale Dissektion	32	32
Subdiaphragmale Venenligatur	17	78
Splenektomie	8	0
Zervikale lympho-venöse Anastomose	9	100
Umbilico-cavaler Shunt	5	100

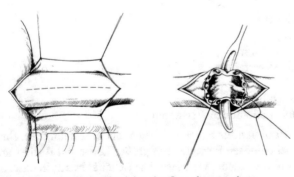

Abb. 1. Transthorakale Dissektion der Oesophagusvarizen

238

Von 71 *Palliativoperationen* (Tab. 4) haben wir in der Mehrzahl der Fälle die *transthorakale Oesophagusvarizendissektion* durchgeführt (Abb. 1). Die Letalität betrug bei diesem Vorgehen 32%. Wir bevorzugen diese Methode außerdem, wie wir in dem einfachen und schnellen Zugang durch den Throraxraum, insbes. zum distalen Oesophagusabschnitt einen wesentlichen Vorteil sehen [1, 8]. Darüberhinaus wird eine evtl. spätere Shunt-Operation nicht durch eine vorausgegangene Laparotomie erschwert.

Zusammenfassung

Die Grenzen der Notfallbehandlung bei der abundanten Oesophagusvarizenblutung sind im Prinzip durch die zugrundeliegende Leberzirrhose abgesteckt. Geeignete Fälle sollten auch im akuten Stadium einer *druckableitenden Not-Shunt-Operation* zugeführt werden. Palliative Noteingriffe sind dann anzustreben, wenn nicht innerhalb von 48 Std die Blutung zum Stillstand zu bringen ist. Zu empfehlen ist ein programmiertes, teilweise auch standardisiertes, jedoch der Notsituation angepaßtes Verfahren. Wenn auch das Grundleiden, nämlich die Leberzirrhose weder mit den druckableitenden noch mit den Sperroperationen gebessert werden kann, so bleibt doch vielen Patienten dadurch der Verblutungstod erspart.

Literatur

1. Dalichau, H., Ungeheuer, E.: Behandlungsergebnisse massiver gastrointestinaler Blutungen. Med. Klin. **63**, 587 (1968). – 2. Denck, H.: Unser Vorgehen bei akuter oberer gastrointestinaler Blutung. Z. f. Gastroenterologie, Kurzfassungen der Vorträge der 30. Tgg. d. Dtsch. Ges. f. Verd. u. Stoffw. Krh., Wien, Sept. 75, 39 (1975). – 3. Klopper, P. J.: Local treatment of bleeding esophageal varices in liver cirrhosis. Vortr. IX. European Federation Congress (International College of Surgeons), Amsterdam, Juni 1975. – 4. Kraus, R., Strnad, F., Ungeheuer, E.: Zur Röntgendiagnostik bei akuten Blutungen des oberen Digestionstraktes. Dtsch. med. Wschr. **84**, 106 (1959). – 5. Lennert, K., Stelzner, F.: Erfahrungen mit der Fundektomie in der Behandlung der Ösophagusvarizenblutung. Langenbecks Arch. Chir. 337 (Kongreßbericht 1974). – 6. Markhoff, N., Höbl, E., Hörder, M. H., Flury, A., Ratti, R.: Erste Erfahrungen mit der intraarteriellen notfallmäßigen Octapressin-Therapie der massiven oberen Magen-Darmblutung. Z. Gastroenterologie **11**, 307 (1973). – 7. Manegold, B. C.: Notfallendoskopie bei akuter gastrointestinaler Blutung. Med. Klin. **70**, 402 (1975). – 8. Ungeheuer, E.: Oesophagusvarizenblutung. Langenbecks Arch. Chir. 337 (Kongreßbericht 1974). – 9. Ungeheuer, E., Schuster, G.: Measures and results of early therapy in acutely bleeding esophageal varices. The journal of cardiovascular surgery, special issue, 630 (1975) (11th World Congress of the international Cardiovascular society, Barcelona, Sept. 73. – 10. Voßschulte, K.: Dissektionsligatur des Ösophagus bei Varizen der Speiseröhre infolge Pfortaderhypertonie. Chir. **28**, 186 (1975). – 11. Walker, M.: Transsection operations for portal hypertension. Thorax **15**, 218 (1960).

Die Bedeutung der Wandsklerosierung der Speiseröhre und der gastroösophagealen Disconnection für die Therapie der massiven, konservativ unstillbaren Ösophagusvarizenblutung bei portaler Hypertension

Paquet, K. J., Büsing, V., Figge, H. (Chirurg. Univ.-Klinik und Poliklinik, Bonn)

Referat

Die Mortalität von über 50% in der Behandlung der konservativ unstillbaren Ösophagusvarizenblutung durch Notshunt einerseits oder wegen Sperroperation andererseits hat vielerorts zur Resignation oder gar zum therapeutischen Nihilimus geführt. Verfahren bzw. Methoden, deren Anwendung diese Ergebnisse wesentlich verbessern können, sollten daher unser Interesse beanspruchen. Für solche Verfahren halten wir die Wandsklerosierung der Speiseröhre, die 1969 in unserer Klinik eingeführt wurde [3, 4], und die gastroösophageale Diskonnektion, die seit $1\frac{1}{1}$ Jahren angewandt wird.

Systematisch durchgeführte Notfallendoskopien bei Leberzirrhotikern oder prähepatischen Blockformen mit Varizenblutung, die eine genaue Lokalisation der Blutungsquelle ermöglichten, wiesen nach, daß diese in über 80% im unteren Speiseröhrendrittel, in knapp 10% darüber und bei den restlichen 10% im oberen Magen gelegen ist, wenn zusätzliche Blutungsquellen unberücksichtigt bleiben [1].

Aus anatomischen Studien ist bekannt, daß die Speiseröhrenkrampfadern im unteren Drittel nicht *submukös*, sondern *subepithelial* verlaufen. Sie sind an dieser Stelle mit nur dünner Schleimhaut bedeckt und können leicht rupturieren. Diese anatomische Lage erklärt die häufige Lokalisation der Blutung im unteren Ösophagusdrittel.

Eine Sperroperation für diese Blutungslokalisation stellt die Wandsklerosierung der Speiseröhre dar, die bisher in der Zeit vom 1. 1. 69 bis 1. 1. 76 bei 250 Patienten, davon bei 83 in der konservativ unstillbaren Blutung angewandt wurde.

Stammt die Blutung aus Krampfadern im oberen Magenanteil, so wenden wir die von Petinari und Hassab [2] angegebene und von uns erweiterte Operationsmethode der gastroösophagealen Diskonnektion an. Nach Splenektomie werden bis auf die Vasa gastroepiploica dextra sämtliche Gefäße des Magens, der unteren abdominellen Speiseröhre und die im Bereich des Hiatus oesophagus verlaufenden Anastomosen durchtrennt. Da durch dieses Verfahren im allgemeinen der N.vagus nicht erhalten werden kann, fügen wir am Ende eine Pyloroplastik nach Heinicke-Mikulicz hinzu.

Zunächst zur Wandsklerosierung:

Unsere Indikationen zur Wandsklerosierung sind sehr streng und getrennt nach akuter, konservativ unstillbarer (Tab. 1a) und drohender (Tab. 1b) Ösophagusvarizenblutung dargestellt.

Bewußt wird ein starres, von uns für diesen Zweck entwickeltes Spezialösophagoskop verwandt und ebenso bewußt wird der Eingriff in Intubationsnarkose vorgenommen. Das Instrument enthält einen Sauger und eine Hopkins-Optik, die optimale Sichtverhältnisse auch während der Blutung ermöglichen. Zur Sklerosierung wird in das Lumen des Instruments der sog. therapeutische Teil mit Hopkins-Optik eingeführt, der am proxima-

Tabelle 1a. Indikationen bei akuten Oesophagusvarizenblutungen

Anzahl der Kranken	Diagnose
54	dekompensierte Lebercirrhose, Leberkoma 1 + 2
16	konservativ unstillbare Blutung bei kompensierter Leberfunktion
6	prähepatischer Block ohne anastomosierbares Gefäß
5	Shunt-Thrombosen
1	Pfortaderhochdruck bei Osteomyelosklerose
1	Pfortaderhochdruck bei Morbus Wilson
83	

Tabelle 1b. Indikationen bei drohenden Ösophagusvarizenblutungen

Anzahl der Kranken	Diagnose
108	dekompensierte Lebercirrhose
12	prähepatischer Block ohne anastomosierbares Gefäß
10	Shunt-Thrombosen
14	kompensierte Lebercirrhose (Shunt verweigert)
144	

len Ende eine Injektionsspritze und am distalen Ende eine Kanüle besitzt. Die Injektion des Sklerosierungsmittels erfolgt neben und nicht in die Varize.

Die Shuntverbindungen bzw. der pathophysiologische Kollateralkreislauf werden auf diese Weise erhalten, über ein ausgeprägtes Ödem kommt es zu einer zunehmenden Fibrosierung der dünnen Wand der Krampfadern. Am Ende des Umwandlungsprozesses ist eine Narbe über den Varizen entstanden, so daß diese nicht mehr rupturieren und bluten können. Die Einzelmenge des Sklerosierungsmittels beträgt 0,5 − 1,5 ml; die während einer Sitzung verwandte Gesamtmenge macht 40 − 60 ml aus. Verwandt wird 1%iges Aethoxysklerol der Fa. Kreussler, Wiesbaden.

Die Behandlung erfolgt in 2 − 4 Sitzungen im Abstand von 3 − 6 Tagen. Während der Therapie werden die Patienten flüssig-breiig ernährt und sollen mit erhöhtem Oberkörper im Bett liegen und nach dem Essen möglichst umherlaufen. Sie trinken täglich 1 − 2 l Kamillentee und reichlich Antazida. Die tägliche Überwachung geschieht durch klinischen Status, regelmäßige Fieber- und Leukozytenkontrolle sowie Röntgenaufnahme des Thorax am 1. postoperativen Tag.

Am Ende der Behandlung wird das Ergebnis endoskopisch und/oder radiologisch überprüft.

Früh- und Spätergebnisse

Bei der akuten, konservativ unstillbaren Ösophagusvarizenblutung gelang in über 90% eine Beherrschung der lebensbedrohlichen Situation. Bei allen behandelten Patienten konnte endoskopisch und röntgenologisch eine Rückbildung der Krampfadern um 2 − 3 Grade bzw. deren Versenkung nachgewiesen werden. − Ist dieses Therapieziel erreicht, so werden die Patienten mit der Auflage entlassen, sich spätestens nach 4 − 6 Monaten zur Kontrolluntersuchung in unserer Klinik vorzustellen.

Klinisch relevante beobachtete Komplikationen sind Ösophaguswandnekrosen mit nachfolgender Mediastinitis bzw. Pyothorax, Blutungen aus Magenfornixvarizen und ein Fall einer Ösophagusstenose bzw. Narbenstriktur. Eine Mediastinitis ist häufig Folge einer zu tiefen Injektion oder der Verwendung einer zu großen Menge des Sklerosierungsmittels. Besonders gefährdet ist eine Speiseröhre, die durch vorausgegangene lange Sondenbehandlung vorgeschädigt ist.

Ist die Wandnekrose gedeckt und kann sich die Entzündung im Mediastinum nicht ausbreiten, so ist abwartendes Verhalten gerechtfertigt. Die Therapie besteht in einer hoch dosierten Antibiotikagabe, parenteraler Ernährung und kleinen Schlücken Kamillentee. Breitet sich die Mediastinitis aus, so besteht eine absolute Indikation zur Operation, die je nach dem Zustand des Patienten und der Prognose des Grundleidens in einer extrapleuralen Drainage des Mediastinums und/oder der Pleurahöhle oder einer Resektion des Ösophagus und Anastomose mit dem hochgezogenen Magen oder Dünndarminterposition besteht.

Eine Blutung aus Magenfornixvarizen ist zu befürchten, wenn versehentliche Injektionen des Sklerosierungsmittels in zahlreiche Krampfadern erfolgen, diese thrombosieren und zu einem Druckanstieg am Mageneingang führen. Die Behandlung besteht in der Einführung einer Linton-Nachlaßsonde für die Dauer von 24 – 36 Std; bei Mißerfolg in einer gastroösophagealen Diskonnektion, die später besprochen wird.

Eine Ösophagusstenose konnten wir durch Bougierung beseitigen.

Spätresultate und Ergebnisse der Nachuntersuchung

Durch Anschreiben der Haus- oder Krankenhausärzte und der örtlichen Standesämter gelang es uns, den jetzigen Zustand oder die Todesursache von insgesamt 174 Patienten in Erfahrung zu bringen. Von diesen seit 1969 behandelten Patienten leben immerhin noch fast 100, das sind 56%. Die Frühletalität beträgt 25% und liegt über unserer eigenen Krankenhausletalität von knapp 20%, was dadurch bedingt ist, daß nicht selten Patienten nach Abschluß unserer Behandlung in die Heimatkrankenhäuser verlegt wurden und dort verstarben. Die Haupttodesursache war Leberversagen. Bei allen Patienten betrug die Letalität durch Verblutung nur 7%; die Spätletalität nach Entlassung aus dem Krankenhaus machte nur 19% aus. Nur 4% starben an einer erneuten Blutung bei regelmäßiger Kontrolle. Über 30% leben bereits seit 2½ – 3 Jahre, über 30% seit 1 – 2 Jahren.

Von den Ende vergangenen Jahres zur Kontrolluntersuchung einbestellten 100 Patienten kamen 75. Außer dem klinischen und laborchemischen Status wurde eine MDP und eine Ösophago-Gastroduodenoskopie vorgenommen.

Hier die Ergebnisse: Nur bei 4 Patienten trat während der ersten 4 Monate nach der Behandlung ein Blutungsrezidiv auf, dem 3 erlagen. Die Gründe, weswegen keine Krankenhauseinlieferung erfolgte bzw. im Krankenhaus keine Blutstillung gelang, konnten nicht eruiert werden. Bei den restlichen Patienten traten zu je einem Drittel die Blutungsrezidive nach 4, 6 bzw. 8 – 12 Monaten auf, zu einem Zeitpunkt also, zu dem sie längst zur Kontrolluntersuchung in der Klinik sich hätten einfinden sollen.

Die Ergebnisse der Kontrolle der Leberfunktion, der MDP und der Endoskopie sind in den Tabellen 2a u. 6 zusammengestellt. Sie zeigen, daß nach dem Ergebnis der Röntgennur in etwa 10% eine nochmalige Sklerosierung und nach dem Ergebnis der endoskopischen Untersuchung in 30–40% eine zweite Phase der Skleroskierung notwendig war. Darüber hinaus scheint ein Zusammenhang zwischen Neuauftreten bzw. Zunahme der Varizen einerseits und Verschlechterung der Leberfunktion andererseits zu bestehen.

Tabelle 2 a. Ergebnis der Nachuntersuchung nach 4 (6)–24 Monaten

%	Anzahl	Ergebnis, Endoskopie
17	12	Ösophagusvarizen II–III
33	26	Ösophagusvarizen I–II
24	18	Keine Varizen
26	19	Endoskopie abgelehnt

Tabelle 2 b. Ergebnis der Nachuntersuchung nach 4 (6)—24 Monaten

%	Anzahl	Ergebnis MDP	Leberfunktion (%)		
			verbessert	konstant	verschlechtert
9	7	ausgeprägte Varizen	10	50	40
76,5	58	geringe Restvarizen	31	41	28
14,5	10	keine Varizen	70	20	10

Tabelle 3. Indikationen und Todesursachen bei gastro-oesophagealer Disskonnektion

Diagnose	Anzahl
Dekompensierte Lebercirrhose mit Varizenblutung	11
Osteomyelosklerose mit Varizenblutung	1

Todesursache	Anzahl
Wandnekrose der Speiseröhre nach Sklerosierung mit oesophago-trachealer Fistel	1
Verbrauchskoagulopathie	1
Magen-, Darmatonie und paralytischer Ileus	1

Diese Ergebnisse unterstreichen den Wert endoskopischer Nachuntersuchung einerseits und der ständigen Kontrolle der Leberfunktion andererseits.

Die gastroösophageale Diskonnektion haben wir bisher erst bei 12 Patienten wegen konservativ unstillbarer Magenfornix- bzw. Magenfundusvarizenblutung vorgenommen. Bei 3 Patienten davon war eine Behandlung durch Wandsklerosierung vorausgegangen, die in allen Fällen bezüglich der Beherrschung der konservativ unstillbaren Ösophagusvarizenblutung erfolgreich war. Das Blutungsrezidiv aus dem oberen Magenteil trat nach 6 Tagen, 4 und 13 Monaten auf. — Von 12 operierten Patienten starben 3: Operationsindikationen und Todesursachen sind in der Tabelle 3 zusammengefaßt.

Früh- und Spätergebnisse

Bei allen 12 mit dieser Methode behandelten Patienten gelang somit eine sofortige Blutstillung im oberen Magenteil. Die Klinksletalität beträgt 25% und reduziert sich auf 20%, da ein Todesfall streng genommen der Methode der Wandsklerosierung anzulasten ist. — Alle 9 überlebenden Patienten wurden ein Jahr nach der Operation endoskopisch und radiologisch nachuntersucht. In keinem Fall war ein Blutungsrezidiv aufgetreten. Magenfornix- und Magenfundusvarizen konnten weder radiologisch noch endoskopisch nachgewiesen werden. Dagegen fanden sich mit Ausnahme eines Falles Ösophagusvarizen I. bis III. Grades, die am stärksten ausgeprägt im mittleren Drittel der Speiseröhre oder im oberen Anteil des terminalen Drittels ausgeprägt waren. Der Ausdehnungsgrad der Varizen war bisher jedoch in keinem Falle so beschaffen, daß wir uns zu einer Wandsklerosierung der Speiseröhre aus blutungsprophylaktischen Gründen entschlossen haben. Diese Methode ständе ja jederzeit zur Beseitigung von Krampfadern nach dieser Operation zur Verfügung.

Zusammenfassung

Fassen wir unsere bisherigen Erfahrungen mit der Wandsklerosierung der Speiseröhre und der gastroösophagealen Diskonnektion einschließlich der Spätresultate zusammen, so empfehlen wir dieses Verfahren als Therapie der Wahl für folgende Indikationen:

1. Bei konservativ unstillbarer Ösophagusvarizenblutung.
2. Bei dekompensierter Leberzirrhose und Leberkoma Stadium I bis II mit rezidivierender Ösophagusvarizenblutung. In beiden Fällen ist das Verfahren als temporäre Lösung gedacht; kommt es zu einer Rekompensation der Leberfunktion, kann zu einem späteren Zeitpunkt eine Shuntoperation vorgenommen werden. Erholt sich die Leberfunktion nicht, so muß eine regelmäßige Überwachung der Patienten in 4-, später in 6- bis 12monatlichen Abständen erfolgen, um Blutungsrezidive und vielleicht auch das Fortschreiten des Leberprozesses zu vermeiden,
3. Beim prähepatischen Block ohne anastomosierbare Gefäße, bei Shuntthrombosen und bei Zustand nach Splenektomie mit kompletter Thrombose des Pfortadersystems. Wir empfehlen diese Methode als endgültige Lösung, gleichgültig ob das Grundleiden eine Leberzirrhose oder ein prähepatischer Block ist. Es ist im Vergleich zu den Alternativverfahren, den sog. Sperroperationen risikoärmer und für den Patienten weniger belastend. Beim prähepatischen Block genügt zur Vermeidung von Blutungsrezidiven eine regelmäßige Überwachung der Patienten zunächst alle 6, dann alle 12 und schließlich alle 24 Monate.
4. Bei allen Patienten mit kompensierter Leberfunktion, die nach eingehender Aufklärung über die Vor- und Nachteile eine Shuntoperation ablehnen oder bei denen aufgrund des klinischen Status, der angiographischen Gefäßverhätnisse vor der Leber, der Aktivität des Leberprozesses und der Lebergröße eine relative Kontraindikation zur Shuntoperation besteht. Auch bei diesen Patienten genügen regelmäßige Kontrollen alle 6 und dann alle 12 Monate.
5. Ähnlich wie die Wandsklerosierung empfehlen wir die gastroösophageale Diskonnektion bei konservativ unstillbarer Magenfornix- bzw. Fundusblutung und bei Blutung dieser Lokalisation und dekompensierter Leberfunktion. Kontrolluntersuchungen sind in 12monatlichen Abständen notwendig.

Beide Verfahren ergänzen sich und füllen somit eine Lücke in der Behandlung der konservativ unstillbaren Ösophagus- und Magenfornixvarizenblutung. Sie eignen sich auch für alle Kranken mit portaler Hypertension, die wegen einer dekompensierten Leberfunktion oder nicht shuntbarer Gefäße für eine Umleitungsoperation nicht in Betracht kommen. Eine Kliniketalität von nur 20% bzw. 25% unter der oben angegebenen Indikation rechtfertigt eine routinemäßige Anwendung beider Verfahren.

Literatur

1. Dagradi, A. E., Stempien, S. J., Owens, L. K.: Bleeding Esophagogastric varices: an endoscopic study. Surg. 92, 344 (1966). − 2. Hassab, M. A.: Gastrooesophageal decongestion and Splenectomy: a method of prevention and treatment of bleeding from oesophageal varices. J. Int. Coll. Surg. 41, 232 (1964). − 3. Paquet, K. J.: Indikationen und Ergebnisse der Sklerosierungstherapie von Ösophagusvarizen. Therapiewoche 22, 2622 (1972). − 4. Raschke, E., Paquet, K. J.: Management of hemorrhage form esophageal varices using endoscopic method. Ann. Surg. 177, 99 (1973).

2. Podiumsgespräch

Indikationen zur konservativen und/oder chirurgischen Therapie der portalen Hypertension

Leitung: Neumayr, A., Wien

Teilnehmer: Denk, H., Wien; Dölle, W., Tübingen; Liehr, H., Würzburg; Matzander, U., Neumünster; Paumgartner, G., Bern; Schreiber, H. W., Hamburg; Strohmeyer, G., Düsseldorf

Manuskript nicht eingegangen.

Experimentelle Leberschäden

Nutzen und Grenzen des Galaktosamin-Modells

Decker, K. (Biochem. Inst. Univ. Freiburg)

Referat

Die von uns erstmals im Jahre 1968 [1] beschriebene Leberzellschädigung nach Verabreichung von D-Galaktosamin (GalN) — auch als Galaktosamin-Hepatitis bezeichnet — ist in zahlreichen Veröffentlichungen (zur Übersicht s. [2, 3]) ausführlich beschrieben worden. Ich beschränke mich deshalb darauf, in Stichworten das Wesentliche in Ihr Gedächtnis zurückzurufen.

Eine einmalige intraperitoneale Injektion von mehr als 1 mMol GalN/kg Körpergewicht führt innerhalb von 24 Std zu einem entzündlichen, nach morphologischen und klinisch-chemischen Kriterien der akuten Virus-Hepatitis sehr ähnlichen Leberzellschaden, der ohne weitere Behandlung nach wenigen Tagen wieder völlig restituierbar ist. Bei weiterer Galaktosamin-Applikation jedoch entwickelt sich ein chronisch-progessiver Prozeß, der nach einigen Monaten zu einer voll ausgebildeten Zirrhose und später evtl. zu Hepatomen und Cholangiomen führt.

Der biochemische *Primäreffekt* des GalN (Tab. 1) besteht in der Akkumulation von UDP-Derivaten der Aminozucker; dieses Uridylat-trapping hat, als biochemische *Primärläsion*, ein Defizit an UTP (UDP, UMP), UDPGLc und UDPGal zur Folge. Die Konsequenz des Mangels dieser Uracilnucleotide ist eine ausgeprägte Hemmung der Synthese von Makromolekülen, insbesondere von RNA, Glykoproteinen und Glykolipiden. Diesen *Sekundäreffekten* entsprechen als *Sekundärläsionen* strukturelle und funktionelle Störungen von Zellorganellen, zunächst vor allem der Nucleoli [4], des endoplasmatischen Reticulums [5] und der Plasmamembran [6]. Nach einer definierten Zeitspanne [3] werden die GalN-induzierten Prozesse autonom und führen zwangsläufig zur Zellnekrose.

Somit kann die GalN-Wirkung als experimentelles Modell für eine hepatozelluläre Schädigung dienen. Modelle sind jedoch in ihrer Pathogenese nicht identisch mit den Erkrankungen selbst und man wird folgende Fragen stellen müssen: Inwieweit ist der Pathomechanismus dieses Modells übertragbar auf die Vorgänge bei der Entwicklung „echter" Hepatitiden; welche verallgemeinerungsfähigen Aussagen können aus dem Studium der GalN-induzierten Leberschädigung abgeleitet werden; welche neuen Er-

Tabelle 1. Schema der Galaktosamin-Wirkung in der Leber

Biochemischer Primäreffekt	Akkumulation von UDP-Derivaten des Galaktosamins
Primärläsion	Defizit an UTP, UDPGlc, UDPGal
Biochemischer Sekundäreffekt	Hemmung Uracilnukleotid-abhängiger Makromolekülsynthesen (RNA, Proteine, Glykolipide und -proteine, Glykogen)
Sekundärläsion	Strukturelle und funktionelle Störungen von Zellorganellen (Nukleolus, endoplasmatisches Reticulum, Plasmamembran)
Tertiärläsion	Nekrobiose, Zellnekrose

245

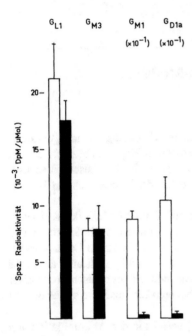

Abb. 1. Galaktosamineinfluß auf die Gangliodsynthese. 2 Std nach i. p. Applikation von 1,85 mMol GalN/kg wurden 20 μCi 1-^{14}C-Galaktose injiziert (Kontrollen: 0,9% NaCl statt GalN). 4 Std danach wurden die Lebern in flüssigen N_2 überführt, die Glykolipide isoliert und aufgetrennt. Die spezifischen Radioaktivitäten von UDP-Glc und UDP-Gal verhielten sich in Kontroll- und GalN-Lebern zeitintegral wie 1 : 0,85, bzw. 1 : 4. Offene Balken: Kontrollen

kenntnisse über physiologische und pathologische Stoffwechsel- und Regulationsprozesse können durch die Verwendung von Galaktosamin gewonnen werden?

Mit Sicherheit ist die chemische Primärläsion, das UTP-Defizit, nicht mit dem molekularen Primärvorgang nach Infektion mit einem Hepatitis-Virus identisch. Zumindest für ein Mäusehepatitis-Virus (MHV-3) konnte dies experimentell ausgeschlossen werden [7]. Es ist jedoch daran zu denken, daß der durch ein Virus ausgelöste Prozeß mit der GalN-Schädigung auf der Ebene der Sekundäreffekte konvergiert. Von einigen Viren ist bekannt (zur Übersicht s. [8]), daß sie — vermutlich über eine Umsteuerung der Proteinsynthese — einen Ausfall spezifischer Glykosyltransferasen und damit eine Veränderung des Musters der Glykolipide bewirken. Wir haben uns in jüngster Zeit mit der Biosynthese einzelner Glykosphingolipide nach GalN-Gabe beschäftigt und dabei gefunden [9], daß die Bildung der Kohlenhydrat-ärmeren Vertreter dieser Klasse, z. B. des Glucosylceramids und Hämatosids (G_{M3}), in normalem Umfang erfolgt, während die Ganglioside G_{M1} und G_{DI} nach Einwirkung des Aminozuckers nicht mehr synthetisiert werden (Abb. 1). Man kann also durch eine Veränderung der Metabolit- bzw. Inhibitor-pools das Gleiche erreichen wie ein Virus durch seinen Eingriff in den Proteinsynthese-Apparat der Zelle.

Zur Frage des Nutzens des Galaktosamin-Modells sollen noch folgende Aspekte erwähnt werden:

1. *Die Leberspezifität* der GalN-Wirkung. 2. Die metabolisch engumgrenzten und in ihrem quantitativen und zeitlichen Ablauf eindeutig *definierten biochemischen* Primäreffekte des GalN, für welche die Uridinreversion sowohl *in vitro* als auch *in vivo* eindeutige Kontrollversuche ermöglicht. 3. Die Möglichkeit, die Rolle von Stoffwechselprozessen, die unmittelbar und mittelbar von Uracilnukleotiden abhängig sind, auch in intakten Zellen und *in vivo* zu studieren.

Die Leberspezifität der GalN-Wirkung gestattet es insbesondere, *in vivo* Herkunft und Turnover von Plasmaproteinen zu untersuchen. Über die Vielfalt von Möglichkeiten, Synthese und Struktur von Zellorganellen sowie Funktion und Regulation von Stoffwechselprozessen am Galaktosamin-Modell zu studieren, liegt bereits eine umfangreiche Literatur vor (zur Übersicht s. [2, 3]).

Der Begriff Leberspezifität läßt sich auf Grund neuer Untersuchungen an isolierten Hepatozyten [11] und Kupfferschen Sternzellen [12] weiter präzisieren; wir fanden, daß nur die ersteren, nicht die letzteren, mit den typischen pathobiochemischen Veränderungen auf die Einwirkung des Aminozuckers reagieren. Diese Untersuchungen haben darüberhinaus gezeigt, daß isolierte Hepatozyten ein ausgezeichnetes Material für Untersuchungen der GalN-Wirkung darstellen.

Von besonderer, weil verallgemeinerungsfähiger, Bedeutung dürfte die Definition der *Metabolit-Defizit-Periode* als eines Kriteriums der Überlebensfähigkeit metabolisch geschädigter Zellen sein [3]. Die Uridin-Reversionsversuche [2] hatten gezeigt, daß der nekrobiotische Prozeß in den Lebern junger erwachsener Ratten erst 3 Std nach Applikation von ca. 400 mg GalN/kg Körpergewicht irreversibel wird. Dies bedeutet, daß die intrazellulären Gehalte von UTP 3 Std lang unterhalb eines kritischen Schwellwertes von ca. 80 nMol/g Feuchtgewicht verbleiben müssen, um das dynamische Gleichgewicht zwischen Makromolekül-Synthese und -Hydrolyse zugunsten des Abbaus bis zu einem Punkt zu stören, an dem auch nach Wiederauffüllung des UTP-Gehalts eine Restitution der geschädigten Zelle unmöglich ist. Diese Definition der Metabolit-Defizit-Periode impliziert, daß in Zellen, in denen die synthetischen Prozesse überwiegen, wie z. B. in neonatalen oder regenerierenden Lebern, auch eine größere Zeitspanne des Defizits zur Erzeugung des irreversiblen Schadens nötig ist [3]; diese Konsequenz konnte experimentell bestätigt werden [10]. Die Metabolit-Defizit-Periode ist ihrerseits kausal verknüpft mit dem Verhältnis der Enzymaktivitäten konkurrierender Stoffwechselprozesse.

Abschließend sei noch ein Bereich des zellulären Stoffwechsels angesprochen, für den das Galaktosamin-Modell auf Grund unserer jüngsten Untersuchungen einen neuen Anwendungsbereich eröffnet. Es handelt sich um die Möglichkeit, durch Verwendung von GalN die Realisierung hormoneller Signale in der Zelle zu beeinflussen. Im Verlauf der Untersuchungen über den Glykogenstoffwechsel machten wir die Beobachtung, daß GalN-behandelte Hepatozyten eine im Vergleich zu Kontrollzellen reduzierte Glykogenolyserate aufweisen (Tab. 2). Insbesondere sprechen die Leberzellen bereits kurze Zeit nach GalN-Applikation nicht mehr auf Glucagon oder Adrenalin im Sinne einer vermehrten Freisetzung von Glukose an. Gleiches gilt auch hinsichtlich der Lipolyse und der Gluconeogenese. Diese Hormoninsensitivität konnte verschiedene Gründe haben: Blockade oder Veränderung des Hormonreceptors, Unfähigkeit zur Aktivierung der Adenyl-

Tabelle 2. Galaktosamin-Effekt auf die hormonsensitive Glykogenolyse isolierter Hepatozyten

GalN [mM]	ohne Hormon	Glucagon $[10^{-8}$ M]	Adrenalin $[10^{-6}$ M]
	μMol Glucose gebildet/Std/50 mg Zellen (Feuchtgew.)		
–	$46{,}8 \pm 6{,}0$	$80{,}2 \pm 10$	$74{,}0 \pm 7$
0,05	$44{,}0 \pm 5{,}5$	$82{,}5 \pm 9$	$73{,}2 \pm 7$
0,10	$38{,}0 \pm 6$	$76{,}5 \pm 8$	$65{,}0 \pm 8$
0,15	$30{,}0 \pm 5$	$46{,}5 \pm 6$	$40{,}2 \pm 6$
0,2	$18{,}0 \pm 2$	$22{,}6 \pm 3$	$20{,}2 \pm 3$
0,4	$13{,}1 \pm 2$	$12{,}8 \pm 3$	–
1,0	$6{,}5 \pm 1$	$8{,}2 \pm 2$	–

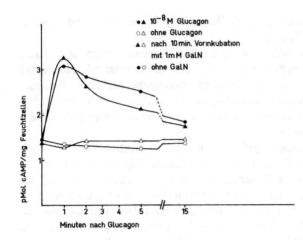

•▲ 10^{-8} M Glucagon
○△ ohne Glucagon
▲△ nach 10 min. Vorinkubation
    mit 1 mM GalN
●○ ohne GalN

pMol cAMP/mg Feuchtzellen

1 2 3 4 5 // 15
Minuten nach Glucagon

Abb. 2. Cyclo-AMP-Spiegel einer Hepatozyten-Suspension nach D-Galaktosamin- und Glucagongabe

cyclase, Hemmung der Adenylcyclase, Störung der Ansprechbarkeit der Proteinkinasen auf cAMP oder Störung der Umwandlung von Glucose-1-Phosphat in freie Glucose bzw. Milchsäure. Der letztere Effekt, der auf einer Hemmung der Glucosephosphatmutase beruhen könnte, ließ sich ebenso ausschließen wie die Möglichkeit einer Blockade des Hormonreceptors durch das extrazelluläre GalN. Aber auch hinsichtlich der Glucagon-stimulierten cAMP-Synthese zeigten sich zwischen normalen und GalN-behandelten Hepatozyten keine Unterschiede (Abb. 2). Die GalN-Wirkung scheint demnach auf den Bereich der cAMP-sensitiven Proteinkinasen begrenzt zu sein. Dieser Effekt steht offensichtlich in engem Zusammenhang mit der UTP-Defizit-Periode. Wird GalN ausgewaschen, ehe der zelluläre UTP-Spiegel den kritischen Schwellenwert unterschritten hat, bleiben die Zellen auf Glucagon ansprechbar; nach mehr als 30 min Einwirkung ist auch durch Entfernen des GalN die Glykogenolyse nicht mehr durch Glucagon stimulierbar. Der GalN-Effekt auf den Glykogenabbau ist in Hepatozyten aus regenerierender Leber— zwischen dem 2. und 5. Tag nach Teilhepatektomie — nicht bzw. nur in geringem Unfange nachweisbar. Diese Befunde könnten für das Studium des Mechanismus der Phosphorylaseaktivierung, aber vielleicht auch anderer cAMP-abhängiger Stoffwechselprozesse interessant sein.

Diese kurze Übersicht sollte einen Eindruck davon geben, wo die Grenzen, aber auch, wo der Nutzen des Galaktosamin-Modells zu finden sind. Die durch den Aminozucker hervorgerufene Leberzellschädigung ist sicherlich keine Kopie der Virus-Hepatitis; es ist jedoch nicht auszuschließen, daß es auf der makromolekularen Ebene einen Konvergenzpunkt der auf unterschiedlichen Primärläsionen beruhenden Schädigungen durch das Virus und das Metabolitdefizit gibt. Zweifellos gestattet das Modell aber verallgemeinerungsfähige Aussagen über biochemische Prozesse, welche zu irreversiblen Zellschädigungen führen können und über ihren zeitlichen Ablauf und ihren Einfluß auf bestimmte subzelluläre Strukturen. Darüberhinaus erbringt die Anwendung von Galaktosamin wertvolle quantitative Ergebnisse über den Stoffwechsel der Leber und seine Regulation in der intakten Zelle.

Literatur

1. Keppler, D., Lesch, R., Reutter, W., Decker, K.: Exp. Mol. Pathol. **9**, 279—290 (1968). — 2. Decker, K., Keppler, D.: In: Popper, H., Schaffner, F., Progress in Liver Diseases, Vol. IV, pp. 183—199. New York: Grune and Stratton 1972. — 3. Decker, K., Keppler, D.: Rev. Physiol. Biochem. Pharmacol. **71**, 77—106. Berlin-Heidelberg-New York: Springer 1974. — 4. Shinozuka, H., Martin, J. T., Farber, J. L.: J. Ultrastruct. Res. **44**, 279—292 (1973). — 5. Shinozuka, H.: Virchows Arch. Abt. B. Zellpath. **15**, 119—130 (1974). — 6.

El-Mofty, S. K., Scrutton, M. C., Serroni, A., Nicolini, C., Farber, J. L.: Amer. J. Pathol. **79**, 579—595 (1975). — 7. Keppler, D., Decker, K.: Digestion **6**, 250—252 (1972). — 8. Brady, R. O., Fishman, P. H.: Biochem. biophys. Acta **355**, 121—148 (1974). — 9. Rupprecht, E., Hans, C., Leonard, G., Decker, K.: Im Druck. — 10. Reutter, W., Bauer, C., Bachmann, W., Lesch, R.: In: Liver regeneration after experimental injury (Lesch, R., Reutter, W., eds.), pp. 259—268. Stratton Intercontinental Medical Book Corp., 1975. — 11. Hofmann, F., Wilkening, J., Nowack, J., Decker, K.: Hoppe-Seyler's Z. Physiol. Chem. **357**, 427—433 (1976). — 12. Wagle, S. R., Hofmann, F., Decker, K.: Im Druck.— 13. Wagle, S. R., Stermann, R., Decker, K.: Im Druck.

Die Rolle subzellulärer Strukturen (speziell der Plasmamembran) bei der Induktion der Galaktosamin-Hepatitis

Reutter, W. (Biochem. Inst. Univ. Freiburg)

Referat

Manuskript nicht eingegangen.

Die Bedeutung des Alters für morphologische und biochemische Veränderungen der Galaktosamin-Hepatitis

Platt, D. (Zentrum Innere Med. Univ. Gießen)

Referat

Der Prozeß des Alterns führt zu strukturellen und funktionellen Veränderungen zahlreicher Organe. An der gesunden Leber kommt es mit zunehmendem Alter zu Änderungen morphologischer und biochemischer Parameter. So findet man vermehrt polyploide Zellpopulationen, Chromosomen-Aberrationen, Lipofuszineinlagerungen, sowie Veränderungen an Mitochondrien.

Mein Beitrag im Rahmen des Symposions über „experimentelle Leberschäden" soll zeigen, inwieweit morphologische und biochemische Veränderungen der Leber nach Gabe von D-Galaktosamin-HCl durch das Alter der Tiere beeinflußt werden.

Für die Untersuchungen wurden Albino-Ratten beiderlei Geschlechts und einem Alter zwischen wenigen Tagen und 2½ Jahren verwendet. Die Tiere, die bei einer Raumtemperatur um 23° C lebten, erhielten Trockenfutter der Firma Altromin und Wasser „ad libitum". Als Parameter für die biochemischen Untersuchungen diente das Aktivitätsverhalten cytoplasmatischer, lysosomaler und mikrosomaler Enzyme. Von sämtlichen Versuchstieren wurden lichtmikroskopische Untersuchungen der Leber durchgeführt. Nach Gabe von 400 bzw. 600 mg D-Galaktosamin-HCl/kg KG wurden die Tiere zu unterschiedlichen Zeiten getötet, die Leber entnommen und in der Leber die genannten Parameter gemessen. Darüberhinaus erfolgten Aktivitätsmessungen im Serum.

Die *Ergebnisse* zeigen, daß die Serumaktivitäten der Transaminasen (GOT und GPT) bei den alten Ratten signifikant steiler ansteigen als bei den jungen Tieren. Während bei den jungen Tieren die Aktivitäten nach der 24. Std wieder abfallen, findet man für beide Enzyme bis zur 48. Std einen weiteren signifikanten Anstieg. Ein ähnliches Verhalten weisen auch die lysosomalen Enzyme Beta-Glucuronidase und Beta-Acetylglucosaminidase im Serum auf [1]. Der Abfall der Glukose-6-Phosphatase-Aktivitäten sowie der Cytochromgehalt in der Leber zeigen bei den alten Tieren eine signifikant stärkere Abnahme als bei den jüngeren Ratten [2]. Die lichtmikroskopischen Untersuchungen

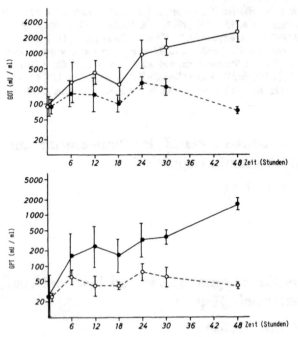

Abb. 1. Aktivitätsverhalten der SGOT und SGPT im Serum von Ratten (—— 30 Monate; – – – 6 Wochen) nach Gabe von Galaktosamin-HCl in Abhängigkeit von der Zeit

ergeben 12 Std nach Galaktosamingabe bei den 6 Wochen alten Tieren nur geringgradig entzündlich veränderte Periportalfelder, während die zentralnahen Gebiete Nekrosen aufweisen — vorwiegend vom azidophilen Typ. Vereinzelt findet man Councilman bodies. Im Vergleich dazu weisen die 30 Monate alten Tiere 12 Std nach Versuchsbeginn verbreiterte Periportalfelder auf, die teilweise dichtzellig infiltriert sind. In den zentralnahen Regionen findet man Nekrosen und Councilman bodies. Am Versuchsende, nach 48 Std, zeigen sich Veränderungen bei den alten Tieren, die weit ausgeprägter sind als bei den jungen Ratten. So sind die Periportalfelder entzündlich infiltriert und verbreitert, zentralnah lassen sich zahlreiche Parenchymnekrosen und massenhaft Concilman bodies nachweisen. Die Leberzellen enthalten nur noch sehr wenig PAS-positives Material.

Keppler, Rudigier, Bischoff und Decker konnten zeigen, daß Galaktosamin in der Leber zu einem Abfall von Uridintri-Phosphat, Uridin-di-Phosphat und Uridin-mono-Phosphat führt. Der inhibitorische Effekt von Orotat gegenüber der Galaktosaminschädigung der Leber ist nach Keppler und Decker [4] in einem Anstieg der Uridin-di-Phosphat-zucker und Uridin-Phosphate zu sehen. Eine Vorbehandlung junger und alter Ratten mit Orotat ergibt, daß lediglich bei der jüngeren Altersgruppe ein Schutzeffekt nachweisbar ist [5]. Die freie lysosomale Aktivität der Beta-Glucuronidase und von Kathepsin-D nimmt nach Orotatvorbehandlung bei jungen und alten Tieren signifikant ab. Aus dem Quotienten von gebundener und freier lysosomaler Aktivität kann man einen gewissen Hinweis auf Permeabilitätsvorgänge an den Lysosomenmembranen gewinnen. So könnte eine Zunahme des Quotienten aus gebundener und freier Aktivität für eine Stabilisierung der Lysosomenmembranen sprechen. Aus den Ergebnissen geht hervor, daß lediglich bei den jungen Tieren eine Zunahme des Quotienten nachweisbar ist, während bei den alten Ratten der Quotient aus gebundener/freier Aktivität der Beta- Glucuronidase und von Ketapsin-D abnimmt. Parallel dazu zeigen sich bei den jungen Tieren lichtmikroskopisch

250

deutlich geringere Veränderungen, während bei den alten Tieren kein Unterschied zwischen Kontroll-Tieren und mit Orotat vorbehandelten Ratten zu erkennen ist.

Die gleichzeitige Gabe von Galaktosamin und Prednisolon (12,5 mg/g eines aus Vorversuchen ermittelten Lebergewichtes) bewirkt in der Gruppe der alten Tiere bei der GOT und GPT lediglich in den ersten 18 Std eine Verhinderung des Aktivitätsanstiegs. Von der 18.–48. Std zeigt sich zwischen behandelten und unbehandelten Tieren kein signifikanter Unterschied [1].

Zusammenfassend läßt sich sagen, daß die bisher vorliegenden Untersuchungen über den Einfluß des kalendarischen Alters auf Entwicklung und Therapie der Galaktosamin-Hepatitis die Bedeutung des Altersfaktors bestätigen.

Literatur

1. Platt, D., Leinweber, B., Förster, L., Förster, K.: Der Einfluß von Prednisolon auf die Entwicklung der Galaktosamin-Hepatitis junger und alter Ratten. Act. geront. Im Druck. – 2. Leber, H. W., Platt, D.: Einfluß des Alters auf arzneimittelabbauende Enzyme der normalen und vorgeschädigten Rattenleber. In: Platt, D.: Experimentelle Gerontologie. Stuttgart: G. Fischer 1974. – 3. Keppler, D., Rudigier, J., Bischoff, R., Decker, K.: Europ. J. Biochem. **17**, 246 (1970). – 4. Keppler, D., Decker, K.: Europ. J. Biochem. **10**, 219 (1969). – 5. Platt, D., Rebscher, R.: Act. geront. **3**, 131 (1973).

Die Bedeutung intestinaler Endotoxine für die Entstehung des toxischen Leberschadens nach Galaktosamin

Grün, M., Liehr, H., Rasenack, U. (Med. Univ.-Klinik Würzburg)

Referat

Die Pathogenese der Leberzellnekrose der durch Galaktosamin (GalN) erzeugten Leberschädigung bleibt unklar, trotz eines gut definierten biochemischen Defektes [5, 7, 18, 19, 33]. Zweifel an der Wertigkeit des primären biochemischen Defektes für die Nekroseentstehung kamen auf, nach Untersuchungen an partiell hepatektomierten, als auch an foetalen und neugeborenen Ratten, die ein refraktäres Verhalten gegenüber GalN zeigten, obwohl der biochemische Defekt bei diesen Tieren nachweisbar war [20, 29, 30]. Farber u. Mitarb. [7] und Shinozuka u. Mitarb. [33] konnten weiterhin zeigen, daß bei unterschiedlicher GalN-Dosis zwar der biochemische Defekt qualitativ und quantitativ gleichartig war, jedoch Leberzellnekrosen nur nach höheren GalN-Dosen auftraten.

Klinische Symptome, wie eine Verbrauchskoagulopathie [12, 27], Hypoglykämie [26], Hyperzirkulation und Auftreten von Ödemen [21, 22], weisen auf einen zusätzlichen Mechanismus für die klinischen Zeichen bei diesem experimentellen Hepatitis-Modell hin. Da solche Symptome typischerweise durch Endotoxine hervorgerufen werden [24, 25, 28], sollte daher im folgenden untersucht werden, ob sich aufgrund klinischer Parameter weitere Hinweise finden für das Auftreten einer Endotoxinämie und deren Relevanz für die Entstehung der Lebernekrose bei der sogenannten „Galaktosamin-Hepatitis".

Material und Methoden

Die für die Untersuchung verwandten Tiere waren männliche Albinoratten (Stamm Chbb Thom = FW 49, Dr. K. Thomae, Biberach/Riß) mit einem Gewicht von 200–350 g. Die Tiere wurden unter konstanten Bedingungn wie Tag-Nacht-Rhythmus, Raumtemperatur und Luftfeuchtigkeit gehalten. Futter (Altromin Standart-Diät, Fa. Altromin, Lage/Lippe) und Wasser waren ad libitum erlaubt. Die Untersuchungen wurden an nicht nüchternen Tieren morgens gegen 9.00 Uhr durchgeführt.

Temperaturmessung: Rektal mit Hilfe eines elektronischen Thermometers mit Digitalanzeige (Fa. Tekmar, Elektronik GmbH, Stuttgart).

Systemischer Blutdruck: Blutige Messung in der Aorta mit Hilfe eines Statham Elements.

Plasmaproben: Bestimmung von SGOT, SGPT, alkal. Phosphatase, Bilirubin, Blutzucker, Gesamteiweiß, Neutralfette und Cholesterin mit üblichen Labormethoden.

Blutbilder: Im Coulter Counter (Modell NF, Coulter Electronics, Dunstable, England) Hämatokrit (Hkt) nach Zentrifugation in heparinisierten Kapillaren bei 11000 g.

Endotoxinnachweis: Mit Limulis-Gelierungs-Test (LGT) Pyrogent®, Fa. Byk-Mallinckrodt, Dietzenbach-Steinbach) im unverdünnten, 1 : 10, 1 : 100 und 1 : 1000 verdünnten Plasma. Als Endotoxinstandard diente E. coli Endotoxin (028/B6, Difco-Lab., Michigan, USA) in einer Konzentration von 10 µg/ml. Der Versuchsansatz enthielt je 0,1 ml Plasma bzw. Standard, bzw. pyrogenfreies Wasser + 0,1 ml Amöbozytenlysat. Ablesen der Teste nach 24stündiger Inkubation bei 37° C. Einteilung der Ergebnisse: + + + = festes Gel, + + = Gel, das sich nach Neigen um 45° von der Unterlage löst, + = flüssiges Gel oder Gel-Granula bzw. Gel-Fäden, (+) erhöhte Opaleszenz bzw. erhöhte Viskosität.

Messen der Phagozytosekapazität nach i. v. Injektion von 10 mg Rußpartikeln/100 g KG [13].

Die *„GalN-Hepatitis"* wurde nach intraperitonealer Injektion von 1 g/kg KG Galaktosamin-Hydrochlorid als neutrale Lösung injiziert (Galaktosamin-HCl, Fa. Roth, Karlsruhe).

Experimentelles Vorgehen

a) Klinischer Verlauf der „GalN-Hepatitis" 3, 6, 9, 12, 16, 20, 24, 36, 48 und 72 Std nach i.p. Applikation von 1 g/kg KG.

b) Vorbehandlung durch subtotale Kolektomie 3–6 Tage vor GalN-Applikation.

c) Vorbehandlung durch Erzeugung einer Endotoxinresistenz über 3 Wochen. Die Endotoxinresistenz wurde erzeugt durch steigende i. v. Gaben von E. coli Endotoxin (028/B6, Difco-Lab., Michigan, USA) bis zu einer Dosis von 50 mg/kg KG (= $2 \times LD_{100}$). 24, 36 und 48 Std nach zusätzlicher GalN-Gabe Töten der Tiere, wobei nicht vorbehandelte als auch kolektomierte bzw. endotoxinresistente Tiere als Kontrolle dienten.

Ergebnisse

Bereits 3 Std nach intraperitonealer GalN-Injektion kommt es, gemessen an der Kohleclearance, zu einem Abfall der Phagozytosekapazität, die mit einer Abnahme um etwa 50% des Ausgangswertes nach 6 Std am deutlichsten ist (Abb. 1). Makroskopisch zeigten die Versuchstiere zu diesem Zeitpunkt in wechselndem Ausmaß Pfötchen- und Schnauzen-Ödeme. Histologisch finden sich in der Leber zu diesem frühen Zeitpunkt Einzelzellnekrosen mit beginnender leukozytärer Reaktion. 6–9 Std nach GalN-Injektion findet sich auch eine leukozytäre Infiltration der teilweise ödematösen Peroportalfelder mit teils eosinophilen und neutrophilen Leukozyten. Im Blut wird von der 3. Std an der Limulis-Gelierungs-Test (LGT) als Ausdruck einer systemischen Endotoxinämie positiv und ist nach der 9. Std bei allen Tieren positiv nachweisbar (Abb. 1). Der LGT bleibt in hohem Prozentsatz positiv, um dann zwischen der 48. und 72. Std stark abzufallen (Abb. 3). 6 bis 9 Std nach GalN-Applikation zeigten alle Versuchstiere eine pyrogene Reaktion, die um die 12. Std am ausgeprägtesten ist und 36 Std nachweisbar bleibt (Abb. 2). In enger Korrelation zum Auftreten der Endotoxinämie zeigen die Tiere eine Hypoglykämie, einen Abfall des arteriellen Blutdrucks, Veränderungen der Blutfette, eine Leukopenie und Veränderungen im Gerinnungssystem im Sinne einer Verbrauchskoagulopathie und einen Transaminasenanstieg (Abb. 3). Mit Verschwinden der Endotoxinämie normalisieren sich alle gemessenen Parameter. Hinsichtlich der Leukozyten kommt es 48–72 Std p. inj. zur Leukozytose (Abb. 3). Bei einer Zuordnung des Endotoxin-Nachweises mit dem LGT und der Höhe der Transaminasen-Aktivität, ergibt sich eine hochsignifikante positive Korrelation zwischen beiden Größen (Abb. 4). Bei endotoxinresistenten Ratten oder Ratten nach Reduzierung der Endotoxinquelle durch Kolektomie ist eine Leberschädigung, wie sie für die „Galaktosamin-Hepatitis" typisch ist, nicht mehr auslösbar und die

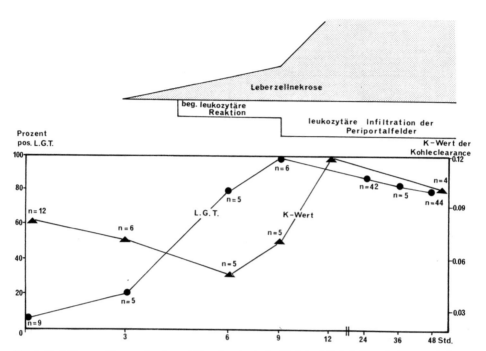

Abb. 1. Verhalten von Phagozytosekapazität und systemischer Endotoxinämie in Korrelation zum Auftreten von Leberzellnekrosen und entzündlich leukozytärer Reaktion in der Leber nach GalN-Applikation

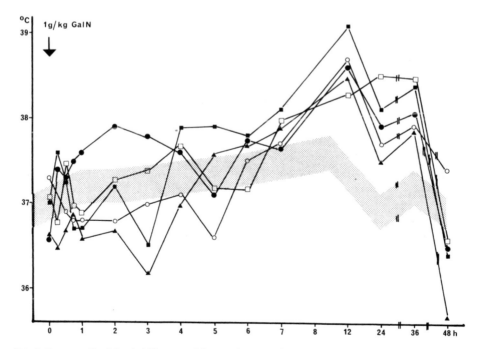

Abb. 2. Pyrogene Reaktion bei Tieren nach intraperitonealer GalN-Injektion im Vergleich zu einem NaCl-behandelten Kontrollkollektiv (punktierte Fläche)

253

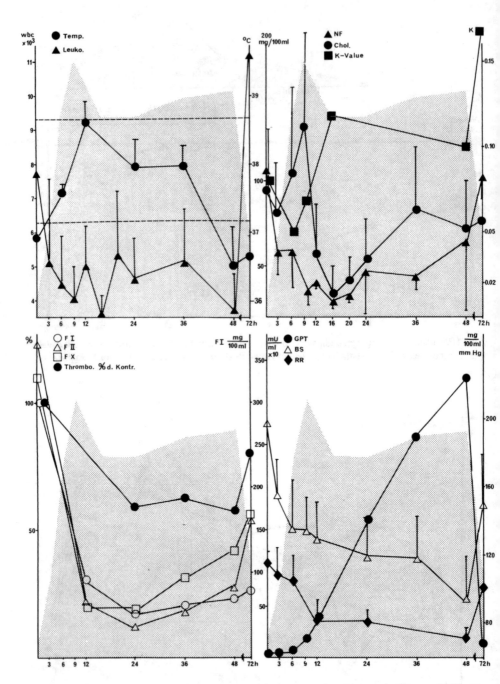

Abb. 3. Synopse der Veränderungen (Leukozyten, Körpertemperatur, Gerinnungsfaktoren, Lipide, Blutdruck, Blutzucker und Transaminasen-Aktivität), die nach GalN-Injektion auftreten in Korrelation zur Endotoxinämie (punktierte Fläche)

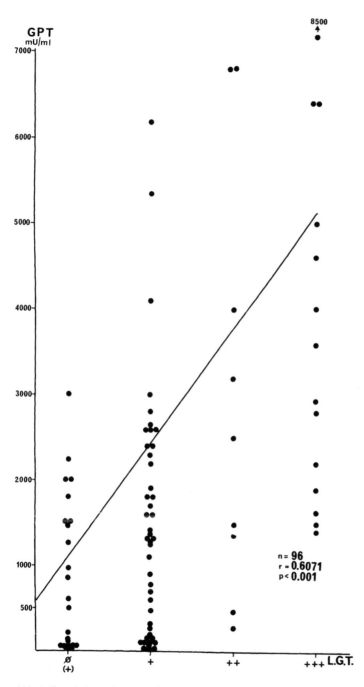

Abb. 4. Korrelation zwischen Höhe der Transaminasen-Aktivität und Schwere der Endotoxinämie nach i. p. GalN-Applikation

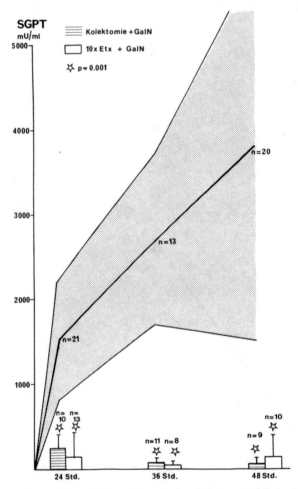

Abb. 5. Einfluß einer Kolektomie bzw. Endotoxinresistenz auf die Auslösung einer „Galaktosamin-Hepatitis" im Vergleich zu einem Kontrollkollektiv (punktierte Fläche)

laborchemischen Parameter sind nur gering verändert (Abb. 5). Histologisch läßt sich die Diagnose einer „Galaktosamin-Hepatitis" bei Fehlen von ausgedehnten Leberzellnekrosen und typischen leukozytären Infiltrationen nicht mehr oder kaum mehr stellen (Abb. 6).

Diskussion

Der Nachweis einer systemischen Endotoxinämie bereits 3 Std nach GalN-Injektion sowie das gleichzeitige Auftreten klinischer Symptome wie Fieber, Hypotonie, Hypoglykämie, Leukopenie und Verbrauchskoagulopathie unterstreichen die Wertigkeit der Endotoxinämie für das klinische Erscheinungsbild der experimentellen Leberschädigung nach GalN-Applikation. Hinsichtlich der morphologischen Veränderungen der Leber mit Auftreten von Einzelzellnekrosen und leukozytärer Infiltration als Ausdruck einer *entzündlichen* Reaktion koinzidiert zeitlich mit der systemischen Endotoxinämie (Abb. 1, 3). Als weiterer Hinweis eines kausalen Zusammenhangs zwischen Endotoxinämie und

256

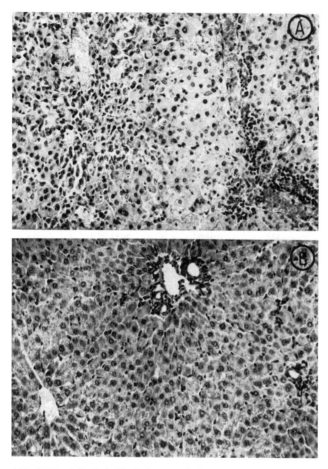

Abb. 6. Morphologische Veränderungen in der Leber 24 Std nach 1,0 g/kg KG Galaktosamin bei endotoxin-resistenten Ratten (b) im Vergleich zu einem Kontrolltier (a). HE × 42

Leberzellnekrose ist die enge Korrelation zwischen Höhe der Fermentaktivität und dem Ausmaß der Endotoxinämie (Abb. 4). Der zeitliche Zusammenhang zwischen initial verminderter Phagozytosekapazität und dem Auftreten von Endotoxinen bei einer generellen Ödemneigung ist evident (Abb. 1). Da in vitro-Untersuchungen gezeigt haben, daß GalN per se keine Endotoxinwirkung hat [15], muß die Entstehung der Endotoxinämie endogen bedingt sein und ist wahrscheinlich über eine erhöhte Permeabilität der Darmwand zu erklären. Das Auftreten von generalisierten Ödemen wurde bereits früher beschrieben [22]. Für diesen „histaminähnlichen Effekt" des GalN gibt es indirekte Hinweise durch das Auftreten des histaminabbauenden Enzyms der Diaminoxidase (DAO) [9] sowie aufgrund von Versuchen an histaminverarmten Ratten [15]. Cuevas und Fine konnten im Experiment zeigen, daß eine Histamininfusion beim Kaninchen zur Endotoxinämie führt, die sich durch erneute endotoxinbedingte Histaminämie verselbständigt und schließlich zum Tod der Tiere im Endotoxinschock führen kann [4]. Der starke Effekt der Endotoxine, biogene Amine, unter anderem Histamin, Serotonin, Kinine u. a. zu liberieren [32], sowie das Komplementsystem über den „alternate pathway" zu aktivieren, ist bekannt [10].

257

Die pathophysiologischen und klinisch-chemischen Veränderungen, wie sie bei der „Galaktosamin-Hepatitis" auftreten, so Hypotonie, Hypovolämie, Hyperzirkulation und allgemeine Ödemneigung [21, 22], pyrogene Reaktionen und Leukopenie, Hypoglykämie mit gestörter Glukoneogenese [26, 28] und Hyperinsulinismus (unveröffentlichte Ergebnisse), Auftreten von lysosomalen Enzymen sowie deren günstige Beeinflussung durch Glucokortikoide [11, 16, 17], die Entwicklung einer Verbrauchskoagulopathie [12, 27] sind zwanglos durch die Endotoxinwirkung zu erklären [3, 6, 8, 10, 23, 24, 25, 28, 32, 34]. Die morphologischen Veränderungen der Leber mit Koagulationsnekrosen und leukozytär entzündlicher Reaktion sind typische Veränderungen, wie sie durch Endotoxine intestinaler Herkunft hervorgerufen werden [6, 23].

Die Befunde bei Tieren nach weitgehender Ausschaltung der intestinalen Endotoxinquelle durch subtotale Kolektomie beweisen die pathogenetische Bedeutung intestinal absorbierter Endotoxine, da bei diesen Tieren nach GalN-Injektion sowohl die metabolische, als auch die entzündliche Reaktion der Leber und die Entstehung relevanter Leberzellnekrosen ausbleiben. In diesem Zusammenhang ist es bedeutungsvoll, daß das Ausbleiben der „GalN-Hepatitis" unter diesen Versuchsbedingungen nicht durch eine Veränderung der RES-Funktion bedingt ist, da keine gesteigerte RES-Funktion vorliegt (Abb. 7). Das Ausbleiben einer „Galaktosamin-Hepatitis" bei endotoxinresistenten Rat-

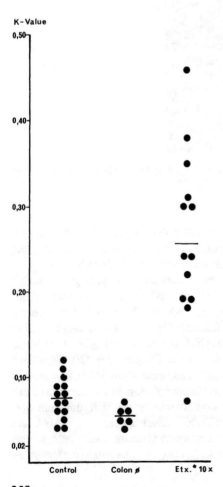

Abb. 7. Phagozytosekapazität bei Ratten 3–6 Tage nach subtotaler Kolektomie und bei endotoxinresistenten Ratten im Vergleich zu einem Normalkollektiv

258

ten dagegen ist als Folge einer gesteigerten RES-Funktion zu erklären, da eine Endotoxikose trotz aufgetretener, leichter Endotoxinämie durch die starke Zunahme der Clearancekapazität des Leber-RES verhindert wird [15]. Dieser Befund bestätigt frühere Untersuchungen, in denen gezeigt werden konnte, daß bei aktiviertem Leber-RES Leberzellnekrosen nach GalN-Injektion ausbleiben [13, 14].

Hinsichtlich der Rolle der Endotoxine in der Pathogenese der Parenchymzellnekrose und entzündlichen Reaktionen der Leber nach Applikation von GalN ergeben sich somit zwei Gesichtspunkte:

1. Ein Ausbleiben der „Galaktosamin-Hepatitis" ist dann zu erwarten, wenn keine Endotoxinämie auftritt, so unter anderem nach Kolektomie oder .

2. wenn eine RES-Aktivierung vorliegt, wodurch absorbierte Endotoxine schnell geklärt werden und eine Endotoxikose verhindert wird. Diese Überlegung stützt sich auf die Tatsache, daß das RES der Leber Hauptklärorgan für intestinal absorbierte Bakterien und/oder ihrer Endotoxine ist.

Die Beobachtungen hinsichtlich der Variabilität der „Galaktosamin-Hepatitis" [31] läßt sich aus diesem Zusammenhang zwanglos erklären. So konnten Altura u. Hershey [1] zeigen, daß bei Ratten ohne ersichtlichen Grund der RES-Funktionszustand bereits unter Basisbedingungen von Aktivierung bis Suppression reichte. Einen Endotoxinschock als auch einen traumatischen Schock überlebten nur die Tiere mit aktivierter RES-Funktion [1, 36]. Für die „Galaktosamin-Hepatitis" würde dies bedeuten, daß blande Verläufe bei solchen Tieren mit guter RES-Funktion, schwere bei verminderter RES-Funktion auftreten [13]. Weiterhin lassen sich aus der Sicht der Endotoxinämie erklären, warum foetale und neugeborene Ratten keine „Galaktosamin-Hepatitis" entwickeln [20, 29, 30]. Bei diesen Tieren liegen aufgrund fehlender Darmbesiedlung und damit fehlender Endotoxine prinzipiell Bedingungen zugrunde, die denen gleichen bei Tieren nach Kolektomie.

Das refraktäre Verhalten gegen GalN bei partiell hepatektomierten Tieren erklärt sich durch die Funktionssteigerung des RES [2].

Hinsichtlich der Übertragbarkeit tierexperimenteller Modelle mit menschlichen Erkrankungen ergeben sich aus der Sicht der Endotoxinämie vergleichbare Zusammenhänge, insbesondere für das fulminante Leberversagen [35]. So wäre das fulminante Leberversagen nicht nur Folge der Lebererkrankung, sondern möglicherweise als Endotoxinschock bei Lebererkrankungen zu deuten [25].

Literatur

1. Altura, B. M., Hershey, S. G.: Ann. J. Physiol. 215, 1414 (1968). – 2. Benaceraf, B., Biozzi, G., Cuendet, A., Halpern, B. N.: J. Physiol. 128, 1 (1955). – 3. Clowes, G. H. A., O'Donnell, T. F., Ryan, N. T.: In: Gram-negativ bacterial infections. p. 248 (Hrsg. Urbaschek, B., Urbaschek, R., Neter, E.). Wien-New York: Springer 1975. – 4. Cuevas, P., Fine, J.: Gastroenterology 64, 285 (1973). – 5. Decker, K., Keppler, D.: Progress in Liver Diseases (Hrsg. Popper, H., Schaffner, F.). Vol. 4, 183 (1973). – 6. Dias da Silva, Eisele, J. W., Lepow, J. H.: J. Exp. Med. 126, 1027 (1967). – 7. Farber, J. L., Gill, G., Konishi, Y.: Amer. J. Pathol. 72, 53 (1973). – 8. Filkins, J. P., Cornell, R. P.: Amer. J. Physiol. 227, 778 (1974). – 9. Gäng, V., Baldus, M., Kadereit, M.: Acta hepato gastroenterol. 23, 104 (1976). – 10. Götze, O., Müller-Eberhard, H.-J.: J. Exp. Med. 134, 90 (Suppl.) (1971). – 11. Grasses, P. J., Lesch, R., Stein, U., Heißmeyer, H., Reutter, W.: Z. klin. Chem. klin. Biochem. 10, 539 (1972). – 12. Grün, M., Brunswig, D., Mersch-Baumert, K., Conradt, M., Hörder, M. H., Laun, A., Liehr, H., Richter, E.: Acta hepato gastroenterol. 19, 103 (1972). – 13. Grün, M., Liehr, H., Grün, W., Rasenack, U., Brunswig, D.: Acta hepato gastroentereol. 21, 5 (1974). – 14. Grün, M., Liehr, H., Rasenack, U.: Digestion 10, 307 (1974). – 15. Grün, M., Liehr, H., Rasenack, U.: In Vorbereitung. – 16. Heißmeyer, H., Stein, U., Grub, R., Reutter, W., Lesch, R.: Horm. Metab. Res. 5, 93 (1973). – 17. Janoff, A., Weissmann, G., Zweifach, B., Thomas, L.: J. exp. Med. 116, 451 (1962). – 18. Koff, R. S., Gordon, G., Sabesin, S. M.: Proc. Soc. Exp. Biol. Med. 137, 696 (1971). – 19. Koff, R. S., Fitts,

J. J., Sabesin, S. M.: Proc. Soc. Biol. Med. **138**, 89 (1971). – 20. Leinweber, B., Platt, D.: Beitr. Pathol. **142**, 345 (1971). – 21. Liehr, H., Grün, M., Thiel, H., Krauss, H., Rost, R.: Acta hepato splenol. **19**, 259 (1972). – 22. Liehr, H., Grün, M., Richter, E., Thiel, H., Krauss, H., Brachtel, D.: Klin. Wschr. **50**, 524 (1972). – 23. Liehr, H., Grün, M., Thiel, H., Brunswig, D., Rasenack, U.: Gut **16**, 429 (1975). – 24. Liehr, H., Grün, M.: Internist **17**, 122 (1976). – 25. Liehr, H., Grün, M., Brunswig, D.: Acta hepato gastroenterol. (1976) (im Druck). – 26. Monier, D., Wagle, S. R.: Proc. Soc. Exp. Biol. Med. **136**, 377 (1971). – 27. Müller-Berghaus, G., Reuter, C.: Thromb. Res. **1**, 473 (1972). – 28. Nolan, J. P.: Gastroenterology **69**, 1346 (1975). – 29. Reutter, W., Baur, Ch., Kreisel, W., Lesch, R.: Digestion **4**, 173 (1971). – 30. Reutter, W., Bauer, C., Bachmann, W., Lesch, R.: In: Liver regeneration after experimental injury. (Hrsg. Lesch, R., Reutter, W.). Stratton intercont. New York: Book Corp. **259**, (1975). – 31. Richter, E., Grün, M., Krauss, H., Fodor, G. P., Kühn, H. A.: Z. Gastroenterol. – 32. Schauer, A.: In: Gram negative bacterial infections. p. 315 (Hrsg. Urbaschek, R., Neter, E.). Wien-New York: Springer 1975. – 33. Shinozuka, H., Farber, J. L., Konishi, Y., Anukarahanonta, T.: Fed. Proc. **32**, 1516 (1973). – 34. Weissmann, G., Thomas, L., Gazzard, B. G., Moodie, H., Williams, R.: Lancet **1974 I**, 521. – 36. Zweifach, B. W.: Ann. N.Y. Acad. Sci. **88**, 203 (1960).

Experimentelle Immunhepatitis

Hopf, U., Meyer zum Büschenfelde, K. H. (II. Med. Univ.-Klinik Mainz)

Referat

Bei der chronisch aktiven Hepatitis (CAH) des Menschen spielen nach heutiger Auffassung Immunreaktionen gegen hepatozelluläre Membranantigene pathogenetisch eine entscheidende Rolle. Autoimmunreaktionen gegenüber leberspezifischen Antigenen, aber auch organunspezifische humorale Autoimmunphänomene, finden sich vor allem bei der HB$_s$Ag-negativen CAH mit Hypergammaglobulinämie.

Die 1962 von Milgrom und Witebsky [1] aufgestellten Kriterien zur Definition einer Autoimmunerkrankung, die heute prinzipiell noch Gültigkeit haben, implizieren ein der menschlichen Erkrankung äquivalentes tierexperimentelles Modell. Das bedeutet hinsichtlich der CAH die immunologische Induktion einer chronischen Hepatitis im Tier, die histologisch die typischen Merkmale der CAH zeigt, leberspezifische Autoimmunreaktionen aufweist, nach Absetzen des exogenen Stimulus selbständig fortschreitet und evtl. in eine Leberzirrhose übergeht.

Versuche zur immunologischen Induktion einer Leberentzündung wurden bisher in zahlreichen experimentellen Systemen durchgeführt (Übersicht siehe Meyer zum Büschenfelde [2]). Im wesentlichen kamen allogene aber auch autologe Leberproteingemische mit und ohne Freundsches Adjuvans über einen Zeitraum bis zu 100 Tagen zur Anwendung. Es hat sich gezeigt, daß in diesen Systemen lediglich unspezifische flüchtige entzündliche Reaktionen, Granulome, lokale Nekrosen, auf das Periportalfeld begrenzte lymphozelluläre Infiltrate, gelegentlich Fibrosen oder auch eosinophile Nekrosen induziert werden, die der menschlichen CAH jedoch nicht vergleichbar sind. Darüberhinaus finden sich hierbei solche sog. Minimalveränderungen auch in anderen Organen. Dieser Befund dürfte auf die Anwesenheit von organunspezifischen Proteinen im Immunisierungsmaterial zurückzuführen sein. In solchen Versuchsansätzen konnten weder leberspezifische Immunreaktionen noch der Übergang in eine Leberzirrhose eindeutig demonstriert werden.

Am Modell der allogenen Lebertransplantation beim Hund wiesen Paronetto et al. [3] nach, daß sich im Stadium der Abstoßungsreaktion typische periphere Piecemealnekrosen bilden. Die Transplantatträger entwickeln in dieser Phase eine Hypergammaglobulinämie und schließlich auch antinukleäre und antihepatozelluläre Antikörper. Der Unterschied zwischen Transplantationsmodell und menschlicher CAH liegt darin, daß sich die

Immunreaktion primär nicht gegen leberspezifische Membranantigene richtet, sondern gegen Histokompatibilitätsantigene, die auf der hepatozellulären Membran vorhanden sind. Inwiefern zwischen diesen Membranstrukturen eine antigene Beziehung besteht, bedarf weiterer Abklärung.

Entsprechend der Masugi-Nephritis wurden auch Versuche unternommen, mit Antiseren gegen Leberpräparationen Leberentzündungen zu induzieren [4]. Mit dieser Methode gelang es zwar, akute Lebernekrosen herbeizuführen, chronische Entzündungen in der Leber hingegen blieben aus. In diesen Experimenten waren weder das zur Immunisierung verwendete Antigen noch die Antikörper hinsichtlich ihrer Leberspezifität näher charakterisiert.

Im Jahre 1968 berichtete Paronetto [5] über die Induktion einer verzögerten Immunreaktion gegenüber nativem allogenem Leberprotein im Meerschweinchen durch Immunisierung mit Arsanil- bzw. Sulfanilsäure alteriertem allogenem Leberprotein. Solche Tiere hatten häufig diffuse eosinophile Nekrosen in der Leber. Diese Versuche deuten darauf hin, daß die Alteration des nativen Organproteins, das zur Immunisierung eingesetzt wurde, die toleranzdurchbrechende Potenz erhöht. Aus der Grundlagenimmunologie ist bekannt, daß eine erworbene Toleranz durch Verabreichung eines alterierten Tolerogens durchbrochen werden kann [6].

Kössling und Meyer zum Büschenfelde [7] gelang 1968 die erfolgreiche Induktion einer CAH im Kaninchen mit xenogenen bzw. alterierten allogenen leberspezifischen Proteinen im Langzeitexperiment. Mit humanen löslichen Leberproteinen war im Kaninchen frühestens nach 4—5 Monaten eine beginnende CAH nachweisbar, die nach einer Immunisierungsdauer von 1 Jahr und länger voll ausgebildet war. In der Weiterentwicklung dieses Modells konnte der Übergang der experimentellen CAH in eine Leberzirrhose demonstriert werden [8].

Die zur Immunisierung der Kaninchen verwendete humane Leberfraktion (HLP) enthält zwei leberspezifische Proteine [9], ein zytoplasmatisches Protein und ein Macrolipoprotein, das ein Membranantigen darstellt [10]. Darüberhinaus befinden sich in der Immunisierungsfraktion noch einige Serumproteine. Bei der Induktion der CAH spielt offenbar das Membranprotein eine entscheidende Rolle [11]. Wegen der Instabilität dieses Antigens ist es notwendig, zur Immunisierung frische Antigenpräparationen zu verwenden. Langzeitimmunisierungen mit dem gereinigten Lipoprotein konnten bisher aus den genannten technischen Gründen nicht durchgeführt werden.

Serumantikörper gegen leberspezifische Proteine

Im Modell der experimentellen CAH treten humorale und zelluläre Immunreaktionen gegenüber xenogenen und allogenen leberspezifischen Proteinen auf. In Verlaufsstudien wurden die einzelnen Immunphänomene im Hinblick auf die Entwicklung von Leberläsionen untersucht.

Bereits in früheren Untersuchungen wurde mitgeteilt, daß neben dem früh nachweisbaren Antikörper gegen die humane Leberproteinfraktion HLP im weiteren Verlauf auch Antikörperaktivität gegenüber allogenen Leberproteinen vorhanden ist [8, 11]. In einer neueren Studie wurden nach 23wöchiger Immunisierungsdauer die Immunreaktionen gegenüber dem leberspezifischen Lipoprotein (LSLP), also dem Membranantigen, von Mensch und Kaninchen getestet [12]. Die Ergebnisse der Antikörpertiter sind in Tabelle 1 zusammengefaßt. Die in der passiven Hämagglutination gemessenen Antikörpertiter gegenüber humanem LSLP sind > 1 : 4,096, gegenüber Kaninchen-LSLP zwischen 1 : 8 und 1 : 64. Es fällt auf, daß der Antikörpertiter gegen Kaninchen-LSLP mit allogenen

Tabelle 1. Serumantikörper in der passiven Hämagglutination nach 23wöchiger Immunisierung mit HLP (humane leberspezifische Proteine) plus CFA (komplettes Freundsches Adjuvans) gegenüber leberspezifischem Lipoprotein (LSLP) von Mensch (Hu) und Kaninchen (Ka) nach Absorption mit humanem Plasma (HuPl), isolierten Kaninchenhepatozyten (KLZ) bzw. KaLSLP

Kaninchen	absorbiert mit Hu Pl			absorbiert mit HuLP + KLZ		absorbiert mit HuLP + Ka LSLP	
	als Antigen			als Antigen		als Antigen	
	Hu LSLP	Ka LSLP	Hu PL	Hu LSLP	Ka LSLP	Hu LSLP	Ka LSLP
n = 15	>4096	8–64	0	>4096	0–8	>4096	0
CFA-Kontrolltiere n = 5	0	0	0	0	0	0	0

Hepatozyten nicht komplett absorbiert werden kann. Möglicherweise sind gewisse Membranproteine in der intakten Zellmembran sterisch verdeckt und werden erst nach der Präparation immunologisch erkennbar. Der Antikörpertiter gegen humanes LSLP wird weder durch die Absorption mit Kaninchen-Hepatozyten noch mit Kaninchen-LSLP meßbar reduziert.

In vitro-Fixierung von IgG an Hepatozyten

Nach Immunisierung mit humanen leberspezifischen Proteinen wird ein Serumantikörper nachweisbar, der mit Membranantigenen isolierter Hepatozyten von gesunden Kaninchen reagiert [12]. Der Fluoreszenztyp dieses in vitro an die Hepatozytenmembran fixierten Antikörpers ist linear. Gleichzeitig konnten in verschiedenen Seren antinukleäre Faktoren nachgewiesen werden. Nach 23wöchiger Immunisierungsdauer mit HLP zeigten alle 16 Tiere diesen Serumantikörper, obgleich erst bei 3 Tieren eine CAH ausgebildet war (Tab. 2). Demnach ist dieser Antikörper lange vor der Entwicklung der CAH präsent. Wie die Absorptionsversuche der Seren mit Kaninchen-Hepatozyten bzw. LSLP vom Kaninchen zeigen, besteht eine Teilidentität zwischen diesem Antikörper und der in der passiven Hämagglutination gegenüber Kaninchen-LSLP reagierenden Antikörperaktivität. Die Organspezifität dieses Antikörpers konnte durch Absorptionsexperimente mit Nierenhomogenat erhärtet werden.

In vivo-Fixierung von IgG an Hepatozyten

An isolierten Hepatozyten von Kaninchen mit experimenteller CAH konnte in vivofixiertes IgG an den Plasmamembranen nachgewiesen werden [13]. Das Fluoreszenzmuster des in vivo-fixierten IgG ist gemischt linear plus granulär. Wie Verlaufsuntersuchungen gezeigt haben, geht die in vivo-Fixation von IgG an hepatozellulären Membranen der Entwicklung einer CAH voraus. Es ist anzunehmen, daß der in vitro mit Kaninchen-Hepatozyten gesunder Tiere nachweisbare Serumantikörper gegen hepatozelluläre Membranantigene auch in vivo an den eigenen Hepatozyten fixiert ist. Der gemischte Fluoreszenztyp läßt daran denken, daß zusätzlich Immunkomplexe an der Hepatozytenmembran gebunden sind. Neuere Untersuchungen haben ergeben, daß komplexiertes bzw. aggregiertes IgG sowohl in vivo als auch in vitro an hepatozelluläre Plasmamembranen über Rezeptoren fixiert werden kann [14]. Zum anderen könnten auch im Antikörper-

Tabelle 2. Immunologische Ergebnisse und histologischer Leberbefund von Kaninchen nach 23wöchiger Immunisierung mit HLP plus CFA

Kaninchen-Gruppen	Zahl der positiven Tiere/Zahl der getesteten Tiere					
	IgG an Hepatozyten fixiert		RAJI-Test	Hauttest als Antigen		CAH (Histologie)
	in vivo	in vitro		Hu LSLP	Ka LSLP	
nach 23wöchiger Immunisierung mit HLP + CFA n = 16	16[a]/16	16[b]/16	15[c]/16	15/16	10/16	3/16
CFA-Kontrolltiere n = 5	0/5	0/5	0/5	0/5	0/5	0/5

Fluoreszenzmuster an der Hepatozytenmembran: [a]gemischt linear plus granulär, [b]linear, [c]granulär

überschuß gebildete Immunkomplexe aufgrund des bivalenten Charakters der Antikörper spezifisch an der Membran fixiert sein, wenn die Antikörper gegen Membranantigen gerichtet sind. Es wird demnach in weiteren Untersuchungen zu klären sein, welche Zusammensetzung ggf. die membranfixierten Immunkomplexe haben.

Zirkulierende Immunkomplexe bei experimenteller CAH

Mit Hilfe des Raji-Zell-Testes [15] ließen sich nach 23wöchiger Immunisierung der Kaninchen mit humanen leberspezifischen Proteinen zirkulierende Immunkomplexe nachweisen [12]. Die Zusammensetzung dieser Immunkomplexe ist noch unbekannt. Die Bindung der Immunkomplexe an die Raji-Zellen erfolgt über den C3-Rezeptor, da der IgG-Fc-Rezeptor zuvor mit humanem IgG blockiert wurde. Im Raji-Zell-Test reagieren vorwiegend im Antigenüberschuß gebildete Immunkomplexe [15]. Dies könnte ein Grund dafür sein, weshalb sich diese Immunkomplexe in vitro nicht an Hepatozyten binden. Die hohe Clearance-Aktivität der Leber sorgt möglicherweise für eine rasche Elimination der im Antikörperüberschuß gebildeten Immunkomplexe aus der Zirkulation.

Zelluläre Immunreaktionen gegen leberspezifische Proteine

Die zellulären Immunreaktionen wurden mittels Hauttest geprüft. Gegenüber humanen LSLP waren die Hautteste nach 8 Wochen positiv, mit allogenem LSLP hingegen bei dem hier angewandten Immunisierungsschema negativ. Nach 23 Wochen hatten 10 von 16 Tieren gegenüber Kaninchen-LSLP eine zelluläre Immunität, 3 dieser Tiere hatten eine CAH, 6 von diesen 10 Tieren hatten geringe portale Zellinfiltrationen entwickelt (Tab. 2). Tiere mit negativem Hauttest gegen Kaninchen-LSLP zeigten im allgemeinen keine Leberläsionen.

Protektiver Effekt von allogenem leberspezifischen Protein

In weiteren Versuchsserien sollte geprüft werden, ob durch kombinierte Verabreichung von humanem plus allogenem leberspezifischen Proteinen die Entwicklung von Leberläsionen verhindert wird [8]. Diese Versuche stützen sich auf das von Asherson und Stone [16] beschriebene Phänomen der Immundeviation. Tiere, die auf diese Weise behandelt wurden, hatten in der Regel keine zelluläre Immunität gegenüber allogenen leberspezifischen Proteinen und keine Leberläsionen, bildeten jedoch zirkulierende, hämagglutinierende Antikörper gegen xenogene und allogene Leberproteine. Die in vivo-Fixierung von IgG an den Hepatozyten war vermindert oder fehlte [13]. Es handelt sich dabei offenbar um eine T-Zell-Toleranz bei nur teilweise eingeschränkter Antikörperbildung.

Ist die natürliche Toleranz gegen hepatozelluläre Antigene einmal durchbrochen, so kann der Zustand der Autoimmunität durch Verabreichung von allogenen Leberproteinen plus Adjuvans aufrechterhalten werden [8]. Vergleichbare Ergebnisse wurden kürzlich von Weigle und Romball [17] im Modell der experimentellen Autoimmunthyreoiditis erhoben.

Wertung der Immunphänomene im Hinblick auf die Pathogenese

Bei der experimentellen CAH im Kaninchen werden sowohl zelluläre als auch humorale Immunreaktionen gegen allogenes leberspezifisches Membranantigen nachweisbar. An den Hepatozytenmembranen ist in vivo IgG fixiert, dessen Charakterisierung noch aussteht. Es wird angenommen, daß es sich dabei um Membran-fixierte Autoantikörper handelt, die teils direkt mit Membranantigen reagieren, teils in Form von Immunkomplexen an der Zellmembran gebunden sind. Die humoralen Immunphänomene sind im Verlauf des Experimentes relativ früh nachweisbar, die zellulären Immunreaktionen gegenüber allogenem Membranprotein werden einige Wochen später positiv. Sämtliche Immunphänomene sind vor der Entwicklung von Leberläsionen vorhanden. Somit ist z. Zt. nicht zu entscheiden, welcher Immunreaktion die entscheidene pathogenetische Bedeutung zukommt. Zur Klärung dieser Frage sind Übertragungsversuche von antikörperhaltigem Serum bzw. sensibilisierten Lymphozyten im syngenen System sowie Testung von Antikörpern bzw. sensibilisierten Lymphozyten hinsichtlich ihrer hepatozellulären Zytotoxizität in vitro notwendig.

Literatur

1. Milgrom, F., Witebsky, E.: J. Amer. med. Ass. 181, 706 (1962). − 2. Meyer zum Büschenfelde, K. H.: Ergeb. Inn. Med. Kdhlk. 32, 31 (1972). − 3. Paronetto, F., Horowitz, R. E., Sicular, A., Burrows, L., Kark, A. E., Popper, H.: Transplantation 3, 303 (1965). − 4. Steiner, J. W., Carruthers, J. S., Baumal, R., Kalifat, S. R.: Canad. Med. Ass. J. 85, 1369 (1961). − 5. Paronetto, F.: Immune reactions and hepatic alterations in guinea pigs sensitized with altered hepatic proteins. In: Miescher, P. A., Grabar, P. (Eds.): Immunopathology. p. 122. Fifth International Symposium. Basel: Schwabe 1968. − 6. Weigle, W. O.: J. exp. Med. 116, 913 (1962). − 7. Kössling, F. K., Meyer zum Büschenfelde, K. H.: Zur Induktion einer aktiven chronischen Hepatitis durch heterologe Leberproteine. Virchows Arch. Abt. A. path. Anal. 345, 365 (1968). − 8. Meyer zum Büschenfelde, K. H., Hopf, U.: Brit. J. exp. Path. 55, 498 (1974). − 9. Meyer zum Büschenfelde, K. H., Miescher, P. A.: Clin. exp. Immunol. 10, 89 (1972). − 10. Hopf, U., Meyer zum Büschenfelde, K. H., Freudenberg, J.: Clin. exp. Immunol. 16, 117 (1974). − 11. Meyer zum Büschenfelde, K. H., Kössling, F. K., Miescher, P. A.: Clin. exp. Immunol. 10, 99 (1972). − 12. Hopf, U., Meyer zum Büschenfelde, K. H., Hütteroth, Th.: Klin. Wschr. (Im Druck). − 13. Hopf, U., Meyer zum Büschenfelde, K. H.: Brit. J. exp. Path. 55, 509 (1974). − 14. Hopf, U., Meyer zum Büschenfelde, K. H., Dierich, M. P.: J. Immunol. (Im Druck). − 15. Theofilopoulos, A. N., Dixon, F. J., Bokisch, V. A.: J. exp. Med. 140, 877 (1974). − 16. Asherson, G. L., Stone, S. H.: Selective and specific inhibition of 24 h skin reactions in the guinea pigs. I. Immune deviation: Description of the phenomenon and the effect of splenectomy. Immunology 9, 205 (1965). − 17. Weigle, W. O., Romball, C. G.: Clin. exp. Immunol. 21, 351 (1975).

Die experimentelle Immunhepatitis der Maus — ein Modell zum Studium zellbedingter und humoraler Immunreaktionen gegen Lebergewebe

Warnatz, H. (Inst. und Poliklinik für klin. Immunologie der Univ. Erlangen-Nürnberg)

Referat

Eines der Witebskischen Postulate zum Nachweis einer Autoimmunerkrankung ist die Reproduzierbarkeit der Erkrankung im Tierexperiment. Tierexperimentelle Modelle sind wichtig für das Studium von Immunmechanismen; sie haben im allgemeinen den Nachteil, daß die speziesabhängigen Bedingungen der Immunogenität und Besonderheiten der effektiven Immunreaktion eine Übertragung der Ergebnisse auf menschliche Erkrankungen fraglich erscheinen lassen. Dies gilt auch für die Modelle der experimentellen Hepatitis. In den nachfolgenden Untersuchungen zur experimentellen Hepatitis wurde als Versuchstier die Maus gewählt, da vom Standpunkt des Immunologen aus die am besten gesicherten Kenntnisse des Immunapparates bei der Maus bestehen. Die Immunhepatitis wurde von uns ursprünglich durch Langzeitimmunisierung mit einem Lebergesamthomogenat induziert [4]. 10 mg syngenes oder allogenes Leberhomogenat, gemischt mit komplettem Freundschem Adjuvans, wurden intrakutan und intraperitoneal in wöchentlichen Intervallen über 2—3 Monate injiziert.

Die histologische Untersuchung der Leber erfolgte 2 Wochen nach der letzten Sensibilisierung. Sie zeigte bei den immunisierten Tieren eine Infiltration der periportalen Felder und der Leberläppchen mit mononukleären Zellen (Lymphozyten, Plasmazellen, Histiozyten) und „piece-meal"-Nekrosen von Leberparenchymzellen unterschiedlichen Schweregrades. Der Anteil lebergeschädigter Mäuse nach Immunisierung mit allogenem Lebergesamtextrakt erreichte 78% gegenüber 10—20% leichter Leberveränderungen bei Behandlung mit Freundschem Adjuvans allein oder mit anderen Organextrakten in den Kontrollgruppen (Tab. 1). Bemerkenswerterweise zeigte die Lebererkrankung keine Progressivität wie die menschliche chronisch aktive Hepatitis. Die entzündlichen Veränderungen heilten nach Beendigung der immunisierenden Injektionen ab. In weiteren Untersuchungen zeigte sich eine ausgeprägte genetische Abhängigkeit. Als besonders empfänglich für eine Leberschädigung erwies sich der C57Bl-Stamm bei Verwendung von allogenem oder auch syngenem Leberantigen. Wesentlich geringere Anteile einer Leberschädigung wurde bei C3H- oder AKR-Mäusen induziert.

Das immunogene Material im Leberhomogenat konnte durch Fraktionierung des

Tabelle 1. Induktion der experimentellen Immunhepatitis

Mäuse-stamm	Antigen	n	Leberschaden %
C57Bl	allogenes Leberhomogenat + FA	108	78
C57Bl	allogenes Leberhomogenat	40	0
C57Bl	FA	158	16
C57Bl	syngenes Leberhomogenat + FA	46	66
C57Bl	allogene Leberzellmembranfraktion + FA	34	58
C57Bl	allogener 3 M KCl-Extrakt aus Leberzellen + FA	52	71
AKR	allogenes Leberhomogenat + FA	24	34
AKR	FA	18	3
C3H	allogenes Leberhomogenat + FA	20	22
C3H	Fa	15	7

Leberhomogenats isoliert werden. Wir verwendeten einerseits eine nach dem Verfahren von Hölzl-Wallach hergestellte Membranfraktion von Leberzellen. Durch Trypsinisierung isolierte Leberzellen wurden mit Stickstoffüberdruck von 70 atm äquilibriert; nach Druckentlastung wurden die Zellen geplatzt und die Membranen abgeschält. Das Material zeigte nach verschiedenen Waschvorgängen bei elektronenmikroskopischer Betrachtung das Bild kleiner und größerer Vesikeln und Membranfetzen.

Schießlich wurde nach dem Verfahren von Meltzer et al. [3] eine 3 M KCl-Extraktion der Oberflächenmembranproteine von Leberzellen hergestellt. Dieser zeigte in der Diskelektrophorese eine heterogene Zusammensetzung aus mindestens 20 verschiedenen Peptiden. Durch Fraktionierung an der Sephadex G200-Säule konnten drei im wesentlichen nach dem Molekulargewicht unterschiedene Fraktionen getrennt werden. Sensibilisierungsversuche zeigten, daß die hochmolekularen Lebermembranproteine (MG über 200000) das immunogene Material enthalten, während Immunisierung mit den niedermolekularen Fraktionen nicht zur Induktion eines Leberschadens führt.

In weiteren Untersuchungen interessierte uns der immunpathogenetische Mechanismus, der zur Entstehung des Leberschadens führt. Untersuchungen von Serum der immunisierten Tiere auf zirkulierende Antikörper erbrachten im Präzipitationstest keine positiven Ergebnisse. Versuche, mit Serum (5×0.5 ml Serum/Maus) den Leberschaden von immunisierten Tieren auf gesunde syngene Tiere zu übertragen, verliefen durchwegs negativ.

Für das Maussystem bot es sich an, Versuche eines passiven Transfers des Leberschadens mit Lymphozyten vorzunehmen [4]. Dazu wurden 3×10^7 Zellen aus Milz und Lymphknoten von Mäusen mit experimenteller Immunhepatitis und in einer Kontrollserie von lebergesunden Tieren auf syngene unbehandelte Tiere intravenös übertragen. Die Leber der Empfängertiere wurde morphologisch in Intervallen von $1-21$ Tagen nach Zelltransfer untersucht.

Die Empfängertiere zeigten analoge Veränderungen an der Leber wie die aktiv immunisierten Spendertiere mit einem Maximum zwischen dem 3. und 9. Tag. Kontrolltiere, die Lymphozyten lebergesunder Tiere erhielten, zeigten keine histologischen Veränderungen an der Leber. An anderen Organen, insbesondere an Niere und Gehirn, konnten keine morphologischen Veränderungen nachgewiesen werden. Die Transferexperimente zeigten, daß der Leberschaden durch autoreaktive Lymphozyten von Mäusen mit experimenteller Immunhepatitis induziert wird. In Parabioseversuchen zwischen Mäusen [5] mit Immunhepatitis und syngenen lebergesunden Tieren ließ sich ebenfalls die Übertragbarkeit der experimentellen Hepatitis nachweisen.

In diesem Zusammenhang interessierte uns die Frage, welcher Zelltyp für die Induktion eines Leberschadens verantwortlich ist. In Untersuchungen an Mäusen, die mit Leberantigen immunisiert und gleichzeitig mit einem Antilymphozytenserum behandelt wurden, konnte gezeigt werden, daß eine intakte Lymphozytenfunktion für die Entstehung einer experimentellen Immunhepatitis die Voraussetzung ist. Antilymphozytenserum-behandelte Tiere zeigten in einem signifikant geringerem Prozentsatz das Auftreten eines Leberschadens als Kontrolltiere, die während der Immunisierungsphase an Stelle des Antilymphozytenserums Kaninchennormalserum erhielten [13].

Durch Untersuchung an thymektomierten Tieren wurde weiter zu klären versucht, ob es sich um einen T-zellabhängigen Leberschaden handelte. Neonatal thymektomierte C571Bl-Mäuse wurden entsprechend den o. g. Angaben immunisiert und die Leberhistologie von thymektomierten und nicht thymektomierten Tieren verglichen [10]. Dabei zeigte sich, daß die thymektomierten Mäuse im Vergleich zu den Kontrolltieren keinen Leberschaden entwickelten. Aus diesen Ergebnissen ist zu schließen, daß T-Lymphozyten für die Induktion der experimentellen Immunhepatitis verantwortlich sind. (Übertragungsversuche mit gereinigten T-Lymphozyten immunisierter Mäuse wurden von uns nicht vorgenommen.)

Schließlich haben wir untersucht, ob die in der Leber von Mäusen mit passiv übertragener Immunhepatitis nachgewiesenen Lymphozyten von den immunisierten Spendertieren oder von den Empfängertieren stammen [9]. Dazu wurden Lymphozyten immunisierter Mäuse in vivo mit ^{3}H-Thymidin radioaktiv markiert und den Empfängertieren intravenös injiziert. Der Markierungsindex der übertragenen Lymphozyten betrug 50—70%. Markierte Zellen wurden in autoradiographischen Präparaten von Milz und Lymphknoten der Empfängertiere wiedergefunden. Durchmusterung vieler Autoradiographiepräparate von Leberschnitten zeigten nur sehr selten eine markierte Zelle. Bei Berechnung der Prozentzahlen markierter Zellen in den einzelnen Organen konnte jedenfalls keine bevorzugte Ansiedlung markierter Zellen in der Leber gesehen werden. Vielmehr scheint entsprechend dem „Homing instinct" der Lymphozyten ein „Trapping" in die lymphatischen Organe stattzufinden, von wo aus sie wirksam werden durch Weitergabe der Information an wirtseigene Zellen.

Die Infiltratzellen bei passiv übertragener Immunhepatitis sind demnach in erster Linie wirtseigen.

Die in vivo-Ergebnisse zur experimentellen Hepatitis wurden in jüngster Zeit durch in vitro-Versuche ergänzt. Versuche mit dem Lymphozytentransformationstest zeigten, daß Lymphozyten immunisierter Tiere in der Lage sind, das spezifische Lebergewebsantigen zu erkennen [7, 8]. Versuche zur Lymphozytotoxizität sind in diesem Zusammenhang von besonderem Interesse [12]. Dazu wurden Lymphknoten und Milzzellen von Mäusen mit Immunhepatitis als Effektorzellen gewonnen. T-Lymphozyten wurden durch Passage der Milzzellen durch eine Nylonwattesäule von adhärenten Zellen getrennt [2]. Non-T-Lymphozyten wurden durch Behandlung der Milzzellen mit Anti-0-Serum und Komplement präpariert. Als Targetzellen wurden zunächst embryonale syngene Hepatozyten, jetzt auch adulte syngene Leberzellen verwendet. Die Lymphozytotoxizität wurde entweder im Mikrozytotoxizitätstest nach Takasugi und Klein [6] nach Inkubierung der Targetzellen mit den Effektorzellen für 24 Std durch Auszählen der überlebenden Targetzellen bestimmt oder aber durch Isotopfreisetzung aus ^{125}I-deoxyuridin-markierten Targetzellen gemessen [1]. In der ersten Abbildung ist eine dose-response-Kurve für den Zytotoxizitätstest bei steigendem Effektorzell- zu Targetzellverhältnis wiedergegeben. Es fand sich eine von der Effektorzellzahl abhängige Zytotoxizität im allogenen und eine geringe im syngenen System.

In der Abb. 1 sind die Ergebnisse unserer Untersuchungen an Lymphozyten von Mäusen mit Immunhepatitis zusammengestellt. Lymphozyten von AKR- wie von C57Bl-Mäusen, die gegen allogene Leber immunisiert wurden, zeigen eine hohe Zytotoxizität gegenüber isogenen und allogenen Lebertargetzellen, während isogene Fibroblasten als Kontrolltargetzellen nicht lysiert werden. Lymphozyten, die nach Passage durch Nylonwatte mit Z-Zellen angereichert waren, zeigten eine verstärkte zytotoxische Aktivität. Bei nicht immunisierten Lymphozyten wurde dieses Phänomen nicht beobachtet. Non-T-Zellen von C57Bl-Mäusen waren deutlich geringer zytotoxisch für Lebertargetzellen als unfraktionierte Lymphozyten. Die Reduktion der Zytotoxizität beruht dabei auf der Elimination der T-Zellen. Präinkubierung der Lymphozyten mit isogenem oder allogenem Leberantigen reduzierte die Zytotoxizität der Lymphozyten gegenüber Lebertargetzellen signifikant. Inkubierung mit isogenem Nierenantigen reduzierte die zytotoxische Aktivität der Lymphozyten nicht wesentlich.

Durch in vivo-Immunisierung wird also eine spezifische Lymphozytotoxizität gegen-

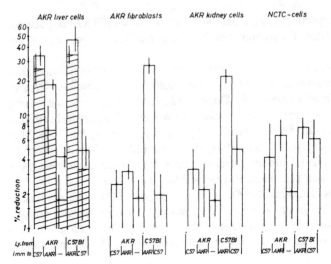

Abb. 1. Ergebnisse des Mikrozytotoxizitätstests mit Lymphozyten von AKR-Mäusen oder C57Bl6-Mäusen, die in vivo gegen C57Bl6-Leberantigen (C57), AKR-Leberantigen (AKR) oder nicht immunisiert (■) wurden. AKR-Leberzellen, AKR-Fibroblasten, AKR-Nierenzellen oder NCTC-Zellen wurden als Targetzellen benutzt. Die geometrischen Mittelwerte und die Standardabweichungen werden im logarythmischen Maßstab dargestellt. Offene Säulen bedeuten die Ergebnisse bei einem Targetzell- zu Effektorzell-Verhältnis von 1 : 300, gestreifte Säulen von 1 : 30

über Leberzellen induziert. Da die Zytotoxizität auch gegenüber isogenen Targetzellen nachweisbar ist, muß angenommen werden, daß sie gegen Leberzellantigene gerichtet ist, die allogenen wie isogenen Leberzellen gemeinsam sind. Die Tatsache, daß syngenes Leberantigen den zytotoxischen Effekt der Lymphozyten weitgehend blockiert, unterstützt die Annahme, daß es sich auch hier in erster Linie um eine leberspezifische Zytotoxizität handelt. Diese ist T-zellabhängig; doch scheint auch eine Non-T-Zell-Zytotoxizität beteiligt zu sein.

Insgesamt zeigen die in vivo- wie die in vitro-Ergebnisse bei der experimentellen Immunhepatitis der Maus, daß die Immunisierung mit Lebergewebsantigen zur Induktion autoreaktiver T-Lymphozyten führt, die zumindest eine teilweise Organspezifität für Lebergewebsantigene zeigen und für die Entstehung eines histologisch nachweisbaren entzündlichen Leberschadens verantwortlich zu machen sind. Das Auftreten von autoreaktivem Zellklone konnte in jüngster Zeit auch bei anderen Autoimmunopathien, so der Immunorchitis des Meerschweinchen nachgewiesen werden [14]. Derartige Versuchsmodelle sind für die Erforschung der immunologischen Mechanismen bei Immunopathien, hier der chronischen Hepatitis des Menschen, von großem Interesse, da sie zeigen, daß autoaggressive Immunprozesse induziert werden können und in vivo wie in vitro wirksam sind. Eine Übertragung der Einzelbefunde ist jedoch wie eingangs erwähnt nicht zulässig, da die ätiologischen Faktoren und die pathogenetischen Bedingungen bei der menschlichen Erkrankung andere sind als sie dem tierexperimentellen Modell zugrundeliegen.

Literatur

1. Cohen, A. M., Millar, R. C., Detcham, A. S.: Transplantation **13**, 57 (1972). – 2. Julius, M. H., Simpson, E., Herzenberg, L. A.: Europ. J. Immunol. **3**, 645 (1973). – 3. Meltzer, M. S., Leonard, E. J., Rapp, H. J., Borsos, T.: J. Nat. Cancer Inst. **47**, 703 (1971). – 4. Scheiffarth, F., Warnatz, H.: J. Immunol. **98**, 396 (1967). – 5. Scheiffarth, F., Warnatz, H., Liebelt, H.: Z. Immun.-Forsch. **136**, 60 (1968). – 6. Takasugi,

M., Klein, E.: Transplantation **9**, 219 (1970). — 7. Warnatz, H.: Z. ges. exp. Med. **149**, 64 (1970). — 8. Warnatz, H.: Cellular immune reactions in chronic hepatitis and experimental hepatitis of the mouse. Bayer. Symposion, Grosse Leder (ed. by E. Grundmann), p. 234 1969b. — 9. Warnatz, H., Scheiffarth, F., Wolf, F., Schmidt, H. J.: J. Immunol. **98**, 402 (1967a). — 10. Warnatz, H., Scheiffarth, F., Schmidt, G.: Int. Arch. Allergy **32**, 308 (1967b). — 11. Warnatz, H., Scheiffarth, F., Stiegler, H.: Z. Immun.-Forsch. **147**, 139 (1974). — 12. Warnatz, H., Scheiffarth, F., Wagner, H.: Z. Immun.-Forsch. **140**, 168 (1970). — 14. Wekerle, H., Begemann, M.: J. Immunol. **116**, 159 (1976).

Symposium B: Die experimentelle Cholestase — Stoffwechsel in vitro und metabolische Clearance in vivo von Hexobarbital bei Ratten mit ANIT-Cholestase

Richter, E., Brachtel, D., Gallenkamp, H., Zilly, W. (Med. Univ.-Klin. Würzburg)

Referat

Im Rahmen der Thematik „tierexperimentelle Modelle menschlicher Lebererkrankungen" wird beispielhaft am Modell der durch α-Naphthylisothiocyanat hervorgerufenen experimentellen Cholestase der männlichen Ratte [1, 2, 3, 4, 5] über Untersuchungen zum Arzneimittelmetabolismus bei Cholestase berichtet.

Zugrunde liegt die umstrittene Fragestellung, ob als mögliche molekulare Ursache einer intrahepatischen Cholestase oder als mögliche Folge einer Cholestase eine Einschränkung des Arzneimittelmetabolismus der Leber vorhanden ist [6, 7, 8].

Untersuchungen über die Elimination von Hexobarbital bei verschiedenen Lebererkrankungen haben ergeben, daß Patienten mit intra- oder extrahepatischer Cholestase für dieses Medikament eine normale Eliminationskapazität, also mutmaßlich einen normalen Arzneimittelmetabolismus haben [9].

Methodik

Circa 200 g schwere männliche Ratten der Firma Thomae Biberach/Riß (Stamm FW 49 = Chbb) erhielten 100 mg/kg α-Naphthylisothiocyanat (ANIT) gelöst in Olivenöl über eine Schlundsonde. Als Kontrollen dienten unbehandelte Versuchstiere. Die folgenden Untersuchungen wurden 48 Std nach ANIT-Applikation durchgeführt. Nach 12 Std Nahrungskarenz erhielten die Versuchstiere 80 mg/kg KG Hexobarbital-Na über einen venösen Katheter als Bolus innerhalb 10 s injiziert. Blutproben (0,05 ml) wurden über einen arteriellen Katheter nach 1, 2, 3, 4, 10, 15, 30, 45 und 60 min entnommen.

Die Hexobarbital-Plasmakonzentrationen wurden gaschromatographisch mit Hilfe eines Stickstoffes und unter Verwendung von Methohexital als internen Standard gemessen [10].

Unter Anwendung eines 1- oder 2-Kompartment-Modells wurde aus dem Verlauf der Hexobarbital-Plasmakonzentrationen Verteilungsvolumen, Halbwertszeit und Clearance errechnet.

Nach Beendigung dieses Versuches wurden die Tiere über den arteriellen Katheter entblutet und die Leber entnommen. Nach Homogenisieren wurden durch Differential-Zentrifugation Mikrosomen in üblicher Weise präpariert und Cytochrom P_{450} [11] und NADPH Cytochrom C-Reduktase [12] gemessen. Die Mikrosomen-Ausbeute wurde wie vorher [13] bestimmt.

Die Hexobarbital-Oxydation in vitro wurde bei einer Substratkonzentration von 3×10^{-4} Mol/l und bei einer NADPH-Konzentration von 2×10^{-3} Mol/l gemessen. Meßparameter war die Verschwinderate des Substrates. Zur Berechnung der KM wurde die Hexobarbital-Oxidation bei Substratkonzentrationen von 10^{-5} bis 3×10^{-4} Mol/l gemessen.

Wie die Hexobarbital-Clearance in vivo wurden alle Messungen in vitro auf 100 g KG bezogen.

Ergebnisse

Die orale Verfütterung von 100 mg/kg KG ANIT führt bei der Ratte 48 Std später zu einem gut reproduzierbaren Ikterus vom Verschlußtyp [14]. Wie uns aus früheren Untersuchungen bekannt [15] und wie in Tabelle 1 dargestellt, vergrößert sich die Leber

Tabelle 1. Einfluß von ANIT (100 mg/kg oral) auf Enzyme des Arzneimittelmetabolismus bei männlichen Ratten

	rel. LG g/100 g KG	Cyt. P_{450} nano Mol/ 100 g KG	NADPH- Cyt. C Red. μMol/min/ 100 g KG	Hexobarbital- Oxidation in vitro μMol S/30 min/ 100 g KG	K_m Mol/l $\times$ 10^4
Kontrolle n = 14	3,6 $\pm$ 0,3	180 $\pm$ 25	71 $\pm$ 19	9,9 $\pm$ 0,9	1,12 $\pm$ 0,23
ANIT n = 14	4,6 $\pm$ 0,2	192 $\pm$ 43	99 $\pm$ 49	14,7 $\pm$ 1,8	1,16 $\pm$ 0,32

Tabelle 2. Einfluß von ANIT (100 mg/kg oral) auf die Pharmakokinetik von Hexobarbital bei Ratten

	KG g	rel. LG g/100 g KG	Vf ml/100 g KG	t $\frac{1}{2}$ min	Hexobarbital Clearance ml/min/100 g KG
Kontrolle n = 6	238 $\pm$ 7	3,5 $\pm$ 0,2	86 $\pm$ 6	26 $\pm$ 3	2,6 $\pm$ 0,3
ANIT n = 8	223 $\pm$ 14	4,5 $\pm$ 0,2	81 $\pm$ 13	26 $\pm$ 4	2,5 $\pm$ 0,6

unter den Bedingungen der experimentellen Cholestase deutlich. Bezogen auf Gramm Leber Feuchtgewicht oder auf mg Mikrosomenprotein würde sich ein verminderter Cytochrom P 450-Gehalt der Leber errechnen [7]. Durch die Lebervergrößerung wird dies wieder ausgeglichen, so daß der Cytochrom P 450-Gehalt bezogen auf das Körpergewicht nicht verändert ist (Tab. 1).

Die in isolierten Mikrosomen in vitro gemessene Hexobarbital-Oxidation ist bezogen auf 100 g KG, eher vermehrt, denn vermindert (Tab. 1). Die Affinität des Substrats zum Enzym liegt bei den Versuchstieren mit Cholestase in einem Bereich um 10^{-4} Mol/l und ist gegenüber den Kontrollen nicht verändert (Tab. 1).

Diese in vitro erhobenen Befunde bei Versuchstieren mit experimenteller Cholestase würden darauf schließen lassen, daß der Hexobarbital-Metabolismus in der Leber normal ist. Dies wird durch die in Tabelle 2 dargestellten Befunde bestätigt. Versuchstiere mit ANIT-Cholestase eliminieren i. v. appliziertes Hexobarbital mit einer mittleren Halbwertszeit von 26 min. Pro 100 g KG errechnet sich eine Hexobarbital-Clearance von 2,5 ml/min. Dies ist — wie Tabelle 2 zeigt — von den Ergebnissen bei Kontrolltieren nicht verschieden. Mit diesem Untersuchungsergebnis ist gezeigt, daß Versuchstiere mit experimenteller ikterischer Cholestase in vivo — gemessen an der Hexobarbital-Elimination — einen normalen Arzneimittelmetabolismus haben.

Diese Tierversuche bestätigen und erklären die an Patienten mit Cholestase erhobenen Befunde [9]. Sie stützen nicht die These, daß bei Cholestase als Ursache oder als deren Folge generell eine Einschränkung des Arzneimittelmetabolismus zu erwarten ist.

Literatur

1. Ungar, H., Moran, E., Eisner, M., Eliakim, M.: Arch. Path. **73**, 427 (1962). – 2. Stefenelli, N., Holzner, H. J.: Z. ges. exp. Med. **139**, 762 (1965). – 3. Roberts, R. J., Plaa, G. L.: Biochem. Pharmacol. **15**, 333 (1966). – 4. Platt, D., Schnarr, B.: Acta hepato Gastroenterol. **19**, 356 (1972). – 5. Schaffner, F., Scharenbeck, H. H.: Lab. Invest. **28**, 321 (1973). – 6. Mc Luen, E. F., Fouts, J. R.: J. Rharmacol. Exp. Ther. **131**, 7 (1961). – 7. Czygan, P., Greim, H.: Acta hepato Gastroenterol. **21**, 339 (1974). – 8. Schaffner, F., Popper, H.: Lancet **1969 II**, 355. – 9. Richter, E., Breimer, D. D.: In Vorbereitung. – 10. Breimer, D. D., Van Rossum, J. M.: J. Chromatogr. **88**, 235 (1974). – 11. Omura, T., Sato, R.: J. biol. Chem. **239**, 2370 (1964). – 12. Masters, B. S. S., Williams, C. H., Kanin, H., Colonick, Kaplan: Methods of enzymology. p. 565, New York: Academic Press 1967. –13. Gallenkamp, H., Bartsch, G. G.: Acta hepato Gastroenterol. **23**, 3 (1976). – 14. Gallenkamp, H., Richter, E.: Biochem. Pharmacol. **23**, 2431 (1974). – 15. Richter, E., Grün, M.: Verh. Dtsch. Ges. Inn. Med. **78**, 1402 (1972).

Experimentelle Leberzirrhose

Popper, H. (Stratton Lab. for the Study of Liver Diseases, Mount Sinai School of Medicine of The City University of New York)

Referat

Die Entwicklungswege der Zirrhose im Menschen sind nicht festgelegt. Obwohl die Ätiologie oft bekannt ist, weiß man nicht, aus welchem Grunde das „Precursor"-Stadium in einigen Fällen zu einer lebensbedrohenden Erkrankung fortschreitet. Eine rationelle Therapie steht nicht zur Verfügung. Experimentelle Modelle von Zirrhose werden deshalb aus mehreren Gründen studiert: 1. Studium der Histogenese aufgrund der verfügbaren „Presursor"-Stadien; 2. Erforschung des Mechanismus der hepatischen Fibrose als einen der Hauptvorgänge in der Pathogenese; 3. Feststellung, ob Umweltstoffe in Versuchstieren Zirrhose hervorrufen, insbesondere in Primaten; 4. Ermittlung der akzentuierenden Rolle zusätzlicher, insbesondere Umweltfaktoren; 5. Untersuchung von physiologischen Vorgängen an experimentellen Modellen; 6. Erprobung therapeutischer Verfahren. Die mir zur Verfügung stehende Zeit erlaubt nur Diskussion der ersten zwei Probleme und Anführung von Beispielen bezüglich der vier weiteren. Meine Ausführungen basieren auf Untersuchungen von fünf ausgewählten Formen der experimentellen Zirrhose in Primaten, Hunden und Nagetieren.

Zirrhose beim Menschen und Experimentaltier wird als Narbenstadium definiert, das durch regenerative Parenchymknötchen und portale und zentrale Kanäle verbindende Bindegewebssepten charakterisiert ist. Die Septen enthalten Anastomosen zwischen den afferenten Zweigen der Portalvene und Leberarterie einerseits und den efferenten Lebervenen andererseits. Zirrhose ist von chronischen nekroentzündlichen Veränderungen der Leber, der chronischen Hepatitis, zu unterscheiden, die als „Precursor" der Zirrhose angesehen wird und die 1. ohne Zirrhose, 2. gleichzeitig mit Zirrhose vorhanden oder 3. abgeklungen sein kann.

Tetrachlorkohlenstoff verursacht bei Ratten Veränderungen der Hepatozyten, zum Teil hydropisch und zum Teil steatotisch, die zur Nekrose fortschreiten und von entzündlichen Zellen begleitet sind. Sie beginnen in der zentrolobulären Zone und verbinden sich mit anderen Zentralfeldern. Die geschädigten Leberzellen werden von Bindegewebsfasern umringt, und manchmal führt der Verlust von Leberzellen zum Kollaps, aber auch dann vermehren sich die Fasern. Schließlich entwickeln sich dicke kollagene Fasern in solchen Septen. Ähnliche Septen erstrecken sich in einigen Parenchymebenen bis zu den portalen Feldern, die anfänglich nicht betroffen sind. Damit wird die Läppchenarchitektur verzerrt, indem sich die portalen und zentralen Kanäle gegenseitig annähern. Zur gleichen Zeit

271

proliferieren die Leberzellen, in der lobulären Peripherie beginnend, dann entwickeln sich Knötchen mit gesteigerter Thymidinaufnahme, während das Bindegewebe sich in den Septen verdichtet.

Lieber und Rubin [1] gaben Pavianen in Verbindung mit einer nutritiv vollständigen Diät nicht berauschende Mengen von Alkohol. Sie fanden in den ersten 3 Monaten eine diffuse Fettleber, hauptsächlich großtropfig, ohne Bindegewebsveränderungen. Nach 9 Monaten waren die Leberzellen in der zentrolobulären Zone hydropisch, von wenigen entzündlichen Zellen, aber von ausgedehnten Schichten von Bindegewebe umringt. Diese variierende Fibrose besteht zum Teil aus Retikulum und zum Teil schon jetzt aus grobfaserigem Kollagen. Gleichzeitig proliferieren im gesamten Läppchenparenchym perisinusoidale Makrophagen mit PAS-positiven diastaseresistenten Granula, besonders wo Fetttropfen miteinander verschmelzen. Um diese bilden sich in Gegenwart von Lipozyten Retikulin und schließlich Kollagenzüge, besonders in manchen Läppchenebenen. Vereinzelt erreichen sie portale Felder. In fettfreien Arealen sind die Hepatozytenplatten mehrschichtig. Innerhalb von 2—3 Jahren entwickelt sich eine Zirrhose, die meistens mikronodulär ist. Die aus dichtem Kollagen und feinem Retikulin bestehenden Septen verbinden hauptsächlich die fibrotischen Zentralfelder, reichen aber oft zu den Portalfeldern, die auffallend wenig anderweitig befallen sind. Die Gallenduktuli proliferieren nicht wie beim Menschen in diesen Brücken zwischen Zentral- und Portalfeldern, aber Arteriolen wachsen aus den Portalfeldern heraus und sind von lymphoiden Zellen umgeben. Diese Septen enthalten hyperplastische, oft mehrkörnige Hepatozyten, die zum Teil degenerieren, ebenso wie die machmal verfetteten Zellen in den Regenerationsknötchen. Man sieht auch große hyperplastische Knoten mit Degenerationsherden und Fibrose und gelegentlich mit einem neuen Portalfeld als Zeichen von Relobulisierung. Alkoholische Zirrhose kann sich daher auch durch eine schleichende Septumbildung entwickeln.

Die Äthioninvergiftung der Ratte ist anfänglich durch die Proliferation der Duktuli charakterisiert, die von mononuklearen Entzündungszellen umgeben sind. Diese beginnt peripheral, ist aber im Zentrum ausgedehnter. Die Faserablagerung um die Duktuli und einige Hepatozyten resultiert in einer diffusen, zarten, intralobulären Fibrose, die in bestimmten Läppchenebenen betont ist, besonders wo in Septen Gefäßverbindungen zwischen Portal- und Zentralfeldern entstehen. Die Hepatozyten bilden Regenerationsknötchen, in denen sich manchmal ein Karzinom entwickelt. Aber Duktuli mit periduktulärer Entzündung wachsen manchmal in die Knötchen, die dadurch zerstört werden.

Die Dimethylnitrosaminvergiftung von Hunden [2] und Rhesusaffen [3] weist eine ähnliche periduktuläre, aber weniger diffuse Septabildung auf. Dagegen sind die hepatozytische Proliferation und Degeneration stärker ausgeprägt und führen bei Affen zur Karzinombildung.

Bei Ratten, die mit Pferde- oder Schweineserum injiziert wurden [4], sind die Läppchen von gefäßhaltigen Septen durchkreuzt, in denen mit Fluoreszenz Immunkomplexe demonstriert wurden. Das ist mit einer milden Entzündung verbunden, jedoch nicht mit hepatozellulärer Regeneration oder mit gesteigertem portalen Druck, was auf die Rolle der Regenerationsknötchen im Rahmen der funktionellen Manifestationen der Zirrhose hinweist.

Die Histogenese der studierten Modelle zeigt zwei Komponenten, nämlich hepatozytische Knötchen und Septen. Der Mechanismus der ersteren ist zweifach: 1. Eine passive Zerschichtung der Läppchen, anfänglich ohne Veränderungen in der Architektur, aber eventuell proliferieren die Hepatozyten und ordnen sich um. 2. Aktive hepatozytische Proliferation stimuliert durch Parenchymverlust, der durch Hepatotoxin und gelegentlich durch zentronoduläre Zirkulationstörungen verursacht wurde. Die Regeneration weist zytologische Erscheinungen auf: Vergrößerung der Zellkerne und zytoplasmische Hyperplasie. Von größerer Bedeutung sind die Veränderungen in der Architektur, die in zwei- oder mehrreihigen Hepatozytenplatten um neugeformte efferente Venen zutage treten. Das Knötchenparenchym ist weniger empfindlich gegen toxische Wirkstoffe, es kann jedoch diesen Schutz verlieren, wenn die Regenerate degenerieren, oder wenn eine Relobulisation durch Einwanderung neuer Portalfelder eintritt. Weit problematischer ist der Mechanismus der zu Septen führenden Fibrose. Passiv ist der Kollaps prä-existierenden Bindegewebes, obwohl chemische Kollagenanalyse und morphologische Studien auf eine nachfolgende Faserneubildung hinweisen. Wichtiger für die Leberverzerrung ist jedoch die aktive Neubildung von Fasern bei fast allen studierten Modellen, besonders um geschädigte Hepatozyten. Bei einigen Modellen herrscht eine durch die Entzündung initiierte Fibrose um Duktuli vor. Bei immunologischer und alkoholischer Leberschädigung ist die Faserbildung rund um Makrophagen nachweisbar. Die Vorliebe der aktiven und auch der passiven Fibrose für bestimmte Läppchenebenen kann mit Rappaports Konzept erklärt werden [5]. Er nimmt anstelle von Läppchen um die efferenten Venen Acini um die Portalfelder an, deren nicht portale Abgrenzungen die Läppchen durchkreuzen. Dort bilden sich die Septen aufgrund reduzierter Sauerstoffkonzentration. Die Sinusoide in den Septen nehmen venösen Charakter an und erlauben damit dem Blutfluß, das Parenchym zu vermeiden, und berauben damit den Organismus eines Teiles der Funktion der Hepatozyten unabhängig von deren funktionellem Status. Fibrose, hepatozelluläre Regeneration und Degeneration sind antagonistische Vorgänge, deren relative Stärke die morphologischen Variationen in experimentellen Modellen wie auch im Menschen erklärt. Die Beeinflussung dieses dynamischen Gleichgewichtes ist ein Ziel der Therapie, wovon wir zur Zeit noch weit entfernt sind. Ein Kennzeichen der untersuchten experimentellen Modelle ist die Spärlichkeit der Entzündungen im Vergleich zu fast allen Formen der menschlichen Zirrhose. Diese Beobachtung weist im Vergleich zum Menschen auf ein vermindertes immunologisches Reaktionsvermögen bei Tieren einschließlich der Primaten hin und mag erklären, warum das Abbrechen der Toxingabe die Zirrhose in allen experimentellen Modellen arretiert, im Gegensatz zur „Self-perpetuation" beim Menschen.

Der molekuläre und zelluläre Mechanismus der Kollagenbildung hat in den letzten Jahren großes Interesse erweckt, einschließlich der Identifizierung verschiedener Kollagentypen. Solche Forschungen werden auch bei der hepatischen Fibrose angewendet in der Hoffnung, klinische Parameter für das Fortschreiten der hepatischen Fibrose, wie auch eine spezifische antifibroblastische Therapie zu entwickeln. Bei der menschlichen und bei der Tetrachlorkohlenstoff-Zirrhose bildet sich anfänglich außer dem Kollagen-Typ I, das in Knochen, Haut und auch in den Portalfeldern gefunden wird, hauptsächlich das für Retikulum charakteristische Kollagen-Typ III [6]. Bei Untersuchungen in Zusammenarbeit mit Kent [7], war das Zunehmen dieses Typ III-Kollagens begleitet von der Prominenz sinusoidaler Zellen ohne Phagosomen, aber mit vielen Vitamin A-Fluoreszenz aufweisenden Fetttröpfchen, den Ito-Zellen oder Lipozyten. Bei Ratten, die zusätzlich Vitamin A zur Hervorhebung der Lipozyten erhielten [7], kann, in Bestätigung früherer Annahmen [8], deren Transformierung zu Fibroblasten mit vielen Übergangsformen in den Septen der subakuten Tetrachlorkohlenstoffvergiftung erkannt werden. Daraus kann man schließen, daß die Stimulation der Transformierung von Lipozyten zu Fibroblasten im Anfangsstadium der Zirrhose die exzessive Retikulumbildung auslöst. Dieser Vorgang kann das Ziel antifibroblastischer Therapie werden. Die frühzeitige Bildung von Kollagen I, und zwar des grobfaserigen Kollagens, im Alkoholschaden ist für die portale Hypertension verantwortlich.

Phenobarbital im Trinkwasser und anscheinend auch andere Wirkstoffe verstärken die Zirrhose, ein Beispiel für die Rolle von Umweltfaktoren.

Eine beträchtliche Anzahl von Wirkstoffen und Verfahren erzeugen experimentelle Zirrhosen, zum Beispiel Thioazetamid, Methyl-Buttergelb, Galaktosamin und Gallengangsunterbindung. Für die menschliche Epidemiologie ist es jedoch wichtiger, in experimentellen Modellen, insbesondere in Primaten, zu beweisen, daß Zirrhose durch Nahrungsstörungen, zum Beispiel Cholin- und Proteinmangel, durch Alkoholexzeß trotz normaler Ernährung, und durch das Mycotoxin Aflatoxin erzeugt werden kann. Zwei, allerdings nicht experimentelle Zirrhosetypen in Hunden dürfen hier erwähnt werden. Die eine tritt bei Inzucht-Bedlington-Terriern auf, die die Wilsonsche Krankheit entwickeln, und die andere bei Haushunden, die unbeabsichtigt in Indien Aflatoxin enthaltende Nahrung fraßen, als gleichzeitig Menschen Lebererkrankungen entwickelten.

Bei fast allen experimentellen Modellen der Zirrhose entwickeln sich maligne Tumoren, und zwar Leberzellkarzinome oder Angiosarkome. Experimentelle Modelle können Karzinome ohne Zirrhose erzeugen. Der Übergang von hyperplastischen Knötchen zum Karzinom deutet jedoch an, daß die zirrhotische Regeneration eine maligne Entartung nicht nur in Gegenwart von Karzinogenen begünstigt, sondern daß eine unkontrollierbare autonome Regeneration allein einsetzen kann und daß somit vielleicht jede Zirrhose ein präkarzinomatöses Stadium darstellt. Der Beweis dafür ist beim Menschen überzeugender, da Karzinome bei alkoholischer sowie auch bei metabolischer Zirrhose vorkommen.

Die Studien der experimentellen Zirrhose haben bis jetzt nur zu wenigen Anwendungen für menschliche Krankheiten geführt, zum Beispiel das eigentümliche Fehlen autonomen Fortschreitens, möglicherweise wegen verringerter lymphoider Aktivität; die Pathogenese der architekturellen Veränderungen bei hepatischer Fibrose; die schleichende Entwicklung von alkoholischer Zirrhose; zelluläre und molekuläre Vorgänge bei der Fibrogenese; der Charakter des neu gebildeten Kollagens; und schließlich der Nachweis des zirrhotogenen Potentials von Wirkstoffen, denen der Mensch ausgesetzt ist.

Literatur

1. Lieber, C. S., DeCarli, L. M., Rubin, E.: Proc. Nat. Acad. Sci. **72,** 437 (1975). — 2. Madden, J. W., Gertman, P. M., Peacock, E. E. Jr.: Surgery **68,** 260 (1970). — 3. Adamson, R. H.: In: Medical Primatology 1972, p. 216 (eds. Goldsmith, E. I., Moor-Jankowski, J.). Basel: Karger 1972. — 4. Paronetto, F., Popper, H.: Amer. J. Pathol. **49,** 1087 (1966). — 5. Rappaport, A. M.: In: The Liver Morphology, Biochemistry, Physiology, Vol. I, p. 265 (ed. Rouiller, C.). New York: Academic Press 1963. — 6. Gay, S., Fietzek, P. P., Remberger, K., Eder, M., Kohn, K.: Klin. Wschr. **53,** 205 (1975). — 7. Kent, G., Bahu, R., Inouye, T., Minick, T., Popper, H.: Gastroenterology **69,** A-35/835 (1975).

Experimentelle portale Hypertension

Liehr, H., Grün*, M., (Med. Univ.-Klinik Würzburg)

Referat

Leitsymptom des Syndroms der portalen Hypertension ist eine chronische Druckerhöhung im venösen Schenkel der splanchnischen Zirkulation. Es ist verständlich, daß die

* Für die Hilfe bei der Erhebung der in diesem Referat erwähnten meßtechnischen Daten danken die Autoren der Hilfe von Frl. A. Leonhard und Frl. G. Rumpel. Die histologischen Untersuchungen wurden von Herrn Dr. med. U. Rasenack mit technischer Assistenz von Freifrau J. v. Hutten durchgeführt

Beurteilung experimenteller Modelle davon abhängig gemacht wird, ob der portale Druck steigt oder nicht. Aus dieser Perspektive hat Taylor 1957 [28] seine eigenen Erfahrungen und die anderer Autoren diskutiert und kam zu dem Schluß, daß hinsichtlich dieses Kriteriums keines der bekannten Modelle befriedigt. So lassen sich zwar nach Siliziumdioxyd-Injektion in die V. portae und nachfolgender Fibrosierung der Leber am Hund erhöhte Drücke im Portalsystem messen, sie erreichen aber nie den von Taylor geforderten Druck von 40—50 cm H_2O, der entsprechend den menschlichen Verhältnissen als sicher hypertensiv angesprochen wurde. Solche Maßstäbe allerdings werden zweifelhaft, wenn die Befunde von Moritz u. Mitarb. [21] und Kreuzer [10] unter diesem Gesichtspunkt betrachtet werden, die zeigen, daß bei Hunden mit einer Dinitrosamin-induzierten Leberzirrhose trotz eines nur auf das 2,5fache (ca. 12,4 cm H_2O) erhöhten Portalvenendruck porto-cavale Umgehungskreisläufe gefunden wurden, sowie hämodynamische Veränderungen, die denen gleichen, wie sie bei Patienten mit Leberzirrhose gefunden werden [16].

Die Beurteilung der erzielten Druckerhöhung allein kann also nicht als ein sicheres Kriterium für die Brauchbarkeit eines Modells der portalen Hypertension angesehen werden.

Problematisch weiterhin ist die Tierspecies. Bauereisen u. Mitarb. [2] weisen aufgrund der unterschiedlichen hämodynamischen Verhältnisse beim Hund (Drosselvenen) darauf hin, daß für Untersuchungen der splanchnischen Zirkulation diese Species z. B. nicht geeignet ist. Einen akuten Pfortaderverschluß vertragen z. B. Hund, Katze und Ratte nicht, der Mucacca mulatta-Affe dagegen gut, beim Menschen sind die Verhältnisse unterschiedlich [6, 20]. Grund hierfür sind Unterschiede in den präformierten porto-cavalen Umgehungskreisläufen, die im günstigen Fall für eine Ableitung des splanchnischen Blutes sorgen und ein „splanchnic pooling" mit konsekutiver Hypovolämie verhindern.

Weiterhin darf nicht vergessen werden, daß es im Tierversuch bisher noch nie gelungen ist, eine Ösophagusvarizenblutung zu provozieren. Ursache dafür sind die unterschiedlichen Gefäßverhältnisse beim Menschen und Tier im gastrocardialen Übergang. Stelzner u. Lierse [26] haben dieses Problem ausführlich untersucht und gezeigt, daß blutungsbe-

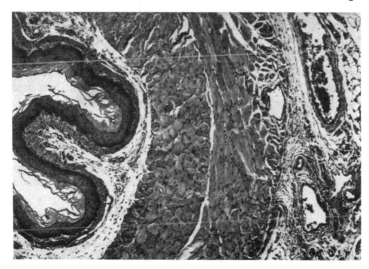

Abb. 1. Querschnitt durch den terminalen Ösophagus einer Ratte mit portaler Hypertension durch Ameroid-Ringe. Erweiterte subseröse Venen. Keine subepithelialen Venen der Ösophagusschleimhaut

reit beim Menschen nur die subepithelialen Venen sind, die bei der Ratte z. B. nicht bestehen (Abb. 1). Im Tierversuch beobachtete Kollateralen finden sich meistens nur in der Subserosa des Ösophagus [5], Befunde, die sich ösophagoskopisch trotz radiologisch nachweisbarer Ösophagusvarizen am Hund bestätigen lassen [25].

Aus diesen Überlegungen ist es verständlich, daß Taylor [28] hinsichtlich der Beurteilung der experimentellen portalen Hypertension zu einer kritischen Auffassung kommen mußte. Es ist aber fraglich, ob diese Betrachtungsweise der klinischen Fragestellung gerecht wird, denn interessant ist, welche der vielfachen Veränderungen im Rahmen der portalen Hypertension von führender Bedeutung in der Pathogenese sind. Aus dieser Sicht ist es daher weniger interessant, allein das Vollbild der dekompensierten Leberzirrhose zu versuchen nachzuahmen, sondern auch Modelle einer allein gestörten splanchnischen Zirkulation zu untersuchen. Nur so kann differenziert werden, welche der klinischen Symptome der erkrankten Leber und welche der portalen Hypertension anzulasten sind. Somit stellt sich an die experimentelle Medizin die Forderung, nach unterschiedlichen Modellen zu suchen, die auch ausschnittsweise die klinisch gegebenen Bedingungen wiederspiegeln.

Prähepatische portale Hypertension

Eine prähepatische portale Hypertension kann entweder beschränkt sein auf Teilabschnitte der splanchnischen Zirkulation (z. B. Milzvenenthrombose) oder das gesamte Gefäßsystem befallen.

Untersuchungen zur partiellen portalen Hypertension wurden von Rousselot u. Thompson [24] sowie Whipple [32] durchgeführt. Sie verwendeten hierzu Cellophanbänder, die um die Milzvene geschlungen wurden. Das sich daraufhin entwickelnde Narbengewebe führte zu einem allmählichen Verschluß des Gefäßes. Von einem plötzlichen Verschluß wurde von diesen Autoren abgeraten, da die akute Stauung zum Absterben des Organes führen kann. Klinischer Bezug ihrer Untersuchungen waren unterschiedliche Erkrankungen der Milz, das sog. Banti-Syndrom und Thrombosen der splanchnischen Venen.

Occlusionen des Pfortaderstammes führen zu einer generalisierten prähepatischen portalen Hypertonie. Plötzliche Verschlüsse der Vena portae durch Unterbindung sind nur dann geeignet, wenn Fragen zu sich schnell entwickelnden Pfortaderthrombosen untersucht werden sollen oder zur Grundlage von Operationstechniken, die eine Resektion der Pfortader erforderlich machen [16, 19].

Hinsichtlich des Studiums der chronischen portalen Hypertension darf die Pfortader entweder nur partiell eingeengt werden oder langsam verschlossen werden, um dem Organismus Zeit für die Entwicklung porto-cavaler Umgehungskreisläufe zu geben.

Als Techniken einer partiellen Pfortadereinengung eignet sich die Gefäßunterbindung über eine Kanüle mit bekanntem Durchmesser [18, 22, 23, 31]. Myking u. Halvorson [22] konnten mit dieser Technik an der Ratte zeigen, daß eine Stenose von 1 mm Durchgängigkeit und darunter in 100% zum Tode der Tiere führte, bei 1,2 mm dagegen überlebten alle Tiere. Eine thrombotische Occlusion der Pfortader tritt nach diesen Autoren nicht auf.

Mappes u. Weinreich [18] berichteten bei gleicher Technik unter Verwendung von Kanülen der Stärke 14 bis 18 über Splenoportographiebefunde bei Ratten, die zeigen, daß über einen Beobachtungszeitraum bis 9 Monate porto-cavale Anastomosen nachweisbar waren, eine portale Hypertonie bestand bei allen Tieren im Mittel von 20 ± 5 cm H_2O (n = 13) bei einem Normalwert von maximal 10 cm H_2O (n = 10). Eine weitere Möglichkeit ergibt sich durch Stenosierung der Vena portae mit Goldblattclips, wobei

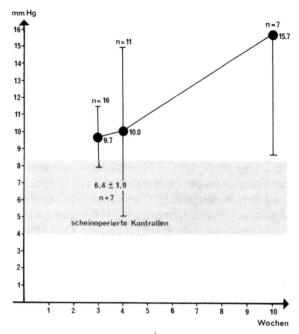

Abb. 2. Verhalten des Druckes der V. portae bis 10 Wochen nach einmaliger Injektion von SiO_2-Partikeln in eine Intestinalvene (n = 12)

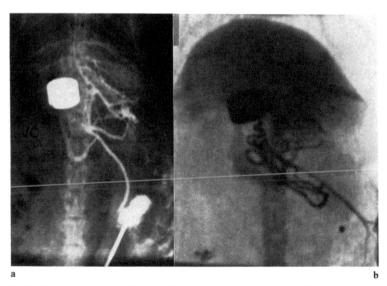

a   b

Abb. 3. a Splenoportographie (Ratte), 3 Tage nach Anlegen von Ameroid-Ringen in die V. portae: Ausgepräg-ter porto-cavaler Umgehungskreislauf ohne Darstellung intrahepatischer Pfortaderäste. **b** Splenoportogra-phie (21 Tage) nach Anlegen von Ameroid-Ringen um die V. portae: Darstellung intrahepatischer Pfortader-äste mit Gefäßkonvolut (= porto-portale Umgehungsanastomosen) im Stenosebereich

auch hier die Stenose dosierbar ist [30] (Abb. 8). Techniken für eine allmähliche Pfortader-occlusion sind das Umschlingen der Pfortader mit Cellophanbändern [24, 32] oder mit Quellstoffringen [3, 4, 11]. Bei beiden dieser Methoden kommt es zu einer Pfortader-thrombose nach anfänglicher langsamer Einengung des Lumens infolge Quellen des

277

Fremdmaterials. Eigene Untersuchungen gründen sich auf Versuche mit Quellstoffringen (Ameroid-Ringe) [11].

Hinsichtlich der portalen Hypertonie ergab sich dabei, daß über einen Zeitraum von bis 4 Monaten Drücke gemessen wurden, die dem 2–2½fachen der Norm entsprachen (Abb. 4). Aus dieser Sicht erfüllte daher auch dieses Modell die Bedingungen einer chronischen portalen Hypertonie. Porto-cavale Kollateralen fanden sich makroskopisch bereits am 3. und 6. Tag postoperativ. Splenoportographische Untersuchungen zeigten, daß ein fehlender Pfortaderfluß nur um den Zeitraum 6 Tage postoperativ nachweisbar war (Abb. 3a), danach aber sich wieder intrahepatisch die Pfortaderäste darstellten (Abb. 3b). Ursache hierfür war die Entwicklung porto-portaler Überbrückungsanastomosen, die wieder für eine portale Leberdurchblutung sorgten. Quantifizierende Untersuchungen mit markierten Albuminpartikeln, injiziert in die splanchnische Zirkulation, ergaben ein bis Tag 6 ansteigendes porto-cavales Shuntvolumen bis maximal 67% des splanchnischen Blutflusses, das sich entsprechend den radiologischen Befunden bis zum 21. Tag wieder normalisierte (Abb. 4).

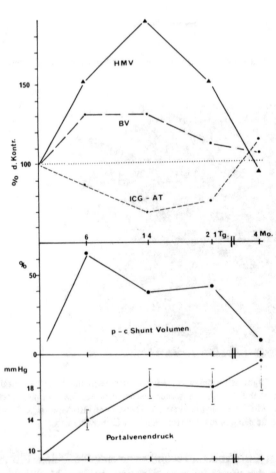

Abb. 4. Graphische Darstellung von hämodynamischen Veränderungen der systemischen Zirkulation bei Ratten mit prähepatischer portaler Hypertonie durch Ameroid-Ringe im Vergleich zum porto-cavalen Shuntvolumen (n = 16)

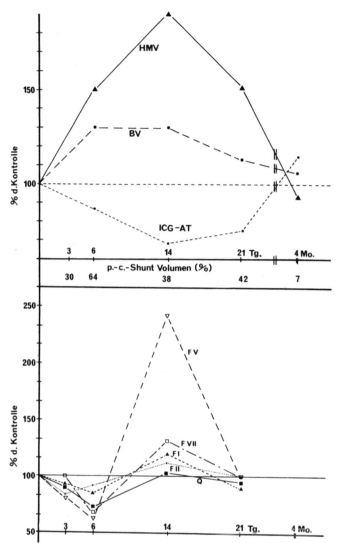

Abb. 5. Veränderungen im Gerinnungssystem in Korrelation zum porto-cavalen Shuntvolumen bei Ratten mit prähepatischer portaler Hypertonie in Korrelation zum porto-cavalen Shuntvolumen

Parallel hierzu fanden sich systemisch-hämodynamische Veränderungen im Sinne eines hyperdynamen Syndroms, wie verkürzte Kreislaufzeit, Hypervolämie und erhöhtes HMV, die zum Ausmaß des porto-cavalen Shuntvolumens korrelierten, nicht dagegen zur Höhe des portalen Drucks (Abb. 4) [14, 16]. Hinsichtlich gerinnungsanalytischer Untersuchungen zeigten sich vergleichbare Parameter [13] (Abb. 5). Erhöhungen des Ammoniakspiegels im Blut ließen sich ebenfalls nachweisen [8]. Diese Befunde legen den Schluß nahe, daß weniger der Druck als mehr das porto-cavale Shuntvolumen für die klinischen Symptome der portalen Hypertension verantwortlich ist.

Sinusoidale intrahepatische portale Hypertonie

Gebräuchlichtes Modell einer sinusoidalen intrahepatischen portalen Hypertension ist die SiO_2-Granulomatose der Leber. Hinsichtlich der zu verwendenden Teilchengröße haben Untersuchungen von Gardner [7] gezeigt, daß Partikel von 10–12 µ eine Fremdkörperreaktion hervorrufen, Größen von 2–3 µ eine progressive Gewebsreaktion. Svar-

279

das [27] sah bei wiederholter Injektion von 30—40 μ großen Partikeln in eine Mesenterialvene des Kaninchens eine ausgeprägte Fremdkörperreaktion. In Untersuchungen von Taylor [28] ließ sich keine generelle portale Hypertension erzielen (Hund), vergleichbar sind Untersuchungen von Grünert [9], der am Kaninchen nur in 50% der untersuchten Tiere eine portale Hypertension fand.

Die einmalige intraportale Injektion von SiO_2-Partikeln mit einer Größe von 5—10 μ führte in eigenen Untersuchungen dagegen an der Ratte zu keiner das Parenchym wesentlich alterierenden Granulomatose der Leber (Abb. 6c), aber die portalen Drücke stiegen über 10 Wochen kontinuierlich bis auf Werte von 15,7 mm Hg (normal 8,7 ± 2,5 mm Hg) an [12] (Abb. 2). Untersuchungen zum porto-cavalen Shuntvolumen ergaben keinen Hinweis für die Entwicklung eines porto-cavalen Shuntflusses, auch ließen sich keine wesentlichen Normabweichungen der systemischen oder hepatischen Hämodynamik nachweisen (Tab. 1). Gerinnungsphysiologisch fand sich nur eine Umsatzstörung vom Typ der Hyperkoagulabilität [13]. Trotz portaler Drücke, vergleichbar denen des prähepatischen Pfortaderblockes mit porto-cavalen Kollateralkreisläufen, blieben die sonst üblichen Symptome der portalen Hypertension bei diesem Modell aus. Dies zeigt einerseits, daß dieses Modell nur bedingt für experimentelle Untersuchungen geeignet ist, andererseits aber läßt sich an diesem Modell zeigen, daß alleine der portale Druck für die klinische Symptomatik der portalen Hypertension keine pathogenetische Relevanz hat, sondern der porto-cavale Kollateralkreislauf die führende pathogenetische Rolle spielt.

Näher adaptiert an die Pathophysiologie menschlicher Lebererkrankungen ist die portale Hypertension vom Typ des sinusoidalen Blockes bei experimenteller Leberzirrhose. Allerdings eignet sich für die Fragestellung der portalen Hypertension nicht jedes dieser Modelle. So findet sich zwar nach Cholinmangeldiät eine Zirrhose (Abb. 6a) mit portaler Hypertension, weitere Zeichen der portalen Hypertension, gemessen am Milzgewicht und am porto-cavalen Shuntvolumen, finden sich allerdings nicht. Dementsprechend fehlen auch Änderungen in der systemischen Zirkulation (Tab. 1). Bei der nach CCl_4-Inhalation sich entwickelnden Leberzirrhose (Abb. 6b) finden sich sowohl erhöhte portale Drücke, makroskopisch sichtbare Kollateralkreisläufe (Abb. 9) und ein porto-cavales Shuntvolumen von 47% der splanchnischen Zirkulation. Erst jetzt wieder lassen sich Veränderungen der systemischen Zirkulation nachweisen (Tab. 1), die denen klinischer Beobachtungen entsprechen [16]. Erklärung für die unterschiedliche Entwicklung einer portalen Hypertension bei diesen experimentellen Zirrhosen dürfte die unterschiedliche Bindegewebsentwicklung sein: Die Cholinmangelzirrhose ist bindegewebsarm, die Zirrhose nach CCl_4-Inhalation dagegen bindegewebsreich (Abb. 6a, 6b).

Schlußbemerkungen

Die hinter allen experimentellen Modellen stehende Frage, inwieweit sie mit den Verhältnissen bei menschlichen Lebererkrankungen zu vergleichen sind, kann hinsichtlich der portalen Hypertension dahingehend beantwortet werden, daß für unterschiedliche Blockformen Modelle bekannt sind, bei denen sich Druckverhalten und porto-cavale Kollateralkreisläufe mit menschlichen Verhältnissen vergleichen lassen. Die Ösophagusvarizenblutung kann allerdings experimentell nicht nachgeahmt werden. Intestinale Blutungen vom Typ der Erosionsblutung (Abb. 7) dagegen lassen sich beobachten, nach eigenen Erfahrungen aber nur bei Modellen, bei denen ein Kollateralkreislauf bestand, so bei der porto-cavalen Anastomose und bei der bindegewebsreichen CCl_4-Zirrhose (Tab. 1). Neben den bereits diskutierten Veränderungen der systemischen und hepatischen Hämodynamik in Abhängigkeit vom Kollateralkreislauf deuten auch diese Befunde wieder auf die Bedeu-

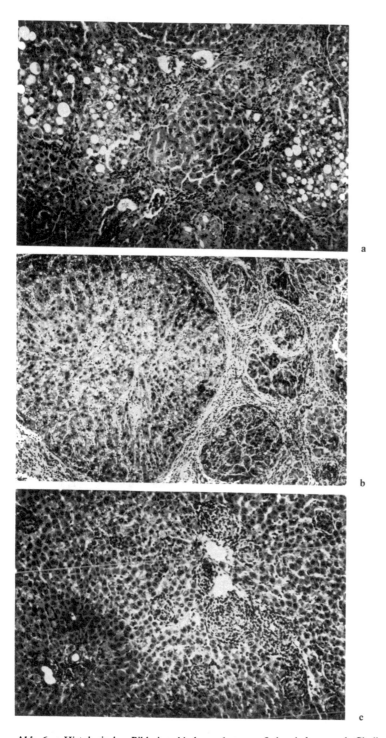

Abb. 6. a Histologisches Bild einer bindegewebsarmen Leberzirrhose nach Cholinmangeldiät der Ratte. **b** Histologisches Bild einer gewebsreichen Leberzirrhose der Ratte nach CCl_4-Inhalation (Methodik s. Tab. 1). **c** SiO_2-Granulomatose der Leber

Tabelle 1. Synoptische Darstellung klinischer und klinisch-pathophysiologischer Parameter bei unterschiedlichen Formen der experimentellen portalen Hypertension der Ratte

	n	Normaltiere	Prähepatischer Block (graduelle Pfortaderocclusion, Ameroid-Ringe)[a]				
			n	6 Tage p. op.	n	4 Monate p. op.
Pfortaderdruck mm Hg	41	8,7 ± 2,5	5	14,0 ± 1,2	10	21,4 ± 3,8
Körpergewicht g	31	220 ± 25	9	202 ± 16	5	478 ± 33
Milzgewicht g/100 g KG	31	<300 g: 0,3 ± 0,04 >300 g: 0,2 ± 0,04	33	0,4 ± 0,1	5	0,3 ± 0,03
Lebergewicht g/100 g KG	42	<300 g: 5,2 ± 0,6 >300 g: 3,9 ± 0,4	16	3,9 ± 0,6	5	3,5 ± 0,2
Hodengewicht g/100 g KG	16	300 g: 1,1 ± 0,04 300 g: 0,9 ± 0,04	16	1,1 ± 0,1	6	0,8 ± 0,1
p.-c. Shuntvolumen[c] % d. splanch. Blutfl.	48	1	5	64,3 ± 11,6	5	1,9 bis 15
HMV[c] ml/min/100 g KG		23,8	11	41,0	4	23,3
Blutvolumen[c] ml/100 g KG	34	5,7 ± 0,9	15	8,4 ± 0,9	4	6,5 ± 0,9
ICG-Erscheinungszeit[c] s (V. ing. Ohr)	23	3,5 ± 0,4	11	3,0 ± 0,8	5	4,1 ± 0,3
Pfortaderfluß[c e] ml/min/100 g	48	9,0 ± 1,5	5	5,4 ± 1,0		n. u.
A. hepatica[c e] ml/min/100 g	48	1,22 ± 0,5	5	3,4 ± 1,2		n. u.
Gesamtleberblutfluß[c e] ml/min/100 g	48	10,2 ± 1,5	5	8,8 ± 1,0		n. u.
art. Mitteldruck mm Hg	30	110 ± 15	9	82 ± 13		n. u.
periph. Widerstand dyn s cm⁻⁵		1681		792		n. u.
a.-v. Differenz Torr				n. u.		n. u.
Hämatokrit %	15	43 ± 5	11	40 ± 7	3	49,5 ± 5
Erosionen		keine		keine		keine
Gerinnung		normal		Verbrauchs-koagulopath.		normal
Ascites		keiner		gering		keiner
Infektionen		keine		keine		keine

[a] Methode s. b. 11; [b] Methode s. b. 12; [c] Methode s. b. 17 und 29 (EHPF = estimierter hepatischer Pfortaderfluß, EHAF = estimierter hepatischer arterieller Blutfluß, EHBF = estimierter hepatischer Blutfluß [= Gesamtleberdurchblutung]); [d] Inhalation von CCl_4 über 6 Monate 2 × wöchentlich 15 min, CCl_4-Konzentration 0,7 ml/10 l Luft (n. A. Geißler, Diss. med. Würzburg (in Vorbereitung); [e] Normalwerte: EHPF = 37,7 ± 9,0% HMV EHAF = 5,5 ± 2,4% HMV, EHBF = 42,8 ± 6,5% HMV

Tabelle 1. (Fortsetzung)

| | Sinusoidaler Block | | | | CCl₄-Zirrhose[d] | | Porto-cavale Shuntratte | |
| | SiO₂-Granulomatose[b] 4 Monate | | Cholinmangel-Ci 6 Monate | | | | | |
	n	nach Injektion	n	nach Beginn	n		n	28 Tage p. c.
Pfortaderdruck mm Hg	7	11,7 ± 2,3	13	12,6 ± 3,1	10	20,5 ± 1,8	9	6,0 ± 1,4
Körpergewicht	5	352 ± 34	13	380 ± 55	11	471 ± 52	9	200 ± 22
Milzgewicht /100 g KG	5	1,6 ± 0,3	7	0,2 ± 0,05	11	0,4 ± 0,1	9	0,3 ± 0,1
Lebergewicht /100 g KG	25	3,8 ± 0,3	13	3,9 ± 0,8	11	3,0 ± 0,7	7	2,0 ± 0,2
Nodengewicht /100 g KG		n. u.	3	0,7 ± 0,05	11	0,4 ± 0,1	9	0,3 ± 0,1
P.-c. Shuntvolumen[c] % d. splanch. Blutfl.	7	0,1 ± 0,03	13	0,1 ± 1,5	7	47 ± 21	10	100
HMV[c] ml/min/100 g KG		n. u.	13	23,0 ± 2,2	11	49,0 ± 8,4	9	32,2 ± 3,5
Blutvolumen[c] ml/100 g KG	5	6,7 ± 0,4	13	6,0 ± 0,6	11	7,6 ± 1,0	9	7,1 ± 0,9
ICG-Erscheinungszeit[c] (V. ing. Ohr)		n. u.	13	3,7 ± 0,2	11	2,3 ± 0,2	9	3,0 ± 0,2
Pfortaderfluß[c e] ml/min/100 g		n.u.	13	6,7	10	9,4 ± 3,3		
A. hepatica[c e] ml/min/100 g	10	4,1 ± 1,7% HMV (norm. 4,9 ± 1,0% HMV)	13	1,6	10	2,8 ± 0,8	9	2,9 ± 1,1
Gesamtleberblutfluß[c e] ml/min/100 g		n. u.	13	8,2	10	12,2 ± 3,5		s. A. hepatica
Art. Mitteldruck mm Hg		n. u.		n. u.	10	68 ± 11	13	81 ± 13
Periph. Widerstand dyn s cm⁻⁵		n. u.		n. u.		236		1006
A-v. Differenz Torr		n. u.		n. u.	10	53 ± 20		n. u.
Hämatokrit	6	36 ± 13		n. u.	10	38 ± 6		44 ± 4
Erosionen		keine		keine		sehr häufig		häufig
Gerinnung		leicht hyperkoagel		normal		n. u.		Thrombopenie plasmatisch normal
Ascites		keiner		keiner		sehr häufig (12–50 ml)		keiner
Infektionen		keine		häufig Pneumonie		häufig Pneumonie		gelegentlich Pneumonie

tung des porto-cavalen Shuntes hin und auf die untergeordnete Rolle des portalen Drucks. Auch weitere Befunde, die der portalen Hypertension zugeschrieben werden, wie z. B. die Hodenatrophie und gehäufte Infektionen, finden sich fast ausschließlich bei Modellen mit lange bestehendem hämodynamisch wirksamen porto-cavalem Kollateralkreislauf (Tab. 1). Letztlicher Beleg hierfür ist die Klinik und Pathophysiologie der porto-cavalen Shuntratte, bei der alleine durch Ableiten des portalen Blutes an der Leber vorbei in die systemische Zirkulation alle wichtigen klinischen Symptome im Rahmen des Syndroms der portalen Hypertension beobachtet werden können (Tab. 1) [15, 17]. Es liegt nahe, das

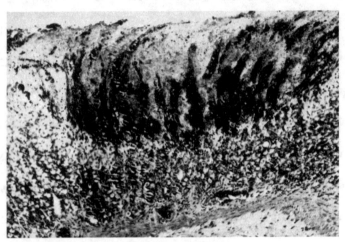

Abb. 7. Magenschleimhauterosion bei CCl₄-Cirrhose der Ratte

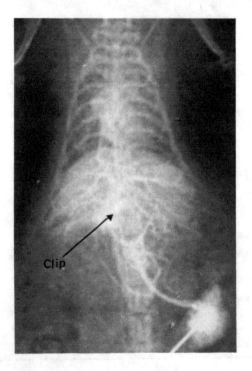

Clip

Abb. 8. Pfortadereinengung der Ratte mittels Clip auf eine Lumenweite der V. portae von 1,2 mm (27 Tg. p.o.): Ausbildung eines porto-cavalen Kollateralkreislaufes bei noch bestehender Pfortaderdurchblutung. (Für die Überlassung des Splenoportogrammes danken die Autoren Herrn Prof. Dr. H. Wernze und Dr. G. Schuhmann, Würzburg)

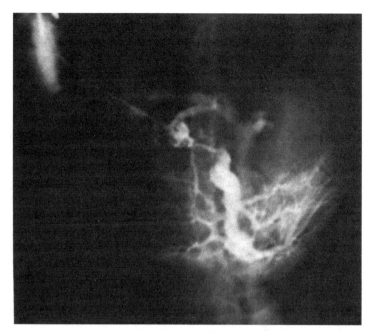

Abb. 9. Splenoportogramm bei bindegewebsreicher CCl₄-Zirrhose der Ratte (s. Abb. 6b und Tab. 1) mit porto-cavalen Umgehungskreisläufen, rarifiziertem intrahepatischem portalen Gefäßbaum und ektatischer Pfortader

Problem der experimentellen portalen Hypertension dahingehend zu akzentuieren, daß es wichtiger ist, die Ausbildung eines porto-cavalen Kollateralkreislaufes anzustreben als den Druck im Pfortadersystem zu erhöhen.

Literatur

1. Baronofsky, J. D.: Surgery **25**, 135 (1949). – 2. Bauereisen, E., Lutz, J., Ohnhaus, E. E., Peiper, U.: Pflüg. Arch. **289**, 246 (1966). – 3. Berman, J. K., Fields, D. C., Judy, H., Mori, V., Parker, R. J.: Surgery **39**, 399 (1956). – 4. Berman, J. K., Judy, H. E.: Amer. J. Dig. Dis. **22**, 98 (1955). – 5. Bono, R. F., Moreno, A. H., Rousselot, L. M., Panke, W. F.: Surgery **48**, 119 (1960). – 6. Child, Ch. G., Milnes, R. F., Holswade, G. R., Gore, A. L.: Ann. Surg. **132**, 475 (1950). – 7. Gardner, C. U., Cummings, D.: Amer. J. Path. **9**, 13 (1933). – 8. Grün, M., Liehr, H., Thiel, H.: In: Ammoniakstoffwechsel, S. 213 (Hrsg. J. Szám). Stuttgart-New York: Schattauer Verlag 1972. – 9. Grünert, R. D., Kirchhoff, P. G., Apel, H. G.: Z. Exp. Med. **135**, 466 (1962). – 10. Kreuzer, W.: Wien. klin. Wschr. **85**, Suppl. 13 (1973). – 11. Liehr, H., Grün, M., Hörder, M. H., Binder, H., Pöschmann, A.: Z. ges. exp. Med. **155**, 267 (1971). – 12. Liehr, H., Grün, M., Leinweber, B., Kühn, H. A.: Acta hepatosplenol. **18**, 320 (1971). – 13. Liehr, H., Grün, M., Hörder, M. H., Mersch-Baumert, K.: Acta hepato-gastroenterol. **19**, 98 (1972). – 14. Liehr, H., Grün, M., Thiel, H., Rost, R.: Z. Gastroenterologie **11**, 391 (1973). – 15. Liehr, H., Grün, M., Thiel, H., Brunswig, D., Rasenack, V.: Gut **10**, 429 (1975). – 16. Liehr, H., Grün, M., Thiel, H.: Z. Gastroenterologie **13**, 133 (1975). – 17. Liehr, H., Grün, M., Thiel, H.: Acta hepato-gastroenterol. **23**, 31 (1976). – 18. Mappes, G., Weinreich, J.: Z. ges. exp. Med. **131**, 312 (1959). – 19. Mc Dermott, W. V.: Ann. Surg. **136**, 1012 (1952). – 20. Milnes, R. F., Halswade, G. R., Gore, A. L.: Ann. Surg. **132**, 475 (1950). – 21. Moritz, E., Kreuzer, W., Schenk, Jr., W. G.: Ann. Surg. **177**, 503 (1973). – 22. Myking, A. O., Halvorsen, J. F.: Europ. Surg. Res. **5**, 454 (1973). – 23. Reynell, P. C.: Brit. J. exp. Path. **33**, 19 (1952). – 24. Rousselot, L. M., Thompson, W. P.: Proc. Soc. Exp. Biol. Med. **40**, 705 (1939). – 25. Schreiber, H. W.: Arch. klin. Chir. **300**, 187 (1962). – 26. Stelzner, F., Lierse, W.: Langenbecks Arch. klin. Chir. **321**, 35 (1968). – 27. Svardas, F., Becker, K., Lindner, J.: Z. ges. exp. Med. **145**, 202 (1968). – 28. Taylor, F. W.: Ann. Surg. **146**, 683 (1957). – 29. Thiel, H.: Habilitationsschrift, Würzburg 1976. – 30. Wernze, H.: Persönl. Mitteilung. – 31. Whitaker, W. L.: Proc. Soc. exp. Biol. **61**, 420 (1946). – 32. Whipple, A. O.: Ann. Surg. **122**, 449 (1945).

Hepatologie

Caspary, W. F., Schäffer,* J., Brunner, G., Schmidt, G., Creutzfeldt, W. (Med. Univ.-Klinik Göttingen und Stadtkrankenhaus Kassel): ^{14}C-Aminopyrin-(Pyramidon®)-Atemtest — neuer quantitativer Leberfunktionstest

Die Biotransformation der meisten Pharmaka erfolgt in der Leber. Bei Patienten mit chronischen Lebererkrankungen kann die Halbwertszeit zahlreicher Pharmaka verlängert sein [1, 6]. Seit Einführung der Enzymdiagnostik sind funktionelle Lebertests unpopulär geworden, obwohl für die Beurteilung der Leberfunktion mittels dieser Tests (u. a. Bromthalein-, Indocyaningrüntest, Galaktosetoleranztest) wichtige Informationen über die Leberzelleistung gewonnen werden können.

Neben dem Galaktosetoleranztest [6, 7] wurde die Antipyrin- oder Aminopyrinclearance in der letzten Zeit häufig als funktioneller Lebertest eingesetzt [6]. Die Antipyrinclearance war bei Patienten mit chronischen Lebererkrankungen von 58,6 auf 18,5 ml/min reduziert [6]. Aminopyrin wird im mikrosomalen Enzymsystem der Leber demethyliert [8, 9].

Es zeigte sich kürzlich, daß die Aminopyrinclearance mit der ^{14}CO$_2$-Exhalation nach Gabe von ^{14}C-Aminopyrin als Maß der Demethylierungsfunktion der Leber korreliert [10, 11], d. h. die Demethylierungsfunktion der Leber für Aminopyrin (Pyramidon®) ließ sich mittels einer einfachen, nicht invasiven Methode quantitativ erfassen. ^{14}CO$_2$-Exhalationstests mit semiquantitativer Erfassung von ^{14}CO$_2$ in der Ausatmungsluft mittels einer diskontinuierlichen Meßtechnik nach Gabe einer ^{14}C-markierten Substanz haben sich inzwischen in der gastroenterologischen Diagnostik, insbesondere wegen ihrer einfachen Durchführbarkeit (z. B. ^{14}C-Glykocholat-Atemtest) einen festen Platz erobert [12, 13].

Aminopyrin wird wie Antipyrin schnell aus dem Gastrointestinaltrakt resorbiert, verteilt sich gleichmäßig im Gesamtkörperwasser und wird überwiegend in der Leber metabolisiert [8].

Untersucht wurde in der vorliegenden Arbeit die diagnostische Verwertbarkeit des ^{14}CO$_2$-Aminopyrin-Atemtestes bei Patienten mit chronischen und akuten Lebererkrankungen zur Erfassung einer Funktionseinschränkung des Enzymsystems der „mixed function oxidases", dessen Funktion bisher mit einfachen diagnostischen Methoden nicht meßbar war.

Methodik

Der ^{14}CO$_2$-Aminopyrin-Atemtest wurde entsprechend der Methodik Hepner und Vesell [11, 14] bei folgenden Kollektiven durchgeführt:
A. Gesunde Kontrollpersonen (n = 18) ohne Hinweise für Lebererkrankungen.
B. Patienten mit histologisch nachgewiesener chronisch-aggressiver Hepatitis (n = 11).
C. Patienten mit laparoskopisch und histologisch nachgewiesener Lebercirrhose (n = 22).
D. 15 Patienten mit akuter Hepatitis.
E. Bei 19 Insassen einer psychiatrischen Landeskrankenanstalt, die längere Zeit unter induzierten Medikamenten (u. a. Phenobarbital, Diphenyldantoin) behandelt wurden.
Die Bestimmung der ^{14}CO$_2$-Exhalation erfolgte bei allen Patienten nach 30 min, nach 1, 2, 3, 4, 5, 6, 7, 8 Std nach oraler Applikation von 2 µCi ^{14}C-Aminopyrin (Fa. Amersham-Buchler, Braunschweig) und 9

---

* Wesentliche Teile dieser Arbeit entstammen der Dissertation von J. Schäffer

286

mg/kg Aminopyrin (Pyramidon®, Fa. Hoechst, Frankfurt) durch Ausatmung von $^{14}CO_2$ in Flüssigkeitsszintillationsgläschen, die 1 ml Hyaminhydroxyd und 2 ml Methanol sowie Phenolphthalein als Indikator enthielten. Die Ergebnisse wurden entweder als %-Dosis × kg Körpergewicht oder unter Annahme einer konstanten CO_2-Produktion von 9 mmol/kg/Std [11] als %-Ausatmung der applizierten Dosis über einen gewissen Meßzeitraum in Anlehnung an das Auswertungsverfahren von Hepner und Vesell durchgeführt [11].

Außerdem wurde sowohl die D-Galaktosekonzentration im Serum und im Urin nach oraler Gabe von 40 mg D-Galaktose bestimmt sowie die Exhalation von $^{14}CO_2$ nach Gabe von 5 μCi ^{14}C-D-Galaktose und 40 g D-Galaktose (Fa. Amersham-Buchler, Braunschweig).

Die Ergebnisse wurden in Analogie zu den Exhalationswerten beim Aminopyrin-Atemtest ausgedrückt.

Ergebnisse

Im Vergleich zum Normalkollektiv fand sich bei Patienten mit chronischen Lebererkrankungen (chronisch-aggressive Hepatitis, Lebercirrhose) und bei Patienten mit akuter

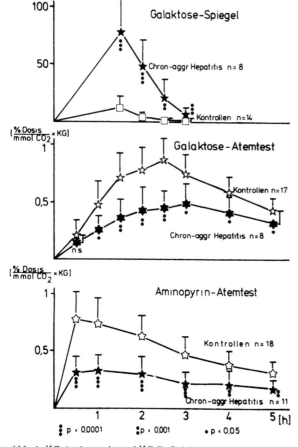

Abb. 1. ^{14}C-Aminopyrin und ^{14}C-D-Galaktose-Atemtest bei gesunden Kontrollpersonen und Patienten mit histologisch und laparoskopisch nachgewiesener Lebercirrhose. Ordinate (unten): $^{14}CO_2$-Exhalation nach Gabe von 2 μCi ^{14}C-Aminopyrin und 5 mg/kg Aminopyrin (Pyramidon®) in % Dosis/mmol CO_2 × kg. Ordinate (Mitte): $^{14}CO_2$-Exhalation nach Gabe von 5 μCi ^{14}C-D-Galaktose und 40 g D-Galaktose. Ordinate (oben): Galaktose im Serum (mg/100 ml) nach Gabe von 40 g D-Galaktose

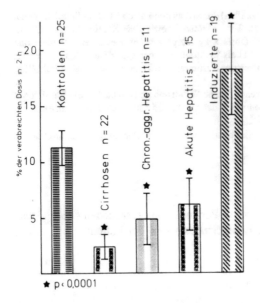

Abb. 2. Prozentuale ^{14}C-Exhalation, gemessen als $^{14}CO_2$ nach oraler Gabe von ^{14}C-Aminopyrin über 2 Std bei gesunden Kontrollpersonen, Patienten mit Lebercirrhose, chronisch-aggressiver Hepatitis, akuter Hepatitis und Patienten unter antiepileptischer Langzeitbehandlung (Phenobarbital, Diphenylhydantoin). Angegeben Mittelwert $\pm$ SD

★ $p < 0{,}0001$

Hepatitis eine deutliche Einschränkung der Demethylierungsfunktion der Leber für Aminopyrin. Bei zwei Patienten mit chronisch-aggressiver Hepatitis und primär biliärer Cirrhose, die mit Azathioprin behandelt wurden, war die Demethylierungsfunktion der Leber im Normalbereich.

Abb. 1 zeigt, daß in Übereinstimmung mit der Reduktion der Demethylierungsfunktion für Aminopyrin bei Patienten mit Lebercirrhose auch eine gesteigerte Retention von D-Galaktose und eine verminderte $^{14}CO_2$-Exhalation nach Gabe von ^{14}C-D-Galaktose bestand.

Aus Abb. 1 ist ersichtlich, daß aufgrund des Aminopyrin-Atemtestes eine beste Diskriminierung beider Kollektive nach $^1/_2$–3 Std bestand.

Wie bei Patienten mit Lebercirrhose, war auch die Demethylierungsfunktion für Aminopyrin bei Patienten mit chronisch-aggressiver Hepatitis erheblich eingeschränkt, während bei Patienten einer psychiatrischen Landeskrankenanstalt, die über einen langen Zeitraum mit induzierten Medikamenten (u. a. Phenobarbital, Diphenylhydantoin) behandelt wurden, eine gesteigerte Demethylierungsfunktion der Leber für Aminopyrin bestand (Abb. 2).

Diskussion

Die Bestimmung der Antipyrin- oder Aminopyrin-Clearance wird seit längerem, wie auch die Galaktoseelimination, als quantitativer Leberfunktionstest benutzt [6].

Mit Hilfe des Galaktosetoleranztestes wird eine andere Partialfunktion der Leber erfaßt als mit der Aminopyrin- oder Antipyrin-Clearance: die Funktionsfähigkeit des mikrosomalen arzneimittelabbauenden Enzymsystems der Leber [9]. Die Arbeitsgruppe von Hepner [11] zeigte, daß die $^{14}CO_2$-Exhalation nach Gabe von Aminopyrin mit der Aminopyrin-Clearance korrelierte, so daß sich der technisch viel einfacher durchzuführende $^{14}CO_2$-Exhalationstest nach oraler Gabe von ^{14}C-Aminopyrin zur Erfassung der Demethylierungsfunktion der Leber für die Funktionsdiagnostik verwenden läßt [11, 14]. Die Untersuchungen ergaben in Übereinstimmung mit den Befunden von Hepner [11, 14], daß bei Patienten mit Lebercirrhose, chronisch-aggressiver Hepatitis und akuter Hepatitis eine erhebliche Einschränkung der Demethylierungsfunktion der Leber bestand. Interesse verdient die Beobachtung, daß bei zwei Patienten (chronisch-aggressive Hepatitis, primär biliäre Cirrhose) unter einer länger dauernden Azathioprin-Behandlung eine völlig normale Demethylierungsfunktion der Leber bestand.

Es muß angenommen werden, daß möglicherweise Azathioprin (Imurek) einen induzierten Effekt auf das arzneimittelabbauende Enzymsystem der Leber bewirkt und dadurch eine Steigerung der eigentlich eingeschränkten Demethylierungsfunktion bedingt. Die Bewertung des ^{14}C-Aminopyrin-Atemtestes muß daher generell unter Kenntnis der bisherigen Therapie eines Patienten erfolgen. Unter Einnahme induzierender Medikamente (u. a. Phenobarbital, Diphenylhydantoin) kommt es zu einer deutlichen Steigerung der Demethylierungsfunktion der Leber für Aminopyrin.

Die Galaktoseelimination war bei Patienten mit chronisch-aggressiver Hepatitis und Lebercirrhose ebenso eingeschränkt wie die Demethylierungsfunktion der Leber für ^{14}C-Aminopyrin. Intraindividuell zeigte sich jedoch keine signifikante Korrelation zwischen Galaktoseelimination (d. h. Galaktose im Serum) und Demethylierungsfunktion der Leber, so daß man annehmen könnte, daß bei einer chronischen Lebererkrankung beide Partialfunktionen der Leber (D-Galaktoseelimination, Demethylierung für Aminopyrin) in unterschiedlichem Ausmaß eingeschränkt sind. Der $^{14}CO_2$-Exhalationstest nach Gabe von Aminopyrin kann deshalb als wertvoller zusätzlicher funktioneller Lebertest eingesetzt werden, der eine Partialfunktion der Leber auf technisch einfache Weise erfaßt, die bisher nur mit aufwendiger Methodik bestimmbar war.

Noch größer erscheint uns die Bedeutung des Testes zur Erfassung der Demethylierungsfunktion der Leber bei Patienten unter Langzeitbehandlung mit verschiedenen Pharmaka.

Eine Steigerung der Demethylierungsfunktion (Abb. 2) beobachteten wir bei dem gleichen Patientenkollektiv einer psychiatrischen Landesanstalt, bei dem wir früher eine Einschränkung der intestinalen Calciumresorption unter antiepileptischer Langzeittherapie feststellen konnten. Als Ursache der Calciumresorptionsstörung hatten wir bei diesen Patienten eine Alteration des Vitamin D-Stoffwechsels in der Leber (Vitamin D → 25-Hydroxycholecalciferol) durch induzierte Medikamente angenommen, wodurch die Patienten in einen Vitamin D-Mangelstatus geraten, der zur antiepileptischen Osteomalazie führen kann. Die vorgelegten Untersuchungen zeigen, daß bei diesen Patienten unter der gleichen Therapie tatsächlich eine gesteigerte Demethylierungsfunktion der Leber für Aminopyrin bestand, so daß die Annahme gerechtfertigt ist, daß bei diesen Patienten auch eine gesteigerte Hydroxylierung von Vitamin D zu 25-Hydroxycholeciferol besteht.

Literatur

1. Levi, A. J., Sherlock, S., Walker, D.: Lancet 1968 I, 1275. – 2. Hoffman, T. A., Cestero, R., Bullock, W. E.: Ann. Intern. Med. 73, 173 (1970). – 3. Aconella, G., Bonollo, L., Garimoldi, M.: Gut 13, 47 (1972). – 4. Mawer, G. E., Miller, N. E., Turnberg, L. A.: Brit. J. Pharmacol. 44, 549 (1972). – 5. Branch, C. A., Herbert, C. M., Read, A. E.: Gut 14, 569 (1973). – 6. Andreasen, P. B., Ranek, L., Statland, B. E.: Europ. J. Clin. Invest. 4, 129 (1974). – 7. Tygstrup, N.: Scand. J. Clin. Lab. Invest. 18, 118 (1966). – 8. Brodie, B. B., Axelrod, J.: J. Pharmacol. Exp. Ther. 99, 171 (1950). – 9. Remmer, H.: Amer. J. Med. 49, 617 (1970). – 10. Bircher, J., Küpfer, A., Platzer, R.: Gastroenterology 69, 809 (1975). – 11. Hepner, G. W., Vesell, E. S.: New Engl. J. Med. 291, 1384 (1974). – 12. Caspary, W.: Z. Gastroenterology 13, 704 (1975). – 13. Caspary, W. F., Reimold, W.: Dtsch. med. Wschr. 101, 353 (1976). – 14. Hepner, G. W., Vesell, E. S.: Ann. Int. Med. 83, 632 (1975). – 15. Caspary, W. F., Hesch, R. D., Matte, R.: Horm. Metabol. Res. 7, 271 (1975).

Herz, R., Benes, I., Koelz, H. R., Haemmerli, U. P., Blum, A. L. (Med. Klinik, Stadtspital Triemli Zürich): **Hemmung der hepatischen Demethylierung durch orale Antikonzeptiva: Analyse mittels Atemtest**

Einleitung

Eine Vielzahl von Nebenwirkungen oraler Antikonzeptiva auf die Leberfunktion, insbesondere die exkretorische Funktion, sind bisher beschrieben worden [1, 2, 3]. Untersuchungen über die Auswirkung oraler Antikonzeptiva auf den hepatischen Arzneimittelstoffwechsel liegen dagegen kaum vor [4, 5]. Dieser Aspekt ist deshalb von großer Bedeutung, weil orale Antikonzeptiva zu den am häufigsten konsumierten Medikamenten gehören und Interferenzen mit anderen Medikamenten praktische Auswirkungen auf die Dosierung hätten.

Mit einem kürzlich entwickelten Atemtest [6] wurde daher an einem unausgewählten Kollektiv junger Frauen untersucht, ob orale Antikonzeptiva vom Kombinationstyp die hepatische Demethylierung von Dimethylaminoantipyrin (DAP) zu beeinflussen vermögen.

Dabei zeigte es sich, daß orale Antikonzeptiva den mikrosomalen Abbau von DAP in der Leber hemmen.

Methodik

Der ursprünglich angegebene Atemtest wurde wie folgt modifiziert: Aus praktischen Gründen wurde die Testzeit auf 6 Std begrenzt. Darüber hinaus wurde auf die Gabe von 9 mg DAP/kg verzichtet und lediglich eine geringe Menge von ^{14}C-markiertem DAP mit hoher spezifischer Aktivität verabreicht. Damit wird bei aufeinanderfolgenden Messungen die mögliche Beeinflussung der Ergebnisse durch DAP selbst [7] vermieden.

Den Probanden werden 2 µCi ^{14}C-DAP, entsprechend 38 µg Substanz, in ca. 100 ml Wasser oral verabreicht. 2, 3, 4, 5 und 6 Std nach der Einnahme wird jeweils die spezifische Aktivität von $^{14}CO_2$ in der Atemluft bestimmt. Dazu blasen die Probanden in ein Szintillationsfläschen, das 4 ml eines Hyamin-Aethanol-Gemischs enthält und CO_2 bindet. Der Farbumschlag eines pH-Indikators von blau nach farblos zeigt an, daß 2 mMol CO_2 gebunden sind. Nach Zählung der Radioaktivität in einem Liquid Szintillation Spektrometer kann aus dem exponentiellen Abfall der spezifischen Aktivität die Halbwertszeit von $^{14}CO_2$ nach semilogarithmischer Auftragung bestimmt werden.

Resultate

Die Halbwertszeit (HWZ) von DAP in der Atemluft bei 12 Männern und 18 Frauen der gleichen Altersgruppe ohne orale Antikonzeptiva ist aus Tabelle 1 ersichtlich. Zwischen beiden Gruppen besteht kein signifikanter Unterschied. Bei 13 dieser Probanden (6 Männer, 7 Frauen) wurden in wöchentlichem Abstand je 4 aufeinanderfolgende Atemtests im Verlauf eines normalen menstruellen Zyklus durchgeführt, um den Einfluß des endogenen Geschlechtshormonzyklus auf die Demethylierung beurteilen zu können. Dabei ließen sich intraindividuell nur geringe Schwankungen in der HWZ feststellen. Ebenso bestand im Mittel zwischen der ersten und der letzten Zykluswoche kein signifikanter Unterschied (HWZ 1. Wo: 2,3 ± 0,3 h, 4. Wo: 2,3 ± 0,4 h; p > 0,5).

Die HWZ bei Frauen mit oralen Antikonzeptiva ist aus Tabelle 2 ersichtlich. Bei erstmaliger Einnahme ließ sich bereits nach 7 Tagen gegenüber den Werten vor Einnahme eine signifikante Verlängerung der HWZ (p < 0,005) beobachten, die nach 21 Tagen Pille mit im Mittel 4,3 Std maximal ausgeprägt war (p < 0,001). Eine vergleichbare Verlängerung der HWZ lag am 21. Tag der Pilleneinnahme bei 19 Frauen vor, die mindestens 3 Monate (bis zu 5 Jahre) orale Antikonzeptiva eingenommen hatten. Obwohl dieser Wert

290

Tabelle 1. Normale Probanden ($x \pm SD$)

	Anzahl n	Alter Jahre	HWZ h	r
Männer	12	27 ± 4	$2,2 \pm 0,3$	$0,9779 \pm 0,017$
Frauen	18	23 ± 3	$2,4 \pm 0,6$	$0,9807 \pm 0,019$

signifikant über der HWZ der weiblichen Kontrollgruppe lag ($p < 0,001$), fiel auf, daß die HWZ bei 9 der untersuchten Frauen noch im Normbereich (2 SD: 1,2–3,6 h) lag. Von den 19 Frauen konnten 17 erneut 7 Tage später am Ende des antikonzeptivafreien Intervalls untersucht werden. Es trat eine deutliche Herabsetzung der HWZ ein ($3,2 \pm 1,1$ h), die signifikant ($p < 0,005$) unter den am 21. Tag beobachteten Werten lag. Dabei betraf die Verkürzung fast ausschließlich Frauen, deren Werte am 21. Tag der Einnahme erhöht waren, während Frauen mit normaler HWZ keinen Effekt der Pillenpause erkennen ließen.

Diskussion

Orale Antikonzeptiva von Kombinationstyp verzögern nach diesen Ergebnissen die Demethylierung von DAP in der Leber. Der Abbau von DAP war um 47% gegenüber der gleichaltrigen Kontrollgruppe verlangsamt. Dieser Befund steht in Einklang mit Untersuchungen, die eine Einschränkung der hepatischen Hydroxylierung von Antipyrin und Butazolidin durch orale Antikonzeptiva ergaben [4, 5].

Weitere Untersuchungen müssen zeigen, ob der oestrogene oder der progestagene Anteil der Antikonzeptiva für den beobachteten Effekt verantwortlich ist. Erste Ergebnisse bei Patientinnen mit reinen Progesteron-Antikonzeptiva deuten darauf hin, daß die Hemmung der Demethylierung vorwiegend auf dem oestrogenen Anteil beruht.

Der endogene weibliche Sexualhormonzyklus beeinflußt die Demethylierung nicht, da praktisch kein Unterschied zwischen beiden Kontrollgruppen bestand und da sich keine Abhängigkeit der Demethylierung vom menstruellen Zyklus nachweisen ließ. Nach erstmaliger Benutzung oraler Antikonzeptiva ist eine Hemmung der Demethylierung schon nach einer Woche nachweisbar und nimmt bis zum 21. Tag der Einnahme zu. Die Abhängigkeit des Effekts von kontinuierlicher Kontrazeptiva-Einnahme wird auch durch die teilweise Reversibilität der Demethylierungshemmung im antikonzeptivafreien Intervall erhellt (Tab. 2). Diese Beschleunigung des DAP-Stoffwechsels in der Pillenpause

Tabelle 2. Frauen mit oralen Antikonzeptiva ($x \pm SD$)

	Anzahl n	Alter Jahre	HWZ (h) vor Einnahme	7. Tag	21. Tag	Pillen-pause
Antikonzeptiva						
– erstmalig	7	24 ± 6	$2,1 \pm 0,3$	$2,8 \pm 0,5^a$	$4,3 \pm 1,1^a$	–
– >3 Monate	19	25 ± 6	–	–	$4,5 \pm 2,0$	$3,2 \pm 1,1^b$ (n = 17)

[a] signifikant erhöht gegenüber Kontrollwert (vor Einnahme)
[b] signifikant erniedrigt gegenüber 21. Tag

291

wurde auch bei Probandinnen mit langjähriger Antikonzeptiva-Einnahme beobachtet.

Obwohl die Demethylierung von DAP am 21. Tag der Pilleneinnahme im Durchschnitt signifikant verzögert war, lag bei mehr als einem Drittel aller Probandinnen (n = 26) keine Einschränkung der Demethylierung vor. Dies kann bedeuten, daß zwei Populationen existieren, deren Arzneimittelstoffwechsel infolge genetischer oder umweltbedingter Faktoren unterschiedlich auf orale Antikonzeptiva reagiert [8, 9].

Klinisch von großem Interesse ist die Frage, ob orale Antikonzeptiva den Abbau von therapeutisch verwendeten Arzneimitteln in der Leber generell beeinflussen. Daraus ergäben sich praktische Konsequenzen für die Dosierung von Medikamenten bei Frauen, die orale Antikonzeptiva benutzen.

Literatur

1. Metreau, J. M., Dhumeaux, D., Berthelot, P.: Digestion 7, 318–335 (1972). – 2. Bennion, L. J., Ginsberg, R. L., Garnick, M. B., Bennett, P.: N. Engl. J. Med. 294, 189–192 (1976). – 3. Stauffer, J. Q., Lapinski, M. W., Honold, D. J., Myers, J. K.: Ann. Int. Med. 83, 301–306 (1965). – 4. O'Malley, K., Stevenson, I. H., Crooks, J.: Clin. Pharmacol. Therap. 13, 552–557 (1972). – 5. Carter, D. E., Goldman, J. M., Bressler, R., Huxtable, R. J., Christian, C. D., Heine, M. W.: Clin. Pharmacol. Therap. 15, 22–31 (1974). – 6. Preisig, R., Küpfer, A., Gikalov, I., Bircher, J.: The Liver. Quantitative Aspects of Structur and Function, p. 324–331, (Ed.: R. Preisig, J. Bircher, G. Paumgartner) Aulendorf: Cantor 1976. – 7. Conney, A. H., Davison, C., Gastel, R., Burns, J. J.: J. Pharmacol. Exp. Therap. 130, 1–8 (1960). – 8. Vesell, E. S., Page, J. G.: Science 161, 72–73 (1968). – 9. Cascorbi, H. F., Vesell, E. S., Blake, D. A., Helrich, M.: Clin. Pharmacol. Ther. 12, 50–55 (1971).

Glaubitt, D., Broicher, K. (Inst. f. Nuklearmedizin, Krefeld): **Radiospirometrische Untersuchungen mit L-(^{14}C-Methyl)methionin und L-(1-^{14}C)Methionin bei Kranken mit Leberzirrhose**

Radiospirometrische Untersuchungen in Form von $^{14}CO_2$-Exhalationsmessungen oder $^{14}CO_2$-Atemtests ermöglichen nach intravenöser Verabreichung einer ^{14}C-markierten Verbindung einen globalen Einblick in den Stoffwechsel dieser Verbindung und den sich anschließenden Intermediärstoffwechsel. $^{14}CO_2$-Atemtests erfassen das über die Lungen ausgeatmete $^{14}CO_2$, das im Organismus aus der ^{14}C-markierten Verbindung entstanden ist. Hierbei ist zu beachten, daß die injizierte radioaktiv markierte Verbindung nicht ausschließlich auf Stoffwechselwegen abgebaut wird, die zur Bildung von $^{14}CO_2$ führen. $^{14}CO_2$-Atemtests mit stichprobenartiger (diskontinuierlicher) oder kontinuierlicher Erfassung des $^{14}Co_2$ sowie des gesamten Kohlendioxids lassen sich bei Berücksichtigung ihrer Aussagekraft (Glaubitt, 1975) zur Beurteilung einer Stoffwechsellage heranziehen.

Von Interesse war für uns die Anwendung der Methode bei Leberkranken, bei denen erhebliche pathologische Veränderungen des Proteinstoffwechsels vorlagen und Abweichungen des Aminosäurestoffwechsels vom normalen Verhalten zu erwarten waren. Die Leber ist bedeutsam für die Aufrechterhaltung einer konstanten Konzentration von Aminosäuren im Plasma wie auch für den Abbau von Aminosäuren und die Neubildung nichtessentieller Aminosäuren. Als Substrat für die $^{14}CO_2$-Atemtests wählten wir die essentielle, glukoplastische Aminosäure Methionin, die einen Proteinbaustein und wichtigen Methylgruppendonator darstellt.

Methodik

Wir untersuchten 5 Patienten und 3 Patientinnen im Alter von 46—71 Jahren, bei denen 2—4 Jahre lang eine aktive, histologisch gesicherte Leberzirrhose bekannt war. Bei 5 Kranken lag ein Aszites vor. Bei 1 Patientin, bestand eine Hypoproteinämie, bei allen Kranken eine Hypalbuminämie und bei 7 eine Hypergammaglobulinämie. Sämtliche Kranken wurden diätisch und medikamentös behandelt. Die Patienten erhielten morgens nüchtern zur $^{14}CO_2$-Exhalationsmessung intravenös in jeweils 10 ml isotonischer Kochsalzlösung 4,5 µCi L-(^{14}C-Methyl)methionin und etwa 1 Woche später L-(1-^{14}C)Methionin. Die sterilen und pyrogenfreien radioaktiven Präparate wurden gefriergetrocknet bezogen (Amersham Buchler GmbH & Co KG., D-3301 Wenden); die spezifische Radioaktivität des L-(^{14}C-Methyl)methionins betrug 56 mCi/mmol, die des L-(1-^{14}C)Methionins 55 mCi/mmol. Sofort nach der Injektion begann die kontinuierliche Bestimmung der Konzentration des $^{14}CO_2$ und des gesamten (d. h. radioaktiven und nichtradioaktiven) Kohlendioxids sowie der spezifischen Radioaktivität in der Ausatmungsluft. Wir verwendeten das $^{14}CO_2$-Exhalationsmeßgerät FHT 50 B. Die $^{14}CO_2$-Atemtests dauerten 6 Std. Die Ergebnisse wurden für Untersuchungszeiten von je 30 min unter Berücksichtigung der spezifischen Radioaktivität in der Ausatmungsluft berechnet. Zum Vergleich dienten 11 gesunde Probanden. Weitere Einzelheiten der Methodik wurden früher mitgeteilt (Gebauer und Suttor, 1966; Glaubitt und Freudenberg, 1967; Glaubitt und Frahm, 1968).

Ergebnisse

Nach intravenöser Injektion von L-(1-^{14}C)Methionin ist die spezifische Radioaktivität in der Ausatmungsluft bei 4 Patienten und 2 Patientinnen signifikant erhöht (p < 0,0005 in der 4. und 5. Std) sowie bei je 1 Patienten normal oder vermindert.

Nach intravenöser Verabreichung von L-(^{14}C-Methyl)methionin ist demgegenüber die spezifische Radioaktivität in der Ausatmungsluft bei allen Kranken normal; bei 3 Patienten und 1 Patientin liegt sie vorübergehend (30 min lang) oder bis zu 5 Std lang im unteren Normalbereich.

Die kumulierte $^{14}CO_2$-Ausatmung (unter prozentualem Bezug auf die verabreichte ^{14}C-Menge) ist bei sämtlichen Kranken herabgesetzt, offensichtlich in Zusammhang mit einer Verminderung der Kohlendioxidausatmung.

Einige Beispiele veranschaulichen Besonderheiten der Befunde.

Bei einem 70jährigen Patienten nimmt die spezifische Radioaktivität in der Ausatmungsluft nach L-(1-^{14}C)Methionin rasch zu und übersteigt in der 2.—6. Std der Untersuchung den Normalbereich (Abb. 1 links). Nach L-(^{14}C-Methyl)methionin ist die spezifische Radioaktivität normal. — Bei einem 66jährigen Patienten ist die spezifische Ausatmungsluft nach L-(1-^{14}C)Methionin noch stärker erhöht als bei dem zuerst erwähnten Patienten; der Normalbereich wird von der 2.—6. Std des $^{14}CO_2$-Atemtests überschritten (Abb. 1 rechts). Nach intravenöser Injektion von L-(^{14}C-Methyl)methionin findet sich die spezifische Radioaktivität im unteren Normalbereich. Von allen Kranken zeigt dieser Patient die ausgeprägteste Hypalbuminämie (40 rel. %) und Hypergammaglobulinämie (42 rel. %) bei einer niedrigen, aber noch normalen Gesamteiweißkonzentration im Serum (65 g/l); auch die Aktivität der SGPT (157 mU/ml) und SGOT (167 mU/ml) ist höher als bei den übrigen Kranken. Bei einer 69jährigen Patientin ist nach L-(1-^{14}C)Methionin die spezifische Radioaktivität in der Ausatmungsluft von der 2.—4. Std des $^{14}CO_2$-Atemtests gesteigert, während sie nach L-(^{14}C-Methyl)methionin im unteren Normalbereich liegt (Abb. 2 links).

Bei einem 62jährigen Patienten befindet sich die spezifische Radioaktivität in der Ausatmungsluft nach L-(1-^{14}C)Methionin überwiegend im oberen Normalbereich und ist nur in der 4. Std geringfügig erhöht (Abb. 2 rechts). Nach L-(^{14}C-Methyl)methionin ist die spezifische Radioaktivität normal, jedoch mit einer Ausnahme besonders niedrig.

293

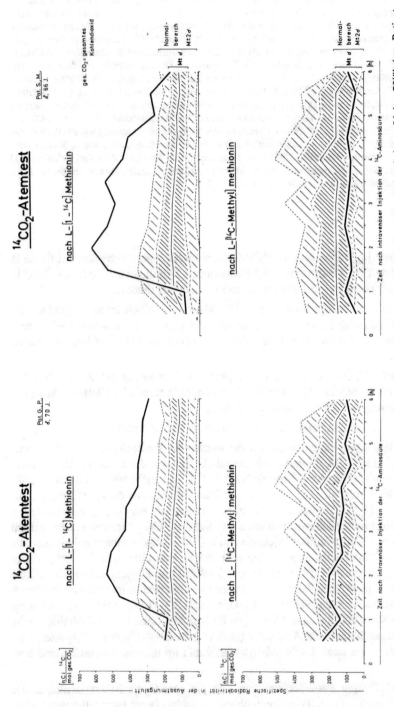

Abb. 1. $^{14}CO_2$-Atemtests mit L-(1-^{14}C)Methionin und L-(^{14}C-Methyl)methionin bei Kranken mit aktiver Leberzirrhose. Links: 70jähriger Patient. Rechts: 66jähriger Patient

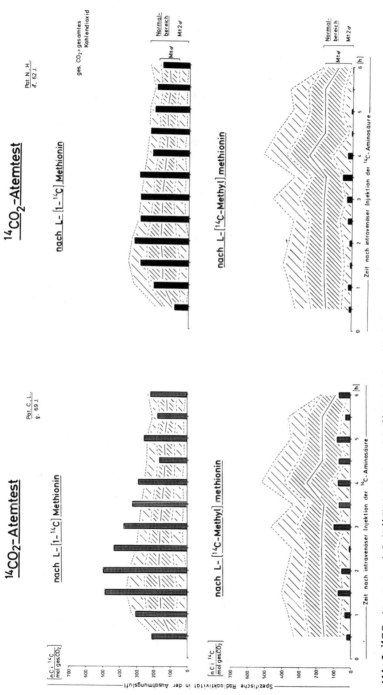

Abb. 2. $^{14}CO_2$-Atemtests mit L-(1-^{14}C)Methionin und L-(^{14}C-Methyl)methionin bei Kranken mit aktiver Leberzirrhose. Links: 69jährige Patientin. Rechts: 62jähriger Patient

Diskussion

Die Ergebnisse unserer radiospirometrischen Untersuchungen weisen darauf hin, daß der Stoffwechsel des Methionins und der hiermit zusammenhängende Intermediärstoffwechsel bei Kranken mit behandelter aktiver Leberzirrhose erheblich beeinträchtigt sein können. Bei allen Kranken ist die spezifische Radioaktivität in der Ausatmungsluft nach intravenöser Verabreichung von L-(^{14}C-Methyl)methionin normal; sie liegt bei 4 Kranken im unteren Normalbereich, wie bereits bei früher untersuchten Kranken nachgewiesen wurde (Glaubitt u. Mitarb., 1973). Eine normale oder zumindest nicht signifikant herabgesetzte Demethylierung des Methionins ist demnach wahrscheinlich. Es muß offenbleiben, ob die als erste Phase des Abbaus des L-Methionins (Krebs, 1964) anzunehmende Abspaltung der Methylgruppe nicht von einem qualitativ oder quantitativ anderen Stoffwechsel gefolgt ist als bei Gesunden. Bei 6 der 8 Kranken ist die spezifische Radioaktivität in der Ausatmungsluft nach intravenöser Injektion von L-(1-^{14}C)Methionin erhöht, am stärksten bei den beiden Kranken mit der ausgeprägtesten Hypergammaglobulinämie sowie höchsten Aktivität von SGPT und SGOT. Ein gesteigerter Abbau des Kohlenstoffgerüsts des Methionins, zumindest im Bereich des ersten Kohlenstoffatoms, und möglicherweise die Inanspruchnahme atypischer Stoffwechselwege sind daher zu diskutieren. Im Gegensatz hierzu zeigt ein Patient eine Verringerung der spezifischen Radioaktivität in der Ausatmungsluft nach L-(1-^{14}C-)Methionin; bei einem weiteren Patienten sind die Ergebnisse normal, wie wir analog schon früher in einer anderen Grupppe von Kranken feststellten (Glaubitt und Hampel, 1974). Inwieweit hierbei allgemein eine Relation zur Schwere der aktiven Leberzirrhose besteht, läßt sich aufgrund der für derartige Aussagen zu geringen Zahl der Kranken nicht folgern.

Die Ursachen dieser Befunde sind unklar. In der Leber werden nicht nur Plasma- und Leberproteine sowie Vorstufen für andere Gewebeeiweißkörper gebildet, sondern auch Proteine zu Aminosäuren abgebaut und Aminosäuren desaminiert. Da bei unseren Kranken die Methioninkonzentration im Plasma nicht bestimmt werden konnte, muß die Frage offenbleiben, inwieweit eine Relation zwischen der gesteigerten spezifischen Radioaktivität in der Ausatmungsluft nach intravenöser Injektion von L-(1-^{14}C)Methionin und einer etwaigen Erhöhung der Methioninkonzentration im Plasma besteht. Bei Leberzirrhose kann die Methioninkonzentration im Serum (Gerok, 1963, 1969) oder Plasma (Knauff et al., 1964) erhöht sein. Darüber hinaus kann der Stoffwechsel des Methionins bei Leberzirrhose verändert sein (unter überwiegendem Abbau zur α-Aminobuttersäure; hierbei entstehende Metaboliten besitzen möglicherweise ursächliche Bedeutung für die Symptomatik der Leberinsuffizienz (Gerok, 1969).

Unsere Ergebnisse erlauben keine Aussagen darüber, inwieweit intrazelluläre Störungen des Methioninstoffwechsels in der Leber und in weiteren Organen, Änderungen der Methioninbindung an Plasmaproteine oder Abweichungen des Verteilungsraums des Methionins im Organismus (vor allem bei den Kranken mit Aszites) sich in den Ergebnissen der ^{14}CO$_2$-Atemtests widerspiegeln. Schließlich läßt sich die Auswirkung der Therapie auf den Methioninstoffwechsel und auf die spezifische Radioaktivität in der Ausatmungsluft nach intravenöser Injektion von L-(^{14}C-Methyl)methionin oder L-(1-^{14}C)Methionin nicht abschätzen.

Zweifellos gestatten Veränderungen des Aminosäurestoffwechsels (wie hier des Methioninstoffwechsels) nur bedingt Schlüsse auf den Proteinstoffwechsel. Dennoch wird die Diagnostik bei Leberkrankheiten durch ^{14}CO$_2$-Atemtests bereichert, die vor allem für intraindividuelle Verlaufskontrollen einer Krankheit geeignet sind. ^{14}CO$_2$-Atemtests zumindest mit L-(1-^{14}C)Methionin stellen einen globalen Parameter zur Beurteilung des

Methioninstoffwechsels und des sich anschließenden Intermediärstoffwechsels dar und können die Bestimmung des freien und gebundenen Methionins im Blut ergänzen.

Zusammenfassung

Bei 5 Patienten und bei 3 Patientinnen im Alter von 46–71 Jahren, bei denen eine aktive Leberzirrhose bestand, erfolgten radiospirometrische Untersuchungen in Form von $^{14}CO_2$-Atemtests. Nach intravenöser Injektion von L-(^{14}C-Methyl)methionin war die spezifische Radioaktivität in der Ausatmungsluft bei allen Kranken normal; sie lag bei 4 Kranken im unteren Normalbereich. Nach intravenöser Verabreichung von L-(1-^{14}C)Methionin fand sich bei 6 Kranken eine signifikant erhöhte und bei einem Patienten eine herabgesetzte Radioaktivität in der Ausatmungsluft.

Literatur

Gebauer, H., Suttor, F.: Atompraxis 12, 454 (1966). – Gerok, W.: Dtsch. med. Wschr. 88, 1188 (1963). – Gerok, W.: Verh. dtsch. Ges. inn. Med. 75, 33 (1969). – Glaubitt, D.: Predictive value of $^{14}CO_2$ breath tests for clinical use of $^{13}CO_2$ breath tests. Second International Conference on Stable Isotopes, Oak Brook, Ill./USA, 1975; im Druck. – Glaubitt, D., Frahm, H.: Die Kinetik der $^{14}CO_2$-Exhalation nach oraler Verabreichung ^{14}C-markierter Fettsäuren und Fette bei Funktionsstörungen der Hypophyse, Nebenniere und Schilddrüse. In: Fellinger, K., Höfer, R.: Radioaktive Isotope in Klinik und Forschung, Band VIII, S. 109. München-Berlin-Wien: Urban & Schwarzenberg 1968. – Glaubitt, D., Freudenberg, V.: Klinische und experimentelle Untersuchungen der $^{14}CO_2$-Exhalation. Fünfte Jahrestagung der Gesellschaft für Nuclearmedizin, Wien, 1967. In: Hoffmann, G., Höfer, R.: Radionuklide in Kreislaufforschung und Kreislaufdiagnostik, S. 421. Stuttgart-New York: F. K. Schattauer Verlag 1968. – Glaubitt, D., Hampel, K. E.: Metabolic studies with L-(1-^{14}C)methionine, L-(U-^{14}C)valine, and L-(ring-2-^{14}C)histidine in patients with liver disease. First World Congress of Nuclear Medicine, Tokyo and Kyoto, 1974; Proceedings, p. 516. World Federation of Nuclear Medicine and Biology, Tokyo and Kyoto, 1974. – Glaubitt, D., Mielke, F., Hampel, K. E.: Rév. Roum. Méd.-Méd. Int. 13, 119 (1975). – Knauff, H. G., Seybold, D., Miller, B.: Klin. Wschr. 42, 326 (1964). – Krebs, H. A.: The Metabolic Fate of Amino Acids. In: Munro, H. N., Allison, J. B. (ed.), Mammalian Protein Metabolism, Vol. I, p. 125. New York-London: Academic Press 1964.

Gallenkamp, H., Wilhelm, T., Zilly, W., Richter, E. (Med. Klinik der Univ. Würzburg):
Stoffwechsel in vitro und metabolische Clearance in vivo von Tolbutamid bei Ratten mit experimenteller Cholestase

Tolbutamid muß in der Leber zu polaren Metaboliten umgewandelt werden, bevor es aus dem Organismus ausgeschieden werden kann. Sie werden beim Gesunden mit einer Halbwertszeit von etwa 7 Std und einer Clearance von 0,2 ml/min/kg eliminiert. Bei Leberkranken dagegen ist die Halbwertszeit kürzer und die Clearance gegenüber einem Kontrollkollektiv mit 0,22 ml/min/kg deutlich erhöht: Hepatitis 0,33, Cholestase 0,51 und Zirrhose 0,38 ml/min/kg. Südhof u. Mitarb. [1], Held u. von Oldershausen [2] sowie Carulli u. Mitarb. [3] haben bereits ähnliche Befunde erhoben.

Als Ursache für die beschleunigte Tolbutamidelimination werden von Held und Carulli veränderte Bindungseigenschaften der Plasmaproteine, hervorgerufen durch Bilirubinanstieg, erhöhte Gallensäurekonzentrationen oder Hypalbuminämie diskutiert. Dementsprechend ist die Proteinbildung für Tolbutamid bei Patienten mit Cholestase und Zirrhose (86% Cholestase bzw. 82% Zirrhose) gegenüber Kontrollen mit 96% eingeschränkt. Andererseits ist es nicht auszuschließen, daß unter den Bedingungen einer Leberkrankheit die Kapazität der Arzneimittelelimination sich ändert. So wurden z. B. von Schoene u.

Mitarb. [4] in Biopsiepräparaten auf der einen Seite geringere Cytochrom P 450- und Enzymwerte gefunden, andererseits von Black und Billing [5] erhöhte UDP-Glucuronyltransferaseaktivitäten oder von Carulli bei zwei Patienten ein normaler Tolbutamidmetabolismus gemessen. Im folgenden wurde deshalb für die Cholestase bei Ratten nach ANIT-Applikation untersucht, wie sich die Tolbutamidelimination in vivo und der Tolbutamidumsatz in der Leber in vitro verändern.

Methodik

Männliche Ratten (n = 7, ca. 160 g, Fa. Thomae Biberach/Riß) erhielten 100 mg/kg KG ANIT (α-Naphthylisothiocyanat) gelöst in Olivenöl über eine Schlundsonde. Als Kontrollen dienten unbehandelte (n = 6) und mit Phenobarbital (n = 8) induzierte Tiere, die an fünf aufeinander fogenden Tagen je 50, 60, 70, 80 und 80 mg/kg KG Phenobarbital i.p. injiziert erhielten. Den Tieren wurden in definierten Zeitabständen nach i.v. Applikation von ca. 100 mg/kg KG ^{35}S-Tolbutamid (Fa. The Radiochemical Centre, Amersham, GB) jeweils 0,03 ml Blut aus der Schwanzvene zur Zählung der S-Aktivität entnommen. Zur Bestimmung der Plasma-Proteinbindung wurde ^{35}S-Tolbutamid dem Plasma zugesetzt und in der Ultrazentrifuge für 17 Std zentrifugiert (Rotor 50 Ti, 40 000 Upm, 4° C). Der Inhalt der Zentrifugenröhrchen wurde in 12 × 0,5 ml-Fraktionen entnommen und die Tolbutamid-Konzentration in Relation zum Proteingehalt gemessen.

In vitro wurden Mikrosomen in üblicher Weise präpariert und mikrosomales Protein, Cytochrom P 450 [6] und die Aktivität der NADPH-Cytochrom C-Reduktase [7] gemessen. Zur Bestimmung des Tolbutamid-Umsatzes wurden 20 mg mikrosomales Protein mit 4 µMol NADPH und 2,3 µMol ^{35}S-Tolbutamid (s. A. = 5 mC/mMol) inkubiert (Warburg Apparat, 37° C, 60 min). Nach dreimaliger Extraktion mit Amylazetat und Eindampfen wurde der Extrakt in 1 ml Chloroform/Methanol (95/5 = Vol/Vol) aufgenommen und dünnschichtchromatographisch bei 4° C und Dunkelheit nach dreimaliger Laufzeit von jeweils 60 min aufgetrennt. Die sich von den unpolaren Fraktionen trennenden polaren Metaboliten wurden abgehoben und zur Zählung der Radioaktivität in Packard-Gläschen überführt.

Ergebnisse

Die orale Verfütterung von 100 mg/kg KG ANIT führt bei der Ratte 48 Std später zu einem gut reproduzierbaren Ikterus, der von einem Anstieg des Cholesterins und der alkalischen Phosphatase begleitet ist. Die Transaminasen steigen nur mäßig an. In der Phenobarbitalgruppe zeigen sich keine Änderungen. Sowohl bei Phenobarbital- als auch ANIT-behandelten Tieren wird die Leber größer (Tab. 1) und das mikrosomale Protein steigt an. Ebenso ist in beiden Gruppen die Aktivität der NADPH-Cytochrom C-Reduktase gesteigert. Der Cytochrom P 450-Gehalt ist, bezogen auf Körpergewicht bei Cholestase-Tieren unverändert und nach Induktion mit Phenobarbital deutlich höher. Bezogen auf mikrosomales Protein errechnet sich für die Cholestasegruppe eine signifikante Cytochrom P 450-Verringerung.

Tabelle 1

		Kontrolle	ANIT	Pheno-barbital
Lebergewicht	(g/100 g KG)	4,0 ± 0,3	5,1 ± 0,2	5,1 ± 0,3
mikrosomales Protein	(mg/100 g KG)	232 ± 13	346 ± 26	313 ± 16
NADPH-Cyt. C-Reductase	(µMol/100 g KG)	79 ± 23	188 ± 45	219 ± 23
Cytochrom-P-450	(nMol/100 g KG)	203 ± 12	214 ± 6	434 ± 27
	(nMol/mg mikr. Prot.)	0,9 ± 0,05	0,6 ± 0,04	1,4 ± 0,09
Tolbutamid-Umsatz	(nMol/60 min/mg m. P.)	5,5 ± 0,7	6,4 ± 0,8	9,1 ± 0,6
	(µMol/60 min/100 g KG)	1,3 ± 0,1	2,2 ± 0,3	2,8 ± 0,3

Die Veränderungen bei der Cholestase — Anstieg der NADPH-Cytochrom C-Reduktase-Aktivität, des mikrosomalen Proteins und des Lebergewichtes bei unverändertem Cytochrom P 450-Gehalt — zeigen an, daß der Tolbutamid-Metabolismus bei Cholestase normal sein sollte.

In vivo wird Tolbutamid sowohl bei Cholestase-Tieren als auch bei Phenobarbital-induzierten Tieren rascher aus dem Organismus eliminiert. Von einer anfänglichen Tolbutamidkonzentration im Plasma bei unbehandelten Ratten sinkt die Konzentration von 315 mg/l auf 41 mg/l, dagegen bei Cholestase von 355 mg/l auf 14 mg/l und bei Phenobarbitalinduktion von 274 mg/l auf 13 mg/l. Dies wird belegt durch eine Verkürzung der Halbwertszeit bei Phenobarbital und ANIT (Abb. 1), wie auch durch einen deutlichen Anstieg der Tolbutamid-Clearance in beiden Gruppen. Der Anstieg der Clearance bei den Cholestase-Tieren geschieht im Mittel um den Faktor 1,5 und bei der Phenobarbitalgruppe um den Faktor 2.

Annähernd gleiche Relationen werden gefunden, wenn der Tolbutamidmetabolismus in isolierten Lebermikrosomen untersucht wird und — wie bei den Clearance-Untersuchungen — auf das Körpergewicht bezogen wird. Bei Inkubation von Lebermikrosomen in vitro mit Tolbutamid und NADPH setzen die Mikrosomen, bezogen auf mg mikrosomales Protein, in der ANIT-Gruppe etwa gleich viel wie die Kontrollgruppe, in der Phenobarbitalgruppe jedoch deutlich mehr um (Tab. 1). Wenn die Lebervergrößerung und die Vermehrung des mikrosomalen Proteins zusätzlich berücksichtigt werden, ist in der ANIT-Gruppe der Metabolismus um das 1,5fache, in der Phenobarbitalgruppe um das 2fache gesteigert.

Diskussion

Wie beim Leberkranken mit Verschlußikterus wird auch bei Versuchstieren mit ANIT-Cholestase i. v. appliziertes Tolbutamid rascher aus dem Organismus eliminiert. Dabei ist wie beim Patienten unter diesen experimentellen Bedingungen die Proteinbindung eben-

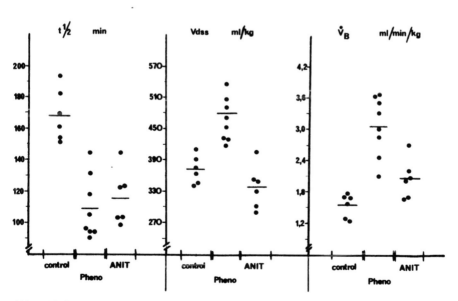

Abb. 1. Halbwertzeit, Verteilungsvolumen und Clearance von Tolbutamid bei Ratten mit ANIT-Cholestase

falls in der Cholestasegruppe geringer, sie fällt von ca. 100% bei unbehandelten Tieren auf ca. 78% bei Cholestase-Tieren. Möglicherweise ist also die beschleunigte Tolbutamideliminierung bei der Cholestasegruppe durch Änderungen der Proteinbindung mitverursacht.

Zwei Überlegungen sprechen jedoch dagegen: 1. Wenn eine reduzierte Proteinbindung für die Änderung der Pharmakokinetik Bedeutung haben soll, dann ist zu erwarten, daß das Verteilungsvolumen größer wird. Dies ist für die vorliegenden Untersuchungen jedoch nicht gegeben (Abb. 1). Ohnehin sind die quantitativen Beziehungen zwischen Proteinbindung und Pharmakaelimination bislang ungenügend definiert.

2. Sicher ist jedoch, daß die Pharmakaelimination von der Aktivität des metabolisierenden Enzyms in der Leber abhängig ist, so daß die rasche Eliminierung von Tolbutamid in der Cholestase sowie insbesondere in der Phenobarbitalgruppe zwanglos durch eine Vermehrung und Aktivitätssteigerung des metabolisierenden Enzymsystems gegeben ist. Aus diesen Untersuchungen könnte demnach geschlossen werden, daß bei der menschlichen Cholestase der Tolbutamid-Metabolismus normal ist.

Literatur

1. Südhof, H., Eger, W., Altenberg, S., Schumacher, G.: Arzneimittelforschung **7**, 438 (1958). – 2. Held, H., Eisert, R., v. Oldershausen, H. F.: Arzneimittelforschung **23**, 1801 (1973). – 3. Carulli, N., Manenti, F., Ponz de Leon, N., Ferrari, A., Salvioli, G., Gallo, M.: Europ. J. Clin. Invest. **5**, 455, (1975). – 4. Schoene, B., Fleischmann, R. A., Remmer, H., v. Oldershausen, H. F.: Europ. J. Clin. Pharmacol. **4**, 565 (1972). – 5. Black, M., Billing, B. H.: New Engl. J. Med. **280**, 1266 (1969). – 6. Omura, T., Sato, R.: J. biol. Chem. **239**, 2370 (1964). – 7. Masters, B. S. S., Williams, C. H., Kamin, H.: In: Colonick and Kaplan, Methods of enzymology, pp. 565. New York: Academic Press 1971.

Leinweber, B., Mahrt, R. (Zentrum für Inn. Med. der Univ. Gießen): **Tierexperimentelle Untersuchungen zur Frage der Leberschädigung durch Tuberkulostatika (Rifampicin und Isoniacid) anhand des Galaktosaminmodells**

In zahlreichen Arbeiten werden hinsichtlich einer Leberschädigung beim Menschen und beim Tier durch Rifampicin und Isoniacid widersprüchliche Meinungen vertreten, besonders vor der Kombinationstherapie wird bei vorgeschädigter Leber gewarnt.

An dem von Reutter, Lesch, Keppler und Decker 1968 [5] erstmals beschriebenen tierexperimentellen Modell einer Leberschädigung durch D-Galaktosamin (GalN), die der menschlichen Hepatitis klinisch und morphologisch sehr ähnlich sieht, liegen unseres Wissens keine Untersuchungen mit Tuberkulostatikagaben vor.

Methodik

Die Tierversuche wurden an 231, 8 Wochen alten, 250 g schweren, männlichen Ratten vorgenommen. Folgende Tiergruppen wurden gebildet:

Akutversuche über 48 Std: *Gruppe 1:* Kontrolltiere, sie erhielten 0,9%ige NaCl-Lösung oral; *Gruppe 2:* 20 mg Rifampicin/kg KG, gelöst in 1 ml 0,9%ige NaCl-Lösung per Schlundsonde; *Gruppe 3:* 15 mg Isoniacid/kg KG; *Gruppe 4:* 10 mg Rifampicin und 5 mg Isoniacid/kg KG per Schlundsonde.

In einer zweiten Versuchsanordnung über 48 Std wurde den Tieren 400 mg GalN/kg KG intraperitoneal appliziert und die gleichen Mengen an Tuberkulostatika oral verabreicht.

Um das Problem auf Zeitabhängigkeit zu untersuchen, verlängerten wir die Versuchsdauer auf 5 Tage. Wir verabreichten den genannten Tiergruppen die Tuberkulostatika in gleicher Dosierung wie oben (lediglich Gruppe 4 erhielt statt 5 mg 15 mg Isoniacid), dann in Kombination mit GalN, wobei die Ratten am 1. Tag

Tabelle 1. Klinisch-chemische Werte, Körpergewicht und abs. Lebergewicht von 8 Wochen alten, männlichen Ratten 48 Std nach einmaliger oraler Gabe von Tuberkulostatika oder 0,9%iger NaCl-Lösung, bzw. nach intraperitonealer Gabe von 400 mg GalN/kg KG und gleichzeitiger oraler Gabe von Tuberkulostatika. + = Signifikant gegen Kontrollgruppe

AKUTVERSUCHE über 48 Stdn.:

ohne GalN	n	Körper-gewicht in g	Leber-gewicht in g	GPT	GOT mU/ml SERUM	AP	GlDH	Bili-rubin mg/100ml
Gruppe 1: Kontroll-tiere 0.9% NaCl	5	265.2±18.4	11.62±0.68	14.0±3.0	33.8±5.2	314.6±25.7	0.62±0.37	0.14±0.06
Gruppe 2: Rifa 20 mg/kgKG	10	249 3±14.8	11.7±0.98	24.3±4 95*	46.3±18.0	383.0±50.6	0.74±0 36	0 25±0.2
Gruppe 3: INH 15 mg/kgKG	10	267.0±10.2	13.56±1.21	17 2±4 6	35.3±5.5	340.2±73.45	0.68±0 62	0.38±0.23
Gruppe 4: Rifa 10 + INH 5 (mg/kgKG)	10	278.9±13 8	12 25±1.37	15 0±4 7	33 9±6 2	297.6±66 7	0 54±0.37	0.38±0.23

* = Signifikant gegen Kontrollgruppe

mit 400 mg/kgKG GalN i.p.	n	Körper-gewicht in g	Leber-gewicht in g	GPT	GOT mU/ml SERUM	AP	GlDH	Bili-rubin mg/100ml
Gruppe 1: Kontroll-tiere GalN	38	261.4±24.7	11.53±1.88	81.8 ($^{27.0}_{246.9}$)	168 6 ($^{59.0}_{481.7}$)	490.4 ($^{342.5}_{702.5}$)	5.3 ($^{1.1}_{25.2}$)	0 25 ($^{0.08}_{0.79}$)
Gruppe 2: GalN + Rifa 20 mg/kgKG	30	255.0±17.4	10 22±1.37	213.6 ($^{69.1}_{660.4}$)	410 0 ($^{13.9}_{1213}$)	550.4 ($^{398.1}_{761.1}$)	24.3*($^{5.7}_{104.0}$)	1 1* ($^{0.39}_{3.03}$)
Gruppe 3: GalN + INH 15 mg/kgKG	21	262.2±9 6	11.42±1 79	75.3 ($^{13.7}_{415.1}$)	162 4 ($^{39.5}_{667.4}$)	473.9 ($^{298.3}_{749.3}$)	6.5 ($^{0.12}_{53.1}$)	0.15 ($^{0.05}_{0.46}$)
Gruppe 4: GalN + Rifa 10 + INH 5 (mg/kgKG)	20	246.2±12 0	10 34±1 44	178.9 ($^{56.0}_{571.6}$)	317.7 ($^{107.9}_{935.7}$)	658 2 ($^{463.9}_{934.2}$)	13 6 ($^{2.6}_{72.4}$)	0.14 ($^{0.05}_{0.39}$)

* = Signifikant gegen Kontrollgruppe

400 mg GalN/kg KG erhielten, vom 2.–5. Tag 150 mg/kg KG. Alle Tiere dieser Gruppen wurden am 6. Tag, d. h. 24 Std nach der letzten Applikation getötet.

Im Serum bestimmten wir die Aktivitäten der GPT, GOT, AP, GLDH und die Konzentration des Bilirubins. Zur histologischen Untersuchung wurden 4 µ dicke Leberschnitte angefertigt und mit Haematoxylin-Eosin gefärbt, darüber hinaus führten wir die PAS-Reaktion nach Hotchkiss und Mc Manus durch.

Zur statistischen Auswertung zogen wir die einfache Varianzanalyse mit anschließendem Simultanmittelwertvergleich nach Scheffé heran. Eine Prüfung der einzelnen Meßwerte auf Normalverteilung veranlaßte uns, die Parameter SGPT, SGOT, AP, GLDH und Bilirubin der Tiere, die im Akut- und Langzeitversuch mit Galaktosamin und Tuberkulostatika behandelt wurden, zur statistischen Berechnung mit Zehnerlogarithmen zu transformieren.

Ergebnisse

Die Serumparameter der Tiere im Akutversuch (Gruppe 1–4) ohne Vorschädigung der Leber, zeigen gegenüber denen der Kontrolltiere keine wesentlichen Signifikanzunterschiede, während die Aktivität der GLDH und die Konzentration des Serumbilirubins der

Tabelle 2. Klinisch-chemische Werte, Körpergewicht und abs. Lebergewicht von 8 Wochen alten, männlichen Ratten am 6. Tag nach täglicher einmaliger Gabe von Tuberkulostatika oder 0,9%iger NaCl-Lösung, bzw. nach Behandlung von GalN (1. Tag 400 mg/kg KG, vom 2.–5. Tag 150 mg/kg KG) über 5 Tage. + = Signifikant gegen Kontrollgruppe

LANGZEITVERSUCHE über 5 Tage

ohne GalN	n	Korper-gewicht in g	Leber-gewicht in g	GPT	GOT mU/ml	AP	GlDH	Bili-rubin mg/100ml
					SERUM			
Gruppe 1: Kontroll-tiere 0.9% NaCl	5	284.4±3.3	12 14±0 69	14 6±3.5	37.0±2.8	301 4±31 6	0.68±0.63	0 37±0 22
Gruppe 2: Rifa 20 mg/kgKG	10	268 0±19 3	10.86±2 01	19 3±4.8	38 1±20.1	315.6±87.2	1.62±0.94	0 34±0.26
Gruppe 3: INH 15 mg/kgKG	10	261.8±36.5	10.23±1.41	14.0±2 8	35.7±5.8	250 8±27.5	0.67±0 51	0.22±0.16
Gruppe 4: Rifa 10 + INH 15 (mg/kgKG)	10	260.1±20.1	10.43±1.16	18.1±4.8	32 9±5 0	287.2 ±32.6	0.83±0.26	0.36±0 21

* = Signifikant gegen Kontrollgruppe

mit tgl Gabe von GalN	n	Korper-gewicht in g	Leber-gewicht in g	GPT	GOT mU/ml	AP	GlDH	Bili-rubin mg/100ml
					SERUM			
Gruppe 1: Kontroll-tiere GalN	17	258.5±24.8	11.74±1.61	17.1 ($\frac{12.0}{25.1}$)	56.0 ($\frac{34.9}{89.8}$)	356.7 ($\frac{278 1}{457.6}$)	0.1 ($\frac{0.03}{0.31}$)	0.27 ($\frac{0 11}{0.64}$)
Gruppe 2: GalN + Rifa 20 mg/kgKG	11	257.8±19 8	11.06±1.99	21 2 ($\frac{10.5}{42.8}$)	64.6 ($\frac{35.0}{119.2}$)	395 5 ($\frac{281.5}{555 5}$)	3.27 ($\frac{0.86}{12.45}$)	0.2 ($\frac{0.07}{0.51}$)
Gruppe 3: GalN + INH 15 mg/kgKG	12	255.9±9 4	10.95±0 98	19.5 ($\frac{12 1}{31 3}$)	39 7 ($\frac{28 5}{54.0}$)	309.0 ($\frac{232 2}{411.3}$)	1.5 ($\frac{0.66}{3.47}$)	0.48 ($\frac{0.31}{0.74}$)
Gruppe 4: GalN + Rifa 10+ INH 15 (mg/kgKG)	12	263 8±9 9	11.36±1.01	15 6 ($\frac{13 0}{18 8}$)	36.8 ($\frac{33 2}{40.8}$)	279.3 ($\frac{234.9}{332.1}$)	0 11 ($\frac{0.05}{0.26}$)	0.5 ($\frac{0 29}{0.87}$)

* = Signifikant gegen Kontrollgruppe

Gruppe 2 (GalN und 20 mg Riampicin/kg KG) gegenüber den Kontrolltieren signifikant erhöht sind (Tab. 1).

Diese klinisch-chemischen Ergebnisse stimmen mit den histologischen gut überein. Nur in der Gruppe 2 (GalN und 20 mg Rifampicin/kg KG) sind die Leberschäden ausgeprägter als bei Applikation von 400 mg GalN zu erwarten gewesen wäre. Dabei handelt es sich vorwiegend um eine große Anzahl von Leberzellnekrosen, die z. T. als flächenhafte, zentralnahe Nekrosen auftreten. Die PAS-Reaktion in den Leberzellen fällt negativ aus. Alle übrigen Leberschnitte lassen keine stärkeren Leberzellalterationen als bei den Kontrolltieren erkennen.

Die klinisch-chemischen Parameter der Tiere im Langzeitversuch weisen gegenüber denen der Kontrolltiere keine Signifikanzen auf (Tab. 2). Auch histologisch sind keine wesentlichen Unterschiede festzustellen.

Diskussion

Von diesen Versuchen ausgehend, kann man feststellen, daß eine orale Behandlung mit den Tuberkulostatika Rifampicin und Isoniacid in therapeutischen Dosen (10 mg Rifampicin/kg KG bzw. 5 mg Isoniacid/kg KG) sowohl im Akutversuch als auch beim Versuch über 5 Tage, bei gesunden Rattenlebern zu keinem nachweisbaren Leberschaden führt. Dabei ist es gleichgültig, ob die Medikamente allein oder kombiniert verabreicht werden.

Die durch GalN vorgeschädigten Rattenlebern zeigen nach Gabe von 20 mg Rifampicin/kg KG Leberzellnekrosen, die wesentlich über die bei 400 mg GalN/kg KG zu erwartenden Leberschäden hinausgehen, obgleich die laborchemischen Meßgrößen gegenüber den Kontrolltieren nur eine signifikante Aktivitätserhöhung der GLDH und der Konzentration des Serumbilirubins aufweisen.

Bei den über 5 Tage mit GalN behandelten Tieren stellt die Tuberkulostatikabehandlung keine zusätzliche Noxe dar. Capelle u. Mitarb. [3] fanden jedoch bei Patienten mit Lebercirrhosen 3 Std nach Gabe von 600 mg Rifampicin eine signifikant höhere Serumkonzentration von Rifampicin im Vergleich zu gesunden Patienten. Die Möglichkeit einer verminderten Desacetylierung des Rifampicins bzw. Acetylierung des Isoniacides und damit eine erneute Rückresorption kann vermutet werden.

Induktive Fähigkeiten des Rifampicins sind tierexperimentell und beim Menschen nachgewiesen worden, wobei die induktive Fähigkeit des Rifampicins dosis- und speziesabhängig ist [1, 2, 4].

Zusammenfassung

1. Rifampicin und Isoniacid, in therapeutischen Dosen gegeben, rufen keine histologischen und laborchemischen Veränderungen an der Rattenleber hervor, weder im Akutversuch noch über einige Tage verabreicht.

2. Wird die Leber durch eine einmalige Gabe von GalN vorgeschädigt und zusätzlich Tuberkulostatika verabreicht, so scheint nur die höhere Dosierung von Rifampicin auf die vorgeschädigte Leber eine zusätzliche Noxe zu bedeuten, was vorwiegend durch die histologischen Leberveränderungen nachgewiesen werden kann.

3. Bei Schädigung der Leber mittels GalN über einige Tage, sind durch Tuberkulostatikagaben weder klinisch-chemisch noch histologisch zusätzliche Leberschädigungen hervorzurufen.

Literatur

1. Beretta, E., Barone, D., Tenconi, L. T.: Presented at Meeting of Associazione Italiana per lo Studio del Fegato, Padova, March 1972. – 2. Bolt, H. M., Kappus, H., Bolt, M.: Europ. J. clin. Pharmacol. 8, 301 (1975). – 3. Capelle, P., Dhumeaux, D., Mora, M., Feldmann, G., Berthelot, P.: Gut 13, 366 (1972). – 4. Remmer, H., Schoene, B., Fleischmann, R. A.: Exp. Therapeut. 1, 224 (1973). – 5. Reutter, W., Lesch, R., Keppler, D., Decker, K.: Naturwissenschaften 55, 197 (1968).

Becker, K., Prinz, B. (I. Med. Klinik der Univ. Hamburg): **D-Penicillamin verlangsamt die spontane Rückbildung der Tetrachlorkohlenstoffcirrhose**

D-Penicillamin ist zur Behandlung der chronisch-aggressiven Hepatitis benutzt worden unter der Vorstellung, daß es als Substanz mit lathyrogener Wirkung die Bildung von Kollagen bei der entzündlichen Proliferation des Bindegewebes in der Leber zu verhindern vermag. Bei experimenteller Tetrachlorkohlenstoffibrose konnte tatsächlich eine Reduktion des Kollagengehaltes bei behandelten Tieren gegenüber unbehandelten Kontrolltieren gesehen werden [6]. Den vielfältigen Publikationen beim Menschen ist gemeinsam, daß es sich nicht um kontrollierte Studien handelt mit Ausnahme einer Arbeit über die Benutzung von D-Penicillamin bei der akuten Alkoholhepatitis [5]. Hier konnte tatsächlich eine Verminderung der Fibroseentwicklung durch D-Penicillamin gesehen werden. Die tierexperimentellen Modelle spiegeln im allgemeinen aber nicht die Situation am Menschen wider, da ja hier im protektiven Versuch die gleichzeitige Applikation von leberschädigendem Agnes mit D-Penicillamin erfolgt. Uns erschien es notwendig, den Einfluß von D-Penicillamin auf die spontane Rückbildung der Tetrachlorkohlenstoffibrose zu untersuchen.

Material und Methodik

Die Untersuchungen wurden an männlichen kastrierten Wistarratten durchgeführt. Zur Erzeugung einer Fibrose erhielten die Tiere 3 × wöchentlich 0,1 ml Tetrachlorkohlenstoff verdünnt mit dem gleichen Volumen Olivenöl/100 g Körpergewicht subkutan. Entsprechende Kontrolltiere erhielten lediglich Olivenöl. Nach 8wöchiger Versuchsdauer erfolgte an einigen Tieren die Entnahme der Leber mit Bestimmung des Hydroxyprolingehaltes in Anlehnung an die Methode von Prockop und Udenfriend [4, 7]. Die verbleibenden Tiere wurden mit NaCl, D-Penicillamin, Cysteamin und 2-Mercaptopropionylglycin therapiert. Hierbei wurden folgende Dosierungen gewählt:
D-Penicillamin 10 mg/100 g Körpergewicht 5 Injektionen, anschließend 50 mg/100 g Körpergewicht 20 Injektionen.
Cysteamin 10 mg/100 g Körpergewicht 25 Injektionen.
2-Mercaptopropionylglycin 10 mg/100 g Körpergewicht 5 Injektionen, anschließend 50 mg/100 g Körpergewicht 5 Injektionen, dann 10 mg/100 g Körpergewicht 10 Injektionen.
Die insgesamt 25 Injektionen wurden innerhalb 8 Wochen verabfolgt. Anschließend wurden die Tiere getötet, die Lebern entnommen, gewogen, durch Homogenisierung in Azeton entfettet. In dem entfetteten Trockengewebe erfolgte, wie oben, die Bestimmung des Hydroxyprolingehaltes als Maß für den Kollagengehalt.

Ergebnisse

Aus Abb. 1 kann erkannt werden, daß alle drei gewählten Testsubstanzen die spontane Rückbildung einer experimentell erzeugten Tetrachlorkohlenstoffibrose behindern.

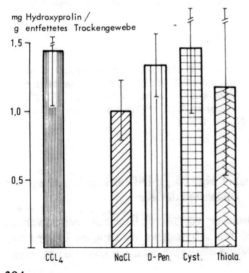

Abb. 1. Beeinflussung der spontanen Rückbildung einer Tetrachlorkohlenstoffibrose durch D-Penicillamin, Cysteamin und 2-Mercaptopropionylglycin (Thiola). Erzeugung der Fibrose durch 8wöchige Behandlung mit Tetrachlorkohlenstoff (Hydroxyprolingehalt linke Säule), Messung der spontanen Rückbildung durch erneute Hydroxyprolinbestimmung nach 8wöchiger Pause

Diskussion

Die Hemmung der spontanen Rückbildung einer Tetrachlorkohlenstoffibrose steht in scheinbarem Widerspruch zu der bekannten lathyrogenen Wirkung des D-Penicillamins auf die Kollagenfaserbildung. Auch ergibt sich hier ein Widerspruch zu entsprechenden tierexperimentellen Untersuchungen, die bei gleichzeitiger Gabe von Tetrachlorkohlenstoff und D-Penicillamin eine protektive Wirkung in bezug auf die Kollagenfaserbildung zeigten [6]. Derartige Befunde konnten allerdings von uns in weiteren Untersuchungen nicht bestätigt werden [8]. Cysteamin und 2-Mercaptopropionylglycin wurden in dieser Versuchsserie mitgetestet, da es sich ebenfalls um Sulfhydrylverbindungen handelt, die bei experimentellen Leberfibrosen angewandt wurden [2]. Auch bei diesen Substanzen konnten wir im protektiven Versuch keine Hemmung der Kollagenfaserausbildung bei experimentellen Fibrosen erkennen [8]. Der scheinbare Widerspruch in unseren Versuchsergebnissen zu denjenigen Befunden, die in der Literatur mitgeteilt wurden, ergibt sich aus den Angriffspunkten des D-Penicillamins am Kollagenstoffwechsel.

D-Penicillamin hemmt nicht nur die Ausreifung von löslichen Kollagenfibrillen zu den unlöslichen Kollagenfasern, es hemmt gleichzeitig auch den Abbau des reifen Kollagens durch Enzyme mit Kollagenase-Aktivität [1]. Diese Hemmung des Kollagenabbaus kann nur dann aufgezeigt werden, wenn die spontane Rückbildung der experimentellen Tetrachlorkohlenstoffibrose, wie in unserem Versuch beobachtet werden. Bei einem Vergleich der verschiedenen in der Literatur dargelegten Befunde muß auch berücksichtigt werden, daß die Ergebnisse erheblich beeinflußt werden durch die Versuchsbedingungen. So wurde in unseren Versuchen auf eine gleichmäßige Futterzufuhr und Gewichtszunahme geachtet. Da Tetrachlorkohlenstoff in der Leber erst zu dem eigentlichen toxischen Radikal abgebaut werden muß, der Enzymbesatz der Leber und damit auch die Abbaugeschwindigkeit des Tetrachlorkohlenstoffs von der Ernährung wesentlich abhängen, ist die Beachtung der Ernährungsbedingungen bei den Versuchen von großer Bedeutung.

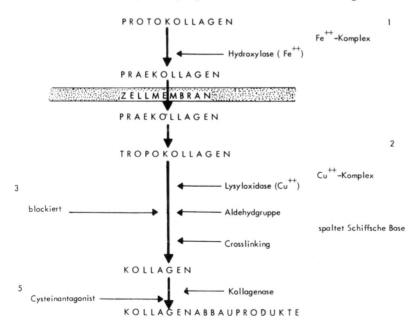

Abb. 2. Angriffspunkte des D-Penicillamins am Kollagenaufbau und Kollagenabbau in Anlehnung an Bora et al. [1], s. hierzu auch [3]

305

Zusammenfassung

Nach Erzeugung einer Leberfibrose bei männlichen kastrierten Wistarratten durch 8wöchige Behandlung mit Tetrachlorkohlenstoff wird in einem weiteren 8wöchigen Beobachtungszeitraum die Beeinflussung der spontanen Rückbildung der Fibrose unter gleichzeitiger Gabe von D-Penicillamin, Cysteamin und 2-Mercaptopropionylglycin untersucht. Es kann gesagt werden, daß alle drei SH-gruppenhaltigen Substanzen in der gewählten Dosierung die spontane Rückbildung der Tetrachlorkohlenstoffibrose verlangsamen. Als Maß für die Kollagenfaserbildung und den Kollagenabbau wird jeweils an entsprechenden Tieren der Hydroxyprolingehalt in der Leber bestimmt. Aus den gefundenen Ergebnissen kann nicht abgeleitet werden, daß D-Penicillamin zur Behandlung menschlicher Lebererkrankungen, die mit Bindegewebsproliferation und Kollagenfaserausbildung in der Leber einhergehen, benutzt werden sollte.

Literatur

1. Bora, F. W.: J. Bone Jt. Surg. **54**, 1501 (1972). − 2. Dioguardi, N.: 2nd International Symp. on Thiola, Jamaica, 29.−30. Dez. 1972. − 3. Nimni, M. E.: Biochim. Biophys. Acta **111**, 576 (1965). − 4. Prockop, D. J., Udenfriend, S.: Analyt. Biochem. **1**, 228 (1960). − 5. Resnick, R. M.: In: Popper, H., Becker, K.: Collagen metabolism in the liver. New York: Stratton Intercontinental Medical Book Corporation, 1975. − 6. Ruiz-Torres, A.: In: Popper, H., Becker, K.: Collagen metabolism in the liver. New York: Stratton Intercontinental Medical Book Corporation, 1975. − 7. Stegemann, H., Stalder, K.: Clin. Chim. Acta **18**, 267 (1967). − 8. Wolfram, P., Becker, K.: in Vorbereitung.

Wienbeck, M., Bovelet, M. (II. Med. Klinik und Poliklinik der Univ. Düsseldorf): **Biphasische Wirkung von Phenylalanin-Lysin-Vasopressin auf den unteren Ösophagussphinkter und ihre Bedeutung für die Behandlung von Ösophagusvarizenblutungen**

Die Behandlung von Ösophagusvarizenblutungen ist nach wie vor unbefriedigend. Eine der üblichen therapeutischen Maßnahmen ist die intravenöse oder neuerdings auch die selektiv intraarterielle Verabreichung von Vasopressin und seinen Analogen [2, 6].

Obwohl die Pathogenese der Blutung bei vorhandenen Ösophagusvarizen weiterhin umstritten ist, muß gastroösophagealer Reflux bei blutenden Varizen als ein ungünstiger Faktor angesehen werden. Aus diesem Grunde ist der Einfluß der Behandlungsmaßnahmen auf den gastroösophagealen Verschlußmechanismus von Interesse. Wir untersuchten mit Hilfe der Ösophagusmanometrie die Wirkungen des Vasopressinderivates, 2-Phenylalanin-8-Lysin-Vasopressin, kurz PLV genannt, auf den Druck im unteren Ösophagussphinkter (UÖS).

Methodik

Bei 24 freiwilligen Versuchspersonen (18 Männer, 6 Frauen, mittleres Alter 37,5 Jahre) wurde mit Hilfe der Durchzugsmanometrie [8] der Druck im unteren Ösophagussphinkter bestimmt. Dazu wurde ein PVC-Schlauch mit 4 radiär angeordneten Seitöffnungen in den Magen vorgeschoben, an einen Druckaufnehmer angeschlossen und kontinuierlich mit 5 ml H_2O/min perfundiert. Aus dem Magen wurde der Katheter im exspiratorischen Atemstillstand von einem Synchron-Motor (10 mm Rückzug/s) in Abständen von 4 min in die untere Speiseröhre zurückgezogen, zunächst während einer 30minütigen Kontroll-, anschließend während einer 30minütigen Testperiode. Getestet wurden PLV-Dosen von 0,54−54 m E/kg KG/h. Unterschiede in den Meßdaten wurden mit Hilfe des t-Testes für abhängige Stichproben auf Signifikanz getestet.

Ergebnisse

Dauerinfusion von 2,7 m E Phenylalanin-Lysin-Vasopressin erhöhte den Druck im UÖS von 15,8 ± 1,0 (SE) mm Hg auf 19,2 ± 0,6 mm Hg (p < 0,05) (Abb. 1). Niedrigere Dosen hatten eine gleichartige, wenn auch etwas schwächere Wirkung.

Höhere Dosen hingegen senkten den Sphinkterdruck bis auf einen Wert von 12,1 ± 0,7 mm Hg bei Infusion von 54 m E PLV/kg KG/h. Die drucksenkende Wirkung von PLV trat prompt ein und war auch nach Beendigung der Infusion innerhalb von 8 min voll reversibel (Abb. 2).

PLV in einer Dosierung von 0,54 und 1,08 m E/kg KG/h wurde ohne Allgemeinwirkungen vertragen. 2,7 m E PLV/kg KG/h verursachte bei den meisten Probanden eine

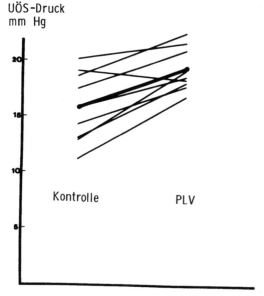

Abb. 1. Wirkung von 2,7 m E PVL/kg KG/h auf den Druck im unteren Ösophagussphinkter. Der Mittelwert ist durch eine kräftige Linie gekennzeichnet

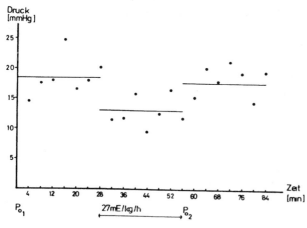

Abb. 2. Wirkung von 27 m E PLV/kg KG/h auf den Druck im unteren Ösophagussphinkter (n = 6). Die Kontrollperioden vor und nach PLV-Infusion sind durch Po_1 und Po_2 gekennzeichnet

307

Vasokonstriktion, erkennbar an einer allgemeinen Blässe. Die Blutdruckwerte zeigten keine signifikante Änderung.

Dosen von 10 m E PLV/kg KG/h und mehr lösten neben der Vasokonstriktion häufig krampfartige Abdominalschmerzen und manchmal auch Stuhldrang aus. Der Blutdruck stieg diastolisch von $78,6 \pm 2,0$ (SE) auf $89,5 \pm 2,4$ mm Hg an (p < 0,05).

Diskussion

Von Vasopressin ist bekannt, daß es den Druck im UÖS steigert [3]. Das gleiche ist, wie diese Untersuchung zeigt, beim 2-Phenylalanin-8-Lysin-Vasopressin der Fall, allerdings nur bei Anwendung niedriger Dosen. Dabei ist der Wirkungsmechanismus von Vasopressin und seinen Analogen weiterhin unbekannt. Von Boesby und Pedersen [3] wurde eine physiologische Bedeutung des Vasopressins für den Tonus im UÖS diskutiert. Das Ausmaß der drucksteigernden Wirkung von PLV im Verhältnis zum zuvor vorhandenen Ruhedruck ist jedoch so gering ($\leq$ 22%), daß eine wesentliche Bedeutung von physiologischerweise freigesetztem Vasopressin für die Aufrechterhaltung des Sphinkterruhedruckes wenig wahrscheinlich ist.

Höhere Dosen PLV, die denen bei der Behandlung von Ösophagusvarizenblutungen angewandten nahekommen, senken den Druck im UÖS. Sicherlich stellt der manometrisch bestimmte Sphinkterruhedruck noch keinen Beweis für Kompetenz oder Inkompetenz des gastroösophagealen Verschlusses dar. Vergleichende Untersuchungen haben aber eindeutig gezeigt, daß bei Patienten mit niedrigem Sphinkterdruck eher mit gastroösophagealem Reflux gerechnet werden muß als bei solchen mit hohem Druck [4, 7]. Das heißt, daß hohe Dosen PLV gastroösophagealen Reflux begünstigen werden, während niedrige ihm entgegenwirken. Gastroösophagealer Reflux aber wird sich auf blutende Ösophagusvarizen ungünstig auswirken und außerdem bei diesen schwerkranken Patienten andere Gefahren der Refluxkrankheit heraufbeschwören. Ferner kommen bei hoher Dosierung vasopressorischer Substanzen u. U. lebensbedrohliche kardiovaskuläre Komplikationen vor [5].

Es scheint aus diesen Gründen vorteilhafter, bei Ösophagusvarizenblutungen an Stelle der bisher üblichen Kurzzeitinfusion hoher Dosen vasopressorischer Substanzen, Vasopressin und seine Derivate als Dauerinfusion in niedriger Dosierung zu verabreichen. Auf diese Weise ließe sich auch eine gleichmäßigere Wirkung auf den Pfortaderkreislauf erzielen und damit die Gefahr eines Blutungsrezidives im Intervall zwischen den intermittierenden Vasopressingaben vermindern. Obwohl tierexperimentelle Untersuchungen gezeigt haben, daß niedrig dosierte intravenöse Dauerinfusionen von Vasopressin den Pfortaderdruck nahezu ebenso wirksam senken wie hochdosierte intravenöse Gaben und Infusionen in die obere Mesenterialarterie [1], steht der Beweis für die Wirksamkeit der niedrig dosierten Dauerinfusion bei Patienten mit blutenden Varizen allerdings noch aus.

Zusammenfassung

Bei 24 Speiseröhrengesunden wurde die Wirkung einer Dauerinfusion von Phenylalanin-Lysin-Vasopressin auf den unteren Ösophagussphinkter mit Hilfe der Durchzugsmanometrie untersucht. Dosen von $\leq$ 2,7 m E/kg KG/h steigerten den Sphinkterdruck, höhere senkten ihn und verursachten gleichzeitig systemische Wirkungen. Danach hätte die niedrig dosierte Dauerinfusion von Vasopressin und seinen Analogen Vorteile gegenüber dem bisher üblichen, hochdosierten, intermittierenden Verabreichungsmodus.

Literatur

1. Barr, J. W., Lakin, R. C., Rösch, J.: Gastroenterology **69**, 13 (1975). − 2. Baum, S., Nusbaum, M.: Diag. Radiol. **98**, 497 (1971). − 3. Boesby, S., Pedersen, S. A.: Scand. J. Gastroent. **9**, 587 (1974). − 4. Cohen, S., Harris, L. D.: Gastroenterology **58**, 157 (1970). − 5. Corliss, R. J., Mc Kenna, D. H., Sialer, S., O'Brien, G. S., Rowe, G. G.: Amer. J. med. Sci. **256**, 293 (1968). − 6. Kehne, J. H., Hughes, F. A., Gompertz, M. L.: Surgery **39**, 917 (1956). − 7. Siewert, R., Weiser, F., Jennewein, H. M., Waldeck, F.: Digestion **10**, 287 (1974). − 8. Waldeck, F., Jennewein, H. M., Siewert, R.: Europ. J. clin. Invest. **3**, 331 (1973).

Schriewer, H., Weinhold, F., Stöcker, K., Rauen, H. M. (Abt. f. Exp. Zellforsch., Inst. der Univ. Münster): **Die antagonisierende Wirkung von Silybin-dihemisuccinat auf Störungen der Phosphatidylneusynthese der Rattenleber**

Im Gegensatz zu vielen als „Lebertherapeutika" deklarierten Substanzen besitzt Silymarin bzw. dessen Hauptkomponente Silybin aus Silybum marianum L. Gaertn. ein bemerkenswert breites Wirkungsspektrum gegen verschiedene experimentelle Leberschädigungen des Versuchstiers. Der z. Z. noch unbekannte molekulare Angriffspunkt dieser Substanz ist wahrscheinlich recht vielfältig. Aufgrund eingehender Untersuchungen von Frimmer u. Mitarb. [1] besetzt Silymarin bestimmte Rezeptoren der Plasmamembran und hemmt so kompetitiv die Bindung des Toxikons Phalloidin an die Leberzellmembran.

Wir konnten zeigen, daß die bei der experimentellen Intoxikation der Ratte mit hohen Dosen D-Galaktosamin auftretende Fettleber durch prophylaktische Verabreichung von Silybin vermindert wird [3]. Bei diesem Effekt scheint die Normalisierung der gehemmten Synthese des Phospholipids Phosphatidylcholin eine besondere Rolle zu spielen.

Wir haben deswegen den molekularen Mechanismus der Galaktosamin-Intoxikation nach prophylaktischer Silybin-Zufuhr auf die Neusynthese des Phospholipids Phosphatidylcholin in der Rattenleber näher untersucht.

Sonnenbichler u. Mitarb. [2] fanden, daß Silybin die durch α-Amanitin in den Nucleoli isolierter Rattenleberzellkerne hervorgerufene Hemmung der ribosomalen RNA-Synthese aufhebt.

Männlichen Ratten wurden nach 18stündiger Hungerperiode einmalig 500 mg D-Galaktosamin/kg intraperitoneal injiziert und die Tiere nach weiteren 24 h Nahrungskarenz getötet. Das Versuchskollektiv erhielt 1 h vor der Intoxikation 150,6 mg/kg Silybin als wasserlösliches Silybin-dihemisuccinat, ein weiteres Kollektiv gleiche Volumina 0,9%ige NaCl-Lösung. Einem unvergifteten Kontrollkollektiv wurden entsprechende Volumina 0,9%ige NaCl-Lösung appliziert. Nach Töten der Tiere wurden die Lebern entnommen, homogenisiert und die Mitochondrien bei 10 000 × g abzentrifugiert. Im postmitochondrialen Überstand wurde die Neusynthese von Phosphatidylcholin an Hand des Radioaktivitätseinbaus von Cholin-Methyl-[^{14}C] in Phosphatidylcholin gemessen.

Bei mit Galaktosamin vergifteten Tieren ist die Radioaktivitätsmarkierung von Phosphatidylcholin im Vergleich zur Kontrolle erheblich vermindert. Die prophylaktische Silybin-Applikation hebt diesen Effekt auf. Dieser Befund zeigt, daß Galaktosamin die Phosphatidylcholinneusynthese unter den angegebenen Bedingungen hemmt, wobei Silybin diese Hemmung antagonisiert.

Die Neusynthese des Phospholipids Phosphatidylcholin aus Cholin umfaßt drei Teilreaktionen:

Tabelle 1. Aktivitätsänderung der CTP-Cholinphosphat-Cytidyltransferase. $n = 8$; $m \pm$ S.D.

	Cholinphosphat-Cytidyltransferase
KONTROLLE =100%	100.0 ± 13.7
D-Galaktosamin	82.35 ± 10.8 v
D-Galaktosamin + SILYBIN	110.8 ± 12.75 *

Zunächst wird Cholin zu Phosphorylcholin phosphoryliert. Phosphorylcholin reagiert mit CTP unter Bildung von CDP-Cholin. Von dieser Verbindung wird Phosphorylcholin auf Diglyceride unter Bildung von Phospatidylcholin übertragen. Bei einem Überschuß von Cholin und Abwesenheit Cholin-oxidierender Enzyme ist die Bildung von CDP-Cholin für die Neusynthese von Phosphatidylcholin geschwindigkeitsbestimmend [4].

Bei akuter Galaktosamin-Intoxikation nimmt die Aktivität dieser Schrittmacherreaktion Cytidyltransferase statistisch signifikant ab. Die prophylaktische Silybin-Applikation normalisiert die Aktivitätsverminderung dieses Enzyms (Tab. 1).

Zur Klärung des molekularen Wirkungsmechanismus von Silybin haben wir weiterhin den Effekt von parenteral appliziertem Silybin auf die Phosphatidylcholinneusynthese der Rattenleber bei unvergifteten Tieren untersucht. 1 h nach intraperitonealer Silybin-Injektion wurden die Tiere getötet und im postmitochondrialen Überstand der Radioaktivitätseinbau von Cholin-Methyl-[^{14}C] sowie die Aktivitäten der drei an der Neusynthese von Phosphatidylcholin beteiligten Enzyme gemessen.

Unter diesen Experimentalbedingungen ist der Radioaktivitätseinbau von Cholin-Methyl-[^{14}C] im postmitochondrialen Überstand Silybin-vorbehandelter Tiere statistisch signifikant gesteigert. Die erhöhte Einbaurate von radioaktiv markiertem Cholin in die Phosphatidylcholinfraktion ist durch die Aktivitätssteigerung aller an der Neusynthese von Phosphatidylcholin beteiligten Enzyme bedingt: der Cholinkinase, der Schrittmacherreaktion Cytidyltransferase und der Cholinphosphotransferase (Tab. 2).

Unsere Ergebnisse zeigen, daß die Schrittmacherreaktion der Phosphatidylcholinneusynthese bei der unter unseren Experimentalbedingungen durchgeführten Galaktosamin-Intoxikation gehemmt ist. Die prophylaktische Applikation von Silybin hebt diese Hem-

Tabelle 2. Teilreaktionen der Phosphatidylcholinneusynthese 1 h nach i.p. Applikation von 150,6 mg Silybin-dihemi-Succinat/kg KG

	Radioaktivitätseinbau von Cholin-Methyl-^{14}C	Cholinkinase	Cholinphosphat-Cytidyltransferase	Radioaktivitätseinbau von CDP-[Methyl-^{14}C]-Cholin
Kontrolle = 100%	100.0 ± 19.3 $n = 8$	100.0 ± 23.7 $n = 6$	100.0 ± 6.0 $n = 13$	100.0 ± 14.5 $n = 12$
SILYBIN	$149.5 + 42.5$ ↑ $n = 7$	$166.6 + 53.6$ ↑ $n = 6$	$117.1 + 16.0$ ↑ $n = 13$	$128.0 + 28.9$ ↑ $n = 12$

310

mung auf. Da Silybin bei unvergifteten Tieren die drei Teilschritte der Phosphatidylcho-linsynthese aktiviert, kann angenommen werden, daß die antagonisierende Wirkung von Silybin auf einer Reaktivierung der gehemmten Neusynthese von Phosphatidylcholin beruht.

Literatur

1. Petzinger, E., Homann, J., Frimmer, M.: Arzneim.-Forsch. **25**, 571–576 (1975). – 2. Sonnenbichler, J., Mattersberger, J., Machicao, F.: Hoppe-Seyler's Z. Physiol. Chem. **357**, 337 (1976). – 3. Schriewer, H., Lohmann, J., Rauen, H. M.: Arzneim.-Forsch. **25**, 1582–1585 (1975). – 4. Sundler, R., Åkesson, B.: J. biol. Chem. **250**, 3359–3367 (1975).

Klose, G., Windelband, J., Augustin, J., Kommerell, B., Greten, H. (Klin. Inst. f. Herzin-farktforschung und Abt. f. Gastroenterologie an der Med. Univ.-Klinik Heidelberg):
Untersuchungen zur Hypertriglyceridämie bei Lebererkrankungen durch Aktivitätsmes-sung einer hepatischen Triglyceridlipase und der Lipoproteinlipase im Post-Heparin-Plasma

Störungen der Leberfunktion sind häufig mit pathologischen Serum-Lipidmustern verge-sellschaftet. Dabei können ein Anstieg der Triglyceride, des freien Cholesterins und der Phospholipide sowie eine Abnahme der Cholesterinesterkonzentration und von der Norm abweichende Lipoproteinmuster in der Elektrophorese beobachtet werden [1]. Es konnte nachgewiesen werden, daß die Erhöhung des unveresterten Cholesterins und der Phos-pholipide sowie der Abfall des veresterten Cholesterins einmal durch das Auftreten eines abnormen Lipoproteins, dem Lipoprotein X, und zum anderen durch einen Abfall der LCAT-Aktivität im Plasma verursacht werden [2]. Ziel der gegenwärtigen Untersuchung war, durch Messung lipolytischer Enzyme weitere Hinweise zur Ursache der bei Leberer-krankungen häufig beobachteten Hypertriglyceridämie zu erhalten. Der Abbau der Plasmatriglyceride wird durch lipolytische Enzyme katalysiert, die am Kapillarendothel lokalisiert sind. Nach intravenöser Verabreichung von Heparin werden lipolytische Akti-vitäten gegen verschiedene Substrate freigesetzt. Am genauesten sind zwei Isoenzyme bekannt, die Triglyceride hydrolysieren. Es konnte gezeigt werden, daß neben der im Fettgewebe synthetisierten Lipoproteinlipase eine weitere Triglyceridlipase hepatischen Ursprungs ist [3]. Beide nach Heparininjektion in das Plasma freigesetzten Enzyme konnten hochrein dargestellt und charakterisiert werden [4]. Die Trennung der beiden Lipasen aus dem Serum und dem Gewebe gelingt mit Hilfe der Affinitätschromatographie unter Verwendung von Sepharose 4 B, an die Heparin covalent gebunden ist. Die Reinigung der Plasmaenzyme ermöglichte die Gewinnung von Antikörpern, die gegen die Lipase hepatischen Ursprungs reagieren, während die Lipoproteinlipasen nicht beeinflußt werden. Die selektive Präzipitation der Leberlipase mit spezifischen Antikörpern gestat-tete den Aufbau eines für klinische Fragestellungen geeigneten Enzymantikörper-Präzipi-tationstests [5]. Beide Enzymaktivitäten wurden bei 50 Patienten mit akuter Hepatitis, 20 Patienten mit chronischer aktiver oder persistierender Hepatitis und 50 Patienten mit Leberzirrhose bestimmt. Die Diagnosen wurden aufgrund klinischer Parameter und/oder Leberbiopsie gestellt. Der Mittelwert für die Leberlipase lag für Männer bei 8,8 und bei normalen Frauen bei 5,4 μmol FFS/ml/h. Dieser Geschlechtunterschied war statistisch signifikant ($p < 0,025$). Bei Patienten mit akuter Hepatitis, chronischer Hepatitis und

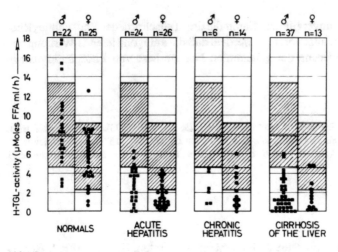

Abb. 1

Leberzirrhose wurden deutlich niedrigere Werte der hepatischen Triglyceridlipase gefunden (Abb. 1). Die Unterschiede der Enzymaktivitäten zwischen der Kontrollgruppe und Patienten mit Lebererkrankungen waren statistisch signifikant (p < 0,0005). Die Möglichkeit eines zirkulierenden Inhibitors gegen die hepatische Lipase wurde dadurch ausgeschlossen, daß Normalplasma mit dem Serum von Patienten mit Lebererkrankungen gemischt wurde, wobei lediglich ein Verdünnungseffekt gemessen werden konnte. Patienten unter Cortison- und Insulinbehandlung wurden von der Studie ausgeschlossen. Die Diät der Patienten mit Lebererkrankungen entsprach hinsichtlich der prozentualen Eiweiß-, Kohlenhydrat- und Fettanteile der Normalkost. Statistisch signifikante Unterschiede unter den verschiedenen Erkrankungsgruppen konnten nicht ermittelt werden. Die Lipoproteinlipase-Aktivität lag bei Frauen höher als bei Männern. Als Mittelwert der Lipoproteinlipase für normale Männer wurden 1,9 und für Frauen 3,1 µmol FFS/ml/h bestimmt. Nur bei Frauen mit akuter Hepatitis konnte ein statistisch signifikanter Abfall der Lipoproteinlipase-Aktivität gemessen werden. Alle Patienten mit chronischer Hepatitis und Leberzirrhose und die männlichen Patienten mit akuter Hepatitis hatten mit 95prozentiger Vertrauenswahrscheinlichkeit normale Lipoproteinlipasewerte. Zur Abschätzung des Stellenwertes in der Funktionsdiagnostik von Lebererkrankungen wurden die Meßergebnisse der hepatischen Lipase und Lipoproteinlipase mit bei Lebererkrankungen gebräuchlichen Laboruntersuchungen korreliert. Die beiden Enzymaktivitäten wurden auch mit den jeweils bestimmten Serumtriglycerid- und Serumcholesterinwerten korreliert. Bei akuter Hepatitis wurde eine negative Korrelation zwischen der hepatischen Triglyceridlipase, den Serumtriglyceriden und der alkalischen Phosphatase gefunden. Die Beziehungen zwischen diesem Enzym und den Transaminasen, der γGT und dem Bilirubin waren zwar nicht signifikant, doch tendentiell war bei hohen Transaminasen und γGT-Werten die Leberlipase-Aktivität niedrig. Negative Korrelationen wurden zwischen der Leberlipase und Transaminasen bei chronischer Hepatitis gefunden. Bei Leberzirrhose konnte ein Abfall der hepatischen Triglyceridlipase gemessen werden, der von einem Anstieg der Serumbilirubinkonzentration und des Normo-Tests begleitet war. Keiner dieser Parameter korrelierte mit der Lipoproteinlipase aus dem Post-Heparin-Plasma. Die Ergebnisse zeigen deutlich, daß die verminderte Gesamt-Post-Heparin lipolytische Aktivität bei Lebererkrankungen in erster Linie auf eine verminderte Aktivität der hepatischen Triglyceridlipase und nicht der Lipoproteinlipase zurückgeht. Die Enzymaktivitäten wurden auch im Verlauf akuter Hepatitiden verfolgt. Gleichzeitig mit der Hypertriglyceridämie der akuten Krankheitsphase wurden niedrigere Lipase-Aktivitäten gemessen. Mit Normalisierung der Transaminasen fielen die Serumtriglyceridspiegel ab, und gleichzeitig konnte ein Anstieg der lipolytischen Enzyme nachgewiesen werden. Aus den Untersuchungen kann gefolgert werden, daß der gestörte Triglyceridmetabolismus bei Lebererkrankungen zumindest zum Teil durch eine Verminderung der Leberlipase im Plasma verursacht wird.

Literatur

1. Seidel, D.: Schweiz. med. Wschr. **105**, 857 (1975). — 2. Wengeler, H., Greten, H., Seidel, D.: Europ. J. Clin. Invest. **2**, 372 (1972). — 3. Klose, G., DeGrella, R., Greten, H.: Atherosclerosis (in press) (1976). — 4. Ehnholm, C., Shaw, W., Greten, H., Brown, W. V.: J. biol. Chem. **250**, 6756 (1975). — 5. Greten, H., DeGrella, R., Klose, G., Rascher, W., Gennes, J. L. de, Gjone, E.: J. Lipid Res. (in press) (1976).

Fischer, R. (Heinz Kalk-Klinik für Innere Medizin/Gastroenterologie, Bad Kissingen):
Ist die Hämochromatose (Siderophilie) heilbar?

Die idiopathische Hämochromatose ist grundsätzlich heilbar, wenn eine Aderlaßbehandlung wirklich konsequent durchgeführt wird. Diese Therapie der Wahl zielt ab auf die Befreiung des Organismus von seiner Eisenüberladung.

Das eigene Krankengut (Tab. 1) umfaßt 51 Patienten mit idiopathischer Hämochromatose aller Stadien von der Frühform (reine Siderose ohne Bindegewebsvermehrung) bis zur dekompensierten Siderocirrhose mit primärem Lebercarcinom. Die Diagnose wurde in jedem Fall klinisch und bioptisch gesichert (61 Laparoskopien, 204 Leberpunktionen). Die histologischen Untersuchungen verdanken wir fast ausschließlich Herrn Professor Wepler, Kassel, und seinen Mitarbeitern. 25 Patienten konnten bisher ausreichend lange behandelt und so „geheilt" werden. Dabei wird unter „Heilung" zunächst die Befreiung von der Eisenüberladung verstanden.

Tabelle 1. Eigenes Krankengut — Allgemeine Übersicht — Behandlungsergebnisse

n 51 (47 Männer, 4 Frauen) Stand vom 1. 4. 1976	Siderose ohne Fibrose (Frühform)	Siderofibrose ♂	♀	gesamt	Siderocirrhose ♂	♀	gesamt	Anzahl ♂	♀	gesamt
a) Ohne Aderlässe behandelt								5	0	5
davon verschlechtert	0	1	0	1	1	0	1	2	0	2
gestorben	0	0	0	0	3	0	3	3	0	3
b) Mit Aderlässen behandelt								42	4	46
davon zu kurz/ ungenügend	2	4	1	5	9	0	9	15	1	16
gebessert	1	1	0	1	2	1	3	4	1	5
geheilt (entspeichert)	0	13	0	13	10	2	12	23	2	25
Summe	3	19	1	20	25	3	28	47	4	51
verstorben	0	1	0	1	4	0	4	5	0	5

Gesamtzahl der Laparoskopien 61, Leberbiopsien 204

Tabelle 2. Rückbildung von Bindegewebe und/oder Umbau im Leberpunktat bei 24 entspeicherten Patienten mit Siderofibrose und -cirrhose unter Aderlaßbehandlung

	Sidero-fibrose	Sidero-cirrhose	An-zahl
keine Rückbildung	1	3	4
teilweise Rückbildung	5	8	13
fast vollständige Rückbildung	6	1	7
Summe	12	12	24

Anzahl der Leberbiopsien 147 (107 vor, 40 nach Entspeicherung)

Darüber hinaus kann es aber auch zum Schwund von kollagenem Bindegewebe und Umbau kommen. Schon bei Kalk [3] sowie bei Wepler und Wildhirt [9] finden sich Hinweise auf die Möglichkeit des Bindegewebsrückganges, und im anglo-amerikanischen [1, 4, 8, 10], französischen [6] und australischen [7] Schrifttum vereinzelte Verlaufsbeobachtungen, die das Schwinden von Bindegewebe und Umbau im Leberpunktat belegen. Diesen Mitteilungen ist wenig Glauben geschenkt worden. Wir können ihre Richtigkeit nur bestätigen.

Unter 24 unserer entspeicherten Patienten konnte bei 20 ein solcher Rückgang von kollagenem Bindegewebe und Umbau bis hin zum vollständigen Schwund beobachtet werden (Tab. 2). Zwei Beispiele solcher histologischen Heilungen werden vorgestellt.

Der 42jährige Patient V. G. kam 1962 mit einer fortgeschrittenen Siderofibrose der Leber zu uns. Unter der Aderlaßbehandlung, die wir damals mit der Entnahme von 500 ml alle 3—4 Wochen bis zur histologischen Eisenfreiheit noch sehr vorsichtig handhaben (heute entnehmen wir die gleiche Blutmenge 1—2mal pro Woche) beobachteten wir nicht nur den Rückgang und schließlich den Schwund des Eisenpigments, sondern auch den von Fibrose und Umbau innerhalb von 5½ Jahren. Bis zu diesem Zeitpunkt waren dem Patienten durch 86 Aderlässe 41,5 l Blut entnommen worden. Die Eisenfreiheit wurde durch Sicherheitsaderlässe alle 8—12 Wochen aufrechterhalten; eine erneute leichte Eisenspeicherung im 9. Beobachtungsjahr schwand unter Frequenzerhöhung der Sicherheitsaderlässe rasch, Fibrose und Umbau blieben verschwunden. Bisherige Gesamtbeobachtungszeit über 13 Jahre. (Im Vortrag werden 6 der insgesamt 11 Leberbiopsien dieses Patienten diaskopisch demonstriert, ebenso 5 leberhistologische Dias eines weiteren 50jährigen Patienten mit fortgeschrittener Siderofibrose, bei dem es nach 3 Jahren 10 Monaten Aderlaßbehandlung — insgesamt 100 l Blut — ebenfalls mit der Entspeicherung zum Schwund von Bindegewebe und Umbau gekommen war.)

In der Frage, ob eine Fibrose oder Cirrhose wirklich heilbar ist, muß der makroskopischen Betrachtung der Leber das Primat vor der Nadelbiopsie mit ihrer bekanntermaßen erheblichen Fehlerquote hinsichtlich der Erfassung von Bindegewebe und Umbau gegeben werden.

Die eigenen laparoskopischen Verlaufsbeobachtungen bei 14 entspeicherten Patienten zeigten bei 7, darunter 4 Cirrhosen, einen mehr oder weniger deutlichen Rückgang der Oberflächenveränderungen z. T. bis hin zur Glättung einer vor Behandlung gehöckerten Leber (Tab. 3). (Im Vortrag werden histologische und fotolaparoskopische Bilder eines 38jährigen Patienten demonstriert: *Vor* Aderlaßbehandlung histologisch fortgeschrittener Umbau bei Siderofibrose, laparoskopisch gehöckerte Oberfläche der Leber. *Nach* Aderlaßbehandlung von 3 Jahren 10 Monaten Dauer — 21,5 l Blut — waren histologisch das Eisen vollständig, Umbau und Fibrose fast vollständig verschwunden. Laparoskopisch nur noch diskrete Chagrinierung der Leberoberfläche.)

Tabelle 3. Rückbildung von laparoskopischen Oberflächenveränderungen bei 14 entspeicherten Patienten mit Siderofibrose und -cirrhose unter Aderlaßbehandlung

	Sidero-fibrose	Sidero-cirrhose	An-zahl
Keine Oberflächenveränderungen vorhanden	2	0	2
Keine Rückbildung	1	4	5
Rückbildung	3[a]	4[b]	7
Summe	6	8	14

Anzahl der Laparoskopien 36 (22 vor, 14 nach Entspeicherung)

ot.- .	Alter, Geschl.	Dauer/Menge der Aderlaßbehandlung		Leberoberfläche laparoskopisch	
				vor Entspeicherung	nach Entspeicherung
a	♂ 43 J.	69 Mon.	41,5 l	Chagriniert, gekörnelt	9 J., 2 Mon.: Glatt; ideale Läppchenzeichnung
	♂ 38 J.	46 Mon.	21,5 l	Kräftig chagriniert, fein gehöckert	3 J., 10 Mon.: Gering chagriniert
	♂ 36 J.	27 Mon.	36,25 l	Gewellt, grob granuliert	2 J., 5 Mon.: Glatt-leicht chagriniert
b	♂ 42 J.	38 Mon.	18,0 l	Fein gehöckert	6 J., 0 Mon.: Fast glatt
	♀ 54 J.	41 Mon.	44,7 l	Deutlich flach gehöckert	6 J., 3 Mon.: Glatt
	♀ 60 J.	52 Mon.	32,4 l	Fein gehöckert, Lymphcystchen	4 J., 7 Mon.: Chagriniert, keine Zysten
	♂ 36 J.	82 Mon.	60,0 l	Kleinknotig	6 J., 10 Mon.: Glatt und spiegelnd

Entsprechend dem Rückgang der pathologischen Leberveränderungen ist auch die portale Hypertension rückbildungsfähig, was bisher bei 5 Patienten teils laparoskopisch, teils oesophagoskopisch beobachtet werden konnte.

Die Normalisierung der „Leberfunktionsproben", in den meisten Fällen auch die Besserung eines etwa vorhandenen Diabetes und – nicht zuletzt – die rasche Besserung des Allgemeinbefindens unter der Aderlaßbehandlung sind bekannt. Auch wir haben darüber schon früher berichtet [2, 5].

Zusammenfassend kann gesagt werden, daß zwar nicht die der idiopathischen Hämochromatose zu Grunde liegende erbgebundene Eisenspeichersucht selbst, wohl aber die Akkumulation des Metalls im Organismus durch konsequente Aderlaßtherapie beseitigt werden kann. Mit Elimination des Eisens schwinden auch die morphologischen Organschäden mehr oder weniger vollständig, wie am Beispiel der Leber durch histologische und laparoskopische Verlaufsbeobachtungen nachgewiesen werden konnte. Insofern ist die Hämochromatose heilbar.

Literatur

1. Brody, J. I., Mc Kenzie, D., Kimbal, S. G.: Amer. J. Med. Sac. **244,** 575 (1962). – 2. Fischer, R., Prel, M. du, Müting, D.: Besserung des Diabetes bei Hämochromatose (Siderophilie) durch Langzeitbehandlung mit Aderlässen. Vortrag auf dem 2. Internat. Donausymposium über Diabetes mellitus 1971. Verlag der Wiener

Medizinischen Akademie. — 3. Kalk, H.: Tijdschr. v. Gastro-Enterolog. Deel **4**, 15—27 (1961). — 4. Knauer, C. M., Gamble, C. M., Monroe, T. S.: Reversal of hemochromatotic cirrhosis by multiple phlebotomies. Gastroenterology **49**, 667 (1965). — 5. Müting, D., Fischer, R., Prel, M. du: Med. Welt **24**, 738—740 (1973). — 6. Pirart, J.: Monde Sem. Hôp. **40**, 170—175 (1964). — 7. Powell, L. W., Kerr, J. F. R.: Aust. Ann. Med. **19**, 54—57 (1970). — 8. Weintraub, L., Conrad, M. E., Crosby, W. H.: Med. clin. North Amer. **50**, 1579—1590 (1966). — 9.Wepler, W., Wildhirt, E.: Klinische Histopathologie der Leber. Stuttgart: G. Thieme 1968. — 10. Williams, R., Smith, P. M., Spicer, E. J. F., Barry, M., Sherlock, S.: Quart. J. Med. **38**, 1—16 (1969).

Wildhirt, E., Ortmans, H. (Med. Klinik I, Stadtkrankenhaus Kassel): **Die Spätprognose der chronischen Hepatitis**

1969 hatten wir gemeinsam mit Selmair und Vido erste Untersuchungen über Verlauf und Prognose der chronischen Hepatitis, getrennt nach den verschiedenen Formen anhand von 450 von 2—10 Jahren verfolgten Patienten vorgelegt. Dabei zeigte sich, daß beträchtliche Unterschiede zwischen der Prognose der chronisch aggressiven, chronisch nekrotisierenden und chronisch persistierenden Hepatitis bestehen, die es rechtfertigen, diese seit 1968 übliche Einteilung zu treffen, daß aber insgesamt die Prognose doch nicht so schlecht ist, wie früher angenommen. Bei Fehlen entsprechender Verlaufsuntersuchungen an einem größeren Kollektiv herrschte bisher die Meinung, daß 50% der chronischen Hepatitiden in eine Cirrhose übergehen.

Wir haben jetzt diese Nachuntersuchungen über einen Zeitraum von 10 Jahren hinweg erneut durchgeführt und sind heute in der Lage, über die Spätprognose von 851 Patienten zu berichten. Alle Patienten wurden im Verlauf der Beobachtungszeit mehrfach laparoskopiert und leberpunktiert, so daß lückenlose morphologisch gesicherte Längsschnittbeobachtungen vorliegen. In aller Regel wurden die Patienten zunächst auch stationär behandelt und später während der ambulanten Weiterbehandlung durch die Hausärzte in regelmäßigen Abständen zwischen $\frac{1}{2}$ und 1 Jahr klinisch nachuntersucht. Die 851 Patienten verteilten sich auf 555 mit chronisch aggressiver Hepatitis (65,2%), 147 mit chronisch persistierender Hepatitis (17,3%) und 149 mit chronisch nekrotisierender Hepatitis (17,5%).

Ergebnisse

Insgesamt waren, alle drei Formen zusammengenommen, 37% ausgeheilt im Sinne einer inaktiven, mehr oder minder umfangreichen Residualfibrose. 21% sind in eine Lebercirrhose übergegangen. Bei 42% dauert die entzündliche Aktivität noch an und der endgültige Ausgang ist ungewiß.

Wenn wir nun die Unterschiede der einzelnen Verlaufsformen betrachten, zeigen sich hier doch beträchtliche Abweichungen.

Wir haben das Krankengut aufgeteilt, sowohl hinsichtlich der Laufdauer, wie hinsichtlich der Ausprägung der morphologischen Veränderungen, wobei wir zwischen Frühstadien (I) und Spätstadien (II) unterschieden. Wir wollten durch diese Unterteilung gleichzeitig eine Antwort auf die Frage der therapeutischen Beeinflußbarkeit erhalten. Wenn es gelingt, durch therapeutische Maßnahmen einen Einfluß auf den Ablauf der Erkrankung zu gewinnen, dann müssen sich zwangsläufig Unterschiede in der Prognose der Früh- und Spätstadien ergeben, was nicht der Fall wäre, wenn der Spontanverlauf schicksalmäßig und unbeeinflußbar vor sich ginge.

Tabelle 1. Verlauf der chronisch aggresiven Hepatitis (n = 555)

Zeitraum	Heilung		Übergang in Cirrhose		weiter aktiv	
	I	II	I	II	I	II
1–3 J.	84	32	17	59	63	65
4–6 J.	44	27	5	24	35	25
7–9 J.	20	7	8	4	4	8
10–15 J.	4	3	4	1	6	6
	152	69	34	88	108	104
	40%		22%		38%	

Tabelle 2. Verlauf der chronisch nekrotisierenden Hepatitis (n = 149)

Zeitraum	Heilung		Übergang in Cirrhose		weiter aktiv	
	I	II	I	II	I	II
1–3 J.	9	26	4	36	10	15
4–6 J.	5	10	1	7	0	5
7–9 J.	3	3	1	6	2	1
10–15 J.	0	4	0	0	0	1
	17	43	6	49	12	22
	40%		37%		23%	

Es wird ersichtlich, daß bei gleicher Ausheilungsquote der Übergang in eine Cirrhose bei der nekrotisierenden Form häufiger erfolgt als bei der aggressiven. In den Frühstadien sind die Heilungsaussichten größer, in den Spätstadien ist der Übergang in Cirrhose häufiger.

Tabelle 3. Verlauf der chronisch persistierenden Hepatitis (n = 147)

Zeitraum	Heilung	Fortdauer der Aktivität	Übergang in aggress. Form
1–3 J.	6	55	0
4–6 J.	9	32	2
7–9 J.	9	12	4
10–15 J.	8	8	2
	32 (21,7%)	107 (72,8%)	8 (5,5%)

Die Ausheilungsquote bei der persistierenden Hepatitis ist erstaunlicherweise geringer als bei den aggressiven und nekrotisierenden Formen, der Prozeß „persistiert" eben in der Regel. Übergänge in eine aggressive Form sind aber möglich und das noch nach einem Verlauf von über 10 Jahren. Allerdings ist diese Häufigkeit geringer als bei unserer ersten Publikation. Damals hatten wir an einem kleineren Material 10% Übergänge, heute nur 5,5%. Zwei Patienten sind allerdings inzwischen bis zur Cirrhose fortgeschritten.

Schlußfolgerungen

Die Prognose der chronischen Hepatitis ist — zumindest bei der aggressiven und nekrotisierenden Verlaufsform — um so besser, je früher die Diagnose gestellt und die Therapie eingeleitet wird. Im Vergleich zum Spontanverlauf der unbehandelten chronisch aggressiven Hepatitis, wie er von Amman u. Mitarb. anhand von 71 Patienten verfolgt wurde, wobei nach 8 Jahren 70% Cirrhosen resultierten, ist die Prognose der behandelten Fälle eindeutig besser. Bei der persistierenden Form ist die Prognose hinsichtlich der Cirrhosegefährdung insgesamt viel günstiger. Man kann die persistierende Hepatitis aber nicht generell als harmlose Krankheit ansehen. Ausheilungen sind sehr viel seltener und Übergänge in die aggressive Verlaufsform kommen vor, manchmal noch nach vielen Jahren des persistierenden Verlaufs. Hierbei ist jedoch eine therapeutische Beeinflußbarkeit nicht gegeben.

Ziel unserer Bemühungen muß es daher sein, rechtzeitig die Diagnose der chronischen Hepatitis als solcher und eine Differenzierung der Form herbeizuführen, was nur mit bioptischen Methoden möglich ist.

Literatur

1. Amman, R., Grob, P., Jenny, S., Knoblauch, M., Lupi, G., Schmid, M.: 26. Tagg. Dtsch. Ges. f. Verd. u. Stoffw. Krkht. Stuttgart 1971. — 2. Selmair, H., Vido, I., Wildhirt, E.: Dtsch. med. Wschr. **94**, 2220 (1969). — 3. Vido, I., Selmair, H., Wildhirt, E., Ortmans, H.: Dtsch. med. Wschr. **94**, 2215 (1969).

Czyzyk, A., Józwicka, E., Szczepanik, Z. (Warschau): **Die diagnostische Brauchbarkeit der Bestimmung des Fruktoseassimilationskoeffizienten bei Lebercirrhose**

Manuskript nicht eingegangen.

Neubauer, M., Demisch, K., Althoff, P., Leinweber, W., Rettberg, H., Schöffling, K. (Zentrum für Innere Medizin, Frankfurt/M): **Störungen der Sexualfunktion und Veränderungen der Sexualhormone bei Männern mit chronischen Leberkrankheiten**

Bei chronisch leberkranken Männern ist seit langem das Vorkommen von sexuellen Störungen und endokrinen Veränderungen bekannt. So finden sich unter anderem eine Verminderung der Gesichts- und Körperbehaarung, Gefäßphänomene wie arterielle

Gefäßspinnen, Palmar- und Plantarerytheme sowie Gynäkomastie, Hodenatrophie und histologische Veränderungen von Prostata und Samenbläschen. Sexuelle Störungen treten nach Literaturangaben [4, 6, 10, 11, 14, 15, 16] bei etwa 60 % der Männer mit Lebercirrhose auf.

Mit dem Ziel einer genaueren Differenzierung der sexuellen Störungen haben wir die Sexualanamnese von 74 chronisch leberkranken Männern im Alter zwischen 23 und 68 Jahren aus unserer gastroenterologischen Ambulanz erhoben. Die Leberkrankheit war bei allen Patienten durch endoskopische Befunde und biochemische Verlaufsdaten gesichert. 27 Kranke litten an einer Lebercirrhose unterschiedlicher Ätiologie, bei 28 bestand eine chronische Hepatitis (17 chronisch-aggressive Hepatitis, 11 chronisch-persistierende Hepatitis) und bei 19 eine chronische Fettleber. Hormonuntersuchungen erfolgten bei 40 Männern mit Lebercirrhose oder chronischer Hepatitis, wobei zum Teil simultane radioimmunologische Bestimmungen der morgendlichen Serumkonzentrationen von Östron, Östradiol, Testosteron, LH, FSH und Prolaktin durchgeführt wurden. 14 Patienten mit Lebercirrhose und 5 Patienten mit chronischer Hepatitis wurden intravenösen Belastungstests mit 100 μg synthetischem LHRH (Fa. Hoechst) unterzogen.

Von den 74 chronisch leberkranken Männern berichteten 44, das entspricht einer Quote von 60%, über ein auffälliges und konstantes Nachlassen des sexuellen Interesses als − zeitlich gesehen − primärem Symptom der Sexualstörungen. Bei 38 Kranken bestanden zusätzlich auch Störungen der Erektion. Isolierte Erektionsstörungen ohne Minderung des sexuellen Verlangens kamen kaum vor. Untersucht man die Verteilung der Störungen des sexuellen Verlangens auf die drei untersuchten Krankheitsgruppen, so ergibt sich, daß die Patienten mit Lebercirrhose besonders häufig von einem Rückgang der sexuellen Appetenz betroffen sind und darüber hinaus auch am häufigsten schwere Beeinträchtigungen aufweisen. Die Patienten mit chronischer Hepatitis und diejenigen mit einer Fettleber zeigten demgegenüber eine deutlich geringere Beeinflussung des sexuellen Verlangens, wobei die Patienten mit chronischer Hepatitis gegenüber den Fettleberkranken wiederum häufiger und stärker betroffen waren.

Gleichartig verteilt waren auch die Störungen der Erektion. Den bisher dargestellten Ergebnissen entsprechend, ließ sich auch ein auffälliger Rückgang der mittleren wöchentlichen Koitusfrequenz um 50% oder mehr bei etwa 55% unserer Patienten in zeitlichem Zusammenhang mit der Leberkrankheit eruieren. Die Beziehung zwischen Koitusaktivität pro Woche und Lebensalter wurde im Vergleich zu den Angaben von Kinsey et al. [10] für die nordamerikanische Allgemeinbevölkerung untersucht, wobei aus unseren chronisch leberkranken Männern je nach ihrer subjektiven Einschätzung des Vorhandenseins oder Fehlens einer Beeinträchtigung der Koitusaktivität zwei Gruppen gebildet wurden. Es zeigte sich dabei, daß die Kurve der sexuell nicht beeinträchtigten Patienten fast deckungsgleich mit der für die Allgemeinbevölkerung verläuft, während die andere Gruppe in jeder Lebensalterstufe eine deutliche Verminderung der Koitusaktivität aufweist. Die Aufschlüsselung der Koitusbeeinträchtigung in bezug auf die drei Krankheitsgruppen zeigte ein ähnliches Verteilungsmuster wie diejenige für die Störungen des sexuellen Verlangens.

Die Hormonuntersuchungen führten zu folgenden Ergebnissen: Bei 15 von 16 Patienten mit Lebercirrhose waren die Östronspiegel erhöht, während die Östradiolkonzentrationen bei 12 von 16 Kranken oberhalb des Normbereiches lagen (Abb. 1). Die Patienten mit chronischer Hepatitis zeigten dagegen wesentlich seltener erhöhte Östrogene. Die Testosteronspiegel lagen bei beiden Patientengruppen überwiegend im Normbereich, allerdings wurden bei 3 Patienten mit Lebercirrhose auch eindeutig erniedrigte Werte nachgewiesen. Ähnlich wie bei den Östrogenen, aber ohne nachweisbare Korrelation,

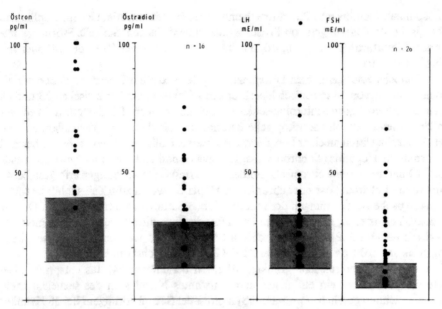

Abb. 1. Morgendliche Blutspiegel von Östron, Östradiol, LH und FSH bei Männern mit Lebercirrhose

zeigte die Mehrzahl der Männer mit Lebercirrhose eine Erhöhung von LH und FSH (Abb. 1). Die LH-Spiegel fanden sich bei 14 von 26 und die FSH-Spiegel bei 16 von 24 Patienten oberhalb des Normbereiches. Demgegenüber wiesen von den Männern mit chronischer Hepatitis nur 3 von 14 eine Erhöhung von LH und 4 von 13 eine Erhöhung von FSH auf. Die Prolaktin-Werte lagen bei beiden Krankheitsgruppen ausnahmslos im Normbereich. Bei den LHRH-Belastungen (Abb. 2) zeigten die Männer mit Lebercirrhose ein unterschiedliches Verhalten. Eine Gruppe mit normalen Basalwerten ließ nach LHRH-Stimulation einen völlig normalen Anstieg von LH und FSH erkennen. Von den Patienten, die erhöhte Basalwerte für beide Gonadotropine aufwiesen, zeigte ein Teil eine sehr starke LH-Antwort entsprechend dem Verhalten von Patienten mit primärem Hypogonadismus, während ein anderer Teil, ausgehend von erhöhten Basalwerten, absolut gesehen nur einen leicht verminderten Anstieg von LH zustande brachte. Die FSH-Ausgangswerte waren bei diesen beiden letztgenannten Gruppen mäßiggradig erhöht. Weder die basalen Konzentrationen noch die stimulierten Werte lagen in dem Bereich, den Patienten mit einem kompletten primären Hypogonadismus aufzuweisen pflegen. Eine Korrelation zwischen den unterschiedlichen Gonadotropin-Antworten auf LHRH ließ sich weder zu den Östrogenkonzentrationen noch zum Sexualverhalten sichern. Die 5 Patienten mit chronischer Hepatitis zeigten im Mittel sowohl für LH als auch für FSH ein normales Verhalten nach LHRH.

Unsere Ergebnisse zeigen, daß sexuelle Störungen bei 60% der chronisch leberkranken Männer mit einem initialen Nachlassen der sexuellen Appetenz auftreten, ohne daß wir eindeutige Korrelationen zu den gemessenen Hormonparametern ermitteln konnten. Bei der Mehrzahl der Patienten mit Lebercirrhose fanden wir, ebenso wie eine Reihe anderer Untersucher [1, 3, 6, 7, 13, 16, 17, 18] erhöhte Spiegel von Östron und Östradiol. In Übereinstimmung mit Befunden von Littmann [8] zeigten unsere Patienten mit Lebercirrhose, bei denen ein Ascites fehlte, aber eine portale Hypertension zumeist nachgewiesen war, nur zu einem sehr geringen Teil erniedrigte Testosteronspiegel, obwohl einige Kranke

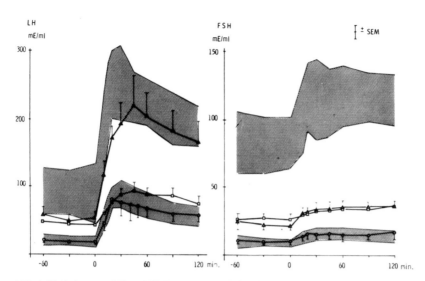

Abb. 2. Verhalten von LH und FSH nach LHRH (100 µg) bei drei Gruppen von Männern mit Lebercirrhose (O——O n = 5, □——□ n = 5, ▲——▲ n = 4). Die schraffierten Felder zeigen den ± S-Bereich für 17 Kontrollpersonen (unten) und 7 Patienten mit komplettem primärem Hypogonadismus (oben)

zugleich ein erhöhtes LH und eine übermäßige LH-Antwort auf LHRH aufwiesen. Diese scheinbare Diskrepanz kann nur dadurch erklärt werden, daß bei den Patienten mit erhöhtem LH wahrscheinlich eine Erniedrigung des freien, nach unseren bisherigen Kenntissen biologisch aktiven Testosterons besteht. Entsprechende Befunde wurden von anderen Untersuchern bereits erhoben [3, 6, 18]. Die Konzentration des Gesamttestosterons, das wir bestimmt haben, braucht dabei wegen der bei Lebercirrhose gesicherten Erhöhung des Sex-Hormon-bindenden Globulins [2, 5, 9, 12, 17] nicht unbedingt erniedrigt zu sein. Unsere Ergebnisse hinsichtlich der Gonatropinspiegel bei Männern mit Lebercirrhose stehen völlig oder teilweise im Einklang mit Befunden anderer Autoren [1, 3, 5, 6]. Die unterschiedlichen Reaktionen der Patienten mit Lebercirrhose auf die Stimulation mit LHRH läßt erkennen, daß bei einigen von ihnen teilweise trotz Erhöhung der Östrogen-Konzentrationen im Serum, eine normale Hypophysen-Gonaden-Funktion besteht. Bei einer anderen Gruppe scheint eine primäre Schädigung der Leydigzellen in den Hoden erfolgt zu sein, so daß die LH-Antwort auf LHRH wie bei Patienten mit primärem Hypogonadismus ausfällt. Bei einer dritten Gruppe liegt offensichtlich sowohl eine Schädigung an den Leydigzellen als auch eine solche auf hypophysärer Ebene vor, da diese zwar regulativ eine Erhöhung der Basalwerte aufbringt, aber auf den LHRH-Reiz nicht mit der zu erwartenden LH-Ausschüttung antwortet. Die mäßige Erhöhung des FSH-Spiegels bei den beiden letztgenannten Gruppen deutet ferner auf das Bestehen einer partiellen primären Schädigung der Hodentubuli hin. Die Klärung der Ursache für das unterschiedliche Verhalten nach LHRH bei Männern mit Lebercirrhose bedarf noch weiterer Untersuchungen.

Literatur

1. Baker, H. W. G., Dulmanis, A., Hudson, B., Paulsen, C., Purcell, N., Woinarski, S.: Exc. Med. Int. Congr. Ser. **256**, 131 (1972). — 2. Breuer, J., Schneider, Th., Breuer, H.: Steroids **4**, 109–115 (1970). — 3. Chopra, J. J., Tulchinsky, D., Greenway, F. L.: Ann. Intern. Med. **79**, 198–203 (1973). — 4. Ermert-

Dunker, M.: Endokrine Störungen bei Männern mit chronischen Lebererkrankungen. Inaug. Dissert., Bonn 1971. — 5. Galvão-Teles, A., Anderson, D. C., Burke, C. W., Marshall, J. C.: Lancet **1973 I**, 173—177. — 6. Kley, H. K., Nieschlag, E., Wiegelmann, W., Solbach, H. G., Krüskemper, H. L.: Acta Endocrinol. **79**, 275 (1975). — 7. Korenmann, St. G., Perrin, L. E., Mc Callum, Th.: J. clin. Invest. **48**, 45 a (1969). — 8. Littmann, K.-P.: Internist **17**, 142—148 (1976). — 9. Littmann, K.-P., Gerdes, H., Martini, G. A.: Dtsch. med. Wschr. **100**, 1881—1887 (1975). — 10. Lloyd, C. W., Williams, R. H.: Amer. J. med. **4**, 315—330 (1948). — 11. Lutterjohann, G.: Endokrine Veränderungen bei Männern mit Lebercirrhose. Inaug. Dissert., Bonn 1970. — 12. Murphy, B. E. P.: Can. J. Biochem. **46**, 299 (1968). — 13. Olivo, J., Gordon, G. G., Rafii, F., Southren, A. L.: Steroids **26**, 47 (1975). — 14. Powell, L. W., Mortimer, R., Harris, O. D.: Med. J. Aust. **1**, 941—950 (1971). — 15. Szarvas, F., Julesz, J., Toth, I., Faredin, I.: Z. inn. Med. **30**, 254 (1975). — 16. Szarvas, F., Schirren, C., Becker, K.: Acta hepato-splen. **13**, 356 (1966). — 17. van Thiel, D. H., Gavaler, J. S., Lester, R., Loriaux, D. L., Braunstein, G. D.: Metabolism **24**, 1015—1019 (1975). — 18. Vermeulen, A., Mussche, M., Verdonck, L.: Exc. Med. Int. Congr. Ser. **256**, 123 (1972).

Pottkämper, G., Gatz, J., Schwinn, G., Hesch, R. D., Köbberling, J. (Med. Klinik d. Univ. Göttingen): **Veränderungen der Thyroxinbindungskapazität bei Lebererkrankungen**

Seit längerer Zeit ist bekannt, daß bestimmte Erkrankungen und verschiedene Medikamente die in der Schilddrüsendiagnostik gemessenen Parameter beeinflussen können [1, 5]. Für Trijodthyronin und Thyroxin spielen die Transportproteine, dabei besonders das Thyroxin-bindende Globulin (TBG) eine wichtige Rolle. Bei der Messung von T_3 und T_4 wird neben dem biologisch wirksamen freien Hormonanteil, der weniger als 0,5% des Gesamtthyroxins ausmacht, jeweils auch der nichtstoffwechselaktive, an die Transportproteine gebundene Anteil bestimmt. Eine hohe TBG-Konzentration führt bei euthyreoter Stoffwechsellage zu T_4-Werten im hyperthyreoten Bereich, umgekehrt ist der Thyroxinbindungsindex von der Konzentration des TBG insofern abhängig, als erhöhte TBG-Werte ein TBI-Testergebnis im zahlenmäßig hohen, also hypothyreoten Bereich vortäuschen können. Veränderungen der TBG-Konzentration werden bei verschiedenen Erkrankungen, bei der Therapie mit Oestrogenen [10, 2], auch unter Gabe von Antikonzeptiva [5, 8], in der Schwangerschaft [3] sowie als genetische Variante [1, 6] beobachtet. Andere Medikamente, z. B. Antiepileptika, beeinflussen die Bindung von T_3 und T_4 an TBG [7].

Die bei Lebererkrankungen auftretenden Veränderungen der Serum-Proteine [9, 11] haben uns veranlaßt, deren mögliche Einflüsse auf die peripheren Schilddrüsenparameter zu untersuchen. Zur Untersuchung gelangten 28 Schilddrüsen-gesunde Patienten mit akuter Hepatitis sowie 10 Patienten mit chronisch-aggressiver Hepatitis, 5 Patienten mit primär-biliärer Cirrhose, 5 Patienten mit extrahepatischer Cholestase und 9 Patienten mit toxischen Leberparenchymschäden. Neben den Leber-spezifischen Enzymen wurde auch T_3 und T_4, der Thyroxinbindungsindex sowie bei der Mehrzahl der Patienten das TBG bestimmt. Die T_3-Bestimmung erfolgte radioimmunologisch mit einem von Hesch erzeugten Antikörper, T_4 und TBI wurden mit Testbestecken der Firma Byck Mallinckrodt, bzw. Abbott bestimmt. Die TBG-Bestimmung wurde unter Verwendung von Substanzen der Firma Behring nach einem von Gatz und Hesch entwickelten Radioimmunoassay durchgeführt [4]. Als Vergleichskollektiv dienten 24 Normalpersonen.

Bei sämtlichen Patienten mit akuter Hepatitis fand sich eine deutliche Erhöhung des TBI über den Normbereich (Abb. 1), wobei das Verhalten des TBI eine gute Korrelation zum Anstieg bzw. Abfall der Transaminasewerte im Verlauf der Erkrankung zeigte. Unter

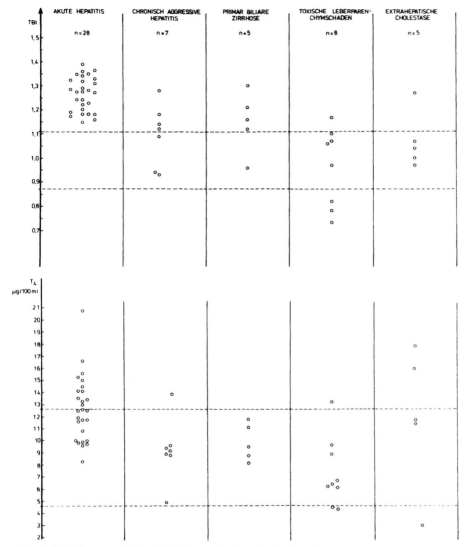

Abb. 1. Verhalten von TBI und T_4 bei verschiedenen Lebererkrankungen

den untersuchten Fällen mit chronisch-aggressiver Hepatitis und primär-biliärer Cirrhose fanden sich zwar einzelne Patienten mit erhöhtem TBI, insgesamt aber war in dieser Gruppe die Streuung der Einzelwerte bedeutend größer.

Die Patienten mit extrahepatischem Ikterus wiesen normale TBI-Werte auf, ebenso wie 6 Patienten mit toxischen Leberparenchymschäden. Von diesen hatten 3 Patienten Werte unterhalb des Normbereichs.

Fast die Hälfte der untersuchten Patienten mit akuter Hepatitis hatten einen erhöhten Thyroxinspiegel, bei den übrigen Patienten lag T_4 im oberen Normbereich. Ein Anstieg bzw. Abfall der gemessenen Werte konnte dabei parallel zum Verhalten der Transaminasen beobachtet werden. Die für T_3 ermittelten Werte lagen nur bei einem Teil der Patienten im oberen Normbereich.

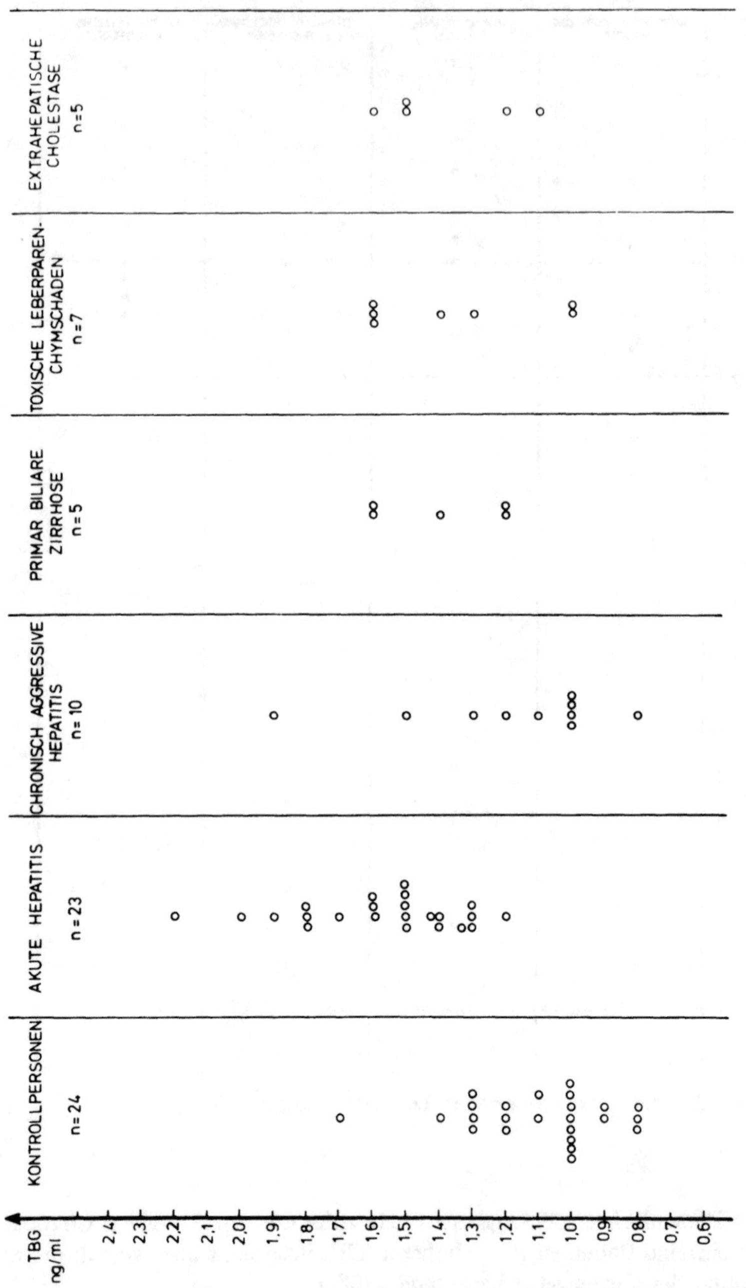

EXTRAHEPATISCHE CHOLESTASE n=5

TOXISCHE LEBERPAREN-CHYMSCHADEN n=7

PRIMAR BILIARE ZIRRHOSE n=5

CHRONISCH AGGRESSIVE HEPATITIS n=10

AKUTE HEPATITIS n=23

KONTROLLPERSONEN n=24

TBG ng/ml

2,4 2,3 2,2 2,1 2,0 1,9 1,8 1,7 1,6 1,5 1,4 1,3 1,2 1,1 1,0 0,9 0,8 0,7 0,6

Abb. 2. Verhalten von TBG bei verschiedenen Lebererkrankungen

In den Gruppen mit chronisch-aggressiver Hepatitis und primär-biliärer Cirrhose sowie bei den toxischen Leberparenchymschäden lagen die Thyroxinspiegel überwiegend im Normbereich, während bei den Patienten mit einem extrahepatischen Ikterus eine starke Streuung der ermittelten Werte auffiel.

Die Frage, ob die vorliegenden Beobachtungen durch eine Veränderung der Bindung des T_3 und T_4 an TBG oder durch eine echte Vermehrung des Transportproteins im Sinne einer TBG-Induktion erklärt werden können, veranlaßte uns, bei den untersuchten Fällen auch die TBG-Konzentration radioimmunologisch zu bestimmen. Dabei stellte sich heraus, daß gegenüber einem Kollektiv von 24 Normalpersonen die Gruppe der Patienten mit akuter Hepatitis im Laufe der Erkrankung durchschnittlich deutlich höhere TBG-Werte aufwies, jedoch mit erheblicher Überlappung zum Normalkollektiv (Abb. 2). Das Verhalten des TBG zeigte nur eine schwache Korrelation zum TBI (r = 0,365, n = 98), wobei die TBG-Vermehrung meist später in Erscheinung trat als die TBI-Erhöhung und nicht so lange bestand wie diese. Gelegentlich fand sich diese stärkste Erhöhung von TBI, TBG und T_4 zu einem Zeitpunkt, als die Leber-spezifischen Enzymwerte ihr Maximum bereits überschritten hatten. Bei dem überwiegenden Teil der Fälle mit primär-biliärer Cirrhose, toxischen Leberparenchymschäden und extrahepatischer Cholestase lag die TBG-Konzentration im oberen Normbereich oder war mäßig erhöht. In der Gruppe der Patienten mit chronisch-aggressiver Hepatitis fand sich keine deutliche Abweichung von den Ergebnissen bei Normalpersonen.

Die vorliegenden Ergebnisse zeigen, daß bei Patienten mit einer der genannten Lebererkrankungen die beobachteten Veränderungen bei der Interpretation der in vitro-Diagnostik von Schilddrüsenstörungen zu berücksichtigen sind. Ob darüber hinaus dem TBI-Test oder der TBG-Bestimmung bei der Differentialdiagnostik der Lebererkrankungen eine Bedeutung zukommt, müssen weitere Untersuchungen zeigen. Bei dem vorliegenden Kollektiv scheint es so zu sein, daß im Falle von Ikterus und Transaminasenerhöhung ein normaler TBI eine akute Hepatitis ausschließt.

Literatur

1. Braverman, L. E., Ruskin, T. A., Cullen, M. J., Vagenakis, A. G., Ingbar, S. H.: J. clin. Invest. 50, 1644 (1971). – 2. Dowling, J. T., Freinkel, N., Ingbar, S. H.: J. clin. Endocr. 16, 1491 (1956 a). – 3. Dowling, J. T., Freinkel, N., Ingbar, S. H.: J. clin. Invest. 35, 1263 (1956 b). – 4. Gatz, J.: Inaug. Diss. Med. Fak. Univ. Göttingen 1975. – 5. Hollander, C. S., Garcia, A. M., Somers, H. S., Selenkow, H. A.: New Engl. J. Med. 269, 501 (1963). – 6. Köbberling, J., Emrich, D.: Humangenetik 14, 85–94 (1972). – 7. Marshall, J. S., Tompkins, L. S.: J. clin. Endocr. 28, 386 (1968). – 8. Medau, H. J., Rauskolb, R.: Klin. Wschr. 53, 727–729 (1975). – 9. Nakaie, K.: Naika Hokau 20, 205 (1973). – 10. Vagenakis, A. G., Hamilton, C., Maloof, F., Braverman, L. E., Ingbar, S. H.: J. clin. Endocr. 34, 327 (1972). – 11. Vannotti, A., Béraud, T.: J. clin. Endocr. 19, 466 (1958).

Matern, S., Liomin, E., Gerok, W. (Med. Univ.-Klinik Freiburg i. Br.): **Gaschromatographie und Gaschromatographie-Massenspektroskopie von Aminosäuren im Serum von Patienten mit alkoholischer Lebercirrhose**

Änderungen des Aminosäurenstoffwechsels bei Lebererkrankungen kommt eine besondere Bedeutung zu [1]. Bei Untersuchungen des Aminosäurenstoffwechsels des Menschen werden mit stabilen Isotopen (z. B. [15]N oder Deuterium) markierte Aminosäuren wegen ihrer Ungefährlichkeit — im Gegensatz zu den radioaktiv strahlenden Verbindungen — eine große Bedeutung erlangen. Voraussetzung für die Durchführung von Stoffwechseluntersuchungen von mit stabilen Isotopen markierten Aminosäuren beim Menschen ist die gaschromatographische Trennung der Aminosäuren aus biologischem Material und deren Identifizierung durch die kombinierte Gaschromatographie-Massenspektroskopie. Aus diesem Grunde wurde die Gaschromatographie und die Gaschromatographie-Massenspektroskopie der Serumaminosäuren des Menschen durchgeführt.

Methodik

Die Separation der Aminosäuren wurde in Anlehnung an die von der Arbeitsgruppe um Gehrke erarbeitete Methode furchgeführt [2].

Nach Deproteinisierung von 1 ml Serum mit Pikrinsäure wurden die Aminosäuren an einen Kationenaustauscher (Amberlite CG-120 H) gebunden, von interferierenden Substanzen abgetrennt, die Aminosäuren mit 7 n Ammoniumhydroxid vom Ionenaustauscher eluiert, schließlich in die N-Trifluoracetyl-n-Butylester überführt und mit diesen Derivaten die temperaturprogrammierte Gaschromatographie von 80–210° C an Säulen mit 0,65% EGA auf Chomosorb W-AW durchgeführt. Die kombinierte Gaschromatographie-Massenspektroskopie der Trifluoracetylbutylester der Aminosäuren wurde an einem Varian MAT 112-Gerät mit der beschriebenen Säule bei genanntem Temperaturprogramm durchgeführt. Die Elektronenenergie betrug 80 eV.

Ergebnisse und Diskussion

Durch die gaschromatographische Methode konnten 17 Standardaminosäuren separiert und 15 Aminosäuren aus menschlichem Serum quantitativ bestimmt werden (Abb. 1). Arginin und Histidin werden mit der beschriebenen Methode nicht separiert, dazu ist ein anderes Säulensystem (z. B. OV-17 + OV-210 an Gaschrom Q) notwendig [3].

Die quantitative Analyse der Serumaminosäuren von gesunden männlichen Personen ($n = 6$) ergab Werte (Tabelle 1), die mit den von Gehrke publizierten gaschromatographischen Daten übereinstimmen [3].

Durch die kombinierte Gaschromatographie-Massenspektroskopie wurden die Massenspektren der N-Trifluoracetyl-n-Butylester der Serumaminosäuren gewonnen. Charakteristische Fragmentionen der Aminosäurenderivate werden nach Verlust der Carbbutoxygruppe ($COOC_4H_9$) erhalten [z. B. für Ala $CH_3CH = \overset{+}{N}HCOCF_3$ (m/e 140), für Val i-$C_3H_7CH = \overset{+}{N}HCOCF_3$ (m/e 168), für Gly $CH_2 = \overset{+}{N}HCOCF_3$ (m/e 126), für Ile $C_2H_5CH(CH_3)CH = \overset{+}{N}HCOCF_3$ (m/e 182)]. Da Peaks hoher relativer Intensität der Messenspektren der N-Trifluoracetyl-n-Butylester-Derivate der Aminosäuren durch Fragmentionen zustande kommen, die den Stickstoff enthalten, scheinen Aminosäuren, die mit dem stabilen Isotop ^{15}N markiert sind, für Aminosäurenstoffwechseluntersuchun-

Tabelle 1. Gaschromatographische Analyse der Serumaminosäuren von gesunden männlichen Personen ($n = 6$)

Aminosäure	μg/ml Serum ± Standardwerte	% ± Standardwerte
Ala	20,69 ± 1,85	11,45 ± 0,72
Val	16,21 ± 1,38	9,01 ± 0,42
Gly	13,10 ± 1,27	7,27 ± 0,40
Ile	4,53 ± 0,51	2,52 ± 0,19
Leu	9,53 ± 0,64	5,30 ± 0,17
Pro	14,69 ± 0,61	8,18 ± 0,24
Thr	11,97 ± 1,39	6,64 ± 0,46
Ser	9,91 ± 1,77	4,56 ± 1,34
Cys	Spur	–
Met	1,93 ± 0,21	1,08 ± 0,12
Hyp	1,14 ± 0,23	0,64 ± 0,10
Phe	4,72 ± 0,34	2,63 ± 0,28
Asp	3,59 ± 0,19	2,00 ± 0,13
Glu	49,05 ± 3,69	27,28 ± 1,32
Tyr	5,04 ± 0,90	2,80 ± 0,46
Lys	13,75 ± 2,10	7,67 ± 1,29
Trp	Spur	–

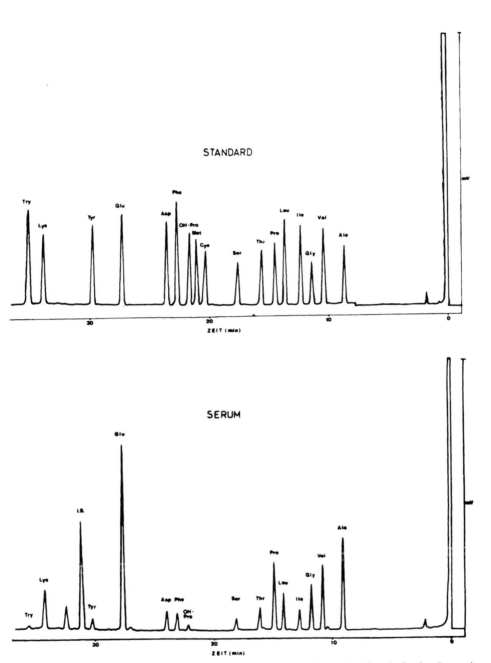

Abb. 1. Gaschromatographische Analyse der N-Trifluoracetyl-n-Butylester einer Standardaminosäurenmischung (oberes Chromatogramm) und der aus menschlichem Serum mittels Amberlite CG-120 H extrahierten Aminosäuren (unteres Chromatogramm). Die stationäre Phase war 0,65% EGA auf Chromosorb W-AW, das Temperaturprogramm ging von 80–210° C mit einer Geschwindigkeit von 4° C/min

gen des Menschen in Kombination mit der Massenspektroskopie besonders geeignet zu sein.

Die quantitative gaschromatographische Bestimmung der Serumaminosäuren bei Patienten mit akuter Alkoholintoxikation (n = 6) ergab als auffallendsten Befund eine starke Erhöhung von Glutaminsäure auf 42,1 ± 9,8% der gemessenen Gesamtaminosäurenkonzentration im Vergleich zu Gesunden mit 27,3 ± 1,3%. Diese Erhöhung der Glutaminsäure kann auf eine durch die Oxidation des Äthanols verursachte Verschiebung des Redoxzustandes der Pyridinnukleotide in Richtung NADH und dadurch mangels NAD auf eine Hemmung der α-Ketoglutarat-Dehydrogenase und auf eine Stimulierung der reduktiven Aminierung von α-Ketoglutarat zu Glutamat zurückgeführt werden [4].

Bei Patienten mit alkoholischer Lebercirrhose (n = 5) wurde eine Erhöhung von Phenylalanin auf durchschnittlich 7,2%, von Tyrosin auf durchschnittlich 6,9% und von Methionin in einem Fall sogar fast bis auf 10% der gemessenen Gesamtserumaminosäuren beobachtet. Ähnliche Befunde wurden von Gerok [5] bereits früher beschrieben.

Bei zwei Patienten, die im hepatischen Koma einer alkoholischen Lebercirrhose starben, waren in Übereinstimmung mit den von Gerok publizierten Daten [1, 5] fast alle Serumaminosäuren exzessiv erhöht.

Zusammenfassung

Zusammenfassend wurde die Gaschromatographie und die Massenspektroskopie der Serumaminosäuren des Menschen beschrieben. Die Gaschromatographie der Aminosäuren ist in der Praktikabilität und Empfindlichkeit mit dem Aminosäurenanalyser vergleichbar. Der Vorteil der Gaschromatographie besteht in der Anwendung von Stoffwechseluntersuchungen von mit stabilen Isotopen markierten Aminosäuren in Kombination mit der Massenspektroskopie, dazu ist der Aminosäureanalyser ungeeignet.

Mit Unterstützung der Deutschen Forschungsgemeinschaft (Ma 567/2)

Literatur

1. Gerok, W.: Verh. dtsch. Ges. inn. Med. **75**, 33 (1969). — 2. Zumwalt, R. W., Roach, D., Gehrke, C. W.: J. Chromatog. **53**, 171 (1970). — 3.Gehrke, C. W., Zumwalt, R. W., Kuo, K. C.: In: Amino Acid Analysis: Hydrolysis, Ion-Exchange, Clean-up, Derivatization by Gas-Liquid Chromatography, Analytical Biochemistry Laboratories, Inc., Columbia, Missouri 65201, 1974. — 4. Ontko, I. A.: In: Alcohol and Aldehyde Metabolizing Systems. p. 299. (eds. R. G. Thurman, T. Yonetani, J. R. Williamson, B. Chance). New York: Academic Press 1974. — 5. Gerok, W.: Dtsch. med. Wschr. **88**, 1188 (1963).

Sonnenberg, A., Lilienfeld-Toal*, H. von, Keck, E., Strohmeyer, G. (2. Med. Klinik der Univ. Düsseldorf und *Med. Klinik der Univ. Bonn): **25-Hydroxyvitamin D₃ bei Patienten nach Hemihepatektomie**

Einleitung

Vitamin D_3 wird nach Synthese in der Haut oder nach enteraler Resorption in der Leber zu 25-(OH)-Vitamin D_3 (25-(OH)-D_3) hydroxyliert, bevor es in der Niere in die eigentliche Wirksubstanz 1,25-$(OH)_2$-Vitamin D_3 (1,25-$(OH)_2$-D_3) umgewandelt wird. Außer durch die Gallesekretion, deren Menge für die Vitamin D-Resorption entscheidend ist, greift die Leber auch durch die Synthese des Transportglobulins für Vitamin D_3 und 25-(OH)-D_3 in deren Stoffwechsel ein [1]. Aus dieser zentralen Rolle der Leber stellt sich unmittelbar die Frage nach den Folgen eines massiven Ausfalles von Lebergewebe für den Vitamin D_3- und den Knochenstoffwechsel dar.

Patientengut und Methode

Zur Beantwortung dieser Frage wurden in der vorliegenden Studie bei fünf Patienten der Chirurgischen Universitätsklinik Bonn nach partieller Hepatektomie die 25-(OH)-D$_3$-Serumspiegel bestimmt. Vier Patienten hatten einen Echinococcus-Befall und ein Patient ein Hämangiom der Leber. Zusätzlich lagen bei drei der Patienten mit Echinococcus-Befall auch präoperative Werte vor. Als Vergleichsgruppe dienten sechs chirurgische Patienten nach Operationen, bei denen Auswirkungen auf den Vitamin D$_3$-Stoffwechsel weitgehend ausgeschlossen werden konnten. Da 25-(OH)-D$_3$-Serumspiegel stark vom zeitlichen Aufenthalt in der Sonne und der Art der Ernährung abhängen können, wurde darauf geachtet, ein Vergleichskollektiv gleichen Alters auszuwählen und die Messungen zur derselben Zeit in beiden Gruppen vorzunehmen [2]. Bei allen Patienten wurde 25-(OH)-D$_3$ am ersten, dritten und sechsten postoperativen Tag bestimmt. Um die Bedeutung des Ausfalles weiterer metabolischer Leistungen der Leber für den Vitamin D-Stoffwechsel abschätzen zu können, wurden die gemessenen 25-(OH)-D$_3$-Serumspiegel zu den Bilirubin-Werten, der alkalischen Phosphatase und den Serum-Eiweißen in Beziehung gesetzt.

25-(OH)-D$_3$ wurde entsprechend der Methode von Haddad mittels eines Radiorezeptorassays nach vorheriger Silica-Gel-Chromatographie aus einem Ätherextrakt gemessen. [3]. Jede Serumprobe wurde dreifach im Assay angesetzt. Die Wiederfindung (recovery) einer zugesetzten, fixen radioaktiven 25-(OH)-D$_3$-Menge schwankte nach Extraktion und Chromatographie zwischen 60 und 90% mit einem Mittelwert von 74%.

Ergebnisse

Bei drei der leberoperierten Patienten mit Echinococcus-Befall konnte präoperativ folgender Wert ermittelt werden: 4,0 ± 1,0 ng/ml (Mittelwert ± Standardabweichung). Die fünf Patienten hatten postoperativ deutlich erniedrigte Serumwerte: 5,0 ± 2,7 ng/ml, ohne daß im weiteren Verlauf eine verstärkte Zu- oder Abnahme beobachtet werden konnte. Im Vergleich hierzu wurde bei der Kontrollgruppe ein Mittelwert von 18,4 ± 8,6 ng/ml gemessen. Auch hier konnte keine postoperative Änderung festgestellt werden (Abb.). Die übrigen Labordaten sind in der Tabelle festgehalten. Die Calcium-Werte lagen bei allen Patienten prä- und postoperativ im Normbereich. Bei keinem der Patienten sind röntgenologisch Zeichen der Osteodystrophie beschrieben worden.

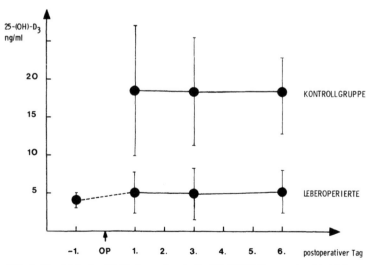

Abb. 1. Vergleich der 25-Hydroxyvitamin-D$_3$-(25 HCC)-Serumspiegel bei leberoperierten Patienten und Kontrollgruppe

329

Tabelle 1. Labordaten der fünf leberoperierten Patienten. Die erste Spalte enthält prä- und die zweite postoperative Werte

Name Diagnose	Gesamt-Eiweiß (g-%) prä	post	Albumin (Rel.-%) prä	post	a₂ (Rel-%) prä	post	Bilirubin (mg-%) prä	post	alkal. Phosph. (µl/l) prä	post	ChE (µl/l) prä	post	25-(OH)-D (ng/ml) prä	post
LB	7,6						0,5		42		2734		5,4	
Echinococcus		6,1		52,1		12,0		1,54		342		1306		5,6
CK	7,8		55,3		10,1		1,5		66		375		3,7	
Echinococcus		6,1		57,7		8,6		1,5						4,8
KT	7,5		64,6		7,7		0,5		120		2130		3.1	
Echinococcus		6,5		60,0		8,5								2,8
AC	7,6		39,0		15,4		6,0		632		286			
Echinococcus		5,5		51		7,2		5,0		402		360		2,8
W	7,7		63		10,5		1,7		125					
Hämangiom		7,0		63		9,2		1,7						10,0

Diskussion

In einer Reihe von Tierexperimenten war bereits 1969 [4] nachgewiesen worden, daß es nach totaler Hepatektomie bei Tieren zu einem Sistieren der 25-(OH)-D_3-Synthese kommt und daß nachfolgend auch die Synthese von 1,25-$(OH)_2$-D_3 unterbleibt. Deluca u. Mitarb. konnten diese Ergebnisse weitgehendst bestätigen [5]: 12 Std nach Hepatektomie waren im Tierversuch bei Ratten außer einer stark verlängerten Halbwertszeit für Vitamin D_3 zwar eine extrahepatische 25-Hydroxylierung nachweisbar, aber die gemessenen Werte lagen so extrem niedrig, daß diesem Vorgang keine physiologische Bedeutung zukommt.

In der vorliegenden Studie wurde untersucht, inwieweit diese tierexperimentellen Ergebnisse auch für den Menschen gültig sind. Es konnten signifikant (p < 0.01) erniedrigte 25-(OH)-D_3-Serumspiegel bei leberoperierten Patienten im Vergleich zur Kontrollgruppe gemessen werden (Abb. 1). Für diese Differenz müssen verschiedene Gründe diskutiert werden. Es ist bekannt, daß 85% des 25-(OH)-D_3 einem enterohepatischen Kreislauf unterliegen [6]. Es kann vermutet werden, daß, wenn ein Großteil der Leber plötzlich ausgeschaltet wird, eine verminderte Ausscheidung mit der Galle resultiert. Diese verminderte Ausscheidung ihrerseits wäre mit einem Überlaufen des 25-(OH)-D_3 ins Blut verbunden. Andererseits wird aber gleichzeitig mit intaktem Lebergewebe auch ein Vitamin D_3- bzw. 25-(OH)-D_3-Depot aus dem Körper entfernt, dessen Ausfluß bei der Aufrechterhaltung der 25-(OH)-D_3-Spiegel fehlt [7]. Dies hätte eine deutliche Erniedrigung der Halbwertszeit von 25-(OH)-D_3 zur Folge. Um die Bedeutung dieser beiden gegensinnigen Effekte abschätzen zu können, wurden Serumproben am ersten, dritten und sechsten postoperativen Tag entnommen. Innerhalb unserer Beobachtungszeit konnte weder ein Ansteigen noch ein Abfall der Serumspiegel beobachtet werden.

Neben einer bereits vorbestehenden Resorptionsstörung, wie sie durch die teilweise erhöhten Bilirubinwerte angedeutet wird [8], dürfte auch dem akuten Mangel an Transportprotein eine gewisse Rolle zukommen. Die verminderte Synthese wird deutlich durch die präoperativen Werte dokumentiert. Sie kann offensichtlich vom intakten Gewebe nicht kompensiert werden. Dieses Ergebnis bestätigt die in vitro gefundene Produkt-Hemmung der 25-Hydroxylase durch intrahepatische 25-(OH)-D_3-Spiegel [9]. Der Echinococcus-Befall bzw. die partielle Hepatektomie sind hier als Studienobjekte besonders geeignet, weil entweder scharf begrenzt nebeneinander insuffizientes und intaktes Parenchym vorliegen oder ausschließlich Lebervolumen reduziert wird.

Literatur

1. Avioli, V., Haddad, J. G.: Metabolism **22**, 507–531 (1973). – 2. McLaughlin, M., Fairney, A., Lester, E., Ragatt, P. R., Brown, D. J., Wills, M. R.: Lancet March **30**, 536–538 (1974). – 3. Haddad, J. G., Chyu, K.: J. Clin. Endocr. **33**, 992–995 (1971). – 4. Ponchon, G., Kennan, A. L., DeLuca, H. F.: J. Clin. Invest. **48**, 2032–2037 (1969). – 5. DeLuca, H. F.: J. Lab. Clin. Med. **87**, 7–26 (1976). – 6. Arnaud, S. B., Goldsmith, R. S., Lambert, P. Go, V. L. W.: Proc. Soc. Exp. Biol. Med. **149**, 570–572 (1975). – 7. Rojanasathit, S., Haddad, J. G.: Biochem. Biophys. Acta **421**, 12–21 (1976). – 8. Atkinson, M., Nordin, B. E. C., Sherlock, S.: Quart. J. Med. **25**, 299 (1956). – 8. Bhattacharyya, M. H., DeLuca, H. F.: J. biol. Chem. **248**, 2969–2973 (1973).

Grunst, J., Fateh, A., Lamerz, R., Grundmann, R., Pichlmaier, H., Schildberg, F. (I. Med. Klinik d. Univ. München, Chir. Klinik d. Univ. Köln u. München): **Stoffwechselveränderungen nach partieller Hepatektomie beim Menschen**

Eine partielle Leberresektion löst im Tierexperiment schon Stunden nach dem Eingriff eine gesteigerte Hyperplasie der Leberzellen aus [1], die um so ausgeprägter ist, je mehr Lebergewebe entfernt wurde [2]. Obwohl bis heute der auslösende Mechanismus noch weitgehend unbekannt ist, so weisen tierexperimentelle Untersuchungen darauf hin, daß der Prozeß der „Leberregeneration" u. a. durch humorale Faktoren beeinflußt wird [3, 4].

Wir haben bei acht Patienten mit einem Leberechinococcus, bei denen eine partielle Leberresektion aus therapeutischer Indikation durchgeführt wurde, anhand verschiedener Blutparameter versucht, die „biochemische Strategie" der regenerierenden Leber zu erfassen.

Ergebnisse und Diskussion

In Abb. 1 sind die Alpha-Fetoprotein-Konzentrationen im Serum vor und nach partieller Hepatektomie im logarithmischen Maßstab aufgetragen. Die Bestimmung erfolgte mit einem Radioimmunassay [5], dessen Empfindlichkeit es ermöglichte, Konzentrationen noch bis zu 5 ng/ml zu erfassen. Bei unseren 8 Patienten liegen die präoperativen AFP-Konzentrationen alle im Normbereich, der bis 20 ng/ml reicht. Unmittelbar nach der partiellen Leberresektion kommt es zu einem sofortigen Anstieg von Alpha-Fetoprotein im Blut, wobei übereinstimmend Gipfelwerte schon in der ersten 24–48 Std erreicht werden. In 5 Fällen, sie sind auf der Abbildung mit ausgefüllten Symbolen wiedergegeben, gehen die Gipfelwerte über 2000 ng/ml hinaus, in einem Fall liegt der Maximalwert bei 5600 ng/ml. Das gemeinsame bei diesen 5 Verläufen ist, daß die Operation jeweils in Blutverdünnung (Hämodilution) ausgeführt wurde. Diese Blutverdünnung wurde vor Operationsbeginn hergestellt, um einen etwaigen intraoperativen Blutverlust durch eine Autotransfusion ausgleichen zu können [6]. Bei den übrigen 3 Fällen – ihre Verläufe sind auf der Abbildung mit offenen Symbolen dargestellt – wurde die Hepatektomie ohne diese Hämodilution vorgenommen und man sieht, daß der maximale AFP-Anstieg deutlich geringer ausfällt. Es stellt sich die Frage, ob dieser Unterschied in bezug auf die Höhe des AFP-Anstieges durch einen humoralen Faktor mitbedingt ist, der erst durch die Blutverdünnung wirksam werden konnte, oder ob er mehr von der Größe des resezierten

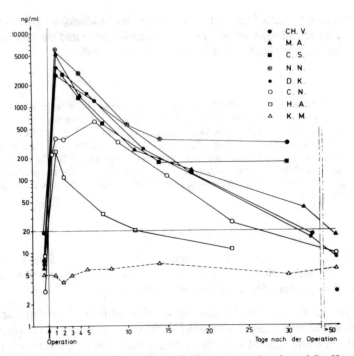

Abb. 1. Alpha-Fetoprotein-Konzentrationen im Serum vor und nach partieller Hepatektomie beim Menschen. Bei der Patientin K. M. (Symbol: offenes Dreieck) wurde der Eingriff als reine Probelaparotomie beendet. Bei den mit ausgefüllten Symbolen aufgetragenen Verläufen wurde die Operation in Blutverdünnung (Hämodilution) durchgeführt

Lebergewebes abhängig ist. Daß tatsächlich die Blutverdünnung einen zusätzlichen Einfluß hat, deutet der Verlauf der Patientin D. K. (Symbol: ausgefüllter Stern) an: Obwohl in diesem Fall lediglich zwei Gewebsproben aus der Leber entnommen wurden, reicht der maximale AFP-Anstieg bis an 3000 ng/ml heran. Allerdings wurde hier eine umfangreiche Freilegung des Gefäßbaumes von der Leberpforte her vorgenommen, bevor die Inoperabilität des Tumors festgestellt wurde. Der Eingriff wurde — wie das Symbol es schon besagt — in Hämodilution ausgeführt. In den Fällen, in denen die Blutverdünnung nicht angewendet wurde, ist eine gewisse Abhängigkeit des AFP-Anstieges von der Größe des entnommenen Gewebsstückes zu erkennen. Während im Falle einer linksseitigen Lobektomie (Pat. C. N.) der maximale Anstieg bis über 600 ng/ml reicht, kommt es bei der Patientin H. A., bei der lediglich zwei mandarinengroße Proben aus dem tumorverdächtigen Bezirk entnommen wurden, nur zu einem flüchtigen, bis an 200 ng/ml heranreichenden Anstieg. In dem Fall, in dem die Operation als reine Probelaparotomie beendet wurde, bleiben die AFP-Konzentrationen über den ganzen Beobachtungszeitraum im Normbereich. Der Abfall der AFP-Konzentrationen erfolgt in den ersten 10 Tagen rascher, danach ist im Mittel ein langsameres Absinken festzustellen. Bei 5 Patienten sind um den 30. postoperativen Tag schon wieder Ausgangswerte erreicht. Auch wenn in unserem Fall der Beweis noch aussteht, so kann angenommen werden, daß gleichzeitig mit dem steilen AFP-Anstieg im Blut auch die gesteigerte Proliferation der Leberzellen einsetzt, daß darüberhinaus diese gesteigerte Regeneration solange anhält, solange die AFP-Konzentrationen überhöht sind. Andere Untersucher konnten nach partieller Leberresektion, die nach traumatischer Ruptur der Leber bei gesunden Menschen durchgeführt wurde, ebenfalls einen flüchtigen AFP-Anstieg im Blut messen [7], jedoch fiel dieser Anstieg im

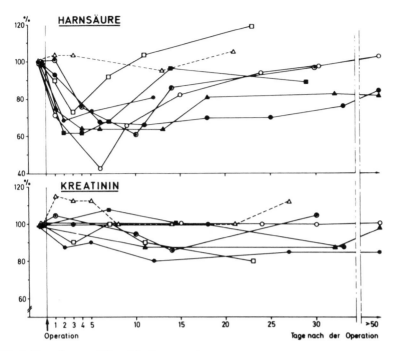

Abb. 2. Harnsäure- und Kreatinin-Konzentrationen im Serum vor und nach partieller Hepatektomie beim Menschen. Die Konzentrationen sind in Prozent der Ausgangswerte aufgetragen, die präoperativen Werte wurden gleich 100% gesetzt. Patienten und Symbole wie in Abb. 1

Vergleich zu unseren Daten geringer aus. Es ist zu diskutieren, ob nicht Lebern mit Echinococcusbefall ohnehin mit einer stärkeren Zellproliferation auf eine Resektion reagieren wie vergleichsweise gesunde Lebern.

In Abb. 2 sind oben die Harnsäurekonzentrationen, darunter die Kreatininkonzentrationen im Serum vor und nach der Leberresektion in Prozent der präoperativen Werte aufgetragen. Während die Kreatininkonzentrationen, die ja annähernd das Glomerulumfiltrat wiedergeben, keine verwertbaren Änderungen nach der Resektion erkennen lassen, kommt es bei der Harnsäure in den ersten Tagen nach der Hepatektomie zu einem deutlichen Abfall im Blut, der im Mittel ca. 60% der Ausgangswerte beträgt. Ab dem 10. postoperativen Tag zeigen die Harnsäurekonzentrationen übereinstimmend eine ansteigende Tendenz. Wenn man so will, spiegelt dieser Verlauf einigermaßen den zeitlichen Ablauf des AFP-Anstieges im Blute wider. Im Falle der reinen Probelaparotomie bleibt der Abfall der Serumharnsäure aus. Bestimmungen der 24-Std-Ausscheidung der Harnsäure lassen erkennen, daß der ausgeprägte Harnsäureabfall im Blut nach Hepatektomie nicht durch eine gesteigerte renale Ausscheidung zu erklären ist. Da außerdem bei allen Patienten eine vergleichbare und überschaubare Infusionstherapie während und nach dem Eingriff angewendet wurde, kann angenommen werden, daß der Harnsäureabfall nach der Leberresektion durch eine verminderte Ausschüttung aus der Leber bedingt ist. Da nun die Harnsäure beim Menschen die letzte Stufe im Purinkörperabbau darstellt und da sie fast ausschließlich in der Leber produziert wird, weist ihr Absinken im Blut nach Hepatektomie darauf hin, daß die Leber im Zustand der gesteigerten Regeneration einen Abbau und damit auch einen irreversiblen Verlust an Purinnukleotiden vermeidet. Für diese Hypothese sprechen auch tierexperimentelle Untersuchungen, bei denen unter gleichen Bedingungen neben einem verstärkten Thymidineinbau in die Desoxyribonukleinsäure auch eine verminderte Abgabe der Vorstufen für die Pyrimdinnukleotidsynthese an das Blut beobachtet wurde [8].

Wir haben außerdem die Konzentrationsveränderungen von Transferrin und Cholinesterase, die beide in der Leber synthetisiert werden, im Blut bestimmt. Nach der Operation fallen beide Proteine im Blut deutlich ab, wobei Tiefstwerte um den 3. postoperativen Tag erreicht werden. Nach dem 10. Tag ist sowohl beim Transferrin als auch bei der Cholinesterase wieder ein Anstieg zu erkennen, der z. T. nach 20 Tagen weit über die Ausgangswerte geht. Da auch im Falle der reinen Probelaparotomie eine abfallende Tendenz bei beiden Proteinen zu erkennen ist, kann angenommen werden, daß neben einer herabgesetzten Synthesekapazität der Leber und unterschiedlichem Grad der Blutverdünnung noch andere Faktoren für den Abfall im Blut verantwortlich zu machen sind: In Frage kommen einmal die durch die Operation erzeugte Streßsituation und zum anderen ein durch den Eingriff veränderte Ernährungssituation. Für diese Vorstellung spricht auch, daß im länger dauernden Hungerzustand beim Menschen ein Absinken der in der Leber gebildeten Proteine gemessen werden konnte [9].

Literatur

1. Rabes, H. M., Tuczek, R.: In: Liver Regeneration after Experimental Injury. (Ed. Les, R., Ritter, W.). New York: Stratton Intercont. Med. Book. Corpor. 1974. — 2. Bucher, N. L. R., Swaffiled, M. N.: Cancer Res. **24**, 1611 (1974). — 3. Bucher, N. L. R., Malt, R. A.: In: Regeneration of Liver and Kidney. p. 17. Boston: Little Brown and Comp. 1971. — 4. Weiss, P.: Yale J. Biol. Med. **19**, 235 (1974). — 5. Lamerz, R., Grunst, J., Fateh, A., Schmalhorst, U., Pichlmaier, H., Eisenburg, J.: Klin. Wschr. **53**, 129 (1975). — 6. Pichlmaier, H., Grundmann, R., Grunst, J.: Langenbecks Arch. klin. Chir. **340**, 35 (1975). — 7. Sell, S., Nichols, M., Becker, F. F., Leffert, H.: Cancer Res. **34**, 865 (1974). — 8. Bucher, N. L. R., Swaffield, M. N.: Biochim. Biophys. Acta **147**, 491 (1969). — 9. Fateh-Moghadam, A., Schwandt, P., Kling, P., Vogt, W.: 82. Tagung d. Dtsch. Ges. f. Inn. Med. Wiesbaden 1976.

Winckler, K. (Göttingen): **Lebernekrosen nach Infusionscholangiographie mit Biligram®**

Manuskript nicht eingegangen.

Eickenbusch, W., Chen-Stute, A., Chen, T. (Nukl.-Med. Abt. d. Hospitals Oberhausen): **Hepatobiliäre Funktionsprüfung mit ^{131}J-Radio-Toluidinblau**

Radioindikatoren zur Leber- und Gallediagnostik haben in der Nuklearmedizin bereits Tradition. Im Hinblick auf die Funktionsprüfung des hepatobiliären Systems ist vor allem das Bromsulphan bzw. Bromthalein, Bengalrosa und Indocyaningrün zu nennen, die auch mit ^{131}Jod radioaktiv markiert wurden. Diese radioaktiven Substanzen werden nach der Passage durch die polygonalen Leberzellen in die Galleflüssigkeit ausgeschieden. Aus der verzögerten Erscheinungszeit von ^{131}J-Bengalrosa oder ^{131}J-Bromsulphan im Darm wurde auf Störungen des Galleflusses geschlossen. Die ^{131}J-BR-Teste und ^{131}J-BSP-Teste erlaubten eine grobe Differenzierung von normaler zu leichter, mittelgradiger und schwer gestörter exkretorischer Leistung der Leber.

Um die Funktion des intrahepatischen und posthepatischen Galle-Systems besser zu erfassen, war es notwendig, eine gallespezifischere Substanz radioaktiv zu markieren. Für eine Isotopenmarkierung und entsprechende Untersuchungen eignet sich besonders das Toluidinblau. Es ist aus der Histochemie bekannt und therapeutisch zur Behandlung der Methämoglobinbildung bei entsprechenden Intoxikationen auf Grund seines Redoxpotentials empfohlen. In der Chirurgie ist seine Anwendung als Anfärbmittel der Nebenschilddrüse und des Pankreas beschrieben.

In Israel unter Czerniak fiel uns in entsprechenden Tierversuchen auf, daß das radioaktiv markierte [131]J-Radio-Toluidinblau die Leber viel rascher als die anderen Radioindikatoren passierte und sich anschließend regelmäßig mit hohem Aktivitätsgradienten in der Gallenblase anreicherte.

Nach Einführung der Methode in die Klinik können wir heute über Untersuchungsergebnisse berichten, die sich auf über 200 Fälle stützen.

Für die klinische Praxis ist ein Parameter, den wir aus den Aktivitätskonzentrationen im Serum erhalten, als wichtig hervorzuheben. Der Kurvenverlauf der Plasmaaktivität zwischen den empirisch als günstig ermittelten Zeitpunkten bei 30 min und 60 min p.i. liegt der Berechnung des Serum-Eliminationskoeffizienten „K" zugrunde.

Gesunde	>60	
Cholelithiasis		
a) blande	>60	
b) komplizierte	49–35	$p = <0,01$
Cholangitis	32–22	$p = <0,01$
Verschlußikterus	<20	$p = <0,01$

Geprüft an den vier klinischen Fallgruppen ergab sich eine statistisch hochsignifikante Trennung der „K"-Werte bei einem Normalkollektiv mit Werten über 60, wie auch bei der blanden Cholelithiasis; die komplizierte Cholelithiasis liegt bei K-Werten von 49–35, die Cholangiocystitis mit K-Werten von 32–22 zeigt schon eine eindeutige Funktionsstörung und bei Verschlußikterus ist der K-Wert auf unter 20 abgesunken.

Die Prüfung der hepatobiliären Funktion wird durch die Anwendung der Gammakamera mittels Sequenzszintigraphie wesentlich verbessert. Die Sequenzszintigraphie zeigt die successive Aktivitätsakkumulation zunächst in der Leber, dann, während sich das [131]J-RTB in der Gallenblase anreichert, den Aktivitätsabfall in der Leber und schließlich den Kontraktionsreflex.

Simultan zur Sequenzszintigraphie liefert der Computer Zeitaktivitätskurven, sog. Histogramme, von 0–30 min p.i. über der Leber, aus denen sich die Funktionswerte bezüglich der Akkumulations- und Eliminationsphase errechnen lassen.

Jetzt stehen dem K-Wert der Akkumulations- und Eliminationswert, sowie der aus beiden gebildete Quotient gegenüber.

Klinisch ergeben sich folgende Differenzierungsmöglichkeiten: Hochpathologische Werte des LQ bei z. B. Leberzirrhose oder Metastasenleber werden häufig gleichzeitig mit erniedrigtem K-Wert beobachtet, wenn als Folge der massiven Lebererkrankung auch eine Beeinträchtigung des posthepatischen Systems zu sehen ist.

Bei leichten Parenchymschäden dagegen, z. B. einer Gruppe von Fettlebern und abklingender Hepatitis ist zwar der LQ pathologisch, der K-Wert jedoch unauffällig.

Bei erniedrigtem K-Wert in den klinischen Fallgruppen des Gallengangsystems kommen umgekehrt häufiger erniedrigte LQ-Werte als Ausdruck der aszendierenden Leberschädigung schon dann zur Beobachtung, wenn andere Laborbefunde (Aminotransferasen) noch keine Abweichungen von der Norm aufweisen.

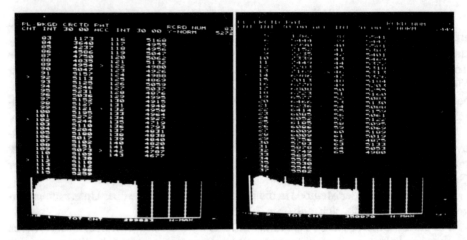

Abb. 1. Normales und pathologisches Histogramm

Bei intrazellulären, ikterischen Leberschädigungen ergibt sich eine Divergenz zwischen dem pathologischen LQ und in der Regel normalen K-Wert. Der chronische Verschluß-ikterus ist durch zwei drastisch gesenkte LQ- und K-Werte gekennzeichnet.

Ein pathologisch erniedrigtes K bei normalem LQ findet sich bei der akuten Erkrankung des Gallesystems mit und ohne Ikterus, wenn es noch nicht zur aszendierenden Leberbeteiligung gekommen ist.

Es ist verständlich, daß, wie es zwischen den klinischen Begriffen Kombinations- und Übergangsformen gibt, Grenzwerte und weniger eindeutige Befundkonstellationen auftreten. Einbezogen in die Synopsis der klinischen, Röntgen- und Laborbefunde werden nicht nur die Szintigraphie, sondern eben auch die neuen Funktionsparameter zu einer weiteren diagnostischen Hilfe.

Inkikationen zu dieser Leber-Galle-Untersuchung sind unklare Oberbauchbeschwerden, die Erkrankungen im Bereich der Leber- und Gallenwege vermuten lassen. Man erfaßt auf diese Weise Abstufungen der biliären Funktionseinschränkungen und das Ausmaß der Leberschädigung bei bereits bestehenden Lebererkrankungen und deren Verlaufskontrolle. Die differentialdiagnostische Abgrenzungsmöglichkeit ist bei den verschiedenen Formen des intra- und posthepatischen Ikterus gegeben und die Diagnostik von Gallengangsatresien bei Kindern ist wegen der geringen Strahlenbelastung ohne weiteres möglich.

Schneider, J., Goebel, K. M., Kaffarnik, H. (Med. Poliklinik der Univ. Marburg/Lahn):
Stoffwechsel und Membranlipide roter Blutzellen bei alkoholtoxischer Fettleber und Hyperlipoproteinämie

Mit der Zunahme des Alkoholkonsums in Deutschland gelangen die verschiedensten alkoholbedingten Stoffwechselveränderungen immer häufiger zur Beobachtung, darunter auch solche, die noch vor 10 Jahren als selten bezeichnet wurden, wie beispielsweise das Zieve-Syndrom. Das gleichzeitige Auftreten einer alkoholinduzierten Hyperlipoprotein-ämie und einer Hämolyse bei Alkoholikern mit bereits deutlich vorgeschädigter Leber hatte das Interesse vieler Untersucher seit seiner Erstbeschreibung im Jahre 1958 [5] erregt,

Tabelle 1. Erythrozytenmembranlipide, alpha-Tokopherolwerte im Plasma und Hämoglobinwerte bei Zieve-Syndrom im akuten Hämolyseschub und der Remission, verglichen mit Stoffwechselgesunden und alkoholinduzierten Hyperlipoproteinämien ohne Hämolyse

Membranlipidkonzentration mg/10^{11} RBK	normal (n = 6)	äthanolinduzierte Hyperlipoproteinämie (V) (n = 6)	Zieve-Syndrom akut (n = 8)	Remission (n = 8)
Cholesterin	59,2 ± 6,3	—	156,8 ± 22,8	126,8 ± 18,4
			$p < 0,001$ (akut → Remission)	
Gesamtphosphatide	31,8 ± 4,2	—	41,0 ± 8,4	42,0 ± 8,9
			$p < 0,05$ (akut → Remission)	
Triglyceride	15,08 ± 3,08	$p < 0,05$ (normal → V)	18,76 ± 3,74	16,35 ± 2,75
			n. s. (akut → Remission)	
Blut/Plasmagehalt				
α-Tocopherol (mg/100 ml)	2,1 ± 0,4 ↔ 1,2 ± 0,3 ($p < 0,01$)		0,6 ± 0,03 ↔ 1,8 ± 0,3 ($p < 0,001$)	
Hb (g/100 ml)	15,4 ± 0,8 ↔ 15,2 ± 0,4 (n. s.)		10,2 ± 0,6 ↔ 16,4 ± 1,8 ($p < 0,001$)	

allerdings lagen Untersuchungen zur Aufklärung des Hämolysemechanismus häufig nur wenige Fälle zugrunde.

Die Hämolyse tritt krisenhaft und unabhängig von anderen und häufig zu beobachtenden alkoholtoxischen Schädigungen der Erythropoese auf und ist weiterhin bei der überwiegenden Zahl der alkoholinduzierten Hyperlipoproteinämien nicht nachzuweisen. Unsere Untersuchungen hatten das Ziel, nach einem intra- bzw. extrazellulären kausalen Hämolysefaktor zu suchen.

An unserer Klinik wurden seit 1968 20 Fälle von vollständigem Zieve-Syndrom beobachtet, nachdem 1967 die Arbeitsgruppe von Löhr bei 5 Fällen eine Verminderung von reduziertem Glutathion und energiereichen Phosphaten in den Erythrozyten beschrieben hatte. Diese Befunde wurden an dem größeren Kollektiv bestätigt, gleichzeitig waren die 2,3 DPG-Werte erhöht (in Prozent des Normalmittelwertes: ATP 80%, ADP 75%, 2,3 DPG 150%, GSH/GSSG 70%, Lactat/Pyruvat 160%).

Die quantitative Bestimmung der Erythrozytenenzyme ließ keinen Mangel erkennen, allerdings konnte eine Pyruvatkinase-Instabilität bei Untersuchung der Thermostabilität als qualitativer Enzymdefekt nachgewiesen werden. Stark auffällige Veränderungen gegenüber Stoffwechselnormalen waren dabei nur im akuten Hämolyseschub nachzuweisen und hier besonders bei den älteren Erythrozyten, wenn sie nach Dichtezentrifugation von der jungen retikulozytenreichen Fraktion getrennt waren [2].

Unabhängig von den bisher angeführten Daten, über deren kausalen Zusammenhang noch nichts ausgesagt ist, ließ das gleichzeititge akute Auftreten einer Hyperlipoproteinämie und einer Hämolyse an eine Veränderung der Erythrozytenmembranlipide denken, zumal wir Target-Zellformen nur im akuten Hämolyseschub beobachteten [3]. Wir haben deshalb die Phosphatidfraktionen und den Cholesterin- und Triglyceridgehalt der Erythrozytenmembran bei Zieve-Syndrom bestimmt. Diese Untersuchungen konnten bei 8 Zieve-Syndrom-Patienten im Hämolyseschub und in der Remission durchgeführt werden, als Kontrolle dienten 6 Stoffwechselgesunde (Tabelle). Die signifikanten Unterschiede zwischen dem Phosphatid- und Triglyceridgehalt der Erythrozyten von Stoffwechselgesunden und Zieve-Patienten sind nicht mit der Hämolyse direkt zu korrelieren: zwischen Erythrozytenmembran im Schub und in der Remission besteht keine Signifikanz, insbesondere nicht beim Lysolecithin, im Gegensatz zu anderen Autoren [4]. Der Cholesteringehalt war bei Zieve-Patienten signifikant erhöht im Hämolyseschub, verglichen mit der Remissionsphase und mit Stoffwechselgesunden, ein Befund, den wir vorläufig nicht werten können.

Im Zusammenhang Hyperlipoproteinämie und Hämolyse ist auch auf die Qualität der Fettsäuren und oxydative Veränderungen das Augenmerk zu richten [1]. Dies insbesondere als wir eine gesteigerte Hämolyseneigung unter H_2O_2 bei Erythrozyten im akuten Hämolysestadium nachweisen konnten. Aufgrund dieser Beobachtungen wurden auch die alpha-Tokopherolwerte im Plasma bei Zieve-Syndrom im Schub und in der Remission und bei alkoholinduzierten Hyperlipoproteinämikern ohne Zieve-Syndrom bestimmt. Wir beobachteten bei 10 Fällen erniedrigte alpha-Tokopherolwerte nur im akuten Hämolysestadium, verglichen mit dem Stadium der Remission und mit alkoholinduzierten Hyperlipoproteinämien ohne Hämolyse. Es ist daher denkbar, daß ein mangelhafter Oxydationsschutz in den Lipiden der Erythrozytenmembran einen wichtigen Faktor in der pathogenetischen Kette des Hämolysemechanismus beim Zieve-Syndrom darstellt und die Veränderungen der Erythrozytenenzyme und Substrate lediglich sekundär die vorzeitige Erythrozytenzerstörung beeinflussen.

Literatur

1. Cohen, G.: Unusual defense mechanism against H_2O_2-cytotoxicity in erythrocytes deficient in glucose-6-phosphatedehydrogenase or tocopherol. In: Erythrocyte structure and function. pp. 685–711 (G. Brewer, ed.). New York: Alan R. Liss. Inc. (1975). – 2. Goebel, K. M., Goebel, F. D., Mühlfellner, G., Kaffarnik, H.: Europ. J. clin. Invest. 5, 83–91 (1975). – 3. Jaffé, E. R., Gottfried, E. L.: J. Clin. Invest. 47, 1375–1388 (1968). – 4. Westerman, M. P., Balcerzak, S. P., Heinle, E. W.: J. Lab. Clin. Med. 72, 663–669 (1968). – 5. Zieve, L.: Ann. int. Med. 48, 471–496 (1958).

Matern, S., Krieger, R., Gerok, W. (Med. Univ.-Klinik Freiburg i. Br.): **Radioimmuno-assay von Serumgallensäuren**

Simmonds et al. [1] und Murphy et al. [2] haben kürzlich einen empfindlichen Radioimmunoassay zur Bestimmung der Serumgallensäuren mit einem Antiserum entwickelt, das nach Immunisierung mit Glykocholsäure-Albumin-Konjugat erhalten wurde. Da das Antiserum nur für die Steroidringstruktur spezifisch sein soll, scheint eine Immunisierung mit Glycin-konjugierter Cholsäure nicht notwendig. Die vorgelegte Arbeit beschreibt einen Radioimmunoassay zur Bestimmung von konjugierter und freier Cholsäure im Serum mit einem Antiserum, das nach Immunisierung von Kaninchen mit Cholsäure-Rinderserumalbumin-Konjugat erhalten wurde.

Methodik

Cholsäure wurde mittels einer gemischten Anhydridreaktion — wie von Erlanger et al. für Steroide beschrieben [3] — an Rinderserumalbumin gekoppelt, wobei etwa 12 Moleküle Cholsäure pro Molekül Rinderserumalbumin konvalent gebunden wurden. Zur Immunisierung wurde 1 mg Cholsäure-Rinderserumalbumin-Konjugat (emulgiert in Freunds Adjuvant) Kaninchen intracutan in die Rückenhaut injiziert [4, 5]. Fünf Wochen nach Immunisierungsbeginn wurden spezifische Antisera gegen Cholsäure erhalten [6], wobei der Antikörper gegen Cholsäure mittels der Ouchterlony-Doppeldiffusionstechnik nachgewiesen wurde. Die Titer der Antisera gegen Cholsäure lagen zwischen 1 : 200 bis 1 : 600. Die Spezifität des Antiserums wurde aus der Verdrängung der vom Antikörper gebundenen ^{3}H-Cholsäure durch steigende Mengen verschiedener Gallensäuren kalkuliert.

Ergebnisse und Diskussion

Die Kreuzreaktion des Antiserums, kalkuliert bei 50% Verdrängung der vom Antikörper gebundenen ^{3}H-Cholsäure, betrug für: Taurocholsäure 100%, Glykocholsäure 100%, Cholsäure 56%, Glykochenodesoxycholsäure 13%, Chenodesoxycholsäure 5%, Taurodesoxycholsäure 3%, Glykodesoxycholsäure 3%, sowie weniger als 1% für Desoxycholsäure, Lithocholsäure, Tauro- und Glykolithocholsäure. Damit konnte auf Grund dieses Antiseru/s ein spezifischer Radioimmunoassay zur Bestimmung von konjugierter und freier Cholsäure im Serum entwickelt werden. Methodisch wurde nach Extraktion der Gallensäuren mittels Amberlite XAD-2 der Radioimmunoassay bis auf geringe Variationen wie bei Simmonds et al. [1] durchgeführt, wobei der Serumextrakt mit dem Antiserum und ^{3}H-Cholsäure äquilibriert und schließlich die freie Radioaktivität von der vom Antikörper gebundenen Radioaktivität mit Polyäthylenglykol abgetrennt wurde.

Die prozentuale Bindung von ^{3}H-Cholsäure durch das Antiserum fiel linear mit logarithmischem Anwachsen der Menge unmarkierter Glykocholsäure bzw. Taurocholsäure im Bereich von 5–80 pmol.

Die mit dem Radioimmunoassay bestimmten Konzentrationen konjugierter Cholsäure im Nüchternserum von 8 gesunden Personen lagen zwischen 0,18–1,25 µmol/l. Keine signifikanten Geschlechtsunterschiede der Normwerte wurden beobachtet.

Bei 37 Patienten mit bzw. ohne Lebererkrankungen wurden die Konzentrationen an konjugierter Cholsäure im Serum mittels des Radioimmunoassays bestimmt. Die Korrelation zwischen konjugierter Cholsäure und Bilirubin im Serum ergibt sich aus Abb. 1.

Klinisch interessant ist der Bereich, in dem Bilirubin im Normbereich lag, die konjugierte Cholsäure jedoch erhöht war. Leberpunktate von Patienten aus diesem Bereich zeigten histologisch Leberparenchymschäden, so daß die radioimmunologische Bestimmung von konjugierter Cholsäure im Serum ein sehr empfindlicher Screeningtest zur Erkennung von Leberparenchymschäden darstellt.

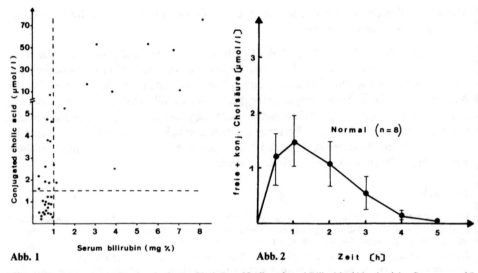

Abb. 1. Beziehung zwischen konjugierter Cholsäure (Ordinate) und Bilirubin (Abszisse) im Serum von 37 Patienten. Die horizontal gestrichelte Linie gibt die obere Grenze der Normwerte von konjugierter Cholsäure und die vertikal gestrichelte Linie die obere Grenze der Normwerte von Bilirubin im Serum an

Abb. 2. Oraler Cholsäure-Toleranz-Test. (Ordinate: Die durch die Cholsäureeinnahme verursachte Konzentration an freier und konjugierter Cholsäure im Serum. Abszisse: Zeit nach Einnahme von 0,5 g Cholsäure

Bei 8 gesunden Personen wurde ein oraler Cholsäure-Toleranz-Test durchgeführt, wobei nüchternen Personen 0,5 g Cholsäure oral gegeben wird und die durch die Cholsäureeinnahme verursachte Konzentration an freier und konjugierter Cholsäure im Serum bis zu 5 Std nach der Cholsäureeinnahme mit Hilfe des Radioimmunoassays bestimmt wird (Abb. 2).

Führte man den oralen Cholsäure-Toleranz-Test bei Patienten mit einer Lebercirrhose mit einem ausgeprägten Umgehungskreislauf der Leber (n = 5) durch, so wurde im Vergleich zu Gesunden ein starker initialer Anstieg der Cholsäure im Serum auf durchschnittlich 6,8 μmol/l nach 30 min und auf durchschnittlich 9,97 μmol/l nach 60 min beobachtet. Da Patienten mit einer Lebercirrhose aber ohne portale Hypertension einen geringeren initialen Anstieg der Cholsäurekonzentration im Serum als Patienten mit einem Umgehungskreislauf zeigten, könnte das Ausmaß des initialen Anstiegs der Cholsäurekonzentration im Serum nach oraler Cholsäurebelastung ein laborchemisch faßbarer Parameter für den Grad der portalen Hypertension der Lebercirrhose sein.

Zusammenfassung

Zusammenfassend wurde ein spezifischer Radioimmunoassay zur Bestimmung von konjugierter und freier Cholsäure im Serum entwickelt. Die bisherigen Ergebnisse eines oralen Cholsäure-Toleranz-Tests machen deutlich, daß dieser Radioimmunoassay seinen Platz in der gastroenterologischen Diagnostik finden dürfte. Der Vorteil des Radioimmunoassays von Gallensäuren gegenüber der Gaschromatographie liegt einmal in seiner Praktikabilität — eine Assistentin kann über 20 Bestimmungen in zwei Tagen durchführen — und außerdem in seiner Empfindlichkeit — der Radioimmunoassay ist fast zwei Zehnerpotenzen empfindlicher als die Gaschromatographie.

Mit Unterstützung der Deutschen Forschungsgemeinschaft; Ma 567/2

Literatur

1. Simmonds, W. J., Korman, M. G., Go, V. L. W., Hofmann, A. F.: Gastroenterology **65**, 705 (1973). – 2. Murphy, G. M., Edkins, S. M., Williams, J. W., Catty, D.: Clin. Chim. Acta **54**, 81 (1974). – 3. Erlanger, B. F., Borek, F., Beiser, S. M., Lieberman, S.: J. biol. Chem. **228**, 713 (1957). – 4. Matern, S., Fröhling, W., Bock, K. W.: Naunyn-Schmiedeberg's Arch. Pharmacol. **273**, 242 (1972). – 5. Bock, K. W., Matern, S.: Eur. J. Biochem. **38**, 20 (1973). – 6. Matern, S., Schmidt, C., Buscher, H., Oehlert, W., Gerok, W.: Verh. dtsch. Ges. inn. Med. **81**, 1308 (1957).

Ast, E., Stiehl, L., Czygan, P., Fröhling, W., Stiehl, A., Kommerell, B. (Gastroenterol. Abt. der Med. Univ. Heidelberg): **Die Bestimmung der Gesamtgallensäuren als Routinetest zur Beurteilung von Lebererkrankungen**

Bisher konnten Gallensäuren im Serum wegen der aufwendigen Methodik nicht in der Routine bestimmt werden. In der vorgelegten Studie wurde eine einfache enzymatische Methode [1] zur Bestimmung der Gesamtgallensäuren benutzt.

Bei 13 Patienten mit Lebercirrhose und 8 Kontrollpersonen wurden die Gesamtgallensäuren im Nüchternblut und 2 bzw. 4 Std nach einer Probemahlzeit bestimmt. Bei allen Patienten wurde die Diagnose der Lebercirrhose durch histologische Untersuchung von Leberpunktaten gesichert. Zwei der Patienten hatten einen operativ angelegten portocavalen Shunt und 6 Patienten eine portale Hypertension, die laparoskopisch und durch Nachweis von Ösophagusvarizen gastroskopisch und röntgenologisch festgestellt wurde.

Die Gallensäuren zirkulieren enterohepatisch. Sie werden in der Leber synthetisiert, über die Gallenwege ausgeschieden, im Darm rückresorbiert und aus der Blutbahn durch die Leber wieder rückresorbiert. Erhöhte Spiegel im Venenblut werden gefunden: 1. bei verminderter Aufnahme durch die Leber, 2. bei gestörtem Transport durch die Leber, 3. bei verminderter Ausscheidung durch die Leber und 4. bei Vorliegen eines Portosystemischen Shunts.

Postprandial steigt die Gallensäurekonzentration im Blut nach Entleerung der Gallenblase durch ein vermehrtes Angebot von Gallensäuren im enterohepatischen Kreislauf an.

Ergebnisse: Der Mittelwert der Nüchternkonzentration der Gesamtgallensäuren lag bei den Kontrollpersonen bei 3,6 ± 1,0 nMol/ml, bei den Cirrhosepatienten ohne portaler Hypertension bei 12,6 ± 8,2 nMol/ml, bei Cirrhosepatienten mit portaler Hypertension bei 22,6 ± 8,9 nMol/ml und bei Patienten mit portocavalem Shunt bei 23,9 ± 6,5 nMol/ml. Zwei Stunden nach einer Probemahlzeit waren die Werte der Kontrollgruppe auf 5,0 ± 1,0 nMol/ml angestiegen. Die Patienten hatten gegenüber der Kontrollgruppe signifikant erhöhte Werte: Patienten mit Cirrhose ohne portale Hypertension 24,3 ± 12,1 nMol/ml, Cirrhosepatienten mit portaler Hypertension 51,9 ± 25,2 nMol/ml und Patienten mit portocavalem Shunt 66,9 ± 31,5 nMol/ml. Vier Stunden postprandial hatten sich die Konzentrationen der Kontrollgruppe mit 3,2 ± 0,6 nMol/ml normalisiert. Bei Patienten mit Cirrhose ohne portaler Hypertension waren die Werte auf 19,3 ± 9,7 nMol/ml abgefallen. Diese Konzentration war aber immer noch signifikant gegenüber der Kontrollgruppe erhöht. Bei Patienten mit Cirrhose und portaler Hypertension und Patienten mit portocavalem Shunt stiegen die Konzentrationen der Gesamtgallensäuren gegenber dem Zweistundenpostprandialwert weiter an: bei Patienten mit Cirrhose und portaler Hypertension auf 88 ± 80 nMol/ml und bei Patienten mit portocavalem Shunt auf 196 ± 35,8 nMol/ml.

Bei zwei Patienten war die postprandiale Gallensäurekonzentration als einziger Labortest pathologisch. Die gaschromatographische Differenzierung der Gallensäuren ergab folgende Befunde: Bei der Kontrollgruppe war der Anteil der Desoxycholsäure $2,8 \pm 2,0\%$, der der Chenodesoxycholsäure $44,6 \pm 3,6\%$ und der der Cholsäure $52,6 \pm 4,4\%$, bei Cirrhosepatienten ohne portale Hypertension war der Anteil der Desoxycholsäure $0,5 \pm 0,6\%$, der der Chenodesoxycholsäure $32,0 \pm 6,7\%$ und der der Cholsäure $48,0 \pm 9,2\%$, bei den Cirrhosepatienten mit portaler Hypertension war der Anteil der Desoxycholsäure $4,6 \pm 2,9\%$, der der Chenodesoxycholsäure $60,4 \pm 4,0\%$ und der der Cholsäure $35,0 \pm 5,0\%$ und bei den Patienten mit portocavalem Shunt war der Anteil der Desoxycholsäure $14,9 \pm 8,8\%$, der der Chenodesoxycholsäure $64,6 \pm 11,5\%$ und der der Cholsäure $20,4 \pm 2,6\%$.

Diese Ergebnisse zeigen, daß bei Patienten mit Cirrhose und portaler Hypertension oder portocavalem Shunt die Cholsäurekonzentration deutlich vermindert ist. Auffallend ist der relativ hohe Anteil der Desoxycholsäure im Serum von Patienten mit portaler Hypertension und portocavalem Shunt.

Literatur

1. Schwarz, H. P., Bergmann, K., von, Paumgartner, G.: Clin. Chim. Acta, **50**, 197–206 (1974). – 2. Murphy, G. M., Billing, B. M., Baron, D. N.: J. Clin. Path. **23**, 594–598 (1970).

Trülzsch, D., Nirschl, A., Höcker, J., Richter, E. (Med. Univ.-Klinik Würzburg): **Gallelipide unter einer kohlenhydratarmen, polyensäurereichen Reduktionskost**

Der Bildung von Cholesteringallensteinen liegt eine abnorme Gallelipidkonzentration zugrunde. Cholesterin wird normalerweise durch Gallensäuren und Phospholipide in micellarer Lösung gehalten. Das relative Überwiegen von Cholesterin ist die physikalisch-chemische Voraussetzung für den Übergang aus einem Einphasen- in ein Zweiphasensystem mit gelöstem Cholesterin und präzipitierten Cholesterinkristallen [1]. Sowohl Quantität als Qualität der Diät haben Einfluß auf die Gallelipide. Übermäßige Kalorienzufuhr stimuliert die Cholesterinsynthese und die resultierende Gallensäureproduktion. Eine Erhöhung der Anzahl der enterohepatischen Kreisläufe sowie der Stuhlmenge dürfte sich dabei auf die Reabsorption der Gallensäuren auswirken. Bei einer niedrig kalorischen Diät hingegen wird die Cholesterinsynthese gehemmt. Nach Gabe ungesättigter Fettsäuren wird im allgemeinen ein geringer Anstieg der Gallensäureausscheidung beobachtet [2]. Bei Männern, die unter einer Diät standen, die reich an ungesättigten Fettsäuren war, wurden autoptisch gehäuft Gallensteine gefunden [3]. Da solche Diäten besonders zur Gewichtsreduktion Verwendung finden, stellten wir uns die Frage, wie sich eine polyensäurereiche Diät auf die Gallelipidzusammensetzung auswirkt.

An 14 Studenten wurde für 10 Tage eine ca. 1000 Kal-Formula-Diät verabreicht, bestehend aus 70 g Eiweiß, 58 g Fett (86% ungesättigte Fettsäuren) und 21 g Kohlehydraten (Fa. Doerenkamp, Köln). Vor und nach Diät wurde Cholecystokinin-stimulierter Duodenalsaft gewonnen. In durch Milliporefilter (Porengröße 0,22 μ) gereinigten Galle wurden Cholesterin [4], Gallensäuren [5] und Phospholipide [6] bestimmt.

Der Cholesterinanteil in der Galle betrug $7,3 \pm 2,9\%$, nach Diät betrug er $8,8 \pm 5,0\%$ (Abb. 1). Diese Änderung war statistisch nicht signifikant. Der relative Gallensäuregehalt stieg signifikant von $43,2 \pm 24,6\%$ auf $63,0 \pm 21,7\%$ an. Die Phospholipide fielen von $49,5 \pm 24,5\%$ auf $28,3 \pm 20,2\%$ ebenfalls signifikant ab. Die Lithogenität wurde als

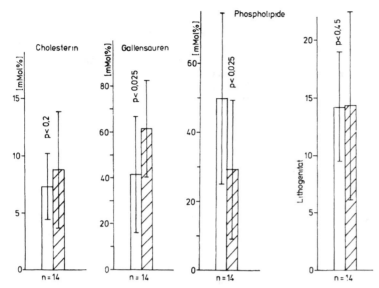

Abb. 1. Gallelipide in Duodenalsaft vor (offene Säulen) und 10 Tage nach (schraffierte Säulen) Einnahme einer polyensäurereichen Reduktionskost. Lithogenität entspricht dem Quotienten von Gallensäuren + Phospholipide zu Cholesterin

Funktion von Gallensäuren + Phospholipiden zu Cholesterin aufgetragen. Vor Diät ergab sich ein Quotient von 14,2 ± 4,8, nach Diät 14,3 ± 8,3. Trägt man die Gallelipide in Dreieckskoordinaten an, kann man bei der überwiegenden Zahl der Meßpunkte keine Verschiebungstendenz in den lithogenen Bereich erkennen. Demnach bringt eine polyensäurereiche Reduktionskost, wie sie in der Adipositasbehandlung verwendet wird, keine Änderung in der Lithogenität der Galle und damit auch kein erhöhtes Gallensteinrisiko.

Literatur

1. Admirand, W. H., Small, D. M.: J. clin. Invest. **47**, 1043 (1968). – 2. Spritz, N., Ahrens, Jr., E. H., Grundy, S. M.: J. clin. Invest. **44**, 1482 (1965). – 3. Sturdevant, R. A. L., Pearce, M. L., Dayton, S.: New Engl. J. Med. **288**, 24 (1973). – 4. Röschlau, P., Bernt, E., Gruber, W.: Z. Klin. Chem. Klin. Biochem. **12**, 403 (1974). – 5. Talalay, P.: Methods Biochem. Anal. **8**, 119 (1960). – 6. Bartlett, G. R.: J. Biol. Chem. **234**, 466 (1959).

Weis, H. J., Baas, E. U., Holtermüller, K. H., Weihrauch, T. R. (I. Med. Klinik und Poliklinik der Univ. Mainz): **Klinische Erfahrungen mit der medikamentösen Auflösung von Gallensteinen**

Danzinger u. Mitarb. berichteten 1972 erstmals, daß röntgenologisch nicht schattengebende Gallensteine durch Gabe von Chenodesoxycholsäure aufgelöst werden können [1]. In den folgenden Monaten erschienen mehrere Berichte, in denen die Erfolgsraten dieser Therapie zwischen 0 und 60% schwankten [2, 3, 4]. Wir begannen daher eine Studie mit den Zielen, die Nebenwirkungen und Faktoren der medikamentösen Gallensteinauflösung näher zu untersuchen.

Mit freundlicher Unterstützung der Deutschen Forschungsgemeinschaft

Methodik

In die Studie wurden nur Patienten mit röntgenologisch nicht schattengebenden Gallensteinen aufgenommen, deren Leber- und Nierenfunktionen im Normbereich waren. Im Blutbild achteten wir besonders auf Hämoglobinwert und Retikulozytenzahl als möglichen Hinweis für eine Hämolyse, bei der überwiegend Pigmentsteine vorkommen. Die Leberfunktionsproben wurden in 3monatlichen, die übrigen Laborparameter in 6monatlichen Abständen kontrolliert. Vor Beginn der Behandlung sowie nach 6 und 12 Monaten Therapie wurde eine Duodenalsonde gelegt und nach intravenöser Gabe von Cholezystokinin die Nüchterngalle gewonnen. In der Galle wurden die Konzentrationen der Gesamtgallensäuren, Phospholipide und Cholesterol bestimmt, aus denen der lithogene Index nach der Linie von Hegardt und Dam errechnet wurde [5].

Ergebnisse

Von 68 Patienten fielen 15 aus der Studie aus: 9 führten keine Therapie durch, und bei 6 Patienten traten Komplikationen auf wie vermehrte Koliken und Verschlußikterus, die zur Cholezystektomie zwangen. Die übrigen 53 Patienten nahmen über 12 Monate täglich 750 mg Chenodesoxycholsäure ein in Form von 250 mg-Kapseln (Chenosäure). Als Nebenwirkungen des Medikamentes beobachteten wir in 20% einen vorübergehenden geringen Anstieg der Serumtransaminasen und bei 30% der Patienten Durchfall. Der Durchfall bestand in 3–5 breiförmig bis wäßrigen Stühlen ohne Blutbeimengungen. Fieber und Erbrechen wurden dabei nicht beobachtet, selten Ziehen im Bauch. Bei den meisten Patienten verschwand der Durchfall trotz weiterer Einnahme von Chenosäure spontan innerhalb von 3 Tagen. Hielt er länger an, wurde die Dosis vorübergehend um 250 mg reduziert. Viele Patienten beobachteten als günstige Nebenwirkungen eine Korrektur ihrer Obstipation, Verminderung der Gallenkoliken und verbesserte Nahrungsmitteltoleranz. Alle Patienten waren während der gesamten Behandlungszeit voll arbeitsfähig.

Die 53 Patienten bestanden aus 12 Männern und 41 Frauen. Bei 4 Männern und 12 Frauen kam es unter der Einnahme von Chenosäure zu einer Auflösung bzw. Verkleinerung der Gallensteinfläche im Röntgenbild um mehr als 25%. Somit haben insgesamt 30% der Patienten auf die Behandlung angesprochen. Retrospektiv versuchten wir festzustellen, ob sich schon während der Behandlung aus den subjektiven Beobachtungen der Patienten ein Hinweis auf das Therapieergebnis ableiten läßt. Insgesamt erlitten 68% der Patienten in den 12 Monaten vor der Behandlung Gallenkoliken, während unter der Therapie nur 17% über Gallenkoliken klagten. Dabei bestand kein signifikanter Unterschied zwischen jener Patientengruppe, die später eine Steinauflösung zeigte, und den Therapie-Versagern. Auch die vorher bestehende Obstipation bei 53% der Patienten ging unter der Therapie auf 4% zurück und die geklagte Speisenunverträglichkeit bei 50% der Patienten wurde nur noch von 15% unter der Behandlung angegeben. Sowohl bezüglich der Obstipation als auch der Speisenunverträglichkeit bestand kein signifikanter Unterschied zwischen den Patienten mit Therapieerfolg und jenen mit Versagen.

Die Größe und Zahl der Gallensteine spielte eine bedeutende Rolle bei der Auflösung. Patienten, deren Gallenblase weniger als ein Drittel mit Steinen gefüllt war, haben eine deutlich größere Chance der Gallensteinauflösung. Das Therapieergebnis wird jedoch nicht beeinflußt von der Anzahl der vorliegenden Steine. Allerdings spielt die Größe der Gallensteine eine bedeutende Rolle. Von 23 Steinen, deren Durchmesser über 2 cm war, wurde lediglich bei einem Stein eine Verkleinerung festgestellt. Beim Vergleich des lithogenen Index konnte vor Beginn der Behandlung kein Unterschied zwischen den Patienten mit späterem Erfolg oder Versagen der Therapie beobachtet werden. Aber auch nach 6 Monaten Behandlung konnten wir außer einer deutlichen Senkung des lithogenen Index gegenüber den Ausgangswerten noch keine definitive Differenz zwischen den Gruppen finden.

Erst nach 12 Monaten Therapie war ein signifikanter Unterschied im lithogenen Index zwischen der Gruppe mit Erfolg und jener mit Versagen festzustellen.

Zusammenfassung

Einnahme von 750 mg Chenodesoxycholsäure pro Tag über 12 Monate führte bei 30% aller Patienten mit röntgenologisch nicht spontan schattengebenden Gallensteinen zur Auflösung bzw. Verkleinerung der Steine. Nebenwirkungen in Form von Durchfall und Serumtransaminasenanstieg waren vorübergehend, tolerabel und ohne bleibende Schädigung. Patienten mit Gallensteinen über 2 cm Durchmesser oder Gallenblasen mit mehr als ein Drittel Steinfüllung haben kaum Aussicht auf medikamentöse Steinauflösung mit Chenosäure. Zur Verbesserung der Auflösungsrate ist allgemein eine frühzeitige Diagnostik und Behandlung mit 1000 bis 1250 mg Chenosäure pro Tag zu empfehlen. Berücksichtigt man diese Ergebnisse unserer Studie, dann kann die Auflösungsrate auf mehr als 50% gesteigert werden.

Literatur

1. Danzinger, R. G., Hofmann, A. F., Schoenfield, L. J., Thistle, J. L.: New Engl. J. Med. **286**, 1–8 (1972). – 2. Thistle, J. L., Hofmann, A. F.: New Engl. J. Med. **289**, 655–659 (1973). – 3. Bell, G. D., Whitney, B., Dowling, R. H.: Lancet **1972 II**, 1213–1216. – 4. Hegardt, F. G., Dam, H.: Z. Ernährungswiss. **10**, 223–233 (1971).

Leuschner, U., Jöck, C., Kurtz, W. (Zentrum der Inn. Med. der Univ. Frankfurt/M):
Morphologische Untersuchungen zur Toxizität und therapeutischen Breite von Chenodesoxycholsäure

Chenodesoxycholsäure wird seit Herbst 1974 in einer Dosis von 15–20 mg/kg Körpergewicht zur Gallensteinauflösung bei Patienten mit Cholesterinkonkrementen eingesetzt. Ernsthafte Nebenwirkungen wurden beim Menschen, im Gegensatz zum Tier, bisher noch nicht beobachtet [1]. Trotzdem muß vor dem leichtfertigen Gebrauch von CDC z. Z. noch gewarnt werden. Da die Toxizität betreffende Experimente am Menschen nur in geringem Umfang möglich sind, sind wir zur Abklärung diesbezüglicher Fragen ganz überwiegend auf das Tierexperiment angewiesen.

Um den Einfluß unterschiedlicher Dosen von CDC auf die Leberfeinstruktur weiter abzuklären und um über geschlechtsspezifische Unterschiede sowie über die toxische Breite Aussagen zu erhalten, haben wir männlichen und weiblichen Wistar-Ratten mit einem Ausgangsgewicht von 150 g 20, 50, 90, 150, 250, 500 und 1000 mg CDC/kg Körpergewicht oral verabreicht. Die weiblichen Tiere wurden täglich gewogen, am 5., 15., 20., 30. und 60. Tag, sowie 14 Tage nach Therapieende wurde die Leber aller Tiere licht- und elektronenmikroskopisch untersucht.

Makroskopisch und lichtmikroskopisch war die Leber der männlichen Tiere unter CDC-Therapie bis zu einer Dosis von 90 mg/kg unauffällig. Elektronenmikroskopisch fanden wir bei dem 20 Tage lang behandelten Kollektiv dilatierte Gallenkapillaren, gelegentlich eine geringe Mitochondrienschwellung. Die übrigen Zellorganellen ließen keinerlei pathologische Veränderungen erkennen. Die 30 Tage lang behandelten Tiere wiesen ähnliche Veränderungen auf. Nach 60tägiger CDC-Behandlung fanden wir vermehrt helle und dunkle Zellen. Weiterhin beobachteten wir, besonders entlang der Interzellularspalten und in der Nähe von Gallenkapillaren, große Vakuolen mit feingranulärem Inhalt [2].

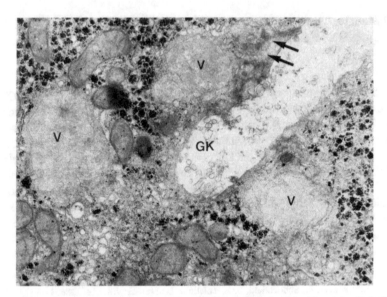

Abb. 1. 16000×, weibl. Wistar-Ratte, 50 mg CDC/kg Körpergewicht. Eine geringfügig dilatierte Gallenkapillare (GK) wird von drei Vakuolen (V) mit granulärem Inhalt umgeben. Das Ektoplasma (Pfeile) ist verbreitert

Auch bei den weiblichen Tieren war der lichtmikroskopische Befund bis 90 mg/kg regelrecht. Elektronenmikroskopisch fanden sich sowohl bei den mit 20 als auch bei den mit 50 und 90 mg CDC/kg Körpergewicht behandelten Tieren nur geringe Veränderungen, die sich in den mit verschiedenen Dosen behandelten Gruppen weder qualitativ noch quantitativ unterschieden. Auch bestand kein Zusammenhang zwischen Behandlungsdauer und dem Ausmaß der Veränderungen. 14 Tage nach Therapieende war das Lebergewebe meist wieder normal.

Wie bei den männlichen Tieren beobachteten wir bei den weiblichen nach 20 Tagen erweiterte Gallenkapillaren mit reduziertem Zottenbesatz, zystisch erweiterte Interzellularspalten und unterschiedlich große intrazytoplasmatische Vakuolen. Diese enthielten ein feingranuläres Material (Abb. 1), das sich in gleicher Form in ihrer Umgebung, im Ektoplasma dilatierter sowie in den Mikrovilli normalkalibriger Gallenkapillaren nachweisen ließ. Vermehrt beobachteten wir peribiliäre Lysosomen und einen dilatierten Golgi-Apparat. Weiterhin fanden sich gestreckte Mitochondrien mit parallel gestellten Cristae mitochondriales. Eine Proliferation oder Fragmentation des glatten endoplasmatischen Retikulums fand sich nicht. Desgleichen fehlte eine Verfettung.

Vergleicht man diese Ergebnisse mit denen männlicher Tiere, so zeigt sich, daß nach oraler Gabe von Chenodesoxycholsäure keine geschlechtsspezifischen Unterschiede auftreten. Lediglich das Ausmaß der Veränderungen war bei weiblichen Tieren etwas deutlicher, was durch die für Männchen vermuteten und z. T. nachgewiesenen besseren Entgiftungsmöglichkeiten für Litho- und Chenosäure erklärt werden könnte.

Da die hier beschriebenen Veränderungen Befunden bei extra- und intrahepatischer Cholestase ähneln, vermuten wir, daß entweder Chenodesoxycholsäure selbst oder ihr Abbauprodukt, die Lithocholsäure, einen Einfluß auf den gallesekretorischen Apparat der Leberzelle ausüben.

Ab einer Dosis von 150 mg/kg Körpergewicht fanden sich nach 30 Tagen auch lichtmikroskopisch erkennbare Veränderungen in Form von proliferierten Gallengängen und Rundzelleninfiltraten sowie einer Faservermehrung im Periportalfeld. Die tödliche

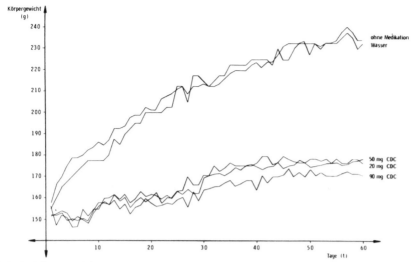

Abb. 2. Körpergewichtszunahme weibl. Wistar-Ratten mit und ohne CDC-Therapie

Dosis lag bei 1000 mg/kg Körpergewicht, doch fanden sich bereits ab 500 mg/kg Körpergewicht als Ausdruck einer Nierenschädigung Eiweißzylinder in den Nierentubuli.

Einen interessanten Befund zeigt Abbildung 2. Die Kurven stellen die Zunahme des Körpergewichts behandelter und unbehandelter weiblicher Versuchstiere dar. Die beiden oberen Kurven zeigen die Gewichtszunahme unbehandelter Tiere sowie eines Kollektivs, dem Trinkwasser ohne CDC-Zusatz durch eine Schlundsonde appliziert worden war. Gegenüber den Kontrolltieren hochsignifikant verzögert, ist die Gewichtszunahme behandelter Tiere (p < 0,0005). Sie scheint im reziproken Verhältnis zur verfütterten CDC-Dosis zu stehen. Unterdessen haben wir vier weitere Kollektive untersucht. Auch hier hat CDC die Körpergewichtszunahme negativ beeinflußt, wenn auch lange nicht so deutlich wie in Abbildung 2 demonstriert.

Die Ursache für den verzögerten Anstieg des Körpergewichts unter CDC-Therapie kennen wir nicht. Sicherlich liegt sie nicht allein im Einfluß von CDC auf den Triglyceridstoffwechsel und den Aufbau von Fettdepots, der auch beim Menschen nur in den ersten 6—8 Behandlungsmonaten nachzuweisen ist.

Faßt man die Ergebnisse zusammen, so hat sich gezeigt:

1. Die Leberfeinstruktur wird unter oraler CDC-Therapie (20, 50, 90 mg/kg Körpergewicht) bei männlichen und weiblichen Wistar-Ratten nur geringfügig und nur elektronenmikroskopisch erkennbar verändert.

2. Das Ausmaß morphologischer Veränderungen ist bei Dosen bis 90 mg CDC/kg Körpergewicht weder dosis- noch zeitabhängig.

3. Bei einer Dosis von 20—90 mg/kg Körpergewicht ruft CDC keine geschlechtsspezifischen Veränderungen am Lebergewebe hervor.

4. Bei Dosen ab 150 mg/kg Körpergewicht treten lichtmikroskopisch erkennbare Leberschäden auf.

5. Die Dosis letalis liegt für die weibliche Wistar-Ratte bei oraler Applikation um 1000 mg/kg Körpergewicht.

6. CDC kann den Gewichtsanstieg junger weiblicher Wistar-Ratten bereits bei niedrigen Dosen statistisch signifikant verzögern.

Frl. S. Linnenkohl danken wir für die Unterstützung bei der Durchführung der Experimente

Literatur

1. Hofmann, A. F., Paumgartner, G.: Chenodeoxycholic acid therapy of gallstones. Stuttgart-New York: F. K. Schattauer 1975. — 2. Leuschner, U., Neuenfeldt, H. U.: Z. Gastroenterologie **13**, 27 (1975).

Stiehl, A., Raedsch, R., Ast, E., Czygan, P., Fröhling, W., Kommerell, B. (Med. Univ.-Klinik, Heidelberg): **Poolgröße, Synthese und Umsatz sulfatierter und nicht sulfatierter Gallensäuren bei Patienten mit Cholestase**

Bei 5 Patienten mit intrahepatischer Cholestase und Serumbilirubinkonzentrationen von über 10 mg% wurden sulfatierte und nichtsulfatierte 14C-Cholsäure und 14C-Chenodesoxycholsäure intravenös verabreicht und die Serumschwundkurven, die Urinausscheidung und die spezifischen Aktivitäten wurden gemessen.

Die Plasmaschwundkurven sulfatierter und nichtsulfatierter 14C-Cholsäure und 14C-Chenodesoxycholsäure waren beinahe identisch. Die biologische Halbwertszeit nichtsulfatierter Cholsäure war $4,4 \pm 1,4$ Tage (M $\pm$ SEM) und die Halbwertszeit nichtsulfatierter Chenodesoxycholsäure war $3,1 \pm 0,8$ Tage. Die Halbwertszeit sulfatierter Cholsäure war $0,6 \pm 0,1$ Tage und die sulfatierter Chenodesoxycholsäure war $0,8 \pm 0,1$ Tage (M $\pm$ SEM).

Die Poolgrößen wurden durch Extrapolation der spezifischen Aktivitätskurven aus der Verdünnung der verabreichten 14C-Gallensäuren berechnet. Die Poolgröße nichtsulfatierter Cholsäure 484 ± 113 mg und die nichtsulfatierter Chenodesoxycholsäure 437 ± 86 mg (M $\pm$ SEM). Die Poolgröße sulfatierter Cholsäure war $3,7 \pm 0,6$ mg und die sulfatierter Chenodesoxycholsäure 116 ± 21 mg.

Die Syntheseraten wurden aus Poolgröße und biologischer Halbwertszeit nach Lindstedt (1967) berechnet. Die Synthese nichtsulfatierter Cholsäure war 142 ± 55 mg/Tag und die nichtsulfatierter Chenodesoxycholsäure war 108 ± 8 mg/Tag. Die Synthese sulfatierter Cholsäure war $4,4 \pm 0,6$ mg/Tag und die sulfatierter Chenodesoxycholsäure war 99 ± 22 mg/Tag (M $\pm$ SEM).

Diese Ergebnisse zeigen, daß bei Patienten mit Cholestase der Umsatz der sulfatierten Gallensäuren signifikant schneller ist als der Umsatz nichtsulfatierter Gallensäuren ($p < 0,05$). Die Poolgröße sulfatierter Gallensäuren ist signifikant kleiner als die Poolgröße nichtsulfatierter Gallensäuren ($p < 0,05$). Poolgröße und Synthese sulfatierter Chenodesoxycholsäure sind deutlich größer als die sulfatierter Cholsäure.

Da bei der Cholestase insbesondere Dihydroxygallensäuren hepatozelluläre Schäden verursachen können, kommt der extensiven Sulfatierung der Chenodesoxycholsäure große Bedeutung zu. Die Sulfatierung der Chenodesoxycholsäure ist ein quantitativ wichtiger Stoffwechselweg, der bei Patienten mit Cholestase zur schnellen Ausscheidung dieser Gallensäure führt.

Klapdor, R., Schrader, M. (I. Med. Klinik der Univ. Hamburg): **Nachweis der Notwendigkeit und Überlegenheit einer 3-Compartment-Analyse für die Leberfunktionsprüfung mittels i.v. injizierter C 14-Glycocholsäure beim Menschen**

In den letzten Jahren konnten wir zeigen, daß die Verteilung und Ausscheidung und damit Leberaufnahme und Galleexkretion i.v. injizierter C 14-Cholsäure allein aus der gemessenen Plasmaelimination über eine Multicompartment-Analyse errechnet werden kann. Zunächst beschrieben wir diese als 2-Compartment-Analyse [1, 2], dann erweiterten wir sie zur 3-Compartment-Analyse [3, 4]. Als klinisch diagnostische Bedeutung betonten wir einmal den Einsatz der Multicompartment-Analyse als Leberfunktionstest auf der Basis des Gallensäurenstoffwechsels mit getrennter Erfassung von Leberaufnahme und Galleausscheidung, zum anderen die Möglichkeit, über die Multicompartment-Analyse C 14-markierte Gallensäuren als sogenannte Gallensaftmarker für Untersuchungen der Leberexkretion über die Duodenalsondierung einzusetzen [2, 5].

Ziel der vorliegenden Untersuchungen war es jetzt, zu klären, ob auch die Verteilung und Ausscheidung einer i.v. injizierten konjugierten Gallensäure, und zwar der C 14-Glycocholsäure, allein aus der gemessenen Plasmaelimination über eine Multicompartment-Analyse errechnet werden kann.

Dazu injizierten wir bei 8 Patienten 20 μCi C 14-Glycocholsäure intravenös und maßen anschließend die weitere Verteilung und Ausscheidung im Plasma, Duodenalsaft und Urin. Die Plasmaschwundkurven wurden über 2 Std in kurzen Zeitabständen gemessen. Die Gallesauscheidung wurde quantitativ im Duodenalsaft mit der modifizierten dreiläufigen Doppelballonsonde mit der von uns kürzlich [5] angegebenen Methodik gemessen. Für die Messung der Urinausscheidung verwandten wir den 4 Std-Urin nach der Injektion der Gallensäure.

Hinsichtlich der Frage nach der Möglichkeit einer Multicompartment-Analyse gingen wir in der folgenden, von uns für notwendig erachteten Reihenfolge vor:

a) Zunächst ist es erforderlich, zu prüfen, ob die gemessenen Plasmaschwundkurven mathematisch als Summe aus 2, 3 oder > 3 Exponentialfunktionen beschrieben werden können;

b) dann ist es erforderlich, ein den physiologischen Verhältnissen weitestgehend nahekommendes theoretisches Multicompartment-Stoffwechselmodell mathematisch computergerecht zu formulieren, wobei die Zahl der Verteilungsräume der Zahl der Exponentialfunktionen der Plasmaschwundkurven entsprechen muß;

c) als Drittes ist es dann erforderlich, die Anwendbarkeit der Multicompartment-Analyse durch Vergleich von nach dem Modell errechneten und im Experiment gemessenen bzw. bekannten physiologischen Daten zu bestätigen.

Zu a) Nach Abbildung 1a) stellt die 3-exponentielle Anpassung der Meßwerte eine sehr gute Anpassung dar. Im Gegensatz zur 2-exponentiellen Anpassung entspricht die 3-exponentielle Anpassung bei der graphischen Darstellung sehr gut der gemessenen Plasmaschwundkurve. Dies wird bestätigt durch die Irrtumswahrscheinlichkeit nach dem χ^2-Test mit einem p < 0,005%. Gleichzeitig finden sich — im Gegensatz zur 2-exponentiellen Analyse — bei der 3-exponentiellen Anpassung auch keine systematischen Abweichungen mehr zwischen den angepaßten und gemessenen Werten, so daß von dieser Seite auch keine Notwendigkeit besteht, die 3-exponentielle Anpassung noch zu einer Anpassung mit mehr als 3 Exponentialfunktionen zu erweitern.

Zu b) Angesichts der 3-exponentiellen Plasmaschwundkurven ist damit ein 3-Compartment-Modell für die Analyse der Verteilungs- und Ausscheidungskinetik der injizierten C 14-Glycocholsäure erforderlich. Die im folgenden Abschnitt c) wiedergegebenen Punkte sprechen für die Anwendbarkeit des in Abbildung 2 wiedergegebenen 3-Compartment-Stoffwechselmodells.

Zu c) α) Nach diesem 3-Compartment-Modell errechnet sich für die 8 Patienten das Volumen des Verteilungsraumes 1 auf 3 083 ml. Dieser Wert stimmt sehr gut mit dem nach dem Körpergewicht und Hk errechneten Plasmavolumen von 2 965 ml überein. Damit bestätigt sich die Zuordnung des Verteilungsraumes 1 zum Plasmavolumen.

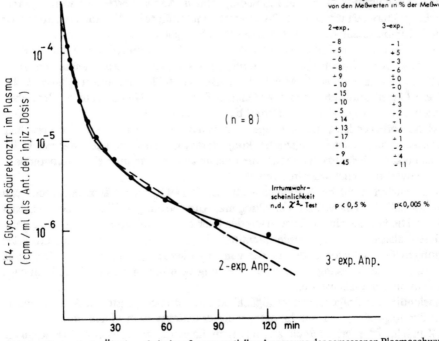

Abweichung der angepaßten Werte
von den Meßwerten in % der Meßwerte

C14 - Glycocholsäurekonztr. im Plasma
(cpm / ml als Ant. der injiz. Dosis)

10^{-4}

10^{-5}

10^{-6}

(n = 8)

2-exp.	3-exp.
- 8	- 1
+ 5	+ 5
- 6	- 3
- 8	- 6
+ 9	± 0
- 10	± 0
- 15	+ 1
- 10	+ 3
- 5	- 2
+ 14	+ 1
+ 13	- 6
- 17	+ 1
+ 1	- 2
- 9	+ 4
- 45	- 11

Irrtumswahr-
scheinlichkeit
n.d. χ^2- Test   p < 0,5 %   p<0,005 %

2-exp. Anp.

3 - exp. Anp.

30   60   90   120 min

Abb. 1a. Nachweis der Überlegenheit einer 3-exponentiellen Anpassung der gemessenen Plasmaschwundkurven nach i.v. Injektion von C 14-Glycocholsäure beim Menschen an Hand einer vergleichenden 2- und 3-exponentiellen Anpassung

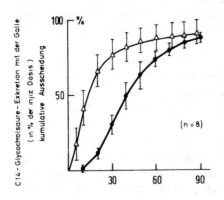

C14 - Glycocholsäure - Exkretion mit der Galle
(in % der injiz Dosis)
kumulative Ausscheidung

100   %

50

(n = 8)

30   60   90

Abb. 1b. Nachweis der guten Übereinstimmung zwischen der nach der 3-Compartment-Analyse aus den gemessenen Plasmaschwundkurven errechneten und der quantitativ im Duodenalsaft gemessenen C 14-Exkretion nach i.v. Injektion von C 14-Glycocholsäure bei 8 Patienten. ($\triangle$ errechnet, ● gemessen)

β) Nach dem Modell errechnet sich eine V_2-Clearance [= V_1(ml) × k_{12}(min^{-1})] von 4 ml/min pro kg Körpergewicht. Dieser Wert stimmt sehr gut mit Angaben zur Leberdurchblutung beim Menschen (25 ml/min pro kg Körpergewicht) überein. Dies bestätigt die Zuordnung des Verteilungsraumes 2 zur Leber.

γ) Nach Abbildung 1 b) läßt sich über die Modellanalyse die Galleexkretion errechnen: Unter Berücksichtigung, daß der zwischen Leber und Duodenalsonde eingeschaltete Totraum aus Gallenwegen und dem Duodenum sowohl zu einer zeitlichen Verschiebung als auch zu einer Abflachung bzw. Nivellierung der gemessenen Exkretionskurven führt, stimmt die nach dem Modell errechnete Galleexkretion gut mit der im Duodenalsaft gemessenen Exkretion überein. Im Tierexperiment läßt sich dies eindrucksvoller zeigen. Hier kann der Totraum durch eine Drainage des Ductus choledochus ausgeschaltet

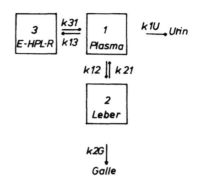

Abb. 2. Schematische Darstellung des 3-Compartment-Stoffwechselmodelles für die Analyse der Verteilungs- und Ausscheidungskinetik i.v. injizierter Gallensäuren aus 3-exponentiellen Plasmaschwundkurven

werden. Im Tierexperiment beim Schwein stimmten dann auch die gemessene und die nach dem 3-Compartment-Modell errechnete Galleexkretion sehr gut überein [6].

Auf die Kriterien zur Zuordnung des dritten Verteilungsraumes sei hier nicht näher eingegangen. Wie in den Experimenten mit C 14-Cholsäure sprechen aber zahlreiche Faktoren dafür, daß der dritte Verteilungsraum kein zusätzliches intrahepatisches Compartment darstellt, sondern — wie in Abbildung 2 wiedergegeben und von uns in den Rechnungen verwandt — ein extrahepatisches und damit extra-hepatoplasmatisches Compartment. Damit läßt sich über das Modell auch die E-HPL-Clearance [= V_1(ml) $\times$ k_{13}(min^{-1})] errechnen. Sie beträgt in diesen Experimenten mit C 14-Glycocholsäure 3,5 ml/min pro kg Körpergewicht.

Zusammenfassend zeigen damit die vorgelegten Experimente, daß die aufgezeigte 3-Compartment-Analyse die Errechnung wichtiger Parameter der Verteilungs- und Ausscheidungskinetik i.v. injizierter C 14-Glycocholsäure beim Menschen erlaubt.

Einfach wiederzugebende und damit gut zu vergleichende Parameter sind einmal die hepatische Clearance als Ausdruck der Leberaufnahme, die Galleausscheidung als Ausdruck der Leberexkretion sowie die E-HPL-Clearance als quantitatives Maß für die Verteilung der in das Plasma injizierten Gallensäure über die zum extra-hepatoplasmatischen Verteilungsraum zusammengefaßten übrigen Organsysteme des Organismus.

Literatur

1. Klapdor, R.: Klin. Wschr. **49**, 159 (1971). — 2. Klapdor, R.: Acta Hepato-Gastroenterol. **19**, 53 (1972). — 3. Klapdor, R.: In: Bile acids in human diseases. (Hrsg. P. Back, W. Gerok). Stuttgart: F. K. Schattauer 1972. — 4. Klapdor, R., Eppers, J.: Z. Gastroenterologie **12**, 1 (1974). — 5. Klapdor, R., Humke, R.: Innere Medizin **2**, 338 (1975). — 6. Klapdor, R., Bolte, J., Schlosser, G. A.: Res. exp. Med. **166**, 209 (1970).

Fröhling, W., Stiehl, A., Ast, E., Czygan, P., Kommerell, B. (Med. Univ.-Klinik Heidelberg): **Induktion und Aktivierung der Gallensäureglucuronyltransferase in Rattenlebermikrosomen**

In den letzten 2 Jahren wurden in Serum, Galle und Urin von Patienten mit intra- und extrahepatischer Cholestase Gallensäureglucuronide nachgewiesen [1]. Diese neu entdeckten Metabolite machen bis zu 21% der im Urin ausgeschiedenen Gallensäuren aus und sind daher auch quantitativ von Bedeutung. Durch die enzymatische Synthese von Gallensäureglucuroniden mit Rattenlebermikrosomen wurde das Vorhandensein einer Gallensäureglucuronyltransferase im endoplasmatischen Reticulum der Rattenleberzelle bewiesen. Es ist seit langem bekannt, daß die UDP-Glucuronyltransferase durch Enzyminduktoren wie Phenobarbital oder 3-Methylcholanthren induzierbar ist und außerdem in vitro aktiviert wird durch Behandlung von Mikrosomen mit Ultraschall, Detergentien, Gallensäuren oder UDP-N-Acetylglucosamin [2]. Das Ausmaß von Induktion und Aktivierung ist in hohem Grade abhängig vom benutzten Substrat. Als Ursache wird angenommen, daß es sich bei der UDP-Glucuronyltransferase nicht um ein einheitliches Enzym handelt, sondern um eine Gruppe von Transferasen mit unterschiedlicher Substratspezifität [3, 4]. Unsere Untersuchung sollte die Frage beantworten, ob die Gallensäureglucuronyltransferase der Rattenleber in vivo induziert und in vitro aktiviert werden kann.

Methodik

Ratten wurden 4 Tage mit Phenobarbital (100 mg/kg i.p.) oder 3-Methylcholanthren (einmalige Injektin von 80 mg/kg i.p.) vorbehandelt, unbehandelte Tiere dienten als Kontrolle. Mikrosomen wurden präpariert wie früher beschrieben [2] und mit ^{14}C-markierten Gallensäuren und UDP-Glucuronsäure als Substrat in Trispuffer inkubiert. Saccharolacton wurde zugegeben, um die Wirkung der mikrosomalen β-Glucoronidase auf die neugebildeten Glucuronide zu hemmen. Kontrollen wurden ohne UDPG inkubiert. Unter den gewählten Meßbedingungen war die Reaktion bis zu 45 min und 12 mg mikrosomalem Protein linear.

Die Isolierung der Gallensäureglucuronide erfolgte dünnschichtchromatographisch wie früher beschrieben [1].

Ergebnisse und Diskussion

Die Umsatzraten mit Lithocholsäure als Substrat (125,97 nmol/h × mg mikrosomalem Protein) lagen deutlich höher als für Chenodesoxycholsäure (60,18 nm/h × mg Protein) und Cholsäure (13,77 nm/h × mg Protein). Lithocholsäure wurde daher für die weiteren

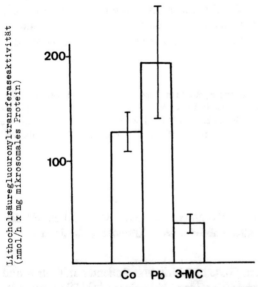

Abb. 1. Wirkung der Vorbehandlung mit Phenobarbital oder 3-Methylcholanthren auf die Lithocholsäureglucuronyltransferase. Ratten wurden mit Phenobarbital (Pb) oder 3-Methylcholanthren (3-MC) vorbehandelt, Kontrollen blieben unbehandelt (Co). Enzymassay und Isolierung des Reaktionsprodukts erfolgte wie im methodischen Teil angegeben. M ± SD von 12 (Co), 16 (Pb) und 10 (3-MC) Experimenten sind angegeben

Tabelle 1. Aktivierung der Lithocholsäureglucuronyltransferase durch Triton X-100. Vorbehandlung der Tiere, Mikrosomenpräparation und Enzymassay erfolgten wie im methodischen Teil beschrieben. Triton X-100 wurde dem Inkubationsgemisch in einer Endkonzentration von 0,05% zugesetzt. Native Mikrosomen wurden ohne Triton inkubiert. M ± SD

Vorbehandlung	Enzymaktivität (nmol/h × mg mikrosomales Protein)	
	Native Mikrosomen	+ 0,05% Triton
Keine	125,97 ± 19,12 (n = 12)	160,88 ± 20,99 (n = 5)
Phenobarbital	189,63 ± 54,36 (n = 16)	204,52 ± 61,43 (n = 5)
3-Methylcholanthren	37,29 ± 9,30 (n = 10)	124,60 ± 25,41 (n = 5)

Versuche als Substrat gewählt. Das Leberfeuchtgewicht nahm nach Vorbehandlung mit 3-Methylcholanthren um 29% und nach Phenobarbital um 46% statistisch signifikant zu. Vorbehandlung mit Phenobarbital führte zu einer statistisch signifikanten Zunahme der Lithocholsäureglucuronyltransferaseaktivität um 50,5% (Abb. 1). Im Gegensatz dazu reduzierte die Behandlung mit 3-Methylcholanthren die Enzymaktivität auf 29,6% des Ausgangswerts. Neben der bekannten Wirkung von Phenobarbital auf den Gallefluß könnte eine vermehrte Glucuronidierung von Gallensäuren an der therapeutischen Wirkung der Substanz bei Patienten mit Cholestase beteiligt sein. Erste Ergebnisse bei Patienten mit intrahepatischer Cholestase zeigen nach Phenobarbital eine Zunahme der Ausscheidung von Gallensäureglucuroniden in Galle und Urin.

Die UDP-Glucuronyltransferase ist in vitro aktivierbar, das heißt, ein beträchtlicher Teil des Enzyms ist in unbehandelten, nativen Mikrosomen inaktiv und nimmt erst nach Behandlung z. B. mit Detergentien am Substratumsatz teil. Die Ursache dafür liegt wahrscheinlich in der Lage des Enzyms innerhalb der Phospholipidmembranen des endoplasmatischen Reticulums, die den Zugang und die Bindung vor allem polarer Substrate wie der UDP-Glucuronsäure erschwert.

Eine soche Aktivierung ist auch für die Gallensäureglucuronyltransferase nachweisbar (Tab. 1): Zusatz von Triton X-100 zum Inkubationsansatz führt zu einer statistisch signifikanten Steigerung der Enzymaktivität um 27,7% bei unbehandelten Kontrollen. Im Gegensatz dazu war nach Phenobarbitalbehandlung keine Aktivierung nachweisbar. Nach 3-Methylcholanthrenvorbehandlung führt Triton X-100 zu einer Enzymaktivierung auf 334,1% des Ausgangswerts. Das Latenzphänomen ist in dieser Gruppe besonders ausgeprägt: Nur 30% des Gesamtenzyms sind in unbehandelten Mikrosomen aktiv, im Gegensatz zu 78% und 93% in der Kontroll- und Phenobarbitalgruppe.

Zusammenfassung

Vorbehandlung mit Phenobarbital bewirkt eine Enzyminduktion der Lithocholsäureglucuronyltransferase der Rattenleber. Vorbehandlung mit 3-Methylcholanthren bewirkt eine Abnahme der Lithocholsäureglucuronyltransferaseaktivität und eine vermehrte Latenz des Enzyms. Die Lithocholsäureglucuronyltransferase ist in vitro aktivierbar durch Triton X-100. Die Enzyminduktion der Gallensäureglucuronyltransferase durch Phenobarbital könnte den günstigen Effekt bei Patienten mit Cholestase erklären.

Literatur

1. Fröhling, W., Stiehl, A.: Eur. J. Clin. Invest. **6**, 67 (1976). – 2. Bock, K. W., Fröhling, W., Remmer, H., Rexer, B.: Biochim. Biophys. Acta **327**, 46 (1973). – 3. Zakim, D., Goldenberg, J., Vessey, D. A.: Biochim. Biophys. Acta **309**, 67 (1973). – 4. Vessey, D. A., Goldenberg, J., Zakim, D.: Biochim. Biophys. Acta **309**, 75 (1973).

Felgenhauer, K., Klör, H. U., Ditschuneit, H. H., Hotz, J., Ditschuneit, H. (Ulm): **Untersuchungen zum Lipidstoffwechsel bei der experimentellen Leberschädigung der Ratte**

Seit rund einem Jahrhundert sind Veränderungen der Blutfette bei den verschiedensten Lebererkrankungen bekannt [1]. Suchte man früher die Erniedrigung der Fettwerte bei sogenannten Leberparenchymschäden und das Ansteigen der Werte unter Cholestasebedingungen zu erklären, so befassen wir uns heute mehr mit den Verschiebungen innerhalb der einzelnen Lipoproteinklassen. Diese Lipoproteinklassen zu unterscheiden, ist mit Hilfe der Lipidelektrophorese, der präparativen und der Zonalultrazentrifuge sowie immunologisch möglich. Im Rahmen unserer Arbeit bedienten wir uns der Lipidelektrophorese auf Agarosegel [2] mit Albuminzusatz sowie der Zonalultrazentrifuge [3].

Wir führten die Versuche an männlichen Wistarratten mit einem Gewicht von ca. 250 g durch. Die Tiere wurden in vier Gruppen eingeteilt.

Bei der ersten Gruppe wurde eine Ligatur des Ductus choledochus durchgeführt.

Gruppe zwei erhielt zur Erzeugung einer intrahepatischen reversiblen Cholestase 100 mg/kg a-Naphthyl-iso-thio-cyanat – kurz ANIT – in Olivenöl gelöst über die Schlundsonde zugeführt [4].

Die dritte Gruppe erhielt 650 mg/kg in physiologischer NaCl-Lösung gelöstes D-Galaktosamin (GalN) i.p. injiziert [5].

Die vierte Gruppe wurde als Kontrollgruppe geführt. Es wurde eine Scheinoperation durchgeführt bzw. Olivenöl oder Kochsalzlösung appliziert. Die Tiere wurden nach 6, 12, 18, 24, 48 und 72 h, 5 bzw. 7 Tagen und bei Ductusligatur nach 4 Wochen durch Dekapitation getötet. Das Blut von jeweils 8 Tieren wurde gepoolt, um genügend Serum für den Zonalultrazentrifugationsrotor zu erhalten.

Sowohl in diesen gepoolten Seren, als auch im Serum von Einzeltieren wurden Neutralfett, Cholesterin, Phospholipid, Gesamteiweiß und Bilirubin bestimmt, eine Lipidelektrophorese angefertigt, sowie die Aktivität der SGOT, SGPT, AP, LAP, HBDH und Gamma-GT gemessen. Die gefundenen Neutralfett-, Cholesterin- und Phospholipidwerte stimmen gut mit den Werten in der Literatur überein [6]. Überraschend war jedoch, daß die Werte im Blut von in Äthernarkose entbluteten Tieren etwa doppelt so hoch waren, wie die Werte im Blut von dekapitierten Tieren. Jedoch war bei beiden Gruppen unter Cholestasebedingungen ein Anstieg des Cholesterins und Phospholipids auf etwa das Doppelte bis Dreifache der Norm mit Maximalwert nach 3 Tagen zu verzeichnen. Das Neutralfett dagegen zeigte nur wenig ausgeprägte Schwankungen. Bei der experimentellen GalN-Hepatitis fielen die Lipidwerte im Serum auf etwa die Hälfte der Norm ab, wobei der Tiefstwert nach 48 h erreicht wurde.

Die erste Abbildung zeigt im obersten Teil das normale Zonalultrazentrifugationsmuster, wie wir es bei der Ratte gefunden haben. Man erkennt, links beginnend, einen initialen Anstieg, der den Lipoproteinen der geringsten Dichte, also den Chylomikronen und

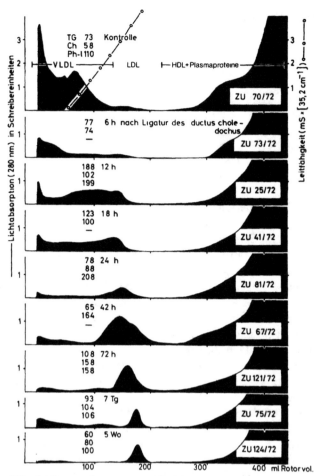

Abb. 1. Lipoproteinmuster aus 20 ml Rattenplasma (6–8 Ratten, 220–250 g, 11.00 Uhr) wie es nach Zonalultrazentrifugation zur Darstellung kommt. Rotor Ti BXIV, 3 h 37 000 U/min

VLDL entspricht. Anschließend folgt bei der Ratte ein Bereich, in dem sehr wenige Lipoproteine gefunden werden. Dieser Bereich entspricht den LDL. Ihm schließt sich ein schulterartiger Anstieg an. Dieser Schulter, die den HDL entspricht, folgt ein weiterer steiler Anstieg. Hier flottieren neben einer nur geringen Menge HDL vor allem Plasmaproteine. Unterteilt man diese, soeben in der ZU aufgetrennten Lipoproteine entlang dem Dichtegradienten in 10 gleiche Fraktionen und fertigt von jeder Fraktion eine Lipidelektrophorese an, so kann man die Fraktionen einzelnen Banden des Lipidelektrophoresemusters des Vollplasmas zuordnen.

Die zweite Abbildung zeigt ganz links das Lipidelektrophoresemuster eines Menschen, daneben das normale Muster bei der Ratte. Am Auftragungsort färbt sich der Chylomikronenanteil an. Diesem folgen die prä-β-Lipoproteine. Die beiden scharfen Banden zeigen die α-Lipoproteine, die den Schlulter-HDL zugeordnet werden. Die noch weiter wandernden Lipoproteine entsprechen den übrigen HDL.

Bereits nach 6stündiger Gallengangsunterbindung (DL 2/6) kommt es zu einer grundlegenden Änderung des Lipidelektrophoresemusters. Es stellen sich praktisch keine Chylomikronen und nur noch wenig VLDL und HDL dar. Dagegen findet sich jetzt im β-

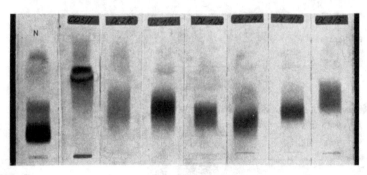

Abb. 2

Lipoproteinbereich eine deutliche Bande. Bei länger bestehender Ligatur verdeutlicht sich diese β-Lp-Bande noch.

Parallel zu diesen Veränderungen im Elektrophoresemuster ändert sich auch das Bild des ZU-Musters. Die Abbildung 1 zeigt, daß es zur Verminderung der Chylomikronen und VLDL sowie zum Verlust der Schulter, die wir den HDL zugeordnet haben, kommt. Statt dessen finden sich jetzt im LDL-Bereich Lipoproteine. Dieselben Veränderungen wie bei Ductusligatur finden sich auch bei der ANIT-Cholestase. Dabei kommt es jedoch nach 5 Tagen zur Restauration des Normalbildes sowohl im Lipidelektrophoresemuster als auch im ZU-Muster. Die ausgeprägtesten Veränderungen finden sich bei der Ductusligatur nach 2–3 Tagen und bei ANIT nach 24–48 h.

Interessanterweise verschieben sich auch bei der GalN-Hepatitis die Lipoproteine in den LDL-Bereich, obwohl bei diesem Versuch die Lipidwerte im Serum abfallen. Auch hier stellt sich nach 6 Tagen wieder das Normalbild ein.

Wie wir in unseren Versuchen nachweisen konnten, verhalten sich die Lipoproteine bei der Ratte wie die des Menschen [7, 8]. Es kommt bei den verschiedensten Leberschädigungen zu einer Verminderung der VLDL sowie der HDL. Unter Cholestasebedingungen ließ sich beim Menschen das sog. obstruktive Lipoprotein [9] bzw. Lp X [10] nachweisen. Dieses Lp X ist nach Seidel ein TG-armes, Ch- und Pl-reiches Lipoprotein. Daß nicht allein die Cholestase für die Entstehung dieses Lipoproteins verantwortlich zu sein scheint, könnte aus dem Auftreten eines neuen LDL-Lipoprotein bei der GalN-Hepatitis geschlossen werden. Auch beim Menschen tritt bei einer Hepatitis das Lp X auf [11]. Bei der Ratte ist das neu auftretende Lp im LDL-Bereich lipidchemisch von dem normalen LDL unterschiedlich. Wir fanden gegenüber einem normalen NF-Gehalt von 29%, einem Ch-Gehalt von 36% und einem PL-Gehalt von 35% unter den Bedingungen der Leberschädigung 19% NF, 35% Ch und 49% PL. Zusätzlich findet sich unter Cholestasebedingungen eine Verzehnfachung des Gesamtgehalts an Neutralfett, Cholesterin und Phospholipid im LDL-Bereich.

Ob es sich bei den von uns nachgewiesenen Lipoproteinen im LDL bei der Ratte um Ratten-Lp-X handelt, oder ob diese Partikel Abbauprodukte aus Chylomikronen oder VLDL (Remnants?) sind, läßt sich aus unseren Versuchen nicht schließen. Eventuell fallen diese LDL auch unter gestörten Stoffwechselbedingungen im HDL-Bereich an, wobei an eine Störung der LCAT gedacht werden könnte [12, 13].

Abkürzungen		HDL	=	High Density Lipoproteins
		TG	=	Triglyzerin
VLDL	= Very Low Density Lipoproteins	Ch	=	Cholesterin
LDL	= Low Density Lipoproteins	PL	=	Phospholipid

356

Literatur

1. Flint, A.: Amer. J. med. Sci. **44**, 305–312 (1862). – 2. Rapp, W., Kahlke, W.: Clin. Chim. Acta **19**, 493 (1968). – 3. Wilcox, H.-G., Heimberg, M.: J. Lipid Res. **11**, 7–22 (1970). – 4. Ellakim, M., Eisner, M., Ungar, H.: Bull. Res. Conn. Israel **8E**, 7–17 (1958). – 5. Keppler, D., Lesch, R., Reutter, W., Decker, K.: Exp. molec. Path. **9**, 279 (1968). – 6. Kattermann, R., Wörner, R., Brunner, G., Hunstein, W.: Acta hepatosplenol. (Stuttg.) **17**, 75 (1970). – 7. Smith, S. C., Scheig, R. L., Klatskin, G., Levy, R. J.: Clin. Res. **15**, 330 (1967). – 8. Seidel, D., Greten, H., Geisen, H. P., Wengler, H., Wieland, H.: Europ. J. clin. Invest. **2**, 359–364 (1972). – 9. Switzer, S., Satenstein, L.: J. Clin. Invest. **46**, 11 1855–1866 (1967). – 10. Seidel, D., Alaupovic, P., Furman, R. H.: J. clin. Invest. **48**,1211–1223 (1969). – 11. Tanno, H.: Acta Hepato-Gastroent. **22**, 289–291 (1975). – 12. Glomset, J. A., Janssen, E. T., Kennedy, R., Dobbins, J.: J. Lipid Res. **7**, 639–648 (1966). – 13. Kattermann, R., Wolfrum, D. I.: Z. klin. Chem. **8**, 413–419 (1970).

van Husen, N., Roessner, A., Uchida*, Y., Themann, H., Gerlach, U., Oberwittler, W. (Med. Klinik der Univ. Münster): **Einfluß der Cholestase auf Enzymaktivitäten im Serum und Morphologie der Lebermitochondrien****

In der Frühphase eines kompletten Gallenwegsverschlusses ist die Serumaktivität der mitochondrialen Glutamatdehydrogenase (GLDH) nicht selten noch vor derjenigen sog. Cholestase anzeigender Enzyme erhöht [5, 6, 13]. Demgegenüber steigt die Aktivität der cytoplasmatischen Glutamat-Pyruvat-Transaminase (GPT) im Serum relativ geringer an [3, 4]. Wie die klinische Beobachtung zeigt, kann sich diese Aktivitätserhöhung trotz fortbestehenden Gallengangsverschlusses im weiteren Verlauf zurückbilden [12]. Der deutliche Aktivitätsanstieg der mitochondrialen GLDH im Serum legte die Annahme einer Störung des Mitochondrienstoffwechsels nahe.

Ziel der vorliegenden Arbeit war es, tierexperimentell bei extrahepatischer Cholestase zu überprüfen, ob an den Lebermitochondrien feinstrukturell-morphometrisch faßbare Veränderungen auffindbar sind, die mit den beschriebenen Aktivitätserhöhungen der GLDH parallel gehen.

Material und Methoden

Eine extrahepatische Cholestase wurde bei Wistar-Ratten durch Gallengangsligatur erzeugt. Je 3 Tiere wurden vor bzw. 1, 3 oder 7 Tage nach Gallengangsligatur untersucht. Die feinstrukturell-morphometrischen Untersuchungen wurden in Anlehnung an das von Weibel u. Mitarb. angegebene Verfahren durchgeführt [8, 9, 14]. Im Blutserum der Tiere wurde die Aktivität der Glutamat-Oxalacetat-Transaminase (GOT, EC 2.6.1.1) und der Glutamat-Pyruvat-Transaminase (GPT, EC 2.6.1.2) mit einem konventionellen kinetischen Test gemessen [1, 2]. Die Aktivität der Glutamat-Dehydrogenase (GLDH, EC 1.4.1.2) wurde mit einem optimierten Test bestimmt [11]. Zur statistischen Prüfung auf signifikante Unterschiede diente der t-Test [10]. Der t-Test wurde in einer Modifikation ausgeführt, bei der der F-Test zur Prüfung der Homogenität der Varianzen für die Festlegung der Zahl der Freiheitsgrade benutzt wurde [16].

Ergebnisse

Bereits 24 Std nach Gallengangsligatur kam es zu einem deutlichen Aktivitätsanstieg der GLDH im Serum auf etwa das 18fache der oberen 2 σ-Normbereichsgrenze (Abb. 1, oberer Teil). Die Normalwerte für die Enzymaktivitäten von GOT, GPT und GLDH wurden zuvor an 33 altersgleichen gesunden Tieren ermittelt. Der deutliche Aktivitätsanstieg der GLDH bildete sich im weiteren Verlauf trotz fortbestehender Ligatur innerhalb von 7 Tagen zur Norm zurück. Demgegenüber stieg die nur im Cytoplasma der Hepato-

---

* Dozentenstipendiat der Alexander von Humboldt-Stiftung
** Mit dankenswerter Unterstützung durch den Minister für Forschung des Landes Nordrhein-Westfalen

357

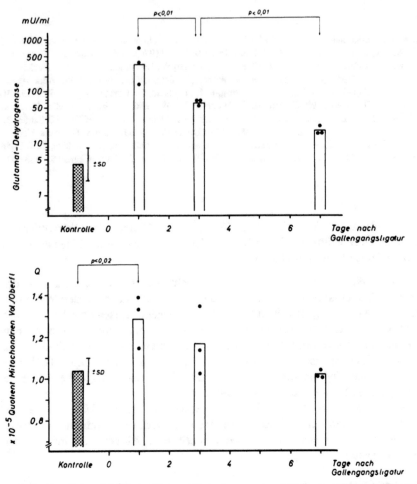

Abb. 1. *Oben:* Serumaktivität der Glutamat-Dehydrogenase nach Gallengangsligatur bei Ratten im Vergleich zu Kontrolltieren (n = 33). *Unten:* Mitochondrienschwellung nach Gallengangsligatur, graphisch dargestellt als Quotient aus Mitochondrienvolumen und Oberfläche im Vergleich zur Kontrolle (n = 3). Signifikante Unterschiede sind gekennzeichnet. Einzelheiten s. Text

zyten nachweisbare GPT bis maximal zum 1,4fachen der oberen Normbereichsgrenze an. Die etwa zu gleichen Teilen in den Mitochondrien und im Cytoplasma der Leberzellen lokalisierte GOT stieg maximal bis auf das 2,7fache der oberen Normbereichsgrenze an. Dagegen blieb bei scheinoperierten Tieren die Serumaktivität von GLDH und Transaminasen im Normbereich.

Die feinstrukturell-morphometrische Untersuchung der Lebermitochondrien ergab bereits 1 Tag nach Gallengangsligatur eine signifikante Zunahme des durchschnittlichen Mitochondrieneinzelvolumens (p < 0,02). Bereits 48 Std später hatte sich diese Veränderung zur Norm zurückgebildet. Die durchschnittliche Oberfläche der Außenmembran eines einzelnen Lebermitochondriums blieb während der 7tägigen Beobachtungszeit konstant. Demgegenüber zeigten die Cristae mitochondriales wesentliche Veränderungen bereits in der Frühphase der extrahepatischen Obstruktion: Ihre Oberfläche nahm im Verhältnis zur Volumenzunahme der Mitochondrien deutlich ab (p < 0,02), hatte nach 3 Tagen wieder den Ausgangswert erreicht und erst nach 7 Tagen fand sich eine Oberflächenvergrößerung infolge beginnender Schlängelung der Mitochondriencristae. Die nachgewiesene Volumenzunahme der Lebermitochondrien bei konstanter äußerer Membranoberfläche ließ unter Berücksichtigung der relativen Verminderung der Cristae-Oberfläche an eine Mitochondrienschwellung denken. Zur Erfassung der Mitochondrienschwellung wurde der Quotient aus Mitochondrien-Volumen und -Oberfläche gebildet, der im unteren Teil der Abb. 1 graphisch dargestellt ist. Wie Abb. 1 verdeutlicht, besteht ein zeitlich enger, direkter Zusammenhang zwischen der Schwellung der Lebermitochondrien und der Aktivitätserhöhung der GLDH im Serum.

Diskussion

Die mitgeteilten Befunde können zum besseren Verständnis der bei Patienten mit frischem Gallengangsverschluß beobachteten Aktivitätserhöhung von GLDH im Serum beitragen. Als feinstrukturell-morphometrisches Korrelat fand sich bei der tierexperimentell vorgenommenen Überprüfung eine Mitochondrienschwellung. Diese Veränderungen sind nur kurzfristig nachweisbar und bilden sich bereits nach 7 Tagen trotz fortbestehender Ligatur zur Norm zurück. Sie können daher bei längeren Beabachtungsintervallen nicht mehr nachgewiesen werden [15]. Nach Untersuchungen von Dioguardi u. Mitarb. bleibt die Aktivität der GLDH im Leberhomogenat während einer 9tägigen Beobachtungszeit unverändert [3]. Man darf daher vermuten, daß eine extrahepatische Obstruktion eine vorübergehende Steigerung des Stoffwechsels der Mitochondrien mit vermehrtem Übertritt der GLDH ins Serum hervorruft. Diese tierexperimentellen Ergebnisse stehen in Einklang mit der klinischen Beobachtung, nach welcher trotz länger bestehendem Gallengangsverschluß die Aktivität der GLDH im Serum sich normalisieren kann.

Zusammenfassung

Als feinstrukturell-morphometrisches Korrelat der bei extrahepatischer Cholestase beobachteten Aktivitätserhöhung der GLDH im Serum ließ sich eine Schwellung der Lebermitochondrien mit relativer Verminderung der Cristae mitochondriales nachweisen. Diese morphometrisch faßbaren Veränderungen gehen mit den serochemischen Befunden parallel: Beide gemeinsam sind nur in der Frühphase eines Gallengangsverschlusses nachweisbar.

Literatur

1. Bergmeyer, H. U., Bernt, E.: Glutamat-Oxalacetat-Transaminase. In: H. U. Bergmeyer (Hrsg.), Methoden der enzymatischen Analyse, S. 769. Weinheim: Verlag Chemie 1974. — 2. Bergmeyer, H. U., Bernt, E.: Glutamat-Pyruvat-Transaminase. In: H. U. Bergmeyer (Hrsg.), Methoden der enzymatischen Analyse, S. 785. Weinheim: Verlag Chemie 1974. — 3. Dioguardi, N., Ideo, G., Chiesara, E.: Cholestasis and enzymes. In: P. Gentilini, U. Teodori, S. Gorini, H. Popper (eds.), Intrahepatic Cholestasis, S. 141. New York: Raven Press 1975. — 4. Filippa, G.: Enzymol. biol. clin. 3, 97 (1963). — 5. Gerlach, U.: Enzymaktivitäten im Serum bei Krankheiten der Leber und Gallenwege. In: F. W. Schmidt (Hrsg.), Praktische Enzymologie. Bern: Huber 1968. — 6. Husen, N., Eberhardt, G., Gerlach, U.: Med. Welt 24, (N. F.), 1510 (1973). — 7. Orlandi, F.: Acta Hepato-Splenol. 9, 155 (1962). — 8. Roessner, A., Husen, N. v., Pauls, E., Gerlach, U., Themann, H.: Virchows Arch. A Path. Anat. Histol. 367, 15 (1975). — 9. Rohr, H., Riede, U.: Curr. Top. Path. 58, 1 (1973). — 10. Sachs, L.: Statistische Auswertungsmethoden. Berlin-Heidelberg-New York: Springer 1968. — 11. Glutamat-Dehydrogenase. In: H. U. Bergmeyer (Hrsg.), Methoden der enzymatischen Analyse, S. 689. Weinheim: Verlag Chemie 1974. — 12. Schmidt, E., Schmidt, F. W.: Klin. Wschr. 40, 962 (1962). — 13. Schultz, C., Schmidt, E.: Klin. Wschr. 45 162 (1967). — 14. Weibel, E., Kistler, G., Scherle, W.: J. Cell. Biol. 30, 23 (1966). — 15. Yamauchi, H., Koyama, K., Matsuo, Y., Kashimura, S., Takagi, Y., Muro, I., Owada, Y., Otowa, T., Ouchi, K., Anezaki, T., Itoh, K.: Jap. J. Gastroenterol. 72, 392 (1975). — 16. Fröhlich, W. D.: Forschungsstatistik, Bonn: Verlag Bouvier 1972.

Schriewer, H., Weinhold, F., Stöcker, K., Rauen, H. M. (Münster): **Die antagonisierende Wirkung von Silybindihemisuccinat auf Störungen der Phosphatidylcholinneusynthese der Rattenleber bei der akuten Galaktosaminintoxikation**

Manuskript nicht eingegangen.

Müller, N., Schmidtmann, W., Cremer, H., Schmidtmann, M. (Patholog. Inst. und Med. Klinik, Univ. Bonn): **Biochemische Untersuchungen bei Ratten nach $^2/_3$-Teilhepatektomie und Thermokoagulation des Ductus thoracicus**

In früheren Untersuchungen [1] konnten wir ebenso wie andere Autoren [2] zeigen, daß eine Blockade des Ductus thoracicus vor seiner Einmündung in den linken Venenwinkel zu Änderungen der Serum-Enzymaktivitäten und des Serum-Fettspiegels führt. Bei diesen Untersuchungen mußte offen bleiben, ob die beobachteten Serum-Enzymprofile das tatsächliche Ausmaß des Zellschadens widerspiegeln. Da die Enzyme als Eiweiße vorwiegend lymphogen aus dem Interstitium abtransportiert werden sollen [3], lag die Vermutung nahe, daß durch die Lymphabflußblockade nicht alle aus den lymphostatisch geschädigten Zellen ausgetretenen Enzyme via Ductus thoracicus in die Blutbahn gelangt sind und sich somit einem Nachweis entzogen haben.

Deshalb haben wir nach einem Modell gesucht, bei welchem sich ein biochemisch definierter Zellschaden mit einer Lymphstase kombinieren läßt. Als Versuchsmodell bot sich uns hier die $^2/_3$-Teilhepatektomie nach Higgins und Anderson [4] an. Bei 36 männlichen und weiblichen weißen Sprague-Dawley-Ratten führten wir daher eine $^2/_3$ Teilpatektomie zugleich mit einer Thermokoagulation des Ductus thoracicus durch. 36 ausschließlich $^2/_3$-teilhepatektomierte Ratten dienten als Vergleichskollektiv.

Es wurden die Enzymaktivitäten der „optimierten" Glutamat-Oxalacetat- (GOT) und Glutamat-Pyruvat-Transaminase (GPT), der Lactatdehydrogenase (LDH), der alkalischen Phosphatase (AP), die Gesamt-Lipide und die Triglyzeride im Serum mit Biochemica-Testkombinationen der Fa. Boehringer-Mannheim sowie das Gesamt-Cholesterin mit dem Set der Fa. Harleco-München bestimmt.

Unmittelbar postoperativ kommt es in beiden Kollektiven ohne wesentliche Unterschiede zu Anstiegen der Enzymaktivitäten der „optimierten" GOT und GPT (Abb. 1a).

Während die Werte der „optimierten" GOT und GPT zwischen dem 4.–6. Versuchstag gleichmäßig zur Norm zurückkehren, zeigen die LDH-Werte ein sehr unterschiedliches Verhalten mit starken Schwankungen von Tag zu Tag in beiden Kollektiven. Die LDH-Aktivität der nur teilhepatektomierten Ratten liegt am 1. Versuchstag im unteren Normbereich und erreicht am 2.–4. Versuchstag ein erstes Maximum. Bei den Tieren mit zusätzlicher Thermokoagulation des Ductus thoracicus ist dagegen die LDH-Aktivität am 1. Versuchstag auf Werte um 6280 U/L erhöht. Danach unterliegen die Werte den gleichen Schwankungen, wobei die Aktivitäten dieser Tiere jedoch stets höher liegen als die der nur teilhepatektomierten (Abb. 1a).

Die alkalische Phosphatase (AP) der teilhepatektomierten Ratten zeigt im Vergleich zu den übrigen Transaminasen erst einen verzögerten Anstieg zu einem Maximum um den 4./6. Versuchstag, bei den Tieren mit zusätzlicher Lymphabflußblockade liegt dieses 2 Tage später. Danach fallen die Aktivitäten — wiederum zeitlich versetzt — für die Tiere mit

---

* Mit Unterstützung der Deutschen Forschungsgemeinschaft

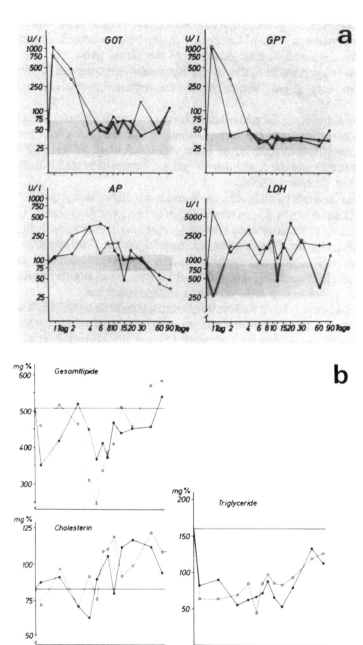

Abb. 1a u. b. Verhalten der Serum-Enzymaktivitäten (a) sowie der Serum-Fette (b) nach $^2/_3$-Teilhepatektomie bei Ratten mit (●—●) und ohne (O—O) Thermokoagulation des Ductus thoracicus als Funktion der Zeit

zusätzlicher Ductus thoracicus-Blockade bis zum 10. Versuchstag auf Normwerte ab. Im Langzeitversuch liegen beide Kollektive mit ihren Werten unter dem Normwert gesunder Kontrolltiere (Abb. 1a).

Die Gesamt-Lipide weisen bei beiden Kollektiven initial einen Abfall auf, ohne jedoch die Variationsbreite gesunder Tiere zu unterschreiten (Abb. 1b).

361

Das Gesamt-Cholesterin liegt bei beiden Kollektiven in den ersten Tagen innerhalb des Normbereiches, im weiteren Verlauf bewegen sich die Werte oberhalb der mittleren Normbereiche, die Unterschiede sind jedoch nicht signifikant (Abb. 1b).

Die Triglyzeride fallen in beiden Kollektiven postoperativ weit unter den Normbereich ab und erreichen erst gegen Versuchsende den unteren Normbereich wieder (Abb. 1b).

Wie also aus der Darstellung der erhobenen Befunde hervorgeht, unterscheiden sich die Serum-Transaminasen GOT und GPT, die Gesamt-Lipide, die Triglyzeride sowie das Gesamt-Cholesterin in beiden Kollektiven nicht wesentlich voneinander. Nur bei der alkalischen Phosphatase und der Lactatdehydrogenase kommt es in beiden Kollektiven zu unterschiedlichen Kurvenverläufen.

Die Deutung der Befunde ist nicht einfach. Wenden wir uns zunächst dem Verhalten der GOT und GPT zu. Wie aus diesem modifizierten Schema von Courtice [3] (Abb. 2) hervorgeht, sind die $^2/_3$-Teilhepatektomie und die Lymphstase in unterschiedlichem Ausmaß an der Schädigung der Hepatozyten mit nachfolgendem Enzymaustritt in den Disseschen Raum beteiligt. Die gleichartigen Verläufe beider Versuchsserien legen die Annahme nahe, daß ein wesentlicher Aufstau dieser Enzyme in den Disseschen Raum bei gleichzeitiger Ductus thoracicus-Blockade nicht stattgefunden hat.

Für die Leber glauben wir daher, daß die freigesetzten Enzyme hauptsächlich hämatogen abtransportiert werden, was angesichts der morphologischen Struktur der Sinusoide nicht wundert. Für das Herz kamen Malmberg [5] und Spieckermann et al. [6] zu ähnlichen Ergebnissen. Hierbei finden die schmalbasigen Verläufe der GOT und GPT ihre Erklärung in der relativ kurzen Halbwertszeit dieser Enzyme.

Für die AP gelten andere Überlegungen. Eine Lymphabflußblockade führt in diesem Falle, wie wir aus früheren Untersuchungen [1] wissen, zu einem Abfall der AP, da diese zum größten Teil in der Darmmukosa gebildet wird und lymphogen via Ductus thoracicus ins Blut gelangt. Der unterschiedliche zeitliche Kurvenverlauf in beiden Kollektiven mit einer Differenz von 2 Tagen läßt darauf schließen, daß das Enzymprofil bei Teilhepatektomie und gleichzeitiger Lymphstase ein Subtraktionsbild darstellt.

Die Aktivität der empfindlichen LDH ist bei gleichzeitiger $^2/_3$-Teilhepatektomie und Lymphstase gegenüber der alleinigen Teilhepatektomie gesteigert. Dies könnte nach Haug et al. [7] als Hinweis auf eine gesteigerte Mitverwertung der Milchsäure aus dem

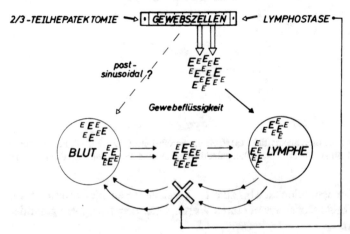

Abb. 2. Herkunft sowie Verteilung von Proteinen/Enzymen. Modif. Schema bei $^2/_3$-Teilhepatektomie sowie Lymphabflußblockade (aus Yoffey et al., 1970)

Blut bei der Gluconeogenese in der regenerierenden Restleber dieser Gruppe gedeutet werden.

Wenden wir uns nun dem Verhalten der Serum-Lipide zu. Die Gesamt-Lipide und das Gesamt-Cholesterin sind bei der Ratte sowohl nach Entfernung großer Teile der Leber als auch nach Ductus thoracicus-Blockade nur relativ gering betroffen. Die Triglyzeride hingegen zeigen in beiden Kollektiven einen Abfall. Aus den bereits erwähnten, früheren Untersuchungen [1] wissen wir, daß eine Ductus thoracicus-Blockade zu einem Abfall der Triglyzeride führt. Andererseits kann aber auch eine $^2/_3$-Teilhepatektomie zu einem Abfall der Triglyzeride führen. Da die Kurvenverläufe in beiden Kollektiven annähernd gleichartig verlaufen, vermuten wir in Anlehnung an die Befunde von Seckfort et al. [8, 9], daß sich hier ein möglicherweise artspezifisches Verhalten im Fettstoffwechselgeschehen zeigt, bei dem die Ratte nach Verlust großer Teile der Leber nicht auf kompensatorische, extrahepatische Fettstoffwechselmechanismen zurückgreift [8, 9].

Bei integrierender Betrachtung der Ergebnisse zeigt sich, daß die Lymphstase höchstens ein Teilfaktor in der Pathogenese von Lebererkrankungen sein kann. Eine dynamische Lymphgefäßinsuffizienz mit nachfolgender Lymphstase kann sich auf zahlreiche Lebererkrankungen aufpfropfen. Dabei ist es nicht möglich, auf das anteilige Verhalten der Lymphstase an der Leberparenchymschädigung zu schließen.

Literatur

1. Cremer, H., Müller, N., Bechtelsheimer, H.: Lymphologie 7, 69 (1974). − 2. Huth, F., Wilde, A., Schulten, H. J., Berger, S.: Virchows Arch. Abt. A Path. Anat. 351, 41 (1970). − 3. Yoffey, J. M., Courtice, F. C.: Lymphatics, lymph and the lymphomyeloid complex. London: Academic Press Inc. 1970. − 4. Higgins, C. M., Anderson, R. M.: Arch. Path. 12, 186 (1931). − 5. Malmberg, P.: Scand. J. clin. Lab. Invest. 30, 153 (1972). − 6. Spieckermann, P. G., Nordbeck, H., Knoll, D., Kohl, F.-V., Sakai, K., Bretschneider, H. J.: Dtsch. med. Wschr. 99, 1134 (1974). − 7. Haug, H., Schaum, W., Strik, W., Roweck, H.: Acta Hepato-Gastroenterol. 20, 467 (1973). − 8. Seckfort, H., Busanny-Caspari, W., Andres, E.: Klin. Wschr. 36, 434 (1958). − 9. Seckfort, H., Busanny-Caspari, W., Andres, E.: Klin. Wschr. 38, 606 (1960).

Pausch, J., Gerok, W. (Med. Klinik der Univ. Freiburg):
Der Einfluß der akuten Hyperammoniämie auf die Pyrimidinnucleotidbiosynthese in der Leber

Die Hyperammoniämie als Folge der gestörten Ammoniakfixierung in Leber und Niere ist ein Symptom schwerer Lebererkrankungen. Als wesentliche Ursache für die Entstehung einer Hyperammoniämie hat die Kapazitätsminderung der Harnstoffsynthese der Leber klinische Bedeutung [1, 2]. Ammoniumionen dienen selbst (in den Mitochondrien) oder in Form von der Leber zugeführtem Glutamin (im Cytoplasma) als Substrat für die Carbamoylphosphatsynthese, die in den Mitochondrien ausschließlich in die Harnstoffbildung einmündet [3] und getrennt davon im Cytoplasma die Pyrimidinbiosynthese reguliert [4]. Anwesenheit von Ammoniumionen führt in der isoliert-perfundierten Leber zur Ineffektivität dieses Regulationsmechanismus [5]; dem entspricht die Entstehung einer Orotacidurie und die Erhöhung des Gehalts säurelöslicher Uracilnucleotide der Rattenleber bei Überlastung der Harnstoffsynthese durch exogene Zufuhr von Ammoniumionen oder diätetischen Entzug von Metaboliten des Harnstoffcyclus [6, 7, 8, 9, 10]. − Die vorliegenden Untersuchungen sollten den Einfluß der Ammoniumionen auf die Rate der de novo-Pyrimidinnucleotidsynthese der Leber bei normalen und nach Injektion von D-Galaktos-

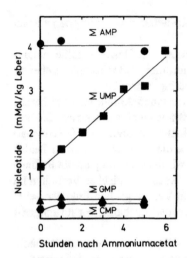

Stunden nach Ammoniumacetat

Abb. 1. Zeitverlauf der Summen aller säurelöslichen Adenin-
(ΣAMP●), Guanin- (ΣGMP▲), Uracil- (ΣUMP■) und Cytosinnucleotide (ΣCMP■) in der Leber 145 g schwerer ad libitum gefütterter weiblicher Wistar-Ratten nach stündlichen i.p.
Injektionen von je 3,7 mMol Ammoniumacetat/kg Körpergewicht. Entnahme der Lebern durch Frierstopp in situ während
Thiopental-Narkose. Die Summen säurelöslicher Nucleotide
wurden in neutralisierten Perchlorsäureextrakten nach quantitativer Hydrolyse mit Schlangenphosphodiesterase zu 5'-Nuc-
leosidmonophosphaten [15] als AMP [17], GMP [18], UMP
[15] und CMP [19] spektrophotometrisch gemessen. Angabe
der Nucleotidgehalte als mMol/kg Feuchtgewicht. Mittelwerte
von 4–14 Tieren

amin erniedrigten Uridinphosphatgehalten [11, 12] klären und eine Aussage über die
regulatorische Wirksamkeit der Feedback-Hemmung der Glutamin-abhängigen Carba-
moylphosphatsynthetase in vivo bei Hyperammoniämie ermöglichen.

Die Summe aller säurelöslichen Uracilnucleotide der Rattenleber (ΣUMP) zeigte nach
i.p. Injektion von 3,7 mMol Ammoniumacetat/kg Körpergewicht eine lineare Zunahme,
solange die enzymatisch gemessene Ammoniakkonzentration im Blut [13] höher als
0,06 mMol/l war. Abweichungen des Ammoniakgehaltes der Leber vom Normalwert
(0,46 mMol/kg) wurden bei dieser Dosis nicht beobachtet, die bei stündlich wiederholten
gleichdosierten Injektionen zu einem linearen Anstieg von ΣUMP über 6 Std bis auf
3,95 mMol/kg führte. Die gleichfalls als Summe gemessenen Cytosinnucleotide (ΣCMP)
nahmen nur anfangs von 0,21 auf 0,36 mMol/kg zu, während ΣAMP (4,13 mMol/kg),
ΣGMP (0,43 mMol/kg) (Abb. 1) und ATP (2,69 mMol/kg) unverändert blieben. Gleichfalls keine Änderung der Purinnucleotidgehalte wiesen mit oder ohne Ammoniumionen
durch Galaktosamin Uridinphosphat-verarmte Lebern übereinstimmend mit früheren
Messungen [14] auf. 6-Azauridin, ein Inhibitor der Uridylatbiosynthese aus Orotat,
blockiert die Ammoniumionen-induzierte Zunahme von ΣUMP vollständig, die demnach
als Folge einer gesteigerten de novo-Pyrimidinbiosynthese anzusehen ist.

Weiteren Aufschluß über die Ammoniumionenwirkung gibt die Untersuchung der
Uridinphosphate, die als Feedback-Inhibitoren der Pyrimidinbiosynthese in Frage kommen. Die Unwirksamkeit der Feedback-Regulation wird durch die gleichzeitig mit dem
Anstieg von ΣUMP nach Ammoniumacetat-Injektionen beobachtete lineare Zunahme
der Summe UTP+UDP um 0,155 mMol/kg × h deutlich (Abb. 2). Der enzymatisch
bestimmte [15] UDP-Glucose-Gehalt der Leber nahm ausgehend von 0,30 mMol/kg
linear mit einer Rate von 0,058 mMol/kg × h zu. Beim Vergleich der durch Ammoniumionen oder Galaktosamin-induzierten Uridinphosphatmangel oder beides kombiniert
stimulierten Nettouridylatsyntheseraten (gemessen als Zunahme der Summe säurelöslicher Uracilnucleotide in der Zeiteinheit =ΔΣUMP), die der Steilheit der linearen Kurven
in Abb. 2 entsprechen, zeigten sich keine wesentlichen Unterschiede. Die Werte für
ΔΣUMP lagen nach Applikation von Ammoniumacetat bei 0,44 mMol/kg × h, von
Galaktosamin bei 0,36 mMol/kg × h und von Galaktosamin + Ammoniumacetat bei
0,53 mMol/kg × h. Die Aufhebung der Feedback-Hemmung der de novo-Pyrimidinbiosynthese nach Galaktosamin-Vorbehandlung kommt in den für 6 Std unter 20% der Norm
erniedrigten Uridinphosphatgehalten zum Ausdruck. Die bei Uridinphosphatmangel

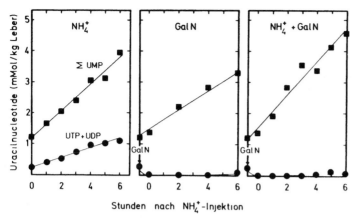

Abb. 2. Zunahme der Summe säurelöslicher Uracilnucleotide (ΣUMP■) der Rattenleber im Zeitverlauf bei stimulierter Nettouridylatsyntheserate und unterschiedlichen Uridinphosphatgehalten (UTP+UDP●). Die Steigerung der Uridylatsynthese wurde durch stündliche Injektionen i.p. von 3,7 mMol Ammoniumacetat/kg Körpergewicht (links), nach alleiniger i.p. Injektion von 1,85 mMol Galaktosamin/kg Körpergewicht (Mitte) und Ammoniumionenzufuhr nach Galaktosaminvorbehandlung (rechts) erzielt. Bestimmung der Gehalte von ΣUMP und UTP+UDP durch enzymatische Analyse [15], Angabe in mMol/kg Feuchtgewicht. Mittelwerte von 4—14 Tieren (Versuchstiere s. Legende Abb. 1). Zum besseren Vergleich beziehen sich die Zeitangaben der Abszissen auf die Ammoniumioneninjektionen, auch wenn diese nicht erfolgten

vermehrte Phosphorylierung von Uridin geht in die Nettouridylatsyntheseraten mit ein.

Abschließend sei auf die Akkumulation von Orotat in der Leber bei durch Ammonium-ionen stimulierter Pyrimidinbiosynthese hingewiesen. Der Orotatgehalt wurde 3 Std nach Ammoniumacetat-Injektionen mehr als 100fach erhöht bei 0,054 mMol/kg spektropho-tometrisch [16] gemessen. Bei zusätzlicher Hemmung der OMP-Decarboxylase 4,3 Std nach Injektion von 1,1 mMol 6-Azauridin/kg Körpergewicht und 4stündlichen Ammoni-umacetatgaben stieg er weiter auf 0,147 mMol/kg an.

Ammoniumionen heben die Wirkung der Feedback-Regulation der Pyrimidinnucle-otidbiosynthese in der Rattenleber in vivo auf und steigern dadurch die de novo-Uridylat-biosyntheseraten. Ein analoger Angriffspunkt der Ammoniumionen am perfundierten Organ und in vivo läßt auf die Gleichheit der Regulationsmechanismen unter beiden Bedingungen durch Feedback-Hemmung der Glutamin-abhängigen Carbamoylphos-phatsynthetase schließen. Die Ähnlichkeit der durch Ammoniumionen oder durch das Uridinphosphatdefizit gesteigerten Uridylatsyntheseraten weisen auf eine mögliche zusätzlich limitierende Rolle der OMP-Pyrophosphorylase bei gesteigerter de novo-Pyrimidinbiosynthese hin.

Wir danken Fräulein B. Wohleb für ausgezeichnete technische Assistenz

Mit Unterstützung durch die Deutsche Forschungsgemeinschaft, Bonn—Bad-Godesberg

Literatur

1. Gerok, W.: Verh. Dtsch. Ges. Inn. Med. **68,** 523 (1962). — 2. Gerok, W.: Anaesthesiologie und Wiederbelebung **13,** 94 (1966). — 3. Jones, M. E.: Adv. Enzyme Regul. **9,** 19 (1971). — 4. Pausch, J., Wilkening, J., Nowack, J., Decker, K.: Europ. J. Biochem. **53,** 349 (1975). — 5. Pausch, J., Wilkening, J., Grotelüschen, H., Decker, K.: Digestion **12,** 337 (1975). — 6. Kesner, L.: J. biol. Chem. **240,** 1722 (1965). — 7. Statter, M., Russell, A., Azbug-Horowitz, Sh., Pinson, A.: Biochem. Med. **9,** 1 (1974). — 8. Milner, J. A., Visek, W. J.: Proc. Soc. Exp. Biol. Med. **147,** 754 (1974). — 9. Milner, J. A., Visek, W. J.: Metabolism **24,** 643

(1975). — 10. Fausto, N., Brandt, J. T., Kesner, L.: Cancer Res. **35**, 397 (1975). — 11. Keppler, D. O. R., Rudigier, J. F. M., Bischoff, E., Decker, K.: Europ. J. Biochem. **17**, 246 (1970). — 12. Decker, K., Keppler, D., Rudigier, J., Domschke, W.: Hoppe-Seyler's Z. Physiol. Chem. **352**, 412 (1971). — 13. Gerok, W., Pausch, J.: Z. ges. exp. Med. **148**, 337 (1968). — 14. Keppler, D. O. R., Pausch, J., Decker, K.: J. biol. Chem. **249**, 211 (1974). — 15. Keppler, D., Rudigier, J., Decker, K.: Anal. Biochem. **38**, 105 (1970). — 16. Moellering, H. In: Methoden der enzymatischen Analyse, pp. 2006—2010. (H. U. Bergmeyer, Hrsg.). Weinheim: Verlag Chemie 1974. — 17. Adam, H.: In: Methods of Enzymatic Analysis, pp. 573—577. (H. U. Bergmeyer, ed.). New York: Academic Press 1965. — 18. Grassl, M.: In: Methoden der enzymatischen Analyse, pp. 2084—2087. (H. U. Bergmeyer, Hrsg.). Weinheim: Verlag Chemie 1970. — 19. Domschke, W., Keppler, D., Bischoff, E., Decker, K.: Hoppe-Seyler's Z. Physiol. Chem. **352**, 275 (1971).

Littmann, K.-P., Lembcke, H.-J., Gerdes, H. (Med. Univ.-Klinik Marburg/Lahn): **Intrazelluläre Aufnahme, Verteilung und Proteinbindung von Androgenen in experimentell geschädigter Rattenleber und -niere**

Im Zusammenhang mit unseren Untersuchungen über Veränderungen des Steroidhormonstoffwechsels bei Patienten mit Lebererkrankungen wurde deutlich [1, 3], daß in der Leberzelle selbst metabolische Störungen auftreten, die wesentlich die in der Blutbahn und im Urin von Leberkranken zu findenden veränderten Steroidhormonmuster mitbestimmen. Nachdem Peterson 1960 [5] schon u.a. eine verminderte hepatozelluläre Steroidhormonaufnahme bei Leberzirrhose als Mitursache für die von ihm und anderen Arbeitsgruppen beobachteten Glucocorticoidstoffwechselstörungen vermutete, sollten jetzt solche Beeinflussungen der zellulären Hormonaufnahme und des intrazellulären Steroidtransportes einiger Androgene unter den Bedingungen experimenteller Leberschädigung im Tierversuch untersucht werden.

Unter der Arbeitshypothese, daß ähnlich wie die Glucocorticoide — für die die Leberzelle allerdings im Gegensatz zu den Androgenen als Erfolgsorgan angesehen wird — auch Androgene in nahezu allen subzellulären Kompartimenten nachweisbar und in unterschiedlichem Ausmaß auch an verschiedene, z. T. spezifische? Proteine gebunden sind [2, 4, 6], sollten folgende Fragen beantwortet werden:

1. Liegt bei experimentell toxischer Leberschädigung (hier: mit Aethanol bzw. Tetrachlorkohlenstoff) eine meßbare Störung der intrazellulären Aufnahme exogen zugeführter C_{19}-Steroide (Testosteron, Dehydroepiandrosteron, Dehydroepiandrosteronsulfat) vor?

2. Läßt sich im intrazellulären Verteilungsmuster der aufgenommenen C_{19}-Steroide eine Veränderung gegenüber nicht geschädigtem Lebergewebe feststellen?

3. Gibt es Unterschiede im Verhältnis der freien zu den proteingebundenen C_{19}-Steroiden in experimentell geschädigtem Lebergewebe gegenüber gesundem?

4. Wie verhalten sich die C_{19}-Steroidaufnahme und intrazelluläre Verteilung unter experimenteller Schädigung im Nierengewebe?

Methodik

Bei 3 Wochen alten männlichen Wistar-Ratten (Institut für Versuchstierzucht Hannover) wurde nach einmaliger subcutaner Injektion von 10 μCi ^{3}H-Testosteron (^{3}H-T) — spez. Aktivität 48 mCi/μmol — und zusätzlich 50 μg nichtmarkiertem Testosteron (T) pro 50 g Tiergewicht — respektive 10 μCi ^{3}H-Dehydroepiandrosteron (^{3}H-DHA) bzw. ^{3}H-Dehydroepiandrosteronsulfat (^{3}H-DHA-S) — spez. Aktivität 22 mCi/μmol DHA bzw. 609 mCi/mmol DHA-S — und zusätzlich 50 μg nichtmarkiertem DHA bzw. DHA-S pro 50 g Tiergewicht — die Steroidaktivitätsaufnahme in die Leberzelle pro g Leberfrischgewicht (gemessen als ^{3}H-Aktivität) nach 10, 20, 30 und 60 min post injectionem bestimmt.

Nach Auftrennung der subzellulären Fraktionen (Cytosol, Mikrosomen, Mitochondrien, Zellkerne) in der präparativen Ultrazentrifuge wurde außerdem die ^{3}H-Radioaktivität in den einzelnen Zellkompartimenten bestimmt und nach Trennung der proteingebundenen und freien Radioaktivität an Sephadex-G-25-fine-Säulen auch das Verhältnis der freien zur proteingebundenen Steroidfraktion bestimmt.

Einer Kontrolltiergruppe von 16 Tieren wurden je 16 Tiere nach vorheriger experimenteller Leberschädigung mit Aethanol (15 Vol.% im Trinkwasser) über 1, 3 und 6 Wochen, bzw. Tetrachlorkohlenstoff (CCl$_4$) — 5 mg pro kg Tiergewicht — 3 bzw. 12 Std vor Dekapitation gegenübergestellt. Parallel zu den Lebern wurden auch die Nieren in gleicher Weise aufgearbeitet und untersucht.

Ergebnisse und Diskussion

In den einzelnen Untersuchungsreihen ergaben sich folgende Befunde:

1. Kontrolltiere

Die Befunde sind — soweit sie die Leber betreffen — mit Ausnahme der 20 min-Ergebnisse in Tab. 1 zusammengestellt. Die freie ^{3}H-Aktivität beträgt für T nach 30 min im Cytosol ca. 60 000 dpm, für DHA ca. 20 000 dpm für DHA-S ca. 7 000 dpm in der Kernfraktion für T ca. 42 000 dpm, für DHA ca. 16 000 dpm, für DHA-H ca. 15 000 dpm, in der mikrosomalen Fraktion für T ca. 15 000 dpm, für DHA ca. 5 000 dpm, für DHA-S ca. 2 000 dpm, in der mitochondrialen Fraktion für T ca. 8 000 dpm, für DHA ca. 6 000 dpm, für DHA-S ca. 3 000 dpm.

Die Verhältnisse im Nierengewebe sind in etwa denen im Lebergewebe vergleichbar, wobei jedoch die maximale Anreicherung von ^{3}H-T in der Kernfraktion zeitlich später als in der Leberzelle und insgesamt prozentual niedriger ist.

2. Aethanolschädigung

Nach einwöchiger Aethanolschädigung nimmt die Gesamt-^{3}H-Aktivität in der Leberzelle sowohl nach T, als auch nach DHA und DHA-S signifikant gegenüber den Kontrolltieren zu (p < 0,001). Abb. 1 zeigt die Verhältnisse im Zellkern, wobei der prozentuale Anteil der ^{3}H-Aktivität in der Kernfraktion gegenüber den Kontrolltieren deutlich erhöht ist: T: 58% (Ktr. 45%); DHA: 67% (Ktr. 31%); DHA-S 70% (Ktr. 43%). Nach drei- und sechswöchiger Alkoholschädigung gleichen sich die Verhältnisse wieder denen der ungeschädigten Kontrolltiere an (siehe auch Abb. 1 für die Kernfraktion). Im Nierengewebe ist dagegen nach einwöchiger Aethanolschädigung insgesamt eine Abnahme der ^{3}H-Aktivitätsanrei-

Tabelle 1. ^{3}H-Steroidaufnahme in die Leberzelle bei männlichen, 3 Wochen alten Wistar-Ratten. Kontrolltiere (n = 16); a) frei = nicht proteingebundene Steroidkonzentration in % der maximalen Konzentration; b) geb. = proteingebundener Steroidanteil in % von a). T = Testosteron; DHA = Dehydroepiandrosteron; DHA-S = DHA-Sulfat; MT = mitochondriale Fraktion; Mks = mikrosomale Fraktion

| | | 10 min post inject. | | | 30 min post inject. | | | 60 min post inject. | | |
		T	DHA	DHA-S	T	DHA	DHA-S	T	DHA	DHA-S
Cytosol	frei	26	35	50	100	100	88	40	80	100
	geb.	11	17	13	24	10	10	25	14	17
MT	frei	70	30	40	100	100	60	50	66	100
	geb.	5	21	20	15	12	18	18	20	19
Mks	frei	20	30	32	100	100	65	28	60	100
	geb.	6	24	32	19	15	42	12	23	35
Kerne	frei	36	27	38	100	100	100	95	83	75
	geb.	10	25	20	10	11	20	20	13	22

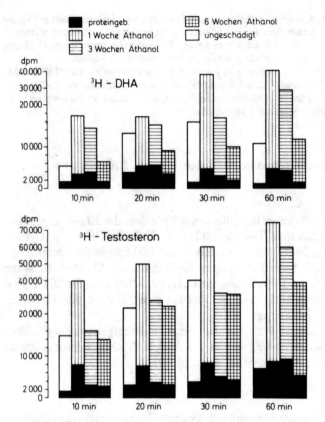

Abb. 1. Aufnahme von Androgenen in die Zellkerne von Lebergewebe nach experimenteller Schädigung mit Äthanol

cherung zu beobachten: Tab. 2, am Beispiel für T: ^{3}H-T der Kontrollen (Ktr.) in der Kernfraktion 100% = 36 0000 dpm, im Cytosol 100% = 70 000 dpm. Auch im Nierengewebe gleichen sich die Verhältnisse nach sechswöchiger Aethanolschädigung wieder denen der Kontrolltiere an.

3. Tetrachlorkohlenstoffschädigung

Die wesentlichen Befunde nach CCl$_4$-Schädigung zeigt Tab. 3.

Die Ergebnisse lassen zusammenfassend folgende Schlüsse zu:

1. Nach kurzfristiger aethanolischer Leberschädigung tritt wahrscheinlich keine Behinderung der zellulären Steroidhormonaufnahme ein, wohl aber eine Störung der „Steroidabgabe" — möglicherweise als Ausdruck einer Behinderung der intrazellulären Transport- und Stoffwechselvorgänge.

2. Der Anteil der im Zellkern nachweisbaren Steroidhormonanreicherung nimmt nach kurzfristiger Aethanolschädigung besonders stark zu.

3. Die Veränderungen in der Leberzelle sind trotz längerdauernder Aethanolschädigung reversibel.

4. Nach kurzfristiger Aethanolschädigung nimmt die Aktivitätsanreicherung von T, DHA und DHA-S im Nierengewebe — nahezu spiegelbildlich zu den Veränderungen an der Leber — ab. Auch diese Befunde sind reversibel.

Tabelle 2. Aufnahme von ^{3}H-Testosteron in Nierengewebe nach experimenteller Äthanolschädigung

	Ktr.	1 Woche Äthanol	3 Wochen Äthanol	6 Wochen Äthanol
Maximale Anreicherung in %				
Kerne	100	63	84	104
Cytosol	100	104	105	100
Proteinbindung in %				
Kerne	24	20	15	15
Cytosol	8	12	15	16

Tabelle 3. Aufnahme von ^{3}H-Testosteron nach experimenteller CCl_4-Schädigung

	in % vom Kontrollwert		
	Ktr.	3 Std CCl_4	12 Std CCl_4
Leber			
Kerne	100	**55**	96
Cytosol	100	103	104
Niere			
Kerne	100	22	**26**
Cytosol	100	64	**59**

5. Tetrachlorkohlenstoffschädigung führt in der Leber zu einer signifikanten Abnahme der Steroidaufnahme in der Kernfraktion, die jedoch reversibel — und möglicherweise dosisabhängig ist, in der Niere zu einer Abnahme der Steroidaufnahme in der Kernfraktion und im Cytosol, die über den kurzen Beobachtungszeitraum (12 Std) unverändert blieb.

6. Wahrscheinlich bestehen zwischen T einerseits und DHA bzw. DHA-S andererseits Unterschiede in der intrazellulären Verteilung und vor allem der Proteinbindung (an spezifische Proteine?), zumindest in der Leberzelle.

Literatur

1. Gerdes, H., Littmann, K.-P.: Die hormonale Funktion von Nebennierenrinde und Testes bei Leberkrankheiten. Monographie in der Reihe: Gastroenterologie und Stoffwechsel. Stuttgart: Georg Thieme 1976. — 2. Lane, S. E., Gidari, A. S., Levere, R. D.: J. biol. Chem. **250**, 8209 (1975). — 3. Littmann, K.-P., Gerdes, H., Martini, G. A.: Dtsch. med. Wschr. **100**, 1881 (1975). — 4. Mosebach, K.-O., Küppers, H., Lippert, U., Jühle, H.: Res. Steroids **4**, 41 (1970). — 5. Peterson, R. E.: J. clin. Invest. **39**, 320 (1960). — 6. Roy, A. K., Milin, B. S., Mc Minn, D.: Biochim. Biophys. Acta **354**, 213 (1974).

Lehmann, F.-G., Cramer, P., Zengel, W. R. (Med. Univ.-Klinik Marburg/Lahn): **Immunologische Differenzierung alkalischer Phosphatasen: Bestimmung der Dünndarm-, Leber- und Tumorphosphatase in Serum und Stuhl***

Die organspezifische Differenzierung der in multiplen molekularen Formen im menschlichen Serum und Stuhl vorkommenden alkalischen Phosphatasen ist ein bisher ungelöstes Problem der Routinediagnostik. Semiquantitative Bestimmungen durch Hitzeinaktivierung, Elektrophorese, L-Leucin- oder L-Phenylalanin-Hemmung haben sich klinisch nicht durchsetzen können. Die enzymimmunologische Bestimmung der alkalischen Phosphatase-„Isoenzyme" durch Titration mit präzipitierenden Antikörpern wurde von uns für die Tumor-, Dünndarm- und Leberphosphatase entwickelt [1, 2, 3] und auf ihre klinische Anwendbarkeit überprüft.

Material und Methoden

Kristalline menschliche alkalische Phosphatase wurde durch Butanolextraktion, Acetonfällung, einen Hitzeschritt, Ammoniumsulfatfällung, Anionenaustauscherchromatographie, Gelfiltration und Kristallisation im Ammoniumsulfat aus Plazenta [2], aus Dünndarmmukosa [2] und Leber [4] isoliert. Angereicherte alkalische Phosphatase aus Niere und Knochen wurde uns freundlicherweise von Herrn Prof. Dr. G. Pfleiderer, Abteilung für Chemie, Bochum, zur Verfügung gestellt. Die Antiseren wurden in Kaninchen gewonnen. Die Aktivität der alkalischen Phosphatase wurde nach Bessey [5] unter Standardbedingungen für die Tumor-, unter optimierten Bedingungen für die Dünndarm- und Leberphosphatase gemessen. Die Bestimmung der Tumorphosphatase erfolgte nach Lehman [3] in einer Immunoabsorbentmethode, die Dünndarm- und Leberphosphatase im Stuhl wurde in 15 000 g/Überstand des 1:3 (g:ml) mit Puffer im Ultraturrax homogenisierten Stuhls nach Inkubation mit 1 µl Anti-Dünndarmphosphatase-Gamma-Globulin (absorbiert mit kristalliner Plazentaphosphatase) bzw. 1 µl Anti-Leberphosphatase-Serum bestimmt (Inkubation: 60 min, Zimmertemperatur, Bestimmung im 15 000 g-Überstand bei 4° C).

Ergebnisse

1. Immunologische Kreuzreaktionen: Menschliche Plazentaphosphatase kreuzreagiert mit Anti-Dünndarmphosphatase-Serum, menschliche Dünndarmphosphatase kreuzreagiert mit Anti-Plazentaphosphatase-Serum. Beide Isoenzyme reagieren nicht mit Anti-Leber- oder Anti-Nierenphosphatase-Serum, Anti-Plazentaphosphatase-Serum bzw. Anti-Dünndarmphosphatase-Serum reagiert nicht mit reiner bzw. angereicherter alkalischer Leber-, Nieren- oder Knochenphosphatase [1, 2]. Anti-Plazentaphosphatase-Serum, das mit löslicher reiner Dünndarmphosphatase absorbiert wurde, reagiert nicht mit anderen alkalischen Phosphatasen und ist monospezifisch für Plazenta-(Tumor)-phosphatase. Plazenta- und Tumorphosphatasen sind immunologisch und biochemisch identisch [6]. Anti-Dünndarmphosphatase-Serum, das über CNBr-aktivierte Sepharose 4-B chromatographiert wurde, an die kristalline Plazentaphosphatase im Überschuß gebunden war, reagiert nach völliger Absorption ausschließlich mit Dünndarmphosphatase. Anti-Leberphosphatase-Serum kreuzreagiert ohne Absorption mit Knochen- und Nierenphosphatase.

2. Bestimmung der alkalischen Tumorphosphatase im Serum: Die alkalische Tumorphosphatase (Regan-Isoenzyme) wurde in Seren von 209 gesunden Blutspendern, 23 gesunden Laborantinnen und Medizinern sowie bei 239 Patienten mit verschiedenen Karzinomen (Abb. 1) bestimmt. Die über 20 min gemessene Extinktionsdifferenz der an das Immunoabsorbent gebundenen alkalischen Phosphatase betrug im Mittelwert 0,375 bei einer Standardabweichung von 0,101 (obere Grenze des Normbereichs [2,57 Sigma]:

* Mit Unterstützung durch die Deutsche Forschungsgemeinschaft (Le 205/6)

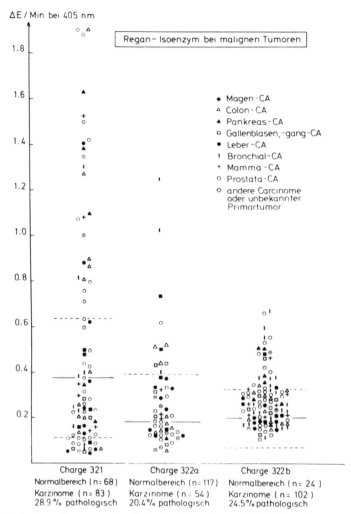

ΔE / Min bei 405 nm

Regan – Isoenzym bei malignen Tumoren

● Magen - CA
Δ Colon - CA
▲ Pankreas - CA
◻ Gallenblasen,-gang -CA
■ Leber -CA
I Bronchial - CA
+ Mamma - CA
⊙ Prostata - CA
○ andere Carcinome
  oder unbekannter
  Primärtumor

Charge 321
Normalbereich (n = 68)
Karzinome (n = 83)
28,9 % pathologisch

Charge 322 a
Normalbereich (n = 117)
Karzinome (n = 54)
20,4 % pathologisch

Charge 322 b
Normalbereich (n = 24)
Karzinome (n = 102)
24,5 % pathologisch

Abb. 1. Regan-Isoenzym der alkalischen Phosphatase bei 209 Normalpersonen und 239 Patienten mit verschiedenen Karzinomen

0,635) für die Charge 321, im Mittelwert 0,182 bei einer Standardabweichung von 0,081 (obere Grenze des Normbereichs: 0,390) für die Charge 322 a und im Mittelwert 0,202 bei einer Standardabweichung von 0,050 (obere Grenze des Normbereichs: 0,329) für die Charge 322 b (Abb. 1). 28,8 % der 83 Patienten mit verschiedenen malignen Tumoren in der ersten Serie, 20,4 % der 54 Patienten der zweiten Serie und 24,5 % der 102 Patienten der dritten Serie zeigten eine erhöhte Regan-Isoenzym-Aktivität im Serum gegenüber den Normalpersonen. Karzinome des Magens (n = 30) zeigten in 10,0 %, des Colons (n = 31) in 29,0 %, der Leber (n = 11) in 27,3 %, der Gallenwege (n = 14) in 14,3 %, des Pankreas (n = 13) in 53,8 %, der Lunge (n = 34) in 35,3 %, der Mamma (n = 17) in 30,8 %, der Prostata (n = 14) in 28,6 %, andere maligne Tumoren, bzw. metastasierende Karzinome mit einem Primärtumor mit unbekannter Lokalisation (n = 75) in 22,7 % pathologische Regan-Isoenzymwerte.

3. Bestimmung der alkalischen Dünndarmphosphatase im Stuhl: Gegenüber 42 Normalpersonen fanden sich bei 35 Patienten mit entzündlichen Darmerkrankungen (Colitis

371

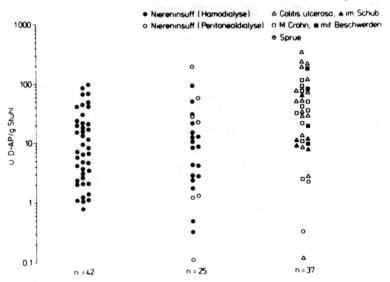

D-AP-Aktivität im Stuhl bei Darmerkrankungen

Abb. 2a (oben): Dünndarmphosphataseaktivität im Stuhl bei 42 Normalpersonen, 25 Patienten mit Niereninsuffizienz und 37 Patienten mit Darmerkrankungen. Abb. 2b (unten): Leberphosphataseaktivität im Stuhl bei 42 Normalpersonen, 14 Patienten mit extrahepatischem und 16 Patienten mit intrahepatischem Verschlußikterus

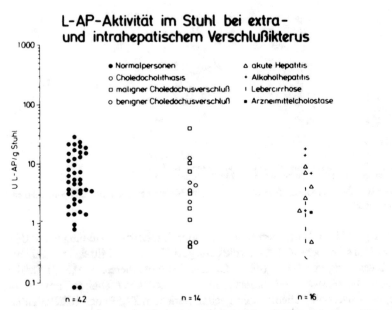

L-AP-Aktivität im Stuhl bei extra- und intrahepatischem Verschlußikterus

ulcerosa, Morbus Crohn des Dünn- und/oder Dickdarms) deutlich erhöhte Aktivitäten der alkalischen Dünndarmphosphatase im Stuhl (Abb. 2a). Statistisch signifikante Unterschiede zwischen Colitis ulcerosa in Remission gegenüber Colitis ulcerosa im akuten Schub bzw. Morbus Crohn ohne gegenüber mit Beschwerden konnten nicht gesichert werden. Bei zwei Patienten mit einheimischer Sprue wurden abnorm niedrige Dünndarm-phosphatasewerte im Stuhl gemessen. Gegenüber Normalpersonen fanden sich bei 25 Patienten mit terminaler Niereninsuffizienz, die regelmäßig hämodialysiert bzw. peritone-aldialysiert wurden, als Ausdruck der insgesamt reduzierten Bürstensaumfläche eine im Mittelwert erniedrigte alkalische Dünndarmphosphatase-Aktivität im Stuhl. Kollektive der chronisch Darmkranken sowie der chronisch Nierenkranken zeigten eine breite Überlappung mit dem Normalbereich (Abb. 2a).

Bei zwölf polychemotherapeutisch behandelten Patienten mit soliden Karzinomen, Sarkomen oder Hämoblastosen fand sich unmittelbar im Anschluß an einen chemothera-peutischen Stoß eine deutlich erhöhte Dünndarmphosphatase-Aktivität im Stuhl gegen-über den Werten vor Beginn der Behandlung. Die alkalische Dünndarmphosphatase stieg nach Chemotherapie 3—100fach im Stuhl an. Die alkalische Dünndarmphosphatase normalisierte sich im Stuhl 2—5 Tage nach Abschluß der polychemotherapeutischen Stoßbehandlung.

4. *Bestimmung der alkalischen Leberphosphatase im Stuhl:* Bei 30 Patienten mit extra- und intrahepatischem Verschlußikterus lag die Leberphosphatase-Aktivität im Stuhl im Mittelwert deutlich unter der bei 42 Normalpersonen gemessenen Aktivität bei breiter Überlappung mit dem Normalbereich (Abb. 2b). Die Leberphosphatasewerte im Stuhl lagen bei extrahepatischem (n = 14) und intrahepatischem (n = 16) Verschlußikte-rus im selben Bereich (Abb. 2 b). Wird die Leberphosphatase-Aktivität im Stuhl nicht auf g Feuchtgewicht Stuhl, sondern auf die Aktivität der parallel gemessenen Dünndarm-phosphatase-Aktivität bezogen, liegen die Quotienten beider Aktivitäten bei Normalper-sonen, intra- und extrahepatischem Verschlußikterus ebenfalls im selben Bereich.

Bei einigen Patienten mit komplettem mechanischen extrahepatischen Gallengangs-verschluß wurde eine, wenn auch geringe, Leberphosphatase-Aktivität im Stuhl gemes-sen. Möglicherweise stammt diese Aktivität aus dem Pankreas, da wir im Sekretin-stimulierten Galle-Pankreassekret bei völligem Gallengangsverschluß eine durch Anti-Leberphosphatase-Serum teilweise auspräzipitierbare Aktivität fanden. In normalem Pankreashomogenat befindet sich eine, bisher nicht beschriebene, alkalische Phosphata-se, die in einem relativ engen Antigen-Antikörperäquivalenzbereich durch Anti-Leber-phosphatase-Serum bis auf 15% ihrer Ausgangsaktivität auspräzipitiert werden kann. Möglicherweise handelt es sich um eine immunologisch mit Leberphosphatase teiliden-tische weitere alkalische Phosphatase, die die Stuhlenzymbestimmungen bei intra- und extrahepatischem Verschluß „verfälscht".

Bei sieben Patienten wurde die Leberphosphatase-Aktivität im Stuhl bei extrahepati-schem mechanischem Verschlußikterus vor und nach Operation bestimmt. Bei Durch-gängigkeit der Gallenwege post operationem kam es zu einem Anstieg der Leberphospha-tase-Aktivität im Stuhl, bei weiterhin verschlossenem Gallenwegsystem (Probelaparoto-mie) oder Drainage des Choledochus zu gleichbleibend niedrigen Leberphosphatasewer-ten im Stuhl.

Schlußfolgerungen: 1. Alkalische Plazenta-(Tumor-) und Dünndarmphosphatasen zeigen eine partielle immunologische Kreuzreaktion. 2. Nach Absorption mit dem hetero-logen Antigen können monospezifische Anti-Plazenta-(Tumor-) bzw. Anti-Dünndarm-phosphatase-Seren gewonnen werden, die zur isolierten immunologischen Bestimmung der Tumor- oder Dünndarmphosphatase Verwendung finden können. 3. Die isolierte Bestimmung der Tumorphosphatase im Serum mit einer Immunabsorbentmethode zeigt bei 25% der untersuchten Karzinompatienten einen erhöhten Wert. 4. Die alkalische

Dünndarmphosphatase ist bei entzündlichen Darmerkrankungen und nach zytostatischer Therapie erhöht, bei Schleimhautatrophie (Sprue) oder chronischen Entzündungen mit Oberflächenverlust (terminale Niereninsuffizienz) vermindert. 5. Die (nicht monospezifische) Bestimmung der Leberphosphatase im Stuhl zeigt bei intra- und extrahepatischem Verschlußikterus gleiche, gegenüber Normalpersonen signifikant nicht differente Werte. Bei operativ beseitigtem posthepatischen Verschlußikterus kommt es zum Anstieg der Leberphosphatase im Stuhl. 6. Im Stuhl und im Galle-Pankreassekret wird eine weitere, bisher unbekannte, alkalische Phosphatase aus Pankreasgewebe gefunden, die offensichtlich mit Anti-Leberphosphatase-Serum kreuzreagiert.

Literatur

1. Lehmann, F.-G., Lehmann, D.: Verh. dtsch. Ges. inn. Med. **80,** 1658 (1974). − 2. Lehmann, F.-G.: Clin. chim. acta **65,** 257 (1975). − 3. Lehmann, F.-G.: Clin. chim. acta **65,** 271 (1975). − 4. Lehmann, F.-G.: Digestion **12,** 123 (1975). − 5. Bessey, O. A., Lowry, O. H., Block, M. J.: J. biol. Chem. **164,** 321 (1946). − 6. Fishman, W. H., Inglis, N. R., Green, S.: Cancer Res. **31,** 1054 (1971).

Grasedyck, K., Lindner, J. (I. Med. Klinik und Abt. Zell- u. Molekularpathologie der Univ. Hamburg): **Die chronische Thioacetamid-Intoxikation als Modell einer experimentellen Leberzirrhose***

Das Kollagen spielt im extrazellulären Bindegewebe eine entscheidende Rolle. Es übernimmt eine wesentliche Stützfunktion zwischen den Proteoglykanen und bewirkt damit die Festigkeit der Gewebe, die im Normalfall erwünscht ist, sich bei pathologischen Fibrosierungsprozessen aber verhängnisvoll auswirken kann.

Eine von zahlreichen Möglichkeiten, die Leberfibrose und -zirrhose unter experimentellen Bedingungen zu imitieren, ist die chronische Intoxikation mit Thioacetamid (TAA, CH_3-CS-NH_2). Die leberschädigende Wirkung dieser Substanz, die zunächst als Orangenkonservierungsmittel verwendet wurde, ist seit den Untersuchungen von Fitzhugh und Nelson (1948) bekannt. Schwietzer und Schaetz beschrieben zuerst 1957 die Erzeugung einer experimentellen Leberzirrhose durch TAA.

Nach zahlreichen verschiedenen Versuchsanordnungen hat sich bei uns die tägliche orale Gabe von 25 mg TAA/kg Ratte mit Hilfe einer Schlundsonde als optimale Darreichungsform herausgestellt. Dabei entsteht im Laufe von 2−3 Monaten nach anfänglicher toxischer Leberzellschädigung mit Leberzellverfettung eine Leberfibrose und -zirrhose. Nach 2 Monaten findet sich bereits eine deutliche periportale Fibrose mit Bindegewebszellvermehrung, Rundzellinfiltraten, Sternzellaktivierung und toxischen Leberzellveränderungen bis zu Nekrosen, insgesamt also das Bild einer mäßig aktiven, chronisch aktiven Hepatitis, wobei die Grundstruktur der Leber noch erhalten ist und die Läppchenzentren an dem Geschehen praktisch nicht beteiligt sind. Nach 3 Monaten kann bereits ein Umbau der Leber beobachtet werden mit strangförmiger Ausziehung der Periportalfelder, Bildung von Pseudolobuli und beträchtlicher Bindegewebsfaserzunahme. Die Periportalfelder sind jetzt nicht mehr scharf begrenzt, die Grenzlamelle ist verwaschen, es entstehen Gallengangsproliferate, und die nekrobiotischen Leberzellveränderungen sind stärker ausgeprägt als in früheren Stadien der Intoxikation. Der Bindegewebsgehalt nimmt weiter zu, ebenso die Ablagerung von kollagenen Fasern und der zirrhotische Umbau.

* Die Untersuchungen wurden durch die Deutsche Forschungsgemeinschaft unterstützt (Gr 552/1)

Normalerweise enthält die Leber — verglichen mit anderen Organen — nur wenig Kollagen, bei unbehandelten, 3 Monate alten Kontrolltieren 4,78 ± 0,50 mg/g Trockengewicht, während die Niere die vierfache (20,71 ± 2,78) und die Lunge die zehnfache Kollagenmenge (50,43 ± 12,21) enthält. Das ist auch der Grund dafür, daß Untersuchungen der Hydroxyprolinausscheidung im Urin und des CLP (collagen-like-protein) im Serum nur eine begrenzte Aussagekraft bezüglich des Kollagenstoffwechsels der Leber haben. Der Kollagenpool der Leber ist im Vergleich zu Skelett und Haut zu klein.

Unter TAA verschieben sich diese Relationen etwas. Während das Körpergewicht praktisch nicht beeinflußt wird (die Zunahme entspricht dem Wachstum der bei Versuchsbeginn 150 g schweren, 6 Wochen alten weiblichen Ratten), nimmt das Lebergewicht von 10,05 ± 0,76 (unbehandelte Kontrollen) nach viermonatiger TAA-Gabe auf 19,16 ± 2,68 g zu. Diese Gewichtszunahme ist selbstverständlich nur zu einem Teil durch neugebildetes Bindegewebe und speziell kollagene Fasern bedingt.

Im Rahmen der einzelnen Schritte der Kollagensynthese, der ribosomalen Synthese aus den einzelnen Aminosäuren zur unreifen, noch nicht hydroxylierten Vorstufe des Kollagens (dem Protokollagen), der Hydroxylierung zum Prokollagen, der Bildung des reifen Kollagens durch Glykosylierung und Abspaltung der „additional peptides" und der dann folgenden Quervernetzung zu Fibrillen und Fasern bieten sich zwei Parameter zur Untersuchung des Gesamtkomplexes an, erstens der Einbau markierter Aminosäuren während der ribosomalen Synthese und zweitens die Bestimmung der hydroxylierenden Enzyme, die als Schlüsselenzyme für die Kollagensynthese angesehen werden können, da erst hydroxyliertes Kollagen aus der Zelle ausgeschleust werden kann.

Das als markiertes Hydroxyprolin nachgewiesene, also in die Kollagenkette eingebaute und hydroxylierte markierte Prolin entspricht der Syntheseleistung innerhalb der untersuchten Zeitspanne (der Inkorporationszeit). Unter TAA nimmt die Gesamtmenge des auf diese Weise in der Leber neugebildeten Hydroxyprolins zu (Abb. 1). Eine noch größere Zunahme erfährt aber der Hydroxyprolingesamtgehalt der Leber. So ist nach viermonatiger TAA-Gabe in der Leber die sechsfache Kollagenmenge im Vergleich zu den entsprechenden unbehandelten Kontrolltieren nachweisbar (Abb. 1). Nur so kann erklärt werden, warum die spezifische Aktivität des Hydroxyprolins, d. h. die nach einmaliger Gabe von markiertem Prolin im Hydroxyprolin nachweisbare Radioaktivität im Verlauf der TAA-Intoxikation abnimmt.

Bei der Untersuchung der Protokollagen-Prolyl-Hydroxylase (PPH) bedienten wir uns der von Hutton u. Mitarb. (1966) angegebenen Methode, d. h. der Messung der Radioaktivität des bei der Hydroxylierung von markiertem Protokollagen freiwerdenden markier-

Hydroxyprolingehalt der Leber (mg Hyp/Leber)

	2 Monate	3 Monate	4 Monate
Kontrollen	1,85 ± 0,26	2,26 ± 0,55	1,42 ± 0,39
Thioacetamid	4,35 ± 1,22	4,52 ± 0,95	8,64 ± 2,69

Bildung von markiertem Hydroxyprolin (10^3 dpm/Leber)

	2 Monate	3 Monate	4 Monate
Kontrollen	13,04 ± 3,69	17,71 ± 6,42	26,82 ± 5,81
Thioacetamid	30,80 ± 8,29	25,52 ± 7,35	40,39 ± 13,36

Abb. 1. Beeinflussung des Kollagengesamtgehaltes der Leber, angegeben in mg Hydroxyprolin durch die viermonatige Intoxikation mit tgl. 25 mg TAA/kg Ratte oral sowie die Bildung von markiertem Hydroxyprolin 24 h nach i.p. Injektion von 0,04 μCi [^{14}C]-Prolin/g Ratte

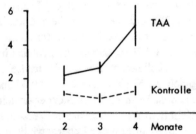

Abb. 2. Aktivität der Protokollagen-Prolyl-Hydroxylase (PPH) im Laufe einer viermonatigen TAA-Intoxikation im Vergleich zu unbehandelten Kontrolltieren

ten Wassers. Die Aktivität der PPH steigt schon in Anfangsstadien der Leberfibrose signifikant gegenüber den unbehandelten Kontrollen an ($p < 0.01$), wie in Abb. 2 dargestellt.

Da es sich um eine sehr empfindliche Methode handelt, die nur kleinster Gewebeproben bedarf, und da dem Versuchstier oder dem Menschen keine Isotope injiziert zu werden brauchen, ist die PPH als Indikatorenzym der Kollagensynthese den Isotopeneinbaustudien zur Beurteilung der Aktivität des Fibrosierungsprozesses überlegen. Aufgrund ihrer Empfindlichkeit kann sie bereits in der Größenordnung von Biopsiezylindern in Ergänzung zum histologischen Bild und dem biochemisch nachweisbaren Kollagengehalt an menschlichem Material durchgeführt werden (Grasedyck et al., 1974; McGee et al., 1974).

Zusammenfassend kann gesagt werden, daß mit der chronischen Thioacetamid-Intoxikation ein geeignetes Modell für die experimentelle Leberzirrhose zur Verfügung steht und daß die Protokollagen-Prolyl-Hydroxylase in Ergänzung zum histologischen Befund, zum Kollagengehalt und zu Isotopeneinbaustudien frühzeitige und empfindliche Aussagen über die Aktivität eines Fibrosierungsprozesses erlaubt, und zwar bereits in der Größenordnung von menschlichem Biopsiematerial.

Literatur

Fitzhugh, O. G., Nelson, A. A.: Liver in rats fed thiourea or thioacetamide. Science **108**, 626–628 (1948). – Grasedyck, K., Helle, M., Lindner, J., Langness, U.: Kriterien der Aktivität einer pathologischen Bindegewebsvermehrung bei chronischen Lebererkrankungen. Verh. dtsch. Ges. Inn. Med. **80**, 503–506 (1974). – Hutton, J. J., Tappel, A. L., Udenfriend, S.: A rapid assay for collagen proline hydroxylase. Anal. Biochem. **16**, 384–394 (1966). – McGee, J. O. D., Patrick, R. S., Rodger, M. C., Luty, C. M.: Collagen proline hydroxylase activity and ^{35}S sulphate uptake in human liver biopsies. Gut **15**, 260–267 (1974). – Schwietzer, C. H., Schaetz, G.: Die Erzeugung experimenteller Leberzirrhose durch Thioacetamid. In: H. A. Kühn (Hrsg.), Pathologie, Diagnostik und Therapie der Leberkrankheiten. Berlin-Göttingen-Heidelberg: Springer 1957.

Fischer, M., Stötter, L., Ohlen, J., Blümel, G. (Inst. für Exp. Chir. der TU München):
Akutes Leberzerfallskoma durch komplette Leberischämie*

Experimentelle Leberschädigungen mit Toxinen haben den Nachteil, daß auch bei direkter Giftzufuhr zur Leber andere Organe in Mitleidenschaft gezogen werden. In Anlehnung an Untersuchungen von Rappaport et al. und Giges et al. (1953) sowie von Misra et al. (1972) an Hunden, führten wir bei jungen Schweinen zeitlich begrenzte und permanente Leberischämien durch, um so einen akuten Leberzerfall zu induzieren.

---

* Mit Unterstützung durch die Deutsche Forschungsgemeinschaft

Methode

Temporäre Leberischämie: Nach medianer Laparotomie Skeletierung der Leber mit Exzision ihrer Bänder und Ligatur aller arteriellen Kollateralen. Isolierung der A. gastrica dextra und A. gastroduodenalis. Anlage eines porto-kavalen Seit-zu-Seit-Shunts. Umschlingen der A. hepatica communis oder propria und der V. portae am Leberhilus mit Nylonfäden, die über Drainagen zur seitlichen Bauchwand ausgeleitet wurden. Zuziehen der Gefäßzügel bis zur kompletten Leberischämie, wobei A. gastrica dextra oder gastroduodenalis durchtrennt wurden, um das Sistieren des Blutflusses zu überprüfen. Die Stelle der kompletten Leberischämie wurde an den Gefäßzügeln an der Bauchwand markiert, der Blutstrom sogleich wieder freigegeben. Verschluß der Wunde.

Wenn sich die Tiere von der Operation erholt hatten, fraßen und herumliefen, wurden 24–48 Std später die Gefäßzügel für eine vorher festgelegte Zeitspanne ohne Narkose oder Sedierung zugezogen. Permanente Leberischämie wurde bei einer weiteren Gruppe durch die Ligatur aller Leberarterienäste und Anlage eines porto-kavalen End-zu-Seit-Shunts in einer Sitzung erzeugt.

Ergebnisse

Temporäre Leberischämie wurden bei 35 Schweinen durchgeführt. 5mal kam es dabei zu einem Gefäßabriß, 2 Tiere gingen sogleich im Schock ein. 90 min überlebten 7 von 13 Tieren, 110 min 2 von 3 Tieren und auch 120 min komplette Leberischämie konnten bei Normothermie 3 Tiere überleben. 160 min war bei einem Tier tödlich.

Zytoplasmatische (LDH, GOT), mitochondriale (GLDH, GOT) und cholestaseanzeigende Enzyme (AP, LAP, gamma-GT) stiegen postischämisch erheblich an, ohne daß signifikante Unterschiede zwischen überlebenden und zugrundegehenden Tieren nachzuweisen waren. Offensichtlich ist eine Wiederherstellung des Leberparenchyms und seiner funktionellen Leistung bei den überlebenden Tieren erst zu einem Zeitpunkt nachzuweisen, an dem Vergleichswerte des zugrundegehenden Kollektivs nicht mehr vorliegen. Eine prognostische Aussage über das weitere Schicksal der Tiere war auf Grund der klinisch-chemischen Parameter nicht möglich.

Permanente Leberischämie erzeugten wir bei 20 Tieren. Zur weiteren Auswertung wurden nur die Tiere verwendet, die nach der Narkose sogleich munter wurden, die Operation länger als 6 Std überlebten, ehe sie schließlich ins Koma gerieten. Hierbei ließ sich eine menschlichen Verhältnissen ähnliche Graduierung feststellen: Zunächst wurden die Tiere in ihren Bewegungen unsicher, dann müde; schließlich waren sie nur durch starke Schmerzreize erweckbar, um endlich unter generalisiertem Krampfen und tiefer ziehender Atmung einzugehen. Die Überlebenszeit betrug 8–26 Std. Bei den Tieren war eine deutliche Neigung zu Hypoglykämie festzustellen, die durch intravenöse Applikation von Glukose ausgeglichen werden mußte. Der Ammoniakgehalt im peripheren Blut stieg vom Zeitpunkt der Leberischämie allmählich an (Abb. 1). Dies ist unserer Meinung nach Ausdruck des um die Leber geshunteten Blutes, da bei temporärer Leberischämie der erhöhte Ammoniakspiegel nach Freigabe des Shunts sich alsbald normalisierte.

Spontanblutungen beobachteten wir nicht. Die Gerinnungsuntersuchungen zeigten jedoch bei permanenter und temporärer Leberischämie einen deutlichen Abfall der Faktoren II, V, VII, IX und X. Bei permanenter Ischämie nahm das Fibrinogen schon 1 Std nach Ischämiebeginn signifikant ab, die PTT verlängerte sich innerhalb 10 Std von 22 auf 44 s, die Thrombozyten waren nach 6 Std auf 50% ihres Ausgangswertes abgesunken. Diese Veränderungen, zusammen mit einer Abnahme des Quickwerts, sprechen u. M. nach für eine disseminierte intravasale Gerinnung.

Blutungen waren histologisch in den Lebern von Tieren nachzuweisen, die nach Ischämie eingingen. Hier waren sie diffus über die Läppchen verteilt; das Parenchym war aufgelockert, teils dissoziiert. Vereinzelt fanden sich ausgedehnte Leberzellnekrosen. Schäden an anderen Organen waren nicht festzustellen.

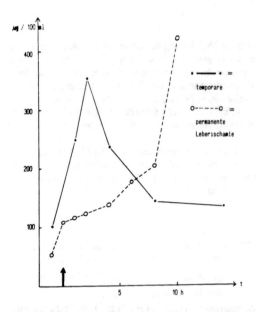

Abb. 1. Ammoniakkonzentration im Serum von Schweinen nach temporärer (n = 4) und permanenter (n = 6) kompletter Leberischämie (↑ = Beginn der Ischämie)

Zusammenfassend möchten wir festhalten, daß das chirurgische Modell der kompletten Leberischämie, temporär oder permanent, bei Schweinen zu einem akuten Leberzerfall führt. Da die Schädigung auf die Leber begrenzt bleibt, die letztlich menschlichen Verhältnissen gemeinsame patho-physiologische Endreaktion, nämlich die Ischämie des Hepatozyten, dadurch erreicht wird, halten wir dieses Modell für therapeutische Untersuchungen zur Behandlung des akuten Leberzerfallskomas für geeignet.

Literatur

Giges, B., Dein, H. L., Sborov, V. M., Seligson, D., Howard, J. M.: Surg. Gynec. Obstet. **97**, 763—768 (1953). — Misra, M. K., P'eng, F. K., Sayhoun, A., Kashii, A., Derry, C. D., Caridis, T., Slapak, M.: Surg. **72**, 634—642 (1972). — Rappaport, A. M., MacDonald, M. H., Borowy, Z. J.: Surg. Gynec. Obstet. **97**, 748—762 (1953).

Haug, H., Klinge, O., Telander, R., Rowek, H. (Katharinenhospital Stuttgart und Path. Inst. Kassel): **Einfluß von D-Galactosamin-HCL auf Hauptkettenenzyme im Lebergewebe sowie auf Plasmaenzyme und Metaboliten von männlichen Ratten**

Ziel der Untersuchung war, die Auswirkung von D-Galactosamin-HCL auf einige wichtige Hauptkettenenzyme im Lebergewebe zu untersuchen. Die Gabe von D-Galactosamin-HCL verursacht bei Ratten eine Leberschädigung, die der menschlichen Virushepatitis ähnlich ist [1, 2, 3, 4, 5, 6, 7, 10].

Die Leberschädigung kann so schwer sein, daß es zum Tode der Versuchstiere kommt. Die Untersuchung diente zum Studium der primär biochemischen Antwort. Wir wollten prüfen, wie die untersuchten Leberenzyme auf eine 20 Tage dauernde Intoxikation mit D-Galactosamin reagieren und wie die Anpassung an die Intoxikation erfolgt, falls diese nicht tödlich ist.

Versuchsanordnung

72, ausschließlich männliche, 220—230 g schwere Inzuchtratten (Wistar B 47). Gruppenbildung zu je 6 Tieren und 4 Kontrolltieren. Tierhaltung: gemeinsame Käfige für Versuchstiere und Kontrolltiere; konstante Raumtemperatur 23° C; Altromin-Wasser-Ernährung ad libitum. Intoxikation mit 250 mg Galactosamin-HCL pro kg Körpergewicht in pH 7,4/0,9%iger NaCl-Lösung i.p. bis zu 20 Tage lang.

Untersuchung nach 1, 2, 3, 5, 10 und 20 Tagen je einer Versuchs- und Kontrollgruppe (insgesamt 24 Kontrolltiere). Nach Öffnung der Körperhöhlen Entnahme von Blut aus dem rechten Vorhof zur Bestimmung von 12 Metaboliten und Enzymaktivitäten im Serum zur Verlaufskontrolle der Intoxikation.

Freispülung des Gefäßsystems bis zur Blutfreiheit der Leber mit 4° C Ringerlösung.

Ein stets gleicher Teil der Leber wurde homogenisiert. Zentrifugation zur Entfernung von Kernen und Ribosomen. Enzymaktivitätsbestimmung folgender Enzyme in stets gleicher Reihenfolge nach bekannten Methoden [11]:

Pyruvat-Kinase (PK)
Pyruvat Carboxylase (PC)
Lactat-Dehydrogenase (LDH)
Isocitrat-Dehydrogenase (ICDH)
Glucose-6-Phosphat-Dehydrogenase (G-6PDH)
Glutamat-Pyruvat-Transaminase (GPT)
Alkalische Phosphatose (AP)
Alkohol-Dehydrogenase (ADH)

Umrechnung:
I. Enzymaktivitäten in U/g Frischgewicht
II. U/g Frischgewicht × Körpergewicht : Organgewicht (× 1.000 bei 2, 3)
III. U/g Extraktprotein (Biuret im Homogenatüberstand)

Ergebnisse

1. Klinische Veränderungen

Die mit Galactosamin-HCL vergifteten Tiere machten klinisch einen kranken Eindruck mit — gegenüber der Kontrollgruppe — struppigem unreinem Fell, verlangsamten geringen Abwehrreaktionen bei Müdigkeit und geringer Gewichtszunahme. 7 der intoxizierten Tiere starben zwischen dem 2. und 4. Tag, was auch von anderen Autoren beschrieben wurde [5]. Ab dem 4. Tag besserte sich der klinische Zustand. Die Gabe von Galactosamin führte zu einer grau-gelblichen Verfärbung und Konsistenzvermehrung der Leber. Häufig konnten im Darmtrakt und Harnblasenbereich ausgedehnte Blutungen beobachtet werden [2, 5, 7].

2. Histologische Befunde

Innerhalb der ersten 2 Tage kommt es zu ausgedehnten Parenchymauflösungen vom Läppchenzentrum straßenförmig bis an die Peripherie heranreichend. Deutliche Zellschwellung. Damit parallel geht eine ausgeprägte Chromatolyse, so daß im Kresylviolett gefärbten Schnitt Zytoplasma und Kerne nur mehr schattenhaft zu erkennen sind. Schon am 3. Versuchstag zeigte sich wieder eine kräftige Chromatogenesis, so daß das übliche Leberzellbild wieder entstand. Insgesamt zeigten die durch Galactosamin-HCL induzierten toxischen Schädigungen beträchtliche Unterschiede zu den Befunden, die man bei Virushepatitis beobachten kann.

Die Nekrose am 2. Tag ging mit einer ungewöhnlichen diffusen Chromatolyse einher. Das Epithel ging unter Zeichen der toxischen Vakuolisierung des Zytoplasmas zugrunde. Die für die Hepatitis charakteristische Ballonierung der Zellen war nicht nachweisbar. Die bevorzugte Form des Kernuntergangs war die Karyolyse und Rhexis und nicht die Pyknose. Die Mesenchymaktivität blieb im Verhältnis zur Schwere des Parenchymschadens vergleichsweise diskret — anders als bei schweren Hepatitiden. Das Portalinfiltrat

Tabelle 1

	EA	1. PK $\bar{x}$	s	2. PC $\bar{x}$	s	3. LDH $\bar{x}$	s	4. ICDH $\bar{x}$	s
Tag									
U/g	1.	0,8	0,2	107,4	5,3	31,8	5,5	10,6	0,5
Frisch-	2.	1,7	0,5	59,5	23,5	20,0	7,6	8,2	3,2
ge-	3.	2,0	0,7	93,6	5,4	27,3	4,7	6,6	1,1
wicht	5.	0,6	0,0	85,0	12,9	28,2	4,6	8,0	1,6
	10.	0,6	0,2	86,6	8,0	32,8	5,1	13,6	1,2
	20.	0,4	0,2	68,6	10,7	35,5	6,2	26,9	1,3
	K	0,5	0,0	106,1	5,0	34,1	15,3	11,0	3,8
	P	< 0,01		< 0,01		< 0,05		< 0,01	
U/g	1.	5,0	0,5	625,5	106,9	189,9	11,8	64,1	9,5
Ex-	2.	11,4	3,4	410,5	156,8	136,2	46,6	56,0	20,9
trakt-	3.	12,1	6,7	528,1	123,5	153,8	44,9	37,9	12,6
protein	5.	4,6	0,7	673,6	187,8	219,4	40,1	63,3	19,8
	10.	4,3	1,5	644,9	90,9	245,8	58,6	101,2	12,0
	20.	3,4	1,6	522,6	131,5	269,2	59,6	128,6	25,2
	K	3,5	1,2	704,5	27,2	226,3	85,2	75,0	29,6
	P	< 0,01		> 0,05		< 0,01		< 0,01	
U/g × K: 0	1.	20,0	2,7	2,6	0,2	0,8	0,1	256,7	19,2
$(2,3 \times 10^3)$	2.	43,4	13,6	1,6	0,8	0,5	0,2	219,2	97,8
	3.	53,2	14,8	2,6	0,5	0,8	0,2	178,9	24,7
	5.	11,9	1,4	1,7	0,2	0,6	0,0	163,2	41,1
	10.	10,6	2,7	1,6	0,2	0,6	0,0	256,2	19,6
	20.	9,1	3,5	1,4	0,3	0,7	0,1	346,7	39,6
	K	11,4	4,3	2,3	1,0	0,75	0,3	240,0	87,7
	P	< 0,01		< 0,01		> 0,05		< 0,01	

enthielt eine Fülle von Leukozyten, auch von Eosinophilen im Gegensatz zur annähernd reinen Rundzellinfiltration der Virushepatitis. Die Reparation mit äußerst rascher und kräftiger Chromatogenesis und Nukleolenschwellung setzte schon am 3. Tag ein, trotz anhaltender Toxingabe. Die Regeneration mit Mitosen begann am 5. Tag nach der ersten Injektion von Galactosamin-HCL.

3. Organgewicht

Das Organgewicht der Versuchstiere fiel unter Galactosamin 3 Tage lang ab und normalisierte sich dann annähernd wieder. Ein Anstieg des Körpergewicht- und Organgewichtquotienten zeigt, daß die Leber im Verhältnis zum Gesamtorganismus kleiner wurde [2, 5]; trotz anhaltender Toxingabe normalisierte sich das Lebergewicht nach 3—5 Tagen wieder.

4. Befunde im Plasma

GOT, LDH und AP zeigen einen deutlichen Anstieg innerhalb der ersten 3—5 Tage; z. B. stieg die GOT von 65 E auf 5678 E, also auf das Hundertfache an. Die Alkalische Phosphatase stieg nur schwach von 22 auf 57 E in der Galactosaminintoxikation an. Die Lactatdehydrogenase stieg von 267 auf 2359 E am 2. Tag der Intoxikation an. Die Enzymaktivitäten im Plasma normalisierten sich am 5. Tag völlig. Das Bilirubin stieg im

Tabelle 1. (Fortsetzung)

Tag	EA	5. G-6PDH x̄	s	6. GPT x̄	s	7. AP x̄	s	8. ADH x̄	s
U/g	1.	1,3	0,1	12,5	1,9	0,18	0,07	0,39	0,07
Frisch-	2.	2,4	1,0	7,2	4,4	0,19	0,12	0,27	0,19
ge-	3.	3,6	0,5	5,7	1,4	0,24	0,15	0,20	0,06
wicht	5.	1,4	0,1	4,7	1,5	0,06	0,01	0.68	0,13
	10.	1,2	0,0	10,3	4,2	0,09	0,03	0,50	0,14
	20.	1,3	0,2	8,0	2,7	0,06	0,03	0,91	0,34
	K	1,0	0,5	9,8	3,8	0,07	0,04	0,44	0,19
	P	< 0,01		< 0,05		< 0,05		< 0,01	
U/g	1.	7,6	1,0	76,9	20,7	1,07	0,32	2,3	0,3
Ex-	2.	17,3	9,7	47,6	27,0	1,35	0,96	1,7	0,9
trakt-	3.	20,9	7,6	30,8	4,7	1,22	0,39	1,2	0,5
protein	5.	11,0	1,1	36,0	9,6	0,45	0,15	5,3	1,1
	10.	8,8	1,6	78,6	37,6	0,64	0,23	3,7	1,2
	20.	9,8	1,0	60,0	19,1	0,47	0,31	7,0	3,2
	K	7,0	3,9	67,1	30,6	0,49	0,31	2,93	1,34
	P	< 0,01		< 0,05		< 0,05		< 0,01	
U/g × K: 0	1.	30,6	1,9	305,9	58,6	4,3	1,4	9,4	1,7
$(2,3 \times 10^3)$	2.	62,3	32,8	197,7	139,3	4,7	2,8	7,4	6,1
	3.	97,1	7,3	159,6	65,8	7,1	5,6	5,5	1,2
	5.	28,6	2,7	95,8	31,5	1,1	0,2	13,5	1,6
	10.	22,3	3,1	196,3	86,7	1,6	0,6	9,4	2,9
	20.	26,8	4,3	163,8	55,1	1,2	0,7	18,8	8,3
	K	22,13	10,8	216,5	93,4	1,6	0,9	9,6	4,5
	P	< 0,01		< 0,05		< 0,05		< 0,01	

Mittel von 0,3 auf 2,3 mg/dl, auch Cholesterin, Harnstoff und Harnsäure stiegen an. Die Glucose fiel gegenüber der Kontrollgruppe mit 74 mg/dl auf 32 mg/dl am 2. Versuchstag ab. Ebenfalls fielen ab das Albumin und das Gesamteiweiß. All dies paßt zum Bild einer toxischen Leberschädigung mit nekrotisierendem Geschehen.

5. Enzyme im Lebergewebe

a) Pyruvat-Kinase (PK). Die Aktivität der PK regelt die Schaltstelle von Glycolyse und Gluconeogenese. Sie übersteigt in des ersten 3—5 Tagen den Normalbereich um das Doppelte, d. h. in der Leber wird die Glycolyse angeregt, wahrscheinlich um Energie für die Regeneration zu gewinnen. Dazu paßte ein deutlicher Abfall der Glucose im Serum. Am 5. Tag sind die Verhältnisse wieder denen der Normalgruppe angepaßt, obwohl Galactosamin weiter verabreicht wurde.

b) Pyruvat-Carboxylase (PC). Die Aktivität der PC fällt in den ersten 2 Tagen in den unteren Normalbereich ab, was als eine Einschränkung der Gluconeogenese in der geschädigten Leber gedeutet werden kann. Auch hierzu paßt der Glucoseabfall im Serum.

c) Lactat-Dehydrogenase (LDH). Die Aktivität dieses Enzyms zeigt einen geringen Abfall in den ersten 2 Tagen, dem ein deutlicher Anstieg im Serum entsprach. Wahrscheinlich verliert die Leber dieses Enzymprotein an das Plasma. Insgesamt blieb die LDH-Aktivität aber im Regelbereich der Normalgruppe.

d) Isocitrat-Dehydrogenase (ICDH). Dieses Enzym ist ein Enzym des Zitronensäure-zyklus und damit der Energiegewinnung. Es fällt im Zustand der beginnenden Intoxikation 2 Tage lang ab. Ist der akute Schub überwunden, übersteigt die Enzymaktivität der ICDH den normalen Regelbereich wahrscheinlich als Ausdruck eines gesteigerten Energieumsatzes zur Stabilisierung der Verhältnisse.

e) Glucose-6-Phosphat-Dehydrogenase (G-6PDH). Dieses Enzym kontrolliert die Schaltstelle zwischen Glycolyse und Pentose-Phosphat-Shunt. Es steigt 3 Tage lang beträchtlich an, wahrscheinlich als Ausdruck einer vermehrten Beschreitung des Pentose-Phosphat-Zyklus zur Herstellung von Produkten dieses Zyklus, z. B. Pentosen, die bei der Regeneration benötigt werden dürften.

f) Glutamat-Pyruvat-Transaminase (GPT). Diese Enzymaktivität fällt nach initialem kurzem Anstieg 5 Tage lang ab. Dies korrespondiert, ähnlich wie bei der LDH, mit dem starken Anstieg der GPT im Serum.

g) Alkalische Phosphatase (AP). In den ersten 5 Tagen steigt die Aktivität der AP im Lebergewebe beträchtlich an. Die Bedeutung ist noch unklar.

h) Alkohol-Dehydrogenase (ADH). Die Aktivität dieses Enzyms läßt erwartungs-gemäß unter Galactosamin nur uncharakteristische Veränderungen erkennen. Die ADH wird hier nur aufgeführt, weil in parallelen Untersuchungen mit Alkoholintoxikation eine Induktion des Enzyms beobachtet wurde.

Diskussion

Die gefundenen Befunde im Serum und im Lebergewebe lassen die Reaktion des Organismus nach Galactosaminintoxikation als sinnvolles Geschehen deuten. Wenn die Intoxikation abgefangen werden kann, dauert es nicht lange, bis der Organismus die Enzymaktivitäten und damit die Metabolitenströme wieder in den biologischen Regelbereich zurückführt. Der Tod von 7 Versuchstieren trat am 2.—4. Tag ein, also auf dem Höhepunkt der Enzymdysregulation im Lebergewebe und der histologischen Veränderungen. Wir nehmen aufgrund früherer Untersuchungen an, daß es für Hauptkettenenzyme eine genetisch determinierte Regelbreite gibt, deren Überforderung bzw. Überschreitung zum Zusammenbruch eines Stoffwechselweges und damit zum Tode führen kann. Überraschend war für uns die Anpassung an die Intoxikation nach Überwindung der ersten Schädigung trotz fortgesetzter Verabreichung von Galactosamin-HCL. Sowohl die Enzyme und Metaboliten im Serum wie die Enzyme im Lebergewebe strebten in den Normalbereich zurück. Wir haben ausschließlich männliche Ratten verwandt, die sich offensichtlich sehr gut an das Galactosamin-HCL anpassen können. Diese Befunde passen gut zu Beobachtungen, daß die regenerierende Rattenleber weniger auf Galactosaminintoxikation reagiert, wie dies auch von anderen Intoxikationen, z. B. mit Tetrachlorkohlenstoff, bekannt ist. Wir nehmen an, daß die Umstellung der Enzymaktivitäten und eine Enzymindikation der toxinabbauenden Enzyme nach Galactosamingabe den Organismus rasch in die Lage versetzen, die toxische Substanz zu eliminieren und so weitere Schäden gering zu halten.

Literatur

1. Keppler, D., Lesch, R., Reutter, W., Decker, K.: Exp. molec. Path. **9**, 219 (1969). — 2. Keppler, D., Lesch, R., Reutter, W., Decker, K.: Exp. molec. Path. **9**, 279 (1968). — 3. Keppler, D., Reutter, W., Lesch, R., Decker, K.: Verh. dtsch. Ges. inn. Med., S. 361. München: Bergmann 1969. — 4. Lesch, R., Reutter, W., Keppler, D., Decker, K.: Naturwissenschaften **56**, 377 (1969). — 5. Lesch, R., Reutter, W., Keppler, D., Decker, K.: Verh. dtsch. Ges. inn. Med., S. 358. München: Bergmann 1969. — 6. Reutter, W., Keppler, D., Lesch, R., Decker, K.: Verh. dtsch. Ges. inn. Med., S. 363. München: Bergmann 1969. — 7.

Reutter, W., Lesch, R., Keppler, D., Decker, K.: Naturwissenschaften **55**, 497 (1968). — 8. Haug, H.: 9. Congress International de Gastro-Enterologie Paris 1972 — Kongressband/Leberregeneration, S. 81/87. — 9. Haug, H.: Acta Hepato-Gastroenterologica **20**, 467. — 10. Richter, E., Grün, M., Laun, A., Stargard, M., Leinweber, B., Kühn, H. A.: 76. Tagung der Deutschen Gesellschaft für Innere Medizin 1970. — 11. Methoden der enzymatischen Analyse, Band I, 3. Aufl. von H. U. Bergmeyer. Weilheim: Verlag Chemie.

Weis, E., Barth, Ch. (Forschergruppe Ernährung an der Med. Poliklinik München): **Der extrakorporale Gallekreislauf. Ein neues Modell zum Studium des Sterolstoffwechsels**

Zum Studium der Wechselwirkung zwischen enterohepatischem Steroidkreislauf einerseits und Homöostase des tierischen Steroidhaushalts andererseits wurde ein Versuchsmodell entwickelt, das den Zugang zum Duktus Choledochus am intakten Tier erlaubt.

Wir operierten dafür männliche Spraque-Dawley-Ratten von etwa 150 g Gewicht. Nach Eröffnen der Bauchhöhle werden zwei jeweils 7 cm lange PVC-Schläuche von 0,5 mm lichter Weite in etwa 1 cm Abstand von der Leberpforte im Gallengang fixiert. Die dünn ausgezogenen Enden der beiden Schläuche sind dabei jeweils nach proximal bzw. distal gerichtet (Abb. 1).

Die freien Enden werden durch eine Öffnung der Bauchwand auf den Rücken der Tiere geführt und dort mit einem Kupplungsstück geschlossen. Zur Fixierung dient ein gepolsterter Streifen aus Stahlgaze, der den Körper ringförmig umschließt. Dies verhindert eine Beschädigung der extrakorporalen Schlauchschlinge durch die Tiere.

Durch tägliche Kontrolle des Körpergewichts ließ sich zeigen, daß operierte Tiere ab dem 4. postoperativen Tag in ihrer täglichen Gewichtszunahme nicht von den nichtope-

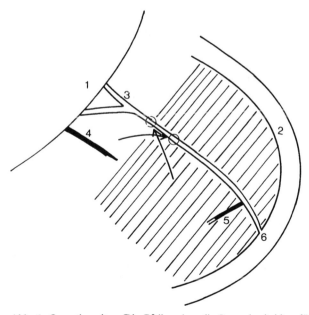

Abb. 1. Operationssitus. Die Pfeile geben die Lage der beiden dünn ausgezogenen Schlauchenden des extrakorporalen Gallekreislaufs an. Bedeutung der Ziffern: 1 Leber; 2 Duodenum; 3 Gallengang; 4 Pfortader; 5 Pankreasgang; 6 Papilla Vateri

Tabelle 1. 1-^{14}C-Acetateinbau in Leberlipide bei Tieren mit und ohne extrakorporalen Gallekreislauf

	n	Sterole	Fettsäuren
		μ-atom $\times$ g Leberfeuchtgewicht^{-1} $\times$ h^{-1}	
Kontrolltiere	5	0,230 ± 0,044	0,062 ± 0,007
Tiere mit extrakorporalem Gallekreislauf	5	0,187 ± 0,066	0,086 ± 0,009

Leberhomogenate werden für 1 Std nach der Methode von Hamprecht [1] mit 10 mM 1-^{14}C-Acetat (s. A. 1,5 $\times$ 10^6 dpm/μmol) inkubiert. Aufarbeitung und Analyse der Leberlipide erfolgte nach Barth et al. [2]. Die Zahlen geben Mittelwerte ± mittlere Abweichung des Mittelwertes wieder

rierten Tieren abweichen. Wir schließen daraus, daß Tiere mit extrakorporalem Gallekreislauf sich hinsichtlich ihres Ernährungszustandes nicht von nichtoperierten Kontrollen unterscheiden.

8% unserer Tiere mit extrakorporalem Gallekreislauf haben eine erhöhte Sorbitdehydrogenase, 33% eine erhöhte alkalische Phosphatase im Serum, während eine erhöhte Serum-α-Amylase bislang nicht gefunden wurde. Da diese Serumenzyme routinemäßig kontrolliert werden, ist es uns möglich, Tiere mit Leberzellschäden, Cholestase oder Pankreatitis von vornherein aus unseren Versuchskollektiven auszuschließen.

Als weitere Kontrolle haben wir die Cholesterol- und Fettsäuresynthese als Einbau von 1-^{14}C-Acetat in Digitonide bzw. Fettsäuren gemessen. Auch hier unterscheiden sich am 10. postoperativen Tag operierte und nichtoperierte Tiere im Student-t-Test nicht signifikant (Tab. 1).

Versuchsmodelle, die dem extrakorporalen Gallekreislauf gleichen, sind schon seit geraumer Zeit bekannt. So wurde von Dowling et al. [3] und von Small et al. [4] beim Affen eine Versuchsanordnung beschrieben, bei der die über einen Gallengangskatheter abgeleitete Galle ins Duodenum zurückgepumpt wird. Dieses Modell umgeht also, bei cholecystektomierten Tieren, den Sphinkter Oddi und eine dort mögliche Regulation des Galleflusses. Aussagen über Änderungen der Zusammensetzung der Galle unter verschiedenen Versuchsbedingungen sind jedoch gut möglich.

Weitere Versuchsanordungen mit modifizierten T-Drains wurden für das cholecystektomierte Zwergschwein [5] und für die Ratte beschrieben [6]. Solche Modelle sind jedoch nur für Untersuchungen an Fistelgalle, nicht jedoch für Untersuchungen der Gallesekretion unter physiologischen Bedingungen brauchbar.

Mit dem extrakorporalen Gallekreislauf steht demgegenüber ein Versuchsmodell zur Verfügung, das unter physiologischen Druck- und Flußverhältnissen verschiedenartigste Messungen zuläßt. Auch ist der experimentelle Aufwand so begrenzt, daß statistisch relevante Kollektivgrößen möglich sind.

Literatur

1. Hamprecht, B.: In: K. F. Gey, L. A. Carlson, (Hrsg.), Metabolic Effects of Nicotic acid, p. 625. Bern-Stuttgart-Vienna: Hans Huber Publishers 1971. — 2. Barth, Ch., Liersch, M., Hackenschmidt, J., Ullmann, H., Decker, K.: Hoppe-Seyler's Z. Physiol. Chem. **353**, 1085 (1972). — 3. Dowling, R. H., Mack, E., Picott, J.: J. Lab. Clin. Med. **72**, 169 (1968). — 4. Small, M. D., Dowling, R. H., Redinger, R. N.: Arch. Int. Med. **130**, 552 (1972). — 5. Klapdor, R., Eppers, J.: Z. Gastroenterol. **12**, 1 (1974). — 6. Klauda, H. C., McGovern, R. F., Quackenbusch, F. W.: Lipida **8**, 459 (1973).

Junge, U., Nagamori, S. (Med. Univ.-Klinik Göttingen): **Die Wirkung von Insulin und Glukagon auf die DNS-Synthese in Hepatozytenkulturen**

Durch chirurgische Manipulation der Blutversorgung der Leber konnte gezeigt werden, daß portales Blut, besonders das aus Pankreas und Duodenum, die Größe, Struktur, Funktion und Regenerationsfähigkeit von Hepatozyten günstig beeinflußt [1, 2]. Bisherige Befunde aus weiteren in vivo-Versuchen [3, 4, 5] sprechen dafür, daß Insulin und vielleicht auch Glukagon solche für die Regulation des Leberwachstums wichtige „hepatotrophe Faktoren" darstellen. Weil aber viele dieser Befunde unter unphysiologischen Bedingungen erhoben wurden und weil die Rolle des Glukagons umstritten ist, untersuchten wir die in vitro-Wirkung von Insulin und Glukagon auf die DNS-Synthese in Hepatozytenkulturen.

Hepatozyten wurden durch Kollagenaseperfusion [6] isoliert aus Lebern von 160–180 g schweren, unvorbehandelten Ratten. In einer Konzentration von $1,5 \times 10^6$ Zellen/ml wurden sie bei 35° C in einer 95% Luft/5% CO_2-Atmosphäre mit L-15-Medium in Kollagen-beschichteten Petrischälchen inkubiert. Schon nach 24 Std bilden sie Monolayer epithelialer Zellen, die alle morphologischen und funktionellen Eigenschaften von Hepatozyten besitzen [7]. Einem Teil der Kulturen wurde chromatographisch gereinigtes Schweineinsulin oder Glukagon zugegeben. Nach einer Inkubation von 2 Tagen wurden die Kulturen für 4 weitere Stunden mit ^{3}H-Thymidin (1 µCi/ml) und der hundertfachen Menge kalten Thymidins inkubiert. Der Thymidineinbau wurde mittels liquid scintillation und der DNS-Gehalt nach der Methode von Burton [8] gemessen. Aus jeweils dreifach angelegten Kulturen wurde der Mittelwert des spezifischen Thymidineinbaues (cpm/mg DNS) errechnet. Um die Ergebnisse aus verschiedenen Versuchsreihen vergleichen zu können, bestimmten wir für jedes Experiment einen „Stimulationsindex": Mittelwert des spezifischen Thymidineinbaues in behandelten Kulturen dividiert durch den Einbau in unbehandelten Kontrollkulturen der gleichen Zellsuspension.

Insulin, den Kulturen in einer Konzentration von 1 µg/ml zugegeben, stimulierte in neun verschiedenen Versuchen die DNS-Synthese um den Faktor 1,2–2,6, im Mittel um das 1,8fache (Abb. 1). Glukagon in gleicher Dosis hatte keine stimulierende Wirkung: Der Stimulationsindex für Glukagon lag in sechs Experimenten zwischen 0,6–1,2, im Mittel bei 0,9. Die Wirkung des Insulins ist dosisabhängig und schon bei einer Konzentration von 10 ng/ml nachweisbar (Abb. 2). Glukagon blieb in Konzentrationen von 0,1 ng/ml bis 4 µg/ml wirkungslos.

Insulin stimulierte nicht nur den DNS- sondern auch den RNS- und Proteinstoffwechsel. Der ^{3}H-Uridineinbau war nach zweitägiger Insulinbehandlung signifikant (p < 0,01)

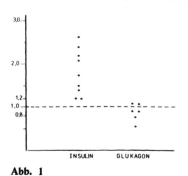

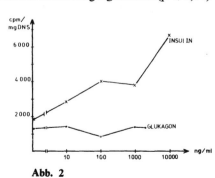

Abb. 1   **Abb. 2**

Abb. 1. Wirkung von Insulin (1 µg/ml) und Glukagon (1 µg/ml) auf die DNS-Synthese

Abb. 2. Wirkung verschiedener Konzentrationen von Insulin und Glukagon auf die DNS-Synthese

höher als in unbehandelten Kontrollkulturen (17632 ± 130 cpm gegenüber 10713 ± 1719 cpm). Auch der Leucineinbau stieg an (1720 ± 189 cpm gegenüber 1528 ± 95 cpm), signifikante Unterschiede im Leucineinbau fanden wir aber erst nach siebentägiger Insulinbehandlung (1951 ± 634 cpm gegenüber 741 ± 77 cpm). Die Zugabe von Insulin führte zu einem besseren Anwachsen der Zellen und verlängerte ihre Überlebenszeit in Kultur. Die Zellzahl aber blieb in Kulturen mit und ohne Insulin gleich, man sah weder in unbehandelten noch in behandelten Kulturen Mitosen und es gelang nicht mit Insulin Subkulturen anzulegen.

Die zugeführten Insulindosen erscheinen sehr hoch, sie entsprechen aber nicht der tatsächlichen, immunologisch gemessenen Konzentration im Kulturmedium. Trotz Zugabe von dialysiertem, insulinfreiem fetalem Kälberserum oder Rinderalbumin fanden sich nach vierstündiger Inkubation statt der rechnerisch zu erwartenden Konzentration von 1 µg/ml nur 80–89 ng/ml. Eine insulinbedingte Stimulation der DNS-Synthese, wie wir sie hier in Kulturen von Hepatozyten ausgewachsener Ratten feststellten, konnte Leffert [9] bereits in Kulturen fetaler Rattenhepatozyten nachweisen. Auch in seinen Kulturen blieb Glukagon ohne Effekt. Es hemmte jedoch die stimulierende Wirkung des Insulins, ein Effekt, den wir in noch nicht abgeschlossenen Untersuchungen bisher ebenfalls feststellen konnten. Es gibt zahlreiche Hinweise für eine humorale Induktion der Leberregeneration nach partieller Hepatektomie oder toxischer Leberschädigung. Insulin scheint dabei aber nicht der alleinige Induktor zu sein, denn es verbesserte in unseren Kulturen lediglich die Überlebensrate der Hepatozyten, führte aber zu keiner Zellmultiplikation.

Diese Untersuchungen wurden durchgeführt mit Unterstützung der Deutschen Forschungsgemeinschaft (Schwerpunkt Virushepatitis). Wir danken Frl. A. Ulms für sorgfältige technische Assistenz.

Literatur

1. Starzl, T. E., Halgrinson, G. G., Francavilla, F. R.: Surg. Gynecol. Obstet. **137,** 179 (1973). − 2. Orloff, M. J., Lee, S., Charters, A. C.: Gastroenterol. **66,** 755 (1974). − 3. Bucher, N. L. R., Swaffield, M. N.: Proc. Nat. Acad. Sci. **72,** 1157 (1975). − 4. Starzl, T. E., Porter, K. A., Kashiwagi, N.: Surg. Gynecol. Obstet. **141,**843 (1975). − 5. Starzl, T. E., Porter, K. A., Putnam, C. W.: Lancet **1975 II,** 1241. − 6. Berry, M. N., Friend, D. S.: J. Cell Biol. **59,** 722 (1973). − Junge, U., Nagamori, S., Söling, H. D.: In: Use of isolated liver cells and kidney tubules for metabolic studies. J. Tager (ed.). North Holland Publsh. Co., (im Druck). − 8. Burton, K.: Biochemistry **62,** 315 (1956). − 9. Leffert, H. L.: J. Cell Biol. **62,** 792 (1974).

Thiel, H., Grün, M., Liehr, H. (Med. Univ.-Klinik Würzburg): **Zur arteriell-hepatischen Kompensation bei experimenteller portocavaler Anastomose**

Bei der Überlegung zur Indikationsstellung und Risikoabschätzung portocavaler Shunt-operationen in der Behandlung der portalen Hypertension bei Leberzirrhose konzentriert sich das Interesse hämodynamischer Untersuchungen in jüngster Zeit auf die arterielle Leberdurchblutung, insbesondere auf die Frage der arteriell-hepatischen Kompensation [3, 8, 9, 10, 11, 15]. Erste Ansätze hierzu finden sich in den Arbeiten von Kessler u. Mitarb. (1972) [3].

Hinsichtlich des reaktiven Verhaltens der Art. hep. nach portalvenöser Flußminderung bzw. nach kompletter Pfortaderumleitung liegen, obwohl bereits schon sehr früh auf das Phänomen des reziproken Flußverhaltens zwischen Art. hep. und Vena port. hingewiesen wurde [1, 13], nur relativ wenige Daten beim Menschen und Versuchstier vor (Übersicht bei [15]).

386

Ziel vorliegender Untersuchungen war es daher, die arterielle Leberdurchblutung unter der Bedingung eines komplett von der Leberzirkulation ausgeschalteten Portalflusses zu untersuchen und zu prüfen, ob bei fehlendem portalvenösen Zustrom eine arterielle Mehrdurchblutung, wie sie im Rahmen der porto-arteriellen Interaktion [6] zu erwarten wäre, eintritt und wenn ja, ob sie ausreicht, das portale Durchblutungsdefizit vollständig zu kompensieren.

Material und Methodik

Die Untersuchungen erfolgten am Modell der lebergesunden portocavalen Shuntratte. Als Versuchstiere dienten männliche Albinoratten vom Stamm FW 49, Fa. Thomae, Biberach/Riß, mit durchschnittlichen Körpergewichten von 250–300 g. Bei 45 Tieren wurden in Äthernarkose eine portocavale End-zu-Seit-Anastomose entsprechend der Operationstechnik nach Lee u. Fisher [4] angelegt. Als Kontrollen dienten 19 scheinoperierte sowie 48 Normaltiere. Die hämodynamischen Untersuchungen erfolgten gruppenweise 3, 6, 14 und 28 Tage p.op. in Pentobarbitalnarkose (5 mg/100 g KG i.p.). Die Messung der arteriellen Leberdurchblutung erfolgte mittels der HMV-Fraktionierungstechnik von ^{131}J-Albuminpartikeln, die Bestimmung des HMV über das Vierordt'sche Prinzip in der Umformung von Wollheim u. Lange [16] bei Kenntnis des zirkulierenden Blutvolumens (^{125}J-Rihsa-Dilutionstechnik) und einer Teilkreislaufzeit (ICG-AT) (method. Einzelheiten bei [5] und [14]).

Ergebnisse

Arterielle Leberdurchblutung: (Tab. 1). Die HMV-Anteile der Art. hep. betrugen im Mittel zwischen 8,6 ± 2,2% (6. Tag p.op.) und 8,7 ± 2,8% (3. Tag p.op.) gegenüber 5,1 ± 2,1% bei den Kontrollen[1] (p < 0,0005). Der arteriell-hepatische Fluß, bezogen auf das Körpergewicht (ml/min/100 g KG), betrug im Mittel 2,9 ± 0,9 ml/min (14. Tag p.op.) und 3,5 ± 1,2 ml/min (3. Tag p.op.) gegenüber 1,2 ± 0,5 ml/min bei den Kontrollen (p < 0,0005). Der arterielle Fluß, bezogen auf das Lebergewicht, betrug im Mittel zwischen 1,3 ± 0,4 ml/min (3. Tag p.op.) und 1,8 ± 0,7 ml/min (6. Tag p.op.) gegenüber 0,3 ± 0,1 ml/min bei den Kontrollen (p < 0,0005).

Gesamtleberdurchblutung: (Tab. 1). Die Gesamtleberdurchblutung — nach Portocavalshunt gleichzusetzen mit der arteriellen Leberdurchblutung — war bezogen auf das Körpergewicht im Mittel um 70% (66–72%) signifikant reduziert (p < 0,0005), bezogen auf das Lebergewicht im Mittel um 24% (10–35%) vermindert.

Tabelle 1. Lebergewichte und hepatische Hämodynamik nach portocavaler End-zu-Seit-Anastomose der Ratt

Untersuchungs-bedingungen	n	Leber-gewicht g/ 100 g KG	Arteria hepatica			Lebergesamtfluß	
			% HMV	ml/min/ 100 g KG	ml/min/g Leber	ml/min/ 100 g KG	ml/min/g Leber
Kontrollen	48	5,2 ± 0,6	5,1 ± 2,1	1,2 ± 0,5	0,3 ± 0,1	10,2 ± 1,5	2,0 ± 0,4
PCA	45						
3 Tage p. op.	10	2,7 ± 0,3	8,7 ± 2,8	3,5 ± 1,2	1,3 ± 0,4	3,5 ± 1,2	1,3 ± 0,4
6 Tage p. op.	8	1,9 ± 0,2	8,6 ± 2,2	3,2 ± 1,2	1,8 ± 0,7	3,2 ± 1,2	1,8 ± 0,7[a]
14 Tage p. op.	18	2,1 ± 0,4	8,6 ± 2,9	2,9 ± 0,9	1,4 ± 0,5	2,9 ± 0,9	1,4 ± 0,5
28 Tage p. op.	9	2,0 ± 0,3	8,6 ± 2,9	3,1 ± 1,2	1,6 ± 0,7	3,1 ± 1,2	1,6 ± 0,7
		p < 0,0005	p < 0,0005	p < 0,0005	p < 0,0005	p < 0,0005	p < 0,01

nicht signifikant

---

[1] Als Kontrollen dienten wegen des größeren Kollektivs die unbehandelten Tiere, nachdem sich bei der Scheinoperation kein signifikanter Einfluß auf die arterielle Leberdurchblutung nachweisen ließ [5, 14]

Tabelle 2. Veränderungen der systemischen Hämodynamik nach portocavaler End-zu-Seit-Anastomose der Ratte

Untersuchungs-bedingungen	n	Blutvolumen ml/100 g KG	ICG-AT/s (Leistenbeugen-Ohrzeit)	Herzminutenvolumen ml/min/100 g KG
Kontrollen	48	5,7 ± 0,9	3,5 ± 0,4	23,8[a]
PCA	45			
3 Tage p. op.	10	7,5 ± 0,6	2,8 ± 0,5	40,1 ± 5,6
6 Tage p. op.	8	6,8 ± 0,3	3,0 ± 0,6	34,5 ± 6,5
14 Tage p. op.	18	6,7 ± 0,5	3,2 ± 0,4	30,9 ± 5,7
28 Tage p. op.	9	7,1 ± 0,9	3,0 ± 0,2	34,5 ± 3,7
		$p < 0,005$	$p < 0,005$	

[a] Richardson et al., Science **135**, 317 (1962)

Systemische Zirkulation: (Tab. 2). Die Veränderungen innerhalb der systemischen Zirkulation entsprachen denen eines hyperzirkulatorischen Syndroms: Verkürzung der Teilkreislaufzeiten im Mittel um 14%, Zunahme des zirkulierenden Blutvolumens um durchschnittlich 24% und Steigerung des Herzzeitvolumens im Mittel um 47%.

Diskussion

In Beantwortung der eingangs gestellten Frage ließ sich am Modell der lebergesunden portocavalen Shuntratte eine signifikante, zu allen Untersuchungszeitpunkten reproduzierbare Zunahme der arteriellen Leberdurchblutung — Anstieg der arteriell-hepatischen HMV-Fraktionen im Mittel um 70%, des arteriell-hepatischen Flusses um 165% bei bezug auf das Körpergewicht und 410% bezogen auf das reduzierte Organgewicht — beobachten, die ihre Erklärung einmal im Rahmen der von Bauereisen (zit. nach [6]) beschriebenen veno-vasomotorischen Interaktion finden kann, zum anderen durch eine gleichzeitige HMV-Steigerung bei hyperdynamer Kreislaufzirkulation bedingt ist. Untersuchungen über das Verhalten der arteriellen Leberdurchblutung vor und nach portocavaler End-zu-Seit-Anastomose sind für die Ratte nicht bekannt.

Bei lebergesunden Hunden konnten Zwirner [17] nach Portocavalshunt eine mittlere arterielle Flußzunahme um 22,4%, Schenk u. Mitarb. [12] bei Ascites-Hunden eine um 30% beobachten.

Auch beim Zirrhosepatienten kann nach Anlegen einer portocavalen Anastomose in der Regel ein Anstieg der arteriellen Durchblutung in Abhängigkeit von der angewandten Shunttechnik erwartet werden: Bei Durchsicht der in der Literatur vorliegenden Flowmeterbefunde [15] fand sich nach End-zu-Seit-Anastomose ein mittlerer arterieller Flußanstieg um 53,6%, nach Seit-zu-Seit-Anastomose im Mittel um 100%.

Am Modell der portocavalen Shuntratte konnte allerdings gezeigt werden, daß trotz der arteriell-hepatischen Flußsteigerung die Gesamtleberdurchblutung nicht annähernd kompensiert war: Es resultierte eine Verminderung des Lebergesamtflusses im Mittel um 70% bezogen auf das Körpergewicht, bzw. 25% bei Bezug auf das Organgewicht. Ossenberg u. Mitarb. [7] fanden nach PC-Shunt der Ratte mittels konstanter BSP-Infusionstechnik eine Abnahme der Leberdurchblutung im Mittel um 35%, bezogen auf das Körpergewicht. Eine annähernd gleichgroße Abnahme der Leberdurchblutung um 50—75%, wie wir sie bei der portocavalen Shuntratte fanden, beschrieben Zwirner [17] und Horak u. Mitarb. [2] nach PC-Anastomose des lebergesunden Hundes. Bei Zirrhosepatienten beträgt die Abnahme der Leberdurchblutung nach Portocavalshunt im Mittel 40–50% [15]).

Folge der hepatischen Unterperfusion war in unserem Modell eine signifikante Abnahme der Lebergewichte (Tab. 1) um 48% – maximal 63% im Mittel um 58%, verglichen mit der Kontrolle.

Für die Klinik der portalen Hypertension, speziell für die portocavale Shunttherapie bei Leberzirrhose, sind die bereits am lebergesunden Tier erhobenen Befunde insofern von Bedeutung, als nach einer derartigen Operation bei noch bestehendem portalvenösen Leberzufluß in der Regel trotz arterieller Mehrperfusion mit einer weiteren Verschlechterung der bereits verminderten Durchblutung gerechnet werden muß.

Literatur

1. Burton-Opitz, R.: Quart. J. exp. Physiol. **4,** 93 (1911). – 2. Horak, W., Gangl, A., Funovics, J., Grabner, G.: Gastroenterology **69,** 338 (1975). – 3. Kessler, R. E., Tice, D. A., Zimmon, D. S.: Surg. Forum **23,** 334 (1972). – 4. Lee, S. H., Fisher, B.: Surgery **50,** 668 (1961). – 5. Liehr, H., Grün, M., Thiel, H.: Acta Hepato-Gastroenterol. **23,** 31 (1976). – 6. Lutz, J., Bauereisen, E.: In: Abdominalorgane, Physiologie des Kreislaufs I (ed. E. Schütz, E. Bauereisen). Berlin-Heidelberg-New York: Springer 1971. – 7. Ossenberg, F. W., Denis, Ph., Benhamou, J. P.: J. appl. Physiology **37,** 806 (1974). – 8. Paumgartner, G.: Gastroenterol. **XIII,** 113 (1975). – 9. Preisig, R.: Gastroenterol. **XIII,** 104 (1975). – 10. Reynolds, T. B.: Arch. Surg. **108,** 276 (1974). – 11. Reynolds, T. B.: New Engl. J. Med. **290,** 1484 (1974). – 12. Schenk, W. G., Mc. Donald, J. C., Mc. Donald, K., Drapanas, T.: Ann. Surg. **156,** 463 (1962). – 13. Schwiegk, H.: Naunyn-Schmiedeberg's Arch. exp. Path. Pharmak. **168,** 693 (1932). – 14. Thiel, H.: Habil. Schrift, Würzburg 1976. – 15. Thiel, H., Grün, M., Liehr, H.: Inn. Med. **3,** 84 (1976). – 16. Wollheim, E., Lange, K.: Verh. dtsch. Ges. Inn. Med. **43,** 134 (1931). – 17. Zwirner, R.: Habil. Schrift, Würzburg 1972.

Base, W., Dragosics, B., Ferenci, P., Fill, W.-D., Krassnitzky, O., Pesendorfer, F. X., Wewalka, F. (Lehrkanzel f. Gastroenterologie u. Hepatologie, Univ.-Klinik, Wien):

Ergebnis einer Fünf-Jahresverlaufsstudie bei HBsAg-Trägern

Im Jahre 1971 wurde am Internistentag über histologische und blutchemische Befunde bei 57 HBsAg-positiven freiwilligen Blutspendern berichtet [1]. Während sich in 23 Fällen histologisch nur minimale Läsionen, wie mehrkernige Leberzellen, Kernvariabilität und Zytoplasmaveränderungen zeigten, waren in 34 Biopsien pathologische Befunde wie Fibrosen, mäßiggradige Steatose, persistierende und aggressive Hepatitiden und Zirrhosen festzustellen. Diese 57 Spender entstammten einem Kollektiv von 126 im Jahre 1970 erstmals untersuchten HBsAg-positiven Personen. Derartige „Carrier" wurden veranlaßt in ½-jährigen Abständen zur Kontrolle zu erscheinen, einen übermäßigen Alkoholkonsum zu meiden und sie wurden über die Infektiosität ihres Blutes aufgeklärt. Zu einer Kontrolle nach 5 Jahren haben sich noch 60 Personen eingefunden, von denen 38 in eine Leberbiopsie einwilligten.

Während der Beobachtungszeit war bei 3 der ursprünglich positive Antigenbefund negativ geworden und auch 1975 mit radioimmunologischen Methoden nicht mehr nachweisbar. Davon war je einer in den Jahren 1973, 1974 und 1975 in der Überwanderungselektrophorese negativ geworden. Die Ergebnisse der Kontrolluntersuchungen und der Leberbiopsien wurden danach getrennt, ob die Laboratoriumsbefunde 1970 völlig normal oder pathologisch waren. Berücksichtigt wurden Serumbilirubin, Transaminasen, BSP und die Gammaglobuline. Isolierte Erhöhungen des Gesamtbilirubins ohne Erhöhung des direkten Bilirubins über 0,4 mg% wurden den Normalbefunden zugezählt.

Tabelle 1. Verhalten der Laboratoriums-befunde bei 40 HBsAg-pos. Blutspendern

1970	1975
40 FÄLLE NORM. BEFUNDE (BILIRUBIN, GPT, GOT, BSP GAMMAGLOBULINE)	34 FÄLLE NORM. BEFUNDE* (2x GPT ↑ INTERKURRENT) 5 FÄLLE PATH. BEFUNDE (3x GPT 2x BSP 2x BILIRUBIN) 1 FALL HEPATOM 1973 ✠
	3 FÄLLE HBsAG-NEG. (RIA)*

Tabelle 2. Histologische Verlaufsbeobachtung (n = 12, Laborbefunde 1970 normal, HBsAg-pos.)

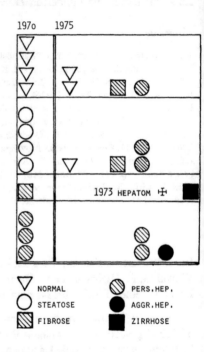

Bei 40 Fällen mit ursprünglich normalen Befunden wiesen 5 Jahre später 5 pathologische Laboratoriumsbefunde auf, wobei 3 eine Erhöhung der Transaminasen, 2 eine pathologische BSP-Retention und 2 ein erhöhtes Serumbilirubin zeigten (Tab. 1). Bei 2 weiteren war während der Beobachtungszeit ein vorübergehender Transaminasenanstieg bis 49 U/l vorgekommen. Ein zusätzlicher Fall dieser Gruppe verstarb während des Beobachtungszeitraumes 1973 im Alter von 28 Jahren an einem Alpha-1-Foetoprotein-positiven Lebercarcinom.

Bei der Leberbiopsie 1970 war bei diesem Spender eine Fibrose festgestellt worden.

Eine Leberbiopsie konnte bei 11 Personen dieser Gruppe sowohl 1970 als auch 1975 vorgenommen werden. In Tabelle 2 ist die Verschlechterung der Biopsiebefunde dargestellt.

Von den 4 histologisch normal befundeten Spendern wiesen je einer 5 Jahre später eine Fibrose bzw. eine persistierende Hepatitis auf. Aus 4 mäßiggradigen Steatosen wurde eine Fibrose, 2 persistierende Hepatitiden und aus 3 persistierenden Hepatitiden wurde einmal eine chronisch aggressive Hepatitis. In einem Fall wurde eine Besserung von einer Steatose zu einem normalen Befund erhoben.

Tabelle 3. Verhalten der Laboratoriumsbefunde bei 21 HBsAg-pos. Blutspendern

1970	1975
21 FÄLLE PATH. BEFUNDE (BILIRUBIN, GPT, GOT, BSP, GAMMAGLOBULINE)	10 FÄLLE NORM. BEFUNDE (1X AK.HEP. INTERKURRENT) 11 FÄLLE GLEICHBLEIBEND PATH. BEFUND (3X GPT ↑ ÜBER 200 INTER-KURRENT)
	21 FÄLLE HBSAG-POSITIV

Tabelle 4. Histologische Verlaufsbeobachtung (n = 11,
Laborbefunde 1970 patholog. HBsAg-pos.)

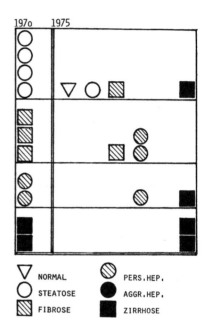

▽ NORMAL ◎ PERS.HEP.
○ STEATOSE ● AGGR.HEP.
▨ FIBROSE ■ ZIRRHOSE

Bei den 7 nur im Jahr 1970 biopsierten waren 3 als normal zu befunden, weiters fanden
sich damals 2 Fibrosen und eine chronisch persistierende Hepatitis.

Die Laborbefunde 1975 waren in 6 Fällen normal geblieben, ein Fall mit einer bioptisch
gesicherten Fibrose hatte interkurrent einen Transaminasenanstieg durchgemacht. Jener
Fall mit der persistierenden Hepatitis zeigte 1975 eine deutlich pathologische BSP-
Retention. Von den 14 im Jahre 1975 erstmals biopsierten Fälle wiesen auffallenderweise
5 eine persistierende Hepatitis auf, während 7 lediglich Zellveränderungen, im übrigen
jedoch einen normalen Befund zeigten. Je einer war histologisch als Steatose bzw. als
Fibrose zu befunden.

Lediglich 7 aus dieser Gruppe mit normalen biochemischen Befunden wurde nicht
histologisch untersucht.

Unter den 21 Fällen mit pathologischen biochemischen Ausgangswerten waren die
Befunde bei 10 normalisiert und bei 11 gleichbleibend (Tab. 3). Während der Beobachtungszeit war bei einem, später Normalisierten, im Jahre 1973 eine 4 Monate dauernde
anikterische Hepatitis mit Transaminasewerten bis zu 600 U/l aufgetreten. Das HBsAg
blieb auch in diesem Fall weiterhin positiv. Unter den gleichbleibenden Fällen waren 3 mit
Befunden einer Leberzirrhose, die interkurrent einen Transaminasenanstieg über 200 U/l

aufwiesen. 11 Fälle waren 1970 und 1975 leberbiopsiert worden (Tab. 4). In diesem Zeitraum hat sich bei 2 histologisch aus einer Steatose und einer persistierenden Hepatitis eine Leberzirrhose entwickelt. 2 Fibrosen boten 5 Jahre später das Bild einer persistierenden Hepatitis, während die restlichen 3 Steatosen je einmal einen Normalbefund, eine Fibrose und einen gleichbleibenden Befund ergaben. Auch in dieser Gruppe ist eine Progredienz der histologischen Veränderungen zu erkennen, während die biochemischen Befunde auffallenderweise keine analogen Verschlechterungen zeigen.

Von den 7 nur 1970 Punktierten entsprach der Befund 3mal einer persistierenden Hepatitis, je einmal einer aggressiven Hepatitis, einer Fibrose, einer Steatose und einer Zirrhose. Unter 2 lediglich 1975 Leberbiopsierten fanden sich eine persistierende Hepatitis und ein sogenannter Normalfall. 1 Patient dieser Gruppe wurde noch nie punktiert.

Zusammenfassung

Die 5-Jahresverlaufsstudie hat folgende Erkenntnisse gebracht:

1. Der histologische Befund bei den 22 im Abstand von 5 Jahren biopsierten HBsAg-Trägern läßt in der Hälfte der Fälle eine Progredienz erkennen.

2. In den biochemischen Befunden manifestierte sich diese Entwicklung nicht in gleicher Weise.

3. Das HBsAg persistierte in 95% der Fälle.

4. In einem Fall wurde die Entwicklung zum primären Lebercarcinom verfolgt.

5. Regelmäßige Kontrollen sind notwendig, da interkurrent anikterische Hepatitiden oder Transaminasenanstiege zu beobachten waren.

6. Der Befund einer persistierenden Hepatitis bei 6 von 16 im Jahre 1975 erstmals biopsierten Fällen weist auf eine chronisch entzündliche Alteration der Leber im Rahmen der Viruspersistenz hin.

7. Es ergibt sich die Notwendigkeit bei HBsAg-positiven Personen eingehende klinische Untersuchungen und Verlaufskontrollen mit Leberbiopsie in größeren Abständen vorzunehmen.

Literatur

Krassnitzky, O., Kail, F., Pesendorfer, F. X., Wewalka, F.: Untersuchungen bei Au/SH-Antigen-positiven Blutspendern. Verhandlungen der Deutschen Gesellschaft für Innere Medizin **77**, 1188–1190 (1971).

Holtermüller, K. H., Arndt-Hanser, A., Baumeister, H. G., Pyka, R., Lemmel, E. M., Ewe, K., Overby, L. R., Schäfer, A. (I. Med. Klinik u. Poliklinik, Transfusionszentrale u. Inst. f. Mikrobiologie, Univ. Mainz; Abbott Laboratories North Chicago USA; Patholog. Inst. Kaiserslautern): **Verlaufsbeobachtungen klinisch gesunder Hepatitis B-Antigen-(HBsAg)-Träger**

Bald nach der Entdeckung des Hepatitis B-Antigens wurde eine Bevölkerungsgruppe beschrieben, die Träger des Hepatitis B-Antigens ist, ohne klinische und biochemische Zeichen einer Lebererkrankung aufzuweisen. Man spricht von den gesunden HB_sAg-Trägern. Zahlreiche Autoren haben bisher über morphologische Leberbefunde dieser Antigen-Träger berichtet, wobei verschiedene Untersuchergruppen unterschiedlich schwere, entzündliche Veränderungen der Leber beschrieben haben [1–6]. Die widersprüchlichen Mitteilungen in der Literatur veranlaßten uns, HB$_s$Ag-Träger prospektiv zu untersuchen. Die Ziele unserer Untersuchungen sind, festzustellen, welche Art der Lebererkrankung der HB$_s$Ag-Träger hat und wie die Langzeitprognose des HB$_s$Ag-Trägers ist.

Als gesunden HB$_s$Ag-Träger bezeichnen wir einen Blutspender, der keine klinischen und biochemischen Zeichen einer Lebererkrankung hat, und in dessen Blut HB$_s$Ag für mindestens 3 Monate vor Aufnahme in die Studie nachweisbar war. Antigen-Träger und Kontrollen (HB$_s$Ag-negative Blutspender) werden klinisch und biochemisch in Abständen von 3—6 Monaten untersucht. Leberblindpunktionen werden zum Zeitpunkt des Eintritts in die Studie und nach 1 Jahr ausgeführt und sind für das Ende der auf 4 Jahre angelegten Untersuchung vorgesehen.

41 Träger (34 Männer, 7 Frauen im Alter von 23—53 Jahre) und ein entsprechendes Kontrollkollektiv wurden über eine mittlere Beobachtungsperiode von 22,5 ± 2,9 Monate betreut. Die klinische und biochemische Untersuchung aller Träger war über den gesamten Zeitraum unauffällig. HB$_s$Ag persistierte bei allen Trägern. Der Subtyp ad wurde bei 90% aller Träger gefunden, während ay bei 10% nachgewiesen wurde. Antikörper gegen HB$_s$Ag waren radioimmunologisch bei 6—7% der Kontrollen, nicht jedoch bei den Trägern nachweisbar. Bei 38 von 41 HB$_s$Ag-positiven Blutspendern konnten wir immunelektronenoptisch Dane-Partikel nachweisen [6]. Die Dane-Partikel persistierten ebenso wie die Antikörper gegen das Kernantigen („anti-HB$_c$Ag"), die bei 28 von 31 untersuchten Blutspendern nachgewiesen wurden. e-Antigen [7] fand sich bei keinem der von uns untersuchten HB$_s$Ag-Träger, während Antikörper gegen e-Antigen („anti-e") bei 14 von 37 Spendern durch Immundiffusion nachgewiesen werden konnte.

Die histologische Auswertung der Erstpunktate ergab bei 18 Patienten eine Aktivierung des glatten endoplasmatischen Retikulums („Milchglashepatozyten"). Weiterhin fanden sich geringfügig ausgeprägte mesenchymale Reaktionen, Portalfeldentzündungen und Verfettungen. Bei 5 Trägern war das Lebergewebe normal. Rebiopsien wurden bisher bei 24 Patienten ausgeführt. In keinem Fall fand sich auch morphologisch eine Verschlechterung. Vielmehr war das histologische Bild im Vergleich zur Erstpunktion unverändert.

Unsere Untersuchungen haben gezeigt, daß gesunde HB$_s$Ag-Träger nur geringfügige, morphologische Veränderungen der Leber aufweisen. Das Antigen-Trägertum ist ein milde verlaufender, chronischer Krankheitsprozeß [8]. Trotz der Persistenz des Virus in den von uns untersuchten HB$_s$Ag-positiven Blutspendern ergaben sich während einer fast 2jährigen, mittleren Beobachtungszeit keine Hinweise für eine progrediente Lebererkrankung. Aufgrund unserer Ergebnisse glauben wir, daß die Prognose des Hepatitis B-Antigen-Trägers nach unserer Definition gut ist.

Summary

41 HB$_s$Ag positive blood donors (34 men, 7 women, age 23—53 years) have been followed up together with a control group (HB$_s$Ag negative blood donors) for a mean period of 22.5 ± 2.9 months. Carriers and controls did not show any clinical or biochemical abnormalities throughout the observation period. HB$_s$Ag persisted in all carriers. Ninety percent had the subtype ad and 10% the subtype ay. Dane particles were consistently demonstrated in 38 of 41 carriers examined. In 28 of 31 carrier sera examined anti-core (anti-HB$_c$Ag) antibody could be shown. e-antigen was not found in any of the donors whereas anti-e-antibody could be demonstrated by immunodiffusion in 14 of 37 carriers. The histologic findings included non specific findings (as Kupffer cell proliferation, mild portal infiltra-

tion and fatty changes). Eighteen liver biopsies showed „ground glass hepatocytes" and 5 specimens were morphologically completely normal. The histological changes were slight in all carriers. Rebiopsies of 24 carriers after 1 year showed similiar findings as on the initial biopsy without a tendency to progressive liver damage. Our data suggest that HB_sAg carriers as defined by us might have a good prognosis.

Für die Überlassung von e-antigen danken wir Herrn Professor Dr. R. Thomssen, Göttingen. Für die Ausführung der Bestimmung von e-antigen und Antikörper gegen e-antigen sind wir Herrn Dr. J. Nielsen und Herrn Dr. V. Reinicke, Kopenhagen, zu Dank verpflichtet.

Literatur

1. Klinge, O., Kaboth, U., Winckler, K.: Virchows Arch. Abt. A Path. Anat. **361**, 359, 1973. – 2. Heilmann, K., Höpker, W., Sanwald, R., Diezel, G.: Leber Magen Darm **3**, 261, 1973. – 3. Reinicke, V., Dykbjaer, E., Poulsen, H., Banke, O., Lyloff, K., Nordenfeldt, E.: New Engl. J. Med. **286**, 867, 1972. – 4. Volk, P., Wechler, H. J.: Dtsch. Med. Wschr. **96**, 405, 1971. – 5. Eisenburg, J., Meister, P., Frühauf, S., Greis, I., Krumpoch, B., Weinzierl, M., Grunst, J., Munte, A., Rasch, L.: Klin. Wschr. **51**, 1143, 1973. – 6. Holtermüller, K. H., Baumeister, H. G., Arndt-Hanser, A., Schäfer, A., Eckardt, V., Pyka, R., Baas, U., Wandel, E., Ewe, K., Overby, L. R.: Verh. dtsch. Ges. inn. Med. **81**, 1359, 1975. – 7. Nielsen, J. O., Dietrichson, O., Juhl, E.: Lancet **1974 II**, 913. – 8. Holtermüller, K. H., Baumeister, H. G., Arndt-Hanser, A., Schäfer, A., Eckardt, V., Ewe, K., Overby, L. R.: Gastroenterology **69**, 830, 1975.

Kaboth, U., Klinge, O., Schober, A., Winckler, K. (Med. Univ.-Klinik, Göttingen; PathTolog. Inst. im Stadtkrankenhaus Kassel):
Bioptische Verlaufsuntersuchungen der Leber über 4–5 Jahre bei klinisch gesunden HB_sAg-Trägern

Vor 6 Jahren haben wir erstmals über Leberbiopsien bei klinisch gesund erscheinenden Australia-Antigen (HB_sAg)-Trägern berichtet [3, 4, 5]. Inzwischen wurden diese Befunde an erweitertem Untersuchungsgut von insgesamt 58 klinisch gesunden HB_sAg-Trägern ausführlich dargestellt [7]. Unter ursprünglich 60 HB_sAg-positiv gefundenen Göttinger Blutspendern (57 Männer, 3 Frauen) waren zwei nicht als klinisch gesund deklariert worden: bei einem fand sich eine Splenomegalie bei normalen Serumtransaminasen und normaler Elektrophorese, die Laparoskopie ergab eine komplette stationäre Leberzirrhose; beim anderen bestand wegen erhöhter Serumtransaminasen der Verdacht auf eine Lebererkrankung, die Leberbiopsie ergab eine chronisch-aggressive Hepatitis. Unter den bei der klinischen Untersuchung wie auch biochemisch unauffällig erscheinenden restlichen 58 HB_sAg-positiven Personen fand sich histologisch nur 5mal, also in weniger als 10%, eine leichte persistierende Hepatitis. Die verbleibenden 53 HB_sAg-Träger waren auch histologisch weder als akute oder chronische Hepatitis, noch als Leberzirrhose einzuordnen; sie sind daher als „gesunde Carrier" im engeren Sinne zu bezeichnen. Histologisch fanden sich bei ihnen insgesamt nur diskrete Veränderungen, häufig bestand eine Vermehrung des glatten endoplasmatischen Retikulums in Hepatozyten mit milchglasartig verändertem Cytoplasma, ferner fanden sich wechselnd Einzelzellnekrosen, gesteigerte Mesenchymaktivität, Parenchymverfettungen, leichte periportale Fibrosen, oder auch ganz unauffälliges Lebergewebe.

Bei 42 bzw. 39 klinisch gesunden HB_sAg-Trägern haben wir auch die Serumkonzentrationen der Immunglobuline G, A, M sowie der Komplementfaktoren $C'3$, $C'4$ und $C'3$-Aktivator gemessen: es ergaben sich keine signifikanten Abweichungen vom Kontrollkollektiv (Tab. 1).

394

Tabelle 1

	Klinisch gesunde HB$_s$Ag-Träger		Kontrollpersonen		P
IgG	1230 mg%	(n = 42)	1225 mg%	(n = 40)	> 0,05
IgA	179 mg%	(n = 42)	203 mg%	(n = 40)	> 0,05
IgM	161 mg%	(n = 42)	152 mg%	(n = 40)	> 0,05
C'3	90 mg%	(n = 39)	89 mg%	(n = 63)	> 0,05
C'4	37 mg%	(n = 39)	35 mg%	(n = 63)	> 0,05
C'3 A	22 mg%	(n = 39)	22 mg%	(n = 63)	> 0,05

Tabelle 2. Leberhistologie bei klinisch gesunden HB$_s$Ag-Trägern

Patient	1969	1970	1971	1972	1973	1974	1975	1976
I	2	2, 3		3		4		
II	4, 6		4, 6	4		4		
III		2, 4			2, 4			
IV		4	4, 5, 6			2, 4		
V		1, 3	1, 3				1, 3	
VI		2, 4	2, 4, 6				2, 4	
VII		4, 6		4			4	
VIII		1					4, 5, 6	
IX			4, 6				4	
X			4, 6				4	
XI			4, 6					2, 3
XII			2, 8				2, 5, 8	
XIII			7				7	
XIV		7	3, 5			5		
XV				7			7	

1 = normales Lebergewebe	5 = lokale Mesenchymaktivität
2 = Verfettung	6 = Einzelzellnekrosen
3 = Fibrose	7 = leichte persist. Hepatitis
4 = vermehrtes glattes endopl. Retikulum	8 = Cholestase

Bei 15 klinisch und biochemisch gesunden HB$_s$Ag-Trägern bzw. 12 gesunden „Carriern" im engeren Sinne können wir jetzt über bioptische Verlaufsbeobachtungen über einen Zeitraum von 4–5 Jahren berichten (Tab. 2). In 7 Fällen wurden 3 oder 4 Verlaufsbiopsien durchgeführt. Serumtransaminasen und Serumeiweißwerte ergaben auch bei der letzten Kontrollbiopsie keine Hinweise auf die Entwicklung einer chronischen Lebererkrankung. In allen Fällen bestand HB$_s$Ag-Persistenz. Zwar haben wir im inzwischen noch wesentlich größeren Kollektiv der uns vom Göttinger Blutspendedienst (ärztliche Leitung: Dr. Gallasch) gemeldeten HB$_s$Ag-positiven Personen gelegentlich beobachtet, daß das HB$_s$Ag bei kurzfristiger Kontrolluntersuchung nicht mehr nachweisbar war; in diesen Fällen mußten wir eine inapparente passagere Hepatitis B-Infektion annehmen, einmal handelte es sich auch um das Inkubationsstadium einer kurz darauf apparent werdenden Hepatitis. Ein Verschwinden des HB$_s$Ag nach über lange Zeit, d. h. mindestens 4–6 Monate bestehender HB$_s$-Antigenämie, wie es in einzelnen Fällen – z. B. von Redeker [8] sowie Feinmann et al. [2] – beschrieben wurde, haben wir bisher nicht beobachtet.

In Tabelle 2 wurde der Versuch unternommen, die einzelnen histologischen Befunde – jeweils mit einer arabischen Ziffer versehen (in der Legende erläutert) – bei den bioptisch verfolgten 15 HB$_S$Ag-Trägern im zeitlichen Ablauf darzustellen. Es muß betont werden, daß es sich mit Ausnahme des mitunter erheblich vermehrten glatten endoplasmatischen Retikulums durchweg um nur diskrete Abweichungen von der Norm handelt; auch bei den zuletzt angeführten 3 chronisch-persistierenden Hepatiden ist der morphologische Befund zwar eindeutig, aber nicht sehr ausgeprägt. Vergleicht man nun den jeweiligen Ausgangs- und Endbefund, so ergibt sich – von wenigen Ausnahmen abgesehen (Pat. 1, Pat. 8, Pat. 11) zwischen dem ersten und letzten histologischen Befund kein wesentlicher Unterschied. Bei Pat. 14 fand sich anfangs eine leichte chronisch-persistierende Hepatitis, während sich nach 4 Jahren nur noch eine gering gesteigerte Mesenchymaktivität ergibt. Hier dürfte es sich um die Ausheilung einer chronisch-persistierenden Hepatitis mit andauernder HB$_S$Antigenämie handeln, wie wir sie bereits früher gemeinsam mit Selmair beschrieben haben [6, 9].

Wesentlich erscheint, daß sich bei der Verlaufsbeobachtung der klinisch gesunden HB$_S$Ag-Träger auch im histologischen Bild nach 4–5 Jahren in keinem Falle die Tendenz zur Entwicklung einer progredienten Lebererkrankung ablesen läßt. Es handelt sich somit um ein zwar „negatives", vielleicht auch von vielen erwartetes Resultat, das aber von klinischer Bedeutung ist und bisher nicht durch langfristige Verlaufsbiopsien belegt war. Wir sind uns dessen bewußt, daß diese Pilotstudie an letztlich nur 12 gesunden HB$_S$Ag-Trägern einer Bestätigung bzw. Ergänzung durch größer angelegte Untersuchungen bedarf, wie sie zur Zeit durch eine kooperative DFG-Studie unter Berücksichtigung des e-Antigen-Antikörpersystems sowie auch immunhistologischer Befunde durchgeführt werden. Diese Notwendigkeit ergibt sich auch aus dem Vergleich mit den soeben vorgetragenen Ergebnissen der Wiener Arbeitsgruppe [1].

Literatur

1. Base, W., Dragosics, B., Ferenci, P., Fill, W. D., Krassnitzky, O., Pesendorfer, F. X., Wewalka, F.: Ergebnis einer Fünfjahresverlaufsstudie bei HB$_S$-Antigenträgern. Verh. dtsch. Ges. inn. Med. 82 (im Druck). – 2. Feinman, S. V., Cooter, N., Sinclair, J. C., Wrobel, D. M., Berris, B.: Clinical and epidemiological significance of the HB$_S$Ag (Australia-Antigen): Carrier state. Gastroenterology 68, 113 (1975). – 3. Kaboth, U., Arndt, H. J., Schober, A., Gallasch, E., Verma, P., Vido, I., Arnold, R., Thomssen, R., Creutzfeldt, W.: Australia-(SH)-Antigen bei Leberkranken und Blutspendern im Raume Göttingen. Verh. dtsch. Ges. inn. Med. 76, 1106 (1970). – 4. Kaboth, U., Schober, A., Arndt, H. J., Vido, I., Selmair, H., Gallasch, E., Verma, P., Thomssen, R., Creutzfeldt, W.: Australia (SH)-Antigen-Befunde bei Leberkranken und Blutspendern. Dtsch. med. Wschr. 95, 2157 (1970). – 5. Klinge, O., Kaboth, U., Arnold, T.: Histologische Leberuntersuchungen bei gesunden Australia (SH)-Antigen- und Antikörper-Trägern. Dtsch. med. Wschr. 95, 2583 (1970). – 6. Kaboth, U.: Australia (SH)-Antigen bei chronischen Lebererkrankungen. Leber Magen Darm 1, 70 (1971). – 7. Klinge, O., Kaboth, U., Winckler, K.: Feingewebliche Befunde an der Leber klinisch gesunder Australia-Antigen-(HB-AG-)Träger. Virchows Arch. path. Anat. 361, 359 (1973). – 8. Redeker, A. G.: Viral hepatitis: clinical aspects. Amer. J. med. Sci. 270, 3 (1975). – 9. Selmair, H., Vido, I., Kaboth, U., Schober, A.: Australia-SH-Antigen-Befunde bei Patienten mit florider und ausgeheilter chronisch-persistierender Hepatitis. Dtsch. med. Wschr. 96, 1908 (1971).

Lehmann, H., Schlaak, M. (Abt. Allgem. Innere Med., Univ. Kiel): **Ergebnisse einer fünfjährigen prospektiven Studie zur Hepatitis nach Massentransfusionen***

Seit dem 1. 1. 1971 führen wir in Kiel eine prospektive Studie zur Frequenz, Art und Schwere von Leberschädigungen nach Herzoperationen durch. Neben unmittelbar postoperativen Enzymaktivitäten und Erhöhungen der Bilirubinspiegel stellt die posttransfusionelle Hepatitis (PTH) in diesem Krankengut ein besonderes klinisches Problem dar [1, 2] und gab uns darüber hinaus die Möglichkeit, modellhaft serologische Verläufe und Zusammenhangsfragen zwischen der Transfusion bestimmter Blutkonserven und einer Hepatitis mit neuesten Testverfahren für Hepatitis B-Oberflächenantigen (HB_s-Ag) und Hepatitis B-Oberflächenantikörper (anti-HB_s) [3] zu erfassen. Einige der wesentlichsten Erkenntnisse der bisherigen fünfjährigen prospektiven Studie sollen demonstriert werden, nachdem wir an gleicher Stelle in den vergangenen Jahren über Zwischenergebnisse berichtet hatten [1, 2, 3, 4, 5].

Plan der Studie

Vor der geplanten Herzoperation (Abteilung für cardiovasculäre Chirurgie des Zentrums Operative Medizin I der Christian-Albrechts-Universität Kiel, Leiter: Prof. Dr. med. A. Bernhard), am 1., 3., 7., 14. und 28. postoperativen Tag und später in vierwöchigen Abständen über mindestens ein halbes Jahr wurden Serumproben gewonnen und hinsichtlich biochemischer Parameter (SGOT, SGPT, LDH, HBDH, alkalische Phosphatase, LAP und Bilirubin) untersucht. Alle Seren, auch die der transfundierten Blutkonserven, wurden zusätzlich mit einem Mikroplatten-Radioimmunassay [6] auf HB_s-Ag und anti-HB_s getestet.

Ergebnisse

1. 125 Patienten nach Herzoperationen mit Massen-Bluttransfusionen, die im Zeitraum vom 1. 1. 1971 bis zum 30. 6. 1975 operiert und mindestens über ein halbes Jahr nachuntersucht werden konnten, wurden in die Studie aufgenommen. 48 (38,4%) Patienten erkrankten nach langer Inkubationszeit an einer posttransfusionellen Hepatitis (PTH).

2. Da aus den Untersuchungen von Walsh [7] ein ursächlicher Zusammenhang zwischen der Transfusion von Blut bestimmter Blutspender und einer PTH bekannt war, haben wir nach serologischen Kriterien in den transfundierten Blutspenderseren gesucht, die als Merkmal für das Hepatitis B-Virus (HBV) anzusehen sind. Zur Auswertung standen uns vollständig die Seren von transfundierten Blutkonserven von insgesamt 117 Patienten zur Verfügung. Alle Seren waren mit der Überwanderungselektrophorese auf HB_s-Ag und anti-HB_s vorgetestet. In 11 Fällen war eine radioimmunologisch HB_s-Ag-positive Blutkonserve transfundiert worden, 10 Patienten erkrankten nach langer Inkubationszeit an einer PTH ($\hat{x}^2 = 15,32 > 15,14 = \hat{x}^2\,0,0001$). 1 Patient blieb gesund. Von den verbliebenen 106 Patienten erkrankten 33 an einer PTH und 73 Patienten blieben gesund.

3. Dieser Zusammenhang ist statistisch hochsignifikant, wirft jedoch zwangsläufig die Frage auf, ob zusätzliche serologische Parameter in Spenderseren für die verbliebenen 33

* Mit Unterstützung durch die Deutsche Forschungsgemeinschaft, Schwerpunktprogramm Virushepatitis.
Wir danken Herrn Prof. Dr. med. Thomssen und Herrn Dr. Gerlich für das freundlicherweise zur Verfügung gestellte hochgereinigte HB_s-Ag der Subgruppen D und Y

397

Tabelle 1. Zusammenhang zwischen der Transfusion von anti-HB$_s$-positivem Blut und einer posttransfusionellen Hepatitis

anti-HB$_s$ pos Blutkonserven	Hepatitis + n=33	Hepatitis ø n=73	n=106
ø	16	51	67
1	11	20	31
2-5	6	2	8

$$\hat{x}^2 = 9{,}30 > 9{,}21 = \hat{x}^2_{2; 0,01}$$

Tabelle 2. Frequenz chronischer Verläufe nach posttransfusioneller Hepatitis

HEPATITIS	SGOT u. SGPT erhoht	normal	n
+	12	12	24
ø	ø	30	30

$$\hat{x}^2 = 18{,}02 > 9{,}55 = \hat{x}^2_{0,001}$$

Fälle einer posttransfusionellen Hepatitis anzuschuldigen sind. Dafür bot sich das anti-HB$_s$ an, das wir im Spenderserum von 39 Patienten nachweisen konnten. 17 Patienten erkrankten an einer PTH, 22 nicht, gegenüber 67 Patienten, denen keine anti-HB$_s$-positive Blutkonserve transfundiert worden war, von denen 16 Patienten an einer PTH erkrankten und 51 gesund blieben ($\hat{x}^2 = 4{,}47 > 3{,}84 = \hat{x}^2\ 0{,}05$).

4. Eine weitere Aufgliederung dieser Zahlenverhältnisse ergibt folgendes Ergebnis: 31 Patienten wurde nur eine anti-HB$_s$-positive Blutkonserve transfundiert, davon erkrankten 11 an einer PTH, 20 nicht. 8 Patienten wurden zwei bis fünf anti-HB$_s$-positive Blutkonserven transfundiert. Von diesen Patienten erkrankten 6 an einer PTH, 2 blieben gesund ($\hat{x}^2 = 9{,}30 > 9{,}21 = \hat{x}^2\ 2;\ 0{,}01$) (Tab. 1).

5. Seit dem 1. 8. 1973 haben wir versucht, soweit als möglich anti-HB$_s$- und HB$_s$-Ag-positive Blutspenden von der Transfusion auszuschließen. Unsere Bemühungen haben sich in einer Reduktion der Rate an PTH von ursprünglich 48% auf 27% gezeigt. Es muß jedoch festgehalten werden, daß auch bei einer rechnerischen Aussonderung aller HB$_s$-merkmalspositiven Blutspenden die Hepatitisfrequenz vor dem 1. 8. 1973 noch immer 12% bzw. danach sogar 16% betragen hätte.

6. Schließlich soll auf das vorläufige Ergebnis einer Nachuntersuchung von 54 Patienten aus unserer Studie eingegangen werden, deren Herzoperation im Mittel zweieinhalb Jahre zurücklag. 24 Patienten hatten eine PTH durchgemacht, 30 nicht. Von den 24 Patienten mit PTH hatten 12 immer noch erhöhte Aktivitäten der GPT oder der GOT um mehr als das Doppelte. Die 30 Patienten ohne PTH zeigten normale Enzymaktivitäten ($\hat{x}^2 = 18{,}0 > 9{,}55 = \hat{x}^2\ 0{,}001$) (Tab. 2).

7. Hinsichtlich serologischer HB$_s$-Merkmale erhoben wir in diesem Kollektiv folgende Befunde: Von den 24 Patienten mit durchgemachter PTH zeigten 2 HB$_s$-Ag und 6 anti-HB$_s$ immer noch im Serum, von den 30 Patienten ohne PTH hatten 1 Patient HB$_s$-Ag und 3 Patienten anti-HB$_s$ im Serum. Statistisch ließ sich hier keine Signifikanz errechnen [8].

Diskussion

Diese skizzierten Befunde unserer Studie sagen klar, daß eine enge Beziehung zwischen der Transfusion von HB$_s$-Ag-positiven Blutkonserven — mit immunologischer Technik bestimmt — und einer PTH besteht, eine Aussonderung von solchen Blutspenden ist daher zu empfehlen.

Trotzdem ist eine ausreichende Hepatitisprophylaxe von dieser Maßnahme nicht zu erwarten. Anti-HB$_s$-positive Blutkonserven stellen in unserer Studie ein sehr viel kleineres Risiko einer PTH als HB$_s$-Ag dar. Obgleich zwischen der Transfusion einer anti-HB$_s$-positiven Blutkonserve und einer PTH ein statistischer Zusammenhang auf dem 5%-Niveau besteht, sind nach unseren Daten nur 15—20% aller anti-HB$_s$-positiven Blutkonserven als Risikoblutspenden anzusehen. Eine generelle Aussonderung dieser Blutspenden ist daher nicht unbedingt zu verlangen, bevor nicht durch zusätzliche Testsysteme, etwa für das HB$_c$-Ag, das anti-HB$_c$ oder die DNA-Polymerase eine anti-HB$_s$-positive Blutkonserve als Risikoblutspende zu identifizieren ist. Die klinische Bedeutung der PTH wird durch eine verhältnismäßig hohe Frequenz von ca. 50% chronischen Verläufen unterstrichen. Auch hierin erwarten wir von einer Langzeitbeobachtung weitere wesentliche Informationen.

Für die zuverlässige und gewissenhafte Assistenz danken wir Fräulein Inge Weber.

Literatur

1. Lehmann, H., Schlaak, M.: Verh. dtsch. Ges. inn. Med. **79,** 631 (1973). — 2. Lehmann, H., Schober, A., Schlaak, M.: Verh. dtsch. Ges. inn. Med. **80,** 456 (1974). — 3. Schlaak, M., Bernhard, A., Lehmann, H., Schaefer, J.: Thoraxchirurgie **20,** 411 (1972). — 4. Lehmann, H., Schlaak, M.: Verh. dtsch. Ges. inn. Med. **81,** 1361 (1975). — 5. Schlaak, M., Lehmann, H., Schober, A.: Verh. dtsch. Ges. inn. Med. **80,** 469 (1974). — 6. Schober, A., Thomssen, R.: Internist **14,** 546 (1973). — 7. Walsh, J. H., Purcell, R. H., Morrow, A. G., Chanock, R. M., Schmid, P. J.: J. Amer. med. Ass. **211,** 261 (1970). — 8. Spatz, G.: Inauguraldissertation, Kiel (1976)

Kaboth, U., Alexander, M., Beckenbach, H., Brodersen, M., Brückner, O., Brügmann, L., Creutzfeldt, W., Deicher, H., Gerlich, W., Grün, M., Grünert-Fuchs, I., Havemann, K., Hütteroth, T. H., Immich, H., Klinge, O., Knolle, J., Martini, G. A., Mascher, C., Meyer zum Büschenfelde, K. H., Müller, R., Nowrousian, R., Ortmans, H., Sanwald, R., Sattel, M., Schober, A., Schultz, H., Sodomann, C.-P., Stamm, B., Thamer, G., Thomssen, R., Wepler, W., Wille, G. (Abt. Innere Med. mit Schwerpunkt Infektionskrankheiten im Klinikum Westend d. FU Berlin; Med. Klinik u. Hygiene-Institut d. Univ. Göttingen): **Zwischenbericht über die kooperative DFG-Studie „Akute Virushepatitis"**

Die Angaben über die Häufigkeit chronischer Lebererkrankungen nach akuter Virushepatitis sind in älteren Untersuchungen sehr divergierend. Die Literaturangaben über die Häufigkeit der chronischen Hepatitis nach akuter Virushepatitis schwanken zwischen 0 und 15%, für die Leberzirrhose werden 0—5% angegeben [3]. Für diese Divergenzen gibt es mehrere, vorwiegend methodische Gründe: zum einen konnte man vor der Entdeckung des HB$_s$Ag zwischen Hepatitis B und Nicht-B nicht sicher differenzieren, insbesondere sind aber die mitgeteilten Daten meist nicht ausreichend durch bioptische Kontrolluntersuchungen gesichert.

Seit 1973 läuft in der Bundesrepublik unter Beteiligung mehrerer großer Kliniken und Institute sowie mit Unterstützung der DFG eine prospektive Gemeinschaftsstudie über

Tabelle 1. Kooperative DFG-Studie „akute Virushepatitis" (Stand: 1. 11. 1975)

In die Studie aufgenommen (Leberbiopsie in der akuten Phase)	n = 681	
Fraglicher histologischer Erstbefund	n = 59	(8,7%)
HB$_s$Ag-negativ	n = 200	(29,4%)
HB$_s$Ag-negativ und stets HB$_s$AK-negativ	n = 148	(21,7%)
HB$_s$Ag-negativ und anfangs HB$_s$AK-positiv	n = 26	(3,8%)
HB$_s$Ag-negativ und später HB$_s$AK-positiv	n = 26	(3,8%)
HB$_s$Ag-positiv	n = 481	(70,6%)
davon: bei Klinikaufnahme nur in der KBR oder RIA HB$_s$Ag-positiv	n = 61	(8,9%)
irgendwann HB$_s$AK-positiv	n = 218	(32,0%)

die akute Virushepatitis. Der hier gegebene Zwischenbericht über diese Studie (Stand: 1. 11. 1975) hat entsprechend eine große Zahl von Autoren, als deren Sprecher ich fungiere.

Ursprünglich sollte die Studie die Spätprognose der seit Entdeckung des HB$_s$Ag besser differenzierbaren Hepatitis B und A bzw. Nicht-B vergleichen und die Bedeutung der HB$_s$Ag-Persistenz untersuchen; außerdem war vorgesehen, die prognostische Bedeutung der Subtypen und des e-Antigens, ferner die Antikörperentwicklung gegen HB$_s$Ag sowie weitere sich ergebende Fragestellungen wie das Core-Antigen-Antikörper-System und die Hepatitis-A-Serologie im Rahmen dieser Studie prospektiv zu untersuchen.

Die Untersuchungen jedes Patienten laufen nach einem aus 10 Terminen bestehenden Programm. Obligatorisch ist die Leberbiopsie in der Frühphase der Erkrankung und nach einem Jahr. In diesem Punkt unterscheidet sich unsere Studie von den inzwischen mitgeteilten neueren prospektiven Untersuchungen [1, 5, 6], deren Ergebnisse nicht annähernd in dieser Konsequenz durch bioptische Kontrollen belegt sind.

Am 1. 11. 1975 befanden sich 681 Patienten in der Studie, d. h. waren in der Frühphase der Erkrankung punktiert worden (Tab. 1). Davon waren 29,4% primär HB$_s$Ag-negativ und 70,6% primär HB$_s$Ag-positiv. 8,9%, d. h. 12,7% der HB$_s$Ag-positiven Patienten waren bei der Krankenhausaufnahme nur noch mit der KBR oder mit dem RIA-Test HB$_s$Ag-positiv. Bei der Auswertung ist zu berücksichtigen, daß bei bisher 59 Patienten (8,7%) der histologische Befund nicht eindeutig im Sinne einer akuten Virushepatitis lautete. In einzelnen Fällen handelt es sich auch um Veränderungen, die vom Pathologen als toxisch gedeutet wurden und damit im Gegensatz zum klinischen Bild und auch zum serologischen Verlauf einer akuten Virushepatitis standen, d. h. nach HB$_s$Ag-positivem Aufnahmebefund kam es im weiteren Verlauf der Erkrankung zum Verschwinden des HB$_s$Ag und z. T. auch später zur Entwicklung von Antikörpern gegen HB$_s$Ag. Obwohl man zunächst das zufällige Zusammentreffen dieser Konstellation nicht ausschließen kann, ist zu diskutieren bzw. muß die weitere Beobachtung zeigen, ob die Spielbreite des histologischen Bildes bei der akuten Virushepatitis evtl. noch weiter ist als bisher angenommen. Ferner ist bei der Auswertung der bisherigen Daten zu berücksichtigen, daß von den 200 primär HB$_s$Ag-negativen Patienten 52, also etwa $^1/_4$, im weiteren Verlauf oder auch schon zu Beginn Antikörper gegen HB$_s$Ag aufwiesen und daher abzuziehen sind, wenn ein möglichst reines Kollektiv von Nicht-B-Hepatitiden ausgewertet werden soll. Man muß damit rechnen, daß es sich zumindest bei einem Teil dieser 52 Patienten um B-Hepatitiden handelte, bzw. daß der HB$_s$Ag-Test bei der Krankenhausaufnahme bereits negativ geworden war. Nach HB$_s$Ag-positiver Hepatitis wurde anti-HB$_s$ bisher in 45,3% der Fälle gefunden. Diese niedrige Zahl erklärt sich wahrscheinlich dadurch, daß unser

400

Tabelle 2. Leberbiopsien 1 Jahr nach akuter Virushepatitis

Kontrollpunktionen nach 1 Jahr	n = 281	
davon		
normales Lebergewebe	n = 129	(45,9%)
periportale Fibrose	n = 69	(24,6%)
„verschiedenes" (Parenchymverfettung, toxische Läsionen, Cholestase etc.)	n = 38	(13,5%)
protrahierter Verlauf bzw. Verdacht auf Übergang in chronischen Verlauf	n = 21	(7,5%)
chronisch persistierende Hepatitis	n = 9	
chronisch aggressive Hepatitis	n = 12	(8,5%)
Leberzirrhose	n = 3	

(Klammer: chronisch persistierende Hepatitis, chronisch aggressive Hepatitis, Leberzirrhose → n = 45 (16%))

Nachuntersuchungsplan für diese Fragestellung zu weitmaschig ist. Bei engmaschigeren Untersuchungen liegen die Literaturangaben um 90% [4, 8].

Von den bisher 529 nach einem Jahr fälligen Kontrollbiopsien war diese Untersuchung am 1. 11. 1975 bei 281 Patienten erfolgt (Tab. 2). Darunter fanden sich 9 chronisch-persistierende Hepatitiden, 12 chronisch-aggressive Hepatitiden und 3 Leberzirrhosen, d. h. insgesamt 24 (8,5%) gesicherte chronische Verläufe. Bei 21 weiteren Patienten fand sich ein protrahierter Verlauf bzw. der Verdacht auf den Übergang in eine chronische Verlaufsform. Hier sind weitere bioptische Kontrollen erforderlich. Von den 24 gesicherten chronischen Verläufen waren 17 primär HB_sAg-positiv, davon zeigten 13 HB_sAg-Persistenz nach einem Jahr, 4 wurden HB_sAg-negativ und davon wiederum 2 entwickelten Anti-HB_s. Unter den 4 HB_sAg-negativ gewordenen Patienten befinden sich 2 mit einer inaktiven Leberzirrhose bzw. Narbenleber, die sich offensichtlich unmittelbar im Anschluß an eine besonders schwere Hepatitis entwickelt hat. Unter den 7 primär HB_sAg-negativen chronischen Verläufen entwickelten 2 Anti-HB_s.

Als wesentlicher Befund ist festzustellen, daß sich bei HB_sAg-Persistenz im Anschluß an eine akute Hepatitis bisher in keinem Falle eine histologische Ausheilung nachweisen ließ. Dies stimmt mit den Untersuchungen von Nielsen et al. [6] sowie Naccarato et al. [1, 5] überein. Selbstverständlich ist aber damit zu rechnen, daß im weiteren Verlauf der Studie — entsprechend der Frequenz gesunder HB_sAg-Träger in der Normalbevölkerung — auch einmal ein HB_sAg-Träger mit einer Nicht-B-Hepatitis zur Beobachtung kommen wird.

Eine unterschiedliche Spätprognose von Hepatitis A und B — bzw. B und Nicht-B — zeichnet sich bei unserer Studie ebenso wie bei den Untersuchungen von Redecker [7] nicht ab (Tab. 3): Unter den 281 nach einem Jahr kontrollbiopsierten Patienten fanden sich 17 (8,5%) chronische Verläufe nach vorausgegangener HB_sAg-positiver Hepatitis (Ausgangskollektiv: n = 200) und 7 (8,6%) chronische Verläufe nach primär HB_sAg-negativer Hepatitis (Ausgangskollektiv: n = 81). Auch wenn man die HB_sAg-negativen Hepatitiden, die irgendwann Anti-HB_s entwickelten, zu den B-Hepatitiden rechnet und die Patienten mit Verdacht auf chronischen Verlauf mitberücksichtigt, ergibt sich keine Differenz hinsichtlich der Spätprognose. Dies steht im Gegensatz zur früheren Ansicht und auch zu den Beobachtungen von Naccarato et al. [1, 5], daß die B-Hepatitis häufiger zu chronischem Verlauf führe.

Unter den chronisch verlaufenden B-Hepatitiden war die Verteilung der Subtypen D und Y von der des Ausgangskollektives nicht signifikant different: Unter den chronischen Verläufen fand sich 9mal Subtyp D und 6mal Subtyp Y; bei den 1 Jahr nach akuter B-Hepatitis leberpunktierten Patienten (n = 200) hatte ursprünglich der Subtyp D 86 mal

Tabelle 3. Chronische Verläufe nach HB_sAg-positiver und HB_sAg-negativer akuter Hepatitis

HB_sAg-*positive* akute Hepatitiden mit erfolgter Kontrollbiopsie nach 1 Jahr	n = 200	
gesicherte chronische Verläufe	n = 17	(8,5%)
einschl. „Verdacht auf chronischen Verlauf"	n = 31	(15,5%)
HB_sAg-*negative* akute Hepatitiden mit erfolgter Kontrollbiopsie nach 1 Jahr	n = 81	
gesicherte chronische Verläufe	n = 7	(8,6%)
einschl. „Verdacht auf chronischen Verlauf"	n = 14	(17,3%)

(= 43%), Subtyp Y 74mal (= 37%) vorgelegen, bei den restlichen war der Subtyp meist wegen zu niedriger HB_sAg-Konzentration im Serum mit der Immundiffusion nicht bestimmbar gewesen. Nach unseren bisherigen Befunden sieht es also nicht so aus, als wenn einer der beiden Subtypen häufiger mit einem chronischen Verlauf korreliert wäre. Dies stimmt wiederum überein mit Befunden von Gerety et. al. [2], die in einer nachträglichen Untersuchung von Seren einer älteren prospektiven Studie ebenfalls keinen Zusammenhang zwischen Subtyp des HB_sAg (D oder Y) und Tendenz zu chronischem Verlauf fanden.

Literatur

1. Chiaramonte, M., Dardanoni, L., Farini, R., Filippazzo, G., Genova, G., Naccarato, R., Pagliaro, L., Spano, C.: Observations on acute phase and follow-up of similar series of cases of HB-Ag positive and HB-Ag negative Hepatitis. Rendic. Gasteroenterol. **6**, 1 (1974). – 2. Gerety, R. J., Hoofnagle, J. H., Nortman, D. F., Barker, L. F.: Hepatitis B surface antigen (HB_sAg) subtypes and indices of clinical disease. Gastroenterology **68**, 1253 (1975). – 3. Kaboth, U.: Chronische Hepatitis und Leberzirrhose als Folgeerkrankungen der Australia-Antigen-positiven Virushepatitis. In: Die chronische Hepatitis (ed. H. Lindner), s. 175. Baden-Baden-Brüssel: Witzstrock 1974. – 4. Müller, R., Stephan, B., Kramer, R., Deicher, H.: Detection of antibody to hepatitis B-antigen in patients with acute and chronic hepatitis as measured by a modified procedure of the radioimmunoassay Austria I 125^R. Vox sang. **29**, 330 (1975). – 5. Naccarato, R., Farini, R., Chiaramonte, M., Pagliaro, L., Filippazzo, G., Dardanoni, L., Spano, C.: A comparison of pair-matched cases of HAA positive and HAA negative hepatitis: Observations on acute phase and follow-up. Digestion **6**, 247 (1972). – 6. Nielsen, J. O., Dietrichson, O., Elling, P., Christoffersen, P.: Incidence and meaning of persistence of australia antigen in patients with acute viral hepatitis: Development of chronic hepatitis. New Engl. J. Med. **285**, 1157 (1971). – 7. Redeker, A. G.: Viral Hepatitis: clinical aspects. Amer. J. Med. Sci. **270**, 3 (1975). – 8. Schober, A., Biswas, R. M., Thomssen, R.: Direct solid-phase radioimmunoassay (dSP-RIA) for detection of antibody to hepatitis B surface (HB_s) antigen. In: International Symposium on Viral Hepatitis, Milan, Dez. 1974, Develop. biol. Standard. Vol. **30**, S. 93. Basel: Karger 1975.

Gmelin, K., Roßner, J. A., Thamer, G., Klose, G. (Patholog. Inst. d. Univ. Heidelberg):
Virus-ähnliche Partikel bei HB_sAg-negativer Transfusionshepatitis

Einleitung

In den Leberzellkernen von Patienten mit HB_sAg-positiver Lebererkrankung lassen sich elektronenmikroskopisch 19–22 nm große virus-ähnliche Partikel nachweisen. Mit immunfluoreszenzmikroskopischen Methoden sind diese Partikel als HB_sAg identifiziert worden. In Leberzellkernen von Patienten mit HB_sAg-negativer Lebererkrankung sind virus-ähnliche Partikel bisher nicht beschrieben worden. Wir haben bei einer Patientin mit HB_sAg-negativer Transfusionshepatitis und bei drei weiteren Patienten mit HB_sAg-negativer Lebererkrankung elektronenmikroskopisch nach virus-ähnlichen Partikeln gesucht.

Kasuistik und Methodik

Eine 28jährige HB$_s$Ag- und anti-HB$_s$-negative Patientin erhielt wegen einer intestinalen Blutung bei Typhus abdominalis 24 Vollblutkonserven. 3 Wochen nach der Transfusion hatte die Patientin einen Antikörper der Spezifität anti-a gegen das HB$_s$Ag entwickelt, der über 9 Monate persistierte. 6 Wochen nach der Transfusion (= 3 Wochen nach Auftreten eines Antikörpers) erkrankte die Patientin an einer ikterischen, protrahiert verlaufenden akuten Hepatitis, die in eine chronisch-aggressive Form überging. Die Diagnose „akute Virushepatitis" konnte duch eine Biopsie 8 Wochen nach Beginn der klinischen Symptomatik gesichert werden. In den Leberzellkernen des bei dieser Biopsie gewonnenen Leberzylinders wurde elektronenmikroskopisch nach virus-ähnlichen Partikeln gesucht.

Ergebnisse

In jedem 30. bis 50. Leberzellkern konnten elektronenmikroskopisch virus-ähnliche Partikel nachgewiesen werden. Die Partikel waren rund bis ovalär. Sie lagen in Gruppen in der Nähe der Kernmembran, umgeben von einem hellen, nukleoplasmafreien Hof. Der mittlere Partikeldurchmesser betrug 25 nm (20–27 nm). Morphologisch identische Partikel konnten bei drei weiteren Patienten mit HB$_s$Ag-negativer akuter oder chronischer Lebererkrankung nachgewiesen werden. Die hier beschriebenen Partikel sind deutlich

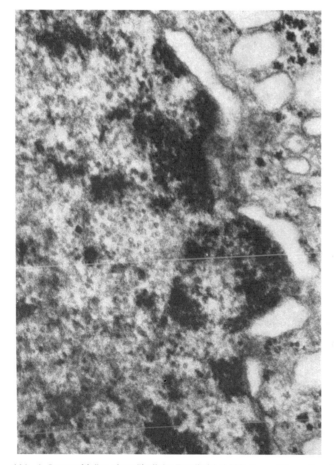

Abb. 1. Intranukleäre virus-ähnliche Partikel bei HB$_s$Ag-positiver chronischer Hepatitis. Fall A. S., Aufnahmevergrößerung 18 000×, Nachvergrößerung 3,5×

größer als die 19–22 nm großen virus-ähnlichen Partikel, die wir bei den Patienten mit chronischer Lebererkrankung und positivem HB$_s$Ag-Befund entdecken konnten.

Diskussion

Bei vier Patienten mit negativem HB$_s$Ag-Befund konnten in den Leberzellkernen 25 nm große virus-ähnliche Partikel nachgewiesen werden. Ein Fall betraf eine Patientin mit einer Transfusionshepatitis, die bereits 3 Wochen vor dem Beginn der klinischen Symptomatik einen Antikörper gegen das HB$_c$Ag aufwies (= anamnestische Antikörperproduktion). Die intranukleären HB$_c$Ag-Partikel bei den HB$_s$Ag-positiven Lebererkrankungen waren morphologisch deutlich unterschiedlich. Da eine B-Hepatitis bei der Patientin mit der Transfusionshepatitis nicht mit Sicherheit ausgeschlossen ist, können die bisher noch nicht beschriebenen virus-ähnlichen Partikel nicht eindeutig einer der drei Formen der Virushepatitis (A, B und der postulierten C-Hepatitis) zugeordnet werden. Ein Bezug zur Nicht-B-Hepatitis erscheint wahrscheinlicher, da die Partikel nie bei Patienten mit HB$_s$Ag-positiver, jedoch bei drei weiteren Patienten mit HB$_s$Ag-negativer Lebererkrankung nachgewiesen werden konnten.

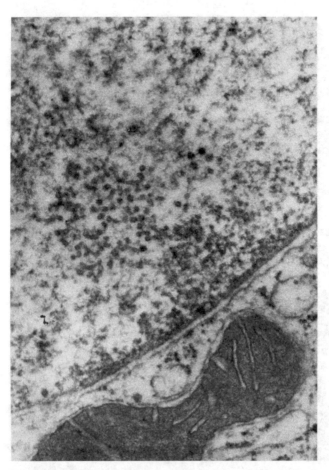

Abb. 2. Intranukleäre virus-ähnliche Partikel bei HB$_s$Ag-negativer Lebererkrankung. Fall I. L., Aufnahmevergrößerung 18 200×, Nachvergrößerung 3,1×

Arnold, W., Hess, G., Meyer zum Büschenfelde, K. H., Kösters, W., Biswas, R., Strauch, M., Knolle, J. (II. Med. Univ.-Klinik, Mainz; Städt. Krankenanstalten, Abt. f. klin. Nephrologie, Mannheim; Hygiene-Inst. d. Univ. Göttingen): **Gleichzeitiges Vorkommen von Hepatitis-B-surface-Antigen (HB$_s$Ag) und Antikörper gegen HB$_s$Ag (Anti-HB$_s$) verschiedenen Subtyps im Serum.** (Serologische und fluoreszenzhistologische Untersuchungen)

Einleitung

Über das gleichzeitige Vorkommen von HB$_s$Ag und Anti-HB$_s$ im Serum liegen bisher keine Untersuchungen vor. Wir berichten über 10 Patienten, bei denen gleichzeitig HB$_s$Ag und Anti-HB$_s$ im Serum nachgewiesen werden konnte. Bei 4 Patienten wurde eine Leberpunktion mit fluoreszenzhistologischer Untersuchung des Biopsiematerials durchgeführt.

Material und Methoden

Bei den untersuchten Patienten handelte es sich um 3 chronische Hämodialysepatienten, 2 Patienten mit asymptomatischer chronischer Hepatitis und 5 gesunde HB$_s$Ag-Träger.

Die HB$_s$Ag-Bestimmung im Serum erfolgte mit der Immundiffusion, der Überwanderungselektrophorese, der passiven Hämagglutination sowie dem Radioimmunoassay. Die Anti-HB$_s$-Bestimmung und Subtypisierung von HB$_s$Ag und Anti-HB$_s$ erfolgte mit der Überwanderungselektrophorese und dem Radioimmunoassay.

Die e-antigen/anti-e-Bestimmung wurde mit der von Magnius und Espmark beschriebenen Methode durchgeführt.

ANA, AMA und SMA wurden mit der indirekten Immunfluoreszenz auf Rattenleber- bzw. -nierenschnitten bestimmt, der Rheumafaktor mit dem Latexagglutinationstest.

Die immunfluoreszenzhistologischen Untersuchungen von HB$_s$Ag und HB$_c$Ag wurden mit selbst hergestellten Konjugaten durchgeführt. Ausführliche Beschreibung der Methodik bei Arnold und v. Mayersbach und Arnold et al.

Ergebnisse

a) Serologische Untersuchungen: Durch Subtypisierung ließ sich bei allen 10 Patienten nachweisen, daß das im Serum nachweisbare HB$_s$Ag und der circulierende Antikörper gegen HB$_s$Ag von unterschiedlichem Subtyp sind. Antikörper gegen die allen HB$_s$Ag-Partikeln gemeinsame Determinante „a" konnten nicht gefunden werden. In 6 von 10 Fällen ließ sich durch Verlaufsuntersuchungen zeigen, daß es zuerst zu einer Persistenz von HB$_s$Ag und dann zum Auftreten von Anti-HB$_s$ im Serum kommt. Bei den restlichen 4 Seren waren im ersten untersuchten Serum bereits Antigen und Antikörper nachweisbar. 4 der 10 Patienten wurden leberbiopsiert. Bei diesen Patienten wurden weitere serologische Untersuchungen durchgeführt, die in Tabelle 1 zusammengestellt sind.

b) Immunfluoreszenzhistologische Untersuchungen: Die Ergebnisse sind in Tabelle 2 zusammengefaßt. Mit der direkten Immunfluoreszenz (IF) ließen sich bei allen Patienten mit Anti-HB$_s$-FITC Zellen mit typischer zytoplasmatischer Fluoreszenz nachweisen. Bei der Subtypisierung mit spezifischen Antiseren konnte bei Verwendung von Anti-HB$_s$/ad und Anti-HB$_s$/ay bei allen Patienten eine spezifische Fluoreszenz für HB$_s$Ag gefunden werden. Mit Antiseren, die keinen Antikörper gegen „a", sondern nur gegen einen Subtyp („d" oder „y") enthielten, konnte bei Inkubation mit Anti-HB$_s$/y eine spezifische Fluoreszenz nur beim Patienten P. S. (HB$_s$Ag-Subtyp im Serum ay) erzielt werden. Mit Anti-HB$_s$/d fanden wir HB-$_s$Ag-positive Zellen bei I. I., A. H. und R. H. (alle HB$_s$Ag-Subtyp ad im Serum). Bei Inkubation des eigenen Serums auf dem Cryostatschnitt konnte in keinem

Tabelle 1. Serologische Befunde

	Patient			
	P. S.	I. I.	A. H.	R. H.
HB$_s$Ag im Serum	+	+	+	+
Subtyp	a y	a d	a d	a d
Anti-HB$_s$ im Serum	+	+	+	+
Subtyp	d	y	y	y
e-Antigen im Serum	+	+	+	∅
Anti-e im Serum	∅	∅	∅	+
Rheumafaktor	∅	∅	∅	∅
ANA	∅	+	∅	∅
AMA	∅	∅	∅	∅
SMA	∅	∅	∅	∅

Tabelle 2. Fluoreszenzhistologische Untersuchungen

		Patient			
		P. S.	I. I.	A. H.	R. H.
Hb$_s$Ag (Subtyp) im Serum		a y	a d	a d	a d
Inkubation mit	Typ der Fluoreszenz				
direkte IF					
Anti-HB$_s$	cytopl.	+	+	+	+
Anti-HB$_c$	Kernf.	+	∅	+	∅
Anti-human-IgG	Kernf.	+	∅	+	∅
	cytopl.	∅	∅	∅	∅
indirekte IF					
Anti-HB$_s$/ad	cytopl.	+	+	+	+
Anti-HB$_s$/ay	cytopl.	+	+	+	+
Anti-HB$_s$/y	cytopl.	+	∅	∅	∅
Anti-HB$_s$/d	cytopl.	∅	+	+	+
Patienten Eigenserum	cytopl.	∅	∅	∅	∅

Fall eine positive Reaktion nachgewiesen werden, bei Inkubation mit dem Serum des Patienten P. S. zeigte sich eine positive cytoplasmatische Fluoreszenz auf den Cryostatschnitten von I. I., A. H. und R. H. Umgekehrt ließ sich mit den Seren von I. I., A. H. und R. H. auf dem Cryostatschnitt von P. S. eine positive Reaktion erzielen.

Diskussion

Unsere Untersuchungen lassen die folgenden Schlußfolgerungen zu:

Durch Subtypisierung konnte gezeigt werden, daß bei den untersuchten Fällen HB$_s$Ag und Anti-HB$_s$ von unterschiedlichem Subtyp sind. Das im Serum und in der Leber

406

nachweisbare HB$_s$Ag haben den gleichen Subtyp. Der im Serum circulierende freie Antikörper reagiert nicht mit dem im Lebergewebe nachweisbaren HB$_s$Ag. Das bedeutet, daß dieser Antikörper nicht gegen die Determinante „a" gerichtet ist.

Nach den vorliegenden Befunden muß man mindestens zwei Kontakte mit dem Hepatitis-B-Virus (HBV) von unterschiedlichem Subtyp annehmen. Durch Verlaufsuntersuchungen konnten wir zeigen, daß in allen Fällen, in denen sich die zeitliche Abfolge des Auftretens von HB$_s$Ag und Anti-HB$_s$ im Serum verfolgen ließ, es zuerst zu einer HB$_s$Ag-Persistenz und dann zum Auftreten von Anti-HB$_s$ kam. Erste vorläufige Untersuchungen weisen auch darauf hin, daß in diesen Seren keine Immunkomplexe nachweisbar sind, womit bei der umgekehrten Reihenfolge des Auftretens zu rechnen gewesen wäre. Bei einem Patienten, bei dem in monatlichen Abständen HB$_s$Ag und Anti-HB$_s$ im Serum untersucht wurde, ließ sich kein Hinweis dafür finden, daß es kurz vor dem Auftreten des Antikörpers zu einem kurzfristigen Subtypenwechsel kommt. Der erste Kontakt mit dem HBV muß daher zur virusinduzierten Immuntoleranz für den einen Subtyp und ein zweiter Kontakt mit dem anderen Subtyp zur Immunantwort mit Antikörperbildung geführt haben.

Literatur

1. Arnold, W., Mayersbach, v., H.: Changes in the solubility of immunoglobulines after fluorescent labeling and its influence on immunofluorescent techniques. J. Histochem. Cytochem. 12, 975 (1972). − 2. Arnold, W., Meyer zum Büschenfelde, K. H., Hess, G., Knolle, J.: The Diagnostic Significance of Intrahepatocellular Hepatitis-B-Surface-Antigen (HB$_s$Ag), Hepatitis-B-Core-Antigen and IgG for the Classification of Inflammatory liver Diseases. Klin. Wschr. 53, 1069 (1975). − 3. Magnius, L. O., Espmark, J. A.: New Specificities in Australia Antigen positive Sera distinct from Le Bouvier determinants. J. Immunol. 100, 1017 (1972).

Thamer, G., Hasslacher, Ch., Wahl, P., Kommerell, B. (Gastroenterolog. Abt. d. Med. Univ.-Klinik, Heidelberg): **Antikörper gegen das HB$_s$-Antigen bei Diabetikern**

Einleitung

Die erhöhte Hepatitismorbidität der Diabetiker ist seit langem bekannt. Trotz mehrerer Mitteilungen über die Häufigkeit des mit dem Hepatitis-B-Virus (HBV) assoziierten Hepatitis-B-Oberflächen-Antigens (HB$_s$Ag) [1, 2, 3] liegen Untersuchungen über die Frequenz des korrespondierenden Antikörpers (anti-HB$_s$) bei Diabetikern bisher nicht vor. Wir haben daher die anti-HB$_s$-Frequenz bei Insulin- und nicht-Insulin-behandelten Diabetikern in zwei unterschiedlichen Zeiträumen mit unterschiedlichen Spritzgewohnheiten untersucht.

Patienten und Methoden

In den Jahren 1971/72 und 1974/75 wurde die anti-HB$_s$-Frequenz radioimmunologisch [4] bei 406 Diabetikern bestimmt. 1971/72 wurden 64 Insulin-spritzende (26 Männer, 38 Frauen, mittl. Lebensalter 60,9±13,4 Jahre) und 81 nicht-Insulin-spritzende Diabetiker (30 Männer, 51 Frauen, mittl. Lebensalter 57,7±13,5 Jahre) untersucht, 1974/75 138 Insulin-behandelte (53 Männer, 85 Frauen, mittl. Lebensalter 51,6±13,5 Jahre) und 123 nicht-Insulin-behandelte (38 Männer, 85 Frauen, mittl. Lebensalter 60,3±10,4 Jahre). Der anti-HB$_s$-Befund wurde mit anamnestischen Parametern korreliert. Die statistische Auswertung erfolgte mit dem Chi-Quadrat-Test.

Ergebnisse

1971/72 war bei 59 (= 40,7%) der 145 untersuchten Diabetiker ein Antikörper gegen das HB$_s$-Antigen nachweisbar. Die anti-HB$_s$-Frequenz lag bei Insulin-spritzenden Diabetikern (51,6%) signifikant höher als bei nicht-Insulin-spritzenden (32,1%). In den Jahren 1974/75 war die anti-HB$_s$-Frequenz insgesamt niedriger (17,6%): 21,0% der Insulin-behandelten, jedoch nur 13,8% der nicht-Insulin-behandelten Diabetiker hatten einen Antikörper gegen das HB$_s$-Antigen (Abb. 1).

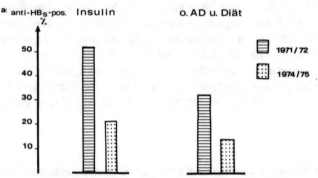

Abb. 1. Anti-HB$_s$-Frequenzen bei Insulin-behandelten (Insulin) und nicht-Insulin-behandelten (o. AD u. Diät = orale Antidiabetica und Diät) Diabetikern in zwei unterschiedlichen Untersuchungszeiträumen (1971/72 und 1974/75)

Mittleres Lebensalter und Diabetesdauer waren zwischen anti-HB$_s$-positiven und anti-HB$_s$-negativen Diabetikern nicht unterschiedlich. Erwartungsgemäß lag die Hepatitis-Frequenz in der Anamnese bei anti-HB$_s$-positiven (25,7%) signifikant höher als bei anti-HB$_s$-negativen (13,9%). Der Rückgang der anti-HB$_s$-Frequenz bei Insulin-spritzenden Diabetikern von 51,6% in den Jahren 1971/72 auf 21,0% in den Jahren 1974/75 geht einher mit einem signifikanten Rückgang der Hepatitis-Frequenz von 23,4 auf 13,4% und einem signifikanten Rückgang positiver HB$_s$-Antigen-Befunde von 6,0 auf 2,3%. Gleichzeitig ändern sich die Spritzgewohnheiten der Insulin-spritzenden Diabetiker: Während der Gebrauch von auskochbaren Insulinspritzen von 75 auf 18% sank, nahm der Gebrauch von Einmalspritzenmaterial von 11 auf 55% zu. Ebenso wie bei Insulin-behandelten Diabetikern nahm auch bei nicht-Insulin-behandelten die anti-HB$_s$-Frequenz von 1971/72 (= 32,1%) nach 1974/75 (= 13,8%) ab.

Diskussion

Abhängig von Therapieform und Untersuchungszeitraum finden sich bei Diabetikern deutlich unterschiedliche anti-HB$_s$-Frequenzen, die auf eine unterschiedliche Durchseuchung dieser Bevölkerungsgruppe mit dem Hepatitis-B-Virus hinweisen. Die höchste Durchseuchung mit dem HBV zeigte sich mit 51,6% bei Insulin-spritzenden Diabetikern, die in den Jahren 1971/72 untersucht wurden und die vorwiegend auskochbare Insulinspritzen benutzten. Für gleichaltrige Normalpersonen werden anti-HB$_s$-Frequenzen zwischen 10 und 20% angegeben. Im Untersuchungszeitraum 1974/75 lag die anti-HB$_s$-Frequenz bei Insulin-spritzenden Diabetikern, die jetzt in 55% Einwegspritzenmaterial benutzen, signifikant niedriger. Dennoch kann der Gebrauch von auskochbaren Insulinspritzen nicht als erhöhtes Hepatitis-B-Risiko gedeutet werden. Auch bei nicht-Insulin-behandelten Diabetikern nahm die Häufigkeit positiver anti-HB$_s$-Befunde von 1971/72 nach 1974/75 hin ab. Der Rückgang der anti-HB$_s$-Frequenz geht einher mit einem Rückgang der Hepatitis-Frequenz in der Anamnese und einem Rückgang positiver HB$_s$Ag-Befunde. Diese in den Jahren 1974/75 deutlich niedrigere Durchseuchung der Diabetiker mit dem Hepatitis-B-Virus wird auf eine zunehmende Beachtung und Durchführung allgemeinhygienischer Maßnahmen in Klinik und Praxis erklärt.

Literatur

1. Hasslacher, Ch., Wahl, P., Sanwald, R.: Australia-Antigen bei Diabetikern. Dtsch. Med. Wschr. **98,** 301 (1973). − 2. Madalinski, K., Brzosko, W. J., Malczewski, M., Czyzyk, A.: Au/HAA in sera of diabetic patients. Lancet **1971 II,** 701. − 3. Meluzin, F., Kubecova, F., Spicka, J., Slavik, V.: Australia antigen among medical personnel and diabetic patients. Cas. Lek. Cesk. **113,** 1387 (1974). − 4. Thamer, G., Kommerell, B.: A new radioimmunoassay for demonstrating the antibody to hepatitis-B-surface antigen Clin. Chim. Acta **61,** 273 (1975).

Wagner, L., Kasprus, J., Kösters, W., Schwarzbeck, A., Twittenhoff, W.-D., Strauch, M. (I. Med. Klinik d. Fakultät f. Klin. Med. Mannheim d. Univ. Heidelberg, Abt. Klin. Nephrologie): **Verlaufsstudie des HB$_s$Ag- und anti-HB$_s$-Verhaltens in vier Dialysezentren**

Unter den Risikogruppen der Infektion mit akuter Hepatitis B stehen Hämodialyspatienten und Dialysepersonal an vorderer Stelle: Hämodialyspatienten rangieren nach Purcell in der Gruppe mit sehr hohem Infektionsrisiko, das Dialysepersonal wird in der Gruppe mit hohem Infektionsrisiko eingestuft.

Die Hepatitis B-Prophylaxe im Sinne passiver Immunisierung dieses exponierten Personenkreises ist in größerem Umfang noch nicht möglich und nicht ganz unproblematisch, an eine aktive Immunisierung in größerem Maßstab ist in nächster Zukunft ebenfalls noch nicht zu denken.

Trotzdem halten wir es nach unseren jüngsten Erfahrungen für durchaus möglich, daß die Hepatitis B-Infektion sowohl in bereits länger bestehenden, weitgehend verseuchten, als auch in neueingerichteten Hämodialysezentren unter Kontrolle gebracht werden kann.

Die im folgenden dargestellten Bestimmungen von HB$_s$Ag und anti-HB$_s$ erfolgten im Radioimmunassay mit Ausria II- und Ausab-Tests der Firma Abbott und waren jeweils mehrfach reproduzierbar.

Der Durchseuchungsgrad mit Hepatitis B − d. h. die Summe aller HB$_s$Ag und anti-HB$_s$-positiven Personen − lag im Dezember 1974 in den hier dokumentierten Zentren bei den Dialysepatienten im Durchschnitt um 75%, beim Dialysepersonal um 50%, wobei erwartungsgemäß die relativ jungen Zentren einen geringeren, die älteren einen weitaus höheren Grad an Durchseuchung mit Hepatitis B-Virus (bis zu 92% im Zentrum V) aufwiesen (Abb. 1).

Ab Juli 1974 wurden im Zentrum I neben den bisherigen üblichen hygienischen Vorkehrungen folgende Maßnahmen zur Hepatitis-Prophylaxe eingeführt:

1. Hämodialysen von HB$_s$Ag-positiven und HB$_s$Ag-negativen Patienten in getrennten Räumen mit separaten Dialysegeräten und separatem Personal.

2. Schutzkleidung beim Betreten der HB$_s$Ag-positiven Räume.

3. Separate Umkleide- und Aufenthaltsräume sowie Toiletten.

4. Regelmäßige, mindestens monatliche HB$_s$Ag-Kontrollen von Personal und Patienten zur Früherkennung einer akuten Hepatitis B.

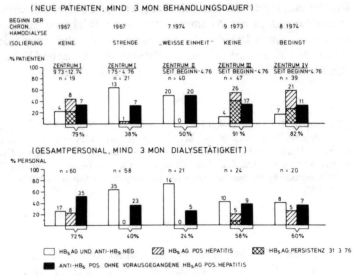

(NEUE PATIENTEN, MIND. 3 MON. BEHANDLUNGSDAUER)

Abb. 1. Kumulatives HB_sAg- und anti-HB_s-Verhalten in vier Dialysezentren

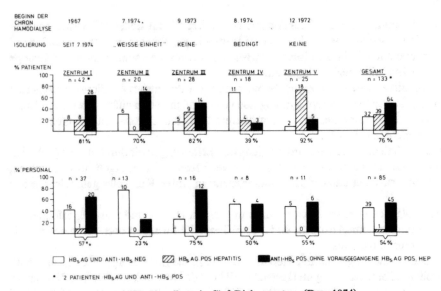

Abb. 2. HB_sAg- und anti-HB_s-Verteilung in fünf Dialysezentren (Dez. 1974)

5. Wöchentliche HB_sAg-Bestimmung bei Gastpatienten und neu ins Zentrum aufgenommenen Patienten, soweit diese nicht bereits anti-HB_s-positiv waren.

6. Ausschließliche Transfusion von im Radioimmunassay nachgewiesenermaßen HB_sAg-negativen Blutkonserven.

Ein nahezu schlagartiger Rückgang der Hepatitis B-Infektion bei den neu ins Zentrum I aufgenommenen Patienten sowie beim Personal beweist die Wirksamkeit dieser Maßnahmen (Abb. 2).

Diese Übersicht zeigt das HB_sAg- und anti-HB_s-Verhalten aller Patienten, die in den angegebenen Zeiträumen neu in die einzelnen Zentren aufgenommen und dort mindestens

410

3 Monate hämodialysiert worden waren. Beim Personal handelt es sich um das im jeweiligen Zentrum beschäftigte Gesamtpersonal. In gleichen Zeiträumen von jeweils 16 Monaten vor und nach den oben skizzierten Maßnahmen zur Hepatitis B-Prophylaxe fiel die Gesamtdurchseuchungsrate der Patienten um mehr als 50% ab. Während zu dem vor der Isolierung von 19 neu in das chronische Hämodialyseprogramm aufgenommenen Patienten 8 innerhalb von 16 Monaten an einer akuten HB_sAg-positiven Hepatitis erkrankten, infizierte sich nach den eingeleiteten Vorsorgemaßnahmen von 21 neuen Patienten lediglich ein einziger mit Hepatitis B. Wie es sich nachträglich verfolgen ließ, kommt als Infektionsquelle eine während ihres 4wöchigen Aufenthaltes bei uns HB_sAg-positiv gewordene Feriendialysepatientin in Betracht, die am gleichen Bettplatz dialysiert worden war.

Während innerhalb der ersten 16 Monate ein relativ hoher Prozentsatz des Personals (14%) an akuter Hepatitis B erkrankte, ist in den letzten 16 Monaten kein Erkrankungsfall mehr aufgetreten. Jedoch kam es sowohl bei einem Teil des Personals als auch der Patienten zu einer Serokonversion mit Auftreten von anti-HB_s, ohne daß eine entsprechende subjektive oder klinische Symptomatik für eine Hepatitis B bestand und ohne daß vorher HB_sAg im Radioimmunassay nachweisbar gewesen wäre.

Zentrum II, das mittlerweile seit 22 Monaten besteht, wurde von uns als sogenannte „weiße Einheit" konzipiert. Zur Aufnahme dorthin kamen zwei Personengruppen:

1. Uneingeschränkt alle gleichzeitig HB_sAg-negativen und anti-HB_s-positiven Patienten;

2. Gleichzeitig HB_sAg-negative und anti-HB_s-negative Patienten, soweit sie nicht bereits vorher in einem anderen Zentrum dialysiert worden waren und soweit sie innerhalb der letzten 6 Monate keine Blutkonserven erhalten hatten.

In diesem Zentrum kam es seit seinem Bestehen weder beim Personal noch bei den Patienten zum Auftreten einer Hepatitis B-Erkrankung. Es fand sich aber auch keine Serokonversion im Sinne der „stillen Feiung" wie in Zentrum I. Das Zentrum II kann somit über nahezu 2 Jahre als frei von Hepatitis B-Virus angesehen werden.

Die Folgen unzureichender oder fehlender Isolierung zwischen HB_sAg-positiven und HB_sAg-negativen Patienten werden durch die Verhältnisse in den Zentren III und IV dokumentiert:

Sehr hohe Durchseuchungsrate der neuaufgenommenen Patienten und des Personals, hohe Infektionsquoten an HB_sAg-positiver Hepatitis, gehäuft Persistenz des HB_sAg über Monate bis Jahre mit Hinweis auf Ausbildung einer chronischen Hepatitis.

Im Vergleich der Zentren I + II mit den Zentren III + IV glauben wir aufgezeigt zu haben, daß durch strenge hygienische Maßnahmen, insbesondere Isolierung der Patienten während der Dialyse, und durch regelmäßige Überwachung des HB_sAg und anti-HB_s im Serum von Personal und Patienten eine äußerst wirksame Hepatitis B-Prophylaxe sowohl in neu eingerichteten als auch in bereits weitgehend verseuchten Hämodialysezentren betrieben werden kann.

Literatur

Purcell: Hepatitis Workshop NIH, Bethesda (1975). — Polakoff, Sh. et al.: Brit. Med. J. **3**, 94 1972. — Marmion, D. et al.: Brit. Med. Bull. **28**, 169 (1972). — Kerr, D. N. S.: Int. Conf. on Controlled Trial of Anti HB Immunoglobulin in the Prophylaxis of Serum Hepatitis in Renal Units. London 1974.

Sieberth, H. G., Baeyer, v., H., Freiberg, J., Oette, K., Schulten, D. (Med. Univ.-Klinik Köln, Abt. f. Klin. Chemie, Abt. f. Transfusionswesen): **Unterschiede im Krankheitsverlauf der Hepatitis B bei Dialysepatienten und dem Personal einer Dialysestation**

Die Hepatitis B ist bei Patienten und mehr noch beim Personal von Dialysezentren eine gefürchtete Komplikation. Ihre Letalität beim Personal ist bis zu 2,4% (Gurland et al.). Sie ist erschreckend hoch und liegt sicherlich höher als bei den Dialysepatienten. Klinisch überrascht bei den Dialysepatienten im Vergleich zum Personal und anderen Kranken mit Hepatitis B der mitigierte und in vielen Fällen völlig symptomlose Verlauf.

Methode und Krankengut

Es wurden deshalb die Laborbefunde (Hepatitis B-Antigen und -Antikörper, Bilirubin, SGOT, SGPT, GLDH und alkalische Phosphatase), die Zeit, während der die Kranken Hepatitis B-Antigen-(HBAntigen)-positiv waren, und die Zeitspanne von der Einstellung im Dialysezentrum bzw. Aufnahme der Dialysebehandlung bis zum Auftreten der Erkrankung ermittelt. Die Bestimmung von HB-Antigen erfolgte durch Ausria® II-125 Diagnostic Kit, die von HB-Antikörpern Aus ap® Diagnostic Kit (Abbot-Lab. North Chicago USA). Bei den zur Zeit in unserer Klinik betreuten Dialysepatienten und beim Personal wurde die Häufigkeit der HB-Antigene und HB-Antikörper bestimmt. Ausgewertet für die Hepatitiserkrankung wurde die Zeit von Januar 1965 bis zum Januar 1974. Von 109 Patienten des chronischen Dialyseprogramms beiderlei Geschlechts, die während dieser Zeit behandelt wurden, erkrankten 21 Patienten mit einem Durchschnittsalter von 34 Jahren (13—63 Jahre). Vom Personal erkrankten während des gleichen Zeitraumes 25 Personen mit einem Durchschnittsalter von 27 Jahren (16—60 Jahre). Vor 1969 wurden die Erkrankungen nur am klinischen Verlauf oder durch den Transaminasenanstieg diagnostiziert. Seit 1969 wurde bei den Patienten in 4wöchigem Abstand, bei dem Personal in 8wöchigem Abstand HB-Antigen und Transaminasen bestimmt. 4 Patienten hatten vor Einführung der HB-Antigenbestimmung leicht erhöhte Transaminasen ohne klinische Erscheinungen, so daß hier die Diagnose Hepatitis B wahrscheinlich ist. Die Patienten wurden jedoch in der Auswertung nicht miterfaßt.

Während bei den Dialysepatienten in keinem Fall ein schwerer klinischer Verlauf auftrat und in nur 2 Fällen ein Ikterus bestand, hatten alle Mitglieder des Personals einen leichten bis mittelschweren klinischen Verlauf und mit Ausnahme von 2 Fällen immer einen Ikterus. Bei den Dialysepatienten war die Erkrankung

Tabelle 1. Maximale Serumwerte im Verlauf der Hepatitis bei Dialysepatienten und Personal

		Dialysepatienten	Personal
Bilirubin	$\bar{x}$	1,13	9,96 *
mg / 100 ml	s	0,46	6,93
	range	0,4 – 2,5	1,3 – 32,0
SGOT	$\bar{x}$	175,9	627,2 *
mU / ml	s	139,2	247,2
	range	40 – 540	79 – 1180
SGPT	$\bar{x}$	233,6	764,7 *
mU/ml	s	191,7	330,9
	range	18 – 850	111 – 1570
GLDH	$\bar{x}$	7,40	17,07 *
mU/ml	s	7,62	10,84
	range	2,2 – 33,0	5,3 – 57,0
Alk Phosphatase	$\bar{x}$	322,6	206,3
mU/ml	s	169,6	175,5
	range	95 – 615	20 – 685

* $p < 0{,}001$

stets leicht und in den meisten Fällen sogar symptomlos. Todesfälle infolge der Hepatitis waren weder beim Personal noch bei den Patienten zu beklagen.

Die maximal gemessenen Bilirubinwerte sowie die GOT, GPT und GLDH lagen bei den Dialysepatienten signifikant niedriger als bei dem erkrankten Personal. Die mittlere Bilirubinkonzentration beim Personal betrug 10,0 mg/100 ml, bei den Patienten 1,1 mg/100 ml, SGOT im Mittel beim Personal 627 mU/ml, bei den Patienten um 176 mU/ml. Entsprechend SGPT 765 und 233 mU/ml und GLDH 17,1 und 7,4 mU/ml. Allein die alkalische Phosphatase war bei den Dialysepatienten mit durchschnittlich 393 mU/ml als Ausdruck der renalen Osteopathie gegenüber 266 mU/ml beim Personal erhöht [6].

Während die Erkrankung des Personals meist in Form kleiner Endemien nach Austauschtransfusion und Peritonealdialyse von Patienten mit Koma hepaticum bei akuter Hepatitis auftraten (v. Baeyer et al.), stieg die Hepatitis-Häufigkeit bei den Dialysepatienten bis 1972 an. 16 der 21 erkrankten Patienten hatten vor der Erkrankung Bluttransfusionen erhalten.

Die Normalisierung der Transaminasen erfolgte beim Personal durchschnittlich nach 7,6 Wochen. Das Personal wurde stets vor Normalisierung der Transaminasen HB-Antigen-negativ. Im Durchschnitt waren HB-Antigene 3 Wochen nach Krankheitsbeginn nicht mehr nachweisbar. Ein Übergang in eine chronische Hepatitis wurde nicht beobachtet. Vom Personal erkrankten 23 Mitglieder innerhalb von 3–12 Monaten nach Aufnahme ihrer Tätigkeit im Dialysezentrum. Nur 2 Ärzte, die bei der ersten Endemie 1969 erkrankten, waren bereits länger in der Dialyse tätig. Erkrankungen bei den Angehörigen des Personals wurden nicht beobachtet.

Die Transaminasen der Dialysepatienten wurden im Durchschnitt erst nach 18 Wochen normal. Nur in 2 Fällen wurde HB-Antigen vor der Normalisierung der Transaminasen, in allen anderen Fällen erst danach negativ. In 7 Fällen mit einer zur Zeit maximalen Beobachtungsdauer von 30 Monaten blieb das HB-Antigen bisher unverändert positiv. 2 dieser 7 Patienten hatten erhöhte Transaminasen, in einem Fall wurde bioptisch eine chronisch-aggressive Hepatitis nachgewiesen. 17 der 21 Dialysepatienten erkrankten in den ersten 12 Monaten nach Dialysebeginn. In 2 Fällen trat bei Angehörigen der Patienten eine Hepatitis auf. In einem Fall war es jedoch die den Kranken in einer Heimdialyse betreuende Ehefrau, die in diesem Falle dem Personal gleichgestellt werden müßte.

Anfang 1976 waren unter dem Personal 12 von 20 Mitgliedern (60%) Australia-Antikörper-positiv, alle Antikörper-negativen Mitarbeiter waren weniger als 1 Jahr im Dialysezentrum tätig. Nur ein Mitglied des Personals war Australia-Antigen-positiv. Von den 12 HB-Antikörper-positiven Mitgliedern des Personals waren nur 5 klinisch vorher an einer Hepatitis erkrankt. Von den 86 zur Zeit im Dialyseprogramm betreuten Kranken waren 18 (21%), die alle außerhalb des Zentrums betreut werden, HB-Antigen-positiv, 31 (36%) hatten HB-Antikörper.

Diskussion

Der leichte oder auch symptomlose Verlauf der Hepatitis B bei den Patienten im chronischen Dialyseprogramm ist wohl auf die verminderte plasmatische, möglicherweise auch zelluläre Immunkompetenz zurückzuführen [7, 8, 9]. Die Zeit bis zur Normalisierung der Transaminasen ist bei Dialysepatienten im Durchschnitt über das Doppelte verlängert. Besonders nachteilig ist das häufige Persistieren der HB-Antigene im Blut und wahrscheinlich auch in den Exkrementen.

Im Umkehrschluß darf man wohl annehmen, daß die Schwere der Erkrankung von der Heftigkeit der Immunreaktion abhängt.

Sowohl beim Personal als auch bei den Patienten tritt die Hepatitis B besonders gehäuft in den ersten 12 Monaten, nachdem sie dem erhöhten Infektionsrisiko ausgesetzt wurden, auf. Die Erkrankung beim Personal trat vorwiegend endemisch nach Austauschtransfusionen und Dialysebehandlungen von Patienten mit akuter Hepatitis auf [1].

Die Mehrzahl des Personals mit Hepatitis B-Antikörper ist nicht manifest an einer Hepatitis erkrankt.

Histologische Untersuchungen von Klinge et al. [4] haben gezeigt, daß HB-Antikörper-positive Personen ohne Hepatitis-Manifestation keine Leberzellveränderungen haben, die auf einen inapparenten Verlauf einer Hepatitis hindeuten. Ähnliches gilt auch für HB-Antigen-positive Personen. Der Nachweis des HB-Antigens bei Patienten in einer Dialysestation gelingt 20× häufiger als in der Normalbevölkerung.

Literatur

1. v. Baeyer, H., Samii, H., Chriske, H. W., Freiberg, J., Vlaho, M., Sieberth, H. G.: Hepatitis bei Patienten und Personal in einer Dialyseeinheit. Med. Welt **22,** 1874 (1971). – 2. Gurland, H. J., Brunner, F. P., Dehn, H., Hörlen, H., Parsons, F. M., Schärer, K.: Combined Report on Regular Dialysis and Transplantation in Europe III; 1972 Proc. Europ. Dial Transpl. Ass. **10,** XVII (1973). – 3. Kaboth, U., Schober, A., Klinge, O., Lowitz, H. B., Quellhorst, E., Scheler, F., Creutzfeld, W.: Endemie Australia (SH)-Antigen-positiver Hepatitiden in einem Dialysezentrum. Dtsch. Med. Wschr. **30,** 1235 (1971). – 4. Klinge, O., Kaboth, U., Arnold, R.: Histologische Untersuchungen bei gesunden Australia (SH)-Antigen- und Antikörper-Trägern. Dtsch. Med. Wschr. **51,** 2583 (1970). – 5. Sanwald, R., Ritz, E., Rapp, W., Andrassy, K., Kommerell, B.: SH-Antigen bei Dauerdialysepatienten. Dtsch. Med. Wschr. **6,** 253 (1970). – 6. Samii, Abdollah: Häufigkeit und Verlauf der Hepatitis bei Patienten und Personal einer Dialysestation. Inaugural-Dissertation 1975. – 7. Scheurlen, P. G., Baakl, M., Frey, N., Moers, P., Sieberth, H. G.: Über Immuninsuffizienz bei chronisch urämischer Nierenerkrankung. Dtsch. Med. Wschr. **94,** 17 (1969). – 8. Urbanitz, D., Sieberth, H. G.: Impaired phagocytic activity of human monocytes in respect to reduced antibacterial resistance in uremia. Clin. Nephrol. **4,** 13 (1975). – 9. Wilson, W. E. C., Kirkpatrick, C. H., Talmage, D. W.: Suppression of immunologic response in uremia. Ann. intern. Med. **62,** 1 (1965).

Schimpf, Kl., Zimmermann, K., Thamer, G., Rüdel, J. (Rehabilitationsklinik und Hämophiliezentrum Heidelberg; Med. Univ.-Klinik Heidelberg, Gastroenterolog. Abt.):
Hepatitishäufigkeit, HB_s-Antigen- und Anti-HB_s-Frequenz bei Patienten des Hämodialysezentrums Heidelberg

Ein erwachsener Hämophiler benötigt bei einer frischen spontanen Gelenkblutung eine sofortige Injektion von ca. 2 000 E Faktor VIII oder IX, also die Menge, die in 2 l Plasma enthalten ist. Bei Herstellung der am häufigsten verwendeten Faktor VIII-Hochkonzentrate tritt ein Aktivitätsverlust von ca. 80% auf. Zur Gewinnung von 2 000 E Faktor VIII sind also 10 l Ausgangsplasma notwendig, wozu mindestens 20 Blutspender herangezogen werden müssen. Der Abstand zwischen zwei Blutungen bei einem Patienten mit schwerer Hämophilie beträgt, wie wir aus lückenloser Beobachtung bei hämophilen Internatsbewohnern entnehmen konnten, durchschnittlich monatlich ca. 4 000 E Faktor VIII, gewonnen aus 20 l Plasma von 40 Blutspendern. Demnach sollte die Frequenz von HB_s-Antigen bzw. HB_s-Antikörpern bei Hämophilen oder Patienten mit anderen hämorrhagischen Diathesen, die häufig substituiert werden müssen, hoch sein. Von den 250 Patienten unseres Zentrums konnten wir 114 Ende 1975 einbestellen und sie zu dieser Zeit alle gleichzeitig auf HB_s-Antigen und HB_s-Antikörper untersuchen. Das Hämophilenzentrum bestand Ende 1975 drei Jahre, der durchschnittliche Faktorenverbrauch pro Patient für diese Zeit lag bei 80 000, in einem Jahr also bei 27 000 E. Wir unterteilten unsere Patienten in solche, die über 20 000 E pro Jahr bekommen haben (häufig transfundierte) und solche, die unter 20 000 E pro Jahr injiziert bekommen hatten (weniger häufig transfundierte) und ermittelten die HB_s-Antigen- und HB_s-Frequenzen dieser Gruppen. Die Bestimmung des HB_s-Antigens erfolgte mit Ausria II (Abbott), die des Anti-HB_s im radioimmunologischen Testsystem nach Thamer u. Kommerell [9].

Wir kamen zu folgenden Zahlen (s. Tabellen S. 415 u. 416).

Diese Zahlen übertreffen die in der Literatur für den Australia-Antikörper mitgeteilten bei weitem [1–5, 7, 8], die bei 11–40% liegen Diese niedrigen Werte sind offensichtlich methodisch bedingt gewesen; denn nach Anwendung des Hämagglutinationshemmtests fanden Yannitriotis u. Mitarb. [10] bei häufig substituierten Hämophiliepatienten in 80% Australia-Antigen-Antikörper, erreicht also fast unsere 88,5% bei der Hämophilie A und 86% bei der Hämophilie B.

414

Häufig transfundierte Patienten (über 20 000 E Faktor VII, VIII oder IX pro Jahr)

			Zahl der Patienten	Prozentsatz
	Hämophilie A		60	80,0
	Hämophilie B		14	18,7
	F VII-Mangel		1	1,3
			75	100,0
Hämophilie A	HB_s-Antigen	+	5	8,3
	Anti-HB_s	+	53	88,3
				96,6
	HB_s-Antigen	−	2	3,4
	Anti-HB_s	−		
			60	100,0
Hämophilie B	HB_s-Antigen	+	0	
	Anti-HB_s	+	12	85,7
	HB_s-Antigen	−	2	14,3
	Anti-HB_s	−		
			14	100,0
F VII-Mangel	Anti-HB_s	+	1	100,0
Hämophilie A/B	HB_s-Antigen	+	5	6,7
F VII-Mangel	Anti-HB_s	+	66	88,0
			71	94,7
	HB_s-Antigen	−	4	5,3
	Anti-HB_s	−		
			75	100,0

Es ist fast unmöglich, von Hämophilen, die zum ersten Mal ein Hämophiliezentrum zur Behandlung aufsuchen, zu erfahren, wie hoch die Zahl der vorausgegangenen Transfusionen gewesen ist, da die Anamnese in dieser Beziehung über Jahre und teilweise Jahrzehnte zu rekonstruieren wäre. Das gleiche gilt für ikterische Erkrankungen, deren Differentialdiagnose nachträglich nicht mehr abzuklären ist und die auch gelegentlich von den Patienten mit blutungsbedingter Anämie verwechselt werden. Selbst bei Patienten, die kontinuierlich betreut werden, ist es schwierig, Schübe von anikterischen Hepatitiden zu erfassen, wenn die Schübe nicht zu eindeutigen klinischen Symptomen führten und den Patienten zwischen den Blutungsereignissen zum Arzt führten. Neben der einmaligen Querschnittsuntersuchung in bezug auf die Laboratoriumsbefunde HB_s-Antigen und HB_s-Antikörper geben wir deshalb nur die bei uns in den letzten 3 Jahren beobachteten ikterischen Hepatitiden an. Die ikterischen Hepatitiden sind definiert durch 1. das klinisch aufgefallene Symptom Ikterus, 2. ein Bilirubin-Wert von mindestens 3 mg/100 ml, 3. Transaminasenerhöhungen auf das mindestens 3fache der Norm über mindestens 3 Wochen.

Weniger häufig transfundierte Patienten (unter 20 000 E Faktor I, VIII, IX oder X pro Jahr)

			Zahl der Patienten	Prozentsatz
	Hämophilie A		28	71,8
	Hämophilie B		6	15,4
	M. v. Willebrand		3 ⎫	
	F X-Mangel		1 ⎬	12,8
	F I-Mangel		1 ⎭	
			39	100,0
Hämophilie A	HB_s-Antigen	+	4	14,3
	Anti-HB_s	+	17	60,7
				75,0
	HB_s-Antigen	− ⎫		25,0
	Anti-HB_s	− ⎬	7	
			28	100,0
Hämophilie B	HB_s-Antigen	+	3	50,0
	Anti-HB_s	+	2	33,3
				83,3
	HB_s-Antigen	− ⎫		16,7
	Anti-HB_s	− ⎬	1	
			6	100,0
M. v. Willebrand ⎫ F X-Mangel ⎬ F I-Mangel ⎭	HB_s-Antigen	+	0	
	Anti-HB_s	+	4	80,0
	HB_s-Antigen	− ⎫		20,0
	Anti-HB_s	− ⎬	1	
			5	100,0
Hämophilie A/B	HB_s-Antigen	+	7	27,9
Faktor I/X-Mangel	Anti-HB_s	+	23	59,0
			30	76,9
	HB_s-Antigen	− ⎫		23,1
	Anti-HB_s	− ⎬	9	
			39	100,0

16 der untersuchten 114 Patienten bekamen unter unserer Behandlung eine ikterische Hepatitis, d. h. 14%. Davon gehörten nur 2 zu den häufig transfundierten, 14 zu den weniger häufig Transfundierten. Das sind ein Drittel dieser Gruppe. 10 der 16 sind jetzt Anti-HB_s-positiv, 3 jetzt nach 1–3 Jahren noch HB_s-Antigen-positiv. 1 weiterer Patient war im Leberkoma an einer fulminanten HB_s-Antigen positiven Hepatitis verstorben. Sein lebender Bruder gehört zu den 3 erwähnten Patienten mit posthepatischer HB_s-Antigen-

Persistenz. 2 Patienten waren HB$_s$-Antigen-positiv, sind aber jetzt Antigen- und Antikörper-negativ.

Es ist hervorstechend, daß alle ikterischen Hepatitiden in der Anfangsphase unserer Substitutionstheraphie auftraten. Beim durchschnittlichen Verbrauch von 80 000 E pro Patient in 3 Jahren manifestierten sich die Hepatitiden bereits nach Injektion von durchschnittlich 8 000 E (die absoluten Grenzen liegen zwischen 800 und 18 000 E). Daraus ist nicht zu schließen, daß 8 000 E Faktorenkonzentrat nötig sind, bis eine ausreichende Menge infektiösen Materials zugeführt wurde. Vielmehr tritt die Infektion wahrscheinlich bereits während der Behandlung des ersten Blutungsereignisses ein. 4 Patienten mit milder Blutungsneigung, die nach Behandlung nur eines Ereignisses zunächst nicht weitersubstituiert wurden, entwickelten trotzdem nach ca. 1 Monat eine HB$_s$-Antigen-positive ikterische Hepatitis. Die bei den übrigen Patienten bis zum Ausbruch der Hepatitis zusätzlich bis hin zur Gesamtmenge von 8 000 E injizierten Faktorenkonzentrate haben – wie wir annehmen – schon keine kausale Beziehung mehr zu der nachfolgenden Erkrankung gehabt. Die Therapie fiel nur noch in die bereits laufende Inkubationszeit.

Nach unseren Ergebnissen kann man davon ausgehen, daß alle substituierten Patienten eines Hämophiliezentrums mit Hepatitiserregern infiziert werden. Über die Dauerfolgen dieser Nebenwirkung der modernen Substitutionstheraphie können wir noch nichts aussagen. Wahrscheinlich werden die Antikörper durch die ständig wiederholten Konzentrationsinjektionen immer wieder geboostert. Ob das für die Hämophilie-Patienten einen Schutz bedeutet, wird erst die Zukunft zeigen. Schübe von ikterischen Hepatitiden scheinen bei Blutern mit positivem Anti-HB$_s$ selten vorzukommen.

Literatur

1. Krassnitzky, O., Pesendorfer, F., Pilgerstorfer, H. W.: YAu/SH-Antikörper und Antigen bei Hämophilen. Thromb. Diath. haemorrh. (Stuttgart) Suppl. 43, 385–390 (1971). – 2. Kunst, V. A. J. M., Haanen, C., Willems, F. Th. C.: Serum Hepatitis in Hemophiliacs and Australia-SH-Antigen in Cryoprecipitate and PPSB. Thromb. Diath. haemorrh. (Stuttgart) Suppl. 43, 401–404 (1971). – 3. Lewis, Jessica H.: Hemophilia, Hepatitis, and HAA. Thromb. Diath. haemorrh. (Stuttgart) Suppl. 43, 391–394 (1971). – 4. Özsoylu, S., Kanra, T., Pirnar, A., Yetgin, S.: The prevalence of hepatitis-associated antigen and antibody in hemophiliacs in Turkey. Excerpta medica (Amsterdam), Congress Series No. 356, 208–210 (1971). – 5. Soulier, J. P., Benamon, D., Gentil, C., Josso, F.: Detection of Australia Antigen and Antibody in Haemophiliacs. Thromb. Diath. haemorrh. (Stuttgart) Suppl. 43, 379–383 (1971). – 6. Schimpf, Kl.: Die ausbildungsbegleitende Hämophiliebehandlung im Berufsförderungswerk Heidelberg. Hämophilie-Blätter (Mitteilungen der Dtsch. Hämophiliegesellschaft) 9, Heft 2, pp. 42–45 (1975). – 7. Schizas, N., Mandalaki, T., Achimastos, A., Yannitsiotis, A., Demertzis, D.: Quelques Observations sur l'Antigène Australie. Thromb. Diath. haemorrh. (Stuttgart) Suppl. 43, 405–410 (1971). – 8. Vergani, C., Marasini, B., de Carolis, M. E., Mannucci, P. M.: Au/SH Antigen and Au-SH Antibody in Hemophiliacs. Thromb. Diath. haemorrh. (Stuttgart) Suppl. 43, 395–400 (1971). – 9. Thamer, G., Kommerell, B.: A new radioimmunassay for demonstrating the antibody to hepatitis-B-surface antigen. Clin. chim. Acta 61, 273–276 (1975). – 9. Yannitsiotis, A., Bossiankou, I., Panayotopoulou, C., Louizou, K., Mandalaki, T.: Incidence of Australia antigen/antibody in haemophiliacs in Greece. Excerpta medica (Amsterdam), Congress Series No. 356, 201–207 (1975).

Berthold[1], H., Heinze[2], V., Mecke[3], R., Schmidt[3], K., Schöll[1], I. ([1]Abteilung f. Virologie am Zentrum Hygiene und [2]Abteilung f. Hämodialyse d. Medizin. Univ.-Poliklinik Freiburg; [3]Hämodialysestation Bad Dürrheim): **Schützt ein HB$_s$-Antikörper vor der Hepatitis B?**

Untersuchungen zur aktiven oder passiven Immunprophylaxe der Hepatitis B stehen zur Zeit im Mittelpunkt des Interesses bei der Bekämpfung der Hepatitis B. Die theoretische

Grundlage einer solchen Immunisierung gegenüber der Hepatitis B ist die immunologische Identität der Oberfläche des Dane-Partikels — dem vermutlichen Hepatitisvirus B — mit dem HB$_s$-Antigen. Hieraus leitet sich die Vorstellung ab, durch ein Anti-HB$_s$ die infektiösen Dane-Partikel neutralisieren zu können.

Zur Frage einer aktiven Immunisierung mit dem HB$_s$-Antigen liegen Untersuchungen von Krugman [7, 8] und Soulier [10] vor, zur passiven Immunisierung gibt es zahlreiche Untersuchungen [2, 3, 4, 5, 6, 9, 10, 11], von denen die von Grady [4], Krugman [6] und Prince [9] besonders erwähnt werden sollen.

Die genannten Autoren berichten übereinstimmend positiv über die Möglichkeit einer Prophylaxe der Hepatitis B durch eine passive Immunisierung. Diese Studien sind jedoch alle im gleichen Punkt kritikabel, nämlich in dem, daß mit Hepatitiden gerechnet wird, die *nicht* aufgetreten sind im Vergleich zu einem Kontrollkollektiv, welches in der Regel nur schlecht vergleichbar war.

Zur Klärung der Frage nach der Schutzbedeutung des Anti-HB$_s$ führten wir eine Studie durch, bei der Hepatitis B-Patienten retrospektiv auf ihren Antikörperstatus gegen das HB$_s$-Antigen *vor* der Hepatitis untersucht wurden.

Material und Methoden

Das Problem Hämodialyse und Hepatitis ist bekannt. 1970 begannen wir in Freiburg mit einer Studie „HB$_s$-Antigen und Hämodialyse". Die Frage war, ob mit einer Überwachung des HB$_s$-Antigens auf der Dialysestation das Problem Hepatitis in den Griff zu bekommen sei. Tatsächlich konnte die Häufigkeit der Hepatitis B bei Dialysepatienten von 14% im Jahre 1970/71 auf 7,3% im Jahre 1972/73 gesenkt werden. Die Häufigkeit der Hepatitis B an 15 US-Zentren wird von Szmuness [12] für den gleichen Zeitraum 1972/73 mit 16,8% angegeben.

Die Serumproben aus diesem Überwachungsprogramm, die bei −25° C aufbewahrt werden, wurden jetzt im Hinblick auf das Anti-HB$_s$ nachuntersucht.

Durch die Überwachung des HB$_s$-Antigens auf drei Hämodialysestationen stand uns das folgende Probandengut zur Verfügung: 673 Patienten, von denen 47 bereits in der ersten Serumprobe HB$_s$-Ag-positiv waren. Das Auftreten des HB$_s$-Antigens, d. h. einer Hepatitis B, wurde bei 105 Patienten beobachtet. 521 Patienten waren stets HB$_s$-Ag-negativ.

Bei 175 Personalangehörigen wurde 12mal das Auftreten einer HB$_s$-Antigenämie beobachtet, die in allen Fällen einer akuten Hepatitis B entsprach.

Aus der Gruppe der Patienten, bei denen das Auftreten einer HB$_s$-Antigenämie beobachtet wurde, wurden 40 ausgewählt, denen 40 weitere Patienten ohne Hepatitis gegenübergestellt wurden. Auf Vergleichbarkeit der beiden Kollektive im Hinblick auf die Grunderkrankung, Alter, Dauer der Hämodialysetherapie und die Zahl der Bluttransfusionen wurde geachet.

Der Gruppe der 12 Personalangehörigen mit Hepatitis wurde ein Kontrollkollektiv von 42 Angehörigen derselben Gruppe ohne Hepatitis gegenübergestellt. Bei diesen vier Gruppen wurde dann das Anti-HB$_s$ vor der Erkrankung bzw. während der Beobachtungszeit in 8wöchentlichen Abständen bestimmt. Diese Bestimmung erfolgte mit dem Radioimmunoassay Ausab der Fa. Abbott. Die Kürze der Zeit gestattet es leider nicht, auf Voruntersuchungen zur Spezifität und Empfindlichkeit dieser Tests einzugehen. Zusammenfassend jedoch weist sich dieser Test durch eine hohe Empfindlichkeit bei guter Spezifität aus. Es werden Antikörper gegen die Subtypen Y und D gleichermaßen erfaßt. Es wurden insgesamt ca. 2200 Serumproben auf das Anti-HB$_s$ untersucht.

Die Abbildung 1a zeigt das Auftreten der B-Hepatitiden beim Personal in zeitlicher Abhängigkeit vom Stationseintritt. Alle 12 beobachteten Fälle traten innerhalb der ersten 2 Jahre nach diesem Zeitpunkt auf, wobei sich eine auffallende Häufigkeit in den ersten 6 Monaten fand.

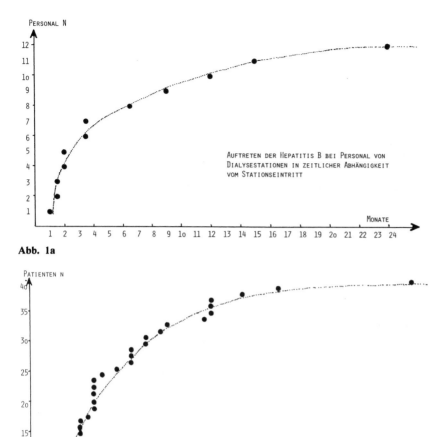

Abb. 1a

AUFTRETEN DER HEPATITIS B BEI PERSONAL VON
DIALYSESTATIONEN IN ZEITLICHER ABHÄNGIGKEIT
VOM STATIONSEINTRITT

Abb. 1b

AUFTRETEN DER HEPATITIS B BEI 40 PATIENTEN DER
DIALYSESTATIONEN FREIBURG UND BAD DÜRRHEIM IN
ZEITLICHER ABHÄNGIGKEIT VOM STATIONSEINTRITT

Die Abbildung 1b zeigt das Auftreten der Hepatitiden bei den in dieser Studie untersuchten Patienten in zeitlicher Abhängigkeit vom Beginn des erhöhten Infektionsrisikos, d. h. vom Beginn der Hämodialysetherapie. Es findet sich eine Massierung der Infektionen innerhalb des ersten Jahres nach Stationseintritt. Das Auftreten der Hepatitiden weist übrigens bei Patienten und Personal den gleichen asymptotischen Kurvenverlauf auf, der vermutlich Ausdruck einer zunehmenden Immunität der Probanden gegenüber dem Hepatitisvirus B ist.

Das Ergebnis der Antikörperbestimmung bei den hier untersuchten Personenkreisen zeigt die Abbildung 2: Bei nur einem von 40 Patienten, bei denen während der Therapie eine HB_s-Antigenämie auftrat, konnte *vor* der Erkrankung das Anti-HB_s nachgewiesen werden. 39 waren dagegen vor der Hepatitis stets Anti-HB_s-negativ. Im Kontrollkollektiv der 40 Patienten ohne Hepatitis B fanden sich dagegen 19, die Anti-HB_s-positiv waren oder während des Überwachungszeitraums wurden. 21 weitere Patienten dieser Gruppe waren dagegen stets Anti-HB_s-negativ.

419

STUDIE HB_S ANTIGENAMIE UND ANTI HB_S AUF DER HAMODIALYSESTATION				
PROBANDEN	HB_S AG	N	ANTI HB_S	
			POSITIV	NEGATIV
PATIENTEN	HB_S AG POS.	40	VOR DER HB_S ANTIGENAMIE	1	39
	HB_S AG NEG.	40	WAHREND DER ÜBERWACHUNG	19	21
PERSONAL	HB_S AG POS.	12	VOR DER HB_S ANTIGENAMIE	2	10
	HB_S AG NEG.	42	WAHREND DER ÜBERWACHUNG	21	21

Abb. 2

Von 12 untersuchten Personalangehörigen, die an einer Hepatitis B erkrankten, waren 2 vor der Erkrankung Anti-HB_s-positiv. Die übrigen 10 waren in dieser Zeit stets Anti-HB_s-negativ. Beim Personal *ohne* Hepatitis wurde dagegen bei 21 von 42 Untersuchten das Anti-HB_s nachgewiesen.

Faßt man die Untersuchungsgruppen sinngemäß zusammen, so findet man bei 52 Hepatitisfällen vor der Erkrankung 3mal (5,8%) ein Anti-HB_s. Bei 82 Probanden des Vergleichskollektivs ohne Hepatitis wird dagegen bei 40 (49%) das Anti-HB_s nachgewiesen. Dieser Unterschied ist statistisch hochsignifikant.

Eine Anti-HB_s-Frequenz von 49% in einem Kollektiv scheint übrigens nahe dem erreichbaren Maximum für das Anti-HB_s zu sein. In der Literatur findet man lediglich bei Cherubin [1] den noch etwas höheren Wert von 52%, den er bei Fixern in Harlem fand.

Zusammenfassend läßt sich diese Antikörperstudie bei Patienten und Personal mit und ohne Hepatitis zwanglos im folgenden Sinn interpretieren: Das Vorhandensein eines Anti-HB_s ist mit einem hohen Schutz gegenüber der Hepatitis B verbunden.

Literatur

1. Cherubin, Ch. E., Purcell, R. H., Lander, J. J., McGinn, T. G., Cone, L. A.: Acquisition of antibody to hepatitis B antigen in three socioeconomically different medical populations. Lancet, July 22, 1972, pp. 149–151. – 2. Couroucé-Pauty, A. M., Delons, S., Soulier, J. P.: Attempt to prevent hepatitis by using specific anti-HB_s immunoglobin. Amer. J. med. Sci. 375 (1975). – 3. Desmyter, J., Bradburne, A. F.: Hepatitis-B immunoglobulin in prevention of HB_s antigenemia in haemodialysis patients. Lancet, August 30, 1975, p. 377. – 4. Grady, G. F.: Passive immunization against viral hepatitis-status and prospects. Amer. J. med. Sci. 369 (1975). – 5. Iwarson, S., Ahlmen, J., Eriksson, E. et al.: Hepatitis B immune serum globulin and standard gamma globulin in prevention of hepatitis B infection among hospital staff: a preliminary report. Amer. J. med. Sci. 385, 270, No. 2 (1975). – 6. Krugman, S., Giles, J. P., Hammond, J.: Viral hepatitis type B (MS-2 strain)-prevention with specific hepatitis B immune serum globulin. JAMA **218**, 1665–1670 (1971). – 7. Krugman, S., Giles, J. P., Hammond, J.: Hepatitis virus: effect of heat on the infectivity and antigenicity of the MS-1 and MS-2 strains. J. Infect. Dis. **122**, 432–436 (1970). – 8. Krugman, S.: Viral hepatitis type B: prospects for active immunization. Amer. J. med. Sci. 270, No. 2 (1975). – 9. Prince, A. M., Szmuness, W., Woods, K. R. et al.: Antibody against serum-hepatitis antigen: prevalence and potential use as immune serum globulin in prevention of serum-hepatitis infection. New Engl. J. Med. **285**, 933–938 (1971). – 10. Soulier, J. P., Blatrix, C., Courouce, A. M. et. al.: Prevention of virus B hepatitis (SH hepatitis). Am. J. Dis. Child. **123**, 429–434 (1972). – 11. Szmuness, W., Prince, A. M., Goodman, M. et al.: Hepatitis B immune serum globulin in prevention of nonparenterally transmitted hepatitis. New. Engl. J. Med. **280**, 701–706 (1974). – 12. Szmuness, W., Prince, A. M., Grady, G. F., Mann, M. K., Levine, R. W., Friedman, E. A., Jacobs, M. J., Josephson, A., Ribot, S., Shapiro, F. L., Stenzel, K. H., Suki, W. N., Girish, V.: Hepatitis B infections. A point-prevalence study of 15 U.S. hemodialysis centers. JAMA **227**, 901 (1974).

Beckenbach, H., Hofmann, W., Rapp, W., Kommerell, B., Thamer, G., Graw, H., Bosch, A., Gmelin, K. (Med. Univ.-Klinik, Abt. Gastroenterologie, Heidelberg): **Versuche zur Übertragung der HB$_s$-Ag-positiven Virushepatitis auf Ratten und Minipigs**

Wir untersuchten die Infektiosität von HB$_s$-Ag-positivem Blut auf immunsupprimierte Ratten und unbehandelte Minipigs.

Junge, SPF-freie, männliche Wistarratten wurden in Laminar-Flow-Einheiten gehalten und erhielten je Tier 0,1 ml gepooltes Blut von 10 akuten Hepatitiden mit hohem HB$_s$-Ag-Titer intravenös. Die erste Gruppe mit 12 Tieren wurde zur Suppression der T-Lymphozytenpopulation mit 20 mg Cyclophosphamid/kg intraperitoneal über 5 Tage, die zweite Gruppe, ebenfalls mit 12 Tieren, wurde 5 Tage mit 10 mg Prednisolon/kg subcutan behandelt. Eine dritte Gruppe hatte keine Immunsuppression. Parallel lief zu jeder Gruppe eine Kontrollgruppe gleichen Umfangs. In 4wöchigen Abständen wurde in drei Passageversuchen gepooltes Blut der jeweiligen Vorgruppe zusammen mit der geschilderten immunsuppressiven Behandlung übertragen. Bis zum Töten der Tiere wurde alle 4 Wochen zur Kontrolle der SGPT, des HB$_s$-Ag und anti-HB$_s$ Blut entnommen.

Histologisch fanden sich nach 6 Monaten in den Lebern der inokulierten Prednisolongruppe und der inokulierten Gruppe ohne Immunsuppression sowie den zugehörigen Passagegruppen teils deutliche, teils diskretere morphologische Veränderungen mit Vakuolisierung und Ballonierung des Cytoplasmas neben Einzel- und Gruppennekrosen. Die Sternzellen waren aktiviert, intralobulär und periportal lagen kleinere Infiltrate. Die Unterschiede zu den Kontrollgruppen und der inokulierten Cyclophosphamidgruppe waren auffallend. Obwohl einzelne Tiere im Verlaufe der Beobachtung eine SGPT von bis zu 100 mU/ml entwickelten, waren die Unterschiede zwischen den Gruppen auf dem enzymatischen Sektor statistisch nicht signifikant. Das HB$_s$-Ag wurde radioimmunologisch gemessen und war zu allen Entnahmen negativ, das ebenfalls im Radioimmunassay bestimmte anti-HB$_s$ trat in der Cyclophosphamidgruppe nicht auf, jedoch bei 31 Tieren der inokulierten Prednisolongruppe und der inokulierten Gruppe ohne Immunsuppression, wobei 15 Tiere in den Subpassagen anti-HB$_s$ aufwiesen (Tab.). Bei einer Inokulumdosis von 0,1 ml pro Tier ist der Verdünnungseffekt eines mitübertragenen Antikörpers so groß, daß der Titer weit unter der Nachweisgrenze des Radioimmunassays liegt und man deshalb eine Neuproduktion des Antikörpers annehmen muß. Möglicherweise entstehen durch Passagierung des infektiösen Agens im Passagetier kleinste Antigenmengen, welche das beobachtete anti-HB$_s$ hervorrufen. Die Bestimmung von HB$_c$-Ag und anti-HB$_c$ kann hier weiterbringen.

Mit 1 ml des eingangs beschriebenen Inokulums wurden auch sechs Göttinger Minipigs intravenös behandelt. Leberblindpunktionen und Blutentnahmen fanden 6wöchentlich statt. Nach 6 Monaten wurden die Tiere getötet. Die histologischen Veränderungen waren diskreterer Natur als im Rattenversuch: Nach 12 Wochen fanden sich erste cytoplasmatische Alterationen, später einige Einzelzellnekrosen und kleine periportale Infiltrate. Fluoreszenzuntersuchungen nach dem Surface- und Core-Antigen waren negativ, elektronen-

Tabelle 1

AUFTRETEN anti-HBs		RATTEN					
I CYCLO	-	II PASS	-	III PASS	-	IV PASS	-
I PREDN	10	II PASS	-	III PASS	3	IV PASS	3
I Ø ISP	6	II PASS	-	III PASS	5	IV PASS	4
KONTR	Ø anti-HBs						

optisch ist es bisher nicht gelungen weder im Zellkern noch im Cytoplasma typische Partikel aufzuspüren. Auffällige Transaminasenerhöhungen traten nicht auf, HB_s-Ag und anti-HB_s im Serum waren bis auf einen fraglichen Fall negativ.

Zusammenfassend traten bei Minipigs nach Übertragung von HB_s-Ag-positivem Blut diskrete morphologische Veränderungen auf, die jedoch zur Diagnose einer Entzündung der Leber nicht ausreichten. Serologisch, fluoreszenzmikroskopisch und elektronenoptisch waren die Befunde bisher auch negativ. Bei Ratten konnte aufgrund des anti-HB_s-Nachweises an eine Transmission des infektiösen Agens und einen Carrierstatus gedacht werden. Weitere Untersuchungen, vor allem im HB_c-System, können die Frage nach einer Übertragungsmöglichkeit der HB_s-Ag-positiven Virushepatitis in Ratten beantworten.

Gleichmann, W., Weise, M., Matthes, K. J. (Zentrum Innere Med. d. Univ. Gießen):
Präalbumin und Haptoglobin im Serum bei akuter Hepatitis

Zu den in der Leber synthetisierten Proteinen gehören auch Haptoglobin und Präalbumin [9, 23], die Serumkonzentrationen beider Proteine wurden bei Lebererkrankungen verändert gefunden [3, 4, 5, 7, 9, 13, 17 19, 20, 21, 22, 24, 25]. Für Haptoglobin ergeben sich etwas widersprüchliche Befunde, so können Müller und Müller von Voigt [19] bei akuter und chronischer Hepatitis keine Haptoglobinveränderung feststellen. Laurell u. Mitarb. [15] beobachten bei der akuten Hepatitis eine verminderte Haptoglobinserumkonzentration, in einigen Fällen jedoch auch erhöhte Werte. Mehrere Autoren beschreiben erniedrigte Haptoglobinserumkonzentrationen bei chronischer Hepatitis und Lebercirrhose [3, 5, 7, 9, 13, 17, 19, 24].

Präalbumin wird von den meisten Untersuchern bei chronischer und akuter Leberparenchymschädigung erniedrigt gefunden [2, 6, 12, 15, 17, 19, 24].

Wir prüften die Eignung von Haptoglobin und Präalbumin als Parameter zur Verlaufsbeurteilung bei akuter Hepatitis und stellten diese quantitativ bestimmten Serumproteine den gebräuchlichen Routineparametern der Leberdiagnostik wie z. B. Transaminasen, Gamma-GT und alkalischer Phosphatase gegenüber.

Material und Methoden

Es wurden insgesamt 48 Patienten, die an akuter Hepatitis erkrankten, zunächst stationär und später ambulant betreut. Blutabnahmen wurden in regelmäßigen, größer werdenden Abständen bis zur 20. Woche nach Erkrankungsbeginn durchgeführt.

Bei den erkrankten Personen handelte es sich um 20 Männer und 28 Frauen zwischen 15 und 78 Jahren. In 35 Fällen konnte das Australia-Antigen nachgewiesen werden.

Alter, Geschlecht und Australia-Antigen-Nachweis wurden bei der Auswertung nicht gesondert berücksichtigt.

Nach dem klinischen Verlauf und aufgrund der laborchemischen Routineparameter ließ sich einer Gruppe von 37 Patienten mit einem einfachen Verlauf eine Gruppe von 11 Patienten mit einem protrahierten Verlauf gegenüberstellen. Die Seren wurden bei minus 20 Grad eingefroren und innerhalb von 3 Wochen aufgearbeitet.

Die quantitative Haptoglobin- und Präalbumin-Bestimmung wurde mit der eindimensionalen Geldiffusion nach Oudin durchgeführt [26].

Die genetisch determinierten Haptoglobintypen wurden mit der Polyacrylamid-Elektrophorese aufgetrennt [1], das vorher mit Hämoglobin beladene Haptoglobin wurde mit der Benzidin-Reaktion sichtbar gemacht. Gleichzeitig kam ein in unserem Labor von Herrn Homola entwickeltes Verfahren der Typisierung mit der Mikro-Disk-Elektrophorese zur Anwendung [14].

Bei der statistischen Auswertung wurden parameterfreie Testverfahren gewählt, da aufgrund der Inhomogenität der Gruppen eine Normalverteilung nicht gegeben war. Es kamen der Wilcoxon-Test und der U-Test nach Mann und Whitney zur Anwendung.

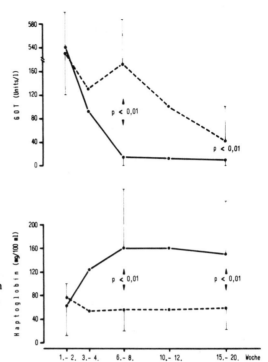

Abb. 1. Haptoglobin-Serumkonzentration und GOT-Serumaktivität bei 37 Patienten mit einfachem Verlauf (●——●) und bei 11 Patienten mit protrahiertem Verlauf (O- -O) einer akuten Hepatitis. Haptoglobin-Normalwert: 170 ± 73 mg/100 ml; GOT-Normalwert: bis 17 U/l

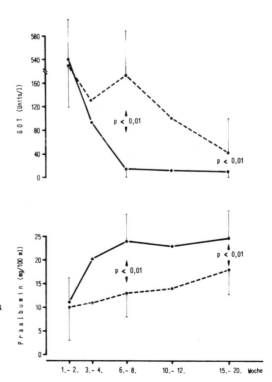

Abb. 2. Präalbumin-Serumkonzentration und GOT-Serumaktivität bei 37 Patienten mit einfachem Verlauf (●——●) und bei 11 Patienten mit protrahiertem Verlauf (O- -O) einer akuten Hepatitis. Präalbumin-Normalwert: 28 ± 5 mg/100 ml; GOT-Normalwert: bis 17 U/l

Ergebnisse

Die Haptoglobintypenverteilung entspricht mit 12% für Typ 1—1, 50% für Typ 2—2, 38% für Typ 2—1 in grober Annäherung der Verteilung in Mitteleuropa [10]. Bei der Mittelwertsbildung wurden die Typenunterschiede wegen der sonst zu kleinen Zahlen in den Gruppen nicht gesondert berücksichtigt.

Zu Beginn der Erkrankung liegen beide Gruppen mit den Mittelwerten der Präalbumin- und Haptoglobinkonzentrationen nahe beieinander, im weiteren Verlauf zeigen sich signifikante Unterschiede zu den verschiedenen Zeitpunkten (Abb. 1 u. 2).

Beide Serumproteine liegen nach 20 Wochen in der Gruppe mit einfachem Verlauf in der Nähe der Normalwerte unseres Routinelabors (170 ± 73 mg/100 ml für das Haptoglobin, 28 ± 5 ml/100 ml für Präalbumin), in der Gruppe mit protrahiertem Verlauf bestehen signifikant erniedrigte Werte.

Der Verlauf der GOT in beiden Gruppen ist gegenübergestellt.

Diskussion

Unsere Ergebnisse stehen im Einklang mit mehreren vorausgegangenen Untersuchungen [2, 6, 12]. Darüberhinaus erweisen sich beide Serumproteine als geeignete Parameter zur Verlaufsbeurteilung der akuten Hepatitis.

So läßt sich für den einfachen Verlauf eine Normalisierung beider Serumproteine innerhalb der ersten 6—8 Wochen nach Erkrankungsbeginn fordern.

Für das Haptoglobin liegen die Verhältnisse allerdings komplizierter, als sie nach der Abbildung zu sein scheinen. Als sogenanntes „Protein der akuten Phase" ist es in vielfältiger Weise störanfällig für unspezifische mesenchymale Reize [8, 9]. Zum Beispiel kommt es bei Cholestase nahezu immer zu einer Haptoglobinerhöhung [9, 18].

Der Mechanismus der Haptoglobinsynthesestimulation ist noch bei erheblicher Beeinträchtigung der Leberfunktion intakt [8]. Andererseits ist ein Zusammenhang zwischen Ausmaß der Leberschädigung und erniedrigter Haptoglobinserumkonzentration durchaus anzunehmen [9]. Dies erklärt den Befund, daß bei einigen Patienten das Haptoglobin zu Erkrankungsbeginn erhöht, bei anderen hingegen kaum noch nachzuweisen war. Für das unterschiedliche Verhalten muß ein unterschiedliches Maß an Leberparenchymschädigung angenommen werden.

Eine Hämolyse als Grund für die Haptoglobinerniedrigung bei Lebererkrankungen gilt als weitgehend ausgeschlossen [7, 11].

Die Präalbuminveränderungen sind quantitativ und qualitativ eindeutig, eine ähnliche Störanfälligkeit für unspezifische Reize wie bei dem Haptoglobin ist nicht bekannt. Laurell u. Mitarb. bezeichnen Präalbumin als einen „sensitiven Indikator" für eine Leberzellbeeinträchtigung [12].

Eine jüngere Arbeit aus Japan eröffnet einen weiteren interessanten Aspekt zur Haptoglobinbestimmung bei Lebererkrankungen. Hirayama u. Mitarb. fanden eine signifikante Häufung des genetischen Typs 1—1 bei hepatitisbedingten Lebercirrhosen [13].

Für das Präalbumin ergibt sich im Zusammenhang mit der Differenzierungsmöglichkeit in drei Unterfunktionen [16] die Frage, ob sich alle drei Fraktionen unter Krankheitsbedingungen gleichsinnig verändern oder unterschiedlich verhalten.

Literatur

1. Abraham, K., Schütt, K., Müller, J., Hoffmeister, H.: Kontinuierliche Polyacrylamid-Elektrophorese I. Untersuchungen an Normalseren. Z. Klin. Chem. u. Klin. Biochem. **8,** 92 (1970). — 2. Agostoni, A.,

Marasini, B., Stabilini, R., Del Ninno, E., Pontello, M.: Multivariate analysis of serum protein assays in chronic hepatitis and postnecrotic cirrhosis. Clin. Chem. **20**, 428 (1974). — 3. Agostoni, A., Vergani, C., Stabilini, R., Marasini, B.: Determination of serum proteins in alcoholic cirrhosis. Clin. Chim. Acta **26**, 351 (1969). — 4. Areekuul, S., Chantachum, Y., Matrakul, D.: Serum haptoglobin levels in patients with liver diseases. South-East-Asian J. Trop. Med. Publ. Health **5**, 601 (1974). — 5. Baxi, A. J., Ektare, A. M., Vora, K. K., Shah, M. J., Metha, J. M., Sheth, U. K.: Haptoglobin levels in liver cirrhosis. Indian J. Med. Res. **58**, 1392 (1970). — 6. Blomhoff, J. P., Skrede, S., Ritland, S.: Lecithin-cholesterol acyltransferase and plasma proteins in liver diseases. Clin. Chim. Acta **53**, 197 (1974). — 7. Bock, H. E., v. Oldershausen, H. F., Aly, F. W., Krebs, M.: Zur diagnostischen Bedeutung der Haptoglobin-Hämoglobin-Bindungs-Kapazität, Erythro- und Ferrokinetik bei chronischen Leberschäden. Blut **19**, 232 (1969). — 8. Braun, H. J., Aly, F. W.: Die klinische Bedeutung der quantitativen Serum-Hämopexinbestimmung im Vergleich zum Haptoglobin. Klin. Wschr. **49**, 451 (1971). — 9. Braun, H. J.: Die klinische Bedeutung des Haptoglobins. Blut **24**, 73 (1972). — 10. Braun, H. J.: Eigenschaften und Funktionen des menschlichen Haptoglobins. Blut **24**, 1 (1972). — 11. Braun, H. J., Aly, F. W.: Verminderungen des zirkulierenden Hämopexins bei nicht hämolytischen Erkrankungen. Klin. Wschr. **48**, 760 (1970). — 12. Hällen, J., Laurell, C. B.: Plasma protein pattern in cirrhosis of the liver. Scand. J. Clin. Lab. Invest. 29, Suppl. **124**, 97 (1972). — 13. Hirayama, C., Nakamura, M., Koga, S.: Serum haptoglobin type and liver cirrhosis. Humangenetik **28**, 139 (1975). — 14. Homola, St.: Teil einer Dissertation. (Noch unveröffentlicht). — 15. Kindmark, C.-O., Laurell, C. B.: Sequential changes of the plasma protein pattern in inoculation hepatitis. Scand. J. Clin. Lab. Invest. 29, Suppl. 124, 105. — 16. Krzalic, L. J., Mihailovic, L. J.: Praealbumin proteins in serum. Clin. Chim. Acta **33**, 91 (1971). — 17. Marasini, B., Agostoni, A., Stabilini, R., Dioguardi, N.: Serum proteins of hepatic and extra hepatic origin in alcoholic cirrhosis. Clin. Chim. Acta **40**, 501 (1972). — 18. Mchrota, M. P., Sanjaya Tandan: Serum haptoglobins — as a test of discriminating value in cases of jaundice. Indian J. Med. Sci. **29**, 102 (1975). — 19. Müller, H. E., Müller von Voigt, J.: Quantitativ immunologische Serumproteinuntersuchungen bei Lebererkrankungen. Z. Immun. Forsch. **133**, 366 (1976). — 20. Murray-Lyon, J. M., Williams, R.: Quantitative immunoelectrophoresis of plasma proteins in acute viral hepatitis, extrahepatic biliary obstruction, primary biliary cirrhosis and idiopathic haemochromatosis. Clin. Chim. Acta **51**, 303 (1974). — 21. Nickels, W., Kommerell, B., Rapp, W.: Über die quantitative Differenzierung der Serumproteine mit der eindimensionalen Geldiffusion nach Oudin im Rahmen einer Hepatitisnachuntersuchung. Verh. Dtsch. Ges. Inn. Med. **74**, 608 (1968). — 22. Prellwitz, W., Hammar, C. H., Dudeck, J.: Haptoglobin und Coeruloplasmin bei Krankheiten der Leber und der Gallenwege. Dtsch. Med. Wschr. **93**, 1277 (1968). — 23. Schultze, H. E., Heremans, J. F.: Molecular biology of human proteins. Vol. 1. Elsevier Publ. Comp. Amsterdam (1966). — 24. Störiko, K.: Normal values for 23 different immun plasma proteins determined by single radial immunodiffusion. Blut **16**, 200 (1968). — 25. Störiko, K.: Diagnostische Relevanz immunologischer Plasmaprotein-Bestimmungen. Laborblätter **25**, 141 (1975). — 26. Weiss, M., Horsch, A., Rapp, W.: Geldiffusion nach Oudin zur quantitativen Erfassung von Serum-Proteinen. Ärztl. Lab. **17**, 245 (1971).

Brunswig, D., Liehr, H., Thiel, H., Grün, M. (Med. Univ.-Klinik Würzburg): **Veränderungen des Faktor VIII-assoziierten Antigens bei Lebererkrankungen — Ursache und Bedeutung**

Über Syntheseort und Umsatz des antihämophilen Globulin A (Faktor VIII) ist nur wenig bekannt, so daß im Gegensatz zu anderen plasmatischen Gerinnungsfaktoren das Verhalten dieses Gerinnungsproteins in Abhängigkeit zur intakten oder gestörten Funktion der Leber noch ungeklärt ist. Überwiegend wurde bisher die Aktivität des Faktor VIII bei Lebererkrankungen im Normbereich bestimmt und Befunde einer erhöhten Aktivität bei einigen Erkrankungsformen waren inkonstant sowie ohne ersichtliche Spezifität [14].

Durch Einführung immunologischer Methoden zur Analyse von Gerinnungsfaktoren konnten neue Erkenntnisse über den molekularen Aufbau des Faktor VIII gewonnen werden, so daß jetzt zwischen einem hochmolekularen Proteinkomplex mit spezifischen immunologischen Eigenschaften (Faktor VIII-assoziiertes Antigen) und einem gerinnungsaktiven Anteil (Kofaktor) zu unterscheiden ist. Beide Anteile sind miteinander zum biologisch voll wirksamen Faktor VIII verknüpft und stehen unter physiologischen Bedingungen in einer stöchiometrischen Beziehung zueinander (Quotient: 0,9—1,1) [16].

Die bisher vorliegenden Mitteilungen [5, 6] über erhöhte Konzentrationen des Faktor VIII-assoziierten Antigens (Faktor VIII-a.A.) bei hepatologischen Erkrankungen waren Anlaß, die Beziehungen dieses Proteins zur gestörten Funktion der Leber unter systematischen Gesichtspunkten zu erfassen, um über die Feststellung geänderter Werte hinaus zusätzliche Erkenntnisse zur pathophysiologischen Deutung solcher Befunde zu gewinnen.

Material und Methodik

Das Krankengut umfaßte 94 Patienten und gliederte sich wie folgt: Akute Hepatitis (n = 23), akute Leberdystrophie (n = 5), chronische Hepatitis (n = 7), Fettleber (n = 9), Leberzirrhose (n = 50).

Die Lebererkrankungen konnten bioptisch gesichert werden und Patienten mit einer Leberzirrhose wurden noch entsprechend dem laparoskopisch und röntgenologisch festgestellten Ausmaß der porto-cavalen Umgehungskreisläufe drei Stadien zugeordnet [11]: I = keine (n = 9), II = mäßig (n = 14), III = ausgeprägt (n = 21). Patienten mit einer Ösophagusvarizenblutung (n = 6) wurden gesondert untersucht.

Folgende Methoden kamen zur Anwendung:

1. Quantitative Immunelektrophorese im 1%igen Agarosegel mit 0,4%iger Antiserumkonzentration (Anti-Faktor VIII-assoziiertes Proteinserum vom Kaninchen) (Behringwerke/Marburg) [10]. Als Bezugsgröße wurde ein Normalplasma (Plasmapool von 10 gesunden Probanden) eingesetzt.

2. Bestimmung der Faktor VIII-Aktivität in der Einstufentechnik mit einem Faktor VIII-Mangelplasma (Dade/München) [9].

3. Bestimmung der 198-Au-Eliminationskonstanten mit kolloidalem, Haemaccel-stabilisiertem 198-Au (Hoechst/Frankfurt) [15].

4. Nachweis einer Endotoxinämie mit Limulus-Amöbozyten-Lysat (BYK-Mallinckrodt/Dietzenbach) [12].

Ergebnisse und Diskussion

Bei Patienten mit einer Leberzirrhose steigt in strenger Abhängigkeit zum Fortschreiten der Erkrankung mit bindegewebigem Umbau und konsekutiver Ausbildung porto-cavaler Umgehungskreisläufe die Konzentration des Faktor VIII-a.A. im Plasma an und dies gilt auch noch unter Einschluß der Fettleber als potentieller Vorstufe der Zirrhose (Tab.). Ein weiterer Anstieg auf Werte um 450% (Normbereich: 90—110%) ist bei Eintritt einer Ösophagusvarizenblutung zu verzeichnen (Tab.) und in vergleichbarer Dimension ist das Faktor VIII-a.A. auch bei Patienten mit akuter Leberdystrophie erhöht nachweisbar.

Im Gegensatz zu diesen abgrenzbaren Befunden sind die Werte der Gerinnungsaktivität des Faktor VIII ohne Bezug zum Krankheitsgeschehen und stehen demzufolge auch nicht in Korrelation zur jeweiligen Konzentration des Faktor VIII-a.A. (n = 84 : r = 0,0498) (Tab.).

Aus der Beobachtung ansteigender Konzentrationen des Faktor VIII-a.A. in engem Zusammenhang mit einer Abnahme der portal-venösen Leberdurchblutung infolge Zunahme porto-cavaler Umgehungskreisläufe ist die Folgerung gerechtfertigt, daß Faktor VIII-a.A. durch das retikuloendotheliale System (RES) und im besonderen durch die v. Kupffer-Zellen in den Lebersinusoiden — die den Hauptteil des fixierten RES stellen — aus der Zirkulation entfernt wird. Dies kann um so mehr gelten, da Zwischen- und Endprodukte der Gerinnung vorzugsweise durch das RES phagozytiert werden [13] und das Faktor VIII-a.A. im Gegensatz zur Faktor VIII-Aktivität im Gerinnungsprozeß nicht aufgebraucht wird, so daß es im Serum in einer dem Plasma vergleichbaren Konzentration nachweisbar ist [2].

Die Koinzidenz zwischen hämodynamisch bedingter Einschränkung der Phagozytosekapazität [13] und Konzentrationsänderung des Faktor VIII-a.A. kann bei Patienten mit einer Leberzirrhose weiterhin durch eine signifikante inverse Korrelation

Tabelle 1. Faktor VIII-Aktivität und Faktor VIII-assoziiertes Antigen bei Lebererkrankungen

	n	Faktor VIII-assoziiertes Antigen (%)	
Normalwert	60	100 ± 10	
Fettleber	9	157 ± 38	
Leberzirrhose (Stadium I)	9	211 ± 33	r= 0,8056
Leberzirrhose (Stadium II)	14	256 ± 40	p 0,001
Leberzirrhose (Stadium III)	21	307 ± 40	
Blutung aus Ösophagusvarizen	6	443 ± 67	
Akute Leberdystrophie	5	465 ± 41	

	n	Faktor VIII-Aktivität (%)
Normalwert		100 ± 40
Hepatitis (1.Woche)	19	180 ± 119
(2.Woche)	19	168 ± 112
(4.Woche)	17	160 ± 104
(6.Woche)	19	156 ± 102
(8.Woche)	16	96 ± 23
Fettleber	9	89 ± 24
Leberzirrhose (Stadium I)	10	97 ± 28
Leberzirrhose (Stadium II)	7	86 ± 35
Leberzirrhose (Stadium III)	8	84 ± 45
Blutung aus Ösophagusvarizen	6	138 ± 113
Akute Leberdystrophie	4	265 ± 95

(n = 43 : Spearmanscher Korrelationskoeffizient R−0,3844 : $2\alpha = 0,02$) zwischen Faktor VIII-a.A. und der Elimination von ^{198}Au-Kolloid, das nahezu ausschließlich von dem RES der Leber phagozytiert wird [15], belegt werden.

Ein anderer Hinweis auf die Abhängigkeit der Konzentration des Faktor VIII-a.A. von der Leistungsfähigkeit des RES ist durch den Anstieg des Antigens um durchschnittlich 13% (n = 13 : p < 0,05) beim Übertritt von Endotoxinen in die periphere Zirkulation (Endotoxinämie) gegeben. Endotoxine gram-negativer Bakterien obliegen der Filterfunktion des RES und treten erst dann in der systemischen Zirkulation auf, wenn die Phagozytosekapazität der Leber erniedrigt ist. Dieses Verhalten wurde als Spillover-Phänomen bezeichnet [1] und damit soll ausgedrückt werden, daß über den Portalkreislauf der Leber zugeführte Partikel das RES-Filter zum Teil passieren. Somit steht eine Endotoxinämie — ausgewiesen durch einen positiven Limulus-Test [11] — als Ausdruck einer geänderten Clearance-Kapazität des RES auch im Einklang mit einem Konzentrationsanstieg des Faktor VIII-a.A.

Verlaufsbeobachtungen bei der akuten Hepatitis lassen erkennen, daß das Faktor VIII-a.A. bis zu 40 Wochen nach Krankheitsbeginn — in allerdings weitgehend kontinuierlicher Weise abfallend — erhöht nachweisbar ist (Abb. 1). Vergleichbar zu den Patienten mit chronischen Lebererkrankungen ist aber auch hier keine Korrelation zwischen der Gerinnungsaktivität des Faktor VIII und dem Faktor VIII-a.A. errechenbar (Tab.) obwohl die Aktivität in den ersten Krankheitswochen tendenziell vermehrt sein kann. Bemerkenswert ist, daß bei Patienten mit einer chronischen Verlaufsform der Hepatitis (chronisch-persistierende bzw. chronisch-aggressive Form) das Faktor VIII-a.A. fortdauernd um durchschnittlich 100% gegenüber der Norm erhöht bleibt (p < 0,005).

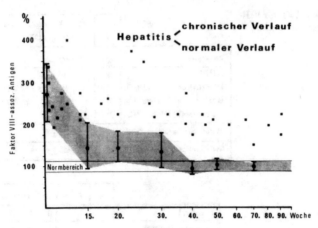

Abb. 1. Konzentration des Faktor VIII-assoziierten Antigens im Ablauf der akuten und chronischen Hepatitis (schraffiert ist der Bereich von Veränderungen bei komplikationslosem Verlauf angegeben: ■ chronische Hepatitis)

Cooksley u. Mitarb. [3] fanden bei der akuten Hepatitis sowohl normale als auch gesteigerte Phagozytosekapazitäten ohne daß diesen Untersuchungen zu entnehmen ist, in welchen Stadien der Erkrankung die einzelnen Befunde erhoben wurden. Obwohl insgesamt die Untersuchungen zur RES-Funktion bei Lebererkrankungen noch weiterer Ergänzungen bedürfen, erlauben sie doch im Zusammenhang mit Befunden anderer Studien die Aussage, daß mit Änderungen des RES, wahrscheinlich häufiger im Sinne einer Einschränkung, zu rechnen ist und morphologische Befunde wie Schwellung der v. Kupffer-Zellen, die im Ablauf der Virushepatitis langfristig zu beobachten sind [8] weisen ebenfalls auf Veränderungen im hepatischen RES hin.

In der Diskussion über Veränderungen der Konzentration des Faktor VIII-a.A. — so z. B. auch bei der Glomerulonephritis [4] — wurde bisher nur eine vermehrte Freisetzung erörtert, da bekannt ist, daß Faktor VIII-a.A. in kapillären Endothelzellen nachweisbar ist und offenbar dort auch synthetisiert wird [7]. Die hier vorgelegten Untersuchungen verdeutlichen aber, daß diese Erklärung nicht ausreichen kann und daß aufgrund der ausgewiesenen Veränderungen im Zusammenhang mit einer eingeschränkten Phagozytosekapazität des RES die reduzierte Elimination dieses Proteins maßgeblicher für den Konzentrationsanstieg sein muß.

Die Diskrepanz zwischen Aktivität des Faktor VIII und der Konzentration des Antigens bei Lebererkrankungen kann erst dann eine sichere Erklärung finden, wenn am tierexperimentellen Modell exakt der Einfluß einer veränderten RES-Funktion auf den Faktor VIII studiert werden kann. Allerdings sind geeignete tierartspezifische Antiseren noch nicht verfügbar.

Festzustellen ist, daß die Bestimmung des Faktor VIII-a.A. bei Lebererkrankungen von klinischer Relevanz ist, weil Ausmaß und Dauer der Konzentrationsänderung ergänzende Aussagen über Ausmaß und Fortdauer der Erkrankung erlauben.

Literatur

1. Bradfield, J. W.: Lancet **1974 I,** 883. — 2. Brunswig, D.: Habil.-Schr. Würzburg 1976. — 3. Cooksley, W. G. E., Powell, L. W., Halliday, J. W.: Brit. J. Haemat. **25,** 147 (1973). — 4. Ekberg, M., Nilsson, I. M.: Lancet **1975 I,** 1111. — 5. Green, A. J., Ratnoff, O. D.: J. Lab. clin. Med. **83,** 189 (1974). — 6. Holmberg, L., Nilsson, I. M.: Scand. J. Haemat. **12,** 221 (1974). — 7. Jaffe, E. A., Hoyer, W., Nachman, R. L.: J. clin. Invest. **52,** 2757 (1973). — 8. Kühn, H. A.: Beitr. path. Anat. **109,** 589 (1947). — 9. Langdell, R. D.,

Wagner, R. H., Brinkhous, K. M.: J. Lab. clin. Med. **41**, 637 (1953). – 10. Laurell, C. B.: Anal. Biochem. **15**, 45 (1966). – 11. Liehr, H., Grün, M., Thiel, H., Brunswig, D.: Fortschr. Med. **91**, 1153 (1973). – 12. Liehr, H., Grün, M., Brunswig, D., Sautter, T.: Z. Gastroenterol. **14**, 14 (1976). – 13. Saba, T. M.: Arch. Intern. Med. **126**, 1031 (1970). – 14. Walls, W. D., Losowsky, M. S.: Gastroenterology **60**, 108 (1971). – 15. Wolf, F.: In: Nuklearmedizin, Hrsg. D. Emrich. Thieme 1971. – 16. Zimmerman, T. S., Ratnoff, O. D., Powell, A. E.: J. clin. Invest. **50**, 244 (1971).

Atzpodien, W., Hüwels, G., Kremer, G. J., Schnellbacher, E. (II. Med. Klinik u. Poliklinik d. Univ. Mainz):
Untersuchungen der Plasmaglycosphingolipide bei akuter Hepatitis*

Im menschlichen Blutplasma lassen sich hauptsächlich vier neutrale Glycosphingolipidfraktionen nachweisen, die als Monohexosyl-(Glucosyl-), Dihexosyl-(Lactosyl-), Trihexosyl-(Galactosyl-Galactosyl-Glucosyl-) und Tetrahexosyl-(N-Acetylgalactosaminyl-Galactosyl-Galactosyl-Glucosyl-)Ceramid oder Globosid bezeichnet werden. Diese neutralen Glycosphingolipide sind komplexe Lipide, bestehend aus der Sphingosinbase, langkettigen Fettsäuren und Mono- oder Oligosacchariden. Bei bestimmten erblichen Stoffwechselkrankheiten (z. B. Morbus Gaucher, Lactosylceramidose, Morbus Fabry) finden sich deutlich erhöhte Konzentrationen einzelner Fraktionen. Ursprung und Stoffwechselwege der menschlichen Plasmaglycosphingolipide sind bis jetzt nicht voll geklärt.

1970 schlossen Dawson und Sweeley [1] aus radioaktiven Markierungsuntersuchungen im Tierversuch, daß wahrscheinlich 20% der Plasmaglycosphingolipide in der Leber gebildet werden, 80% der Plasmaglycosphingolipide stammen danach aus den Membranen untergehender Erythrocyten.

Um den Einfluß einer akuten Leberentzündung auf den Glycosphingolipidgehalt im Plasma zu untersuchen, wurden bei 21 Patienten mit akuter Hepatitis die Konzentrationen der verschiedenen Glycosphingolipidfraktionen in der akuten und postakuten Phase bestimmt.

Methodik

Aus 10 ml Blutplasma werden die Glycosphingolipide durch Chloroform-Methanol-Extraktion, anschließende Acetylierung, Säulenchromatographie an Florisil, Deacetylierung mit darauffolgender Dialyse gegen Wasser isoliert und durch Dünnschichtchromatographie auf Kieselgelplatten getrennt. Die quantitative Bestimmung der einzelnen Ceramidfraktionen erfolgt im Orcinolfarbrest gegen bekannte Standards mit entsprechenden gaschromatographischen Kontrollen [2].

Ergebnisse

Die Befunde der Gruppe von 21 Hepatitiskranken in der akuten und postakuten Phase werden untereinander verglichen und gleichzeitig einem Kollektiv von 23 Normalpersonen (gleiche Geschlechtsverteilung, entsprechendes Durchschnittsalter) gegenübergestellt (Abb. 1). Das histologische Ergebnis der Leberblindpunktion und die typische Transaminasenkonstellation dienten zur Sicherung der Diagnose einer akuten Virushepatitis. In der akuten Phase fanden sich für die SGPT ein Mittelwert von 1389 ($\pm$ 558), für die SGOT von 725 ($\pm$ 347) mU/ml und für Bilirubin im Serum von 12,1 ($\pm$ 6,5) mg%. Die postakute Phase ist charakterisiert durch eine weitgehende Normalisierung dieser Laborparameter. Cholesterin und Triglyceride im Serum wurden jeweils mitbestimmt. Alle vier Glyco-

---

* Mit Unterstützung der Deutschen Forschungsgemeinschaft (At 8/1)

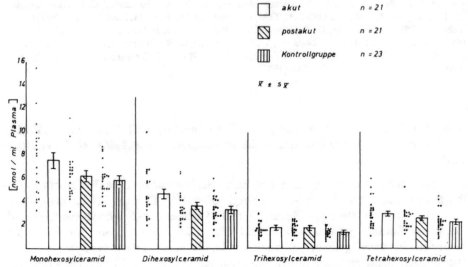

Abb. 1. Konzentration der Plasmaglycosphingolipide der akuten und postakuten Hepatitis-Phase im Vergleich zum gesunden Kontrollkollektiv. Die Punkte links neben den Säulen entsprechen den zugehörigen Einzelmeßdaten

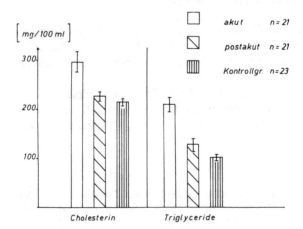

Abb. 2. Konzentration des Cholesterins und der Triglyceride im Serum in der akuten und postakuten Phase der Hepatitis und in der Kontrollgruppe. $\bar{x} \mp s_{\bar{x}}$

sphingolipidfraktionen im Plasma als auch Cholesterin und Triglyceride im Serum in der akuten Phase der Hepatitis zeigen gegenüber dem Kontrollkollektiv (n = 23) eine auffällige Erhöhung, die sich mit Ausnahme der Trihexosylceramidfraktion im t-Test für ungepaarte Stichproben statistisch sichern läßt.

Bei Vergleich der Mittelwerte der akuten und postakuten Phase untereinander (t-Test für gepaarte Stichproben) ist die Erhöhung der Di- und Tetrahexosylceramidfraktion statistisch auffällig (p < 0,05), die Cholesterin- und Triglyceridwerte im Serum der akuten Phase sind wiederum statistisch signifikant erhöht (p < 0,01).

Diskussion

Wie durch frühere Untersuchungen festgestellt wurde [2, 3], kommt es im Zusammenhang mit verschiedenen Hyperlipoproteinämien zu sekundären Erhöhungen der verschiedenen Plasmaglycosphingolipidfraktionen. Da in der akuten Phase der Hepatitis signifikante Erhöhungen der Cholesterin- und Triglyceridwerte im Serum auftreten, sind die Konzentrationsänderungen der Plasmaglycosphingolipide deshalb am wahrscheinlichsten im Gefolge dieser Lipoproteinveränderungen zu interpretieren, deren tieferer Zusammenhang weiterhin nicht geklärt ist. Für die Very Low Density Lipoproteins ist es bekannt, daß sie zum großen Teil aus der Leber stammen, weiterhin wird deren Umwandlung in die LDL angenommen [4]. Da die verschiedenen Glycosphingolipide in den einzelnen Lipoproteinklassen (VLDL, LDL und HDL) vorkommen [2], scheint eine Erhöhung der Glycosphingolipidkonzentrationen bei der akuten Hepatitis aus der Erhöhung einzelner Lipoproteine zu resultieren. Ein Zusammenhang mit dem Triglyceridreichen β_2-Lipoprotein, das nach Untersuchungen von Müller u. Mitarb. [5] bei manchen Lebererkrankungen mit Hypertriglyceridämie auftritt, ist möglich.

Insgesamt scheint die Annahme bestätigt, daß ein Teil der Plasmaglycosphingolipide aus der Leber stammt.

Literatur

1. Dawson, G., Sweeley, C. C.: J. Biol. Chem. **245**, 410 (1970). – 2. Atzpodien, W., Kremer, G. J., Schnellbacher, E.: Klin. Wschr. **54**, im Druck (1976). – 3. Kuske, T. T.: Ann. clin. Lab. Sci. **2**, 268 (1972). – 4. Bilheimer, D. W., Levy, R. I.: Advanc. Exp. Med. Biol. **38**, 39 (1973). – 5. Müller, P., Fellin, R., Lambrecht, J., Agostini, B., Wieland, H., Rost, W., Seidel, D.: Europ. J. clin. Invest. **4**, 419 (1974).

Ohlen, J., Richter, J. (II. Med. Klinik u. Poliklinik d. TU München): **Hepatitis und die Isoenzyme der alkalischen Phosphatase**

Die alkalische Phosphatase, deren Gesamtaktivität im Serum sich normalerweise aus Aktivitätsanteilen von Isoenzymen ossären, hepatobiliären, intestinalen und, bei Schwangerschaft, plazentaren Ursprungs zusammensetzt, ist eines der meistbestimmten und wichtigsten Enzyme in der klinisch-chemischen Diagnostik. Aufgabe unserer Arbeit war es, durch die semiquantitative Bestimmung von Isoenzymverteilungsmustern den pathogenetischen Mechanismus von Erhöhungen der Gesamtaktivität der alkalischen Serumphosphatase bei verschiedenen Verlaufsformen der Hepatitis zu untersuchen.

Wenn auch das von uns seit nunmehr 8 Jahren mit großer diagnostischer Treffsicherheit verwendete Verfahren — eine Kombination [1, 2] aus stereospezifischer Hemmung mit L-Phenylalanin in 0,005 molarer Konzentration und 15-min-Hitzeinaktivierung bei 56° C — nicht so spezifische Bestimmungen der einzelnen Isoenzymfraktionen gestattet, wie es eines Tages vielleicht aufwendige immunologische Verfahren exakter können werden, so liegen seine eindeutigen Vorteile neben einfachster Durchführbarkeit in einer hervorragenden Reproduzierbarkeit der Ergebnisse, die vor allem bei Verlaufsbeobachtungen die Erkennung selbst äußerst geringer Verschiebungen innerhalb des Isoenzymverteilungsmusters ermöglicht.

Die jeweiligen Isoenzymverteilungsmuster sind dabei durch drei Werte charakterisiert: Die AP-Gesamtaktivität, den L-Phenylalanin-hemmbaren Anteil in % der Gesamtaktivität (der vereinfachend dem Anteil der Dünndarmphosphatasen gleichgesetzt werden kann) und den Q-Wert. In unserem Normalkollektiv beträgt der L-Phenylalanin-hemmbare Anteil 14,7–23,1% der Gesamtaktivität ($\bar{x} \pm 2$ s). Der Q-Wert ergibt sich als Quotient aus der Aktivitätsbestimmung nach der Hitzeinaktivierung mit L-Phenylalanin zu der vor der Hitzeinaktivierung mit L-Phenylalanin multipliziert mit dem Faktor 100 und ist ein Maß für die jeweiligen Anteile von Knochen- und Leber/Gallenweg-Phosphatasen an der Gesamtaktivität; der Normalbereich liegt zwischen 11,4 und 22,6 ($\bar{x} \pm 2$ s). Eine Erniedrigung des Q-Werts weist auf eine Zunahme der Isoenzyme ossären Ursprungs hin, ein Anstieg dagegen auf eine Zunahme hepatobiliärer Isoenzyme.

Bei 50 Patienten mit klinisch unkompliziert verlaufender akuter Hepatitis, 12 Patienten mit Hepatitis mit cholestatischem Einschlag, 15 Patienten mit chronisch persistierender sowie 6 Patienten mit chronisch aggressiver Hepatitis, wurden neben anderen klinisch-chemischen Parametern die Isoenzymverteilungsmuster der alkalischen Phosphatase im Serum zum Zeitpunkt der stationären Aufnahme und nachfolgend in wöchentlichen Abständen über einen Zeitraum von 2—3 Monaten bestimmt.

Die Wiedergabe des umfangreichen Datenmaterials muß in diesem Rahmen auf das Anführen typischer Verlaufsbeobachtungen beschränkt bleiben [3].

Bei den akuten, unkompliziert verlaufenden Hepatitiden war die Gesamtaktivität der alkalischen Phosphatase zum Zeitpunkt der stärksten Leberzellschädigung im Mittel auf etwa das eineinhalb- bis zweifache der oberen Norm erhöht. Mit Abklingen der Hepatitis und Wiederherstellung der funktionellen Leistung der Leberzellen kam es rasch zur Normalisierung der Werte. Das Isoenzymverteilungsmuster entsprach zu jedem Zeitpunkt des Krankheitsverlaufs qualitativ dem des Normalkollektivs; d. h., die prozentuale Zusammensetzung der Gesamtaktivität aus den Aktivitäten der drei Isoenzyme bzw. Isoenzymgruppen blieb unverändert — unabhängig davon, ob initial deutlich erhöhte oder nach beginnender Ausheilung der Hepatitis normale Serumaktivitäten vorlagen. Der Anteil der Dünndarmphosphatasen blieb während des gesamten Krankheitsverlaufs, unabhängig von der Höhe der Gesamtaktivität, konstant im Mittel bei etwa 20%. Ein vermehrter Reflux von hepatobiliären Isoenzymen aufgrund einer cholestatischen Reaktion fand — kontrolliert durch die im Verlauf gleichbleibenden Q-Werte — nicht statt.

Ein Beispiel für ein typisches Verhalten der klinisch-chemischen Parameter bei einer akuten Hepatitis zeigt die Abbildung 1: Es handelte sich bei dem Patienten um einen Arzt der Dialyse-Einheit unseres Hauses, bei dem bei einer routinemäßigen Kontrolle des HB$_s$-Antigens und der Transaminasen eine Hepatitis im Inkubationsstadium erfaßt wurde. Aufgrund der frühen Diagnosestellung sind hier, zumindest teilweise, auch die Serumwerte der späten Inkubationsphase und Prodromalzeit wiedergegeben, die im allgemeinen bei den stationär aufgenommenen Patienten nicht erfaßt werden. Neben einem typischen Verhalten der übrigen klinisch-chemischen Parameter ist im Verlauf der wöchentlich bestimmten Isoenzymverteilungsmuster der alkalischen Phosphatase zu beobachten, wie die Gesamtaktivität entsprechend dem aktuellen Funktionszustand der Leberzellen ansteigt und wieder abfällt, ohne daß sich die prozentuale Zusammensetzung und damit der jeweilige Anteil der drei Isoenzymaktivitäten an der Gesamtaktivität verändert.

Die Erhöhung der Gesamtaktivität der alkalischen Phosphatase im Serum zu Zeiten starker Leberzellschädigung ist also nicht Folge einer cholestatischen Reaktion des erkrankten Organs, sondern durch eine Abbaustörung der ständig weiterhin in den Blutkreislauf eingeschleusten Isoenzyme verschiedenen Ursprungs bedingt. Die Minderung der proteinkatabolen Fähigkeit der kranken Leberzellen geht mit Fortschreiten der Restitution des Parenchyms zurück, was sich dann in einer Normalisierung der Serumwerte der alkalischen Phosphatase ausdrückt.

· Bei akuten Hepatitiden mit cholestatischem Verlauf kam es meist 1—2 Wochen nach der initialen stärksten Leberzellschädigung zu einer deutlichen Cholestase mit einer gleichsinnigen Erhöhung der Serumwerte für Bilirubin, Gamma-Glutamyltranspeptidase, Leucinarylamidase und die Gesamtaktivität der alkalischen Phosphatase. Diese Cholestase ging mit Abklingen der Hepatitis und Regeneration des Leberparenchyms zurück, bestand aber in geringem Ausmaß auch nach achtwöchiger Behandlungszeit und nach Normalisierung der Transaminasen noch eine Zeitlang fort. Die folgende Abbildung zeigt ein Beispiel für ein typisches Verhalten der klinisch-chemischen Parameter bei einer akuten Hepatitis mit cholestatischem Einschlag: Bei der Aufnahme entsprach die prozentuale Zusammensetzung der AP-Isoenzyme noch der des Normalkollektivs und der von Hepatitiden mit unkompliziertem Verlauf. Zu diesem Zeitpunkt war die Erhöhung der Gesamtaktivität also lediglich auf die Abbaustörung aller Isoenzyme durch die geschädigten Leberzellen zurückzuführen. Im weiteren Krankheitsverlauf aber entwickelt sich eine deutliche Cholestase mit gleichsinnigem Anstieg der Parameter Bilirubin, Gamma-GT, LAP und AP ohne Zeichen einer neuerlichen hepatozellulären Schädigung. Die quantitative Zusammensetzung der nunmehr deutlich erhöhten Gesamtaktivität der alkalischen Phosphatase ändert sich damit entscheidend: Neben dem vermehrten Reflux hepatobiliärer Isoenzyme, erkenntlich am deutlichen Anstieg der Q-Werte, entwickelt sich ein Rückgang der prozentualen Anteile der Dünndarm- sowie der Knochenphosphatasen an der Gesamtaktivität. Mit Ausheilung der Hepatitis normalisiert sich das Isoenzymverteilungsmuster; Gamma-GT, LAP und Bilirubin folgen zeitlich verzögert nach. Bei Hepatitiden mit cholestatischem Verlauf resultiert also die deutliche Erhöhung der Serumgesamtaktivität der alkalischen Phosphatase aus der Kombination einer Abbaustörung für alle Isoenzyme mit einem vermehrten Reflux hepatobiliärer Phosphatasen.

Chronische Hepatitisverlaufsformen mit cholestatischem Einschlag waren nur selten zu beobachten; bei den untersuchten Krankheitsverläufen von chronisch persistierenden und chronisch aggressiven Hepatitiden kam es einige Wochen nach der initialen, meist nur mäßig ausgeprägten Leberzellschädigung zu erneuten entzündlichen Schüben mit entsprechendem Anstieg der Parameter der Zellschädigung und deutlicher Minderung der Syntheseleistung der Leber. Entsprechend dem während des gesamten Beobachtungszeitraums bestehenden Zellschadens blieb die Gesamtaktivität der alkalischen Phosphatase im Serum je nach der aktuellen Funktionsminderung der Leberzellen über den Normalbereich hinaus erhöht. Die folgende Abbildung zeigt ein typisches Verhalten der klinisch-chemischen Parameter bei einer chronisch-persistierend gewordenen Hepatitis: Entsprechend der Schwere der aktuellen Leberzellschädigung führt der gestörte Abbau aller Phosphatasen zu ausgeprägten Aktivitätserhöhungen im Serum; zu keinem Zeitpunkt wird das weitgehend normale Isoenzymverteilungsmuster durch vermehrten Reflux hepa-

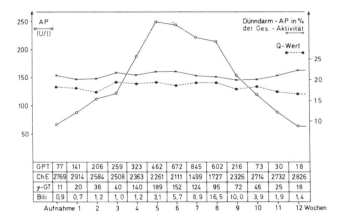

Abb. 1. Ergebnisse der klinisch-chemischen Untersuchungen und der Bestimmungen der Isoenzymverteilungsmuster der alkalischen Serumphosphatase bei einem Patienten mit akuter Hepatitis (Einzelheiten s. Text). – Angaben der klinisch-chemischen Parameter in U/l bzw. mg/100 ml

tobiliärer Isoenzyme aufgrund einer Cholestase verändert, wie aus den gleichbleibenden Q-Werten ersichtlich ist. Lediglich der prozentuale Anteil der Dünndarmphosphatasen steigt im Laufe der Erkrankung geringgradig an; ein Befund, der bei allen untersuchten chronischen Hepatitisverläufen zu beobachten war.

Insgesamt zeigen unsere Untersuchungen, daß bei den verschiedenen Verlaufsformen akuter und chronischer Hepatitiden der primäre pathogenetische Mechanismus für die häufig zu beobachtenden Aktivitätserhöhungen der alkalischen Phosphatase im Serum eine Abbaustörung aller in den Blutkreislauf eingeschleuster Isoenzyme verschiedenen Ursprungs ist. Nur bei Krankheitsverläufen mit cholestatischem Einschlag kommt zur Abbaustörung additiv ein vermehrter Reflux hepatobiliärer Phosphatasen.

Literatur

1. Ohlen, J., Pause, H., Richter, J.: Europ. J. clin. Invest. 1, 445 (1971). – 2. Ohlen, J., Richter, J.: Dtsch. med. Wschr. 96, 343 (1971). – 3. Ohlen, J., Richter, J.: Med. Klin. 71, 292 (1976).

Gäng, V., Stanjek, J., Gaubitz, W. (Med. Univ.-Klinik Würzburg): **Diaminooxidase (Histaminase) bei Lebererkrankungen und experimenteller Leberschädigung**

Verschiedene klinische Symptome, die bei Lebererkrankungen und hier vor allem bei der Lebercirrhose gehäuft auftreten, werden als Ausdruck eines gestörten Aminstoffwechsels angesehen. Das Ausmaß der Eliminierung dieser je nach Konzentration teils toxisch wirkenden Substanzen durch die Leber variiert und hängt offensichtlich vom morphologischen und funktionellen Zustand des Lebergewebes ab. Ein Teil der hieraus resultierenden Symptome wie Vasodilatation, Blutdruckabfall, Bronchokonstriktion, Eröffnung von arterio-venösen Shunts sowie gastrointestinale Komplikationen wird u. a. der Wirkung des Histamins und des Serotonins zugeschrieben. Die Diaminooxidase (DAO) ist nach Untersuchungen von Schayer [1] ein wesentliches Enzym des Histaminabbaues und in Anbetracht der geschilderten unerwünschten Nebenwirkungen erschien es uns deshalb wichtig, das Verhalten dieses Enzyms bei Lebererkrankungen zu untersuchen. In vorausgegangenen Untersuchungen konnte gezeigt werden, daß die Heparinantwort der DAO bei entzündlichen Lebererkrankungen des Menschen erheblich verringert war [2]. Nach Palm [3] entspricht zwar die Postheparin-DAO bei Gesunden dem Enzymgehalt der DAO-haltigen Organe, doch stellte sich die Frage, ob unter pathologischen Bedingungen nicht etwa eine Freisetzungsstörung die verringerte Heparinantwort erklären konnte.

Methodik

Die Messung der DAO erfolgte nach der Methode von Okuyama u. Kobayashi [4] mit ^{14}C-Putrescin als Substrat und die Aktivitätsangabe erfolgt in C.P.M. pro ml Plasma, bzw. pro g Leberfeuchtgewicht. Die i.v.-Heparinbelastung (1000 U/kg KG) erfolgte an Meerschweinchen (250–350 g KG, weiblich, in Äthernarkose), Blutabnahme nach 5, 15, 30, 45 und 60 min. Homogenatherstellung nach Gäng u. Mitarb. [5]. Eine Galaktosamin-„Hepatitis" wurde durch Gabe von D-Galaktosamin × HCl (400 bzw. 800 mg/KG, i.p.) erzeugt und die Tiere wurden nach 48 Std heparinbelastet, bzw. die Organe entnommen.

Ergebnisse

Abbildung 1 zeigt die Postheparin-DAO bei Meerschweinchen (obere Kurve ± S.D., n = 14, Kontrollen, untere Kurve, n = 12, nach 48 Std nach Galaktosaminvorbehandlung).

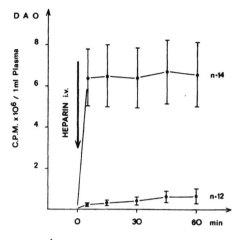

Abb. 1. Postheparin-Diaminooxidase bei Meerschweinchen mit Galaktosamin-„Hepatitis". Obere Kurve Kontrollen (n = 14)

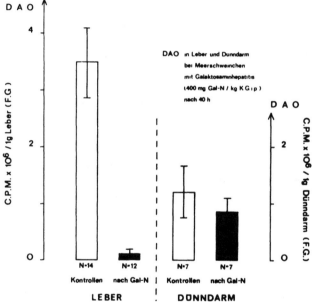

Abb. 2. DAO in Leber und Dünndarm bei Meerschweinchen mit Galaktosamin-„Hepatitis"

Im Vergleich zur Kontrolle erfolgt der Enzymanstieg bei Tieren mit Leberentzündung stark verringert. Es stellte sich deshalb die Frage nach dem Enzymgehalt der wichtigsten DAO-haltigen Organe des Meerschweinchens, der Leber und des Dünndarms. Abbildung 2 zeigt den Enzymgehalt dieser Organe 40 Std nach Galaktosamingabe. Während in der Leber nur noch geringe Enzymmengen im Vergleich zur Kontrolle nachweisbar sind, ist die DAO auch im Dünndarm verringert, allerdings nicht signifikant. Die Hauptmenge der DAO ist jedoch in Übereinstimmung mit anderen Autoren beim Meerschweinchen in der Leber lokalisiert.

Diskussion

In früheren Untersuchungen [2, 5] konnte gezeigt werden, daß bei Lebererkrankungen des Menschen unterschiedlichster Genese ein Abfall der Postheparin-DAO besteht, der jeweils mit dem Grade der Entzündung korreliert. Offen blieb jedoch die Frage, ob die verringerte Enzymfreisetzung den Enzymbestand in der Leber bzw. im Dünndarm korrekt widerspiegelt, oder ob eventuell andere Mechanismen, z. B. eine Freisetzungsstörung, diesen Befund vortäuschen. Sofern bezüglich des Verhaltens der DAO Mensch und Meerschweinchen vergleichbar sind, zeigen die vorliegenden Befunde, daß die Postheparin-DAO auch unter pathologischen Bedingungen korrekt die Organverhältnisse widerspiegelt, da der Enzymabfall in den Homogenaten dem verringerten Anstieg der Postheparin-DAO entspricht. Es kann also folglich angenommen werden, daß der verringerte Enzymanstieg nach Heparin bei akuter Hepatitis, chronischer Hepatitis und entzündlicher Lebercirrhose die wahren Enzymverhältnisse in Leber bzw. Dünndarm widerspiegelt. Eine Erklärung für das Zustandekommen dieses Phänomens steht bisher aus. Wir vermuten jedoch, daß das Heparin der Mastzellen über die Regulation der DAO bzw. der Histaminase am Histaminabbau beteiligt ist. Innerhalb der Mastzellen und der basophilen Leukozyten ist das basische Histamin in Form einer salzartigen Bindung an das saure Heparin gebunden und dieser Komplex bildet einen Bestandteil der basophilen Granula [6]. Während einer Anaphylaxie kommt es zu einer Degranulation der Mastzellen mit nachfolgender Freisetzung von Histamin und Heparin. Beim anaphylaktischen Schock des Meerschweinchens konnte Schmutzler u. Mitarb. [7] zeigen, daß hier eine Histaminasefreisetzung aus der Leber erfolgte, die durch die begleitende Heparinämie erklärt wurde. Analog dazu kann man deshalb vermuten, daß während einer Entzündung die Freisetzung von endogenem Heparin zu einer Verarmung der enzymhaltigen Organe führt. Eine andere Möglichkeit wäre, daß der Enzymabfall in der Leber bei akuter Leberentzündung Ausdruck einer gestörten Proteinsynthese ist, wobei eine relativ kurze Halbwertszeit des Enzyms Voraussetzung wäre.

Ferner soll darauf hingewiesen werden, daß der zeitliche Abfall der DAO im Homogenat mit dem Anstieg der Ornithindecarboxylase (ODC) bei Leberregeneration etwa zeitlich zusammenfällt, wobei über die ODC Putrescin entsteht, das ja dann Substrat der DAO im Cytoplasma wäre. Inwieweit jedoch der gezeigte DAO-Abfall mit der Regeneration bzw. der Polyaminsynthese in Zusammenhang steht, müssen weitere Untersuchungen zeigen.

Literatur

1. Schayer, R. W.: Handbook of experimental pharmacology, Vol. 18, part 1, p. 672. Berlin-Heidelberg-New York: Springer 1966. — 2. Gäng, V.: Gastroenterologia (Basel) **12**, 407 (1974). — 3. Palm, D., Magnus, U.: Klin. Wschr. **46**, 720 (1968). — 4. Okuyama, R., Kobayashi, Y.: Arch. Biochem. **95**, 242 (1961). — 5. Gäng, V., Baldus, M., Kadereit, M.: Acta Hepato-Gastroenterol. **23**, 104—109 (1976). — 6. Engelberg, H.: Springfield, Ill.: Charles C. Thomas Publ. 1963. — 7. Schmutzler, W., Goldschmidt, O., Bethge, K. P., Knop, J.: Int. Arch. Allergy **36**, 45 (1969).

Müller, G., Spech, H. J., Wellhöfer, G., Wernze, H., Wilkinson, S. P., Bernardi, M. (Med. Univ.-Klinik Würzburg und The Liver Unit, King's College Hospital, London):
Untersuchungen zum Hyperaldosteronismus bei akuter Virushepatitis, Leberzirrhose und fulminantem Leberversagen

Bei Patienten mit verschiedenen Leberparenchymerkrankungen wurden wiederholt erhöhte Aldosteronausscheidungen im Urin nachgewiesen [3, 5]. Untersuchungen des Plasmaaldosterons mit der Isotopenverdünnungstechnik zeigten insbesondere bei dekompensierten Zirrhosekranken oftmals erhöhte Werte [2, 4, 8]. Direktbestimmungen des endogenen Aldosterons mit radioimmunologischer Technik wurden erst in jüngster Zeit durchgeführt [6]. Da die Plasmakonzentration als bester Parameter der peripheren Hormonwirkung anzusehen ist, haben wir erneut Untersuchungen zu dieser Frage bei verschiedenen Gruppen Leberkranker vorgenommen.

Methodik und Krankengut

1. Im Plasma wurden folgende Meßgrößen radioimmunologisch bestimmt. Plasmaaldosteron[1] nach Vecsei [7], Plasmareninaktivität mittels Kit (Renk, IDW), Plasmaangiotensin-II nach Adsorption an Dowex, in der Gruppe mit fulminantem Leberversagen zusätzlich noch die Plasmareninkonzentration (Anreicherung mit Schafsubstrat[2]), Angiotensinogen, Cortisol[1] und Corticosteron[1].

2. Untersucht wurden insgesamt 105 Leberkranke und 27 Kontrollpersonen. Alle Blutentnahmen erfolgten nach 7stündiger Ruhelage zwischen 7.30 Uhr und 9.30 Uhr. Die unbehandelten Gruppen hatten keine Na^+-Restriktion (80–120 mVal/24 h) über mindestens 3 Tage und keine Salidiuretika oder Antikaliuretika über mindestens 10 Tage erhalten. Die unter Therapie untersuchten Zirrhosekranken wurden entweder mit Na^+-Restriktion von 20 mVal/24 h und Salidiuretika oder kombiniert mit Spironolactone über einen Zeitraum von 8 Tagen bis 6 Wochen behandelt. Die Kranken mit fulminantem Leberversagen befanden sich im Komastadium II–IV.

Ergebnisse und Besprechung

Bei akuter Hepatitis und kompensierter Zirrhose ohne Behandlung liegen die Plasmaaldosteronkonzentrationen von 2 Patienten leicht über dem 2 σ Streubereich der Kontrollgruppe. Die jeweiligen Mittelwerte betragen 13,4 ± 4,7 ng/100 ml bzw. 11,2 ± 5,5 ng/100 ml gegenüber 11,5 ± 3,5 ng/100 ml bei lebergesunden Kontrollpersonen (Abb. 1). Der Mittelwert der dekompensiert unbehandelten Zirrhosekranken ist mit 16,6 ± 17,4 ng/100 ml nicht signifikant von der Kontrollgruppe unterschieden ($p > 0,05$). Zwei dieser Patienten mit den höchsten Werten von 70,4 und 79,3 ng/100 ml weisen im Gegensatz zur restlichen Gruppe extrem erniedrigte Serum-Na^+-Spiegel unter 120 mVal/l auf. Bei der dekompensierten Zirrhose unter Behandlung sind die Werte (M: 52,1 ± 39,8 ng/100 ml) mehrheitlich dann erhöht, wenn eine Kombinationsbehandlung mit Spironolactone, Salidiuretika und Na^+-Restriktion durchgeführt wird. Kranke mit fulminantem Leberversagen zeigen die ausgeprägtesten Hyperaldosteronämien, sie liegen durchschnittlich mit 116,8 ± 92,9 ng/100 ml, bezogen auf den Mittelwert der Kontrollgruppe, 10fach erhöht.

Die Einzelfälle in den Gruppen mit erhöhten Aldosteronwerten weisen eine deutliche Abhängigkeit sowohl zur Plasmareninaktivität wie zum Angiotensin II-Spiegel auf, mit Ausnahme der Patienten mit fulminanter Leberinsuffizienz. Die — bezogen auf die Zirrhosekranken — relativ niedrige Plasmareninaktivität und der relativ niedrige Angiotensin II-Gehalt bei fulminanter Leberinsuffizienz erklären sich durch den erheblichen Abfall der Plasmaangiotensinogenkonzentration auf ca. $\frac{1}{5}$ der Norm [M: 400,53 ± 250,4 gegenüber 2192 ± 437 ng AT I/ml (Abb. 2)]. Die verminderte Angiotensin-Bildung im Plasma dieser Kranken ist auch durch die extrem gesteigerte Reninkonzentration (Abb. 2) im Vergleich zur Plasmareninaktivität ausgezeichnet. Bei fulminanter Leberinsuffizienz müssen deshalb neben dem Renin-Angiotensin-System noch weitere Mechanismen für die Stimulation der adrenalen Biosynthese von Aldosteron verantwortlich sein. Eine direkte Kaliumwirkung scheidet bei fehlender Hyperkaliämie aus. Hinweise auf eine durch

---

[1] Herrn Prof. Dr. Vecsei, Pharmakol. Institut der Universität Heidelberg, danken wir für die Überlassung von Antikörpern

[2] Dankenswerterweise von Herrn Priv.-Doz. Dr. Dahlheim, Physiol. Institut der Universität München, zur Verfügung gestellt

437

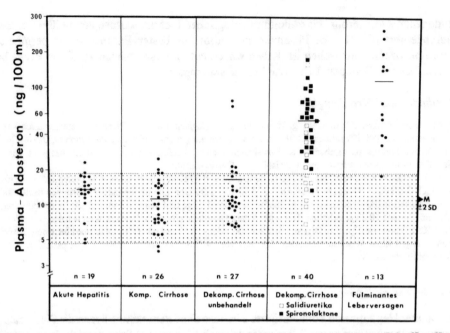

Abb. 1. Plasma-Aldosteron-Konzentrationen bei verschiedenen Gruppen Leberkranker. Schraffiert Kontrollbereich (M ± 2 SD, n = 27) für Lebergesunde

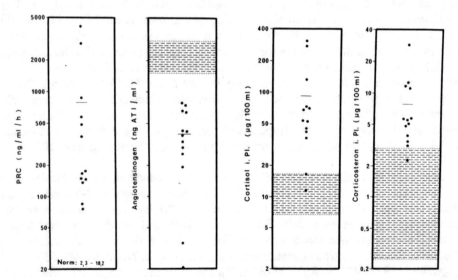

Abb. 2. Renin-Konzentration, Angiotensinogen, Cortisol und Corticosteron im Plasma von Patienten mit fulminantem Leberversagen. Schraffiert 2 σ-Streubereich für lebergesunde Kontrollpersonen

ACTH vermittelte Sekretion von Aldosteron könnte ein erhöhter Gehalt anderer, nur ACTH-abhängiger adrenaler Steroide im Plasma sein. Cortisol und Corticosteron sind bei fulminanter Leberinsuffizienz im Durchschnitt auf 91,7 ± 94,5 µg/100 ml und 7,9 ± 7,13 µg/100 ml gegenüber 11,6 ± 4,9 µg/100 ml bzw. 1,63 ± 1,36 µg/100 ml bei Kontrollpersonen erhöht. Die Bewertung dieser Befunde erfährt aber eine Einschränkung, weil nicht bekannt ist, in welchem Ausmaß die schwere Leberinsuffizienz den Abbau dieser beiden Steroide quantitativ beeinflußt. Wenn die bei Zirrhosen bekannte Inaktivierungsinsuffizienz für Steroidhormone [1] in noch stärkerem Ausmaß für das Leberzerfallskoma zutrifft, muß in dem gestörten Aldosteronabbau ein weiterer Teilfaktor der extremen Hyperaldosteronämie bei dieser Patientengruppe gesehen werden.

Zusammenfassung

1. Hyperaldosteronismus bei unkomplizierter Hepatitis, kompensierter und dekompensierter Leberzirrhose ist selten.

2. Mit großer Regelmäßigkeit werden Hyperaldosteronämien durch Therapiemaßnahmen, die zu Veränderungen des Elektrolythaushaltes, Volumendepletion und renaler Hypoperfusion führen, ausgelöst. Die adrenale Hypersekretion wird durch Renin-Angiotensin vermittelt.

3. Die bei fulminanter Leberinsuffizienz auftretenden extremen Hyperaldosteronämien sind vermutlich durch komplexe Mechanismen — wie gesteigerte Sekretion durch Angiotensin II und ACTH sowie eine gestörte hepatische Hormoninaktivierung — verursacht.

Literatur

1. Gerdes, H., Littmann, K.-P.: Die hormonale Funktion von Nebennierenrinde und Testes bei Leberkrankheiten. S. 22. Stuttgart: Thieme 1976. — 2. Kaufmann, W., Steiner, B., Meurer, K. A., Dürr, F.: Aldosteron bei cardialer und hepataler Hypervolämie. In: Die Niere im Kreislauf (Hrsg. v. Klütsch, K., Wollheim, E., Holtmeier, H.-J.), S. 45. Stuttgart: Thieme 1971. — 3. Koczorek, Kh. R.: Physiologie und Pathophysiologie der Aldosteroninkretion. In: Klinische Anwendung der Aldosteronantagonisten (Hrsg. v. Krück, F., Koczorek, Kh. R., Betzien, G.), S. 2. Stuttgart: Thieme 1962. — 4. Lommer, D., Düsterdieck, G., Jahnecke, J., Vecsei, P., Wolff, H. P.: Klin. Wschr. **46**, 741 (1968). — 5. Mann, M., Siegenthaler, W.: Klin. Wschr. **42**, 885 (1964). — 6. Rosoff, L., Zia, P., Reynolds, T., Horton, R.: Gastroenterology **69**, 698 (1975). — 7. Vecsei, P., Gless, K.-H.: Aldosteron-Radioimmunoassay. Stuttgart: Enke 1975. — 8. Wolff, H. P., Lommer, D., Torbica, M.: Schweiz. med. Wschr. **95**, 387 (1965).

Andreu-Kern, F., Lissen Otero, E., González, G., de la Rasilla, M., Garcia de Pesquera, F., Fernández Andrade, C., Crespo Diez, A. (Sozialversicherungs-Krankenhaus, Dept. Innere Med., Sevilla [Spanien]): **Die Plasmarenin-Aktivität (Basal und nach Stimulation) bei Lebercirrhose in Zusammenhang mit dem effektiven renalen Plasmadurchfluß**

Mit einer gewissen Sicherheit wird angenommen, daß Hyperaldosteronismus und Abnahme des renalen Plasmadurchflusses eine Rolle in der Wasserretention der Cirrhotiker spielen. Die Abnahme der Nierendurchblutung soll in dieser Hinsicht die Hauptsache in den Endstadien der Lebercirrhose sein. Mit großer Wahrscheinlichkeit wird neuerdings auch angenommen, daß anormale intrarenale Verteilung der Nierendurchblutung [1, 2, 3] oder Abfall der Synthese des natriuretischen Hormones [4, 5, 6] auch eine Rolle spielen könnten.

Abgesehen von einigen in letzter Zeit gut gewonnenen Kenntnissen bestehen auch in dieser Beziehung noch viele dunkle Punkte hinsichtlich der Pathogenese der abnormen Nierendurchblutung und der Regulation der intrarenalen Nierendurchblutung [7, 8, 9, 10] sowie des initialen Mechanismus der Natriumretention bei Lebercirrhose. Das Ziel dieser Studie ist die Untersuchung dieses letzten Punktes.

Material und Methoden

30 Patienten mit Lebercirrhose wurden untersucht. (Es handelte sich um alkoholische, posthepatitische, kryptogenetische und primär biliäre Cirrhosen.) In 20 Fällen wurde die Diagnose mit Laparoskopie bzw. Leberbiopsie gesichert, bei dem Rest war die Diagnose auf klinische und biochemische Kriterien gestützt.

In allen Fällen wurde folgende Methodik angewandt:

Nach einer Woche Krankenhausaufenthalt hielten die Patienten eine Diät mit weniger als 50 mÄq Na pro Tag ein. Es wurden keine Medikamente verwendet, die auf den Wasser- und Elektrolythaushalt einwirken könnten. Am Ende dieser Woche wurden Harnstoff, Kreatinin, Kreatinin-Clearance, effektive Nierendurchblutung (Fpre), Salz- und Wassertoleranz und Plasmarenin-Aktivität (Arp), basal und nach Stimulation, untersucht. Patienten mit primären Nierenerkrankungen, Hochdruck oder kardiovasculären Krankheiten, sowie Schock, Fieber oder vor kurzem bestandener gastrointestinaler Blutung wurden ausgeschlossen.

Die Plasmarenin-Aktivität wurde mittels Radioimmunoassay nach der Methode von Haber et al. [11] mit handelsüblichem Kit Serin [12, 19] bestimmt. Wir bestimmten die basale Plasmarenin-Aktivität nach 12 Std Bettruhe und nach Stimulation bei Blutentnahme nach 3 Std Bewegung. Beide wurden am selben Tag hintereinander bestimmt.

Die Nierendurchblutung wurde bestimmt mittels 131 I Hippuran nach der Methode von Sapirstein et al. [14], modifiziert von Teuke et al. [16] und Blaufox et al. [16]; Salz- und Wassertoleranz nach der Methode von Arroyo u. Mitarb. [17, 18].

Die Ergebnisse wurden mit einer Kontrollgruppe verglichen, welche dieselbe Na-Ausscheidung wie die Patienten hatte.

Ergebnisse

Die Patienten wurden in drei Gruppen eingeteilt:

1. Gruppe: 9 Patienten mit einer normalen Nierenfunktion und Nierendurchblutung.

2. Gruppe: 11 Patienten, bei denen die Nierendurchblutung über 450 ml/min lag, was die untere Grenze bei unserer Isotopenabteilung ist. Die Natriumsausscheidung und/oder die Kreatinin-Clearance waren niedrig.

3. Gruppe: 10 Patienten, bei denen die Nierendurchblutung unter 450 ml/min war. Die Nierenfunktion dieser Gruppe war viel schlechter als diejenige der anderen beiden Patientengruppen.

Der Vergleich der Ergebnisse der ersten Gruppe mit der Kontrollgruppe ist im erstem Bild angegeben (Abb. 1). Man kann sehen, daß keine signifikante Differenz in der basalen Plasmarenin-Aktivität beider Gruppen besteht, und daß bei den Cirrhotikern eine Erhö-

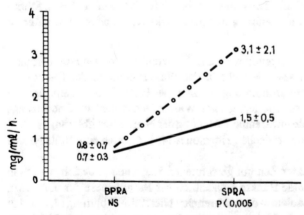

Abb. 1. BPRA and SPRA of normal individuals (——) in comparison with cirrhotic patients of the first group (-O-O-O)

hung der Plasmarenin-Aktivität mittels Stimulation trotz normaler Nierenfunktion erzielt werden kann. Es besteht eine statistisch signifikante Differenz. Da die zweite Gruppe (Abb. 2) fast gleiche Ergebnisse aufwies, müssen wir unterstreichen, daß diese zweite Gruppe, auch wenn bei ihr eine noch normale Nierendurchblutung festgestellt wurde, eine Minderung der Nierenfunktion und Abnahme der Na-Ausscheidung zeigte.

Bei der dritten Gruppe von Patienten mit erheblich verminderter Nierendurchblutung und Nierenfunktion (Abb. 3) wiesen sowohl die basale Plasmarenin-Aktivität als auch die stimulierte Plasmarenin-Aktivität eine statistisch hohe Signifikanz gegenüber der Kontrollgruppe auf.

Wenn wir die zweite und dritte Gruppe miteinander vergleichen (Abb. 4), bestehen ebenso erhebliche Differenzen in der Plasmarenin-Aktivität sowohl basal wie nach Stimulation.

Daraus können wir schließen:

1. Daß bei der Lebercirrhose die Plasmarenin-Aktivität in Ruhe normal ist, soweit die Nierendurchblutung erhalten bleibt.

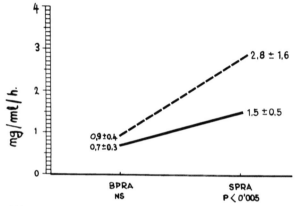

Abb. 2. BPRA and SPRA of normal individuals (——) in comparison with cirrhotic patients of the second group (- - - - - -)

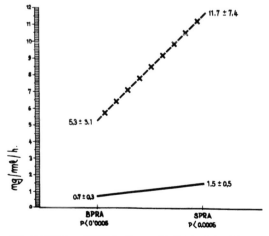

Abb. 3. BPRA and SPRA of normal individuals (——) in comparison with cirrhotic patients of the third group (- + - + - +)

441

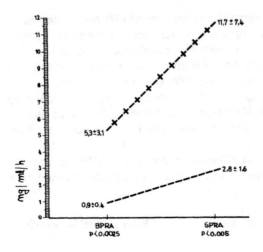

Abb. 4. BPRA and SPRA of cirrhotic patients of the second group (- - - -) in comparison with those of the third group (- + - + - +)

2. Daß Plasmarenin-Aktivität und Nierendurchblutung sich gegenseitig beeinflussen, wahrscheinlich in dem Sinne, daß zuerst die Abnahme der Nierendurchblutung bei der Lebercirrhose eintritt.

3. Orthostase oder Bewegung bewirken bei Cirrhose-Patienten eine erhöhte Reninfreisetzung bei normaler sowie bei verminderter Nierendurchblutung.

4. Es kann angenommen werden, daß bei der Lebercirrhose eine erhöhte Na-Resorption bei Orthostase und Bewegung besteht.

Wenn wir diese Ergebnisse auf die Klinik übertragen, haben wir somit die Klärung für folgende Tatsachen:

Daß die alleinige Bettruhe bei Cirrhotikern eine Ödemausscheidung bewirken kann, ohne daß wir zu unbekannten und wenig überzeugenden Hypothesen greifen müssen. (Verbesserte Leberfunktion durch Bettruhe, etc.)

Und auch warum die Patienten, die während des Krankenhausaufenthaltes ihre Ödeme ausscheiden, später, wenn sie entlassen werden, wieder zu einer Ödembildung neigen, ohne daß wir dieses Wiederauftreten von Ödemen auf eine Diätvernachlässigung oder Nichteinhalten der Therapie zurückführen können. – Wird damit eine prophylaktische Drosselung der Reninfreisetzung nötig oder sogar therapeutisch gerechtfertigt?

Literatur bei den Autoren

Spech, H.-J., Hilfenhaus, M., Deeg, P., Wernze, H. (Med. Univ.-Klinik Würzburg; Pharmakol. Inst. d. Med. Hochschule Hannover): **Hepatische Aldosteron-Extraktion und Durchblutung bei Lebercirrhose**

Erhöhte Plasma-Aldosteron-Konzentrationen bei Patienten mit Lebercirrhose werden überwiegend zwei Vorgängen zugeschrieben:

1. Einer gesteigerten adrenalen Hormonsekretion [7, 12, 14] und

2. einer verminderten hepatischen Elimination des Mineralcorticoids [6, 9, 13]. Für die hepatische Clearance des Aldosterons ist neben der Kapazität der Leberparenchymzellen zur enzymatischen Verstoffwechselung die Durchblutungsgröße des Organs verantwort-

lich gemacht worden [4, 9, 10, 13]. So ließen Untersuchungen mit radioaktiv markiertem Aldosteron bei verschiedenen Krankheitszuständen vermuten, daß die prozentuale hepatische Hormon-Extraktion dann sistiert, wenn der Leberplasmafluß 500 ml/min unterschreitet [9]. Die Berechnung, die zu dieser Schlußfolgerung geführt hat, ist jedoch entscheidend durch zwei Patienten mit Lebercirrhose bestimmt.

Wir haben daher zur weiteren Klärung der Beziehungen simultane Messungen von Leberdurchblutung und hepatischer Aldosteron-Extraktion für endogenes Hormon an einer größeren Gruppe Cirrhosekranker durchgeführt.

Patienten und Methodik

19 Patienten mit histologisch gesicherter Lebercirrhose im Alter zwischen 24 und 61 Jahren wurden untersucht. Dabei handelte es sich um 10 alkoholbedingte und 8 posthepatitische Erkrankungen, sowie um eine ätiologisch ungeklärte Cirrhoseform. Alle Kranke hatten Ösophagusvarizen, in 15 Fällen waren eine oder mehrere Varizenblutungen vorausgegangen. Bei 12 Patienten bestand zum Zeitpunkt der Klinikaufnahme eine Aszites- und Ödembildung, so daß eine kombinierte Diuretikatherapie eingeleitet worden war. Unsere Messungen mußten daher zum größeren Teil unter Pharmaka-Einfluß erfolgen.

Neben der Bestimmung des Lebervenenverschlußdruckes[1] erfolgte die Messung der Leberdurchblutung im Rahmen der präoperativen Shuntdiagnostik nach dem Indocyaningrün (ICG)-Infusionsverfahren während eines Zeitraumes von 60 min [2, 8, 11]. Arterielles und hepatovenöses Blut (Seldinger-Technik) zur Analyse der Plasma-Farbstoffkonzentration wurde simultan in 10-min-Abständen gewonnen. In dieser Untersuchungsserie sind nur solche Ergebnisse berücksichtigt, die sich aus einer hepatischen Extraktion von mehr als 10% während der „steady-state-Phase" der ICG-Infusion ergaben.

Zur Bestimmung der hepatischen Aldosteron-Elimination wurde vor Beginn der Farbstoff-Infusion Blut aus der A. femoralis und einer rechtsseitigen Lebervene entnommen. Die Analyse der Plasma-Aldosteron-Konzentration erfolgte radioimmunologisch[2] nach Vecsei [15], wobei eine Modifikation zur dünnschichtchromatographischen Auftrennung der Plasmaextrakte benutzt wurde.

Ergebnisse und Diskussion

Entsprechend dem unterschiedlich zusammengesetzten Krankengut schwankte die *Leberdurchblutung* beträchtlich zwischen 537 und 2631 ml/min (1305 ± 494 ml/min). Der hepatische Plasmafluß lag zwischen 376 und 1815 ml/min (830 ± 335 ml/min). Ähnliche Ergebnisse wurden auch von anderen Untersuchern mit dem gleichen Verfahren bei Patienten mit Lebercirrhose erhoben [1, 3]. Als Ausdruck der schlechten Leberfunktion ergab die prozentuale ICG-Extraktion in fünf Fällen Werte zwischen 11 und 16% (13,4 ± 1,7%). Bei den übrigen Kranken wurden Extraktionsraten zwischen 26 und 88% (48,8 ± 18,3%) gemessen.

Die arterielle *Aldosteron-Plasma-Konzentration* betrug im Durchschnitt 44,5 ± 46,3 ng/100 ml. Für 10 Patienten wurden Werte deutlich oberhalb des 2σ-Streubereiches der Norm von 18,5 ng/100 ml bestimmt. Dabei handelte es sich ausnahmslos um medikamentös induzierte Hyperaldosteronämien, bedingt durch eine längerfristige Sprironolaktone-Behandlung.

Die *prozentuale hepatische Aldosteron-Extraktion* schwankte erheblich zwischen 13 und 77% (44,1 ± 21,2%). Leider verfügen wir über keine Untersuchungen bei gesunden Kontrollpersonen, um die in der Literatur mitgeteilte hohe hepatische Aldosteron-Extraktion von 85—95% [4, 9, 10, 13], gemessen mit radiomarkiertem Hormon, dem Verhalten des endogenen Aldosterons gegenüberstellen zu können. Ein Vergleich unserer Einzelbe-

---

[1] Med. Univ.-Klinik Würzburg, Kardiol. Abt. (Leiter: Prof. Dr. K. W. Schneider)
[2] Für die Überlassung des Aldosteron-Antikörpers danken wir Herrn Prof. Dr. P. Vecsei, Pharmakol. Institut, Univ. Heidelberg

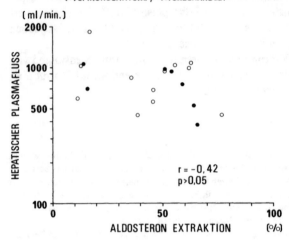

LEBERCIRRHOSE

(○)SPIRONOLAKTONE ; (●)UNBEHANDELT

r = -0,42
p>0,05

Abb. 1. Beziehung zwischen hepatischem Plasmafluß und prozentualer hepatischer Aldosteron-Extraktion (r = −0,42; p > 0,05) bei 19 Patienten mit Lebercirrhose

stimmungen läßt jedoch erkennen, daß keine Beziehung zwischen hepatischer Aldosteron-Extraktion und Höhe des arteriellen Hormonspiegels besteht (p > 0,2). So kann die Leber selbst bei sehr hoher arterieller Konzentration (150,4 und 153,9 ng/100 ml) noch sehr gut (77 bzw. 63%) Aldosteron extrahieren.

Desgleichen läßt sich zwischen hepatischem Plasmafluß und prozentualer Aldosteron-Extraktion keine direkt proportionale Beziehung feststellen (Abb. 1). Dies bedeutet, daß auch bei stark eingeschränkter Flußrate (unter 500 ml/min) die Hormon-Elimination der Leber keineswegs aufgehoben ist. So wurden bei Plasmaflußwerten von 445, 441 und 376 ml/min noch Extraktionen von jeweils 35, 77 und 66% bestimmt. Die Darstellung der Einzelmeßpunkte deutet tendentiell (r = −0,42; p > 0,05) sogar eher eine inverse Beziehung zwischen beiden Parametern an. Das könnte vermuten lassen, daß bei stärker verminderter Organdurchblutung die Extraktion des Steroidhormones durch eine verlängerte Kontaktzeit begünstigt wird. Für Renin wurde aus unserem Arbeitskreis bei Cirrhosekranken eine ähnliche Beziehung beschrieben [16].

Vergleicht man die Lebervenenverschlußdruckwerte mit der prozentualen Aldosteron-Extraktion, so ergibt sich ebenfalls keine gesicherte Beziehung. Allenfalls deutet sich wiederum tendentiell ein umgekehrt proportionales Verhalten an (r = −0,34; p > 0,1). Dennoch kann im Einzelfall selbst bei einem Verschlußdruck von 34 mm Hg eine Extraktionsrate von 66% erreicht werden.

Die aus Leberplasmafluß und prozentualer Hormon-Extraktion errechnete endogene hepatische Aldosteron-Clearance lag zwischen 68 und 664 ml/min. Sie betrug im Durchschnitt 343 ± 167 ml/min. Ein noch geringerer Mittelwert von 279 ml/min wurde kürzlich durch eine Arbeitsgruppe in Oslo bei 17 Leberkranken, darunter 15 Cirrhosepatienten mit gleicher Methodik angegeben [5]. Stellt man diese Befunde Untersuchungen gegenüber, die durch radioaktiv markieres Hormon ermittelt wurden [4, 9, 10, 13], so ergibt sich eine unverhältnismäßig starke Einschränkung der endogenen Aldosteron-Clearance bei Cirrhosekranken. Jedoch zeigt der Vergleich von hepatischer Hormon-Clearance und arterieller Aldosteron-Konzentration bei unbehandelten Cirrhose-Patienten (n = 7), daß auch die niedrigsten Clearance-Werte dieser Gruppe (112 und 146 ml/min) nicht mit einer Hyperaldosteronämie verknüpft sind.

Zusammenfassung

1. Bei Cirrhosekranken ist die Extraktionsfähigkeit der Leber für endogenes Aldosteron auch bei Leberplasmaflußraten unter 500 ml/min keineswegs aufgehoben.
2. Eine stärker eingeschränkte Aldosteron-Extraktion und -Clearance hat nicht zwangsläufig eine Hyperaldosteronämie zur Folge.
3. Erhöhte Plasma-Aldosteron-Konzentrationen werden daher in erster Linie auf eine gesteigerte adrenale Hormonsekretion zu beziehen sein.

Literatur

1. Bircher, J., Blankart, R., Halpern, A., Häcki, W., Laissue, J., Preisig, R.: Europ. J. clin. Invest. **3**, 72 (1973). – 2. Bradley, S. E., Ingelfinger, F. J., Bradley, G. P., Curry, J. J.: J. clin. Invest. **24**, 890 (1945). – 3. Brunner, H., Grabner, G., Paumgartner, G., Schreiber, V.: Wien. Z. inn. Med. **50**, 335 (1969). – 4. Camargo, C. A., Dowdy, A. J., Hancock, E. W., Luetscher, J. A.: J. clin. Invest. **44**, 356 (1965). – 5. Haug, T. O., Müller, O.: Scand. J. clin. Lab. Invest. **35** (Suppl. 143), 2 (1975). – 6. Kaufmann, W., Steiner, B., Meurer, K. A., Dürr, F.: In: Die Niere im Kreislauf. (Hrsg. Klütsch, K., Wollheim, E., Holtmeier, H. J.). Stuttgart: Thieme 1971. – 7. Laragh, J. H.: Circulation **25**, 203 (1962). – 8. Leevy, C. M., Mendenhall, C. L., Lesko, W., Howard, M.: J. clin. Invest. **41**, 1169 (1962). – 9. Lommer, D., Düsterdieck, G., Jahnecke, P., Vecsei, P., Wolff, H. P.: Klin. Wschr. **46**, 741 (1968). – 10 Luetscher, J. A., Hancock, E. W., Camargo, C. A., Dowdy, A. J.: J. clin. Endocr. **25**, 628 (1965). – 11. Reemtsma, K., Hottinger, G. C., DeGraff, Jr., A. C.: Surg. Gynec. Obstet. **110**, 353 (1960). – 12. Rosoff, Jr., L., Zia, P., Reynolds, T., Horton, R.: Gastroenterology **69**, 698 (1975). – 13. Tait, J. F., Bougas, J., Little, B., Tait, S.A.S., Flood, C.: J. clin. Endocr. **25**, 219 (1965). – 14. Ulick, S., Laragh, J. H., Lieberman, S., Loeb, R. F.: Trans. Ass. Amer. Physicians **71**, 225 (1958). – 15. Vecsei, P., Gless, K.-H. (Hrsg.): Aldosteron-Radioimmunoassay. Stuttgart: Enke 1975. – 16. Wernze, H., Seki, A., Schneider, K. W., Jesse, R.: Klin. Wschr. **50**, 302 (1972).

Brunner, G., Siehoff, A. (Med. Univ.-Klinik Göttingen): **Untersuchungen über die Bedeutung von endogenen Toxinen bei der Entstehung des Coma hepaticum**

Die hepatische Enzephalopathie ist ein komplexer pathogenetischer Zustand mit einer multifaktoriellen Entstehung. Mehrere Arbeitsgruppen haben darauf hingewiesen, daß beim Leberversagen sich anhäufende Toxine bei der Entstehung des comatösen Zustandes beteiligt sein könnten.

Hierfür sprechen beim exogenen Coma das gehäufte Auftreten eines comatösen Zustandes nach portokavaler Anastomose, sowie die Reversibilität dieser Symptomatik.

Die häufig beobachtete vorübergehende Verbesserung der neurologischen Symptomatik nach multiplen Austauschtransfusionen beim Leberzerfallscoma spricht ebenfalls für eine Beteiligung von Toxinen an der Entstehung der Symptomatik. Eine wesentliche Rolle als toxische Substanz beim Lebercoma wurde zunächst dem Ammoniak beigemessen [1, 2, 3].

Der Ammoniak-Stickstoff ist häufig beim Coma hepaticum erhöht. Jedoch konnte von vielen Untersuchern eine Korrelation zwischen der Ammoniak-Konzentration des Blutes und den neurologisch psychiatrischen Befunden nicht nachgewiesen werden [4, 5]. Hicks [1] wies als erster auf einen möglichen Zusammenhang zwischen einem comatösen Zustand und der Vermehrung phenolischer Substanzen im Blut hin.

Renninger [4] konnte zeigen, daß bei Hunden mit portokavaler Anastomose nach Fleischbelastung eine Vermehrung phenolischer Substanzen im Serum auftritt, wie dies schon für das Ammoniak bekannt war. Müting [2] wies wiederholt auf eine Korrelation des klinischen Bildes beim Lebercoma mit dem Gehalt der freien Phenole im Serum und Liquor hin [8]. Zieve [8, 9] beschrieb das Auftreten von Mercaptanen und freien Fettsäuren im Serum von Patienten mit Lebercoma und führte ausführliche Tieruntersuchungen durch, in denen er aufzeigte, daß sowohl mit Ammoniak als auch mit freien Fettsäuren und Mercaptanen comatöse Zustände herbeigeführt werden können.

Besonders interessant ist seine Beobachtung, daß die drei von ihm untersuchten Substanzen bei der Entstehung des Comas eine additive und zum Teil potenzierende Wirkung aufweisen.

Das Ziel unserer Untersuchungen bestand darin, die in der Literatur angegebenen Toxine bei Patienten mit Lebercoma zu messen und ihren Einfluß auf Stoffwechselvorgänge in der Leber und dem Gehirn und ihre comaproduzierende Wirkung im Tierexperiment zu untersuchen.

Die Untersuchung des Ammoniaks im Blut, der freien Fettsäuren und der Mercaptane im Blut erfolgte nach den von Zieve [9] angegebenen Methoden. Die Bestimmung der freien Serumphenole erfolgte nach der von Müting [2] angegebenen Methode. Im Serum von 13 Patienten im Lebercoma waren sowohl das Ammoniak als auch freie Fettsäuren, freie Phenole und Methanthiol erhöht (Abb. 1). Von den vier genannten Toxinen war die Erhöhung des Ammoniaks am geringsten ausgeprägt. Aus Coma-Serum extrahierte freie Phenole sowie die im Coma-Serum vorkommenden freien Fettsäuren hemmten wichtige Enzyme des Leber- und Hirnstoffwechsels in solchen Konzentrationen, wie sie im Serum von Patienten im Lebercoma gefunden werden. Die Untersuchungen wurden an Leber- und Hirnhomogenaten der Ratte sowie an gereinigten Enzymen und Mitochondrien durchgeführt. Durch freie Phenole wurden die Succinat-Dehydrogenase, die Monoaminoxydase und die Mitochondrienatmung um 50—90% gehemmt. Caprylsäure übte eine starke Hemmwirkung auf Enzyme der Glukoneogenese und der Glykolyse aus. Die Aktivitäten der Pyruvatkinase, der Hexokinase, der Phosphofructokinase und der Glukose-6-Phosphat-Dehydrogenase wurden bis zu 70% gehemmt.

Mit allen vier Toxinen konnte am Kaninchen nach intraperitonealer oder intravenöser Gabe ein comatöser Zustand erzielt werden. Die dabei erforderlichen Serumkonzentrationen lagen jedoch um das zwei- bis fünffache höher als sie im Serum von Coma-Patienten gefunden werden.

Durch die gleichzeitige Gabe von Ammoniumsalzen, freien Fettsäuren und freien Phenolen konnten die jeweiligen Coma-Dosen um 30—80% gesenkt werden, und es wurden Serumspiegel der einzelnen Toxine erzielt, die in gleichen Bereichen oder sogar niedriger lagen als sie im Serum von Coma-Patienten gefunden wurden.

Die Befunde weisen darauf hin, daß den beim Lebercoma im Serum auftretenden Toxinen eine Bedeutung bei der Entstehung des comatösen Zustandes zukommt. Darüber hinaus weisen die durch die Toxine erzielten Enzymaktivitätshemmungen darauf hin, daß

	Normalperson n=20	Coma hepaticum n=13
NH$_3$ (µg/%)	125±26	282 ± 150 (n=8)
Freie Fettsäuren (mVal/l)	0,38 ± 0,13	2,27±0,76
Freie Phenole (µg/ml)	21± 3	135 ± 48
Methanthiol (pMol/ml)	167±57	2080± 917

Abb. 1. Endogene Toxine im Serum von gesunden Blutspendern und Patienten im endogenen Lebercoma

446

diese Toxine die Regenerationsleistung der geschädigten Leber möglicherweise ebenfalls negativ beeinflussen können und im fortgeschrittenen Stadium mit für den letalen Ausgang der Erkrankung verantwortlich sein können.

Die Untersuchungen wurden mit Unterstützung der Deutschen Forschungsgemeinschaft durchgeführt.

Literatur

1. Hicks, J. M., Wotton, I. D., Young, D. S.: Biochem. J. **83**, 29 (1962). − 2. Müting, D., Keller, H., Kraus, W.: Clin. Chim. Acta **27**, 777 (1970). − 3. Read, A. E., Sherlock, S., Laidlow, J., Walker, G. J.: J. med. new Ser. **36**, 135 (1967). − 4. Renninger, W., Hartmann, F., Ruge, W.: Dtsch. Arch. klin. Med. **209**, 166 (1963). − 5. Reynolds, T. B., Redeker, A. G., Davis, P.: Amer. J. Med. **25**, 359 (1958). − 6. Stahl, J.: Ann. intern. Med. **58**, 1 (1963). − 7. Warren, K. S., Schenker, S.: Amer. J. Physiol. **199**, 1105 (1960). − 8. Zieve, L.: Arch. intern. Med. **118**, 211 (1966). − 9. Zieve, J. F., Zieve, L., Doizaki, W. M., Gilsdorf, R. B.: J. Pharmacol. Exp. Ther. **191**, 10 (1974)

Albert, L., Alexander, M., Rasch, G., Schmidt, D. (Abt. Innere Med. mit Schwerpunkt Infektionskrankheiten im Klinikum Charlottenburg an der FU Berlin): **Statistisch kontrollierte Therapievergleiche bei der akuten Virushepatitis unter Berücksichtigung von Leberbiopsien**

558 Krankengeschichten von an akuter Virushepatitis erkrankten Patienten aus den Jahren 1960−1971 wurden fünf verschiedenen Therapiegruppen zugeordnet:

1. Basistherapie (Bettruhe, kohlenhydrat-, vitamin- und eiweißreiche, fettarme Diät und orale Vitaminpräparate).

2. Basistherapie und Hepatofalk® oder Litrison®.

3. Basistherapie und Essentiale®.

4. Basistherapie und Laevulose-Infusionen i.v.

5. Basistherapie und Glukokortikoide (Beginn mit 40 mg Prednisolon/die, Reduzierung um 5 mg alle 3 Tage).

Patienten mit anamnestischer Vorschädigung der Leber sowie solche, die neben der akuten Virushepatitis andere Infekte, Organleiden oder Neoplasmen hatten, gingen nicht in die Studie ein. Weiterhin wurde von uns gefordert: Ein typisches Prodromalstadium, das maximal 14 Tage dauerte und eine typische klinische Symptomatologie. Eine histologische Sicherung der Diagnose konnte in 83% der Fälle erfolgen. Es wurde statistisch gesichert, daß Alter und Geschlecht in den einzelnen Therapiegruppen gleichmäßig verteilt waren. Ebenso konnten wir mit statistischen Methoden ausschließen, daß es in einer der Therapiegruppen zu einer unzulässigen Anhäufung von besonders hohen oder niedrigen Transaminasen oder Bilirubinwerten gekommen war. Da ein Zeitraum von 11 Jahren beobachtet wurde, gingen verschiedene Hepatitisepidemien in die Studie ein.

Eine signifikante Häufung von Erkrankungsfällen zu einer bestimmten Jahreszeit war nicht zu eruieren (Abb. 1).

Der mittlere Schweregrad wurde von uns willkürlich an Hand der SGPT (Werte zwischen 350 IE/l und 1056 IE/l) und des Gesamt-Bilirubins (zwischen 6,67 mg% und 17,5 mg%) definiert. Alle Fälle, die außerhalb dieses Bereiches lagen, ließen wir zwecks Erlangung einer homogenen Grundgesamtheit mit mittlerem Schweregrad aus der Statistik heraus. Als Stichtage, an denen der Vergleich zwischen den verschiedenen Therapiegruppen hinsichtlich der Transaminasen und des Bilirubins erfolgte, wählten wir den 20., 30., 35., 40., 45. und 50. Tag nach dem ersten Maximaltag der SGPT.

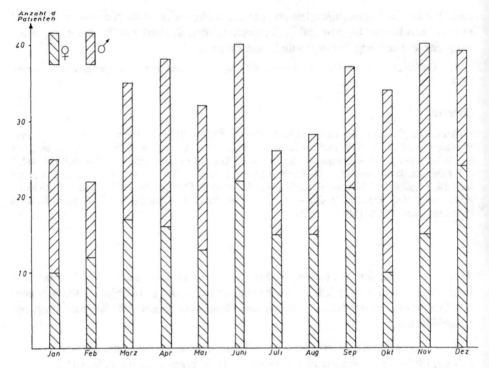

Abb. 1. Jahreszeitliche Verteilung des Krankheitsbeginnes bei 537 Fällen von Virus-Hepatitis

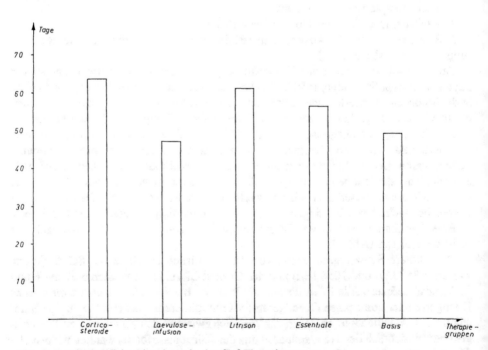

Abb. 2. Durchschnittliche Liegedauer in den fünf Therapiegruppen

Als statistische Methoden wurden der H-Test nach Kruskall und Wallis und das Wilcoxon-Verfahren für unabhängige Stichproben angewandt. Es war kein signifikant schnellerer Abfall der SGPT oder des Bilirubins in einer der Therapiegruppen erkennbar. Abb. 2 gibt die durchschnittliche Liegedauer in den fünf Therapiegruppen wieder.

An Leberbiopsiematerial von 172 Patienten wurden neben der histologischen Diagnose Fibrose, Verfettung und Zustand der Grenzlamelle ausgewertet[1]. Die mit „Basistherapie" behandelten Patienten wiesen hierbei nach der kürzesten Behandlungsdauer die besten Ergebnisse auf, auch bei schweren Erkrankungen. Bei Patienten mit Bilirubinwerten über 15 mg% zeigte sich die Tendenz einer geringeren Bindegewebsbildung unter Steroidbehandlung, für alle anderen Kriterien gab es auch in diesen Bereichen die besten Ergebnisse mit Basistherapie. Ein häufigeres Vorkommen einer Leberverfettung unter Corticosteroidtherapie konnten wir nicht feststellen. Die Behandlungsdauer bis zum Abklingen der Hepatitis war in der Corticosteroidgruppe teilweise erheblich länger als in den anderen Therapiegruppen (Verlängerung um 12 Tage gegenüber der Basistherapie, gemessen an der Normalisierung der Bilirubinwerte). In der Gruppe der Patienten, die mit essentiellen Phospholipiden behandelt wurden, wiesen mehr als ein Drittel eine deutliche Verfettung des Parenchyms auf. Ob die beobachtete Verfettung durch die Applikation von „essentiellen" Phospholipiden hervorgerufen wurde, konnte in dieser Studie nicht geklärt werden. Wir fanden anhand unserer Kriterien keinen deutlichen Unterschied zwischen Hepatitis A und B, auch nicht zwischen Hepatitiden mit und ohne Begleitkrankheiten, lediglich der Grad der Verfettung war bei den Hepatitiden mit Begleitkrankheiten gering erhöht. Bei Bilirubinwerten über 15 mg% trat häufiger eine deutliche Vermehrung des Bindegewebes in der Leber auf. Eine Begründung hierfür könnte in der Stimulation der Bindegewebsbildung durch die Proliferation der kleinen Gallengänge liegen.

---

[1] Wir danken Herrn Professor Dr. Becker (Pathologisches Institut der Freien Universität Berlin, jetzt Universität Erlangen) für seine Unterstützung bei der Auswertung dieser Präparate

Czygan, P., Ast, E., Fröhling, W., Stiehl, A., Kommerell, B. (Gastroenterolog. Abt. d. Med. Univ.-Klinik Heidelberg):
Die Behandlung des Leberkomas durch Hämoperfusion

Die Mortalität des Coma hepaticum beträgt 90—95% [1]. Auch Therapieversuche, wie Austauschtransfusionen [2], homologer und heterologer Kreuzaustausch [3, 4], extrakorporale Leberperfusion [5], die von Klebanoff [6] 1972 propagierte Schnellauswaschmethode, die medikamentöse Therapie mit L-Dopa [7] oder die Gabe von Australia-Antikörper-haltigem Serum [8] haben die Mortalitätsrate nicht entscheidend beeinflussen können.

1973 führte Chang [9] und 1974 Gazzard [10] die schon seit längerer Zeit bei Medikamentenintoxikation und chronischer Urämie verwendeten Hämoperfusion über biokompatible Holzkohle bei Patienten ein, die sich im Coma hepaticum Stadium IV befanden. Dadurch konnte die Mortalität bis auf 53% gesenkt werden.

Seit Oktober 1974 behandelten wir 11 von 15 Patienten, die sich im Coma hepaticum Stadium IV befanden, mit der Hämoperfusionstechnik. Die Stadieneinteilung des Coma hepaticum erfolgte nach den von Trey [11] erstellten Kriterien. 4 Patienten wurden von der Hämoperfusion ausgeschlossen, da bei 1 Patienten eine gastrointestinale Blutung, bei 1 Patienten eine Hämophilie A, bei 1 Patienten eine Thrombopenie und bei 1 Patienten eine Verbrauchskoagulopathie bestand. Bei den 11 Patienten, die mit der Hämoperfusion behandelt wurden, waren 6 Frauen und 5 Männer, das Alter lag zwischen 1 Jahr und 60

Jahren. Bei allen Patienten lag die Prothrombinzeit unter 15%. Die Ursache des Coma hepaticum war bei 4 Patienten eine Knollenblätterpilzintoxikation, bei 5 Patienten lag eine Virushepatitis B und bei 2 Patienten eine Virushepatitis A als Grundkrankheit vor. Eine chronische Lebererkrankung konnte bei allen Patienten ausgeschlossen werden.

Insgesamt wurden bei 11 Patienten 24 Hämoperfusionen durchgeführt. Nach initialer Gabe von 100 E Heparin/kg Körpergewicht wurde über einen Scribner-Shunt bei einem Fluß von 100—300 ml Blut/min über eine Säule perfundiert, die bei Kindern 100 g und bei Erwachsenen 300 g biokompatible Holzkohle oder Kunstharz XAD-2 enthielt. Bei 17 Hämoperfusionen wurde biokompatible Holzkohle und bei 7 Hämoperfusionen Kunstharz XAD-2 verwandt. Die Dauer der Hämoperfusion variierte zwischen 1 und $3\frac{1}{2}$ Std und wurde einmal täglich durchgeführt.

Während der Hämoperfusion wurden RR, Puls und zentraler Venendruck, sowie Urinfluß und Elektrolyte ständig überwacht. Die Heparintherapie, die während der Hämoperfusion durchgeführt wurde, richtete sich nach der jeweiligen Lee-White-Clotting-Time, die zwischen 30 und 60 min betrug.

Während der Hämoperfusion traten bei 2 Patienten gastrointestinale Blutungen auf, bei 1 Patienten kam es zu einem massiven Thrombozytenabfall und bei 2 Patienten wurde ein passagärer RR-Abfall beobachtet. Unabhängig von der Hämoperfusion traten bei den 11 Patienten noch zusätzlich folgende Komplikationen auf: Ein Hirnödem bei 6 Patienten, eine gastrointestinale Blutung bei 1 Patient, ein RR-Abfall bei 2 Patienten, ein Nierenversagen bei 3 Patienten und eine Pneumonie bei 2 Patienten.

Durch die Hämoperfusion wurde die Thrombozytenzahl im Mittel um 53% reduziert, während die Zahl der Leukozyten unverändert blieb. Eine Hämolyse oder eine Störung des Elektrolytstoffwechsels wurde nicht beobachtet. Das Serumprotein, Albumin und γ-Globulin wurden durch die Hämoperfusion nicht beeinflußt.

Von den 11 Patienten überlebten nur 2. Beide Patienten gehörten der Gruppe mit Knollenblätterintoxikation an. Von den 7 Patienten mit Virushepatitis A und B kam es bei 2 Patienten zu einer passageren Besserung, alle 7 Patienten verstarben jedoch.

Von allen 9 verstorbenen Patienten wurde eine Autopsie durchgeführt. Bei allen Patienten fand sich eine gelbe Leberdystrophie und ein ausgeprägtes Hirnödem. Bei 7 Patienten fanden sich Myokarddegenerationen, bei 5 Patienten toxische Tubulopathien, bei 3 Patienten Mikroblutungen, bei 2 Patienten Makroblutungen, bei 3 Patienten eine Pankreatitis und bei 2 Patienten eine Pneumonie. Bei keinem der 9 verstorbenen Patienten konnten Kohle- oder Kunststoffpartikel (XAD-2) nachgewiesen werden.

Nach den vorliegenden Untersuchungen scheint nur die Mortalität des durch Knollenblätterpilz hervorgerufenen Leberkomas durch die Anwendung der Hämoperfusion gesenkt zu werden, während die von Gazzard [10] beobachtete Mortalitätssenkung der durch Virushepatitis hervorgerufenen Leberkomas von uns nicht beobachtet werden konnte. Erst eine kontrollierte Studie wird klären, ob die Hämoperfusion die Mortalitätsrate des Coma hepaticum vermindern kann.

Literatur

1. Burnell, J. M. et al.: New Engl. J. Med. **276**, 935 (1967). – 2. Redeker, A. G. et al.: Lancet **1973 I**, 3. – 3. Burnell, J. M. et al.: Arch. intern. Med. **132**, 493 (1973). – 4. Muller, J. M. et al.: Ann. Gastroent. Hepatol. **7**, 25 (1970). – 5. Abouna, G. M. et al.: Surg. Gynec. Obstet. **137**, 741 (1973). – 6. Klebanoff, G. et al.: J. Surg. Res. **12**, 1 (1972). – 7. Fiscger, J. E. et al.: Lancet **1971 I**, 75. – 8. A cooperative study. Gastroenterology **66**, 752 (1974). – 9. Chnag, T. M. S.: In: Artificial Liver Support. Proceeding of an International Symposion on Artificial Support System for Acute Hepatic Failure. (Hrsg. R. Williams, J. M. Murray-Lyon). Pitman Medical 1975. – 10. Gazzard, B. G. et al.: Lancet **1974 I**, 1301. – 11. Trey, C. et al.: New Engl. J. Med. **274**, 473 (1966).

Heni, N., Heißmeyer, H., Schmitz, H., Wernet, H., Woenckhaus, J. W., Gerok, W. (Med. Klinik u. Hygiene-Inst. d. Univ. Freiburg u. St. Vincentius-Krankenhaus Karlsruhe): **Die Cytomegalie-Hepatitis im Erwachsenenalter**

Das Cytomegalie-Virus gehört zusammen mit dem Ebstein-Barr-Virus, dem Herpes simplex- und dem Varicella-zoster-Virus zu den humanpathogenen Herpes-Viren. Eine Infektion erfolgt meist im Säuglings- und Kindesalter und tritt als Hepatosplenomegalie mit Ikterus, thrombocytopenischer Purpura, Schwellung der Speicheldrüsen oder als Pneumonie auf. Bis zum Erwachsenenalter ist je nach sozio-ökonomischen Verhältnissen nahezu die gesamte Bevölkerung mit dem Virus in Kontakt gekommen. Für Westeuropa und die USA wird die Durchseuchung auf 60–70% geschätzt [1]. Bei zuvor gesunden Erwachsenen wurde eine akute Cytomegalie-Infektion bislang als große Seltenheit betrachtet. Bis 1971 dürften nur ca. 40 derartige Fälle beschrieben worden sein [2]. Häufig ist eine Infektion mit dem Cytomegalie-Virus im Erwachsenenalter Folge einer verminderten Immunabwehr [3]. Carcinom- und Leukämie-Patienten sowie immunsuppressiv behandelte Personen, z. B. nach Nierentransplantation, stellen eine besonders gefährdete Gruppe dar. Eine Infektion nach Bluttransfusion oder Perfusion wird nicht selten beobachtet.

Durch Verbesserung der serologischen Diagnostik werden Cytomegalie-Infektionen bei bislang gesunden Erwachsenen zunehmend beobachtet [4, 5].

Das Vorliegen einer akuten Cytomegalie-Infektion kann durch einen der folgenden Parameter gesichert werden [6]:

1. IgM-Antikörper-Titer über 1 : 64,
2. Anstieg der Komplementbindungsreaktion um den Faktor 4,
3. Virusisolierung im Urin.

Im Zeitraum von 4 Jahren (von 1972–1975) konnten im Hygiene-Institut Freiburg bei insgesamt 228 Erwachsenen erhöhte Cytomegalie-Antikörper-Titer über 1 : 64 nachgewiesen werden.

26 Patienten hatten eine Leberbeteiligung. Die Krankenunterlagen von 20 dieser Patienten, 14 aus der Medizinischen Universitätsklinik Freiburg, wurden retrospektiv ausgewertet. Alle Patienten waren Australia-Antigen-negativ.

Die verschiedenen Formen einer Cytomegalie-Hepatitis werden an drei charakteristischen Krankheitsverläufen aufgezeigt.

Die 37jährige Patientin erkrankte 14 Tage nach einer Bluttransfusion wegen einer Fehlgeburt mit Fieber. Während des 8tägigen Prodromal-Stadiums mit Temperatur um 38° C und allgemeinem Krankheitsgefühl traten cervicale Lymphknoten auf. 8 Tage nach Beginn des Fiebers wurde ein Transaminasenanstieg mit einer SGPT von 260 und einer SGOT von 196 U/l festgestellt, der sein Maximum in der zweiten Krankheitswoche hatte. Der Bilirubingipfel mit 7 mg% lag in der dritten Woche. Aufgrund ansteigender IgM- und KBR-Titer konnte eine akute Cytomegalie-Infektion gesichert werden: Der IgM-Titer betrug maximal 1 : 512, die KBR 1 : 256. Das Leberblindpunktat zeigte das Bild einer akuten Hepatitis mit Cholestase. Drei Wochen nach dem Transaminasenanstieg hatten sich die Laborwerte normalisiert. Die akute Cytomegalie-Infektion dieser Patientin bestand in einer Hepatitis mit deutlichem Ikterus ohne weiteren Organbefall.

Wiederum eine Hepatitis ohne anderen Organbefall zeigte die Krankengeschichte dieser 44jährigen Patientin, die sich wegen über 4 Wochen andauernder hoher Temperatur mit Transaminasenwerten um 300 und γ-GT-Werten um 350 U/l in unserer stationären Behandlung befand. Eine Bilirubin-Erhöhung wurde zu keinem Zeitraum beobachtet. Die Leber-Histologie zeigte eine floride, geringgradig cholestatische Hepatitis. Aufgrund des Cytomegalie-IgM-Antikörper-Titeranstiegs auf 1 : 256 konnte auch hier als Ursache der Hepatitis eine Cytomegalie-Infektion gesichert werden. Gleichzeitig stiegen die IgG-Antikörper auf 1 : 2048 und die Komplementbindungsreaktion von 1 : 8 auf 1 : 128 an.

Im Gegensatz zu den beiden geschilderten Erkrankungen zeigte die folgende 23jährige Patientin einen schweren Krankheitsverlauf. Sie erkrankte aus Wohlbefinden mit hoher Temperatur, Lymphknotenschwellung sowie sensiblen und motorischen Nervenausfällen. Die einsetzende Atemlähmung erforderte eine

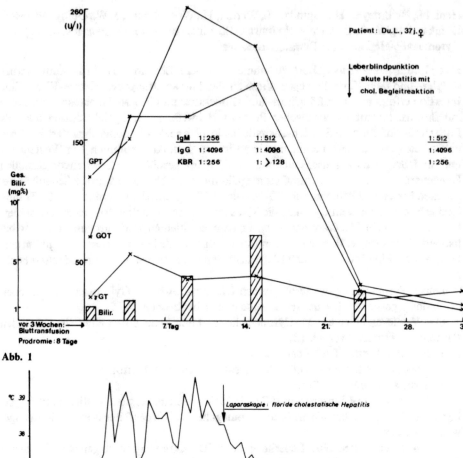

Abb. 1

Abb. 2. Cytomegalie: Cholestatische Hepatitis

mehrwöchige Respirationsbehandlung. Bereits in der ersten Krankheitsphase stiegen die Transaminasen an, der Gipfel betrug in der ersten Woche für die GPT 250 und für die GOT 70 U/l. Ein Bilirubin-Anstieg trat nicht ein. Während die Leberbeteiligung für den Krankheitsverlauf bedeutungslos war, bildeten sich die neurologischen Ausfälle erst nach 2 Monaten zurück. Auch hier konnte als Ursache der Erkrankung aufgrund des IgM-Titeranstieges auf 1 : 512 die Cytomegalie-Infektion gesichert werden.

452

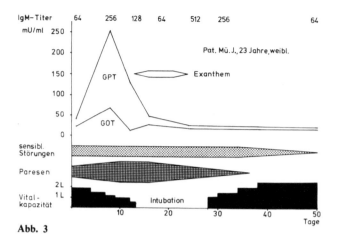

Abb. 3

Die drei demonstrierten Krankheitsverläufe erlauben die Unterscheidung von zwei Formen einer Hepatitis bei einer akuten Cytomegalie-Infektion:

Die Cytomegalie-Hepatitis kann als Begleit-Hepatitis – wie bei dem letzten demonstrierten Fall – oder als Hepatitis ohne andere Organmanifestation auftreten. Beide Cytomegalie-Formen können ikterisch oder anikterisch verlaufen.

Von den 20 Patienten mit akuter Cytomegalie-Hepatitis hatten 8 Patienten eine „Begleit-Hepatitis" und 12 Patienten eine Hepatitis als einzige Organmanifestation.

Während des Prodromalstadiums fand sich in 85% unserer Fälle ein hohes, zum Teil remittierendes Fieber, häufig zwischen 39 und 40° C mit Müdigkeit, körperlicher Schwäche, Übelkeit und Gelenkschmerzen. Ein Drittel der Patienten hatten in diesem Stadium eine Lymphknotenschwellung, bevorzugt im Halsbereich. Bei Aufnahme zeigte das Differentialblutbild in zwei Drittel der Fälle ein mononucleäres Zellbild. Häufig waren atypische Lymphocyten sogenannte Virocyten nachweisbar.

Der Anstieg der Transaminasen ging dem Bilirubin voraus, ebenso lag das Maximum der Transaminasen vor dem des Bilirubins. Der höchste Wert der GPT wurde durchschnittlich am 12. Tag, der des Bilirubins am 17. Tag nach Krankenhausaufnahme beobachtet.

Der Mittelwert der Maxima betrug bei der GPT 133, der GOT 103 und bei der γ-GT 120 U/l. Die GPT lag bei 8 Patienten über 150, bei 7 Patienten zwischen 75 und 150 und bei 5 Patienten unter 75 U/l.

Der de Ritis-Quotient lag in der ersten Krankheitswoche im Mittel bei 0,83.

Das Bilirubin stieg im Mittel bis auf 2,3 mg% an. Bei 3 Patienten wurden Bilirubinwerte um 7,0 mg% gemessen.

Bei den Begleit-Hepatitiden fand sich lediglich einmal eine leichte Bilirubinerhöhung auf 1,9 mg%. Nur 4 der Hepatitiden als einzige Organmanifestation verliefen anikterisch. Die Transaminasen waren bei allen Patienten am 30., die γ-GT am 35. und das Bilirubin am 25. Tag normalisiert.

Auffallend – insbesondere im Vergleich zur Virus-Hepatitis A und B – war die Verminderung des Serum-Eisenspiegels auf durchschnittlich 65 μg/100 ml, wobei bei 6 Patienten der Serum-Eisenwert unter 50 μg/100 ml lag.

Bei 13 der 20 Patienten konnte die Diagnose einer Hepatitis durch histologische Untersuchungen bestätigt werden. Bei 8 Patienten fand sich das Bild einer akuten Hepatitis mit z. T. ausgeprägter Cholestase, wobei bei einem Patienten cytoplasmatische Einschlüsse und sog. „Eulenaugenkerne" nachweisbar waren. In 5 Fällen waren lediglich die

Zeichen einer akuten Hepatitis mit Einzel-Zellnekrosen und entzündlicher Infiltration nachweisbar.

Zusammenfassend zeigt die vorliegende Untersuchung der 20 Cytomegalie-Hepatitiden bei zuvor gesunden Erwachsenen, daß eine Unterscheidung in Begleit-Hepatitis und Hepatitis ohne andere Organmanifestation gerechtfertigt ist. Beide Hepatitis-Formen können ikterisch und anikterisch verlaufen. Die Cytomegalie-Hepatitis zeigt klinisch und laborchemisch leichtere Verläufe als die Virus-Hepatitis A oder B. Häufig ist ein charakteristisches Prodromal-Stadium mit hohen remittierenden Fieberschüben und Lymphknotenschwellung sowie ein mononucleäres peripheres Blutbild und eine Erniedrigung des Serum-Eisens. Beim Vorliegen dieser Befunde sollte daher bei allen Australia-Antigen-negativen Hepatitiden an eine Cytomegalie-Infektion gedacht werden.

Literatur

1. Krech, U., Jung, M., Jung, F.: Cytomegalovirus infection in man. Basel: Karger 1971. – 2. Schmitz, H., Haas, R.: Zytomegalievirüserkrankungen bei Erwachsenen. Dtsch. med. Wschr. **98**, 649–655 (1973). – 3. Weller, T. H.: The cytomegalovirues: ubiquitous agents with protean clinical manifestations (two parts). New Engl. J. Med. **285**, 203–214 und 267–274 (1971). – 4. Jordan, M. C., Rousseau, W. E., Stewart, J. A., Noble, G. R., Chin, T. D. Y.: Spontaneous cytomegalovirus mononucleosis. Ann. Int. Med. **79**, 153–158 (1973). – 5. Klemola, E.: Cytomegalovirus infection in previously healthly adults. Ann. Int. Med. **79**, 267–271 (1973). – 6. Schmitz, H., Haas, R.: Determination of different cytomegalovirus immunoglobins (IgG, IgM, IgA) by immunofluorescence. Arch. ges. Virusforsch. **37**, 131–140 (1972).

Mohr, W., G. Blenk, H. Mannweiler und H. Petersen (Bernhard-Nocht-Inst. f. Schiffs- u. Tropenkrankheiten, Hamburg): **Neuere diagnostische Methoden zur Früherkennung des Amöbenleberabszesses**

Die Zunahme des interkontinentalen Verkehrs, vor allem auch der Touristik, hat es mit sich gebracht, daß Tropenkrankheiten in vermehrtem Maß im zentraleuropäischen Raum auftreten. Ihre frühzeitige Erkennung ist außerordentlich wesentlich, um mit der richtigen Behandlung zu einem Zeitpunkt einsetzen zu können, an dem sie heilbar sind. 4 Todesfälle an Amöbenleberabszessen in dem Laufe der letzten 5 Jahre waren für uns Grund, die diagnostischen Methoden zu überprüfen und nach neuen Wegen einer Frühdiagnostik zu suchen. Hier boten sich 3 Möglichkeiten an:

1. Die serologische Untersuchung auf Antikörper gegen E-histolytica
2. Die Szintigraphie, um Defekte im Lebergewebe, hervorgerufen durch einen Abszess, aufzudecken
3. Immunelektrophorese und Immundiffusion.

Die erstgenannte Methode der serologischen Untersuchung auf Amöbiasis war lange Zeit umstritten, da sie sowohl falsch positive wie falsch negative Resultate lieferte. Erst ein weiterer Ausbau der Methodik vermochte es, zuverlässige Ergebnisse zu vermitteln. Es aber notwendig, meist mehrere, zumindest drei, serologische Reaktionen nebeneinander auszuführen, um zu klaren Aussagen zu kommen. Bei der intestinalen Amöbiasis allerdings zeigen die serologischen Reaktionen nur in den Fällen schwerster Colitis an. Bei der extraintestinalen Amöbiasis aber, insbesondere beim Ämöbenleberabszess, sind sie fast stets positiv.

Die Szintigraphie wurde mit [198]Au-Kolloid (100–200 µCi) und später mit [99]Tc(m)-Schwefelkolloid (3–5 µCi) durchgeführt. Hinsichtlich der technischen Durchführung wird auf unsere Arbeit in der RÖFO 1976, S. 126–131, verwiesen. Dieser Untersuchung wurden insgesamt 292 Patienten zugeführt. Von diesen hatten 158 eine Amöbiasis oder früher eine Amöbenruhr. Bei 47 konnte der klinische Verdacht eines Ämöbenleberabszesses durch die Szintigraphie bestätigt werden. In 5 Fällen allerdings war der szintigraphische Befund negativ. In dreien davon bestätigte der Erfolg der antiamöbischen Behandlung und der Ausfall der serologischen Untersuchungen die klinische Diagnose. In einem Fall kam es zum Abszessdurchbruch in die Lunge mit einem entsprechenden Befund im Sputum. Der 5. Fall fand seine Bestätigung bei der Operation. Hier war es zum Durchbruch des Abszesses in den Zwölffingerdarm gekommen.

Auch in 3 weiteren nicht szintigraphisch untersuchten Fällen, die operativ behandelt worden waren, gab die Serologie den Aufschluß bzw. konnte in diesen Fällen im direkten Abstrich von den Wundrändern die Diagnose durch den Nachweis von Amöben gesichert werden.

Der Nachweis der Amöben aus dem Stuhl läßt häufig im Stich, da sehr oft die akute Phase der Amöbenruhr kürzere oder längere Zeit zurückliegen kann, so daß daher im Stuhl keine Amöben mehr nachweisbar sind. In Fällen mit florider Amöbenruhr ist es allerdings fast stets möglich, in den schleimig-blutigen Auflagerungen, die mit dem Stuhl entleert werden, Amöben nachzuweisen. Selten läßt in solchen Fällen die serologische Untersuchung im Stich und fällt negativ aus.

Für die Lokalisation des Abszesses gibt naturgemäß die Szintigraphie einigermaßen gesicherte Hinweise. Jedoch muß der Einschmelzungsherd mindestens eine Größe von 2,5—3 cm im $\varnothing$ haben. Die Herde sitzen sehr häufig im rechten Leberlappen, seltener im linken Leberlappen. Von 51 Fällen waren 45 im rechten Leberlappen lokalisiert, einmal nur isoliert im linken Leberlappen und fünfmal in beiden Leberlappen.

Unter den 47 szintigraphisch gesicherten Fällen handelte es sich 34 mal um Solitärabszesse, 13 mal um multiple Abszesse d.h. 11 mal um 2 und 2 mal um 3 Abszessherde. In einem Fall, der nicht mehr szintigraphisch untersucht werden konnte, da er in einem zu schlechten Allgemeinzustand in die Klinik kam, fanden sich bei der Sektion 8 Abszesse über die gesamte Leber verteilt. Die Rückbildung der Abszesse benötigt meist längere Zeit. Das ließ sich aufgrund wiederholter szintigraphischer Kontrollen nachweisen. Es bestätigten sich dadurch Beobachtungen älterer Autoren, die eine Rückbildung der Abszesse dadurch kontrolliert hatten, daß sie ein Kontrastmittel in die Abszesshöhle eingaben.

In der Immunelektrophorese ist vor allem auffallend der Anstieg des Haptoglobins, der wohl durch den Gewebszerfall bedingt ist. Aber auch die übrigen Veränderungen, die sich hier und in der Immundiffusion abzeichnen, sind schon relativ frühzeitig vorhanden und können als indirekte Hinweise bei dem Verdacht auf einen Leberabszess gewertet werden.

Bei Tropenrückkehrern, die nicht aus ausgesprochen malariaverseuchten Gebieten kommen und während ihres Aufenthaltes in den Tropen oder auch kurz danach mit Darmerscheinungen erkrankt sind und dann plötzlich Fieber bekommen, sollte an diese Diagnose einer Leberbeteiligung bei Amöbiasis gedacht werden, zumal dann, wenn gleichzeitig Beschwerden im rechten Oberbauch bestehen.

In solchen Fällen sollte zunächst die serologische Methode eingesetzt werden in Form

a) der Komplementbindungsreaktion

b) der indirekte Haemagglutinationsreaktion

c) des Amöben-Latex-Test.

Zweitens die Immunelektrophorese und Immundiffusion, drittens die Szintigraphie, viertens die Sonographie.

Letztere gibt unter Umständen sogar noch bessere Resultate als die Szintigraphie.

Diese komplizierten Untersuchungsmethoden sind selbstverständlich in den Tropen kaum anwendbar, da dort alle technischen Voraussetzungen an den meisten Plätzen fehlen. Dort wird man sich mit einfachen diagnostischen Maßnahmen begnügen müssen, zumal man dort auch meist nach Ausschluß einer Malaria als Ursache für einen Fieberzustand eher an diese Diagnose denkt und dann die entsprechende Behandlung einleitet. Als Behandlung hat sich immer noch eine Kombination von Dehydro-Emetin mit Resochin und Resotren oder Clont (Flagyl) bewährt.

Bilirubin-Stoffwechsel

Einführung in das Thema

Schmid, R. (San Francisco)

Meine Damen und Herren!

Ich begrüße Sie zu diesem Symposion über den Bilirubinstoffwechsel. Der Zweck dieses Symposions ist es, Ihnen in großen Zügen den heutigen Stand der Gallenpigment-Forschung darzulegen, vor allem in seiner Anwendbarkeit auf die Klinik. Die Referenten wurden darum ersucht, sich nicht in den neuesten wissenschaftlichen Ergebnissen zu verlieren, sondern sich auf die größeren Zusammenhänge zu beschränken, vor allem auf diejenigen, die sich direkt oder indirekt auf die Klinik beziehen.

Wie Sie sehen, ist es Herrn Kühn und mir gelungen, als Referenten die zur Zeit führenden Forscher zu gewinnen. Herr Tenhunen ist Dozent für klinische Chemie an der Universität Helsinki, Finnland, und hat sich als Entdecker der häm. Oxygenase einen Weltruf gemacht. Herr Robinson ist Hämatologe an der Harvard-Universität in Boston, wo er sich seit 10 Jahren mit Fragen des Erythrozytenabbaues beschäftigt hat. Herr Arias ist Professor für innere Medizin an der Albert-Einstein-Medical-School in New York und seine bahnbrechenden Beiträge auf dem Gebiete des Pigmentstoffwechsels sind allgemein bekannt. Herr Bock ist Professor für Pharmakologie in Tübingen, wo er sich seit Jahren auf dem Gebiet der mikrosomalen Enzyme einen führenden Namen erworben hat. Herr Fevery, der Dozent für innere Medizin an der Universität Löwen, Belgien ist, ist vor allem für seine eleganten Arbeiten über die Bilirubinkonjugate bekannt. Ich selbst bin Professor für innere Medizin an der Medizinischen Fakultät der Universität von Kalifornien in San Francisco und habe mich seit 25 Jahren mit Fragen des Porphyrin- und Gallenpigment-stoffwechsels beschäftigt.

Da einige der Referenten die deutsche Sprache nicht beherrschen, werden sie ihr Referat auf Englisch halten. Ich habe sie gebeten, langsam und deutlich zu sprechen, und ich werde mich bemühen, die wesentlichen Punkte der englischen Referate nachher kurz auf Deutsch zusammenzufassen.

Und nun möchte ich Herrn Tenhunen das Wort erteilen.

Enzymatic Formation of Bilirubin and its Regulation

Tenhunen, R. (Dept. of Clinical Chemistry, Univ. of Helsinki, Meilahti Hospital, Finnland)

Referat

The red cell is derived from a nucleated cell of the bone marrow called an erythroblast. The maturation of the erythroblast to the mature red cell takes about 4—6 days. On the third or fourth day of this development, when the cell is already nearly saturated with hemoglobin, the nucleus is expelled in a manner seen in the first figures and immediately engulfed by a phagocyte nearby. This cell then, called reticulocyte, is released to the peripheral blood stream, where its characteristic movements continue for one or two days. In a normal human adult, 2 500 000 red cells, erythrocytes, are formed in this way every second.

After having a very useful life of about 120 days, the red cell normally comes to its natural end in death. The factors determining and regulating the aging process, are more or less unknown. The characteristics of the senescent red cells are for a biochemist or a microscopist hardly recognizable. Yet macrophages can easily detect the aged cells, engulf and digest them.

As a result of this process hemoglobin is liberated and as a non-reusable substance poses a special catabolic problem for the organism.

The connection between the catabolism of hemoglobin and the formation of bilirubin was first suggested by Virchow [38] and, considerably later, conclusively shown by Whipple [37], Aschoff [1], and Mann [10]. In the human organism, 300–400 mg of bilirubin is formed daily as a breakdown product of hemoglobin and other hemoproteins. Nearly 80% of it is derived from the hemoglobin of senescent red cells, the remainder originating from hemoproteins such as myoglobin, cytochromes, peroxidases and catalase [23]. However, despite the precise information regarding the substrate heme and the reaction product, bilirubin, the knowledge of the details of this physiologically important conversion is still fragmentary.

A mechanism underlying the conversion of hemoglobin and other hemoproteins to bilirubin in vivo (Fig. 1) could be expected to satisfy the following requirements:

1. Since under physiologic conditions the fission of the protoporphyrin ring occurs exclusively at the α-methene bridge [6, 20, 24] the conversion of the heme moiety to bile pigment could be either enzymatic or non-enzymatic; in the non-enzymatic system, the α-methene bridge would be somehow, however, stereoselectively preferable to the others. 2. The catabolic activity should be detectable in tissues known to be involved in heme catabolism, i.e. the spleen, liver and bone marrow [7, 8]. 3. Kinetic requirements of hemoglobin turnover in vivo should be in agreement with the activity of the degrading system in vitro. 4. The cleavage of the protoporphyrin ring is oxidative. Thus the system responsible for catalyzing this fission should be an oxidase. 5. Within the liver, injected hematin is concentrated in the microsomal fraction. The degrading system, therefore, would presumably be localized in microsomes [11].

For the mechanism of heme degradation, Lemberg [9] proposed a chemical model system, in which a so called coupled oxidation of hemoglobin with ascorbate and molecular oxygen in vitro resulted in formation of the bile pigment precursors, choleglobins (biliverdin-iron-apoprotein complexes) and verdohemochrome, from which, on acidification, biliverdin in small amounts was obtained. The poor yield of biliverdin in this system can be explained, at least in part, by side reactions of the thiol groups of globin.

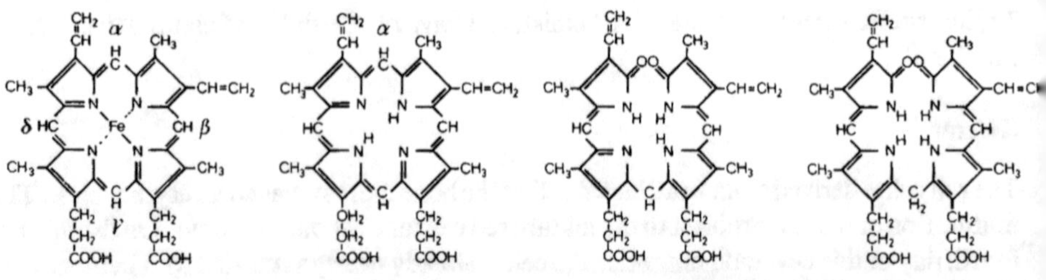

Fig. 1. Structural relationship of heme, protoporphyrin IX, biliverdin IX and bilirubin IX

These tend to link the pigment covalently to the apoprotein [15]. In coupled oxidation, however, all four potential isomers of biliverdin (α, β, γ, and σ) are formed from most hemoproteins [15]. This contrasts strikingly with the situation in intact human organism, in which only the α-isomers of biliverdin and bilirubin can be found, the very few exceptions being hepatic catalase (IXα- and IXβ-isomers in equimolar mixture) and bile pigments in which (in addition to the IXα-isomer traces of the IXβ- and IXσ-isomers are found [15]. Recently, O'Carra and Colleran [16] have presented experimental evidence in favor of the bridge specificity of cleavage by the specific heme-binding sites of those hemoproteins that undergo coupled oxidation. Thus the coupled oxidation of myoglobin yields only the α-isomer of biliverdin, whereas from hemoglobin in similar conditions α- and β-isomers are formed. The bridge specificity of cleavage is probably a property of the heme binding site of these proteins. Interestingly, both in myoglobin and in hemoglobin the α-bridge appears to be the least accessible for the oxidation from a steric point of view [19]. As an alternative to the coupled oxidation, Wise and Drabkin [39, 40] have described a light-mitochondrial enzyme system, and, on the other hand, Nichol [13, 14] and Tenhunen, Marver and Schmid [31] a microsomal enzyme system, all three being capable of converting hemoglobin stereospecifically to bilirubin IXα.

The enzyme system advocated by Wise and Drabkin [39, 40] requires several cofactors as well as ascorbate and oxygen for the maximal conversion of hemoglobin or of heme to biliverdin. About 88% of the biliverdin formed is the IXα-isomer, and during the reaction CO is liberated. The significance and relevance of this enzyme system to the in vivo formation of bile pigment in the intact organism remains uncertain at present.

The microsomal enzyme described by Nichol [13, 14] in monolayer cultures of chicken macrophages is capable of converting phagocytized hemin particles or hemoglobin to biliverdin IXα. The degradation of ingested hemin and hemoglobin seems to occur by two different pathways, which have different reaction velocities and different azide, cyanide and carbon monoxide inhibition characteristics. Both pathways, however, are dependent on protein synthesis. The evaluation of the biological role of this enzyme system, however, awaits further characterization.

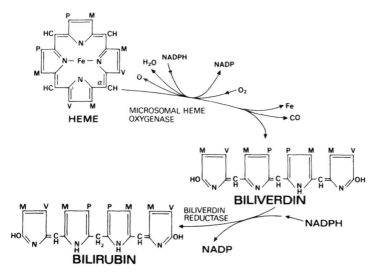

Fig. 2. Enzymatic conversion of heme to bilirubin by microsomal heme oxygenase and soluble biliverdin reductase

The third enzyme system [31], heme oxygenase-biliverdin reductase described in Dr. Schmid's laboratory is reasonably well characterized and will be subjected to a closer examination here. This enzyme system is composed of two enzymes, heme oxygenase and biliverdin reductase (Fig. 2). Of these, heme oxygenase is localized in the microsomal fraction of spleen, liver, bone marrow, macrophages and other tissues involved in the degradation of hemoglobin in vivo [21, 32]. It catalyzes the formation of equimolar amounts of biliverdin IXα and CO from substrates that permit an easy dissociation of the heme moiety from the protein part of the molecule (Table 1). Thus in addition to methemalbumin, methemoglobin and isolated α- and β-chains of hemoglobin serve as substrates [31]. Although the highest enzyme activity is obtained with protohemin IX compounds, other hemins of the IX isomer series, as well as other isomers (e.g. coprohemin I) show limited substrate activity. None of the free porphyrins tested functions as a substrate for heme oxygenase; this and Schacter's and Waterman's [27] experiments with copper, cobalt, nickel and palladium porphyrins indicate that the central iron atom is in addition to the protein part indispensable for the enzyme activity. As shown in the figure 2, the initial product of the enzymatic conversion of heme to bilirubin is biliverdin IXα, which is subsequently reduced to bilirubin IXα by biliverdin reductase. Biliverdin reductase is a soluble enzyme present in excess in a large number of mammalian tissues. It requires NADPH, or NADH, the former being much more effective at lower biliverdin concentrations than the latter and having a high specificity for biliverdin IXα.

The microsomal heme oxygenase system has an absolute and stoichiometric requirement for molecular oxygen and NADPH [31, 34]. Three moles of oxygen are consumed per mole of bilirubin formed. In studies with $^{18}O_2$ it was shown that two atoms of ^{18}O are incorporated into the bilirubin formed and an additional ^{18}O atom appears in the CO that originates from the α-methene bridge carbon of the heme. Three atoms of oxygen are needed to oxidase the NADPH. No ^{18}O is incorporated into the bile pigment when the enzymatic reaction is carried out in a medium containing $H_2^{18}O$ instead of the molecular $^{18}O_2$. Measurements of NADPH consumption in crude enzyme systems have given values ranging from two to seven per mole bilirubin formed [31, 32]. In partly purified enzyme systems, however, four to five moles of NADPH are consumed per mole bilirubin formed [35].

Table 1. Relative substrate activity for microsomal heme oxygenase

	Relative activity (%)	Apparent Km-value (uM)
Protohemin IX	100	4.5–4.6
Mesohemin IX	75–80	4.5
Deuterohemin	24–29	4.7
Methemoglobin	31–44	1.2
Oxyhemoglobin	0	
α-Hgb chains	25–29	4.4
β-Hgb chains	26–30	4.3
α-chains + β-chains	2–3	
Protoporphyrin IX	0	

Maximal reaction rates were measured and compared with that of protoporphyrin IX. Apparent Km-values for some substrates (determined by Lineweaver-Burk plots) are also shown

The requirement for NADPH is absolute and, as shown by Schacter and co-workers [25], essentially depending on NADPH-cytochrome c reductase. Immunological blockage of the flavoprotein component of this microsomal electron transport system virtually abolishes both NADPH-cytochrome c reductase and heme oxygenase activities. Masters and Schacter [12] have also shown that purified NADPH cytochrome c reductase even alone may be responsible for the catalysing the oxidative catabolism of heme to bilirubin. Interestingly, in this case, however, a mixture of biliverdin isomers are formed.

On the basis of these findings it seems likely that the enzymatic mechanism responsible for the conversion of heme to bilirubin has many characteristics analogous to mixed-function oxygenases involved in the oxidation of drugs and steroids. On the other hand, however, significant differences are noted between these oxygenases and microsomal heme oxygenase. These include an unusually high sensitivity to CO inhibition. The carbon monoxide to oxygen ratio needed for 50% inhibition of microsomal heme oxygenase is 0.34, whereas for other hydroxylation reactions generally a CO to O_2 ratio of about 1.0 is necessary. The inhibition by CO is reversed by light in the 460—470 nm range. Furthermore, the photochemical action spectrum for this reversal is at a higher wave length than the absorption maxima of cytochrome P-450 in liver and spleen microsomes [34].

The specific activity of microsomal heme oxygenase is normally highest in the spleen, which is unusual for hydroxylase. In addition, there is a lack of positive correlation between heme oxygenase activity and cytochrome P-450 concentration [3, 26, 32]. Furthermore, drugs such as aminopyrine, β-diethylaminoethyl diphenylpropyl acetate-HCl (SKF 525 A) or metyrapone failed to inhibit the enzyme. On the other hand, treatment with compounds such as phenobarbital, 3-methylcholanthrene and 3,4-benzpyrene failed to stimulate heme oxygenase activity. All of these, however, are able to induce the drug-metabolizing oxygenase system of the liver. Finally, heme oxygenase activity increases in liver, spleen, macrophages, renal tubular cells and some other tissues after heme or hemoglobin administration, most likely by substrate-mediated enzyme induction.

The following outline for the chemical steps involved in the conversion of heme to bile pigment in vivo has been proposed by Schmid and McDonagh [28]. The first and rate-limiting step is the hydroxylation of the α-meso carbon atom to form α-hydroxyheme. This is followed by the autoxidation of the α-hydroxyheme resulting in CO and biliverdin-iron complex, from which, after hydrolysis, iron and biliverdin are obtained. For these reactions molecular oxygen, NADPH and a functioning microsomal electron transport

Table 2. Microsomal heme oxygenase and biliverdin reductase activities of different rat tissues

	Activity	
	Heme oxygenase	Biliverdin reductase
Spleen	0.79 ± 0.08	32.4 ± 4.5
Bone marrow	0.17 ± 0.05	7.8 ± 3.0
Liver	0.07 ± 0.03	14.3 ± 3.7
Brain	0.07 ± 0.02	9.4 ± 2.8
Kidney	0.03 ± 0.01	28.2 ± 5.5

Enzyme activities are expressed in nmoles formed per minute per 10 mg of protein. Mean and standard deviation of 5—8 individual experiments are shown. Both enzymes have a similar apparent Km

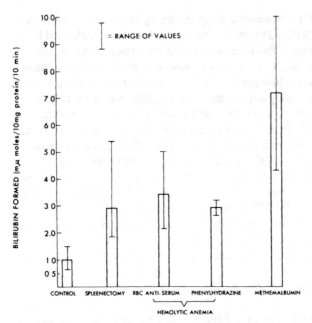

Fig. 3. Enhancement of heme oxygenase activity in rat liver after splenectomy, after treatment with rat erythrocyte antiserum or phenylhydrazine, or after methemalbumin injection (By permission of Trans. Ass. Amer. Physicians **8**, 1969)

system are needed to generate a reactive radical to transform the heme at the α-bridge to α-hydroxyheme. After that the reaction proceeds spontaneously. During this reaction sequence heme is readily bound to an insoluble and substrate-inducible protein, which behaves as a stereospecific oxygenase. The crucial point in all likelihood is the very nature of this heme-binding protein. Almost all we know about it is that it is a large protein molecule having molecular weight in excess of 200 000 and is located within the membrane of the endoplasmic reticulum [36, 41]. The reciprocal relationship between the activity of this enzyme protein and cytochrome P-450 content [2, 26, 32] suggests that this heme-binding protein could also be the apoprotein or one of the apoproteins of cytochrome P-450 as already earlier suggested by O'Carra and Colleran and some others [15, 16, 17].

The evidence for a physiological role of heme oxygenase is much more unambiguous. The following facts are all in favor of that: The enzyme is most active in organs normally engaged in the sequestration and breakdown of senescent red cells (Table 2), i.e., spleen, liver, bone marrow [32], and macrophages [21], but is very low in the kidneys [22] and other organs not usually involved in this process. Microsomal heme oxygenase is capable of adapting its activity in the intact organism to changes in substrate availability [32]. In fact, this functional adaptation is due to induction of heme oxygenase by the substrate, hemoglobin. Thus, in hemolytic states, a significant (three- to fivefold) increase in hepatic activity of heme oxygenase both in rats and humans has been found (Fig. 3); this change reflects the major role of this organ in the removal of damaged erythrocytes, whereas the enzyme activity in the spleen seems to be less responsive to hemolysis. The overall capacity of this organ, however, increases two- to threefold in hemolysis associated with splenomegaly. By contrast, in anemia following blood loss, the activity of hepatic heme oxygenase does not change. After splenectomy (Fig. 4), hepatic heme oxygenase activity

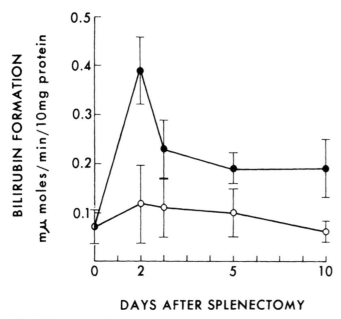

DAYS AFTER SPLENECTOMY

Fig. 4. Enhancement of heme oxygenase in rat liver after splenectomy (By permission of J. Lab. Clin. Med. 75, 1970)

increases significantly (two- to threefold), indicating the potential of the liver for substituting for the spleen as a major site of red cell destruction [32]. Similar increases are observed when rats are made anemic by administration of red cell antibodies or of phenylhydrazine [3] (Fig. 3).

The relative ratio between spleen, liver and bone marrow HO activities observed in rat applies also roughly for human heme breakdown. As it can be seen from the Figure 4, after splenectomy both liver and bone marrow heme oxygenase activities increase and substitute thus for the spleen as a site of red cell destruction.

Finally, parenteral injection of methemalbumin, which is converted to bilirubin predominantly in the liver, enhances hepatic enzyme activity about sevenfold (Fig. 5). Similarly, during the immediate neonatal period [30], the removal of fetal hemoglobin increases hepatic heme oxygenase activity in rats two- to fourfold. These findings clearly indicate that in individual tissues the activity of microsomal heme oxygenase is regulated by the amount of heme that is being offered for catabolism [32].

In addition, fasting is known to produce a slight hyperbilirubinemia in humans and other mammals. That this effect, at least in part, may be reflecting stimulation of hepatic heme oxygenase activity has been shown by Bakken and co-workers [2]. Glucagon and epinephrine also produce enzyme stimulation, suggesting that the increased enzyme activity in hypoglucemia may be due to release of one or both of the hormones.

Interestingly, administration of sensitized red cells enhances heme oxygenase activity in spleen and hepatic sinusoidal cells, whereas pretreatment with hemoglobin leads to heme oxygenase induction in hepatic parenchymal cells and in proximal renal tubular cells [3, 22].

With information about total human spleen, liver and bone marrow heme oxygenase activities now available, it is possible to calculate what proportion of normal daily erythroid bilirubin turnover can be accounted for by the splenic, hepatic and bone marrow

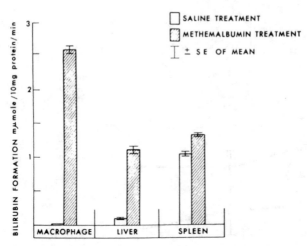

Fig. 5. Enhancement of heme oxygenase activity in the spleen, liver and peritoneal macrophages of rat after intraperitoneal injection of methemalbumin (By permission of Pimstone et al., J. Exp. Med. **133**, 1971)

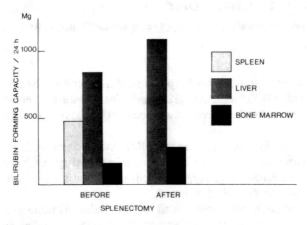

Fig. 6

heme oxygenase systems (Fig. 6). In our material of five patients the role of spleen constitutes 35—40% of the total heme oxygenase activity the percentages being 50—55 for liver and bone marrow tissues, respectively. After splenectomy both liver and bone marrow heme oxygenase activities increase significantly and substitute thus for the spleen as a site of red cell destruction.

To summarize, the conversion of hemoglobin to bilirubin IXα in the intact organism is catalyzed by two NADPH-dependent enzymes, heme oxygenase and biliverdin reductase. In the first step of this reaction sequence heme is converted via α-hydroxyheme to biliverdin IXα by heme oxygenase, which seems to be a large, insoluble, substrate-inducible protein locating in the endoplasmic reticulum and capable of binding heme stereospecifically. The formed heme-protein complex behaves as an oxidase and requires for the oxidative activity NADPH, O_2 and a functioning microsomal electron transport system. It has thus some characteristics of non-enzymatic coupled oxidation and of mixed-function oxidations catalyzed by cytochrome P-450. The regulation of this process appears to be quite different from that manifested with drugs and steroids but fitting well into the physiologic requirements of the intact organism.

References

1. Aschoff, L.: Das Reticulo-endotheliale System und seine Beziehungen zur Gallenfarbstoffbildung. Münch. Med. Wschr. 69, 1352 (1922). — 2. Bakken, A. F., Thaler, M. M., Schmid, R.: Metabolic regulation of heme catabolism and bilirubin production. I. Hormonal control of hepatic heme oxygenase activity. J. Clin. Invest. 51, 530 (1972). — 3. Bissell, D. M., Hammaker, L., Schmid, R.: Hemoglobin and erythrocyte catabolism in rat liver: the separate roles of parenchymal and sinusoidal cells. Blood 40, 812 (1972). — 4. Bissell, D. M., Guzelian, P. S., Hammaker, L., Schmid, R.: Fed. Proc. 33, 1246 (1974). — 5. Colleran, E., O'Carra, P.: Specificity of biliverdin reductase. Biochem. J. 119, 16P (1970). — 6. Fischer, H., Orth, H.: Die Chemie des Pyrrols. Akadem. Verlagsges. Leipzig. — 7. Harris, J. W., Kellermeyer, R. W.: The red cell. Production, metabolism, destruction: Normal and abnormal. Cambridge, Mass.: Harvard University Press 1970. — 8. Keene, W. R., Jandl, J. H.: The sites of hemoglobin catabolism. Blood 26, 705 (1965). — 9. Lemberg, R.: The chemical mechanism of bile pigment formation. Rev. Pure Appl. Chem. 6, 1 (1956). — 10. Mann, F. C., Sheard, C., Bollman, J. L., Blades, E. J.: The formation of bile pigment from hemoglobin. Am. J. Physiol. 76, 306 (1926). — 11. Marver, H. S.: The role of heme in the synthesis and repression of microsomal protein. In: Microsomes and drug oxidation. (Eds. J. R. Gillette, A. H. Conney, G. J. Cosmides, R. W. Estabrook, J. R. Fouts and G. J. Mannering). London-New York: Academic Press 1969. — 12. Masters, B. S. S., Schacter, B. A.: The catalysis of heme degradation by purified NADPH — cytochrome c reductase in the absence of other microsomal proteins. Ann. Clin. Res., in press. — 13. Nichol, A. W.: The formation of biliverdin by chicken macrophages in tissue culture. Observations on the effect of inhibitors. Biochim. Biophys. Acta 222, 28 (1970). — 14. Nichol, A. W.: The formation of biliverdin from haemin suspensions by chicken macrophages in culture. Biochim. biophys. Acta (Amst.) 244, 595 (1971). — 15. O'Carra, P.: Heme-cleavage: Biological systems and chemical analogs. In: Porphyrins and metalloporphyrins. (Ed. K. M. Smith). Elsevier Scientific Publishing Company, Amsterdam 1975. — 16. O'Carra, P., Colleran, E.: Haem catabolism and coupled oxidation of haemproteins. FEBS Letters 5, 295 (1969). — 17. O'Carra, P., Colleran, E.: Methine-bridge specificity of the coupled oxidation of myoglobin and haemoglobin with ascorbate. Biochem. J. 119, 42P (1970). — 18. O'Carra, P., Colleran, E.: Properties and kinetics of biliverdin reductase. Biochem. J. 125, 110P (1971). — 19. Perutz, M. F.: The haemoglobin molecule. Proc. Roy. Soc. (London) 113 (1969). — 20. Petryka, Z., Nicholson, D. C., Gray, C. H.: Isomeric bile pigments as products of the in vitro fission of haemin. Nature (Lond.) 194, 1047 (1962). — 21. Pimstone, N. R., Tenhunen, R., Seitz, P. T., Marver, H. S., Schmid, R.: The enzymatic degradation of hemoglobin to bile pigments by macrophages. J. Exp. Med. 133, 1264 (1971). — 22. Pimstone, N. R., Engel, P., Tenhunen, R., Seitz, P. T., Marver, H. S., Schmid, R.: Inducible heme oxygenase in the kidney: A model for the homeostatic control of hemoglobin catabolism. J. Clin. Invest. 50, 2042 (1971). — 23. Robinson, S. H.: The origins of bilirubin. New Engl. J. Med. 279, 143 (1968). — 24. Rüdiger, W.: Bile pigments: A new degradation technique and its application. In: Porphyrins and related compounds. (Ed. T. W. Goodwin). London-New York: Academic Press 1968. — 25. Schacter, B. A., Nelson, E. B., Marver, H. S., Masters, B. S. S.: Immunochemical evidence for an association of heme oxygenase with the microsomal electron transport system. J. biol. Chem. 247, 3601 (1971). — 26. Schachter, B. A., Mason, J. I.: The effect of phenobarbital, 3-methylcholanthrene, 3,4-benzpyrene, and pregnenolone-16α-carbonitrile on microsomal heme oxygenase and splenic cytochrome P-450. Arch. Biochem. Biophys. 160, 274 (1974). — 27. Schachter, B. A., Waterman, M. R.: Activity of various metalloporphyrin protein complexes with microsomal heme oxygenase. Life Sci. 14, 47 (1974). — 28. Schmid, R., McDonagh, A. F.: The enzymatic formation of bilirubin. Ann. N.Y. Acad. Sci. 244, 533 (1975). — 29. Singleton, J. W., Laster, L.: Biliverdin reductase of guinea pig liver. J. Biol. Chem. 240, 4780 (1965). — 30. Thaler, M. M., Gemes, D. L., Bakken, A. F.: Enzymatic conversion of heme to bilirubin in normal and starved fetuses and newborn rats. Pediat. Res. 6, 197 (1972). — 31. Tenhunen, R., Marver, H. S., Schmid, R.: Microsomal heme oxygenase: Characterization of the enzyme. J. Biol. Chem. 244, 6388 (1969). — 32. Tenhunen, R., Marver, H. S., Schmid, R.: The enzymatic catabolism of hemoglobin: Stimulation of microsomal heme oxygenase by hemin. J. Lab. Clin. Med. 75, 410 (1970). — 33. Tenhunen, R., Ross, M. E., Marver, H. S., Schmid, R.: Reduced nicotinamide-adenine dinucleotide phosphate dependent biliverdin reductase: partial purification and characterization. Biochemistry 9, 298 (1970). — 34. Tenhunen, R., Marver, H. S., Pimstone, N. R., Trager, W. F., Cooper, D. Y., Schmid, R.: Enzymatic degradation of heme. Oxygenative cleavage requiring cytochrome P-450. Biochemistry 11, 1716 (1972). — 35. Tenhunen, R.: Unpublished results, 1975. — 36. Tenhunen, R., Mähönen, Y.: Unpublished results, 1975. — 37. Whipple, G. G., Hooper, C. W.: Bile pigment output influenced by hemoglobin injections, anemia and

blood regeneration. Am. J. Physiol. **43**, 258 (1917). — 38. Virchow, R.: Die pathologischen Pigmente. Arch. Path. Anat. **1**, 379 (1847). — 39. Wise, C. D., Drabkin, D. L.: Degradation of hemoglobin and hemin to biliverdin by a new cell-free enzyme system obtained from the hemophagous organ of the dog placenta. Fed. Proc. **23**, 223 (1964). — 40. Wise, C. D., Drabkin, D. L.: Enzymatic degradation of hemoglobin and hemin to biliverdin and carbon monoxide. Fed. Proc. **24**, 222 (1965). — 41. Yoshida, T., Takahashi, S., Kikuchi, G.: Partial purification of the heme oxygenase system from pig spleen microsomes. J. Biochem. **75**, 1187 (1974).

Sources and Kinetics of Bilirubin Formation in vivo

Robinson, St. H. (Harvard Medical School, Beth Israel Hospital, Boston, Massachusetts 02215)

Referat

To our knowledge bilirubin is derived entirely from the degradation of heme. Most of this heme is present in hemoglobin in red blood cells but there are other hemoproteins in all tissues, for example in the cytochromes, enzymes such as catalase and peroxidase, and myoglobin in muscle. Studies with isotopic precursors of heme, and hence also of bilirubin, have shed much light on the sources of bilirubin formation in vivo. Three broad phases of bilirubin formation are found in studies with labeled glycine: an early-labeled fraction which is formed during the first few days after glycine administration; a large late peak of bilirubin production which is maximal at 120 days in man; and a prolonged "plateau" phase between the early and late fractions. The probable sources of these different fractions of bilirubin production are listed in Table 1. We still do not understand the metabolic and physiologic processes which account for some of these fractions, and Table 1 in part represents speculation which is based on an assessment of the fats that are currently available.

The early-labeled bilirubin fraction is diverse in origin and consists of at least two, and perhaps more, subcomponents. There is a rapid sharp peak of bilirubin formation which occurs only 1–2 h after the administration of glycine-^{14}C. This fast component is clearly derived from a heme fraction with a very rapid rate of turnover but the precise identity of this heme is unknown. Current evidence would suggest that this is nonhemoglobin heme, possibly a pool of free or unassigned heme which may play an important role in the regulation of cellular metabolism. Early evidence indicated that this rapid component originated primarily from heme present in the liver, but recent evidence indicates that it is also derived from heme in immature erythroid cells. Hence, a heme fraction with a very rapid rate of turnover is characteristic of both of the major sites of heme synthesis, hepatic and erythroid cells, and is probably present in all tissues in which heme synthesis takes place.

A slower second phase of early-labeled bilirubin formation follows completion of the initial sharp component. This slow component is formed over the first 3–5 days after glycine-^{14}C administration and appears to contain several subcomponents. The slow component arises in large part from the turnover of nonhemoglobin hemes, presumably specific hemoproteins in contrast to the putative free heme pool which may account for the initial rapid peak. There is experimental evidence that these hemoproteins reside largely in the liver but it seems likely that similar hemoproteins in other tissues, including erythroid cells, may also contribute to the slow component of early-labeled bilirubin.

Table 1. Sources of bilirubin production: speculation

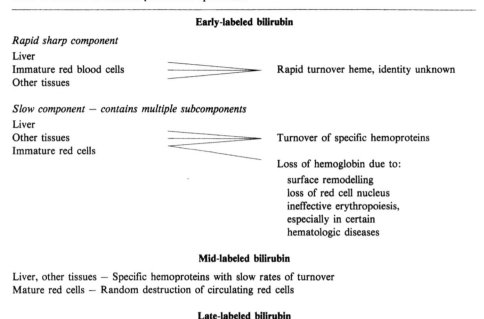

Early-labeled bilirubin

Rapid sharp component
Liver
Immature red blood cells ———————— Rapid turnover heme, identity unknown
Other tissues

Slow component — contains multiple subcomponents
Liver
Other tissues ———————— Turnover of specific hemoproteins
Immature red cells

Loss of hemoglobin due to:
  surface remodelling
  loss of red cell nucleus
  ineffective erythropoiesis,
  especially in certain
  hematologic diseases

Mid-labeled bilirubin
Liver, other tissues — Specific hemoproteins with slow rates of turnover
Mature red cells — Random destruction of circulating red cells

Late-labeled bilirubin
Old red cells — Senescent loss of circulating red cells

In addition, part of the slow component arises from processes related to erythropoiesis. Several mechanisms may account for such "erythropoietic" bilirubin formation. When the nucleus of the developing normoblast is extruded during the terminal phases of red cell maturation, it is accompanied by a thin rim of cytoplasm, and degradation of hemoglobin in this cytoplasmic rim doubtless leads to some bilirubin production. There is also evidence that young red cells, particularly those produced in response to erythroid stimulation, undergo a process of surface remodelling in which they lose large portions of their surface membrane accompanied by small fragments of hemoglobinized cytoplasm; the latter is another source of erythropoietic bilirubin formation, particularly under conditions of erythropoietic stress. Finally, actual destruction of immature erythroid cells, either in the bone marrow or soon after release into the peripheral blood, may account for some erythropoietic bilirubin. This process, termed "ineffective erythropoiesis", may assume major proportions in certain hematologic diseases such as pernicious anemia, thalassemia, erythroleukemia, and sideroblastic anemia, and in these conditions may lead to hyperbilirubinemia and sometimes to clinical jaundice. However, it is not yet clear whether some ineffective erythropoiesis also takes under physiological conditions.

In contrast to the early-labeled peak, the late peak of labeled bilirubin production, which occurs between 90 and 150 days in man, is quite well understood. This peak, which normally accounts for two-thirds of the total bilirubin production, originates from hemoglobin heme in red cells at the end of their physiological life-spans. The origin of the middle or plateau phase of bilirubin production is not well understood, but is probably related in part to some random destruction of erythrocytes and perhaps in part to degradation of specific hemoproteins with a very slow rate of turnover.

Each of these different sources of bilirubin formation is a potential source of increased bilirubin production and hyperbilirubinemia. There is evidence, still largely experimental,

467

that enlargement of the rapid sharp component of early bilirubin formation may occur in disorders of the liver and may contribute to hyperbilirubinemia in liver disease. We have already alluded to the increase in the slow component of early-labeled bilirubin which occurs in certain hematologic disorders as the result of ineffective erythropoiesis. However, the most common cause of increased bilirubin formation is an accelerated rate of red cell destruction in hemolytic disorders. Most frequently this is due to an increase in the mid-labeled fraction of bilirubin formation, i.e., an increase in the rate of random red cell destruction. Occasionally, it may be due to premature red cell senescence, i.e., an increase in the late-labeled fraction.

In summary, in the past 25 years we have learned of multiple sources of bilirubin formation. The best understood are the sources related to the physiological and pathological behavior of young and old red blood cells. In addition, the discovery of the early-labeled peak of bilirubin formation has led to the perception of heme fractions with rapid rates of turnover in both liver and young erythroid cells and has opened the way to new understanding of the synthesis and degradation of heme.

Mechanism of Bilirubin transfer into the Liver

Arias, I. M. (Albert Einstein College of Medicine, New York)

Referat

(Siehe Anhang).

Konjugation von Bilirubin — Enzymatische Aspekte

Bock, K. W. (Inst. f. Toxikologie, Tübingen)

Referat

Vor 20 Jahren wurde das „direkte" Bilirubin als Bilirubindiglucuronid identifiziert [1, 2, 3]. Seither wurde die Glucuronidierung von Bilirubin intensiv bearbeitet. Diese Konjugationsreaktion ist der entscheidende Schritt, durch den die lipidlösliche Substanz in der Leber in wasserlösliche Form überführt und aktiv in die Gallenwege und den Darm ausgeschieden wird, ohne daß eine Rückresorption möglich ist. Die Reaktion wird durch die mikrosomale UDP-Glucuronyltransferase (EC 2.4.1.17) katalysiert und verläuft nach der Gleichung:

Biliruin + 2 UDP-Glucuronsäure → Bilirubindiglucuronid + 2 UDP

Als Zwischenprodukt wird Bilirubinmonoglucuronid gebildet, das ebenfalls in der Galle nachweisbar ist [3, 4, 5]. Die Glucuronyltransferase ist fest an die Membranen des endoplasmatischen Retikulums der Leberzellen gebunden, ist aber auch in der Darmmucosa und in der Niere nachweisbar.

Das Studium erblicher Defekte der Bilirubin-Glucuronyltransferase (Crigler-Najjar Syndrom, Gilbert's Syndrom) hat unsere Kenntnisse über die Bedeutung der Bilirubinkonjugation beim Menschen entscheidend vertieft [6]. Durch neue Methoden konnten neben Bilirubinglucuroniden eine Reihe weiterer Konjugate nachgewiesen werden, die bei Lebererkrankungen vermehrt auftreten [7, 8, 9]. In den letzten Jahren ist die Bedeutung der Enzym-Phospholipid-Wechselwirkung für die regulatorischen Eigenschaften der Glucuronyltransferase zunehmend erkannt worden [10, 11]. Im Folgenden werden die derzeitigen Konzepte zu vier Problemkreisen der Konjugation von Bilirubin zusammengefaßt in der Hoffnung, zum Verständnis der enzymatischen Reaktionen, ihrer therapeutischen Beeinflußbarkeit und der diagnostischen Bedeutung der entstehenden Konjugate beizutragen.

Heterogenität der UDP-Glucuronyltransferase

Es gibt immer mehr Evidenzien dafür, daß die Glucuronyltransferase eine Familie nahe verwandter Enzyme mit unterschiedlicher Substratspezifität darstellt [12]. Die Sonderstellung der Glucuronidierung von Bilirubin im Vergleich mit anderen Substraten wird deutlich beim Crigler-Najjar Syndrom, das gekennzeichnet ist durch eine schwere, erbliche, nicht-hämolytische Hyperbilirubinämie, häufig vergesellschaftet mit Kernikterus. Bei homozygoten Trägern fehlt die Bilirubin-Glucuronyltransferase völlig.

Jedoch können andere Substrate wie Paracetamol, Menthol und 4-Methylumbelliferon glucuronidiert werden, wenn auch in geringerem Maße als bei gesunden Kontrollpersonen [6, 13]. Bei Patienten mit Gilbert's Syndrom besteht eine milde, erbliche Hyperbilirubinämie mit deutlich erniedrigter Bilirubin-Glucuronyltransferase, wobei andere Substrate uneingeschränkt glucuronidiert werden [6, 13, 14, 15, Tabelle]. Eine Reihe indirekter tierexperimenteller Hinweise sprechen ebenfalls für eine Sonderstellung der Glucuronidierung von Bilirubin im Vergleich mit anderen Substraten [12, 16, 17]. Eine Trennung von Glucuronyltransferasen mit unterschiedlicher Substratspezifität ist in manchen Fällen beschrieben worden [18, 19]. Ein direkter Beweis für eine Heterogenität der Glucuronyltransferase liegt jedoch noch nicht vor.

Tabelle 1. Einfluß von Phenobarbital auf die Bilirubin-Glucuronyltransferase bei verschiedenen Krankheitsbildern (Befunde von Felsher et al. [15]).

Patientengruppe	UDP-Glucuronyltransferase (μg Bilirubin $\times h^{-1} \times g$ Leber^{-1})
Kontrolle	1283 ± 158 (9)
Gilbert's Syndrom	257 ± 37 (16)
Gilbert's Syndrom + Phenobarbital	257 ± 21 (7)
Hepatitis	1316 ± 80 (20)
Hepatitis + Phenobarbital	2665 ± 200 (16)

Hepatitis-Patienten waren Freiwillige an einem Projekt über die Folgen der akuten Virushepatitis. Phenobarbital wurde in Tagesdosen von 120–400 mg 3–7 Tage lang gegeben. Das Enzym wurde im Homogenat des Leberbiopsiematerials getestet (20). Angegeben ist das Mittel $\pm$ Standard-Abweichung (Zahl der Biopsieproben in Klammern)

Einfluß der mikrosomalen Membran auf die Aktivität der UDP-Glucuronyltransferase

Sowohl in Mikrosomen von Säugetierlebern [10, 11] als auch in menschlichem Leberbiopsiematerial [20] läßt sich die mikrosomale Bilirubin-Glucuronyltransferase durch eine Vielzahl von Methoden aktivieren, die die Membranstruktur verändern, z. B. durch Zusatz von Detergentien, durch Solubilisieren der Membran, durch Ultraschallbehandlung, durch Lipasen und auch spontan durch Stehenlassen der Mikrosomensuspension bei 0° C. Die Spontanaktivierung beruht wahrscheinlich auf der Aktivierung mikrosomaler Lipasen. Durch Zusatz von UDP-N-Acetylglucosamin, das bei der Synthese von Glycoproteinen und Mucopolysacchariden wichtig ist, läßt sich das Enzym allosterisch aktivieren [21, 22]. Enzymkinetische Untersuchungen [22] sowie vergleichende Studien über die Glucuronidbildung in der intakten Leber und in Leberhomogenaten [23, 24] zeigen, daß die Glucuronidierung von Bilirubin und von anderen Substraten in der intakten Membran eingeschränkt (constrained) ist. In der normalerweise vorliegenden Form des Enzyms mit eingeschränkter Enzymaktivität ist die Glucuronidierung durch UDP-N-Acetylglucosamin aktivierbar [22, 25, 26], und Uridinnucleotide, z. B. die der UDP-Glucuronsäure nahe verwandte UDP-Glucose, hemmen die Glucuronidierung von Bilirubin nicht wesentlich [27]. In der aktivierten Form des Enzyms ist eine allosterische Regulation nicht mehr möglich, und UDP-Glucose wirkt hemmend auf die Bilirubinglucuronidierung [25, 27]. Dies hat zur Folge, daß in Gegenwart von Uridinnucleotiden, d. h. unter intrazellulären Bedingungen, von der sogenannten „aktivierten" Form des Enzyms weniger Glucuronid gebildet wird als von der Form mit eingeschränkter Enzymaktvitität. Die Einschränkung der Enzymaktivität erhöht somit die Spezifität des Enzyms für UDP-Glucuronsäure und dient der besseren Steuerbarkeit der enzymatischen Reaktion.

Es werden zur Zeit zwei Modelle zur Erklärung der Aktivierbarkeit diskutiert (Abb. 1): Beim Kompartimentierungsmodell [28, 29] wird angenommen, daß das aktive Zentrum des Enzyms dem intrazisternalen Raum des endoplasmatischen Retikulums zugewandt ist. Bei intakter Membran müßte demnach die polare UDP-Glucuronsäure durch die Lipiddoppelschicht der Membran transportiert werden. Auch das gebildete hydrophile Glucuronid müßte die Membran passieren, um in die Galle ausgeschieden werden zu können. Für diese Transportvorgänge sind Carrier zu fordern, die noch nicht identifiziert werden konnten. Die in den intrazisternalen Raum sezernierten Proteine, Albumin, Fibrinogen usw., werden ins Blut abgegeben. Die Akivierung der Glucuronyltransferase läßt sich nach diesem Modell als das Durchlässigwerden der Permeationsbarriere für polare Verbindungen deuten. Im Konformationsmodell [30] wird angenommen, daß das

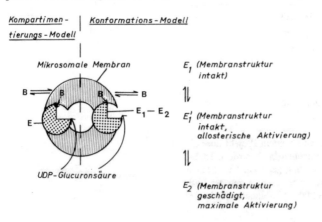

Abb. 1. Modelle zur Aktivierbarkeit der Glucuronyltransferase

aktive Zentrum des Enzyms dem Zytoplasma zugewandt ist und daß durch Wechselwirkung des Enzyms mit Phospholipiden der Membran normalerweise eine Konformation des Enzyms mit eingeschränkter Aktivität stabilisiert wird (E_1). Wird die Membranstruktur geschädigt, so wird die Einschränkung der Enzymaktivität aufgehoben. Es entsteht die „aktivierte" Form (E_2) mit den beschriebenen Folgen der verminderten Steuerbarkeit und Substratspezifität des Enzyms. Es ist wahrscheinlich, daß die Bindungsstelle für das lipophile Bilirubin (B) in der Membran liegt. Die Membran hätte somit die Aufgabe, lipidlösliche Stoffe zu konzentrieren und zu verhindern, daß wasserlösliche Verbindungen des Intermediärstoffwechsels glucuronidiert werden.

Die vermehrte Bildung komplizierter Bilirubinkonjugate nach Leberschäden, z. B. nach Cholestase, wird im Detail im folgenden Referat beschrieben. Es ist denkbar, daß dieser pathologische Befund (Absinken der Glucuronide im Verhältnis zu komplizierten Konjugaten) mit der Veränderung der kinetischen Eigenschaften der Glucuronyltransferase nach Membranschädigung zusammenhängt.

Induktion der UDP-Glucuronyltransferase durch Arzneimittel

Von der im vorigen Abschnitt beschriebenen Aktivierbarkeit der Glucuronyltransferase, die innerhalb von Sekunden erfolgen kann, muß die Induzierbarkeit des Enzyms durch Arzneimittel klar unterschieden werden. Sie erfolgt im Verlauf mehrerer Tage nach Behandlung mit sogenannten Induktorstoffen, die auch die Arzneimittelhydroxylierung stimulieren. Experimente mit Inhibitoren der Proteinsynthese, der Vergleich enzymkinetischer Konstanten und der Enzymaktivität in partiell gereinigten Enzympräparaten von induzierten Tieren mit Kontrollen sprechen für eine Enzymvermehrung [16]. Auch beim Menschen läßt sich die Induktion der Bilirubin-Glucuronyltransferase durch Phenobarbital, Glutethimid, Nikethamid usw. nachweisen [31, 32, 33]. Die Induktion durch Phenobarbital ist auch bei Patienten mit akuter Hepatitis nachweisbar (Tabelle 1). Aus noch unbekannter Ursache war jedoch in einem Patientenkollektiv, das wegen Cholelithiasis cholecystektomiert worden war, keine signifikante Steigerung der Enzymaktivität durch Phenobarbital zu beobachten [14]. Auch bei Patienten mit Gilbert's Syndrom und Crigler-Najjar Syndrom (Typ II) ist eine Vermehrung der Bilirubin-Glucuronyltransferase durch Phenobarbital umstritten [14, 15, Tabelle 1]. Letzteres ist um so überrraschender, als eine therapeutische Reduktion des erhöhten Plasma-Bilirubins durch Phenobarbital bei den beiden Syndromen unbestritten ist [32]. Es ist jedoch bekannt, daß die Wirkungen induzierender Arzneimittel komplex sind. Neben der Enzymvermehrung können eine Reihe weiterer Faktoren zur erhöhten Elimination von Bilirubin nach Gabe von Phenobarbital beitragen [34]: Vermehrung der Leberdurchblutung, des Gallenflusses, des Anionen-bindenden Proteins, Ligandin, und der UDP-Glucose-Dehydrogenase, die im folgenden Abschnitt beschrieben wird.

Abhängigkeit der Glucuronidbildung von der Synthese der UDP-Glucuronsäure

Bei den im Lebergewebe gefundenen Konzentrationen der UDP-Glucuronsäure wird keine Enzymsättigung der Glucuronyltransferase erreicht; d. h. Senkung und Erhöhung der UDP-Glucuronsäure kann einen Einfluß auf die Glucuronidbildung haben [35]. Über die Regulation der Synthese der UDP-Glucuronsäure ist wenig bekannt. Sie erfolgt vorwiegend auf der Stufe der UDP-Glucose-Dehydrogenase [36]. Experimentell läßt sich der Spiegel der UDP-Glucuronsäure durch Behandlung mit Galactosamin erniedrigen [23, 37] und durch Behandlung mit Orotsäure [26, 37] oder Insulin [26, 38] geringgradig erhöhen. Im Hunger ist bei der Ratte sowohl die UDP-Glucuronsäure als auch die UDP-

Glucose-Dehydrogenase erniedrigt [39]. Bei hungernden Patienten mit Gilbert's Syndrom und bei Neugeborenen mit intestinaler Obstruktion wird eine beträchtliche Steigerung der Hyperbilirubinämie beobachtet [15, 40]. Sie ist wahrscheinlich nicht nur auf die verminderte Bilirubin-Glucuronyltransferase sondern auch auf die verminderten Spiegel an UDP-Glucuronsäure zurückzuführen.

Zusammenfassung

1. Erbliche Defekte der Bilirubin-Glucuronyltransferase (Crigler-Najjar Syndrom, Gilbert's Syndrom) sowie eine Reihe tierexperimenteller Evidenzien weisen auf eine Sonderstellung der Glucuronidierung von Bilirubin im Vergleich mit anderen Substraten hin.

2. Die Aktivität der UDP-Glucuronyltransferase ist durch die mikrosomale Membran eingeschränkt. Schädigung der Membran bei Lebererkrankungen verringert die Steuerbarkeit und die Spezifität des Enzyms für UDP-Glucuronsäure.

3. Induzierende Arzneimittel, z. B. Phenobarbital, können die Bilirubin-Glucuronyltransferase induzieren. Jedoch ist die therapeutische Wirkung von Phenobarbital bei nicht-hämolytischen Hyperbilirubinämien des Erwachsenen und beim Ikterus gravis neonatorum auf eine Vielzahl zusätzlicher Wirkungen zurückzuführen.

Literatur

1. Schmid, R.: Science **124**, 76 (1956). — 2. Talafant, E.: Nature (Lond.) **178**, 312 (1956). — 3. Billing, B. H., Cole, P. G., Lathe, G. H.: Biochem. J. **65**, 774 (1957). — 4. Van Roy, F. P., Heirwegh, K. P. M.: Biochem. J. **107**, 507 (1968). — 5. Ostrow, J. D., Murphy, N. H.: Biochem. J. **120**, 311 (1970). — 6. Schmid, R.: In: Metabolic Basis of Inherited Disease (Stanbury, J. B., Wyngaarden, J. B., Fredrickson, D. S., Ed.), p. 871. New York: McGraw-Hill Book Co. 1972. — 7. Heirwegh, K. P. M., Hees, G. P., Leroy, J., Van Roy, F. P., Jansen, F. H.: Biochem. J. **120**, 877 (1970). — 8. Kuenzle, C. C.: Biochem. J. **119**, 411 (1970). — 9. Fevery, J., Van Damme, B., Michiels, R., De Groote, J., Heirwegh, K. P. M.: J. Clin. Invest. **51**, 2482 (1972). — 10. Graham, A. B., Pechey, D. T., Wood, G. C., Woodcock, B. G.: Biochem. Soc. Trans. **2**, 1167 (1974). — 11. Zakim, D., Vessey, D. A.: Biochem. Soc. Trans. **2**, 1165 (1974). — 12. Dutton, G. J.: Handb. Exp. Pharmakol. **28**, (2) 378 (1971). — 13. Okolicsanyi, L., Frei, J., Magnenat, P., Naccarato, R.: Enzyme **12**, 658 (1971). — 14. Black, M., Billing, B. H.: New Engl. J. Med. **280**, 1266 (1969). — 15. Felsher, B. F., Craig, J. R., Carpio, N.: J. Lab. Clin. Med. **81**, 829 (1973). — 16. Bock, K. W., Fröhling, W., Remmer, H., Rexer, B.: Biochim. Biophys. Acta **327**, 46 (1973). — 17. Jacobson, M. M., Levin, W., Conney, A. H.: Biochem. Pharmacol. **24**, 655 (1975). — 18. Isselbacher, K. J., Chrabas, M. F., Quinn, R. C.: J. Biol. Chem. **237**, 3033 (1962). — 19. Del Villar, E., Autor, A. P., Tephly, T. R.: Mol. Pharmacol. **11**, 236 (1975). — 20. Black, M., Billing, B. H., Heirwegh, K. P. M.: Clin. Chim. Acta **29**, 27 (1970). — 21. Winsnes, A.: Biochim. Biophys. Acta **191**, 279 (1969). — 22. Vessey, D. A., Goldenberg, J., Zakim, D.: Biochim. Biophys. Acta **309**, 75 (1973). — 23. Bock, K. W., White, I. N. H.: Eur. J. Biochem. **46**, 451 (1974). — 24. Winsnes, A., Dutton, G. J.: Biochem. Pharmacol. **22**, 1765 (1973). — 25. Abou-El-Makarem, M. M., Otani, G., Bock, K. W.: Biochem. Soc. Trans. **3**, 881 (1975). — 26. Otani, G., Abou-El-Makarem, M. M., Bock, K. W.: Biochem. Pharmacol., in press. — 27. Abou-El-Makarem, M. M., Bock, K. W.: Eur. J. Biochem. **62**, 411 (1976). — 28. Hänninen, O., Puukka, R.: Suomen Kemistilehti **43**, 451 (1970). — 29. Berry, C., Stellon, A., Hallinan, T.: Biochim. Biophys. Acta **403**, 335 (1975). — 30. Zakim, D., Vessey, D.: In: Membrane Bound Enzymes (Martonosi, A., Ed.). New York: Plenum Press, in press. — 31. Lathe, G. H.: In: Arzneimittel und Leber (Gerok, W., Sickinger, K., Ed.). S. 179. Schattauer Verlag 1975. — 32. Billing, B. H.: In: Arzneimittel und Leber (Gerok, W., Sickinger, K., Ed.). S. 191. Schattauer Verlag 1975. — 33. Windorfer, A.: Z. Kinderheilk. **113**, 33 (1972). — 34. Arias, I. M.: In: The Liver and Its Diseases (Schaffner, F., Sherlock, S., Leevy, C. M., Ed.). S. 97. New York: Int. Med. Book Co. 1974. — 35. Schröter, W.: Klin. Wschr. **43**, 829 (1965). — 36. Neufeld, E., Hall, C.: Biochem. biophys. Res. Commun. **19**, 456 (1965). — 37. Keppler, D. O. R., Rudigier, J. F. M., Bischoff, E., Decker, K. F. A.: Eur. J. Biochem. **17**, 246 (1970). — 38. Müller-Oerlinghausen, B., Hasselblatt, A., Johns, R.: Naunyn-Schmiedeberg's Arch. Pharmacol. **260**, 254 (1966). — 39. Felsher, B. F., Carpio, N. M., Van Couvering, K.: Clin. Res., in press. — 40. Felsher, B. F., Carpio, N. M., Wooley, M. M., Asch, M. J.: J. Lab. Clin. Med. **81**, 90 (1974).

Conjugation of Bilirubin — Pathophysiological Aspects

Fevery, J. (Laboratory of Liver Physiopathology, Dept. of Medical Research, University of Leuven, Belgium)

Referat

Bilirubin metabolism can schematically be considered to consist of different steps including production, transport in the blood, uptake into the cell and intracellular transport, conjugation, biliary secretion and elimination out of the body (Fig. 1). It will become clear that a disturbance in steps 1—4 will usually express itself by an unconjugated hyperbilirubinaemia in contrast to the conjugated hyperbilirubinaemia in disorders of steps 5 and 6. Conjugation thus has a central position. Indeed, bilirubin IXα is only slightly soluble in water (Brodersen and Theilgaard, 1969). This is probably the result of bond formation hindering ionization of the carboxyl groups (Hutchinson et al., 1971).

Conjugation changes the stereochemical structure of the molecule by adding one or two more water-soluble residues. The structure becomes more amphiphilic. All these factors are known to promote biliary excretion (Smith, 1973). Conjugation seems further to prevent effective absorption by the intestine as shown by Lester and Schmid (1963). Unconjugated bilirubin can undergo entero-hepatic recirculation. However, as colonic bacteria seem to produce reductive changes prior to deconjugation (Watson et al., 1969), recirculation is of little importance in the adult.

PHYSIOLOGY

DISORDERS

1. Production
   from
   1/ erythrocyte Hb breakdown — Hemolysis
   2/ degradation of
      myoglobin
      catalase
      cytochromes
   3/ early-labelled peak:
      haem synthesis in liver — Drugs?
      medullary haem turn over — Ineffective erythropoiesis
   of bilirubin 250 - 300 mg/day

2. Transport
   bilirubin-serumalbumin — Competitive binding to serum-albumin
   (L.A. sulphonamides, salicylates, fatty acids ...)

3. Hepatic uptake
   membrane transit — Neonatal immaturity (Y protein)
   intracellular carrier proteins — Flavaspidic acid
   Mutant Southdown sheep
   Gilbert's syndrome? ?

4. Conjugation
   in endoplasmic reticulum — Neonatal immaturity
   Crigler-Najjar's disease
   Gilbert's syndrome
   Inhibition by
      sex. steroids   - breast milk
                      - serum
      drugs   - novobiocin
                      - chloromycetin

5. Secretion
   into bile canaliculus — Neonatal immaturity
   Dubin-Johnson-Sprinz-Rotor
   Mutant Corriedale sheep
   Recurrent jaundice of pregnancy
   Hepatitis
   Cirrhosis

6. Elimination
   bacterial degradation — Mechanical obstruction
   ± enterohepatic circulation

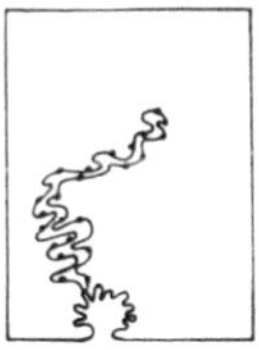

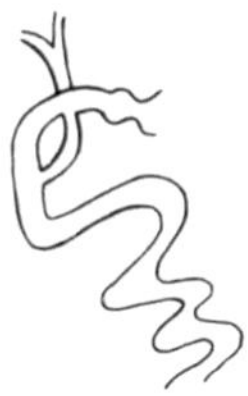

Fig. 1. Bilirubin metabolism

A further consequence of conjugation is that the molecule becomes direct-reacting with diazo-reagents, most probably because the altered stereochemical structure renders the central methylene bridge readily available for the reagent.

Conjugation of bilirubin is a complex phenomenon as could be demonstrated by investigating the conjugates present in bile. Because of the pronounced photosensitivity of the bilirubin pigments and the difficulties in their separation, most studies have been carried out on the dipyrrolic azo-derivatives. In the course of the diazoreaction the tetrapyrrolic bilirubin pigment is split into two dipyrrolic azopigments. The latter allow a better separation by thin layer chromatography (t.l.c.) especially when diazotized ethyl anthranilate is used as the reagent (Fig. 2). Keeping the reaction mechanism in mind, it is clear that the composition of the original tetrapyrrole can only be deduced when only one or two azodipyrroles are formed. Bilirubin monoglucuronide will result in an equal amount of unconjugated azodipyrrole (α_0) and of δ-azopigment, whereas bilirubin diglucuronide will yield azopigment δ. Complex patterns of bile pigments can not totally be clarified by azopigment analysis. However, it is possible to quantitate the percentage of monoconjugated bilirubin present, as with the diazo-system used α_0-azopigment can only derive from the unconjugated half of monoconjugated bilirubin. Twice the percentage of α_0-azopigment constitutes therefore the total percentage of bilirubin monoconjugates. This will have practical implications, as will be seen further on.

Marked species differences exist, glucosidation being important in the dog, the cat, the rabbit and the chicken (Fevery et al., in preparation).

Recently suitable extraction and separation techniques for the tetrapyrroles have been developed. The complexity of bilirubin conjugates is really pronounced as is illustrated e.g. with dog bile (Heirwegh et al., 1975).

How can one get information about the affected step in clinical situations. Disorders of steps 1—4 lead to unconjugated hyperbilirubinaemia, disorders in steps 5—6 to conjugated hyperbilirubinaemia. However, until now accurate determination of conjugates in serum is not possible; what one really measures, are total and direct diazo-reacting bilirubin pigments, whereby the 10-min direct reaction is a reasonable measure of conjugated bilirubin (Nosslin, 1960). Investigation of a series of patients showed that the direct-reacting bilirubin was linearly related to the total bilirubin and that a significant difference between hepatitis, cirrhosis and obstructive jaundice was difficult to obtain (Fevery et al., 1967a). However, this mathematical relationship allowed to distinguish the mentioned diseases from hemolysis and Gilbert syndrome. More important, mixed pathologies

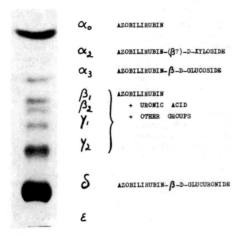

α_0 AZOBILIRUBIN

α_2 AZOBILIRUBIN-(β?)-D-XYLOSIDE

α_3 AZOBILIRUBIN-β-D-GLUCOSIDE

β_1
β_2
γ_1
γ_2

AZOBILIRUBIN
+ URONIC ACID
+ OTHER GROUPS

δ AZOBILIRUBIN-β-D-GLUCURONIDE

ε

Fig. 2. Thin layer chromatographic separation of human cholestatic bile

resulting from e.g. hemolysis combined with cirrhosis or hepatitis can easily be diagnosed.

At first the conjugated hyperbilirubinaemia group was further investigated by analysis of bile samples obtained at surgery or by duodenal intubation. It was found that the pattern of bilirubin conjugates in bile was far more complex when cholestasis was present. For instance, the percentage of β-azopigments, which are absent from normal bile, was positively correlated with the degree of cholestasis (Fevery et al., 1972). Similar alterations could be induced in rats with experimental bile duct obstruction. Similar complex patterns were also found upon analysis of serum, urine and liver homogenates of patients with conjugated hyperbilirubinaemia. However, again no significant differences were found between intrahepatic and extrahepatic cholestasis. In this respect, investigations on urinary clearance of bilirubin were equally disappointing. However, differences were found between hepatitis, cirrhosis and the cholestatic syndromes, presumably due to the influence of bile salts which increased the ultrafiltration of conjugated bilirubin (Fevery et al., 1967b). In this connection a special clinical situation deserves some comment. The studies on renal bilirubin clearances had shown that the ultrafiltrable fraction in man is on the average 0.6% of the conjugated bilirubin. At a serum level of 30 mg/100 ml of conjugated bilirubin (300 mg/l), the filtered load[1] per 24 h will be 310 mg and thus equals the daily production rate. This means that at this level of serum bilirubin a patient with normal kidney function will excrete in its urine an amount equal to the bilirubin produced. The serum level will thus stabilize around 30 mg/100 ml conjugated or around 35–40 mg/100 ml total bilirubin. A higher value must either indicate renal dysfunction or increased production (e.g. hemolysis). – Additional investigations such as biochemical tests, liver biopsy and endoscopic retrograde or percutaneous cholangiography are necessary to further differentiate cholestatic syndromes.

The usual clinical problems with unconjugated hyperbilirubinaemia are hemolytic jaundice, dyserythropoiesis and Gilbert syndrome or combinations of these disorders. Several other causes of unconjugated hyperbilirubinaemia have been listed by Levine and Klatskin (1964).

Previously, the diagnosis of Gilbert syndrome was made by exclusion of other diseases, but this is unsatisfactory. For the present, diagnosis is based on demonstration of a defect in bilirubin conjugation (Table 1). The disappearance from the plasma of trace amounts of radiobilirubin is markedly delayed in Gilbert syndrome versus normal controls (Berk et al., 1970). The disappearance rate and the bilirubinaemia return to normal values under therapy with phenobarbital or gluethimide (Doriden) (Black et al., 1974). Until now the question remains unsettled whether this delayed disappearance is related only to a decreased conjugation, resulting in a slower transit from plasma to bile, or if there are concomittant or secondary changes in membrane or intracellular transport. It is not yet possible to associate typical kinetic parameters with the various biochemical steps involved in the transit of bilirubin from blood to bile as they are clearly interrelated. Recent work allowed distinction of 3 groups in Gilbert syndrome (Martin et al., 1976). All had unconjugated hyperbilirubinaemia and similar disturbances in bilirubin kinetics. However, analysis of both BSP and ICG disappearance allowed subdivision of a group with "possible decrease in hepatic uptake and a group with disturbances at a later stage in transhepatic transport" (cited from Martin et al., 1976).

As an alternative approach to a diagnosis of transferase deficiency, analysis of bilirubin

---

[1]   The filtered load will be: $300 \text{ mg/l} \times \dfrac{0.6}{100} \times 120 \times 1440 = 310 \text{ mg per 24 h as GFR} = 120 \text{ ml/min 24 h}$
$= 1440 \text{ min}$

Table 1. Investigations of bilirubin conjugation

— in serum: ● disappearance curves of radioactive bilirubin
          ● provocative tests e.g. increases in serum bilirubin upon fasting or nicotinic acid injection
          ● by following the serum levels during enzyme inducing therapy
— by measuring the bilirubin glucuronyltransferase activity in a liver biopsy
— by analysis of bile obtained by duodenal intubation

---

conjugates in bile was investigated. Indeed, it is reasonable to assume that the composition of bile reflects the conjugation of the hepatocyte.

In normal adults mainly diconjugated bilirubin pigments were found in bile. In 25 cases with Gilbert syndrome the reduction of bilirubin UDP-glucuronyltransferase seemed to express itself by a decreased proportion of diconjugated bilirubin (Fevery et al., 1973). This was even more pronounced in 9 children with Crigler-Najjar's disease. In our experience chromatographic analysis of duodenal bile is an easy and safe method to diagnose glucuronyltransferase deficiency, without having to perform a liver biopsy.

A combination of different parameters should usually allow differentiation of unconjugated hyperbilirubinaemia (Table 2). However, it must be reminded here that combinations of hemolysis, dyserythropoiesis and Gilbert syndrome are frequent. Indeed, about 50% of patients with Gilbert syndrome have a slightly decreased red cell survival (Berk and Blaschke, 1972). Other work stresses frequent occurence of a dyserythropoietic component in Gilbert syndrome (Métreau et al., 1974). It seems logical that this increased bilirubin production would magnify the effect of the transferase deficiency as happens e.g. during starvation (see below). Also, an appreciable group of patients with hemolytic jaundice have an associated Gilbert syndrome. It should be reminded here that classical text books of haematology state that even maximal chronic hemolysis will rise serum unconjugated bilirubin levels not above 4 mg/100 ml unless there is an associated disorder. This associated disorder is frequently a transferase deficiency.

Tests provoking unconjugated hyperbilirubinaemia have recently become of interest. Felsher et al. (1973) observed a doubling of the serum bilirubin level in obese patients with Gilbert syndrome subjected to starvation. Later on, an increase of serum bilirubin due to fasting was documented in normal persons and in Gunn rats which have a total deficiency of bilirubin UDP-glucuronyltransferase. What are the mechanisms involved (see e.g. Fevery et al., 1974). First of all, fasting produces in man an increased carbonmonoxyde production which is a parameter of degradation of haem to bile pigments. Furthermore, microsomal haem oxygenase activity of rat liver was found to increase 2—3 fold upon food deprivation. Fasting thus seems to lead to an increased bilirubin production. Studies in Gunn rats documented a decrease in the intracellular binding proteins (mainly ligandin) which was expressed by a decrease of intracellular bilirubin. The transferase activity of rat liver (expressed per gram of tissue or per gram of protein) was enhanced but the conjugating activity of the total liver was diminished owing to a pronounced decrease in liver weight. It is very likely that similar mechanisms are operative in man. If so, fasting will enhance bilirubin production, decrease storage in the liver cell and, possibly, diminish the total conjugating capacity.

For patients endowed with a low conjugating capacity, e.g. patients with Gilbert syndrome, neonates and Gunn rats, one can expect a more pronounced rise in serum

Table 2. Differential diagnosis of hyperbilirubinemia

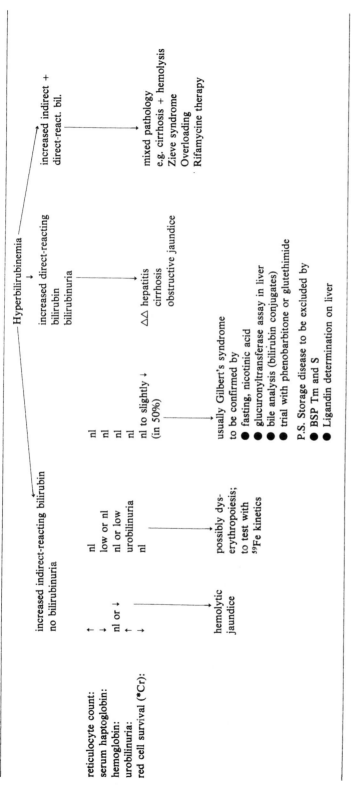

477

bilirubin than is observed in normal man or rat who can cope more easily with the increased bilirubin load. Congenital pyloric hypertrophy represents a clinical illustration of the effect of starvation in neonates (Felsher et al., 1974). A comparable situation was provoked in adults with slight transferase deficiency by severe achalasia, producing food deprivation (Fevery et al., 1974).

Felsher and Carpio (1975) have recently tried to delineate the normal response versus the situation in transferase deficiency, so that fasting can be used for diagnosis.

It has been observed that serum bilirubin levels increased markedly following the intravenous injection of 50 mg of nicotinic acid. This is accompanied by an increase in serum iron, leucocyte count and fibrinolytic products. These changes do not occur in patients that had undergone splenectomy. The physiological basis therefore seems to be that nicotinic acid accelerates red cell degradation in the spleen with an increased production of bilirubin, iron and fibrinolytic products together with an increased leucocyte count. The test has been adopted for the diagnosis of Gilbert syndrome by Fromke and Miller (1972) who observed a more pronounced response in the presence of a conjugation deficiency. Perhaps of greater importance is the delayed disappearance from the blood of this endogenous bilirubin load, resulting in increased retention at 4 h has been shown previously upon injection of bilirubin (Billing et al., 1964).

Different therapeutical approaches in cases of conjugation deficiency have been proposed. However, in adult Gilbert syndrome, drug therapy should not be routinely advised as this usually induces psychosomatic problems in an innoxious disease. A short term therapy can be used for diagnostic reasons. In the latter situation, phenobarbital or glutethimide, two drugs that produce microsomal enzyme stimulation, are usually administered. These drugs produced an increase in bilirubin UDP-glucuronyltransferase in rats. A similar increase has untill now not been demonstrated clearly in patients with Gilbert syndrome, although other patients showed higher transferase activities under these drugs (Black et al., 1973). In Gilbert's syndrome, both serum bilirubin levels and disappearance curves normalize following treatment. Phenobarbital also increases the ligandin concentration (Reyes et al., 1971) and stimulates the bile salt independant bile flow (Berthelot et al., 1970). It even decreases conjugated hyperbilirubinaemia and accelerates the BSP and ICG disappearance from the blood in patients with primary biliary cirrhosis, biliary atresia and in normal persons (Capron et al., 1975). It is not clear if all these effects are related to the bile flow. Besides glutethimide and phenobarbital, some 300 substances are known as enzyme inducing agents. Some of these are used as sleeping tablets, tranquillizors, hormones, tuberculostatic drugs, etc.

Other methods used in unconjugated hyperbilirubinaemia include phototherapy, which enhances the breakdown of bilirubin pigments and produces an increased excretion even of unconjugated bilirubin in bile (Ostrow, 1972). Agaragar has been shown to decrease neonatal hyperbilirubinaemia, possibly by interacting with intestinal reabsorption in situations where bacterial degradation is not active (Poland and Odell, 1971). Orotic acid increases the uridine derivatives and seemed to decrease the bilirubin levels more rapidly when administered to premature infants (Kintzel et al., 1971). However, no effect was noted in full-term babies and a shift of unconjugated bilirubin from blood to tissues was demonstrated in Gunn rats (Krukow and Brodersen, 1973). This could potentially lead to toxic phenomena. UDP-glucose stimulated the postnatal decrease of serum bilirubin levels when compared to untreated identical twins and a recent study produced evidence for an increased bilirubin clearance in Gilbert syndrome possibly due to enhanced conjugation (Ventura and Zeneroli, 1975).

478

References

Brodersen, R., Theilgaard, J.: Bilirubin colloid formation in neutral aqueous solution. Scand. J. Clin. Lab. Invest. 24, 395—398 (1969). — Hutchinson, D. W., Johnson, B., Knell, A. J.: Tautomerism and hydrogen binding in bilirubin. Biochem. J. 123, 483—484 (1971). — Smith, R. L.: The excretory function of bile. London: Chapman and Hall 1973. — Lester, R., Schmid, R.: Intestinal absorption of bile pigments. Bilirubin absorption in Man. New Engl. J. Med. 269, 178—182 (1963). — Watson, C. J., Hall, J. W. III, Weimer, M.: The in vitro conversion of bile pigments to the urobilinoids by a rat clostridia species as compared with the human fecal flora. Biochem. Med. 2, 461—483 (1969). — Heirwegh, K. P. M., Fevery, J., Michiels, R., Van Hees, G. P., Compernolle, F.: Separation by Thin-Layer Chromatography and Structure Elucidation of Bilirubin Conjugates Isolated from Dog Bile. Biochem. J. 145, 185—199 (1975). — Nosslin, B.: The direct diazo reaction of bile pigments in serum: experimental and clinical studies. Scand. J. Clin. Invest. 12, (Suppl. 49) 1—176 (1960). — Fevery, J., Claes, J., Heirwegh, K., De Groote, J.: Hyperbilirubin-aemia: Significance of the ratio between direct-reacting and total bilirubin. Clin. Chim. Acta 17, 73—79 (1967a). — Fevery, J., Van Damme, B., Michiels, R., De Groote, J., Heirwegh, K. P. M.: Bilirubin conjugates in bile of man and rat in the normal state and in liver disease. J. Clin. Invest. 51, 2482—2492 (1972). — Fevery, J., Heirwegh, K. P. M., De Groote, J.: Renal bilirubin clearance in liver patients. Clin. Chim. Acta 17, 63—71 (1967b). — Levine, R. A., Klatskin, G.: Unconjugated hyperbilirubinemia in the absence of overt hemolysis. Amer. J. Med. 36, 541—552 (1964). — Berk, P. D., Bloomer, J. R., Howe, R. B., Berlin, N. I.: Constitutional Hepatic Dysfunction (Gilbert's Syndrome). Amer. J. Med. 49, 296—305 (1970). — Black, M., Fevery, J., Parker, D., Jacobson, J., Billing, B. H., Carson, E. R.: Effect of phenobarbitone on plasma (14C) Bilirubin clearance in patients with unconjugated hyperbilirubinaemia. Clin. Sci. and Molecular Med. 46, 1—17 (1974). — Martin, J. F., Vierling, J. M., Walkoff, A. W., Scharschmidt, B. F., Vergalla, J., Waggoner, J. G., Berk, P. D.: Abnormal hepatic transport of Indocyanine Green in Gilbert's Syndrome. Gastroenterology 70, 385—391 (1976). — Fevery, J., Blanckaert, N., Preaux, A. M., Heirwegh, K. P. M., Berthelot, P.: Unconjugated and conjugated bilirubin pigments in bile in Gilbert's and Crigler-Najjar's syndromes. Digestion 8, 445 (1973). — Berk, P. D., Blaschke, F.: Detection of Gilbert's Syndrome in Patients with Hemolysis. A method using Radioactive Chromium. Ann. of Internal Med. 77, 527—531 (1972). — Metreau, J. M., Roudot, F., Preaux, A. M., Dhumeaux, D., Berthelot, P.: Dyserythropoiesis, a necessary condition for disclosing Gilbert's disease (Abstract). Digestion 10, 315 (1974). — Felsher, B. F., Rickard, D., Redeker, A. G.: The reciprocal relation between caloric intake and the degree of hyperbilirubin-emia in Gilbert's syndrome. New Engl. J. Med. 283, 170—172 (1970). — Felsher, B. F., Carpio, N. M., Woolley, M. M., Asche, M. J.: Hepatic bilirubin glucuronidation in neonates with unconjugated hyperbilirubinemia and congenital gastrointestinal obstruction. J. Lab. Clin. Med. 83, 90—96 (1974). — Felsher, B. F., Carpio, N. M.: Caloric intake and unconjugated hyperbilirubinemia. Gastroenterology 69, 42—47 (1975). — Fevery, J., Heirwegh, K. P. M., De Groote, J.: Unconjugated hyperbilirubinaemia in achalasia. Gut 15, 121—124 (1974). — Fromke, V. L., Miller, D.: Constitutional hepatic dysfunction (CHD. Gilbert's disease): A review with special reference to a characteristic increase and prolongation of the hyperbilirubinemic response to nicotinic acid. Medicine 51, 451—465 (1972). — Billing, B. H., Williams, R., Richards, T. G.: Defects in hepatic tansport of bilirubin in congenital hyperbilirubinaemia: an analysis of plasma disappearance curves. Clin. Sci. 27, 245 (1964). — Black, M., Perrett, R. D., Carter, A. E.: Hepatic bilirubin UDP-glucuronyl transferase activity and cytochrome P450 content in a surgical population, and the effects of preoperative drug therapy. J. Lab. Clin. Med. 81, 704—712 (1973). — Reyes, H., Levi, A. J., Gatmaitan, Z., Arias, I. M.: Studies of Y and Z, two hepatic cytoplasmic organic anion-binding proteins: effect of drugs, chemicals, hormones and cholestasis. J. Clin. Invest. 50, 2242—2252 (1971). — Berthelot, P., Erlinger, S., Dhumeaux, D., Preaux, A. M.: Mechanism of phenobarbital-induced hypercholeresis in the rat. Am. J. Phys. 219, 3, 809—813 (1970). — Capron, J. P., Erlinger, S., Feldmann, G.: Increased sulfobromophtalein clearance in a patient receiving phenobarbital and other anticonvulsant drugs. Gastroenterology 69, 756—760 (1975). — Ostrow, J. D.: Mechanisms of bilirubin photodegradation. Sem. hematology 9, 113—125 (1972). — Poland, R. L., Odell, G. B.: Physiologic jaundice: the enterohepatic circulation of bilirubin. New Engl. J. Med. 284, 1—6 (1971). — Kintzel, H. W., Hinkel, G. K., Schwarze, R.: The decrease in the serum bilirubin level in premature infants by orotic acid. Acta Peadiat. Scand. 60, 1—5 (1971). — Krukow, N., Brodersen, R.: Toxic effects in the Gunn rat of combined treatment with bilirubin and orotic acid. Acta Paediat. Scand. 61, 697—703 (1972). — Ventura, E., Zeneroli, M. L.: Maladie de Gilbert. Méd. Chir. Dig. 4, 283—286 (1975).

Pathogenesis of Different Types of Jaundice

Arias, I. M. (Albert Einstein College of Medicine, New York)

Referat

(Siehe Anhang).

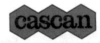

Springer
Bücher für den Internisten

Springer-Verlag
Berlin
Heidelberg
New York

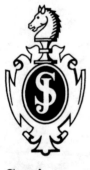

L. Demling, M. Classen,
P. Frühmorgen
Atlas der Enteroskopie
Endoskopie des Dünndarms
und des Dickdarms,
retrograde Cholangio-Pancre-
aticographie
Unter Mitarbeit von H. Koch,
H. Bauerle
289 z.T. farbige Abbildun-
gen, VIII, 252 Seiten. 1974
Geb. DM 228,–; US $ 100.40
ISBN 3-540-06555-5
Also available: English edition

P. Otto, K. Ewe
**Atlas der Rectoskopie und
Coloskopie**
31 Schwarzweißabbildungen,
115 farbige Abbildungen
auf 21 Tafeln, 1 Tabelle
IX, 96 Seiten. 1976
Geb. DM 98,–; US $ 43.20
ISBN 3-540-07489-9

H. Anacker, H.D. Weiss,
B. Kramann
**Endoscopic Retrograde
Pancreaticocholangiography
(ERPC)**
93 figs. Approx. 160 pages. 1977
Cloth DM 67,–; US $ 29.50
ISBN 3-540-08008-2
In preparation

**Endoskopie und Biopsie
in der Gastroenterologie**
Technik und Indikation
Herausgeber: P. Frühmorgen,
M. Classen
Mit Beiträgen zahlreicher
Fachwissenschaftler
100 Abbildungen
XII, 223 Seiten. 1974
(Ein Kliniktaschenbuch)
DM 19,80; US $ 8.80
ISBN 3-540-06762-0

M.A. Meyers
**Dynamic Radiology of the
Abdomen**
Normal and Pathologic
Anatomy
With a contribution on
Ultrasonography by E. Kazam

---

638 figures, including
14 color plates
LIV, 351 pages. 1976
Cloth DM 72,80; US $ 32.
ISBN 3-540-90178-7

N. Hassani
**Ultrasonography of the
Abdomen**
With a contribution by
R. Bard
215 figures
XVI, 127 pages. 1976
Cloth DM 48,40; US $ 21.3
ISBN 3-540-90166-3

**Funktionsstörungen der
Speiseröhre**
Pathophysiologie, Diagnos
Therapie
Herausgeber: R. Siewert,
A.L. Blum, F. Waldeck
Mit einem Geleitwort von
R. Nissen
Unter Mitarbeit zahlreicher
Fachwissenschaftler
150 Abbildungen, 27 Tabell
XXII, 344 Seiten. 1976
Geb. DM 128,–; US $ 56.4
ISBN 3-540-07571-2

Internistische Krebstherapi
Herausgeber: K.W. Brunner
G.A. Nagel
unter Mitarbeit zahlreicher
Fachwissenschaftler
50 Abbildungen; 96 Tabelle
X, 513 Seiten. 1976
Geb. DM 69,–; US $ 30.40
ISBN 3-540-07455-4

**Krebsbehandlung als
interdisziplinäre Aufgabe**
Beiträge des Wiener Arbeits
kreises für Geschwulst-
behandlung
Herausgeber: K.H. Kärcher
306 Abbildungen
XIII, 930 Seiten. 1974
Geb. DM 168,–; US $ 74,0
ISBN 3-540-06881-3

Preisänderungen vorbehalte

Neurogene Leitsymptome innerer Krankheiten

Einführung in das Thema

Janzen, R. (Univ.-Klinik u. Poliklinik, Hamburg)

Die Neurologie hat eine alte internistische Tradition, besonders die „Hamburger Schule" hat in der Reihe Friedreich-Erb-Nonne-Pette diese Tradition nie verlassen.

Als Ihr derzeitiger Präsident, Prof. Kühn, an mich herantrat mit der Frage, ihm ein neurologisches Thema vorzuschlagen und es zu gestalten, habe ich die Gelegenheit gern ergriffen. Bei der Wahl das Themas leitete mich eine Absicht, die auch Ihr Präsident gebilligt hat: Das Handwerk der Neurologie hat sich zwangsläufig erheblich spezialisiert, und ohne diese Hilfsmittel läßt sich in vielen Fällen eine Diagnose überhaupt nicht stellen. Aber die Analyse des neurologischen Syndroms ist erst der Ansatz für die Erkennung von Pathogenese, Aetiologie und Therapie sowie Prognose. Diese letztgenannten Aufgaben sind in vielen Fällen nur interdisziplinär zu lösen.

Als Reaktionen auf vielfältige Bedingungen (exogene und endogene metabolische Vorgänge, paraneoplastische, immunologische Reaktionen u. a.) stehen dem Organismus neuromyopathische Syndrome nur in begrenzter Zahl zur Verfügung:

1. strukturelle:
— Atrophien bestimmter Systeme
Beispiele: cerebelläre Atrophien, systematische Atrophie der Vorderhornzellen, u. U. kombiniert mit Atrophie der Pyramidenbahnen (= spinale Muskelatrophie, myatrophische Lateralsklerose), Myopathien u. a.
— degenerative Veränderungen
Beispiele: funikuläre Myelose, Polyneurose, Wernicke-Encephalopathie u. a.
— entzündliche Veränderungen
Beispiel: Myositiden
2. funktionelle:
myasthenische und myotonische Reaktionen, Dysaesthesien, Neuralgien, hirnorganische Psychosyndrome, episodische Amnesien, cerebrale Anfälle u. a.

Viele dieser Syndrome galten oder gelten z. T. noch heute als „genuine/idiopathische" Entitäten. Sie sind bis heute „kryptogenetisch" geblieben, und das sollte man auch sagen.

Bei den funktionellen Syndromen sollen zwei Probleme besonders hervorgehoben werden, weil ihre allgemeine Bedeutung weit unterschätzt wird gegenüber den aufdringlichen Leitsymptomen und den guten Möglichkeiten einer symptomatischen Therapie:

a) die Auswirkungen von Allgemeinstörungen des Organismus auf die Erregbarkeit neuronaler Elemente,

b) die Analyse und vor allem die Wertung von Schmerzen.

Die innere Medizin löst sich in zahlreiche Subdisziplinen auf. Eine alte und selbständige Subdisziplin, die Neurologie, kann anhand des gewählten Rahmenthemas aufzeigen, daß die zwangsläufige Spezialisierung ebenso zwangsläufig dazu führen wird, die allgemeine Durchbildung des Arztes und insbesondere des Spezialisten so zu fördern, daß er in der Lage ist, nicht nur die Möglichkeiten sondern auch die Grenzen seiner Tätigkeit abzuschätzen. Das Ziel der Referate ist, wie mich eine lange Erfahrung als Konsiliararzt gelehrt hat, dem Allgemeinarzt und dem Internisten „die Ehrfurcht vor dem Babinski'schen Phänomen" zu nehmen, und klar herauszustellen, daß die angeführten Reaktionen des Nervensystems, d. h. die neurologischen Syndrome, keine Krankheitsdiagnosen sind sondern daß sie zuerst eine umfassende Untersuchung initiieren müssen, damit zum Zwecke einer sinnvollen Therapie und Prognose sowie Prophylaxe genügend Aufklärung geschaffen wird.

Dem Präsidenten und der Gesellschaft sei dafür gedankt, daß das Thema angenommen worden ist und daß die interdisziplinäre Arbeit von Neurologie und innerer Medizin ein regelmäßiger Bestandteil dieser Tagungen werden soll, wenn unsere Bemühungen auch Ihre Zustimmung finden.

Neuropathologie der Reaktionsformen

Gerhard, L. (Neuropath. Inst., Klinikum d. GHS, Essen)

Referat

Die eindrucksvolle Vermehrung des diagnostischen und therapeutischen klinischen Rüstzeuges in Form neuer Untersuchungsmethoden, Laboratoriumsdaten und Krankheitssyndrome mag manchem ein morphologisches Referat weitgehend entbehrlich erscheinen lassen. Dennoch ermöglichen unsere Kenntnisse über die Reaktionsformen des Nervensystems und die ihnen zugrundeliegende Gesetzmäßigkeiten bei der Entstehung morphologischer und funktioneller Veränderungen erst eine sichere Wertung dieser klinischen Befunde, der aetiologischen Vorstellungen und der therapeutischen Wirkungen.

Wie in allen anderen Geweben und Organen ist das Auftreten von charakteristischen Reaktionsformen des Nervensystems durch die erhebliche Einschränkung der Zahl möglicher unterscheidbarer Antworten bedingt, die der Gewebsverband mit Gefäßen und Parenchym auf eine Vielzahl von möglichen einwirkenden Schädigungsfaktoren zu geben vermag.

Die Bedeutung einer gemeinsamen *pathogenetischen Endstrecke* bei den Reaktionsformen des Nervensystems läßt sich zunächst am bekannten Beispiel der symmetrischen Pallidumnekrose in Erinnerung bringen. Hier führen O_2-Mangelzustände verschiedener Aetiologie, Substratmangel und Enzymblockade bei endogenen und exogenen Stoffwechselstörungen zur Hypoxidose. Die hierdurch entstehende ischämische Nervenzellveränderung kann als relativ unspezifisches pathogenetisches Endglied in der Reaktionskette gelten. Sie ist morphologisch durch die allgemeine hypoxische Schädigung der Nervenzellen bedingt, trifft jedoch besonders hierfür empfindliche Nervenzellverbände bevorzugt, darunter vor allem das Pallidum.

Eine Ursache für *unterschiedliche Reaktionsformen* stellen zunächst die verschiedenen Gewebskomponenten, wie Gliazellformen, Nervenzellen, Nervenzellfortsätze und Gefäße dar. Differente metabolische und funktionelle Eigenschaften dieser Zellen führen zu spezifischen Empfindlichkeiten oder Resistenzen gegenüber jeweils bestimmten einwirkenden Störungsfaktoren oder Milieuänderungen. Diese Feststellung trifft jedoch in ganz besonderem Maß für topographische oder cytologisch differente Gruppen der Nervenzellen untereinander und ihrer Fortsätze zu. Die funktionelle Differenzierung zahlreicher Gebiete des Nervensystems (Kerne, Rindenabschnitte, Bahnen) ist untrennbar mit den für

482

diese Funktionsunterschiede biologisch notwendigen Besonderheiten von Physiologie, Biochemie und Morphologie und hierbei auch der Zirkulation verknüpft. Die Summe dieser Eigenschaften der morphologischen und funktionellen Gewebseinheit führt zur *Pathoklise* — der Bereitschaft eines umschriebenen Bereiches des Nervensystems oder bestimmter Nervenzellarten isoliert oder bevorzugt zu erkranken, oder auch isoliert verschont zu bleiben. An zahlreichen Beispielen läßt sich zeigen, daß selbst räumlich eng benachbarte Nervenzellen eines gemischt zusammengesetzten Zellverbandes ganz unterschiedliche Reaktionsbedingungen bei einwirkenden Schädigungen besitzen. Ihnen besser bekannte Modelle sind das Verhalten der Ammonshornfelder oder der verschiedenen Nervenzellformen der Kleinhirnrinde bei Hypoxie, angeborenen Enzymdefekten und System-Atrophien, doch können diese Beispiele jederzeit vermehrt werden.

Im *Striatum* mit seinem kleinen und seinem großen Nervenzelltyp ist ein deutlich unterschiedliches Verhalten unter krankhaften Bedingungen nicht nur an der Chorea Huntington zu demonstrieren, sondern ebenso bei bekannten und unbekannten, genetisch bedingten Enzymdefekten. Während es bei der Speicherung corpusculärer Polyglukosankomplexe im Rahmen der Lafora'schen Krankheit oder progressiven Myoklonusepilepsie nur zur Beteiligung des großen Nervenzelltyps und von Axonen an der Speicherung kommt (Abb. 1 u. 2), verhält sich ein anderer metabolisch und klinisch differenter Typ der progressiven Myoklonusepilepsie umgekehrt. Hier erkranken die kleinen Nervenzellen unter Speicherung multipler corpusculärer Elemente bei Verschonung des großen Nervenzelltyps. Nimmt man noch die spätinfantile Form der Ceroidlipofuscinose als Beispiel hinzu, so finden wir eine diffuse Speicherung von sog. „curvilinear bodies" in kleinem und großem Zelltyp. Die für die Erkrankung typische Schollenform des Speichermaterials findet sich jedoch nur in den großen Nervenzellen. Alle 3 Erkrankungen zeigen differente Ultrastrukturen des Speichermaterials. In unserem Beispiel läßt sich die an einen bestimmten Zelltyp gebundene Empfindlichkeit oder Pathoklise für angeborene umschriebene Enzymdefekte auch über das zentrale Nervensystem hinaus auf den übrigen Organismus ausdehnen. Während sich beim 2. Typ der progressiven Myoklonusepilepsie bisher keine Beteiligung anderer Körperorgane sichern ließ, führt die Lafora'sche Krankheit mit Polyglukosanspeicherungen gleichzeitig zu entsprechenden nichtcorpusculären Einlagerungen im Myocard, in der Leber und der Skelettmuskulatur. Die Verwandtschaft des so

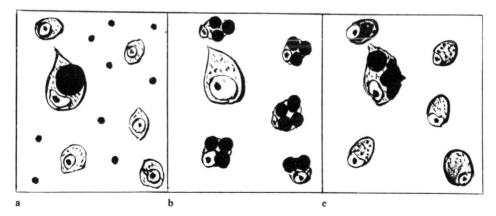

a   b   c

Abb. 1. Schematische Darstellung der Striatum-Neurone bei **a)** Laforascher Krankheit (Speicherung im großen Nervenzelltyp und im Neuropil), **b)** Atypische Myoklonuskörperkrankheit (Speicherung nur im kleinen Nervenzelltyp), **c)** Ceroidlipofuszinose — Spätinfantile amaurotische Idiotie Typ Bielschowsky (Diffuse Speicherung in beiden Nervenzelltypen, schollige Einlagerungen nur im großen Nervenzelltyp)

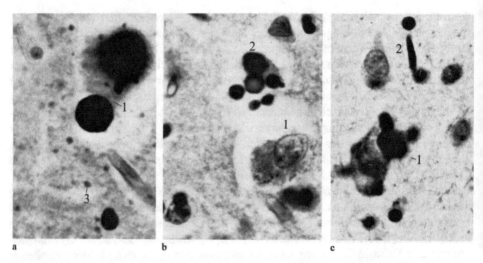

Abb. 2. Zellaufnahmen zu Abb. 1. **a)** Laforasche Krankheit, PAS 600×. **b)** Atypische Myoklonuskrankheit? PAS 600×. **c)** Ceroidlipofuszinose, Luxol 600×. Zeichenerklärung: 1 = Großer Nervenzelltyp, 2 = Kleiner Nervenzelltyp, 3 = Neuropil

entstehenden Zellerkrankungsmusters dieser früher zu den degenerativen Erkrankungen des Nervensystems gerechneten Prozesse mit dem Muster der ihr verwandten Glykogenosen wird dabei deutlich und führte zu neuen diagnostischen und aetiologischen Gesichtspunkten.

Die Pathoklise eines Kernes oder einer Gewebseinheit für unterschiedliche Schädigungsfaktoren muß jedoch nicht nur über die Nervenzellen manifest werden. Bei anderen metabolischen Störungen kann der Prozeß zunächst an Glia, Nervenzellfortsätzen und Gefäßen in Erscheinung treten. Das Striatum weist auch hierfür Beispiele auf. Bei der Wilson'schen Erkrankung kommt es bevorzugt zur Verfärbung, Astrozytenvermehrung, Nervenzelluntergängen und zur Atrophie des Kerngebietes. Die auf einem biochemisch noch ungeklärten genetisch bedingten Enzymdefekt beruhende nekrotisierende Encephalopathie des Kindesalters führt bevorzugt im Linsenkern zu meist herdförmigen Gewebsuntergängen mit histologischen Veränderungen einer spongiösen Dystrophie. Selbst bei generalisierten Gefäßerkrankungen ist die Pathoklise ein mitbestimmender Teilfaktor für die Lokalisation, denn die Gefäßveränderungen des Striatum im Rahmen des sog. Status lacunaris bei Hypertonie und Arteriosklerose sind häufig ausgesprochen auf die Striatumgefäße konzentriert und dürfen deshalb hier nicht unerwähnt bleiben.

Die Beteiligung oder Bevorzugung des Striatum und seiner unterschiedlichen Gewebskomponenten erfolgt, wie diese Beispiele zeigen sollen, im Rahmen zahlreicher, aetiologisch vollkommen unterschiedlicher Erkrankungen. Hier wird besonders deutlich, daß der durch die so unterschiedlichen Erkrankungen bedingten Funktionsstörung des Striatum an sich nur eine lokalisatorische Bedeutung, aber isoliert kaum ein diagnostischer, bzw. aetiologischer Wert zukommt. Die Überbewertung eines sog. Lokalisationssymptoms oder selbst eines ganzen Syndroms bei Affektion von neuro-anatomischen Systemen mit verschiedenen Kernen und Bahnen (z. B. Parkinson) führt daher bei der Differentialdiagnose von Erkrankungen mit Beteiligung des zentralen und peripheren Nervensystems häufig zu falschen Schlußfolgerungen.

Als weiteres Beispiel für die geringe Spezifität des Lokalisationssyndroms und gleichzeitig für die Eigenart der Pathoklise kann auch das Muster: *Motorische Vorderhornzel-*

len und motorische Hirnnervenkerne angeführt werden. Einerseits besteht hier eine fast isolierte Pathoklise für eine bestimmte Virusinfektion — die Poliomyelitis — andrerseits führt eine einzelne Form unter den angeborenen Enzymdefekten des Kohlenhydratstoffwechsels — die Pompe'sche Krankheit — zum gleichen Verteilungsmuster in Rückenmark und tieferem Hirnstamm, jedoch bei gleichzeitiger Beteiligung des Myocards an der Erkrankung. Schließlich findet sich unter den heredodegenerativen Erkrankungen noch unbekannter Aetiologie bei der spinalen infantilen Muskelatrophie Werdnig-Hoffmann ein praktisch identisches Verteilungsmuster der Nervenzellerkrankungen. Aus dieser gemeinsamen Pathoklise kann geschlossen werden, daß alle 3 Erkrankungen spezifisch auf besondere Eigentümlichkeiten des befallenen Nervenzelltyps und seiner Fortsätze ansprechen, ohne daß wir bisher dafür eine biochemische, bzw. strukturelle Basis kennen.

Dieses Beispiel belegt ferner, daß Virusinfektionen und heredodegenerative Erkrankungen identische oder fast identische Muster bevorzugen können. Wäre uns die metabolische oder strukturelle Ursache der jeweiligen Pathoklise bekannt, ließe sich vermutlich ein besseres Verständnis der metabolischen Basis heredodegenerativer und atrophisierender Prozesse, aber auch derjenigen von Virusinfektionen des zentralen Nervensystems erreichen.

Die *Wernicke'sche Encephalopathie* soll als Beispiel eines Gewebssyndroms — der spongiösen Dystrophie — dienen. Die spongiöse Dystrophie ist beim Morbus Wernicke mit einem verhältnismäßig spezifischen Verteilungsmuster im Bereich der Hirnstammkerne gekoppelt. Das Gewebssyndrom besteht im Gegensatz zur typischen hypoxischen Kreislaufstörung zunächst aus Schwellung und Oedem von Fortsätzen unter Verschonung bzw. Erhaltung des Nervenzellkörpers sowie einer Weitstellung von Kapillaren und kleinen Arterien mit Endothelkernschwellung, Schrankenstörungen mit Plasmaaustritten und Hämorrhagien bei oft fibrinoiden Gefäßwandnekrosen (Abb. 3, 4). Die Gewebsveränderungen verlaufen in Schüben, können zu gliöser und mesenchymaler Narbenbildung führen und in ausgeprägten Fällen schließlich auch zu Nervenzelluntergängen. Das

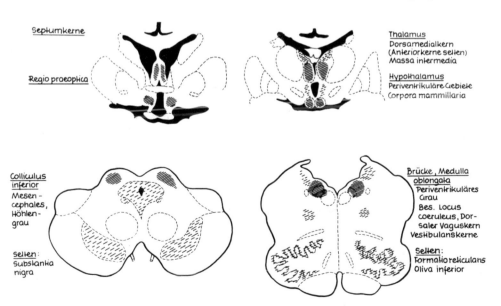

Abb. 3. Schematische Darstellung des Verteilungsmusters bei Wernickescher Encephalopathie

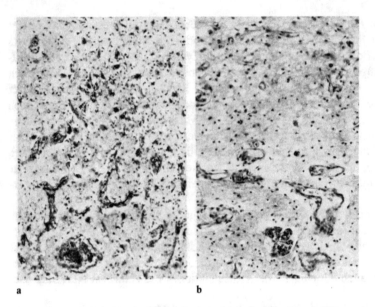

a b

Abb. 4. Spongiöse Dystrophie mit Ödem, Endothelzellproliferation, Gefäßvermehrung und -Dilatation bei erhaltenen Nervenzellen. **a)** Corpora mamillaria bei Chron. Alkoholismus El. v. Gieson 120×. **b)** Vestibulariskerne bei subakuter nekrotisierender Encephalopathie des Kindesalters. El. v. Gieson 120×.

Verteilungsmuster zeigt eine Pathoklise verschiedener Hirnstammkerne, besonders jedoch der Corpora mamillaria, der mediodorsalen Thalamuskerne, der Vierhügelplatte und der dorsalen Vaguskerne auf. In sehr ausgeprägten, klinisch perakut verlaufenden Fällen kann jedoch kontinuierlich das gesamte zentrale Höhlengrau des Hirnstammes vom Recessus supraopticus bis zum caudalen Ende der Medulla oblongata beteiligt sein. Hieran zeigt sich eine weitere Eigentümlichkeit von unterscheidbaren Reaktionsformen des Nervensystems. Neben einem spezifischen regelmäßig anzutreffenden Verteilungsmuster besteht gleichzeitig eine für dieses Verteilungsmuster *spezifische Ausbreitungstendenz* auf weitere Kerne und Bahnen bei besonders ausgeprägten Fällen. Damit weist ein eindeutig metabolisch bedingtes Gewebssyndrom Verhaltensweisen auf, die bisher vorzugsweise als typisch für Systematrophien gelten.

Teilkomponente bei der Entstehung des Wernicke'schen Gewebssyndroms ist eine lokale metabolisch bedingte Acidose überwiegend im Zentrum der betroffenen Hirngebiete, die vermutlich sowohl entscheidend an der Entstehung der Fortsatzschwellung als auch der Gefäßreaktion mitbeteiligt ist. Es darf als gesichert gelten, daß ein B_1-Mangel als gemeinsame pathogenetische Endstrecke aetiologisch sehr unterschiedlicher Erkrankungen für das Gewebssyndrom verantwortlich ist. Die scheinbare Spezifität des chronischen Alkoholismus ist nur dadurch bedingt, daß er heute bei uns als die mit großem Abstand häufigste auslösende Ursache des zentralnervösen B_1-Mangels gelten kann. Neben ihm dürfen jedoch zahlreiche andere Ursachen wie Erkrankungen des Intestinaltraktes, der Leber und des Pankreas sowie Intoxikationen nicht vergessen werden. Beim chronischen Alkoholismus wird deutlich, daß für viele Patienten eine multifaktorielle Entstehung des Krankheitsbildes nachweisbar ist. Die für den chronischen Alkoholiker häufigen, aber keineswegs spezifischen Komplikationen wie Gastritis, Magenresektion, alkoholtoxisch bedingte Fettleber, Lebercirrhose und Pankreopathie wirken alle gleichzeitig verschlechternd auf die B_1-Mangel-Situation im zentralen Nervensystem aber auch im Myocard ein.

Diese Organkomplikationen beim oder durch den chronischen Alkoholismus sind deshalb zusammen mit akuten Infekten auch häufig die entscheidende auslösende Ursache für den akuten Schub einer Wernicke'schen Encephalopathie bei chronischem Alkoholismus. Die metabolisch-strukturelle Basis für das Verteilungsmuster des Gewebssyndroms im Zentralnervensystem ist nicht sicher bekannt, dürfte jedoch u. a. in Besonderheiten des Kohlenhydrat-Stoffwechsels und damit auch des Enzymmusters dieser Gebiete zu suchen sein.

Wie bei früher angeführten Beispielen können auch bei der Wernicke'schen Encephalopathie nicht allein exogene Ursachen das morphologische Bild dieser Erkrankung herbeiführen. Ein noch unbekannter genetischer Enzymdefekt — die subakute nekrotisierende Encephalopathie — führt im Säuglings- und Kindesalter zu entsprechenden Gewebsbildern und einem weitgehend mit dem Morbus Wernicke identischen Verteilungsmuster. Auch hier ist der Schubcharakter der metabolischen Krise deutlich, wird häufig durch Infekte und andere metabolische Belastungen des Organismus ausgelöst, doch haben alle therapeutischen Bemühungen bei der differenten Aetiologie — einem hereditären Enzymdefekt — keine entscheidenden Erfolge zu erzielen vermocht.

Das als relativ spezifisch beeindruckende Gewebssyndrom der Wernicke'schen Encephalopathie mit seinem Verteilungsmuster läßt sich demnach sowohl durch exogene als auch durch endogene Faktoren auslösen. Darum ist auch die Überlegung gerechtfertigt, in wie weit manche Reaktionsformen des Zentralnervensystems beim Einzelindividuum nur durch ein Zusammentreffen endogener und exogener Faktoren mit gleicher Pathoklise ausgelöst werden. Trotz der großen Zahl chronischer Alkoholiker gibt es statistisch bisher keine eindeutige Relation zwischen Länge und Quantität des Alkoholkonsums und der Voraussagbarkeit des Auftretens einer Wernicke'schen Encephalopathie. Es wäre denkbar, daß Konstitutions- bzw. Dispositionsfaktoren, die vermutlich die Enzyme des B_1-Stoffwechsels betreffen, das Auftreten einer Wernicke'schen Encephalopathie beim einzelnen Patienten sowohl begünstigen als auch hemmen können.

Bei der Diskussion um *vasculäre Erkrankungen des Nervensystems* wird oft irrtümlich angenommen, daß hier Pathoklise und Verteilungsmuster von geringerer oder gar keiner Bedeutung seien. Zwar sind die Hirngefäße ein Bestandteil des allgemeinen Gefäßsystems im Organismus und unterliegen dessen funktionellen Einflüssen, doch kann auch an ihnen die Bedeutung von Reaktionsform, Pathoklise und Verteilungsmuster deutlich gemacht werden.

Für die Hirnbasisarterien muß wie für alle anderen Arterien betont werden, daß arteriosklerotische Wandveränderungen eine sehr unspezifische und daher auch sehr häufig auftretende Reaktionsform der Gefäßwand darstellen. Welche unterschiedlichen aetiologischen Faktoren hierzu führen können, soll an folgendem Beispiel deutlich gemacht werden. Herdförmige arteriosklerotische Polsterbildungen an Arteria basilaris und Vertebralarterien fanden sich makroskopisch bereits bei einem 34-jährigen Patienten. Die mikroskopische Untersuchung zeigte zunächst einen Herd mit ungewöhnlich ausgedehnter Schädigung von Elastica interna, Media und Intima. An anderer Stelle fand sich die Erklärung für diese Media- und Intimanarbe — der frische Herd einer Medianekrose — aufgetreten im Rahmen einer sog. idiopathischen Medianekrose der Aorta bzw. der großen Arterien vom muskulären Typ. Die arteriosklerotischen Wandveränderungen der Hirnbasisarterien können so als Summe zahlreicher aetiologisch oft ganz differenter Prozesse zustande kommen. Eine verschließende Arteriosklerose der Hirnbasis — und Hirnmantelarterien in jüngerem Lebensalter mit Dominanz gegenüber den Veränderungen der Arterien im übrigen Körper ist zwar ungewöhnlich, kommt jedoch vor. Hier fällt dann häufig eine ausgeprägte familiäre Belastung in der Anamnese auf. Mit Sicherheit kann angenommen werden, daß deshalb genetisch bedingte metabolische Ursachen für die Auslösung der cerebralen Gefäßerkrankung entscheidend verantwortlich zu machen sind, die uns bisher nur teilweise bekannt sind.

Eine weitere Eigenart der Hirngefäße ist ferner darin zu sehen, daß die gewöhnlichen arteriosklerotischen Gefäßveränderungen selbst im hohen Lebensalter kaum auf die Mantelarterien übergreifen. Bei Vorliegen ausgeprägter Hypertonien mit Diabetes mellitus, Hyperlipidämien, Hypercholesterinämien und stark erhöhten diastolischen Blutdruckwerten ist dies jedoch recht häufig der Fall — und dann auch Ursache entsprechender neurologisch-psychiatrischer Symptome.

Die kleineren intracerebralen und meningealen Arterien des Gehirns weisen eine noch deutlichere Bindung an die Pathoklise der lokalen Gewebseinheiten und bestimmte Reaktionsformen auf. Die Pseudocalcinose oder Fahr'sche Erkrankung ist mit ihrer Bevorzugung von Striatum, Hippokampus und Nucleus dentatus eine definierte besondere Reaktionsform der Gefäßwand mit spezifischem Verteilungsmuster. Durch ihr gehäuftes Auftreten bei endocrinen Erkrankungen, besonders aber bei allen Formen des Hypoparathyreoidismus und Pseudohypoparathyreoidismus weist sie auf eine Enzym- und Mineralstoffwechselstörung in den betroffenen Gefäßprovinzen hin, deren pathogenetische Enstrecke uns gleichfalls noch weitgehend unbekannt ist.

Hier sollte auch das Verteilungsmuster der hypertonischen Gefäßerkrankung erwähnt werden. Eine ausgeprägte Betonung des Befalls der Hirnstammarterien unter Einbeziehung des Plexus choroideus ist selbst dann noch zu erkennen, wenn bei besonders schweren Krankheitsbildern Mark- und Rindenarterien stärker als üblich in Mitleidenschaft gezogen werden. Hier treffen wir erneut auf das Muster einer Vorzugslokalisation mit spezifisch ausgerichteter Ausbreitungstendenz, parallel zum Schweregrad der Erkrankung.

Das morphologische Substrat dieses Prozesses an der Gefäßwand mit Mediahyalinose und Schwund der glatten Muskelzellen ist jedoch nicht spezifisch ohne ein entsprechendes Verteilungsmuster. Bei stärkerer Degeneration der Gefäßwand im Rahmen des Mediaprozesses kann es zu echten und falschen Aneurysmen kommen, wie sie im Striatum im Zusammenhang mit der Hypertonie seit langem bekannt sind. Man hat deshalb daraus den Schluß gezogen, daß der Befund von Hyalinose, Mediadegeneration, Aneurysmabildung und -blutung im Elastica-van-Gieson-Präparat grundsätzlich eine hypertonische Aetiologie beinhaltet. Diese Vorstellung wurde auch für solche Fälle aufrecht erhalten, bei denen differente Verteilungsmuster mit Bevorzugung oder ausschließlicher Befall meningealer und corticaler Arterien der Großhirnrinde vorlagen. So ist der Befund frischer und alter miliarer Blutungen bei Hyalinose der Rindengefäße als Rindentyp dem häufigeren Stammhirntyp der hypertonischen Hirngefäßerkrankung gegenübergestellt worden — eine scheinbare Rechtfertigung für abweichende klinische, oft rein psychiatrisch geprägte Krankheitsbilder bei den Betroffenen. Kontrolliert man jedoch solche Beobachtungen hinsichtlich ihrer hypertonischen Anamnese, so läßt sie sich in einem Teil der Fälle entweder ausschließen oder es handelt sich um sehr geringfügige Blutdruckveränderungen, die in der Regel ohne eindeutige cerebrale Gefäßveränderungen verlaufen. Die histologische Untersuchung ergibt in der Mehrzahl dieser Beobachtungen denn auch zusätzliche Befunde — amyloide Wandeinlagerungen bei gleichzeitigem Auftreten von senilen Plaques in der Großhirnrinde. Bei der cerebralen Amyloid-Angiopathie ist jedoch nicht nur das Verteilungsmuster gegenüber der Hypertonie unterschiedlich, sondern wiederum auch die Ausbreitungstendenz, die in den stärker betroffenen Fällen zunächst die Kleinhirnrinde mit ihren meningealen und corticalen Gefäßen einbezieht. Von den subcorticalen Gebieten sind regelmäßig nur Mandelkern und Claustrum beteiligt, die als

„Rindenabkömmlinge" unter den subcorticalen Kerngebieten ebenso regelmäßig senile Plaques aufweisen.

Welche Schlußfolgerungen ergeben sich aus der Konkurrenz verschiedener Gefäßprozesse mit unterschiedlichem Verteilungsmuster und unterschiedlicher Grundkrankheit für die klinische Symptomatik? Innerhalb morphologischer und klinischer Bilder seniler und praeseniler Demenzen kann die kongophile oder Amyloid-Angiopathie gering entwickelt oder dominierend sein. Es ist verständlich, daß rasch verlaufende und unter Umständen durch Subarachnoidalblutungen oder atypische Massenblutungen beherrschte Fälle mit Dominanz des amyloiden Gefäßprozesses Bilder anderer vasculärer Erkrankungen des Zentralnervensystems imitieren und damit zur Verwirrung der klinischen Symptomatik bei cerebralen Arteriosklerosen und hirnatrophischen Prozessen beitragen. Rechnet man in höherem Lebensalter noch die oft unterschätzte Bedeutung der Auswirkung cardialer Funktionsstörungen auf den cerebralen Kreislauf hinzu, so sollte der klinische Begriff der „Cerebralsklerose" einer kritischen Revision auch auf internistischem Gebiet unterzogen werden.

Die hier angeführten Beispiele sollten darlegen, daß die Auslösung ein und derselben Reaktionsform des Nervensystems durch ganz unterschiedliche Ursachen die „scheinbare" Imitation von Krankheitsbildern und die daraus entstehenden differentialdiagnostischen Probleme verständlich macht. Als Leitfaden in der Diagnostik ist die Kenntnis von Reaktionsformen und Pathoklise des Nervensystems auch heute noch für den Kliniker unentbehrlich. Die weitere Erforschung ihrer strukturellen und metabolischen Grundlagen verspricht in der Zukunft Einblicke in die Aetiologie unbekannter Krankheitsbilder wie z. B. der Systematrophien und damit auch neue therapeutisch und diagnostisch Ansatzpunkte für die klinische Medizin.

Präsenile metabolische Encephalopathien

Jacob, H. (Univ.-Nervenklinik, Marburg)

Referat

I.

Stoffwechselbedingte Encephalophathien und *passagere metabolische Cerebroinsuffizienzen im höheren Lebnsalter* können die für diesen Lebensabschnitt bekanntermaßen recht typischen praesenilen Demenzen und involutiven Depressionen, aber auch senescente Persönlichkeits- und Verhaltensänderungen klinisch weitgehend imitieren. Deshalb werden Stoffwechselstörungen vor allem während der schleichenden Anfangsstadien und bei subchronisch-chronischen Verläufen nicht selten übersehen. Gilt es doch hier — weniger die allzuoft zitierten *larvierten Depressionen* (somatisierten, vegetativen) zu bedenken — als vielmehr *larvierte Stoffwechselstörungen unter dem Deckmantel depressiver Zustände* zu erkennen. Allerdings kann man den klinischen Stellenwert von *Depressionen, Demenzen* oder *Psychoseneszenzen als Leitsymptome für praesenile metabolische Encephalopathien* nur dann recht einschätzen, wenn man sich die folgenden klinisch-psychiatrischen Allgemeinerfahrungen aus diesem Lebensabschnitt vergegenwärtigt [2, 12, 44, 56, 59, 79, 94, 96, 98, 125].

Es ist bekannt, daß es in Verbindung mit chronischen körperlichen Krankheiten nicht selten zu depressiven Verstimmungen und allgemeinem Leistungsnachlaß kommt [60].

Im Beginn *spät einsetzender Erstdepressionen* jedoch lassen sich akute körperliche Krankheiten besonders häufig nachweisen. Schon Dreyfuß (1910) [37] schätzte 35—40% somatische Erkrankungen und psychische Belastungen im Beginn *später Erstdepressionen* [98]; in jüngster Zeit kam Post (1975) sogar auf 60—80%. Gleiches gilt für gewisse *Psychoseseneszenzen*, die Feldschuh (1973) [40] als *einfache Senilität* „non psychotic organic brain syndrome" zusammenfaßte. Damit in Übereinstimmung dürften die auffallend hohen Korrelationen von 51—70% zwischen Suizid und aktiven körperlichen Krankheiten im 6. Lebensjahrzehnt stehen [35, 36, 37, 63, 68, 120].

Depressionen und Demenz können sich in Symptomatologie und Verlauf sehr verschiedenartig miteinander verschränken. Kurz oder lang anhaltende depressive Zustände können einen fortschreitenden dementiven Abbau einleiten oder ihn nach Art einer *Pseudozyklothymie* (Weitbrecht, 1972) [135] intermittierend begleiten. Das gilt mit etwa 10—30% grundsätzlich für alle praesenilen Demenzen (Madden, 1952 [78]; Mayer-Groß, 1954; Roth, 1955) [106]. Merkschwächen und intellektueller Abbau können sich aber auch ihrerseits lediglich vorübergehend als *reversible Demenzen* auf dem Höhepunkt involutiver Depressionen einstellen. Man hat von *thymogenen Demenzen* oder *depressiven Pseudodemenzen* gesprochen [92, 95, 115, 117]. Auch *passagere delirante Verwirrtheitszustände* können in den Verlauf involutiver Depressionen eingeschaltet sein, worin die gesteigerte Anfälligkeit gegenüber toxischen Einwirkungen, beispielsweise gegenüber Barbituraten, aber auch Psychopharmaka eingeschlossen ist. Post (1975) [95] sprach von *transient cognitive impairment* beim depressiven älteren Menschen. *Depression, Demenz und Delir* als mögliches Symptomgefüge stützen die Vermutung, daß Altersveränderungen des Gehirns auf Synapsen-, Enzym- und Mineralstoffwechselebene zu einer Reduktion zerebraler Funktionen führen, die das Auftreten von Depressionen erleichtert [95]. Andererseits ist klinisch augenscheinlich, daß metabolische Faktoren — vor allem gewisse Hormone — zufolge *psychotroper Eigenschaften* zu psychopathologischen Veränderungen führen, die depressiven Krankheiten ähneln können, weshalb man auch, zumal beim Cushing, Addison und Myxödem, von *depressogenen Hormonen* gesprochen hat (Sachar, 1974). Insofern liegt die Annahme nahe, daß verschiedenartige metabolische Wirkkräfte das gleiche neurochemische System beeinflussen können, welches bei der Entstehung der sogenannten endogenen Depressionen eine Rolle spielt [1, 21, 23, 27, 34, 77, 100, 105, 108, 109, 110, 111a, 119].

Sicher ist, daß sowohl lang andauernde endokrine Störungen zu diffusen Hirnschäden führen können — wie dies Manfred Bleuler früh erkannte [14, 15, 16] — als auch unterschiedlichste Stoffwechselstörungen überhaupt. Das zeigen folgende eindrückliche Beispiele mit der gleichen *Fehldiagnose: praesenile Demenz vom Alzheimer-Typ*:

Der 13jährige Krankheitsverlauf bei einem 51jährigen Zahnarzt, über den meine Mitarbeiter Spalke und Iizuka (1972) [123] berichteten, begann mit Antriebs- und Interessennachlaß, fortschreitendem Gedächtnisschwund und Persönlichkeitsveränderungen, welche über 9 Jahre hin die Berufsfähigkeit zunehmend einschränkten. Dann erst schwere amnestische Demenz mit zerebellaren Symptomen, Sprach-, Bewegungs- und Persönlichkeitsverfall. Es ergab sich eine *Spätform der amaurotischen Idiotie vom Kuf-Typ mit viszeraler Beteiligung.*

Eine Beobachtung von Charaton und Brierley (1965) [25]: bei einem 63jährigen mit 14½monatigem Krankheitsverlauf begann die Klinik mit Aktivitätsnachlaß, Müdigkeit und deliranten Episoden, an die sich fortschreitender Gedächtnisnachlaß, Schläfrigkeit und schließlich Krampfanfälle anschlossen. Dem lag eine *paraneoplastische Encephalopathie bei Bronchialkarzinom* zugrunde.

Ein von Lampert u. a. (1962) [73] geschilderter 7jähriger Krankheitsverlauf bei einem 49jährigen begann allmählich mit fortschreitendem geistigem Abbau bis zur Berufsunfähigkeit. Erst 6 Wochen ante finem Schläfrigkeit, Stupor, Sprachinkohärenz mit klonischen Gesichtszuckungen, Blickparesen und synchronem Vertikalhystagmus. Elektro- und Pneumencephalogramm sprachen für einen diffusen hirnatrophischen

Prozeß. Es handelte sich um einen *Morbus Whipple*. Ähnliche Verläufe wurden von Minauf und Stochdorph (1969) [88], Badenoch (1963) [3] und Stoupel (1969) [127] mitgeteilt.

Inzwischen hat die *internistische Psychiatrie* [14—16, 17, 29, 67, 126] auf breiter statistischer Vergleichsbasis — psychopathologisch und testpsychologisch — erkannt, in welchem Umfange sich Stoffwechselerkrankte allerart psychisch verändern können. Solche beispielsweise an Schilddrüsen- [64, 109, 130, 136], Pankreas- [13, 41, 43, 111], Leber- [71, 82, 122, 128], Herz- [118, 131] und Nierenerkrankungen erhobenen Statistiken ergaben Auffälligkeiten in dreifacher Richtung: einmal veränderte Antriebe und vitale Befindlichkeiten, Interessen und Bedürfnisse, Appetits- und Gewichtsverlust, Insomnie, depressive Unruhe und Ängste: also typische Symptome *praeseniler Depression*. Zum anderen Aufmerksamkeits- und Konzentrationsstörungen, Merkfähigkeitsnachlaß, Kritikverlust, Orientierungsstörungen und geistiger Abbau: also typische Merkmale der *praesenilen Demenz* [48]. So verwundert nicht, daß sich die *metabolisch-zentralnervösen Leitsyndrome* nicht selten als *Depressionen mit hirnorganischen Zügen* oder als *depressiv gefärbte Demenzen* darstellen. Metabolische Encephalopathien können sich aber auch hinter einer unspezifischen *vitalen Niveausenke* mit fortschreitender heimtückischer körperlicher Verschlechterung, Appetitsnachlaß, Gebrechlichkeit, Unsicherheit und apathischer Gleichgültigkeit verbergen. Abgesehen von solchen unbestimmten nicht spezifischen Darstellungen der Krankheit, wie das Hodkinson (1973) [50] nannte, kann es auch zu Psychoneurotizismen, funktionellen Überlagerungen oder soziopathischen Auffälligkeiten kommen [99], was erst kürzlich wieder Schrappe (1975) [116] für die endokrine Psychopathologie und Martini (1969) [82] für hepatoencephale Syndrome sehr eindrücklich gemacht haben. Die in allen Verlaufsstadien möglichen *hirnorganischen Anfälle, deliranten Verwirrtheiten, Comata und transitorischen amnestischen Episoden sind als neuropsychiatrische Leitsymptome für vorwiegend akute Stoffwechselkrisen und -entgleisungen* von besonderer Signifikanz. Wegen der vorrangigen differentialdiagnostischen Bedeutung der frühen Stadien und chronischen Verläufe werden wir jedoch im speziellen die akuten zerebralen Reaktionen nur am Rande berücksichtigen.

II.

Ich wüßte nicht, wo sich neuropsychiatrische Leitsymptome eindrücklicher darstellen können als bei *Pankreatoencephalopathien und -cerebroinsuffizienzen*. Scholz und Pfeiffer (1923) [112] und Lovell (1923) [75] hatten erstmals darauf hingewiesen, daß die bei *Pankreaskarzinom* häufig auftretende *„pancreatic anxiety"* den somatisch-gastrointestinalen Beschwerden lange Zeit vorangeht und kaum unterscheidbar ist von ängstlich-depressiven Involutionspsychosen. Yaskin (1931) [139] hatte die andererseits schwierige Abgrenzung gegenüber praesenilen Cerebralsklerosen mit depressiven Zügen hervorgehoben. Die Häufigkeit psychiatrischer Syndrome bei Pankreaskarzinom schwankt zwischen 10 und 20% (Savage u. a., 1954) [111]. Das hängt natürlich von der Sorgfalt nervenärztlicher Untersuchung ab. So fanden Fras u. a. (1967) [41] unter 46 Patienten mit Pankreaskarzinom 35mal (76%) verstimmungspsychotische Verläufe und dies allein 22mal als Frühsyndrome. Kennzeichnend erscheinen in der Regel nicht nur innere Unruhe und ängstlich-depressive Zustände, Interessen- und Ambitionsnachlaß, Appetits-, Gewichts- und Libidoverlust, sondern als *typisches psychiatrisches Symptomprofil*: eine zitternde panische Furcht mit Vorahnung einer tödlichen Krankheit, Angst, in großer Gefahr zu sein, die sich erst später mit unbestimmten Abdominal- und Rückenschmerzen verbindet. Ähnliches haben wir auch bei Mesenterialkarzinosen beobachtet. Über eindrucksvolle Fehldiagnosen, die während der Prodromalstadien zu Psychopharmako- und

491

auch zu Psychotherapie führten, ist mehrfach berichtet worden (Savage u. a., 1954) [111].

Auch im Umkreis *akuter Pankreatiden* nicht alkoholischer Genese ist bei 40- bis 60jährigen im Mittel zwischen 15 und 25% mit encephalopathischen Syndromen zu rechnen [9–11, 43]:

Hierfür typisch die Beobachtung Goulon's (1967) [43]: mit mehrwöchigem depressivem Vorstadium und allmählichem Übergang in ein Coma vigile mit Myoklonismen, das nach Cortikosteroidtherapie über eine oneiroide Verwirrtheit abklang. Eine depressive Nachschwankung machte erneute psychiatrische Behandlung notwendig.

Zu den häufigsten neuropsychiatrischen Leitsymptomen der Pankreatiden gehören sicherlich ängstlich-depressive Verstimmungen, psychosomatische Unruhen, oneiroid-halluzinatorische Zustände und transitorische Verwirrtheiten in Verbindung mit Extrapyramidalismen, Pyramidensymptomen und Myoklonismen [20, 33, 43, 103]. Die bisher recht spärlichen und recht unterschiedlichen neuropathologischen Befunde weisen teils auf ein Prozeßschwergewicht in Thalamus, Hirnstamm und Kleinhirn hin, teils auf mehr diffus-fleckförmige Demyelinisierungen [107, 134].

Ganz gewiß hiervon abweichend kommt dem „*perniziösen Hyperinsulinismus*" bei Adenombildung oder Inselhyperplasie eine neuropsychiatrische Sonderstellung wegen der hierfür typischen transitorischen Ausnahmezustände, transienten globalen Amnesien, dem passageren abnormen Persönlichkeitsverhalten und auch wegen der sporadischen hirnorganischen Anfälle zu. Das kann unter Umständen zu späten Residualdemenzen führen. Richardson und Russell (1952) [102] hatten erstmals eine vorzügliche Kasuistik hierüber mit neurpathologischen Prozeßhinweisen gegeben (siehe auch Baker, 1938) [4]. Schrappe (1963) [114] erörterte den forensisch-psychiatrischen Aspekt der hypoglykämischen transitorischen Ausnahmezustände. Unserer eigenen Erfahrung nach werden vor allem die *Erstanfälle von Spätepilepsien als Leitsymptome für pathologische Blutzuckerschwankungen* nicht selten übersehen.

III.

Für die internistisch-psychiatrische Differentialdiagnose praeseniler metabolischer *Cerebroinsuffizienzen* gewinnen die *Schilddrüsenerkrankungen* eine besondere Rolle. Wir wissen trotz unterschiedlicher Kollektive einigermaßen verläßlich, daß bei Hypothyreosen mit über 40% depressiven Verstimmungszuständen, aber auch mit hirnorganischen Psychosyndromen gerechnet werden kann, bei Hyperthyreosen hingegen mit 40% eher ängstlich-unruhig-neurasthenischen Bildern [109]. Für das höhere Lebensalter erscheint der latente und versteckte Hyperthyreoidismus, zumal der nicht erregte, sondern *apathische Typ der Thyreotoxikosen* (apathetic-non-activated type) (Lahey, 1931) [72, 129] von Bedeutung. Jefferey (1972) [64] hatte unter 317 Patienten einer geriatrischen Einheit immerhin 5,7% Schilddrüsenerkrankungen und Lloyd (1961) [76] unter 3417 Patienten eines geriatrischen Zentrums 58 Hypothyreoidismus- (1,7%) und 17 Hyperthyreoidismusfälle (0,5%) gefunden. 13 von Whybrow (1969) [136] untersuchten Patienten mit Hyper- und Hypothyreoidismus waren in 76% psychiatrisch krank. *Maskierte Thyreotoxikosen* (Levine und Sturges, 1924) [74a] wurden wegen der apathisch-lethargisch-myopathisch bedingten Schwächeerscheinungen häufig als senile Depressionen verkannt oder aber in Zusammenhang mit den kardiovaskulären Erscheinungen irrtümlich als arteriosklerotisch bedingte Folgezustände kardio-zerebrovaskulärer Zwischenfälle angesehen. Auch Hypothyreoidismus im Praesenium kann sich wegen hierbei bekanntlich häufigen Depressionszuständen in Verbindung mit mnestischem Leistungsnachlaß, Aufmerksamkeits-, Konzentrationsstörungen und Minderungen des Abstraktionsvermögens als involutive Depression mit hirnorganischen Zügen darstellen [51, 76, 130]. Jellinek (1962) [65] hatte unter 56 Erwachsenen mit Myxödem 18mal psychiatrische Syndrome beobachtet und auf die gelegentliche Verbindung von Demenzzuständen mit Cerebellar-Symptomatik bei Myxödem im Praesenium hingewiesen. Transitorische Verwirrtheiten, Komazustände und hirnorganische Anfälle während fortgeschrittener Stadien mit pneumencephalographisch nachgewiesenen zerebralatrophischen Prozessen gehen vermutlich auf hyopoxisch-ischämische Gewebsschäden zurück.

IV.

Nachdem Zillig (1948) [140] erstmals psychiatrischerseits jahrelang der Organdiagnostik vorangehende ängstlich-unruhige Verstimmungszustände mit späterem Übergang in mnestische Syndrome mit Verwirrtheiten und eigentümlichen Extrapyramidalismen bei *chronischen Hepatopathien* beschrieben hatte, wies Sherlock u. a. (1954) [122] auf die schwierige Differentialdiagnose gegenüber depressiv-phasischen Verstimmungen, zyklothymen Schwankungen oder depressiven Stuporen hin. Unter seinem großen Untersuchungsgut fanden sich neben 5 Patienten mit chronischer Demenz 7 mit intermittierend depressiven und hypomanischen Schwankungen, 8 mit depressiven Phasen unterschiedlicher Länge und auch psychoneurotische Reaktionen. Havens und Child (1955) [46] hatten — ebenso wie Zillig (1948) — rekurrierende manische Zustände beobachtet. Nach Summerskill u. a. (1956) [128] bilden zumal Patienten mit chronischen oder intermittierenden neuropsychiatrischen Störungen bei Leberzirrhose oft erhebliche differentialdiagnostische Probleme. Bei 17 seiner Patienten verliefen die neuropsychiatrischen Komplikationen zwischen 6 Monaten und 6 Jahren; 8mal wurde die Hepatopathie anfänglich nicht erkannt, 4 Patienten wurden in psychiatrische Kliniken eingewiesen, 3 andere wurden psychiatrisch beraten. Die Vielfalt psychopathologischer Phänomene speziell auch bei der *chronischen Form der portocavalen Encephalopathie* sowie bei *chronisch hepatozerebralen Degenerationen* [5] hatte erst jüngst Martini (1969/1975) eingehend erörtert [80—82]. Auch hier — wie bei Kohlehydratstoffwechselstörungen — können sich sexuelle Entgleisungen oder Verkehrsdelikte resultativ aus dysmetabolisch bewirkten Verhaltensdeviationen ergeben. Nach Martini (1969) ist in 20% porto-caval Operierter mit psychiatrisch-neurologischen Komplikationen zu rechnen. Bauer (1967) [7] hatte allerdings in manchen Fällen trotz hochgradiger Leberschädigung neurologische Symptome vermißt. Allen Kennern ist als *typisches Verlaufsprofil* der außerordentlich rasche Symptomwechsel im Psychopathologischen und Neurologischen aufgefallen [132]. Die neuropathologischen Prozeßstrukturen akuter und chronischer Verläufe sind wohl bekannt [62, 66]; erstaunlich allerdings gelegentliche, schwer begreifliche Mißverhältnisse zwischen ausgeprägter klinischer Syndromatik und Dürftigkeit neuropathologischer Befunde.

V.

Daß sich *nephrogen-encephalopathische Prozesse* bei chronischen Niereninsuffizienzen im höheren Lebensalter durch frühe initial-depressive Syndrome mit zunehmender Apathie, reizbaren Verstimmungen und Persönlichkeitsveränderungen kundtun und erst später in mnestische Demenzen übergehen können, wußte schon Cohen (1905) [28, 47, 70, 73, 97, 101]. Kürzlich hatten Neundörfer u. a. (1976) [90] an einem Repräsentativ von 80 chronischen Niereninsuffizienzen erhebliche Prozentsätze von Merkschwächen (32,5%) und Konzentrationsstörungen (28,8%) einerseits, Affektstörungen (63,7%) und Insomnie (37,5%) andererseits in Verbindung mit Reflexsteigerungen und Tremorerscheinungen konstatiert. Jüngste Erfahrungen unter chronischen Hämodialysen ergaben sog. *„Dialyse-Demenzsyndrome"* mit intermittierenden psychotischen Zuständen, Anfällen, amnestischen Syndromen und Persönlichkeitsveränderungen, gegenüber mehr akuten *„Dialyseäquilibriumsyndromen"* mit Kopfschmerzen und Anfällen [42]. Der Krankheitsverauf bei einer unserer Patientinnen mit chronischer Glomerulonephritis, rezidivierenden psychotischen Zuständen und Anfällen über 11 Jahre erscheint kennzeichnend:

> Bei der 47jährig Verstorbenen kam es 36jährig unter der Schwangerschaft erstmals zu Ohnmachten und Anfällen. 43jährig erkrankte sie für 2 Wochen unter ängstlich-unruhiger Verstimmung mit oneiroid-amentiell-deliranten Zügen und Myoklonismen. 2 Jahre später erneuter etwa 3 Wochen anhaltender psychotischer Zustand mit depressiv-reizbarer Verstimmung und wiederum ängstlich-deliranten Verwirrtheiten. Unter der anschließenden Peritonealdialyse während der folgenden 2 Jahre entwickelte sich eine Polyneuropathie. Schließlich mehrfache hypertensive Krisen und Herzstillstand mit vergeblicher Reanimation.

VI.

Metabolische Encephalopathien und Cerebroinsuffizienzen bei Herz- und Gefäßkrankheiten im höheren Lebensalter können nur andeutungsweise erörtert werden. Unter dem Gesichtspunkt der *neuropsychiatrischen Leitsymptomatik* im Vorfeld interessiert, daß sich gar nicht so selten aus einer oft viele Monate vorangehenden *praeinfarziellen vitalen Niveau- und Leistungssenke* mit gesteigerter Ermüdbarkeit und Erschöpfbarkeit, Libidonachlaß und Schlafstörungen oder aus einer symptomatischen *praeinfarziellen Depression* der Herzinfarkt einstellt. Meist allerdings wird dies erst nachträglich anamnestisch eruiert. Vergleichbares findet sich auch gelegentlich im Vorfelde von Hirninfarkten; hier sind eindrucksvolle Selbstschilderungen bekannt geworden (Jacob, 1971/73) [54, 55, 61]. Kürzlich hatte Dreyfuß u. a. (1969) am Patientenkollektiv eines psychiatrischen Hospitals in Jerusalem festgestellt, daß sich Myocardinfarkte vorzugsweise bei depressiven Psychosen ereigneten; die Autoren sprechen deshalb von *Depressionen als zusätzlichem Risikofaktor für Herzinfarkterkrankungen* [38, 118]. Daß sich bei Herzerkrankungen und nach Herzinfarkt häufig depressive und Vitalverstimmungen einstellen, hatten Verwoerdt u. a. (1964) [131] unter 62 Herzkranken nach Ausschluß hirnorganischer Zeichen 36mal (64%) innerhalb der kritischen Periode der ersten drei Jahre bestätigt [69]. Daß sich auch chronifizierte Depressionen und residuale vitale Niveau- und Leistungssenken nach Herzinfarkt entwickeln können, findet sich gelegentlich.

Von besonderer Bedeutung erscheint, daß Myocardinfarkte im höheren Lebensalter klinisch-symptomatologisch ohne Brustschmerz und Schock, lediglich unter Kollapserscheinungen, Atemlosigkeit und transitorischen hirnorganischen Verwirrtheiten verlaufen können (Hodkinson, 1973) [50], insofern ein Symptomwandel beim älteren Menschen unter den Zeichen einer hypoxischen Cardio-Cerebro-Insuffizienz: insofern vergleichbar dem Syndromwandel zur apathischen Thyreotoxikose im Praesenium.

VII.

Abgesehen von länger zurückliegenden Erfahrungen über progressive mnestisch-dementive Verläufe oder schwere hirnorganische Persönlichkeitsveränderungen in Verbindung mit *Achyla gastrica* und funikulärer Myelose oder *Magenzirrhus* und *hypochromer Anämie* (Scheid, 1938) sowie über die Aufeinanderfolge von initialen Depressionen und späten deliranten Bildern bei *Perniciosa-Psychosen* (Büssow, 1940) [22], interessieren jüngste Berichte über neurologisch-psychiatrische *Syndrome nach Gastrektomie wegen Ulcus pepticum*. Die bevorzugten Altersgruppen betreffen das *5.–7. Lebensjahrzehnt.*

Zuletzt hatten Banerji u. a. (1971) [6] über 106 Patienten berichtet, welche in 15% unter neuromyopathischen, myelopathischen, motor-neuron diseases und cerebellaren Erscheinungen litten, während 17% psychopathologische Syndrome, meist ängstlich-depressive Erscheinungen, boten, dreimal einen progredienten mnestisch-dementiven Abbau, vergleichbar dem einer praesenilen Demenz. Relativ häufig war es zu Steatorrhöen (32,4%) gekommen, mitunter waren Vitamin B 12- oder -D-Mangel nachweisbar, gelegentlich kam es zu hypokalzämischen Zuständen. Auch 3 Beobachtungen von Hafken (1975) [45] gerieten unter hirnorganischen Anfällen in fortschreitende Demenzprozesse, einer hiervon konnte durch erfolgreiche Therapie der in 5% bei Gastrektomierten in Gang kommenden Hypoglykämie (Huntington, 1963) [53] geheilt werden; ähnlich ein Fall von Burton (1970) [24].

VIII.

Eine besondere differentialdiagnostische Bedeutung praeseniler Demenzen und Depressionen im allgemeinen gegenüber metabolisch-encephalopathisch bedingten kommt den sog. *paraneoplastischen Encephalopathien* zu [8, 18, 19, 85, 89, 121, 124, 138]. Henson (1958) [49] hatte unter den nicht metastatisch bedingten neurologischen Störungen bei Karzinomerkrankungen in 40% agitierte Depressionen, Angstzustände und fortschreitende intellektuell-mnestische Abbauerscheinungen konstatiert. Meerlo (1944) [86] wies auf die Bedeutung praeseniler Depressionen mit hysterischen Zügen, ausgeprägten neuralgischen Beschwerden und Stauungsgefühlen am ganzen Körper hin. Die neuropsychiatrischen *Leitsymptome* beginnen – meist zwischen dem 5. und 7. Lebensjahrzehnt – mit Wochen bis Monate anhaltenden ängstlichen Depressionen, allmählich in fortschreitende mnestische Demenz übergehend, von einer Gesamtdauer zwischen wenigen Wochen bis zu 2, seltener mehr Jahren. Doch gibt es auch von vornherein progressiv-dementive Verläufe mit hirnorganischen Persönlichkeitsveränderungen, deliranten Zuständen und Anfällen. Die neurologische Begleitsymptomatik erscheint vielfältig, multifokal, cerebellar, extrapyramidal, corticospinal oder neuromuskulär. Croft und Wilson (1965) [31] schätzten die nicht metastatischen neurologischen Komplikationen auf 2–16%. Im Hinblick auf die Vorzugslokalisation der paraneoplastischen Encephalopathien hat man von *limbischen, thalamischen oder Ammonshorndemenzen* gesprochen [30, 32], wenngleich auch die dorsale Hirnstammetage und das Kleinhirn nicht selten betroffen sind. Sicherlich gehen in die wechselnd komplexe Ätiopathogenese vielfältige Faktorenkonstellationen mit sekundären peripheren metabolischen Komplikationen ein, die sich ihrerseits neuro-psychiatrisch auswirken können. Es sei an Elektrolyt- und Mineralstoffwechselstörungen im allgemeinen, an Hypokalzämie, -natriämie und -glykomiesyndrome bei verschiedenartigen Malignomen im speziellen erinnert; oder etwa an gesteigerte Glukokortikoidsekretionen durch Nebennierenhyperplasien bei Lungenkarzinomen (Lebovitz, 1965) [74]. Victor (1965) [133] hatte darüber hinaus zu Recht die alte klinische Erfahrung hervorgehoben, daß paraneoplastische und Ernährungsmangelsyndrome klinisch zu ähnlichen Effekten führen können.

IX.

Hier nun ergibt sich ein entscheidender Anknüpfungspunkt an den Umkreis *ätiopathogenetisch noch nicht sicher bestimmbarer fraglich metabolischer Encephalopathien unter dem klinischen Bilde praeseniler Demenzen, involutiver Depressionen und ihrer symptomatologischen Vermischungen im 5.–7. Lebensjahrzehnt.* Die von mir vor einigen Jahren beschriebenen *perniciösen Involutionspsychosen* begannen teils mit apathisch-depressiven oder ängstlich-mißtrauischen Verstimmungen, teils mit zerebralen Anfällen, während die Monate bis ein Jahr anhaltenden Endzustände durch delirante Episoden, mnestische Zustände, Bewußtseinsveränderungen und eine heterogen-verwaschene extrapyramidal-parakinetische, corticospinale, aber auch dysphasische Symptomatik gekennzeichnet war [57, 58]. In der internistischen Vorgeschichte ergaben sich Hinweise auf intermittierende Magen-Darmstörungen mit Durchfälligkeit, Gewichtsverlust und kachektischen Zuständen, einmal ein Zustand nach Gasteroenterostomie; zweimal fanden sich pellagra-verdächtige Hauterscheinungen, dreimal leichte essentielle hypochrome Anämien. Der neuronale Parenchymprozeß mit primären Zellreizungen und progressiver Glia erinnert an die Neuropathologie der *Jakob-Creutzfeldt'schen Krankheiten*. Hält man sich deren reiche Kasuistik vor Augen bzw. diejenige der *praesenilen spongiösen Atrophien* finden sich gelegentlich auch dort initiale oder intermittierende internistische Krankheiten, etwa chronische Niereninsuffizienzen, Urämiezustände, Anämien oder Schilddrüseninsuffi-zienzen (McMenemey, Nevin) [83, 84, 91]. Alles das, was man neuropathologisch als gliösdystrophische Parenchymprozesse bezeichnet, erscheint suspekt auf metabolische Störungen. Kürzlich hatte Hughes (1973) [52] bei 11 teils hirnbioptisch, teils autoptisch überprüften praesenilen Demenzen zwischen 44 und 74 Jahren ähnlich unspezifische Parenchymdegenerationen mit progressiver Glia ohne alterungsspezifische Merkmale (wie etwa senile Drusen oder Alzheimer-Fibrillen) konstatiert. Jedoch wissen wir, daß selbst genetisch kodierte, altersabhängige Gewebsveränderungen — wie etwa senile Dru-sen oder Alzheimer-Fibrillen — erst unter Hinzutreten metabolischer — wie etwa alimen-tärer, hormoneller, immunologischer oder intoxikativer Faktoren — in pathomorphologi-sche Prozesse münden (Wisniewsky und Terry, 1973) [137].

X.

Das aber illustriert sich besonders gut an gewissen *seneszenten Persönlichkeits- und sozialen Verhaltensänderungen* auf dem Boden vielschichtiger Dysmetabolismen, die in jüngster Zeit in geriatrischen Großstadtkrankenhäusern häufiger erkannt worden sind. Es handelt sich um meist alleinstehende ältere Menschen, die arg- und sorglos, verwahrlost und extrem vernachläßigt, unreinlich, ohne Scham in schmutzigen und unordentlichen Wohnungen lebten, ohne daß der arme Haushaltstand für sie ein Problem erschien, häufig Hilfsangebote ablehnten, so etwa ihre Renten nicht abholten oder Abfall horteten. Clark u. a. (1975) [26] hatte hierüber aus London berichtet und wegen des Sich-nicht-selbstbe-achtens vom *Neglect- oder Diogenessyndrom des höheren Lebensalters* gesprochen. Memin u. a. (1975) [87] berichteten Gleiches aus Paris. In etwa der Hälfte eruierte man anamnestisch oft höhere Durchschnittsintelligenz, erfolgreiches Berufs- und Geschäftsle-ben mit gutem familiärem Hintergrund. Die Betroffenen erschienen mißtrauisch, emo-tionslabil, aggressiv, die Wirklichkeit verkennend und entstellend. Internistisch diagnosti-zierte man bei den häufig wegen akuter Kollapserscheinungen Eingewiesenen nicht selten vielfältige Vitamin-, Eiweiß-, Mineral- und Flüssigkeitsmangelerscheinungen sowie kar-diale, cerebrovaskuläre oder maligne Prozesse. Offensichtlich handelt es sich bei solcher Depravierung wohl nicht nur um Reaktionen auf Stress im höheren Lebensalter bei besonderen Persönlichkeitstypen, sondern auch um verstärkerartige Auswirkungen chro-nifizierter Stoffwechselstörungen. Nicht nur solchen, sondern sehr vielen praesenilen metabolischen Encephalopathien und Cerebroinsuffizienzen liegen *analoge unterschied-liche Konstellationen polyvalenter Wirkfaktoren* zugrunde. Dem entspricht die eingangs erörterte *polyphäne neuropsychiatrische Leitsymptomatik*. Hier wird gewiß auch einer der Schwerpunkte einer zukünftigen internistischen Psychiatrie liegen.

Literatur

1. Äsberg, M., Thorén, P., Träskman, L.: Serotonin Depression. Science 191, 478—480 (1975). — 2. Alexander, D. A.: Senile Dementia: A changing perspective. Brit. J. Psych. 121, 207—214 (1972). — 3. Badenoch, J., Richards, W. C. D., Oppenheimer, D. R.: Encephalopathy in a case of Whipple's Disease. J. Neurol. Neurosurg. Psychiat. 26, 203—210 (1963). — 4. Baker, A. B.: Cerebral lesions in hypoglycemia. Arch Path. 26, 765—776 (1938). — 5. Baltzan, M. A., Olszewski, J., Zervas, N.: Chronic porto-hepatic encephalopathy. — 6. Banerji, D. K., Hurwitz, L. J.: Nervous systems manifestations after gastric surgery. Acta Neurol. Scandin. 47, 485—513 (1971). — 7. Bauer, H.: Die Symptome der Encephalopathien aus der Sicht des Neurologen. Verhandl. Dtsch. Gesellsch. f. inn. Med. 27. Kongreß, S. 142—155. — 8. Baumberger, K., Mummenthaler, M.: Neurologische Syndrome als Fernwirkung maligner Tumoren. Schweiz. Med. Wschr. 101, 452—460 (1971). — 9. Benos, J.: Zur Differentialdiagnose der deliranten Psychose bei akuter Pankreatitis vom Alkoholdelir. Z. Allgemeinmedizin 49, 1172—1173 (1973). — 10. Benos, J.: Encephalopathia pankreatica. Münch. Med. Wschr. 115, Nr. 42, 1842—1844 (1973). — 11. Benos, J.: Psychische Störungen im Frühstadium des Pankreaskarzinoms. Med. Welt 25, 21, 950—953 (1974). — 12. Benson, D. F., Blumer, D.: Psychiatric aspects of neurologic Disease. Seminars in Psychiatry (M. Greenblatt Series Editor). New York: Grune and Stratton 1975. — 13. Bertrand, I., Cerbonnet, G., Godet-Guillain, J.: Contribution a l'étude des encéphalopathies d'origine pancrétique. Rev. Neurol. 98 no. 4, 245—262 (1958). — 14. Bleuler, M.: Endokrinologische Psychiatrie. Stuttgart: G. Thieme 1954. — 15. Bleuler, M.: Acute mental concomitants of physical disease. S. 37—61 in Benson and Blumer: Psychiatric aspects of neurologic disease. New York: Grune and Stratton 1975. — 16. Bleuler, M.: Endokrine Störungen und Psyche. In: Verhandl. Dtsch. Gesellsch. f. inn. Mediz. 75. Kongr. April 1969, S. 840—844. München: J. F. Bergmann. — 17. Bonhoeffer, K.: Die Psychosen im Gefolge von akuten Infektionen, Allgemeinerkrankungen und inneren Erkrankungen. In: Aschaffenburg's Handbuch der Psychiatrie, Bd. 3/1, Leipzig: Deuticke 1912. — 18. Brain Lord, R., Henson, R. A.: Nutritional syndromes associated with carcinoma. Lancet 1958, 971. — 19. Brain Lord, R., Norris, F. jr. (Edict.): The remote effects of cancer on the nervous system. Contemporary Neurology Symposia. London: Grune and Stratton 1965. — 20. Bratfos, O.: Mentale symptomer ved cancer pankreatis. Nordisk Medicin 6, I. 75, 13—14 (1966). — 21. Brun, A., Gottfries, C. G., Roos, B. F.: Studies of the monoamine metabolism in the CNS in Jakob-Creutzfeldt Disease. Acta Neur. Scand. 47, 642—645 (1971). — 22. Büssow, H.: Über paranoid-halluzinatorische Psychosen bei perniciöser Anämie. Nervenarzt 19, 49 (1940). — 23. Büssow, H.: Halluzinosen bei Endokrinopathien. Arch. Psychiat. Nervenkr. 195, 285, 1956. — 24. Burton, R. A., Raskin, N. H.: Alimentary (Postgastrectomy) Hypoglycemia. Arch. Neurol. 23, 14—17 (1970). — 25. Charatan, F. P., Brierley, J. B.: Mental disorder associated with primary lung carcinoma. Brit. med. J. 1956 I, April 7, 765—768. — 26. Clark, A. N. G., Manikar, G. D., Gray, I.: Diogenes Syndrome. A clinical study of gross neglect in old age. Lancet 1975, Febr. 15, 366—368. — 27. Clarc, E. C., Yoss, R. E.: Nervous system findings associated with systemic lupus erythematodes. Minnesota Med. August, 517—520 (1956). — 28. Cohen, S.: Uremic Psychosis. Int. Clin. 2, 106—110 (1905). — 29. Conrad, K.: Die symptomatischen Psychosen. In: Klinische Psychiatrie. S. 369—436. Berlin-Heidelberg-New York: Springer 1960. — 30. Corsellis, J. A. V., Goldberg, G. J., Norton, A. R.: Limbic encephalitis and carcinoma. Brain 91, 481—495 (1968). — 31. Croft, P. B., Wilkinson, M.: The incidence of carcinomatous neuromyopathy with special reference and breast carcinoma. In: The remote effects of cancer on the nervous system (eds. Lord Brain and F. H. Norris), p. 44—54. London: Grune and Stratton 1965. — 32. Daniels, A. C., Chokroverty, S., Barron, K. D.: Thalamic Degeneration. Dementia and Seizures. Arch. Neurol. 21, 15—24 (1969). — 33. Delarue, J., Chomette, G., Monsaingenon, A., Pinaudeau et Brocheriou, C.: Encephalopathie subaignue secondaire à une pancréatite nécrosante hémorrhagique. Arch. Anat. Path. 13, I, 45—47 (1965). — 34. Deleon-Jones, F., Maas, J. W., Dekirmenjian, H., Jesus Sanchez: Diagnostic subgroups of affective disorders and their urinary excretion of catecholamine metabolites. Am. J. Psychiatry 132, 11, 1141—1148 (1975). — 35. Dorpat, Th. L., Anderson, W. F., Ripley, H. S.: The relationship of physical illness to suicide. In: Suicidal behaviours (J. D. Churchill Ltd. London) HLP Resnik (edict.) S. 209—219. Boston: Little Brown and Co. 1968. — 36. Dotzauer, G., Goenels, H., Legewie, H.: Selbstmord und Selbstmordversuch. Med. Wschr. 105, 19, 973—981 (1963). — 37. Dreifuss, A.: Die Melancholie, ein Zustandsbild des manisch-depressiven Irreseins. Leipzig: A. Barth 1910. — 38. Dreyfuss, F., Dasberg, H., Asseal, M. I.: The relationship of myocardial Infarction to depressive Illness. Psychother. Psychosom. 17, 73—81 (1969). — 39. Fawcett, J.: Suicidal depressions and physical illness. JAMA 219, 10, 1303—1306 (1972). — 40. Feldschuh, B., Sillen, J., Paker, B., Frosch, W.: Nonpsychotic organic brain syndrome. Am. J. Psychiat. 130, 9, 1026—1029 (1973). — 41. Fras, I., Litin, E. M., Pearson, J. S.: Comparison of psychiatric symptoms in carcinoma of the pancreas with those in some other intra-abdominal neoplasms. Amer. J. Psychiat. 123, 1553—1562 (1967). — 42. Glaser, G. H.: Brain dysfunction in Uremia. In: Brain dysfunction in metabolic disorders (ed. F. Plum), S. 173—197, Vol. 53. New York: Raven

Press 1974. — 43. Goulon, M., Julien, C. G., Rapin, M., Nouailhat, F., Barois, A.: L'encéphalopathie pancrétique. Rev. beurol. **117**, 2, 303—372 (1967). — 44. Hachinski, V. C., Lassen, N. A., Marshall, J.: Multi-Infarct Dementia. A cause of mental deterioration in the elderly. Lancet **1974**, July 27, 207—209. — 45. Hafken, L., Leichter, St., Reich, Th.: Organic brain dysfunction as a possible consequence of postgastrectomic hypoglycemia. Am. J. Psychiat. **132**, 1321—1324 (1975). — 46. Havens, L. L., Child, C. G.: III. New England Med. J. **252**, 756 (1955). — 47. Heilmann, K. M., Moyer, R. S., Melendez, F., Schwartz, H. D., Miller, B. D.: A memory defect in uremic encephalopathy. Journ. of the neurol. Sciences **26**, 245—249 (1975). — 48. Henkin, R. I.: The effects of Corticosteroids and ACTH on sensory systems. Progr. in Brain Res. Vol. **32**, S. 270—293 (1970). — (D. de Wies and J. A. W. Weynen Edit.). Amsterdam-London-New York: Elsevier Publ. Comp. 1970. — 49. Henson, R. A., Hoffman, H. L., Urich, H.: Encephalomyelitis with carcinoma. Brain **88**, 449—464 (1965). — 50. Hodkinson, H. M.: Non-Specific Presentation of Illness. Brit. Med. J., 13. Oct., 94—96 (1973). — 51. Huber, G.: Psychosen bei spät erworbenem Hypothyreoidismus. Nervenarzt 27. Jhrg. H. 10, 440/447 (1956). — 52. Hughes, Ch. P., Myers, F. K., Smith, K., Torack, R. M.: Nosologic problems in dementia. A clinical and pathologic study of 11 cases. Neurology **23**, 4, 344—351 (1973). — 53. Huntington, F. K., Session, J. T.: The post-gastrectomy syndrome. DM, 1—32 (1963). — 54. Jacob, H.: Ausgewählte klinisch-neuropathologische Erfahrungen im Gebiete der Psychiatrie und Neurologie. In: Nervenheilkunde. Rückblick-Ausblick (ed. H. H. Meyer). München-Gräfelfing: E. Banaschewski 1973. — 55. Jacob, H.: Präapoplektale und apoplektale Psychosyndrome. Deutsch. Ärzteblatt — Ärztl. Mitteil. **68**, 11, 790—795 (1971). — 56. Jacob, H.: Psychiatrische Aspekte der Alterns- und Aufbrauchkrankheiten des Gehirns. Verhandl. d. Dtsch. Gesellsch. f. Pathol. 52. Tagung, Würzburg, April 1968. S. 21—32. Stuttgart: G. Fischer 1968. — 57. Jacob, H.: Differentialdiagnose perniciöser Involutionspsychosen und Psychosen bei Involutionspellagra. Zur Frage endogen-exogener Mischbilder (Intermediärsyndrome) im höheren Lebensalter. Arch. f. Psych. u. Zschr. f. d. ges. Neurol. **201**, 17—52 (1960). — 58. Jacob, H.: Extrapyramidal-pyramidal-parakinetische Syndrome bei progressiven Encephalopathien mit achromatischen Nervzellschwellungen und Zellgliosen im höheren Lebensalter. (Zur Differentialdiagnose der Jakob-Creutzfeldt'schen Krankheit perniciöser Involutionspsychosen mit zerebral-organischem Endzustand, cortico-dentato-nigraler Degeneration und amyotropher Lateralsklerose.) Acta Neuropath. (Berl.) **17**, 341—352 (1971). — 59. Jacob, H.: Cerebraler Abbau im Alter. In: Geriatrie (Hrsg. Heilmeyer, L., Holtmeyer, H., Schubert, R.). Stuttgart: Thieme 1966. — 60. Jacob, H.: Depression und körperliche Krankheit. Dtsch. Ärzteblatt Jahrg. 70, H. 37, 1—8 (1973). — 61. Jacob, H.: Pathologisch-anatomische Prozesse und depressive Bilder im Rückbildungsalter. In: Depressive Bilder im Rückbildungsalter. S. 7—26. Köln: Tropon Arzneimittel 1973. — 62. Jacob, H.: Besondere neuropathologische Prozesse bei Störungen des Leberstoffwechsels. Epatologia **16**, 4 (Nr. 82), 355—364 (1970). — 63. Jacobson, S., Jacobson, D. M.: Suicide in Brighton. Brit. Journ. Psychiat. **121**, 369—377 (1972). — 64. Jefferys, P.-M.: The prevalence of thyroid disease in patients admitted to a geriatric department. Age and Ageing (London) **1**, 33—37 (1972). — 65. Jellinek, E. H.: Fits, Faints, Coma and Dementia in Myxoedema. Lancet **1962**, Nov. 17, 1010—1012. — 66. Jellinger, K.: Pathologie zentralnervöser Störungen bei internen Erkrankungen. Wien. Zschr. Nervenheilkunde **29**, 1—37 (1971). — 67. Katschat, G.: Psychiatrische Syndrome bei Anämien, Kollagenerkrankungen, Mineralhaushaltstörungen und postinfektiösen Zuständen. Internist **16**, 15—19 (1975). — 68. Kerr, T. A., Schapira, K., Roth, M.: The relationship between premature death and affective disorders. Brit. J. Psychiat. 1277—1282 (1969). — 69. Klein, R. P., Garrity, Th. F., Gelein, J.: Emotional adjustment and catecholamine excretion during early recovery from myocardial infarction. Psychosomat. Res. **18**, 425—435 (1974). — 70. Knutson, J., Baker, A. B.: The central nervous system in uremia. A clinical pathologic study. Arch. Neurol. Psychiat. **54**, 130—140 (1945). — 71. Kollmannsberger, A., Kugler, J., Eymer, K. P.: Über Encephalopathien bei Leberkrankheiten. Verhandl. Dtsch. Gesellsch. f. inn. Med. 27. Kongreß 1966, S. 230—238. München: J. F. Bergmann 1967. — 72. Lahey, F. H.: Non-activated (apathetic) type of hyperthyroidism. The New England Journ. of Med. **204**, 15, 747—748 (1931). — 73. Lampert, P., Tom, M. I., Cumings, J. N.: Encephalopathy in Whipple's disease. A histochemical study. Neurology **12**, 65—71 (1962). — 74. Lebovitz, H. E.: Endocrine-Metabolic Syndromes associated with Neoplasmas. In: The remote effects of cancer on the nervous system. XI. S. 104—111 (eds. Lord Brain, F. H. Norris). New York-London: Grune and Stratton 1965. — 74a. Levine, S. A., Sturges, C. C.: Hyperthyroidism masked as heart disease. Boston Med. Surg. J. **190**, 233—237 (1924). — 75. Lovell, C.: The surface tension of the serum in anxiety psychoses. J. ment. Sc. **69**, 497—501 (1923). — 76. Lloyd, W. H., Goldberg, I. J. L.: Incidence of Hyperthyroidism in the elderly. Brit. Med. Journ. Nov. 11, 1256—1259 (1961). — 77. Maas, J. W.: Biogenic Amines and Depression. Arch. Gen. Psychiat. **32**, 1357—1361 (1975). — 78. Madden, J. J., Luhan, J. A., Kaplan, L. A., Manfredi, H. M.: Non dementing psychoses in older persons. JAMA **150**, 16, 1567—1570 (1952). — 79. Marsden, O., Harrison, M. J. G.: Outcome of investigation of patients with presenile dementia. Brit. Med. J. **1972**, 29. April, 249—252. — 80. Martini, G. A.: Extrahepatic manifestations of cirrhosis. In: Clinics in Gastroenterology, Vol 4, No. 2, 439—460 (1975). — 81. Martini, G. A.: Psychiatrischneurologische Störungen bei chronischen Leberkrankheiten. Internist **16**, 20—24 (1975). — 82. Martini, G. A.: Leberkoma, portokavaler Shunt und Psychose. S. 845—849. Verhandl. Dtsch. Ges. f. inn. Med., 75. Kongr. April 1969. München: J. F. Bergmann 1969. — 83. McMenemey, W. H., Grant, H. C., Behrmann, S.: Two examples of presenile dementia. Arch. of Psychiat. **207**, 128—140 (1965). — 84. McMenemey, W. H., Pallis, C.: Spongioforme encephalomyelopathy in a case of treated chronic uremia. Van Bogaert Livre Jubilaire Brüssel 1962. — 85. McGovern, G. P., Miller, D. H., Robertson, E. E.: A mental Syndrome associated with Lung Carcinoma. Am. Arch. of Neur. and Psychiat. **81**, 341—347 (1959). — 86. Meerlo, A. M.: The initial neurologic and psychiatric syndrome of pulmonary growth. JAMA Oct. **28**, Vol. 126, No. 9, 558—559 (1944). — 87. Memin, Y., Lectère, L., Mallie, M. H.: Etude soziologique d'une population âgée en hôpital gériatrique de moyen séjour. Nouv. Presse méd. **4**, 425 (1975). — 88. Minauf, M., Stochdorph, O.: Das ZNS bei Morbus Whipple. Arch. Psychiat. Nervenkr. **212**, 180—199 (1969). — 89. Nelson, J. S., Woolsey, R. M., Brown, G. O.: Cortical degeneration associated with myeloma and dementia. J. Neuropath. Exp. Neurol. **25**, 489—497 (1966). — 90. Neundorfer, B., Kayser-Gatchalian, C., Huber, W., Werner, W.: Neuropsychiatric Symptomatology with chronic renal insufficiency in the stage of compensated and decompensated retention. J. Neurol. **211**, 253—261 (1976). — 91. Nevin, S., McMenemey, W. H. C., Behrmann, S., Jones, D. P.: Subacute spongiforme encephalitis. Brain **83**, 519—564 (1960). — 92. Nott, P. N., Fleminger, J. J.: Presenile dementia: the difficulties of early diagnosis. Acta Psychiat. Scand. **51**, 210—217 (1975). — 93. Olsen, St.: The brain in uremia. Acta Psychiat. et Neurol. Scand. Suppl. 156, Vol. 36. Copenhagen: Munksgaard 1961. — 94. Poser, Ch. P.: The presenile dementias. JAMA **233**, 81—84 (1975). — 95. Post, F.: Dementia, Depression and Pseudo-Dementia. In: Psychiatric aspects of neurologic diseases (eds. Benson and Blumer), p. 99—120. New York: Grune and Stratton 1975. — 96. Prakash, Ch., Stern, G.: Neurological signs in the elderly. Age and Ageing (London) **2**, 24—27 (1973). — 97. Prill, A.: Nephrogene Encephalopathien. Wien. Z. Nhlk. **29**, 72—86 (1971). — 98. Prinsley, D. M.: Psychogeriatric Ward for Mentally disturbed Elderly patients. Brit. Med. J. **1**, 574—577 (1973). — 99. Pritchard, E. A. B.: The functional symptoms of organic diseases of the brain. Lancet **1955**, Febr. 19, 363—366. — 100. Quarton, G. C., Clark, L. D., Cobb, St., Bauer, W.: Mental disturbances associated with ACTH and Cortisone: A review of explanatory hypotheses. Medicine **34**, 13—50 (1955). — 101. Richet, G., Vachon, P.: Troubles neuro-psychiques de l'urémia chronique. A analyses des causes immédiates de 86 accidents majeurs. Presse méd. **74**, 1177—1182 (1966). — 102. Richardson, J. F., Russell, D. S.: Cerebral diseases due to functioning islet-cell tumors. Lancet **1952 II**, 1054—1059. — 103. Rickles, N. K.: Functional symptoms as first evidence of pancreatic disease. J. Nerv. Ment. Dis. **101**, 566—571 (1945). — 104. Rieker, G.: Encephalopathien als Folge von Elektrolytstörungen (unter besonderer Berücksichtigung der Niereninsuffizienz). Verhandl. Dtsch. Ges. inn. Med. **72**, 125—141, 1967. — 105. Robins, A. H.: Depression in patients with parkinsonism. Brit. J. Psychiat. **128**, 141—145 (1976). — 106. Roth, M.: The natural history of mental disorder in old age. Ment. Sci. **101**, 281—301 (1955). —107. Rothermich, N. O., von Haam, E.: Pancreatic encephalopathy. Journ. Clin. Endocrin. **1**, 872—881 (1941). — 108. Sacher, E. J. Roffwarg, H. P., Gruen, P. H., Altman, N., Sassin, J.: Neuroendocrine studies of depressive illness. — 109. Sacher, E. J.: Psychiatric disturbances in endocrine disease: Some issues for research. In: F. Plum: Brain Dysfunction in metabolic disorders. — 110. Sacher, J. E.: Psychiatric disturbances with endocrine disorders. Chap. 12, S. 299—313. In: American Handbook of Psychiatry. Sec. Edit. Vol. IV, Organic Disorders and Psychosomatic Medicine (ed. Morton F. Reiser). New York: Basic Books Inc. Publ. 1975. — 111. Savage, Ch., Noble, D.: Cancer of the Pancreas. J. Nerv. Ment. Dis. **120**, 62—65 (1954). — 111a. Schildkraut, J. J.: Neuropsychopharmakologie and the affective disorders. Boston: Little Brown and Comp. 1969/70. — 112. Scholz, T., Pfeiffer, F.: Roentgenologic Diagnosis of Carcinoma of the tail of the Pancreas. JAMA **81**, 275—277 (1923). — 113. Schrappe, O.: Die forensich-psychiatrische Bedeutung der Hypoglykämie. Verhandl. d. Dtsch. Ges. f. inn. Med. 75. Kongr. April 1969, S. 966—969. München: J. F. Bergmann 1969. — 114. Schrappe, O.: Das hypoglykämische Syndrom. Fortschr. Neurol. Psychiat. **31**, 523—48 (1963). — 115. Schrappe, O.: Symptomatische depressive Bilder bei Rückbildungsprozessen. Depressive Bilder im Rückbildungsalter. Tropon-Arzneimittel Köln, S. 46—68 (1973). — 116. Schrappe, O.: Psychosen bei Endokrinopathien. Internist **16**, 10—14 (1975). — 117. Schrappe, O.: Zur Psychopathologie und Klinik von Psychosen im Involutions- und späteren Lebensalter. Der Landarzt, Zschr. f. Allgemeinmediz. 1589—1591. — 118. Schwalb, H., van Eimeren, W., Friedrich, H. U.: Koronare Herzkrankheiten bei hospitalisierten psychisch Kranken. Münch. med. Wschr. **117**, Nr. 48, 1905—1910 (1975). — 119. Schwarz, K., Scriba, P. C.: Endokrin bedingte Encephalopathien. Verhandl. Deutsch.-Ges. f. inn. Med. 27. Kongr. 1966, S. 238—261. München: J. F. Bergmann 1967. — 120. Seager, C. P., Flood, R. A.: Suicide in Bristol. Brit. Journ. Psychiat. **111**, 919—932, 1965. — 121. Sethurajan, C., Croft, P. B., Wikinson, M.: Bronchial neoplasm with endocrine metabolic and neurological manifestations. Neurology **17**, 1169—1173 (1967). — 122. Sherlock, S., Summerskill, W. H. J., White, L. P., Phear, E. A.: Portal systemic Encephalopathy. Neurological complications of liver disease. Lancet **1954 II**, 453. — 123. Spalke, G., Iizuka, R., Spalke, B.: Über eine Spätform der amaurotischen

Idiotie (Kufs) mit visceraler Beteiligung unter dem klinischen Bilde einer praesenilen Demenz. Arch. Psychiatr-Nervenkr. **216**, 409–423 (1972). – 124. Spalke, G., Wenzel, U.: Zur Klinik und Neuropathologie metaneoplastischer Encephalitiden. Z. Neurol. **200**, 233–247 (1971). – 125. Sternberg: Über psychotische (funktionelle) Frühschäden seniler Geistesstörungen. Psychiat. Neurol. med. Psychol. **24**, 318 (1972). – 126. Störring, G.: Die Symptome der Encephalopathien aus der Sicht des Psychiaters (zur Problematik psychischer Störungen bei Diabetes, Leber- und Nierenerkrankungen). Verhandl. Dtsch. Ges. f. inn. Med. 27. Kongr. 1966, S. 155–165. München: J. F. Bergmann 1967. – 127. Stoupel, N., Monseu, G., Pardoe, A., Heimann, R., Martin, J. J.: Encephalitis with myoclonus in Whiple's Disease. Journ. Neurol., Neurosurg. and Psychiat. **32**, 338–343 (1969). – 128. Summerskill, M. H. J., Davidson, E. A., Sherlock, S., Steiner, R. E.: The neuropsychiatric Syndrome associated with hepatic cirrhosis and an extensive portal collateral circulation. Q. J. Med. **25**, 245–266 (1956). – 129. Thomas, B. F., Mazzaferri, E. L., Skillman, Th. G.: Apathetic Thyrotoxicosis. A distinctive and laboratory entity. Ann. of int. Med. **72**, 679–685 (1970). – 130. Tonks, C. M.: Mental illness in hypothyroid patients. Brit. J. Psychiat. **110**, 706–710 (1964). – 131. Verwoerd, A., Dovemueh le, R. H.: Heart disease and depressions. Geriatrics **19**, 856–864 (1964). – 132. Victor, M.: Neurologic changes in liver diseases. S. 1–12. In: Brain Dysfunction in metabolic disorders. Res. Publ.: Assoc. for Research in Nervous and Mental Disease. Vol. 53, S. 1–12 (ed. F. Plum). New York: Raven Press 1974. – 133. Victor, M.: Effects of nutritional deficiency on the nervous system. A comparison with the effects of carcinoma. In: The remote effects of cancer on the nervous system (eds. Lord Brain, F. H. Norris). XIV. S. 134–161. New York-London: Grune and Stratton 1965. – 134. Vogel, F. S.: Cerebral demyelinisation and focal visceral lesions in a case of acute hemorrhagic pancreatitis with a consideration of the possible role of circulating encymes in the causation of the lesions. A.M.A. Arch. Path. **524**, 355–362 (1951). – 135. Weitbrecht, H. J.: Depression und manische endogene Psychosen. In: Psychiatrie der Gegenwart. Bd. II, Klinische Psychiatrie, S. 73–118. Berlin-Heidelberg-New York: Springer 1960. – 136. Whybrow, P. C., Prange, A. J., Treadway, C. R.: Mental changes accompanying thyroid gland dysfunction. Arch. Gen. Psychiat. **20**, 48–63 (1969). – 137. Wisniewski, H. M., Terry, R. D.: Morphology of the aging brain, human and animal. In: Neurobiological aspects of maturation in ageing. In: Progress in Brain Research, Vol. 40. (Ed. D. H. Ford). Amsterdam-London-New York: Elsevier Scientif. Publ. Comp. 1973. – 138. Yahr, M. D., Duvoisin, P. C., Cowen, D.: Encephalopathy associated with carcinoma. Trans-Am. Neurol. Assn. **80** (1965). – 139. Yaskin, J. C.: Nervous symptoms as earliest manifestations of carcinoma of the pancreas. JAMA **96**, 1664–1668 (1931). – 140. Zillig, G.: Neurologische und psychopathologische Befunde bei Lebererkrankungen. Arch. Psychiat. Nervenkr. **181**, 21 (1948).

Klinik der Myelopathien

Mertens, H. G., Grüninger W. (Neurolog. Univ.-Klinik, Würzburg)

Referat

Organerkrankungen des Rückenmarks sind nicht sehr viel seltener als solche des Gehirns. Ihr Anteil am Krankengut unserer stationären Patienten entspricht mit 6,5% dem Anteil an Hirntumoren (9%), MS (8%), Bandscheibenvorfällen (5%), Myopathien (4%). Die Häufigkeit innerhalb der Altersgruppen läßt sich angesichts der großen Dunkelziffer erst dann abschätzen, wenn die neurologische Versorgung der Bevölkerung weiter fortgeschritten ist.

Kreislaufstörungen des Rückenmarks sind allerdings viel seltener als die des Gehirns (in unserem Krankengut 0,6 gegenüber 18%). Allgemeine Gefäßerkrankungen, insbesondere die Arteriosklerose, infarzieren das Rückenmark nicht oder erst sehr spät, da dessen Kreislauf durch gute Kollateralen schwer zu dekompensieren und seine Spezialgefäße kaum arterioskleroseanfällig sind. Im Rahmen einer Aortensklerose kann es durch Verschluß der zuführenden Interkostal-, Vertebral- oder Thyreocervikal-, Mammaria-internaarterien (Abb. 1a) jedoch zum Insult kommen, wobei der spinale Infarkt meist protrahierter als der cerebrale verläuft und das subakut entstehende Querschnittsbild oft durch

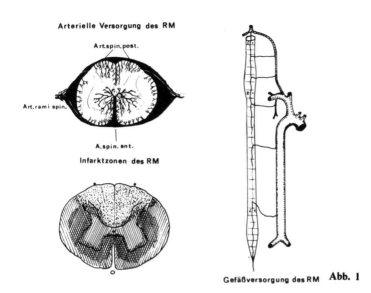

Arterielle Versorgung des RM

Art.spin.post.

Art.rami spin.

A.spin.ant.

Infarktzonen des RM

Gefäßversorgung des RM **Abb. 1**

Tabelle 1a. Myelopathien der Neurol. Univ.-Klinik Würzburg von 1971–1975 (6,5% aller stationären Paienten)

Degenerativ-hereditäre Myelopathien	38	8%
Chronische nichthereditäre Myelopathien	295	61%
Kreislaufbedingte Myelopathien	42	9%
Intraspinale Tumore	105	22%
Gesamt	480	100%

Tabelle 1b. Chronische Myelopathien von 1971–1975

a) Degenerativ-hereditäre Myelopathien	38	11%
b) Nicht hereditäre Myelopathien		
1. Syringomyelie	32	9%
2. Cervikale Myelopathie	49	15%
3. B_{12}-Mangel-Myelopathie	24	7%
4. Myatrophe Lateralsklerose MLS	89	27%
5. Spinale MS	39	12%
6. Tabes	9	3%
7. Kryptogene Myelopathien	53	16%
Gesamt	333	100%

das Syndrom der vorderen oder seltener der hinteren Spinalarterie seine Genese verrät. Typische Infarktzonen zeigt die Abb. 1b [11, 20]. Die Prognose ist oft erstaunlich viel besser, als man nach dem dramatischen Beginn erwarten sollte, wenn die richtige Behandlung, die der des cerebralen Insultes entspricht, frühzeitig einsetzt, was leider nur selten geschieht. Akuten, subakuten und rezidivierenden Rückenmarkserweichungen, die sich bei jüngeren Menschen oft in verschiedenen Etagen des Rückenmarks manifestieren, liegt eine angiomatöse Gefäßmißbildung z. B. nach Art der Foix-Alajouanin'schen Krankheit zugrunde.

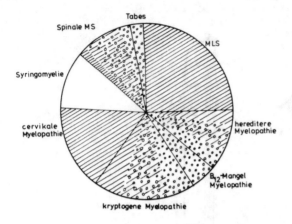

Spinale Neoplasien machen bei uns $\frac{1}{5}$ der Myelopathien und 1,4% des Gesamtkrankenguts aus (Tab. 1). Die verbleibenden chronischen Myelopathien stellen den Großteil der Rückenmarkserkrankungen. Sie lassen sich grob vereinfachend in überwiegend spastische und spinal-ataktische sowie Mischformen aufteilen (Abb. 2). Soweit es sich um reine Organerkrankungen des Rückenmarks handelt, sind sie schon allein auf Grund des neurologischen Befundes meist mit großer Sicherheit zu differenzieren. Trotz großen diagnostischen Aufwandes und subtiler Methodik bleibt jedoch nach Aufteilung des Kuchens als Rest die größte Gruppe, die gerne vergessenen kryptogenen Myelopathien. Zwei Drittel sind spinal ataktisch geprägt und, wie ich zeigen will, metabolisch internistisch zu klären.

Die Syringomyelie z. B. (Abb. 3) ist durch dissoziierte Empfindungsstörungen und Muskelatrophien im Schultergürtel-Arm-Bereich sowie trophische Veränderungen der Haut und Gelenke gekennzeichnet. Häufig finden sich Anomalien der Schädelbasis und der Wirbelsäule.

Die Tabes (Abb. 3), charakterisiert durch die beinbetonte Hinterstrangsymptomatik mit Areflexie, Schmerzattacken und Pupillenstörungen, kann bei normalem Liquor und negativer Luesserologie diagnostiziert werden.

Degenerative Erbleiden sind durch einen extrem protrahierten Verlauf und ihre Begrenzung auf ein System, etwa das spinocerebellare oder auch das motoneuronale oder das pyramidale System ausreichend ausgewiesen.

Bei der Friedreich'schen Ataxie (Abb. 3a) kommt es neben der Hinterstrangdegeneration zu einem Untergang der spinocerebellaren Bahnen (an den seitlichen Rändern des Parenchyms). Gegenüber der Tabes sind der frühe Beginn, Fußdeformitäten und evtl. pyramidale Symptome beachtlich.

Die rezessiv vererbte spastische Spinalparalyse (Abb. 3) wird unseres Erachtens viel zu oft diagnostiziert.

Bei unbekanntem Stammbaum ist die Differentialdiagnose zur ebenso seltenen, rein spastisch beginnenden Form der myatrophen Lateralsklerose anfangs (in unserem Krankengut nur 11 von 262 Patienten mit MLS = 4%) [17] nicht zu entscheiden. Überwiegend bietet die MLS wegen frühzeitig einsetzender ausgeprägter Atrophien mit Faszikulieren und Fibrillationen im EMG keine diagnostischen Probleme.

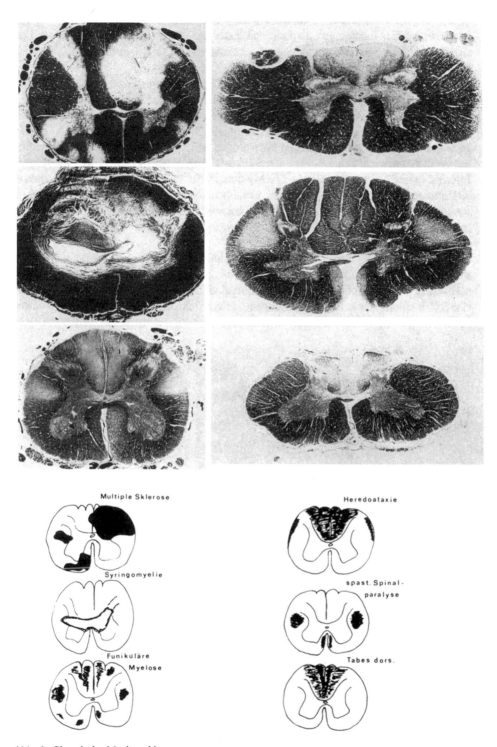

Abb. 3. Chronische Myelopathien

Der Großteil von Kranken mit spastischer Paraparese ist der cervicalen Myelopathie zuzuordnen. Bei ihnen muß diagnostisch ganz besonders sorgfältig nach einer hoch sitzenden chronischen Bedrängung des Rückenmarks von ventral durch eine Bandscheibe oder mediale Exostosen gesucht werden.

Viel Leid könnte verhütet werden, wenn die Diagnose frühzeitiger gestellt würde und entsprechend rechtzeitig, quasi prophylaktisch, und nicht wie so oft erst bei hochgradiger, meist irreversibler, Gehbehinderung operiert würde. Nicht immer weisen Schmerzen im Bereich der HWS und im Schultergürtel auf die Genese der Paraparesen. Aber auch gerade diese Patienten erreichen den Neurologen erst über große Umwege nach vielfältiger symptomatischer Behandlung unter Hinzuziehung des Orthopäden, Rheumatologen, Internisten und anderer Fachärzte. Die Myelopathie manifestiert sich, von den Beinen oft seitenbetont aufsteigend in motorischen und sensiblen Ausfällen, die nach kranial unscharf begrenzt sind. Seltener sind die Arme initial betroffen und zeigen dann radikulär sensible Ausfälle, evtl. mit leichten Paresen bzw. segmentbezogenen Muskelatrophien und Reflexverlusten.

In der Diagnostik geben Liquorbefund einschließlich Passageprüfung nach Queckenstedt, EMG und die Routine-Röntgendiagnostik der HWS in 2 Ebenen meist uncharakteristische Befunde und helfen kaum weiter. Nur eine standardisierte Röntgendiagnostik der HWS läßt einen entscheidenden pathogenetischen Faktor, nämlich die Cervikalstenose, deutlich werden. Dies läßt sich sofort erkennen, wenn man einen relativ weiten mit einem

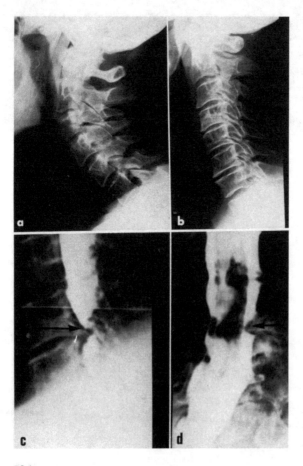

Abb. 4. Seitliche Röntgenaufnahmen der HWS bei einem Patienten mit **a** weitem, **b** engem Spinalkanal. **a** Der Patient leidet an Syringomyelie. **b** Der Patient leidet an cervikaler Myelopathie. **c** u. **d** Darstellung einer linksseitigen Bandscheibenprotrusion in Höhe des 5.–6. Cervikalwirbels, in der Myelographie mit Pantopaque **c** seitlich, **d** schräg aufgenommen

engen Spinalkanal vergleicht (Abb. 4). Wir konnten bei 8 von 47 Patienten mit ungeklärter Myelopathie (= 17%) eine Cervikalstenose nachweisen. Bei ihnen lag die Weite des Spinalkanals unterhalb der 2-Sigma-Zone des normalen Streubereiches (Abb. 5). Klinisch überwogen bei den Betroffenen spastische Symptome neben Störungen der Oberflächensensibilität. Statistisch läßt sich für die gesamte Gruppe der spastischen kryptogenen Myelopathien ein signifikant engerer Spinalkanal nachweisen als bei chronischen Myelopathien anderer Genese, z. B. MS, MLS, die im Normalbereich liegen (Abb. 5). Im Einzelfall ist jedoch entscheidend für die Diagnose eine optimale Myelographie mit positivem (Pantopaque) oder negativem (Luft) Kontrast und Einstellung auch im schrägen Durchgang sowie Funktionsaufnahmen. Dabei muß auch der craniocervikale Übergang wegen der dort häufigen Mißbildungen (Arnold-Chiari, basiläre Impression) und der cerviko-thorakale Übergang dargestellt werden. Bei letzterem machen Skeletüberlagerungen Schichtaufnahmen notwendig. Der Schaden ist am ehesten auf eine Paralyse der Mikrozirkulation des Rückenmarks durch ständige leichte Traumatisierung bei Kopfbewegungen zurückzuführen, ähnlich der Boxerencephalopathie.

Die rein spinale Form der Multiplen Sklerose (MS) findet sich in ihrer chronisch progressiven Verlaufsform häufig bei den MS-Patienten mit Erkrankungsbeginn erst nach dem 40. Lebensjahr. Das erschwert die Differentialdiagnose zu den oben erwähnten cervikalen Myopathien, zumal auch bei der spinalen MS die Patienten mit unauffälligem Liquorbefund häufiger vertreten sind als im Gesamtkollektiv, bei dem in 80% der Fälle typische Liquorveränderungen mit Zellerhöhung und/oder oligoklonaler Gammaglobulinerhöhung die Diagnose stützen.

Gegenüber den oben besprochenen Myelopathien vom antero-lateralen Typus und der spinalen MS gehört die Gruppe der vorwiegend spinal ataktischen Patienten mit posteriorlateraler Myelopathie zur Domäne der metabolischen Erkrankungen, unter welchen die Vitamin B_{12}-Mangelmyelopathie am besten bekannt und diagnostizierbar ist. Sie ist nach der neurologischen Symptomatik nicht von der großen Gruppe der kryptogenen Myelopathien zu trennen. Diese steht auch in der Altersstatistik sowie der Häufigkeit von Magenkranken zwischen cervikaler und metabolischer Myelopathie, aber ganz überwie-

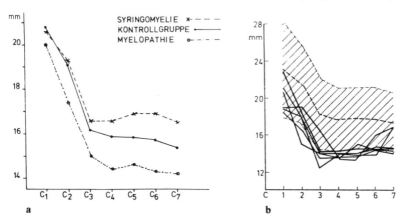

Abb. 5a. Mittlerer sagittaler Durchmesser des Wirbelkanals nach Röntgenmessungen an einem Kollektiv von Kranken mit cervikaler Myelopathie im Vergleich zu einer normalen Kontrollgruppe und einer Gruppe von Syringomyeliekranken (Hertel, 1973)

Abb. 5b. Der sagittale Durchmesser von 6 Patienten mit Cervikalstenose bei Myelopathie wurde in den 2-Sigma-Streubereich eines normalen Kollektivs eingezeichnet

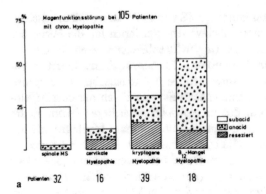

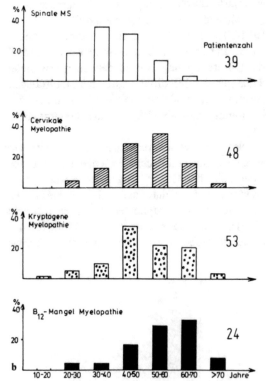

Abb. 6. Vergleich von Myelopathiekranken mit spinaler MS, cervikaler-, kryptogener- und Vitamin B_{12}-Mangelmyelopathie **a** hinsichtkich der Häufigkeit von Magenerkrankungen (partielle Magenresektion, An- und Subacidität, **b** Erkrankungsalter

gend zu letzterer tendierend. Daher der heutige dringende Appell eines Neurologen an die Internisten, hier verstärkt zur Aufklärung beizutragen.

Die funikuläre Myelose ist in ihrer voll entwickelten Form eine kombinierte spinale Strangerkrankung, bei der die schwersten Veränderungen im unteren Cervikal- bis mittleren Thorakalbereich, bevorzugt die Hinterstränge, aber auch Pyramidenbahnen und andere Strangsysteme befallen. Auch im Gehirn finden sich kleine perivaskuläre Demyelinisationen. Beginnend mit fleckförmigen Schwellungen folgt ein anfangs noch reversibler

Verfall der dicksten Myelinscheiden und schließlich ein irreversibler Untergang der Axone in den Lückenfeldern [7] (Abb. 3).

Die funikuläre Myelose ist, wie schon Nonne 1907 zeigte [29], nicht obligat mit einer hyperchromen Anämie verbunden. Eine Erkenntnis, die immer noch nicht ärztliches Standardwissen geworden ist.

Das klassische Bild der Perniziosa des Morbus Addison-Biermer-Castle (ABC) ist heute seltener geworden [38], da schon die vorausgehenden gastrointestinalen und nervösen Syndrome der Krankheitstrias meist gezielte diagnostische Maßnahmen, wie Magensaftuntersuchung mit Pentagastrin [22], Sternalmark und insbesondere den Urinexkretionstest nach Schilling [9, 32] veranlassen. Das Initialstadium der Erkrankung, das mit einer Entwicklung autoaggressiver Lymphozyten und Antikörper gegen den Intrinsicfaktor und die Parietalzellen des Magens verbunden ist, bleibt subjektiv noch unbemerkt.

Das neurologische Syndrom [7, 13] kann rasch progressiv beginnen, so daß ein Patient innerhalb weniger Wochen gehunfähig wird. Andere haben viele Monate vorher Mißempfindungen an den Füßen, die oft von unangenehm schmerzhaftem, brennendem Charakter sind. Sie breiten sich symmetrisch allmählich auf Unterschenkel, Hände, evtl. Unterarme aus. Die Kälteüberempfindlichkeit, das charakteristische Frösteln der Kranken, wird nicht selten vom Arzt als „periphere Kreislaufstörung", „vegetative Labilität" oder „tetanisches Syndrom" fehleingeschätzt. Konstanz und Verteilungen der Störungen kennzeichnen jedoch eine sensible Polyneuropathie, wie sie viele toxische und dyskrasische Schäden, insbesondere durch Arzneimittel hervorgerufene, begleitet. Eine Störung des Vibrationsempfindens läßt sich frühzeitig mit quantitativ gestuften Vibratorreizen erfassen, während sie noch einer üblichen Stimmgabelprüfung entgeht. Dabei ist zu berücksichtigen, daß der Schwellenbereich schon normalerweise kontinuierlich mit dem Alter ansteigt. Die Störungen von Lage-, Bewegungs- und Tastempfinden, Stereognosie, Erkennen von Zahlenschrift, Zweipunktediskriminierung sowie der Verlust von distalen Schmerz- und Temperaturrezeptoren sind schwieriger zu identifizieren und deshalb erst später nachzuweisen.

Die Initialsymptomatik mit fehlenden ASR spricht für distale polyneuropathische Nervenläsionen, nicht für eine Rückenmarkserkrankung. Die Annahme, daß zuerst die sensible Nervenperipherie leidet, wird am besten durch elektrische Befunde gestützt. Bei Stimulierung an Zehen oder Fingern ist das proximal abgeleitete Nervenpotential vermindert. Es ist an den Beinen nur mit computergestützter Summation zu erfassen. Die Nervenleitgeschwindigkeit ist nur gering in den distalen Abschnitten verlangsamt. Diese Befunde passen zu einer Neuropathie von vorwiegend axonalem Typus mit Ausfall zahlreicher Nervenfasern. Sie passen nicht zu einer bevorzugten Markscheidenschädigung. Die quantitative Neuronografie erlaubt, am Endpunkt Medianus 5 × häufiger periphere Schäden nachzuweisen, als die Kranken Taubheit und Mißempfindungen der Finger bemerken.

Deutlicher als am peripheren Nerv ist die Leitungsverzögerung im Rückenmark. Die kortikal über der hinteren Zentralregion, die der somatosensorischen Reizung gegenüberliegt, aufgenommenen evozierten Potentiale treten, gemessen an Gesunden, erheblich verzögert auf. Hohe Amplituden zeigen sich erst in späteren Potentialen. Die motorische Leitgeschwindigkeit und der elektromyografische Befund sind meist unauffällig.

Klinisch ist der Übergang von der peripheren zur zentralen Nervenkrankheit gekennzeichnet durch abnorme Ermüdbarkeit beim Gehen. Die Paraparese schreitet chronisch progressiv fort. Eine spinale Ataxie modifiziert und überdeckt die spastischen Symptome mehr oder weniger. Der Muskeltonus ist eher schlaff als spastisch. Die Eigenreflexe sind

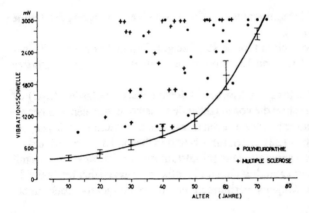

Abb. 7. Bestimmung der Schwelle des Vibrationsempfindens bei 250 Hz mit stufenlos regulierbarer Intensität. Abweichungen von der altersabhängigen Normalkurve sind bei Neuro- und Myelopathien frünzeitig exakt festzulegen (Seiler und Ricker, 1970)

proximal häufiger gesteigert und fehlen distal, obwohl sich sogenannte Pyramidenbahnzeichen — Babinski, spinale Automatismen — durch Summationsreize am Fuß auslösen lassen. Die Blasenentleerung ist erschwert, die Potenz gestört, der Liquor normal oder enthält nur wenig vermehrt Eiweiß, insbesondere Albumin. Eine Hirnnervenbeteiligung gehört nicht zum Krankheitsbild. Ein retrobulbärer Opticusbefall zeigt sich jedoch bei 3% der Kranken als doppelseitiges, mitunter einseitig betontes (Para-)Zentralskotom.

Psychische Alterationen vorwiegend als depressive Demenz und Merkfähigkeitsstörungen finden sich bei 25—64% der Betroffenen, die Suicidrate ist hoch. Eine Erklärung mit dem Alter ist am ehesten durch den Behandlungserfolg zu widerlegen. Cerebrale Veränderungen, auch Psychosen, können ohne spinale Symptomatik auftreten. In psychiatrischen Anstalten und Altersheimen wurden bei Reihenuntersuchungen zwischen 1—15% Vitamin B_{12}-Mangelzustände entdeckt.

Ein Vitamin B_{12}-Mangel kann auf verschiedenen Wegen entstehen. Eine unzureichende Zufuhr in der Nahrung kommt bei strengen Vegetariern vor. Bei Alkoholikern wirken Mangelernährung, schwere Gastritis und oft Magenresektion zusammen. Ein erhöhter Verbrauch bei Schwangerschaft, Thyreotoxikose, Neoplasien und Zehrkrankheiten kann zur Dekompensation beitragen. Die Absorption von Vitamin B_{12} kann nicht nur durch Ausfall von Intrinsicfaktor, z. B. bei Magenresektion, sondern auch durch Unfähigkeit, den Komplex von Intrinsicfaktor und Vitamin B_{12} zu resorbieren, gestört sein. Die hierfür zuständige Mucosa im distalen Ileumabschnitt kann durch Resektion, regionale Enteritis

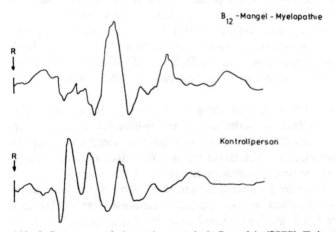

Abb. 8. Somatosensorisch evozierte corticale Potentiale (SSEP) (Reizung R am N. Tibialis)

oder Sprue ausgefallen sein, durch Magen-Darm-Fisteln umgangen werden. Nach neueren Ergebnissen ist aber auch der Trypsingehalt im Duodenalsaft für eine entsprechende Aufschließung des Vitamin B_{12}-Intrinsicfaktor-Komplexes notwendig. Eine exokrine Pankreasinsuffizienz führt daher ebenfalls zum Vitamin B_{12}-Mangel. Dieser entsteht schließlich auch durch einen abnormen Verbrauch von Vitamin B_{12} im Darmtrakt, wenn sich eine besondere Bakterienflora durch jejunale Divertikel oder blinde Schleifen ansiedeln kann.

Zur differentialdiagnostischen Klärung hilft die Prüfung, ob die Vitamin B_{12}-Resorption nicht durch Einnahme von Intrinsicfaktor, oder durch Antibiotika bzw. durch Trypsinhaltige Pankreasfermente verbessert wird oder nicht.

Alle nicht durch die Autoimmunkrankheit Perniciosa bedingten Mangelzustände verlaufen zwar mit entsprechender Symptomatik, aber sehr viel protrahierter und fast stets ohne hyperchrome Anämie, und werden daher oft zu spät oder nicht erkannt. Bei partiell magenresezierten Patienten z. B. beginnen neurologische Störungen schleichend, kaum exakt zu datieren, erst im 5.–8. evtl. 12. Jahr nach der Operation, häufiger wenn diese nach Billroth II als nach Billroth I ausgeführt wurde [35]. Nicht die Größe der Resektion, sondern die entzündlichen atrophischen Veränderungen des Restmagens sind nach bioptischen Befunden entscheidend. Hierzu paßt, daß jeder 3. wegen Magenulcus Operierte mit neurologischen Komplikationen rechnen muß, jedoch nicht einmal halb so viele Duodenalulcuskranke. Die Vitamin B_{12}-Resorption erscheint im Schillingtest anfangs noch normal. Die Urinausscheidung der radiomarkierten Substanz sinkt auch später kaum auf Werte unter 3–5%, wie es zur Perniziosa oder totalen Magenresektion gehört. Die Ausscheidung ist aber bei einem Sechstel der Betroffenen unter 10% gemindert und normalisiert sich nach Zufuhr von Intrinsicfaktor. Da zwar bei 28% eine Eisenmangelanaemie, aber nur bei 0,3–3% eine makrozytäre Anaemie gefunden wurde, hat man bis vor kurzem angenommen, daß ein pathogener Vitamin B_{12}-Mangel nach Magenteilresektion in der Regel nicht vorkommt. Das änderte sich, seitdem an wenigen Stellen regelmäßig die Blutkonzentrationen von Vitamin B_{12} bestimmt werden. Dabei zeigt sich nach Magenresektion überraschend eine Reduktion, die in den ersten Jahren zunimmt. Sehr niedrige Spiegel unter $100\,ng/l$ (1 Nanogramm $= 10^{-9}\,g$) wie bei Perniziosa werden nur bei 10% gefunden. Sie sind stets von neurologischen Störungen begleitet. Bei einem Serumspiegel unter $150\,ng/l$ finden sich diese in 46% bis $200\,ng/l$ noch bei 44%. Bei einem darüberliegenden normalen Vitamin B_{12}-Spiegel haben Magenresezierte nur in 14% neurologische Auffälligkeiten. Die Mehrzahl dieser Fälle mit erniedrigtem Vitamin B_{12}-Spiegel im Serum haben ein normales Ergebnis im Schillingtest [34]. Der Widerspruch erklärt sich möglicherweise dadurch, daß das reine Vitamin B_{12}, das oral als Testsubstanz zugeführt wird, resorbiert, das in der Nahrung enthaltene Vitamin B_{12} jedoch nicht genügend aufgeschlossen werden kann [1].

Wenn Sie, verehrte Kolleginnen und Kollegen, sich entschließen, Vitamin B_{12}-Bestimmung im Serum bei Verdachtsfällen, insbesondere mit entsprechender neurologischer Symptomatik, durchzuführen, werden sicher in Zukunft viel mehr Myelopathien als Folge eines Vitamin B_{12}-Mangels erkannt werden.

Besondere Schwierigkeiten mit mikrobakteriellen Bestimmungsmethoden haben bisher eine breitere Durchführung verhindert, z. B. reagiert das Wachstum der Testbakterien auch auf viele Medikamente, z. B. Tranquilizer, Antibiotika und Zytostatika empfindlich, falls diese vom Untersuchten eingenommen wurden [16]. Erst mit dem Isotopennachweis mit ^{57}Co als Vitamin B_{12}-Radioassay Kit steht eine zuverlässige Methode zur Verfügung [18, 19, 33], wie auch unsere eigenen jüngsten Erfahrungen zeigen.

Eine exakte Früherkennung gerade der sehr schleichend chronisch verlaufenden Formen ist mit anderen Methoden oft nicht möglich. Eine Besserung der Neuromyelopathie durch parenterale Vitamin B_{12}-Therapie ist aber nur zu erwarten, wenn die Störungen nicht länger als 5 Monate bestehen, eine Ausheilung speziell der therapeutisch undankbaren Myelopathie nur bei kurzer Dauer der Symptome. Daher kann die neue Methode für viele Kranke eine große Hoffnung auf eine rechtzeitige rationelle Therapie bedeuten. Die vielfach geübte Therapie auf Verdacht ist auf lange Sicht immer unbefriedigend, da sie die Verhältnisse verwischt, so daß die notwendige Planung der Therapie auf Lebenszeit unterbleibt.

Noch gravierender für das Nervensystem als ein Vitamin B_{12}- ist ein B_1-Mangel. Der biochemische Nachweis, an sich möglich, war bisher in der Klinik nicht praktikabel. Die Aufnahme aus der Nahrung ist ein aktiver Vorgang, der relativ einfach entsprechend dem Schillingtest mit dem Isotop ^{35}S-Thiamin (oral 50 µCi bzw. 1 mg Thiamin) geprüft werden kann, wie Herr Berndt [3, 4] an unserer Klinik gezeigt hat. Normalerweise werden 12—28% der zugeführten Substanz im Urin ausgeschieden. Bei geringerer Ausscheidung liegt ein Thiaminmangel vor. Wird bei einer Wiederholung des Testes der Körper durch intramuskuläre Thiamingabe von 100 mg abgesättigt, so erscheinen 60—80% der Testdosis im Urin, es sei denn, daß eine Thiamin-Resorptionsstörung vorliegt.

Die ersten Ergebnisse ausgedehnter Kontrollen ergaben Mangelzustände bei diabetischer und alkoholischer Neuromyelopathie sowie bei Wernicke-Encephalopathie und Korsakow-Psychosen, bei Gastritis und magenteilresezierten Patienten, wenn sie neuromyelopathische Symptome aufwiesen. Alkoholiker ohne Störungen des Zentralnervensystems ließen keinen Vitamin B_1-Mangel erkennen, ebenso wenig Perniziosakranke, Patienten mit MLS, MS, mit Polyradiculitis Guillain-Barré, mit Furadantin-, Vinkristin- und anderen toxischen Polyneuropathien. Bemerkenswerterweise haben Patienten mit verminderter Vitamin B_{12}-Resorption, falls diese nicht durch Intrinsicfaktormangel bedingt ist, meist ebenfalls einen Vitamin B_1-Mangel. Das gilt vor allem für Myelopathiekranke, bei denen eine enterale Malabsorption, eine Pankreopathie oder eine Sprue nachzuweisen war.

Schließlich verursacht noch ein weiterer Mangel eines Wirkstoffs aus dem Vitamin B-Komplex-Bereich Myelopathien. Nikotinsäureamid, der Antipellagra-Faktor kann im Organismus bei eiweiß- und damit tryptophanarmer Kost nicht ausreichend gebildet werden. Die als Hartnup-Syndrom bezeichnete erblich endogene Stoffwechselanomalie ist auf eine Tryptophan-Resorptionsstörung zurückzuführen. Diese und andere biochemische Pathomechanismen des Tryptophanstoffwechsels, welche eine Pellagra hervorrufen, gehen stets mit verminderter Nikotinsäuresynthese und damit einer verminderten N-Methyl-Nikotinamid-Ausscheidung (unter 0,9 mg bei der Bestimmung nach Pelletier u. Campell [31]) einher [8]. Klinisch zeigen sich sensible Reizerscheinungen besonders als Akrodynie und Burning-feet-Syndrom neben psychischen Störungen und einer Myelopathie, Lichtdermatosen mit Haut- und Schleimhautveränderungen leiten die Erkrankung ein. Eine bräunlich schwärzliche Hyperpigmentierung, aber auch Schwellung, Rötung und Schuppung, später lederartige Verdickung der lichtexponierten Haut sind neben Mundwinkelrhagaden, Zungenbrennen und Vulvitis besonders charakteristisch.

Sehen wir von Diabetes mellitus, chronischer Urämie und portocavalem Shunt, von einigen „exotischen" Myelopathie-Syndromen wie dem Strachan-Stannus-Scott-Syndrom bei den Kassave-Essern und dem Lathyrismus nach längerem Genuß von Kichererbsen ab, so wurden die bisher bekannten definierten Ursachen der Myelopathie erläutert [13]. Es ist durchaus möglich, aber keinesfalls bewiesen, daß noch andere Ursachen, z. B. Fettstoffwechselstörungen, für eine metabolische Myelopathie in Frage kommen.

Meines Wissens liegt bisher noch keine, alle bekannten Ursachen umfassende Breiten-untersuchung vor. Sie müßte zumindest alle in der Tabelle 3 aufgeführten Stoffwechsel-untersuchungen umfassen. Je eingehender und sorgfältiger eine internistische Analyse bei entsprechenden Krankheitsbildern durchgeführt wird, mit um so größerer Sicherheit findet sich metabolische Störung, und/oder eine enterale Malabsorption unterschiedlicher Art und Ausprägung. Prinzipiell genügt einer der genannten Faktoren, um eine Myelopa-thie hervorzufufen. Häufiger treffen aber mehrere Bedingungen zusammen. Auch die meisten paraneoplastischen Myelopathien sind auf Malabsoprtion bzw. metabolische Störungen zurückzuführen. Laxantienabusus und Intoxikationen, insbesondere der Aethylismus sind die häufigsten Wegbereiter. Nahrungsmittelintoxikationen, Leber- und Pankreas-Erkrankungen sind keineswegs immer vordergründig. Nicht selten finden sich Hinweise auf andere Mangelerscheinungen, wie Eisen- und Folsäuremangel, Hypo- und Paraproteinämien mit Oedemen, Osteomalazie, Koagulopathien infolge Vitamin K-Man-gel, die für die Entstehung einer Myelopathie anscheinend ohne Belang sind, aber als Indizien doch wichtig. Die Hinweise auf eine enterale Malabsorption sind mitunter wenig auffällig. Die Kranken haben sich an gelegentliche Bauchschmerzen, Flatulenz, Episoden mit weichen und vermehrten Stühlen gewöhnt und sehen ihre Darmtätigkeit als normal an. Erst die geschilderte neurologische Symptomatik alarmiert den Arzt und führt über eine sorgfältige Analyse der Eßgewohnheiten, des Medikamentenverbrauchs und über speziel-le Teste der Resorptionsfähigkeit des Magen-Darm-Traktes zur Aufdeckung des chroni-schen Leidens. Internist und Neurologe bleiben aufeinander angewiesen, wenn sie diesen Kranken helfen wollen.

Zusammenfassung

Die Myelopathie ist nicht selten das erste Alarmzeichen einer inneren Erkrankung insbesondere des Stoffwechsels oder des Kreislaufs. Die chronischen Myelopathien wer-den fast stets zu spät erkannt und sind dadurch therapieresistent. Soweit es sich nicht um eine Organerkrankung des Rückenmarks handelt, die neurologisch einwandfrei definiert werden kann, sollte von einer kryptogenen Myelopathie gesprochen werden. Bei dieser ist meist eine Zuordnung in zwei Gruppen möglich:
1. in eine chronisch progressive, überwiegend spastische Paraparese
2. in eine hypoton spinalataktische Paraparese
In der ersten Gruppe finden sich meist Hinweise für eine cervikale Traumatisierung durch Bandscheibenprotrusion oder Cervikalstenose oder basiläre Impression. Der Nachweis kann allerdings ohne optimale neuroradiologische Diagnostik leicht mißlingen. Differentialdiagnostisch können zwar liquornegative spinale MS-Formen, beginnende myatrophe Lateralsklerosen und spastische Spinalparalysen in Betracht kommen, diese sind jedoch von untergeordneter Bedeutung.
Die zweite Gruppe chronisch progressiv hypotoner spinalataktischer Formen steht meist in Zusammenhang mit inneren Allgemeinerkrankungen. Der neurologische Befund geht meist über die Folgen einer Rückenmarksschädigung hinaus und läßt Störungen der Hirnleistung erkennen. Besonders charakteristisch sind distale und beinbetonte sensible Reiz- und Ausfallserscheinungen im Rahmen einer sensiblen Polyneuropathie. Der Schwerpunkt einer solchen Encephalomyeloneuropathie-Trias wechselt je nach Veranla-gung und ätiopathogenetischen Bedingungen, ohne daß die Gründe bisher ausreichend definiert werden können.
Zum Nachweis von Vitamin B_{12}-Mangelzuständen muß auch der B_{12}-Blutspiegel herangezogen werden. Der Schillingtest allein genügt nicht. Gastritis und neurologische

Ausfälle sind dabei sehr viel häufiger zu erwarten als eine hyperchrome Anämie. Thiamin- und Nikotinsäureamid-Mangelzustände müssen bei Myelopathien ebenso wie Nieren-, Leber- und Pankreaserkrankungen berücksichtigt werden. Oft finden sich multifaktorielle Bedingungen. Nur bei Ausschöpfen aller diagnostischen Möglichkeiten kann die immer noch erschreckend große Zahl kryptogener Myelopathien entscheidend vermindert werden.

Die Myelopathie ist nach Janzen [21] eine gemeinsame Endstrecke verschiedenartiger Störungen des Stoffwechsels. Sie als polygenetisch-identische Reaktion des Zentralnervensystems zu erkennen, ist aber nur ein erster Schritt. Es müssen, um eine gezielte Therapie zu ermöglichen, die für die Erkrankung letztlich verantwortlichen Anomalien bzw. das Zusammenwirken der verschiedenen Noxen aufgeklärt werden. Die meisten sind bekannt. Die zur Identifizierung notwendigen speziellen Methoden moderner Stoffwechsellabore werden aber von Neurologen und Internisten zu wenig benutzt und stehen deswegen immer noch nicht überall zur Verfügung.

Literatur

1. Aenishänslin, H. W., Stalder, G. A.: Malabsorption von Vitamin B_{12} bei exokriner Pankreasinsuffizienz. Schweiz. med. Wschr. **104**, 1377–1379 (1974). – 2. Baker, S. M., Bogoch, A.: Subacute combined degeneration of the spinal cord after ileal resection and folic acid administration in Crohn's disease. Neurology **23**, 40–41 (1973). – 3. Berndt, S. F., Weidemann, M. T.: Enterale Malresoprtion bei Myelo- und Neuropathien. Zentralblatt Neurologie **212**, 209–210 (1974). – 4. Berndt, S. F., Pflughaupt, K.-W.: Direkte Bestimmung der enteralen Vitamin B_1-Aufnahme mit ^{35}S-Thiamin bei Neuro-Myelo- und Enzephalopathien. Vortrag auf dem Kongreß der Deutschen Gesellschaft für Neurologie, 24.–27. 9. 75, Hamburg. – 5. Benham, G. H. H.: Visual field defects in subacute combined degeneration of spinal cord. Journal of Neurology, Neurosurgery and Psychiatry **14**, 40–46 (1951). – 6. Bernhardt, W.: Orale Galactosebelastung als Resorptionsprüfung. Med. Klin. **67**, 1393–1397 (1972). – 7. Bodechtel, G., Schrader, A.: Die Erkrankung des Rückenmarks. In: Handbuch d. Inneren Medizin Bd. 5, Teil 2. Berlin-Göttingen-Heidelberg: Springer 1953. – 8. Brune, G. G., Brune, R. M., Wiskemann, A.: Tryptophanstoffwechsel bei Kranken mit Pellagra. Arch. Derm. Forsch. **240**, 44–54 (1971). – 9. Castrillon-Oberndorfer et al.: In: Radioisotope in der Gastroenterologie. (Hrsg. Hoffmann, G.), S. 85. Stuttgart: Schattauer 1967. – 10. Chimombe, E.: Bedeutung des Evokationstests für die Diagnostik chronischer Pankreatitiden. Inauguraldissertation, Würzburg, 1975. – 11. Djindjian, R. et al.: L'angiographie de la moelle épinière. Paris: Masson 1970. – 12. Edwin, E., Holten, K., Norum, K. R., Schrumpf, A., Skaug, O. E.: Vitamin B_{12} hypovitaminosis in mental diseases. Acta Med. Scand. **177**, 202–214 (1965). – 13. Erbslöh, F.: Differentialdiagnose der Stoffwechselerkrankungen des zentralen Nervensystems. In: Differentialdiagnose neurologischer Krankheitsbilder. Stuttgart: G. Thieme 1974. – 14. Helmer, O. M., Fouts, P. J.: Gastro-intestinal studies. VII. The excretion of xylose in pernicious anemia. J. clin. Invest. **16**, 343 (1937). – 15. Henderson, J. T., Warwick, R. R. G., Simpson, J. D., Shearman, D. J. C.: Does Malabsorption of vitamin B_{12} occur in chronic pancreatitis? Lancet **1972**, 5, 241–243. – 16. Herbert, V., Gottlieb, C. W., Altschule, M. D.: Apparent low serum-vitamin B_{12} levels associated with chlorpromazine. An artefact. Lancet **1965** II, 1052–1053. – 17. Heunisch, H.: Befund und Verlauf bei myatrophischer Lateralsklerose. Inaugural-Dissertation, Würzburg 1975. – 18. Herbert, V., Gottlieb, C. W., Lau, K. S.: Hemoglobin-coated charcoal assay for serum vitamin B_{12}. Blood **28**, 130–132 (1966). – 19. Herbert, V.: B_{12} and folate analysis with radionuclides. In: Hematopoietic and gastrointestinal investigations with radionuclides (ed. A. J. Gilson, W. B. Smoak III and M. B. Weinstein, Charles C. Thomas), pp. 95–108. Illinois: Springfield 1972. – 19a. Hertel, G.: The Width of the Cervical Spinal Canal and the Size of the Vertebral Bodies in Syringomyelia. Europ. Neurol. **9**, 168–182 (1973). – 20. Innes, J. R. M., Saunders, L. Z.: Comparative neuropathology. London-New York: Academic Press 1962. – 21. Janzen, R.: Nervensystem und Resorptionsstörungen (Malabsorption). Dtsch. med. Wschr. **89**, 296–301 (1964). – 22. Johnston, B., Jepson, K.: Use of pentagastrin in a test of gastric acid secretion. Lancet **1967** II, 585. – 23. van de Kamer, J., ten Bokkel, H., Weyers, H.: Rapid method for determination of fat in faeces. J. biol. Chem. **177**, 347 (1949). – 24. Kasper, H.: Vitaminresorption nach Pankreatektomie. Gastroenterologia **107**, 5 (1967). – 25. Kasper, H.: Zur Frage der Beziehung zwischen exokriner Pankreasfunktion und Thiaminresorption. Klin. Wschr. **48**, 377–378 (1970). – 26. Lockner, D., Reizenstein, P., Wennberg, P., Widen, L.: Peripheral nerve function in pernicious anaemia before and after treatment. Acta haematologica **41**, 257–263 (1969). – 27. Lurati, M., Mertens, H. G.: Die Bedeutung der

anlagebedingten Enge des Cervicalkanals für die cervicale Myelopathie. Z. Neurol. **199**, 46–66 (1971). – 28. Mayer, R. F.: Peripheral nerve function in vitamin B_{12} deficiency. Archives of Neurology **13**, 355–362 (1965). – 29. Nonne, M.: Weitere Beiträge zur Kenntnis der im Verlaufe letaler Anämien beobachteten Spinalerkrankungen. Dtsch. Z. Nervenheilk. **6**, 313–368 (1895). – 30. Pallis, C. A., Lewis, P. D.: The Neurology of Gastrointestinal Disease. Vol. 3, Major Problems in Neurology. London: Saunders Comp. Ltd 1974. – 31. Pelletier, O., Campbell, J. A.: A rapid method for the determination of N′-methylnicotin-amide in urine. Analytical Biochemistry **3**, 60–67 (1962). – 32. Pribilla, W., Gercken, A., Wieck, H. H., Stammler, A.: Über den Wert des Urinsekretionstests mit radioaktivem Vitamin B_{12} für die Diagnose und Differentialdiagnose der funikulären Spinalerkrankung. DMW **88**, 2369–2374 (1963). – 33. Raven, J. L., Robson, M. B., Morgan, J. O., Hoffbrand, A. V.: Comparison of three methods for measuring Vitamin B 12 in serum: radioisotopic, Euglena gracilis and Lactobacillus leichmanii. Brit. J. Haemat. **22**, 21–31 (1972). – 34. Roos, D.: Neurological symptoms and signs in a selected group of partially gastrectomized patients with particular reference to B_{12} deficiency. Acta Neurol. Scandinav. **50**, 719–752 (1974). – 35. Roos, D.: Neurological complications in an unselected group of patients partially gastrectomized for gastric ulcer. Acta Neurol. Scandinav. **50**, 753–773 (1974). – 36. Seiler, J., Ricker, K.: Das Vibrationsempfinden. Z. Neurol. **200**, 70–79 (1971). – 37. Shulman, R.: A survey of vitamin B_{12} deficiency in an elderly psychiatric population. Brit. J. Psychiat. **113**, 241–251 (1967). – 38. Spatz, R., Thimm, R., Heinze, H. G., Ross, A., König, M.: Zum klinischen Gestaltswandel der Vitamin B_{12}-Mangelerkrankungen. Nervenarzt **47**, 169–172 (1976). –39. Toskes, P. P., Hansell, J., Cerda, J., Deren, J. J.: Vitamin B_{12} malabsorption in chronic pancreatic insufficiency. New Engl. J. Med. **284**, 627–632 (1971). – 40. Young, R. H.: Neurologic features of pernicious anemia. J. Amer. med. Assoc. **99**, 612–614 (1932).

Episodische globale Amnesien und chronische Veränderungen der Bewußtseinslage

Lechner, H., Fontanari, D. (Univ.-Nervenklinik, Graz)

Referat

Unspezifische cerebrale Allgemeinsymptome in Form von quantitativen Bewußtseins-veränderungen (Amnesie, Desorientiertheit, Verwirrtheitszustände, psychomotorische Unruhe, Halluzinationen) einerseits und quantitative Bewußtseinstörungen (Somnolenz, Sopor, Präcoma, Coma) andererseits treten uns als Folge einer Störung des Funktions-sowie des Energiestoffwechsels des Gehirns im Rahmen sogenannter Encephalopathien entgegen, wobei als Ursache zirkulatorische und metabolische Störungen des Gehirns bei internen Erkrankungen in Frage kommen. Hier wären der Iktus amnesticus, die multiple Infarkt-Demenz, die hepatische, die nephrogene, die hypertensive und die endokrin bedingten Encephalopathien, zu erwähnen.

An Hand des klinischen Zustandsbildes des *Iktus amnesticus* ist man in der Lage diejenige Hirnstruktur zu identifizieren, die für hochdifferenzierte psychische Funktionen wie Wahrnehmung, Merkfähigkeit, sowie Kurzzeitgedächtnis verantwortlich ist. Das klinische Bild ist dadurch gekennzeichnet, daß es plötzlich zum Auftreten von Merk- und Gedächtnisstörungen kommt, die über mehrere Stunden lang bestehen und die Kranken immer die gleichen Fragen stellen, wodurch sie auffällig werden. Dabei wirken sie wie verloren. Übereinstimmung herrscht darin, daß der Funktionsausfall im Hippocampo-Mamillar-System zu lokalisieren ist. Für die Entstehung kommt den cerebrovasculären Risikofaktoren im Zusammenhang mit einer Gefäßerkrankung eine große Bedeutung zu. Angiographisch konnten Verschlüsse oder Stenosen im Bereich der Arteriae cerebri posteriores gesehen werden.

513

Die *Multi-Infarkt-Demenz* zeigt hingegen eine andere Symptomatologie einer Bewußtseinseinengung beruhend auf Abbauzeichen in der Persönlichkeitsstruktur und mit zunehmender Einschränkung der Merk- und Gedächtnisleistungen, die letzten Endes in eine Demenz einmünden. Es handelt sich dabei um ein in Schüben verlaufendes Krankheitsgeschehen, wobei neben den im Rahmen des Iktus amnesticus hervorgehobenen Ursachen besonders Störungen im Gerinnungssystem besondere Bedeutung zukommt. Die Hirndurchblutung zeigte eine Abnahme über beiden Hemisphären, wobei jedoch eine Prävalenz in der dominanten Hemisphäre nachzuweisen war und hier vor allem die frontotemporale Region betroffen war.

Sowohl qualitative als auch quantitative Bewußtseinsveränderungen finden sich bei einer Reihe von Encephalopathien im Rahmen innerer Erkrankungen, wie die hepatischen, nephrogenen, hypertensiven und endokrin bedingten Encephalopathien. Hier stehen Merkfähigkeits- und Gedächtnisstörungen sowie eine psychomotorische Unruhe im Vordergrund. Daneben finden sich Verwirrtheitszustände mit Halluzinationen, aber auch delirante Zustandsbilder. Fast allen Encephalopathien ist die Einschränkung bis Aufhebung des Bewußtseins gemeinsam, und zwar vom stuporös-katatonen Zustandsbild bis zum cerebralen Coma. Allen diesen klinischen Zustandsbildern — wenn man von der ihnen zu Grunde liegenden Ätiologie absieht — sind Elektrolytverschiebungen und gestörte metabolische Prozesse gemeinsam. Es darf jedoch in diesem Zusammenhang nicht verschwiegen werden, daß diese Betrachtung zum Teil auf möglichen Hypothesen beruht.

Die bei Encephalopathien auftretenden *Elektrolytstörungen* haben verschiedene Ursachen und können im wesentlichen auf eine Störung der Energiebildung (Glukoseabbau), aber auch auf die Wirkung sich ansammelnder toxischer Stoffwechselprodukte zurückgeführt werden. Kommt es zu einer Störung des cerebralen Glukosestoffwechsels so resultiert daraus die Ansammlung von sauren Stoffwechselprodukten, wodurch eine Gewebsazidose eintritt. Diese führt zu einer Hyperosmolarität des extrazellulären Raumes verbunden mit einem Wasserverlust der Zellen. Infolge einer Störung der Zellmembranfunktion kommt es zum Verlust von intrazellulärem Kalium, das vermehrt im Urin ausgeschieden wird, woraus eine Hypokaliämie resultiert. Wenn sich der extra- und intrazelluläre Kaliumgradient rasch ausbildet, kommt es zu einer Hyperpolarisation der Zellmembranen des zentralen Nervensystems. Die Wasserretention im extrazellulärem Raum wird auf metabolischen Weg ausgeglichen, wodurch es zu Wasserverlusten und einer Hypernatriämie kommt. In diesem Zusammenhang muß auch darauf hingewiesen werden, daß die Enzymsysteme des Elektrolytransportes für ihre Funktion energiereicher Substrate bedürfen, die normalerweise durch den Glukoseabbau gewonnen werden. Bei verminderter Energieproduktion kann Kalium nicht mehr ausreichend in die Zelle zurücktransportiert werden, wodurch der intrazelluläre Kaliummangel verstärkt wird.

Im *Coma* selbst kommt es zusätzlich zu einem Anstieg des Wassergehaltes des Gehirns, der von einer Kaliumverminderung und einem leichten Natriumanstieg begleitet ist. Im Falle eines bereits gestörten Ammoniakstoffwechsels wird angenommen, daß es zu einer Penetration von Ammonium in der Zelle an Stelle von Kalium kommt, da sich beide Elektrolyte an der Zellmembran ähnlich verhalten. Außerdem soll Ammonium die Natriumpumpe negativ beeinflussen. Eine große Rolle für die eintretenden Elektrolytverschiebungen kommt auch dem Harnstoff zu, der eine Erniedrigung des intrazellulären pH-Wertes verursacht und einen Anstieg im intrazellulären Natriumbestand herbeiführt, da der Natriumausstrom aus der Zelle blockiert wird. Aus osmotisch-dynamischen Gründen kommt es auch zu einem Verlust an intrazellulären Kalium. Weiters üben diese Stoffwechselprodukte einen hemmenden Einfluß auf die Enzymsysteme des Elektrolyttransportes aus. Dies gilt ebenso für jene toxische Stoffwechselprodukte, die infolge eines gestörten Aminosäurestoffwechsels auftreten.

In *metabolischer Hinsicht* steht im Vordergrund einerseits eine Störung in der Synthese von Dopamin und Noradrenalin aus Phenylalanin und Tyrosin und andererseits eine Störung im Ammoniakabbau, der im Gehirn in erster Linie über den Glutamat-Glutaminsäurezyklus abläuft. Es wird dabei vermutet, daß bei den Encephalopathien die Synthese von Dopamin und Noradrenalin dadurch gestört ist, daß zuwenig Tyrosin für diese Synthese zur Verfügung steht. Dies scheint deswegen von Bedeutung, da Tyrosin als Baustein für die Bildung von Noradrenalin und Thyroxin gilt. Interessant ist in diesem Zusammenhang, daß man bei den Encephalopathien eine Entspeicherung von Noradrenalin als auch Dopamin findet und Thyrosin und Phenylalamin vermehrt im Blut nachzuweisen sind.

Der im Gehirn ablaufende Glutaminsäurezyklus benötigt für seine Funktionstüchtigkeit energiereiche Substrate, wobei die Energie für die Phosphatbildung aus dem Glukoseabbau entnommen wird. Es kommt somit zu einer Störung dieser Entgiftungsfunktion für das anfallende Ammoniak, einerseits bei gestörter Bildung von energieliefernden Metaboliten und andererseits muß zusätzlich eine gestörte Ammoniakausscheidung bei einer Niereninsuffizienz ins Kalkül gezogen werden. In der Folge des gestörten zerebralen Glutaminsäurezyklus kommt es einerseits zur Bildung von toxischen Phenolsäuren und andererseits zur Bildung bisher noch nicht identifizierter Proteine. Letztere sollen vor allem einen hemmenden Einfluß auf jene Enzyme haben, die die Reaktionen des Glutaminsäurezyklus unterhalten.

Im Besonderen wurde vor allem bei der *hepatischen* und *urämischen Encephalopathie* untersucht, welche Metaboliten durch die gestörten Zyklen anfallen. Es ist jedoch zu bemerken, daß es bei der hepatischen Encephalopathie sowohl zu primären Störungen der Noradrenalin- und Dopaminsynthese als auch zu Störungen des Ammoniakstoffwechsels im Gehirn kommt.

Bei der *hepatischen Encephalopathie* findet man vor allem zwei Substanzen, die, im Darm gebildet, infolge eines gestörten Abbaues in der Leber zum Gehirn gelangen, wo sie vermehrt isoliert werden konnten. Es sind dies Oktopamine (p-Hydroxymandelsäure) und Phenyletanolamine. Diesen Substanzen wird die Eigenschaft zugeschrieben, daß sie die Transmittersubstanzen Noradrenalin und Dopamin in ihrer Wirkung kompetitiv hemmen oder aus den Synapsen verdrängen. Weiters findet man bei Patienten mit einer hepatischen Encephalopathie noch die Alpha-Ketoglutarsäure und Alpha-Ketoglutamat und Glutamin vermehrt im Liquor. Von Alpha-Ketoglutamat ist bekannt, daß es in zwei Formen vorliegt, die die Glutaminsäurerezeptoren besetzen können.

Bei Patienten mit *urämischer Encephalopathie* werden mehrere im Harn nicht ausgeschiedene Substanze gefunden, die einerseits metabolische Endprodukte sind und andererseits durch abnorme Stoffwechselvorgänge entstehen. Es handelt sich hier vor allem um Harnstoff (Urea), Methylguanidin, Betahydroxybuttersäure, andere Phenolsäuren, Säuren des Tricarbonsäurezyklus usw. Die wesentlichsten dieser Substanzen, die als Enzyminhibitoren der Dopamin und Noradrenalinsynthese in Frage kommen, sind Harnstoff, Methylguanidin und Guanidinosuccinylsäure. Weiters konnte gezeigt werden, daß diese Phenolsäuren auch in den Glutaminsäurestoffwechsel hemmend eingreifen.

Eine ähnliche Wirkung konnte außerdem noch für die 3,4-Dihydroxybenzoe-Säure nachgewiesen werden.

Bei den *Encephalopathien, die auf Grund einer Störung der Schilddrüsen-* oder *Nebennierenrindenfunktion* beruhen, kann die auftretende Symptomatik der Bewußtseinsstörungen ebenfalls in einer Störung der Noradrenalinsynthese gesucht werden. Zur

Zeit liegen darüber jedoch nur wenige Untersuchungen vor, die vor allem eine Desensibilisierung der Noradrenalinrezeptoren und eine Enzymhemmung in der Noradrenalinsynthese diskutieren.

Fragt man sich in diesem Zusammenhang in welchen Strukturen diese metabolischen Veränderungen zu tragen kommen, so wurden diese für die Strukturen der Gedächtnisleistungen bereits abgehandelt, nicht jedoch für jene der Bewußtseinseintrübungen. Gerade auf dem Gebiet der Pathophysiologie der Bewußtlosigkeit wurden wesentliche Neuerkenntnisse erworben. Von Interesse ist die Tatsache, daß die Leitungen der einzelnen Sinnessysteme zur Großhirnrinde in der Bewußtlosigkeit weder zerstört noch blockiert sind. Durch Sinnesreize lassen sich beim bewußtlosen Patienten spezifische Potentiale in den Sinnesfeldern hervorrufen, die anzeigen, daß die Leitungen für die einzelnen Sinnesempfindungen zu den Rindenfeldern noch funktionieren. So ist bekannt, daß im Wachzustand jedes Sinnesfeld des Großhirns nicht nur von einer sinnesspezifischen Erregung von einem Thalamuskern zu einem Rindenfeld erregt wird, sondern, daß es gleichzeitiger Erregungen vom aktivierenden retikulären System bedarf. Dementsprechend kommt es nur zu einer bewußten Sinnesempfindung, wenn Erregungsimpulse über spezifische und unspezifische Bahnen dem entsprechenden Rindenfeld zugeführt werden. Die unspezifische Aktivierung ohne spezifische Sinneserregung führt zu einer inhaltslosen Wachheit, während die Sinneserregung allein ohne unspezifische Aktivierung nicht zu einem bewußten Erlebnis führt. Dementsprechend ist die Wachheit die Voraussetzung für das bewußte Erleben und an die Intaktheit eines Systems gebunden, welches als aktivierendes retikuläres System bezeichnet wird. Es ist anzunehmen, daß eine Einschränkung des Bewußtseins, wie sie im Rahmen der Encephalopathien vorkommt, ihre Ursache in Rückwirkungen auf das aktivierende retikuläre System hat.

Wie schon erwähnt, sind allen Encephalopathien Bewußtseinsstörungen eigen. Im Zusammenhang mit dem bisher Gesagten erhebt sich nun die Frage, welche der bekannten metabolischen Prozesse, bzw. Metaboliten in der Lage sind, Einfluß auf das aktivierende retikuläre System zu nehmen. Es liegen Berichte vor, wonach es beim Coma hepaticum durch die *Verabreichung von L-Dopa* zu einer dosisabhängigen Anhebung der Bewußtseinslage kommt. In diesem Zusammenhang konnte nachgewiesen werden, daß die Verabreichung von L-Dopa zu einem raschen Abbau der akkumulierten Phenyletanolamine und Oktopamine führt und weiters der Transport von Phenylalanin und Tyrosin durch Gastrointestinaltrakt beschleunigt wird. Letztlich konnte auch eine Verminderung des Serumammoniakgehaltes beobachtet werden. Dementsprechend liegt der Schluß nahe, daß es unter L-Dopa zu einer Verbesserung der Dopamin- und Noradrenalinsynthese kommt, die ihrerseits für die Verbesserung der Bewußtseinslage verantwortlich zu machen ist. Auf Grund dieser Ergebnisse über den Einfluß von L-Dopa auf das aktivierende retikuläre System kann weiters geschlossen werden, daß den Phenyletanolaminen und Oktopaminen die Rolle von falschen Neurotransmittersubstanzen zukommen kann, indem sie Dopamin und Noradrenalin aus ihren Synapsen verdrängen bzw. kompetitiv hemmen. Die Transmitterverarmung wäre somit ihrerseits als Ursache für die Bewußtseinsstörung anzusehen.

Darüberhinaus können im Rahmen der Encephalopathien Elektrolytstörungen beobachtet werden, die unter anderen Bedingungen keine Bewußtseinsveränderungen nach sich ziehen würden. Bekannt ist weiters, daß für die Wirkung der Neurotransmittersubstanzen ein bestimmtes Milieu verantwortlich ist, das durch die Neuromodulatoren gegeben ist. Unter den bisher bekannten Neuromodulatoren spielen sowohl Elektrolyte als auch Enzyme eine wesentliche Rolle. Damit ergibt sich die hypothetische Vorstellung, daß dem gestörten Elektrolytmilieu einerseits und dem gestörten Enzymgleichgewicht, wie es bei den einzelnen Encephalopathien vorkommt, insoferne eine zusätzliche Bedeutung beizumessen ist, als es zu einer Störung der Homöostase der Modulatoren kommt, die ihrerseits zu Bewußtseinsstörungen führen können.

Literatur

Erbslöh, F.: Zerebrale Allgemeinsyndrome. In: Differentialdiagnose neurologischer Krankheitsbilder. (Hrsg. G. Bodechtel), pp. 475—482. Stuttgart: Georg Thieme 1974. — Erbslöh, F., Sack, H.: Hepatorenale Enzephalopathien und hepatische Koma. In: Differentialdiagnose neurologischer Krankheitsbilder. (Hrsg. G. Bodechtel), pp. 482—490. Stuttgart: Georg Thieme 1974. — Erbslöh, F., Sack, H.: Nephrogene Enzephalopathien und urämische Komata. In: Differentialdiagnose neurologischer Krankheitsbilder. (Hrsg. G. Bodechtel), pp. 490—499. Stuttgart: Georg Thieme 1974. — Duffy, Th. E., Varga, F., Plum, F.: Alpha-Ketoglutaramate in Hepatic Encephalopathy. In: Brain Dysfunction in Metabolic Disorders. (ed. F. Plum), pp. 39—52. Res. Publ. Assoc. Nerv. Ment. Dis. Vol. 53., Raven Press, N. Y., 1974. — Ferendelli, J. A., Chang, M. M.: Brain metabolism during hypoglycemia. Arch. Neurol. 28, 173—177 (1973). — Fischer, J. E.: False Neurotransmitters and Hepatic Coma. In: Brain Dysfunction in Metabolic Disorders. (ed. F. Plum), pp. 53—73. Res. Publ. Assoc. Nerv. Ment. Dis. Vol. 53., Raven Press, N. Y. 1974. — Fischer, J. E., Baldessarini, R. J.: False Neurotransmitters and Hepatic Failure. Lancet 1971 II, 75—79. — Fischer, J. E., James, J. H., Baldessarini, R. J.: Changes in brain amines following portal flow diversion and acute hepatic coma: effects of L-dopa and intestinal sterilisation. Surg. Forum 23, 348—350 (1972). — Fishman, R. A.: Cell Volume, Pumps, and Neurologic Function: Brain's Adaptation to Osmotic Stress. In: Brain Dysfunction in Metabolic Disorders (ed. F. Plum), pp. 159—171. Res. Publ. Assoc. Nerv. Ment. Dis. Vol. 53., Raven Press, N. Y. 1974. — Glaser, G. H.: Brain Dysfunction in Uremia. In: Brain Dysfunction in Metabolic Disorders (ed. F. Plum), pp. 173—199. Res. Publ. Assoc. Nerv. Ment. Dis. Vol. 53., Raven Press, N. Y. 1974. — Hassler, R.: Pathophysiologie der Bewußtlosigkeit. In: Der Notfall: Bewußtlosigkeit (Hrsg. H. J. Streicher, J. Rolle), pp. 1—13. Stuttgart: Georg Thieme 1974. — Himwich, H. E.: Brain Metabolism and Cerebral Disorders. Baltimore: Williams & Wilkins 1951. — Lam, R. C., Goldstein, G. B., Tall, A. R., Mistillis, S. P.: The role of the false neurotransmitter octopamine in the pathogenesis of hepatic encephalopathy. Aust. N. Z. J. Med. 3, 102—103 (1973). — Lechner, H., Ott, E., Ladurner, G., Dornauer, U., Geyer, N.: Hirndurchblutung bei dementiellen Zustandbildern. Acta neurol. Belgica, 1976, im Druck. — Levine, R. J., Conn, H. O.: Tyrosine metabolism in patients with liver disease. J. Clin. Invest. 46, 2012—2020 (1967). — Mathew, N. T., Meyer, J. S.: Pathogenesis and natural history of transient global amnesia. Stroke 5, 303—311 (1974). — Parkes, J. D., Sharpstone, P., Williams, R.: Levodopa in hepatic coma. Lancet 1970 II, 1341—1343. — Sachar, E. J.: Psychiatric Disturbances in Endocrine Disease: Some Issues for Research. In: Brain Dysfunction in Metabolic Disorders (ed. F. Plum), pp. 239—251. Res. Publ. Assoc. Nerv. Ment. Dis. Vol. 53., Raven Press, N. Y. 1974. — Schwarz, K., Scriba, P. C.: Endokrin bedingte Enzephalopathien. In: Differentialdiagnose neurologischer Krankheitsbilder (Hrsg. G. Bodechtel), pp. 505—547. Stuttgart: Georg Thieme 1974. — Steiner, F. A.: Neurotransmitter und Neuromodulatoren. Stuttgart: Georg Thieme 1971. — Webster, L. T.: Hepatic coma: a biochemical disorder of the brain. Gastroenterology 49, 698—702 (1965).

Schmerz: Analyse von Syndromen und Wertung von Schmerzen

Anschütz, F., Handwerker, H. O. (Med. Klinik I d. Städt. Kliniken Darmstadt u. II. Physiolog. Inst. d. Univ. Heidelberg)

Referat

Teil I

Einführung in die Physiologie der Schmerzentstehung

Handwerker, H. O.

Behebung von Schmerzen gehört zu den wichtigsten und ältesten Aufgaben des Arztes. Um so erstaunlicher ist es, daß sich bis heute keine allgemein anerkannte Theorie der

Schmerzentstehung gebildet hat. Dies aber ist eine Folge unserer unzureichenden Kenntnisse über die physiologischen Grundlagen, deren Erforschung erst in den letzten Jahren wichtige Fortschritte gemacht hat [1].

Die Ansichten, welche die naturwissenschaftliche Medizin in den letzten hundert Jahren über die Schmerzentstehung entwickelte, lassen sich vielleicht am besten in drei verschiedene und einander widersprechende Theorien eingruppieren: Die Intensitätstheorie, die Erregungsmustertheorie und die Spezifitätstheorie.

Die Intensitätstheorie besagt, daß Schmerz durch Erregung von Rezeptoren und afferenten Bahnen anderer Sinnesmodalitäten erzeugt werde, wenn diese Erregung nur eine gewisse Intensitätsschwelle überschreite. Diese Ansicht kann als widerlegt gelten durch viele elektrophysiologische Untersuchungen an einzelnen Sinneszellen und an einzelnen Axonen in Leitungsbahnen: Die Strukturen des Tastsinnes, des Warmsinnes und des Kaltsinnes sind für eine Übertragung von Schmerzsignalen nicht geeignet. Es bleibt erstaunlich, daß sich diese Hypothese überhaupt halten konnte, da der Arzt fast ausschließlich mit Schmerzen zu tun hat, die nicht durch übermäßige Sinnesreize ausgelöst werden.

Die Spezifitätstheorie nimmt eigene Sinnesrezeptoren für den Schmerz an, die Nociceptoren. Diese Theorie wurde vor mehr als 50 Jahren von v. Frey vertreten [2], gestützt durch die Entdeckung der Schmerzpunkte in der Haut und später durch die Fortschritte der Elektrophysiologie. Man weiß heute, daß schmerzauslösende Signale aus der Körperperipherie nur von bestimmten Nervenfasertypen vermittelt werden, den dünnen myelinisierten (Aδ-) und den unmyelinisierten (C-)Fasern. Neurophysiologische Ableitungen von einzelnen C-Fasern und Aδ-Fasern aus Hautnerven zeigten, daß viele von ihnen Rezeptoren haben, die bei gesunder Haut nur auf Reize reagieren, die Schmerz auslösen. Die erste Abbildung zeigt Beispiele von Entladungsmustern solcher cutaner Nociceptoren aus der Katzenhaut.

Ähnliche Ableitungen wurden auch bereits beim Menschen gemacht [3]. Wir sind sicher, daß solche Nociceptoren gemeinsamer Besitz zumindest aller höheren Säugetiere sind. Auch im Herzen, in der Lunge, im Skelettmuskel und in zahlreichen anderen inneren Organen gibt es Rezeptoren, welche die Eigenschaften von Nociceptoren haben [1]. Allerdings wurden derartige nociceptive Enterorezeptoren bisher nicht so ausführlich

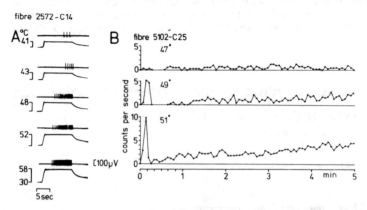

Abb. 1. Ableitungen zweier C-Faser Nociceptoren aus der Haut der Katzenpfote. A Originalableitungen (oben) und Temperaturverläufe (unten) eines Rezeptors, der durch schmerzerzeugende Erhitzung der Haut erregt wurde. B Histogramm der Spikeentladungen (Ordinate) eines anderen Nociceptors bei längerdauernden Hitzereizen. (Daten aus Beck, P. W., Handwerker, H. O. und Zimmermann, M., 1974 — Zit. unter [4])

untersucht, wie entsprechende Hautrezeptoren. Die Afferenzen der bisher beschriebenen nociceptiven Enterorezeptoren erfolgen ebenfalls über Aδ- oder über C-Fasern. Häufig laufen sie gemeinsam mit sympathischen Efferenzen.

Ein Problem bei der experimentellen Charakterisierung der Haut-Nociceptoren besteht darin, daß sie ihre Reaktionsart meist bald ändern, wenn wiederholt schmerzerzeugende Reize (Hitzereize, Nadelstiche u. ä.) auf dieselbe Hautstelle appliziert werden. Meist werden die Rezeptoren dabei sensibilisiert [4].

Möglicherweise ist das die physiologische Grundlage für die klinische Hyperpathie und Hyperalgesie, die wahrscheinlich dadurch zustande kommen, daß in der Haut vasoaktive Substanzen freigesetzt werden, die ihrerseits in der Lage sind, Nociceptoren zu erregen. Es gibt eine umfangreiche Literatur über solche schmerzerzeugende Substanzen [1, 5] und viele Versuche, ein zugrunde liegendes einheitliches Prinzip, „die" Schmerzsubstanz, zu identifizieren. Schmerzerzeugende Substanzen, welche bei Gewebsschädigung freigesetzt werden, sind: Kationen (K$^+$, H$^+$), biogene Amine (Serotonin, Histamin), Peptide (Plasmakinine), und möglicherweise auch Protaglandine (E-Gruppe) [6]. Untersucht man den Einfluß solcher Substanzen auf Nociceptoren, dann wirken sie untereinander und mit physikalischen Reizen additiv [7].

Aus diesen Befunden folgt somit, daß die Reaktion bereits des peripheren Nervensystems auf wiederholte Reize nicht gleich bleibt, und daß eine Reizmetrik zur Untersuchung des Schmerzes schon aus diesem Grunde problematisch ist.

Erregung von Rezeptoren und peripheren Nervenfasern ist noch nicht „Schmerz". Die „Gefühlsempfindung" Schmerz (Johannes Müller) ist Ausdruck der Aktivierung eines hierarchischen und in vielen Teilen phylogenetisch sehr alten Systems der nervösen Reaktion auf körperschädigende Reize. Die phylogenetisch ältesten, die „einfachsten" Strukturen, welche in diesem Sinne zur Schmerzentstehung beitragen, sind die Hinterhör-

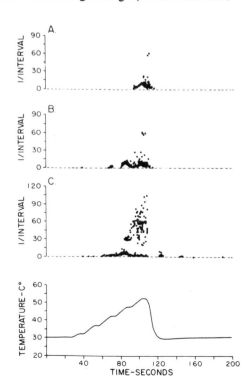

Abb. 2. Histogramme der Entladungen eines Nociceptors (C-Faser) bei wiederholter Erhitzung der Haut (Zeitverlauf der Temperatur unten). Von oben sind die Entladungen beim 1., 3. und 5. Reiz wiedergegeben (Aus Perl, E. R. et al., 1976 Zit. unter [4])

519

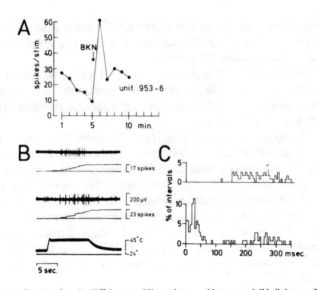

Abb. 3. Summation der Effekte von Hitzereizen und intraarteriell injiziertem Bradykinin (B. D. 10 µg) auf die Spikeentladungen einer einzelnen C-Faser. **A** Gesamtzahl der Spikes während 10 sec Hitzereizen von 45°, die einmal pro Minute appliziert wurden. **B** Originalableitungen, integrierte Spikezahlen und Temperaturverlauf (unten) eines Hitzereizes vor (oben) und nach (Mitte) Bradykinininjektion. **C** Intervallhistogramme aller Entladungen vor (oben) und nach (unten) Bradykinininjektion (Daten aus Beck, P. W., Handwerker, H. O., 1974 — Zit. unter [7])

ner des Rückenmarkes und für den Kopfbereich die homologen Strukturen der Trigeminuskerne. Elektrophysiologische Untersuchungen an Hinterhornneuronen haben gezeigt, daß die meisten dieser Zellen konvergierende afferente Information verschiedener Art erhalten, so

1. Konvergenz von verschiedenen Sinnesmodalitäten der Haut

2. Konvergenz von Hautafferenzen mit propriozeptiven Afferenzen von Muskeln und Gelenken, und mit Afferenzen aus den Eingeweiden.

(Ad 1) Nur wenige Hinterhornneurone in einer sehr dünnen Schicht (lamina I) an der Oberfläche des Hinterhorns wurden bisher gefunden, welche spezifisch durch Impulse aus Nociceptoren erregt werden können [8]. Die meisten Neurone dieser Eingangsstufe des Zentralnervensystems, darunter auch die überwiegende Zahl derer, deren Axone in der sogenannten „großen Schmerzbahn" im Vorderseitenstrang aufsteigen, integrieren Impulse von niederschwelligen Mechanorezeptoren der Haut und von Nociceptoren [9].

Im Gegensatz zu den peripheren Rezeptoren und Nervenfasern sind die zentralen Neurone in der Mehrzahl somit nicht „spezifisch". Aus diesem Grunde wurde angenommen, daß nicht die Erregung von nociceptiven Afferenzen allein Bedingung für die Schmerzentstehung sei, sondern das Erregungsmuster von zentralen Neuronen. Die derzeit meistgenannte Formulierung einer „Erregungsmustertheorie" ist die „gate control theory" von P.D. Wall und R. Melzack [10]. Sie geht aus von der Tatsache der Konvergenz von niederschwelligen Mechanoafferenzen (dicke myelinisierte Axone) und von nociceptiven Afferenzen (dünne Fasern) an Hinterhornneuronen. Erregungen durch Impulse aus dicken Fasern sind gefolgt von einer länger dauernden Hemmung, vielleicht auch der Wirksamkeit von Impulsen aus dünnen (nociceptiven) Afferenzen, während Erregung durch dünne Afferenzen häufig lang nachklingt. In der Terminologie der „gate

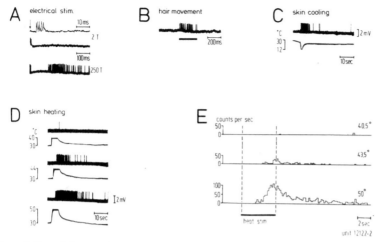

Abb. 4. Spikeentladungen eines „Konvergenz-Neurons" im Hinterhorn der Katze (Nembutal Anästhesie, Spinalisation bei Th 12). Das Neuron reagiert auf elektrische Reizung von dicken und dünnen Hautnervenfasern, auf leichte mechanische Reize, auf Kältereize und auch auf schmerzerzeugende Hitzereize (Aus Handwerker, H. O., Iggo, A., Zimmermann, M., 1975 – Zit. unter [9])

control"- Hypothese: Mechanoafferenzen „schließen das Tor" für die nociceptiven Afferenzen, diese selbst öffnen es. Wenn auch die von Melzack und Wall angenommenen physiologischen Mechanismen der Hemmung und Bahnung umstritten sind [11], gibt es doch experimentelle Befunde, welche zumindest den ersten Teil der Hypothese zu stützen scheinen: Die Erregung durch niederschwellige Mechanoafferenzen vermag die nachfolgende Erregung von Hinterhornneuronen durch nociceptive Afferenzen zu hemmen. Die „gate control"-Hypothese wird herangezogen zur Erklärung moderner Schmerzunterdrückungsversuche mit Nervstimulation, bzw. Hinterstrangstimulation und zur Erklärung des Wirkprinzips der Akupunktur. Lezteres ist natürlich fragwürdig, wenn die Akupunkturnadeln nicht vorwiegend Mechanoafferenzen erregen und wenn die „chinesischen" Nadelpunkte in ganz anderen Rückenmarkseintrittszonen liegen, als die Schmerzquelle.

(Ad 2) Für die Klinik ist die ausgeprägte Konvergenz von Haut-, Muskel- und Eingeweideafferenzen an Hinterhornneuronen bedeutungsvoll [12]. Wie erst kürzlich gezeigt werden konnte, findet sich Konvergenz zumindest von Haut- und Muskelafferenzen, nicht nur an den Neuronen der tieferen laminae des Hinterhornes, sondern bereits an den oberflächlichsten Neuronen in lamina I [13]. Die starke Konvergenz von Hautafferenzen mit Eingeweideafferenzen auf dieselbe Neurone im Rückenmark ist wohl die Ursache für das Phänomen des übertragenen Schmerzes. Die cortikalen Projektionsfelder erhalten afferente Informationen zum großen Teil von solchen „Konvergenzneuronen". „Schmerz" aus einem inneren Organ wird in ein entsprechendes Hautareal verlegt, da die Eingeweide nicht zum erlebten „Körperschema" gehören. Aus der Verteilung der empirisch ermittelten Hautareale, in welche der Schmerz von einem Eingeweideorgan übertragen werden kann, läßt sich schließen, wie breit die Eintrittszone der betreffenden visceralen Afferenzen ins Rückenmark ist. Durch einen breiten Eintrittsbereich scheinen sich vielleicht auch cardiale Afferenzen auszuzeichnen.

Es kann nicht Ziel dieser kurzen Einführung in die Schmerzphysiologie sein, das komplexe Gebiet der funktionellen Anatomie zentraler schmerzvermittelnder Bahnen darzustellen. Bei Betrachtung dieses sehr komplexen Gebietes [14] sollte wieder beachtet werden, daß es sich bei der Nociception um ein komplexes, hierarchisches System handelt, das in wichtigen Teilen phylogenetisch sehr alt ist. Oligosynaptische, anatomisch gut abgrenzbare Bahnen sind nur die entwicklungsgeschichtlich jüngsten Errungenschaften dieses Systems. Entsprechend enden von den Axonen des tr. spino-thalamicus, der sog. „großen Schmerzbahn" des Rückenmarkes nur ein geringer Teil im Thalamus (tr. neo-spino thalamicus) der größere Teil endet im Hirnstamm (tr. palaeo-spino thalamicus, besser tr. spino-reticulo-thalamicus). Entwicklungsgeschichtlich alte und neue Teile des Systems vermitteln möglicherweise verschiedene Schmerzqualitäten [14]. Neben den anatomisch definierten Bahnen gibt es noch eine diffuse spino-spinale Schmerzprojektion über Neuronennetze, die über kurze Axone verbunden sind, wie die klassischen Experimente von Karplus und Kreidl [15] gezeigt haben. Die vielfältige Anlage des Schmerzsystems macht dauerhafte Schmerzausschaltungen durch neurochirurgische Eingriffe so schwierig.

Schmerzintensitäten bei scheinbar gleichen schmerzauslösenden Prozessen können recht unterschiedlich erlebt werden, bis hin zur Schmerzfreiheit, als Auswirkung davon, daß die schmerzvermittelnden Neurone des Rückenmarkes unter wechselnder desendierender Hemmung durch höhere Hirnstrukturen stehen.

In den letzten Jahren wurde intensiv nach schmerzhemmenden Hirnregionen geforscht, um neue Wege der Schmerzbekämpfung zu erschließen. Eine mögliche Schmerzhemmregion ist das pariaqaeductale Höhlengrau des Mittelhirns. Möglicherweise ist es vielleicht auch diese Region, an der morphinartige Analgetica ihre Wirkung ausüben [16].

Bei einigen klinisch wichtigen Schmerzzuständen, z. B. beim Phantomschmerz und bei dem Tic douloreux versagten sowohl die Vorstellung einer Erregung von Nociceptoren, als auch Erregungsmustertheorien, wie die „gate control theory". Bei ersterem ist wohl meist keine nennenswerte Aktivität von hypothetischen „Stumpfneurinomen" vorhanden, bei letzterem kann Schmerz durch die leichteste Berührung ausgelöst werden. Die annehmbarste Hypothese scheint zu sein, daß solche Schmerzzustände durch eine Enthem-

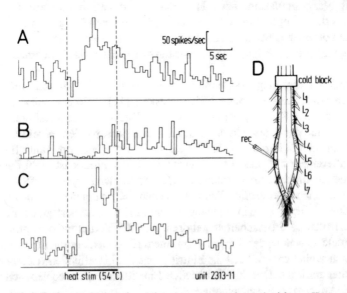

Abb. 5. Spikeentladungen eines Hinterhornneurons der narkotisierten Katze auf schmerzerzeugende Hitzereize unter tonisch hemmendem Einfluß des Gehirns **B** und nach Blockierung dieses Einflusses durch Kälteblock **A** oder Durchtrennung **C** des Rückenmarkes oberhalb der Ableitstelle. (Aus Handwerker, H. O., Iggo, A., Zimmermann, M., 1975 – Zit. unter [9])

mung der zentralen schmerzvermittelnden Neurone bedingt ist [17]. Wodurch diese Enthemmung ausgelöst wird, ist im einzelnen noch ungeklärt. Basiert das Schmerzsyndrom auf einem Verlust von peripheren Nervenfasern (Phantomschmerz) oder von Hirnsubstanz (Thalamussyndrom), dann läßt sich die dem Schmerz zugrunde liegende Enthemmung zentraler Neurone vielleicht als Denervierungs-Hypersensibilität interpretieren. Dieses Phänomen wurde bisher zwar an schmerzvermittelnden zentralen Neuronen nicht direkt nachgewiesen, es ist aber für andere zentrale und periphere Neuronentypen belegt und auch bei der Nerv-Muskelverbindung bekannt [18]. Degenerieren präsynaptische Nervenfasern und mit ihnen die synaptischen Endknöpfchen, dann nimmt die Erregbarkeit der postsynaptischen Membran für die Transmittersubstanz zu. Gleichzeitig breitet sich diese Erregbarkeit, die vorher auf das kleine Feld der subsynaptischen Membran beschränkt war, über die gesamte Zellmembran aus. Die Folge ist eine Übererregbarkeit des Neurons, die sich in einer stark erhöhten Erregungsbereitschaft manifestiert.

Dieser kurze Abriß hat Sie in einige Aspekte der modernen Neurophysiologie des Schmerzes eingeführt. Obwohl unsere Kenntnisse über die Mechanismen der Schmerzentstehung sicher noch sehr lückenhaft sind, und wir vielleicht auch sehr wenig über den chronischen Schmerz wissen, hoffe ich gezeigt zu haben, daß Erkenntnisse und Fragestellungen der physiologischen Schmerzforschung auch bedeutungsvoll sind für sinnvolle Schmerzdiagnose und Schmerztherapie. Beides kann in die Irre führen, wenn falsche Modellvorstellungen am Anfang stehen. Klinik und theoretische Grundlagenforschung sollten daher wieder mehr miteinander ins Gespräch kommen.

Literatur

(Das Literaturverzeichnis erhebt keinerlei Anspruch auf Vollständigkeit. Wo möglich, wurden nicht Originalarbeiten, sondern Übersichten zitiert).

1. Übersichten: Janzen, R., Keidel, W. D., Herz, A., Streichele, C. (Eds.): Schmerz. Grundlagen — Pharmakolie — Therapie, Stuttgart: Thieme 1972. — Bonica, J. J. (Ed.): International Symposium on Pain. Advances in Neurology, Vol. 4. New York: Raven Press 1974. — Handwerker, H. O., Zimmermann, M.: Schmerz und vegetatives Nervensystem. In: Klinische Pathologie des vegetativen Nervensystems, Bd. 1. (Eds. Sturm, A., Birkmayer, W.). Stuttgart: Gustav Fischer 1976. — 2. v. Frey, M.: Zschr. f. Biol. **76**, 1 (1922). — 3. van Hees, J., Gybels, J. M.: Brain Res. **48**, 397 (1972). — Torebjörk, H. E., Hallin, R. G.: J. Neurol. Neurosurg. Psychiat. **37**, 653 (1974). — Dieselben: Acta Physiol. Scand. **92**, 374 (1974). — 4. Beck, P. W., Handwerker, H. O., Zimmermann, M.: Brain Res. **67**, 373 (1974). — Perl, E. R., Kumazawa, T., Lynn, B., Kenins, P.: In Progr. in Brain Res. Vol. 43: Somatosensory and Visceral Receptor Mechanisms (Eds. Iggo, A., Ilyinsky, O. B.). Amsterdam: Elsevier 1976. — 5. Keele, C. A., Armstrong, D.: Substances producing pain and itch. London: Edward Arnold Pb. 1964. — 6. Ferreira, S. H., Moncada, S., Vane, J. R.: Br. J. Pharmacol. **49**, 86 (1973). — Dieselben: Ann. Rev. Pharmacol. **14**, 57 (1974). — 7. Beck, P. W., Handwerker, H. O.; Pflügers Arch. **347**, 209 (1974). — Handwerker, H. O.: In: Symp. on Cut. Functions in Primates (Ed. Zotterman, Y.). Stockholm 1976 (in press). — 8. Christensen, B. N., Perl, E. R.: J. Neurophysiol. **33**, 293 (1970). — Handwerker, H. O., Iggo, A., Ogawa, H., Ramsey, R.: J. Physiol. (Lond.) **244**, 76, 77 P (1975). — 9. Wall, P. D.: J. Neurophysiol. **23**, 197 (1960). — Wagman, I. H., Price, D. D.: J. Neurophysiol. **32**, 803 (1969). — Willis, W. D., Trevino, D. L., Coulter, J. D., Maunz, R. A.: J. Neurophysiol. **37**, 358 (1974). — Handwerker, H. O., Iggo, A., Zimmermann, M.: Pain **1**, 147 (1975). — 10. Melzack, R., Wall, P. D.: Science **150**, 971 (1965). — 11. Diskussion in: Wall, P. D.: Dorsal horn electrophysiology. In: Somatosensory System, Handbook of Sensory Physiology, Bd. II. (Ed. Iggo, A.). Berlin-Heidelberg-New York: Springer 1973. — S. a. Handwerker, H. O., Zimmermann, M.: Schmerz und vegetatives Nervensystem zit. in [1]. — 12. Selzer, M., Spencer, W. A.: Brain Res. **14**, 349 (1969). — Fields, H. L., Meyer, G. A., Partridge, L. D.: Exp. Neurol. **26**, 36 (1970). — 13. Cervero, F., Iggo, A., Ogawa, H.: Pain **2**, 5 (1976). — 14. Hassler, R.: Acta Neurochirurgica **8**, 354 (1960). — 15. Karplus, I. P., Kreidl, A.: Pflügers Arch. **207**, 134 (1925). — 16. Übersicht: Liebeskind, J. C., Mayer, D. J., Akil, H.: In: Intern. Symp. on Pain. Adv. in Neurol. Vol. 4. (Ed. Bonica, J. J.). Zit. in [1]. — 17. Crue, B. L. (Ed.): Pain Research and Treatment. New York-San Francisco-London: Academic Press 1975. — 18. Übersicht: Langer, S. Z.: Denervation Supersensitivity. In:

Handbook of Psychopharmacology, Vol. 2. — Iversen, L. L., Iversen, S. D., Snyder, S. H. (Eds.). New York-London: Plenum Press 1975. — Zimmermann, M.: In: Advances in Neurosurgery 3 — Brain Hypoxia, Pain (Eds. Penzholz, H., Brock, M., Hamer, J., Klinger, M., Spoerri, O.). Berlin-Heidelberg-New York: Springer 1976.

Teil II

Schmerz: Analyse von Syndromen und Wertung von Schmerzen, dargestellt am Beispiel der Angina pectoris

Anschütz, F.

Schmerz ist nicht allein ein neurologisches Symptom, sondern die Hauptaufgabe allgemeinen ärztlichen Denkens, Erkennens und vor allem Handelns. Die Technik der Schmerzanalyse (I) erlaubt, die Ursache des Schmerzes zu erkennen. Die Bewertung des Schmerzes (II) führt zur Indikation für die therapeutische Maßnahme und beurteilt den Erfolg. Aus der großen Anzahl der im ärztlichen Alltag vorkommenden Schmerzsyndrome wird als besonders geeignetes Beispiel der Schmerz der koronaren Herzkrankheit, die Angina pectoris, herausgegriffen.

I. Schmerzanalyse

Grundsätzlich sollte jeder Schmerz unter fünf verschiedenen Gesichtspunkten analysiert werden:
1. Lokalisation (lokalisiert, projiziert, übertragen)
2. Intensität (Schmerzgrad I—X dol nach Hardy oder I—IV dol nach Keele)
3. Charakter (dauernd, phasisch, rhythmisch)
4. Entwicklung (Anamnese)
5. Beeinflussung (z. B. Bewegung, Essen, Stress, Tageszeit, Jahreszeit).

Punkt 1 wird unten ausführlich besprochen.

Der Punkt 2 umfaßt das Problem der Schmerzmessung (Zotterman, Hensel, Dundee, Procacci). Die von den Theoretikern ausgearbeiteten und benutzten Methoden sind für die Klinik nicht brauchbar. Trotzdem ist es zur Beurteilung notwendig, sich ein Bild davon zu machen, mit welcher Intensität der Patient seinen Schmerz erlebt. Dies geschieht am besten, indem man den Patienten auffordert, den Schmerz nach Hardy in eine subjektive Skala von I—X einzuordnen, wobei ein gerade störender Schmerz Grad I und ein unerträglicher Schmerz Grad X entspricht. In diese Skala der Schmerzobjektivierung geht auch die persönliche Empfindlichkeit des Patienten ein (siehe unten). Gerade von einem zurückhaltenden, dissimulierenden Patienten läßt sich oft überraschenderweise der hohe Grad einer Schmerzempfindung auf diese Weise erfahren. Keele gibt eine Skala von I—IV mit den Schmerzattributen leicht, mäßig, stark und unerträglich an. Die Beantwortung erfordert einen gewissen Intelligenzgrad des Patienten.

Die Unterschiedlichkeit des Schmerzerlebnisses beim Myokardinfarkt geht aus der Abb. 1 hervor. Von 180 Herzinfarkten ergab sich ein mittlerer Schmerzgrad von 7,5 dol nach Hardy. Nur 15 der 180 Patienten gaben einen Schmerzgrad X an. Für die ärztliche Praxis ist aus dieser Abbildung abzulesen, daß oberhalb einer Schmerzangabe von V ein Myokardinfarkt als Ursache eines plötzlichen Brustschmerzes sehr wahrscheinlich wird.

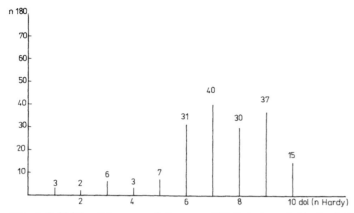

Abb. 1. Subjektive Schmerzempfindung von 180 Patienten mit Myokardinfarkt (nach Anschütz)

Zu 3: Zur weiteren Analyse gehört die Festlegung des Schmerzcharakters. Als Beispiel sei hier die Atemabhängigkeit eines Schmerzes bei Pleuritis, die langsame, in Wochen und Monaten ablaufende Entwicklung eines Dauerschmerzes bei Bronchialkarzinom, die an- und abschwellende Kolik einer Cholecystitis und die zum Teil stärksten Dauerschmerzen bei Herzinfarkt bzw. Perforation eines Ulkus angegeben. Aus diesen Angaben lassen sich wichtige Rückschlüsse gewinnen.

Zu 4: Die eingehende Befragung nach der Entwicklung des Schmerzes in den vergangenen Jahren, Monaten, Wochen, Tagen oder Stunden gibt Auskunft über den zu erwartenden Verlauf. Auch kann hierbei geklärt werden, ob der Schmerz seinen Charakter gewechselt hat. Als Beispiel sei hier an die Deutung eines sog. Migräneanfalls erinnert, der Grad VIII—IX mit Lokalisation in das Hinterhaupt erreicht, während die früheren Migränezustände in der Stirn saßen und nur III—IV Schmerzgrade umfaßten, und hinter dem in Wirklichkeit eine Subarachnoidalblutung steckt. Auch die veränderte Projektion eines Schmerzes bei Nierenstein, der erst im unteren Drittel des Ureters sitzend die allgemein bekannte Ausstrahlung in den Hoden verursacht, vorher aber im Rücken empfunden wird, kann zur Deutung beitragen.

Besonders wichtig ist die Entwicklung des Schmerzes für die Erkennung einer sog. Crescenso-Angina oder Unstable-Angina. Diese führt nach den heutigen Erkenntnissen unbehandelt in 40% zum Myokardinfarkt oder zum plötzlichen Herztod. Die Unstable-Angina wird definiert als ein Schmerz durch Myokardischämie, welche innerhalb von vier Wochen auftretend sich dauernd verschlimmert oder nach vorübergehender Besserung in der genannten Zeit weiter deutlich zunimmt. Diese wichtige Vermutungsdiagnose, welche zu schnellem Handeln, sei es diagnostisch bis zur Koronarangiographie oder therapeutisch zur Antikoagulantien-Behandlung, zwingt, wird ausschließlich auf Grund der Anamneseerhebung gestellt.

Zu 5: Die Frage nach der Schmerzbeeinflussung läßt oft einen Rückschluß auf die Ursache zu. Essenabhängige Schmerzen, Alkohol- oder Fettunverträglichkeit sprechen für Magen-, Gallen- oder Pankreaserkrankungen, während Beschwerden beim Treppensteigen für eine Beteiligung von Herz und Lunge, Schmerzen bei körperlicher Bewegung auf Gelenk- oder Wirbelsäulenerkrankungen hinweisen. Hier lassen sich auch gut Zusammenhänge zwischen Schmerz und psychischen Belastungen wie z. B. durch Scheidung, Ausscheren von Kindern, Arbeitsplatzwechsel oder umgekehrt Beschwerdefreiheit im Urlaub usw. feststellen.

Es muß ausdrücklich darauf hingewiesen werden, daß oft durch eine derartige anamnestische Schmerzanalyse Kleinigkeiten aufgedeckt werden können, die besser und schneller zur Klärung eines Schmerzsyndroms beitragen als eine breitgestreute, moderne Diagnostik bis zu invasiven Methoden.

Zu 1: *Der lokalisierte Schmerz*

Die Lokalisation des Schmerzes ist deshalb so besonders wichtig, weil aus dem Präsentationsort auf den Irritationsort geschlossen wird. Ein derartiger Zusammenhang ist leicht, wenn es sich um einen sog. lokalisierten Schmerz (Dolor localisatus) handelt, dessen einfachster Fall die Verletzung der Haut im Sinne einer Wunde oder eines oberflächlichen Abszesses ist. Diese so einfache Beziehung gilt aber nur für die Oberfläche der verletzten Haut. Je tiefer die Irritationszone liegt, desto unsicherer wird die Lokalisierung. Schon der Schmerz einer Fraktur wird nicht mehr exakt lokalisiert.

Die Schmerzempfindung wird von verschiedenen Stellen des Organismus sehr unterschiedlich an die Cortex übertragen, so daß unsere Empfindung unseres Körpers von einzelnen Organen sehr viel stärker beeinflußt wird. Diese als Körperschema bezeichnete Empfindung ist dann die cortikale Repräsentation aller innervierten und damit dem Bewußtsein zugänglichen Organe. Der wesentlichste Teil davon ist die Haut. Auersperg hat in seinem Aufsatz über Körperbild und Körperschema auf die Unterschiedlichkeit hingewiesen, in der „Ich mein Bein und mein Herz empfinde". Gerade das Herz spielt für das Schmerzerlebnis deshalb eine besondere Rolle, weil es einerseits selbständig, andererseits aber eigen ist.

Immer dann, wenn der Irritationsort (z. B. die Entzündung oder der Tumor) schmerzempfindliches Gewebe des menschlichen Körpers erreicht, wird der Schmerz als lokalisierte Empfindung angegeben werden können. Ohlenschläger u. Schwalbe weist aber darauf hin, daß wesentliche, gerade uns in der inneren Medizin interessierende Gewebe und Organe nicht innerviert sind, also auch keinen lokalisierten Schmerz liefern können: Erst wenn das distal entstandene, wachsende Bronchialkarzinom die Pleura parietalis erreicht oder Metastasen am Mediastinum bzw. an den proximalen Bronchien setzt, kommt es zu Schmerzen.

Auch ist die normale Schmerzempfindung nicht einheitlich. Das von Zotterman untersuchte Phänomen des Doppelschmerzes besteht in der Beobachtung, daß ein Stich ins Nagelbett 1. einen sofortigen, kurzen, genau lokalisierten Schmerz und 2. einen späteren, langdauernden, dumpfen, nicht genau lokalisierten Schmerz verursacht. Der Letztere ist die als Tiefenschmerz bezeichnete sensible Innervierungsart der Eingeweide und der inneren Organe: Die Reizung erfolgt hier durch chemische Substanzen, nicht alleine durch mechanischen Reiz. Die Leitung erfolgt vorwiegend durch den Sympathikus und die cerebrale Verarbeitung erregt mehr das das Affektverhalten beeinflussende Frontalhirn (Weiß).

Der lokalisierte Schmerz wird durch Betastung und Druck verschlimmert. Schwierigkeiten der Deutung und die Variationen beruhen oft auf der unterschiedlichen anatomischen Lage der Organe, wie dieses z. B. bei der atypischen Appendicitis oft zu schweren Fehldiagnosen führen kann.

Der projizierte Schmerz (die Neuralgie)

Die Lokalisation des subjektiv empfundenen Schmerzes ist aber häufig nicht identisch mit der Stelle der Irritation, der eigentlichen Krankheitsursache. Nur bei der Verletzung eines peripheren Nerven ist das schmerzaufnehmende und schmerzleitende Organ identisch.

Der Schmerz ist lokalisiert und projiziert (Meyer). Beim projizierten Schmerz (Dolor projectus) handelt es sich häufig um die Affektion von außen auf die algophore Bahn eines peripheren Nerven. Der Projektionsort entspricht dann der sensiblen Versorgung des entsprechenden Hautareals. Auch Schaltstellen des Zentralnervensystems oder Gebiet des Thalamus sowie der Substantia gelatinosa rolandi im Rückenmark können durch Noxen, z. B. Blutungen, irritiert werden. Gerade bei diesen Störungen muß der Schmerz aber nicht in das Gesamtgebiet der Versorgung projiziert werden, gibt also unklarere Schmerzgrenzen und Projektionen. Nur die Neuralgien der Nervenwurzel und der peripheren Nerven halten sich streng an ihre Versorgungsgebiete. Das beste Beispiel ist hier die Ischialneuralgie beim Bandscheibenprolaps und der Kompression der Wurzel L5 und S1. Die exakte Untersuchung der Sensibilität zeigt hier die hyperalgetische Zone, die sich an das Versorgungsgebiet der genannten Wurzeln hält. Wenn Variationen gefunden werden, beruhen diese auf der Irritation auch anderer Wurzeln.

An dieser Stelle sei daran erinnert, daß sowohl Affektionen des Rückenmarks wie intracerebrale Prozesse an den o. g. anatomischen Stellen zu peripheren, sonst lokal nicht abklärbaren Schmerzzuständen führen können. „Die Verfolgung der Bahn, auf welcher der Schmerz projiziert wird, muß als eine direkte und sichere Leitschiene zum Ort der Irritation durch den Krankheitsprozeß führen" (Janzen).

Der übertragene Schmerz (die Head' Zone)

Hält sich der Schmerz nicht an die Grenze eines peripheren Nerven, findet man ovale oder runde Formen, vielleicht gürtel- oder halbgürtelförmig, so handelt es sich um eine algetische Zone (Zona algetica) und um einen von einem inneren Organ über das Rückenmark auf das zugehörige Hautareal übertragenen Schmerz. Diese Dolor translatus ist eines der wichtigsten Symptome der inneren Medizin, da hier Organe, welche nicht sensibel innerviert sind — und dieses sind die den Internisten interessierenden Organe — und deren Erkrankung noch nicht schmerzsensibles umgebendes Gewebe erreicht hat, um einen lokalisierten Schmerz zu erzeugen, einen Schmerz bzw. eine Überempfindlichkeit an der Haut hervorrufen. Auf diese Weise gelingt es, Rückschlüsse auf Lunge, Herz, Pankreas, Leber, Niere usw. zu einem Zeitpunkt zu ziehen, welcher sonst eine Abklärung mit einer gezielten Untersuchungsmethode noch nicht ermöglicht.

Der übertragene Schmerz wird durch afferente sensible Fasern aus dem erkrankten Organ auf das Ganglion am Hinterhorn übertragen. Von dort besteht eine Verbindung auf das efferente Neuron zugehöriger sensibler Hautnerven. Die Cortex kann nicht erkennen, daß der Reiz aus dem zugehörigen inneren Organ stammt, sondern überträgt den Schmerz in das Hautareal, von welchem ihr gewöhnlich die sensiblen Reize zugehen. Diese sog. Head' Zonen sind hyperalgetische Hautbezirke bei Erkrankungen einzelner innerer Organe (siehe ausführliche Darstellung bei Hansen u. Schliack). Sie besitzen eine bestimmte Anordnung, so daß einzelne Segmente zugehörigen Organen zuzuordnen sind. Die Hansen u. Schliack entnommene Originaltabelle von Head zeigt die Zuordnung der einzelnen Segmente zu den inneren Organen. Die Anzahl bei Affektion einzelner innerer Organe betroffener Segmente ist aber darüber hinaus sehr unterschiedlich. Während bei Angina pectoris in 11 Segmenten Schmerzen auftreten können, sind es bei der Cholecystitis nur 3.

Die hyperalgetischen Zonen sind nicht immer wie ein geschlossener Gürtel oder Halbgürtel feststellbar, sondern oft nur wie Flecken innerhalb der genannten einzelnen Segmente zu finden und mit den sog. Schmerzpunkten identisch.

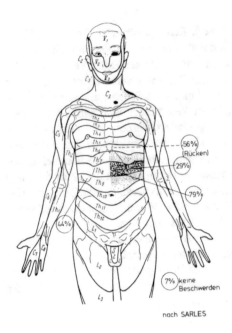

nach SARLES

Abb. 2. Schmerzlokalisation bei 205 Patienten mit akuter Pankreatitis

Aus der großen Zahl von äußeren Projektionen innerer Erkrankungen sei hier das Beispiel der Pankreatitis herausgegriffen. Es handelt sich um einen Schmerz im Epigastrium, der unspezifisch bezeichnet wird, die Linksstrahlung soll dabei vorwiegen (Katsch u. Gülzow). Katsch hat besonderen Wert darauf gelegt, den linksseitigen Pankreasschmerz durch Aufsuchen des überempfindlichen Halbgürtels in der Haut zu objektivieren. Da zumindest bei der akuten Pankreatitis die Entzündungsprozesse sehr schnell das Peritoneum erreichen, wird diese hyperalgetische Zone sehr bald hinter dem lokalisierten Schmerz der Peritonisitis zurücktreten.

Nach Angaben von Schmidt u. Mitarb. sowie nach Untersuchungen von Bliss ist der Schmerz aber nicht so exakt lokalisiert wie allgemein angenommen. Bliss zeigte, daß nach elektrischer Reizung im Kopfgebiet der Schmerz in dem rechten Ober- und im Mittelbauch, bei der Reizung des Korpusteils im Oberbauch und Epigastrium und nur bei Reizung im Schwanzbereich in der linken Seite empfunden wird. 50% der Patienten empfinden eine Ausstrahlung in den Rücken. Sehr oft wird der Schmerz gürtelförmig angegeben. Sarles gibt den Schmerz der chronischen Pankreatitis folgendermaßen an: Epigastrium 79%, rechte Flanke 44%, linke Flanke 29%, Rücken 66% (Abb. 2).

Während im Abdominalraum eine gute anatomische Beziehung zwischen erlebter Schmerzprojektion und anatomisch gelagerter Irritation besteht, ist bei den Erkrankungen des Brustraumes, insbesondere bei der koronaren Herzerkrankung die Beziehung zwischen Irritationsort Herz und Projektionsort an der Körperoberfläche der Haut wesentlich ungünstiger. Dies mag daran liegen, daß 1. das Herz nicht schmerzempfindlich ist, 2. bei der Erkrankung des Herzens keine benachbarten, schmerzempfindlichen Gewebe mitergriffen werden, so daß die Schmerzempfindung fast ausschließlich als übertragener Schmerz geschildert wird und daß 3. wegen des tiefen Einbaues in den Brustkorb die Erzeugung eines lokalisierten Schmerzes im Abdominalbereich durch Palpation nicht möglich ist. 4. besteht — wie ausgeführt — ein Projektionsfeld von 11 Segmenten.

Daher verwundert es nicht, daß die eingehende Analyse der Schmerzprojektion von 1100 Myokardinfarkten (Abb. 3) zeigt, daß die allgemein bekannten Schmerzen in der

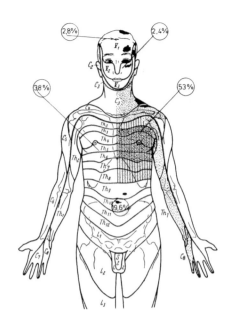

Abb. 3. Schmerzlokalisation von 1100 Infarkten. 17,9% keine Beschwerden (nach Anschütz)

Abb. 4

Schmerzfreie Myokardinfarkte (n=51) In Klammern Vergleichsgruppe mit Schmerz (n= 905)	
Alter uber 75 Jahre	40% (14%)
Diabetes	28% (16%)
Herzinsuffizienz	25% (9%)
Mortalität	55% (23%)
	(nach Anschutz)

linken Brust mit Ausstrahlung in den linken Arm nur in 53% der untersuchten Kranken angegeben wurden. Die rechte Seite wurde in 3,8% betroffen. Besonders häufig erfolgte die Projektion des akuten Beschwerdebildes in den Oberbauch, aber auch 10mal in den Kopf. Es muß dem analysierenden Arzt eben bekannt sein, daß ein Myokardinfarkt ein Beschwerdebild im Abdomen oder im Bereiche des Kopfes erzeugen kann.

Im Rahmen der Abhandlung der Schmerzanalyse ist es in diesem Zusammenhang von besonderem Interesse, daß häufig schmerzlose Herzinfarkte beobachtet werden (im eigenen Krankengut 17,9%). Eine umfangreiche Literatur zu diesem Thema (Schild u. Weise) gibt Zahlen bis zu 48% an. Die Framingham-Study rechnet mit 38%. Die genauere Analyse unserer schmerzfreien Herzinfarkte (Abb. 4) ergab eine signifikante Häufung von Alter (Hauss, Hochrein, Gallaverdin), von Diabetikern (Bradley), von Schock und Herzinsuffizienz (Schinert) und zeigte darüber hinaus eine erhöhte Mortalität, wahrscheinlich infolge der Häufigkeit der drei o. g., die Prognose eines Myokardinfarktes verschlechternden Komplikationen.

Sarles gab bei 7% der akuten Pankreatitis Schmerzfreiheit an. Erinnert sei an die schmerzfreie Peritonitis im Alter. Eine besondere Bedeutung hat die Schmerzfreiheit eines Krankheitsprozesses durch unkontrolliert eingenommene oder sogar verordnete Medikamente, wobei besonders das Cortison genannt sei.

Wegen der Variation des anginösen Herzschmerzes muß aber unbedingt die psychische Variation der Schmerzwertung mit berücksichtigt werden, welche gerade bei diesem Krankheitsbild, besonders durch Angst, Depression und Stress, variiert wird.

II. Die Schmerzwertung

Für den leidenden Patienten sowie für den behandelnden Arzt ergeben sich aber über den bisher besprochenen Weg der Krankheitserkennung durch die Schmerzanalyse hinaus wesentliche therapeutische Gesichtspunkte aus der Erkenntnis, daß „der Schmerz immer eine Empfindung und ein Erlebnis zugleich ist. Die Betonung liegt auf *immer* und *zugleich*. Läßt man einen der Gesichtspunkte aus, so erhält man nur Bruchteile" (Langen).

Diese affektive Seite, die von Beecher als „reaktive Komponente" bezeichnet wurde, ist in ihrer Bedeutung für das Schmerzerlebnis gar nicht zu überschätzen. Den therapeutischen Ansatz hat Hassler folgendermaßen formuliert: „Der Schmerz ist eine Bewußtseinserscheinung. Das wird in somatisch orientierten Kreisen oft verkannt. Einen unbewußten Schmerz gibt es nicht. Der Schmerz als Bewußtseinserscheinung kann somatisch wie psychisch beeinflußt werden".

Diese Zusammenhänge, die von allen Autoren, die sich mit dem Schmerzproblem befaßt haben, anerkannt, formuliert und betont wurden, führen zu psychosomatischen Aspekten, zur Hypnose- bzw. Suggestionsbehandlung, zur Therapiemöglichkeit des Schmerzes mit Psychopharmaka und zum Placeboproblem der Schmerztherapie. Damit gelangt man an die Grenzen der Vorstellungen naturwissenschaftlich kausaler Zusammenhänge unserer modernen Medizin und sogar darüber hinaus.

Am Beispiel der dafür besonders geeigneten Angina pectoris soll die zentrale Stellung der Psyche für die Schmerzwertung dargelegt werden.

Zum Erlebnis eines Herzinfarktes gehört offenbar eine intakte Erlebnisfähigkeit und damit eine intakte Psyche. Die koronare Herzerkrankung verläuft nämlich bei schizophrenen Patienten anders als bei gesunden. Allen untersuchte 1200 Autopsien von Schizophrenen und fand bei 40jährigen und Älteren, welche länger als 20 Jahre hospitalisiert gewesen waren, den Herzinfarkt als Todesursache in 31%. Davon waren 60% schmerzfrei gewesen. Die Mortalität betrug übrigens 66%. Schmerzfreie Infarkte in einem Krankenhaus in der eigenen Untersuchung lagen bei 17%.

Andererseits konnten Coole, Griffith u. Kay bei der Untersuchung der Beziehung zwischen Angina pectoris und Depression nachweisen, daß das Schmerzerlebnis mit einer z. T. schweren Depression einhergeht (festgelegt durch den sog. Minnesota multiphasischen Persönlichkeitstest). Gleichzeiten fanden sie, daß während einer depressiven Phase Angina pectoris-Schmerzen stärker empfunden werden.

Neben diesen psychiatrisch einigermaßen gut definierten Störungen der Seele muß man aber zur Kenntnis nehmen, daß es sog. empfindliche (hypersensitive) und unempfindliche (hyposensitive) Patienten gibt. Dieses wird bezüglich des Herzschmerzes bei Herzinfarkt durch eine Untersuchung von Keele erläutert. Er untersuchte Infarktpatienten mit einem von ihm entwickelten Algometer, welches die Empfindlichkeit des Patienten durch einen Stempeldruck gegen die Stirn in kg mißt. Der Druck wird so lange gesteigert, wie es der Untersuchte gerade noch erträgt. Zu diesem Druck setzt Keele den Schmerz des Infarkterlebnisses in Beziehung, welches subjektiv nach der von ihm eingeführten Skala I—IV (leicht, mittel, schwer und unerträglich) angegeben worden ist. Die Abb. 5 zeigt, daß eine signifikante Beziehung zwischen der subjektiven Schmerzempfindung während des Infarktes und der später quantitativ in kg Druck gemessenen oberen Schmerzgrenze besteht. Die Beziehung besteht auch für die Ausdehnung der Schmerzfläche, für die Dauer der Schmerzen und entsprechend für die notwendigen Morphindosen.

Die Variation des anginösen Herzschmerzes durch psychische Beeinflussungen ist allgemein bekannt. Der neuerdings von Burch u. Giles in die Literatur eingeführte Begriff der kardialen Kausalgie bedeutet das Weiterbestehen von Schmerzen nach einem Myo-

	n= 6	n=18	n= 36	n= 14
Algometerdruck in kg	3,67	3,67	3,04	2,21
Subj empfundener Infarktschmerz	leicht	mittel	schwer	unerträglich

Abb. 5. Schmerzangabe mit dem Algometer und Schmerzerlebnis während eines Myokardinfarktes

Statistisch signifikant

(nach Keele)

kardinfarkt. Der Begriff der Kausalgie beinhaltet neben der psychischen Beeinflußbarkeit auch das Problem eines Schmerzes, der als Engramm im Sinne einer Erinnerung durch eine andere Irritationsstelle ausgelöst wird. So kann ein Patient, der einen Herzinfarkt durchmachte, durch eine Hiatushernie erneut Beschwerden bekommen, die den gleichen Charakter haben wie während des frischen Myokardinfarktes, weil im Zentralnervensystem Engramme vorliegen, die wie die Kausalgie in amputierten Extremitäten die Schmerzempfindung in der zentralen Projektion am gleichen Ort empfinden lassen. Anamnestisch sind also vor allem in der gleichen anatomischen Region feststellbare Erkrankungen mit großer Genauigkeit zu erfragen.

An dieser Stelle sei an die Untersuchungen von Reynolds u. Hutchkins erinnert, welche zwei Gruppen von Zahngesunden untersuchten, indem sie bei einer Gruppe künstlichen Zahnschmerz ohne Anästhesie und bei der anderen Gruppe mit Anästhesie durchführten. Zwei Wochen später wurden an der Kieferhöhle künstlich gesetzte Reize von der ersten Gruppe in 90% der Fälle in die früher gereizten Zähne projiziert, während die Angehörigen der zweiten Gruppe nicht über Zahn- sondern nur über diffuse Gesichtsschmerzen klagten.

Die Schwierigkeit, eine Trennung zwischen rein funktionellen Beschwerden, die auch als Cor nervosum, Effortsyndrom, funktionelle Angina pectoris usw. bezeichnet werden, und organischen, d. h. koronarstenotischen Beschwerden bei einem anginösen Herzschmerz bzw. die Wichtigkeit der psychischen Überlagerung bei organisch Koronarkranken festzulegen, wird nach Ansicht von Delius immer schwieriger. Von der larvierten Depression mit funktionellen Herzbeschwerden bis zu dem fast beschwerdefreien Patienten mit verengender Koronarsklerose reicht hier die Variation der Angina pectoris. Die Vielfalt der Ursachen für eine Angina pectoris und das Zusammenkommen von 1. psychischer Alteration, 2. verengender Koronarsklerose, 3. Wirbelsäulenveränderungen und 4. anderen Störungen im Thoraxbereich wird von einer durch Delius gegebenen Abbildung dargestellt (Abb. 6). Cope ist der Meinung, daß bei seinen 400 Nachuntersuchungen von Koronarkranken der psychische Faktor für einen Brustschmerz von ganz überragender Bedeutung war.

Die für uns Internisten so wichtige Veränderung des Schmerzerlebnisses bei chronisch Kranken wird am besten durch die Vorstellungen von Blitz u. Lowenthal (Abb. 7) erläutert. Hier wird die allen am Krankenbett Tätigen bekannte Verstärkung eines Schmerzes durch Angst und Sorge und die Abschwächung des Schmerzes durch die allmähliche Einschränkung der Sinneswahrnehmung, z. B. durch die allmählich eintretende Kreislaufinsuffizienz oder die erlösende Hirnmetastase, eindrücklich dargestellt. Aus diesen Zusammenhängen läßt sich der zunehmende oder abnehmende Verbrauch von Analgeticis oder Opiaten erklären.

Für die Therapie des Schmerzes ergeben sich aus dem Dargelegten wichtigste Konsequenzen. Zunächst muß man dem Patienten ganz einfach Mut zusprechen und dieses

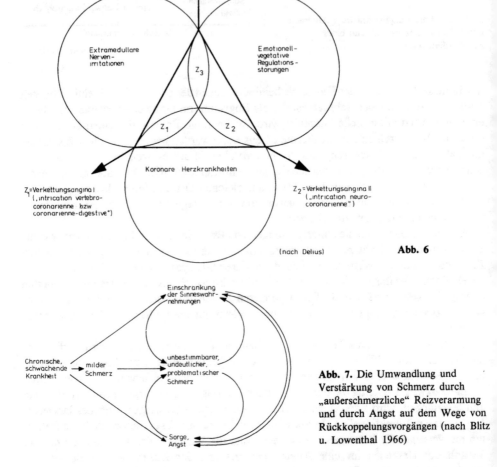

Z₃= Vegetatives Reizsyndrom des linken oberen Korperviertels (Quadrantensyndrom)

Extramedullare Nerven- irritationen

Emotionell- vegetative Regulations- storungen

Z_3

Z_1 Z_2

Koronare Herzkrankheiten

Z_1=Verkettungsangina I ("intrication vertebro- coronarienne bzw coronarienne-digestive")

Z_2=Verkettungsangina II ("intrication neuro- coronarienne")

(nach Delius)

Abb. 6

Einschrankung der Sinneswahr- nehmungen

Chronische, schwachende Krankheit → milder Schmerz → unbestimmbarer, undeutlicher, problematischer Schmerz

Sorge, Angst

Abb. 7. Die Umwandlung und Verstärkung von Schmerz durch „außerschmerzliche" Reizverarmung und durch Angst auf dem Wege von Rückkoppelungsvorgängen (nach Blitz u. Lowenthal 1966)

wesentlich intensiver als dies heute üblich, z. T. auch möglich ist. Das kostet Zeit und beim unheilbaren, wie auch beim psychologisch schwierigen Patienten Nerven. Hier ist aber die eigentliche und einmalige Aufgabe des betreuenden Arztes, zu welchem der Patient vertrauen hat und von dem die ganze suggestive Macht ausgehen kann, über die im Weiteren noch zu sprechen sein wird. Ebenso wie heute die Suicidnachsorge in die Hand des unmittelbar behandelnden Arztes gehört, sollte der Schmerzpatient nicht an fremde Fachärzte abgegeben werden.

Man sollte versuchen, in soziale Mißstände, Probleme der Ehe, mit Kindern und im Berufe, welche den Patienten bedrücken, helfend einzugreifen, auch wenn dieses oft schwierig oder sogar erfolglos ist. Der physikalischen Behandlung ist ein größerer Raum zu gewähren. Bewegungen von schmerzhaften Gelenken unter Analgeticis, Wärmeappli- kationen, schmerzverdeckende Maßnahmen, Bewegungstherapie, Schwimmen, Massage können ablenken und so erhebliche Besserungen und Einsparen von Schmerzmitteln ermöglichen. Allen kritischen Kardiologen ist klar, daß die Erfolge der modernen Bewegungstherapie zur Rehabilitation des Herzinfarktes im wesentlichen auf einer Psychotherapie beruhen, welche ablenkt, aktiviert und aus der allgemeinen Entmutigung herausführt (Halhuber, Anschütz).

Auf die bedeutende Wirkung von hypnotischen Maßnahmen bei Schmerzzuständen hat Langen hingewiesen. Gerade in der Chirurgie und in der Geburtshilfe sowie in der Zahnheilkunde sind hier besondere Erfolge zu erwarten. Die Hypnose verengt das Bewußtsein auf den Hypnotiseur ein und verringert die Bewußtseinshelligkeit. Diese beiden Faktoren, in dem Bild von Blitz u. Lowenthal dargestellt, weisen auf eine Wirkung und Möglichkeit hypnotischer Maßnahmen bei der Schmerzbekämpfung hin.

Da der Schmerz auch Ausdruck von Angst, depressiver, reizbarer oder dysphorischer Verstimmung oder auch von emotionaler Spannung und Aggression sein kann, sollte die Möglichkeit der modernen Behandlung mit Psychopharmaka ausgeschöpft werden. In der Abb. 8 sind die einer Zusammenstellung von Kielholz entnommenen Darstellung dargelegt. Es geht daraus hervor, wie differenziert der Einsatz der auf dem Markt befindlichen Medikamente sein muß.

Psychotherapie: d. h. Suggestion und hypnotische Therapie begegnen sich bei der modernen Maßnahme der Akupunktur. Es ist dies eine nach Ansicht von Frey, Bonica u. Groß im wesentlichen suggestiv hypnotische Komponente, die hier eine Herabsetzung von Schmerzen bis zur Anästhesie ermöglicht. Es ist nur übertrieben, wenn bestimmte Schmerzbahnen und Beeinflussungszonen exakt angegeben werden und diese Therapieform auf eine gleiche naturwissenschaftlich mechanistische Ebene gestellt wird, wie eine Blockade durch Novocain. Eine gut durchgeführte Doppelblindstudie hat gezeigt, daß die Wirkung der Akupunktur bei exakter Berücksichtigung der Beeinflussungszonen ebenso ist, als wenn andere Stellen zur Reizung gewählt werden. Die Bemerkung von Frey, daß „alles, was hilft, recht ist", um einen Patienten schmerzfrei zu machen, daß ein kleiner Stich besser ist als große Dosen von Pentotal oder Morphin, auch wenn der Weg über

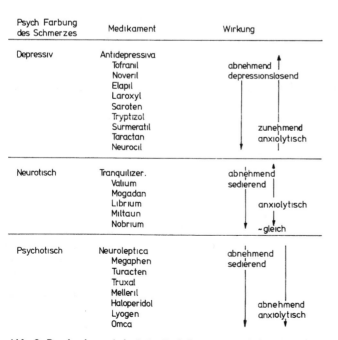

Abb. 8. Psychopharmakologische Beeinflussung von Schmerzzuständen nach Kielholz

	Studien	Personen	Gute medikamentöse Placebowirkung
Experimentalschmerz (Hitze, Druck, Elektroschock Manschettenstau)	13	173	3,2%
Schwere postoperative Wunden	5	453	33,2%
Angina pectoris	3	112	34,0%
Tumormetastasen	1	67	42%
Kopfschmerz	1	199	52%

Abb. 9. Placebowirkung bei verschiedenen Schmerzursachen nach Beecher (Science 1960)

Suggestion und Hypnose läuft, trifft den Kern des Problems. Dieser Kern aber liegt in der grundsätzlichen Placebowirkung von Medikamenten im allgemeinen, insbesondere aber von Schmerzmitteln.

In der Abb. 9 sind die von Beecher sehr zuverlässig erarbeiteten bzw. zitierten Zusammenstellungen über die Wirkung von Placeboverordnungen bei verschiedenen Schmerzzuständen dargelegt: Während beim Experimentalschmerz nur in 3,2% eine Placebowirkung gefunden wurde, liegt die Wirkung von Kochsalzinjektionen oder Leertabletten bei postoperativen Schmerzen, Angina pectoris, bei Tumormetastasen sowie bei Kopfschmerzen in einer Höhe zwischen 33 und 50%. Suggestiven Maßnahmen muß also ein sehr breiter Raum zugebilligt werden, wobei nach den gründlichen Untersuchungen von Beecher die Wirkung des Placebos unmittelbar mit der augenblicklichen Stress-Situation – das Placebo ist nach seinen statistischen Untersuchungen hier 10mal wirksamer – zusammen. Er folgerte darüber hinaus, daß auch pharmakologisch wirksame Substanzen mit ansteigender Stress-Belastung effektiver werden.

Placebowirkungen müssen also unbedingt berücksichtigt werden, wenn auf eine pharmakologische Wirkung geschlossen werden soll. Gerade die medikamentöse Therapie der Angina pectoris in Vergangenheit und Gegenwart zeigt hier eindrucksvolle Beispiele. So hat sich das Dipyridamol in der Angina pectoris-Therapie auf die Dauer nicht bewährt. Unbestreitbare Erfolge bei Einzelpatienten lagen nicht nur in der Suggestion des Kranken sondern auch in der Suggestion des Arztes, der die durch dies Pharmakon bedingte Koronardilatation als entscheidende Größe für die Behandlung der Angina pectoris ansah. Als weiteres Beispiel sei das Khellin genannt, welches, pharmakologisch sicher unwirksam, eine Zeitlang als Mittel gegen die Angina pectoris propagiert wurde. Paul Martini benutzte die Fehlbeurteilungen zur Erläuterung der Notwendigkeit der unwissentlichen Versuchsanordnung. Die suggestive Wirkung auf den Arzt sowie die suggestive Wirkung auf den Patienten läßt sich für jegliche Tabletteneinnahme nachweisen. Zum Schluß ist die reine Placebowirkung von 30% übrig geblieben.

Beecher hat das Placeboproblem auch für das Engagement des Arztes und auch für die Chirurgie untersucht. Hier boten sich ihm die Ergebnisse der vor 10–15 Jahren durchgeführten Mammaria-Unterbindung bei schwerer Angina pectoris an. Er verglich die Ergebnisse von Ärzten, die die Ligatur „als Enthusiasten" durchführen und bei 213 Patienten eine Schmerzfreiheit bis zu 80% erzielten. Dagegen stellte er die Ergebnisse von drei Gruppen, die als Skeptiker nachuntersucht hatten und bei denen Schmerzfreiheit nur in 10% erreicht wurden. Auch die Besserung der Arbeitstoleranz nach der Ligatur mit 37% ist identisch mit der von ihm erarbeiteten Wirkung der medikamentösen Placebountersuchungen (Abb. 10).

Ähnliche Ergebnisse wurden an Patienten mit Duodenalulcera, welche durch eine Gastroenterostomie operativ behandelt worden waren, gefunden. Bei enthusiastischen

534

Ergebnis der Mammaria-Unterbindung
Bei Angina pectoris durch enthusiastische
und skeptische Chirurgen

	Anzahl der Studien	Wo der Patient	Schmerzfreiheit	
Enthusiasten	4	213	36-80% -	38%
Skeptiker	3	59	0-24%	10%

Abb. 10   nach BEECHER

Chirurgen trat nach einer 5-Jahres-Überprüfung nur in 1,7% ein peptisches Geschwür, bei den Skeptikern hingegen in 34% ein Rezidiv auf. Beecher schließt daraus, daß ein Enthusiast tatsächlich bessere Ergebnisse hat als ein Skeptiker. Allerdings solle ein Chirurg seine neueren operativen Maßnahmen genau prüfen, wenn er als Enthusiast an eine neue Methode herangeht, vor allen Dingen dann, wenn es sich um Maßnahmen handelt, „welche nicht mehr als einen Placeboeffekt beinhalten und wenn diese Maßnahmen Zeit, Geld kosten und lebensgefährlich sind".

Diese Äußerung von 1961 ist fast identisch mit der Formulierung durch Burch 1971, mit der er die moderne Koronararterien-Chirurgie schwer angriff. Hohe Mortalität, Komplikationen von 25%, postoperative Leiden von 100%, Kosten von 3—6000 Dollar pro Patient, Verschluß der Überbrückung von 25% in zwei Jahren, keine Prüfung im Doppelblindversuch lassen diese Kritik zum mindesten als sehr nachdenklich erscheinen. Ein eindeutiger Erfolg wird auch von den Enthusiasten dieses operativen Eingriffs im wesentlichen auf dem Gebiet der Schmerzbekämpfung angegeben. Eine überzeugende Verlängerung der Lebenserwartung ist für die Koronarchirurgie nicht erwiesen.

Literatur

Aldrige, H. E., Trimble, A. S.: J. Thorac. + Cardiovasc. Surg. 62, 7 (1970). — Anschütz, F.: Hippokrates 39, 170 (1968). — Anschütz, F.: In: Schmerzanalyse als Wegweiser zur Diagnose. (ed. Janzen). Stuttgart: Georg Thieme 1973. — Anschütz, F., Brandes, H.: Diagnostik 2, 338 (1969). — Anschütz, F.: Koronarinsuffizienz, periphere Durchblutungsstörungen. Bern: Huber 1973. — Auersperg, von G.: Nervenarzt 31, 19 (1960). — Bachmann, K.: Der Internist 16, 583 (1975). — Beecher, H. K.: J. A. M. A. 159, 1602 (1955). — Beecher, H. K.: J. A. M. A. 176, 1102 (1961). — Beecher, H. K.: Amer. J. Physiol. 187, 163 (1956). — Beecher, H. K.: Science 132, 91 (1960). — Bergström, R. M.: Acta physiol. scand. 41, 144 (1957). — Bergström, R. M.: In: Schmerz. (eds. Janzen, Keidel, Herz, Steichele). Stuttgart: Georg Thieme 1972. — Blitz, B., Lowenthal, M.: J. chron. Dis. 19, 1119 (1966). — Bliss, W. R., Burch, B., Martin, M. M., Zollinger: Gastroenterology 16, 317 (1950). — Bradley, R. F., Schonfeld, A.: Geriatrics S. 322 (1962). — Buitendigk, F. J. J.: Über den Schmerz. Bern: Huber 1948. — Burch, G. E.: Amer. Heart J. 82, 137 (1971). — Burch, G. E., Giles, L.: Arch. intern. Med. 125, 809 (1970). — Coole, S., Griffith, G. C., Kay, H.: Diseas. Chest 48, 584 (1965). — Delius, L., Fahrenberg, J.: Psychovegetative Syndrome. Stuttgart: Georg Thieme 1966. — Delius, L.: Diagnostik 1, 40 (1975). — Dundee, J. W., Love, W. J., Moore, J.: Brit. J. Anästh. 35, 597 (1963). — Eckerström, St.: Acta med. scand. 139, 107 (Suppl.) 250 (1951). — Frey, R., Bonica, J., Gerbershagen, H. V., Groß, D.: Interdisziplinäre Schmerzbehandlung. Heidelberg: Springer 1974. — Haas, W.: Med. Welt 1016 (1966). — Hansen, K., Schliack, H.: Segmentale Innervation. Stuttgart: Georg Thieme 1962. — Halhuber, M. J.: Dtsch. Med. Wschr. 98, 1570 (1973). — Hardy, J. D., Wolff, H. G., Goodell, H.: Pain Sensations and Reactions. Baltimore: William and Wilkins 1952. — Harrison, T. R.: J. A. M. A. 223, 1022 (1973). — Hensel, H.: J. Physiol. (London) 153, 113 (1960). — Hensel, H.: In: Schmerz. (eds. Janzen, Keidel, Herz, Steichele). Stuttgart: Georg Thieme 1972. — Hoche: Vom Sinn des Schmerzes. Heidelberg: Springer 1931. — Hochrein, M.: Der Myokardinfarkt. Leipzig: Steinkopff 1945. — Janzen, R.: Schmerzanalyse als Wegweiser zur Diagnose. Stuttgart: Georg Thieme 1973. — Janzen, R., Keidel, W. D., Herz, A.,

Steichele, C.: Schmerz. Stuttgart: Georg Thieme 1972. – Janz, H. W.: In: Schmerz. (eds. Janzen, Keidel, Herz, Steichele). S. 182. Stuttgart: Georg Thieme 1972. – Katsch, G., Gülzow, M.: In: Handb. der Inn. Med., Bd. III, 2. Berlin-Heidelberg-New York: Springer 1973. – Keele, K. D.: Brit. med. J. 1, 670 (1968). – Keele, K. D.: Lancet 1954 I, 636. – Kielholz, P.: In: Schmerz. (eds. Janzen, Keidel, Herz, Steichele). S. 184. Stuttgart: Georg Thieme 1972. – Langen, D.: In: Schmerz. (eds. Janzen, Keidel, Herz, Steichele). S. 175. Stuttgart: Georg Thieme 1972. – Langen, D.: Hypnose und Schmerz. Basel: Karger 1968. – Martini, P.: Dtsch. Med. Wschr. 82, 597 (1957). – Lichtlen, P.: Dtsch. Med. Wschr. 100, 2399 (1975). – Ohlenschlä-ger, G.: Therapie der Gegenwart 104, 1644 (1965). – Procacci, P., Bozza, G., Burcelli, G., Passeri, J., Sassi, R., Voegelin, M. R.: Proc. II. Int. Symp. Exp. a. Clin. Chronobiology. (eds. Halberg, F., Cagnoni, M., Carlo Erba). Foundation Milano 12, 213. – Reenpää, Y.: Allgemeine Sinnesphysiologie. Frankfurt: Klostermann 1962. – Reynolds, Hutchkins: Zit. nach Chr. Weiß in Janzen: Schmerzanalyse, S. 21. – Ross, R. S.: Controversal in int. Med. II. p. 137. Philadelphia: Saunders 1974. – Sarles, H., Sarles, J. Cl., Camatte, R., Muratore, R., Gaini, M., Gnien, Cl., Pastor, J., le Roy, Fr.: Gut 6, 545 (1965). – Schaefer, J.: Diagnostik 1976 (im Druck). – Schild, W., Weise, H.: Ärztl. Forsch. 9, 57. – Schimert, G.: Klin. Wschr. 26, 449 (1948). – Schmidt, H.: Therapiewoche 17, 30, 1035 (1967). – Weiss, P.: In: Regional Neurochemistry von Kety and Elkes. Oxford: Pergamon 1961. – Zottermann, Y.: Acta med. scand. 80, 185 (1933). – Zotterman, Y.: Handbook of Physiology – Neurophysiol. 1. Physiological Society, Washington 1959.

Cerebrale Anfälle

(Synkoptische, diakoptische und epileptische Reaktionen)

Sauter, R. (Schweizerische Anstalt für Epileptische, Zürich)

Referat

Cerebrale Anfälle sind anfallartige unwillkürliche Reaktionen, die durch das Hirn gestaltet, aber nur zum Teil oder gar nicht durch das Hirn verursacht werden. Das Hirn reagiert mit relativ wenigen, relativ einförmigen und phylogenetisch vorgegebenen Verhaltensmustern auf eine Vielzahl gesundheitlicher Störungen. Cerebrale Anfälle gehören mit diesem Pathomechanismus zu den von Janzen als polygenetische, terminal-identische Reaktionen bezeichneten Störungen. Wir unterscheiden nach dem Mechanismus vier cerebrale Anfallformen: die synkoptischen, die diakoptischen, die epileptischen und die psychogenen Anfälle.

Synkopen oder synkoptische cerebrale Reaktionen sind ein plötzliches Zusammenbrechen höherer Hirnfunktionen durch plötzliche massive Minderung der Hirndurchblutung.

Ist die Reaktionsform gesichert, ist die Faktorenanalyse weitgehend eine internistische Aufgabe. Internistische Einzelheiten brauchen hier nicht dargestellt zu werden. Es darf aber nicht übersehen werden, daß sowohl kardiogene als auch dysregulatorische Synkopen durch cerebrale Störungen (Prozesse oder Dysplasien in der Medulla oblangata oder im Dienzephalon) ausgelöst werden können. Solche Patienten werden oft immer wieder vergeblich neuen Herzkreislaufuntersuchungen zugeführt. Gefährlich wird es, wenn die Synkopen auf eine Irritation der Medulla oblongata (etwa Einklemmungserscheinungen) zurückgehen und man meint, mit einer Kreislauf- oder Herztherapie das mögliche getan zu haben.

Auf zwei differentaldiagnostische Schwierigkeiten mit erheblicher praktischer Bedeutung muß neurologischerseits aufmerksam gemacht werden:

1. Blande psychomotorische, also epileptische Anfälle können mit vegetativen Phänomenen, Bewußtseinsverlust und Sturz lange als Synkopen verkannt werden. Selten machen frontal gestaltete epileptische Reaktionen ähnliche Schwierigkeiten.

2. Umgekehrt besteht oft Unsicherheit, ob eine synkopale cerebrale Reaktion nicht doch eine epileptische gewesen sei, weil elementare oder komplexe motorische Phänomene beobachtet wurden. Nicht rhythmische Zuckungen, Streckmechanismen an Armen und Beinen, vor allem aber Beugebewegungen der Arme treten auf in der ersten Rückbildungsphase der cerebralen Ischaemie. Automatismen und Reorientierungsbewegungen können folgen. Nicht nur klinisch, sondern auch elektroenzephalographisch ist die Unterscheidung eindeutig: Die hochamplitudige langsame Aktivität während der Ischämie wird beim Einsetzen elementarer motorischer Phänomene plötzlich unterbrochen durch eine ausgeprägte Amplitudendepression von einigen Sekunden Dauer. In der Reorientierungsphase mit komplexen motorischen Phänomenen folgen träge hochamplitudige Wellen mit raschem Übergang in normale Aktivität. Wir haben in unseren Untersuchungen während der motorischen Phänomene nie eine epileptische Erregung gesehen. Es handelt sich also praktisch immer um Enthemmungs-, also diakoptische Phänomene, obwohl theoretisch in der Rückbildungsphase nach O_2-Mangel flüchtig auch die epileptische Erregbarkeit ansteigt.

Unter *diakoptischen cerebralen Reaktionen* versteht man nach Janzen ein Auseinanderbrechen der Hirnfunktion mit Autonomwerden sonst integrierter, an sich physiologischer Bewegungsabläufe.

Man unterscheidet folgende Unterformen:

1. Narkoleptisch-kataplektischer Formenkreis: Schlafanfälle. Lachschlag (Gelolepsie), affektiver Tonusverlust. Hypnagoge Halluzinationen, Dissoziation von Körperschlaf und Hirnschlaf (Schlaflähmung).

2. Hypersomnie.

3. Extrapyramidal gestaltete Anfälle: Paroxysmale Athetose. Paroxysmale Dystonien. Schlundkrämpfe. Schau-Anfälle.

4. Wutanfälle (sham rage).

5. Decerebrationsphänomene: Steckkrämpfe.

6. Motorische Phänomene im Rahmen von Synkopen: Streckkrämpfe. Beugebewegungen. Unsystematische Zuckungen. Automatismen.

Diakoptische Reaktionen werden häufig verkannt:

1. Diagnostische Erwägungen werden durch die hirnlokalen Symptome auf das Hirn eingeengt. Allgemeine gesundheitliche Störungen, die erst den Lokalfaktor über die Anfallschwelle heben, werden so übersehen:

a) Bei Hypersomnien muß außer an neurologische Störungen (z.B. Kleine-Levin-Syndrom, Pickwicksyndrom, Hirnstamm-Tumoren) auch an internistische, z.B. metabolische Störungen, gedacht werden.

b) Bei paroxysmalen extrapyramidalen Störungen ist der Lokalfaktor gelegentlich nur eine Pathoklise des Systems bezüglich einer allgemeinen Störung. Sie treten zum Beispiel bei Psychopharmaka auf, und zwar schon bei niedrigen Dosierungen bei sonst labiler oder gestörter Gesundheit, z.B. bei fieberhaften Erkrankungen, Durchfällen, Erbrechen, in der Schwangerschaft, bei Kindern.

2. Der cerebrale Lokalfaktor wird falsch interpretiert, meist als epileptisch, gelegentlich als psychogen, weil diakoptische Reaktionen im diagnostischen Instrumentarium wenig präsent sind.

a) Paroxysmale Dystonien, etwa bei Entzündungen, meist bei Enzephalomyelitis disseminata, stehen z.T. sogar noch in Lehrbüchern als Hirnstammepilepsie, obwohl

besonders die häufige Schmerzhaftigkeit im Anfall vor dieser Fehldiagnose schütz
sollte. Auch hohe Dosen von Antikonvulsiva helfen nach unseren Erfahrungen nick
wohl dagegen Akineton.

b) Es gibt tragische Fälle, wo Schauanfälle jahrelang als „Epilepsie" aufgefaßt u
erfolglos behandelt worden sind. Da die emotionale Auslösbarkeit auffällt, wird d
Teufelskreis geschlossen, indem die Psychopharmaka erhöht statt abgesetzt werden. D
Verkennung als epileptische Reaktion (z.B. Adversivanfall oder Absenz) wird geförde
weil Bewußtseinsveränderungen während der Schauanfälle auftreten können, was heu
kaum mehr bekannt ist. Mit telemetrischer Langzeitableitung kann in diagnostisch unk
ren Fällen untersucht werden, ob im Anfall eine epileptische Erregung vorliegt.

Epileptische Reaktionen sind die klinische Manifestation einer maximalen rhythm
schen Tätigkeit von Neuronenverbänden, die aus einem Zusammenbruch des Gleichg
wichtes zwischen Erregung und Hemmung resultiert. Zu Störungen dieses Gleichgewic
tes führt eine Vielzahl von Bedingungen. Sie werden eingeteilt in drei große Faktorenkat
gorien, nämlich die konstitutionellen Faktoren, die extracerebralen Faktoren und die cer
bralen Faktoren (Abb. 1).

Die Abbildung allein läßt bereits erkennen, daß die Analyse epileptischer Reaktionen
erster Linie eine Aufgabe des Allgemeinneurologen und des Internisten ist. Leider wi
häufig zu früh vor dem Symptom kapituliert und sofort antikonvulsiv behandelt, sta
allgemeinmedizinisch die extracerebralen Bedingungen aufzuklären, und zwar dan
wenn Anfälle das Leitsymptom sind.

Auch in der Untersuchung epileptischer Reaktionen ist zu unterscheiden zwischen d
Analyse der Anfallbereitschaft und der Analyse des einzelnen Anfalles (die Hinweise a
cerebrale Lokalfaktoren geben kann).

Praktisch beginnt die Untersuchung immer mit der Anfallanalyse.

In einem ersten Schritt muß gesichert werden, daß es sich um eine epileptische u
nicht um eine andere cerebrale Reaktion gehandelt hat. Die Festlegung auf einen epilep
schen Anfall erfolgt oft zu schnell. Andererseits werden gewisse Anfallformen sp

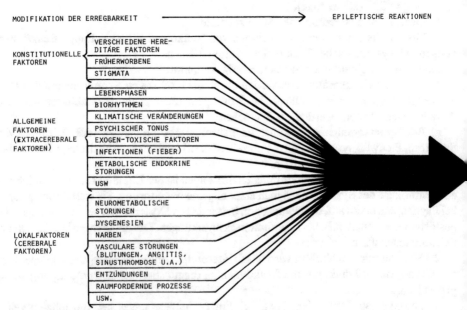

Abb. 1. Bedingungsgefüge epileptischer Reaktionen

erkannt. Psychomotorische Anfälle werden aufgefaßt als Synkopen, „Schwindel", abdominelle Erkrankungen, Angina pectoris, wenn vegetative Phänomene im Vordergrund stehen, oder als psychogene Anfälle bei psychischen oder komplexen motorischen Phänomenen. Absenzen werden aufgefaßt als „Schwindel" oder als Unaufmerksamkeit.

In einem zweiten Schritt verschafft man sich Klarheit darüber, ob das Hirn als ganzes oder nur partiell reagiert hat.

Entsprechend unterscheiden wir:

1. Primär generalisierte Anfälle
2. Ausschließlich partielle Anfälle
a) fokal
b) systemgebunden (einige centrencephale Anfallformen, psychomotorische Anfälle)
3. Partielle, sich ausbreitende oder sich generalisierende Anfälle.

Besondere Gestaltung erfahren Anfälle durch den Reifungsgrad des Hirns (Blitz-Nick-Salaam-Krämpfe, myoklonisch-astatischer Formenkreis, pyknoleptischer Formenkreis, Impulsiv-Petit Mal) und durch die Desorganisation des Hirns (disseminierte epileptische Erregung bei: Metabolischen oder toxischen Enzephalopathien, Enzephalitiden, gegen Ende eines Status epilepticus).

Ist der Anfall anamnestisch nicht präzise genug faßbar, hat man die Möglichkeit des Erregungsfanges unter den anamnestisch eruierten Allgemeinbedingungen, evtl. auch der Provokation. Die aufwendigen Untersuchungen des Erregungsfanges werden technisch ermöglicht durch telemetrische Langzeitableitung des EEG. Die optische Anfallaufzeichnung mittels Videorecorder ist ein weiterer beträchtlicher Fortschritt in der Anfallanalyse.

Auch unter optimalen Bedingungen für Anamnese oder Untersuchung kann die Anfallanalyse versagen:

1. Aus Gebieten hoher integrativer Leistung kann die epileptische Erregung so schnell sich generalisieren, daß ein lokaler Beginn nicht faßbar wird. Ausgeprägt gilt dies für vordere frontale Regionen, etwas weniger für parieto-occipital. Ein klinisch primär generalisierter Anfall beweist also nicht das Fehlen cerebraler Lokalfaktoren.

2. Gebiete mit niedriger Anfallschwelle können zuerst anspringen bei allgemein hoher Anfallbereitschaft. Am ausgeprägtesten kann so das limbische System einen Lokalfaktor vortäuschen (resp. selbst darstellen). Lokalisatorische Schlüsse müssen also abgewogen werden.

3. Die Anfallanalyse kann irregeleitet werden, indem eine lokale epileptische Erregung schnell eine andere Region mit einbezieht, die dann den Anfall gestaltet. Ein Herd kann das kombische System oder das sog. zentrencephale System aktivieren.

4. Konditionierungsvorgänge verändern Anfallabläufe (zunehmende Tendenz zur Generalisierung und Wanderung einer ursprünglich fokalen Erregung) und können damit ebenfalls das Lokalisieren mittels Anfallanalyse verhindern oder irreleiten.

Die Analyse der Anfallbereitschaft ermittelt in einem ersten Schritt das Bedingungsgefüge. Sie stellt fest, welche konstitutionellen oder extracerebralen Faktoren neben den evtl. in der Anfallanalyse gefundenen cerebralen Lokalfaktoren von Bedeutung sind.

Die konstitutionelle Anfallbereitschaft zeigt fließende Übergänge anstelle der früheren Unterteilung in genuine Epilepsie und Gesunde, auch die hereditäre Modifikation der Anfallbereitschaft ist multifaktoriell.

Die Bedeutung der Allgemeinfaktoren wird allgemein unterschätzt und diagnostisch und therapeutisch zu wenig beachtet. Man weiß zum Beispiel, daß selbst bei psychiatrischen Insulin-Kuren nur etwa in 35% der Fälle ein epileptischer Anfall auftrat und schätzt die viel weniger dramatischen übrigen Störungen des Zuckerstoffwechsels entsprechend unbedeutender ein. Für andere Faktoren gilt das Gesagte in verstärktem Maß. Es wird übersehen, daß es gerade das Prinzip der polygenetischen terminal-identischen Reaktionsform ist, daß viele kleine Störungen zusammen stark genug sind, die Reaktion auszulösen. Die nachfolgende Aufzählung der allgemeinmedizinischen, die cerebrale Erregbarkeit modifizierenden Faktoren, erhebt keinen Anspruch auf Vollständigkeit:

Lebensphasen: Erste Lebensjahre, Pubertät.

Biorhythmen: Monatszyklus, Schlaf-Wachrhythmus und Störungen dieser Rhythmen (Schlafentzug mit nachfolgendem Schlaf).

Klimatische Faktoren: Föhn.

Psychischer Tonus: Konzentration, Entspannung, Ermüdung, „Streß". Exogen toxische Faktoren: Medikamente, Genußgifte, andere Substanzen. Akut, vor allem aber chronische Einnahme oder abruptes Absetzen: z.B. Alkohol, gewisse Analeptica, Psychostimulantien, Narkotica, Tranquilizer, Neuroplegica, Antidepressiva, Lokalanaesthetica, Antirheumatica, Isoniazid, Intoxikationen mit anderen Substanzen (z.B. Blei, organ. Verbindungen). Anaphylaktischer Schock.

Metabolische/endokrine Faktoren: Verminderung von pCO_2 (Hyperventilation). Passager nach akutem O_2-Mangel. Kohlehydratstoffwechsel: Hypoglykämische Zustände (alimentär, Spontanhypoglykämie, Dumpingsyndrom, Pankreasadenom, Insulinbehandlung), Speicherkrankheiten. Eiweißstoffwechsel: Aminoacidopathien (Phenylketonurie, Ahornsirupkrankheit u.a.). Fettstoffwechsel: Alimentäre Hyperlipidämie, Speicherkrankheiten. Wasserhaushalt: vor allem Hydration. Elektrolytstörungen: vor allem Ca, weniger Na, Mg. Hormonal: Hypoparathyreoidismus, andere Modifikation: ACTH, Cortison, Sexualhormone, Thyroxin. Vitaminstörungen: Pyridoxinabhängigkeit, andere Modifikation: Folsäure. Niereninsuffizienz. Schwangerschaftstoxikose. Porphyrie. Helminthiasis. Fieberschübe allgemein (z. B. Kinder, Lymphogranulomatose). Andere Allgemeinerkrankungen.

In einem zweiten Schritt wird versucht, die Wertigkeit der eruierten Faktoren gegeneinander abzuwägen. (Abb. 2).

Zwar kann jedes Hirn an sich epileptisch reagieren (Elektroschock, Cardiazolschock), die Fälle sind aber relativ selten, wo die Annahme eines einzigen Faktors den Verhältnissen gerecht wird. Dies ist denkbar etwa beim Hirnabszeß (entsprechend dem massiven cerebralen Lokalfaktor bei niedriger konstitutioneller Anfallbereitschaft ganz links in der Abb. 2) oder bei extrem hohen konstitutionellen Faktoren (ganz rechts in der Abb. 2). Meist jedoch liegt ein komplexes Bedienungsgefüge aus konstitutionellen, extracerebralen und cerebralen Faktoren vor (Mitte der Abb. 2). Hier kann die Festlegung auf einen einzigen oft recht zufällig aus dem komplexen Bedingungsgefüge herausgegriffenen Faktor den Patienten gefährden. Formulierungen wie Procainepilepsie, Alkoholepilepsie, Schlafepilepsie, posttraumatische Epilepsie, Narbenepilepsie, hereditäre Epilepsie sind gefährliche Simplifizierungen. So verführen fokale Anfälle dazu, nur Hirndiagnostik zu betreiben. Nur die Berücksichtigung aller Faktoren kann aber zeigen, ob es sich um einen raumfordernden Prozeß handelt, um die Erregung in der Umgebung einer alten Narbe oder eines Hämangioms, die unter besonderen Bedingungen (wie Schlafentzug, in physiologischen Labilitätsphasen, unter metabolischen oder toxischen Bedingungen) über die Anfallschwelle gehoben wird, oder schließlich um die Auswirkung einer konstitutionell erhöhten Anfallbereitschaft in einer Region mit niedriger Anfallschwelle. Umgekehrt wird bei generalisierten Anfällen, besonders wenn noch eine hereditäre Belastung oder ein auffälliger Allgemeinfaktor (etwa Alkoholismus) vorliegt, ein langsam wachsender raumfordernder Prozeß als Partialfaktor leicht übersehen, weil die Überwachung des Hirns

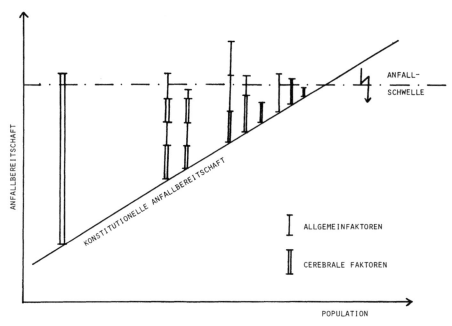

Abb. 2. Epileptische Reaktionen: Analyse der Anfallbereitschaft

nicht intensiv genug ist. Erstaunlich viele Anfallkranke werden neben dem EEG zu lange nur „durch den Anzug hindurch" untersucht, wo die Verlaufsbeobachtung in Wirklichkeit die Erfassung feinster Veränderung erfordern würde. Oft beruhigen negative Befunde apparativer Untersuchungen zu Unrecht den Arzt und lähmen spätere erneute diagnostische Ansätze in der Verlaufskontrolle. Zu beachten ist, daß die Erregbarkeit infolge ihres komplexen Bedingungsgefüge starken Schwankungen unterliegt und daß die Aussagekraft einer einzelnen Untersuchung, besonders wenn sie nicht zur Zeit der höchsten Reaktionsbereitschaft erfolgt ist, beschränkt ist auch bezüglich cerebraler Lokalfaktoren. Die Einführung nichtaggressiver Untersuchungsmethoden (Szintigraphie und Computertomographie) bringt durch bessere Wiederholbarkeit gegenüber cerebraler Angiographie und Pneumencephalographie eine beträchtliche Verbesserung der apparativen Überwachungsmöglichkeiten.

Konditionierungsvorgänge und wahrscheinlich besondere metabolische Verhältnisse führen zu chronischen oder prozesshaften Verläufen mit weiteren Variationen der Anfallbereitschaft. Konditionierungsvorgänge können eine antikonvulsive Therapie erforderlich machen, obwohl alle gefundenen cerebralen oder extracerebralen Faktoren beseitigt worden sind (z.B. nach Entfernung eines Meningeoms). Genügt die Beseitigung der gefundenen Faktoren nicht mehr zur Erreichung einer Anfallfreiheit, darf zur Verhinderung weiterer Konditionierung und von Schädigungen des Hirns durch Anfälle eine medikamentöse antikonvulsive Therapie auch nicht zu zögernd eingeleitet werden und muß vor allem auch mit aller Konsequenz durchgeführt werden. Dabei hat sich die routinemäßige Kontrolle des Serumspiegels der verwendeten Antikonvulsiva als eine sehr wertvolle Hilfe erwiesen.

541

Erregung und Erregbarkeit bei funktionellen Syndromen

Caspers, H., Speckmann, E.-J. (Physiolog. Inst. d. Univ. Münster)

Referat

In den klinischen Beträgen über neurogene Leitsymptome bei inneren Erkrankungen kam zum Ausdruck, daß funktionelle neurologische Syndrome wie Schmerzen, Krampfanfälle oder auch sensomotorische Funktionsstörungen nicht immer auf pathologischen Prozessen beruhen, die primär im Nervensystem selbst entstehen. Der wirksame pathogenetische Mechanismus kann sich vielmehr aus anderen Organerkrankungen entwickeln, bei denen das Nervensystem erst sekundär als *Reaktionssubstrat* einbezogen wird. Da das neurologische Syndrom in solchen Fällen nicht selten im Vordergrund steht, kann es zu diagnostischen und therapeutischen Fehlschlüssen führen. Die klinische Problemstellung ist daher auch für die Neurophysiologie von unmittelbar praktischem Interesse.

Ein neurologisches Syndrom ist Ausdruck einer Funktionsstörung in Neuronenverbänden. Nach Janzen [6] hängt die Auslösung solcher abnormen „Erregungen" wesentlich von der „Erregbarkeit" des neuronalen Substrates ab, die durch primär extracerebrale Prozesse in weiten Grenzen sowohl erhöht als auch vermindert werden kann. Das Ziel der folgenden Ausführungen besteht darin, diese These an Hand neurophysiologischer Daten zu prüfen. Als *Modell* eines funktionellen neurologischen Syndroms wird dabei die *Krampfaktivität* gewählt, die mit neurophysiologischen Methoden am genauesten untersucht worden ist. Alle mitgeteilten Befunde wurden im Tierexperiment an Ratten und Katzen erhoben.

Allgemeine Grundlagen der Krampfentstehung

Eine Krampfentladung ist im Elektroencephalogramm (EEG) bekanntlich durch besondere Potentialmuster gekennzeichnet, die sich in Amplitude, Steilheit und Zeitgang von den normalen EEG-Wellen unterscheiden. Solche bioelektrischen Krampfäquivalente entstehen durch Summierungen langsamer postsynaptischer Potentiale, wenn größere Gruppen von Ganglienzellen ihre Aktivität am selben Ort gleichzeitig und in jeweils gleicher Richtung ändern, also synchron erregt oder gehemmt werden [2, 11]. Das Hauptproblem liegt nun darin, wie solche abnormen Zellsynchronisierungen zustande kommen und von welchen Faktoren sie abhängen. Diese Frage soll am Modell der direkten corticalen Reizantwort (DCR) auf einen elektrischen Einzelimpuls weiter untersucht werden. Der elektrische Reiz, der an der Hirnrinde appliziert wird, simuliert dabei den Prozeß, der unter pathophysiologischen Bedingungen eine Krampfentladung auslöst und als ein „Extrareiz" aufgefaßt werden kann [11]. In der Antwort des Cortex auf diese zusätzliche Stimulation kommt die Synchronisierungstendenz der betroffenen Neuronenverbände zum Ausdruck. Wie aus Abb. 1a hervorgeht, besteht die DCR aus mehreren positiven und negativen Potentialschwankungen, von denen in diesem Zusammenhang nur die negativen Komponenten N1 und N2 berücksichtigt werden sollen. Nach den Ergebnissen intrazellulärer Ableitungen aus einzelnen Ganglienzellen sind diese beiden Wellen einer entsprechenden Sequenz von excitatorischen postsynaptischen Potentialen (EPSP) zugeordnet und zumindest überwiegend auf eine Summation der neuronalen Feldpotentiale zurückzuführen. Die Komponente N1 entspricht dabei einem frühen neuronalen EPSP und ist oligosynaptisch aufgebaut. Die Komponente N2 korrespondiert demgegenüber mit späten EPSP und entsteht in einem polysynaptischen Neuronenverband, in den cortico-thalamocorticale Erregungskreise einbezogen sind. Aus dem skiz-

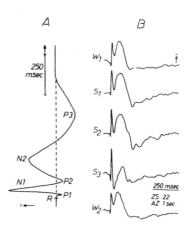

Abb. 1. a Negative (N) und positive Komponenten (P) einer direkten corticalen Reizantwort (DCR) auf einen elektrischen Reizimpuls (R). **b** Veränderungen der DCR beim Übergang vom Wachzustand (W) in den Schlaf (S). Die Schlaftiefe nimmt von S_1 nach S_3 zu (nach [11])

zierten Entstehungsmechanismus geht hervor, daß Amplitude und Steilheit der DCR-Wellen von der Zahl der synchron aktivierten Einheiten anhängen müssen. Sie können deshalb als Kriterium neuronaler Synchronisierungseffekte herangezogen werden.

An dem Modell zeigt sich zunächst, daß die DCR in typischer Weise mit der *Reizstärke* wächst. In diesem Zusammenhang ist von besonderer Bedeutung, daß sie bei konstanter Reizintensität vom *Aktivitätsniveau* der Hirnrinde abhängt. Dieser Befund ist in Abb. 1b am Beispiel der Schlaf-Wach-Periodik veranschaulicht. Die Kurven zeigen, daß Amplitude und Steilheit der ersten negativen Komponente (N1) der DCR im Wachzustand wesentlich geringer sind als im (orthodoxen) Schlaf. Diese Tatsache ist dadurch erklärbar, daß auf der höheren Aktivitätsstufe der Hirnrinde im Wachzustand mehr neuronale Elemente durch physiologische Erregungsprozesse „besetzt" sind und daher für die Beantwortung eines Extrareizes nicht zur Verfügung stehen. Die *Verfügbarkeit* stellt also einen wesentlichen Faktor dar, der die Zahl der synchron aktivierbaren Einheiten mitbestimmt.

Zwischen Verfügbarkeit und Aktivitätsniveau besteht jedoch keine gradlinige Beziehung. Diese Feststellung ergibt sich daraus, daß die Verfügbarkeit als begrenzender Faktor erst dann wirksam wird, wenn das Membranpotential der beteiligten Neurone durch einen verstärkten synaptischen Impulszustrom oder andere Mechanismen bis zur Membranschwelle abnimmt, bei der fortgeleitete Aktionspotentiale auftreten. Während dieser Zeit sind die Zellen refraktär oder vermindert erregbar. Ähnliche Verhältnisse liegen im übrigen auch bei excessiven Depolarisationen (sog. Kathodenblock) vor. Wenn die ausgelösten Senkungen des Membranpotentials dagegen unterschwellig bleiben, so ergibt sich bekanntlich umgekehrt ein *Bahnungseffekt* (Facilitation). Er bewirkt eine Erhöhung der Erregbarkeit, so daß die Zahl der durch einen Extrareiz aktivierbaren Einheiten *zunimmt*. Diese Zusammenhänge sind in Abb. 2 veranschaulicht.

In vielgliedrigen neuronalen Netzschaltungen, wie sie im ZNS vorliegen, sind die beschriebenen gegensinnigen Effekte von Bahnung und Verfügbarkeit in der Regel miteinander gekoppelt. Bei steigendem Aktivitätsniveau werden mehr Elemente sowohl voll erregt als auch unterschwellig depolarisiert. Welcher von beiden Mechanismen im Einzelfall überwiegt, hängt vom *Grad* der jeweiligen Aktivitätssteigerung ab. Bei stufenweiser Erhöhung des Aktivitätsniveaus steht in der Regel zunächst der Bahnungseffekt im Vordergrund, während später der Einfluß der Verfügbarkeit überwiegt. Die Zahl der durch einen Extrareiz aktivierbaren Einheiten nimmt also anfangs zu und anschließend

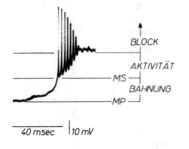

40 msec |10 mV

Abb. 2. Progrediente Depolarisation eines Pyramidenbahnneurons der Katze durch exzessiven synaptischen Antrieb. Mit der Verminderung des Membanpotentials (MP) bis zur Membranschwelle (MS) nimmt die Erregbarkeit zunächst zu (Bereich der Bahnung). Bei weiterer Senkung des MP wird der Bereich der Aktivität bis zum Eintritt eines Kathodenblocks durchlaufen. (nach [11])

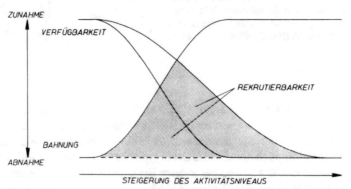

Abb. 3. Schematische Darstellung der Wirkung von Bahnung und Verfügbarkeit auf die Rekrutierbarkeit in Neuronenverbänden bei zunehmender Steigerung des mittleren Erregungsniveaus. (nach [11])

wieder ab. Auf diese Weise ergibt sich ein typischer *Schereneffekt*, der in Abb. 3 an einem vereinfachten Schema dargestellt ist.

Das Aktivitätsniveau des Nervensystems, bei dem die gegensätzlichen Wirkungen von Bahnung und Verfügbarkeit ineinander übergehen, kann nach dem skizzierten Konzept nicht konstant sein, sondern muß von der Zahl der Synapsen abhängen, die an der Entstehung einer Reizantwort beteiligt sind. So ist zu erwarten, daß Änderungen der Verfügbarkeit bei oligosynaptischen Reaktionen wirksamer sind als bei polysynaptischen Antworten, bei denen umgekehrt der Bahnungseffekt die größere Rolle spielt. Diese Vermutung wird durch die Veränderungen der verschiedenen DCR-Komponenten während der Schlaf-Wach-Periodik bestätigt. Wie aus den Kurven in Abb. 1b hervorgeht, nimmt die oligosynaptische Welle N1 beim Übergang vom Wachzustand in den Schlaf erheblich an Amplitude und Steilheit zu. Demgegenüber zeigt die polysynaptische Antwort N2 in der Regel nicht nur eine größere Latenz, sondern auch eine geringere Spannung.

Insgesamt läßt sich aus den erörterten Zusammenhängen die Schlußfolgerung ziehen, daß die Auslösung einer Krampfentladung nicht nur von der Stärke des Extrareizes (primär ictogene Noxe) abhängt. Sie wird darüber hinaus von zahlreichen anderen Mechanismen beeinflußt, die Bahnung und Verfügbarkeit in einem derartigen Verhältnis ändern, daß die Zahl der synchron aktivierbaren Elemente wächst. Diese Zahl läßt sich durch den Begriff der *Rekrutierbarkeit* veranschaulichen. Die Mechanismen, die die Rekrutierbarkeit mitbestimmen, können auf Funktionsstörungen beruhen, die primär im Nervensystem selbst entstehen. Darüber hinaus können sie sich jedoch auch bei Erkrankungen anderer Organsysteme entwickeln, bei denen das ZNS dann erst sekundär als

Reaktionssubstrat einbezogen wird. Aus der Vielzahl der Mechanismen, die hierbei in Betracht kommen, sollen im folgenden einige wenige wie Störungen des Gas- und Elektrolytstoffwechsels kurz erörtert werden.

Änderungen des pCO_2 und pH

Schon aus zahlreichen älteren Untersuchungen an peripheren Nervenfasern ist bekannt, daß Änderungen des pCO_2 bzw. pH die Erregbarkeit neuronaler Membrane beeinflussen [7, 8, 9]. Neuere Arbeiten mit intrazellulären Ableitungen aus einzelnen Ganglienzellen haben gezeigt, daß die Wirkungen von CO_2 bzw. H^+-Ionen auf verschiedene Neurone dabei nicht einheitlich sind [3, 12]. In Untersuchungen an Warmblütern ließen sich zwei neuronale Reaktionstypen voneinander unterscheiden [13]. In einer prozentual kleinen Gruppe von Zellen, bei denen es sich ausschließlich um Interneurone handelt, führt eine Erhöhung des pCO_2 und eine Senkung des pH zu einer Depolarisation und zu einer Steigerung der (spontanen) Entladungsfrequenz. Im Hinblick auf diesen excitatorischen Effekt wurden solche Reaktionstypen als *E-Neurone* charakterisiert. Im Gegensatz dazu ruft eine Erhöhung des pCO_2 bzw. eine Senkung des pH an der ganz überwiegenden Mehrzahl cerebraler und spinaler Neurone eine Hyperpolarisation, eine Reduktion postsynaptischer Potentiale und eine Verminderung der Entladungsfrequenz hervor. Ein solcher Befund ist in Abb. 4 dargestellt. Diese Gruppe von Zellen, die auf Grund ihrer Hemmung durch CO_2 bzw. H^+-Ionen als *I-Neurone* bezeichnet wurde, umfaßt sämtliche motorischen Neurone des Rückenmarks und der Hirnrinde und erstreckt sich außerdem auf verschiedene Typen von Interneuronen. Die Eigenschaften dieser Elemente bestim-

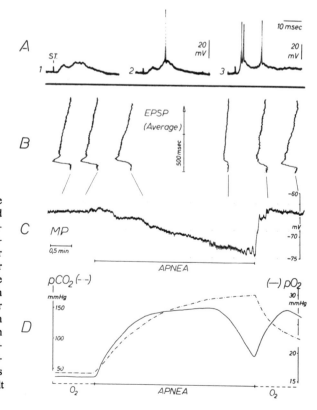

Abb. 4. Wirkungen einer Hyperkapnie auf das Membranpotential (MP) und auf excitatorische postsynaptische Potentiale (EPSPP) eines lumbalen Motoneurons nach Cortexreizung bei der Ratte. A: Folge lumbaler EPSP vor Erhöhung des pCO_2. B: Summierte lumbale EPSP vor, während und nach Erhöhungen des pCO_2 mit Hilfe der Apnoetechnik. Die einzelnen Kurven sind den MP-Veränderungen desselben Neurons in C durch Hinweislinien zugeordnet. Die zugehörigen Veränderungen des arteriellen pCO_2 und des Gewebe-pO_2 sind in D dargestellt (nach [3])

men daher im wesentlichen den Einfluß, den Schwankungen des pCO_2 bzw. pH auf die Rekrutierbarkeit im ZNS ausüben. Hyperkapnie und Acidose besitzen dabei einen anticonvulsiven Effekt, während Hypokapnie und Alkalose die Krampfentstehung fördern. Diese Mechanismen, die die Rekrutierbarkeit besonders wirksam verändern, werden in der Praxis bekanntlich zur Provokation von Anfällen durch willkürliche Hyperventilation ausgenutzt [11].

Veränderungen des pO_2

Neben Schwankungen des pCO_2 und pH gehören auch Senkungen des Sauerstoffdrucks zu den Mechanismen, die die Rekrutierbarkeit in Neuronenverbänden erheblich verändern. Wird der mittlere pO_2 im Hirngewebe fortschreitend gesenkt, so zeigen fast alle bisher untersuchten Neurone eine Abnahme des Membranpotentials [3, 4, 5, 12]. Die Depolarisation geht zunächst mit einer Vermehrung spontan auftretender EPSP einher, die teilweise die Membranschwelle erreichen und damit auch zu einer Steigerung der Entladungsfrequenz führen. Ein solcher Befund ist in Abb. 5 dargestellt. In diesem Stadium einer Hypoxie ist also das allgemeine Bahnungsniveau erhöht und die Verfügbarkeit vermindert. Anfangs steht dabei die Zunahme der Bahnung als wirksamer Mechanismus ganz im Vordergrund. Dementsprechend steigt die Rekrutierbarkeit der Neurone bei fortschreitendem O_2-Mangel zunächst steil an und nimmt später mit wachsender Besetzung rasch ab, bis sie schließlich auf Null fällt, wenn die Hypoxie zu spontanen Krampf-

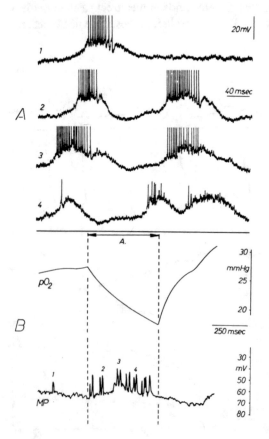

Abb. 5. Veränderungen des Membranpotentials (MP) eines lumbalen Motoneurons der Ratte und Abweichungen des pO_2 in der unmittelbaren Nachbarschaft der Zelle während eines kurzdauernden Atemstillstandes (A.). MP und pO_2 in B wurden durch einen Direktschreiber aufgezeichnet. In A wurden die intrazellulär gemessenen Potentiale simultan mit einem Kathodenstrahloszillographen registriert. Die Kurvenzeilen 1–4 sind den Schwankungen des MP in B durch korrespondierende Ziffern zugeordnet (nach [13])

Abb. 6. Reaktionen der corticalen Krampferregbarkeit, die durch epicorticale Serienreizungen bestimmt wurde, nach jeweils 10 min dauernder Beatmung mit 10% O_2 in N_2 (A) und 6% O_2 in N_2 (B). Die Ordinate gibt die prozentualen Abweichungen der Krampferregbarkeit vom Ausgangswert an. Auf der Abszisse ist die Zeit nach Reventilation mit Luft aufgetragen (nach Versuchen gemeinsam mit W. Baedeker)

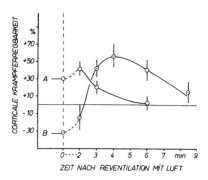

entladungen führt oder das Membranpotential in den Bereich des Kathodenblocks sinkt.

Bei einem zunehmenden O_2-Mangel treten also stets *diphasische* Veränderungen der Rekrutierbarkeit auf. Ein allgemeingültiger kritischer pO_2-Bereich, bei dem der fördernde Effekt in den hemmenden übergeht, ist dabei nicht zu ermitteln. Dieser Befund hat neben meßtechnischen Ursachen sicher auch physiologische Gründe. Bei einem stärkeren O_2-Mangel entwickeln sich rasch Funktionsstörungen der Gastransportsysteme und des Stoffwechsels, so daß die primären Hypoxiewirkungen auf die neuronalen Membrane bald von gegensinnigen Einflüssen einer Hyperkapnie und Acidose überlagert werden. Auf Grund solcher Interferenzen, die im Nervensystem offenbar starken örtlichen Schwankungen unterliegen, können sich mehrphasische Verschiebungen des Membranpotentials mit entsprechenden Fluktuationen der Rekrutierbarkeit ergeben. Solche Mechanismen sind vermutlich mitverantwortlich dafür, daß bei einem stärkeren O_2-Mangel das Maximum der Rekrutierbarkeit und damit der Krampfneigung häufig nicht während der Hyperoxie, sondern erst in der unmittelbar anschließenden (posthypoxidotischen bzw. postasphyktischen) Phase auftritt. Dieser typische Befund ist in Abb. 6 an Hand direkter Messungen der corticalen Krampferregbarkeit veranschaulicht.

Änderungen der K⁺-Aktivität

Unter den primär extracerebralen Prozessen, die das Nervensystem als (häufig dominierendes) Reaktionsorgan einbeziehen können, spielen weiterhin Störungen des Elektrolytstoffwechsels eine Rolle. Hierbei kommt den *Kaliumionen* eine besondere Bedeutung zu, die sich aus der Funktion dieser Ionensorte beim Ablauf von Erregungsvorgängen ergibt. Zunächst ist bekannt, daß das Ruhepotential erregbarer Membrane im wesentlichen ein K⁺-Diffusionspotential darstellt. Durch Änderungen der extracellulären K⁺-Konzentration kann daher das Membranpotential und somit auch die Erregbarkeit beeinflußt werden. Ferner diffundieren Kaliumionen im Verlauf einer Erregung dem Konzentrationsgefälle folgend vom Zellinneren in das extracelluläre Milieu und tragen dadurch zur Repolarisation der Zelle bei. Die Erhöhung der extracellulären K⁺-Aktivität, die auf diese Weise entsteht, wird durch angrenzende *Gliazellen* einmal durch passive Umverteilung von K⁺ in Nachbargebiete wieder beseitigt. Zum anderen wird durch den Anstieg der K⁺-Aktivität auch eine ATPase in der Gliamembran aktiviert, so daß auch ein aktiver Kaliumtransport durch die Gliazellen wahrscheinlich ist. Das Gliasystem wirkt also insgesamt wie ein K⁺-Puffer [10].

Aus diesen Zusammenhängen geht hervor, daß Störungen des Kaliumstoffwechsels die Erregbarkeit des Nervensystems in weiten Grenzen verändern können. Steigt zum

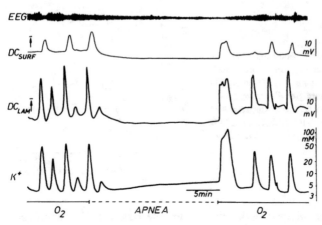

Abb. 7. Registrierung des konventionellen EEG, der epicorticalen (DC_{SURF}) und intracorticalen Gleichspannungskomponente (DC_{LAM}) sowie der intracorticalen Kaliumaktivität (K^+) nach Applikation eines KCl-Kristalls in einer tieferen Rindenschicht. Den periodischen Steigerungen der Kaliumaktivität, die durch eine Erhöhung des pCO_2 unterbrochen werden können (APNEA), sind hohe negative Potentialschwankungen in der korrespondierenden DC-Ableitung zugeordnet (nach Versuchen gemeinsam mit A. Lehmenkühler)

Beispiel die extracelluläre K^+-Aktivität an, so nimmt das Membranpotential der Neurone ab. Diese Depolarisation entspricht einem Bahnungseffekt und erhöht damit die Rekrutierbarkeit. Die Krampfneigung des ZNS wächst. Bei stärkeren Erhöhungen der Kaliumkonzentration im Außenmilieu treten Spontanerregungen mit Verminderungen der Verfügbarkeit und schließlich Inaktivierungen der Neurone durch Kathodenblock auf. Progrediente Steigerungen der extracellulären K^+-Aktivität haben also ebenfalls einen *diphasischen* Effekt.

Im Tierexperiment können solche Kaliumwirkungen auf das Nervensystem durch lokale Applikation einer höher konzentrierten KCl-Lösung oder auch eines KCl-Kristalls jederzeit ausgelöst werden (vgl. [1]). Die beschriebene progrediente Depolarisation der Neurone ist dabei auch mit extracellulären Registriertechniken nachweisbar, wenn die Ableitung mit Gleichspannungsverstärkern erfolgt. Ein typisches Versuchsbeispiel dieser Art ist in Abb. 7 wiedergegeben. Es zeigt, daß die mit ionensensitiven Elektroden gemessenen Erhöhungen der extracellulären K^+-Aktivität nach Applikation eines KCl-Kristalls mit hohen negativen Potentialschwankungen im Elektrogramm der Hirnrinde gekoppelt sind, die die Depolarisationen neuronaler Einheiten widerspiegeln. Solche negativen Wellen treten meist in Serien auf und breiten sich vom Ort der KCl-Applikation mit einer Geschwindigkeit von einigen Millimetern pro Minute über die angrenzenden Hirnabschnitte aus. Sie werden als „spreading depression"-(SD-)Reaktionen bezeichnet. In Übereinstimmung mit den oben erörterten Beziehungen zwischen Membranpotential und Rekrutierbarkeit finden sich in der Anstiegsphase der SD-Wellen häufig spontane Krampfentladungen, die im weiteren Verlauf der negativen Potentialschwankungen wieder verschwinden und in eine vollständige Auslöschung der bioelektrischen Aktivität (Depression) übergehen. Wenn eine solche SD-Welle zum Beispiel ein Ursprungsgebiet motorischer Bahnsysteme durchläuft, treten in der Regel also passagere Krampferscheinungen auf, die von einer reversiblen motorischen Lähmung gefolgt werden.

Veränderungen der extracellulären K^+-Konzentration, die die oben beschriebenen Effekte hervorrufen, können auf Störungen des Elektrolytstoffwechsels verschiedener

Ätiologie beruhen. Hierbei sind auch Funktionsstörungen der Gliazellen in Betracht zu ziehen, die als K^+-Puffer eine wichtige Rolle spielen.

Zusammenfassend läßt sich die eingangs genannte These, nach der die Auslösung abnormer „Erregungen" wesentlich von Schwankungen der „Erregbarkeit" mitbestimmt werden, am Modell der Krampfentstehung neurophysiologisch stützen. Die Schwankungen der Erregbarkeit können dabei durch Funktionsstörungen hervorgerufen werden, deren Ursache primär extracerebral liegt.

Literatur

1. Bures, J., Buresova, O., Krivanek, J.: The mechanism and applications of LEAO's spreading depression of electroencephalographic activity. London-New York: Academic Press 1974. — 2. Caspers, H., Speckmann, E.-J.: Postsynaptische Potentiale einzelner Neurone und ihre Beziehungen zum EEG. Z.EEG-EMG 1, 55—65 (1970). — 3. Caspers, H., Speckmann, E.-J.: Cerebral pO_2, pCO_2 and pH: Changes during convulsive activity and their significance for spontaneous arrest of seizures. Epilepsia 13, 699—725 (1972). — 4. Collewijn, H., van Harreveld, A.: Intracellular recording from cat spinal motoneurons during acute asphyxia. J. Physiol. (Lond.) 185, 1—14 (1966). — 5. Eccles, R. M., Løyning, Y., Oshima, T.: Effects of hypoxia on the monosynaptic reflex pathway in the cat spinal cord. J. Neurophysiol. 29, 315—332 (1966). — 6. Janzen, R.: Zerebrale Anfälle. Diagnostik 9, 71—72 (1976). — 7. Lorente De No, R. A.: A study of nerve physiology. Stud. Rockefeller Inst. Med. Res. 131, 148—194 (1947). — 8. Monnier, A. M.: Die funktionelle Bedeutung der Dämpfung in der Nervenfaser. Erg. Physiol. 48, 230—285 (1955). — 9. Muralt von, A.: Ergebnisse der Nervenphysiologie. Berlin-Göttingen-Heidelberg: Springer 1958. — 10. Speckmann, E.-J.: Neuere Ergebnisse zur Elektrophysiologie der Gliazellen. Hippokrates 44, 324—326 (1973). — 11. Speckmann, E.-J., Caspers, H.: Neurophysiologische Grundlagen der Provokationsmethoden in der Elektroenzephalographie. Z.EEG-EMG 4, 157—167 (1973). — 12. Speckmann, E.-J., Caspers, H.: The effect of O_2- and CO_2-tensions in the nervous tissue on neuronal activity and DC-potentials. In: Handbook of Electroencephalography and Clinical Neurophysiology (Ed. A. Remond), Vol. 2C, pp. 71—89. Amsterdam: Elsevier 1974. — 13. Speckmann, E.-J., Caspers, H., Sokolov, W.: Aktivitätsänderungen spinaler Neurone während und nach einer Asphyxie. Pflügers Arch. 319, 122—138 (1970).

Ergebnisse für die Praxis und für die Forschung

Einführung in das Thema

Janzen, R. (Neurolog. Univ.-Klinik, Hamburg)

Die Referate zum Hauptthema 3 sowie die Einzelvorträge (einschließlich deren Diskussion) in der Sektion: Internistische Neurologie haben erkennen lassen, daß neurogene Symptome/Syndrome — manchmal erst mit erheblichem spezialistischen Aufwand festgestellt — nur den Ort der Reaktion anzeigen, aber noch nicht die Krankheit. Die für Forschung, Therapie und Gutachtertätigkeit gleichermaßen verhängnisvolle Verwechselung von *causa* und *conditio sine qua non* wurde ebenso in Erinnerung gebracht wie die Tatsache, daß Kasuistik und Korrelationen zwar Anlaß geben, Probleme aufzugreifen und beim ärztlichen Handeln zu berücksichtigen, daß aber zum Beweise verlangt wird, daß etwas „hinreichend und notwendig" gegeben sein müsse, wenn die betreffende Reaktion des Organismus ausgelöst wird. Das wird durch die Kurzreferate, welche dieses Symposion einleiten, noch deutlicher werden und in der Diskussion hoffentlich zu bestimmten Anregungen für Praxis und Forschung führen.

Paraneoplastische neurogene Syndrome

Balzereit, F. (Neurolog. Abt., Allgem. Krankenhaus, Barmbek)

Referat

Der Begriff „paraneoplastisches neurogenes Syndrom" meint nicht neurale Begleitphänomene, die durch direkte Fortleitung oder durch Metastasen eines Tumors bedingt sind, sondern vielmehr die Enzephalo-, Myelo- oder Polyneuropathie, auch Myopathie, die in engem zeitlichen Zusammenhang, aber in pathogenetisch noch *ungeklärter* Beziehung zu einem malignen Neoplasma steht; deshalb sollen hier auch Neuromyopathien bei bekannter ektopischer Hormon- oder Enzymproduktion eines Tumors außer Betracht bleiben. Ernst Remak, Neurologe in Berlin, hat bereits vor der Jahrhundertwende das drängende biologische Grundproblem gespürt und treffend formuliert:

„Die karzinomatöse Neuritis in engerem Sinne entsteht durch Fortleitung von Karzinomen z. B. der Schädelknochen und Rückenwirbel; sie ist hier nicht weiter abzuhandeln. Als dyskrasische Neuritis und Polyneuritis können nur klinische Fälle in Betracht kommen, in denen bei bestehendem Karzinom neuritische Symptome auf keine andere Ursache als auf die durch die Krebs-Kachexie veränderte Blutmischung zurückzuführen sind. Solche Fälle scheinen nach den bisher vorliegenden Erfahrungen recht selten zu sein."

So sind tatsächlich über eine lange Zeit hinweg nur einzelne kasuistische Mitteilungen publiziert worden, bei denen überdies die Zuordnung nicht immer sicher erscheint. Erst nachdem seit etwa zwanzig Jahren systematische Untersuchungen zunächst aus England mitgeteilt wurden, erwachte ein allgemeineres Interesse: Lennox u. Mitarb. sowie Henson u. Mitarb. hatten bei größeren Kollektiven von Lungenkrebspatienten eine ganze Reihe von Erkrankungen des Nervensystems gefunden. Croft und Wilkinson sahen bei 1 465 Kranken mit verschiedenen Karzinomen 96 Fälle mit isolierten oder kombinierten Symptomen von Zerebello-Myelo-Polyneuropathie bzw. Myopathie; mithin hatten 6,6% aller ihrer Tumorpatienten zugleich ein neurogenes Syndrom. Gut die Hälfte aller Fälle waren Bronchuskarzinome.

Insgesamt waren nach Thomas u. Mitarb. bis 1973 aber weniger als 300 Fälle mit paraneoplastischen neurologischen Symptomen in der Weltliteratur mitgeteilt worden, wobei die größeren Zahlen aus Untersuchungen an Krebspatienten stammen. Von der anderen Seite her wurden in den großen Polyneuropathie-Arbeiten der letzten 20 Jahre paraneoplastische Formen nicht oder nur vereinzelt aufgeführt, so z. B. in sorgfältig untersuchten Gruppen aus Deutschland (Erbslöh; Janzen und Balzereit; Scheidt; Wieck), aus Frankreich (Coirault u. Mitarb.), aus den USA (Leneman).

Erst in neuerer Zeit gibt es größere Zahlen (z. B. von Bischoff noch aus der Zürcher Klinik, von Sluga aus Wien). Eine Übersicht über die Literatur haben in letzter Zeit u. a. Thomas sowie Thomas, Zengerling und Nötzel gegeben, ferner Neundörfer, Frau Sluga, Studer, Mumenthaler und Baumberger. Wir haben in Hamburg (Janzen und Balzereit) in einem großen, eingehend untersuchten Krankengut mit Enzephalopathien, zerebellärer Atrophie, Myelopathien verschiedener Art, Polyneuropathie, Myasthenie und anderen Myopathien für einen Zehnjahreszeitraum nur bei 16 Fällen gleichzeitig ein Blastom gefunden.

An einigen Fällen sei die Problematik aufgezeigt, wie sie sich dem Kliniker stellt; dabei ist zu beachten, wie mehrere dieser Fälle auch andere Erklärungsmöglichkeiten nahelegen:

1. Fall. Ein 42jähriger Mann erkrankte mit symmetrischen, aufsteigenden schlaffen Paresen und Sensibilitätsstörungen. Die Polyneuropathie verschlechterte sich stetig, der Mann wurde bettlägerig. Umfassende klinische Untersuchungen erbrachten lediglich eine Resorptionsstörung für Fette und Kohlenhydrate, die aber die fortschreitende Kachexie ebenso wie die Polyneuropathie zu erklären schienen. Eine partielle Verdichtung in einem einzelnen Brustwirbel, die sich innerhalb von 6 Monaten nicht änderte, wurde von mehreren Röntgenologen als umschriebene Sklerosierung angesehen und für bedeutungslos gehalten (Abb. 1). Die Dornfortsatzpunktion ergab normales Knochenmark. Jegliche Therapie blieb erfolglos, nach langem Krankenlager starb der Mann. Die Sektion ergab ein lokalisiertes Plasmozytom in dem „sklerosierten" Brustwirbel. Irgendeine weitere Erklärung für die Polyneuropathie fand sich nicht; eine plasmazelluläre Infiltration in peripheren Nerven fehlte.

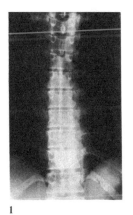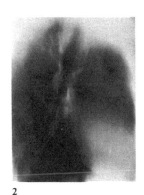

1   2

Abb. 1. Partielle Verdichtung in einem Brustwirbelkörper: Plasmozytom

Abb. 2. Malignes lymphoepitheliales Thymom

2. Fall. Eine 60jährige Frau klagte über Doppelbilder, bald darauf Sprech- und Schluckstörungen; schließlich trat eine allgemeine Schwäche hinzu. Wir diagnostizierten eine Myasthenie und ließen die Patientin thymektomieren, weil sich auf Schicht-Aufnahmen des Mediastinum ein verdächtiger Befund gezeigt hatte (Abb. 2). Histologisch handelte es sich um ein malignes lymphoepitheliales Thymom; für expansives Wachstum oder Metastasierung ergab sich kein Anhalt. Die Myasthenie besserte sich und schien geheilt. Nach 4 Monaten traten erneut myasthenische Symptome auf; kurz darauf wurde ein Mammakarzinom festgestellt und operiert. Wiederum verschwand die Myasthenie. In den myasthenischen Phasen waren Muskelantikörper jeweils positiv gewesen.

3. Fall. Bei einem 70jährigen Patienten waren Gewichtsverlust sowie zunehmende Schwäche und Atrophie von Schultern und Oberarmen als Folge eines milden Alters-Diabetes gedeutet worden; man dachte an eine diabetische Amyotrophie und sah Diätfehler und mangelhafte medikamentöse Einstellung als hinreichende Begründung an. Als aber auch strenge Führung des Patienten und Neueinstellung die Verschlechterung nicht aufhielten, wurde der Patient eingewiesen. Die Elektromyographie schloß eine neurogene Atrophie aus; es wurde eine Myositis diagnostiziert, die dringenden Anlaß zu weiterer Untersuchung gab: man fand schließlich eine generalisierte Skelettmetastasierung bei Pankreaskarzinom.

4. Fall. Bei einer 65jährigen Frau waren Gewichtsabnahme, bald darauf ein Schwächegefühl in Händen und Füßen aufgetreten. Als wir die Patientin nach einem Jahr aufnahmen, fanden sich schlaffe Parese und Atrophie der Beine. Anfangs wurde auch hier an eine diabetische Neuropathie gedacht, da ein leichter Diabetes bekannt war. Elektromyographisch wurden aber sowohl die Zeichen einer neurogenen als vor allem einer myogenen Schädigung gefunden. Die umfassende internistische Untersuchung erbrachte keine Abweichungen; erst die gynäkologische Exploration ergab einen Tumorbefund an der linken Beckenwand, der nach Laparatomie als expansiv wachsendes Adenokarzinom erkannt wurde. Monate später kam die Patientin ad exitum: bei hochgradiger Mastopathia chronica fand sich im äußeren unteren Quadranten der linken Mamma ein etwa erbsgroßes Karzinom — der Primärtumor!

Ein *5. Fall* sei wegen der Beteiligung des zentralen Nervensystems vorgetragen: Eine 50jährige Frau wurde wegen Verdachtes auf funikuläre Myelose eingewiesen. Ausgiebige klinische und Stoffwechseluntersuchung zeigten aber keinen B_{12}-Mangel oder andere mögliche Ursachen der Tetraspastik. Gerade dieses negative Ergebnis gab zu sorgfältigen Kontrollen, auch zur Fahndung nach einem okkulten Neoplasma, Anlaß. Aber erst vier jahre später wurde dann ein hochsitzendes, kleines Rektumkarzinom entdeckt.

Mit diesen Fällen sind nur einige paraneoplastische Neuromyopathien vorgestellt. Eine Übersicht zeigt die bisher bekannten Syndrome (Tab. 1):

Tabelle 1. Paraneoplastische Syndrome am Nervensystem: Übersicht

1. Enzephalopathien
   a) Multifokale progressive Leuko-E.
   b) Diffuse Polio-E.
      „limbic encephalitis"
      Subakute Kleinhirnrindenatrophie
      Hirnstamm-E.
   c) E. bei endokrinen Tumoren
   d) E. bei Paraproteinosen

2. Myelopathien
   a) Subakute nekrotisierende M.
   b) Paraneoplastische MALS
   c) Chronische M. mit Strangdeg.

3. Periphere Neuropathien
   a) Sensorische N.
   b) Gemischte Polyneuropathie

4. Myopathien
   a) „neuromuscular disorder"
   b) Polymyositis
   c) Dermatomyositis
   d) Lambert-Eaton-Syndrom
   e) Myasthenie

Manche dieser Formen haben wir in unserem Krankengut im Zusammenhang mit malignen Blastomen nicht gesehen: so die progressive multifokale Leukoenzephalitis und die limbische Enzephalitis; diese Syndrome beobachtet der Psychiater wegen der klinischen Symptomatik: Psychose – Depression – Demenz häufiger; Jakob hat anschaulich diese Bilder dargestellt. Aber auch bei der amyotrophischen Lateralsklerose mit immerhin über 200 eingehend untersuchten Fällen haben wir eine Krebskrankheit nicht gefunden.

Das grundlegend Wichtige und Erregende sehen wir in der Tatsache, daß solche Neuromyopathien nur ausnahmsweise „paraneoplastisch" in Erscheinung treten, weitaus häufiger andere Ursachen verschiedenster Art haben; sie sind polygenetische terminale Reaktion im Sinne von Janzen. Auch Studer hat in größerem Zusammenhang noch kürzlich betont, daß paraneoplastisch auftretende Krankheitsbilder ja keineswegs nur spezifische Fernwirkung bösartiger Geschwülste seien, sondern identisch auch als Folge nichtmaligner Prozesse auftreten.

Die besonderen Beziehungen zwischen Neuropathie und Blastom machen uns damit zwei Fakten exemplarisch deutlich:

1. sie zeigen uns die Krebskrankheit in ihren allgemeineren Zusammenhängen,
2. sie sagen uns, daß diese Reaktionsformen keine ätiologischen sondern phänomenologische Entitäten im Sinne von Janzen sind und damit keine Krankheitsdiagnosen sein können; sie sind vielmehr Leitsymptom oder Leitsyndrom und stimulieren zu umfassender klinischer Untersuchung ohne voreilige Beendigung, wenn nötig: in immer erneuten Ansätzen.

Betrachtet man die relativ geringe Zahl von gesicherten Einzelbeobachtungen, auch etwa unsere 16 Fälle, bei denen entweder gleichzeitig oder dem neurogenen Leitsymptom folgend eine Neoplasie aufgetreten war, vergleicht man diese Zahlen mit allen identischen neurologischen Krankheitsbildern ohne Tumor-Krankheit wie aber auch mit allen Neoplasie-Patienten ohne Neuromyopathie, dann wird die Schwierigkeit einer statistisch gesicherten Zuordnung, der Häufigkeit oder gar feinerer epidemiologischer Parameter, deutlich. Auch aus diesem Grunde hatten wir vor einiger Zeit systematische Untersuchungen vorgenommen, die gegenwärtig von Zangemeister mit anderer Methodik fortgesetzt werden.

Wir haben 286 Frauen, bei denen maligne Blastome verschiedener Art histologisch gesichert worden waren, neurologisch untersucht und nach jedem Feinsymptom gefahndet. Keine dieser Patientinnen wies eine Enzephalopathie, Neuropathie oder Myopathie auf. Die Patientinnen waren hinsichtlich Alter und Krankheitsdauer nicht selektiert; einzige, vielleicht aber wichtige Einschränkung bezüglich der Auswahlfreiheit: alle Frauen befanden sich bei maximaler Therapie und engmaschiger ärztlicher Überwachung, bei intensiver nachgehender Fürsorge in sehr gutem Allgemeinzustand. Dies Kollektiv ist in seiner Zusammensetzung wenigstens teilweise vergleichbar mit einer Auswahl des von Croft und Wilkinson untersuchten, in dem sich in 6,6% aller Fälle Neuropathien gezeigt hatten (Tab. 2). Eine Interpretation, daß von den englischen Autoren auch Fälle aufgenommen worden seien, die nur subjektive Symptome hatten, kann nicht befriedigen; die Diskrepanz in den Zahlen ist zu groß. Wir glauben weniger an geopathologische Differenzen, vielmehr an besondere Bedingungen und Faktoren, wie wir sie von ebenfalls fakultativen toxischen oder metabolischen Polyneuropathien her kennen, etwa von der bei Alkoholabusus oder bei Porphyrie. Auf solche Zusammenhänge ist wiederholt hingewiesen worden.

So hat neuerlich auch Zangermeister (persönliche Mitteilung) gefunden, daß bei jüngeren, gut versorgten und optimal behandelten Patienten mit früh erkanntem Bronchi-

Tabelle 2. Paraneoplastisches Syndrom: Vergleich von 2 Kollektiven

	Croft and Wilkinson, 1965		Eigene Untersuchung 1967	
	Gesamt	davon mit NMP	Gesamt	davon mit NMP
Ovarial-Ca	55	9 = 16,4%	26	0
Uterus-Ca	76	1 = 1,3%	36	0
Collum/Cervix-Ca	144	3 = 2,1%	89	0
Vaginal/Vulva-Ca			4	0
Genital-Ca insgesamt	275	13 = 4,7%	155	0
Mamma-Ca	250	11 = 4,4%	97	0
Andere Blastome	345	19 = 5,5%	34	0
Maligne Blastome	870	43 = 4,9%	286	0

alkarzinom Neuromyopathien nicht häufiger auftreten, als in einer Vergleichsgruppe mit anderen, nichtneoplastischen Lungenerkrankungen. Ein signifikanter Unterschied besteht aber bei Patienten mit fortgeschrittenem, spät erkanntem, nicht maximal behandeltem Lungenkrebs!

Damit sind wir schon bei Fragen der Pathogenese: klinisch unwidersprochen gilt der Satz von Hadron, daß jede der genannten Neuromyopathien ein Alarmsymptom ist und auffordert, nach Krebs zu fahnden. Ob aber unmittelbare Beziehungen zum Krebs bestehen, wie z. B. bei den paraneoplastischen endokrinen Syndromen, ist noch ganz offen. Über Hypothesen ist man hinsichtlich der deskriptiv paraneoplastisch genannten Fälle von Neuromyopathien bislang noch nicht weit hinausgekommen. Einige Autoren, in neuerer Zeit Costa und Norris, nehmen eine toxische Einwirkung an, die von dem Blastom ausgeht und über eine Störung der Lipidsynthese die Neuropathie bewirkt. Hildebrandt und Coers sehen die Verbindung in einer allgemeineren Ernährungsstörung, die freilich ebenfalls nicht näher erklärt werden konnte. Die meisten Autoren vermuten eine multifaktorielle Beziehung; sie glauben, daß das Karzinom nur ein Teilfaktor sei, daß andere Bedingungen hinzukommen müssen, um eine Neuropathie zu erzeugen. Die vielfach diskutierte Virusätiologie von Tumoren führt bereits zu immunologischen Pathomechanismen.

So besitzt die Erklärung durch Immunreaktionen gegenwärtig wohl die größte Bedeutung. In deren Mittelpunkt steht bekanntlich das Faktum, daß bei Blastomen oftmals Antikörper gegen Hirn-, Nerven- und Muskelgewebe gefunden werden, nach verschiedenen Autoren zwischen 10 und 40%. Freilich sind damit Zusammenhänge keinesfalls bewiesen, lassen sich doch solche Antikörper auch bei anderen nichtneoplastischen Krankheiten, bei Blastom ohne Neuropathie und vice versa, schließlich sogar bei gesunden Personen gelegentlich nachweisen. So wird auch erörtert, ob solche Immunreaktionen, wie bei anderen Erkrankungen vermutet, nicht nur Epiphänomene sind.

Andererseits ist gesichert, daß zirkulierende Antigen-Antikörper-Komplexe ganz verschiedenartige Organveränderungen fakultativ hervorrufen könne, von denen nur das nephrotische Syndrom, die chronisch aggressive Hepatitis genannt seien; vielleicht gehört die Myasthenie hierher. Warum dann bei gleichartigen Malignomen in einem Fall eine Enzephalitis, im anderen eine Myositis entsteht, ist wiederum noch verborgen. Hier sei auch vermerkt, daß das Stützgewebe des Nervensystems, die Glia, niemals betroffen wird! Über die Pathoklise hat Frau Gerhard berichtet.

Wir haben zusammen mit K. Fischer von der Universitäts-Kinderklinik Hamburg-Eppendorf immunologische Untersuchungen durchgeführt (noch unveröffentlicht); dabei wurden in einzelnen Fällen von sog. paraneoplastischer Myasthenie und Polyneuropathie Antikörper gegen Muskulatur, Schilddrüse, auch Nervengewebe gefunden; eine lose Korrelation ergab sich aber nur zwischen Muskelantikörpern und klinischem Verlauf der Myasthenie ganz allgemein sowie zu den Ergebnissen der immunsuppressiven Therapie, auf die hier aber nicht weiter eingegangen werden soll.

Die bei den verschiedenen neurologischen Syndromen erhobenen histologischen Befunde sind in sich uneinheitlich, auch in ihrer Gesamtheit nicht miteinander zu vergleichen. Ein gemeinsames pathogenes Prinzip wird auch von daher nicht erkennbar. Einzige Gemeinsamkeit und Conditio sine qua non bleibt, daß keine blastomatösen Infiltrationen in den funktionsgestörten Strukturen gefunden werden. Uneinheitlich sind schließlich auch die Liquorbefunde, die völlig normal sein könne, die aber in hoher Zahl, wiederum ohne erkennbares Prinzip einer Zuordnung, eine Eiweißerhöhung bis zu mehreren hundert mg-% bei meist normaler Zellzahl aufweisen können. Konstante biochemische Parameter gibt es weder im Liquor noch in anderen Körperflüssigkeiten.

Damit stehen wir vor Beobachtungen, die wir noch nicht erklären können: divergierende Ergebnisse systematischer Untersuchungen in verschiedenen Ländern; scheinbare Wahllosigkeit des neurogenen Syndroms; Fehlen spezifischer histologischer und biochemischer Befunde; uneinheitliche und inkonstante Immunreaktionen. Ein innerer Zusammenhang zwischen Blastom und Neuropathie oder Myopathie ist somit noch nicht bewiesen, er läßt sich auch aus klinischen Befunden nicht zwingend ableiten.

Bisher bleibt letztlich nur die formale Beziehung aus der allerdings eindringlichen Kasuistik. Der Begriff „paraneoplastisches Syndrom" trifft den Sachverhalt dabei wohl am besten; die angloamerikanische Bezeichnung „karzinomatöse Neuromyopathie" ist zwar einprägsam, aber begrifflich falsch und für den Einzelfall unerlaubt. Das Wort „Paraneoplasie" ist mißverständlich und sollte vermieden werden. Die Erforschung der vermuteten inneren Zusammenhänge ist aber deshalb so notwendig, weil sich neue, wichtige Aspekte sowohl für das Krebsproblem als auch für die Pathogenese häufiger Reaktionsformen des neuromuskulären Systems ergeben können, welche bisher vielfach als Entitäten angesehen worden sind und noch werden. Wichtigste Aufgabe ist dabei für den Kliniker die nicht erlahmende, immer neu angesetzte Analyse und umfassende Diagnostik in jedem einzelnen Fall von ungeklärter Neuromyopathie.

Therapeutische Entscheidungen, zweiter Teil des heutigen Rahmenthemas, können hier bei der Vielfalt neurologischer Syndrome und neoplastischer Erscheinungsformen nicht einzeln abgehandelt werden. Symptomatische neurologische wie aber auch kausale internistische Therapie erfordern jeweils spezielle Überlegungen. Für die umfassendere Allgemeinbehandlung mag immerhin nochmals hervorgehoben sein, daß wir eben bei optimal versorgten, anhaltend therapierten Krebspatienten selten oder nie eine Neuromyopathie fanden!

Literatur

Alajouanine, Th., Boudin, G., Blatrix, Ch: Etude anatomodinique et interprétation physiopathologique d'une polyradiculonévrite néoplastique cancéreuse métastase d'un néo du rein. Bull. Mem. Soc. Méd. Hôp. Paris, 700–704 (1952). – Balzereit, F.: Polyneuropathien. In: Innere Medizin in Praxis und Klinik, Band II. (Hrsg. H. Hornbostel, W. Kaufmann, W. Siegenthaler). Stuttgart: Thieme 1973. – Baumberger, K., Mumenthaler, M.: Neurologische Syndrome als Fernwirkung maligner Tumoren. Schweiz. med. Wschr. **101**, 452–460

(1971). – Bischoff, A.: Die Polyneuropathien – Polyneuritiden. Akt. Neurol. **1**, 149–152 (1974). – Coirault, R., Larcan, A., Davidou, P.: Le syndrome de Guillain-Barré. (Eds. Masson et Cie.). Paris 1958. – Croft, P. B., Wilkinson, M.: The incidence of carcinomatous Neuromyopathy with various types of Carcinoma. Brain **88**, 427 (1965). – Erbslöh, F.: Die polytopen Erkrankungen des peripheren Nervensystems. In: Almanach für Neurologie und Psychiatrie (Hrsg. W. Schulte). München 1967. – Hadorn, W.: Alarmsignale bei Karzinomen der inneren Organe. Med. Klin. 2165 (1962). – Henson, R. A., Russell, Ds., Wilkinson, M.: Carcinomatous neuropathy and myopathy. A clinical and pathological study. Brain **77**, 82 (1954). – Janzen, R.: Reaktionen des Nervensystems und Malignome. In: Krebsforschung und Krebsbekämpfung, Band VI. (Hrsg. H. E. Bock). München-Berlin-Wien: Urban und Schwarzenberg 1967. – Janzen, R., Balzereit, F.: Über unsere Erfahrungen bei Polyneuropathien. Internist **7**, 146–157 (1966). – Lennox, B., Prichard, S.: The association of bronchial carcinoma and peripheral neuritis. Quart. J. Med. **19**, 97 (1950). – Neundörfer, B.: Differentialtypologie der Polyneuritiden und Polyneuropathien. Schriftenreihe Neurologie Nr. 11. Berlin-Heidelberg-New York: Springer 1973. – Rasenack, U.: Die paraneoplastische Polyneuromyopathie. Med. Klin. **70**, 2066–2068 (1975). – Remak, E.: Beschäftigungsneurosen. In: Realenzyklopädie der gesamten Heilkunde (Hrsg. A. Eulenberg), 3. Aufl., Bd III. Wien und Leipzig 1894. – Scheid, W.: Diagnose und Differentialdiagnose der Polyneuritiden. Wien. med. Wschr. **117**, 259 (1967). – Sluga, E.: Polyneuropathien. Schriftenreihe Neurologie Nr. 14. Berlin-Heidelberg-New York: Springer 1974. – Studer, H.: Paraneoplastische Syndrome. Schweiz. med. Wschr. **103**, 1429–1431 (1973). – Thomas, C.: Das paraneoplastische Syndrom. Med. Klin. **70**, 2053–2065 (1975). – Thomas, C., Zengerling, W., Noetzel, H.: Neurologische Formen des paraneoplastischen Syndroms. Stuttgart-New York: Schattauer 1972. – Wieck, H. H.: Probleme der Polyneuritiden. Fortschr. Neur. **23**, 379 (1955).

Diagnostische und therapeutische Entscheidungen bei metabolisch/toxisch entstandenen neurogenen Leitsymptomen innerer Krankheiten

Bernhardt, W. (Neurolog. Univ.- u. -Poliklinik, Hamburg-Eppendorf)

Referat

Den metabolisch/toxisch entstandenen, neurogenen Leitsymptomen fehlt die hohe Spezifität, die manchmal mit einem Leitsymptom verknüpft ist [28, 29]. Sie leiten nicht die Richtung der diagnostischen Entscheidungen, aber sie sind der Motor, weil sie im einzelnen Fall oft das erste Signal sind, das umfassende diagnostische Bemühungen herausfordert [41, 45]. Die neurologische Symptom-Diagnose fördert nicht das klinische Problem des Einzelfalles; denn diese Leitsymptome gehören zu den phänomenologisch identischen, polygenetischen Reaktionen des Nervensystems: Tabelle [42].

In etwa 60% der Fälle werden schon durch eine gründliche internistische Untersuchung nach den üblichen Regeln gravierende Veränderungen entdeckt, zum Beispiel ein Diabetes mellitus, eine Leberzellschädigung, eine chronische Pyelonephritis. Hier stellt sich die erste diagnostische und therapeutische Entscheidung: Sind die neurogenen Leitsymptome hinsichtlich ihrer Entstehung damit wirklich schon aufgeklärt? Erübrigen sich weitere diagnostische Schritte, zumal wenn ein Grundleiden, etwa ein Aethanolabusus mit seinen Folgen, lange bekannt ist?

I.

Die neurogenen Leitsymptome entstehen durch Dekompensation im Metabolismus. Nur wenige, obligat wirkende Gifte wie Triorthokresylphosphat oder Thallium [65] belasten das vielfach gesicherte Fließgleichgewicht des Stoffwechsels [10] so stark, daß bereits

Tabelle 1. Polygenetische, aber phaenomenologisch identische Reaktionsformen des Nervensystems: neurogene Leitsymptome innerer Krankheiten [45]

1. Myo-Polyneuro-Myelo-Encephalopathien

2. Systematrophien

3. Zerebrale Anfälle
   epileptische Reaktionen
   synkoptische Reaktionen
   diakoptische Reaktionen

4. Migräne

5. Akuter exogener Reaktionstyp (Bonhoeffer)

eine singuläre Noxe Dekompensation herbeiführt. Erfahrungsgemäß gehen Lebercirrhosen eher selten mit neurogenen Symptomen einher [63]. Nicht alle Alkoholiker erfahren trotz langer Dauer und hoher Intensität des Alkoholismus eine neurogene Komplikation. Schon diese Selektion erfordert, daß man auf weiterer Exploration selbst dann bestehen muß, wenn bereits wesentliche internistische Gesundheitsstörungen bekannt sind oder nachgewiesen werden.

Alle zunächst *kryptogenetisch bleibenden, neurogenen Leitsymptome* enthalten immer einen Imperativ.

II.

Die zweite Gruppe der diagnostischen Entscheidungen betrifft die Richtung der zusätzlichen, über die tägliche Routine hinausgehenden Maßnahmen. Die Richtung wird von der Anamnese bestimmt.

Bei einer 51jährigen Patientin waren Feinsymptome einer funikulären Myelose aufgetreten. Vitamin B_{12} wurde regelrecht absorbiert, gemessen an der Ganzkörperretention von ^{58}Co-markierter Substanz. Jahrelang sich wiederholendes Völlegefühl, Aufstoßen, gelegentliche Durchfälle, die als Zeichen für eine Unverträglichkeit ganz verschiedener Speisen angesehen worden waren, drängten den Verdacht auf, daß Malabsorption doch eine Rolle spiele.

Oral angebotene Galaktose erreichte im Kapillarblut eine viel geringere Konzentration als bei Kontrollpersonen (Abb. 1). Aus einem oral verabfolgten Gemisch von Galaktose und Glukose erschien nur Glukose im Kapillarblut (Abb. 2). Wurden Galaktose und Glukose dagegen als Disaccharid Laktose angeboten, so wurde reichlich Galaktose aufgenommen (Abb. 3). Die Laktase wirkt hier als Brücke. Der Defekt läßt sich im Bürstensaum der Mukosa vermuten [57, 67]. Hier sind zahlreiche aktive Transportschritte lokalisiert, auch für die Absorption von Aminosäure [56, 59]. Die histologische und biochemische Untersuchung von Dünndarm-Mukosa ist in derartigen Fällen indiziert, zumeist wird eine chronische Enteritis diagnostiziert.

Zum Glück stehen zunehmend mehr Möglichkeiten zur Verfügung, um die *enterale Absorption* verschiedener Kofaktoren und Aminosäuren zu messen: Vitamin B_1 [1, 60], Eisen [30, 31], Glycin [16]. Malabsorption von Vitamin B_{12} ist eine eher seltene Bedingung funikulärer Myelosen [70]. Das unterstreicht den Wert von Suchreaktionen wie der oralen Belastung mit Galaktose [5] oder Trehalose [12]; sie prüfen nicht hart vorbei am Defekt, wie mancher hochgeschätzte spezifische Test.

557

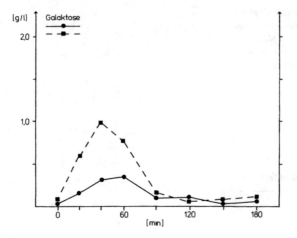

Abb. 1. Galaktose-Konzentration im Kapillarblut nach 40 g Galaktose oral. ■ = H. K., 30jährige Frau, Kontrollperson. ● = G. P., 51jährige Frau, klinische Diagnose: funikuläre Myelose

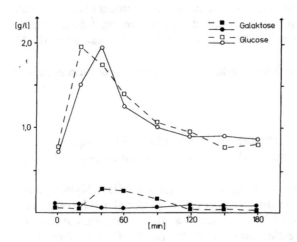

Abb. 2. Galaktose- und Glucose-Konzentration im Kapillarblut nach 40 g Galaktose zugleich mit 40 g Glucose oral. ■, □ = H. K., 30jährige Frau, Kontrollperson. ●, ○ = G. P., 51jährige Frau, klinische Diagnose: funikuläre Myelose. Dieselben Probanden wie in Abb. 1

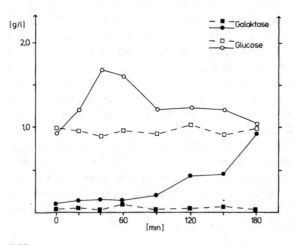

Abb. 3. Galaktose- und Glucose-Konzentration im Kapillarblut nach 80 g Laktose oral. ■, □ = H. K., 30jährige Frau, Kontrollperson ohne Laktase. ●, ○ = G. P., 51jährige Frau, klinische Diagnose: funikuläre Myelose. Dieselben Probanden wie in den Abb. 1 u. 2

558

Prüfungen der Digestion und Absorption werden unter standardisierten Bedingungen ausgeführt: Die begleitenden Voraussetzungen unterscheiden sich daher von denen während einer mit Appetit verzehrten Mahlzeit [4]. In die Wertung von Befunden muß dieser Gesichtspunkt eingehen.

Hohen Wert besitzen *Suchreaktionen* in den Fällen, deren Anamnese keine Richtung der Exploration mit bestimmten Laboratoriumsmethoden vorgibt. Hier findet auch die Liquoruntersuchung ihren Platz; denn sie dient nicht nur der Suche nach einer entzündlichen Reaktion, sondern die Analyse der Liquorproteine kann wichtige Hinweise geben, zumal das Material jetzt nativ untersucht wird, trotz der geringen Proteinkonzentration [3, 23, 25, 80].

Erhöhte Kreatinausscheidung ist kein Reservat der neurologischen und internistischen Myologie. Sie zeigt allgemein eingreifende, insbesondere den Energiehaushalt treffende Störungen an. Die Häufigkeitsverteilung der Kreatinwerte unterscheidet nicht zwischen einer Gruppe von Patienten mit einem muskulatrophisierenden Prozeß (Abb. 4) und einer Gruppe mit Diabetes mellitus, Hyperthyreose, Leberzellschädigung, Intoxikation oder Neoplasma, also mit allgemein eingreifender Gesundheitsstörung (Abb. 5). Am Beispiel eines metastasierenden Melanoms sei demonstriert, wie Kreatinurie und Kreatinspiegel

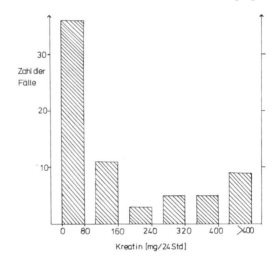

Abb. 4. Häufigkeitsverteilung der Kreatinausscheidung im Harn: Patienten mit einem muskelatrophisierenden Prozeß [6]

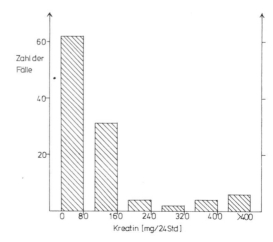

Abb. 5. Häufigkeitsverteilung der Kreatinausscheidung im Harn: Patienten mit eingreifenden Allgemeinkrankheiten, aber ohne Muskelatrophien [6]

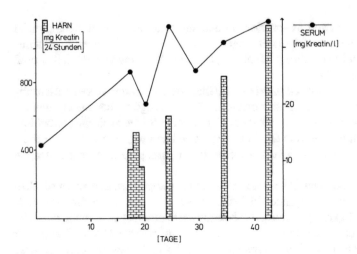

Abb. 6. Kreatinausscheidung im Harn (linke Ordinate, Säulen) und Kreatinkonzentration im Serum (rechte Ordinate, Kurve). Verlaufsbeobachtung bei einem 43jährigen Mann, klinische Diagnose: metastasierendes Melanoblastom [6]

im Serum mit dem Fortschreiten des malignen Prozesses zunehmen (Abb. 6). Grundlage des Phänomens ist eine Reaktion der Muskulatur, die viele innere Erkrankungen begleitet [71], ohne gleich die Strukturen irreversibel zu schädigen und Muskelatrophie herbeizuführen. Die Bestimmung von Kreatin im Harn eignet sich demnach ebenfalls als Suchreaktion. Obwohl lange bekannt ist, daß Entgleisungen im Endokrinium mit erhöhter Kreatinausscheidung einhergehen [2, 72] hat die Methode bisher keinen Eingang als Suchreaktion gefunden, weil ein zuverlässiger Normalwertbereich fehlte. Die „klinische Grenze" [21] während Normalkost liegt bei 80 mg/Tag; sie ist identisch für Männer und Frauen [6].

Die Analyse des Metabolismus von Patienten mit neurogenen Leitsymptomen stößt häufig auf das *Problem des Normalwertbereiches*. Die diabetische Amyotrophie erhält ihr Adjektiv „diabetisch", weil gleichzeitig ein Diabetes mellitus festgestellt wird, und zwar meist ein milder – also ein Grenzfall, vom Normalwertbereich aus betrachtet. Das Adjektiv verführt trotzdem zu der unzureichenden Interpretation: Kausaler Zusammenhang [6, 66]. Das Syndrom ist bis heute nicht aufgeklärt.

Oft gründet sich die Annahme einer diabetischen Stoffwechsellage auf das Ergebnis der Glukosetoleranz-Tests. Patienten mit neurogener Muskelatrophie – zum Beispiel mit dem Syndrom der myatrophischen Lateralsklerose – erreichen nach 100 g Glukose oral durchweg höhere Glukosekonzentrationen im Kapillarblut als eine Kontrollgruppe ohne Muskelatrophie (Abb. 7). Trägt man den jeweils höchsten Glukosespiegel nach oraler Belastung in Abhängigkeit von dem Verlust an funktionstüchtiger Muskelmasse ein, gemessen an der Abnahme der Kreatininausscheidung (Abb. 8), so ergibt sich eine lineare Korrelation von hoher Signifikanz [24]. Die Insulinsekretion ist in diesen Fällen regelrecht oder eher stark ausgeprägt. Die funktionstüchtige Muskelmasse muß demnach in die *Wertung der Glukosetoleranz* eingehen; umgekehrt muß reduzierte Glukosetoleranz die Frage nach einer Beeinträchtigung der Muskulatur aufwerten [17]. Damit ist die Forderung nach bestimmten bi- und multivarianten Normalwertbereichen [52] erhoben, insbesondere solchen mit enger Korrelation der Variablen.

In der Liquordiagnostik, für die wir uns als Neurologen verantwortlich fühlen, ist die Wertung der Befunde kaum denkbar ohne mehrdimensionale Betrachtung [8].

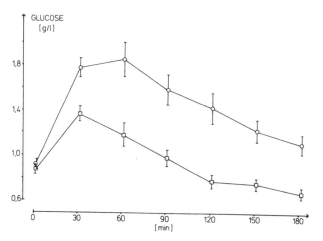

Abb. 7. Glucose im Kapillarblut nach 100 g Glucose oral zum Zeitpunkt Null. Eingetragen sind der Mittelwert (x̄) und die Standardabweichung des Mittelwertes (s_x̄). — ○ = Patienten mit neurogener Muskelatrophie, Syndrom der myatrophischen Lateralsklerose (n = 8); □ = gleichaltrige Kontrollpersonen (n = 8) [24]

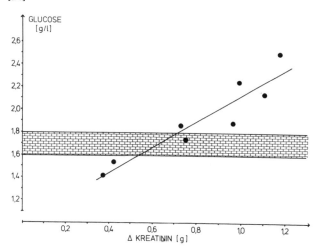

Abb. 8. Glucosetoleranz-Test mit 100 g Glucose oral. Patienten mit neurogener Muskelatrophie, Syndrom der myatrophischen Lateralsklerose; dieselben Probanden wie in Abbildung 7. — Ordinate: Höchste Konzentration der Glucose im Kapillarblut während des Glucosetoleranz-Tests. Abszisse: Minderung der Kreatininausscheidung gegenüber dem Sollwert für eine muskelgesunde Person gleichen Körpergewichtes. Schraffiert: Normalwertbereich für die konventionelle Wertung der Ergebnisse. Die Gleichung der Regressionsgeraden lautet: $y = 1,1x + 1,0$. Der Korrelationskoeffizient (Pearson-r) beträgt 0,93 und ist signifikant verschieden von Null auf dem 0,1%-Niveau [24]

Die Suche nach exogen/endogen-toxischen Einflüssen muß auch seltene Möglichkeiten berücksichtigen, dabei das richtige Untersuchungsmaterial wählen und viele Bestimmungsmethoden konsiliarisch heranziehen, weil selbst ein großes Klinikum nicht alle Methoden zuverlässig beherrschen kann, zum Beispiel bei Verdacht auf Morbus Wilson Kupfer im Harn, noch gezielter im Leberpunktat [22, 27, 50, 76], wenn die Entnahme der Probe den Patienten nicht gefährdet wegen der Gerinnungsstörung; Blei im Serum, auch wenn keine Exposition zu erfragen ist; Delta-amino-laevulinsäure im Harn [73]. Neurogene Leitsymptome der Porphyrie [62], sind eher die Regel als die Ausnahme. Ganz verschiedene „Xenobiotika" induzieren Delta-aminolaevulinsäure-synthetase [61] ebenso wie das Cytochrom P-450 [78, 79] und weitere Enzyme des *Fremdstoffwechsels* in dem endoplasmatischen Reticulum der Leber [64, 68]. Dieses System kann auch zur Giftung [34] harmloser Verbindungen führen, weil reaktionsfähige Gruppen entstehen, die zu kovalenten Bindungen mit Proteinen führen, sobald die Entgiftung durch Addition von Glutathion versagt [13, 47]. Wahrscheinlich entsteht ebenfalls auf diesem Wege erst das alkylierende Agens, das für die toxische und carcinogene Wirkung des Vinylchlorids verantwortlich ist [11].

Auch Fremdstoffe und Pharmaka, welche klinisch wenig eingreifend wirken, können eine latente Gesundheitsstörung über die Schwelle heben [40]; sie sind dann nicht etwa die Ursache der Erkrankung, sondern lediglich eine conditio sine qua non, das heißt zwar eine Ursache im juristischen Sinne, medizinisch ist aber vielmehr das Bündel aller Bedingungen zu analysieren. Dazu gehören auch die konstitutionellen Besonderheiten [26].

III.

Eine dritte Gruppe diagnostischer Entscheidungen stellt sich dann, wenn alle diese Explorationen keine relevante Bedingung zutage fördern. Wurde zum falschen Zeitpunkt untersucht, zur falschen Tageszeit, im Intervall? Ist die vermutete, metabolische Störung nur durch Belastung aus der Latenz zu heben [4]? Müssen die Bedingungen, unter denen das Probematerial abgenommen wird, strenger standardisiert werden?

Da die Intensität der neurogenen Leitsymptome keine Aussage enthält über Ausmaß und Gewicht der zugrunde liegenden Störung, ist es sinnvoll, auch Blutverwandte ohne klinische Zeichen zu untersuchen. Nicht nur „solitäre" Muskeldystrophien erweisen sich dann bisweilen als genetisch fixiert in der mütterlichen und väterlichen Linie zugleich. Eine solche Konstellation drängt nochmals zur Suche nach einem exogenen, auch infektiösen Agens. Gefährdet quoad vitam, zum Beispiel durch einen Mangel an Transportproteinen oder durch eine kryptogenetische Amyloidose, kann auch der *Angehörige* eines Patienten sein, dessen neurogene Leitsymptome die Sippenuntersuchung initiiert hatten. Das Problem der Selektion aufgrund von Konstitution oder Kondition ist eng verknüpft mit den trotz aller Mühen kryptogenetisch bleibenden, neurogenen Leitsymptomen [44].

Am Beispiel der Galaktosamin-Hepatitis, die im Rahmen dieser Tagung behandelt wird [19], ist die Bedeutung kurzfristiger *Episoden eines Metabolit-Defizits* erkannt worden [20]. Die Konzentration bestimmter Urazil-Nukleotide darf nur beschränkt und vor allem zeitlich begrenzt schwanken. Ist die Frist überschritten, entsteht eine strukturelle Läsion, selbst wenn die Metabolit-Konzentrationen danach die sogenannte Norm wieder dauerhaft erreichen [51], – ein Vorgang also, den die Anamnese erfassen muß: Natur, Ausmaß und Zeitverhalten der Belastung als Charakteristika der äußeren Kondition; körperliche Aktivität, frühere Erkrankungen, andere, gleichzeitige oder vorausgegangene Belastungen als Grundlagen der inneren Kondition; genetisch fixierte, ohne Belastung aber stets kompensierte Engpässe im Metabolismus, etwa bei Heterozygoten, als Grundlage der Konstitution. *Regulationsmechanismen* [35], die während dieser Auslenkung des Stoffwechselgleichgewichtes beansprucht werden, sind nicht immer ohne weiteres Signal reversibel [37], zumal wenn dabei Enzyme chemisch modifiziert werden, durch Knüpfen oder Lösen kovalenter Bindungen [36].

Wer hätte nicht schon verzweifelt vor einem Berg klinischer und klinisch-chemischer Normalbefunde gestanden, die oft gerade bei schwerkranken Patienten mit fortschreitender, degenerativer Neuropathie und Kachexie erhoben werden? Wir suchen offenbar an falscher Stelle. Fortschritte der Grundlagenforschung über die selektive Kontrolle der

Proteinasen [38] beanspruchen daher unmittelbares klinisches Interesse. Mangel an Koenzymen enthemmt den Katabolismus von Enzymproteinen [48, 49].

Die Grenzen der gegenwärtig verfügbaren und klinisch nutzbaren Erkenntnisse verlangen, daß in dieser dritten Gruppe diagnostischer Entscheidungen auch der Entschluß seinen Platz findet, die immer eingreifender und kostspieliger werdende, schließlich nur noch ungezielt laufende Diagnostik zu beenden. Das offene, anhaltende Diagnostizieren während der *Verlaufbeobachtung* fördert dann oft noch das kritische Detail zutage.

IV.

Auch wenn man das kritische Detail noch abwartend sucht, brauchen *therapeutische Entscheidungen* nicht aufgeschoben zu werden. Die neurogenen Leitsymptome sind Ausdruck einer Dekompensation des Fließgleichgewichtes: Vielfältige, verschiedene Bedingungen wirken zusammen, ganz selten liegt eine singuläre Noxe zugrunde.

Daraus resultieren die wesentlichen Gesichtspunkte:

1. Die Therapie der neurogenen Leitsymptome ist zuerst eine symptomatische; wenn sie sich noch nicht auf eine Bedingung richten kann.

2. Eine Monotheraphie ist von vornherein nicht anzustreben.

3. Förderlich sind alle Maßnahmen, die das Stoffwechselgleichgewicht entlasten können.

Strangparaesthesien begleiten viele metabolische Myelopathien, besonders die paraneoplastischen. Die Qualen schwinden oft nach wenigen Infusionen von hohen Dosen Pantothensäure. Den Schluß ex juvantibus — ohnehin einer der gewagtesten — auf eine Vitamin-Verarmung braucht nicht zu ziehen, wer bedenkt, daß ein Fließgleichgewicht auch an solchen Stellen beeinflußt werden kann, die nach herkömmlicher Art als „im Normbereich liegend" gelten. Die Meinung, eine Verordnung von Vitaminen sei in Mitteleuropa obsolet geworden, zeugt von wenig Phantasie. In bestimmten Fällen ist eine ungewöhnlich geringe Affinität des Koenzyms zum Apoenzym anzunehmen [75]. Bei manchen epileptischen Reaktionen, insbesondere des Neugeborenen, sind vermutlich deshalb höchste Dosen von Vitamin B_6 das einzig wirksame Antikonvulsivum [39, 77].

Unter Gesichtspunkten der *Rekompensation* ist es nicht abwegig, Myelosen oder Encephalopathien älterer Menschen mit Digitalis zu behandeln, selbst wenn das neurogene Leitsymptom keine vasculäre Störung anzeigt und die allgemein-internistische Untersuchung keine „klassischen" Zeichen der Herzinsuffizienz nachweisen kann.

Verantwortungsvolle therapeutische Entscheidungen sind zu tragen, wenn der Arzt sich zu einer Verordnung gezwungen sieht, die ihrerseits das Stoffwechselgleichgewicht zusätzlich belastet. Die Erwägung gilt vor allem für eine Langzeittherapie: Das Leitsymptom epileptische Reaktion entsteht auf dem Boden erhöhter Anfallbereitschaft [43] und zeigt Dekompensation an. Ein Fremdstoff wie Diphenylhydantoin, als Antikonvulsivum chronisch verabreicht, wird das bedrohliche Symptom in Schach halten, das ohnehin dekompensierte Gleichgewicht des Stoffwechsels aber zusätzlich auslenken. Demnach sind gerade diese Fälle durch gravierende Nebenwirkungen während antikonvulsiver Langzeitbehandlung gefährdet, so daß eine solche Verordnung überhaupt nur zu verantworten ist, wenn die Konzentration des Medikamentes und seiner Metabolite im Serum, Harn [7, 58] oder im Speichel [74] laufend überwacht wird. Eine Therapie dieser Art besitzt weitere Schattenseiten: Sie deckt das Leitsymptom zu, der Impetus zur Diagnostik erlischt, und man kann nicht mehr prüfen, welche Maßnahmen Rekompensation herbeiführen. Viele Medikamente, nicht nur die Antikonvulsiva [9, 14, 18, 33, 53, 54, 69], stören außerdem die enterale Absorption [15, 32, 55].

Ausgangspunkt der therapeutischen Entscheidungen ist daher eine Diätetik im allgemeinen Sinne: Regelung der Lebensweise und der Ernährungsgewohnheiten, des Tagesrhythmus; Vermeidung aller exogenen Noxen. Diese neurogenen Leitsymptome rufen nicht nach einem Neurologen als Spezialisten: Aufgerufen ist der allgemein und internistisch durchgebildete Arzt.

Zusammenfassung

Die metabolisch/toxisch entstandenen, neurogenen Leitsymptome gehören zu den polygenetischen, phaenomenologisch aber identischen Reaktionen des Nervensystems. Sie sind oft das erste Signal einer Dekompensation im Fließgleichgewicht des Stoffwechsels. Sie leiten nicht die Richtung der diagnostischen Entscheidung, aber sie sind der Motor. Weitere Exploration ist selbst dann notwendig, wenn bereits wesentliche internistische Gesundheitsstörungen bekannt sind: Die umfassende Untersuchung wird von der Anamnese gelenkt. Suchreaktionen (Beispiel: die Prüfung der enteralen Absorption mit Mono- und Disacchariden) bringen in dieser Phase größeren Gewinn als hoch-spezifische Tests, die manchmal hart am Defekt vorbeisehen. Die Wertung der klinisch-chemischen Befunde stößt angesichts gravierender, neurogener Leitsymptome besonders häufig auf das Problem des Normalwertbereichs (Beispiel: die Glukosetoleranz hängt zusammen mit der funktionstüchtigen Muskelmasse). Die Suche nach toxischen Einflüssen muß Giftungsreaktionen berücksichtigen.

Kurzfristig, längst vergangene Episoden eines Metabolit-Defizits müssen eruiert werden. Steht man vor einem Berg von Normalbefunden — trotz neurogener Leitsymptome, so sollten Angehörige untersucht werden. Das kritische Detail ist in den meisten Fällen doch in der Anamnese verborgen und wird schließlich entdeckt während anhaltender, sorgfältiger Verlaufsbeobachtung, wenn man das Problem der Selektion aufgrund von Konstitution und Kondition nicht aus den Augen verliert.

Eine singuläre Noxe liegt selten zugrunde. Eine Monotherapie ist daher von vornherein nicht anzustreben. Rekompensation des Fließgleichgewichtes kann auch erreicht werden durch Eingriffe an solchen Stellen, die als „im Normbereich liegend" gelten: metabolische Myelosen älterer Menschen bessern sich oft während einer Digitalis-Therapie.

Literatur

1. Bammer, H. G.: Die B-Vitamine aus neurologischer Sicht. Z. Neurol. **202**, 165—176 (1972). — 2. Bansi, H. W.: Krankheiten der Schilddrüse, In: Handbuch der Inneren Medizin. 4. Auflage, Band 7, Teil 1, S. 701—706. (Hrsg. F. Bahner, H. W. Bansi, G. Fanconi, W. Zimmermann). Berlin-Göttingen-Heidelberg: Springer 1955. — 3. Bauer, H.: Physiologie und Pathologie des Liquors. In: Klinik der Gegenwart. Band 4, S. E 367—E 388d. (Hrsg. R. Cobet, K. Gutzeit, H. E. Bock, F. Hartmann). München-Berlin: Urban & Schwarzenberg 1967. — 4. Bernhardt, H.: Diagnostische Probleme. Med. Klin. **52**, 1914—1915 (1953). — 5. Bernhardt, W.: Orale Galactosebelastung als Resorptionsprüfung? Med. Klin. **67**, 1393—1397 (1972). — 6. Bernhardt, W.: Erhöhte Kreatinausscheidung. Wertung der Befunde. Habilitationsschrift. Hamburg 1975. — 7. Bernhardt, W., Weisner, B.: Sicherheit und Wirksamkeit antikonvulsiver Langzeittherapie. Der Beitrag gaschromatographischer Messungen. Zentralbl. ges. Neurol. Psychiat. **212**, 209 (1975). — 8. Bernhardt, W., Weisner, B.: Bivariater Normalwertbereich von Immunglobulin G und Albumin in lumbal entnommenem Liquor cerebrospinalis. Z. Klin. Chem. Biochem., Manuskript eingereicht. — 9. Bernstein, L. H., Gutstein, S., Weisner, S., Efron, G.: The absorption and malabsorption of folic acid and its polyglutamates. Amer. J. Med. **48**, 570—579 (1970). — 10. Bertalanffy, L. von: Biophysik des Fließgleichgewichts. Eine Einführung in die Physik offener Systeme und ihre Anwendung in der Biologie. Braunschweig: Vieweg 1953. — 11. Bolt, H. M., Kappus, H., Buchter, A., Bolt, W.: Metabolism of vinyl chloride. Lancet **1975 I**, 1425. — 12. Bolte, J. P., Schönhage, F., Förster, E., Knolle, J., Meyer zum Büschenfelde, K. H.: Zur diagnostischen Bedeutung der Trehalose-

Belastung bei Malabsorptionssyndromen. Dtsch. med. Wschr. **98**, 1358–1362 (1973). – 13. Boyland, E.: Mercapturic acid conjugation. In: Handbuch der experimentellen Pharmakologie. Vol. XXVIII/2 (Hrsg. O. Eichler, A. Farah, H. Herken, A. D. Welch); Concepts in Biochemical Pharmacology. Part 2, p. 584–608 (Eds. B. B. Brodie, J. R. Gilette). Berlin-Heidelberg-New York: Springer 1971. – 14. Caspary, W. F.: Inhibition of intestinal calcium transport by diphenylhydantoin in rat duodenum. Naunyn-Schmiedeberg's Arch. Pharmacol. **274**, 146–153 (1972). – 15. Caspary, W. F.: Digestiv-resorptive Funktion der Dünndarmschleimhaut. Dtsch. med. Wschr. **100**, 1603–1610 (1975). – 16. Clark, M., Silk, D. B. A.: Amino acid and peptide absorption in patients with normal and abnormal jejunal morphology. In: Biochemical and clinical aspects of peptide and amino acid absorption. P. 93–101. (Hrsg. K. Rommel, H. Goebell). Stuttgart-New York: Schattauer 1973. – 17. Collis, W. J., Engel, W. K.: Glucose metabolism in five neuromuscular disorders. Neurology (Chic.) **18**, 915–925 (1968). – 18. Dahlke, M. B., Mertens-Roesler, E.: Malabsorption of folic acid due to diphenylhydantoin. Blood **30**, 341–351 (1967). – 19. Decker, K.: Nutzen und Grenzen des Galaktosamin-Modells. Verh. Dtsch. Ges. Inn. Med. **82** (1976). – 20. Decker, K., Keppler, D.: Galactosamine hepatitis: key role of the nucleotide deficiency period in the pathogenesis of cell injury and cell death. Rev. Physiol. Biochem. Pharmacol. **71**, 77–106 (1974). – 21. Elveback, L. R., Guillier, C. L., Keating, F. R.: Health, normality, and the ghost of Gauss. J. Amer. Med. Assoc. **211**, 69–75 (1970). – 22. Evans, G. W., Dubois, R. S., Hambridge, K. M.: Wilson's disease: identification of an abnormal copper-binding protein. Science **181**, 1175–1176 (1973). – 23. Felgenhauer, K.: Vergleichende Disc-Elektrophorese von Serum und Liquor cerebrospinalis. Stuttgart: Thieme 1971. – 24. Frerk, C., Weisner, B.: Zusammenhang der Glucosetoleranz mit der funktionstüchtigen Muskulatur. Kongreßber. Nordwestdtsch. Ges. Inn. Med., 86. Tagung, Hamburg 1976. Lübeck: Hansisches Verlangskontor 1976, im Druck. – 25. Glasner, H., Wenig, Ch.: Zur Pathophysiologie der Liquorimmunglobuline. Klin. Wschr. **51**, 806–809 (1973). – 26. Goedde, H. W.: Pharmakogenetik: Variabilität von Arzneimittelwirkung und Stoffwechselreaktionen. Internist **15**, 27–39 (1974). – 27. Goedde, H. W., Benkmann, H. G., Lange, J., Harders, H.: Quantitative Bestimmung und Phänotypisierung des Cäruloplasmins bei Morbus Wilson. Klin. Wschr. **53**, 731–734 (1975). – 28. Gross, R.: Über diagnostische und therapeutische Entscheidungen. Klin. Wschr. **53**, 293–305 (1975). – 29. Gross, R.: Zur allgemeinen Theorie der medizinischen Diagnostik und Therapie. Geburtsh. Frauenheilk. **35**, 573–582 (1975). – 30. Heinrich, H. C., Gabbe, E. E., Kugler, G., Pfau, A. A.: Nahrungs-Eisenresorption aus Schweine-Fleisch, -Leber und -Hämoglobin bei Menschen mit normalen und erschöpften Eisenreserven. Untersuchungen zur diätetischen Eisen-Prophylaxe und Therapie. Klin. Wschr. **49**, 819–825 (1971). – 31. Heinrich, H. C., Gabbe, E. E., Kugler, G., Whang, D. H., Hausmann, K., Bartels, H., Kuse, R., Meinecke, K. H., Kügler, S., Stelzner, F.: Diagnostischer $^{59}Fe^{2+}$-Resorptions-Test und diffus verteiltes Reserveeisen der Knochenmarksmakrophagen bei Magenmucosaatrophie und nach Magen-⅔-Resektion bzw. totaler Gastrektomie. Klin. Wschr. **49**, 825–835 (1971). – 32. Heinrich, H. C., Oppitz, K. H., Gabbe, E. E.: Hemmung der Eisenabsorption beim Menschen durch Tetracyclin. Klin. Wschr. **52**, 493–498 (1974). – 33. Herrath, D. von: Vitamin-D- und Kalziumstoffwechselstörungen unter antiepileptischer Therapie. In: Antiepileptische Langzeitmedikation. (Hrsg. H. Helmchen, L. Diehl), S. 15–27. Basel: Karger 1975. – 34. Heubner, W.: Über das Wesen der akuten Nitrobenzol- und Anilinvergiftung. Zentralbl. Gewerbehyg. **2**, 409–412 (1914). – 35. Holzer, H.: Spezifität und Regulation enzymatischer Prozesse. In: Enzyme und Pharmaka. (Hrsg. G. W. Löhr, K. U. Blum, O. J. Wiedemann). S. 11–24. Basel: Editiones Roche 1971. – 36. Holzer, H., Dunte, W.: Metabolic regulation by chemical modification of enzymes. Ann. Rev. Biochem. **40**, 345–374 (1971). – 37. Holzer, H., Duntze, W.: Chemical modification of enzymes by ATP. In: Biochemical regulatory mechanisms in eukaryotic cells. (Eds. E. Kun, S. Grisolia), p. 115–136. New York: Wiley & Sons 1972. – 38. Holzer, H., Betz, H., Ebner, E.: Intracellular proteinases in microorganisms. In: Current topics in cellular regulation. (Eds. Horecker, B. L., E. R. Stadtman) Vol. 9, p. 103–156. New York-San Francisco-London: Academic Press 1975. – 39. Hunt, A. D., Stokes, J. jr., McCrory, W. W., Stroud, H. H.: Pyridoxine dependency: report of a case of intractable convulsions in an infant controlled by pyridoxine. Pediatrics **13**, 140–145 (1954). – 40. Janzen, R.: Arzneimittelschäden und Nervensystem. Internist **3**, 471–477 (1962). – 41. Janzen, R.: Muskelschwund und Muskelschwäche. Differentialdiagnostische und therapeutische Ansätze. In: Zukunft der Neurologie. (Hrsg. H. G. Bammer) S. 2–12. Stuttgart: Thieme 1967. – 42. Janzen, R.: Erkrankung, Krankheit – Reaktionsform, Entität. Dtsch. med. Wschr. **93**, 1463–1467 (1968). – 43. Janzen, R.: Elemente der Neurologie. S. 253–258. Berlin-Heidelberg-New York: Springer 1969. – 44. Janzen, R.: Generalisierte metabolisch-toxische und systematische Neuromyopathien. In: Generalisierte und lokalisierte Neuromyopathien. (Hrsg. Kugler, J., H. Lechner, D. Fontanari) S. 1–10. Stuttgart: Thieme 1971. – 45. Janzen, R.: Neurologische Diagnostik, Therapie, Prognostik. S. 237–238. Stuttgart: Enke 1975. – 46. Janzen, R., Seitz, D.: Die sogenannte diabetische Neuropathie. Dtsch. med. Wschr. **89**, 2051–2052 (1964). – 47. Jerina, D., Daly, J., Witkop, B., Zaltzman-Nirenberg, P., Udenfriend, S.: Role of the arene oxide-oxepin system in the metabolism of aromatic substrates. I. In vitro conversion of benzene oxide to a premercapturic acid and a dihydrodiol. Arch. Biochem. Biophys. **128**, 176–183 (1968). – 48. Katunuma, N.: New intracellular proteases in various organs and their regulation. In: Metabolic interconversion of enzymes 1973. (Eds. Fischer, E. H., E. G. Krebs, H. Neurath, E. R. Stadtman) p. 313–324. Berlin-Heidelberg-New York: Springer 1974. – 49. Katunuma, N., Kominami, E., Kominami, S., Kito, K., Matsuzawa, T.: Regulatory mechanism of enzyme catabolism. In: Metabolic interconversion of enzymes. (Eds. O. Wieland, E. Helmreich, H. Holzer) p. 159–174. Berlin-Heidelberg-New York: Springer 1972. – 50. Kähler, G.: Methodischer und klinischer Beitrag zur Kupferbestimmung im Lebergewebe und im Harn unter besonderer Berücksichtigung von Nadelbiopsaten. Inauguraldissertation. Fachbereich Medizin, Hamburg 1976. – 51. Kepler, D. O. R., Pausch, J., Decker, K.: Selective uridine triphosphate deficiency induced by D-galactosamine in liver and reversed by pyrimidine nucleotide precursors. Effect on ribonucleic acid synthesis. J. Biol. Chem. 249, 211–216 (1974). – 52. Koller, W.: Statistische Probleme bei der Ermittlung von Normbereichen und Befundmustern. Verh. Dtsch. Ges. Inn. Med. 81, 515–528 (1975). – 53. Kraft, D., von Herrath, D., Schaefer, K.: Antikonvulsiva und Vitamin D-Stoffwechsel. Münch. med. Wschr. 116, 1579–1584 (1974). – 54. Kruse, R.: Osteopathien bei antiepileptischer Langzeittherapie. Mschr. Kinderheilk. 116, 378–380 (1968). – 55. Longstreth, G. F., Newcomer, A. D.: Drug-induced malabsorption. Mayo Clin. Proc. 50, 284–293 (1975). – 56. Losowsky, M. S., Walker, B. E., Kelleher, J.: Malabsorption in clinical practice. P. 3–28: Physiology and biochemistry of intestinal absorption. London: Churchill-Livingstone 1974. – 57. Malathy, P., Ramaswamy, K., Caspary, W. F., Crane, R. K.: Studies on the transport of glucose from disaccharides by hamster small intestine in vitro. I. Evidence for a disaccharidase-related transport system. Biochim. Biophys. Acta 307, 613–626 (1973). – 58. Mascher, J., Bernhardt, W.: Überwachung der Langzeitmedikation mit Diphenylhydantoin. Gaschromatographische Bestimmung von Diphenylhydantoin und Hydroxy-Diphenylhydantoin. Z. Neurol. 204, 179–192 (1973). – 59. Matthews, D. W.: Interstinal absorption of peptides. In: Biochemical and clinical aspects of peptide and amino acid absorption. (Eds. Rommel, K., H. Goebell) p. 15–23. Stuttgart: Schattauer 1973. – 60. Mertens, H. G.: Klinik der Myelo- und Myopathien. Verh. Dtsch. Ges. Inn. Med. 82, (1976). – 61. Meyer, U. A., Schmid, R.: Hereditary hepatic porphyrias. Fed. Proc. 32, 1649–1655 (1973). – 62. Meyer, U. A., Schmid, R.: Intermittent acute porphyria: the enzymatic defect. In: Brain dysfunction in metabolic disorders. (Eds. Plum, F.). Res. Publ. Assoc. Nerv. Ment. Dis. Vol. 53, p. 211–223. New York: Raven 1974. – 63. Mühler, E.: Zur Frage der hepatogenen Polyneuritis. Dtsch. Z. Nervenheilk. 180, 176–190 (1960). – 64. Oesch, F.: Mammalian epoxide hydrases. Inducible enzymes catalyzing the inactivation of carcinogenic and cytotoxic metabolites derived from aromatic and olefinic compounds. Xenobiotica 3, 305–340 (1973). – 65. Pentschew, A.: Intoxikationen. In: Handbuch der speziellen pathologischen Anatomie und Histologie. (Hrsg. Lubarsch, O., Henke, F., Rössle, R., Scholz, W.) Band 13: Nervensystem, Teil 2. Bandteil B, S. 1907–2502. Berlin-Göttingen-Heidelberg: Springer 1958. – 66. Puff, K. H.: Die sogenannte diabetische Amyotrophie. Dtsch. med. Wschr. 87, 255–257 (1962). – 67. Ramaswamy, K., Malathi, P., Caspary, W. F., Crane, R. K.: Studies on the transport of glucose from disaccharides by hamster small intestine in vitro. II. Characteristics of the disaccharide-related transport system. Biochim. Biophys. Acta 345, 39–48 (1974). – 68. Remmer, H.: Die Induktion arzneimittelabbauender Enzyme im endoplasmatischen Retikulum der Leberzelle durch Pharmaka. Dtsch. med. Wschr. 92, 2001–2008 (1967). – 69. Reynolds, E. H., Chanarin, I., Milner, G., Matthews, D. M.: Anticonvulsant therapy, folic acid and vitamin B_{12} metabolism and mental symptoms. Epilepsia 7, 261–270 (1966). – 70. Richert, S., Bernhardt, W.: Funikuläre Myelosen. Med. Klin. 70, 1771–1779 (1975). – 71. Schimrigk, K.: Klinik und Therapie stoffwechselbedingter und anderer symptomatischer Myopathien. Internist 13, 97–107 (1972). – 72. Schittenhelm, A., Bühler, F.: Die Beeinflußbarkeit der Spontankreatinurie innersekretorischer Störungen durch Hormone des Hypophysenvorder- und -hinterlappens, der Schilddrüse und der Nebenniere. Z. ges. exper. Med. 95, 206–213 (1935). – 73. Schlegel, H., Kufner, G.: ,Bleivergiftungs-Prävention. Moderne Laboratoriumsmethoden. Dtsch. med. Wschr. 101, 246–247 (1976). – 74. Schmidt, D.: Die Bestimmung von Phenytoin im Speichel und ihre klinische Bedeutung. In: Antiepileptische Langzeitmedikation. Pharmakokinetik – Klinische Begleitwirkungen. (Hrsg. Helmchen, H., Diehl, L.), S. 49–54. Basel: Karger 1975. – 75. Scriver, Ch. R.: Vitamin B_6 dificiency and dependency in man. Amer. J. Dis. Child. 113, 109–114 (1967). – 76. Sternlieb, J., van den Hamer, C. J. A., Morell, A. G., Alpert, S., Gregoriadis, G., Scheinberg, J. H.: Lysosomal defect of hepatic copper excretion in Wilson's disease (hepatolenticular degeneration). Gastroenterology 64, 99–105 (1973). – 77. Swaiman, K. F., Milstein, J. M.: Pyridoxine dependency and penicillamine. Neurology 20, 78–81 (1970). – 78. Ullrich, V.: Enzymatische Hydroxylierungen mit molekularem Sauerstoff. Angew. Chem. 84, 689–724 (1972). – 79. Ullrich, V., Frommer, U., Weber, P.: Characterisation of cytochrome P-450 species in rat liver microsomes, I. Differences in the 0-dealkylation of 7-ethoxycoumarin after pretreatment with phenobarbital and 3-methylcholanthrene. Hoppe-Seyler's Z. Physiol. Chem. 354, 514–520 (1973). – 80. Weisner, B., Schnedler, R., Bernhardt, W.: Immunglobuline A, G und M in Lumbal entnommenem Liquor cerebrospinalis. Normbereich und Abhängigkeit von den übrigen Proteinen. Nervenarzt 46, 532–538 (1975).

Polymyositiden

Puff, K.-H. (Neurolog. Univ.- u. Poliklinik, Hamburg-Eppendorf)

Referat

Erbslöh hat in diesem Kreis wiederholt darauf hingewiesen, daß die ärztlichen Aufgaben bei den Myositiden, den entzündlichen Erkrankungen der Skeletmuskulatur als umfangreichstem Organ des Körpers prinzipiell die gleichen sind, wie bei den Cardiomyopathien. Auch heute noch besitzen nur die neurologischen Großkliniken das diagnostische Rüstzeug, nämlich die verschiedenen neurophysiologischen und biochemischen speziellen Untersuchungsmethoden sowie Spezialisten für die klinische Beurteilung der Muskelbiopsien.

Klinisch sind zwei sich überlappende Gruppen zu unterscheiden:

I. „Interstitielle Herdmyositis" mit Muskelschmerzen und mit Muskelschwäche als „myalgisch-adynamisches" Syndrom.

II. Die „Polymyositiden" mit myogenen Paresen und im chronischen Verlauf myogenen Atrophien.

Zur ersten Gruppe gehören die infektiösen und allergischen Myositiden, sowie überschneidend die bei den sog. Kollagenosen. Die Abgrenzung zu den „Tendomyosen" und periartikulären Reaktionen bei entzündlichen und degenerativen Gelenkerkrankungen kann schwierig sein. Insbesondere gilt dies für das Syndrom der „Polymyalgia rheumatica".

In der 2. Gruppe der Polymyositiden kann seit dem Wiesbadener Kongreß 1959 die am längsten bekannte Dermatomyositis nicht mehr als ein dermatologisches Problem angesehen werden, sondern als eines der allgemeinen Medizin. Dasselbe gilt für das gesamte Leitsyndrom „Muskelschwäche, Muskelschwund und Muskelschmerzen".

I. Herdmyositiden

1. Begleitreaktionen bei Infekten
2. Beim sog. „rheumatischen Formenkreis"
   a) akuter und chronischer Gelenkrheumatismus
   b) Lupus erythematodes visceralis
   c) Sklerodermie
   d) Polyarteriitis nodosa
   e) Sarkoidose (Riesenzellgranulome)
   f) Polymyalgia rheumatica (?)
3. Myasthenie kombiniert mit Herdmyositis

Entzündliche Reaktionen der Muskulatur mit Myalgien ohne nennenswerten Parenchymschaden treten auf bei Virusinfektionen (insbesondere Coxsackie), Trichinose, Leptospirosen, Toxoplasmose, Mykosen u.a., während die Skeletmuskulatur bei bakteriell-bazillären und vor allem auch bei septischen Erkrankungen selten beteiligt ist.

Interstitielle Herdmyositiden, meist als „allergische Myositis" gedeutet, werden in erster Linie bei der visceralen Manifestation des chronischen Gelenkrheumatismus beschrieben, in Form des spezifischen rheumatischen Gewebssyndroms. Die Erfahrung der Neurologen geht jedoch dahin, daß bei der primär chronischen Polyarthritis die Inaktivitätsfolgen der Muskulatur und algetische Zonen durch die Gelenkveränderungen im Vordergrund stehen. — Die interstitielle Herdmyositis ist jedoch ein häufiger Befund bei den mesenchymalen Reaktionskrankheiten in Form des Lupus erythematodes und der

Sklerodermie. Dagegen führen bei der Polyarteriitis nodosa die generalisierten Mesenchymreaktionen seltener zu myositischen Veränderungen der Muskulatur, meist überwiegen Komplikationen des peripheren und zentralen Nervensystems. — Rieselzellgranulome charakterisieren die interstitielle Myositis beim Morbus Besnier-Boeck-Schaumann. Sie können differential-diagnostisch große Schwierigkeiten bereiten, wenn sie sich als schmerzfreie disseminierte Myopathien manifestieren.

Das klinische Syndrom „Polymyalgia rheumatica" ist in der Zuordnung zur Myositis umstritten, da entzündliche Infiltrate äußerst selten gefunden worden sind. Es wird jedoch in der internationalen Nomenklatur allgemein als Sonderform geführt. Bemerkenswert ist die häufige Koinzidenz oder Syntropie mit der Arteriitis temporalis bzw. der Riesenzellarteriitis. Als Leitsyndrom rückt es hinsichtlich der umfassenden Diagnostik und auch Therapie in die Nähe der myositischen Myopathien, zumal auch an eine sog. paraneoplastische Reaktion gedacht werden muß.

Grundsätzlich wichtig ist es, eine Herdmyositis bei einer kleinen Gruppe von Kranken mit dem Syndrom der Myasthenie abzugrenzen. Man zieht daraus für beide Reaktionen die Konsequenz, mit Antimetaboliten der Zytostatica zu behandeln.

Bei einigen dieser Krankheitsbilder wird die Überlappung zur Polymyositis-Gruppe im engeren Sinne evident. Die Therapie des myalgisch-adynamischen Syndroms, mit überwiegend interstitieller Herdmyositis, richtet sich nach dem Grundleiden. Eine Ruhigstellung der Muskulatur während der hochfebrilen Phase und auch in der früheren Rekonvaleszenz ist unbedingt erforderlich. Auch passive Bewegungen müssen vorsichtig durchgeführt werden, um zusätzliche Schäden zu vermeiden. Die Kontraindikationen bei der Cortison-Behandlung der zum „rheumatischen Formenkreis" gehörenden Myositiden sind zu beachten.

II. Polymyositiden s.s.

Die Einteilung der Polymyositiden wird sehr unterschiedlich gehandhabt. Die World-Federation of Neurology researchgroup on neuromuscular disorders hat eine Klassifikation in lediglich 3 Formen vorgeschlagen:
1. Unkomplizierte Polymyositis,
2. Kombinierte Dermatomyositis und Myositis mit weiterem Gewebszerfall,
3. Dermatomyositis in Verbindung mit Neoplasien.
In der angelsächsischen Literatur wird darüber hinaus generell abgegrenzt:
4. Die Dermatomyositis im Kindesalter. Das geschieht auch u.E. zu Recht, da es sich oft um maligne Verlaufsformen handelt, die Neoplasmasuche entfällt und die Cortison-Medikation durch Wachstumsbeeinträchtigungen problematisch ist.
5. Schließlich werden häufig noch die bösartigen Verlaufsformen der a) akuten Myolysis und b) der Polymyositis im Rahmen des Sjögren-Syndroms gesondert angeführt. Die Plasmazell- und Lymphozyten-Infiltrate sind dabei so diffus verteilt, daß nicht mehr von einer herdförmigen Myositis gesprochen werden kann; die Krankheit verläuft chronisch progredient, Serumglobuline sind konstant erhöht.

In der deutschsprachigen Literatur wird überwiegend nur zwischen 1. der akuten bw. subakuten Verlaufsform der Dermato- oder Polymyositis mit Übergang in ein sekundär chronisches Stadium ($\frac{2}{3}$ der Fälle) und 2. den „primär chronischen" Verlaufsformen mit Schüben und Defektheilung unterschieden. Bei jedem Syndrom der sog. Spätmyopathien muß stets nach einer Neoplasie gefahndet werden.

Unsere Erfahrungen stützen sich auf die Beobachtung von 91 Fällen mit Dermatomyositis innerhalb von 15 Jahren, die meist durch die Universitäts-Hautklinik bzw. -Kinderklinik behandelt worden sind. Zusätzlich haben wir selbst 61 Fälle mit überwiegend chronischer Polymyositis stationär untersucht und den Verlauf in Einzelfällen länger als 9 Jahre verfolgt.

Der für den Kliniker wichtige Hinweis, nach einer entzündlichen Reaktion der Muskulatur zu suchen, ergibt sich aus Folgendem. Die Atrophien oder sicht- und tastbaren Gewebsdefekte treten disseminiert, d.h. unregelmäßig und asymmetrisch auf; einzelne Muskelindividuen oder Teile derselben fehlen. Im Gegensatz zu einer metabolischen Dystrophie sind auch die Mm. deltoidei und infraspinati, meist asymmetrisch, betroffen. Wichtig sind auch die episodischen Verläufe. Das Symptom der Dysphagie, bei Polymyositis häufig, fehlt bei Dystrophien stets. Weitere diagnostische Hinweise: Feinsymptome der Haut und Schleimhäute, fieberhafte Allgemeinerkrankungen, Conjunctivitiden oder eine Retinopathie. Unsere Polymyositis-Fälle ohne Hautbeteiligung ließen in 50% eine distale Betonung der Paresen erkennen. Die Fußheber sind häufig befallen und die Tendenz zur Narbenbildung ist hier besonders stark. Bei exogenen Myopathien mit distaler Betonung ist somit stets der Verdacht auf eine myositische Form gerechtfertigt.

Diagnostisch entscheidend ist die Biopsie; das Material muß mit Hilfe der Elektromyographie am richtigen Ort und zum richtigen Zeitpunkt entnommen werden, manchmal mehrfach, da therapeutisch viel davon abhängt. Die histologischen Gewebssyndrome sind jedoch in hohem Maße stadienabhängig. Mit Fortschreiten des Prozesses verwischen sich die Unterschiede, bis das histologische Bild im Spät- oder Endstadium bei allen Myopathien (u.U. selbst bei neurogenen Muskelatrophien) in ein gleichförmiges kaum noch zu differenzierendes „Narbenstadium" übergeht. Wir haben 1964 statistisch nachgewiesen, daß das Elektromyogramm für die Gruppendifferenzierung zwischen „neurogener Atrophie" und „myogener Dystrophie" gegenüber der Muskelbiopsie als zuverlässigere Methode gelten kann. Innerhalb der Myopathien kann jedoch nur selten bei der akuten oder subakuten Polymyositis ein so beweisender EMG-Befund erhoben werden, daß in Einzelfällen auf eine Muskelbiopsie verzichtet werden kann. — Im letzten Jahrzehnt haben wir wiederholt auf die mit der klinischen Elektromyographie erkennbaren Feinsymptome eines myositischen Muskelparenchymschadens aufmerksam gemacht, weil sie Anlaß zur Überprüfung klinischer, chemischer und sogar histologischer Befunde werden können. — Konsistenzänderungen der Muskulatur lassen sich bei Bewegungen der Nadelelektrode während der Elektromyographie besonders gut erfühlen.

Klinisch-chemisch ist die CK-Steigerung bei den chronischen Myositiden meist gering und unspezifisch. Bernhardt und Pirke haben Verlaufskontrollen der CK-Werte nach Muskelbelastung für das Stadium der Prozeßbeurteilung klinisch brauchbar gemacht. — Die Messung der Kreatinausscheidung hat keine Bedeutung für die Differentialdiagnose. Sie kann trotz Floridität normal sein (Bernhardt). — Differentialdiagnostisch haben jedoch Enzymbestimmungen im Serum nach dosierter Muskelarbeit unter krankengymnastischer Anleitung (Bernhardt) zu einer Bereicherung des Spektrums für die Auffindung einer myositischen Myopathie beigetragen. CK, ALD und LDH lassen länger als 24 Std einen signifikanten Anstieg durch die Belastung erkennen, was bei keiner weiteren Myopathie oder gar Neuropathie der Fall ist.

Eine frühzeitige Therapie kann bei Übereinstimmung der klinischen, elektromyographischen und biochemischen Befunde auch trotz wiederholt nicht beweisender Muskelbiopsien eingeleitet und erfolgreich beendet werden.

Als Therapie der Wahl bei den Myositiden gilt unverändert eine langfristige Prednison-Behandlung, die hochdosiert eingeleitet werden sollte (zumindest 1 mg/kg täglich). Erst nach Rückbildung der Enzymaktivitätssteigerung im Serum und deutlicher Besserung der

Muskelleistung kann auf eine Erhaltungsdosis um 20 mg jeden 2. Tag reduziert werden. Die Langzeitbehandlung sollte dann 2–3 Jahre aufrechterhalten werden. Bei den benignen Formen läßt sich erkennen, daß schubartige Verschlechterungen durch Cortison-Behandlung abgefangen werden können. – Es gibt allerdings auch Spontanremissionen mit völliger Ausheilung, was immer wieder Anlaß zur Überlegung hinsichtlich eines Virusinfektes gewesen ist. In einzelnen Biopsiefällen konnten Myxo-Viren im Muskel dargestellt werden. Dies würde, wie besonders Erbslöh hervorgehoben hat, einige akute Formen der Polymyositis in die Nähe der Coxsackie-Virusinfektionen rücken. Zumindest wird die Beurteilung therapeutischer Erfolge bei einer Krankheitsgruppe heterogener Reaktionen mit myositischem Gewebssyndrom unterschiedlicher Form erheblich erschwert. – Ein neuer Schub kann sich aber selbst unter einer Dauermedikation mit Cortison durchsetzen. Diese Beobachtung war für uns Anlaß, vorübergehend Cortison-Behandlungen nur noch in Verschlimmerungsphasen und dann hochdosiert und in der Dauer abhängig von der Schwere des Krankheitsbildes durchzuführen.

In der Universitäts-Hautklinik Hamburg stehen etwa 30 Patienten mit Dermatomyositis in regelmäßiger Langzeitkontrolle. Die Behandlungsserien werden lediglich mit 40 mg Urbason (kein anderes Präparat) begonnen und dann langsam kontinuierlich innerhalb von Wochen abgebaut. Grundsätzlich werden an dieser Klinik in Kombination Tetrazykline gegeben, und zwar nicht nur zur Abschirmung, sondern aus der Überlegung, daß die Protein-Eigenschaften für eine Abblockung einer auch für die Dermatomyositis bisher noch nicht bewiesenen Autoimmunreaktion günstig sein könnten. Mertens berichtete kürzlich, daß bei 3 seiner Patienten im Rahmen einer Kombinationsbehandlung erst unter zusätzlichem Einsatz von Cactinomycin ein Besserungserfolg zu verzeichnen gewesen sei.

In der Universitäts-Kinderklinik Hamburg läuft gegenwärtig eine Studie an 12 Kindern mit Langzeitbehandlung durch Immunsuppressiva (Imurek 3 mg/kg Körpergewicht über 2 Jahre). Die Dermatomyositis im Kindesalter kann nicht als identisch mit Myositiden des Erwachsenen angesehen werden. Da die Neoplasmasuche entfällt und die Cortison-Medikation durch Wachstumsbeeinträchtigung problematisch ist, wird bei den meist malignen Verlaufsformen die Indikation zur Therapie mit Zytostatika leichter fallen. – Langzeitbeobachtungen, besonders der Nebenwirkungen, liegen noch nicht ausreichend vor. – Nach bisher $1^1/_2$-jähriger Behandlung konnten Bläker und Winkler bei $^3/_4$ der Kinder klinisch eine Remission beobachten. (Mündliche Mitteilung von Kreisel, noch keine Publikation.)

Generell muß jedoch davon ausgegangen werden, daß bisher der Beweis noch nicht erbracht werden konnte, daß es sich bei der Dermato- und auch Polymyositis um eine Autoimmunerkrankung handelt. Daraus resultiert auch unsere Zurückhaltung der z.Z. bei vielen Erkrankungen (erwähnt sei nur die multiple Sklerose) propagierten immunsuppressiven Therapie. Wir konnten uns bisher nur in wenigen Einzelfällen zur Einleitung einer derartigen Langzeittherapie entschließen, nämlich bei Kombination einer Polymyositis mit einer eindeutigen myasthenischen Reaktion, die auch auf Mestinon-Behandlung und Thymektomie günstig ansprach. In diesen Fällen hatte Fischer auch Antikörper gegen Muskeleiweiß nachweisen können, was bei einer Myasthenie im engeren Sinne ja heute überwiegend gelingt.

Mit Mertens stimmen wir dahingehend überein, daß bei 3 weiteren Gruppen, wenn man von Erkrankungen, die durch ein Malignom kompliziert sind, absieht, die Indikation für eine zusätzliche zytostatische Immunsuppression gegeben ist: Bei Myositiden im Rahmen eines disseminierten Lupus erythematodes oder einer progressiven systematischen Sklerose bzw. Sklerodermie und schließlich als ultima ratio bei einer sehr akuten Polymyositis mit fortschreitender Beeinträchtigung der Atem- und Schlundmuskulatur.

Mertens hat kürzlich mit Frau Lorati über 14 Versager der Cortison-Therapie berichtet, die bis auf 3 durch eine kombinierte zytostatische und Cortison-Therapie gerettet wurden. — Gleichzeitig wurden in dieser Arbeit die Erfahrungen an 47 Patienten in der Weltliteratur innerhalb von 10 Jahren zusammengestellt. Eine Besserung sei bei 35 unter der Behandlung zu verzeichnen gewesen, die Beobachtungszeiten reichen jedoch für eine abschließende Urteilsbildung nicht aus. — Mertens kam nicht bei allen Patienten allein mit der Kombination Cortison-Acathoprin aus, sondern mußte in einzelnen Fällen bei Nachlassen der Wirkung das Zytostatikum wechseln. Die 3er-Kombination bei einigen Patienten mit einem Antibiotikum wurde bereits erwähnt. Auch Mertens bezeichnet, trotz vielfältiger Erfolge, die immunsuppressive Therapie der Polymyositis als insgesamt problematisch, unsicher und keineswegs auf einfaches Konzept zu bringen.

Die Therapie wird umstritten bleiben, solange die serologisch-immunologische Diagnostik bei der Dermatomyositis und Polymyositis unergiebig bleibt. Zirkulierende Antikörper, spezifische Antimyolysine, Immunkonglutinine und antinukleäre Faktoren werden in der Regel vermißt. Mit Immunfluoreszenz-Techniken gelang es nicht, ein Komplement oder ein Immunglobulin im Muskelgewebe darzustellen, was bei der Myasthenia gravis und beim Lupus erythematodes visceralis schon fast die Regel ist. — Lediglich Plasmazellen in den interstitiellen Infiltraten könnten als indirekter Hinweis auf eine Autoaggressionskrankheit angesehen werden. — Die Hypothese einer Autoimmungenese von Polymyositiden scheint aber auch durch experimentelle Befunde gestützt zu werden. Currie fand bei einem großen Teil von Krankheitsfällen, besonders bei solchen, die sich im aktiv-progressiven Stadium befanden, gegen Muskelproteine sensibilisierte Lymphozyten; diese wirkten zerstörend auf Muskelgewebe in der Kultur.

Currie formuliert jedoch gemeinsam mit Pearson in dem Kapitel „Polymyositis" in dem von Walten herausgegebenen Standardwerk der Muskelerkrankungen vorsichtig, daß es denkbar sei, daß in Zukunft eine Kombination von Steroiden mit immunsuppressiven Medikamenten unterschiedlicher Dosierung sich als bestes Therapeutikum für die Polymyositis erweisen könnte; dies sei z.Z. aber noch nicht der Fall! Auch die Behandlungsserie von Pearson an 25 Fällen von „steroidrefraktärer" Polymyositis mit einer Kombination von Methotrexat mit einer niedrigen Dosis Prednison (um 20 mg/d) mit bisher sehr zufriedenstellendem Resultat ist noch nicht abgeschlossen. Die sonstigen Mitteilungen in der Weltliteratur erlauben bisher, allein schon aus der geringen Fallzahl heraus, keinen verbindlichen Rückschluß.

Die exogenen Myopathien sind — wie sich aus allem ergibt — nur Leitsymptom und müssen eine umfassende neurologisch-internistische Zusammenarbeit auslösen. In der Hand des Spezialisten, z.B. des Neurologen, kann man den Problemen nicht gerecht werden.

Literatur

Bernhardt, W., Eickhoff, W.: Prognostik neurogener und myogener Paresen mit Hilfe von Laboratoriumsbefunden. Fortschr. Neurol.-Psychiat. **42**, 419 (1974). — Bernhardt, W., Calais, U.: Enzymbestimmungen im Serum nach dosierter Muskelarbeit im Rahmen der Beurteilung von Muskelatrophien. Nervenarzt **45**, 244 (1974). — Bernhardt, W.: Klinische Beobachtungen über die Bedeutung erhöhter Kreatinausscheidung. Z. Neurol. **203**, 245 (1972). — Bettendorf, U., Neuhaus, R.: Penicillamin-induzierte Polymyositis. Dtsch. med. Wschr. **99**, 2522 (1974). — Bläker, F., Fischer, K.: Dermatomyositis und Auto-Antikörperanämie bei schweren Antikörpermangelsyndromen. Mschr. Kinderheilk. **115**, 453 (1967). — Bock, H. E.: Die Steroid-Therapie rheumatischer Erkrankungen. Verh. dtsch. Ges. inn. Med. **65**, 125 (1959). — Bohan, A., Peter, J. B.: Polymyositis and Dermatomyositis Part I and II. N. England J. Med. **292**, 344 + 403 (1975). — Currie,

S., Sounders, M., Knowles, M. et al: Immunological aspects of polymyositis: the in-vitro activity of lymphocytes on incubation with muscle antigen and with muscle cultures. Amer. J. Med. **40**, 63 (1971). — Currie, S., Walton, J. N.: Immunosuppressive therapy in polymyositis. J. Neurol. Neurosurg. Psychiat. **34**, 447 (1971). — Dawkins, R. L., Zilko, P. J.: Polymyositis and myasthenia gravis: Immunodeficiency disorders involving skeletal muscle. Lancet **1975** I, 7900, 200. — Eickhoff, W., Puff, K.-H.: Zur Langzeittherapie der (Dermato-)Polymyositis. Ref. 84. Tag. 13.—15. 2. 1975 Hamburg NWDtsch. Ges. inn. Med. Kongreßbericht S. 33—34. Lübeck: Hansisches Verlagskontor. — Erbslöh, F.: Die entzündlichen Erkrankungen der Skeletmuskulatur. Verh. dtsch. Ges. inn. Med. **71**, 207 (1965). — Erbslöh, F.: Die Muskelentzündungen. Internist **13**, 88 (1972). — Haas, D. C.: Treatment of polymyositis with immunosuppressive drugs. Neurology **23**, 55 (1973). — Ingold, W., Jerusalem, F.: Polymyositis-elektronenmikroskopische Biopsiebefunde von 12 Fällen. Fortschr. Neurol. Psychiat. **40**, 500 (1972). — Janzen, R.: Neurologische Diagnostik, Therapie, Prognostik. Stuttgart: Enke 1975. — Janzen, R.: Entstehung von Fehldiagnosen — nach den Erfahrungen eines Neurologen. Stuttgart: Thieme 1970. — Janzen, R.: Reaktionen des Nervensystems und Malignome. In: Krebsforschung und Krebsbekämpfung. Bd. VI. S. 252. München-Berlin-Wien: Urban & Schwarzenberg 1967. — Kreysel, H. W., Bläker, F.: Erfahrungen über Therapie der Dermatomyositis. Persönliche Mitteilung noch nicht publiziert. — Lever, W. F., Alexander, S., Clark, J. A. et al.: Dermatomyositis and Polymyositis. A Volume in MSS Series on Chronic Diseases of Man. New York, N. Y. 10021: MSS Information Corporation 1974. — Mechler, F.: Changing electromyographic findings during the chronic course of polymyositis. J. Neurol. Sci. **23**, 237 (1974). — Mertens, H. G.: Die immunsuppressive Behandlung der Polymyositis. Ref. 91. Wanderversammlung, Südwestdeutscher Neurologen und Psychiater. Baden-Baden, 24.—25. 5. 1975. Zbl. ges. Neurol. **213**, 387 (1976). — Mertens, H. G., Balzereit, F., Leipert, M.: The treatment of severe myasthenia gravis with immunosuppressive agents. Europ. Neurol. **2**, 321 (1969). — Mertens, H. G., Lurati, M.: Immunsuppressive Behandlung der Polymyositis. Dtsch. med. Wschr. **100**, 45 (1975). — Partridge, T. A., Manghani, D., Sloper, J. C.: Anti-muscle antibodies in Polymyositis. Lancet **1973** I, 676. — Pearson, C. M., Currie, S.: Polymyositis and related disorders. Chapter 16 in: Disorders of Voluntary Muscle. Ed. by J. N. Walton. Edinburgh: Churchill Livingstone 1974, p. 614. — Pearson, C. M., Rose, A. S.: Myositis, the inflammatory disorders of muscle. Res. Publ. Ass. nerv. ment. Dis. **38**, 422 (1961). In: Neuromuscular Disorders. S. 422. Adams, R. D., L. M. Eaton, G. M. Shy (Ed.): Baltimore: Williams & Wilkins 1960. — Puff, K.-H., Zschocke, St.: Elektromyographische und klinische Verlaufsbeobachtung bei 70 Fällen von Dermato-Polymyositis. Ref. 71. Kongreß Dtsch. Ges. Inn. Med. Wiesbaden vom 26. 4.—29. 4. 1965. Verh. dtsch. Ges. Inn. Med. S. 622. München: Bergmann 1965. — Puff, K.-H.: Elektromyographische Verlaufsbeobachtungen bei 80 Fällen von Dermato-Polymyositis. S. 187 Nachtragsband vom 8. Internat. Kongreß für Neurologie. Wien 5.—10. 9. 1965. Berichte Tom. S. — Puff, K.-H., Zschocke, St.: Differentialdiagnose und Therapie der „Polymyositis". Internist **7**, 170 (1966). — Puff, K.-H.: Die klinische Elektromyographie in der Differentialdiagnose von Neuro- und Myopathien. Berlin-Heidelberg-New York: Springer 1971. — Rose, A. L., Walton, J. N.: Polymyositis. A survey of 89 cases with particular reference to treatment and prognosis. Brain **89**, 747 (1966). — Saunders, M., Knowles, M., Currie, S.: Lymphocyte stimulation with muscle homogenate in polymyositis and other muscle-wasting disorders. J. Neurol. Neurosurg. Psychiat. **32**, 569 (1969). — Schirren, C. G.: Antimetaboliten in der Behandlung der Dermatomyositis. Arch. klin. exp. Derm. **227**, 371 (1966). — Schuermann, H.: Dermatomyositis und Sklerodermien. Verh. dtsch. Ges. inn. Med. **65**, 116 (1959). — Seitz, D.: Die Bedeutung der Muskelbiopsie für die Diagnose und Therapie chronischer neuromuskulärer Prozesse. Korrelationen. Dtsch. Z. Nervenheilk. **187**, 136 u. 166 (1965). — Shy, G. M., McEachern, D.: The clinical features and response to cortisone of menopausal muscular dystrophy. J. Neurol. (Lond.) **14**, 101 (1951). — Walton, J. N., Adams, R. D.: Polymyositis. Edinburgh: Livingstone 1958. — World Federation of Neurology Research Group on Neuromuscular Disorders: Classification of the neuromuscular disorders. J. neurol. Sci. **6**, 165 (1968).

Neurologische Leitsymptome nekrotisierender Angiitiden bei Autoimmunerkrankungen

Arnold, O. H., Lehmann, H. J. (Med. Univ.-Klinik u. Neurolog. Univ.-Klinik Essen)

Referat

Nekrotisierende Angiitiden mit entzündlichen und fibrinoid-nekrotischen Herden in den Gefäßwänden treten bei zahlreichen ätiologisch sehr unterschiedlichen Krankheitsbildern auf. Die Klassifikation von Shulman (1971) gibt einen Überblick (Tab. 1).

Tabelle 1. Classification of Necrotizing Angiitis (Shulman 1972)

1. Polyarteritis [polyarteritis nodosa, periarteritis nodosa]
2. Hypersensitivity or allergic arteritis or angiitis
3. Arteritis of serum sickness
4. Rheumatic arteritis
5. Allergic granulomatous arteritis or angiitis
6. Wegener's granulomatosis
7. Gigant cell arteritis [carnial arteritis, temporal arteritis]
8. Takayasu's arteritis [aortic arch syndrom, young female arteritis]
9. Arterial lesions of hypertension
10. Arteritis following resection of coarctation of the aorta
11. Arteritis or vasculitis associated with
    A) Rheumatoid arthritis
    B) Sjögren's syndrome
    C) Systemic lupus erythematodes
    D) Systemic sclerosis [scleroderma]
    E) Dermatomyositis [polymyositis]
12. Drug-induced [nonallergic] arteritis
13. The isolated arteritic lesion
14. Secondary arteritis

Die Polyarteriitis, der disseminierte Lupus erythematodes und die Riesenzellarteriitis sind die häufigsten Autoimmunkrankheiten mit nekrotisierender Angiitis und Beteiligung des Zentralnervensystems. Bei der Polyarteriitis ist außerdem die Manifestation im peripheren Nervensystem zu beachten.

Grenzen der Labordiagnostik bei nekrotisierenden Angiitiden

Eine differenzierte ätiologische Diagnostik dieser sogenannten Autoimmunerkrankungen ist bisher nicht möglich; über die Pathogenese herrscht Unklarheit. Zur Zeit werden besonders autoallergische Mechanismen mit selektiver Schädigung der Gefäßwände durch Antigen-Antikörperkomplexe diskutiert. Sie sollen durch körperfremde Agentien, Medikamente und Virusinfekte, z. B. durch das Hepatitisvirus ausgelöst werden.

Andererseits kann die Immunglobulinerhöhung auch reaktiv einer Gefäßwandzerstörung folgen (Shulman 1971). Sie ist dann als Epiphänomen anzusehen und tritt unabhängig von der eigentlichen Pathogenese der Erkrankung, z. B. bei Arteriosklerose oder bei paraneoplastischen Prozessen auf.

Tabelle 2. Häufigkeit positiver Autoimmuntests bei Autoaggressions-krankheiten[1] (71 Patienten) und Arteriosklerose (82 Patienten). Eigene Beobachtungen

	Autoimmunerkrankungen gesamt / positiv [2]	Arteriosklerose gesamt / positiv [2]
Zellkern AGK	51 / 23	49 / 7
Zellkern Fluorsz.	54 / 13	46 / 9
DNS Bentonit	63 / 12	66 / 7
Kollagen AGK	56 / 22	68 / 12
Gefäß AGK	59 / 21	64 / 20

[1] Polyarteriitis nodosa. Lupus erythematodes. Arteriitis temporalis. Takayasusyndrom
[2] Positive Titer aller Stufen

Von 71 unserer Patienten mit nekrotisierender Angiitis bei Autoimmunkrankheiten sind in Tabelle 2 die Gesamtzahl der initialen Tests und die Anzahl positiver Reaktionen in den Tests auf antinucleäre Faktoren und in den Kollagen- und Gefäßantiglobulinkonsumptionstests aufgeführt.

Sie sind dem Resultat der gleichen Tests bei 82 Patienten mit Arteriosklerose gegenübergestellt[1]. Bei den Autoimmunerkrankungen fiel die Reaktion in der Erstuntersuchung in weniger als der Hälfte aller Tests positiv aus. Oft sind die Tests erst bei mehrfacher Wiederholung positiv oder bleiben trotz histologisch gesicherter Diagnose negativ. Andererseits zeigte sich, daß z. B. die Konsumptionstests mit Gefäßantigen bei den Arteriosklerosepatienten fast ebenso häufig positiv waren wie in den Initialuntersuchungen bei den sogenannten Autoimmunerkrankungen. Diese Befunde bestätigen den Verdacht, daß die Autoimmuntests häufig nur Epiphänomene anzeigen.

Die Biopsie ist bei den nekrotisierenden Angiitiden von unterschiedlicher diagnostischer Bedeutung. Hamrin (1972) fand, daß bei autoptisch gesicherter Riesenzellarteriitis die richtige Diagnose meist schon intra vitam durch die Biopsie der arteria temporalis möglich war. Viel ungünstiger sind die Resultate der Haut-Muskelbiopsie bei der Polyarteriitis nodosa mit nur einem Drittel beweisender Befunde bei später autoptisch verifizierter Diagnose (Maxeiner et al. 1952). Noch unzuverlässiger sind die Ergebnisse der Haut-Muskelbiopsie beim visceralen Lupus erythematodes mit nur 6% diagnostisch entscheidender Resultate bei den 520 Patienten von Dubois und Tuffanelli (1964). Zu ähnlich kritischer Bewertung der Aussagekraft der Muskelbiopsie beim disseminierten Lupus erythematodes kommen Wallace u. Mitarb. (1958).

Polyarteriitis nodosa

Bei 28 der von uns beobachteten Polyarteriitispatienten wurden die sogenannten Autoimmuntests (antinucleäre Faktoren, Gefäß- und Kollagenkonsumptionstests) durchgeführt. Die initialen Tests waren in weniger als einem Drittel der Gesamtzahl aller durchgeführten Reaktionen positiv (Tabelle 3). Bei einer Kontrollgruppe von Arteriosklerosepatienten gleichen Alters fanden wir eine durchaus vergleichbare Relation zwischen Gesamtzahl der Tests und positiven Reaktionen.

[1] Herrn Professor Kuwert, Direktor des Instituts für Medizinische Virologie und Immunologie, Universitätsklinikum Essen, danken wir für die freundliche Unterstützung bei diesen Untersuchungen

Tabelle 3. Häufigkeit positiver Autoimmuntests bei Polyarteriitis (28 Patienten) und bei gleichaltrigen Arteriosklerosepatienten (44 Probanden). Eigene Beobachtungen

	Polyarteriitis gesamt / positiv [1]	Arteriosklerose gesamt / positiv [1]
Zellkern AGK	19 / 6	26 / 5
Zellkern Fluorsz.	17 / 3	24 / 6
DNS Bentonit	23 / 4	30 / 2
Kollagen AGK	20 / 7	33 / 4
Gefäß AGK	26 / 7	34 / 8

[1]   Positive Titer aller Stufen

Nur in Ausnahmefällen konnte die Diagnose Autoimmunerkrankung durch einen hohen Titer in der 3. Stufe und darüber bestätigt werden. So hohe Titerstufen wurden in dieser Gruppe gleichaltriger Kontrollen nicht beobachtet, kommen bei Arteriosklerosepatienten aber auch vor. Nur bei einem von 26 Polyarteriitis-Patienten war die Reaktion auf Gefäßantigen in der 3. Stufe positiv.

Histologisch war die Diagnose durch Mehrfachbiopsie nur bei etwa einem Drittel unserer Polyarteriitis-Patienten zu sichern. Das entspricht den autoptisch kontrollierten Ergebnissen von Maxeiner u. Mitarb. (1952).

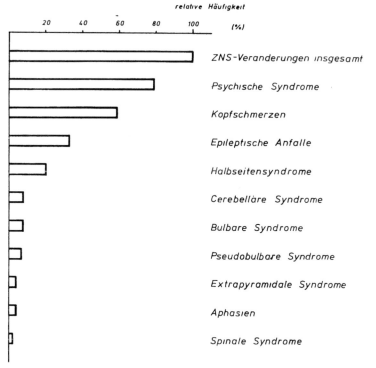

Abb. 1. Häufigkeitsverteilung der ZNS-Symptome bei Polyarteriitis nodosa (n = 189). Nach Stammler (1958)

575

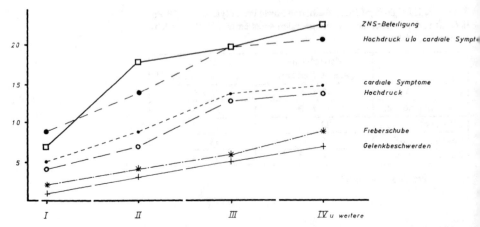

Abb. 2. Kumulative Häufigkeit der Polyarteriitis-Symptome in den ersten Schüben bei Frühmanifestation im ZNS (n = 23). Abszisse: Schübe, Ordinate: Anzahl der Manifestationen. Eigene Beobachtungen

In dieser unbefriedigenden labordiagnostischen Situation hat die nosologische Einordnung der klinischen Symptome bei der Polyarteriitis nodosa ein besonderes Gewicht. Beteiligung des peripheren Nervensystems als Polyneuritis oder – besonders zu beachten – im Sinne der Mononeuritis multiplex wird bei fast 50% der Patienten beobachtet und ist oft diagnostisch entscheidend. Symptome des Zentralnervensystems sind in Abb. 1 aufgeschlüsselt. Sie treten bei etwa 30% der Patienten auf; finale Manifestationen, z. B. das urämische Koma bleiben dabei außer Betracht. Als Erstmanifestation ist über die Beteiligung des Zentralnervensystems bei etwa 4% der Patienten berichtet worden. Als Frühmanifestation im Rahmen der ersten 3 Schübe wurden ZNS-Symptome nach Stammler (1958) bei etwa einem Fünftel (18,5%) von 600 Patienten beobachtet. Sie können isoliert als cerebrale oder spinale Syndrome oder in Kombination mit anderen Symptomen auftreten.

In Abb. 2 ist die kumulative Symptomhäufigkeit in den ersten Schüben bei 23 unserer Polyarteriitis-Patienten aufgezeichnet, die schon frühzeitig cerebrale oder spinale Symptome hatten. Besonders auffällig war als Initialsyndrom die Kombination von ZNS-Symptomen mit frühauftretendem Hochdruck und Herzbeteiligung. Die Häufigkeit von cardialen Symptomen und/oder Hochdruck übertraf bei den Patienten mit früher Beteiligung des Zentralnervensystems die Häufigkeit aller anderen Organmanifestationen und war, wie das obere Kurvenpaar in dieser Graphik zeigt, eng mit dem Auftreten cerebraler und spinaler Symptome korreliert.

Disseminierter Lupus erythematodes

Treten Symptome des Zentralnervensystems als Frühmanifestation einer nekrotisierenden Angiitis auf, so kommt neben der Polyarteriitis nodosa differential-diagnostisch besonders bei Frauen in erster Linie ein disseminierter Lupus erythematodes in Betracht, der gleichfalls in Schüben mit Remissionen verläuft. ZNS-Symptome treten hier in einem Viertel der Fälle auf, auch als Frühmanifestation mit dramatischem Beginn.

So wurde uns ein 17jähriger Patient zur Abklärung seit kurzem aufgetretener epileptischer Anfälle zugewiesen. Zur Anamnese erfuhren wir, daß er erstmals 4 Monate zuvor über schmerzhafte Gelenkschwellungen geklagt hatte. Einen Tag nach der Aufnahme trat eine paranoid-halluzinatorische Psychose, dann

576

Tabelle 4. Tierstufen positiver Autoimmuntests bei Lupus erythematodes visceralis (41 Patienten). Eigene Beobachtungen

	Zellkern AGK ges./pos.	Zellkern Fluorsz. ges./pos.	DNS ges./pos.	Kollagen ges./pos.	Gefäß ges./pos.
Alle Stufen	29 / 14	31 / 10	34 / 7	34 / 15	27 / 12
1 Stufe	29 / 4	31 / 2	34 / 0	34 / 7	27 / 3
2 Stufen	29 / 4	31 / 1	34 / 1	34 / 5	27 / 4
3 Stufen und<	29 / 6	31 / 7	34 / 6	34 / 3	27 / 5

Serien von fokalen und generalisierten Krampfanfällen auf. Die klinische Untersuchung zeigte eine generalisierte Lymphknotenschwellung und schmerzhafte Schwellungen der Ellenbogen- und Fußgelenke. Später fanden sich Schleimhautulcerationen im Mund- und Rachenbereich. Blutsenkungsreaktion 52/93 mm nach Westergreen, Globulinerhöhung im Serum. Entzündlicher Liquor mit 71/3 Zellen, vorwiegend Lymphozyten und deutlich erhöhtem IgG. Rheumafaktoren positiv. Die Muskelbiopsie ergab eine Herdmyositis. Weitere klinische Laborbefunde sowie Antiglobulinkonsumptionstest mit Zellkern-, Kollagen-, Gefäßhomogenat, DNS-Bentonittest und Lues-Serologie negativ, Zellkernfluoreszenztest einfach positiv. Unter Therapie mit Prednison und Azathioprin wurde der Patient beschwerdefrei, die Senkungsbeschleunigung schwand.

Der Nachweis antinucleärer Faktoren und der Gefäß- und Kollagenantiglobuline in den Autoimmuntests ist nicht spezifisch und versagte bei unseren 41 Patienten in den oft so entscheidenden Erstuntersuchungen in vielen Fällen (Tab. 4). Hohe und daher diagnostisch beachtenswerte Titerstufen waren recht selten. Auch das LE-Zell-Phänomen ist diagnostisch unsicher. Abgesehen von den Schwierigkeiten bei der Deutung der Befunde sind falsch positive LE-Zellphänomene unter anderem bei rheumatischer Arthritis, agressiver Hepatitis oder durch Medikamentenwirkung möglich.

Der Nachweis spezieller angiitischer Veränderungen in der Haut-Muskelbiopsie beim visceralen Lupus erythematodes gelingt nur ausnahmsweise. Die Nierenbiopsie kann erfolgreich sein, wenn klinisch Zeichen einer Nephropathie vorliegen (Dubois 1964).

Klinisch treten beim disseminierten Lupus ebenso wie bei der Polyarteriitis nodosa vielfältige neurologische und internistische Symptome und Befundkonstellationen auf, die im Einzelfalle beträchtliche differentialdiagnostische Probleme bieten können. Allerdings sind bestimmte Syndrome kennzeichnend. So war z. B. bei vier von uns beobachteten Erythematodes-Patienten mit frühzeitiger Beteiligung des Zentralnervensystems die Kombination arthritischer Veränderungen mit epileptischen Anfällen und psychotischen Episoden auffällig. Bei Jugendlichen und jüngeren Erwachsenen sollte die Diagnose vermutet werden, wenn neben den vordergründigen epileptischen Reaktionen Hinweise auf arthritische Beschwerden oder Pleura- und Perikardergüsse, auffällige Hautbefunde, Herz-, Nieren- oder Lymphknotenbeteiligung gegeben sind.

Abb. 3 zeigt nach einer Zusammenstellung von Rossner u. Orthner (1966) die Häufigkeit neurologischer Syndrome in der Krankengeschichte von 52 autoptisch verifizierten Fällen von disseminiertem Lupus erythematodes mit neuropathologischem Organbefund. Körperlich begründbare Psychosen und epileptische Anfälle stehen vor akut aufgetretenen Halbseiten- und Stammhirnsyndromen. Zur Beteiligung des Zentralnervensystems kommt es bei etwa einem Viertel der Patienten (Dubois 1964). Die neurologische Symptomatik ist bei 4% der Patienten als Frühmanifestation beobachtet worden (Miescher u. Paronetto 1969).

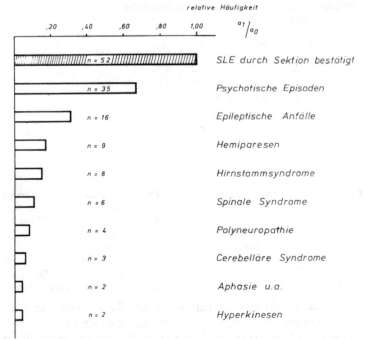

relative Häufigkeit

					a_1 / a_0

SLE durch Sektion bestätigt (n = 52)

Psychotische Episoden (n = 35)

Epileptische Anfälle (n = 16)

Hemiparesen (n = 9)

Hirnstammsyndrome (n = 8)

Spinale Syndrome (n = 6)

Polyneuropathie (n = 4)

Cerebelläre Syndrome (n = 3)

Aphasie u.a. (n = 2)

Hyperkinesen (n = 2)

Abb. 3. Häufigkeitsverteilung neurologischer Syndrome bei SLE mit neuropathologischem Organbefund (n = 52). Sektionsfälle nach Roßner und Orthner (1966)

Die Einbindung der neurologischen Syndrome in die gesamte, in Schüben und Remissionen verlaufende klinische Symptomatologie erlaubt es trotz der Unzulänglichkeiten der Labordiagnostik in den meisten Fällen die richtige Diagnose eines disseminierten Lupus erythematodes zu stellen.

Größte Bedeutung hat die Abgrenzung einer atypisch verlaufenden Sepsis lenta, die wir zunehmend häufiger sehen (Krankenhagen, Buch u. Lehmann 1976).

Riesenzellarteriitis

Die Riesenzellarteriitis tritt im Involutionsalter auf und betrifft vorwiegend größere Gefäße im Kopf- und Schultergürtel, seltener auch im Beckengürtelbereich. Polymyalgie, Gewichtsverlust und Schläfenkopfschmerz sind häufige Leitsymptome (Abb. 4). Klinisch ist die Riesenzellarteriitis in der Form der arteriitis temporalis (Horton) am bekanntesten. Oculäre Beteiligung ist hierbei besonders häufig. Bei zwei von unseren Patienten kam es schon initial zu einem akuten Visusverlust. Frühzeitige Einleitung der Corticoid-Therapie ist wegen der Erblindungsgefahr vordringlich. Psychotische Episoden, cerebrale und Stammhirninsulte beruhen meist auf der Beteiligung extrakranieller Gefäßabschnitte und sind seltener als die oculären Manifestationen. Die diagnostischen Schwierigkeiten sind bei der Riesenzellarteriitis wegen der hohen Trefferquote der Temporalisbiopsie ungleich geringer als bei den anderen Autoimmunkrankheiten mit nekrotisierender Angiitis. Diese Biopsie ist nach Bruck (1967) in 50% der Fälle sogar dann erfolgreich, wenn klinisch keine Beteiligung der arteria temporalis vorliegt. Die Riesenzellarteriitis kann vorwiegend in der Form der Polymyalgie arteritica auch ohne Beteiligung der Arteria temporalis ablaufen (Hamrin 1972).

578

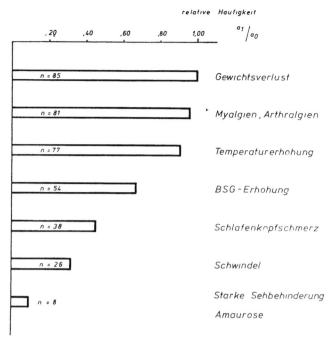

relative Häufigkeit

.20 .40 .60 .80 1,00 a_1/a_0

n = 85 Gewichtsverlust

n = 81 Myalgien, Arthralgien

n = 77 Temperaturerhöhung

n = 54 BSG-Erhöhung

n = 38 Schlafenkopfschmerz

n = 26 Schwindel

n = 8 Starke Sehbehinderung
Amaurose

Abb. 4. Symptomatologie bei Riesenzellarteriitis Serie Malmö und Växjö A (n = 85). Nach Hamrin (1972)

Zusammenfassung und Schlußfolgerungen

1. Die verschiedenen Tests zum Nachweis von Autoantikörpern sind bei nekrotisierenden Angiitiden im Rahmen von Autoimmunerkrankungen überrraschend oft falsch negativ. Sind Autoantikörper nicht nachweisbar, so erlaubt das nicht den Ausschluß einer Autoimmunerkrankung. Andererseits sieht man falsch positive Befunde häufig bei Patienten ohne Autoimmunerkrankungen, z. B. bei Arteriosklerose. Positive Befunde haben nach unseren Erfahrungen nur in hohen Titerstufen eine Bedeutung und können dann die klinisch gestellte Diagnose einer Autoimmunerkrankung bestätigen, nicht jedoch beweisen. Autoantikörper können als Epiphänomene auftreten.

2. Einwandfreie Biopsiebefunde von erfahrenen Untersuchern können die Richtigkeit der Diagnose beweisen. Eindeutige Befunde sind aber nur bei der Riesenzellarteriitis in der Temporalis-Biopsie so häufig, daß ein negativer Befund Zweifel an der Diagnose wecken kann. Die bioptische Sicherung der Diagnose gelingt bei der Polyarteriitis nodosa dagegen auch bei Mehrfachbiopsie nur in etwa ⅓ der Fälle. Bei disseminiertem Lupus erythematodes ist sie nur ausnahmsweise möglich.

3. Wegen der Unzuverlässigkeit der serologischen und bioptischen Methoden beruht die Diagnose der Polyarteritis und des disseminierten Lupus erythematodes in der Regel ganz auf den klinischen Beobachtungen. Rekonstruktion des Krankheitsverlaufes im Längsschnitt und Ausschluß von bakteriellen und neoplastischen Erkrankungen ist erforderlich. Die Diagnose wird durch den Nachweis typischer Symptom-Konstellationen möglich. Frühzeitige Erkennung und richtige Bewertung neurologischer Leitsymptome kann eine entscheidende Hilfe für die Diagnose sein.

Literatur

Bruk, M. I.: Ann. Rheum. Dis. **26**, 103 (1967). – Dubois, E. L.: Lupus Erythematosus. New York: Mac Graw-Hill 1964. – Dubois, E. L., Tuffanelli, D. L.: JAMA **190**, 104 (1964). – Hamrin, B.: Acta med. Scand. Suppl. 533 (1972). – Krankenhagen, B., Buch, A., Lehmann, H.: J. Dt. Med. Wschr. 1976 (im Druck). – Maxeiner, St. R., Mc Donald, I. R., Kirklin, J. W.: S. Clin. North Am. **32**, 1225 (1952). – Miescher, P. A., Paronetto, F.: In: Textbook of Immunopathology, Vol II. (ed. Miescher, P. A., H. J. Müller-Eberhard). New York-London: Grune and Stratton 1969. – Rossner, R., Orthner, H.: Fortschr. Neurol. Psychiat. **34**, 1 (1966). – Shulman, L. E.: In: Immunological Diseases (ed. M. Samter) Vol II. Boston: Little Brown and Co., 1971. – Stammler, A.: Klinik, Pathologie und Probleme der Periareiitis nodosa des Nervensystems. Heidelberg: Hüthig 1958. – Wallace, S. L.: Lattes, R., Ragan, Ch.: Am. J. Med. **25**, 600 (1958).

Nachtblindheit und Retinopathie bei Allgemeinerkrankungen

Hellner, K. A. (Univ.-Augenklinik, Hamburg)

Referat

Der Begriff der Retinopathie bedarf einer Erläuterung. Für unsere Betrachtung genügt eine Zweiteilung: der äußere, aus dem Neuroepithelium und Pigmentepithel bestehende sensorische Teil, und der innere „Gehirnteil" mit den Ganglienzellen des 2. und 3. visuellen Neurons; entsprechend ihrer Funktion: Perzeption und Kodierung der Reize. Retinopathien sind in jeder dieser Schichten denkbar.

Erkrankungen wie die Retinopathia hypertensiva oder die Retinopathia diabetica manifestieren sich in der Nervenfaserschicht und wirken sich funktionell erst durch Sekundärveränderungen, insbesondere in der Macula, aus. Demgegenüber sind Erkrankungen der sensorischen Netzhaut durch primäre Störungen des Dunkel- oder Farbensehens gekennzeichnet, je nachdem, ob Stäbchen oder Zapfen betroffen sind. Zapfen haben nur eine geringe räumliche Summation, sie ermöglichen das hohe Auflösungsvermögen bei Reizung der Netzhautmitte. Die neuronale Summation der Stäbchen, die sich noch mit zunehmender Dunkelheit vergrößert, befähigt das menschliche Auge, sich Leuchtdichten unterschiedlichster Stärke anzupassen. Der völlige Funktionsverlust des Stäbchenapparates bedingt Nachtblindheit.

Unter Retinopathie sind Erkrankungen zu verstehen, die das Perzeptionssystem der Netzhaut betreffen und hier ihren Ausgang nehmen, d.h. zur Hemeralopie führen.

Unsere Kenntnisse über die Krankheitsvorgänge, d.h. komplizierte Zusammenhänge zwischen genetischem Defekt, enzymatischer Entgleisung, pharmakologischer Vergiftung oder therapeutischer Heilung, sind bislang gering. Als Prototyp einer Erkrankung dieser Region dient die Retinopathia pigmentosa. Donders (1857) beschrieb sie unter der Bezeichnung „Retinitis pigmentosa", gekennzeichnet durch eine fortschreitende „tapeto-retinale Degeneration" (Leber, 1916). Die Funktionsstörungen sind: erschwertes Dunkelsehen, letzlich Nachtblindheit, zunehmende Gesichtsfelddefekte (Ringskotome) und Entstehung eines Flintenröhrengesichtsfeldes. Dieses Leitsymptom seitens der Augen (Botermans, 1972) kann auf Allgemeinveränderungen neurologischer und konstitutioneller Art hinweisen.

Bestimmte retinotoxische Substanzen verursachen eine solche Degeneration (z.B. Resochin).

Retinopathia pigmentosa kommt einerseits als eine der polytopen Manifestation bei definierten Störungen im Kohlehydrat-, Eiweiß- und Fettstoffwechsel vor, andererseits auch im Rahmen von solchen polytopen Syndromen, bei denen es noch nicht gelingt, eine eindeutige metabolische Störung aufzufinden. Das Leitsymptom: Störung der Dunkeladaptation, Gesichtsfelddefekte, bedeutet also jeweils Auslösung einer umfassenden und auch recht ermüdenden Allgemein- und Verlaufsdiagnostik.

In einer Studie — gemeinsam mit Müller-Jensen von der Neurologischen Universitäts-Klinik Eppendorf — zeigten sich bei 40 Patienten folgende Beobachtungen:
In 19 Fällen fanden sich konstitutionspathologische Stigmata.
In 4 Fällen bestand gleichzeitig eine hochgradige Innenohrschwerhörigkeit.
Klinisch unauffällig durch Wesensänderung bei einer auch im Elektroenzephalogramm nachgewiesenen Enzephalopathie waren 7 Patienten.
Das Elektroenzephalogramm zeigte in mehr als 50% der Fälle Normabweichungen.

Eine myastenische Reaktion, die elektromyographisch bestätigt wurde, entdeckten wir in einem Fall, nicht jedoch bei einem Geschwister mit Retinopathie.

In 14 Fällen zeigte das Elektromyogramm eine neurogene Schädigung an. Die motorische Nervenleitungsgeschwindigkeit war in 2 Fällen erniedrigt, in 5 Fällen lag sie an der unteren Grenze der Norm. In 6 Fällen fielen Aktionspotentialverkürzungen auf, die jedoch nicht sicher als Myopathie zu werten waren. Eindeutige Zeichen einer Myopathie fanden sich im Elektromyogramm bei unseren Fällen mit Retinopathia pigmentosa nicht.

In 6 Fällen konnte eine Hyperlipoproteinämie nachgewiesen werden. In 2 Fällen fand sich ein leichter Diabetes mellitus, in 7 Fällen war die Harnsäure im Serum erhöht. Der Liquor cerebrospinalis zeigte in keinem Falle eine Abweichung von der Norm.

Das Ergebnis dieser Studie ist zwar anregend aber noch unbefriedigend, eine Folge der noch bestehenden Grenzen bei unseren Methoden. Aber eines ist sicher: Retinopathia pigmentosa ist keine eigenständige Krankheit, sondern nur eine phänomenologische, und d.h. polygenetische Entität (Janzen, 1970).

Systemerkrankungen und Syndrome in Verbindung mit Retinopathia pigmentosa

1. Bekannte Stoffwechselstörung
   a) Lipidstoffwechsel
   Poliodystrophie bei Sphingolipidosen (z.B. Stock-Spielmeyer-Vogt)
   Refsum-Sydrom
   Bassen-Kornzweig-Syndrom
   Hooft-Syndrom
   b) Kohlehydratstoffwechsel
   Mukopolysaccharidose (Pfaundler-Hurler)
   c) Eiweißstoffwechsel
   Cystinurie
   Cystinosis
   Oxalosis
2. Stoffwechselstörung noch zu suchen bei:
   Laurence-Moon-Bardet-Biedl-Syndrom
   Panse-Syndrom
   Nonne-Marie-Syndrom
   Usher-Syndrom

v. Graefe-Sjøgren-Syndrom

Cockayne-Syndrom

generalisierte und ophthalmoplegische Myopathien.

Zu diesen ophthalmoplegischen Myopathien kennen wir einen interessanten Verlauf: Bei einem jungen Mädchen fiel im 12. Lebensjahr zunächst eine atypische Pigmentierung am Fundus auf. Da die funktionellen Befunde normal waren, ließ sich das Krankheitsbild zunächst nicht einordnen. Ein Jahr später trat eine Ptosis auf. Im Verlauf der folgenden 5 Jahre entwickelte sich eine totale äußere Ophthalmoplegie. Während sich die morphologischen und die funktionellen Veränderungen des Augenhintergrundes im gleichen Zeitraum nicht verstärkt haben.

Tapetoretinale Degenerationen können im Tierversuch durch Vitamin A-Mangel und bei Menschen z.B. durch Chloroquin (Resochin) erzeugt werden. Die Ergebnisse eines Vitamin A-Mangels bei Tieren wurde von vielen Autoren studiert, zuletzt insbesondere von Dowling u. Wald (1960) sowie Dowling u. Sidman (1962/63). Der chronische Vitamin A-Mangel führt nach mehreren Monaten zu einer Nekrose der Sehzellen. Vitamin A, als aliphatischer Alkohol, auch Retinol genannt, wird durch Alkoholdehydrogenase zum Aldehyd (Retinal) oxydiert, welches sich mit einem Protein (Opsin) zu Rodopsin formiert. Rodopsin ist die fotochemische Substanz der Sehzellen.

Rezeptoren und Pigmentepithel bilden eine funktionelle Einheit: Die Außenglieder der Rezeptoren, jene Elemente, die den Stäbchen und Zapfen ihren Namen gegeben haben, werden in einem bestimmten Rhythmus abgestoßen und erneuert. Die abgestoßenen Elemente werden durch das Pigmentepithel phagozytiert (Young u. Bok, 1969, Spitznas u. Hogan, 1970). Der Rezeptor besitzt keine eigene Blutversorgung, die Ernährung erfolgt durch Diffusion von der Aderhaut her durch das Pigmentepithel. Erkrankungen, die das Pigmentepithel betreffen, führen dann zu einer Degeneration der Rezeptoren (Noell, 1965). Durch Chloroquin (Jess, 1921) läßt sich experimentell eine Zerstörung des Pigmentepithels und anschließend eine Netzhautdegeneration hervorrufen (Hobbs, 1959, Bull eye, Kleberger, 1964).

Unentbehrlich in der Diagnostik retinaler Prozesse, die sich im Pigmentepithel oder in der Rezeptoren abspielen, sind die Elektroretinographie (ERG) und das Elektrooculogramm (EOG).

Das Elektroretinogramm, von Karpe (1945) in die Klinik eingeführt, stellt die Lichtantwort der Netzhaut dar. Es ist eine Summationsantwort aller derjenigen Prozesse, die sich zwischen dem Pigmentepithel und den großen Ganglienzellen der Netzhaut abspielen. Verminderung der Amplitude oder gänzliches Fehlen (ausgelöschtes ERG) zeigt eine tapetoretinale Degeneration an.

Die Elektrooculographie (EOG) basiert als Funktionstest der Netzhaut auf der indirekten Ableitung des Ruhepotentials des Auges (Riggs, 1954, Francois, 1956, Arden, 1962), das sich in Abhängigkeit von Dunkel- oder Hell-Adaptation ändert. Für die Entstehung des Ruhepotentials ist insbesondere die intakte Funktion des Pigmentepithels entscheidend, da ein Potentialsgefälle von der Aderhaut her zum sensorischen Netzhaut besteht.

Ein weiteres Hilfsmittel in der Diagnostik retinaler Prozesse stellt die Fluoreszenzangiographie dar (Novotny u. Alvis, 1961). Bei Defekten des Pigmentepithels lassen sich mit Hilfe der Fluoreszenzangiographie leicht Leckstellen, d.h. eine verstärkte Anfärbbarkeit in diesem Bereich feststellen. Zweifelsohne kann man jedoch in einer Funktionsanalyse nicht auf die subjektiven, sogenannten psychophysischen Untersuchungsmethoden, verzichten, auch wenn schlechte Reproduzierbarkeit bzw. Fehlerhäufigkeit in Frühstadien oftmals keine sichere Aussage erlauben.

Zu den notwendigen Untersuchungen gehören die Registrierung der Dunkeladaptationskurve, die Prüfung des Farbensehens mit Hilfe von Farbsteinen (z.b. dem großen Farnsworth-Test), sowie eine exakte Perimetrie. Alle diese Untersuchungen dürfen nicht Selbstzweck werden, sondern sie dienen als Leitsymptom der Kontrolle der allgemeinen Diagnostik und der Therapie.

Die Kenntnis von retinotoxischen Substanzen erlaubt die Frage nach retinotropen Pharmaka, die in der symptomatischen Therapie Einfluß auf die beschriebenen Netzhautveränderungen nehmen.

Unsere Untersuchungen an Mäusen und Vitamin A-Mangel-Ratten konnten zeigen, daß einige Alkyl- sowie w-Hydroxyalkyl-Pyridone elektroretinographisch folgende Wirkungen aufweisen:

Sie antagonisieren die durch Methylalkohol und Alkyl-alkohol bedingte Netzhautschädigung (Gauri, Hellner, Siewers u. Hein, 1976).

Sie sind in der Lage, bei Vitamin A-Mangel-Ratten die Aktivität dieses Vitamins zu ersetzen (Gauri et. al., 1972/73).

Sie kompensieren den altersbedingten Netzhautfunktionsverlust der Maus (Hellner u. Gauri, 1975).

Diese Ergebnisse sprechen für eine netzhautspezifische Wirkung. Daher erscheinen die neuen Pyridone therapeutisch besonders interessant bei Netzhautvergiftung durch Methanol, altersbedingtem Netzhautfunktionsverlust sowie bestimmten Formen einer tapetoretinalen Degeneration.

Die Retinitis pigmentosa ist Leitsymptom oder eine der polytopen Reaktionen bei hereditären Erkrankungen; daher darf man eine generalisierte metabolische Störung im Bereich der Molekularpathologie vermuten, die leider häufig noch nicht aufgeklärt werden kann, aber es ist schon viel gewonnen, wenn man sie nicht nihilistisch als „degenerativ, hereditär" betrachtet, sondern als Ansporn für die letztlich internistische Aufgabe.

Literatur

Botermans, C. H. G.: Primary pigmentary retinal degeneration and its association with neurological diseases. Handbook of Clinical Neurology 13, 148–379 (1972). – Donders, F. C.: Beiträge zur pathologischen Anatomie des Auges; 2) Pigmentbildung in der Netzhaut. Albrecht v. Graefes Arch. Ophthal. 3 (part 1), 139–150 (1857). – Dowling, J. E., Sidman, R. L.: Inherited retinal dystrophy in the rat. J. cell. Biol. 14, 73–109 (1962). – Dowling, J. E., Wald, G.: The biological function of vitamin A-acid. Proc. nat. Acad. Sci. 46, 587–608 (1960). – Gauri, K. K. et. al.: Retinotropic activity of w-Hydroxylpyridone-2 in Methanol and Allylalcohol poisning. (1972), in press. – Hellner, K. A., Gauri, K. K.: Mechanism of action of w-hydroxyhexylpyridone-2 on the ERG Documenta Ophthal. XIth ISCERG Symposium, 431–434 (1974). – Hobbs, H. E. et. al.: Retinopathy following chloroquine therapy. Lancet 1959 II, 478–480. – Jess, A.: Die Gefahren der Chloroquintherapie für das Auge, insbesondere über eine das Sehorgan schwer schädigende Komponente des Chinins und seiner Derivate. Albrecht v. Graefes Arch. Ophthal. 104, 48–74 (1921). – Jess, A.: Zur Frage der Chinolin- und Ateridinschädigungen des Auges (Resochin). Klin. Mbl. Augenheilk. 139, 396–397 (1961). – Kleberger, E.: Zur Schädigung der Netzhaut durch Chloroquin (Resochin). Klin. Mbl. Augenheilk. 145/3, 394–406 (1964). – Leber, Th.: Die Krankheiten der Netzhaut. Von Graefes-Saemisch, Handbuch der ges. Augenheilk. 1st ed. vol. 5, (1877), 92, 2nd ed. 2 vol. 7 (A) (1916), 556. – Müller-Jensen, A., Hellner, K. A.: Klinisch-neurologische und biochemische Befunde bei der Retinopathia pigmentosa. Klin. Mbl. Augenheilk. 66, 165–168 (1975). – Noell, W. K.: Aspects of experimental and hereditary retinal Degeneration. Clive N. Graymore, ed.: Biochemistry of the Retina. London and New York, Academic Press, 51–72 (1965). – Spitznas, M., Hogan, M. J.: Outer segments of photoreceptors and the retinal pigment epithelium: Interrelationship in the human eye. Arch. Ophthal. 84, 810–819 (1970). – Young, R. W., Bok, D.: Participation of the retinal pigment epithelium in the rod outer segment renewal process. J. cell. Biol. 42, 392–403 (1969).

Neurogene Symptome zur Frühdiagnose unerwünschter Arzneimittelwirkungen

Mayer, K. (Neurolog. Univ.-Poliklinik, Tübingen)

Referat

Unerwünschte Nebenwirkungen von Arzneimitteln können die Muskulatur, periphere Nerven, Rückenmark und Gehirn simultan, alternativ und successiv betreffen. Sie äußern sich in Reaktionen und Funktionsstörungen unterschiedlicher und auch wechselnder Art, Ausprägung und Lokalisation. Wesentlich zur Früherfassung und zur Vermeidung irreversibler Strukturschäden und damit Dauerfolgen ist die Kenntnis der Früh- und Feinsymptome und Reaktionen des Nervensystems.

1. Myopathien und andere Muskelsymptome

Strukturelle Myopathien sind von den funktionellen Myopathien wie den myasthenischen Reaktionen zu unterscheiden.

Bei struktureller Myopathie während Dauermedikation mit Glukokortikoiden bemerkt der Patient zunächst Schwierigkeiten beim Aufstehen vom Stuhl, beim Aufrichten aus dem Liegen und aus der Hocke und beim Treppensteigen oder Schwäche beim Erheben der Arme und Schwierigkeiten beim Hantieren mit erhobenen Armen. Klinisch und elektromyographisch ergeben sich symmetrische Paresen und Atrophien der Becken- und Oberschenkelmuskulatur und bei etwa der Hälfte der Erkrankten auch der Schulter- und Oberarmmuskulatur. Die Serumenzymaktivitäten liegen in der Regel im Normbereich. Licht- und elektronenmikroskopisch sind in den frühen Phasen massive Glykogenablagerungen nachzuweisen bei zunächst erhaltener Struktur der Muskelfasern. Später bilden sich die Glykogenanhäufungen zurück und Muskelfaserdegenerationen verschiedener Grade sind zu erkennen. Diese klinischen und histologischen Veränderungen sind verschieden schnell reversibel. Es werden Zeiten zwischen 9 Tagen und 2 Jahren angegeben.

Pathogenetisch bedeutsam ist offenbar die katabole und antianabole Wirkung der Corticosteroide auf den Eiweißhaushalt.

Myopathien bei langdauernder Chloroquin-Therapie wegen chronisch rheumatischer Erkrankungen betreffen auch die distalen Muskelgruppen. Sensible Mißempfindungen und Sensibilitätsstörungen, Areflexie und Verlangsamung der motorischen Leitgeschwindigkeit zeigen außerdem eine Beteiligung der peripheren Nerven an, also eine Neuromyopathie. Die Muskelschwäche tritt erst Monate oder Jahre nach Behandlungsbeginn auf und ist fast immer reversibel, jedoch nur langsam wegen der verzögerten Ausscheidung des Chloroquin.

Hypokaliämische Lähmungen nach langdauernder Medikation von Cortison-Derivaten mit vorwiegender Mineralocorticoidwirkung, nach Saluretika und bei Laxantienabusus können verhängnisvollerweise als aufsteigendes Landry-Syndrom verkannt werden.

Neuromuskuläre Überleitungsstörungen mit myasthenischen Reaktionen werden beobachtet bei Antibiotikatherapie. Im Extremfall kann es akut zu schlaffen Paresen und einem Atemstillstand kommen. Eine beginnende oder weniger ausgeprägte neuromuskuläre Überleitungsstörung kann an folgenden Symptomen erkannt werden: Ptosis, Augenmotilitätsstörung mit Verschwommensehen und Doppelbildern, verwaschener Sprache, Schluckstörungen, Hypomimi. Geklagt wird über vorzeitige Ermüdbarkeit und Muskelschwäche. Die Antibiotika, die Störungen der neuromuskulären Übertragung verursachen können (Neomycin, Streptomycin, Dihydrostreptomycin, Canamycin, Polymycin B und Cholestin), verhindern die Bildung von Acethylcholin oder vermindern eine Freisetzung aus den präsynaptischen Nervenendigungen. Ihre Anwendung bei Myasthenikern ist sorgfältig zu prüfen. Die Elektrolytzusammensetzung des Lösungsmittels kann beispielsweise bei Tetracyclinen akute Lebensgefahr herbeiführen.

2. Neuropathien

Unter Neuropathien sind Schädigungen der Struktur und Störungen der Funktion peripherer Nerven mit entsprechenden motorischen, sensiblen und vegetativen Ausfällen zu

Tabelle 1. Medikamente, die Neuropathien auslösen können

Aminochinoline	*Sedativa*
Chloroquin	Thalidomid
Oxychinolin	Glutethimid
	Methaqualon
Antibiotika und	Barbiturate
Chemotherapeutika	Meprobamat
Penicillin	
Chloramphenicol	*Varia*
Sulfonamide	Amitryptilin
Nitrofurantoin	Allopurinol
Furaltadon	Arsen
Neomycin	Antikoagulantien
Gentamycin	Chlorprotixen
Kanamycin	Dapson
Capreomycin	Disulfiram
Paromomycin	Ergotamin
Viomycin	Emetin
Polymyxin	Gold
Colistin	Glukokortikoide
Streptomycin	Hydralazin
Isoniazid	Imipramin
Ethambutol	Metromidazol
Ethionamid	MAO-Hemmer
Cycloserin	Penicillamin
	Phenolphthalein
Antiepileptika	Phenylbutazon
Diphenylhydantoin	Podophyllin
Sultiam	Thiamazol
Primidon	Trichloräthylen
Antidiabetika	
Carbutamid	
Chlorpropamid	
Zytostatika	
Vinblastin	
Vincristin	
Sanamycin	
Nitrofural	
Impfstoffe und Seren	

verstehen. Etwa 30% der Polyneuropathien sind toxisch bedingt. Pathologisch-anatomisch liegt meist eine primäre Schädigung des Axons vor. Die Neuropathie beginnt oft mit sensiblen, symmetrischen distalen Mißempfindungen, oft mit Spontanschmerzen und nächtlichen „burning feet". Außerdem klagen die Patienten über Schwäche und Unsicherheit beim Gehen. Der neurologische Befund ergibt Sensibilitätsstörungen wechselnder Ausprägung. Es bestehen periphermotorische Funktionsstörungen in der Art von distalbetonten schlaffen Paresen. Nach Art und Lokalisation ist die Symptomatik jedoch nicht spezifisch für bestimmte Pharmaka (Tab. 1).

Die im Rahmen einer Antikoagulantien-Therapie auftretenden peripheren Nervenläsionen sind nicht Folge einer exogen-toxischen Wirkung der Antikoagulantien, sondern zurückzuführen auf eine Druckschädigung durch endoneurale Blutungen oder Nachbarschaftshämatome.

3. Myelopathien

Unter Antikoagulantien-Behandlung kann es zu Blutungen in den Spinalkanal mit subduralem oder häufiger epiduralem und intramedullärem Hämatom kommen. Die Symptomatik beginnt stets plötzlich mit heftigen Rückenschmerzen und radikulären Reizerscheinungen, die die Lokalisation der Blutung anzeigen. Im Verlaufe von Stunden bis zu mehreren Tagen kommt es zunehmend zu sensiblen, motorischen und vegetativen Störungen bis zum kompletten Querschnittssyndrom. Bei zu später Diagnose verbleiben auch nach operativer Ausräumung der Blutung meist schwerwiegende Dauerfolgen. Die Prognose hängt also ab von der Akuität, der Stärke und der Dauer der Kompression durch das Hämatom bis zur Operation, also von der rechtzeitigen Diagnose.

Die Pathogenese der spinalen epiduralen Hämatome ist nicht eindeutig geklärt. Man vermutet, daß bei den meist älteren Patienten eine besondere Vulnerabilität der umfangreichen epiduralen Venenplexus vorliegt und unter gerinnungshemmender Medikation schließlich zur Blutungsquelle wird.

4. Encephalopathien

Medikamente können direkt oder indirekt auf das Gehirn einwirken, indirekt über allergische Reaktionen, Elektrolyt- und Zirkulationsstörungen sowie über eine Minderung des Substratangebotes. Bei der direkten Einwirkung spielt die Blut-Hirn-Schranke eine wesentliche Rolle. Zwar sind viele Medikamente neurotoxisch, können aber die intakte Blut-Hirn-Schranke nur passieren, wenn sie lipidlöslich sind. Dagegen erreichen bei Schrankenstörungen auch wasserlösliche Medikamente neurotoxische Konzentrationen im Gehirn. Die Hirnfunktion kann durch Medikamente aktiviert werden bis zum Krampfanfall (Tab. 2) und gehemmt werden bis zum Koma. Es kann zu umschriebenen oder diffusen Hirnfunktionsstörungen oder Hirnsubstanzschäden kommen mit entsprechenden neurologischen und psychischen Symptomen.

Extrapyramidalmotorische Funktionsstörungen und Symptome treten vorwiegend nach Neuroleptika auf, aber auch nach anderen Medikamenten (Tab. 3). Unter den extrapyramidalmotorischen Symptomen (Tab. 4) ist besonders zu achten auf ein Früh- und Feinsymptom: Die Akathisie. Sie äußert sich beim Patienten in einer quälenden Unruhe mit Drang nach Bewegung, er kann weder stillsitzen noch ruhig auf der Stelle stehen. Bekannt sind zwar, aber meist noch nicht genügend erkannt worden, die zu Beginn oder während der Behandlung mit Neuroleptika auftretenden Hyperkinesen oder Dyskinesen mit vielfältiger Symptomatik: Blickkrämpfe, Krämpfe im Mund-Schlundbereich, Grimassieren, Dysarthrie und extrapyramidalen Bewegungen der Extremitäten. Kinder

Tabelle 2. Medikamente, während deren Verabreichung
cerebralorganische Anfälle auftreten können

Antibiotika und Chemotherapeutika

Amphotericin	Paraaminosalizylsäure
Carbenicillin	Penicillin
Cephalotin	Polymyxin
Cycloserin	Streptomycin
Ethambutol	Sulfonamide
Isoniazid	Thiocarlide
Nalidixinsäure	

Analgetika und Antirheumatika

Azetylsalizylsäure	Penicillamin
Chloroquin	Pentazocin
Indomethacin	Phenazetin
Morphine	Pyrazolderivate

Antikonvulsiva

Carbamazepin	Oxazolidin
Diphenylhydantoin	Sultiam

Antidiabetika

Antikoagulantien

Antiparkinsonmittel

Amantadin	L-Dopa
Anticholinesterase	

Hormone

ACTH	Schilddrüsenhormone
Glukokortikoide	Sympathikomimetika

Hypnotika

Brom	Metaqualon
Glutethimid	

Impstoffe und Seren

Zytostatika

Azaribin	Vincristin
Vinblastin	

Varia

Analeptika	Lokalanästhetika
Butyrophenone	MAO-Hemmer
Clozapin	Phenotiazine
Codein	Piperazin
Digitalis	Trizyklische Antidepressiva
Disulfiram	Vitamin D
Lithium	

Tabelle 3. Medikamente, die extrapyramidale Symptome verursachen können

Neuroleptika (Phenothiazine, Thioxanthene, Butyrophenone)
Antidepressiva (Imipramin, MAO-Hemmer)
Antihypertonika (Methyldopa-Reserpin)
Antiepileptika (Succinimide)
Orale Kontrazeptiva
L-Dopa

Tabelle 4. Durch Medikamente induzierte extrapyramidale Symptome

Akinase

Akathisie

Akinetisch hypertonisches Syndrom (Parkinson-Syndrom)

Hyperkinesien
   Chorea
   Athetose
   Ballismus

Hypomimie

Dyskinesen (akut)
   bukkale
   faziale
   linguale
   nuchale
   pharyngeale
   brachiale

Dystonien
   Tortikollis, Retrokollis

Tremor

Terminale Hyperkinesen (extrapyramidales Insuffizienzsyndrom)

Tics

und Jugendliche sind besonders anfällig. Verwechslungen mit Tetanus, Tetanie oder hysterischen Reaktionen sind möglich und häufig.

Besonders sollte der Blick geschärft werden für die psychischen Nebenwirkungen gerade der „nichtpsychiatrischen" Medikamente. Zielsymptome, die auftreten können, sind *delirante Zustände, paranoide* oder *paranoid-halluzinatorische Zustände* und *Depressionen.*

Depressive Zustände sind gekennzeichnet durch Bewußtseinsstörung mit Wahrnehmungs- und Orientierungsstörung, Einschränkung des Realitätsbezuges bei Ansprechbarkeit und gesteigerter Suggestibilität. Wesentlich ist die wechselnde Symptomatik und Exazerbation in den Abendstunden oder nachts (Tab. 5)

Paranoide oder paranoid-halluzinatorische Zustände sind gekennzeichnet durch innere Unruhe, Angst, Erregung, Wahnideen und Hallzinationen (Tab. 6).

Depressionen infolge Arzneimitteltherapie werden oft nicht erkannt. Sie treten vorwiegend auf bei antihypertensiver Therapie mit Rauwolfia-Alkaloiden, Alpha-Methyl-Dopa und Saluretika (Tab. 7).

Tabelle 5. Delirante Zustände

Amantadine	Amphetamine
Aminophylline	
Anticholinergika	
Atropine	
Barbiturate	
Benzatropine	
Bromide	
Cannabis	
Carbimazol	
Carbromal	
Cycloserin	
Digitalis	Disulfiram
Imipramin	
Nortryptilin	
L-Dopa	
Ethionamid	

Tabelle 6. Psychosen

Amphetamine	Methylphenhidate
Analgetika	Phenmetrazine
Atropine	Orale Kontrazeptiva
Barbiturate	PAS
Bromide	Penicillin
Kortikosteroide	Phenazetin
Cycloserin	Phenylbutazon
Desimipramin	Sulfonamide
Dibenzazepine	Trasylol
Digitalis	Vinblastine
Disulfiram	Anthelminthika
Ethionamide	Anticholinergika
Ethosuximide	Bemegrid
Flufenazin	Chloroquin
Glukokortikoide	Diazepam
Gluthetemide	Indomethacin
Hydantoinderivate	Nalorphine
Imipramine	Pentazcocin
Isoniazid	Nalidixinsäure
Lithium	Propranolol
L-Dopa	Parasympathikolytika
LSD	Piperazinsalze
Mepracrin	Salizylate

Tabelle 7. Depressionen

Digitalis	Nalidixinsäure
Ethioniamid	Orale Kontrazeptiva
Glukokortikoide	Phenobarbital
Guanethidin	Phenazetine
Griseofulvin	Phenothiazine
Indomethacin	Procainamid
LSD	Propranolol
L-Dopa	Reserpin
Methyldopa	Sulfonamide
Methysergid	Vinblastin

Arzneimittel können die im Gefolge der Grundkrankheit oft nicht erkannten oder verkannten Beeinträchtigung der psychischen Leistungsfähigkeit und Belastbarkeit mit Störungen einzelner psychischer Funktionen sowie Affekt- und Antriebsstörungen verstärken und verdeutlichen. Dies gilt vor allem für Hypnotika und Analgetika sowie die zahlreichen Kombinationspräparate in Form von Kopfschmerztabletten, Schlaf- und Beruhigungsmitteln.

Zu achten ist auch auf die cerebellär-vestibulären Störungen mit Gleichgewichts- und Koordinationsstörungen als Folge einer Schädigung des Kleinhirns, des peripheren oder zentralen vestibulären Systems durch Antikonvulsiva, nach Digitalis-Überdosierung und nach Procain-Penicillin G.

Die notwendigerweise kurze Zusammenfassung sollte die Kenntnisse über mögliche Arzneimittelnebenwirkungen am Nervensystem erweitern. Wesentlich ist immer daran zu denken, daß gerade Nebenwirkungen am Nervensystem häufig den Beschwerden und Störungen entsprechen, die auch im Gefolge der zu behandelnden Krankheit auftreten können, die Nebenwirkungen unter der Vielzahl der Beschwerden und Störungen nicht wahrgenommen oder nicht mitgeteilt werden und vom Arzt nicht beobachtet oder nicht erfragt werden. Toxische Erscheinungen bei üblicher Dosierung müssen den Internisten zu umfassender Untersuchung veranlassen, um die Ursache der gestörten Pharmakokinetik zu erkennen. So kann beispielsweise der Abbau von Antikonvulsiva durch andere Medikamente gehemmt werden, so daß toxische Nebenwirkungen bei schon geringer Dosis auftreten. Andererseits beeinflussen Antikonvulsiva den Blutspiegel und damit den Therapieeffekt anderer Medikamente infolge einer Enzyminduktion in der Leber. Den konsiliarisch hinzuzuziehenden Neurologen stehen neurotechnische Untersuchungsmethoden zur differentialdiagnostischen Abgrenzung und Aussage über Art, Ausmaß und Ort der Schädigung zur Verfügung.

Literatur

Literaturüberblick im einzelnen in: Mayer, K., Janzik, H. H., Langohr, H. D., Petruch, F., Schumm, F., Hamster, W.: Arzneimittelnebenwirkungen am Nervensystem. Therapiewoche **24**, 2707–2774 (1974).

Diskussion, Symposion D

Leitung und nachfolgende Zusammenfassung: Janzen, R., Hamburg

Teilnehmer: Alle Referenten vom 28. und 29. 4. 1976 sowie — außer den namentlich angeführten — noch andere Kollegen aus dem Auditorium

1. Die unterschiedliche Bedeutung des Terminus „Syndrom" ist zu beachten. Verschiedene morphologische Substrate können zu gleichen/identischen klinischen Symptomen/Syndromen führen ebenso wie funktionelle Abweichungen an verschiedenen Stellen, die zu der gleichen Endstrecke führen = identische aber polygenetische Antworten des Organismus. Der Schluß von einer phänomenologischen Entität = Syndrom auf eine Ursache gilt nur für ätiologische Entitäten z. B. bei obligat wirkenden Noxen.

Vorwiegend am Beispiel der Reaktion: „Polioencephalitis Wernicke" wird das Problem der Pathoklise eingehend diskutiert, d. h. die Neigung einer bestimmten Struktur/eines bestimmten Systems zur identischen Reaktion auf verschiedenartige Bedingungen.

2. Termini wie „Cerebralsklerose, Altersdemenz, Altersdepression, präsenile Hirnatrophie u. a." sollten ausgemerzt werden zugunsten differentialdiagnostischer Festlegungen auf hirnlokale oder bestimmt geartete diffuse Encephalopathien, nach deren Ursache oder Bedingungsgefüge zu forschen ist. Nur so lassen sich Ansätze für eine gezielte Therapie oder eine sinnvolle Polypragmasie der Störungen im fortgeschrittenen Lebensalter finden. Die Bildung und Koordination von Forschungsgruppen auf diesem Gebiet ist bisher unzureichend.

3. Die Analyse der Kondition eines Individuums, das an einer polygenetischen identischen Reaktion erkrankt, muß durch umfassende allgemeine Untersuchungen darauf abzielen, ob neben einer hervortretenden Bedingung (z. B. Alkoholismus, Medikamente u. a.) andere genetische oder erworbene metabolische Störungen einerseits oder Organkrankheiten andererseits (z. B. Leber, Niere, Kreislauf u. a.) zur Selektion des betroffenen Individuums beigetragen haben. Dadurch können bisher verborgene weitere Gefährdungen zutage treten und wird eine sinnvolle Prophylaxe und Polypragmasie möglich.

4. Die Analyse metabolisch/toxisch entstandener neurogener Reaktionen ist recht unbefriedigend. Sie bringt in etwa $\frac{1}{3}$ der Fälle — auch bei umfassendem Einsatz der zur Verfügung stehenden spezialisierten Methoden — noch kein Ergebnis. Daraus ergibt sich, daß einerseits weitere Methoden entwickelt werden müssen und daß es andererseits dringend erforderlich ist, Arbeitsgruppen zusammenzufassen.

Auch die relativ häufige, als „spondylogen" bezeichnete Myelopathie (langsam fortschreitende beinbetonte Tetraspastik, die früher als spastische Spinalparalyse gedeutet worden ist, und die man auf einen meßbaren engen Spinalkanal mit zusätzlicher Osteochondrose zurückführt) kann nicht als ausreichend aufgeklärt gelten.

5. Über die sogen. paraneoplastischen Neuromyopathien — also Alarmsymptome für Carcinom — sind nur Hypothesen möglich. Vermutlich stehen wir vor einem Fundamentalproblem sowohl hinsichtlich der Genese von identischen polygenetischen Reaktionen des neuromuskulären Systems als auch der Genese mancher Carcinome. Arbeitsgruppen sollten sich zur Klärung dieser Fragen verbinden.

6. Bei episodischen Bewußtseinsstörungen (abgesehen von den epileptischen Reaktionen und kardiovasculären Synkopen) sind die Hypothesen über Gedächtnis/limbisches System weniger interessant als die Auseinandersetzung mit den differentialdiagnostischen Problemen. Die Zahl der Fälle nimmt zu, seit man darauf achtet, sie ist aber an den einzelnen Kliniken mit großem Beobachtungsgut immer noch relativ gering. Nur ein Zusammenschluß von Arbeitsgruppen (Neurologen, Internisten, Psychiater, vor allem auch Arbeits- und Verkehrsmediziner) kann weiterführen.

Zwei Hinweise aus der Diskussion in diesem Abschnitt:

In Abhängigkeit von der Zunahme eines Muskelschwundes aus verschiedenen Gründen nimmt die Kreatininausscheidung im Urin ab, die des nichtverwerteten Kreatins zu, die Glukoseverwertung verschlechtert sich. Der Zustand der Muskulatur ist also bei der Wertung einer Kreatinin-Clearance oder einer Glukosebelastung zu berücksichtigen (Weisner, B. und Frerk, K., Hamburg).

Die myasthenische Reaktion bei Therapie mit Penicillamin kann, z. B. wegen Belastungsdyspnoe, Doppelbilder, als Myokardiopathie, retrobulbäre Neuritis verkannt werden (Janzen, R. W. Chr., Hamburg, unter Hinweis auf eine gemeinsame Publikation mit Seitz, Hopf, Meyer).

7. Die Deutung lokalisierter Schmerzen birgt zahlreiche diagnostische Fallstricke. Die Erregungsmustertheorie führt weg von der bisher ausschließlichen Beachtung der lokalen Vorgänge. Bahnung, Verfügbarkeit einer Reaktion können nur im Rahmen der Reaktion des gesamten Nervensystems verstanden werden. Erregbarkeit ist nur im Rahmen der

allgemeinen Befindlichkeit des Organismus verständlich. Die notwendigerweise mehrdimensionale Analyse eines lokalisierten Schmerzes gewinnt zunehmend bessere Grundlagenkenntnisse und damit größere diagnostische Sicherheit. Dies ist um so wichtiger, als gerade Schmerzprobleme seit je zu Irrwegen verleiten.

Gross, D., Frankfurt, weist auf seine Darstellungen zur Schmerztherapie hin sowie auf die internationalen und deutschsprachigen interdisziplinären Zusammenschlüsse zum Studium des Schmerzes.

8. Die Fallstricke der Diagnostik und damit der Therapie und Prognose bei Reaktionen, welche in den übrigen Referaten abgehandelt worden sind, konnten bei der lebhaften und ausgedehnten Diskussion leider nicht mehr grundsätzlich sondern nur durch praktisch besonders wichtige Hinweise vertieft werden, die hier nicht angeführt sind.

Handbuch der Inneren Medizin

Begründet von L. Mohr,
R. Staehelin
Herausgeber: H. Schwiegk

Neue Bände

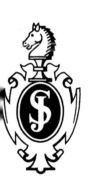

Springer-Verlag
Berlin
Heidelberg
New York

Band 2
Blut und Blutkrankheiten
6 Teile
5. völlig neubearbeitete und
erweiterte Auflage

Teil 1
**Allgemeine Hämatologie und
Physiopathologie des
erythrocytären Systems**
Herausgeber: L. Heilmeyer
254 z.T. farbige Abbildungen
XVIII, 786 Seiten. 1968
Geb. DM 290,–; US $ 127.60
Subskriptionspreis
Geb. DM 232,–; US $ 102.10
ISBN 3-540-04151-6

Teil 2
**Klinik des erythrocytären
Systems**
Herausgeber: L. Heilmeyer
Bearbeitet von zahlreichen
Fachleuten
302 z.T. farbige Abbildungen
XVI, 1082 Seiten. 1970
Geb. DM 320,–; US $ 140.80
Subskriptionspreis
Geb. DM 256,–; US $ 112.70
ISBN 3-540-04849-9

Teil 3
**Leukocytäres und retikuläres
System I**
Herausgeber: H. Begemann
Bearbeitet von H. Begemann,
I. Boll, W. Kaboth, G. Menrat,
I. Reißner, F.W. Treppal
124 z.T. farbige Abbildungen,
50 Tabellen,
XI, 503 Seiten. 1976
Geb. DM 340,–; US $ 140.60
**Vorbestellpreis/Subskriptions-
preis
Geb. DM 272,–; US $ 119.70**
ISBN 3-540-07748-0

Teil 4
**Leukocytäres und retikuläres
System II**
Herausgeber: H. Begemann
100 z.T. farbige Abbildungen
und 1 Anhang mit 11 Farb-
tafeln. XIV, 486 Seiten. 1974
Geb. DM 268,–; US $ 118.00
Subskriptionspreis
Geb. DM 214,40; US $ 94.40
ISBN 3-540-06355-2

Teil 5
**Krankheiten des lymphocy-
tären Systems**
Herausgeber: H. Begemann
83 z.T. farbige Abbildungen.
XI, 467 Seiten. 1974
Geb. DM 248,–; US $ 109.20
Subskriptionspreis
Geb. DM 198,40; US $ 87.40
ISBN 3-540-06254-8

Teil 6
**Leukämien und verwandte
Krankheitsbilder**
Herausgeber: H. Begemann
Bearbeitet von: K. Bremer,
G. Brittinger, G. Cohnen,
D.K. Hossfeld, D. Huhn,
J.P. Obrecht, J. Rastetter,
H.J. Seidel, H. Stein,
H. Theml, M. Westerhausen
1976
ISBN 3-540-07749-9
In Vorbereitung

Der Subskriptionspreis gilt
bei Verpflichtung zur Abnahme aller Teile bis zum Erscheinen des letzten Teilban-
des von Band 2

Band 3
Verdauungsorgane. (6 Teile)
5. völlig neubearbeitete und
erweiterte Auflage

Teil 1
Diseases of the Esophagus
By G. Vantrappen,
J..Hellemans
358 partly coloured figures.
XXVI, 877 pages. 1974
Cloth DM 390,–; US $ 171.60
**Subscription price Cloth
DM 312,–; US $ 137.30**
ISBN 3-540-06694-2

Teil 2
Magen
Herausgeber: L. Demling
332 z.T. farbige Abbildungen
XXVI, 1125 Seiten. 1974
Geb. DM 390,–; US $ 171.60
Subskriptionspreis
Geb. DM 312,–; US $ 137.30
ISBN 3-540-06788-4

Preisänderungen vorbehalten

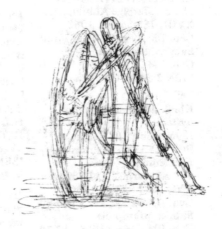

Festgefahren, das heißt auf konflikthafte Vorstellungen fixiert, ist der neurotische Patient und damit in eine Spur eingefurcht, die chronische Störung von Befinden und Verhalten bedeutet.
Von der psychovegetativen Symptomatik, ängstlich gespannter Nervosität bis hin zu ausgeprägten Organ-Funktionsbeschwerden oder -läsionen des psycho-somatischen Typs bewegt sich der Ausdruck seiner Leiden.

1. *Lösung* des Patienten aus einer neurotischen Fixation und Freiheit zu neuer Aktion und Interaktion.

2. Symptomatische *Linderung,* sowohl der psychischen als auch der organischen Beschwerden,

kennzeichnen die Wirkungskapazität und damit den therapeutischen Grundwert von

Valium® Roche

Valium Roche

zeichnet sich durch entspannende, angstlosende, vegetativ-stabilisierende, schlaffördernde und muskelrelaxierende Wirkungen aus und eignet sich deshalb zur Behandlung psychoneurotischer sowie psychosomatischer Krankheitsbilder des Herz-Kreislauf-Systems, des Magen-Darm-Traktes, der Haut, des Urogenital-Traktes und des Bewegungsapparates, ferner zur Ergänzung spezifischer Therapiemaßnahmen

Die Dosierung bei psychosomatischen Störungen beträgt täglich 2–3mal 2–5 mg oral. Sind bei ambulanter Therapie (z B Berufstätige) höhere Dosen notwendig, empfiehlt es sich, den Schwerpunkt der Behandlung auf den Abend zu verlegen z B abends 5 mg, tagsüber 2mal 2 mg Tabletten unzerkaut mit Flüssigkeit einnehmen Besonders in den ersten Behandlungstagen und vor allem bei älteren und körperlich geschwächten Patienten ist einschleichend zu dosieren (ab 2 mg oral täglich)

Hinweise:

Wie für alle psychotrop wirksamen Substanzen gilt auch für Valium Roche, daß man unter dem Einfluß seiner Wirkung keinen Alkohol genießen sollte, da die individuelle Reaktion im einzelnen nicht vorauszusehen ist. Je nach Anwendung, Dosis und individueller Empfindlichkeit kann das Reaktionsvermögen (z.B Fahrtüchtigkeit, Verhalten im Straßenverkehr, Maschinenbedienung) beeinflußt werden Bei gleichzeitiger Gabe zentralwirksamer Pharmaka (Neuroleptika, Tranquilizer, Antidepressiva, Hypnotika, Analgetika, Narkotika) kann Valium Roche – besonders bei parenteraler Applikation – den sedativen Effekt dieser Präparate verstärken Diese Wirkungsverstärkung ist gegebenenfalls therapeutisch nutzbar

Für die parenterale Verabreichung von Valium Roche genügt in den meisten Fällen die im Applikation Sollte sich die iv Darreichung als notwendig erweisen, ist eine Vene mit großem Lumen zu wählen und die Injektion sehr langsam (ca 0,5–1 ml pro Minute) auszuführen Bei zu schneller Injektion oder zu kleinlumigen Venen droht das Risiko einer Thrombophlebitis **Eine intraarterielle Injektion muß wegen Nekrosegefahr und deren Folgen mit Sicherheit vermieden werden. Valium Roche ist stets allein zu injizieren, da es in der Mischspritze mit zahlreichen Medikamenten inkompatibel ist. Valium Roche bleibt in 5- bis 10-prozentiger Glukose-Infusionslösung oder 0,9-prozentiger Natriumchlorid-Infusionslösung genügend lange ohne Ausfallung von Wirksubstanz gelöst, wenn folgendes beachtet wird: Die Ampullenlösung (nicht mehr als 4 ml) muß dem gesamten Volumen der Infusionslösung, das 250 ml nicht unterschreiten soll, unter gleichzeitigem gutem Vermischen zugesetzt werden, und mit der Infusion ist unverzüglich zu beginnen.** Wie verschiedene andere Medikamente kann auch Valium Roche nach im. Injektion (nicht aber nach oraler oder iv Verabreichung) einen Anstieg der Kreatinphosphokinase-Aktivität im Serum bewirken (Maximum 12–24 Stunden nach der Injektion) Diesem Umstand ist bei der Differentialdiagnose des Herzinfarktes Rechnung zu tragen.

Bei kreislauflabilen und älteren Patienten ist bei der parenteralen Anwendung von Valium Roche Vorsicht geboten Patienten, denen Valium Roche parenteral verabreicht wird, sollten wegen der ausgeprägten Muskelentspannung noch kurze Zeit unter Beobachtung sein

Die Dosierung ist bei Patienten mit hirnorganischen Veränderungen (vor allem Arteriosklerose) sowie mit zirkulatorischer und/oder respiratorischer Insuffizienz der individuell verschiedenen Toleranzgrenze anzupassen. Bei diesen Patienten sollte man in der ambulanten Praxis auf die parenterale Applikation in der Regel verzichten (Ausnahme Notfalltherapie, z B Myokardinfarkt, Krampfzustände, sehr langsam iv.) Unter Klinikbedingungen kann Valium Roche dieser Patientengruppe auch parenteral verabreicht werden Dabei ist bei iv Gabe im allgemeinen niedrig zu dosieren und langsam zu injizieren Wegen der Möglichkeit des Auftretens einer leichten Blutdrucksenkung oder in Einzelfällen einer kurzdauernden Beeinträchtigung der Atmung sollten Maßnahmen für zirkulatorische bzw respiratorische Unterstützung vorgesehen werden

Auch gilt für Valium Roche, daß Wirksubstanz in die Muttermilch übertritt Bei notwendiger regelmäßiger Einnahme wird empfohlen, abzustillen.

Wie andere Medikamente mit dämpfender Wirkung auf das Zentralnervensystem kann auch Valium Roche bei Verabreichung an die Mutter charakteristische Veränderungen im fetalen Herzfrequenzmuster (Verlust der Kurzzeitschwankungen) hervorrufen Ein nachteiliger Einfluß auf den Fetus ist damit nicht verbunden, allerdings muß diesem Umstand bei der Interpretation von Aufzeichnungen der fetalen Herzaktion Rechnung getragen werden, weil damit die Kurzzeitschwankungen als Kriterium zur Beurteilung des fetalen Befindens wegfallen.

Bei Verabreichung von Valium Roche an Gebärende in der zur Geburtserleichterung empfohlenen Dosierung kann bei Neu-, besonders aber bei Frühgeborenen, eine vorübergehende muskuläre Hypotonie in Erscheinung treten Hohe Dosen (wie z B zur Eklampsiebehandlung benötigt) können bei den Kindern auch Hypothermie und eine Beeinträchtigung der Atmung hervorrufen Während der Frühschwangerschaft sollte Valium Roche – entsprechend den heutigen Auffassungen über den Arzneimittelgebrauch durch werdende Mütter – nur bei zwingender Indikation angewendet werden Dieser Hinweis ist rein vorsorglich, nachteilige Erfahrungen liegen nicht vor

Kontraindikation: Myasthenia gravis

Valium Roche 7-Chlor-1,3-dihydro-1-methyl-5-phenyl-2H-1,4-benzodiazepin-2-on in Form von 2 mg, 5 mg und 10 mg

Packungen und Preise*

20 Tabletten Valium	2 Roche DM	3,20	m U St
50 Tabletten Valium	2 Roche DM	7,40	m U St
20 Tabletten Valium	5 Roche DM	5,50	m U St
50 Tabletten Valium	5 Roche DM	13,05	m U St
20 Tabletten Valium	10 Roche DM	8,85	m U St
50 Tabletten Valium	10 Roche DM	21,–	m U St
100 ml Sirup Valium	2 Roche DM	6,35	m U.St.
5 Zäpfchen Valium	5 Roche DM	4,70	m U St
5 Zäpfchen Valium	10 Roche DM	6,90	m U St
5 Ampullen Valium	10 Roche DM	8,60	m U St

Weitere Anstaltspackungen
* unverbindlich
Stand bei Drucklegung

Hoffmann-La Roche AG 7889 Grenzach-Wyhlen

Handbuch der Inneren Medizin

Begründet von L. Mohr
R. Staehelin
Herausgeber: H. Schwiegk

Neue Bände

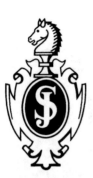

Springer-Verlag
Berlin
Heidelberg
New York

Teil 6
Pankreas
Herausgeber: M.M. Forell
324 Abbildungen
XXII, 1264 Seiten. 1976
Geb. DM 480,–; US $ 211.20
Subskriptionspreis
Geb. DM 384,–; US $ 169.00
ISBN 3-540-07257-8

Der Subskriptionspreis gilt
bei Verpflichtung zur Abnahme aller Teile bis zum Erscheinen des letzten Teilban-
des von Band 3

Band 4
**Erkrankungen der Atmungs-
organe**
4 Teile
5. völlig neubearbeitete und
erweiterte Auflage

Teil 1
Pneumokoniosen
Herausgeber: W.T. Ulmer,
G. Reichel
247 Abbildungen, 82 Tabellen
XVI, 692 Seiten. 1976
Geb. DM 390,–; US $ 171.60
Subskriptionspreis
Geb. DM 312,–; US $ 137.30
ISBN 3-540-07507-0

Teil 2
**Bronchitis, Asthma und
Emphysem**
In Vorbereitung

Der Subskriptionspreis gilt
bei Verpflichtung zur Abnahme aller Teile bis zum Erscheinen des letzten Teilban-
des von Band 3

Band 7
Stoffwechselkrankheiten
4 Teile
5. völlig neubearbeitete und
erweiterte Auflage

Teil 1
**Erbliche Defekte des Kohlen-
hydrat-, Aminosäuren- und
Proteinstoffwechsels**
Herausgeber: F. Linneweh
205 Abbildungen
XX, 905 Seiten. 1974

Geb. DM 348,–; US $ 153.2●
Subskriptionspreis
Geb. DM 278,40; US $ 122.●
ISBN 3-540-06313-7

Teil 2 A
Diabetes mellitus A
Herausgeber: K. Oberdisse
113 Abbildungen
XXIV, 907 Seiten. 1975
Geb. DM 360,–; US $ 158.4●
Subskriptionspreis
Geb. DM 288,–; US $ 126.8●
ISBN 3-540-07062-1

Teil 2B
Diabetes mellitus B
Herausgeber: K. Oberdisse
220 Abbildungen, etwa
1200 Seiten. 1976
Geb. DM 490,–. US $ 215.6●
Subskriptionspreis
Geb. DM 392,–; US $ 172.5●
ISBN 3-540-07741-3

Teil 3
Gicht
Herausgeber: N. Zöllner,
W. Gröbner
205 z.T. farbige Abbildunge●
XVIII, 661 Seiten (180 Seite
in Englisch) 1976
Geb. DM 290,–; US $ 127.6●
Subskriptionspreis
Geb. DM 232,–; US $ 102.1
ISBN 3-540-07258-6 ·

Teil 4
Fettstoffwechsel
Herausgeber: G. Schettler,
H. Greten, G. Schlierf,
D. Seidel
156 z.T. farb. Abb., 61 Tabelle
XXIV, 751 Seiten (194 Seite
in Englisch) 1976
Geb. DM 370,–; US $ 162.8C
Subskriptionspreis
Geb. DM 296,–; US $ 130.3●
ISBN 3-540-07585-2

Der Subskriptionspreis gilt
bei Verpflichtung zur Abnah●
me alle Teile bis zum Er-
scheinen des letzten Teilban●
des von Band 7

Preisänderungen vorbehalten

Der Weichteilrheumatismus

Der Begriff des Weichteilrheumatismus

Müller, W. (Rheumatolog. Univ.-Klinik, Basel)

Referat

Am Anfang eines Gespräches über die extraartikulären oder weichteilrheumatischen Erkrankungen steht die Frage nach ihrer Definition. Bekanntlich lassen sich die dem rheumatischen Formenkreis zugeordneten Erkrankungen in 3 große Gruppen unterteilen, von denen 2, die entzündlichen und degenerativen Gelenk- und Wirbelsäulenaffektionen recht klar umrissen sind. Dagegen ist der Begriff des Weichteilrheumatismus — im angelsächsischen Schrifttum noch als Fibrositis bezeichnet — sehr schwierig zu definieren. Generell kann der Ausdruck nur als Oberbegriff einer Reihe von Erkrankungen verstanden werden, deren gemeinsames Charakteristikum und Leitsymptom der akute, subakute oder chronische Schmerz in den Weichteilen des Bewegungsapparates ist, häufig kombiniert mit einer lokomotorischen Funktionsbeeinträchtigung. Es handelt sich also um einen rein symptomatologischen Begriff, unter den ätiologisch-pathogenetisch wie auch klinisch-nosologisch ganz unterschiedliche Erkrankungen eingeordnet werden. Aber selbst vom Symptom des Schmerzes her läßt sich der Weichteilrheumatismus keineswegs klar umgrenzen, denn viele ebenfalls mit Schmerzen einhergehende andere Affektionen des Bewegungsapparates wie etwa Gefäßprozesse können nicht unter diesen Begriff subsummiert werden. Einzige Möglichkeit einer klaren Definition bleibt deshalb bis heute die Aufzählung der hierher gehörenden Krankheitsbilder, die meist geordnet nach strukturell-lokalisatorischen Gesichtspunkten vorgenommen wird. So unterscheidet man die Erkrankungen des subkutanen Binde- und Fettgewebes von solchen des Muskels, der Sehnen, der Sehnenansätze, der Sehnenscheiden, der Facien, der Bursen und des gesamten periartikulären Gewebes (Tab. 1), wobei man prinzipiell jeweils entzündliche und nichtentzündliche Prozesse voneinander trennt. Die Affektionen der Nerven werden heute meist nurmehr aus differentialdiagnostischen Gründen in den Rahmen des Weichteilrheumatismus eingeordnet, selbst wenn sie z. T. primär durch entzündliche oder degenerative rheumatische

Tab. 1. Einteilung der weichteilrheumatischen Erkrankungen nach strukturell-lokalisatorischen Gesichtspunkten

Lokalisationsort	nicht entzündlich	entzündlich
subkutanes Binde- und Fettgewebe	Panniculose	Panniculitis
Sehne	Tendinose	Tendinitis
Sehnenscheide	Tendovaginose	Tendovaginitis
Sehnenansätze	Tendoperiostose Tendomyose	Tendoperiostitis Tendomyositis
Muskel	Myose	Myositis
Bursen		Bursitis
Fascien	Fasziose	Fasciitis
periartikuläres Gewebe	Periarthrose	Periarthritis
Nerven	Neuropathie	Neuritis
lockeres Bindegewebe (z.B. retroperitoneal)	Fibrose	Fibrositis

Erkrankungen bedingt sind wie beispielsweise verschiedene Nervenkompressionssyndrome und einzelne Formen der vasculären Neuropathien.

Selbstverständlich kann bei der aufgezeigten Klassifizierung noch eine weitere Differenzierung nach topographischen Gesichtspunkten erfolgen, die besonders für die prägnante Charakterisierung eines Krankheitsbildes von Bedeutung ist. So spricht man bekanntlich z.B. von einer Periarthritis humeroscapularis, einer Periarthritis coxae und einer Periarthritis genu. Auch der pathologisch-anatomische Befund kann noch schärfer umschrieben werden wie dies beispielsweise bei den verschiedenen Spielarten der Tendovaginitis — den exsudativen, stenosierenden, hyperplastischen und verkalkenden Formen geschieht. Schließlich wird man — soweit bekannt — auch die Ätiologie im Krankheitsbegriff miterwähnen und etwa von einer tuberkulösen Tendovaginitis sprechen. Gerade eine ätiologische Gesichtspunkte berücksichtigende Einteilung der weichteilrheumatischen Erkrankungen ist heute aber noch nicht möglich, da die Ursachen oft noch im Dunklen liegen und auch Unterteilungen vom pathogenetischen Standpunkt aus bleiben wegen des mangelhaften Wissens um die Krankheitsentwicklung in vielen Fällen noch problematisch.

Die hier aufgezählten extraartikulären rheumatischen Prozesse gehören zu den häufigsten Erkrankungen in der ärztlichen Praxis und beanspruchen damit ein beachtliches sozialmedizinisches und ökonomisches Interesse. Nach epidemiologischen Untersuchungen sind schätzungsweise 3—6% aller Erkrankungen dem Formenkreis des Weichteilrheumatismus zuzurechnen, allerdings ist dieser Prozentsatz nur als Richtwert anzusehen, da in den einzelnen Statistiken sehr differente Resultate angegeben werden, die wahrscheinlich auf einer unterschiedlichen Definition des Syndroms „Weichteilrheumatismus" ebenso wie auf Unzulänglichkeiten der statistischen Erhebungen und daneben auch vielen anderen Faktoren beruhen. Im eigenen Krankengut waren die primären extraartikulären Affektionen genauso häufig wie die entzündlich-rheumatischen Erkrankungen. Zählt man zum Weichteilrheumatismus auch die secundären extraartikulären Prozesse, also diejenigen, die sich auf der Basis anderer Erkrankungen, insbesondere degenerativer Gelenk- und Wirbelsäulenprozesse entwickeln, dann aber die klinische Symptomatik beherrschen, so ist der Weichteilrheumatismus die größte Krankheitsgruppe innerhalb der 3 Hauptgruppen der rheumatischen Erkrankungen. Trotz dieser großen klinischen Bedeutung wird ihm in Lehre und Forschung nur wenig Interesse entgegengebracht, eine Tatsache, die wohl auf dem geringen Stellenwert beruhen dürfte, den die klinische Rheumatologie an den Deutschen Universitäten genießt.

Bevorzugte Manifestationsform des Weichteilrheumatismus sind in unserem Krankengut die Periarthrosen, insbesondere die Periarthritis humeroscapularis und die in der Muskulatur lokalisierten Prozesse, die früher häufig als Muskelrheumatismus bezeichnet wurden. Auch Veränderungen an den Sehnen- und Sehnenansätze kommen recht häufig vor, während isolierte Bursitiden und Erkrankungen des Unterhautzellgewebes wie die bekannte schmerzhafte Pannikulose selten sind. Die letztgenannte Affektion mit ihren klassischen, klinisch jedoch kaum relvanten Symptomen — Matratzen- und Orangenphänomen der Haut, Roll- und Kneifschmerz, Verdickung und Induration der Subkutis und erschwerte Verschieblichkeit der Haut gegenüber dem Unterhautgewebe stellt mehr ein kosmetisches Problem als eine eigentliche Erkrankung dar. Da sie nur selten durch Auftreten stärkerer Schmerzen oder durch reaktive psychische Störungen Krankheitswert gewinnt, soll sie hier nicht näher erörtert werden.

Die Klinik der weichteilrheumatischen Erkrankungen ist im übrigen entsprechend ihrer unterschiedlichen Genese und die Lokalisation sehr vielgestaltig. Oft sind eingehende Erhebungen und Überlegungen erforderlich, um das jeweilige Krankheitsbild in seiner

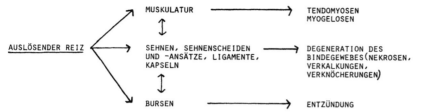

Abb. 1. Unterschiedliche Auswirkung des gleichen Reizes auf verschiedene Gewebe

Gesamtheit einschließlich der Ätiologie und Pathogenese zu erfassen und es damit einer gezielten Therapie zuführen zu können. In den nachfolgenden Referaten soll hierauf im einzelnen eingegangen werden.

Außerordentlich mannigfaltig sind die Ursachen weichteilrheumatischer Prozesse. Während es bei den rein entzündlichen Erkrankungen, die in den folgenden Vorträgen entsprechend der klinischen Wertigkeit nur gestreift werden können, meist um klar umgrenzte Krankheitsbilder handelt, die vor allem im Rahmen der klassischen entzündlich-rheumatischen Affektionen, aber auch bei bakteriellen, viralen und anderen Infektionen auftreten, sind die wesentlich häufigeren nicht-entzündlichen Prozesse Ausdruck bestimmter Reaktionsformen der Bindegewebsstrukturen und der Muskulatur auf eine Vielzahl verschiedener Reize und Schädigungen, wobei die Unterschiede in der Gewebsstruktur und ihrer Funktion von vornherein vermuten lassen, daß sich gleiche Reize auf die einzelnen Gewebe verschieden auswirken (Abb. 1), die Reaktion des gleichen Gewebes auf die verschiedenen Reize aber relativ uniform ist (Abb. 2). Oft werden vom gleichen Reiz die verschiedenen Gewebe betroffen, so daß sich bei einem Patienten unterschiedliche Formen des Weichteilrheumatismus überschneiden und dann Insertionstendinosen, Tendomyosen, Bursitiden und pannikulotische Veränderungen gleichzeitig manifestieren. Als auslösende Faktoren nicht entzündlicher weichteilrheumatischer Erkrankungen (Tab. 2) werden vor allem berufliche Belastungen sowie Fehlhaltungen und degenerative Prozesse der Wirbelsäule und der peripheren Gelenke angesehen. Die tieferen Ursachen liegen hierbei meist in einer Überlastung der Muskeln und des Fasergewebes, insbesondere an den Insertionsstellen der Sehnen mit reaktiven Veränderungen in diesen Geweben wie Spasmen in der Muskulatur und degenerativen Prozessen im Fasergewebe der Sehnen, Sehnenansätze, Ligamente und Kapseln. Muskelschmerzen und -spasmen besonders im Bereich des Rückens werden offensichtlich aber häufig auch über nervale Reflexmechanismen bei Reizung stark innervierter Gewebsstrukturen der Wirbelsäule hervorgerufen.

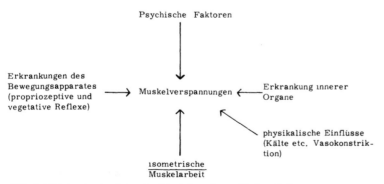

Abb. 2. Gleichartige Reaktion des Muskels auf verschiedene Reize

Tab. 2. Auslösende Faktoren nicht entzündlicher weichteilrheumatischer Prozesse

1. FEHL- UND UBERLASTUNGEN

   (EXOGEN, DURCH WIRBELSAULENAFFEKTIONEN, ETC.)

2. NEURALE FAKTOREN

   (REFLEXMECHANISMEN VON GELENKEN, WIRBELSAULE, INNEREN ORGANEN)

3. TRAUMEN

   EINSCHLIESSLICH MIKROTRAUMEN

4. KÄLTE-FEUCHTIGKEITS-UND WITTERUNGSEINFLUSSE

5. PSYCHISCHE FAKTOREN

6. HORMONALE UND METABOLISCHE FAKTOREN

7. INFEKTIONEN

Über viszeromotorische und viszerosensible Reflexe können auch Erkrankungen der inneren Organe wie cardiale, pulmonale, abdominelle und hier auch gynäkologische Prozesse zur Affektion der Muskulatur und anderer Gewebsstrukturen des Bewegungsapparates führen. Häufig läßt sich allerdings die Quelle des Initialreizes schwer erfassen. Neben somatischen Ursachen ist vor allem an psychische Momente zu denken und gerade die nichtentzündlichen weichteilrheumatischen Erkrankungen stellen ein großes Reservoir psychosomatischer Krankheitsbilder dar. Vor allem bei den generalisierter weichteilrheumatischen Veränderungen, wie etwa den generalisierten Tendomyopathien, überwiegt ganz eindeutig das psychische Moment als Kausalfaktor. Das gleiche ist auch bei vielen Lumbalgien und Zervikalgien der Fall.

Oft sind die Ursachen weichteilrheumatischer Prozesse aber noch komplexer, indem verschiedene Reize zur Manifestation eines Krankheitsbildes führen, wie dies in Abbildung 3 schematisch dargestellt ist. Beispielsweise kann der primäre Reiz in einer Irritation des Achsenorgans — etwa durch eine Instabilität der Wirbelsäule — oder in einer akuten und chronischen Überlastung der Muskulatur liegen. Hierdurch kommt es zu einem

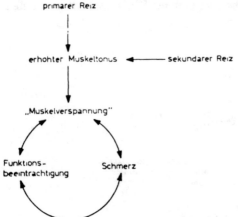

Abb. 3. Schematische Darstellung über die Entstehung von Tendomyosen

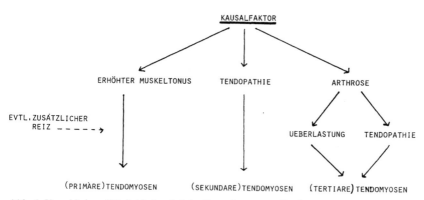

Abb. 4. Verschiedene Möglichkeiten bei der Entstehung von Tendomyosen

erhöhten Muskeltonus und über Reflexmechanismen zu Reizerscheinungen an den Insertionsstellen der Sehnen. Ein zusätzlicher Reiz ganz unterschiedlicher Art, z. B. Kälte, Nässe, ein Affekt u. a. kann dann das eigentiche Krankheitsbild, die schmerzhafte Tendomyose oder Insertionstendinose auslösen, die ihrerseits in einem Zirkulus virtiosus von Schmerz und Funktionsbeeinträchtigung klinisch manifest bleibt. Oft läßt sich dann nicht mehr entscheiden, ob es sich um primäre Tendomyosen bei Überlastungen oder um secundäre handelt, die über propriozeptive Reize bei Insertionstendinosen entstehen oder ob letztlich eine klinisch oft inapperente Gelenk- und Wirbelsäulenerkrankungen über den Weg der Überlastung bzw. der Insertionstendinose eine Muskelverspannung erzeugt hat. Die verschiedenen Wege sind in Abbildung 4 dargestellt.

Die außerordentlich vielseitige und komplexe Genese weichteilrheumatischer Erkrankungen macht in jedem Fall eine sehr eingehende klinische Untersuchung unter Hinzuziehung anamnestischer Daten wie biochemischer und röntgenologischer Befunde erforderlich, um nicht nur eine exakte Diagnose zu stellen, sondern das Krankheitsbild auch möglichst ätiologisch und pathogenetisch aufzuklären. Immer sollten wir uns vor Augen führen, daß auch bei lokalen Erkrankungen ganz unterschiedliche Faktoren die klinische Symptomatik herbeiführen können. Beispielsweise liegen der Periarthritis humeroscapularis primär ja degenerative Prozesse im periartikulären Gewebe des Schultergelenkes zugrunde, doch können eine ganze Reihe anderer Faktoren wie beispielsweise Traumen, Kälteeinwirkungen und andere Milieufaktoren, degenerative Wirbelprozesse und innere Erkrankungen als Triggermechanismen bei der Manifestation des Krankheitsbildes beteiligt sein, die ausgeschaltet werden müssen, wenn wir den Prozeß dauerhaft beeinflussen wollen. Noch viel mehr als bei den lokalen Veränderungen gilt dies bei den generalisierten weichteilrheumatischen Affektionen, bei denen die Ursachen noch komplexer liegen können und auch der psychische Faktor einer stärkeren Berücksichtigung bedarf.

Sicher konnten in diesem Überblick nur einzelne Teilaspekte des Weichteilrheumatismus, insbesondere seiner Definition und seiner Genese, aufgezeigt werden. Aufgabe der nächsten Referate muß es sein, die einzelnen Krankheitsbilder in ihrer ganzen Komplexität detaillierter darzustellen, wobei ätiologische und pathogenetische Gesichtspunkte genauso zur Sprache kommen müssen wie pathologisch-anatomische. Nur bei Kenntnis aller dieser Faktoren werden wir im Weichteilrheumatismus nicht mehr ein obskures Konglomerat nicht klassifizierbarer Erkrankungen sehen, die man mit möglichst indifferenten therapeutischen Maßnahmen angeht, sondern klar umgrenzte, meist allerdings polyätiologische Krankheitsbilder, die einer intensiven und gezielten Therapie bedürfen, um einen chronischen, evtl. sogar zur Invalidität führenden Verlauf zu vermeiden. Selbstverständlich werden wir im Behandlungsplan die multifaktorielle Genese der einzelnen Krankheitsprozesse berücksichtigen müssen. Optimale Effekte sind im ehesten durch eine umfassende, mehrdimensionale Behandlung der verschiedenen auslösenden und mitauslösenden Momente zu erwarten.

Pathologie des Weichteilrheumatismus

Fassbender, H. G. (Zentrum f. Rheuma-Pathologie, Mainz)

Referat

Es erhebt sich die Frage, welchen Beitrag der Pathologe zur Klärung der Problematik des sog. Weichteilrheumatismus leisten kann. Einmal ist der Begriff selbst unscharf und verschwommen, zum anderen sind die Erkrankungen, die unter dem Namen „Weichteilrheumatismus" zusammengefaßt werden, bei aller Schmerzhaftigkeit im allgemeinen doch so harmlos, daß sie einer pathologisch-histologischen Klärung nicht zugänglich sind.

Dennoch ist es Aufgabe des Pathologen, die dem Phänomen Weichteilrheumatismus zugrundeliegenden Mechanismen soweit zu klären, daß hieraus Konsequenzen für eine erfolgversprechende Therapie gezogen werden können.

Grundsätzlich können die verschiedenartigsten Erkrankungen, gleichgültig ob sie durch Bakterien, Viren, Toxine oder gar durch ausstrahlende Schmerzen benachbarter Organe bedingt sind, das sehr unscharf profilierte Phänomen „Rheuma" auslösen. Solche Fälle bereiten im allgemeinen jedoch keine diagnostischen Schwierigkeiten, da der „rheumatische Schmerz" im Schatten der Grundkrankheit steht.

Neben den durch verschiedenste Ursachen ausgelösten lokalen Erkrankungen der Weichteile muß auch die systemische Beteiligung von Weichteilstrukturen erwähnt werden, wie dies beispielsweise bei der Bursitis und Tendovaginitis im Rahmen der Chronischen Polyarthritis der Fall sein kann.

In all diesen Fällen sind die zugrundeliegenden Mechanismen exsudativ-proliferativentzündlich, je nachdem, ob bakteriell verursacht oder steril, durch Granulozyten oder Lymphozyteninfiltrate gekennzeichnet.

Diese große Gruppe entzündlicher Weichteilprozesse spielt jedoch in der täglichen Praxis eine weit geringere Rolle, verglichen mit den Schmerzphänomenen, bei denen sich mit klinisch-serologischen Mitteln keine Hinweise auf einen lokalen oder generalisierten Entzündungsvorgang nachweisen lassen.

Hier liegt eine entscheidende Aufgabe für den Pathologen:

Was geht im Weichteilgewebe vor, wenn das klinische Bild lediglich von rheumatischem Schmerz geprägt wird und darüber hinaus keine weiteren Merkmale erkennen läßt?

Ich möchte im folgenden 3 Strukturbereiche besprechen, die häufigster Sitz primär rheumatischer Schmerzen sind.

1. Die Skelettmuskulatur

Wir haben gezielte Biopsien von Muskelgewebe, die bei Patienten mit „Muskelrheumatismus" in der Rheumaklinik Wiesbaden entnommen wurden, in größerer Zahl lichtoptisch untersucht. Das mikroskopische Ergebnis war in allen Fällen enttäuschend und bot in keiner Weise eine Erklärung für den Schweregrad der Schmerzen. Gelegentlich waren einzelne Muskelfasern verschmälert oder abgeblaßt. Ganz selten sahen wir zwei bis drei Lymphozyten.

Diese völlig unbefriedigenden lichtoptischen Ergebnisse haben uns (Fassbender und Wegner, 1973) veranlaßt, diese bei 11 Patienten aus dem Gebiet des stärksten Schmerzes entnommenen Gewebsproben elektronenoptisch zu untersuchen. Wir gingen dabei mit allen Kautelen vor, um Kunstprodukte mit Sicherheit auszuschließen. Das Ergebnis der elektronenoptischen Untersuchung war überraschend. Es fanden sich Untergänge von Myofilamenten im Bereich der I-Bande bei Erhaltung der Z-Streifung. Die Struktur der Sarkomere war teilweise völlig aufgehoben. In ausgeprägten Fällen war die kontraktile Substanz völlig aufgelöst und es blieb von ihr nur ein feingranuläres Material zurück.

Diese ultrastrukturellen Veränderungen entsprechen denjenigen, die in der Skelettmuskulatur nach Sauerstoffmangel auftreten. Da aber von seiten der Blutgefäße und auch sonst keinerlei Anhalt für das Vorliegen einer lokalen Durchblutungsstörung besteht, haben wir die beschriebenen Veränderungen folgendermaßen gedeutet:

Übergeordnete Störungen und übergeordnete Reize unterschiedlicher Art wie Kälte, strukturelle oder funktionelle Fehlhaltungen der Wirbelsäule oder auch psychogene Faktoren können zu einer nervalen Irritation im Bereich der Skelettmuskulatur führen. Als deren Folge kommt es zu lokalen Steigerungen des Muskeltonus. Kleine Muskelabschnitte geraten in einer Dauerkontraktion. In diesem Bereich hat das Skelettmuskelgewebe einen höheren Sauerstoffverbrauch als in der übrigen, normal innervierten Muskulatur mit geringerem Tonus. Die irritierten Muskelabschnitte geraten ihrer Umgebung gegenüber in eine relative Hypoxie, die ihren morphologischen Ausdruck in den beschriebenen morphologischen Befunden hat.

Diese Veränderungen selbst sind Minimalbefunde und an sich belanglos. Sie sind lediglich ein Indiz für den Mechanismus, welcher dem Muskelrheumatismus zugrundeliegt, und sie zeigen, daß entzündliche Prozesse, welche einer antiphlogistischen Behandlung bedürften, hier keine Rolle spielen, sondern daß hier physikalische, vielleicht auch psychotherapeutische Maßnahmen in der Lage sind, die Grundstörung zu beseitigen.

2. Das Sehnengewebe

Häufiger Sitz des sog. Weichteilrheumatismus ist das Sehnengewebe. Es handelt sich hierbei um ein straffes, kollagenes Fasergewebe, das relativ wenige Fibrozyten enthält. Die Gefäßversorgung des Sehnengewebes ist äußerst spärlich und entspricht dem geringen Sauerstoffbedarf dieser bradytrophen Strukturen.

Unsere pathologisch-histologischen Untersuchungen von Probeexcisaten aus schmerzhaften Sehnen zeigen bereits im lichtoptischen Bereich Veränderungen, die zunächst einmal schwer verständlich sind. Wir fanden eine Vermehrung der im Sehnengewebe ortsständigen Bindegewebszellen, die in Einzelfällen derart hochgradig war, daß sich das Zell-Faser-Verhältnis völlig umkehrte und die auf das Vielfache der Norm gewucherten Zellen das Bild beherrschten.

Es können hierbei Bilder entstehen, bei denen die bindegewebigen Elemente Zelle an Zelle liegen und für die wir die Bezeichnung „mesenchymoide Transformation" geprägt haben.

Für diese Zellwucherung, die nicht mit einer entzündlichen Infiltration zu verwechseln ist, fanden wir zunächst keine plausible Erklärung. Wir sind jedoch der Überzeugung, daß die Zellproliferation in diesem Fall die Folge des örtlichen Sauerstoffmangels ist, der in dem schlecht versorgten, bradytrophen Gewebe entweder durch Druck oder Alterungsvorgänge ausgelöst wird.

Binzus et al. (1966, 1969, 1972) beschreiben folgenden Mechanismus, der auf den grundlegenden Arbeiten von Warburg und seiner Schule basiert:

Sauerstoffmangel führt zu schnellem Untergang der Mitochondrien, ohne die eine Zellatmung nicht mehr möglich ist. Um ihren Energiebedarf zu decken, muß sich die Zelle deshalb im Sauerstoffmangel auf eine vermehrte Glykolyse einstellen.

Beim Glukoseabbau wird Pyruvat gebildet. Unter normalen Bedingungen wird Pyruvat unter Einwirkung von LDH zu Laktat abgebaut. Dieses wieder wird unter Einwirkung von O_2 in den Mitochondrien zu CO_2 oxidiert.

Sind die Mitochondrien im Sauerstoffmangel zugrunde gegangen und ist eine Zellatmung nicht mehr möglich, so wird Pyruvat unter dem Einfluß von Koenzym A in Azetyl-Koenzym A umgewandelt. Dieses wiederum löst eine vermehrte Proliferation und Grundsubstanzbildung der Bindegewebszellen aus. Nach Ausschaltung aller übrigen Erklärungsmöglichkeiten sind wir der Überzeugung, daß der lokalen mesenchymoiden Transformation bradytropher Gewebe folgender Mechanismus zugrunde liegt:

Die spärliche Gefäßausstattung des straffen Bindegewebes hat zur Folge, daß dieses stoffwechselträge Gewebe schon normalerweise eine sehr geringe Sauerstoffversorgung besitzt. Wird nun durch mechanische oder andere Einflüsse die lokale kapilläre Strombahn zusätzlich gedrosselt, so gerät das betroffene Gewebe in eine hypoxische Situation.

Die Folge ist ein Untergang von Mitochondrien und damit eine Drosselung der Zellatmung. Die Bindegewebszellen stellen sich auf vermehrte Glykolyse um. Aus diesem Grund fällt vermehrt Pyruvat an, welches zu Azetyl-Koenzym A abgebaut wird.

Da eine Oxidation über die Mitochondrien nicht mehr möglich ist, entsteht so ein erhöhtes Angebot an freiem Acetyl-Koenzym A, das nun seinerseits die Bindegewebszellen zu einer gesteigerten Proliferation und Grundsubstanzbildung veranlaßt.

Morphologischer Ausdruck dieses Mechanismus ist die von uns beobachtete Proliferation der örtlichen Bindegewebszellen und Vermehrung der Grundsubstanz bis hin zur mesenchymoiden Transformation.

Ebenso wie bei der muskulären Manifestation des „Weichteilrheumatismus" genügt somit auch bei der bindegewebigen Form eine Therapie, die auf Steigerung bzw. Normalisierung der Durchblutung gerichtet ist. Antiphlogistische Maßnahmen sind nach den vorliegenden Befunden nicht angezeigt.

Etwaige Erfolge bei der Anwendung von Glukokortikosteroiden beruhen darauf, daß sie antiproliferativ wirken und damit die mesenchymoide Transformation beeinflussen. Es handelt sich hierbei jedoch um einen zytostatischen und nicht um einen antiphlogistischen Effekt.

3. Subkutanes Fettgewebe

Im subkutanen Fettgewebe treten oft Schmerzphänomene auf, die mit Veränderungen im Oberflächenprofil der Haut und tastbaren Verdickungen der Unterhaut verbunden sind. Auch hierbei ist die echte, entzündliche Systemerkrankung, die Pannuculitis nodularis nach Pfeiffer-Weber-Christian, als eigenständige Erkrankung abzutrennen. Das Gros der verbleibenden schmerzhaften Hautveränderungen läßt eine Beziehung zu übergeordneten Erkrankungen nicht erkennen. Die gängigen Bezeichnungen „Zellulitis" und „Panniculitis" lassen einen entzündlichen Prozeß vermuten.

Wir haben ein umfangreiches bioptisches Material untersucht, das aus solchen erkrankten Hautstellen und Unterhautstellen gezielt entnommen wurde. Dabei sahen wir niemals einen Hinweis auf das Vorliegen eines entzündlichen Prozesses. Wir haben vielmehr den Eindruck, daß es sich hierbei um Quellungszustände des subkutanen Fettgewebes handelt, bei dem wahrscheinlich infolge einer hormonellen Störung in vermehrtem Maße Wasser gebunden wird.

Wir sehen also, daß die häufigen und banalen Schmerzzustände von Muskel-, Sehnen- und Fettgewebe nicht entzündlich sind, sondern daß sie von verschiedenen Ursachen ausgelöst werden können, die im wesentlichen einer physikalischen Therapie zugänglich sind.

Zur Pathologie des Weichteilrheumatismus

Lindner, J. (Patholog. Inst. d. Univ. Hamburg)

Referat

Der primäre, also nicht von anderen Erkrankungen abhängige, sondern eigentliche Weichteilrheumatismus hat verschiedene, oft kombinierte *Lokalisationen* in den in Tabelle 1 zusammengefaßten Bindegeweben.

Dabei können die Nacken-, Schultergürtel-, Schulterblatt- und Schultergelenk-Region, die Pektoralis- und Interkostalregion, die verschiedenen Abschnitte der Wirbelsäule, die Gluteal-, Sakroiliakal- und Darmbeinregion sowie Hüftgelenk- und Kniegelenkbereiche — isoliert, häufig aber kombiniert, auch mit Veränderungen in der Subcutis — jeweils besonderer *Manifestationsort des Weichtelrheumatismus* sein. Er betrifft auch an Muskulatur und Nerven zuerst deren Bindegewebshüllen, speziell die Muskel-Scheiden, -Fascien und -Ansätze, in Form der sehr häufigen Insertionstendopathien, die besonders an subkutanen Knochenvorsprüngen auftreten. Sie werden wie die anderen zuvorgenannten Lokalisationen häufig mit dem Wortende „-itis" als entzündlich bezeichnet, im letzteren Falle als Epicondylitis, im Falle entsprechender Sehnenscheidenbeteiligungen als Tenovaginitis etc. (s. auch deswegen entsprechende Eintragung in Tab. 1). Sie haben aber

Tabelle 1. Weichteilrheumatismus

Lokalisation	: verschieden, oft kombiniert
Subcutis	: Panniculose/-itis (Cellulitis)
Sehnen	: Tendinose-itis
Sehnenansätze	: Tendoperiostose/-itis
	Tendohyose/-itis (Epicondylitis rad./uln. humeri Styloiditis radialis etc.)
	= *Insertions*tendopathien
Sehnenscheiden	: Tendovaginose/-itis
	Bursitis
Gelenkhüllen	: Periathrofibrose/-itis (humeroscapularis, coxae etc.)
Fascien	: Fasciose/-itis (Fasciitis nodularis)
Muskeln	: Myose/-itis
	Myogelosen (Schade) Hartspann
Nerven	: Perineurofibrose/-itis

Tabelle 2. Weichteilrheumatismus

Ätiologie	= unklar, verschieden: u. a. folgende Faktoren:
1. Infektion	= Infektionskrankheiten (*Rezidiv* durch: Erkältungskrankheiten, thermische, traumatische u. a. Faktoren)
2. Trauma	= Grob-mechanisch bzw. wiederholte Mikrotraumen, wiederholte und längere Haltungsanomalien
3. Klima	= Kälte, Zugluft, Luftströmung, -feuchtigkeit
4. Nervensystem	= Muskel-Tonusveränderungen (umschrieben, knotig, segmentär)
(Schmerzentstehungsort und -lokalisation nicht identisch,	
z. B. Beinmuskulatur ⟷ Gelenk)	
5. Psyche	= besondere Perioden *emotionaler Spannung*
6. Weitere Faktoren	= physikalisch-chemische Zustandsänderungen in Fettbindungen (Störungen osmotischen Gleichgewichts, *Quellung* von subkutanem, peri-paramuskulärem, -artikulärem Bindegewebe [Schade], O_2-Mangel usw.) → *Umsatzsteigerung*

primär die anschließend genannten Ursachen und Folgen dystrophisch-regressiver Veränderungen des eigentlichen Weichteilrheumatismus, mit sekundären (entzündungsähnlichen) Zellreaktionen (wie insgesamt an entsprechenden Farbdias demonstriert wird — nicht im Druck möglich).

Zur letzlich ungenügend aufgeklärten *Ätiologie* des Weichteilrheumatismus sind in Tab. 2 die wichtigsten, infragekommenden ätiopathogenetischen Faktoren zusammengefaßt, einschließlich wiederholter Mikrotraumen, Haltungsanomalien, Muskeltonusänderungen und psychischer Spannungszustände. Letztere können wiederum zu Muskeltonusänderungen und deren Folgen führen, also mit Kettenreaktionen, sich gegenseitig steigernden „Fehlerkreisen" (= circulus vitiosus), bis zu „sich selbst unterhaltenden" (= automatisierten) Krankheitsabläufen.

Solche Verläufe und Zusammenhänge werden im klinisch-theoretischen Forschungs- und Beobachtungsbereich z. Z. zunehmend für (Morbiditätsstatistisch gesehen) *wesentliche* Erkrankungen festgestellt, entsprechend früheren Beobachtungen (mit anderen Nomenklatur-, Einordnungs- und Anschauungs-Details). Sie setzen *keineswegs obligat immunpathologische* Kausalmechanismen voraus.

Dieses Diskussions-Referat bezieht sich besonders auf die unter Punkt 6 in Tabelle 2 stichwortartig angegebenen weiteren Faktoren und dabei speziell auf die physiko-chemischen und biomechanischen Zustandsänderungen der Strukturmakromoleküle und ihrer Wechselbeziehungen unter- und miteinander in den verschiedenen, z. T. beispielhaft angeführten Bindegeweben.

In diesem Zusammenhang müßte auf die wichtigsten, z. T. noch jetzt gültigen bzw. bestätigten Befunde von Schade (1935) eingegangen werden, der die auch heute oft „zuerst" (s. auch Tab. 5) bei Weichteilrheumatismus als Folge pathologischer Hyperionie, Hyperosmolarität, Hyperthermie, Hyperpoikilie etc. entstehenden Oedeme beschrieb und damit die *Molekularpathologie* der Bindegewebe und ihrer Entzündungen begründete. Bei letzteren gehören „Oedeme" (s. Tab. 5) zu den Primärvorgängen, aber auch bei Reaktionen der Bindegewebe, die *ohne* weitere Charakteristika der Entzündung in regressive und degenerative Veränderungen übergehen (Schallock u. Lindner, 1957; Übersicht: Lindner, 1972b). Danach läßt sich zusammenfassend sagen, daß die aus den verschiedensten pathogenetischen Ursachen möglichen Bindegewebs-Quellungszustände, vor allem ihre rezidivierten subakuten bis chronischen Formen, durch ihre Struktur- und Funktionsfolgen, u. a. besonders die folgenschwere pathogenetische Kausalkette des Sauerstoffmangel in den betroffenen Bindegeweben auslösen (s. Tab. 2, Punkt 6). Es resultiert zunächst auf diesem hier nur stichwortartig aufzeigbaren Weg eine (mit modernen morphologischen und quantifizierenden biochemischen Verfahren vielfach und eindeutig nachgewiesene) Stoffwechselsteigerung der betroffenen Bindegewebszellen mit einer Steigerung des Umsatzes der Strukturmakromoleküle der verschiedenen Bindegewebe (also auch *ohne* primäre Entzündung!).

Diese pathologische Umsatzsteigerung führt schließlich zum Überwiegen der Synthese und damit des Gesamtgehaltes besonders eines dieser Strukturmakromoleküle: des Kollagens. Das ist von Hauss u. Mitarb. (1968) wie von anderen gezeigt worden (Übersicht: Schallock u. Lindner, 1957; Junge-Hülsing, 1965; Hauss et al., 1968; Lindner, 1972a, b). So entsteht auch beim Weichteilrheumatismus schließlich eine *Fibrose* der betroffenen, unter Tabelle 1 zusammengefaßten Bindegewebe.

Dafür sind die in Tabelle 3 schematisch dargestellten strukturellen Wechselbeziehungen zwischen Glykosaminoglykanen (= GAG) bzw. den Proteoglykanen (= PG = Verbindungen der verschiedenen GAG mit ihrem Proteinkern = Proteincore: in Tabelle 3 verwendete Abkürzungen) *wesentlich*, besonders zwischen Hyaluronsäure und Proteoglykanen (Hardingham und Muir, 1974) sowie zwischen den verschiedenen GAG bzw. PG einerseits und den einzelnen Kollagenuntereinheiten andererseits (Übersicht: Mathews, 1975). Durch diese Wechselbeziehungen werden Aggregation, Reifung und Stabilisierung des Kollagens wie generell der bindegewebigen Strukturmakromoleküle garantiert, damit auch die biomechanischen Eigenschaften der einzelnen Bindegewebe! Ihre Störung, z. B. durch die in Tabelle 2 unter Punkt 2 genannten Haltungsanomalien (eventuell auch besondere Spannungszustände u. a.) führen zu Stoffwechselstörungen der in Tabelle 1 genannten verschiedenen Bindegewebe — bis zu dem obenerwähnten Ende dieser Kettenreaktionen, der irreversiblen Fibrose mit ihren biomechanischen und funktionellen Folgen beim „chronischen Weichteilrheumatiker".

Andererseits kann es durch die ebenfalls in Tabelle 2 unter Punkt 2 genannten grobmechanischen Traumen in bestimmten Bindegeweben (z. B. in Sehnen und Muskelansät-

Tabelle 3   GAG - (PG) - KOLLAGEN - INTERACTIONS

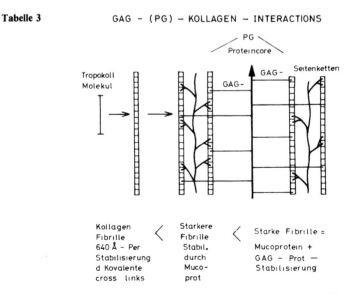

zen) bei Dehnungen und Zerrungen kollagenen Bindegewebes zur sog. Entknäuelung der schrauben- bzw. helixförmigen Strukturhierarchie, die vom Tropokollagenmolekül über die verschiedenen Fibrillenuntereinheiten bis zu den mikroskopisch sichtbaren Kollagenfasern besteht, dann auf der letztgenannten Ebene kommen.

Die entsprechenden, kymographisch registrierten und polarisationsoptisch dargestellten (nur im Buntbild erkennbar, daher nicht im Druck) Einwirkungsfolgen können schließlich zur Parallelisierung, in extremen Fällen zum „Gleiten und Fließen" der Faseruntereinheiten gegeneinander führen. Wieder resultieren häufig nur die oben zusammengefaßten Verläufe erhöhter Stoffwechselumsätze der betroffenen Bindegewebe zur Wiederherstellung der vorherigen funktionsadäquaten Struktur, bei Reizwiederholungen u. a. Zusatzeinflüssen (s. Tab. 2) auch die in Fibrose mündenden Überschußbildungen (Lindner, 1959, 1972a, b).

Dann können objektive Befunde und subjektive Beschwerden des sog. Weichteilrheumatikers vorliegen (Miehlke, 1961; Hauss et al., 1968; Hartmann, 1972).

Die dabei betroffenen Bindegewebe haben verschiedene GAG-Muster und Kollagentypen, welche die jeweiligen Funktions-adäquate Struktur bilden und die biomechanischen Eigenschaften der verschiedenen Bindegewebe unter physiologischen Bedingungen gewährleisten.

Unter den zuvor beschriebenen pathologischen Bedingungen kann es zur Änderung dieser Muster kommen.

Der unterschiedliche prozentuale Anteil der einzelnen GAG in den verschiedenen, vom Weichteilrheumatismus betroffenen Bindegeweben wird wie der Kollagen-Polymorphismus in einer farbigen Übersicht demonstriert (nicht im Druck) und deshalb nicht in allen Details beschrieben, die sog. Kollagen-Heterogenität nur kurz.

Der in den meisten Bindegeweben vorkommende (und überwiegende) Kollagentyp I besteht aus 2 α1(I)-Ketten sowie aus einer α2-Kette, während der knorpelcharakteristische Kollagentyp II drei identische α1(II)-Ketten besitzt. Gerade die vom Weichteilrheumatismus besonders betroffenen Haut-, Sehnen-, Fascien-, Gelenkhüllen- und verschiedenen Hüll- und Scheiden-Bindegewebe konnen unter pathologischen Bedingungen statt des Kollagentyps I den Knorpel-Kollagentyp II bilden. Bei Knorpeldegenerationen wird statt des charakteristischen Typs II eine pathologische Umschaltung auf die Synthese des Kollagentyps I registriert. Ein derartiger *Typ*-Wechsel wäre für die von Fassbender in seinem Referat gezeigte (Einzelheiten siehe auch: Fassbender, 1975) mesenchymoide Transformation beim Weichteilrheumatismus noch zu prüfen, desgleichen die Frage, ob bei dieser Erkrankung in den davon betroffenen Bindegeweben (z. B. in der Haut, mit altersabhängiger Abnahme) der Kollagentyp III, der auch dem Retikulin entspricht, vermehrt gebildet wird. Er besteht aus drei identischen α1(III-Ketten, das Basalmembrankollagen aus drei identischen α1(IV)-Ketten. Da die Unterschiede besonders in der Aminosäuresequenz, vor allem der Peptidseitenketten und im Kohlenhydratgehalt liegen, haben pathologische Typ-Änderungen Störungen der Biomechanik und damit der Funktion zur Folge. Denn zwischen den (für die vom Weichteilrheumatismus betroffenen Bindegewebe) erstrangigen Strukturmakromolekülen, den Proteoglykanen bzw. GAG und dem Kollagen, bestehen von ihrer Bildung an (zumeist in ein und derselben Zelle, oft zur gleichen Zeit: Lindner, 1963) *Rückkopplungs-Beziehungen*, also bei ihrer intrazellulären Synthese möglicherweise auch *bei*, vor allem aber *nach der Ausschleusung*, in Form der sog. *Interactionen*, speziell bei der lateralen Aggregation der Kollagenmoleküle (s. Mathews, 1975), bei der weiteren Kollagenreifung — bis zum Aufbau des dreidimensionalen Netzwerkes zwischen Proteoglykanen und Kollagen in den verschiedenen Bindegeweben (mit Lokalisations-, Entwicklungs- und Alters-abhängigen Unterschieden (Übersicht:

Lindner, 1972a). Somit führen Typ- oder Muster-Änderungen des einen oder des anderen Strukturmakromoleküls unter den genannten pathologischen Bedingungen zu offenbar sehr folgenschweren Störungen ihrer Wechselbeziehungen, die z. Z. im Einzelnen analysiert werden und offensichtlich für das Grundproblem des sog. Weichteilrheumatismus wie für andere Bindegewebserkrankungen von Bedeutung sind (Übersicht: Hauss et al., 1968; Hartmann, 1972; Mathews, 1975).

Am besten sind die Umsatz- und Stoffwechselraten der GAG-Muster im Lebenslauf untersucht (Buddecke u. Kresse, 1969).

In Tabelle 4 ist als Ergebnis der bisher zusammengefaßten Kenntnisse zur Bindegewebs-Physiologie und -Pathologie eine formalpathogenetische Hypothese angeführt, für die viele klinische, therapeutische und experimentelle Befunde sprechen:

Der Weichteilrheumatismus *kann* das Äquivalent biomechanischer Gleichgewichtsstörungen ganzer Bindegewebssysteme sein. Ursächlich könnte die unter Punkt 1 zusammengefaßte Änderung von Aggregaten I. – IV. Ordnung sein. Als Aggregate I. Ordnung werden Wechselbeziehungen zwischen gleichen Strukturmakromolekülen bezeichnet, die bei weiterer Aggregation dann zu einer Ordnungsstruktur führen, an der mehr als ein Makromolekültyp beteiligt ist.

Am bekanntesten von den Aggregaten der II. Ordnung ist die in Tabelle 3 dargestellte Wechselwirkung zwischen Proteoglykanen bzw. Glykosaminoglykan-Seitenketten mit Kollagen. Sie ist offenbar auch in vivo (wie bei den Modellversuchen in vitro) von elektrostatischen Mechanismen und Wechselwirkungen und damit von der bereits von Schade (1935) besonders betonten Ionenzusammensetzung und -stärke abhängig, nach neueren Befunden ferner von der linearen Ladungsdichte und von der Länge der GAG-Ketten sowie schließlich von der Molekülstruktur und -größe der Proteoglykanen (Mathews, 1965, 1975; Hardingham u. Muir, 1974). Aus in vitro-Untersuchungen ist die besondere Bedeutung des Wassergehaltes für diese makromolekularen Wechselwirkungen und Aggregatbildungen bekannt, für die Pathophysiologie in vivo bisher aus methodischen Gründen nur unzureichend gesichert. Wenn Analogieschlüsse von in vitro-Befunden auf in vivo-Verhältnisse auch nicht ohne weiteres möglich sind, so ist das Resultat der bisherigen vergleichenden Untersuchungen bereits eine Unterstützung der hier anhand von Tab. 4 entwickelten formalpathogenetischen Hypothese des Weichteilrheumatismus.

An Aggregaten II. Ordnung sind also verschiedene GAG beteiligt. Nach den heutigen Kenntnissen sind Wechselwirkungen zwischen Hyaluronsäure (HA) und Proteoglykanen

Tabelle 4. Weichteilrheumatismus (WR)

Formalpathogenetische Hypothese:

WR = Äquivalent biomechanische Gleichgewichtsstörung ganzer Bindegewebssysteme

1. Änderung von *Aggregaten I.–IV. Ordnung*
   GAG-GAG, speziell HA-PG, GAG/PG-Kollagen

2. Änderung von *Biorheologie + Biomechanik*
   Thixotropie, Wassergehalt, Viskosität, Elastizität

3. Änderung der *GAG/PG-Kollagenrelationen*
   Kollagenmuster/typik, Kollagenfraktionen

4. Zunahme von unlöslichem Kollagen

   Zunahme von Festigkeit, Schrumpfungstendenz, Verformungsrest

Haut, Unterhaut, Muskeln, Fascien, Sehnen, periartikuläres u. a. Bindegewebe

---

(PG) (= Abkürzungen von Tab. 4) am wichtigsten (Hardingham u. Muir, 1974). Als Aggregate III. Ordnung werden die Wechselbeziehungen zwischen GAG bzw. Proteoglykanen und Kollagen, als Aggregate IV. Ordnung die Wechselbeziehungen zwischen diesen bindegewebigen Makromolekülen und weiteren, in Bindegeweben vorhandenen Makromolekülen, wie Elastin, Glykoproteinen, Lipiden etc. bezeichnet (Übersicht: Mathews, 1975). Diese Aggregatbildungen sind physiologisch sehr wichtig. Ihre Störungen unter pathologischen Bedingungen werden deshalb besonders folgenschwer. Die unterschiedliche Wasserbindung und -einlagerung in diese Aggregate entscheidet nämlich die biomechanischen und biophysikalischen Eigenschaften der betreffenden Bindegewebe. Die beschriebenen Aggregat- und Strukturordnungen bedingen also durch ihre Verantwortlichkeit für gebundenes und freies Wasser die Kompressions- und Scherfähigkeit, insgesamt die mechanischen Belastbarkeiten sowie die für die Ernährung und den Stoffwechsel dieser Bindegewebe erforderliche Permeabilität. Kraft- und Reizeinwirkungen der verschiedenen, in der Tabelle 2 zusammengefaßten ätiopathologischen Faktoren des Weichteilrheumatismus treffen also auf ein sehr komplexes und reguliertes System (ganz im Gegensatz zur alten Anschauung eines fast mechanisch starren, umsatzfreien interzellulären Zwischensubstanzmaterials)! Am wichtigsten hinsichtlich Bedeutung und Aktivität des Stoffwechsels in diesem System sind die Glykosaminoglykane (= GAG). Sie sind für Austausch, Transport, Filtration, Bindung von Wasser, Ionen und der verschiedensten mikro- und makromolekularen Substanzen verantwortlich und zugleich für die geschilderten Wechselwirkungen untereinander, ferner mit den bindegewebigen Strukturmakromolekülen Kollagen und Elastin sowie mit den „Nichtkollageneiweißen" im Bindegewebe, einschließlich der Glykoproteine, Lipoproteine etc.

Diese insgesamt äußerst komplexe, hierarchische Ordnung kann durch die verschiedenen in Tab. 2 gezeigten Ursachen des Weichteilrheumatismus zunächst reversibel, bei wiederholter bzw. längerdauernder oder konstanter Einwirkung schließlich irreversibel gestört sein. Gerade die Arbeit von Hardingham u. Muir (1974) zeigt, daß molekularpathologische Veränderungen auch beim Weichteilrheumatismus der primäre Vorgang sein können, dem alle weiteren Prozesse sekundär folgen: De- und Repolymerisierungen bis zu extra- und intrazellulären lysosomalen Abbauvorgängen der Proteoglykane bzw. GAG und des Kollagens mit Zerstörung der beschriebenen funktionsadäquaten Struktur der Aggregate verschiedener Ordnung, mit Lösung ihrer Bindungen, Rückkopplungs-bedingten Synthesesteigerungen etc. Es resultiert der Prozeß, der vom klinisch-theoretisch arbeitenden Pathologen in der täglichen Routinearbeit mit den dabei verwendeten Methoden sinnvollerweise als „Entmischung" bezeichnet wurde, unter Subsummierung aller damals wie auch heute noch nicht ausreichend für in vivo-Vorgänge im einzelnen aufgeklärten Prozesse (Schallock u. Lindner, 1957). Sinn ist biologisch gesehen die Wiederherstellung und Unterhaltung von Struktur und Funktion der jeweils betroffenen Bindegewebe. Wiederholungen der vorgenannten Einzelvorgänge mit fortlaufenden Strukturauflösungen und Wiederherstellungen der Mikrostrukturen führen zu dem eingangs genannten „sich selbst unterhaltenden" Fehlerkreis.

Es resultieren die in Tabelle 4 unter Punkt 2 zusammengefaßten Änderungen von *Biorheologie und Biomechanik*. Die rheologischen Eigenschaften und ihre Veränderungen (von Festigkeit, Form, Elastizität etc., abhängig von Temperatur, vorgenannten Mikro-Milieuänderungen, De- und Repolymerisierungen sowie Aggregationen etc.) sind in ihrer klinischen Bedeutung in erster Linie von Hartmann (1972) betont worden. Das gilt auch für die bei Störungen resultierende Zunahme der Thixotropie (also der Zunahme der makromolekularen Aggregationen bei mechanischer Ruhe bzw. durch obengenannte Einflüsse). Hartmann (1972) hat somit die fundamentalen Forschungen von Schade

(Übersicht: 1935) durch die modernen Kenntnisse erweitert und dem Kliniker zugänglich gemacht. Die Wechselwirkungen zwischen morphologisch erfaßter Struktur, biochemisch gemessenem Stoffwechsel und der Biomechanik der bindegewebigen Strukturmakromoleküle wurden dadurch in die pathophysiologische Betrachtung von Erkrankungen der verschiedenen Bindegewebe eingeführt. Basierend auf den von Mathews (1975) zusammengefaßten heutigen Kenntnissen sind diese Ausführungen zur formalphathogenetischen hypothetischen Erklärung des Weichteilrheumatismus möglich geworden. Mit Zunahme der vorgenannten Thixotropie durch Zunahme der Viskosität bei Abnahme von Wassegehalt, Turgor etc. – hier also biomechanisch und nicht primär enzymatisch bedingt – ergeben sich Erklärungsmöglichkeiten für klinische Beobachtungen und Befunde, die durch verfügbare morphologische Methoden allein nicht, sondern nur in Kombination mit entsprechenden biochemischen und biomechanischen Untersuchungen weiter zu analysieren sind.

Das gilt schließlich auch für die bereits von Schade (1935) zusammengefaßten, damals nur kolloid-chemisch interpretierten Befunde bei Muskelverhärtungen, als Myogelosen bezeichnet etc. Heute ist durch bessere Verfahren klar, daß es sich bei diesem Weichteilrheumatismus-Bereich nicht um einen „Übergang des Muskeleiweißes vom Sol- in den Gel-Zustand" handelt.

Viele Zwischenschritte sind noch nicht ausreichend geklärt, dagegen die bereits zuvorgenannte Feststellung, daß derartige Störungen des Stoffwechsels bindegewebiger Strukturmakromoleküle zu den verschiedensten (in Tab. 4 unter Punkt 3 zusammengefaßten) Änderungen der Umsatzraten der Proteoglykane bzw. GAG und des Kollagens führen, zu Relationsverschiebungen (wie bei banalen Entzündungen: Übersicht s. Lindner, 1972b), mit Möglichkeiten von Veränderungen ihrer zuvor besprochenen Muster, Typik, Fraktionen etc., was im einzelnen noch sehr weitgehender Forschung bedarf. Das Resultat der isoliert oder komplex bzw. kombiniert und vor allem längerdauernden bzw. einwirkenden, in Tabelle 2 angeführten ätiologischen Faktoren des Weichteilrheumatismus ist bekannt:

Es ist die finale Zunahme der unlöslichen (histologisch allein nachweisbaren) Kollagenfraktion. *Das ist die Fibrose*! Sie führt bekanntlich zur entsprechenden Zunahme von

Tabelle 5. Weichteilrheumatismus

Pathologisch-anatomisch = unvollständig : Komb. : Deg./Entz.

1. Exsudat (sero-fibrinös, Quellung, Leuko.-frei)

2. Fibroblastenproliferation: Kollagenbildung

     ↗   ↘

  Rückbildung   Fortschreiten

            ↓

3. Lokale Gewebsverdickung bis -Knotenbildung
   (Subcutis, Muskel, Sehnen, Fascien etc.)

4. Fibrose (↗ ↖-Verdickung, -Narbe, -Schrumpfung)

Nur Muskel: 1. ∅   (Miehlke, Schulze, Eger)

         2. „Fettbestäubung"

         3. „Fettbestäubung" + Sarkolemm- und interstitielle *Reaktion*

         4. z. T. Muskeldegeneration + Sarkolemm- und interstitielle *Infiltration* + *Proliferation*

Fassbender: Muskelzellnekrosen etc. (s. Ref.)

Festigkeit, Schrumpfung, Verformungsrest etc. in den verschiedenen Bindegeweben bei gleichzeitiger relativer und absoluter Abnahme von GAG, Wasser, Turgor etc. in den vom Weichteilrheumatismus betroffenen, in Tabelle 1 als Hauptlokalisationsorte angeführten Bindegeweben.

Die Stadien dieser im wesentlichen regressiven und degenerativen, durch die im einzelnen beschriebenen Prozesse dann proliferativen Vorgänge sind im Verlauf mit den verfügbaren modernen morphologischen Verfahren einschließlich Histochemie, Autoradiographie und Elektronenmikroskopie nicht ausreichend erfaßbar, schon aus Materialgründen. Wie von Fassbender betont (im Referat: Übersicht s. Fassbender, 1975), fehlen systematische morphologische Untersuchungen aus einfachen Gründen: Der Beginn des Weichteilrheumatismus ist ähnlich wie der Beginn der rheumatoiden Arthritis bei Menschen kaum erfaßbar. Beim Weichteilrheumatismus ist die Berechtigung eines Biopsie-Eingriffes häufig offen: Vergleichsuntersuchungen scheitern oft daran, daß nicht jeweils die gleichen Entnahmestellen morphologisch miteinander verglichen werden. Sog. retrograde Untersuchungen am autoptischen Material sog. „Weichteilrheumatiker" scheitern häufig an den bekannten Gründen! Am wesentlichen ist die Tatsache, daß bisher entweder regressive bzw. degenerative Phasen erfaßt wurden, gelegentlich die genannten proliferativen, am häufigsten die Endergebnisse: *die Fibrose*! Diese Einzelheiten werden anhand von Kombinations-Farbdiapositiven demonstriert und erklärt, was in Schwarz-Weiß-Druck nicht möglich ist. In Tabelle 5 sind die für den Kliniker also durchaus unbefriedigenden morphologischen Befunde zusammengefaßt und bereits in der Überschrift als unvollständig bezeichnet. Kombinationen regressiver, proliferativer und nur selten entzündlicher Veränderungen sind beschrieben bzw. bei Kontrolle nachweisbar. Bei letzteren handelt es sich häufig um reaktive Infiltrate. Der heutige Stand der Kenntnisse ist in den einzelnen Punkten der Tab. 5 aufgeführt, entsprechend der bisherigen Beschreibung des Ablaufes und damit als Zusammenfassung desselben. Miehlke u. Mitarb. (Übersicht: Miehlke, 1961, sowie Miehlke und Schulze, 1961) haben die in Tab. 5 beschriebenen Stadien von Muskel-Veränderungen beim Weichteilrheumatismus angegeben, Fassbender anhand neuer elektronenoptischer Untersuchungen die am Ende in Tab. 5 angeführten, im Referat gezeigten Befunde.

Die dazu beigetragenen pathogenetischen Erklärungen münden in das formalpathogenetische Hypothese-Prinzip ein, das deswegen im Detail erklärt wurde (s. Tab. 4).

Zusammenfassend ist für die Pathomorphologie des sog. Weichteilrheumatismus festzustellen, daß auch mit modernen Methoden (einschließlich enzymhistochemischer Lokalisationen und obengenannter Verfahren) allein nach dem jetzigen Stand der Dinge *keine* ausreichende Klärung der dringlichen Fragen des Klinikers und des Patienten möglich ist, sondern nur durch vergleichende Untersuchungen von Morphologie, Stoffwechsel und Biomechanik der vom Weichteilrheumatismus betroffenen Bindegewebe.

Wie gezeigt wurde, bieten sich besonders für diese Erkrankung umfangreiche und neue Befunde von in vitro-Modelluntersuchungen an, die bei aller Kritik und ohne Verallgemeinerung bemerkenswerte Vergleichbarkeiten zu bisher vorliegenden, sehr diffizilen in vivo gewonnenen Untersuchungsergebnissen haben.

Eine Fortsetzung dieser Untersuchungen ist erforderlich, um die vom Arzt wie vom betroffenen Patienten erwartete klinische, morphologische und biochemische Aufklärung, Fixieren, Klassifizierung, Abgrenzung und Spezifizierung dieser umfangreichen Krankheitsgruppe des sog. Weichteilrheumatismus sobald und so gut als möglich zu erreichen.

608

Literatur

Buddecke, E., Kresse, H.: Angiologica **6**, 89 (1969). − Fassbender, H. G.: Pathologie rheumatischer Erkrankungen. Berlin-Heidelberg-New York: Springer 1975. − Hardingham, T. E., Muir, H.: Biochem. J. **139**, 565 (1974). − Hartmann, F.: Z. Rheumaforsch. **31**, 42 (1972). − Hauss, H. W., Junge-Hülsing, G., Gerlach, K.: Die unspezifische Mesenchymreaktion. S. 138 u. ff. Stuttgart: Thieme 1968. − Junge-Hülsing, G.: Habilitationsschrift, Univ. Münster 1961, Bd. 24: Theoret. u. Klin. Med. in Einzeldarstellungen. S. 128ff. Heidelberg: Hüthig 1965. − Lindner, J.: Verh. dtsch. Ges. Path. **43**, 61 (1959). − Lindner, J.: Verh. dtsch. Ges. Path. **47**, 100 (1963). − Lindner, J.: Das Altern des Bindegewebes. In: Holle, G.: Bd. IV/4, S. 245: Handbuch der Allgemeinen Pathologie. Berlin-Heidelberg-New York: Springer 1972 (a). − Lindner, J.: Die postraumatische Entzündung und Wundheilung. In: Handbuch der plastischen Chirurgie (Hrsg. E. Gohrbrandt, J. Gabka, A. Berndorfer), **Bd. 1**, Beitrag 6, S. 1−153. Berlin-New York: 1972 (b). − Mathews*, M. B.: Connective Tissue. Macromolecular Structure and Evolution. Berlin-Heidelberg-New York: Springer 1975. − Miehlke, K.: Die Rheumafibel. Berlin-Göttingen-Heidelberg: Springer 1961. − Miehlke, K., Schulze, G.: Internist **2**, 447 (1961). − Schade, H.: Die Molekularpathologie der Entzündung. Dresden: Steinkopff 1935. − Schallock, G., Lindner, J.: Medizinische **1**, 12 (1975).

---

* Mathews, M. B.: Biochem. J. **96**, 710 (1965).

Der Muskelrheumatismus

Miehlke, K. (Städt. Rheumaklinik, Wiesbaden)

Referat

Der sog. Muskelrheumatismus stand in den 50iger und zum Beginn der 60iger Jahre an der 4. Stelle aller Arbeitsunfähigkeit bedingenden Leiden in den Statistiken des Bundesverbandes der deutschen Ortskrankenkassen. Daß er diese Spitzenstellung heute eingebüßt hat, ist sicher nicht auf den echten Rückgang muskelrheumatischer Schmerzzustände zurückzuführen, sondern auf die Erfolge des Bemühens um bessere Differenzierung solcher Zustände. Nur noch selten hat der Arzt heute Veranlassung, den umstrittenen Begriff „Muskelrheumatismus" als Diagnose zu verwenden. Daß der Tagesvorsitzende dennoch − etwa provokant − das Thema „Muskelrheumatismus" als ein Hauptthema auf das Programm gesetzt hat, deutet bereits die Schwierigkeiten an, die zwischen praktischer Wirklichkeit und wissenschaftlich exakter Nachweisbarkeit bestehen. Was für den Laien simpel und klar erscheint, wenn er sich in der Sprechstunde mit rheumatischen Muskelschmerzen vorstellt, nicht etwa um eine Diagnose zu erhalten − die scheint ihm selbst ja völlig klar − sondern nur um eine Therapie verordnet zu bekommen, das ist für den Arzt oft schwierig zu objektivieren und für die Wissenschaft noch schwieriger zu klassifizieren.

Mir schien es reizvoll, das Problem praxisnahe anzugehen und einfach einmal davon auszugehen, was unser Patient als „Muskelrheumatismus" deutet. Einig sind wir uns darüber, daß dies in der Regel solche Zustände sein werden, die ihm Muskelschmerzen verursachen. Das Symptom „Myalgie" ist also zunächst der Ausgangspunkt unserer Betrachtungen. Sie ahnen nun bereits, in welche Weiten und Wirren uns das Thema führen kann, wenn ich nicht versuche, mir Beschränkungen aufzuerlegen und manches zeitbedingt nur stichwortartig anzudeuten.

In Abb. 1 sind mit Sammelbezeichnung ein großer Teil der mit Myalgie einhergehenden Muskelerkrankungen aufgeführt, die subjektiv vom Patienten selbst zunächst als Muskelrheumatismus empfunden werden.

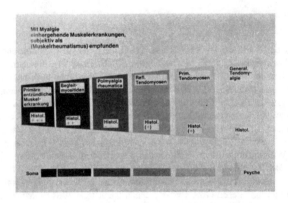

Abb. 1. Mit Myalgie einhergehende Muskelerkrankungen, subjektiv als Muskelrheumatismus empfunden

Es wurden unberücksichtigt gelassen die neurogen und endokrin bedingten Myopathien, schon weil diese zu einem großen Teil nicht mit Muskelschmerzen, sondern mit Muskelschwäche und -Atrophie einhergehen (sie sind im übrigen Gegenstand eines eigenen Referates auf diesem Kongreß).

Die Abb. soll verdeutlichen, wie mit abnehmendem histologischen Substrat, d. h. dem echt entzündlichen Charakter der Muskelerkrankung, hin zum Übergang in mehr degenerative oder schließlich rein funktionelle Muskelaffektionen einerseits – die Häufigkeit solcher Myalgien immer mehr zunimmt, und wie andererseits das Übergewicht der Causalität von rein somatischer Grundlage sich immer mehr hin zur psychischen verschiebt. Es ist unmöglich, alle Muskelerkrankungen im Rahmen dieses Referates abzuhandeln, die unter den im Schema dargestellten Gruppen zu subsummieren wären. Aber ich will Ihnen in gebotener Kürze praxisnahe einige Beispiele demonstrieren, andere mit Myalgie einhergehende Muskelerkrankungen nur stichwortartig erwähnen.

Beginnen wir also mit den Myositiden. Eine Myositis ist eine Erkrankung, bei welcher der Muskel direkt vom entzündlichen Krankheitsprozeß betroffen ist. Der Schmerz ist das häufigste Symptom, wenn auch nicht obligat. Myositiden machen etwa $^1/_3$ aller Myopathien aus. Man unterscheidet praktischerweise solche Myositiden, die primär und ohne erkennbar zugrundeliegende Ursache, zustandekommen. In Stichworten einige seltene solchen primären oft erblichen Erkrankungen: die durch erblichen Enzymdefekt bedingte Mc Ardel-Krankheit, die von Günther 1923 beschriebene Myositis myoglobinurica, das ebenso seltene 1956 von Moersch und Woltmann beschriebene Stiffman-Syndrom, die Myositis ossificans progressiva.

Daß aber solche primären entzündlichen Muskelerkrankungen uns doch nicht so ganz selten in der Praxis und Klinik zu beschäftigen haben, sollen die folgenden in Stichworten wiedergegebenen Krankengeschichten demonstrieren:

Eine 77-jährige Patientin kommt mit heftigen Muskelschmerzen in unsere Ambulanz, die sie als „Muskelrheumatismus" deutet. Es fällt ein gedunsenes Gesicht und etwas aufgeschwollene Oberarme auf, ferner eine scharf markierte Rötung der Haut im Gesicht und Oberkörper mit einem stellenweise lila Einschlag, periorbital alabasterweiße Absetzung. Allgemeine Abgeschlagenheit, kein Fieber. BSG 35/69, mäßige Leukozytose von 9200 bei unauffälligem Differentialblutbild, mäßige Vermehrung der alpha2-Globuline. Rheumafaktor negativ, CPK anfangs nicht vermehrt. Klinische Diagnose: Dermatomyositis. Der histologische Befund eines Muskelexcisates ergab neben vollständig erhaltenen Muskelfasern solche, die keine Querstreifung mehr aufwiesen, teilweise Entleerung der Sarcolemmschläuche, Homogenisierung, Vacuolisierung. Das interstitielle Bindegewebe ödematös verquollen, deutliche Kernvermehrung, teilweise lymphoplasmozytäre Infiltration. Unter massiver immunosuppressiver Therapie mit Isophosphamid und zusätzlich kleinen Predni-

610

son-Dosen hat sich diese Patientin glänzend erholt, bis sie ½ Jahr später unter der durch die Therapie bedingten Antikörperunterdrückung einem fieberhaften grippalen Infekt erlag.

Auch der 22-jährige junge Mann auf dem nächsten Diapositiv wurde uns mit der Diagnose einer fraglichen rheumatischen Muskelerkrankung oder einer beginnenden chronischen Polyrathritis eingewiesen. Der traurige Gesichtsausdruck als Folge der Mitbeteiligung der Gesichtsmuskulatur ist recht typisch für die Polymyositis. Unter einem schnell progredienten Verlauf verloren wir ihn innerhalb weniger Wochen mit Herzversagen.

Unter 21 von uns verfolgten Dermatomyositis- bzw. Polymyositis-Fällen fanden wir 7× eine Herzbeteiligung und 5× wurde die cardiale Beteiligung zur Todesursache.

Ein Teil der Polymyositis-Fälle treten also durchaus als primäre Myositis auf. Es ist aber bekannt, daß die Krankheit zu hohen Prozentsätzen mit gleichzeitig wachsenden malignen Tumoren vergesellschaftet ist.

Bei Beginn einer Polymyositis nach dem 50. Lebensjahr ergibt die Abklärung bei 80% der Männer, jedoch nur bei 20% der Frauen einen malignen Tumor. Bei den von uns erwähnten Fällen fanden sich autoptisch solche Zusammenhänge zwar nicht. Es ist aber dennoch große Zurückhaltung mit der Diagnose der primär chronischen Polymyositis geboten, da sich bei genügender Abklärung- und Beobachtungszeit dann doch oft der Zusammenhang mit einem Malignom herausstellt.

Somit sind wir also bei der 2. Gruppe der Myositiden, den sog. Begleitmyositiden. Das sind nun in der Tat Zustände, wie sie uns in der Praxis recht häufig begegnen können. Hier das Beispiel eines 55-jährigen Mannes:

Einziges Symptom Muskelschmerzen und gelegtl. polyarthritische leichte Gelenkschmerzen. Alle internistischen Untersuchungen verliefen negativ, keine humoralen Entzündungszeichen. Entnahme einer Muskelbiopsie aus der oberen Trapeziusportion: ungleichmäßig breite und ungleichmäßig anfärbbare Muskelfasern, teilweise Entleerung der Sarcolemmschläuche, massive zellige Infiltration des Perimysiums internum und externum — insgesamt also das Bild einer Myositis. Über 1 Jahr später wurde bei dem Patienten ein Bronchialcarcinom festgestellt, dem er erlag. Es handelte sich also bei unserem Patienten um eine Begleitmyositis, einem klinisch erfaßbaren Malignom weit vorauslaufend, als paraneoplastisches Syndrom, wobei auch die von unserem Patienten angegebenen symptomatischen Polyarthritiden recht typisch sind.

Begleitmyositiden bei chronischer Polyarthritis oder beim rheumatischen Fieber sind bekannt. Im letzteren Falle können sich hierbei selten die für diese Krankheit typischen Aschoff-Geipel'schen Knötchen im Muskel histologisch nachweisbar finden. Auch Infektionskrankheiten spielen eine große Rolle als Ursache von Begleitmyositiden, entweder als Fieber-Syndrom mit Myalgie oder als Rheumatoide, wie etwa bei Scharlach, Hepatitis u. ä. Schließlich können auch allergische Mechanismen zu schweren Muskelerkrankungen führen. Hierfür wiederum in Beispiel:

Ein 49-jähriger Musiker kommt in unsere Ambulanz und gibt zur Anamnese an, daß er ca. vor 1 Woche mit einem fieberhaften grippalen Infekt, verbunden mit allgemeiner Abgeschlagenheit, Schleimhautreizung im Nasen-Rachen-Raum erkrankt sei. Er habe 6 Treupel-Tb. (10 mg Codein phosphorici, 250 mg Phenacetin, 125 mg Acedum acethylosalicilicum) eingenommen. Am gleichen Tage trat ein schnell vorübergehendes, morbilliformes Exanthem am Stamm auf. Am nächsten Morgen, bei noch um 38° erhöhten Temperaturen, verstärktes Krankheitsgefühl, schmerzhafte Schwellung des linken Unterarmes mit Hautrötung, der im Laufe des Tages eine monströse Schwellung des rechten Oberschenkels folgte, verbunden mit ausgeprägt schweren Muskelschmerzen. Der konsultierte Hausarzt verordnete Deltabutazolidin Drg., die ihm kurzfristige Besserung brachte. Die BKS betrug zunächst 4/10. Am gleichen Abend traten dann verstärkte Weichteilschwellungen im Bereich der Extremitäten auf und es waren kleine Ecchymosen an den Fingerkuppen erkennbar. Als wir den Patienten sahen, machte er einen schwerkranken Eindruck; etwas gedunsenes Gesicht; ödematöse Schwellung von Oberschenkeln und Oberarmen mit ausgeprägtem Druck- und Berührungsschmerz der Muskulatur. Schwellung des rechten Handgelenks. Die BKS was jetzt auf 100/113 angestiegen. In der Elektrophorese Vermehrung der alpha-2-Globuline, mäßige Leukozytose von 9 200. Im Differentialblutbild nur angedeutete Eosinophilie von 5%.

Differentialdiagnostisch dachten wir in erster Linie an eine akut beginnende Dermatomyositis. Das dramatische Krankheitsbild konnte auch durchaus an eine Myositis myoglobinurica denken lassen, die aber nach entsprechender Harnanalyse ausschied. Gegen eine Polymyalgia rheumatica sprach das Alter des

Patienten. Schließlich mußte auch an eine Trichinose gedacht werden, die mit solchen dramatischen Muskelschmerzen einhergehen kann. Nach der Klinikaufnahme entnahmen wir aus dem rechten Musculus quadrizeps ein Muskelexcisat. Im histologischen Präparat zeigten sich die Skelettmuskelfaserbündel regelrecht, gleichmäßige Weite, erhaltene Querstreifung, Lage und Form der Zellkerne unauffällig. Daneben sieht man aber kleine Bezirke, in denen die Fasern stark eosinophil verquollen sind, wobei die Zellkerne zusammengestaucht gelagert sind. Diesen kleinen herdförmigen Veränderungen stehen große Bezirke gegenüber, die dadurch gekennzeichnet sind, daß sich statt der Muskulatur breite Fibrin-Seen finden. Diese Fibrin-Seen werden von einem außerordentlich zellreichen Granulationswall umgeben, bestehend aus Fibroblasten, Histiozyten, Granulozyten. Es handelte sich also bei unserem Patienten um eine allergische Myositis, offenbar als Reaktion auf die zuvor eingenommenen Treupel'schen Tabletten. Nach massiver Cortison-Medikation vollständiger Rückgang aller Symptome. Eine später entnommene Kontrollbiopsie zeigte normale Verhältnisse.

Können nun bei den beschriebenen Begleitmyositiden histologisch noch Merkmale entzündlicher Vorgänge erbracht werden, so gibt es aber eine mit schwerer Myalgie und den deutlichen Zeichen der humoralen Entzündung einhergehende Muskelerkrankung, für die gerade das Fehlen histologischer muskulärer Veränderungen charakteristisch ist: die Polymyalgia rheumatica. Sie kann wegen ihrer Symptomatologie als eine Sonderform des sog. Weichteilrheumatismus angesehen werden. Es handelt sich dabei um ein Krankheitsbild, das erst seit wenigen Jahren richtig bekannt ist, und als eigenständige Krankheit anerkannt wurde. Die erste Beschreibung verdanken wir Bruce 1888. Barber prägte 1957 für das Krankheitsbild den Ausdruck Polymyalgia rheumatica. Es handelt sich keineswegs um eine seltene Erkrankung, sie wird nur heute noch selten diagnostiziert. Die klinische Diagnose der Polymyalgie kann oft schon auf Grund der Anamnese gestellt werden: die Patienten sind immer über 50 Jahre alt, meist zwischen 60 und 70. Frauen werden etwas häufiger befallen als Männer. Krankheitsbeginn akut oder Entwicklung über Wochen. Typisch sind Schmerzen mit Bewegungseinschränkung im Schultergürtel, sodaß die Arme nicht über die Waagerechte gehoben werden, oft auch in der Hüftregion, wo sie selten auch zuerst oder allein auftreten können. In der Mehrzahl der Fälle treten die Symptome mehr oder weniger symmetrisch auf. Es besteht allgemeines Krankheitsgefühl. Passager subfebrile Temperaturen, Inappetenz mit Gewichtsverlust. Typischerweise sind die Beschwerden in der Nacht und am Morgen am stärksten, während die Bewegung im Laufe der Tages Erleichterung verschafft. Die Untersuchung zeigt eine von Fall zu Fall wechselnd stark ausgeprägte Bewegungseinschränkung der Schultergelenke. Im Gegensatz aber zur Periarthropathie der Schultergelenke, bei der gewöhnlich nur vereinzelt Druckpunkte vorhanden sind und die meist nur einseitig auftritt, ist bei der Polymyalgie im allgemeinen beidseitig die gesamte Schulter- und Oberarmmuskulatur, seltener auch die Nackenmuskulatur druckdolent. Entsprechend auch der Befund der Oberschenkelregion. Neben diesem typischen Befund klagen die Patienten nicht selten zu irgendeinem Zeitpunkt der Erkrankung über früher nicht gekannte starke Kopfschmerzen, wie sie für eine Arteriitis temporalis vom Typ Horton charakteristisch sind. Man muß nach Augensymptomen fahnden, wie Doppelbilder, Verschwommen- oder Funkensehen sowie eigentliche passagere Visusstörungen. Relativ häufig kommen dazu monoartikuläre Artheralgien, seltener Polyarthritiden. Von den Laborbefunden ist eigentlich nur die Blutsenkungsreaktion meist stark erhöht. Und es findet sich eine Vermehrung der alpha1- bzw. alpha2-Globuline. Typischerweise sind die Muskelenzyme, wie CPK, SGOT, LDH und Aldolase nicht erhöht. Differentialdiagnostische Polymyositis, paraneoplastisches Syndrom, Plasmocyten.

Die Pathogenese der Polymyalgie scheint heute z. T. geklärt, wenn auch noch keine vollständige Einigkeit herrscht. Die meisten Autoren sind der Meinung, daß die bei ca. 30–50% durch eine Temporalarterienbiopsie festgestellte Riesenzellarteriitis in einem direkten pathogenetischen Zusammenhang mit den Symptomen der Polymyalgie steht. In autoptischen Untersuchungen fanden Humrin und Mitarbeiter 1968 bei von 6 Polymyalgie-Patienten eine generalisierte Arteriitis. Für die Entstehung der Arteriitis werden autoimmune Prozesse diskutiert, ähnlich wie sie bei der Takayasuschen Krankheiten angenommen werden.

Therapeutisch gibt man bei der Polymyalgie nach anfangs hoher Dosierung über längere Zeit niedrige Dosen von Corticosteroiden. Und man kann versuchen, beim späteren Zeitpunkt mit nichtsteroidalen Antirheumatica wie Salicylaten, Phenylbutazon oder Indomethazin weiter zu kommen. Die Prognose ist auf lange Sicht, unabhängig von der Therapie als gut zu bezeichnen. Die meisten Fälle heilen zwischen 6 Monaten und 3 Jahren ohne Hinterlassung von Residuen aus.

Wenden wir uns nun dem Beschwerdekomplex zu, für den man wegen des fließenden Charakters der Muskelschmerzen mit schnell wechselnder Intensität und Lokalisation noch am ehesten den Ausdruck „Muskelrheumatismus" gelten lassen kann. Aber auch hier sind die Vorbehalte groß, wie unschwer aus den unterschiedlichen Bezeichnungen zu erkennen ist, die man für diese Art von Muskelschmerzen vorgeschlagen hat. Zu Beginn dieses Jahrhunderts hat Gowers erstmals den Begriff Fibrositis — zunächst nur für Lumbalgien — vorgeschlagen. Später wurde von Stockman dieser Begriff auf alle fibrösen Weichteile ausgedehnt und man sprach z. B. von intramuskulärer Fibrositis, Fibrositis der Sehnen, Fascien, Bursen usw. Auch wir selbst haben den Begriff Fibrositis lange vertreten, weil er zumindest anatomisch-topografisch den einzelnen Zuständen ganz gut Rechnung trug, und weil sich teilweise auch histologisch uniforme Veränderungen im interstitiellen Bindegewebe der Muskulatur fanden, für die man — so meinten wir — die Bezeichnung „itis" gelten lassen konnte. Neergard hat 1938 unter Berücksichtigung der Tatsache, daß Muskelschmerzen sehr häufig ihren Ursprung an der Sehnenfaser und deren Einstrahlungsgebiet in den Knochen nehmen, den Ausdruck „Temdomyosen" für den hier zur Rede stehenden Zustand des sog. Muskelrheumatismus vorgeschlagen. Brügger und Gross haben den Begriff ausführlich begründet. Die Bezeichnung setzte sich durch, weil sie nicht nur den anatomisch-topografischen Gegebenheiten Rechnung trägt, sondern auch zum Ausdruck bringt, daß es sich einerseits um degenerative muskuläre Veränderungen und häufiger Mitbeteiligung der sehnigen Insertion handelt, und eben andererseits um mehr als einen nur funktionellen Schmerz im Sinne der Myalgie. Subjektiv ist für Tendomyosen ein mehr oder minder starker Schmerz charakteristisch, begleitet von Steifigkeitsgefühl, besonders zu Beginn einer Bewegung nach Ruhe. Objektiv findet man druckschmerzhafte Stellen am Übergang von Sehne und Muskel oder auch am Muskelbauch selbst, deren Schmerzintensität man mit einem sog. Algimeter messen kann. Für diese schmerzhaften Muskelstellen hat Schade 1921 den Ausdruck „Myogelose", Good „Myalgic spots" und J. Travell den Ausdruck „Triggerpoints" geprägt. Wird ein ganzer Muskel oder eine ganze Muskelgruppe in seinem Tonus rigorhaft beeinflußt, dann spricht man von „Hartspann". Myogelose und Hartspann können einander überdeckend bestehen. Diese bevorzugen dabei bestimmte Muskelregionen und zwar vor allem der Stamm-Muskulatur; dies ist wahrscheinlich durch die Tatsache zu erklären, daß die isometrische Haltefunktion der Rückenmuskulatur z. B. die Ausbildung von Tendomyosen mehr begünstigt, als die vorwiegende Bewegungsfunktion der Extremitäten-Muskulatur.

Zu Gunsten der Klarheit vereinfacht läßt sich die Entstehung und Unterhaltung von Tendomyosen als Circulus vitiosus darstellen: ein normaler Muskeltonus wird bei normalen anatomischen Verhältnissen, gutem Trainingszustand und positiven psychischen Einflüssen unterhalten. Erfolgt aus irgend einem Grunde Überbelastung des Muskels, so resultiert hieraus eine vermehrte Muskelspannung. Wechseln Anpassungs-Arbeit und Entspannungs-Erholung des Muskels sinnvoll ab, dann bleibt die Eutrophik des Muskels erhalten. Entsteht aber aus verschiedenen Gründen eine Dauerbelastung mit Daueranspannung des Muskels, dann kommt es über die sensiblen Endorgane in den Muskelspindeln zu einem zentripetalen Reiz, der vom ZNS zentrifugal wieder als Kontraktionsreiz dem Muskel zugeleitet wird. Via rami communikantes des Sympaticus wird eine periphere Vasokonstriktion und damit eine Mangeldurchblutung des Muskels bewirkt. Milchsäurevermehrung, ihre verzögerte Oxydation eskalieren die Spannungsursachen und es resultiert der muskuläre Hartspann, dessen Zerrungsreiz den sehnigen Anteil in seinem knöchernen Einstrahlungsgebiet an dem Reizzustand beteiligt, womit die Tendomyose entstanden ist. Hierbei sind folgende pathogenetische Gesichtspunkte von Wichtigkeit: Statische Arbeit eines Muskels bei überwiegender isometrischer Kontraktion die mehr als 15% der möglichen Kraft des Muskels ausmacht, führt zu einer kontinuierlichen Kompression der muskeleigenen Blutgefäße. Bei Kraftaufwendung von über 20—30% kommt es zur totalen Unterdrückung der Blutzirkulation im Muskel. Die Gründe, die die erwähnte chronische muskuläre Überbelastung bedingen können, sind vielfältiger Art. Man kann von reflektorisch bedingten Tendomyosen sprechen, etwa bei Osteophorese als Folge degenerativer Gelenkveränderungen, wobei die dadurch hervorgerufene Inkongruenz der knöchern-cartilaginären Anteile des Bewegungssegmentes mechanische Fehlbeanspruchungen von Muskulatur und sehnigem Anteil hervorrufen können. Eine reflektorische Möglichkeit der Entstehung von Muskelverhärtungen geht etwa bei Wirbelsäulenveränderungen über vegetative Reflexbögen. Besonders im Bereich des Schultergürtels und des Beckengürtels kommt es so zu projizierten Schmerzsensationen in der gesamten dem entsprechenden Bewegungs- bzw. vegetativen Segment zugeordneten Muskelanteiles an Stamm und Extremitäten. Wir sprechen dann von Kettentendomyosen. Degenerationserscheinungen der Sehne selbst — also Tendopathien — sowie deren Einstrahlungsgebiet in den Knochen können reflektorische Muskelverhärtungen auslösen. Daß neurogene Kompressionszustände etwa als Folge von Diskushernien oder bei peripher gelegenen nervalen Kompressions-Syndromen reflektorisch Muskelverhärtungen bedingen, ist jedem Arzt bekannt. Auch der Projektionsschmerz bei Erkrankungen innerer Organe kann zu erhöhtem Spannungszustand der Muskulatur Anlaß geben. Hierbei werden bei Reizung eines inneren Organes Afferenzen via visceral autonome Nervenfasern auf das Hinterhorn des Rückenmarks übergeleitet, dabei greifen Entladung auf motorische Fasern des gleichen Segmentes über, die als Kontraktionsreiz dem Muskel wieder zugeleitet werden.

Bei subtiler Untersuchung wird also der Arzt in einem großen Teil der Fälle von schmerzhaften Tendomyosen den Grundprozeß eruieren können, der zu ihrer Ausbildung Anlaß gab und solche Tendomyosen als reflektorisch bedingt klassifizieren können, um daraus dann den Versuch einer causalen Therapie abzuleiten.

Nun gibt es aber auch Tendomyosen, bei denen die Eruierung eines Grundprozesses nicht gelingt, die wir also als primär entstanden bezeichnen müssen.

Hierbei kann der im Muskel selbst entstandene Sehnenreiz zentripedal geleitet werden und Anlaß z. B. zur Ausbildung von pseudoradikulären Syndromen geben, die z. B durch eine einzige Lokalinfiltration in das muskuläre Entstehungsgebiet zur Auflösung gebracht werden können.

Bei solcher Art von primären Tendomyosen spielen oft und sicher häufiger als bei reflektorischen Tendomyosen, Umweltfaktoren wie Kälte, Feuchtigkeit oder Unterkühlung, körperliche Überlastung eine wichtige Rolle. Aber der Kundige wird auch wissen, wie sehr es hier schon psychische Faktoren sind, die in die ganze Symptomatik hineinspielen. Diese psychische Entstehungsursache wird dann immer wahrscheinlicher, wenn der Patient ubiquitär an Stellen, die keiner besonderen mechanischen Beanspruchung unterliegen, Muskeldruckpunkte angibt. Wir sprechen dann von der psychogen-bedingten oder generalisierten Tendomyalgie-generalisierten Fibrositis. Auch solche Patienten sind krank und behandlungsbedürftig. Indessen ist hier wohl oft der Psychiater der kompetentere Therapeut, sofern es nicht gelingt Patienten dieser Gruppe zu überzeugen, daß sie nicht an einer ernsthaften Erkrankung leiden, was sie oft befürchten. Gelingt es Ihnen in einer Aussprache diese Sicherheit zu geben, dann ist damit oft auch schon die wesentliche Ursache einer generalisierten Fibrositis beseitigt. Daß sich schließlich unter dieser Gruppe aber auch garnicht so selten Aggravanten und Simulanten finden, soll abschließend klar ausgesprochen werden. Subtile Untersuchungstechnik mit Markierung von Muskeldruckpunkten und ihrem späteren erneuten Aufsuchen während des gleichen Untersuchungsganges zur Kontrolle, Untersuchung des Patienten in schnell wechselnden Bewegungsabläufen, wobei der Simulant vergißt, die angeblich schmerzhafte Muskelgruppe zu schonen, sollten es aber dem Arzt ermöglichen, solche „Patienten" zu erkennen.

Literatur

Barber, H. S.: Ann. Rheum. Dis. **16**, 230, (1957). – Bruce, W.: Brit. med. J. ii 811 (1888). – Brügger, A., Gross, D.: Acta rheum. Geigy Nr. 19. – Good Lit. n. Brügger u. Gross. – Gowers Lit. n. Brügger u. Gross. – Kaganas, G., Müller, W., Wagenhäuser, F.: Der Weichteilrheumatismus. Basel: Karger 1971. – Miehlke, K., Schulze, G., Eger, W.: Z. f. Rheumaforschg. **19**, 310 (1960). – Schade, H.: Münch. med. Wschr. **4**, 95 (1921). – Stockman Lit. n. Brügger u. Gross. – Travell, H.: Proc. Rudolf Virchow med. Soc. N. Y. vol. **16**, 128 (1957).

Insertionstendopathien und Periarthropathien

Wagenhäuser, F. J. (Univ.-Rheumaklinik, Zürich)

Referat

1. Insertionstendopathien

1.1. Begriff, Nomenklatur, Allgemeines

Der *klinische Begriff* der Tendopathie im allgemeinen und der Insertionstendopathie (Enthesiopathie) im besonderen, umfaßt schmerzhafte Phänomene im Bereiche der Sehnen bzw. der epiphysären oder apophysären Sehnenansätze. Führendes *Leitsymptom* dieser Krankheitsbilder sind lokalisierbare, subjektiv oft ausstrahlende und durch mechanische Beanspruchung auslösbare oder verstärkbare Schmerzen im Bereich von Sehnenansätzen und -verläufen. Meist liegt zusätzlich eine schmerzhafte Funktioneinschränkung des Bewegungs- und Halteapparates vor. „Tendopathie" und „Insertionstendopathie" („Enthesiopathie") sind nach modernen Nomenklaturregeln *Sammelbegriffe*, die sowohl entzündliche, wie degenerative Veränderungen der Sehnen und deren Ansatzzonen umfassen (Abb. 1.) In der weitaus überwiegenden Anzahl der klinischen Fälle müssen die Tendopathien in die Gruppe der degenerativen Bindegewebserkrankungen eingereiht werden. Die Bezeichnung „Tendinose" und „Insertionstendinose", sind dann nicht nur berechtigt, sondern einzig korrekt. Entzündliche Vorgänge spielen bei diesen Krankheitsbildern keine primäre pathogenetische Rolle, sie treten höchstens zeitweilig als sekundäre vorübergehende Kollateral-Phänomene (Peritendinitis, Tendovaginitis, Bursitis) in Er-

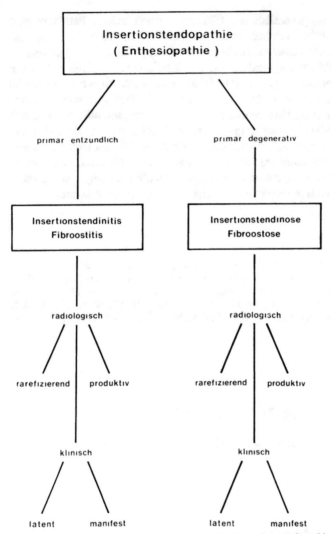

Abb. 1. Einteilung und Nomenklaturschema der Insertionstendopathien

scheinung. Die entzündlich-rheumatischen Krankheiten hingegen führen häufig zu einem Befall der Sehnen und deren Insertionszonen. Echte „Tendinitiden" und „Insertionstendinitiden" — praktisch immer begleitet von Tenosynovitiden — treten vor allem bei der chronischen Polyarthritis, der Psoriasis-Arthritis und dem Reiter-Syndrom auf, bei der Spondylitis ankylosans kommt es häufig zu Insertionstendinitiden, deren klinische Symptomatik eine wichtige Rolle für die Frühdiagnose spielt. Für die *Röntgendiagnostik* hat Dihlmann die Bezeichnung „Isertionstendinose" und „Insertionstendinitis" durch die Begriffe „Fibroostosis" und „Fibroostitis" ersetzt (Abb. 1). Diese Termini sind für die röntgenmorphologische Beurteilung und Analyse ebenso zweckmäßig wie zutreffend. Im Anschluß an die regressiven Veränderungen im Sehneninsertionsbereich treten häufig reparative Vorgänge auf, die sich mit der enchondralen Verknöcherung vergleichen lassen. Sie gehen von der Faserknorpelzone aus und bestimmen das röntgenmorphologische Bild. Es entsteht der bekannte scharf begrenzte, regelrecht strukturierte stiftartige

616

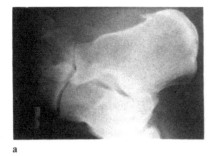
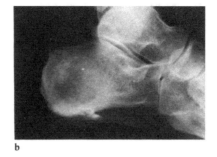

a   b

Abb. 2. a produktive Calcaneus-Fibroostose (Fersensporn). **b** produktive Calcaneus-Fibroostitis bei Reiter-Syndrom (s. Text)

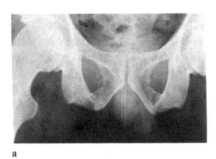
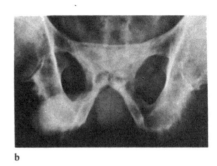

a   b

Abb. 3. a rarefizierende Sitzbein-Fibroostitis bei Spondylytis ankylosans. **b** teils rarefizierende, teils produktive Sitzbein-Fibroostitis bei Spondylitis ankylosans

oder bucklige Ansatzsporn, die *„produktive Fibroostose"* (Abb. 2a). Die seltenere Reaktionsform ist die *„rarefizierende Fibroostose"*, die sich im Röntgenbild als mehr oder weniger zyklisch geformter glatter Ansatzdefekt darstellt. Röntgenmorphologisch entspricht der Befund am ehesten den Geröllsysten der Arthrose. Das Grazilis-Syndrom, welches in der Sportmedizin eine wichtige Rolle spielt, verursacht auffällig häufig eine rarefizierende Fibroostose an der Ansatzstelle des M. Grazilis am os pubis (Schneider, Dahmen). Die *„produktive"* und *„rarefizierende Fibroostitis"* sind die Folgen primär entzündlicher Vorgänge an der Insertionsstelle, und wie bereits ausgeführt, der extraartikuläre Begleitbefund oder seltener das initiale Röntgensymptom entzündlich-rheumatischer Krankheiten. Den fibroostitischen Band- und Sehnenansatzveränderungen fällt somit eine wichtige differentialdiagnostische Bedeutung zu. Der röntgenmorphologische Befund unterscheidet sich wesentlich von den degenerativen Fibroostosen. Der produktive fibroostitische Knochensporn zeigt eine unregelmäßige, meist unscharf konturierte manchmal wie ausgefranste Gestalt. Seine Struktur ist unregelmäßig, in der Umgebung ist die Spongiosa verdichtet (Abb. 2b). Die rarifizierende kann der produktiven Fibroostitis vorausgehen, sich aber auch gleichzeitig parallel dazu abspielen. Radiologisch stellt sich der Knochenabbau als muldenförmiger Defekt oder randsklerosierte Aufhellung in der Knochensubstanz dar (Abb. 4). Bei der Spondylitis ankylosans spielt sich nicht selten ein ausgesprochener Phasenwechsel mit abwechselndem Überwiegen der rarifizierenden und der produktiven Phase ab. Zu Recht weist Dihlmann darauf hin, daß die Fibroostose häufig einen banalen Röntgenbefund darstellt, dem eine Bedeutung nur im Zusammenhang mit dem Beschwerdebild und dem klinischen Befund zukommt, während der radiolo-

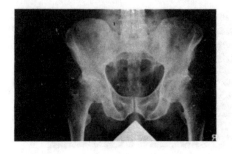

Abb. 4. Multiple produktive Fibroostosen („Stachelbecken") bei Spondylosis hyperostotica (Patient mit Diabetes mellitus und Hyperuricämie)

gische Befund einer Fibroostitis immer sofort eine „diagnostische klinische und radiologische Kettenreakton auslösen muß", um nach einer Spondylitis ankylosans, einem Reiter-Syndrom, einer chronischen Polyarthritis oder einer Psoriasis-Arthritis zu fahnden. Was die Beziehung zwischen pathologischem Röntgenbefund und subjektivem Beschwerdebild anbelangt, gelten die gleichen Regeln wie für die Arthrose. Der röntgenmorphologische Befund einer Fibroostose oder Fibroostitis dürfen nicht eo ipso als Beschwerdenursache interpretiert werden. Nicht selten bleiben diese Befunde über lange Zeit – in gewissen Fällen sogar immer – *klinisch latent* und verursachen somit keinerlei Beschwerden. Erst die *klinische Manifestation* in Form der charakteristischen Schmerzen und der typischen klinischen Untersuchungsbefunde, läßt das morphologisch erfaßbare Substrat zu einem diagnostisch relevanten Befund werden.

Die früher als Synonym für die Tendopathie angewandten Begriffe „Periostitis" oder „Tendoperiostitis" sind nach heutigen Erkenntnissen grundsätzlich falsch und sollen daher nicht mehr verwendet werden. An den Einstrahlungsstellen der Sehnen in den Knochen fehlt das Periost, das somit natürlich auch nicht krankhaft reagieren kann. Begleitende *Periostosen* in der weiteren Umgebung des fibroossären Überganges zwischen Sehne und Knochen können allerdings als sekundäres Irritationsphänomen im Rahmen von Insertionstendopathien vorkommen, sollen aber klinisch-diagnostisch nicht mit diesen direkt vermengt werden. Die alten Bezeichnungen „Epicondylitis", „Styloiditis", „Coracoiditis" usw. sollten vom Kliniker ebenfalls vermieden werden. Entweder spricht man von einer „Insertionstendopathie am Epicondylus lateralis oder medialis humeri" oder einer Insertionstendopathie am processus styloideus radii oder ulnae" oder man verwendet den heute noch ungewohnten aber korrekten Oberbegriff der „Epicondylopathie" oder „Styloideopathie". Es geht dabei nicht um Wortspielereien, sondern um eine korrekte Zuordnung von pathomorphologischen zu klinischen Befunden.

Der *klinische Stellenwert* der Tendopathien ist gegeben durch ihre Häufigkeit und ihre – leider oft therapieresistente – Chronizität, die wegen der Beeinträchtigung der Arbeitsfähigkeit des Patienten bedeutungsvolle sozial-medizinische Folgen haben kann. Das Krankengut unserer Universitäts-Rheumapoliklinik in Zürich weist seit Jahren in der Verteilung nur unbedeutende Schwankungen auf. Die Analyse einer *Jahresstatistik* (Tab. 1) ergibt, daß das von 6530 Patienten (100%) 1033 (16%) wegen entzündlich rheumatischer Krankheiten und 3810 (59%) wegen degenerativer Affektionen der Gelenke und der Wirbelsäule behandelt wurden. Die Gruppe, bei welcher ein Weichteil-Rheumatismus als Hauptdiagnose angeführt wurde, umfaßt 1687 Patienten (25%). Mit 50% (847 Pat.) stehen die Tendopathien an erster Stelle als Ursache für weichteilrheumatische Beschwerden, gefolgt von den kombinierten Periarthropathien mit 39% (660 Pat.). Die Fälle mit isolierten Myosen (6%), Pannikulose (3%) sowie andere weichteilrheumatische Syndrome

Tabelle 1a. Krankengut der Univ.-Rheumapoliklinik Zürich (Jahresstatistik)

	n	%
Patienten mit entzündlichen rheumatischen Krankheiten	1033	16
Patienten mit degen. rheumatischen Krankheiten	3810	59
Patienten mit weichteil-rheumatischen Krankheiten (Hauptdiagnose)	1687	25
Total Patienten	6530	100

Tabelle 1b. Diagnostische Unterteilung der Patienten mit Weichteilrheumatismus (Hauptdiagnose)

	n	%
Tendopathien	847	50
Periarthropathien	660	39
Isolierte Myosen	98	6
Pannikulosen	55	3
Übrige	27	2
Total Patienten	1687	100

stehen demgegenüber mengenmäßig weit im Hintergrund. Über das effektive *Vorkommen weichteilrheumatischer Erkrankungen in der Bevölkerung* liegen keine statistisch vergleichbaren epidemilogischen Untersuchungsergebnisse vor. Bei unserer klinisch-epidemiologischen Untersuchung einer ländlichen Bevölkerung in der Nähe von Zürich (Wagenhäuser), betrug das Vorkommen der weichteilrheumatischen Affektionen 16%, wobei die Frauen mit 18% nur unbedeutend gegenüber den Männern mit 14% überwogen. Den häufigsten Befund bildeten bei Männern wie bei Frauen die kombinierten Periarthropathien (10%), die Häufigkeit der isolierten Tendopathien betrug 3% und verteilte sich gleichmäßig auf Frauen und Männer. Dabei ist zu berücksichtigen, daß es sich um das homogene Untersuchungsgut einer schwer arbeitenden Landbevölkerung handelte. Epidemiologische Untersuchungsergebnisse sind nicht ohne weiteres mit klinischen Statistiken vergleichbar, denen ganz andere — von Klinik zu Klinik wiederum differente — Patienten-Selektionen zu Grunde liegen. Übereinstimmend mit Schneider ist allerdings aus unerem klinischen Krankengut ebenfalls ersichtlich, daß Handarbeiter um ein mehrfaches häufiger an Schulterarthropathien leiden als Geistesarbeiter (Tab. 2), was im Hinblick auf die Pathogenese dieser Erkrankung nicht verwundert. Bei den Geistesarbeitern ist auffällig häufig nicht nur ein Trauma, sondern eine ungewohnte, ungeübte, anstrengende manuelle Tätigkeit, z. B. Schneeschaufeln oder Gartenarbeit, die Ursache für das Auslösen einer Schmerzmanifestation. In den Statistiken von Schneider ist das männliche Geschlecht merklich häufiger von Schulterarthropathien betroffen als das weibliche, Ellbogenpathien fand er bei beiden Geschlechtern ungefähr in der gleichen Anzahl, hingegen konnte er Tendopathien im Bereiche der Hand beim weiblichen Geschlecht

Tabelle 2. Verteilung von 325 PHS-Patienten in Hand- und Geistesarbeiter (Univ.-Rheumapoliklinik Zürich)

	Manuelle Arbeit		Geistesarbeit		Total	
Männer	(76)	23%	(36)	11%	(112)	34%
Frauen	(203)	63%	(10)	3%	(213)	66%
Total	(279)	86%	(46)	14%	(325)	100%

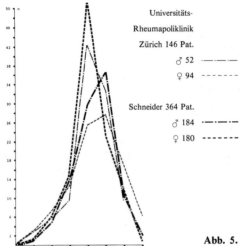

Universitäts-
Rheumapoliklinik
Zürich 146 Pat.

♂ 52 ·—·—·—
♀ 94 ------

Schneider 364 Pat.

♂ 184 ·—·—··—
♀ 180 ------

Abb. 5. Altersverteilung der Epicondylopathie

wesentlich öfter beobachten als beim männlichen. Im Krankengut unserer Rheumaklinik überwiegen ganz allgemein wesentlich die Frauen, dementsprechend behandeln wir auch jährlich mehr Frauen mit Epicondylopathien und Schulterarthropathien als Männer (Abb. 5, Tab. 11).

Das Manifestations-Prädilektionsalter der degenerativen Sehnenerkrankungen schwankt zwischen dem 40. und 60. Lebensjahr. Unsere klinische Erfahrung und die statistische Auswertung unseres Krankengutes decken sich mit den Angaben von Schneider, daß die Männer sowohl mit Tendopathien im Schulterbereich, wie auch mit einer solchen der Ellbogengegend am häufigsten im Alter von 51—55 Jahren, die Frauen aber im Alter von 46—50 Jahren zur Behandlung kommen (Abb. 5, Tab. 3). Die Tendopathien treten somit bei den Frauen durchschnittlich um 5 Jahre früher auf als bei den Männern. Eine Frequenzzacke im jugendlichen Alter, insbesondere zwischen dem 20. und 30. Lebensjahr, ist offensichtlich durch sportliche Überbeanspruchung oder durch Traumatisierung bei sportlicher Betätigung verursacht. Auffällig hoch ist die Frequenz der Tendopathien im Hüft- und Beinbereich, beim weiblichen Geschlecht im Alter von 46—65 Jahren. Schneider führt zurecht an, daß wahrscheinlich die Zunahme der Übergewichtigkeit in diesem Lebensalter als auslösender Faktor von wesentlicher Bedeutung ist. Was die *Seitenlokalisation* anbelangt, überwiegen bei Rechtshändern an der oberen Extremität die rechtsseitigen Erkrankungen (Tab. 4), wenn auch epidemiologisch nicht signifikant (Wagenhäuser), während die Seitenunterschiede in der Hüft- und Beinregion viel unbedeutender sind. Hüft- und Beintendopathien treten auch viel häufiger von Anfang an doppelseitig auf, während an den oberen Extremitäten der unilaterale Beginn meist die Regel ist und sich die bilaterale Manifestation eher später einstellt (Schneider).

Tabelle 3. Altersverteilung von 325 PHS-Patienten (Univ.-Rheumapoliklinik Zürich)

Altersgruppe	Männer		Frauen		Total	
	n	%	n	%	n	%
bis 20	1	0,3			1	0,3
21 bis 30	4	1,2	6	1,8	10	3,0
31 bis 40	12	3,6	15	4,7	27	8,3
41 bis 50	25	7,7	58	17,8	83	25,5
51 bis 60	34	10,5	76	23,4	110	33,9
61 bis 70	23	7,1	40	12,4	63	19,5
71 und darüber	13	4,0	18	5,5	31	9,5

Tabelle 4. Seitenlokalisation von 325 PHS-Fällen (Univ.-Rheumapoliklinik Zürich)

Seitenlokalisation		rechts		links		beidseitig	
total (325)	100%	(186)	57%	(123)	38%	(16)	5%

1.2. Pathologische Anatomie, Ätiologie, Pathogenese

Da sich unsere klinischen Ausführungen auf die degenerativen Tendopathien und Periarthropathien beschränken werden, erübrigt sich hier eine Schilderung der pathologisch-anatomischen Veränderungen, die sich an den Sehnen abspielen, wenn diese im Rahmen einer entzündlich-rheumatischen Erkrankung mitbefallen werden. (Ausführliche und gut dokumentierte Darstellung bei Fassbender.) Auch die *Morphologie der degenerativen Sehnenveränderungen* soll nur kurz gestreift werden, soweit sie für das klinische Verständnis von Bedeutung ist. Die von Dahmen, Dettmer, Glatthaar, Schaer, Schneider und anderen beschriebenen degenerativen Sehnenveränderungen setzen bemerkenswert früh ein, nämlich schon vor dem 30. Lebensjahr. Elektronenmikroskopisch zeigen sich die Störungen zunächst im Bereich der Struktur und Lagerung der Kollagenfibrillen, später im Bereich der interfibrillären Grundsubstanz. Später treten geringfügige Änderungen im Bereich der Doppelbrechung im polarisierten Licht auf und schließlich kommt es zu Veränderungen des Polimerisationsgrades mit Präcipitatbildungen von Protein und Glycosaminglycanen. Die rheologischen Eigenschaften der Fasern (Dehnbarkeit, Relaxationsvermögen) und der Grundsubstanz (Viskosität) verändern sich in pathologischer Weise (Hartmann). Daraus resultiert eine vermehrte Gewebsbrüchigkeit. Hyalinisierung, Zersplitterung und Zerreißung von Sehnenfasern, die so ausgeprägt sein können, daß sie zur Spontanruptur der Sehne führen, vervollständigen das Bild der Degeneration. Die Spalträume sind mit Schollen und Detritus gefüllt. Fettablagerungen, sei es als ausgeprägte Tendolipoidose oder nur als feine Lipoidbestäubung, finden sich häufig. Gelegentlich kommt es zu Kalkniederschlägen in Kristallform (Hydroxylapatit) in den degenerativ veränderten Zonen. In gewissen Fällen, z. B. bei der Supraspinatus-Tendopathie können diese Kalkeinlagerungen ein erhebliches Ausmaß annehmen, so daß sie im Röntgenbild sichtbar und damit diagnostisch relevant werden (Abb. 17a, b). Die Ätiologie dieser Kalkniederschläge, welche eine breiartige Konsistenz haben, ist nicht eindeutig geklärt, möglicherweise wird sie beeinflußt durch pH-Verschiebungen im entarteten Gewebe. Die Degeneration des Sehnengewebes erschöpft sich aber nicht in den beschriebenen regressiven Vorgängen. Innerhalb des zellarmen Fasergewebes kommt es zu herdförmigen Fibroblasten-Proliferationen, die Fassbender im Extremfall als „mesenchymoide Transformation" bezeichnet hat. Diese Zellproliferation ist nach Fassbender die Folge einer lokalen Gewebshypoxie und wahrscheinlich das morphologische Äquivalent der von Hauss und anderen mit Hilfe biochemischer Parameter definierten „unspezifischen Mesenchymreaktion". Im Gegensatz zur Muskulatur, wo die Hypoxie nur zum Gewebeuntergang führt, kann also offenbar der Sauerstoffmangel in den zellarmen bradytrophen Strukturen des Sehnengewebes auch eine Zellproliferation und eine mesenchymoide Transformation verursachen.

Im degenerativ-tendopathischen Sehnengewebe treten nebst den regressiven auch regenerativ-reparative Vorgänge auf (Schneider).

Die Intensität dieser Regeneration ist sowohl abhängig vom Grad der angeborenen Reaktionsfähigkeit des Mesenchyms als auch von zahlreichen anderen Faktoren, insbesondere vegetativ-zirkulatorischen. Bei überschießenden regenerativen Vorgängen können Sehnenverdickungen narbiger Art oder sogar die Ausbildung von Sehnenknochen entstehen. Die produktive Fibroostose ist der morphologische Ausdruck eines intensiven reparativen Vorganges.

Die anatomischen *Besonderheiten im Bereich der Sehnenansätze* verursachen auch morphologisch-pathologische Besonderheiten. Im Bereich des Sehnenansatzes bleibt zeitlebens eine Knorpelzone bestehen, die dem Knochen aufliegt und in welche sie Sehnen einstrahlen. Es wurde schon darauf hingewiesen, daß an dieser Stelle der Knochen periostfrei ist. Die tiefste Schicht der Faserknorpel-Zone, die zwischen dem straffen fibrösen Bindegewebe und dem Knochen liegt, ist verkalkt und mit dem darunter liegenden Knochen fest verzahnt. Bei mechanischer Überlastung kann das Gewebe am Sehnenansatz hyalinisieren, verkalken und verknöchern und die Sehne kann auch abreißen. Die Zerstörung der Knorpelzone eröffnet den Markraum und junges zellreiches Bindegewebe sowie Blutgefäße sprossen in die Sehne ein. Das Granulationsgewebe ersetzt die nekrotische Zone, die Sehne wird durch das Narbengewebe am Knochen verankert. Das Narbengewebe kann wiederum verkalken und verknöchern. Auf diese Weise entstehen die produktiven, fibroostotischen Knochensporne. Dem klinischen Krankheitsbild der Insertionstendopathie, auch Enthesiopathie genannt (Niepel) entspricht also pathologisch-anatomisch ein charakteristisches morphologisches Substrat. Genau wie bei der allgemeinen degenerativen Tendopathie im Sehnenverlauf fehlen auch hier bei der Insertionstendopathie alle morphologischen Merkmale einer Entzündung (Fassbender, Schneider).

Während das morphologisch-pathologische Substrat der Tendopathien und Insertionstendopathien heute gut bekannt ist, gelten im Gegensatz dazu *Ätiologie und Pathogenese* dieser Krankheitsbilder noch weithin als ungeklärt. Ohne Zweifel handelt es sich auch hier wieder einmal um ein multifaktorielles Geschehen, das uns bis jetzt erst bruchstückhaft bekannt ist. Wohl drängen sich einzelne ursächliche Faktoren auf, ihr kompliziertes Zusammenspiel ist aber schwer überschaubar. Ursächlich steht ohne Zweifel die lokale mechanische Überbelastung im Vordergrund. Bedeutungsvoll sind selbstverständlich auch chronische oder akute Traumatisierungen. Auch die physiologische Gewebsalterung fördert selbstredend die Entwicklung einer Tendopathie. Noch zu wenig geklärt sind die biochemischen und feinstrukturellen Veränderungen bzw. Vorgänge im Sehnengewebe, welche die Voraussetzungen für den krankmachenden Einfluß mechanischer Faktoren bilden. Vermutlich ist der lokalgestörte Metabolismus häufig eine Folge einer örtlichen zirkulatorischen Störung, die ihrerseits wieder Einflüssen des vegetativen Nervensystems unterliegt. Die Blutgefäße sind bekanntlich im Sehnengewebe spärlich

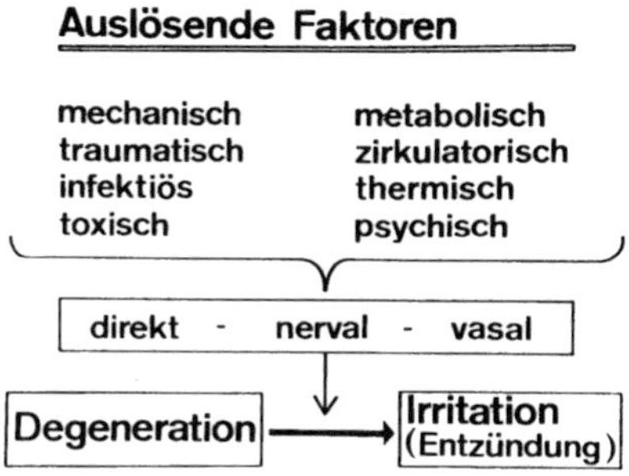

mechanisch	metabolisch
traumatisch	zirkulatorisch
infektiös	thermisch
toxisch	psychisch

direkt - nerval - vasal

Abb. 6. Schmerz-Manifestationsfaktoren bei Tendopathien

Degeneration ⟶ **Irritation** (Entzündung)

ausgebildet, eine zirkulatorische Drosselung kann dementsprechend den Stoffwechsel des Sehnengewebes sehr rasch schädigen und zum Entgleisen bringen. Daß generalisierte metabolische und hormonelle Störungen des Organismus einen fördernden Einfluß auf die Entwicklung von Tendopathien haben können, geht daraus hervor, daß besonders ausgeprägte schwere produktive Fibroostosen bei der Spondylosis hyperostotica (die überdurchschnittlich mit einer Störung des Zucker-, Fett- und Harnsäure-Stoffwechsels einhergeht) (Abb. 4) bei der Fluorose, bei der Ochronose und bei der Akromegalie vorkommen. Ähnlich wie bei der Arthrose besteht für den Kliniker auch bei den Tendopathien immer wieder die Gefahr, die *ätio-pathogenetischen Faktoren* mit den *schmerzauslösenden Faktoren* (Abb. 6) zu verwechseln, insbesondere da zugegebenermaßen beide zeitweilig — zum mindesten teilweise — identisch sein können. Wir haben bereits betont, daß das pathologisch-anatomische Substrat einer degenerativen Tendopathie ähnlich wie eine Arthrose lange Zeit klinisch latent und stumm bleiben kann. Die Gründe, welche die Tendopathie schmerzhaft werden lassen, sind in einzelnen Fällen klar erkennbar, in anderen aber nie zu durchschauen. Wie bei der Arthrose ist auch hier die Intensität der morphologischen Veränderungen niemals ein sicheres Korrelat zum Fehlen, Vorhandensein oder zur Intensität der subjektiv geäußerten Beschwerden. In Abb. 6 sind bekannte Faktoren, die nach klinischer Erfahrung zur klinisch schmerzhaften Manifestation einer latenten Tendopathie führen können, aufgezählt. Die Rolle mechanischer und akuter oder chronischer Makro- oder Mikrotraumen ist für den Kliniker allgemein noch am leichtesten erkennbar. Es muß aber darauf hingewiesen werden, daß nicht nur die lokale *Überbelastung*, sondern noch viel häufiger die *funktionelle Fehlbelastung,* vor allem wenn diese mit stereotypen Haltungen oder Bewegungen verbunden ist, schmerzauslösend wirken kann. So werden z. B. eine Glätterin oder ein Fabrikarbeiter, der stereotype Bewegungen an einer Maschine durchführt, viel eher eine schmerzhafte Tendopathie entwickeln, als eine Bäuerin oder ein Schwerarbeiter, deren Arbeit zwar mit viel Kraftaufwand und dementsprechender mechanischer Belastung der Sehnen, aber auch mit einer global erhöhten Muskelkraft und einem physiologisch abwechslungsreichen Bewegungs- und Kräftespiel einhergeht. Daß die verschiedenen *Sportarten* bei Überbelastung und vor allem auch wieder bei mangelnder oder falscher Technik durch Fehlbelastung zu charakteristischen Tendopathien führen, ist bekannt. Der Begriff „Tennisellbogen" hat sich ja so eingebürgert, daß er für die Epicondylopathien von zahlreichen Patienten, die nie ein Rakett gesehen, geschweige denn in der Hand gehalten haben, fälschlicherweise pauschal zur Anwendung kommt. Dem Sportarzt sind die „spezifischen" Tendopathien als Folge der verschiedenen Sportarten bestens bekannt, der wenig Erfahrene wird im Einzelfall besonders die Anamnese verfeinern müssen, um der Ursache der schmerzhaften Tendopathie auf die Spur zu kommen. Dies gilt auch für die Befragung über die mechanisch-funktionellen Besonderheiten der beruflichen Tätigkeit. Als „mechanisch bedingt" können im weiteren Sinne natürlich auch jene sekundären Tendopathien gelten, welche als Folgeerscheinungen mechanischer, funktioneller oder statischer Störungen bei Gelenk- und Wirbelsäulenerkrankungen auftreten. Mechanisch verursachte Tendopathien sind überwiegend mono- oder oligotop. Eine mehr polytope Schmerzmanifestation findet sich eher als Begleiterscheinung von Infektionen, Intoxikationen, Stoffwechselerkrankungen (z. B. Hyperurikämie ohne klassische Gichtsymptome) und zirkulatorischen Störungen organischer oder funktioneller Genese. Die ausgedehnte polytope Lokalisation ist ebenfalls charakteristisch für psychosomatische Schmerzsyndrome. Die Schmerzen zeigen dann häufig den Charakter unbewußter Konversionsphänomene und sind somit somatisierter Ausdruck von Affekten und Trieben, insbesondere Angst, Spannung, Aggression, Sexualität und Trauer (Labhardt). Auch Depressionen und Psychoneurosen provozieren häufig ein polytopes Tendopathiesyndrom. Daß thermische Schädigungen, insbesondere die Einwirkung von Kälte, Nässe und Zugluft bei Tendopathien schmerzauslösend wirken können, ist eine alte Erfahrungstatsache und dem Patienten selber gewöhnlich bestens bekannt. Auch hier sind wieder ohne Zweifel neurale Reflexmechanismen, welche die lokale Durchblutung steuern, im Spiele.

Über die eigentliche *Schmerzentstehung* in der tendopathisch veränderten Sehne sind wir ebenfalls noch schlecht unterrichtet. Überwiegend handelt es sich um einen lokalen Rezeptor-Schmerz, in anderen Fällen kann es sich aber um einen Projektionsschmerz handeln, dessen Ursache in schmerzleitenden Systemen, z. B. den peripheren Nerven bzw. Wurzelnerven, liegt (Struppler). Dies ist wohl bei jenen Tendopathien der Fall, die im Verlaufe und unter dem Einfluß eines spondylogenen Reizsyndromes schmerzhaft werden (Tab. 5). Was für chemische Reizstoffe den adäquaten Reiz für die klinischen Schmerzzustände im Sehnengewebe bilden, ist noch nicht geklärt. Daß die lokale Ischämie auch lokal Schmerzen auslösen und fördern kann, darf als gesichert angesehen werden (Struppler). Der Kliniker muß sich immer bewußt sein, daß Schmerzen bei degenerativen Tendopathien nur selten und ausnahmsweise durch sekundäre entzündliche Vorgänge bedingt sind, es handelt sich also fast nie um einen Entzündungsschmerz im engeren Sinne, sondern um einen „Irritationsschmerz" verschiedenster Ursache. Dies ist wohl einer der Gründe dafür, daß schmerzhafte Tendopathien erfahrungsgemäß auf die physikalische Therapie, welche einen wesentlichen Einfluß auf die Steigerung, bzw. Normalisierung der Durchblutung hat, viel besser ansprechen, als auf eine antiphlogistische medikamentöse Behandlung. Akut entzündliche Reaktionen mit entsprechendem Entzündungsschmerz und allen klinischen Symptomen eines entzündlichen Vorganges können als Reaktion auf Kalkeinlagerungen auftreten. Diese sind imstande, über einen Fremdkörperreiz die Entzündung auszulösen. Wenn die Kalkmassen in eine Sehnenscheide, eine benachbarte Bursa oder gar in das angrenzende Gelenk durchbrechen, kommt es zu einer Kristallbursitis, bzw. Tenosynovitis oder sogar Arthritis, die in ihrer klinischen Symptomatik durchaus einer Kristall-Arthritis entspricht, wie sie bei der klassischen Gicht oder bei der Pseudogicht (Chondrocalcinose) auftritt.

Tabelle 5. Klinisches Zusammentreffen von PHS und Zervikalsyndrom bei 325 PHS-Patienten

Total		klinisch positives Zervikalsyndrom		klinisch negatives Zervikalsyndrom	
n	%	n	%	n	%
325	100	106	33	219	67

1.3. Klinische Symptomatik, häufigste Lokalisationen

Die klinische Symptomatik der schmerzfreien Tendopathien und Insertionstendopathien ist denkbar einfach (Tab. 6). *Subjektiv* werden lokalisierte Schmerzen an den Insertionsstellen der Sehnen geäußert. Sie strahlen oft aus, der Sehne entlang in den zugehörigen Muskelbauch. Sehr charakteristisch ist die Abhängigkeit der Schmerzen von mechanischen Faktoren: Sie werden verschlimmert durch Bewegung, Belastung, Dehnung, Reibung, Druck und Zug und bessern sich durch Ruhe und Entspannung. Es besteht meist auch eine deutliche thermische Beeinflußbarkeit, Kühle oder milde Wärme wirken schmerzlindernd, intensive Wärme kann heftigste Schmerzschübe auslösen. Nicht selten ist die Haut über den schmerzhaften Insertionstendopathien hyperalgisch und dysästhetisch. Bei der *klinischen Untersuchung* besteht ein lokaler Druckschmerz über den Sehneninsertionsstellen und den Sehnenverläufen. Der subjektiv geschilderte Schmerz läßt sich provozieren, bzw. verstärken durch passive Dehnung der befallenen Sehne oder durch aktive Spannung bei gezielter Bewegung gegen passiven Widerstand. Die lokalen Druckdolenzen sind häufig im gelenknahen Bereich, aber immer eindeutig extraartikulär, ihre Lokalisation ist stets erklärbar durch die anatomischen Gegebenheiten.

Fast immer sind die Tendopathien zum mindesten im späteren Verlauf kombiniert mit *Tendomyosen,* wobei vermutlich die vermehrte krankhafte Muskelspannung pathogenetisch für die Weiterentwicklung einer Tendopathie nicht bedeutungslos ist. Die charakteristische Leitsymptomatik der Tendomyosen ist aus Tab. 7 ersichtlich. Der tendopathische Schmerz und der tendomyotische Schmerz zusammen können eine selektive Bewegungshemmung verursachen.

Tendopathien und Insertionstendopathien können überall dort auftreten, wo akute, vor allem aber chronische, lokale Überbelastungen sich auswirken. In Abb. 7 sind die häufigsten Lokalisationen der Enthesiopathien dargestellt. Sie können selbstverständlich im folgendem nicht in allen Einzelheiten besprochen werden.

Die *Tendopathien im Schulterbereich* werden unter dem Kapitel Periarthropathia humero scapularis besprochen. Die Tendopathie am *Epicondylus* lateralis humeri — am medialen Epicondylus ist sie seltener — ist die häufigste Tendopathie. Nebst dem lokalen Druckschmerz ist ein Zug- und Dehnschmerz charakteristisch, der bei Anspannung der Hand- und Fingerextensoren bzw. -Flexoren ausgelöst werden kann, wobei die Beschwer-

---

Tabelle 6. Leitsymptomatik der Tendinosen, Ligamentosen, Periostosen

1. *Beschwerden*

Lokale Schmerzen an den Knocheninsertionsstellen der Sehnen und Ligamente und an den freien Periostzonen

Schmerzausstrahlung entlang der Sehne in den zugehörigen Muskelbauch

Verschlimmerung durch Bewegung, Belastung, Dehnung, Reibung, Druck, Zug, intensive Wärme

Besserung durch Ruhe, Entspannung, Kühle

Umschriebene Hyperalgesie, Dysästhesie, „Brennschmerz"

2. *Befunde*

Topographisch eindeutige Druckdolenzen von Sehnen und Ligamenten (Verlauf und besonders Insertionsstellen) und freien Periostzonen

Passiver Dehnschmerz

Muskel-, Sehnen- und Periostschmerz bei gezielter Bewegung gegen passiven Widerstand

Meist mit Tendomyose, häufig mit Bursitis kombiniert

Tabelle 7. Leitsymptomatik der Tendomyosen

1. *Beschwerden*
   Schmerzen in einzelnen Muskeln und Muskelgruppen (Topographie!)
   Muskelsteifigkeit
   Schmerz und Steifigkeit am ausgeprägtesten bei Bewegungsbeginn
   Halte-, Ermüdungs- und Dehnschmerz
   Besserung durch Bewegung, Wärme, Lockerung
   Verschlimmerung durch Überanstrengung, Unterkühlung, Witterung, Psyche
   selten lokale Dysästhesien

2. *Befunde*
   Lokalisierte Muskelhärten (Knötchen, Myogelosen)
   Hartspann ganzer Muskeln
   Lokalisierte Muskeldruckpunkte („trigger points", „myalgic spots")

3. Häufig mit Tendinosen, Periostosen und Ligamentosen kombiniert
   Charakteristische Zuordnung zu einzelnen Gelenken und vertebralen Segmenten
   Hauptursache der pseudoradikulären Syndrome

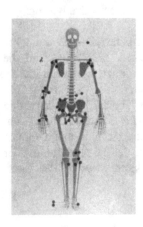

Abb. 7. Häufigste Lokalisation von Enthesiopathien (vgl. Text)

den meist in den Unterarm ausstrahlen. Relativ häufige Lokalisationen von Insertionsten-dopathien sind auch der *Processus styloideus* radii oder ulnae. Die relativ häufigen Insertionstendopathien im Bereiche der *Wirbelsäule* werden allzuoft als Ursache von Rückenschmerzen übergangen. Sie finden sich vor allem an den Dornfortsatzspitzen und sind häufig mit Insertionsligamentopathien kombiniert. Insertionstendopathien und Liga-mentopathien gehören zusammen mit den Tendomyosen zum klassischen klinischen Manifestationsbild des sogenannten vertebralen Syndroms bei Haltungsdekompensatio-nen oder als Folge von degenerativen Veränderungen der Wirbelsäule. Die häufigste Lokalisation einer Tendopathie im *Beckenbereich* findet sich an der Spina iliaca posterior. Tendopathien im Bereich des Beckenkammes sind ebenfalls häufig. Weitere Lokalisatio-nen sind die Tendopathien an den Trochanteren der Spina iliaca anterior superior, der Spina iliaca inferior am Sitzbein und am Schambein. Die wichtige Symptomatik der Trochanter-Insertionstendopathien wird unter dem Bild der Periarthropathia coxae be-

626

sprochen. Eine sehr wichtige Lokalisation einer Tendopathie im Beckenbereich wurde bereits erwähnt, nämlich das Gracilissyndrom, das zu starken Leistenschmerzen mit entsprechenden differentialdiagnostischen Schwierigkeiten führen kann.

Die wichtigste Tendopathie im *Kniegelenksbereich* betrifft verständlicherweise die Quadricepssehne. Wachstums- und Entwicklungsstörungen im Bereiche des Kniegelenkes, insbesondere auch des femoropatellaren Gelenkes, fördern die frühe Entwicklung von sekundären Insertionstendopathien. Bei ausgedehnten degenerativen Veränderungen kann es zur Ruptur der Quadrizepssehne kommen. Am Fuß führt die chronische Tendopathie am Ursprung der Plantaraponeurose zum typischen fibroostotischen Fersensporn (Abb. 2a). Außerordentlich häufig, insbesondere bei Sportlern, ist die Insertionstendopathie der Achillessehne, die häufig mit einer Paratendinitis und einer Bursitis einhergeht. Bei Über- und Fehlbelastungen, insbesondere bei ungewohnter oder übertriebener sportlicher Betätigung, kann es ebenfalls zur spontanen Sehnenruptur kommen.

Tabelle 8. Leitsymptomatik der Bursitiden und Tendovaginitiden

1. *Beschwerden*
Lokale Schmerzen
Verschlimmerung durch Bewegung und Druck
Besserung durch Ruhe, Entlastung

2. *Befunde*
Lokale Druckdolenz, Schwellung
Evtl. Überwärmung
Krepitation

3. Häufiges Vorkommen nicht nur bei statisch-mechanischen Störungen, sondern auch bei Arthrosen, Arthritiden (Bursititen, besonders häufig bei Gicht). Können sekundäre neurologische Kompressionssyndrome verursachen (z. B. Karpaltunnelsyndrom)

Tabelle 9. Leitsymptomatik der Pannikulose

1. *Beschwerden*
Schmerzen diffus oder lokal an den Prädilektionsstellen (Schulter, Beckengürtel, Oberarme, Oberschenkel, Knieregion, Unterbauch)
Schmerzen schneidend, stechend oder brennend
Lokale Dysästhesien und Hyperalgesien
Verschlimmerung durch Ruhe, Druck, Wärme

2. *Befunde*
Roll-Druck-Kneif-Schmerz
Druckdolente Knötchen
Matratzenphänomen
Orangenschalenphänomen

3. Häufig kombiniert mit Tendomyosen, Arthrosen und venösen Durchblutungsstörungen (Hiparthrosis sicca)

627

2. Periarthropathien

2.1. Begriff

Die Periarthropathie ist ein *klinischer Sammelbegriff* für weichteilrheumatische, periartikuläre Irritationssyndrome und legt sich wie der Oberbegriff Tendopathie nicht definitiv auf eine pathogenetische Ursache des jeweiligen Krankheitszustandes fest (Wagenhäuser). Eine einwandfreie Trennung zwischen *Periarthrose* und *Periarthritis*, in welche sich die Periarthropathie an sich aufgliedern läßt, ist klinisch oft unmöglich (Tab. 10). Selbstverständlich überwiegen bei Arthrosen die periarthrotischen Komplikationszustände, während Arthritiden eher von einer echten Periarthritis überlagert werden. Häufig liegen aber auch ausgesprochene Mischbilder vor. Alle degenerativen und entzündlichen weichteilrheumatischen Erkrankungen können an einer Periarthropathie ursächlich beteiligt sein (Tab. 10). Die *Periarthropathie-Symptomatik* besteht somit klinisch aus einer gelenknahen Konzentration verschiedenster weichteilrheumatischer Affektionen, d. h. teils degenerativer, teils entzündlicher Veränderungen der Sehnen und Sehnenscheiden, der Ligamente, des Periosts, der Schleimbeutel, des subkutanen Fettgewebes der gelenknahen Muskulatur und der Fascien. Da die Periarthropathien wie gesagt Mischbilder verschiedener weichteilrheumatischer Affektionen darstellen, ergibt sich ihre Symptomatik logischerweise ebenfalls aus einer verschieden intensiven Mischung der entsprechenden Leitsymptome (Tab. 6—9). Die *Diagnose* „Periarthropathie" beruht somit primär auf einer sorgfältigen Analyse der geschilderten Beschwerden und auf den Ergebnissen einer minutiösen klinischen palpatorischen und funktionellen Untersuchung (Wagenhäuser). Die differenzierte Aufschlüsselung der Periarthropathie ist notwendig, weil die verschiedenen periartikulären weichteilrheumatischen Syndrome meist unterschiedliche eigene medikamentöse und insbesondere auch physikalische Therapiemaßnahmen erfordern, die mit der Behandlung der Gelenk-, Reiz- und Schmerzzustände im engeren Sinne nicht immer identisch sind.

Selbstverständlich kann jedes Gelenk an einer Periarthropathie erkranken, in der Folge besprechen wir jedoch nur die klinischen Aspekte der drei wichtigsten Syndrome, welche in praxi besonders häufig vorkommen. Auf die Besonderheiten der echten Periarthritiden bei entzündlich-rheumatischen Krankheiten können wir auch hier nicht eingehen.

Tabelle 10

Periarthropathie	
Periarthrose	Periarthritis
Tendinose	Tendinitis
Tendovaginose	Tendovaginitis
Peritendinose	Peritendinitis
Ligamentose	Ligamentitis
Periostose	Periostitis
Bursopathie	Bursitis
Pannikulose	Pannikulitis
Fasziose	Fasziitis
Myose	Myositis

2.2. Die Periarthropathie des Kniegelenkes

Die Periarthropathie des Kniegelenkes ist meist Begleiterscheinung, nicht selten aber auch Frühsymptom einer Gonarthrose (Femoropatellar-Arthrose, Tibiofemural-Arthrose). Häufig ist sie aber auch Ursache zusätzlicher Beschwerden bei einer posttraumatischen Arthropathie, im besonderen auch einer Meniscopathie. Die „dekompensierte Arthrose" ist durch eine besonders intensive Periarthropathie gekennzeichnet. Die pariartikulären Irritationszustände sind um so ausgeprägter je mehr mechanische Störungen im Bereiche des Kniegelenkes insbesondere eine Gelenkinkongruenz oder -Instabilität vorliegen. Im Vordergrund stehen Beschwerden, die für Tendopathien, Ligamentopathien, Periostosen und Tendomyosen und evtl. auch Bursitiden charakteristisch sind (Tab. 7—8). Bei der „Liparthrosis sicca" gesellen sich dazu die typischen Beschwerden einer Pannikulose (Tab. 9). Entsprechend dem weichteilrheumatischen Irritationszustand, finden sich bei der palpatorischen Untersuchung charakteristische, lokalisierte Druckdolenzen. Am häufigsten sind druckepfindlich: das Ligamentum patellae und das tibiale sowie fibulare Kollateral-Ligament; die Sehne des M. rectus femoris, das Retinaculum patellae mediale und laterale, die Insertionsstellen des M. tibialis anterior, des M. soleus, des M. biceps femoris (Fibualaköpfchen), des M. semi-membranaceus (Condylus medialis tibiae) des Pes anserinus und des Tractus ileo-tibialis; die praepatellaren Bursen, die Bursa infrapatellaris profunda, die Bursa an der Tuberositas tibiae und die poplitealen Bursen; die Periostumschlagstellen an der Patella („Peripatellitis") und an den Femurepicondylen. Die aufgeführten charakteristischen klinischen Druckdolenzen lassen sich leicht mit Hilfe eines Anatomieatlanten verifizieren.

2.3. Periarthropathie des Hüftgelenkes

Die Periarthropathie des Hüftgelenkes („Periarthropathia coxae") ist ein relativ häufiges Krankheitsbild, das aber leider oft zu differentialdiagnostischen Irrtümern Anlaß gibt. Die Schmerzen treten — oft blitzartig — im Bereich des Trochantermassivs auf und strahlen an der Außenseite des Oberschenkels in Richtung Knieregion aus. Sie werden dann meist fälschlicherweise als „atypischer Ischiasschmerz" interpretiert. Die Schmerzen treten nicht nur nach Bewegung im Hüftgelenk auf, sondern besonders auch nachts—wenn der Patient auf der erkrankten Seite liegt. Die Periarthropathie des Hüftgelenkes ist ein häufiges Begleitsymptom, sowohl beginnender wie dekompensierter Coxarthrosen. Das Krankheitsbild kann aber auch als spondylogener Irritationszustand bei degenerativen Veränderungen im Bereiche der Lendenwirbelsäule auftreten, sowie als mechanisch-dynamisch Dekompensationssyndrom bei Haltungsanomalien die besonders die Lendenwirbelsäule und den Beckengürtel betreffen. Hinter der Pariarthropathie des Hüftgelenkes steht häufig nicht nur eine Insertionstendopathie im Trochanterbereich, nicht selten ist eine echte Bursitis trochanterica die Ursache. Diese tritt relativ oft im Rahmen einer Gicht auf. Palpatorisch finden sich druckempfindliche Stellen am Trochanter major (Insertionstendopathie des M. glutaeus medius, Bursitis trochanterica) an der Tuberositas glutaea (Insertionstendopathie des M. glutaeus maximus) und häufig zusätzlich am Tuber ischii (Tendopathie des M. semitendinosus, semimembranatius und Caput longum bicipitis). Die Spina iliaca anterior superior als sehnige Ursprungsstelle des M. Tensor fasciae latae und des M. sartorius ist ebenfalls häufig druckempfindlich. Bei der funktionellen Untersuchung lassen sich Schmerzen im Trochanter- und Gesäßgebiet auslösen, indem man passiv Knie- und Hüftgelenk flektiert und stark adduziert.

2.4. Die Periarthropathia humeroscapularis (PHS-Syndrom)

2.4.1 Begriff, Allgemeines

1872 prägte Duplay den Begriff der „Periarthritis humeroscapularis" für eine traumatisch ausgelöste, schmerzhafte Versteifung des Schultergelenkes. Duplay nahm an, daß diese posttraumatische Schultersteife durch eine Verklebung der verödeten Bursa subakromialis bedingt sei. Seine Hypothese der Bursa adherenzen konnte durch spätere Untersuchungen nicht bestätigt werden. Als Grund der Schulterversteifung wird heute eine Schrumpfung der Gelenkkapsel („retraktile Kapsulose") angenommen (de Sèze). Trotzdem bleibt es das unbestrittene Verdienst Duplay's, erstmals klar herausgestellt zu haben, daß es schmerzhafte Funktionsstörungen im Bereiche der Schulter gibt, die nicht primär durch Erkrankungen des Humeroscapulargelenks im engeren Sinne – der articulatio humeri – sondern durch krankhafte Prozesse im periartikulären Gewebe bedingt sind. Der von ihm geprägte PHS-Begriff, welcher sich ursprünglich allein auf eine posttraumatische Schultersteife bezog, wurde in der Folge zu einem *Sammelbegriff* für schmerzhafte Funktionsstörungen verschiedenster Ursachen im Schultergelenk ausgedehnt, was zu erheblichen Verwirrungen führte. Der PHS-Begriff erwies sich in der klinischen Praxis als sehr handlich, wurde aber in der Folge zu oberflächlich angewendet. Erst die neuere, verfeinerte klinische Aufschlüsselung des Syndroms aufgrund anatomophysiologischer und pathologischer Gegebenheiten, führte zu einer Neugliederung des PHS-Begriffes und schuf damit eine gewisse Ordnung für das diagnostische und therapeutische Procedere. Da die degenerativen Vorgänge bei diesen schmerzhaften Schultersyndromen stark im Vordergrund stehen und die entzündlichen Phänomene eine weit untergeordnete sekundäre Rolle spielen, ist es auch hier zweckmäßiger, im Sinne eines Oberbegriffes von „Periarthropathia humero scapularis" zu sprechen (Abb. 8).

Die Periarthropathia humero scapularis (PHS) ist eine sehr häufige Erkrankung. An unserer Universitäts-Rheumapoliklinik in Zürich behandeln wir jährlich durchschnittlich 400 Patienten mit PHS-Syndrom, wobei im Krankengut die Frauen deutlich überwiegen (Tab. 11). Dies mag zu einem Teil darauf beruhen, daß in unserem gesamten Poliklinikkrankengut die weiblichen Patienten viel häufiger sind. In der Literatur gibt Welfling ebenfalls ein gehäuftes Vorkommen der PHS bei weiblichen Patienten seines großen Krankengutes an, während Dahmen und Schneider unter denen von ihnen untersuchten Patienten in bezug auf das Geschlecht gleiche Prozentsätze für Männer und Frauen fanden. Auf die Problematik solcher Statistiken haben wir bereits hingewiesen. Bei unserer epidemiologischen Bevölkerungsuntersuchung im Bauerndorf Hirzel bei Zürich (Wagenhäuser), fanden wir eine aktuelle manifeste Häufigkeit der PHS bei 8,9% der Gesamtbevölkerung, wobei Männer und Frauen praktisch gleich häufig erkrankt waren. Subjektiv gaben anamnestisch 16,1% der Probanden PH-Beschwerden an, die Männer mit 17,4% etwas häufiger als die Frauen mit 15,3%.

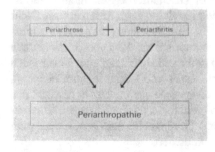

Abb. 8. Schema des Periarthropathie-Begriffes

Tabelle 11. Patienten mit PHS-Syndrom (Univ.-Rheumapoliklinik Zürich)

	♂	♀	Total	Ärztlich zugewiesen n	%
1973	173	268	441	365	83%
1974	164	273	437	362	86%
1975	179	251	430	372	87%
	516	792	1308	1099	84%

Was die *Abhängigkeit der PHS vom Alter* anbelangt, so zeigt die Analyse unseres Krankengutes, daß nach dem 20. Lebensjahr die Erkrankungshäufigkeit kontinuierlich bis zum 50. Lebensjahr ansteigt (Tab. 3). Das Maximum der Krankheitsmanifestation findet sich in der Zeitspanne vom 51.–60. Altersjahr sowohl für Frauen wie für Männer. Dieses Ergebnis stimmt insbesondere mit den großen Statistiken von Schneider überein. Die *Seitenlokalisation* der PHS zeigt eine Bevorzugung der rechten Schulter (Tab. 4) wobei in unserem Krankengut der gleichzeitige bilaterale Befall relativ selten vorkommt. Erfahrungsgemäß befällt die PHS die rechte und linke Schulter eher abwechslungsweise. Diese Erfahrung wird von Schneider bestätigt, der bei den Männern einen bilateralen Befall in 7,9% und bei den Frauen in 6,1% der Fälle fand. Hingegen hat Welfling mit 20% einen wesentlich höheren Prozentsatz bilateraler Lokalisation in seinem Krankengut gefunden. Eine überwiegend rechtsseitige Lateralisation der PHS wird von den meisten Autoren angegeben (Bloch, Schneider, Welfling). Eindeutig häufigeres Auftreten auf der linken Seite wird von Dahmen berichtet. Bei unserer epidemiologischen Bevölkerungsuntersuchung fanden wir ebenfalls einen etwas bevorzugten Befall des rechten Schultergelenkes mit 7,5% gegenüber dem linken mit 5,3%.

In unserer Krankenstatistik (Tab. 11) fällt auf, daß über 80% der PHS-Patienten und durch den vorher behandelnden Arzt zur weiteren Therapie zugewiesen werden. Dies zeigt, wie problematisch die Behandlung einer chronisch verlaufenden PHS sein kann. Nach unserer Erfahrung beruhen aber Behandlungsmißerfolge nicht selten darauf, daß der PHS-Begriff diagnostisch zu pauschal und kursorisch angewendet wurde. Die *klinische Leitsymptomatik* scheint ja zunächst verblüffend einfach, sie äußert sich in Schmerzen und einer funktionellen Störung, d. h. in Bewegungseinschränkungen verschiedenen Grades bis zur vollständigen Schultersteife. Die beiden Leitsymptome Schmerzen und Bewegungsstörung sind bei den verschiedenen PHS-Syndromen in wechselnder Intensität vorhanden (Tab. 12). Eine völlig eingefrorene Schulter kann schmerzfrei sein, während

Tabelle 12. Intensität der Leitsymptome Schmerz und Funktionsstörungen bei den verschiedenen PHS-Formen

	Schmerz ⟵⟶ Funktionsstörung	
PHS simplex		
subacuta	++	++
chronica	++	+
partim ankylosans	+	++
PHS acuta	+++	+++
PHS pseudoparetica	+++→(+)∅	+++
PHS ankylosans	(+)∅	+++

andererseits trotz erheblicher Schmerzen zum mindesten die passive Beweglichkeit noch weitgehend erhalten bleibt. Schmerz und Funktionsstörung unterstehen einer gegenseitigen Wechselwirkung. Bewegungen können jederzeit Schmerzen auslösen, umgekehrt verursachen Schmerzzustände eine reflektorische Ruhigstellung des Gelenkes, die schließlich zu einem erheblichen Bewegungsverlust führt. Diese Tatsachen sind therapeutisch enorm wichtig, sie zwingen dazu, bei einer PHS stets beide Kardinalsymptome, nämlich den Schmerz und die funktionelle Störung, zu behandeln. In der Praxis kommt leider die funktionelle gezielte Bewegungstherapie meist zu kurz.

2.4.2 Anatomische und pathophysiologische Grundlagen des PHS-Syndromes

Die klinische Symptomatik des PHS-Syndroms ist nur dann verständlich, wenn sie durch die besondere Anatomie, Physiologie und Pathologie des Schultergelenkes erklärt wird. Im folgenden beschränken wir uns auf ein paar wesentliche Aspekte. Das Schultergelenk ist das beweglichste Gelenk des menschlichen Körpers. Seine extreme Beweglichkeit geht auf Kosten einer gewissen soliden Stabilität. Es weist klinisch-funktionell gesehen mehrere Gelenksflächen auf (Abb. 9). Das *Humeroscapulargelenk* (Articulatio humeri) ist das Schultergelenk im engeren Sinne zwischen Humeruskopf und Gelenkpfanne. Das *Subakromialgelenk,* d. h. der Gleitraum zwischen Humerus und Akromion, wird gebildet durch das knöcherne Schulterdach, das aus dem Akromion und dessen straffen ligamentären Verbindungen zum Processus coracoideus besteht, sowie aus der Oberseite des Tuberculum majus humeri, mit der als Gleitschutz dazwischen gelagerten Bursa subacromialis. Obwohl es sich nicht um ein Gelenk im strengen Sinne handelt, haben die Anatomen diesem subakromialen Gleitraum zu Recht den Wert eines „Schulter-Nebengelenks" zuerkannt, was vom klinischen Standpunkt aus nur begrüßenswert ist. Die funktionelle Einheit des Schultergelnkes wird im weiteren durch das Akromioklavikular- und das Sternoklavikulargelenk sowie durch die skapulo-thorakale Gleitebene ergänzt.

Das *Humeroskapulargelenk* ist sehr unstabil. Die Gelenkkapsel ist weit und schlaff, die Ligamentverstärkung schwächlich. Eine wesentliche Besonderheit der Articulatio humeri besteht darin, daß die Gelenkhöhle von der langen Bicepssehne durchzogen wird. Diese setzt am oberen Pol der Gelenkpfanne an, läuft horizontal durch das Gelenk, macht einen rechten Winkel und taucht dann in die Knochenschiene des Sulcus intertubercularis des Humeruskopfes ein (Abb. 12). Hier wird sie von einer Ausstülpung der Gelenkkapsel begleitet, welche die Rolle einer Sehnenscheide spielt. Sehnige Fasern überbrücken zum Schutz den Sulcus intertubercularis und halten dort die Bicepssehne fest.

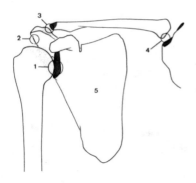

Abb. 9. Die klinisch-synergistischen Gelenkelemente des Schultergürtels: 1 das Humeroskapulargelenk (Articulatio humeri), 2 der subakromiale Gleitraum (Subakromialgelenk, Schulternebengelenk), 3 Akromioklavikulargelenk, 4 Sternoklavikulargelenk, skapulothorakale Gleitebene

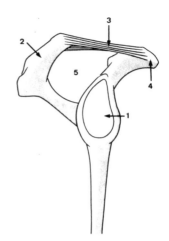

Abb. 10. Das Schulterblatt von lateral: 1 Gelenkpfanne der Articulatio, 2 Akromion, 3 Ligamentum coraco-acromiale, 4 Processus coracoideus, 5 subakromialer Gleitraum („Gleittunnel" der Sehne des M. supraspinatus). 2 + 3 + 4 = knöcherne Schulterarkade (Fornix humeri)

Das *Subacromialgelenk* wird oben durch die starre Schulterarkade, den Fornix humeri, gebildet, der auf Akromion und Processus coracoideus besteht, welche durch das Ligamentum coraco-acromiale verbunden sind (Abb. 10). Die untere Gelenkhälfte besteht aus der Oberseite des Tuberculum majus, der Ansatzstelle des M. supraspinatus (Abb. 12), dessen Sehne durch den schmalen Raum zwischen Fornix und Tuberculum majus zieht (Abb. 10). Zwischen Supraspinatussehne und Fornixspange liegt die Bursa subacromialis, die sich wie ein Kissen schräg über das Tuberculum majus und die Supraspinatussehne lagert (Abb. 13). Bei der Abduktion bewegt sich nicht nur der Humeruskopf gegen die Gelenkpfanne im Sinne einer Dreh-Gleit-Bewegung, sondern auch das Tuberculum majus mit der Ansatzstelle des M. supraspinatus unter einem gewissen Druck gegen das Akromion. Normalerweise gleitet dabei das Tuberculum dank dem Gleitschutz der Bursa subacromialis unbehindert unter dem Schulterdach hinweg. Sicherung und Bewegungsführung des Schultergelenkes sind der Muskulatur und deren Sehnen übertragen, welche wie ein Mantel das Gelenk umschließt. Folgende vier Muskeln überlagern die Articulatio humeri (Abb. 11): von vorne M. subscapularis, der am Tuberculum minus inseriert, von oben M. supraspinatus mit der Insertionsstelle am Tuberculum majus, von hinten der M. infraspinatus und der M. teres minor, die am mittleren und unteren Drittel des Tuberculum majus ansetzen. Die Sehnen dieser Muskeln strahlen in eine gemeinsame Ansatzzone zusammen, die eine Art Haube bildet und mit der Gelenk-

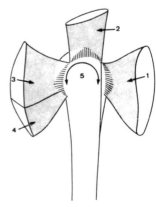

Abb. 11. Der Muskelrotatorenmantel des Schultergelenkes, aufgeklappt von lateral gesehen. 1 M. subscapularis, 2 M. supraspinatus, 3 M. infraspinatus, 4 M. teres minor, 5 gemeinsame Sehnenhaube (Rotatorensehnenplatte)

633

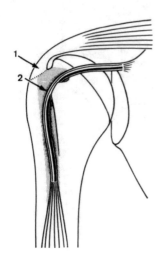

Abb. 12. Die Insertionsstelle der Supraspinatussehne (1) und die Umbiegestelle der langen Bicepssehne im Sulcus intertubercularis (2) werden mechanisch am intensivsten beansprucht und frühzeitig abgenutzt

kapsel in ihrem distalen Teil eng verwoben ist. *Muskelrotatorenmantel* und *Rotatorensehnenhaube* umschließen somit kappenartig den Humeruskopf. In der Sehnenhaube bildet die Supraspinatussehne gleichsam den Boden des subakromialen Nebengelenkes.

Für die *Pathologie* des Schultergelenkes sind drei anatomische und funktionelle Besonderheiten von entscheidender Bedeutung: Die beiden Reibungszonen im Bereiche des Subakromialraumes und des Gleitweges der langen Bicepssehne, sowie als drittes, die Schlaffheit der Gelenkkapsel. Im Subakromialgelenk ist besonders die Insertionszone der Supraspinatussehne bei Elevationsbewegungen starken Reibungen ausgesetzt (Abb. 12). Zwar werden die Gleitbewegungen des Tuberculums majus bei der Elevation durch die Bursa subakromialis erleichtert, jedoch kann diese die Reibung nicht völlig unterdrücken. Der Schleimbeutel ist gleichsam in das Walzwerk zwischen Akromion und Humeruskopf eingespannt und nützt sich relativ rasch ab. Damit fällt aber der Schutz für die Supraspinatussehne weg, welche wie erwähnt den Boden des subakromialen Nebengelenkes bildet, wodurch ebenfalls mechanische Abnutzungserscheinungen in diesem Bereiche der Supraspinatussehne, die zudem in dieser Zone schlecht durchblutet ist, gefördert werden. Da die Supraspinatussehne unmittelbar nach ihrer Insertion die Richtung ändert (Abb. 17), treten an dieser Stelle besonders starke Zug- und Druckspannungen auf (Schneider).

Ähnlichen erheblichen Zug- und Reibungsbelastungen ist auch die lange Bicepssehne in ihrer Gleitschiene, dem Sulcus intertubercularis, ausgesetzt, wobei die Sehne mechanisch dort am stärksten beansprucht wird, wo sie um das Tuberculum minus herum liegt, d. h. an der Eintrittsstelle zum Sulcus intertubercularis (Abb. 12). Die schützende, begleitende röhrenförmige Ausspülung der Gelenkkapsel vermag die lange Bicepssehne nicht zufriedenstellend vor diesen massiven mechanischen Beanspruchungen zu schützen.

Aus dem Geschilderten geht hervor, daß die Supraspinatussehne und die Bicepslongus-Sehne für mechanisch verursachte Tendopathien besonders anfällig sind.

Die extreme Beweglichkeit des Schultergelenkes ist nur dank der Schlaffheit der Gelenkkapsel möglich. Eine Schrumpfung der Gelenkkapsel behindert demnach wesentlich die Schulterfunktion oder blockiert sie evtl. völlig.

Die drei geschilderten anatomischen und funktionellen Besonderheiten des Schultergelenks bilden die wichtigste Grundlage für die Entstehung eines PHS-Syndroms (Abb. 14).

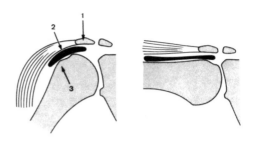

Abb. 13. Der subakromiale Gleitraum („Subakromialgelenk"). 1 Akromiongewölbe, 2 Bursa subakromialis, 3 Oberseite des Tuberculum majus. Bei der Elevation des Armes muß das Tuberculum majus mit der Supraspinatussehne unter dem knöchernen Schulterdach hinweggleiten. Diese Gleitbewegung wird durch die Bursa subacromialis erleichtert; sie schützt die Supraspinatussehne gegen Druck und Reibung

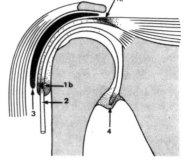

Abb. 14. Häufigste Lokalisation der degenerativen Tendopathien mit möglichen Einrissen und Kalkeinlagerungen. 1a Supraspinatussehne, 2 Biceps-longus-Sehne. Sekundär mögliche collaterale akute, subakute oder chronisch proliferative Entzündungsreaktionen (1b Tendovaginitis, 3 Bursitis, 4 retraktile Capsulose)

Tendopathien der stark beanspruchten Sehnen (Supraspinatussehne, lange Bicepssehne, später auch kurze Bicepssehne) verursachen den tendopathischen Schulterschmerz. Fibröse Schrumpfungen der Schultergelenkkapsel („retraktile Kapsulose") führen zur Schultersteife. Als zusätzliche Komplikationen können Perforationen und Rupturen in den pathologisch veränderten Sehnen auftreten, sowie eine sekundäre akute Bursitis, Tendovaginitis oder Kapsulitis, die ein entsprechendes Krankheitsbild mit akut-entzündlicher Symptomatik hervorrufen.

Pathologisch-anatomisch entsprechen die Veränderungen in der Supraspinatus- und Bicepssehne denjenigen, wie sie als typisch für jede degenerative Tendopathie beschrieben wurden. Wir haben bereits erwähnt, daß Kalkniederschläge besonders häufig in der Supraspinatussehne auftreten. Diese Kalkdepots von Stecknadelkopf- bis Bohnengröße werden als mörtelartiger Brei zwischen die Sehnenbündel eingelagert. Wenn die Kalkschollen eine gewisse Größe angenommen haben, können sie zur Sehnenoberfläche und in benachbarte Gewebsabschnitte durchbrechen, so z. B. von der Oberfläche der Supraspinatussehne in die Bursa subakromialis. Rupturen treten vor allem ebenfalls im Supraspinatusgebiet und an der langen Bicepssehne auf. Es sind alle Übergänge von kleinsten Erosionen bis zur vollständigen Perforation und zum Abriß möglich. Komplette Rupturen im Bereich der Rotatorensehnenplatte führen zu einer Verbindung zwischen Humeroscapulargelenk und Subakromialgelenk, die sich in einer Arthrographie meist sehr schön darstellen läßt (Abb. 15). An der Übergangsstelle der Sehnen zum Knochen, insbesondere im Ansatzbereich des Supraspinatus, kommt es zu sekundären ossären Veränderungen, die morphologisch Analogon zum degenerativ-arthrotischen Geschehen im Gelenkknorpel darstellen. Sklerosierung, Atrophie und Osteophytose sind die Hauptsymptome dieser ossären Sekundärerscheinungen. Osteophytäre Reaktionen können auch an der Unterfläche des Akromions auftreten; sie bilden dann eine zusätzliche Reibungsfläche für die Supraspinatussehne bzw. die Bursa subacromialis, und engen

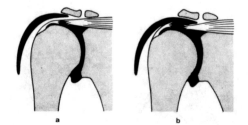

Abb. 15. Partielle (a) und totale (b) Ruptur der Supraspinatussehne. Der Riss in der Supraspinatussehne schafft eine — arthrographisch nachweisbare — Verbindung zwischen Gelenkhöhle und Bursa subacromialis

zudem den subacromialen Gleitraum wesentlich ein. Diese *Arthrose des Schulternebengelenkes* (Abb. 18) ist von großer klinischer Bedeutung.

Auf die primär-degenerativen Veränderungen können sich zeitweilig entzündlich-reaktive Vorgänge aufpfropfen. Diese spielen sich mit Vorliebe in der Bursa subacromialis, in der Vagina synovialis der langen Bicepssehne und an der Gelenkkapsel ab. Diese rein sekundären kollateralen Entzündungen können akut-exsudativ oder mehr chronisch-proliferativ verlaufen, wobei sie dann mit der Zeit zu fibrösen Verklebungen und einer Kapselschrumpfung führen. Diese sekundär-entzündlichen Vorgänge sind in Einzelfällen der Grund für die plötzliche schmerzhafte Manifestation eines vorher latenten tendopathischen Schulterleidens. Daß aber überwiegend andere Faktoren schmerzauslösend wirken, wurde bereits im Abschnitt über die Tendopathien ausführlich erörtert. Möglicherweise spielen bei der Schmerzentstehung auch Schwielen im Sehnengewebe, die eine Dicke bis zu 1,5 cm erreichen können, rein mechanisch eine Rolle (Schneider). Möglicherweise können diese Schwielen einen übermäßig starken Druck auf die zahlreichen Nervenendigungen ausüben, welche eine Sehne dicht durchflechten.

Ähnlich wie bei den Arthrosen läßt sich zeitweilig eine *primäre PHS* von *sekundären Formen* unterscheiden. Von einer „primären PHS" spricht man dann, wenn ursächlich die degenerativen Tendopathien, evtl. gefolgt von zeitweiligen reaktiven, lokalen, sekundären, entzündlichen Irritationsphänomenen rein im Vordergrund stehen. Als „sekundäre Formen" werden jene bezeichnet, bei denen eine Erkrankung des Schultergelenkes im engeren Sinne (z. B. traumatische Arthropathie, Arthrose oder Arthritis, Tumor usw.) oder anderer Organe (z. B. spondylogene Wirbelsäulensyndrome, Erkrankungen der Organsysteme von Thorax und Abdomen wie z. B. Herzinfarkt, Lungentumoren, Cholezystitiden, Pankreatitiden, Mediastinaltumoren usw.) oder Krankheiten des Nerven-, Gefäß- oder Muskelsystems die Entwicklung einer PHS direkt erkennbar induzieren.

2.4.3 Klinische Periarthropathiesyndrome

Es hat sich bewährt, das klinische PHS-Syndrom in vier Erscheinungsformen zu unterteilen (Wagenhäuser) (Tab. 13).

Die *PHS tendinotica simplex* (subacuta, chronica, partim ankylosans) äußert sich *subjektiv* (Tab. 14) vorwiegend in Form von Bewegungsschmerzen, die gewöhnlich nur in einer bestimmten Bewegungsphase (meist Abduktion, kombiniert mit Rotation) auftreten. Spontanschmerzen sind weniger häufig, sie treten mit Vorliebe nachts auf. Charakteristisch sind ferner die Ausstrahlungsschmerzen in den Oberarm, sowie eine eindeutige Steigerung der Beschwerden bei mechanischer Mehrbelastung (insbesondere Zug- und Anstrengungsschmerz). Die Funktionsstörungen sind meist nicht erheblich und äußern sich überwiegend in Form einer Schmerzhemmung; evtl. kann sich aber mit der Zeit auch eine zunehmende Ankylose entwickeln.

636

Tabelle 13. PHS-Syndrome

1. PHS simplex tendinotica (subacuta, chronica, partim ankylosans)
   1.1. Supraspinatussyndrom
   1.2. Biceps-longus-Syndrom
   1.3. Biceps-brevis-Syndrom
2. PHS acuta
3. PHS pseudoparetica
4. PHS ankylosans
5. Mischformen

Tabelle 14
PHS tendinotica (a)

Subjektiv
Wechselnd starke Spontanschmerzen
Bewegungsschmerz (bes. Elavation und Rotation)
Schmerzausstrahlungen im Sehnen-Muskel-Gebiet
Nachtschmerz
Zug-, Dehnungs- und Anstrengungsschmerz
Behinderung (durch Bewegungsschmerz oder partielle Ankylosierung)

PHS tendinotica (b)

Objektiv
Tendinotische Druckdolenzen mit typischer Lokalisation
Auslösung von selektiven Bewegungsschmerzen durch gezielte Bewegungen gegen Widerstand
Sekundäre Tendomyosen
Evtl. tendovaginitisches Reiben im Sulcus bicipitalis
Evtl. partielle Ankylosierung
Evtl. Symptome einer Bursitis

Klinisch besteht die klassische Symptomatik einer Tendopathie (Tab. 14). Häufig liegt eine zusätzliche Tendovaginitis im Sulcus intertubercularis vor, evtl. auch eine Bursitis subacromialis. Meist wird das Bild von ausgedehnten Tendomyosen im Schultergürtelbereich überlagert.

Klinisch muß bei der PHS tendinotica im weiteren zwischen einem *Supraspinatus-* und einem *Biceps longus-* sowie einem *Biceps brevis-Syndrom* unterschieden werden. Diese Teilsyndrome treten selten einzeln auf, meist bestehen sie gleichzeitig und können sich dann in der Symptomatik überlagern. Beim *Supraspinatussyndrom* lokalisiert der Patient seine Beschwerden überwiegend seitlich unmittelbar unter dem Schulterdach an der Insertionsstelle des M. supraspinatus. Charakteristischerweise treten die Schmerzen beim seitlichen Heben des Armes auf, wenn die Elevation bei knapp 80° angelangt ist, d. h. in dem Augenblick, wo das Tuberculummassiv an das knöcherne Schulterdach anstößt und die geschädigte Supraspinatussehne unter dem Fornix durchquetscht (Abb. 13). („Schmerzhafter Bogen".) Sie werden durch Elevation gegen Widerstand deutlich verstärkt. Auch beim Senken des Armes werden nach Überschreiten der Horizontale die typisch lokalisierten Schmerzen geäußert. Objektiv kann der Schmerz durch einen gezielten Fingerdruck an der Insertionsstelle des M. supraspinatus und am Tuberculum majus ausgelöst werden. Nicht selten läßt sich eine entzündlich-verdickte und geschwollene Bursa an derselben Stelle palpieren. Beim *Biceps-longus-Syndrom* lokalisiert der Patient die Schmerzen mehr in die vordere Schulterpartie, sie sind durch eine kräftige Beugung des Vorderarmes, insbesondere wenn sie mit einer Supination verbunden ist, auslösbar und lassen sich ebenfalls durch Bewegung gegen Widerstand steigern. Auch kombinierte Abduktions-, Streck- und Innenrotationsbewegungen („Schraubenzieherbewegung") werden als sehr schmerzhaft empfunden, desgleichen ist das Einschlagen der Hand auf den Rücken („Schürzengriff") schmerzhaft. Die Schmerzen wandern entlang dem Sulcus intertubercularis und strahlen in Richtung Bicepskopf aus. Objektiv ist der Sulcus intertubercularis dort, wo die Sehne um den Humeruskopf herumläuft, druckempfindlich. Manchmal läßt sich an dieser Stelle bei raschen Bewegungen ein für eine Tendovaginitis chronica typisches Krepitationsgeräusch palpieren. Bei einer Ruptur des Ligamentum intertuberculare fühlt man, wie die Sehne bei raschen Rotationsbewegungen aus dem Sulcus springt. Bei der PHS tendinotica ist meist auch die *kurze Bicepssehne* tendopathisch gereizt und dementsprechend druckempfindlich, besonders an ihrer Insertionsstelle am Processus coracoideus. Palpatorisch bestehen häufig zusätzliche Reizzustände an den Ansatzstellen des Deltoideus sowie über dem Akromioclavicular- und Sternoclaviculargelenk (Abb. 16).

Die *PHS acuta* ist gekennzeichnet durch einen plötzlich auftretenden brutalen, rasenden Dauerschmerz, der Tag und Nacht anhält, in die ganze Schulter, den Oberarm und zuweilen bis in die Fingerspitzen ausstrahlt und den Patienten zu einer absoluten Ruhigstellung des Schultergelenkes zwingt. Dabei wird der Oberarm bei hochgezogener Schulter eng an den Thorax adduziert und mit Hilfe des gesunden Armes in einer entlastenden Stellung gehalten (Tab. 15).

Objektiv besteht eine scheinbar völlige Blockierung der Schulter, es liegt aber keine echte Versteifung vor, sondern nur eine vollständige Schmerzbewegungssperre. Wegen den intensiven Schmerzen können keine Funktionstests durchgeführt werden, der Patient wehrt sich auch ängstlich gegen jede Palpation, die ganze Schulter ist diffus druckempfindlich. Zeitweilig besteht eine lokale Überwärmung wie bei einem entzündlichen Gelenkprozeß. Das ganze Bild erinnert klinisch überhaupt an eine akute Infektarthritis oder eine kristalline Arthritis, wie z. B. bei Gicht oder Chondrocalcinose.

Aufgrund von Operationsergebnissen (Codman, Moseley) kann angenommen werden, daß die PHS acuta durch akute Entzündungsreaktionen um Kalkherde in den Sehnen,

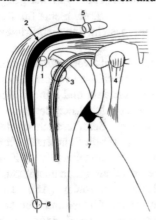

Abb. 16. Typische für die Diagnostik und Therapie wichtige Lokalisationen der Druckdolenzen beim PHS-Syndrom: 1 Insertionsstelle der Sehne des M. supraspinatus am Tuberculum majus, 2 Bursa subacromialis, 3 lange Bicepssehne im Sulcus intertubercularis, 4 Insertionsstelle der kurzen Bicepssehne am Processus coracoideus (Coracoideopathie). 5 Acromioclaviculargelenk, 6 Insertionsstelle des M. deltoideus („Deltoidalgie"), 7 axilläre Kapselfalte

Tabelle 15
PHS acuta (a)

Subjektiv
Plötzliches Auftreten
Intensivste Dauerschmerzen in ganzer Schulter
Schmerzausstrahlung Nacken — Arm
Schonstellung
Entlastende Ruhigstellung („Scheinblockade")

PHS acuta (b)

Objektiv
Diffuse Druckdolenz
Schmerz — Bewegungssperre
Evtl. Überwärmung

Tabelle 16
PHS pseudoparetica (a)

Subjektiv
Plötzlicher heftiger Schmerz nach abrupter, anstrengender Bewegung oder Trauma (Sturz auf Ellenbogen oder ausgestreckten Arm)
Plötzliche „Armlähmung"
Evtl. „mehrzeitiges" Auftreten der Symptome

PHS pseudoparetica (b)

Objektiv
Aktive Elevation und Außenrotation unmöglich
Passiv bis 100° elevierter Arm kann nicht gehalten werden
Passiv vollständig elevierter Arm kann gehalten werden
Keine neurologischen Ausfallsstörungen
Im akuten Stadium evtl. Suffusionen
Später Muskelatrophien (M. supraspinatus, M. infraspinatus)

---

insbesondere in der Supraspinatussehne, verursacht wird. Die Kollateralentzündung kann eine intensive Tendinitis, Peritendinitis und vor allem Bursitis, aber auch eine Kapsulitis zur Folge haben, insbesondere dann, wenn der Kalkfurunkel der Sehne in die benachbarte Bursa subacromialis oder in das Gelenk durchbricht. Nach der spontanen Entleerung des Kalkmaterials in den Schleimbeutel tritt meist Ruhe ein. Die Kalkmassen können über sehr lange Zeit in der Bursa liegen bleiben oder werden langsam mehr oder weniger vollständig resorbiert.

Die *PHS pseudoparetica* beginnt als Erkrankung meist plötzlich und fast immer nach einer abrupten Bewegung mit starken Anstrengung (z. B. Gewichtheben, Reißen, Stemmen) oder beim Auffangen eines Sturzes mit ausgestrecktem Arm oder Ellbogen. Dabei verspürt der Patient einen unmittelbaren heftigen Schmerz an der Schulter („Messerstich"), der nicht selten mit einem Gefühl des Reißens und Krachens einhergeht. Er stellt zugleich fest, daß er den Arm nicht mehr seitlich heben und auch nicht mehr außen rotieren kann (Tab. 16). Die passiven Bewegungen sind frei, hingegen kann der passiv horizontal abduzierte Arm nicht aktiv gehalten werden und sinkt sofort wieder nach unten. Der passiv vollständig elevierte Arm hingegen kann in dieser Stellung gehalten werden. Bei einer Ruptur des hinteren Teiles der Rotatorensehnenplatte ist die aktive Außenrotation eingeschränkt und kraftlos. Im Gegensatz zu den Schädigungen des Plexus brachialis oder des N. axialis sind bei der klinischen Untersuchung keine neurologischen Ausfallstörungen nachweisbar (Tab. 16). Evtl. treten später Ekchymosen im Bereiche des Oberarmes auf. Mit der Zeit entwickeln sich rasch deutliche Atrophien im Bereiche des M. supraspinatus, evtl. auch des Infraspinatus, die in der frühen Phase am besten palpatorisch festgestellt werden. Die geschilderte Pseudoparese der Schulter muß nicht immer so dramatisch auftreten, sie kann sich auch in mehrzeitigen Phasen entwikkeln.

Pathologisch-anatomisch ist die Bewegungsunfähigkeit der Schulter durch eine ausgedehnte Ruptur der Rotatorensehnenplatte, vorwiegend im Bereich des M. supraspinatus, verursacht (Abb. 15). Zusätzlich können auch weitere Sehnenpartien der Rotatorenhaube eingerissen sein, dies gilt besonders für die Infraspinatussehne.

Auch die lange Bicepssehne kann bekanntlich plötzlich oder schleichend in ihrer Gleitschiene rupturieren. Charakteristisch dafür ist die weiche, kugelige Schwellung am Oberarm, die dem äußeren Bicepskopf entspricht. Bei den aktiven Funktionsprüfungen läßt sich nachweisen, daß der Biceps sich bei Beugung des Vorderarmes nicht mehr anspannt.

Partielle Rupturen oder bloße kleine Perforationen in der Rotatorensehnenplatte lassen sich klinisch nicht immer leicht nachweisen. Es besteht dann nicht eine eindrückliche Pseudoparese, sondern vor allem eine Kraftlosigkeit für Elevations- und Rotationsbewegungen gegen Widerstand. In solchen Fällen hilft die Arthrographie für die Diagnose weiter.

Die *PHS ankylosans*, die versteifte Schulter („frozen shoulder") geht meist nur im Entwicklungsstadium mit Schmerzen einher, die im Sinne einer PHS tendinotica simplex besonders nachts und bei Bewegungen auftreten, gewöhnlich aber relativ schnell wieder verschwinden. Die Ankylosierung einer Schulter kann aber auch ohne jegliche Beschwerden langsam schleichend auftreten. Der Patient leidet schließlich nurmehr an seiner Behinderung (Tab. 17). Objektiv (Tab. 17) läßt sich eine vollständige Blockierung des

Tabelle 17
PHS ankylosans („frozen shoulder") (a)

Subjektiv
Langsam, nach anderen PHS-Syndromen oder praktisch ohne Beschwerden auftretend
Geringe oder fehlende Schmerzhaftigkeit
Blockierung des Schultergelenkes
Behinderung

PHS ankylosans (b)

Objektiv
Aktiver und passiver Bewegungsausfall
Unbedeutender Schmerz bei passiver Bewegungsprüfung und Palpation
Evtl. sekundäre Muskelatrophie

Schultergelenkes auch bei passiven Bewegungen nachweisen. Schon zu Beginn der Abduktion geht das Schulterblatt mit.

Die PHS ankylosans kann sich als Folge einer PHS tendinotica simplex chronica, sowie als Folge einer PHS acuta entwickeln, vor allem aber auch nach allen Ruhigstellungen des Schultergelenkes, besonders nach Traumen oder internistischen Erkrankungen. Sie zeigt sich ferner im Verlaufe neurologischer Erkrankungen (Hemiplegie, radikuläre Störungen, Hemiparkinson, Zervico-Omarthro-Brachial-Syndrom usw.) und nicht selten als Folge einer Erkrankung der Thoraxorgane (Herzinfarkt, Lungen- und Mediastinaltumoren usw.). Medikamente, welche das zentrale Nervensystem dämpfen, insbesondere Barbiturate und Antiepileptika können die Entstehung einer PHS ankylosans fördern, ebenso die Anwendung von Tuberculostatika und Radiojod bei Hyperthyreosen.

Wie de Sèze und seine Mitarbeiter nachgewiesen haben, besteht die pathologisch-anatomische Ursache der PHS ankylosans nicht in einer Verklebung der Bursa subakromialis, sondern in einer fibrösen Schrumpfung des Kapselgewebes durch sog. retraktile Kapsulose. Die Verkleinerung des Gelenkinnenraumes durch die Kapselschrumpfung läßt sich sehr schön in Arthrographien nachweisen (Abb. 21).

Mischformen

Nicht immer treten die geschilderten klinischen Erscheinungsformen der PHS sauber getrennt auf. Oft überlagern sich die einzelnen Bilder und gehen ineinander über, es entstehen verschiedenfältige Mischformen. So kann z. B. die PHS simplex ein subacutes Stadium aufweisen, das dem Bilde einer PHS acuta sehr nahe kommt. Umgekehrt kann sie schleichend in eine PHS ankylosans übergehen. Diese Überschneidungsformen sind bei der therapeutischen Planung zu berücksichtigen.

2.5. Schulter-Hand-Syndrom

Unter „Schulter-Hand-Syndrom" versteht man nach Steinbrocker die Kombination einer PHS mit einer Sudeck'schen Dystrophie im Bereiche der Hand. Es tritt meist ein-, seltener beidseitig auf. Das klinische Bild ist gekennzeichnet einerseits durch das Periarthropathie-Syndrom, das mehr oder weniger ausgeprägt ist und meist eine ankylosierende Komponente aufweist, andererseits durch ein neuro-zirkulatorisches dystrophisches Syndrom im Bereiche der Hand, das alle klassischen Stadien eines Sudeck-Syndromes durchlaufen kann. Die Dystrophiesymptome sind manchmal wenig ausgeprägt und werden dann leicht verkannt. Der Röntgenbefund muß nicht obligat sein im Sinne einer fleckigen Osteoporose. Die zahlreichen möglichen Ursachen für ein Schulter-Hand-Syndrom sind in Tabelle 18 angeführt. Jedes Schulter-Hand-Syndrom verpflichtet zu einer eingehenden internistischen Abklärung vor allem der Thoraxorgane, da erfahrungsgemäß Krankheitsprozesse in diesem Bereich besonders häufig ein Schulter-Hand-Syndrom verursachen. Alle jene Medikamente, welche eine PHS ankylosans fördern (Barbiturate, Antiepileptika, Tuberculastatika, Radiojod), können auch ein Schulter-Hand-Syndrom provozieren.

2.5.1 Röntgenbefunde bei der Periarthropathia humeroscapularis

Für die exakte radiologische Abklärung eines PHS-Syndromes sollen drei Aufnahmen angefertigt werden: in Innen- und Außenrotation, sowie in Abduktion (sogen. Schwedenstatus). In Sonderfällen, insbesondere bei einer posttraumatischen PHS ist eine axiale

Tabelle 18. Schulter-Hand-Syndrom

---

1. *Symptomatik*

Periarthropathia-humeroscapularis-Syndrom kombiniert mit *Sudeck*scher Dystrophie im Bereich der Hand, meist ein-, seltener beidseitig

2. *Ursachen*

  2.1 *Erkrankungen des Schultergelenkes*
     PHS-Syndrom, Arthrose, Arthritis, Tumoren

  2.2 *Erkrankungen der Thoraxorgane*
     Myokardinfarkt
     Tumoren der Lunge und der Pleura (Bronchus-Ca, *Pancoast*tumor)
     Tumoren des Mediastinums

  2.3 *Erkrankungen der Halswirbelsäule*
     degenerative Veränderungen mit radikulären oder pseudoradikulären Syndromen
     Metastasen
     Spondylitiden (selten)

  2.4 *Erkrankungen der Abdominalorgane* (selten)
     Krankheiten (Tumoren) von Leber, Gallenblase und Pankreas

  2.5 *Erkrankungen des zentralen Nervensystems*
     Hemiplegie, Tumoren

  2.6 *Erkrankungen des peripheren Nervensystems*
     Läsionen des Armplexus

  2.7 *Periphere arterielle Durchblutungsstörungen* (selten)
  2.8 *Psychogen*
  2.9 *Medikamentöse Langzeittherapie mit Barbituraten, Antiepileptika, Tuberkulostatika, Radiojod*
  2.10 *Idiopathisch*

Aufnahme des Sulcus intertubercularis angezeigt. Perforationen oder Rupturen des Sehnenmantels sowie Kapselschrumpfungen oder Veränderungen an der Gelenkknorpelfläche des Humerus lassen sich nur mit Hilfe der Arthrographie darstellen. Bei unklaren ossären Strukturveränderungen, bei Verdacht auf Arthritis oder Tumoren, sind Tomogramme angezeigt.

Der PHS-Begriff bezieht sich primär auf ein klinisches Krankheitsbild. Ein negativer Röntgenbefund schließt das Vorliegen eines klinischen PHS-Syndromes niemals aus, umgekehrt beweisen pathologische radiologische Befunde keineswegs, daß der Patient klinisch an einem manifesten PHS-Syndrom leidet. Je länger und chronischer eine PHS verläuft, desto eher kommt es zu morphologisch erfaßbaren Veränderungen. Kalkeinlagerungen in die degenerativ veränderten Sehnen projizieren sich meist in Form einer ovalen homogenen Schattendichte auf der Supraspinatussehne oder über der kranialen Facette des Tuberculum majus (Abb. 17). Meist liegen die Kalkschatten deutlich im subakromialen Raum. Kalkmaterial, das in die Bursa subakromialis durchgebrochen ist, stellt sich in großen scholligen Massen dar. Bei durchschnittlich 20% der PHS-Patienten lassen sich bei der beschriebenen Röntgentechnik Sehnenverkalkungen finden. Kalkeinlagerungen in die Bicepssehne kommen weniger häufig vor. Erosionen, Ausfransungen, Perforationen sowie Ein- und Abrisse im Bereich der Rotatorenhaube sind in der Arthrographie ausgezeichnet nachweisbar. Große Sehnenperforationen und -Abrisse führen in den Standardaufnahmen erst in späterer Zeit zu charakteristischen Symptomen: Wenn die Sehne des M. Supraspinatus ausgerissen ist, zeigt das Tuberculum an der Insertionsstelle eine Inaktivitäts-Atrophie. Der Humeruskopf flacht sich ab. Diese Abplattung des Tuber-

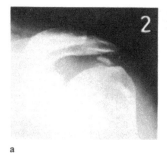
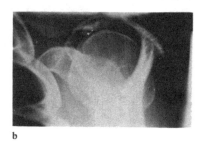

a   b

Abb. 17. Charakteristischer Befund bei Kalkeinlagerungen in die degenerierte Supraspinatussehne (schollige Kalkmassen im Subakromialraum). **a** ap Aufnahme **b** seitliche Aufnahme

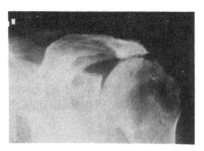
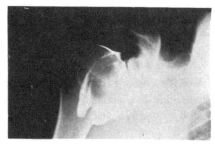

Abb. 18   **Abb. 19**

Abb. 18. Fortgeschrittene Omarthrose. Symtome einer schweren Schädigung der Rotatorensehnenmanschette: Hochstand des Humeruskopfes in der Scapulapfanne, Deformierung des Tuberculummassives, Osteophytose der Unterfläche des Akromions („Arthrose des Subakromialgelenkes")

Abb. 19. Arthrographisches Bild einer gesunden Schulter. Gute Darstellung des weiten Gelenkraumes und der Gelenkkapselausstülpung, die im Sulcus intertubercularis die Bicepssehne als Sehnenscheide begleitet. Schmale, sichelförmige Benetzung der Oberfläche des Humeruskopfes

culum majus ist ein recht sicherer radiologischer Hinweis für einen Sehnenmanschettenabriß. Bei einer breiten Perforation der Sehnenmanschette verursachen die abnormen Reibungen zwischen Akromion und Tuberculum majus osteophytäre und osteosklerotische Veränderungen, im Bereiche des Akromions und des Tuberculummassivs (Abb. 18). Wenn der Schutzmantel der Rotatorenmanschette durchgerissen ist, steigt der Humeruskopf bei der Kontraktion des Deltoideus oder beim Aufstützen des ausgestreckten Armes gegen das Akromion auf. Dieses Höhertreten des Humeruskopfes mit einer Verschmälerung des subakromialen Raumes ist deutlich in einer ap-Aufnahme bei 45° Abduktion erkennbar. Oft ist sie schon auf gewöhnlichen Aufnahmen oder wie gesagt, bei „abgestützter Aufnahme", zu erkennen. Die osteophytären Aufrauhungen im Sulcus intertubercularis, die als Folge eines chronischen Bicepssyndromes auftreten können, stellen sich besonders gut in der axialen Aufnahme dar. Die chronische Supraspinatustendopathie führt meist zu ossären fibroostotischen Aufrauhungen am Tuberculum majus, typisch ist auch eine band- bis strichförmige Sklerosezone am Sehnenansatzgebiet. Im Tuberculummassiv treten mit der Zeit zystische Aufhellungen auf und es entwickelt sich eine Apophysenporose. Die Arthrographie weist nicht nur Erosionen, Perforationen und Rupturen im Bereich der Rotatorenmanschette nach, sie gibt auch Hinweise für Verwachsungen im

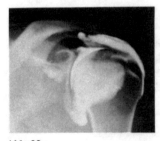
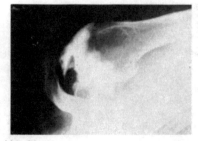

Abb. 20   **Abb. 21**

Abb. 20. Arthrographiebefund bei Ruptur der Supraspinatussehne. Das Kontrastmittel ist durch die Rupturstelle in die Bursa subacromialis hineingeflossen und bringt diese pathologischerweise zur Darstellung

Abb. 21. Arthrographiebefund einer PHS ankylosans bei Status nach massiver Ruptur der Rotatorensehnenmanschette. Der breite Defekt in der Sehne ist gut erkennbar. Die chronisch-entzündlich veränderte Bursa subacromialis ist geschrumpft und in ihrem Volumeninhalt vermindert. Die retraktile Capsulose hat zu einer deutlichen Verminderung des Gelenk-Innenvolumens geführt

Bereich der Bicepssehnenscheide oder Bicepsrupturen; auch läßt sich mit dieser Spezialuntersuchung die Verkleinerung des Gelenkraumes bei einer Kapselschrumpfung im Verlaufe einer PHS ankylosans nachweisen.

2.5.2 Laborfunde

Die PHS verursacht als weichteil-rheumatisches Syndrom genau wie die degenerative Tendopathien an sich keine pathologischen Laborfunde. Aus differentialdiagnostischen Gründen muß aber bei jedem PHS-Syndrom ein Minimum an Laborroutineuntersuchungen durchgeführt werden. Die PHS acuta kann mit einer vorübergehenden Blutsenkungsreaktion-Erhöhung und einer Leucocytose einhergehen. Bei fraglichen rheumatisch-entzündlichen Affektionen ist die Rheumaserologie zu kontrollieren. Nicht nur bei der PHS acuta, sondern auch bei einer chronisch rezidivierenden PHS tendinotica ist es empfehlenswert, die Harnsäure zu bestimmen, da sich hinter diesen Bildern oft eine chronische Hyperuricämie ohne klassische Gichtsymptomatik versteckt. Bei jungen Männern mit PHS-Beschwerden und gleichzeitigen Rückenschmerzen denke man an das Frühstadium einer Spondylitis ankylosans.

Literatur

Bloch, J., Fischer, F.: Probleme der Schultersteife. Documenta rheumatologica Geigy Nr. 15, (1958). — Boitzy, A. (Hrsgb.): Périarthrite de l'épaule. Bern, Stuttgart, Wien: Huber 1972. — Bosworth, B. M.: Calcium deposits in the shoulder and subacromial bursitis; a survey of 12122 shoulders. J.A.M.A. **116**, 2477 (1941). — Codman. E. A.: The shoulder. Boston 1934. — Dahmen, G.: Krankhafte Veränderungen des Bindegewebes. Z. Orthop. Beil. Heft (1966). — Debeyre, J., de Sèze, S., Patte, D.: Une nouvelle technique chirurgicale de réparation des ruptures de la coiffe. Rev. Rhum. **29**, 303 (1962). — Dettmer, N., Jeckel, J., Ruska, H.: Elektronenmikroskopische Befunde an versilberten kollagenen Fibrillen. Z. wiss, Mikr. **60**, 290 (1951). — Dihlmann, W.: Röntgen. Gelenke — Wirbelverbindungen. Stuttgart: Thieme 1973. — Duplay, S.: De la périarthrite scapulohumérale et des raideurs de l'épaule qui en sont la conséquence. Arch. gén. Méd. **2**, 513 (1972). — Fassbender, H. G.: Pathologie rheumatischer Krankheiten. Berlin, Heidelberg, New York: Springer 1975. — Glatthaar, E.: Zur Pathologie der Periarthritis humeroscapularis. Dtsch. Z. Chir. **251**, 414 (1938). — Über Tendinosen. Dtsch. Z. Chir. **258**, 393 (1943). — Gschwend, N.: Die Periarthritis humeroscapularis in orthopädischer Sicht. Praxis **58**, 1493 (1969). — Hartmann, F.: Physikalische Eigenschaften der Biopolymere von Bindegeweben als Grundlage der Biomechanik von

Bindegewebssystemen. In: Neue Gesichtspunkte zu den Folgen der chronischen Polyarthritis. Byk Gulden, Konstanz, 1974. — Hauss, W. H., Junge-Hülsing, G., Gerlach, U., Wirth, W.: Über die Veränderungen des Mesenchymstoffwechsels durch Umweltfaktoren, durch Hormone und bei rheumatischen Krankheiten. Der Rheumatismus **36**, 40 (1964). — Kamm, P.: Beitrag zum Verlauf der Periarthritis humeroscapularis. Diss., Zürich 1967. — Labhardt, F.: Allgemeine Betrachtungen zur psychosomatischen Medizin, unter besonderer Berücksichtigung rheumatischer Erkrankungen. In: Psyche und Rheuma. Basel: Schwabe 1975. — Moseley, H. F.: Shoulder Lesions. Edinburgh — London: E. u. S. Livingstone Ltd. 1969. — Niepel, G. A., Kostka, D., Kopecký, Št.: Enthesopathy. Acta rheumatologica et balneologica Pistiania **1**, (1966). — Schaer, H.: Die Duplaysche Krankheit. Med. Klin. **1**, 413 (1939). — Schneider, H., Corradini, V.: Aufbrauchveränderungen in sehr beanspruchten Sehnen der oberen Extremitäten und ihre klinische Bedeutung. Z. Orthop. **83**, 278 (1953). — Schneider, H., Corradini, V.: Aufbrauchveränderungen der oberen Extremitäten. Z. Orthop. **84**, 33 (1954). — Schneider, H.: Die Abnützungserkrankungen der Sehnen und ihre Therapie. Stuttgart: Thieme 1959. — de Sèze, S., Ryckewaert, A., Welfling, J., Caroit, M., Hubault, A.: Epaule pseudo-paralysée, épaule douloureuse, épaule bloquée: le démembrement anatomo-clinique de la „périarthrite de l'épaule". Presse méd. **72**, 1795 (1974). — de Sèze, S., Ryckewaert, A., Caroit, M., Hubault, A., Poinsard, G., Renier, J. C., Welfling, J.: Etude sur l'épaule douloureuse. Rev. Rhum. **27**, 9 (1960) u. **28**, 3 (1961). — Steinbrocker, O.: The painful shoulder. In: Arthritis and allied Conditions. (Ed. Hollander, J. L.). Philadelphia: Lea u. Febiger 1972. — Struppler, A.: Mécanismes centraux de la douleur. Méd. Hyg. **31**, 855, 1973. — Swannell, A. J., Underwood, A., Dixon, A. St. J.: Periarticular calcific deposits, mimicking acute arthritis. Ann. rheum. Dis. **29**, 380 (1970). — Wagenhäuser, F. J.: Die Rheumamorbidität. Eine klinisch-epidemiologische Untersuchung. Bern, Stuttgart, Wien: Huber 1969. — Wagenhäuser, F. J.: Die Behandlung des Periarthritis-humeroscapularis-Syndroms. Dtsch. med. Wschr. **94**, 1579 (1969). — Wagenhäuser, F. J.: „Rheumatische Beschwerden" bei Gefäßerkrankungen. Therapiewoche **22**, 2472 (1972). — Wagenhäuser, F. J.: Die rheumatischen Brachialgien. Orthopäde **1**, 87 (1972). — Wagenhäuser, F. J.: Die Periarthropathiesyndrome. Therapiewoche **23**, 3186 (1973). — Wagenhäuser, F. J.: Die Periarthropathia humeroscapularis. Ärztl. Praxis **25**, 2562 (1973). — Welfling, J.: Etude anatomique des détériorations tendineuse de l'épaule. In: Problèmes actuels de rhumatologie. St. Gallen: Zollikhofer 1965.

Psychosomatische Aspekte weichteilrheumatischer Erkrankungen

Labhardt, F. (Psychiatrische Univ.-Klinik, Basel)

Referat

1. Charakterisierung der psychosomatischen Betrachtungsweise

Zahlreiche Krankheiten und Krankheitssymptome stehen in einem oft nur wenig bekannten Zusammenhang mit den vielfältigen und komplizierten Lebensumständen des modernen Menschen. Waren es früher vor allem Seuchen und Infektionskrankheiten, die die Menschheit geißelten, sind es heute Affektionen, die in engem Zusammenhang mit dem Leben des Menschen, seinen mitmenschlichen Beziehungen und den auf ihn einwirkenden Umwelteinflüssen stehen. Jores spricht von „spezifisch menschlichen Krankheiten" und bezeichnet damit Leiden, die im Prinzip nur beim Menschen vorkommen und die für die heutige Zeit bezeichnend sind.

Entsprechend der komplizierten, multifaktoriellen Struktur solcher Erkrankungen gestaltet sich häufig die Therapie recht schwierig. Recidive und Chronifizierung sind keine Seltenheit.

Bei jeder Krankheit psychischer oder somatischer Art beteiligen sich seelische und körperliche Strukturelemente. Dabei fällt eine Kategorie von Störungen auf, bei denen das Zusammenspiel körperlicher und seelischer Krankheitsfaktoren besonders intensiv verläuft und die als „psychosomatisch" im engeren Sinne bezeichnet werden müssen. Sie sind gekennzeichnet durch starke Ausbreitung in den letzten drei Jahrzehnten, durch häufig unklare Ursache und durch eine mangelnde therapeutische Beeinflußbarkeit. Die genaue Analyse ihrer Entstehung ergibt ein kompliziertes Ineinandergreifen körperlicher und seelischer Vorgänge. Die Ätiologie solcher Leiden liegt in abnormen Anlagen und frühkindlichen Entwicklungsstörungen einerseits, in noziven aktuellen Umwelteinflüssen andererseits. Dabei spielen die tiefgreifenden menschlichen und gesellschaftlichen Umschichtungen der heutigen Zeit eine wesentliche Rolle. Sie interferieren ihrerseits mit Störungen im Zwischenmenschlichen Bereich — Ehe, Familie, Beruf — und drücken sich häufig durch eine im Vordergrund stehende somatische Symptomatik aus. Körperliche Erscheinungen können somit nicht nur als Folge metabolischer und struktureller Krankheitsprozesse auftreten, sondern ebensosehr als Ausdruck eines emotionalen Krankheitsgeschehens. Diesem Vorgang liegt das Phänomen der Konversion zu Grunde, jener Eigenschaft der menschlichen Persönlichkeit, Triebe und Gefühle in körperliche Erscheinungen umzuwandeln, wie Wut in Kopfschmerz, Angst in Herzklopfen oder Durchfall, Verstimmung oder Trauer in körperlichen Schmerz. Sinn dieser psychosomatischen Umwandlung ist die Maskierung eines hintergründigen, oft unbewußten seelischen Geschehens und die Verdeckung der in der heutigen Gesellschaft diskriminierend wirkenden seelischen Emotionen und Affekte. Mit einem somatischen Symptom erscheint der Patient glaubwürdiger als krank und wird von seiner Umwelt ernster genommen. Dem Seelischen wird häufig auch von Seiten der Ärzte nur wenig Wert beigemessen — ein Symptom ist „nur" psychogen — und oft wird vorausgesetzt, daß es im Belieben des Patienten stehe, sein Leiden zum Verschwinden zu bringen oder nicht. Höchstens ungenau definierte Begriffe, wie „Streß" und „Nervosität" sind heute — bedingt — gesellschaftsfähig geworden. Für den praktischen Arzt, bei dessen Patienten in einem Prozentsatz von 40—60% emotionale Probleme für das Krankheitsgeschehen mitbestimmend sind, ergibt sich die Notwendigkeit der möglichst frühzeitigen positiven emotionalen Diagnostik einer emotionalen Störung. Eine solche verhindert die oft über Jahre verschleppte Feststellung eines emotional bedingten Krankheitszustandes durch eine per-exclusionem-Diagnose und ermöglicht andererseits eine rechtzeitige sinnvolle Behandlung. Bei der Diagnostik emotionaler Störungen werden die geäußerten psychischen und somatischen Symptome (Angst, Depression, psychosomatische Erscheinungen) einerseits, die Situation der betroffenen Persönlichkeit und ihrer Umwelt (Anlage, Entwicklung, Konfliktsituation, familiäre und gesellschaftliche Mißstände) andererseits verwendet. Dabei werden freilich nicht immer alle Hintergründe klar gesehen werden können, da sich möglicherweise die erkrankte Persönlichkeit unbewußt hinter ihren Symptomen verschanzt.

2. Psychosomatische Gesichtspunkte weichteilrheumatischer Erkrankungen

Psychosomatische Störungen sollten immer aus einem Gesamtzusammenhang heraus verstanden werden. Dabei ist jeweils auf die Beziehung eines bestimmten Symptoms zu anderen krankhaften Phänomenen aber zur gesamten menschlichen Persönlichkeit zu achten. Kompliziert ist dabei die Frage des Primates vom Körper oder Seele, die meist allzusehr im Lichte einer strengen Kausalbeziehung gesehen wird. Im Falle rheumatischer Erkrankungen stellte sich bei gewissen Affektionen die Frage nach primär emotional bedingter Muskelspannung mit sekundärer Auswirkung auf andere Muskelgruppen und Gelenke (Holmes und Wollf), wobei die entstehende Schmerzauslösung zu einem neuen circulus vitiosus führen würde. In anderen Fällen wiederum erscheint die körperliche Entstehung des rheumatischen Leidens offensichtlich. Psychische Sekundärreaktionen wären durch Schmerz und Verspannung erklärbar. Besonderes Augenmerk verdient bei der psychosomatischen Betrachtungsweise die menschliche Persönlichkeit, ihre Reaktionen und ihre Beziehung zur Umwelt.

Bei Trägern von Weichteilrheumatismus finden sich häufig beherrschte, zwangshaft-perfektionistische Persönlichkeitstypen, die bestrebt sind, ihre aggressiven Gefühle zurückzuhalten. Nicht selten stehen sie in Konflikt zwischen Herrschen und Beherrschtwerden. Bei Frauen finden sich zuweilen Individuen, die innerlich nicht geneigt sind, ihre weibliche Rolle zu tragen. Die innere Beherrschtheit solcher Menschen und die Unterdrückung aggressiver Affekte führt nicht selten zu erhöhter Muskelspannung und schließlich zu den generalisierten und lokalisierten Symptomen des Weichteilrheumatismus. Diese entstehen häufig auf dem Boden eines neurotischen oder depressiven Geschehens.

3. Spezielle Formen des Weichteilrheumatismus

Aus diagnostischen und vor allem therapeutischen Gründen erscheint es wichtig, die Erscheinungsformen des Weichteilrheumatismus auch nach emotional-psychischen Entstehungsweisen zu differenzieren, wobei im Einzelfall nicht selten erhebliche Schwierigkeiten bestehen. Einige wichtige grundlegende Kriterien erlauben aber auch dem nicht psychiatrisch-psychotherapeutisch geschulten Arzt eine entsprechende Feststellung und Gliederung (s. Tab.).

a) Die Symptome des Weichteilrheumatismus, insbesondere von Schmerzzuständen, sind weitgehend als funktionell-hysterische Konversionssymptome anzusehen.

Hysterische Konversionssymptome äußern sich im motorischen und sensiblen Nervensystem, sowie an den Sinnesorganen und sind meist mit einem Krankheitsgewinn erheischenden Verhalten des Patienten verbunden. Meistens sind solche demonstrativ zur Schau getragenen Symptome nicht Ausdruck einer böswilligen Simulation, sondern einer appelativ geäußerten seelischen Notlage. Neben Konstanz der Symptomäußerungen zeigt sich in gewissen Fällen auch eine rasche Reversibilität in Zusammenhang mit der seelischen Belastung und den entsprechenden äußeren Umständen. Auch ist die Schmerzlokalisation von einer Untersuchung zur anderen oft verschieden. Dieser Umstand trifft zwar zuweilen auch bei depressiven Störungen zu, doch wird hier der Schmerz als diffus angegeben und es lassen sich keine Druckpunkte lokalisieren.

Tabelle 1. Psychosomatische Möglichkeiten bei Weichteilrheumatismus

hysteriform:	rasch reversibel oder konstant mit Druckpunkten unklar-wechselnde Lokalisation appellativ: Notruf in Notsituationen
depressiv bzw. „larviert" depressiv	unklare Lokalisation meist ohne Druckpunkte oft phasischer Verlauf leichte depressive Symptome: Stimmungsveränderungen Tagesschwankungen Antriebsstörungen
psychosomatisch im engeren Sinne	mehrheitlich generalisiert Insertionstendinosen und Tendomyopathien Verkoppelung psychischer und somatischer Faktoren, evtl. strukturelle Veränderungen

Bei einer sensitiven ca. 50jährigen Frau treten Rückenschmerzen auf, als die von ihr betreuten Kinder das Haus verlassen hatten und die Pat. einem sie dominierenden Mann hilflos gegenüberstand. Die Schmerzen strahlten vom Nacken in den Rücken aus und traten attackenweise bei Diskussionen mit dem Ehemann auf. Im Laufe der Zeit kam es zu starker Fixation der Beschwerden, welche die Patientin weitgehend zur Immobilisierung verurteilen und ans Bett fesselten. Atembeschwerden, Stottern und depressive Verstimmungen traten als weitere Symptome in Erscheinung. Unter Einfluß einer medikamentösen Kur mit Neuroleptika und Antidepressiva, sowie einer unterstützenden und verstehenden Psychotherapie, in die auch der Mann einbezogen wurde, kam es zu einer anhaltenden Besserung.

b) Die Symptome des Weichteilrheumatismus, insbesondere Schmerzzustände, sind Ausdruck eines depressiven Geschehens und häufig Teil einer sog. „larvierten Depression".

Somatische Symptome bei depressiven Erkrankungen können häufig festgestellt werden. Sie kommen vor als Begleitsymptome manifester Depressionen oder als weitgehend das Bild einer Depression beherrschende Symptomträger. Hole weist aber darauf hin, daß von einer larvierten Depression nur gesprochen werden darf, wenn sich zumindest die „leichten von der Körpersymptomatik überdeckten psychischen Komponenten" des depressiven Symptoms ebenfalls nachweisen lassen (Antriebsstörungen, Gedrücktheit, Tagesschwankungen). In einer Umfrage bei Schweizer Ärzten hat Kielholz festgestellt, daß bei 10% aller diese aufsuchenden Patienten depressive Störungen vorliegen, wovon wiederum die Hälfte larvierter Art sind. Hempel und Senke haben schon vor längerer Zeit auf den Zustand der „vegetativen" oder „vegetativ-dystonen" Depression hingewiesen, die sie als diencephale Störung vor allem im Rahmen von endogenen Depressionen betrachten. Kielholz weist in ähnlicher Weise auf ein vorwiegend durch vegetativ-psychosomatische Symptome gekennzeichnetes Vorstadium der durch langdauernde Konfliktsituationen gekennzeichneten Erschöpfungsdepression hin. Er hat auch zusammen mit Beck die solchen Zuständen zugrunde liegenden vegetativen Irritationen mit Hilfe von vegetativen Testmethoden untersucht und dabei verschiedene Veränderungen aufgedeckt.

Wichtiger noch als diese theoretischen Überlegungen erscheint die praktische Bedeutung solcher vegetativen, oft eine körperliche Krankheit vortäuschenden und das psychische Geschehen der Depression larvierenden Symptome. Wir finden sie in kaum von einander zu unterscheidender Weise bei allen länger dauernden Depressionszuständen, unabhängig davon, ob diese als endogen oder psychisch entstanden angesehen werden: Im Vordergrund stehen meist unklare Beschwerden wie Schlafstörungen, Oppressions- und Mißgefühle im ganzen Körper, Schwitzen, Kopfschmerzen, Schwindel, Herzklopfen und Tachycardie, Völlegefühl im Magen, Darmspasmen, Obstipation, Unterleibs- und Menstruationsstörungen, ferner Neuralgien, rheumatoide Schmerzen und nicht objektivierbare Sensibilitätsstörungen, Symptome, die dem Patienten zu hypochondrischer Verarbeitung Anlaß geben. Für den Arzt gilt es — abgesehen von den notwendigen differentialdiagnostischen Überlegungen — die Situation nicht zu verkennen und sich nicht auf eine unangebrachte Therapie einzulassen, sondern die hinter den geäußerten Beschwerden stehende Depression wahrzunehmen. Unterläuft ein Fehler dennoch, kann der Patient von seinem Leiden nicht befreit werden und der Arzt einen ihn beunruhigenden Mißerfolg erfahren.

So klagt ein 43jähriger Patient bald über leichte Lumbalgien, bald über langdauernde Dysaesthesien in den Armen und Beinen mit Schwächegefühl verbunden, jedoch ohne Sensibilitätsstörungen. Die Befürchtung einer neurologischen Erkrankung wird geäußert. Schließlich treten auch Schmerzen im Sternalbereich auf, besonders beim Gehen, schließlich aber auch in Ruhe, dann wieder starke Schmerzen in der unteren Lendenwirbelsäule und im Gesäß. Dabei bemerkt der Patient selbst, daß diese Schmerzen meist anders seien als „richtige Schmerzen" etwa bei einer körperlichen Erkrankung und „irgendwie" mit seinem Gefühl zusammenhängen würden. Schon vor einigen Jahren war es zu einem ähnlichen Zustand gekommen.

c) In engerem Sinne psychosomatisch bedingte Krankheitsbilder, bei denen es zu einer komplizierten Verquickung von psychischen und körperlichen Krankheitsfaktoren kommt.

Dabei können sich ebenso sehr rasch reversible wie chronisch fixierte Krankheitsbilder manifestieren. Die dabei sich entwickelnden Prozesse führen meistens zu mikrostrukturell oder gar offensichtlich faßbaren Veränderungen als Folge primär seelischer Einwirkungen.

Klassische Erkrankungen dieses Formenkreises ist die generalisierte Insertionstendinose oder Tendomyopathie. Die Patienten klagen bei diesem Krankheitsbild über Schmerzen, die exakt an den Insertionsstellen der Sehnen lokalisiert werden. Am häufigsten treten Schmerzen im Schulterbereich, den Humerus-epicondylen, am Proz. styloides radii et ulane, am Trochanter und am Pes anserinus auf, zusätzlich ist die hier inserierende Muskulatur druckempfindlich und verspannt. Oft wird auch die Rückenmuskulatur mit in das Krankeitsbild einbezogen. Die Beschwerden sind primär unabhängig von Belastung, später treten sie auch bei Beanspruchung der betroffenen Muskelgruppen und Sehnen in Erscheinung. Von den generalisierten Formen abzutrennen sind die mehr lokalisierten Prozesse, bei denen es sich um Insertionstendinosen an nur einer oder zwei Stellen handelt. Bei diesen Fällen spielen emotionale Faktoren meist nicht eine so entscheidende Rolle wie bei den generalisierten Formen, sie sprechen auf die lokale Behandlung in der Regel gut an, manchmal ist der Verlauf jedoch hartnäckig. Die Diagnose der generalisierten und lokalisierten Insertionstendinosen, bzw. der Tendomyopathien, ergibt sich aus dem klinischen Bild, den stark druckschmerzhaften Insertionsstellen und der tastbaren Verspannung der Muskulatur. Patienten selbst geben häufig die Beschwerden oft als Gelenkschmerzen an, die Lokalisation des Druckschmerzes läßt jedoch eindeutig erkennen, daß das Gelenk nicht befallen ist. Röntgenologisch beobachtet man gelegentlich im Bereich der schmerzhaften Partien Verkalkungen, die auf degenerative Prozesse in den Sehnen oder auf Bursitiden hinweisen. Nicht ungewöhnlich sind knöcherne Ausziehungen, allerdings kommen diese häufiger bei der hyperostotischen Spondylose vor und sind hier praktisch völlig schmerzlos. Die Laborbefunde fallen bei den genannten Fällen normal aus.

Die Kenntnis weichteilrheumatischer Erkrankungen und ihrer emotionalen Hintergründe ist für den praktischen Arzt von großer Bedeutung, da sie außerordentlich häufig sind und für Arzt und Patient ein oft permanentes und quälendes Problem darstellen.

3. Podiumsgespräch

Therapie weichteilrheumatischer Erkrankungen

Leitung: Müller, W., Basel

Teilnehmer: Dahmen, G., Hamburg; Fassbender, H.-G., Mainz; Labhardt, F., Basel; Mathies, H., Bad Abbach; Miehlke, K., Wiesbaden; Ott, V., Bad Nauheim/Gießen; Wagenhäuser, F., Zürich

Das Podiumsgespräch über die Therapie des Weichteilrheumatismus stand unter der Leitung von Müller, der einleitend darauf hinwies, daß bei der Behandlung weichteilrheumatischer Erkrankungen die Verschiedenartigkeit der in diese Gruppe zusammengefaßten Krankheitsprozesse ebenso wie die multifaktorielle Genese der einzelnen Affektionen berücksichtigt werden müsse. Ein durchschlagender und dauerhafter Behandlungseffekt sei nur dann zu erzielen, wenn die Therapie unter Beachtung der komplexen Entstehungsweise den individuellen Gegebenheiten angepaßt würde. Es sei also jeweils nach den Hintergründen einer Erkrankung zu forschen und der Anteil somatischer und psychischer Faktoren abzuwägen, um durch eine umfassende, mehrdimensionale Behandlung die verschiedensten auslösenden und mitauslösenden Momente zu beseitigen.

Der Vorzug bei der Therapie weichteilrheumatischer Prozesse sei in jedem Fall der Beseitigung der Kausalfaktoren zu geben, sei es durch Behandlung einer Grundkrankheit wie etwa einer entzündlich-rheumatischen Systemaffektion und eines Wirbelsäulenprozesses oder aber durch Elimination von Schädigungsfaktoren wie z. B. einer einseitigen Überlastung. Eine wirkungsvolle kausale Therapie sei oft aber nicht möglich, weil die ursächlichen Faktoren nicht oder nur z. T. ausgeschaltet werden können wie dies etwa bei degenerativen Gelenk- und Wirbelsäulenprozessen der Fall sei oder weil sich die Krankheit bereits verselbstständigt habe, so daß mit der Beseitigung primär auslösender Momente kein wesentlicher therapeutischer Effekt mehr erzielt werden könne. Dann müßten mehr symptomatisch wirksame Behandlungsprinzipien zur Anwendung kommen, unter denen die systemische Pharmakotherapie (Analgetica/Antiphlogistica, Corticosteroide, Muskelrelaxantien, Psychopharmaca), lokale Injektionen von Lokalanästhetica und Corticosteroiden, die aktive und passive physikalische Therapie, die Psychotherapie, die operative Behandlung und schließlich die Kurbehandlung zu nennen seien. Für bestimmte Indikationen eigneten sich auch manuell-therapeutische Maßnahmen (Chiropraxis), doch würde dieses Gebiet, das eine eingehendere Diskussion erfordert, im Gespräch aus Zeitgründen ausgeklammert. Im übrigen sollte die manuelle Therapie wirklich erfahrenen Spezialisten überlassen werden. Auch die Akupunktur würde nicht behandelt, da sich diese Methode noch in Erprobung befinde und deshalb noch nicht endgültig beurteilt werden könne.

Anschließend wies Mathies auf die Bedeutung der „Antirheumatika" also antiphlogistisch und analgetisch wirkender Substanzen hin, die bei den meisten weichteilrheumatischen Affektionen indiziert seien. Die Dosierung müsse allerdings ausreichend sein, damit es zu einer wirkungsvollen Beeinflussung vor allen Dingen der Schmerzsymptomatik komme. Die große Anzahl der heute zur Verfügung stehenden „Antirheumatica" lasse eine von Wirkung und Verträglichkeit abhängige individuelle Behandlung zu. Die Wirkung selbst sei in der Regel jedoch symptomatisch, weshalb stark wirkende Analgetika jeweils nur kurzfristig gegeben werden dürften. Kombinationspräparate von Antirheumatica mit Vitaminen böten gegenüber den reinen Antirheumatica keine Vorteile.

Im Gegensatz zu den „Antirheumatica" sei die systemische Anwendung von Corticosteroiden — wie Miehlke ausführte — nur bei den entzündlichen Erkrankungen aus der Gruppe des Weichteilrheumatismus indiziert. Eine klassische Indikation stelle die Polymyalgia rheumatica dar, bei der es durch diese Hormone innerhalb kürzester Frist zu einem Abklingen der Symptome käme. Auch bei den abakteriellen Myositiden, entzündlichen Veränderungen der Sehnenscheiden und Insertionstendinitiden sei diese Behandlung angebracht, weiterhin — wie Wagenhäuser ergänzend mitteilte — bei der durch eine akute Bursitis ausgelösten akuten Periarthritis humeroscapularis. Kombinationspräparate von Analgetica und Corticosteroiden seien in der Praxis wegen der Schwierigkeit der getrennten Dosierung bei den rein entzündlichen extraartikulären rheumatischen Affektionen oder solchen mit einer entzündlichen Komponente oft nicht zu umgehen, ihr Indikationsgebiet aber scharf zu umgrenzen und die Kontraindikationen für jede der Komponenten streng zu beachten. Immer sollte eine Behandlung mit diesen Mitteln nur so kurz wie möglich durchgeführt werden und bald auf nichtsteroidale Antirheumatica übergegangen werden.

Skeptisch wurde von allen Teilnehmern die Wirkung der Muskelrelaxantien bei den häufigsten weichteilrheumatischen Prozessen, den Myosen und Tendomyosen beurteilt, obwohl diese Mittel nach Fassbender theoretisch zu einer Besserung führen müßten, da sie den erhöhten Muskeltonus herabsetzten und damit die Hypoxie des Muskels mit allen seinen Folgen beseitigten. In der Praxis hat sich jedoch gezeigt, daß ein wesentlicher Effekt dieser Substanzen auf die Muskulatur nur bei einer gleichzeitigen zentralen Sedierung zu erzielen ist. Mit kleineren Dosen sind sichere muskelrelaxierende Effekte nicht zu erreichen. Deshalb erscheint auch die ambulante Behandlung mit diesen Mitteln fragwürdig. In den meist angebotenen Kombinationspräparaten, die neben Muskelrelaxantien auch Analgetica enthalten, dürfte vor allen Dingen die letztgenannte Komponente eine Wirkung entfalten. Wie Labhardt ausführte, könnte allerdings die alleinige Gabe von Tranquilizern, die z. T. eine deutliche muskelrelaxierende Wirkung haben, bei bestimmten Krankheitssituationen wie angst- und streßbedingten Verspannungszuständen durchaus angebracht sein. Ähnliches gelte von anderen Psychopharmaca, insbesondere von den Antidepressiva, die immer dann in Frage kämen, wenn depressive Zustände das Krankheitsbild begleiteten oder etwa gar an seiner Auslösung beteiligt seien, wie man dies nicht selten beobachte. In Kombination mit Neuroleptika wirkten diese Medikamente auch deutlich analgetisch, weshalb solche Kombinationen an der Rheumatologischen Klinik Basel vielfach verwendet werden. Selbstverständlich sollte man die Wirkung der verwandten Psychopharmaka genau kennen und aus der Vielfalt der angebotenen diesbezüglichen Mittel jeweils nur eine begrenzte Anzahl verwenden, deren Wirkung und Nebenwirkung man genau kenne.

Eine besondere Bedeutung in der Therapie verschiedener weichteilrheumatischer Erkrankungen wurde der lokalen Infiltrationstherapie mit Anästhetica und Corticosteroiden zugemessen, auf die besonders Wagenhäuser und Dahmen eingingen. Vor allem in der Behandlung der Periarthrosen und der Insertionstendinosen nimmt diese Behandlungsform einen wichtigen Platz ein. Auch Insertionstendinosen im Bereich der langen Rückenstrecker können durch solche Injektionen erfolgreich angegangen werden. Immer aber seien die Injektionen gezielt unter Berücksichtigung der anatomischen Verhältnisse durchzuführen, die Injektion von Corticosteroiden in Sehnengewebe sei in jedem Fall wegen der Gefahr von Nekrosen und nachfolgenden Sehnenrissen unbedingt zu vermeiden. Dahmen empfahl deshalb, die Nadel parallel zum Sehnenverlauf zu führen und nur mit geringfügigem Druck zu injizieren. Bei Infiltrationen im Bereich der Lendenwirbelsäule sollte der Patient auf die Möglichkeit einer passageren Sensibilitätsminderung oder Muskelschwäche hingewiesen und deshalb auch davor gewarnt werden, innerhalb der den Injektionen folgenden Stunden einen Kraftwagen zu führen. Allgemein sei jeweils auch die systemische Wirkung hochdosierter, lokal applizierter Corticosteroide zu berücksichtigen und die Dosis so niedrig wie möglich zu wählen. Nach Wagenhäuser reichen für einen optimalen Effekt etwa bei Insertionstendinosen in der Regel kleine Corticosteroiddosen wie z. B. 10 mg Volon A® aus.

Auf die physikalische Therapie ging zunächst Ott ein, der sich besonders mit der aktiven Bewegungstherapie beschäftigte. Die Indikation zu dieser Therapie, die in der Regel gemeinsam mit den passiven physikalischen Applikationen durchzuführen sei, ist nach Ott nicht nur von der Erkrankung selbst, sondern vor allem auch vom Krankheitsstadium abhängig. In der akuten Phase der meisten weichteilrheumatischen Erkrankungen sei eine Ruhigstellung in optimaler Position angezeigt, später kämen je nach Art des Prozesses sorgsam aufgebaute aktive Übungen in Frage. Für eine bessere Muskeldurchblutung seien Lockerungsübungen zu empfehlen. Haltungsübungen und allgemeines Training führe zum Abbau der pathogenetisch so wichtigen Dauerbelastung von Sehnen und Bändern. Bei verschiedenen Krankheitszuständen wie psychovegetativ-bedingten Myalgien und im subkutanen Stadium des Sudeck-Syndroms seien Lockerungsübungen im warmen Bad besonders wertvoll, die auch zur vermehrten Beweglichkeit führten. Gewaltsame Mobilisation dagegen seien zu vermeiden, sie könnten – etwa beim Morbus Sudeck – zur Akzentuation des Krankheitsbildes führen. Eine betont aktive Übungsbehandlung sei dagegen bei den ausgesprochen chronischen Erkrankungsformen wie etwa chronischen Periarthrosen zu empfehlen. Immer aber sollte eine solche Behandlung durch andere lokal- und allgemein wirksame physikalische Therapie unterstützt werden.

Mit den passiven Methoden der physikalischen Therapie beschäftigt sich Wagenhäuser, der zunächst auf die gute Wirkung der Kryotherapie bei allen akuten weichteilrheumatischen Affektionen hinwies, bei denen Wärme und Massage kontraindiziert seien. In der subakuten Phase dagegen kämen leichte Lockerungsmassagen und die Applikation milder Wärme (Heublumenwickel, Fango, Parafango etc.) sowie verschiedener Formen der Elektrotherapie – Iontophorese, galvanische, diadynamische und Interferenzströme sowie eine Hochfrequenztherapie (Kurzwellen, Ultrakurzwellen, Mikrowellen) – in Frage. In der chronischen Phase sollte Wärme in jeder Form angewandt werden, weiterhin könnte auch hier die Elektrotherapie (diadynamische Ströme, Interferenzströme, Hochfrequenzströme) mit Vorteil benutzt werden. Bei den chronischen Verlaufsformen weichteilrheumatischer Erkrankungen käme zudem ein Versuch mit der Röntgentherapie in Frage, die allerdings in der Rheumaklinik Zürich bei diesen Affektionen nur selten verwandt würde. Ott machte noch auf die günstige Wirkung der Sauna auf verschiedene weichteilrheumatische Prozesse, insbesondere Muskelverspannungen, aufmerksam. Bei Gelenkeinsteifungen etwa im Rahmen der Periarthrosis humeroscapularis, die sich trotz intensiver krankengymnastischer Behandlung nicht beseitigen lassen, kann – wie Dahmen betonte – eine Narkosemobilisation notwendig werden, die ambulant, besser aber stationär erfolgen sollte. Nach der Mobilisation, die erfahrenen Spezialisten vorbehalten bleiben muß, sei immer eine Röntgenkontrolle zum Ausschluß einer Fraktur erforderlich, des weiteren eine konsequente aufbauende krankengymnastische Behandlung.

Auch die Möglichkeiten der operativen Behandlung weichteilrheumatischer Affektionen wurden von Dahmen diskutiert. Er zeigte, daß es bei Versagen der konservativen Therapie einschließlich der lokalen Infiltrationsbehandlung bei einer Reihe weichteilrheumatischer Erkrankungen, insbesondere den unterschiedlichen Tendopathien, Möglichkeiten zu operativen Eingriffen gibt, unter denen die „Hohmannsche Einkerbung" des Sehnenspiegels und Abschiebung am Ansatz oder Ursprung sowie die Sehnenverlängerung bei der Epicondylopathie besonders genannt seien. Häufig könnten durch solche Operationen ausgezeichnete Resultate erzielt werden. Deshalb sollte bei Therapieresistenz einer weichteilrheumatischen Affektion sowohl im Bereich des Rückens wie auch der Extremitäten der Orthopädie konsultiert werden, damit er evtl. die Indikation zur Operation stellt. Klare Indikationen zum operativen Vorgehen sind Sehnenrupturen insbesondere bei jüngeren Leuten[1] mit dem übermäßigen Gleiten des Tractus iliotibialis auf den Trochanter, sowie die auf lokale Corticosteroidinjektionen nicht ansprechenden Paratendinosen und der therapieresistente schnellende Finger.

Weiterhin seien die verschiedenen Engpaßsyndrome der peripheren Nerven einer Operation zuzuführen, soweit sie sich nicht durch höchstens dreimalige Infiltrationen in die Engpässe, verbunden mit entlastender Ruhigstellung, beseitigen ließen. In diesem

---

[1] die schnappende Hüfte

Rahmen wurde von Dahmen vor allen Dingen das Carpaltunnelsyndrom als häufigstes peripheres Nervenkompressionssyndrom erwähnt.

Auf die psychotherapeutischen Möglichkeiten in der Behandlung des Weichteilrheumatismus ging Labhardt ein, der betonte, daß diese Behandlungsform auch vom Allgemeinpraktiker angewendet werden könne und solle. Wesentliche Voraussetzungen für den Erfolg der Psyhotherapie sei es, den Patienten anzuhören, ihn ernstzunehmen und ihn richtig zu beraten. Oft könne durch ein eingehendes Gespräch der Hintergrund aufgedeckt und dem Patienten klargemacht werde, was nicht selten den ersten Schritt zur Problemlösung und damit zur Besserung bedeute. Mehr symptomatisch wirke das autogene Training, das aber vielfach zu einer guten Muskelentspannung führe.

Zum Schluß ging Ott noch auf die Kurbehandlung ein, die nur bei rezidivierenden und chronischen Formen des Weichteilrheumatismus in Betracht käme. Hier handele es sich um eine komplexe Therapieform, bei der verschiedene Faktoren wirksam werden wie die ortsgebundenen natürlichen Heilmittel, die zusätzlichen physikalisch-therapeutischen Maßnahmen, die Klima- und Milieuveränderung und darüberhinaus auch die psychische Beeinflussung, die sich am Kurort etwa in Form eines vertieften ärztlichen Gespräches oder einer eigentlichen kleinen Psychotherapie bieten und die mehrwöchentliche Gesundheitserziehung. Selbstverständlich seien auch Kontraindikationen gegeben, unter denen Labhardt die Depression erwähnte.

In seinem Schlußwort unterstrich Müller noch einmal die Bedeutung einer von den verschiedenen Seiten angreifenden, d. h. umfassenden Therapie bei weichteilrheumatischen Erkrankungen. Nie aber solle gedankenlose Polypragmasie betrieben werden, weil es dadurch in der Regel nicht gelänge, das Krankheitsbild wirkungsvoll zu beeinflussen. Vielmehr sollten in jedem Fall die einzelnen therapeutischen Maßnahmen sorgfältig gegeneinander abgewogen werden und zunächst die Therapieformen angewandt werden, die am ersten erfolgversprechend sind.

Internistische Neurologie

Neumann, E., Mittermayer, K., Budka, H., Honetz, H., Schwarzmeier, J. (I. Med. Univ.-Klinik, Wien): **Zur Häufigkeit der ZNS-Beteiligung bei akuten Leukosen im Erwachsenenalter**

Der Befall des zentralen Nervensystems (ZNS) ist eine häufige Komplikation akuter lymphoblastischer Leukosen des Kindesalters [4]. Im Gegensatz dazu galt diese Komplikation bei akuten Leukosen Erwachsener als seltenes Ereignis.

Im Folgenden soll dargelegt werden, daß in den letzten Jahren diesbezüglich eine Änderung eingetreten ist und die ZNS-Beteiligung durchaus nicht selten anzutreffen ist.

Patientengut und Methodik

Unser Krankengut umfaßt 40 Patienten mit akuter Leukose. Eine Selektionierung wurde nicht durchgeführt.

Lumbalpunktionen wurden in typischer Weise durchgeführt, ausgenommen waren lediglich thrombocytopenische Patienten mit Thrombozytenwerten unter 30000/μl. Komplikationen, insbesondere Blutungen wurden nicht beobachtet.

Bei der Liquoruntersuchung wurden nur die Zellzahl und das Liquorsediment berücksichtigt. Die Sedimente wurden in einem modifizierten Sedimentkammerverfahren nach Sayk gewonnen, Färbung nach May-Grünwald-Giemsa. Als pathologisch wurde unabhängig von der Zellzahl das Vorhandensein von leukaemischen Blasten im Sediment gewertet. Massiv mit Blut kontaminierte Liquores wurden verworfen.

Ergebnisse

Von den 40 Patienten konnten 18 Patienten zum Teil wiederholt lumbalpunktiert werden. Es wurden insgesamt 47 Punktionen durchgeführt. Zunächst wurden nur Patienten mit klinischem Verdacht auf eine ZNS-Beteiligung punktiert, wobei als Symptome der Meningiosis leukaemica gürtelförmige Kreuzschmerzen 4 mal, optomotorische Störungen 3 mal, Meningismus 3 mal, Papillenoedem 2 mal, Kopfschmerz 2 mal, Erbrechen, Somnolenz, Paraesthesien, neurogene Blasenstörung und Wurzelirritation je 1 mal registriert werden konnten. Im weiteren Verlauf der Untersuchungen wurden dann alle Patienten bei denen keine Kontraindikation bestand, lumbalpunktiert. Insgesamt konnte 28 mal ein blastenpositiver Liquor gefunden werden, wobei 19 mal zum Zeitpunkt der Lumbalpunktion auch klinische Symptome vorhanden waren.

Von den 40 untersuchten Patienten wurden 37 autopsiert (Tab. 1). Bei 22 dieser 37 Autopsien konnten im ZNS Zeichen eines leukaemischen Befalles festgestellt werden, was einer Häufigkeit von 59% entspricht. Von den 22 positiven Fällen hatten nur 10 zu

Tabelle 1

Anzahl der *autopsierten Patienten*	37	(100%)
ZNS-Befall	22	(59%)
Klinische Symptome zu Lebzeiten	10	(27%)
Anzahl der *Lumbalpunktionen* (18 Patienten)	47	(100%)
Positive Liquores (13 Patienten)	28	(60%)
Klinische Symptome (10 Patienten)	19	(40%)

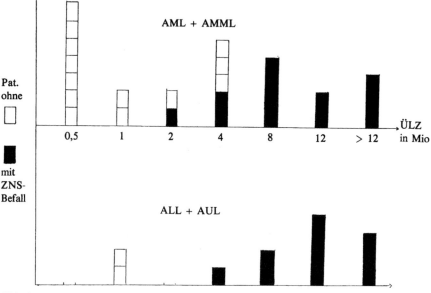

Abb. I

Lebzeiten klinische Zeichen einer ZNS-Beteiligung, während 12 Patienten keine klinischen Symptome geboten hatten. 15 autopsierte Fälle wurden in vivo lumbalpunktiert, doch bestand zwischen Liquorbefund und Autopsieergebnis nur insofern Übereinstimmung, als alle Patienten, die zu Lebzeiten einmal Blasten im Liquor hatten, auch bei der Autopsie einen ZNS-Befall boten. Bei 9 Patienten war der letzte intra vitam untersuchte Liquor blastennegativ. Dennoch wurde bei der Autopsie ein ZNS-Befall gefunden. Die Erklärung dafür ist wahrscheinlich das teils mehrere Wochen betragende Zeitintervall zwischen letzter möglicher Lumbalpunktion und Ableben der Patienten.

Zur Klärung welche Rolle der Leukosetyp für die Entstehung der ZNS-Beteiligung beim Erwachsenen spielt, wurden zunächst die insgesamt 37 obduzierten Fälle in zwei Gruppen geteilt, nämlich akute lymphatische und akute undifferenzierte Leukosen einerseits und akute myeloische und akute myelomonozytäre Leukosen andererseits. Bei den 12 Fällen von ALL und AUL wurden 10 mal positive Autopsieergebnisse gefunden, was einer Häufigkeit von 83% entspricht. Die 25 Fälle von AML und AMML hingegen hatten nur in 12 Fällen, also in 48% eine ZNS-Beteiligung. Es scheint also zunächst, daß die ALL und AUL in einem fast doppelt so hohen Prozentsatz einen ZNS-Befall aufweist. In dieser Aufstellung ist jedoch die Krankheitsdauer ab Diagnosestellung nicht berücksichtigt. In Abb. 1 wurde versucht, die Anzahl der Patienten mit Meningiosis mit der Überlebenszeit zu korrelieren. Hierbei zeigt sich, daß lediglich die Überlebenszeit und nicht der Typ der Leukose für die Entstehung der Meningiosis von Bedeutung ist. Unberücksichtigt blieb bisher das Alter der Patienten. Wurden unsere Patienten nach Altersgruppen geordnet zur Häufigkeit autoptisch positiver Befunde in Beziehung gesetzt, so nahm die Zahl der positiven Fälle im Alter ab, dies deshalb, weil mit zunehmendem Alter die Überlebenszeit kürzer ist.

Therapeutische Resultate

Im vorliegenden Krankengut wurden nur jene Patienten intrathecal mit Cytostatica behandelt, bei denen klinische Symptome und ein positiver Liquorbefund bestanden. Wir richteten uns bei der Behandlung nach den von Sullivan und Mitarbeitern [6] gewonnenen Erfahrungen. Es wurde jeden 2. bis 3. Tag eine Dosis von 20 mg lösungsvermittlerfreiem Methotrexat intrathecal verabreicht. Anschließend wurde eine Erhaltungstherapie, bestehend aus 20 mg Methotrexat in 8 wöchigem Abstand durchgeführt. Wir konnten in jedem Fall klinische Beschwerdefreiheit und eine Normalisierung des Liquorzellbefundes erreichen.

Alle behandelten Fälle zeigten jedoch bei der Autopsie einen positiven ZNS-Befund, ohne daß bei der Mehrzahl dieser Patienten zwischen letzter intrathecaler Zytostaticagabe und Tod klinische Zeichen einer Meningiose aufgetreten wären. Allerdings konnte bei vielen Patienten kurz vor dem Tode keine liquorzytologische Befundung mehr durchgeführt werden, da das schlechte Allgemeinbefinden und die Thrombozytopenie keine Lumbalpunktion mehr zuließ.

Diskussion

Aus den praesentierten Resultaten und den günstigen therapeutischen Erfahrungen geht eindeutig die Notwendigkeit hervor, bei jedem Patienten mit akuter Leukose — soferne es sein Zustand zuläßt — eine Liquorpunktion vorzunehmen, um den Nachweis einer möglichen ZNS-Beteiligung zu erbringen. Bei positivem Liquor muß eine intrathecale Initialtherapie und anschließende Intervalltherapie durchgeführt werden.

Aus der Tatsache, daß bei vergleichenden Untersuchungen an Langzeitüberlebenden jene Patienten, die einmal eine manifeste ZNS-Beteiligung hatten, gegenüber jenen, die keine manifeste Beteiligung aufwiesen, kürzere Überlebenszeiten hatten, erhebt sich die Frage einer prophylaktischen Therapie [1, 2]. Hier wird der zu erwartende Erfolg gegen die immerhin möglichen Komplikationen nach intrathecaler Zytostaticagabe abzuschätzen sein [3, 5]. Wir konnten bei unseren Patienten niemals bedrohliche Komplikationen beobachten, wenngleich Kopfschmerz, Schwindel und Nausea gelegentlich vorkamen.

Zusammenfassung

Anhand eines Krankengutes von 40 akuten Leukosen wird durch klinische, liquorzytologische und autoptische Untersuchungen auf die Häufigkeit der ZNS-Beteiligung auch im Erwachsenenalter hingewiesen. Die erzielten Ergebnisse lassen liquordiagnostische Maßnahmen und intrathecale Zytostaticatherapie in jedem Lebensalter und bei jedem Leukosetyp als unumgänglich notwendig erscheinen.

Literatur

1. Gunz, F., Baikie, A. G.: Leukemia. 3rd Edition, p. 320. New York: Grune & Stratton 1974. — 2. Melhorn, B. K., Gross, S., Fisher, B. J., Newman, A. J.: Studies on the use of prophylactic intrathecal amethopterin in childhood leukemia. Blood 36, 55 (1970). — 3. Norell, H., Wilson, C. B., Slagel, D. E., Clark, D. B.: Leukencephalopathy following the administration of methotrexate into the cerebrospinal fluid in the treatment of primary brain tumors. Cancer 33, 923 (1974). — 4. Price, R. A., Johnson, W. W.: The central nervous system in childhood leukemia. Cancer 31, 520 (1973). — 5. Saiki, J. H., Thompsson, S., Smith, F., Atkinson, R.: Paraplegia following intrathecal chemotherapy. Cancer 29, 370 (1972). — 6. Sullivan, M. P., Vietti, T. J., Humphrey, B., Haggard, M. E.: Superiority of intrathecal methotrexate with maintenance over intensive MTX or neuroaxis radiation in treating meningeal leukemia. Proc. Amer. Ass. Cancer Res. & Amer. Soc. Clin. Oncol. 15, 191 (1974) ASCO Abstr. 828.

Fuji-Röntgenfilm
hilft bei der Knochenarbeit.
Immer öfter in Deutschland.

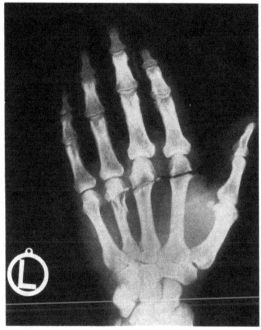

Gerade weil Fuji in Deutschland zu den Kleineren auf dem Sektor Röntgenfilm gehört, muß Fuji zu den Besseren gehören.

Viele Ärzte, Laboratorien und Kliniken haben das inzwischen erkannt – immer mehr durchschauen ihre Patienten mit Röntgenfilm von Fuji Film.

Der RX ist ein Universalfilm für Aufnahmen mit Verstärkerfolien und für die Verarbeitung in 90 Sek. Für Entwicklungsautomaten genauso geeignet wie für die Verarbeitung in der Handentwicklung.

Der FX ist ein orthochromatischer Schirmbildfilm im Format 70 mm x 30,5 m unperforiert. Und 100 x 100 mm Blattware. Beide Filme werden auf Polyester-Unterlage geliefert.

Beide Filme bieten hohe Empfindlichkeit, großen Belichtungsspielraum und guten Kontrast bei hoher Detailerkennbarkeit.

Das versteht sich von selbst.

Was durchaus nicht selbstverständlich ist, erfahren Sie am besten in einem persönlichen Gespräch mit unserem Röntgenfilm-Fachberater.

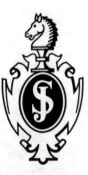

Richter, H.-W., Wiele, G. (Abt. Klinik f. Neurologie d. Psychiatrischen u. Nervenklinik d. Univ. Münster): **Neurologische Aspekte des Morbus Hodgkin**

Neurologische Symptome bei der Lymphogranulomatose sind so lange bekannt wie das Krankheitsbild selbst. Hodgkin beschrieb bereits 1832 bei einer generalisierten Lymphogranulamatose die Infiltration der Hirnhäute. Weitere Einzelbeobachtungen folgten, wobei auf die Mitbeteiligung der Meningen, die daraus resultierende intrakranielle Drucksteigerung sowie die cerebrale Herdsymptomatik aufmerksam gemacht wurde [11]. So teilte z. B. Sternberg 1925 einen Fall mit, bei dem es – bedingt durch eine Lymphogranulomatose – zu einer cerebralen Drucksteigerung, zu Augenmuskel- und Hypoglossusparesen gekommen war. Nicht nur auf cerebrale, sondern auch auf spinale Begleitsymptome wurde Anfang dieses Jahrhunderts bereits in einigen Publikationen [11] hingewiesen. Nonne [7] schilderte 1913 ein Querschnittssyndrom, bedingt durch einen extramedullären Tumor, dessen histologischer Befund für eine Lymphogranulomatose sprach, ohne daß klinisch weitere Symptome eines M. Hodgkin bestanden. Aus der Sicht des Neurologen wurde hier das Querschnittsyndrom zum Leitsymptom der Lymphogranulomatose. Heute werden die neurologischen Symptome, die bei der Lymphogranulomatose auftreten, in cerebrale, spinale und periphere Formen eingeteilt.

Die cerebrale Symptomatik findet ihr pathologisch-anatomisches Korrelat in der seltenen progressiven multifokalen Leukoencephalopathie, hinter der andererseits aber in 58% der Fälle eine Lymphogranulomatose steckt [1, 2, 6, 12], in der Kleinhirnrindenatrophie [4, 8, 12], der lyphogranulomatosen Infiltration der Hirnhäute und der Percontinuitatem-Infiltration insbesondere von der Schädelbasis [11]. Außerdem wird die hämatogene Aussaat diskutiert. Weiterhin kann es durch Kompression etwa der Carotiden durch Lymphknoten zu cerebralen Durchblutungsstörungen kommen [11]. Entsprechend reichhaltig gestaltet sich das klinische Bild bei einer cerebralen Beteiligung. Während die progressive multifokale Leukoencephalopathie im wesentlichen durch zentrale Paresen, Seh- und Sprachstörungen sowie Persönlichkeitsänderungen klinisch in Erscheinung tritt, finden die weiteren pathologisch-anatomischen Veränderungen in ataktischen Störungen, meningialen Reizerscheinungen, Hirnnervenausfällen, generalisierten- und Herdanfällen ihren Ausdruck. Insgesamt gesehen tauchen aber die cerebralen Symptome von allen neurologischen Komplikationen beim M. Hodgkin am seltensten auf [11]. Nach den Literaturangaben stehen möglicherweise die Hirnnervenausfälle in der Häufigkeitsskala an erster Stelle, gefolgt von den zentralen Paresen und cerebralen Anfällen [5, 11]. Hirnorganische Psychosyndrome, die insbesondere nicht im Endstadium der Lymphogranulomatose auftreten, werden dagegen kaum mitgeteilt. Aus unserem Krankengut soll daher ein Fall erwähnt werden, bei dem das organische Psychosyndrom im Vordergrund der klinischen Symptomatik stand:

Fall 1: K. A./geb. 5. 8. 1948/W/K. Bl. Nr. 29650.

Im Februar 1971, als die Patientin 23 Jahre alt war, wurde die Diagnose: M. Hodgkin gestellt. In den folgenden 2 Jahren blieb die Patientin klinisch und laborchemisch unauffällig. 1973 entwickelte sich ein langsam zunehmendes hirnorganisches Psychosyndrom. Sie wurde zunehmend inaktiv, interessenlos, apathisch, führte nicht einfühlbare Handlungen aus. Bei der klinischen Untersuchung war die Patientin desorientiert; eine Kontaktaufnahme gelang nicht. Hin und wieder wurden aggressive Tendenzen deutlich. Der neurologische Befund war unauffällig. Es ließen sich vereinzelte Halslymphknoten palpieren.

Das Elektroencephalogramm sprach für eine intermittierende linksbetonte delta-Aktivität bei mittelschwerer Allgemeinveränderung. Im Liquor zeigte sich eine deutliche Pleozytose, eine Vermehrung der gamma-Globuline und eine pathologische Goldsolfällung.

Im Serum waren die alpha-2-Globuline vermehrt, es bestand eine Leukozytose sowie eine BSG-Beschleunigung.

Unter der Gabe von Vincristin, Natulan, Decortilen und Endoxan besserte sich das Krankheitsbild allmählich. Die psychopathologischen Phänomene verschwanden, desgleichen kam es zur Normalisierung der Liquor- und Serumbefunde und auch die bei der Aufnahme beobachteten Lymphknotenschwellungen waren zurückgegangen. Die Patientin konnte weitgehend beschwerdefrei entlassen werden.

Es erscheint wahrscheinlich, daß die hier beschriebenen psychopathologischen Phänomene Begleitsymptome der Lymphogranulomatose waren und sich gleichsam zur Leitsymptomatik entwickelten.

Während bei den spinalen Formen der Lymphogranulomatose die lymphogranulomatöse Arachnopathie nur selten beobachtet wird, entwickelt sich das Querschnittssyndrom auf der Grundlage einer epiduralen Granulomwucherung relativ häufig [11].

Hierzu ein kurzes kasuistisches Beispiel:

Fall 2: H. R./geb. 20. 12. 1948/M/K.Bl. Nr. 44847.

1969, im Alter von 21 Jahren, traten bei dem Patienten erstmals Lymphknotenschwellungen an der linken Halsseite auf. Es wurde die Diagnose: Lymphogranulomatose gestellt. In den folgenden Jahren kam es wiederholt zu Drüsenschwellungen, die sich nach Bestrahlungen und chemotherapeutischen Maßnahmen jeweils zurückbildeten.

Im August 1975 entwickelte sich ein Querschnittssyndrom. Palpable Lymphknoten bestanden nicht. Die BSG war beschleunigt, sonst ließen sich im Serum keine weiteren pathologischen Befunde nachweisen. Im Liquor fiel dagegen eine Gesamteiweißvermehrung auf 1.032 mg% auf. Durch lumbale und suboccipitale Myelographie wurde ein Stop in Höhe D12 bis L3 sichtbar. Unter der Operation zeigte sich ein von D12 bis L4 reichender 1–2 cm dicker Tumor, der der gesamten Dura auflag. Die histologische Untersuchung des Tumors sprach für eine Lymphogranulomatose vom gemischtzelligen Typ.

Ohne daß die üblichen Symptome des M. Hodgkin hier besonders ausgeprägt erschienen, stand die neurologische Symptomatik ganz im Mittelpunkt des Geschehens. Gelegentlich stellt das Querschnittssyndrom sogar klinisch die Initialsymptomatik der Lymphogranulomatose dar [7, 11, 13].

Bei den peripheren Formen neurologischer Symptome kommt es im wesentlichen entweder durch unmittelbare Einwirkung der wachsenden Lymphknoten zu entsprechenden Ausfallserscheinungen, wobei es sich in erster Linie um Läsionen des Plexus brachialis [11] handelt, oder zum Bild einer Polyneuropathie vom überwiegend sensomotorischen Typ [5, 11, 12, 14].

Dazu wiederum eine kasuistische Bemerkung:

Fall 3: C. L./geb. 5. 1. 1959/W/

Anfang 1975 wurde bei dem damals 16jährigen Mädchen die Diagnose: Lymphogranulomatose gestellt. Wenige Wochen später war die Patientin wieder vollkommen beschwerdefrei. Es zeigten sich auch keine auffälligen laborchemischen Befunde. Im Januar 1976 trat ein polyneuropathisches Syndrom vom distalen sensomotorischen Typ auf.

Lymphknotenschwellungen sowie pathologische Serumwerte bestanden bei Eintritt der neurologischen Symptome nicht. Diese tauchten erst Wochen später auf. Man kann wohl davon ausgehen, daß hier das polyneuropathische Syndrom der erneuten Exazerbation der Lymphogranulomatose voraus eilte. Hinsichtlich des zeitlichen Zusammenhangs zwischen Polyneuropathie und M. Hodgkin gehen die Angaben in der Literatur weit auseinander; während zwar die Mehrzahl aller Autoren darauf hinweist, daß Polyneuropathien erst Monate oder Jahre nach dem Krankheitsbeginn auftreten [3, 5, 14] gibt es auch Mitteilungen, wonach die Polyneuropathie der Diagnose M. Hodgkin weit vorausgeht [4]. Nach unseren Beobachtungen trat die Polyneuropathie zwar vor einem neuen Schub der Lymphogranulomatose auf; die Diagnose M. Hodgkin konnte aber schon zu einem früheren Zeitpunkt gestellt werden.

Neurologische Symptome beim M. Hodgkin treten nicht selten auf, wenn auch der prozentuale Anteil in der Literatur breiten Schwankungen unterliegt. So reichen die Angaben von 36% bis 11,7 [11]. Dabei kommen die Querschnittssyndrome am häufigsten vor [5]; diesen folgen die peripheren Formen neurologischer Symptome. Wie bereits erwähnt, tauchen cerebrale Komplikationen am seltensten auf. Wenn auch die neurologischen Begleitsymptome gehäuft im Stadium III in Erscheinung treten [11], so können sie jedoch grundsätzlich in jedem Stadium der Lymphogranulomatose vorkommen; sie sind also nicht stadiengebunden. Neurologische Symptome können einen neuen Schub einleiten oder aber so im Mittelpunkt der Gesamtsymptomatik stehen, daß erst anamnestische Mitteilungen die diagnostische Einordnung des Krankheitsbildes ermöglichen.

Literatur

1. Aström, K. E., Mancall, E. L., Richardson, E. P. jr.: Progressive multifocal leucoencephalopathy — a hitherto unrecognized complication of chronic lymphatic leucemia and Hodgkin's disease. Brain **81**, 93–111 (1958). – 2. Baumberger, K., Mumenthaler, M.: Neurologische Syndrome als Fernwirkung maligner Tumoren. Schweiz. med. Wschr. **101**, 452–460 (1971). – 3. Caeron, D. G., Howell, D. A., Hutchinson, J. L.: Acute peripheral neuropathy in Hodgkin's disease. Neurology (Minneap.) **8**, 575–577 (1958). – 4. Croft, P. B., Urich, H., Wilkinsons, M.: Peripheral neuropathy of sensorimotor type associated with malignant disease. Brain **90**, 31–66 (1967). – 5. Haynal, A., Regli, F.: Neurologische Symptome beim M. Hodgkin. Schweiz. med. Wschr. **94**, 1515 (1964). – 6. Jellinger, K., Seitelberger, F.: Beitrag zur progressiven multifokalen Leukoencephalopathie. Dtsch. Z. Nervenh. **187**, 749–769 (1965). – 7. Nonne, M.: Weitere Erfahrungen zum Kapitel der Diagnose von komprimierenden Rückenmarkstumoren. Dtsch. Z. Nervenh. 47–48, 478 (1913). – 8. Rewcastle, N. B.: Subacute cerebellar degeneration with Hodgkin disease. Arch. Neurol. (Chic.) 407–413 (1963). – 9. Richardson, E. P. jr.: Progressive multifocal leucoencephalopathy. New Engl. J. Med. **165**, 815–823 (1961). – 10. Sternberg, C.: Die Lymphogranulomatose. Klinsch. Wschr. **12**, 529 (1925). – 11. Thies, H., Kiefer, H. H., Noetzel, H.: Die neurologischen Komplikationen bei maligner Lymphogranulomatose. Dtsch. med. Wschr. **86**, 1908 (1961). – 12. Thomas, C., Zengerling, W., Noetzel, H.: Neurologische Formen des paraneoplastischen Syndroms. Stuttgart-New York: Schattauer 1972. – 13. Walthard, K. M.: Rückenmarkserweichung bei Lymphogranulom im extraduralen spinalen Raum; Lymphogranulom des Uterus als Nebenbefund. Z. ges. Neurol. Psych. **97**, 1 (1925). – 14. Williams, H. M., Diamond, H. D., Craver, L. F., Parsons, H.: Neurological complications of lymphomas and leukemias. Springfield, Ill.: Thomas 1959.

Hayduk, K., Benz, R. (Med. Univ.-Klinik Tübingen, Abt. III): **Hypokaliämie bei cerebralen Erkrankungen**

Die Hypokaliämie stellt ein Symptom dar. Es sollte deshalb immer versucht werden, die Ursache der Hypokaliämie aufzudecken. Als Ursachen der Hypokaliämie sind in erster Linie zu nennen: Unzureichende Kaliumzufuhr, verstärkte intestinale und renale Kaliumverluste sowie Transmineralisationsvorgänge. Daneben wurde bei Pneumencephalographie eine Hypokaliämie, deren Ätiologie weitgehend unbekannt ist, beobachtet [4, 5]. Ebenso wurde eine Hypokaliämie in Einzelfällen bei Hirntumoren [2] und bei tuberkulöser Meningitis [6] beschrieben. Bei neurochirurgischen Eingriffen [2] und beim sog. Pseudotumor-cerebri-Syndrom [3] kommt es ebenfalls zur Hypokaliämie.

Wir konnten in Einzelfällen bei cerebralen Insulten eine Hypokaliämie beobachten. Es stellten sich hierauf folgende Fragen:

1. Stellt die Hypokaliämie bei Apoplexie eine Zufallsbeobachtung dar oder findet sich tatsächlich ein gehäuftes Auftreten der Elektrolytstörung bei Apoplexie?

2. Findet sich auch bei anderen cerebralen Erkrankungen eine Hypokaliämie?

3. Bestehen Beziehungen zwischen Kaliumwerten und anderen Daten der Patienten mit cerebralen Erkrankungen?

4. Sind aus den vorhandenen Aufzeichnungen Schlüsse auf die Ursache der möglichen Veränderungen des Serumkalismus zu ziehen?

Patientengut

Wir werteten die Krankenblätter aller Patienten der Medizinischen Univ. Klinik Tübingen aus, bei denen in den Jahren 1970–1973 die Diagnose Apoplexie bzw. in den Jahren 1968–1973 die Diagnose Meningitis oder Encephalitis gestellt wurde. Es wurden die Krankenblätter von 184 Patienten mit Apoplexie, 71 Patienten mit Meningitis und 8 Patienten mit Encephalitis beurteilt. Alle Patienten, die vor der Aufnahme Medikamente erhalten hatten, die den Kaliumhaushalt beeinflussen, kamen nicht zur Auswertung. Die Gruppe der Patienten mit Apoplexie umfaßte danach 134 Personen, die der Patienten mit Meningitis und Encephalitis 57 bzw. 7 Personen. Als Kontrollen dienten gleichaltrige Patienten, die wegen anderer Erkrankungen in die Klinik aufgenommen wurden.

Ergebnisse und Diskussion

1. Die Kaliumwerte der Patienten mit Apoplexie lagen mit 3,76 ± 0,04 mval/l signifikant niedriger als die Kaliumwerte der entsprechenden Kontrollpersonen mit 4,17 ± 0,04 mval/l (p < 0,001). 35% der Patienten wiesen eine Hypokaliämie auf, während bei der Kontrollgruppe lediglich in 3,1% eine Hypokaliämie vorlag. – 66 Patienten mit Apoplexie kamen innerhalb der ersten 24 Stunden nach Krankheitsbeginn zur Aufnahme; davon waren 24 hypokaliämisch. Von den 29 Patienten, die erst nach dem 3. Krankheitstag aufgenommen wurden, waren lediglich 8 hypokaliämisch.

2. Die Patienten mit Meningitis zeigten mit 3,62 ± 0,07 mval/l ebenfalls niedrigere Kaliumwerte als die Kontrollpersonen (4,18 ± 0,06 mval/l; p < 0,001). Bei dem Patienten mit Meningitis lag der Anteil der hypokaliämischen Patienten mit 48,3% deutlich höher als bei den Patienten mit Apoplexie; keine der entsprechenden Kontrollpersonen wies eine Hypokaliämie auf. – Bei den Patienten mit Encephalitis, deren Beurteilbarkeit wegen der geringen Fallzahl eingeschränkt ist, lag das Serumkalium mit 3,39 ± 0,12 mval/l ebenfalls niedriger als bei den Kontrollpersonen mit 3,89 ± 0,09 mval/l (p < 0,01). Bei 7 Patienten mit Encephalitis fand sich eine Hypokaliämie; keine der Kontrollpersonen war hypokaliämisch.

3. Bei den Patienten mit Apoplexie und Hypokaliämie war der systolische Blutdruck um 10 mm Hg, die Körpertemperatur um 0,2° C und die Leukozytenzahl im peripheren Blut mit 1200/cmm höher als bei den normokaliämischen Patienten. – Bei bakterieller Meningitis fand sich in 13 von 17 Fällen eine Hypokaliämie, während sich bei der Meningitis viraler Genese dieser Befund inkonstant zeigte. Bei keinem der 6 Patienten mit Mumpsmeningitis wurde eine Hypokaliämie beobachtet. Bei Meningitis mit Hypokaliämie war die Leukozytose im Durchschnitt um etwa 5000 Zellen/cm ausgeprägter als bei den normokaliämischen Patienten.

4. Unsere Retrospektiv-Studie erlaubt keine Aussagen über die Ursachen der Hypokaliämie. Man kann vermuten, daß der Hypokaliämie die gleiche noch unbekannte Ursache zugrunde liegt wie der Hypokaliämie nach Pneumencephalographie. Das rasche Auftreten der Hypokaliämie nach Krankheitsbeginn besonders bei dem Patienten mit Apoplexie läßt Transmineralisationsvorgänge vermuten. Andere gerichtete Elektrolytstörungen waren nicht nachweisbar. Eine respiratorische Alkalose war bei einigen Patienten mit Hypokaliämie nachweisbar, aber auch andere Veränderungen des Säure-Basen-Haushaltes mit Ausnahme einer respiratorischen Azidose traten auf. Schließlich läßt sich vor allem bei längerer Krankheitsdauer ein sekundärer Aldosteronismus als Ursache der Hypokaliämie (Lit. s. [1]) nicht ausschließen.

Literatur

1. Baethmann, A., Koczorek, Kh. R.: Dtsch. med. Wschr. **100**, 570 (1975). – 2. Cooper, I. S.: J. Neurosurg. **10**, 389 (1953). – 3. Koczorek, Kh. R., Angstwurm, H., Baesthmann, A., Engelhardt, D., Reulen, H. J., Schmiedek, P., Vogt, W., Simon, B., Frick, E., Brendel, W.: In: Postoperative Störungen des Elektrolyt- und Wasserhaushaltes. Pathophysiologie und Therapie (Hrsg. E. S. Bücherl, F. Krück, W. Leppla, F. Scheler) S. 177. Stuttgart-New York: Schattauer 1968. – 4. Krause, D. K., Kaufmann, W., Hayduk, K., Heckl, R.: Verh. Dtsch. Ges. Inn. Med. **79**, 754 (1973). – 5. Podda, M., Agostini, A., Pintus, F., Signorini, G.: Brit. med. J. **1971 I**, 587. – 6. Rapoport, S., West, C. D., Brodsky, W. A.: J. Lab. Clin. Med. **37**, 550 (1951).

Dorst, K. G., Zumkley, H. (Med. Poliklinik, Münster): **Zentrale Hypernatriämische Hyperosmolare Komata**

Störungen im Wasser- und Elektrolythaushalt können abhängig vom Schweregrad zu zentralnervösen Ausfalls- bzw. Reizerscheinungen einschließlich Komata führen. Besonders die mit Wassermangel (isotone, hypotone und hypertone Dehydratation) verbundenen Störungen können zerebrale Komplikationen zur Folge haben. Es treten Verwirrtheitszustände, Krämpfe, schließlich Bewußtlosigkeit und tiefes Koma auf. Eine besonders gefürchtete Störung ist die hypertone Dehydratation. In Abhängigkeit vom Schweregrad entwickeln sich eine Hypernatriämie und Hyperosmolarität. Ohne entsprechende therapeutische Maßnahmen kann es zum hypernatriämisch-hyperosmolaren Koma kommen [7].

In der vorliegenden Arbeit soll anhand unseres Krankengutes über klinische Aspekte dieser Komata berichtet werden. In diesem Zusammenhang soll die mögliche zentrale Genese bei einem Teil der hypernatriämisch-hyperosmolaren Komata diskutiert werden.

Krankengut und Methodik

Es wird über 26 Patienten mit hypernatriämisch-hyperosmolaren Komata berichtet. Als Grunderkrankung lag in je neun Fällen eine chronische Niereninsuffizienz sowie eine primäre zerebrale Erkrankung vor, von den letzteren waren fünf Patienten an einer postinfektiösen Enzephalitis erkrankt. Labortechnisch berücksichtigt wird die Natriumkonzentration im Plasma und Erythrocyten sowie die Osmolarität [6] (Abb. 1).

Ergebnisse

In Abb. 2 sind die extra- und intrazellulären Natriumkonzentrationen sowie die Osmolarität vor und nach Behandlung zusammengefaßt. Vor Therapiebeginn zeigt sich eine Erhöhung der Serumosmolarität sowie die Natriumkonzentration im Plasma und Erythrocyten. Nach entsprechender Behandlung ist bei den Patienten mit wahrscheinlich nicht primär zentral ausgelösten hypernatriämisch-hyperosmolarem Koma ein im wesentlichen normaler laborchemischer Befund zu erheben.

Bei den Patienten mit primär zentral ausgelöstem hypernatriämisch-hyperosmolarem Koma liegen die Natriumkonzentrationen im Plasma und Erythrozyten vor Behandlung

Grunderkrankung	Anzahl der Patienten
Chronische Niereninsuffizienz	9
Enzephalitis	5
Postoperativ	3
Zerebrale Blutung	1
Hirntumor	1
Sinus-Cavernosus-Thrombose	1
Zerebral-Sklerose	1
Herzinfarkt	1
Coma diabeticum hyperosmolar, nicht ketoacidotisches	1
Tablettenintoxikation	1
Colitis ulcerosa	1
Sepsis bei Vitium Cordis	1

Abb. 1. Grunderkrankungen der Patienten mit hypernatriämisch-hyperosmolaren Komata

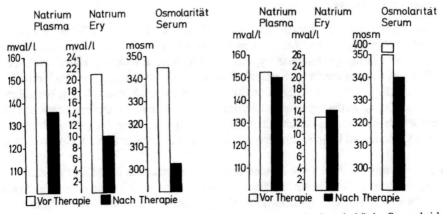

Abb. 2. Natriumkonzentrationen in Plasma und Erythrozyten sowie Osmolarität im Serum bei hypernatriämisch-hyperosmolaren Komata (n = 26)

etwas niedriger als bei den übrigen Krankheitsbildern. Trotz ausreichender und gezielter Therapie blieben die Natriumwerte jedoch erhöht, die intrazellulären Natriumkonzentrationen stiegen zum Teil noch weiter an. Die Serumosmolarität blieb ebenfalls unverändert hoch.

Diskussion

Unsere Befunde zeigen, daß bei nicht zentral bedingten hypernatriämisch-hyperosmolaren Komata die erhöhten intra- und extrazellulären Natriumwerte sowie die Osmolarität bei entsprechender Therapie im allgemeinen normalisiert werden. Bei zentral bedingten Komata bleiben die ebengenannten Werte jedoch häufig erhöht.

In der Pathogenese der hypernatriämisch-hyperosmolaren Komata ist der Wassermangel von erheblicher Bedeutung. Dadurch bedingt wird eine Verminderung des extraund intrazellulären Volumens mit Anstieg der Natriumkonzentration und der Osmolarität in diesen Räumen. Ein Wassermangel kann grundsätzlich bei allen Krankheiten, die mit Polyurie einhergehen, auftreten (chronische Niereninsuffizienz in der polyurischen Phase, Diabetes mellitus, Diabetes insipidus, Hypercalcämien unterschiedlicher Genese). Neben den renalen können extrarenale Flüssigkeitsverluste (Erbrechen, starkes Schwitzen, Durchfälle) zum gleichen Krankheitsbild führen. Weiter sind bewußtlose Patienten gefährdet, die kein Durstgefühl äußern können.

Auffällig ist das häufige Auftreten hypernatriämisch-hyperosmolarer Komata bei zerebralen Erkrankungen. In unserem Krankengut lag in fünf Fällen eine Enzephalitis vor. Von anderen Autoren wurden ähnliche Beobachtungen gemacht. Bei Hirnblutungen, bei Zuständen nach Hirnoperationen sowie Poliomyelitis wird über eine therapieresistente Hypernatriämie und Hyperosmolarität berichtet [1, 2, 3, 4, 5]. Als Ursache der schwer beeinflußbaren Hypernatriämie und Hyperosmolarität werden Störungen im Aldosteronbzw. ADH-Stoffwechsel angenommen, daneben werden irreversible Schädigungen einer Zellareals (in der Nachbarschaft des dritten Ventrikels und des Hypothalamus) diskutiert [4]. Die Prognose der hypernatriämisch-hyperosmolaren Komata hängt sowohl von der Dauer ihres Bestehens als auch von der Grunderkrankung ab. Bleibt die Störung länger als drei Tage unbehandelt bestehen, so ist mit einer irreversiblen Hirnzellschädigung zu rechnen. Bei primär zerebralen Erkrankungen (Enzephalitis) ist die Prognose schlecht. Alle neun Patienten mit primär zentral bedingten hypernatriämisch-hyperosmolaren Komata starben. Bei den anderen Grunderkrankungen überlebten 60% der Patienten das Koma.

Zusammenfassung

Es wird über 26 Patienten mit hypernatriämisch-hyperosmolaren Komata berichtet. Labortechnisch waren die Natriumkonzentration im Plasma und Erythrocyten sowie die Serumosmolarität deutlich erhöht. Als Grunderkrankung bestanden in je neun Fällen eine chronische Niereninsuffizienz bzw. primär zerebrale Erkrankungen. Primär zentral ausgelöste hypernatriämisch-hyperosmolare Komata sind therapeutisch nur schwer zu beeinflussen. Die Prognose ist in diesen Fällen ungünstig. Eine zentrale Genese wird diskutiert.

Literatur

1. Crigler, J. et al.: Hyperosmolarity in Patients Following Radical Surgical Treatment of Craniopharyngioma. Amer. J. Dis. Child. 102, 469 (1961). — 2. Cooper, S. et al.: Unusual Elektrolyte Abnormalities Associated with Cerebral Lesions. Staff Meetings of Mayo Clinic 12, 345 (1951). — 3. Daily, W. J. et al.: Hyperosmolarity (Hypernatriemia) with Cerebral Disease. Acta Paediat. Scand. 56, 97 (1967). — 4. Gordon, G. et al.: Hypernatriemia, Azotemia and Acidosis after Cerebral Injury. Amer. J. Med. 23, 543 (1957). — 5. Truniger, B.: Pathophysiologie und Ursachen der Hypernatriämie. Dtsch. Med. Wschr. 95, 521 (1970). — 6. Wessels, F.: Essentielle Hypertonie, Untersuchungen zur Ätiologie und Pathogenese. München: Urban und Schwarzenberg 1975. — 7. Zumkley, H. et al.: Hypernatriämisch-hyperosmolare Komata. Therapiewoche 24, 3960 (1974).

Frank, G. (Univ. Nervenklinik, Marburg): **Zur Differentialdiagnose episodischer Amnesien**

Episodische Amnesien sind heterogene, flüchtige psychoorganische Syndrome mit dem gemeinsamen Leitsymptom einer Gedächtnisstörung. Weitergehende Bewußtseinsveränderungen oder Störungen der Handlungsfähigkeit und Kommunikation mit der Umwelt treten in den Hintergrund oder fehlen. Dem Beobachter können solche — häufig nur als vorübergehende Zerstreutheit oder Unaufmerksamkeit wirkenden — Episoden ebenso entgehen wie — infolge der Amnesie — dem Betroffenen selbst.

Episodische Amnesien grenzen sich damit ab einerseits von den irreversiblen Formen der amnestischen Demenz und des Korsakoff-Syndroms und andererseits von den limitierten, kortikalen Amnesien [2]. Sie sind nicht identisch mit den amnestischen Durchgangssyndromen [26], obwohl sie wie diese das ätiologisch unspezifische Grundmuster des reversiblen amnestischen Syndroms zeigen. Psychopathologisch entsprechen sie den sogenannten geordneten Dämmerattacken, die akut beginnend häufig im Schlaf ausklingen.

Das gemeinsame Reaktionsmuster kennzeichnet sich durch eine zeitlich begrenzte schwere Störung des Erinnerungsvermögens und der Merkleistung mit der von Schädelhirntraumen her geläufigen retrograden und anterograden Amnesie. Unmittelbares und Altgedächtnis bleiben intakt. Der amnestische Zustand endet mit der Wiederkehr des Merk- und Erinnerungsvermögens und hinterläßt eine ausgestanzte, bleibende (anterograd-amnestische) Erlebnislücke. Als Ausdruck einer Funktionsstörung vorwiegend limbischer Struktur, insbesondere infero-medialer Anteile beider Schläfenlappen wird diese Reaktionsform — im Gegensatz zu den kortikalen Amnesien — als axiale Amnesie bezeichnet [2]. Der Prototyp eines solchen isolierten, amnestischen Zustandsbildes ist das 1964 von Fisher und Adams beschriebene Syndrom der transienten globalen Amnesie (ictus amnésique). Das zumeist singuläre Ereignis tritt mit einem Manifestationsgipfel um das 50. bis 70. Lebensjahr akut auf, um sich nach durchschnittlich 4 bis 5 Stunden spontan zurückzubilden. Wir überblicken sieben eigene Fälle; zwei konnten während einer Episode ausführlicher psychopathologisch und psychopathometrisch untersucht werden. Die Betroffenen sind sich ihrer schweren amnestischen Behinderung zumeist bewußt und reagieren ängstlich-unruhig. Häufig werden begleitende Kopfschmerzen und leichtes Unwohlsein geklagt. Neurologische, elektroencephalographische, kontrastradiologische und humorale Auffälligkeiten sind unspezifisch oder fehlen.

Differentialdiagnostisch sind neben dieser ursächlich ungeklärten, idiopathischen Manifestationsform episodischer Amnesien ein Reihe ätiologisch bekannter abzugrenzen.

So konnten wir in sechs weiteren Fällen mit einem Durchschnittsalter von 54 Jahren amnestische Episoden als integrierten Bestandteil einer Migräne beobachten — zweimal bei Cephalaea vasomotorica und viermal bei klassischer Migräne — und zwar als Migräneprodromi oder -äquivalente. Diese bei jugendlichen Migränekranken häufig delirant gefärbten Zustandbilder sind jenseits des 40. Lebensjahres frei von solchen psychotischen Symptomen und völlig identisch mit dem Syndrom der transienten globalen Amnesie. Begleitende oder nachfolgende Kopfschmerzen, viszeral-vegetative Erscheinungen und vereinzelte neurologische Herdzeichen sind nicht obligat.

Erscheinungsbildlich identische Zustände treten als sogenannte isolierte traumatische Amnesien ohne initiale Bewußtseinslosigkeit nach gedeckten, leichten Schädelhirnverletzungen auf [9, 21]. Intermittierende Ischämien im vertebro-basilären Bereich bei arteriosklerotischen [25] oder entzündlichen Gefäßprozessen [6a, 5] oder Gefäßfehlbildungen insbesondere in hinteren Abschnitten des Circulus arteriosus Willisii [17] können identische Bilder verursachen oder begünstigen. In einem von uns beobachteten Falle rezidivierender stundenlanger Amnesien ließ sich eine Subclavia-Stenose links nachweisen mit Stromumkehr der linken A. vertebralis und Stealsyndrom im Bereiche des Basilaris-Systems.

Mehrfach rezidivierende, bis zu Tagen anhaltende amnestische Episoden, häufig mit Gesichtsfeldstörungen und anderen neurologischen Begleiterscheinungen wurden als Prodromi des sogenannten amnestischen Schlaganfalles [3, 12] bei Stenose oder Verschluß beider Aa. cerebri posteriores bekannt. Strukturell gleiche Amnesien, z. T. mit transitorischer kortikaler Blindheit und Anosognosie werden als Komplikationen selektiver Katheter-Angiographien der Vertebral- [24] und Herzkranzarterien [22] beschrieben. Wir beobachteten einen solchen Fall nach Brachialis-Angiographie.

Erst in jüngerer Zeit wurde auf episodische Amnesien als Symptome basisnaher cerebraler Raumforderungen wie Hypophysenadenome [13] oder in hinteren Anteilen des limbischen Systems gelegene Glioblastome [1, 6] aufmerksam gemacht. Rezidivierende amnestische Episoden können hierbei in ein Korsakoff- oder Demenzsyndrom einmünden.

Amnestische Zustände sind ferner als seltene Sonderform der Narkolepsie [20, 23] und relativ häufiger als essentielle Manifestationsform der Temporallappenepilepsie [14, 7] und des Petit-mal-Status [25] bekannt. Diese paroxysmalen amnestischen Bilder sind mitunter nur durch die Anfallsvorgeschichte und das EEG vom Syndrom der transienten globalen Amnesie abzugrenzen.

Diesen geordneten Dämmerattacken ähnliche episodische Amnesien werden darüber hinaus bei toxisch-metabolischen Prozessen gesehen, rezidivierend z. B. in hypoglykämischen Zuständen bei Inselzelladenom [19] und gleichsam als Anästhesie-Effekt unterhalb der Anästhesie-Schwelle, übrigens ohne Bewußtseinstrübung oder Störung der intellektuellen Leistungsfähigkeit, also Folge eines Hypnotika- oder Tranquilizer-Gebrauchs [4, 10]. Die bekannten „black outs" unter Alkoholeinwirkung sind identische amnestische Syndrome ohne jegliche Intoxikationszeichen [11]. Überdosen von Oxychinolin (Enterovioform) haben einen ähnlichen Effekt [15, 16], hier ganz offensichtlich mit einer selektiven Affinität zum mnestischen System [18]. Transitorische Amnesien metabolisch-toxischer Genese sind jedoch in den meisten Fällen, insbesondere bei hepatogenen, renalen, enteralen oder fieberhaften Prozessen als hirn-diffuse amnestische Durchgangssyndrome zu werten.

Die passageren Amnesien psychogener Prägung lassen das charakteristische Grundmuster organischer Amnesien vermissen. Als Ausdruck einer affekt- und motivationsgesteuerten Verdrängung und Konversion finden sich sowohl totale Amnesien mit völligem Verlust der persönlichen Identität wie auch selektive Erinnerungsverluste lediglich für unangenehme Erfahrungen. Die Merkfähigkeit ist im Gegensatz zu organischen Amnesien nahezu immer ungestört [8]. Hiervon abzugrenzen sind Gedächtnisstörungen bei Depressionen, wo Wahrnehmungs- und Erinnerungsvermögen durch Hemmung behindert werden [26], und simulierte Amnesien. Affektbesetzte Auslösesituationen allein lassen sich im übrigen differentialdiagnostisch nicht verwerten, da sie nicht selten auch bei organischen Amnesien gefunden werden.

Literatur

1. Aimard, G., Trillet, M., Perroudon, C., Tommasi, M., Carrier, H.: Ictus amnésique symptomatique d'un glioblastome interessant le trigone. Rev. Neurol. **124**, 392–396 (1971). – 2. Barbizet, J.: Psychophysiological mechanismus of memory, In: Handbook of Clinical Neurology, Bd. 3 p. 258–267. (Eds. P. J. Vinken and G. W. Bruyn), North Holland: Amsterdam 1969. – 3. Benson, D. F., Marsden, C. D., Meadows, J. C.: The amnesic stroke (abstract). Neurology **23**, 400 (1973). – 4. Berner, P.: Gedächtnisstörungen bei Intoxikationen. In: Das Gedächtnis – Gedächtnisstörungen. (Eds. Fontanari, D. Kugler, J. und H. Lechner), S. 59–62. München-Gräfeling: Banaschwesky 1974. – 5. Bolwig, T. G.: Transient global amnesia. Acta neurol. scand. **44**, 101–196 (1968). – 6. Boudin, G., Pepon, B., Mikol, J., Jaguenau, M., Vernant, J. Cl.: Gliome du systeme Limbique postérieur, revélé par une amnésie globale transitoire. Rev. Neurol. (Paris) **131**, 157–163 (1975). – 6a. Cloake, P. C. P. 1951: zit. bei Whitty, C. W. M. und W. A. Lishman (1966). – 7. Croft, P. B., Heathfield, K. W. G., Swash, M.: The differential diagnosis of transient amnesia. Brit. Med. J. **4**, 593–596 (1973). – 8. Fisher, C. M., Adams, R. D.: Transient global amnesia. Acta Neurol. Scand. **40** (Suppl. 9), 7–83 (1964). – 9. Fisher, C. M.: Concussion amnesia. Neurology (Minneap.) **16**, 826–830 (1966). – 10. Gilbert, J. J., Benson, O. F.: Transient global amnesia: Report of two cases with definite etiologies. J. nerv. ment. Diss. **154**, 461–464 (1972). – 11. Goodwin, D. W., Crane, J. B., Guze, S. B.: Alcoholic "black outs". A review and clinical study of 100 alcoholics. Amer. J. Psychiat. **126**, 191–198 (1969). – 12. Halsey, J. H. jr.: Cerebral infarction with transient global amnesia. Ala. J. med. Sci. **4**, 436–438 (1967). – 13. Hartley, T. C., Heiman, K. M., Garcia-Bengochea, F.: A case of transient global amnesia due to a pituitary tumor. Neurology **24**, 993–1000 (1974). – 14. Jackson, J. H.: Selected writings of John Hughlings Jackson. Vol. 1. On epilepsy and epileptiform convulsiones. London: Hodder and Stoughton 1932. – 15. Kaeser, H. E., Scollo-Lavizarri, G.: Akute zerebrale Störungen nach hohen Dosen eines Oxychinolinderivates. Dtsch. med. Wschr. **95**, 394–397 (1970). – 16. Kjaersgaard, K.: Amnesia of the clioquinol. Lancet **1971** I, 1086. – 17. Kugler, J.: Amnesien bei zerebrovasculärer Insuffizienz. Ärztl. Praxis **26**, 2193–2199 (1974). – 18. Püschner, Th., Fankhauser, R.: Neuropathologische Befunde bei experimenteller Vioform-Vergiftung der weißen Maus. Schweiz. Arch. Tierheilk. **111**, 371–379 (1969). – 19. Romano. J., Coan, G. P.: Physiologic and psychologic studies in spontaneous hypoglykemia. Psychosomat. Med. **4**, 283 (1942). – 20. Roth, B.: Narkolepsie und Hypersomnie. Berlin: VEB-Verlag Volk und Gesundheit 1962. – 21. Scherzer, E.: Gedächtnisstörungen bei Kopfverletzungen. In: Das Gedächtnis – Gedächtnisstörungen. (Eds. Fontanari, D., Kugler, J. und H. Lechner), S. 95–103. München-Gräfelfing:

Banschewski 1974. — 22. Shuttleworth, E. C., Wise, G. R.: Transient global amnesia due to arterial embolism. Arch. Neurol. (Chicago) **29**, 340—342 (1973). — 23. Tharp, B. R.: Narcolepsy and epilepsy. In: Dement, W. C. and P. Passonaut: Proc. First Internat. Sympos. Narcolepsy. La Grande Motte, Juli 1975 (im Druck). — 24. Tribolet, N. de, Assal, G., Oberson, R.: Syndrome de Korsakoff et cécité corticale transitoires après angiographie vertébrale. Schweiz. med. Wschr. **105**, 1506—1509 (1975). — 25. Whitty, C. W. M., Lishman, W. A.: Amnesia in cerebral disease. In: Amnesie (Eds. C. W. M. Whitty and O. L. Zangwill), S. 36—76. London: Butterworth 1966. — 26. Wieck, H. H.: Zur Klinik der sogenannten symptomatischen Psychosen. Dtsch. med. Wschr. **81**, 1345—1349 (1956).

Dommasch, D., Grüninger, W., Samland, O., Przuntek, H. (Neurolog. Univ.-Klinik u. Poliklinik, Würzburg): **Liquorzytologische Methoden zum Nachweis von Tumorzellen in der klinischen Diagnostik und Therapie-Kontrolle neoplastischer Prozesse**

Zytologische Untersuchungen von Liquorproben haben an praktisch klinischer Bedeutung gewonnen, seitdem neoplastische Meningosen zunehmend mit intrathekalen Zytostatika behandelt werden [12], bei Leukosen von Kindern und Erwachsenen eine Prophylaxe der meningealen Beteiligung versucht wird und ähnliche Maßnahmen auch in der Therapie von Medulloblastomen erprobt werden [10]. Eine zytologische Differenzierung, besonders auch der Nachweis von Tumorzellen im zellarmen Liquor, ist an Ausstrichen von zentrifugierten Liquorproben kaum möglich. Verschiedenste Präparationsmethoden sind beschrieben worden; aus einfachen Elementen bestehende Sedimentationskammern [1] nach dem Sayk'schen Prinzip der Spontansedimentation oder die apparativ aufwendigere aber leicht zu handhabende Zytozentrifuge [5] sind für die klinische Diagnostik zu empfehlen. In der Routinediagnostik werden die Präparate nach May-Grünwald-Giemsa (MGG) gefärbt.

In der Hämatologie übliche Färbungen mit Enzym-Reaktionen oder der Perjodsäure-Leukofuchsin (PAS)-Reaktion können an Liquorzellpräparaten durchgeführt werden [8], was bei Leukosen den Vergleich mit den neoplastischen Zellen in Blut und Knochenmark ermöglicht. Die Fluorochromierung mit Acridin-Orange [2,7] ließ in Liquorzellen bei Meinigosis leukaemica bei akuter myeloischer und lymphatischer Leukaemie Zytoplasma und Nukleolen orange bis rot, die Zellkerne grün-gelb bis leuchtend gelb darstellen. In MGG-gefärbten Präparaten kann die Differentialdiagnose zwischen lymphozytären Pleozytosen bei entzündlichen Prozessen und Meningosis neoplastica bei akuter und chronischer lymphatischer Leukose Schwierigkeiten bereiten. Nach Form und Größe auffällige Zellen fanden sich dagegen im Liquor von Patienten mit malignen Lymphomen, auch bei nur mäßiger Pleozytose oder normaler Liquorzellzahl.

Tumorzellen von verschiedenen Adenokarzinomen können — vor allem bei massiver Liquoraussaat unter dem klinischen Bild einer Meningitis carcinomatosa — oft schon in der Zählkammer beim ersten Mustern der Liquorprobe auffallen, auch in der MGG-Färbung sind sie gut von nicht neoplastischen Liquorzellen zu unterscheiden. Bei nur geringem Anteil von Tumorzellen in Liquorproben, etwa bei Tumorblutung oder bei zerebralen oder spinalen Metastasen ohne Erhöhung der Liquorzellzahl, ließen sich Adenokarzinom-Zellen deutlich in der Acridin-Orange-Fluoreszenz darstellen. Nach intrathekaler zytostatischer Chemotherapie waren die wenigen verbliebenen, zum Teil regressiv veränderten, Tumorzellen bei Meningosis neoplastica eines Mamma-Karzinoms in der PAS-Färbung [11] eines Sedimentationskammer-Präparates zu identifizieren (Abb. 1). Wenn im Zentralnervensystem und in anderen Organen keine soliden Metastasen vorhanden sind, können karzinomatöse Meningosen über längere Zeit mit einer

666

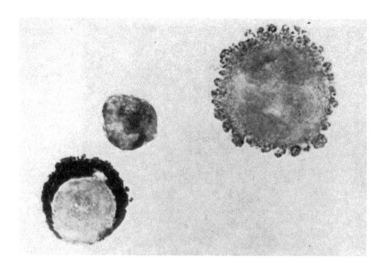

Abb. 1. Meningosis carcinomatosa unter intrathekaler Chemotherapie. Mamma-Karzinom. PAS-gefärbtes Liquorzellpräparat

Kombination von systemischer und intrathekaler zytostatischer Therapie behandelt werden, in einem unserer Fälle über 22 Monate. Schwerwiegende neurologische Ausfälle können dabei völlig zurückgehen. Die intrathekale Therapie, die wir mit wiederholten lumbalen oder zisternalen Applikationen durchführen, erfordert die regelmäßige zytologische Untersuchung jeder Liquorprobe. Ein ansteigender Anteil von Tumorzellen läßt auch bei niedriger Liquorzellzahl ein drohendes Rezidiv der klinischen Symptomatik annehmen; Dosis und Frequenz der intrathekalen Zytostatika-Gaben sollten nach diesen Befunden modifiziert werden. Bei gründlicher Untersuchung der Liquorproben bei intrathekal behandelten karzinomatösen Meningosen wurden regelmäßig auch bei scheinbar saniertem Liquor noch vereinzelte Tumorzellen nachgewiesen. Als Reaktion auf die intrathekale Therapie treten Liquorpleozytosen sowohl von polymorphkernigen Leukozyten wie von Monozyten und Histiozyten auf [3, 5].

In der klinischen Diagnostik vom primären neoplastischen Prozessen des Zentralnervensystems sind liquorzytologische Befunde gelegentlich bei Medulloblastomen, seltener bei Ependymomen und Plexus-Papillomen, zu verwerten; ein sicherer Nachweis von Tumorzellen und eine Artdiagnose sind bei anderen Hirntumoren extrem selten möglich. Bei Kleinhirn-Medulloblastomen im Lumballiquor nachweisbare Tumorzellen signalisieren mögliche spinale Metastasen; eine Prophylaxe ist spätestens dann zu erwägen. Differentialdiagnostisch sind bei Medulloblastom-Aussaat im Liquor Exfoliationen von Plexus und Ependym [13] zu beachten, nach Strahlentherapie auch die dann manchmal vermehrt im Liquor auftretenden Makrophagen.

Proliferierende Tumorzellen aus dem Liquor können unter Gewebekultur-Bedingungen längere Zeit vital erhalten und vermehrt werden [9], auch bei nur mäßiger Proliferationstendenz wie bei Medulloblastom (Abb. 2). Diagnostisch kann jedoch lediglich das atypische Auswachsen dieser Zellen verwertet werden, gegenüber nicht neoplastischen Zellen, die bei bestimmten Erkrankungen auch in Liquorzellkulturen proliferationsfähig sind [3]. Gleiche Einschränkungen [4, 6] gelten beim Nachweis proliferationsfähiger Liquorzellen durch ³H-Thymidin-Autoradiographie [7] für die Tumordiagnostik. Eine Anwendung dieser Methode ist jedoch zur Messung der Zytostatika-Empfindlichkeit von Tumorzellen im Liquor denkbar, während wegen methodischer Schwierigkeiten bei der

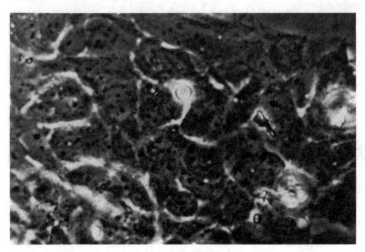

Abb. 2. Liquorzellkultur bei Kleinhirn-Medulloblastom. Phasenkontrast

Liquorzellkultur in vitro-Untersuchungen mit diesem Material schwer durchführbar sind. Eine einfache Form der Therapie-Kontrolle besteht in der Vitalitäts-Bestimmung von Tumorzellen aus dem Liquor im Verlauf der intrathekalen Zytostatika-Gaben.

Literatur

1. Bammer, H.: Dtsch. Z. Nervenheilk. **185,** 89 (1963). — 2. Bertalanffy, L., Masin, F., Masin, M.: Cancer **11,** 873 (1958). — 3. Dommasch, D.: J. Neurol. **209,** 103 (1975). — 4. Dommasch, D., Schultze, B., Grüninger, W.: Klin. Wschr. (im Erscheinen). — 5. Drewinko, B., Sullivan, M. P., Martin, T.: Cancer **31,** 1331 (1973). — 6. Fukui, M., Yamakawa, Y., Yamasaki, T., Kitamura, K., Tabira, T., Sadoshima, S.: J. Neurol. **210,** 143 (1975). — 7. Kölmel, H., Choné, B.: Nervenarzt **43,** 644 (1972). — 8. Möbius, W., Hellriegel, K. P., Terheggen, H. G.: Med. Welt **22,** 654 (1971). — 9. Müller, W.: Z. Neurol. **198,** 315 (1970). — 10. Norrell, H., Wilson, H.: JAMA **201,** 15 (1967). — 11. Olischer, R. M.: Psychiat. Neurol. med. Psychol. **24,** 716 (1972). — 12. Osieka, R., Schmidt, C. G.: Dtsch. med. Wschr. **100,** 563 (1975). — 13. Wilkins, R. H., Odom, G. L.: J. Neurosurg. **41,** 555 (1974).

Druschky, K.-F., Schaller, K. H. (Univ.-Nervenklinik mit Poliklinik u. Inst. für Arbeits- u. Sozialmedizin u. Poliklinik f. Berufskrankheiten d. Univ. Erlangen-Nürnberg): **Diagnostische Kriterien und neuropsychiatrische Leitsymptome der akuten intermittierenden Porphyrie — Ergebnisse einer Feldstudie**

Die akute intermittierende Porphyrie (AIP) ist eine relativ seltene Erkrankung. Sie spielt deshalb, wie Janzen [6] betont, bei den Überlegungen der Ärzte nur eine sehr geringe Rolle. Nach unseren Erfahrungen [3] vergehen vom erstmaligen Auftreten der typischen Symptome bis zur Sicherung der Diagnose im Durchschnitt drei Jahre. Diese langdauernde Verkennung ist nicht zuletzt auf die Vielgestaltigkeit der Symptomatik zurückzuführen, die mehrere Fachdisziplinen berührt. Inadäquate ärztliche Maßnahmen können wegen der bestehenden Medikamentenidiosynkrasie zu deletären Verschlechterungen führen. Zuverlässige Methoden für eine sichere Diagnosestellung und zur Früherkennung latenter Träger dieser Erkrankung sind wünschenswert [1, 2].

Die diagnostischen Möglichkeiten bei der AIP wurden durch die in den letzten Jahren erzielten Fortschritte in der Klärung des biochemischen Mechanismus wesentlich bereichert. Während Tschudy und Mitarb. [15] als primären Defekt der AIP eine vermehrte Induktion der Delta-Aminolaevulinsäure-Synthetase (ALA) annahm, wiesen Heilmayer und Clotten [5] sowie Miyagi und Mitarb. [9] in der Leber von AIP-Patienten eine verminderte Aktivität der Uroporphyrinogen I-Synthetase (URO I-S) nach. Meyer und Mitarb. [7, 8], Strand und Mitarb. [14] und Sassa und Mitarb. [11, 12] fanden in den letzten Jahren ähnlich erniedrigte Enzymaktivitäten in Erythrozytenhämolysaten. Die verminderte URO I-S-Aktivität wird als der primäre genetische Defekt der AIP angesehen. In Folge einer partiellen Blockierung der Hämsynthese tritt eine Derepression der ALA-Synthetase mit exzessiver Überproduktion und Mehrausscheidung von Delta-Aminolaevulinsäure und Porphobilinogen (PBG) im Urin auf.

Das Ziel der vorliegenden Untersuchung bestand darin, durch Bestimmung der URO I-S im Vollblut mit einer eigenen Methode [2, 13], über die wir bereits vor einem Jahr an dieser Stelle berichten konnten, und Messungen von ALA und PBG im Tagesurin bei einer größeren Patientenzahl die diagnostische Validität dieser Parameter zu prüfen. Zum anderen werden die neuropsychiatrischen Leitsymptome der AIP besprochen.

Für die von uns durchgeführten URO I-S-Bestimmungen bei einem Vergleichskollektiv von 207 Personen errechnete sich ein Median von 0,82 U/l. Eine signifikante Abhängigkeit der Werte von Alter oder Geschlecht bestand nicht. Außerdem wurden Enzymbestimmungen von 30 Patienten, bei denen bereits akute Schübe aufgetreten waren, und von 23 Mitgliedern aus AIP-Familien, die erhöhte PBG-Werte im Tagesharn aufwiesen, durchgeführt. Die Aktivitäten der URO I-S lagen zwischen 0,24 und 0,63 U/l, der Median betrug 0,43 U/l. Als Grenzwert errechnete sich eine Enzymaktivität von 0,65 U/l. Oberhalb dieser Aktivität liegt keine porphyrische Stoffwechselstörung im Sinne einer AIP mehr vor [2, 3].

Zur Erfassung latenter Träger des genetischen Defektes erfolgten URO I-S-Aktivitätsbestimmungen an 219 Angehörigen aus 22 AIP-Familien. Dabei zeigt sich, daß im Vergleich zum Normalkollektiv eine weit größere Anzahl Meßwerte im Bereich unterhalb des Grenzwertes liegt. Diese Personen sind als latente Träger des genetischen Defektes anzusehen.

Aus Abb. 1 ist die URO I-S-Aktivität in Abhängigkeit von der täglichen PBG-Exkretion ersichtlich. Ein signifikanter Zusammenhang errechnete sich mit einem r von

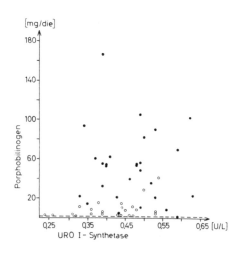

Abb. 1. Punktekorrelationsdiagramm für die URO I-S-Aktivität in Abhängigkeit von der täglichen PBG-Ausscheidung (N = 53) ● = klinisch manifeste AIP, ○ = Patienten mit erhöhter PBG-Exkretion im Tagesurin

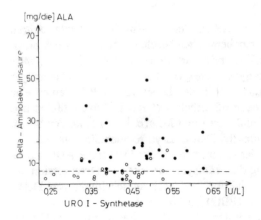

Abb. 2. Punktekorrelationsdiagramm für die URO I-S-Aktivität in Abhängigkeit von der täglichen ALA-Ausscheidung (N = 53). ● = klinisch manifeste AIP, O = Patienten mit erhöhter ALA-Exkretion im Tagesurin

0,19 nicht. Die PBG-Ausscheidung schwankte zwischen 1,4 und 167 mg/Tag. Als obere „Normgrenze" wurde eine tägliche Exkretion von 2,0 mg PBG angenommen. Lediglich eine Patientin lag unterhalb dieses Grenzwertes.

Abb. 2 zeigt die ALA-Exkretion in Abhängigkeit von der URO I-S-Aktivität. Die obere „Normgrenze" liegt bei 6 mg ALA/Tag. Ein signifikanter Zusammenhang bestand ebenfalls nicht. Während 27 der 30 Patienten mit klinisch manifester AIP erhöhte ALA-Werte im Tagesurin aufwiesen, lag die ALA-Exkretion bei 18 der 23 Familienangehörigen mit vermehrter PBG-Ausscheidung im „Normbereich". Die Bestimmung der ALA im Tagesharn stellt also einen weniger empfindlichen und spezifischen Parameter als die PBG-Analyse dar.

Die zusätzliche quantitative Bestimmung der URO I-S Aktivität im Vollblut ermöglicht eine sichere Differenzierung gegenüber den anderen hepatischen Porphyrien bzw. den symptomatischen Porphyrinurien. Durch die Bestimmung der URO I-S-Aktivität im Vollblut und der Hämpräkursoren-Exkretion im Tagesharn läßt sich eine AIP mit Sicherheit diagnostizieren bzw. ausschließen. Außerdem besteht bereits im Kindesalter die Möglichkeit in AIP-Familien mit hoher Wahrscheinlichkeit die latenten Träger des genetischen Defektes zu erfassen. Durch entsprechende ärztliche Führung und Langzeitbetreuung dieses Personenkreises lassen sich die Prognose der Erkrankung wesentlich bessern und die Häufigkeit von Fehldiagnosen vermeiden.

Die neuropsychiatrische Ausgestaltung der AIP wird von 3 Syndromreihen bestimmt, nämlich den vegetativen Krisen, der psychiatrischen und der neurologischen Symptomatik.

Die akute porphyrische Krise ist zu 85% durch plötzlich auftretende Koliken im Abdominalbereich gekennzeichnet. Die Schmerzen werden jedoch auch als gürtelförmig geschildert oder in den Rücken lokalisiert. Aus initialen vegetativen Reizsyndromen kann sich die völlige Lähmung des parasympathischen, peripheren vegetativen Apparates mit einem paralytischen Ileus, einer Blasen- und einer Mastdarmlähmung entwickeln. Mehr als die Hälfte der Kranken leiden unter Übelkeit und heftigem Erbrechen.

Die Angaben über die Häufigkeit psychischer Störungen schwanken. Im akuten Schub kommt es bei über der Hälfte der Patienten zur Ausbildung reversibler Funktionspsychosen [16]. Die psychopathologische Ausgestaltung reicht von Störungen des Fühlens mit depressiver Verstimmung, Affektlabilität und Ängstlichkeit bis zu hin zur hochgradigen Verlangsamung der seelisch-geistigen Abläufe in der Bewußtseinstrübung. Optische Halluzinationen, illusionäre Verkennungen und ausgeprägte Störungen der Orientierung sind

670

im akuten Schub häufig. Die psychischen Störungen können in seltenen Fällen der abdominellen Symptomatik vorausgehen. Im EEG lassen sich dabei reversible Allgemeinveränderungen und gelegentlich auch Herdbefunde nachweisen. Die Patienten werden z.t. als hysterisch oder psychopathisch eingestuft und für Simulanten gehalten. Manche der Kranken zeigen allerdings gestörte Erlebnisreaktionen, deren Entstehung durch die oft langjährige Verkennung der Diagnose sowie das häufig fehlende Verständnis der Umwelt und selbst des behandelnden Arztes begünstigt wird.

Zwischen den akuten Krisen werden meist psychovegetative Allgemeinstörungen wie Mattigkeit, Mißempfindungen, Schmerzen oder Schlafstörungen geklagt.

Durch testpsychologische Untersuchungen an 17 AIP-Patienten im symptomfreien Intervall konnten wir weder Leistungseinbußen noch gruppenspezifische Persönlichkeitsmerkmale nachweisen [4].

Die Porphyrie-Polyneuropathie kennzeichnet erst die zweite Phase des Krankheitsgeschehens und wird zu 70 bis 90% iatrogen durch Verabreichung von Medikamenten ausgelöst. Die Letalität liegt bei 30 bis 50%. Die Ausfälle sind zumeist dem symmetrischparetischen Manifestationstyp nach Neundörfer [10] zuzuordnen. Eine Hirnnervenbeteiligung ist häufig wobei Fazialis und Rekurrens bevorzugt betroffen sind. Der Verlauf kann sich rezidivierend gestalten. Bei etwa der Hälfte der Patienten lassen sich Restsymptome nachweisen.

Literatur

1. Druschky, K.-F., Schaller, K. H., Ulrich, G.: Innere Medizin 2, 92 (1974). – 2. Druschky, K.-F., Schaller, K. H., Kammerer, H.: Verh. dtsch. Ges. inn. Med. 81, 1459 (1975). – 3. Druschky, K.-F., Schaller, K. H.: Frühdiagnostik und präventivmedizinische Maßnahmen bei akuter intermittierender Porphyrie. Kongreß dtsch. Ges. f. Neurologie Hamburg 1975. – 4. Druschky, K.-F.: Prävention und Neuropsychiatrie der akuten intermittierenden Porphyrie (in Vorbereitung). – 5. Heilmeyer, L., Clotten, R.: Klin. Wschr. 47, 71 (1969). – 6. Janzen, R.: Entstehung von Fehldiagnosen. Stuttgart: Thieme 1970. – 7. Meyer, U. A., Schmid, R.: Fed. Proc. 32, 1649 (1973). – 8. Meyer, U. A., Strand, L. J., Doss, M., Rees, A. C., Marver, H. S.: New Engl. J. Med. 286, 1277 (1972). – 9. Miyagi, K., Cardinal, R., Bossenmaier, J., Watson, C. J.: J. Lab. clin. Med. 78, 683 (1971). – 10. Neundörfer, B.: Differentialtypologie der Polyneuritiden und Polyneuropathien. Berlin-Heidelberg-New York: Springer 1973. – 11. Sassa, S., Granick, J. L., Granick, S., Kappas, A., Levere, R. D.: Fed. Proc. 32, 565 (1973). – 12. Sassa, S., Granick, S., Bickers, D., Bradlow, H. L., Kappas, A.: Proc. nat. Acad. Sci. (Wash.) 71, 732 (1974). – 13. Schiele, R., Druschky, K.-F., Schaller, K. H.: In: Jahrestagung der Deutschen Gesellschaft der Deutschen, Österreichischen und Schweizerischen Gesellschaften für Klinische Chemie. Freiburg, März 1975. – 14. Strand, L. J., Meyer, U. A., Felsher, B. F., Redeker, A. C., Marver, H. S.: J. clin. Invest. 51, 2530 (1972). – 15. Tschudy, D. P., Perlroth, M. G., Marver, H. S., Collins, A., Hunter, G., Recheigl, M.: Proc. Nat. Acad. Sci. (Wash.) 53, 841 (1965). – 16. Wieck, H. H.: Lehrbuch der Psychiatrie. 2. wesentlich veränderte Auflage. Stuttgart-New York: Schattauer (im Druck)

Hamster, W., Schomerus, H. (Abt. Neuropsychologie mit Neurolog. Poliklinik u. Abt. Innere Med. I, Univ. Tübingen): **Latente Portocavale Encephalopathie**

Die portocavale Encephalopathie wird nach dem klinischen Erscheinungsbild in die episodische und chronische Encephalopathie unterteilt. Es ist bisher wenig darüber bekannt, ob und in welcher Form es Übergänge gibt, bzw. wie weit es vor und zwischen den Episoden des exogenen Leberkomas zu cerebralen Ausfallserscheinungen kommt [1, 2]

Methodik

Wir untersuchten 20 Patienten (M-Alter = 43; s = 9) mit histologisch gesicherter Lebercirrhose und klinischen Zeichen der portalen Hypertension — jedoch ohne klinische und elektroencephalographische Zeichen der portocavalen Encephalopathie.

Die Patienten wurden mit Hilfe psychometrischer und psychologisch-apparativer Untersuchungsverfahren auf Störungen der intellektuellen Leistungsfähigkeit, der mnestischen Funktionen, der Reaktionssicherheit und Reaktionsschnelligkeit, der sensumotorischen Koordination, der psychophysischen Belastbarkeit und der Persönlichkeitsstruktur untersucht.

Die angewandten psychologischen Untersuchungsverfahren ergeben quantifizierbare, d.h. meß- und vergleichbare Daten. Sie werden bei uns routinemäßig bei der Objektivierung von hirnorganischen Beeinträchtigungen und der Begutachtung der Fahreignung eingesetzt und sind auf ihre diagnostische Gültigkeit überprüft [3, 4, 5, 6].

Verglichen werden die Untersuchungsergebnisse mit einer parallelisierten Kontrollgruppe und einer Patientengruppe mit gedeckten Schädelhirntraumen nach Art und Ausmaß einer Contusio cerebri. Die statistische Analyse erfolgte anhand der adäquaten parametrischen und nichtparametrischen Prüfverfahren.

Ergebnisse

1. Intellektuelle Variablen. Die intellektuelle Leistungsfähigkeit wurde mit dem Hamburg-Wechsler-Intelligenz-Test für Erwachsene (HAWIE) und dem Grundintelligenztest C-F-T 2 nach Cattell/Weiß überprüft [7, 8].

Der HAWIE setzt sich aus einem von der schulischen Vorbildung abhängigeren Verbalteil und einem milieuunabhängigeren Handlungsteil zusammen. Er erfaßt im Verbalteil das allgemeine Wissen (AW), praktische Urteilsfähigkeit (AV), momentane Merkfähigkeit (ZN), rechnerisches Denken (RD) und begriffliches Denken (GF). Der Handlungsteil überprüft die visuell-motorische Koordination und Lernfähigkeit (ZS), differentielle und kritische Wahrnehmungsleitungen (BO, BE) und räumliches und figürliches Vorstellungsvermögen (MT, FL). Auffassung und Umstellbarkeit der Denk- und Handlungsabläufe werden miterfaßt.

Die Patienten mit portaler Hypertension zeigen im HAWIE- Untertestprofil Minderleistungen zur Altersnorm vor allem im Bereich der momentanen Merkfähigkeit (ZN), der visuell-motorischen Koordination (ZS) und der differentiellen und kritischen Wahrnehmungsleistungen (BE, MT, FL). Signifikant niederer liegen auch die Verbal- Handlungs- und Gesamt-IQ.

Verglichen mit der Untersuchungsgruppe Contusio cerebri sind die Beeinträchtigungen teilweise noch stärker ausgeprägt (AV, FL, V.IQ).

Der Grundintelligenztest C-F-T 2 („Culture Fair Intelligence Test") erfaßt das allgemeine intellektuelle Problemlösungsverhalten milieuunabhängig in vier Untertests.

Die faktorielle Struktur ist zusammengesetzt aus „Erkennen von Regelmäßigkeiten und Gesetzmäßigkeiten" (reasoning), „Erkennen von und Operieren mit Relationen" (beziehungsstiftendes Denken) und „Organisiertheit und Konstanz im Denkverhalten bei intellektuellen Problemstellungen (Interferenzfaktor). Das Gesamttestresultat wird wie beim HAWIE in der Form eines IQ-Wertes verrechnet (Altersmittelwert 100, s = 15).

Die folgende Abbildung zeigt die Ergebnisse im C-F-T 2. Die Unterschiede zur Altersnorm als auch zu der Vergleichsgruppe mit Contusio cerebri sind hier noch wesentlich ausgeprägter als im HAWIE, was sich auch im mittleren IQ der Gruppen auf der rechten Skala zeigt.

Zusammenfassend objektivieren die Untersuchungen mit intellektuellen Variablen hirnorganische Beeinträchtigungen der intellektuellen Leistungsfähigkeit mit Auffassungs- und Umstellungserschwerung und Verlangsamung der Denk- und Handlungsabläufe. Art und Ausmaß der Beeinträchtigungen übertreffen teilweise die der Vergleichsgruppe mit Contusio cerebri.

672

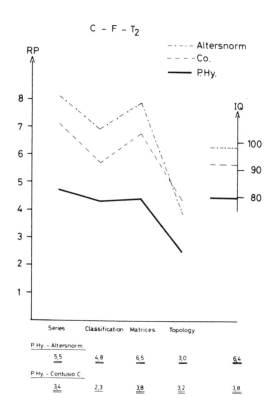

C - F - T₂

$C - F - T_2$

RP

— · — · — Altersnorm
— — — Co.
——— P.Hy.

IQ

100

90

80

8
7
6
5
4
3
2
1

Series   Classification   Matrices   Topology

P.Hy. - Altersnorm

5,5   4,8   6,5   3,0   6,4

P.Hy. - Contusio C

3,4   2,3   3,8   3,2   3,8

Abb. 1. Untertestprofil im C-F-T 2 und IQ-Skala. p 0.05 — t-Werte p 0.01 =

2. Mnestische Funktionen. Beeinträchtigungen der momentanen Merkfähigkeit zeigten sich bereits im Untertest Zahlennachsprechen des HAWIE. Noch deutlicher werden die Störungen der Merkfähigkeit im BENTON-Test [9]. 10 Vorlagen mit geometrischen Figuren müssen hier nach 10 sec. Expositionszeit reproduziert werden. Bei der Versuchsgruppe Portale Hypertension ergeben sich zur Altersnorm hochsignifikante Minderleistungen in den Testwerten Fehleranzahl und Anzahl der richtigen Reproduktionen (p. 0.01). In der Vergleichsgruppe Hirngeschädigter sind die erworbenen Störungen der visuellen Merkfähigkeit in gleichem Maße ausgeprägt.

3. Konzentration. Die allgemeinen Leistungstests zur Untersuchung anhaltender Konzentration bei geistiger Tempoarbeit ergeben Hinweise auf eine verminderte konzentrative und psychophysische Belastbarkeit und vorzeitige Ermüdbarkeit. In diesen Tests (Revisions-Test nach Stender/Marschner und d2 Aufmerksamkeits-Belastungs-Test nach Brickenkamp) wird von den Probanden verlangt, in vorgegebenen Zeiteinheiten möglichst viele Einzelaufgaben sorgfältig zu bearbeiten. Gewertet wird die Anzahl der bearbeiteten Aufgaben und die Fehlerquote. [10].

Die Differenzen zur Altersnorm sind im Revisionstest und im Test d2 hochsignifikant (Gesamt-RW). Insgesamt zeigt sich hier eine deutlich verminderte konzentrative Belastbarkeit bei der Untersuchungsgruppe mit portaler Hypertension.

4. Psychomotorik. Reaktionsschnelligkeit und Reaktionssicherheit wurden mit den psychologisch-apparativen Verfahren — dem WIENER-Reaktionsgerät und dem WIENER-Determinationsgerät — erfaßt [11, 12]. Die folgende Abbildung zeigt auf der linken Seite die Skala der Reaktionszeiten auf optische und akustische Signale und auf Wahlreaktio-

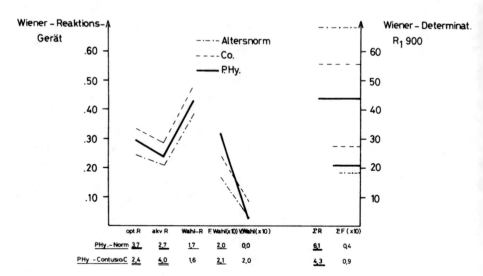

Abb. 2. Reaktionsschnelligkeit und Reaktionssicherheit am WIENER-R und WIENER-D-Gerät

Tabelle 1. Motorische Leistungsserie (M-L-S)

PSYCHMOTORIK

M-L-S

PHy - Altersnorm		PHy - Contusio C
Aiming		
Tr		n s.
GD	0.01	n s.
Lange Stifte		n s
GD	0.01	n.s
Steadiness		
F	0.05	n s.
FD	0.05	n s
Liniennach F	0.01	n.s
fahren FD	0.01	n.s
GD	0.01	n.s
Tapping Tr	0.01	n.s.
Kurze Stifte		
GD	0.01	n.s.
Tr = Treffer		0.01 - 1% Signif. Niveau
GD = Gesamtdauer		0.05 - 5% Signif Niveau
F = Fehler		n.s nicht signifikant
FD = Fehlerdauer		

nen, d.h. es darf nur auf eine bestimmte Reizkonstellation reagiert werden; Fehlreaktionen (F) und Versager (V) werden mitregistriert.

In den Reaktionszeiten liegen die Patienten mit Portaler Hypertension signifikant über der Altersnorm, sie sind jedoch etwas schneller als die Patienten mit Contusio cerebri bei allerdings noch stärker eingeschränkter Reaktionssicherheit (F).

Auch am WIENER-D-Gerät ist die Reaktionsschnelligkeit bei dem verhaltensgesteuerten Wahlreaktionsprogramm R_1 900 verlangsamt.

Die Motorische Leistungsserie (M-L-S Schoppe) erfaßt die wesentlichen Faktoren der Handmotorik [13, 14]. Im Vergleich zur Altersnorm resultieren hochsignifikante Beeinträchtigungen in allen quantitativen und qualitativen Faktoren der Sensumotorik. Art und Ausmaß der Beeinträchtigungen stimmen mit den Patienten mit Contusio cerebri überein.

Zusammenfassung und Diskussion

Zusammenfassend überprüften wir bei der Untersuchungsgruppe mit portaler Hypertension u.a. intellektuelle Dimensionen, mnestische Funktionen, Reaktionsschnelligkeit und Reaktionssicherheit und psychophysische und konzentrative Belastbarkeit. Die statistischen Analysen objektivierten bei der Versuchsgruppe hirnorganische Beeinträchtigungen, die nach Art und Ausmaß denjenigen einer Vergleichsgruppe mit Contusio cerebri gleich kamen oder sogar noch übertrafen.

Bei Beeinträchtigungen der Auffassung und Umstellung, der Konzentration und psychophysischen Belastbarkeit, der Reaktionssicherheit und Reaktionsschnelligkeit handelt es sich aber um verkehrsrelevante Funktionen. Hinzu kommen im Persönlichkeitsbereich eine verminderte Kritik- und Einsichtsfähigkeit und vermehrte affektive Stör- und Irritierbarkeit (Persönlichkeitsinventare F-P-I, E-P-I). Wir sind in unserer Abteilung beauftragt, obergutachterliche Stellungnahmen zur Fahreignung abzugeben. Nach unseren Beurteilungskriterien ist ein Fahrtauglichkeit bei $2/3$ der untersuchten Patienten mit Portaler Hypertension zu verneinen.

Bei Patienten mit portaler Hypertension und portocavalen Kollateralkreislauf ist daher eine entsprechende Beratung, u. U. eine Überprüfung der Fahreignung dringend geraten.

Literatur

1. Sherlock, S.: Diseases of the liver and the biliary system, IVth ed. Philadelphia, F. A. Davis. – 2. Breen, K. J., Schenker, S.: Hepatic comapresent concepts of pathogenesis and therapy. Progress in liver disease IV, N. Y., Grune & Stratton. – 3. Mayer, K., Mayer, B., Hamster, W.: Psychodiagnostische und faktorenanalytische Untersuchungen zur sogenannten traumatischen Hirnleistungsschwäche. Dtsch. Z. Nervenheilk. 196, 1969. – 4. Hamster, W., Mayer, K., Haelbig, Ch., Bosch, M.: Die sensumotorische Koordination in der klinisch-psychologischen Diagnostik, Therapie und Rehabilitation cerebralgeschädigter Erwachsener. Kongress der Dt. Gesellschaft für Neurologie, 1975. – 5. Hamster, W., Richter, F.: Interkorrelationsstudie von psychophysischen Leistungsvariablen und ihre Beziehung zu intellektuellen und Persönlichkeitsvariablen in der Fahreignungsbegutachtung (1976, Veröffentlichung vorbereitet). – 6. Mayer, K.: Z. Verkehrssicherheit 5, 17 (1959). – Ders.: Med. Exp. 5, 186 (1961). – Ders.: Weltkongreß für Kraftfahrtmedizin in Wien (1967). – Ders.: Med. Welt 28/29 (1968). – 7. Wechsler, D.: Die Messung der Intelligenz Erwachsener (Hg. Bondy), Stuttgart-Bern: Huber, 1956. – 8. Cattell, R. B., Weiss, R. H.: Grundintelligenztest C-F-T 2. Braunschweig: Westermann 1972. – 9. Benton, A. L.: Der Benton-Test, Huber, Bern, 4. Auflage, 1972. – 10. Marschner, G.: Revisionstest (Rev. T) nach Stender. Göttingen: Hogrefe 1972. – Brickenkamp, R.: Aufmerksamkeits-Belastungs-Test d 2. Göttingen: Hogrefe 1967. – 11. Wiener-Reaktionsgerät, Dr. G. Schuhfried. – 12. Wiener-Determinationsgerät, Dr. G. Schuhfried. – 13. Schoppe, K. J.: Das MLS-Gerät: Ein neuer Testapparat zur Messung feinmotorischer Leistungen, Diagnostica XX/1, 1974. – 14. Hamster, W.: Faktorenanalytische Untersuchungen zur Psychomotorik cerebralgeschädigter Erwachsener, Diagnostica XXII, 1976.

Möckel, W. (Evangelisches Krankenhaus, Köln-Kalk): **Latente Stammhirnschädigungen bei chronischen Lebererkrankungen**

Das sogenannte Leberzerfallskoma bei der fulminanten Verlaufsform der akuten Hepatitis, bei Intoxikationen und akuten nekrotischen Schüben von Leberzirrhosen wie auch das Leberausfallskoma bei Leberzirrhosen mit spontanem oder operativ angelegtem portocavalen Kollateralkreislauf [2] zeigen, welche entscheidende prognostische Bedeutung hinsichtlich der Lebenserwartung neurologischen Störungen bzw. Ausfallserscheinungen bei akuten und chronischen Lebererkrankungen zukommt.

Demgegenüber treten kasuistische Mitteilungen über meningitisch-enzephalitische, myelitische, polyneuritische und polyneuro-radikulitische Syndrome bei akuten Hepatitiden [6] in den Hintergrund. Die in Anlehnung an Erbslöh und Sack [1] zusammengefaßten neurologischen Befunde bei chronischen Lebererkrankungen sind dagegen im allgemeinen wohl doch Vorboten des Leberkomas.

Polyneuropathien scheinen nicht selten zu sein, da wir an unserer nicht speziell ausgerichteten inneren 100-Betten-Abteilung allein im letzten Jahr 3 Patienten mit dekompensierter alkohol-toxischer Leberzirrhose und Polyneuropathie beobachten konnten.

Die Zunahme von Patienten mit chronischen Lebererkrankungen an unserer Abteilung und dabei mehrfach beobachtete extrapyramidal-motorische Veränderungen veranlaßten uns, Untersuchungen meines ehemaligen Chefs, Herrn Prof. Dr. Speckmann, über die chronaximetrische Erfassung latenter Stammhirn-Funktionsstörungen aufzugreifen.

1955 hatten Speckmann und Brandt auf dem 61. Kongreß der Deutschen Gesellschaft für Innere Medizin über 38 Patienten mit Leberzirrhosen berichtet, bei welchen sie eine Angleichung des Agonisten-Antagonisten-Chronaxie-Verhältnisses gemessen an Bizeps und Trizeps auf 1 : 1,12 gefunden und deshalb in Analogie zu den Ergebnissen bei Patienten mit Parkinson-Syndromen und CO-Vergiftungen unter Bezugnahme auf die Mitteilung von Altenburger auf das Vorliegen einer latenten Stammhirn-Funktionsstörung bei diesen Kranken geschlossen hatten [7].

Wir haben jetzt bei bisher 30 eingehend neurologisch untersuchten Patienten mit laparoskopisch und histologisch gesicherten Leberzirrhosen folgende Untersuchungen durchgeführt:

1. Neben den routinemäßigen Bestimmungen von Bilirubin, SGOT, SGPT, alk. Phosphatase, Gamma-GT, Cholesterin, Triglyzeriden, Elektrophorese wurden Blutammoniak enzymatisch venös und arteriell [3], frei Phenole im Serum [4], Alpha-Ketoglutarsäure [8], Brenztraubensäure und Milchsäure gemessen.

2. Chronaximetrisch wurde das Agonisten-Antagonisten-Verhältnis am medialen Kopf des Bizeps und am langen Kopf des Trizeps ermittelt.

3. Das EEG wurde mit einem 8-Kanal-Gerät mit jeweils 8 Ableitungen registriert.

Sämtliche Untersuchungen erfolgten jeweils in möglichst kurzem Zeitabstand, maximal an 2 aufeinanderfolgenden Tagen.

Bei unseren bisherigen Untersuchungen konnten bei den Kranken mit gesicherter Leberzirrhose im EEG nur leichte Allgemeinveränderungen registriert werden. Schwere Allgemeinveränderungen und die von Penin [5] als Parenrhythmie und Aidiorhythmie bezeichneten Veränderungen konnten wir nicht nachweisen.

Zu einer statistischen Auswertung reichen unsere bisherigen klinisch-chemischen Befunde und chronaximetrischen Ergebnisse nicht aus. In der Tabelle sind unsere 12 letzten Untersuchungen zusammengefaßt. Daraus ergibt sich eine deutliche Erhöhung des

676

Tabelle 1. Klin.-chem. Werte und Chronaxien gemessen an Bizeps und Trizeps bei 12 Patienten mit kompletter Leberzirrhose. Normalwerte: Blutammoniak venös bis 187 y-% bei Männern, bis 128 y-% bei Frauen. Brenztraubensäure bis 0,59 mg%, Alpha-Ketoglutarsäure bis 0,17 mg%, freie Phenole im Serum bis 0,5 mg%.

	Blutammoniak γ %	Brenztraubensäure mg%	α-Ketoglutarsäure mg%	Freie Phenole mg%	Chronaxie msec
H.A.	115/132	0,74	0,49	0,40	0,2 /0,2
A.L.	139/156	0,95	0,44		0,15/0,15
N.W.	56/90	0,9	0,34	0,80	0,30/0,31
H.P.	174/191	0,35	0,09	8,0	0,25/0,26
K.Ch.	132/146	0,58	0,34		0,18/0,35
K.A.	122/139	0,37	0,17	1,75	0,10/0,25
M.M.	129/139	0,57	0,49	0,90	0,10/0,30
C.F.	94/139	0,82	0,47	2,25	0,12/0,38
H.K.	63/76	0,99	0,42	3,6	0,16/0,25
K.K.	132/156	0,57	0,34	0,80	0,11/0,19
F.E.	139/156	0,82	0,36		0,24/0,24
L.H.	191/261	0,16	0,47		0,2 /0,2

venösen und arteriellen Blutammoniaks bei 6, der Brenztraubensäure bei ebenfalls 6 Patienten, wobei diese pathologischen Werte nicht regelmäßig mit dem Verhalten des Blutammoniaks und des Agonisten-Antagonisten-Chronaxie-Verhältnisses korrespondieren. Alpha-Ketoglutarsäure und freie Phenole scheinen nach diesen Ergebnissen besonders empfindliche Parameter zu sein. Das Agonisten-Antagonisten-Chronaxie-Verhältnis hatte sich bei 6 der 12 Patienten im Sinne einer Stammhirnschädigung angeglichen.

Aus unseren Untersuchungen ergibt sich, daß der Grad des Leberumbaues und eine bereits deutliche portale Hypertension nicht unbedingt zu chronaximetrisch nachweisbaren Stammhirn-Funktionsstörungen führen müssen und weiterhin, daß Stammhirn-Funktionsstörungen auch bei kompletten Leberzirrhosen reversibel sein können.

Zusammenfassend wird festgestellt:

1. Die von Speckmann und Mitarbeitern 1955 publizierte Möglichkeit der Erfassung latenter Stammhirn-Funktionsstörungen bei Leberzirrhosen mittels Bestimmung des Agonisten-Antagonisten-Chronaxie-Verhältnisses läßt sich bei der Untersuchung von Patienten mit laparoskopisch und histologisch gesicherten Leberzirrhosen bestätigen.

2. Die relativ einfache chronaximetrische Bestimmung des Agonisten-Antagonisten-Verhältnisses könnte neben Schriftproben und Exploration zur frühzeitigen Erkennung von hepatoportalen Enzephalopathien dienen.

3. Bei Angleichung des Agonisten-Antagonisten-Chronaxie-Verhältnisses im Sinne einer Stammhirn-Funktionsstörung fand sich bei den von uns untersuchten Patienten mit Leberzirrhose nicht immer eine Hyperammoniämie. Daraus läßt sich schließen, daß weitere Stoffwechselveränderungen für die Entwicklung von Stammhirn-Funktionsstörungen wie auch weiteren Hirnveränderungen eine Rolle spielen können (Abb. 1).

4. Über die Häufigkeit latenter Stammhirn-Funktionsstörungen bei Zirrhosen hepatitischer und toxischer Genese lassen sich aufgrund unserer bisherigen Untersuchungen noch keine eindeutigen Aussagen machen.

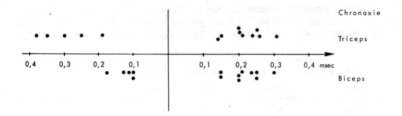

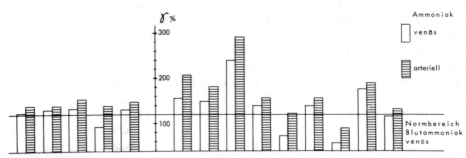

Abb. 1. Blutammoniak und Agonisten-Antagonisten-Chronaxie-Verhältnis (AAV) bei Leberzirrhotikern. 5 Pat. mit normalem AAV links. 9 Pat. mit angeglichenem AAV rechts

Literatur

1. Erbslöh, F., Sack, H.: Hepatoportale Enzephalopathien und hepatische Komata. In: Differentialdiagnose neurologischer Krankheitsbilder. 3. Auflage (ed. G. Bodechtel). S. 482–490. Stuttgart: Thieme 1974. – 2. Martini, G. A.: Leberkoma, portocavaler Shunt und Psychose. Dtsch. Ges. inn. Med. **73**, 18 (1969). – 3. Müting, D., Heinze, J., Momper, M., Schwarz, M., Schmidt, F. H.: Zur Methode und klinischen Bedeutung der Blutammoniakbestimmung. Dtsch. med. Wschr. **95**, 1390–1396 (1970). – 4. Müting, D., Kraus, W., Stumpf, U., Deesz, H., Keller, H. E.: Die klinische Bedeutung der freien Serumphenole bei Leberkrankheiten. Quantitative kolorimetrische und dünnschichtchromatographische Bestimmungen in Serum und Urin. Med. Welt **22** (N. F.), 358 (1971). – 5. Penin, H.: Über den diagnostischen Wert des Hirnstrombildes bei der hepato-portalen Enzephalopathie. Fortschr. Neurol. Psychiat. **35**, 173–234 (1967). – 6. Siede, W.: Virushepatitis und Folgezustände. Leipzig: Johann Ambrosius Barth 1958. – 7. Speckmann, K., Brandt, E.: Über die Möglichkeit eines frühzeitigen chronaximetrischen Nachweises latenter Stammhirnfunktionsstörungen bei Leberzirrhosen. Verh. dtsch. Ges. inn. Med. **61**, 92–94 (1955). – 8. Strohmeyer, G., Schneider, K., Martini, G. A.: Das Verhältnis von Blutammoniak zu Ketosäuren bei chronisch Leberkranken. Klin. Wschr. **41**, 413 (1963).

Przuntek, H., Wesch, H. (Neurolog. Univ.-Klinik, Würzburg u. DKFZ-Heidelberg, Nuklearmedizin. Abt.): **Frühsymptomatik und Frühdiagnostik bei Morbus Wilson**

Die Symptome beim Morbus Wilson sind zu Beginn sehr verschiedenartig und wenig charakteristisch. Bei den homozygoten Mitgliedern der 10 Wilson-Familien, die wir in den letzten 4 Jahren untersuchten, konnten als Frühsymptome erfragt werden:

Schwächegefühl

Unklare abdominelle Beschwerden

Ikterische Schübe

Perimalleoläre Pigmentierung

Zahnschmelzdefekte vor dem 20. Lebensjahr und Auskehlung der Zahnhälse

Erhöhte Fragilität der Knochen im Jugendalter
Umtriebigkeit mit häufigem Partnerwechsel
Antriebsminderung und Verminderung der schulischen Leistungen
Erhöhte Aggressivität
Paranoide Gedankeninhalte
Depressive Verstimmungen
Fingertremor
Schreibstörungen auf Grund beginnender Akinese wie auch des Tremors
Gleichgewichtsstörungen
Speichelfluß.

Bei Häufung der Symptomatik formte sich in der Regel eine der Haupttypen, nämlich die akute abdominelle Form, die parkinsonoid-juvenile und die pseudosklerotische Form aus.

An frühen neurologischen Befunden fallen am häufigsten ein Kayser-Fleischer-Cornealring, Tremor, eine Dysarthrie, eine Dysdiadochokinese und ein Nystagmus auf.

Unter den klinisch-chemischen Befunden fand sich in etwa 80% eine deutliche Cäruloplasmin- und Kupfererniedrigung im Serum sowie eine erhöhte Kupferausscheidung im 24-Stunden-Urin. In 60% der Fälle fanden wir eine Thrombozytopenie.

Da auf der einen Seite im Normbereich befindliche Cäruloplasminspiegel bei Homozygoten gefunden werden, und auf der anderen Seite erniedrigte Cäruloplasminspiegel bei Heterozygoten, reichen die Trias, Cäruloplasminbestimmung und Kupferbestimmung im Serum sowie Kupferbestimmung im Urin zur Diagnosesicherung des homozygoten Morbus Wilson nicht immer aus. Besonders wenn es sich um klinisch asymptomatische Fälle handelt.

Wir messen daher die Kupfer-64-Einbaurate in Cäruloplasmin innerhalb von 24 Stunden. Wir injizieren 100 μg Kupfer, das in der Kupferchloridform vorliegt, und eine spezifische Aktivität zwischen 0,5 und 1 Mikrocyrie/μg Kupfer aufweist. Nach 30 Minuten, 200 Minuten, 9 Stunden und 24 Stunden werden jeweils 10 ml Blut abgenommen und zentrifugiert. Der Überstand wird mit Diäthyldithiocarbamat versetzt und 2 ml hiervon werden über eine Aktivkohlensäule gegeben. Das DTC-komplexierte 64-Kupfer wird in der Säule gebunden, das nicht komplexierte 64-Kupfer, das dem im Cäruloplasmin eingebauten Kupfer weitgehend entspricht, wird im Eluat aufgefangen. Sowohl das komplexierte, wie das nicht komplexierte Kupfer, wird in einem Gamma-Szintillator gemessen.

Bei männlichen Homozygoten beträgt die Einbaurate von 64-Kupfer in Cäruloplasmin um 0,05%, bei Heterozygoten um 0,3%, und bei Normozygoten um 1%/l Plasma des injizierten 64-Kupfer.

Es fällt auf, daß bei den heterozygoten Frauen und normozygoten Frauen die Kupfer-Einlagerungsrate höher liegt als bei heterozygoten und normozygoten Männern. Wir führen diese geschlechtsspezifische Differenz auf einen erhöhten Östrogengehalt bei Patienten mit einem normalkonfigurierten Cäruloplasmin zurück.

Bei den bisher durchgeführten Untersuchungen konnten wir bei den Homozygoten und teilweise auch bei den Heterozygoten keine direkte Korrelation zwischen Cäruloplasmingehalt, bestimmt nach einer modifizierten Methode nach Mancini und der Einbaugeschwindigkeit des Kupfer-64 sehen. Diese Korrelationen fanden wir allerdings deutlich bei Patienten, die keinen Morbus Wilson aufwiesen.

Mit dieser Methode konnten wir bis jetzt deutlich unterscheiden zwischen homozygoten, heterozygoten und normozygoten Patienten. Zur weiteren Diagnosesicherung führen wir, falls es erforderlich erscheint, die neutronen-aktivierungsanalytische Messung

(Wesch, H. u. Przuntek, H.) des Kupfergehaltes der Leber durch. Hierzu genügen von der Methode her 1 mg Lebergewebe. Um aber auch andere Spurenelemente bestimmen zu können, nehmen wir 4 mg Lebergewebe für die Spurenelementbestimmung. Werte ab 150 µg Kupfer/g Trockengewicht sprechen nach unseren Untersuchungen für einen homozygoten Morbus Wilson, wenn gleichzeitig ein Cäruloplasminmangel festgestellt wird. Diese Ergebnisse stehen in Übereinklang mit den zahlreichen Publikationen von Sternlieb u. Scheinberg.

Bei der histologischen Untersuchung der Leberpunktate zeigen sich lichtmikroskopisch häufig ballonierte, glykogenreiche Zellen; elektronenmikroskopisch glykogenreiche Kernareale, geschwollene Mitochondrien, häufig Schädigungen der Lysosomen Membran. Die histologische Untersuchung ist bei der Beurteilung, ob ein Morbus Wilson vorliegt, nur von begrenztem Wert.

Zusammenfassung

Die Frühsymptomatik des Morbus Wilson ist äußerst mannigfaltig und aus den geringen neurologischen Ausfällen ist nicht auf Anhieb auf einen Morbus Wilson zu schließen, wenn nicht der Kayser-Fleischer-Ring, der schon sehr früh vorhanden ist, den Untersucher auf die Diagnose bringt.

Bei unserem Patientengut fanden sich außer dem Kayser-Fleischer-Cornealring am ehesten Tremor, Nystagmus, Dysarthrie und Dysdiadochokinese. Für die Homozygoten- und Heterozygoten-Differenzierung und zur Diagnosesicherung benutzen wir den Kupfer-64-Einlagerungstest in Cäruloplasmin. Diese Methode ist für den Patienten schonend und kurzdauernd. Um die Diagnose im Zweifelsfall weiter zu sichern bestimmen wir den Kupfergehalt der Leber mittels der Neutronenaktivierungsanalyse. Die histologische Beurteilung läßt keinen sicheren Anhalt auf einen Morbus Wilson zu.

Literatur

Sternlieb, I., Scheinberg, I. H.: Prevention of Wilson's disease in asymptomatic patients. N. Eng. J. Med. **284,** 1154 (1971). – Wesch. H., Przuntek, H.: Nuklearmedizinische Methoden zur Homo- und Heterozygotendifferenzierung bei M. Wilson. Klin. Wschr. (im Druck).

Fuhrmeister, U., Schimrigk, K., Przuntek, H., Ricker, K. (Neurolog. Univ.-Klinik u. Poliklinik, Würzburg): **Zentralnervöse motorische Reizerscheinungen bei Stoffwechselstörungen**

Endogene (primäre) Stoffwechselanomalien des Gehirns (zum Beispiel Lipidosen) sind selten, beginnen schleichend und enden häufig in Demenz.

Dagegen sind sekundäre metabolische Enzephalopathien ein fast alltägliches Problem für Internisten und Neurologen, da jede Veränderung der Körperchemie, also ein sehr breites Spektrum innerer Krankheiten, den Hirnstoffwechsel beeinträchtigen kann. Die neurologischen Symptome setzen bei diesen exogenen Enzephalopathien abrupt ein. Sie flauen ab, wenn das Stoffwechselgleichgewicht wiederhergestellt werden kann.

Leitsymptome der metabolischen Enzephalopathie sind a) Bewußtseinsstörungen, b) Veränderungen des Hirnstrombildes und c) motorische Reizerscheinungen (Plum, Posner 1966).

Tabelle 1. Grundkrankheit, Symptomatologie und Mortalität von Patienten mit sekundärer (exogener), metabolischer Enzephalopathie

Nr.		Diagnose	Koma	EEG	Tremor	Asterixis	Myoklonien	Grand mal
1		Leberzirrhose	○	A	●	●		
2		Leberzirrhose, Urämie	◒	A	●		●	
3	+	chron. Niereninsuffizienz	◒	A	●	●	●	●
4	+	Meningitis, Sepsis	◕	A			●	●
5	+	endokrines Koma, Sepsis	◒	A	●		●	●
6	+	Enzephalitis, Sepsis	◕	A	●		●	●
7	+	Schädel-Hirn-Thorax-Trauma	◒	A	●		●	●
8	+	Meningitis, Glomerulonephritis	●	A			●	●
9		Glottisödem, Hypoxämie	◒	A	●	●		
10	+	Ventrikelempyem, Atemstillstand	●	AS			●	●
11	+	Polyradikulitis, Herzstillstand	◕	AS	●		●	
12	+	Insult, Atemstillstand	●	AS			●	●
13	+	Glysantin-Intoxikation	●	AS			●	●

+ = Exitus letalis   EEG   A = Allgemeinveränderung
S = Poly spikes

Unsere klinischen Beobachtungen stammen von Patienten einer neurologischen und einer internen Intensiv-Station. Ausgenommen ist das an Zahl vorherrschende Alkoholdelir (Kasuistik s. Tabelle). Die Beeinträchtigung des Bewußtseins reichte bei diesen Patienten von diskreten Verhaltensstörungen bis zum agitierten Delir und von leichter Aufmerksamkeitsschwäche bis zum tiefen Koma. Alle EEGs wichen von der Norm ab, meist war das Hirnstrombild verlangsamt. Das Ausmaß der Allgemeinveränderungen korrelierte nur locker mit dem psychopathologischen Befund. Seltener waren paroxysmale, hochamplitudige, mehrphasige Deltawellen, rhythmisch gruppierte Spike-Formationen mit nachfolgender Kurvendepression und Spike-wave-Muster.

Als somatisches Pendant zum exogenen Psychosyndrom treten bei metabolischen Enzephalopathien zentralnervöse, motorische Reizerscheinungen auf. Man unterscheidet a) Tremor und b) Asterixis, c) Myoklonien und d) generalisierte tonisch-klonische Krämpfe. Diese Phänomene kommen immer bilateral, allerdings nicht immer synchron und in scheinbar wahlloser Kombination vor (s. Tabelle). Ihre klinische Differenzierung ist schwierig, die neurophysiologische und anatomische Deutung unklar (was bei der biochemischen Natur der Störung nicht verwundert), die Nomenklatur verschiedener Autoren uneinheitlich (Leavitt, Tyler 1964).

Am verbreitetsten ist der *Tremor*. Er entsteht durch alternierende motorische Entladungsserien in agonistischen und antagonistischen Muskelgruppen. Differenziert man elektromyographisch nach Rhythmus, Frequenz und Amplitude, so erscheint der metabolische Tremor irregulär, gröber und frequenter als andere Tremorformen. Er hat eine Frequenz von 8 bis 10 Hertz (Tsukiyama et al., 1961). Er sistiert bei völliger Ruhe und tritt am deutlichsten in den Fingern bei ausgestreckten Händen in Erscheinung.

681

Der typische hepatische Tremor, der mit der Höhe des Blutammoniakspiegels zunimmt, besteht aus *zwei* Komponenten. Zum metabolischen Tremor kommt der flap hinzu (flapping tremor). „Liver flap" und „Asterixis" sind Synonyme.

Asterixis[1] ist ein zentrales Hemmungsphänomen, bei welchem eine Haltefunktion durch Aussetzen der Willkürinnervation unterbrochen wird (Adams, Foley 1951, 1953). Der übliche Test ist daher das Vorhalten. Hierbei sinken Hände und Finger unter dem Einfluß der Schwerkraft ruckartig nach unten. Da sich der Patient bemüht, die verlorene Position wieder einzunehmen, entsteht auch bei Asterixis das Bild eines groben Tremors. Man spricht von Positionstremor.

Trotz des ähnlichen klinischen Eindrucks besteht elektromyographisch ein wesentlicher Unterschied zum Tremor und zum Myoklonus. Diese sind, neurophysiologisch gesehen, Überschußphänomene (Tremor = alternierende Entladungsserien in gegensinnig wirkenden Muskeln; Myoklonus = repetitive, synchrone Entladungen in Synergisten). Asterixis beruht dagegen auf einer zentralen Hemmung der Willkürinnervation, die in Intervallen von 1–2 Sekunden auftritt. Die Innervationsstille setzt synchron in Agonisten und Antagonisten ein (s. Abb. 1).

Die unkontrollierbaren Bewegungen bevorzugen die Hände, können aber auch Zunge, Rumpf und Beine erfassen.

Der *Myoklonus* entsteht durch zentral ausgelöste Muskelkontraktionen, mit oder ohne EEG-Veränderungen. Da nur Synergisten betroffen sind, resultiert eine besonders brüske

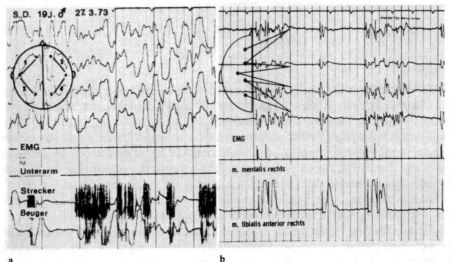

a   b

Abb. 1. Polygraphische Aufzeichnung von Elektroenzephalogramm und Elektromyogramm bei einem Dialyse-Patienten mit Asterixis (a) und einer Patientin mit komplexen, rhythmischen Myoklonien (b) nach zerebraler Hypoxie

Zu 1a: Verlangsamter Grundrhytmus im EEG, überlagert von hohen, mehrphasigen Deltawellen. EMG: Hemmungsphänomen während einer Willkürinnervation (Arm-Vorhalte-Versuch). Die Innervationsstille tritt in Intervallen von 1–2 Sekunden synchron in Agonisten und Antagonisten auf

Zu 1b: Im EEG schwere paroxysmale Veränderungen (Spike-wave-Komplexe). EMG der kontralateralen Körperhälfte: EMG-Entladungen, die mit zerebralen Spitzenpotentialen korrelieren. Zeitliche Verzögerung in der Periphere, entsprechend der längeren Wegstrecke. Im letzten Kanal folgt auf das spezifische Potential im m. tibialis anterior jeweils ein Bewegungsartefakt, welcher der myoklonischen Zuckung entspricht

---

[1] sterigmos = Stütze, Halt

Zuckung. Das Ausmaß der Bewegung variiert stark. Der elementare Myoklonus führt lediglich zu einer sichtbaren Muskelkontraktion ohne lokomotorischen Effekt. Repetitive Entladungen bewirken Bewegungseffekte in einzelnen Muskelgruppen oder Gliedmaßen (Bonduelle, 1966). Läuft eine wellenförmige Bewegung über den Muskel, spricht man von Myokymien oder Muskelwogen (Schultze, 1895). Myoklonien treten bevorzugt in der Gesichts-, Schlund- und Zwerchfellmuskulatur auf, können sich aber in Form komplexer Myorhythmien über den ganzen Körper ausbreiten. Bei dieser malignen Form bestehen immer schwere EEG-Veränderungen (siehe Abbildung 1b). Zerebrale *Krampfanfälle* begleiten schwere metabolische Störungen oft. Sie sind dann immer generalisiert und symmetrisch. (Film: Klinische Beobachtungen über Asterixis und multifokale Myoklonien).

Zusammenfassend lassen sich folgende praktisch-klinische Schlußfolgerungen ziehen:

1. Bilaterale motorische Reizerscheinungen sind das eigentliche Leitsymptom metabolischer Enzephalopathien. Hierdurch unterscheiden sie sich von neurologischen Herderkrankungen, Psychosen und Entzündungen.

2. Prognostische Aussage und Ätiologie der motorischen Phänomene differieren. Tremor und Asterixis treten bei weniger tiefem Koma auf, sind eher reversibel. Ihre häufigste Ursache ist das Leberkoma; flapping tremor wird aber auch bei Urämie, pulmonaler Insuffizienz mit Kohlendioxydintoxikation, Elektrolytverschiebungen und Malabsorption beobachtet (Austen et al., 1957; Conn, 1960; Tyler, 1968).

3. Eine besonders ungünstige Prognose haben komplexe, rhythmische Myoklonien, die nach zerebraler Hypoxie auftreten und mit Krampfaktivität im EEG einhergehen. Bei unseren Patienten überlebte keiner der davon betroffenen.

4. Eine schleichende metabolische Enzephalopathie tritt gelegentlich ohne faßbare, gröbere Ursache als Folgekrankheit bei Intensiv-Patienten auf. Sie ist als Summationsnoxe typischer und häufiger Komplikationen (zum Beispiel rezidivierende pulmonale und renale Infektionen mit Sepsis, Mineralverschiebungen, Anämie, Eiweiß-Vitaminmangel) aufzufassen. Als Ausdruck einer schweren, diffusen neuronalen Dysfunktion entwickelt sich bei diesen Patienten neben den zerebralen Symptomen eine periphere Polyneuropathie.

Literatur

Adams, R. D., Foley, J.: Electroenceph. Clin. Neurophysiol. **5**, (supp. 3), 51 (1951). — Adams, R. D., Foley, J.: Ass. Res. Nerv. Ment. Dis. Proc. **32**, 198 (1953). — Austen, F. K., Carmichael, M. W., Adams, R. D.: New Eng. J. Med. **257**, 579 (1957). — Bonduelle, M.: Rev. Neurol. **114**, 204 (1966). — Conn, H. O.: Amer. J. Med. **29**, 647 (1960). — Leavitt, S., Tyler, H. R.: Arch. Neurol. **10**, 360 (1964). — Plum, F., Posner, J. B.: The Diagnosis of Stupor and Coma. Philadelphia (1966). — Schultze, Fr.: Dtsch. Z. Nervenheilk. **6**, 65 (1896). — Tsukiyama, K., Mine, R., Koyama, M., Fukushima, K., Fukao, R., Kitani, T.: Folia Psychiat. Neurol. Jap. **15**, 21 (1961). — Tyler, H. R.: Amer. J. Med. **44**, 734 (1968).

Haferkamp, G., Hopf, H. C. (Neurol. Univ. Klinik Mainz):
Schmerzhafte Ophthalmoplegie — Tolosa-Hunt-Syndrom

Drei eigene Beobachtungen geben uns Anlaß über ein wenig bekanntes, aber nicht ganz seltenes Syndrom zu berichten, das in der Literatur auch als Tolosa-Hunt-Syndrom bekannt ist. Es handelt sich dabei um die Kombination heftiger retroorbitaler-temporaler Kopfschmerzen mit mehr oder minder ausgeprägter homolateraler Störungen der Hirnnerven III, IV, $V_{1/2}$ sowie VI als Folge einer granulomatösen Entzündung in der Wand des Sinus cavernosus (2, 5, 6). Die Ätiologie ist unbekannt. Corticoide helfen gut, aber auch spontan kommt es zu Remissionen und Rezidiven. Die Symptomatik spiegelt die anatomischen Gegebenheiten wieder, die hier kurz rekapituliert werden sollen: kurz vor Eintritt in die Fissura orbitalis superior verlaufen die Augenmuskelnerven (Oculomotorius, Trochlearis und Abducens) zusammen mit dem 1. Trigeminusast dicht nebeneinander in der Wand bzw. im Sinus cavernosus und befinden sich hier in enger Nachbarschaft zum N. opticus sowie zur A. carotis interna. Alle diese Strukturen sind am Tolosa-Hunt-Syndrom beteiligt, mit anderen Worten: die Lokalisation der Schädigung ist im Bereich des Sinus cavernosus zu suchen. Dies konnte von Tolosa (1954) [6] in dem einzigen obduzierten Fall gesichert werden. Histologisch fand sich eine unspezifische granulomatöse Entzündung ohne Hinweis für eine primäre Arteriitis.

Das klinische Erscheinungsbild zeigt ein eigener Fall in typischer Weise:

Eine 32jährige Frau, die außer rezidivierenden mäßiggradigen Kopfschmerzen rechts und einer chronischen Rhinitis in den letzten drei Jahren keine besonderen Krankheiten hatte, entwickelte plötzlich nahezu unerträgliche heftige konstante retroorbitale Kopfschmerzen von bohrendem Charakter. 2 Tage später bemerkte sie ein Taubheitsgefühl im Versorgungsbereich des N. maxillaris rechts, am dritten Tag eine Sehverschlechterung rechts in Form von Schleiersehen. Objektiv bestand zu diesem Zeitpunkt rechts eine leichte Protrusio bulbi von 2 mm, ein ausgeprägtes Zentralskotom bei normalem Augenhintergrund, sowie eine Hypaesthesie im Bereich des 2. Trigeminusastes. Am 5. Krankheitstag trat innerhalb von Stunden eine Parese aller Augenmuskeln rechts hinzu, lediglich der M. obliquus superior zeigte noch eine angedeutete Funktion. Es bestand eine ausgeprägte Ptose rechts, die Pupille war eine Spur weiter als links und reagierte leicht verzögert auf Licht.

Unter den Laborbefunden sind eine erhöhte BSG mit 68/105 eine Leukocytose von 10400 und eine Vermehrung der α-2 Globuline im Serum auf 12,5 rel.% zu erwähnen. Röntgenologisch waren Kieferhöhle und Siebbeinzellen rechts verschattet, der Knochen im Bereich der rechten Orbita-Spitze bis hin zum Clinoidfortsatz usuriert. Die Carotis-interna-Angiographie rechts deckte eine filiforme Stenose im mittleren Drittel des Siphons auf.

Eine operative Exploration des rechten Siebbeins mit Eröffnung der medialen Orbitawand und Freilegung des Bulbus bis zur Orbitaspitze ergab lediglich eine gering verdickte Schleimhaut, jedoch keinen Anhalt für einen tumorösen Prozeß. Histologisch fand sich eine mäßige entzündliche Infiltration mit starker Schleimproduktion.

Unter hochdosierter Penicillin-Therapie verschwanden die Schmerzen innerhalb von 2 Tagen, der Visus besserte sich rasch und die Augenmuskelparesen gingen zurück. Bei einer Kontrolluntersuchung 7 Wochen nach Krankheitsbeginn bestand lediglich noch eine geringe Abducensschwäche rechts. Eine Kontrollangiographie ließ eine vollständige Rückbildung der Carotisstenose erkennen.

Hunt u. Mitarb. [1] stellten 1962 anhand 6 eigener Fälle folgende Kriterien als charakteristisch für das von ihnen als „painful ophthalmoplegia" bezeichnete Syndrom heraus:

1. Der Schmerz wird nicht als pulsierende Hemikranie sondern als stetiger, mehr bohrender Schmerz hinter dem Auge geschildert. Er kann der Ophthalmoplegie um Tage vorausgehen oder auch später folgen.
2. Neurologische Ausfälle betreffen bei voller Ausprägung des Syndroms nicht nur den 3. Hirnnerven, sondern auch den 4. und 6. sowie den 1., gelegentlich auch den 2. Trigeminusast. Periarterielle sympathische Fasern können mitgeschädigt sein, ebenso der N. opticus.
3. Die Symptome dauern Tage oder Wochen.
4. Spontane Remissionen treten auf; manchmal verbleiben Residuen.
5. Die Attacken können nach einem Intervall von Monaten oder Jahren rezidivieren.
6. Ausgedehnte Untersuchungen unter Einschluß der Carotisangiographie sowie operativer Exploration ergeben keinen Anhaltspunkt für eine Läsion von Strukturen außerhalb des Sinus cavernosus.

Die Differentialdiagnose hat alle Krankheitsbilder einzubeziehen, die mit retroorbitalen Schmerzen und/oder einer Ophthalmoplegie einhergehen [4]. Es sind dies vor allem Neoplasmen in der Nähe der Fissura orbitalis superior. Durch die Carotis-Angiographie ist auch ein Aneurysma der A. carotis interna im infraclinoidalen Abschnitt auszuschließen, durch die Angiographie und Venographie eine Thrombose des Sinus cavernosus, die sich ebenso wie die sogenannte Cavernosusfistel klinisch meist durch zusätzliche Stauungszeichen im Auge bemerkbar macht. Weiter muß die lokale Manifestation einer generalisierten entzündlichen Erkrankung erwogen werden, beispielsweise ein luetischer oder tuberkulöser Prozeß [2]. Wenngleich das LE-Zellphänomen in Einzelfällen von Tolosa-Hunt-Syndrom positiv ist, so gehört doch der positive Nachweis antinukleärer Faktoren nicht zum Krankheitsbild. Von der Arteriitis cranialis läßt sich das Syndrom durch histologischen Befund und Verlauf abtrennen.

Therapeutisch wird das prompte Ansprechen auf Gabe von Corticoiden geradezu als symptomatisch bezeichnet und als weiterer Beweis für die entzündliche Genese gewertet [3]. Die Ätiologie dieser Entzündung ist aber bisher unklar. Bemerkenswert erscheint die insgesamt günstige Prognose.

Literatur

1. Hunt, W. E., Meagher, J. N., LeFever, H. E., Zeman, W.: Neurology (Minneap.) 11, 56–62 (1962). – 2. Lakke, J. P. W. F.: Arch. Neurol. (Chic.) 7, 289–300 (1962). – 3. Mathew, N. T., Chandy, J.: J. neurol. Sci., 11, 243–256 (1970). – 4. Sondheimer, F. K., Knapp, J.: Radiology 106, 105–112 (1973). – 5. Schatz, J. N., Farmer, P.: Neuroophthalmology symposion of the University of Miami, pp. 102–112. St. Louis: C.V. Mosby Co 1972, Vol. 6. – 6. Tolosa, E.: J. Neurol. Neurosurg. Psychiat. 17, 300–302 (1954).

Theile, U., Haferkamp, G. (II. Med. Univ. Klinik, Mainz u. Neurolog. Univ. Klinik, Mainz): **Generalisierte Osteosklerose und Roussy-Lévy Syndrom in einer Familie**

Die Friedreich'sche Ataxie ist gekennzeichnet durch eine meist vor der Pubertät auftretende, relativ rasch progrediente cerebellare Ataxie, Deformierung der Füße im Sinne des Hohlfußes, fehlende Sehnenreflexe, eine zunehmend verwaschene Sprache, Nystagmus und einen allmählichen Abbau der intellektuellen Fähigkeiten. Im 3. Lebensjahrzehnt sind die Patienten im typischen Fall an den Rollstuhl gefesselt, die Lebenserwartung liegt etwa bei 30 Jahren. Nachkommen betroffener Personen werden selten beobachtet.

Das Leiden wird autosomal rezessiv vererbt, d.h. Träger der Störung haben von beiden Eltern eine Anlage dafür erhalten. Sie sind homozygote Träger der Erbanlage. Die Eltern einer erkrankten Person sind als heterozygote Träger frei von jeglicher, bis heute faßbaren, klinischen Symptomatik.

Von diesem Krankheitsbild abzugrenzen ist eine blande Verlaufsform einer cerebellaren Ataxie, die weniger progredient ist und im allgemeinen nicht zur Invalidisierung der Betroffenen führt. Die Fußdeformierung ist geringer, beginnt aber im Kindesalter. Der cerebrale Abbau ist kaum merklich, die Lebenserwartung praktisch nicht reduziert. Dieses Leiden als Roussy-Lévy Syndrom beschrieben, wird autosomal dominant vererbt. Hier findet man Kranke in mehreren aufeinanderfolgenden Generationen. Nachkommen von Trägern der Krankheit haben eine Wahrscheinlichkeit von 50%, ein Roussy-Lévy Syndrom zu erben.

Wir hatten Gelegenheit, eine Familie mit Roussy-Lévy Syndrom zu beobachten; betroffen sind 4 Frauen in 3 Generationen (Abb. 1). Die klinische Symptomatik mit Gangstörungen, Hohlfuß und leichter Spastik der Beine führte die Ausgangspatientin im Alter von 52 Jahren in die Neurologische Klinik. Die Reflexe an den Beinen waren lebhaft

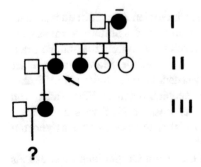

Abb. 1. Stammbaum der Familie mit Roussy-Lévy Syndrom und generalisierter Osteosklerose

gesteigert, Babinski beiderseits positiv, die Sensibilität im Bereich der Beine leicht gestört, besonders das Vibrationsempfinden.

Die anamnestischen Angaben der Patientin führten zur Erfassung von zwei weiteren sicheren Betroffenen in der Familie und dem Verdacht auf eine gleichartige Störung bei einer dritten Person, der Mutter der Ausgangspatientin. Es wurde möglich, die 53jährige Schwester der Probandin sowie ihre 24jährige Tochter zu untersuchen, wobei sich bei letzterer die Frage des Wiederholungsrisikos für Kinder — also eine genetische Beratungssituation ergab. Es gelang aus Krankenunterlagen einige Daten über die Mutter der Probandin zu erhalten, eine persönliche Untersuchung war nicht mehr möglich, da diese Patientin im Alter von 72 Jahren 1964 verstorben ist.

Das klinische Bild eines Roussy-Lévy Syndroms findet sich bei den noch lebenden drei Patientinnen in typischer Weise. Gangstörungen, Friedreich' Fuß mäßigen Ausmaßes und Reflexanomalien sind bei allen nachweisbar. Die Röntgendiagnostik, die als Routineuntersuchung bei der ersten Patientin veranlaßt wurde, brachte überraschend einen weiteren auffälligen Befund:

Im Bereich von Wirbelsäule, Thorax, Schädel sowie Becken zeigen sich bei den drei noch lebenden Patientinnen Knochenverdichtungen, die röntgenologisch als Osteosklerose beschrieben wurden. Diese Veränderungen lassen bei allen drei Patientinnen das gleiche Verteilungsmuster erkennen. Von der bereits verstorbenen Patientin waren nur noch Aufnahmen des Beckens vorhanden, auch hier sind gleichartige Verdichtungen im Bereich des Knochens nachweisbar.

Es war möglich, eine weitere Schwester der Probandin zu untersuchen, die frei von Zeichen eines Roussy-Lévy Syndroms ist und keinerlei Knochenveränderungen aufweist. Von einer weiteren Schwester wird berichtet, daß sie unauffällig sei.

Die Osteosklerose war Anlaß, nach Zeichen einer extramedullären Blutbildung zu suchen, dafür ergaben sich laborchemisch ebenso wenig Hinweise wie für einen verstärkten Knochenumbau. Blutbild und alk. Phosphatase liegen bei den drei noch lebenden Patientinnen im Normbereich.

Die histologische Untersuchung einer Beckenkammbiopsie der betroffenen Schwester der Probandin zeigt einen vermehrten Knochenanbau im Sinne der periostalen Hyperostose. Sie findet an den Außenflächen der Knochen statt und führt nicht zu einer Verödung der Markräume. Die regulären Osteone sind durch ungeordneten Geflechtknochen miteinander verbunden. Das entstehende Bild ist nicht typisch für eine Osteosklerose, auch nicht für eine Osteomyelofibrose. Histologisch handelt es sich um eine Hyperostose.

Die differentialdiagnostischen Überlegungen gelten zunächst einer Marmorknochenkrankheit. Sie ist aber nach den röntgenologischen und histologischen Kriterien, auch nach dem klinischen Verlauf nicht anzunehmen. Weiterhin muß an eine Hyperostose mit Pachydermie gedacht werden, auch dies ein erbliches Krankheitsbild mit Bevorzugung des männlichen Geschlechtes. Die Klinik der weiblichen Merkmalsträgerinnen unserer Beobachtung mit unauffälliger Haut im Bereich von Gesicht und Unterarmen — den Prädilektionsstellen der Pachydermie — sowie ein fehlendes klinisches Korrelat zu den Knochenveränderungen — es handelt sich um einen Zufallsbefund — sprechen gegen diese Diagnose. Trommelschlegelfinger und -zehen bestehen nicht.

Eine Störung im Sinne der Camurati-Engelmann'schen hyperostotischen Osteopathie ist nicht anzunehmen, da keine Muskeldystrophie vorliegt und ein anderes Verteilungsmuster der befallenen Skelettanteile nachweisbar ist. Über Skelettbeschwerden im Kindesalter wird von keiner der Patientinnen berichtet.

Der histologische Befund ermöglicht ebenfalls keine Zuordnung der Skelettanomalie zu einem der bisher bekannten Krankheitsbilder. Herrn Prof. Uehlinger sei hier für seine freundliche Hilfe vielmals gedankt. Er ordnet die Störung als eine hereditäre, vorwiegend endostale Hyperostose ohne Pachydermie mit Spongiosklerose und verzögertem Knochenumbau ein, wobei er ein eigenständiges Erbleiden für wahrscheinlich hält.

Bemerkenswert an dieser Beobachtung erscheint uns das Vorkommen beider Leiden bei den gleichen Personen, während zumindestens eine Schwester aus Generation II frei von beiden ist; von der zweiten Schwester ist klinisch Merkmalsfreiheit zu vermuten. Beide Erkrankungen werden in dieser Sippe autosomal dominant vererbt. Das Vorkommen ausschließlich bei weiblichen Personen dürfte zufallsbedingt sein. Man kann vermuten, daß die Erbanlagen für die beiden in dieser Familie vorkommenden Störungen auf einem Chromosom nahe beieinander liegen, so daß sie zumindestens bei 4 Personen aus drei Generationen nicht durch Crossing-over getrennt wurden.

Soweit uns die Literatur zugänglich war, ist eine ähnliche Beobachtung nicht mitgeteilt worden. Es wäre interessant zu prüfen, ob in anderen Familien mit Roussy-Lévy Syndrom ebenfalls Skelettanomalien im Sinne der beschriebenen Hyperostose gefunden werden.

Literatur

Becker, P. E.: Friedreich'sche Ataxie. In: Humangenetik. Ein kurzes Handbuch in 5 Bänden, Bd. V, 1, S. 211—224. Stuttgart: Thieme 1964. — Becker, P. E.: Dystasia areflexiva hereditaria (Roussy-Lévy Syndrom). In: Humangenetik. Ein kurzes Handbuch in 5 Bänden, Bd. V, 1, S. 224—226. Stuttgart: Thieme 1964. — Jesserer, H.: Knochenkrankheiten. S. 28—32. München-Berlin-Wien: Urban u. Schwarzenberg 1971. — Laur, A., Perassi, F.: Hereditäre Hyperostose ohne Pachydermie (Camurati Engelmann'sche Krankheit). In: Handbuch Med. Radiologie, Bd. V, 3, S. 124. Berlin-Heidelberg-New York: Springer 1968. — Laur, A., Perassi, F.: Hereditäre (Generalisierte) Hyperostose mit Pachydermie. In: Handbuch Med. Radiologie, Bd. V, 3, S. 144. Berlin-Heidelberg-New York: Springer 1968. — Mumenthaler, M.: Neurologie, II. Aufl. S. 193—195. Stuttgart: Thieme 1969. — Uehlinger, E.: Persönliche Mitteilung. — Wittkowski, R., Prokop, O.: Genetik erblicher Syndrome und Mißbildungen. Wörterbuch für die Familienberatung. Berlin: Akademie Verlag 1974.

Ritter, G., Poser, S., Duensing, F. (Neurolog. Univ.-Klinik, Göttingen): **Periphere Nervenschäden unter Antikoagulantientherapie**

Im eigenen Krankengut sah man während der letzten Jahre eine periphere Nervenschädigung bei 12 Männern und 8 Frauen (15—70 Jahre alt). Nach der Literatur — bislang 82 Fallschilderungen — ist dieses selten. Die eigenen Beobachtungen aus den vergangenen $1\frac{1}{2}$ Jahren ergaben gegenteiliges (ca. 1 Patient in 6—8 Wochen): Dem Neurologen werden nur wenige Kranke mit schweren Ausfällen vorgestellt. Eine Hauptgefahrenquelle wird in der großzügigen Therapie mit Antikoagulantien gesehen, Arzt und Patient gleichermaßen betreffend (Überwachungslücken, mangelhafte Aufklärung, schlechtes Therapieverhalten).

Dem Literaturbericht entsprechend lag auch im eigenen Krankengut die Läsion vornehmlich beim Nervus ischiadicus und femoralis. Eine Defektheilung war, soweit bis jetzt überschaubar, häufig. Die Behandlung erwies sich in allen Fällen als sehr langwierig. Lebensbedrohliche Komplikationen kamen nicht vor, im Gegensatz zu den intrakraniellen Antikoagulantienzwischenfällen. Trotz der schlechten Prognose peripherer Nervenschäden und der manchmal offensichtlichen Antikoagulantienfehldosierung hat bislang keiner der Untersuchten Haftpflichtansprüche geltend gemacht. Mit zunehmender Aufklärung der Bevölkerung in dieser Hinsicht wird man in Zukunft aber damit zu rechnen haben.

Für die periphere Nervenläsion wird ursächlich in der Literatur eine Druckschädigung durch Hämatome, namentlich an physiologischen Engpässen, diskutiert (Prill). Des weiteren wird eine Ischämie über die vasa nervorum erwogen (Neundörfer) oder intraneurale Blutungen. Zuweilen sind ärztliche Maßnahmen an der Pathogenese beteiligt (im eigenen Krankengut intramuskuläre Injektionen, Blutentnahmen, Akupunktur, Extensionsbehandlung). Auf die Interaktion mit Medikamenten, die den Antikoagulantieneffekt verstärken, wurde mehrfach hingewiesen (Gugler sowie S. Poser und Mitarbeiter).

Die Synopsis der eigenen Befunde ergab folgendes Bild: Antikoagulantien kamen zum Einsatz wegen Herzinfarkt (9), Bein/Beckenvenenthrombose (6), Hämodialyse (2), Herz-Lungen-Maschineneinsatz, Zustand nach Mitralvitiumoperation, aus unbekannten Gründen (je 1). Ob die Langzeittherapie mit Antikoagulantien bei allen Patienten streng indiziert war, erscheint zweifelhaft; zumindest war sie häufig nicht genügend überwacht. Zur Anwendung kamen die Präparate Marcumar® (13), Calciparin® (5), Sintrom® und Streptase® (je 1). Klinische Warnsymptome mit unterschiedlich langem Intervall bis zum Auftreten der peripheren Nervenschädigung gab es bei 15 Kranken, in Gestalt von Haut/Weichteilblutungen (6), zunehmenden Rückenschmerzen (4), Kopfschmerz in Folge Subarachnoidalblutung (1), Hämaturie, Gelenkschmerzen, gynäkologischer Blutung und Wundblutung (je 1). Nur 7mal hat man hieraus sofort Konsequenzen gezogen und die unmittelbar drohende Gefahr erkannt. Das zeitliche Intervall ließ sich 15mal rekonstruieren. Bei 10 Patienten folgte die periphere Nervenblutung den Warnsymptomen unmittelbar. Nur 5mal trat sie erst 3–14 Tage später auf. Der zeitliche Abstand bis zur neurologischen Erstuntersuchung der 20 Patienten lag bis zu 1 Woche 7mal, bis zu 1 Monat 4mal, bis zu 5 Monaten 9mal. Aus neurologischer Sicht war in 13 Fällen zuviel Zeit für Soformaßnahmen, etwa operative Hämatomausräumung, vergangen, d.h. die periphere Nervenläsion nicht mehr voll reversibel. Konkurrierende Erkrankungen als Risikofaktoren bestanden 10mal in Form von Hypertonie (5), Glomerulonephritis (2), Diabetes mellitus, Hepatitis und Unfallschock (je 1). Eine konkurrierende Medikation als Risikofaktor mit Verstärkung der Antikoagulantienwirkung ließ sich 4mal eruieren. Es handelte sich um Analgetica, Antidiabetica, Antipyretica, Anabolica. Die einschlägigen Literaturberichte hierzu sind demnach nicht ausreichend beachtet worden.

Der klinische Befund entsprach einer Nervus ischiadicus-Schädigung (8), Plexus lumbalis-Alteration (2) mit Peronaeus-Teilschädigung und entsprechendem Sensibilitätsausfall. Es folgte zahlenmäßig die Läsion des Nervus femoralis (6) mit Quadriceps-Parese. Der Nervus obturatorius mit Parese der Adductorenmuskulatur und der Nervus cutaneus femoris lateralis mit Sensibilitätsstörungen im Versorgungsbereich des Oberschenkels (je 1) waren im weiteren an der unteren Extremität betroffen. Ein Ausfall der Handmotorik, zum Teil mit begleitender Sensibilitätsstörung — bei Rechtshändern besonders gravierend — geht auf eine Schädigung des Nervus medianus (2), Radialis und Ulnaris (je 1) zurück. Seitens der Hirnnerven wurde im Rahmen einer antikoagulantienbedingten chronischen Subarachnoidalblutung der Nervus Facialis und Trigeminus (je 2) geschädigt.

Die eigenen Beobachtungen und therapeutischen Erfahrungen stimmen mit dem Literaturbericht überein. Im einzelnen fand man (ohne eigene Fälle) nach Häufigkeit Läsionen des Nervus femoralis (42), Ischiadicus (24), Plexus lumbo sacralis (2), Nervus medianus (6), Cutaneus femoris lateralis (3), Obturatorius (2), Ileo-in-guinalis, Gluteus inferior, Plexus brachialis, „Armnerven", Facialis, Intercostalis (je 1). Zur besseren Erfassung von Antikoagulantienzwischenfällen wird eine zentrale Registrierung vorgeschlagen, analog dem holländischen Thrombosedienst (Roos) neben einer subtileren Patientenüberwachung und Aufklärung über Risikofaktoren der Antikoagulantientherapie.

Literatur

Gugler, R., Dengler, H. J.: Arzneimittelinteraktionen mit oralen Antikoagulantien vom Cumarintyp. Klin. Wschr. 51, 1081—1090 (1973). — Neundörfer, B., Kayser-Gatchalian: Periphere Nervenlähmungen als Komplikation bei Antikoagulantientherapie. Schweiz. med. Wschr. 100, 2069—2073 (1970). — Poser, S., Ritter, G., Maurer, K., Poser, W.: Der Antikoagulantienzwischenfall aus neurologischer Sicht. Nieders. Ärzteblatt 23, 792—796 (1975). — Prill, A.: Ischiadikuslähmungen als Komplikation unter Antikoagulantienbehandlung. Med. Welt 1965, 307—309. — Roos, J.: Organisation und Erfahrungen des holländischen Thrombosedienstes. Z. ges. inn. Med. 21, 212—215 (1966).

Jerusalem, F., Mattle, H. (Neurolog. Klinik u. Neurolog. Poliklinik, Univ. Zürich):
Belastungsmyopathien: Differentialdiagnose zur Claudicatio intermittens

Bei der diagnostischen Abklärung von Schmerzen, Kontrakturen und Schwäche der Muskulatur, die unter körperlicher Belastung auftreten und in Ruhe rasch reversibel sind, ist es gelegentlich nötig, neben den häufigen Durchblutungsinsuffizienzen, primär muskuläre Erkrankungen in die differentialdiagnostischen Überlegungen einzubeziehen (Tabelle 1). In Betracht kommen in erster Linie enzymatische Störungen der Glykogenolyse und Glykolyse (Mangel an Phosphorylase und Phosphofruktokinase sowie ein Block der Phosphohexoisomerase). Ein fehlender Serumlaktatanstieg nach einer 1 Min. dauernden, unter Oligämie geleisteten Muskelarbeit spricht für einen derartigen Enzymdefekt, der dann durch eine histochemische und biochemische Untersuchung einer Muskelbiopsie exakt nachgewiesen werden kann.

Der Phosphorylasemangel (McArdle-Syndrom) wird autosomal rezessiv vererbt und manifestiert sich klinisch bereits in der Kindheit oder Adoleszenz, selten erst im Erwachse-

---

Tabelle 1. Übersicht über verschiedene Myopathien mit intermittierenden Extremitätensymptomen

1. Phosphorylasemangel (McArdle)
2. Phosphofruktokinasemangel
3. Phosphohexoseisomerase-Inhibitor
4. Belastungsmyopathie mit Laktatazidose
5. Carnitin-Palmityl-Transferasemangel
6. Kalziumtransportstörung mit prolongierter Muskelrelaxation
7. Myopathie mit tubulären Aggregaten
8. Myopathia myotonica

---

nenalter. Männer sind 3mal häufiger betroffen als Frauen. Belastungsinduzierte Muskelschmerzen (94%)[1], Schwäche (98%) und Muskelsteifigkeit (98%), die in Ruhe rasch reversibel sind, stellen die klinischen Kardinalsymptome dar. Seltener sind Myoglobinurie (60%), Muskelschwellung (23%), proximale Muskelatrophien (19%) und Bewußtseinsstörungen (10%). Die Belastungstoleranz ist bei den verschiedenen Kranken sehr variabel.

Der ebenfalls autosomal rezessiv erbliche und seltener vorkommende Phosphofruktokinasemangel manifestiert sich in der Kindheit und unterscheidet sich klinisch symptomatologisch nicht vom McArdle-Syndrom.

Der Block der Phosphohexoisomerase ist bisher nur bei einem Brüderpaar beobachtet worden. Seit ihrem 35. Lebensjahr klagten sie wenige Stunden nach einer körperlichen Belastung über schmerzende und steife Muskeln.

Die Belastungsmyopathie mit Laktatazidose tritt meistens schon in der Kindheit mit passagerer Tachykardie, Dyspnoe und vorzeitiger Erschöpfung sowie Myalgien, Paresen, Steifigkeit, Nausea und Erbrechen klinisch in Erscheinung. Die individuelle Belastungstoleranz variiert im Laufe einiger Jahre deutlich. Eine Myoglobinurie kommt häufig vor. Der Serumlaktatspiegel ist bereits in Ruhe und/oder nach körperlicher Belastung stark erhöht.

Bisher sind nur wenige Fälle bekannt, bei denen eine Belastungsmyopathie mit Myalgien, Kontrakturen und Myoglobinurie auf Grund einer Störung des muskulären Lipidstoffwechsels (Carnitin-Palmityl-Transferase-Mangel) bestand. Diese Fälle sind vorläufig nur durch eine morphologische und biochemische Untersuchung von bioptischem Muskelgewebe zu klären.

Selten kommen belastungsinduzierte in Ruhe rasch reversible Muskelkontrakturen bei einer muskulären Kalziumtransportstörung vor. Diese Kranken bemerken während einer forcierten Muskelarbeit eine schmerzlose Muskelkontraktur, die sich in Ruhe im Laufe von 10–20 Sekunden wieder löst. Im kontrahierten Muskel ist elektromyographisch keine Aktivität nachweisbar. Das biochemische Charakteristikum ist eine stark verlangsamte Wiederaufnahme des Kalziums aus dem Sarkoplasma ins sarkoplasmatische Retikulum.

Die Myopathia myotonica ist eine dominant vererbte Krankheit, einhergehend mit aktionsabhängigen Paresen und schmerzhaften Muskelkrämpfen an den oberen Extremitäten. Elektromyographisch ist das Krankheitsbild durch die Kombination einer myotonen Reaktion mit elektrisch stillen Muskelkontrakturen charakterisiert. Der biochemische Defekt ist noch unbekannt.

Die Belastungsmyopathie mit tubulären Aggregaten ist morphologisch durch licht- und elektronenmikroskopisch nachweisbare tubuläre Strukturen der Muskelfasern charakterisiert. Die erwachsenen Kranken klagen über belastungsinduzierte und in Ruhe während einigen Stunden partiell reversible Muskelschmerzen und Steifigkeit. Die Eigenständigkeit dieses Krankheitsbildes ist noch nicht gesichert.

Eine ausführliche Mitteilung mit Literaturverzeichnis erfolgt in der Schweizerischen Medizinischen Wochenschrift.

---

[1] Häufigkeit des Symptoms nach einer Literaturübersicht von 48 Kranken

Rheumatologie

Velčovsky, H.-G., Bargon, G., Schäfer, B., Federlin, K.* (Sektion f. Klin. Immunologie d. Zentrums f. Inn. Med., Kinderheilkunde u. Dermatologie d. Univ. Ulm): **Experimentelle, chronische Immunarthritis beim Meerschweinchen**

Die Pathogenese der menschlichen chronischen Polyarthritis ist bis heute nicht völlig geklärt, so daß seit langem nach einem geeigneten tierexperimentellen Modell gesucht wird. Verschiedene, zum Teil nur wenig geklärte Mechanismen wurden vor allem bei Ratten und Kaninchen zur Erzeugung einer Arthritis angewandt. Von besonderem Interesse sind dabei die chronischen Arthritiden, die nach Anstoß eines immunologischen Prozesses in der Synovia selbstperpetuierend zur Zerstörung des Gelenkes führen. Von diesen Arthritiden ist, im Gegensatz zur Adjuvans-Arthritis oder durch Infektionen induzierten Arthritiden, der humanen PcP sehr ähnlich, die sogenannte „hypersensitivity arthritis" des Meerschweinchens, beschrieben von Dumonde et al. 1971. Bei diesem tierexperimentellen Modell wird nach der Erzeugung einer delayed hypersensitivity gegenüber einem heterologen Antigen durch eine einmalige Antigeninjektion in ein Gelenk dort eine chronisch-destruierende Entzündung in Gang gesetzt. Es sind hierbei sowohl zelluläre als auch humorale Immunmechanismen an der Zerstörung der Gelenke beteiligt, wobei die zellulären Reaktionen eine größere Rolle spielen als die humoralen.

In der vorliegenden Untersuchung ging es nicht nur darum, dieses Modell mit einem heterologen Antigen zu reproduzieren, sondern auch mit einem autologen bzw. homologen Antigen durchzuführen, um die klinischen, röntgenologischen und histologischen Veränderungen zu studieren. Als heterologes Antigen wurde bovines Gamma-Globulin verwandt, als homologes Antigen wärmeaggregiertes Meerschweinchen-Gamma-Globulin, das zuerst aus dem Serum der Tiere mittels einer Ammoniumsulfatfällung und einer anschließenden Dialyse gewonnen wurde.

Zur Erzeugung der chronischen Arthritis wurden die Versuchstiere zu Anfang mit dem Antigen zusammen mit kompletten Freund'schen Adjuvans intrakutan sensibilisiert. Nach mehreren Tagen wurde die Auslösung der Arthritis durch eine einmalige Antigeninjektion ohne CFA in die Kniegelenke vorgenommen. Es entwickelte sich daraufhin zuerst eine akute Arthritis mit einer starken Schwellung und Ergußbildung in den Kniegelenken. Gleichzeitig wurde häufig das Auftreten einer Dermatitis beobachtet. Nach dieser vorübergehenden akuten Phase entwickelte sich eine chronische Arthritis mit Pannusbildung und Zerstörung der benachbarten Knochenteile.

Zur Beurteilung der immunologischen Vorgänge während der Entwicklung der Arthritis wurden mit dem Antigen Hautteste durchgeführt und das Serum der Tiere zu verschiedenen Zeitpunkten im Verlauf der Entwicklung der Arthritis auf den Gehalt an praezipitierenden Antikörpern mit der Ouchterlony-Technik untersucht. Es zeigte sich dabei, daß die Tiere, die eine starke chronische Arthritis entwickelten, im Hauttest auch eine starke zelluläre Infiltration im Sinne einer zellulären Immunreaktion zeigten, aber nur ganz niedrige Titer an praezipitierenden Antikörpern in ihrem Serum aufwiesen. Bei Tieren mit nur einer schwach ausgebildeten chronischen Arthritis verhielten sich diese beiden Parameter umgekehrt.

Weiterhin wurde der klinische Verlauf der Entstehung einer solchen chronischen Arthritis beobachtet. Zu diesem Zwecke wurden regelmäßig Körpergewicht und Knie-

---

* Durchgeführt mit freundlicher Unterstützung der Fa. L. Merkle (Blaubeuren)

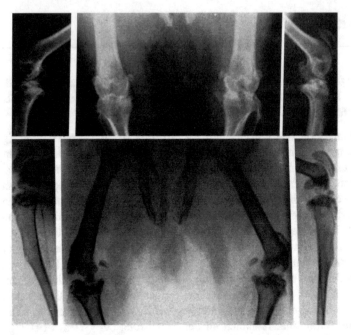

Abb. 1. Oben: normale röntgenologische Verhältnisse der Kniegelenke beim Meerschweinchen in zwei Ebenen. Unten: Zustand drei Monate nach Induktion der chronischen Immunarthritis mit schweren Zerstörungen an Tibia und Femur

umfänge gemessen. Während der akuten Phase findet man eine starke Gewichtsabnahme der Tiere und gleichzeitig eine deutliche Zunahme des Umfangs der Kniegelenke. Nach dem Abklingen der akuten Phase – nach zirka 14–20 Tagen – pendelten sich Körpergewicht und Knieumfänge auf einen bestimmten Wert ein und nahmen während der Phase der chronischen Arthritis nur noch mäßig zu.

Außerdem wurde in regelmäßigen Abständen eine Röntgenkontrolle der Kniegelenke in zwei Ebenen durchgeführt. Etwa drei Monate nach Induktion der Arthritis fanden sich röntgenologisch an den Gelenkflächen von Tibia und Femur schwere destruktive Veränderungen, sowie eine Verminderung des Kalksalzgehaltes mit Auflösung der Knochenstruktur in den gelenknahen Knochenabschnitten. Ein typisches Bild zeigt die Abb. 1.

Ebenso wurde in regelmäßigen Abständen ein Tier getötet, um sowohl makroskopisch als auch mikroskopisch eine Untersuchung der Synovia durchführen zu können. Drei Wochen nach der Induktion der Arthritis fanden sich makroskopisch noch keine auffallenden Veränderungen. Mikroskopisch fand sich in der Synovia und im Kapselgewebe eine zellreiche Infiltration mit polymorphkernigen Granulozyten, Lymphozyten, Plasmazellen, Monozyten, Fibroblasten und vereinzelt Riesenzellen. Sieben Wochen nach der Induktion der Arthritis konnten bereits makroskopisch Usurierungen des Knorpels und eine beginnende Pannusbildung im Bereiche der Menisci gesehen werden. Die Knorpeloberflächen an Femur und Tibia, sowie die Rückseite der Patella wirkten trüb. Die Synovia zeigte eine starke Gefäßinjektion. Bei der mikroskopischen Untersuchung konnten neben den vorher angegebenen Zellelementen zusätzlich Osteolysen und Knorpelzerstörungen beobachtet werden. Dies zeigt Abb. 2.

692

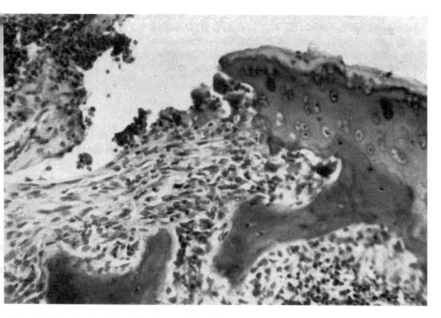

Abb. 2. Mikroskopie sieben Wochen nach Induktion der chronischen Immunarthritis. Neben zellreichen Infiltraten finden sich Osteolysen und Knorpelzerstörungen

Vier Monate nach Induktion der Arthritis stellte sich der Gelenkspalt meist verbreitert dar, in ihm fand sich ein stark gewuchertes fibrotisches Gewebe. Die Knorpelgelenkflächen und auch die Rückseite der Patella waren teilweise deformiert und stark destruiert. Mikroskopisch fand sich jetzt ein entzündungsärmeres, faserreiches Gewebe, worin sich knötchenförmig Lymphozyten- und Plasmazellhaufen nachweisen ließen. Über noch spätere Veränderungen bzw. über definitive Endstadien können bisher noch keine Aussagen gemacht werden, da die Versuche noch fortgeführt werden und die bisherige Dauer erst 32 Wochen beträgt.

Die hier vorgestellten Ergebnisse wurden an einer durch ein homologes Eiweiß — wärmeaggregiertes Meerschweinchen-Gamma-Globulin — induzierten Arthritis beim Meerschweinchen gewonnen, bei der immunologische Pathomechanismen eine große Rolle spielen. Es handelt sich nach Dumonde (1971) vorwiegend um eine zelluläre Immunantwort gegen ein Protein unter Beteiligung der Synovia an der Immunreaktion des Organismus. Dies konnte von uns dadurch bestätigt werden, daß Tiere mit einer schweren Arthritis stärkere verzögerte Hautreaktionen entwickelten als die mit einer leichten Arthritis und umgekehrt niedrigere Titer an praezipitierenden Antikörpern aufwiesen. Dieses vorgestellte Arthritismodell beim Meerschweinchen ist aus immunologischer Sicht deswegen besonders interessant, da nach jüngsten Berichten aus der Literatur auch bei diesen Labortieren eine Unterscheidung der Lymphozyten in B- und T-Zellen möglich zu sein scheint (Kurloff'sche Zelle = T-Zelle?). Somit ergeben sich wahrscheinlich zusätzliche Einblicke in die engeren Immunmechanismen. Weitere Studien sollen sich deswegen anschließen.

Literatur

Dumonde, D. C., Glynn, L. E.: The production of arthritis in rabbits by an immunological reaction to fibrin. Brit. J. exp. Path. **43**, 373 (1962). — Dumonde, D. C.: Rheumatoid Arthritis as a Disorder of cellmediated

Immunity. In: Rheumatoid Arthritis (Hrsg. W. Müller, H. G. Harweth, K. Fehr), S. 447. London-New York: Academic Press 1971. — Dumonde, D. C., Jones, E. H., Diengdoh, J. V.: The joint as an immunizing site. Abstr. VII. Europ. Rheum. Congr. 1971, Brighton. — Fassbender, H. G.: Pathologie rheumatischer Erkrankungen. Berlin-Heidelberg-New York: Springer 1975. — Fehr, K.: Pathogenese der progredient chronischen Polyarthritis (pcP). Bern-Stuttgart-Wien: Huber 1972.

Nydegger, U. E., Zubler, R. H., Lambert, P. H., Miescher, P. A. (WHO Forschungslabor d. Blutspendezentrums u. Dept. f. Inn. Med., Univ. Genf): **Immunkomplexe und Komplementaktivierung in Patienten mit Rheumatoider Arthritis**

Neuere Befunde an Patienten mit rheumatoider Arthritis (RA) lassen erkennen, daß die Komplementaktivierung in dieser Krankheit durch direkte Einwirkung von Immunkomplexen zustande kommt. In der Gelenksflüssigkeit reagiert autologes IgG mit Rheumafaktor-IgG (RFIgG) und der entstehende Komplex bindet Komplement gemäß dem Schema: IgG + RFIgG + Komplement → (IgG-RFIgG) Komplement [7]. Die Gegenwart von solchen Komplexen kann somit a) durch ihren direkten Nachweis, b) durch Bestimmung des Komplementprofils dokumentiert werden. Ad a): Komplexe wurden neuerdings mit Hilfe von monoklonalen Rheumafaktoren oder von Clq nachgewiesen [6]; als besonders sensitiv hat sich der Clq-Radioimmuntest herausgestellt und es war möglich, Clq bindendes Material sowohl in Gelenksergüssen als auch im Serum von RA Patienten nachzuweisen [2, 9]. Ad b): Erniedrigte Komplementspiegel, vor allem des klassischen Aktivierungsweges, sind mit einiger Regelmäßigkeit in Gelenkspunktaten, nicht aber im zirkulierenden Blut, von RA Patienten gefunden worden [5]. Die Komplementaktivierung widerspiegelt sich in solchen Fällen aber auch im Vorkommen von Komplementabbauprodukten [3, 10]. Wir haben kürzlich eine Methode zur quantitativen Bestimmung von C3d beschrieben [4] und wenden sie im vorliegenden Bericht an das Problem der RA an. Unsere Resultate bestätigen die enge Beziehung zwischen Immunkomplexen und Komplementaktivierung in Gelenksflüssigkeit mit quantitativen Methoden und zeigen zudem, daß eine Interaktion (IgG-RFIgG) Komplement auch für das zirkulierende Blut in Betracht gezogen werden muß.

Methodik

Gelenkspunktate und Seren wurden von Patienten mit folgenden Erkrankungen gewonnen: seropositive und seronegative RA (RA+ und RA−, 35 Fälle) sowie degenerative Arthröpathien (35 Fälle). Die Fähigkeit von Serum und Gelenkspunktat, ^{125}I-markierte erste Komplementkomponente Clq zu binden, wurde mit einer neuen Methode gemessen [8]: gereinigtes ^{125}I-Clq wird mit Serum oder Punktat gemischt und das komplexgebundene Clq wird mit Polyäthylenglykol selektiv präzipitiert. Die im Präzipitat gemessene Radioaktivität entspricht der Clq-Bindungsaktivität (Clq-BA). Die Konzentration von C3d wird mit spezifischen Antiseren in radialer Immunodiffusion gemessen, nachdem das C3d Bruchstück mit Polyäthylenglykol von den größeren Fragmenten C3b und C3c sowie dem nativen C3 abgetrennt wurde [4]. Natives C3 wurde auch gemessen und die C3d Konzentration als Quotient C3d/C3Nativ ausgedrückt. Dadurch werden die Werte als katabolische Fraktion des Ausgangsmoleküls unabhängig von der Gelenkspunktat-Proteinkonzentration angegeben. Die Korrelationskoeffizienten wurden mit Hilfe der linearen Regressionsanalyse berechnet.

Resultate

1. Clq Bindungsaktivität (Clq-BA)
   Punktate von Patienten mit RA wiesen in 80% der Fälle mit RA+ und in 71% der Fälle mit RA− eine gegenüber Arthrosepatienten erhöhte Clq-BA auf (Erhöhung von über 2 Standardabweichungen).

Tabelle 1. Immunkomplexe, C3-Spaltprodukte und C3 katabolische Fraktionsrate im zirkulierenden Blut und Gelenkspunktat von 35 Patienten mit RA und 20 Patienten mit degenerativen Arthropathien

	Zirkulierendes Blut			Gelenkspunktat		
	ClqBa	C3d	C3d/C3N	ClqBA	C3d	C3d/C3N
RA+	17 ± 13	2.8 ± 1.2	0.012 ± 0.012	49 ± 19	6.0 ± 2.7	0.143 ± 0.101
RA−	12 ± 8	1.9 ± 1.3	0.016 ± 0.013	38 ± 18	4.2 ± 2.3	0.098 ± 0.076
A[a]	4 ± 2	0.8 ± 0.9	0.005 ± 0.004	5 ± 2	0.4 ± 0.1	0.007 ± 0.003

[a] degenerative Arthropathien

Die Clq-BA ist in Prozent ausgedrückt, der C3d-Spiegel ist in mg/100 ml ausgedrückt. Die angegebenen Werte verstehen sich in Mittelwert ± 1 Standardabweichung

Seren von RA Patienten wiesen in 76% der Fälle von RA+ und in 49% der Fälle mit RA− eine signifikant vermehrte Clq-BA auf (> 2 SA).

2. *Komplementstudien*

Im Gelenkspunktat von RA+ und RA− Patienten wurden signifikant verminderte C4-Konzentrationen gemessen, währenddem das Komplementprofil, mit eingeschlossen C4, im Serum normale Werte ergab.

Neuere Studien zeigten, daß die C3d Konzentrationen sowie die C3d/C3Nativ Quotienten in Gelenkspunktaten von RA Patienten verglichen mit denselben Werten von Arthrosepatienten extrem hoch sind. Zudem wurden signifikant erhöhte C3d Konzentrationen auch in Seren von RA Patienten festgestellt (Tabelle).

3. *Beziehung von Clq-BA zu Komplement und extraartikulären Krankheitssymptomen.*

Für Gelenkspunktate ergab sich eine negative Korrelation zwischen Clq-BA und C4 (Abb. 1) sowie eine positive Korrelation zwischen Clq-BA und C3d (p<0.01). Im zirkulierenden Blut waren Clq-BA und C4 nicht signifikant korrelierbar, wogegen Clq-BA und

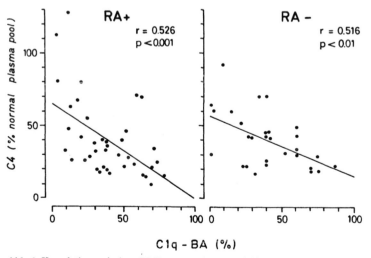

Abb. 1. Korrelation zwischen C4-Konzentrationen und Clq-Bindungsaktivität (Clq-BA) in Gelenkspunktaten von Patienten mit seropositiver (RA+) und seronegativer (RA−) rheumatoider Arthritis. Die C4-Konzentrationen sind ausgedrückt als Prozent eines Pools, welcher sich aus 30 normalen Blutspenderplasmen zusammensetzt (% normal plasma pool)

C3d auch in diesem Milieu signifikant korrelieren (p<0.01). In RA Patienten mit subkutanen Knötchen oder anderem Organbefall war die mittlere Clq-BA signifikant höher als in Patienten mit isoliertem Gelenksbefall (p<0.05).

Schlußfolgerung

Die Clq bindenden Komplexe, welche in zirkulierendem Blut und Gelenksflüssigkeit von Patienten mit RA gefunden werden, scheinen auf Grund der vorliegenden Resultate in vivo Komplement aktivieren zu können. Diese Befunde unterstützen die Hypothese, wonach den Immunkomplexen als Komplementaktivatoren eine wichtige Bedeutung bei der Pathogenese der rheumatoiden Arthritis zukommt. Es scheint auch, daß quantitative Methoden zum Nachweis von Immunkomplexen und Komplementabbauprodukten als wertvolle Aktivitätsparameter zur Beurteilung von Patienten mit rheumatoider Arthritis dienen können.

Wir danken Frau Dr. R. Gabay (Division de Rhumatologie, Département de Médecine, Universität Genf) und Herrn Dr. G. Joliat (Policlinique Universitaire de Médecine, Genf) für die freundliche Überlassung der Krankengeschichten, sowie Frau Mehregan Perrier und Frl. Hanni Linert für wertvolle Mithilfe im Labor.

Literatur

1. Lambert, P. H., Nydegger, U. E., Perrin, L. H., McCormick, J., Fehr, K., Miescher, P. A.: Rheumatology 6, 52 (1975). – 2. Nydegger, U. E., Lambert, P. H., Gerber, H., Miescher, P. A.: J. clin. Invest. 54, 297 (1974). – 3. Perrin, L. H., Shiraishi, S., Stroud, R. M., Lambert, P. H.: J. Immunol. 115, 32 (1975). – 4. Perrin, L. H., Lambert, P. H., Miescher, P. A.: J. clin. Invest. 56, 165 (1975). – 5. Ruddy, S., Austen, K. F.: Arthritis Rheum. 13, 713 (1970). – 6. Winchester, R. J., Kunkel, H. G., Agnello, V.: J. exp. Med. 134, 286s (1971). – 7. Ziff, M.: Progr. Immunol. 1974 II/5 37. – 8. Zubler, R. H., Lange, G., Lambert, P. H., Miescher, P. A.: J. Immunol. 116, 232 (1976). – 9. Zubler, R. H., Nydegger, U., Perrin, L. H., Fehr, K., McCormick, J., Lambert, P. H., Miescher, P. A.: J. clin. Invest. 57 (1976) (im Druck). – 10. Zvaifler, N. J.: J. clin. Invest. 48, 1532 (1969).

Rosenthal, M., Graf, U., Müller, W. (Rheumatolog. Univ. Klinik, Basel): **Der Nachweis von Immunkomplexen bei der chronischen Polyarthritis und anderen rheumatischen Erkrankungen***

Unter den verschiedenen bei entzündlich-rheumatischen Erkrankungen zu beobachtenden Immunphänomenen haben in letzter Zeit die Immunkomplexe besonderes Interesse gewonnen, denn durch ihren Nachweis sind vielleicht exaktere diagnostische und pathogenetische Aussagen möglich. Für diesen Nachweis wurden verschiedene Verfahren vorgeschlagen [1–4], die meist auf der Bindung von Komplement an die Immunkomplexe beruhen. Wahrscheinlich binden die Komplexe aber nicht in jedem Fall Komplement, so daß exakte Aussagen über ihr Auftreten mit solchen Methoden nicht möglich sind. Da diese Verfahren meist auch arbeitsaufwendig und damit für die Routinediagnostik ungeeignet sind, haben wir versucht, die zirkulierenden Immunkomplexe mittels der relativ einfachen Immunfluoreszenztechnik [5] darzustellen. Dieses Verfahren geht von der Beobachtung aus, daß Granulozyten die zirkulierenden Immunkomplexe phagozytieren und dann Inklusionen bilden, in denen die verschiedenen Immunglobuline und auch Komplementkomponenten nachgewiesen werden können.

---

* Diese Arbeit wurde vom Schweizerischen Nationalfond zur Förderung der wissenschaftlichen Forschung (Nr. 3.0830.73) unterstützt

Für den Nachweis der Immunkomplexe verwenden wir ein direktes und ein indirektes Verfahren. Bei der direkten Methode erfolgt der Nachweis der Komplexe mittels fluoreszeinmarkierten Antiseren gegen die verschiedenen Immunglobulinklassen und die 3. Komplementkomponente in den Patientengranulozyten selbst, die vorher mit Hilfe eines Methocel-Ronpacon-Gradienten gewonnen, mehrfach gewaschen und auf Objektträger ausgestrichen worden waren. Beim indirekten Verfahren wurden Granulocyten gesunder Spender mit Patientenserum bzw. Synovialflüssigkeit inkubiert, dann auf Objektträger ausgestrichen und mit fluoreszeinmarkierten Antiseren behandelt. Enthalten die Granulozyten Immunkomplexe, so lassen sich diese sowohl bei der direkten wie bei der indirekten Methode und Fluoreszenzmikroskop sehr gut nachweisen.

Zur semiquantitativen Bestimmung immunkomplex-haltiger Inklusionen verwenden wir einmal die sogenannte Stufenmethode, die die Inklusionen je nach Häufigkeit und Größe innerhalb der Granulozyten von 0–3 einstuft, zum anderen die prozentuale Methode, bei der der Prozentsatz der Immuninklusion-haltigen Granulozyten in den Ausstrichen angegeben wird.

Resultate

Mit der direkten Nachweismethode konnten wir bei 12 von 38, d.h. bei ca. $\frac{1}{3}$ der Patienten mit aktiver chronischer Polyarthritis Immunkomplexe in den zirkulierenden Granulocyten nachweisen. In 11 Fällen enthielten diese IgG-, in 1 Fällen IgM-, in 5 Fällen IgA-Globuline und in 11 Fällen die 3. Komplementkomponente.

Im Serum wurden Immunkomplexe mit dem indirekten Verfahren bei 74% von 131 Patienten mit chronischer Polyarthritis festgestellt (Tab. 1). Interessanterweise wiesen auch 28,3% der 53 untersuchten Fälle mit degenerativen Gelenkerkrankungen, bei 5 von 9 Patienten mit Spondylitis ankylosans und 5 von 8 Patienten mit Psoriasis arthritis zirkulierende Immunkomplexe auf, während nur einer von 68 klinisch gesunden Probanden einen positiven Befund zeigte. Der auffallende Unterschied im Vorkommen zirkulierender Immunkomplexe zwischen der letztgenannten Gruppe und den Patienten mit degenerativen Gelenkaffektionen beruht sehr wahrscheinlich auf Altersunterschieden, denn das Durchschnittsalter lag bei den gesunden Probanden bei 34,8 Jahren, bei den Patienten mit degenerativen Gelenkaffektionen bei 68,1 Jahren. Nach diesen Beobachtungen scheinen Immunkomplexe ähnlich wie Autoantikörper in höherem Alter in vermehrtem Maße aufzutreten.

Sowohl bei der chronischen Polyarthritis wie auch bei den anderen rheumatischen Erkrankungen enthielten die phagozytierten Immunkomplexe — wie wir unter Verwendung monospezifischer Antiseren feststellen konnten — vor allem IgG-Globuline, häufig auch IgM- und selten IgA-Globuline. In der Mehrzahl der Fälle war die 3. Komplement-

Tabelle 1. Immunkomplexe in Seren von Patienten mit verschiedenen rheumatischen Erkrankungen

Diagnose	Patientenzahl	Immunkomplexe bei
Chronische Polyarthritis	131	97 (74,0%)
seropositiv	103	81 (79,6%)
seronegativ	28	16 (57,1%)
degenerative Gelenkserkrankungen	53	16 (28,3%)
Spondylitis ankylosans	9	5 (55,5%)
Psoriasis-Arthritis	8	5 (62,5%)
Normale	68	1 (1,5%)

komponente in den Komplexen gebunden. Nach diesen Befunden erlaubt die Differenzierung der verschiedenen Immunglobuline in den Immuninklusionen und auch die Komplementbindung der Komplexe keine wesentlichen differentialdiagnostischen Aufschlüsse.

Bei der chronischen Polyarthritis kommen zirkulierende Immunkomplexe nach unseren Beobachtungen vor allem bei den seropositiven Patienten vor. Bei ihnen sind sie in knapp 80% der Fälle nachweisbar, bei den seronegativen dagegen nur in 57%.

In ähnlicher Weise zeigt die BSG als Gradmesser der Aktivität der chronischen Polyarthritis eine statistisch signifikante Korrelation zum Vorkommen der Immunkomplexe im Serum (Abb. 1). Bei den Patienten mit zirkulierenden Immunkomplexen betrug der Durchschnittswert der Blutsenkungsgeschwindigkeit 64,5 mm/l.Std., bei denjenigen ohne solche Komplexe dagegen nur 34,5 mm. Je zahlreicher Immunkomplexe waren, desto höher war auch der Mittelwert der Blutsenkungsgeschwindigkeit (Abb. 1), allerdings waren die Unterschiede zwischen den einzelnen Gruppen statistisch nicht signifikant. Merkwürdigerweise konnte keine Beziehung zwischen dem Vorkommen von Immunkomplexen und dem Gelenkindex nach Lansbury nachgewiesen werden.

In der Synovialis waren Immunkomplexe mittels des indirekten Verfahrens bei 84% von 45 Pat. mit chronischer Polyarthritis nachweisbar, bei 17 anderen entzündlichen Gelenkerkrankungen in 47% und bei 37 degenerativen Gelenkerkrankungen mit Reizergüssen in 24%. Bei der letztgenannten Gruppe sind Immunkomplexe in den Ergüssen also seltener als im Serum, während bei der chronischen Polyarthritis ein umgekehrtes Verhalten zu beobachten ist.

Um bei den Patienten mit chronischer Polyarthritis den Effekt der Therapie auf das Vorhandensein von Immunkomplexen im Serum zu studieren, erfolgten Untersuchungen mit dem indirekten Nachweisverfahren bei 30 Patienten, die ausschließlich unter symptomatischer Therapie mit Antiphlogistika und Analgetika standen und bei 25 Patienten, bei denen eine Basistherapie mit Gold, D-Penicillamin, Thiola oder Zytostatika über längere Zeit durchgeführt worden war. Hierbei konnten Immuninklusionen bei Patienten mit

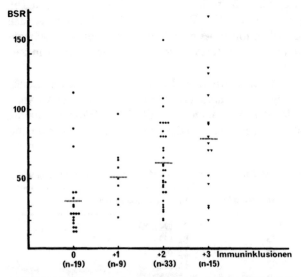

Abb. 1. Korrelation zwischen der Quantität der Immuninklusionen beim indirekten Verfahren zum Nachweis von Immunkomplexen und der Höhe der Blutsenkungsreaktion in der ersten Stunde bei Patienten mit chronischer Polyarthritis

Tabelle 2. Immunkomplexe im Serum von Patienten mit chronischer Polyarthritis unter symptomatischer und Basistherapie

Patient	Symptomatische Therapie		Basistherapie		Medikament
	Immunglobuline	C_3-Komplement	Immunglobuline	C_3-Komplement	
A. H.	+ 3	+ 1	0	0	Thiola
R. E.	+ 1	+ 2	0	0	D-Penicillamin
B. M.	+ 2	+ 2	+ 1	+ 1	Gold
G. A.	+ 1	+ 2	+ 1	+ 1	Gold
H. R.	+ 3	+ 3	+ 1	+ 1	D-Penicillamin
M. M.	+ 3	+ 3	0	0	Gold
Sch. E.	+ 2	+ 1	0	0	Gold
St. A.	+ 1	+ 1	0	0	Levamisole
B. A.	+ 2	+ 2	0	0	Levamisole
G. M.	+ 2	+ 3	+ 1	+ 1	Gold
G. A.	+ 2	+ 2	+ 1	0	Gold
M. A.	+ 2	+ 2	+ 1	+ 1	Gold
G. K.	+ 3	+ 3	0	0	Gold
V. F.	+ 1	+ 1	+ 1	+ 1	Gold
L. A.	+ 3	+ 3	+ 1	+ 2	Imurel
H. M.	+ 1	+ 2	0	0	D-Penicillamin Leukeran

ausschließlich symptomatischer Therapie in 86,7%, bei Patienten mit einer Basistherapie dagegen nur in 44% gefunden werden. Bei einzelnen Patienten mit chronischer Polyarthritis wurden die Untersuchungen auf zirkulierende Immunkomplexe im Serum einmal zu Beginn der Basisbehandlung, als die Patienten nur unter einer symptomatischen Therapie standen und zum anderen während einer mindestens 3 Monate dauernden Basistherapie vorgenommen. In der Mehrzahl der Fälle kam es unabhängig von der Art der Basisbehandlung zu einer Reduktion, z.T. sogar zum Verschwinden der Immunkomplexe aus dem Serum (Tab. 2). Die vorgelegten Untersuchungen reichen zur exakten Aussage allerdings noch nicht aus, hierzu sind noch größere Untersuchungsreihen erforderlich.

Zusammenfassung

Patienten mit aktiver chronischer Polyarthritis weisen in 30% Immunkomplexe in den zirkulierenden Granulozyten auf, in 74% im Serum und in 84% in den Gelenkpunktaten. Auch bei degenerativen Gelenkerkrankungen finden sich zirkulierende Immunkomplexe in 30% der Fälle, während sie bei einer jüngeren gesunden Kontrollpopulation nur in etwa 1,5% der Fälle zu beobachten sind. Die Unterschiede zwischen den beiden letztgenannten Gruppen dürften altersbedingt sein.

Unabhängig von der Art der Erkrankung enthalten die Immunkomplexe vorwiegend IgG und IgM, selten dagegen IgA-Globuline. In den meisten Fällen war auch die 3. Komplementkomponente in diesen Komplexen vorhanden.

Bei seropositiven chronischen Polyarthritiden kommen diese Komplexe häufiger als bei den seronegativen Fällen vor. Fernerhin bestand bei der chronischen Polyarthritis eine signifikante Korrelation zwischen dem Nachweis der zirkulierenden Immunkomplexe und der Blutsenkungsgeschwindigkeit. Dagegen waren keine Beziehungen zwischen dem

Vorhandensein der Komplexe im Serum und dem Lansbury Index festzustellen. Unter einer Basistherapie der chronischen Polyarthritis tritt ein deutlicher Abfall der Immunkomplexe im Serum auf.

Literatur

1. Theofilopoulos, A. N., Wilson, C. B., Bokisch, V. A., Dixon, F. J.: Binding of soluble immune complexes to human lymphoblastoid cells. II. Use of Raji cells to detect circulating immune complexes in animal and human sera. J. exp. Med. **140**, 1230–1244 (1974). – 2. Winchester, R. J., Kunkel, H. J., Agnello, V.: Occurrence of γ globulin complexes in serum and joint fluid of rheumatoid arthritis patients: use of monoclonal rheumatoid factors as reagents for their demonstration. J. exp. Med. **134**, 286s–295s (1971). – 3. Nydegger, U. E., Lambert, P. H., Gerber, H., Miescher, P. A.: Circulating immune complexes in the serum in SLE and in carriers of hepatitis B antigen: Quantitation by binding to radiolabelled Clq. J. clin. Invest. **54**, 297–309 (1974). – 4. Luthera, H. S., McDuffie, F. C., Hunder, G. G., Samayoa, E. A.: Immune complexes in sera and synovial fluids of patients with rheumatoid arthritis. Radioimmune assay with monoclonal rheumatoid factor. J. clin. Invest. **56**, 458–466 (1975). – 5. Hurd, E. R., LoSpalluto, J., Burtonboy, G., Kinsella, T. D., Ziff, M.: Immune complexes as cellular inclusions in rheumatoid arthritis, pathogenetic mechanisms and consequences in therapeutics (Edit. W. Müller, H. G. Harwerth, K. Fehr), p. 373–382. London-New York: Academic Press 1971.

Intorp, H. W., Wirth, W., Koch, W., Hertel, E. (Med. Univ.-Poliklinik, Med. Univ.-Klinik u. Orthopäd. Univ.-Klinik, Münster): **Die Bestimmung von HL-A 27 als differentialdiagnostische Maßnahme beim Morbus Bechterew**

Die Spondylarthritis ankylopoetica ist eine chronisch entzündliche Erkrankung, die sich vorwiegend an den Ileosakralgelenken, den Wirbelgelenken und dem Bandapparat der Wirbelsäule abspielt. Sie befällt fast ausschließlich junge Männer und zeigt einen dominanten Erbgang. Der Krankheitsprozeß beginnt meist schleichend mit Muskel- und Sehnenschmerzen im Bereich der Lendenwirbelsäule, Druckempfindlichkeit der Ileosakralgelenke und Bewegungseinschränkung der Wirbelsäule. Der Prozeß schreitet im allgemeinen von kaudal nach kranial fort. Schließlich kommt es zur Erstarrung der Brustwirbelsäule in hyperkyphotischer Stellung, die Halswirbelsäule wird hyperlordotisch. Das Schober'sche Zeichen fällt in dieser Phase pathologisch aus. Röntgenologisch finden sich zunächst entzündliche, später degenerative und sklerosierende Veränderungen der Ileosakral- und Wirbelgelenke sowie eine Aufrauhung der Sitzbeinhöcker. Zwischen den Wirbelkörpern entstehen am Rand des Anulus fibrosus durchgehende Kalkspangen; außerdem kommt es zu einer Verkalkung der Längsbänder. Schließlich entwickelt sich das typische Bild eines Bambusstabes (Abb. 1).

Charakteristischerweise fallen bei den laborchemischen Untersuchungen die Rheumaproben negativ aus, während die BSG meist deutlich erhöht ist. In dieser Phase ist die Diagnose eines Morbus Bechterew auf Grund der klinischen und röntgenologischen Symptome ohne Schwierigkeiten zu stellen. Da diese jedoch im Anfangsstadium nur in sehr diskreter Form vorhanden sind, ist die Frühdiagnose der Spondylarthritis ankylopoetica meist sehr problematisch.

Auf der Suche nach neuen diagnostischen Möglichkeiten bei Erkrankungen mit uncharakteristischen Frühsymptomen und unklarer Genese hat die Bestimmung der HL-A-Antigene zunehmend an Bedeutung gewonnen. Dies gilt neben der chronisch-aggressiven Hepatitis, dem Lupus erythematodes disseminatus, der Coeliakie, der Myasthenia gravis und anderen, insbesondere für den Morbus Bechterew [2, 6].

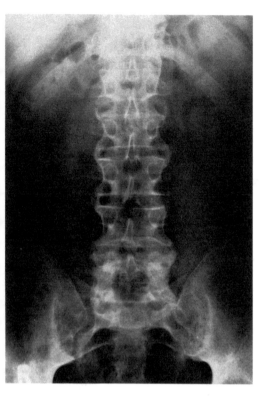

Abb. 1. Röntgenaufnahme der Lendenwirbelsäule (Patient W. B., 43 Jahre) mit charakteristischen Symptomen eines fortgeschrittenen Morbus Bechterew: stark ausgeprägte Längsbandverkalkung, Bambusstabbildung und Sklerosierung der Ileosakralgelenke

In eigenen Untersuchungen wurde zunächst geprüft, ob in Übereinstimmung mit den Berichten anderer Autoren [1, 3, 4, 8] Zusammenhänge zwischen der Spondylarthritis ankylopoetica und dem HL-A 27-Antigen bestehen. Die Gewebetypisierung erfolgte an peripheren Blutlymphozyten nach der NIH-2 Stufen-Technik. Es wurden jeweils Doppelbestimmungen unter Verwendung von 2 beziehungsweise 3 verschiedenen Antiseren durchgeführt. Die Seren waren freundlicherweise von J. van Rood, H. Balner, C. Engelfriet, B. Amos und R. Walford zur Verfügung gestellt worden. Insgesamt wurden Blutproben von 200 Patienten, die an verschiedenen Erkrankungen des rheumatischen Formenkreises litten, auf ihr HL-A-Muster untersucht (Tabelle 1). Entsprechend der klinischen Symptomatik wurden diese Fälle in 3 Gruppen eingeteilt: 66 Patienten, bei denen ein Morbus Bechterew mit den beschriebenen charakteristischen klinischen und röntgenologischen Symptomen vorlag, 102 Patienten, die an z.T. unklaren rheumatischen Erkrankungen litten und 32 Patienten mit degenerativen Gelenkerkrankungen. Wie in Tabelle 2 dargestellt ist, waren 84% der Patienten mit klinisch gesichertem Morbus Bechterew Träger des HL-A 27-Antigens. Dagegen fand sich das HL-A 27-Antigen in einer Gruppe von 200 Normalpersonen nur in etwa 7,5% der Fälle. Vergleicht man die übrigen Histokompatibilitätsantigene von Patienten mit Morbus Bechterew mit der phänotypischen Häufigkeit der HL-A-Verteilung von gesunden Probanden, so findet sich kein signifikanter Unterschied.

701

Tabelle 1. (Einzelheiten im Text)

Gewebetypisierung bei Patienten mit verschiedenen Erkrankungen des rheumatischen Formenkreises

Untersuchte Fälle	200
Morbus Bechterew	66
Entzündlich rheumatische Erkrankungen	102
Degenerative Gelenkerkrankungen	32

Tabelle 2. (Einzelheiten im Text)

Gewebetypisierung bei Patienten mit klinisch gesichertem Morbus Bechterew

	Untersuchte Fälle	%-Zahl
Gesamtzahl	66	100
HL-A27 nachweisbar	55	84
HL-A27 nicht nachweisbar	11	16

Tabelle 3. (Einzelheiten im Text)

Gewebetypisierung bei Patienten mit entzündlich rheumatischen Erkrankungen

	Untersuchte Fälle	%-Zahl
Gesamtzahl	102	100
HL-A27 nachweisbar	41	40
HL-A27 nicht nachweisbar	61	60

In einer weiteren Gruppe von 102 Patienten mit entzündlichen Gelenkprozessen unklarer Genese war in rund 40% der Fälle HL-A 27 nachweisbar (Tabelle 3). Klinische Verlaufskontrollen haben ergeben, daß etwa ein Viertel der Fälle während des Beobachtungszeitraumes von 2 Jahren die klinischen beziehungsweise rötgenologischen Symptome eines Morbus Bechterew entwickelt. Interessanterweise konnte bei 5 Fällen aus dieser Gruppe die Diagnose einer Spondylarthritis ankylopoetica auf Grund des HL-A-Nachweises frühzeitig gestellt werden.

Unterzieht man die Träger des HL-A 27-Antigens eines allgemeinen Krankengutes gezielten Untersuchungen über einige Jahre, so ist festzustellen, daß nur etwa 21% die typischen klinischen und röntgenologischen Symptome eines Morbus Bechterew entwikkeln [5, 7]. Daraus geht hervor, daß die Träger dieses Antigens keineswegs regelmäßig an einer Spondylarthritis ankylopoetica erkranken. Im Vergleich mit einer nicht ausgewählten Population erkranken Individuen, die das HL-A 27-Antigen besitzen, signifikant häufiger an einem Morbus Bechterew.

Die erhobenen Befunde lassen erkennen, daß der Nachweis dieses Histokompatibilitätsantigens eine wertvolle Ergänzung der bisher durchgeführten Untersuchungsverfahren zum Nachweis eines Morbus Bechterew darstellt. Besonders hervorzuheben ist die Bedeutung des HL-A 27-Antigens für die Frühdiagnose der Spondylarthritis ankylopoetica, die sich bei unklaren Beschwerden im Bereich der Wirbelsäule oft schwierig gestaltet, im Hinblick auf die einzuschlagende Therapie aber eine wichtige Rolle spielt.

Literatur

1. Amor, B., Feldman, J.-L., Delbarre, F., Hors, J., Beaujan, M. M., Dausset, J.: New Engl. J. Med. **290**, 572 (1974). − 2. Bertrams, J.: Dt. Med. Wschr. **101**, 178 (1976). − 3. Brewerton, D. A., Caffrey, M., Hart, F. B.: Lancet **1973** I, 904. − 4. Brewerton, D. A., Caffrey, M., Nicholls, A.: J. Rheumat. **1**, 249 (1974). − 5. Calin, A., Fries, J. F.: New Engl. J. Med. **293**, 835 (1975). − 6. Intorp. H. W.: Immunologische Diagnostik in Rationelle Diagnostik in der Inneren Medizin (Hrsg. H. Losse und E. Wetzels). Stuttgart: Thieme 1976. − 7. Schlosstein, L., Terasaki, P. I., Bluestone, R.: New England J. Med. **288**, 704 (1973). − 8. Tilz, G. P., Stübchen-Kirchner, H., Becker, H.: Dt. Med. Wschr. **100**, 14 (1975).

Aussprache

Herr F. Schilling (Mainz):

Zu Herrn H. W. Intorp: Zunächst erlaube ich mir die Erinnerung daran, daß unser Kollege Schattenkirchner (München) im Jahre 1973, unabhängig von den beiden anderen Entdeckern der Bedeutung des Histokompatibilitätsantigens HLA-B27 für die ankylosierende Spondylitis (Schlosstein; Brewerton), zu den Erstbeschreibern dieses Phänomens gehörte.

Im Vortrag der Kollegen Intorp et al. ist der Befund von „nur 21% typischer Symptome eines Morbus Bechterew" unter den 7% HLA-27-Trägern eines nicht ausgewählten Krankengutes (offenbar Blutspender) erstaunlich, da es der statistischen Erwartung nach nur 7% sein dürften, wenn man von einer Morbidität dieses Leidens von 0,5% ausgeht. (Diese Morbiditätsschätzung liegt bereits fast um das Fünffache höher als die bisher angenommene Häufigkeit.) Die Diskrepanz zwischen den erwarteten 7% und den gefundenen 21% vermindert sich dann aber bereits von 1 : 3 auf fast 2 : 3 (nämlich 13,1%), wenn man das Geschlechterverhältnis berücksichtigt und dies mit 2 weiblich zu 8 männlich ansetzt und außerdem annimmt, daß nur männliche Blutspender untersucht worden sind. Es bleibt dann immerhin noch ein Unterschied, der die Frage aufwirft, welche Kriterien hier an die Diagnose der ankylosierenden Spondylitis angelegt worden sind. Man bedenke, daß das HLA-B27 zu einer ganzen Reihe anderer und ähnlicher rheumatologischer Krankheitsbilder geneigt macht, die zwar symptomatologische Überschneidungen mit dieser Krankheit aufweisen, ohne aber deren volle Diagnose zu erlauben

Seitdem die HLA-Typisierung in der Differentialdiagnose der ankylosierenden Spondylitis breitere Anwendung gefunden hat, besteht die Gefahr, daß mehr Fälle als „erlaubt" diagnostiziert werden (ähnlich wie im Verhältnis der Hyperurikämie zur Gicht oder des „Rheumafaktors" zur chronischen Polyarthritis).

In diesem Zusammenhang mache ich auf einen neuen Befund aufmerksam, auf den wir bei der das Geschlecht berücksichtigenden Auszählung von 2857 Blutspendern der Transfusionszentrale der Universitäts-Kliniken Mainz (Leiterin: Ltd. Med. Direktorin Dr. A. Arndt-Hanser) gestoßen sind: Während unter den 2456 Männern die Frequenz erwartungsgemäß 7,4% beträgt, liegt sie bei den 401 Frauen mit 5,8% auffällig tiefer. Man sollte prüfen, ob bei Frauen die Darstellbarkeit dieses Histokompatibilitätsantigens einerseits in vitro in einem Teil der Fälle blockiert sein könnte, und ob andererseits damit ein Schlüssel zum Verständnis seiner geringer zur Krankheit disponierenden Penetranz beim weiblichen Geschlecht in vivo gegeben ist.

Bahous, I., Müller, W. (Rheumatolog. Univ. Klinik, Basel): **Zur Diagnostik und Früherfassung der Sacroiliitis**

Nach wie vor bereitet die Diagnose der Sacroiliitis vor allen Dingen in der Anfangsphase große Schwierigkeiten. Oft reicht das Röntgenbild einschließlich Schichtaufnahmen nicht aus, um eine klinisch vermutete Sacroiliitis exakt zu diagnostizieren und nicht selten divergieren die Meinungen über das Vorhandensein entzündlicher Veränderungen des Kreuzdarmbeingelenkes zwischen verschiedenen Beobachtern erheblich.

Wir selbst haben anhand von 44 Patienten mit Kreuzschmerzen und klinisch vermuteter Sacroiliitis versucht, auf Grund verschiedener diagnostischer Kriterien einen entzündlichen Prozeß exakt zu diagnostizieren bzw. auszuschließen. In einem kleinen Teil der

Fälle handelt es sich um Patienten mit einem eindeutigen Morbus Bechterew. Mehrheitlich wurde bei den Patienten die Sacroiliitis röntgenologisch diagnostiziert oder zumindest der Verdacht auf ihr Vorhandensein geäußert. Nur bei 2 Patienten fehlten röntgenologische Verdachtsmomente für eine solche Affektion.

Für die Diagnose der Sacroiliitis wurden folgende Untersuchungen herangezogen:

1. Das Röntgenbild bei einem Großteil der Fälle unter Einschluß der Schichtaufnahmen.
2. Die Bestimmung der HL-A- oder Histokompatibilitätsantigene.
3. Die Szintigraphie der Iliosacralgelenke mit Hilfe von Strontium 85.

Da es sich in den meisten Fällen um uncharakteristische Krankheitsbilder handelte, wurde bewußt von einem Vergleich der anamnestischen und klinischen Daten mit den obenerwähnten Untersuchungen abgesehen. Die Beurteilung des Röntgenbildes durch verschiedene Untersucher (1 Röntgenologe und 2 Rheumatologen) ergab noch nicht einmal in der Hälfte der Fälle eine konkordante Meinung zwischen dem Röntgenologen und dem Rheumatologen. Die beste Übereinstimmung der Beurteilung erzielten ohne Kenntnis des klinischen Bildes die Rheumatologen. Insgesamt fanden sie wesentlich häufiger eine eindeutige Sacroiliitis als der Röntgenologe. Zur Unterbauung der Diagnose einer Sacroiliitis wurde zunächst, wie bereits oben erwähnt, die Bestimmung der HL-A-Konstellation herangezogen. Bekanntlich kann man durch solche Untersuchungen Hinweise auf die Disposition zur Sacroiliitis erhalten, weisen doch übereinstimmende Ergebnisse verschiedenster Autoren über 90% der Patienten mit einem Morbus Bechterew das HL-A-B27 auf und auch bei den anderen mit einer Sacroiliitis einhergehenden Affektion läßt sich dieses Histokompatibilitätsantigen in sehr hohem Prozentsatz nachweisen. In unserem eigenen Krankengut fanden wir in 79 Fällen mit sicherer Sacroiliitis, verschiedener rheumatischer Erkrankung das HL-A-B27 in 87,3% (Tab. 1). Noch höher lagen die Werte bei radiologisch und klinisch gesichertem Morbus Bechterew. Hier war das HL-A-B27 in 96,6% positiv. Dieses Histokompatibilitätsantigen wird in der Normalbevölkerung in 4—8%, im eigenen Untersuchungsgut in 6% gefunden.

Als drittes Kriterium für das Vorhandensein einer Sacroiliitis wurde die Strontium 85-Szintigraphie herangezogen, mit der man bekanntlich Umbauvorgänge im Knochen nachweisen kann, wie sie sich im Rahmen jeder Gelenkentzündung in den Gelenk-nahen Partien abspielt.

Vergleicht man nun den Röntgenbefund mit dem Szintigramm und der HL-A-Konstellation so zeigten von den 21 Patienten mit röntgenologisch sicherer Sacroiliitis 14 positive HL-A-B27 und 18 ein erhöhtes Strontium 85 Uptake (Tab. 2). Von den 21 Patienten mit röntgenologisch fraglich entzündlichem Prozeß am Iliosacralgelenk wiesen 9 HL-A-B27

Tabelle 1

Diagnose	Zahl der Fälle	HL-A B 27	
		Pos.	Neg.
Sichere Sacroiliitis, verschiedene rheumatische Erkrankungen	79	69 (87,3%)	10 (12,7%)
Sichere Sacroiliitis bei Morbus Bechterew	59	57 (96,6%)	2 (3,4%)

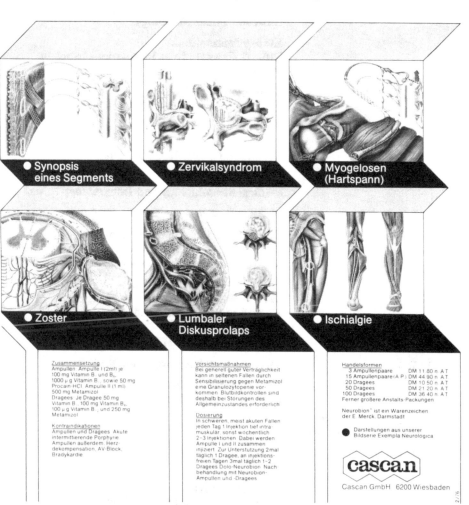

Springer Zeitschriften für den Internisten

Blood Cells

Cancer Immunology and Immunotherapy

Der Internist
Organ des Berufsverbandes Deutscher Internisten

European Journal of Clinical Pharmacology

European Journal of Intensive Care Medicine

European Journal of Nuclear Medicine
Official Organ of the European Nuclear Medicine Society

Gastrointestinal Radiology

Kidney International
Official Journal of the International Society of Nephrology

Klinische Wochenschrift
Organ der Gesellschaft Deutscher Naturforscher und Ärzte

Lung
Organ der Gesellschaft für Lungen- und und Atmungsforschung

Medical Microbiology and Immunology MMI

Medical Progress through Technology

Research in Experimental Medicine/
Zeitschrift für die gesamte experimentelle Medizin einschließlich experimenteller Chirurgie

Skeletal Radiology
Journal of the International Skeletal Society

NEUE ZEITSCHRIFTEN 1977

Thoracic and Cardiovascular Radiology

World Journal of Surgery
Official Journal of the Société Internationale de Chirurgie

Preisinformation und Probehefte auf Anforderung direkt von:

Springer-Verlag
Abteilung Wissenschaftliche Information
Postfach 10 52 80, D-6900 Heidelberg

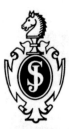

Springer-Verlag
Berlin
Heidelberg
New York

Tabelle 2

ISG nach Barsony	Zahl der Fälle	HL-A B 27		Strontium 85 − Uptake	
		positiv	negativ	erhöht	normal
Sicher entzündlich	21	14	7	18	3
Fraglich	21	9	12	9	12
Negativ	2	0	2	0	2

positiv auf und gleichzeitig einen erhöhten Strontium-Uptake. Bei den 2 Patienten mit den röntgenologisch unverdächtigen Iliosacralgelenken war weder das HL-A-B27 noch das Strontium-Szintigramm pathologisch.

Der Vergleich des Nachweises von HL-A-B27 mit dem Röntgenbefund und der Strontium-Szintigraphie ergab folgendes Bild: Von den 23 HL-A-B27 positiven Patienten wiesen 14 eindeutige Zeichen einer Sacroiliitis auf, bei 9 war der Befund fraglich. Ein negativer Röntgenbefund wurde in dieser Gruppe nicht beobachtet. Dem gegenüber hatten von 22 HL-A-B27 negativen Patienten nur 7 eine sichere Sacroiliitis, bei 12 war der Befund fraglich, 2 waren negativ. Die röntgenologische Diagnose fußte hierbei auf der Meinung mindestens zweier Untersucher.

Überblickt man alle Befunde so kann man sagen, daß die Bestimmung des HL-A-B27 ebenso wie die Szintigraphie wesentliche Anhaltspunkte über das Vorliegen der Sacroiliitis geben können, wenn selbstverständlich auch alle Methoden eine gewisse Fehlerbreite haben. Durch die gleichzeitige Bestimmung verschiedener Parameter wird diese jedoch immer kleiner, so daß in vielen Fällen ein entzündlicher Prozeß der Sacroiliacalgelenke auf Grund der hier diskutierten Befunde eindeutig diagnostiziert werden kann. Findet man bei einem fraglichen röntgenologischen Befund das HL-A-B27 so wird die Diagnose einer Sacroiliitis wahrscheinlich besonders dann, wenn auch klinische Symptome einer solchen Affektion in Erscheinung treten. Man muß bei der Beurteilung des Befundes aber berücksichtigen, daß immerhin ca. 6% auch klinisch gesunder Personen Träger dieses Histokompatibilitätsantigens sind. Andererseits ist jedoch zu betonen, daß man durch die zusätzliche Bestimmung des Szintigramms noch Einblicke in die Aktivität dieser Affektion gewinnen kann. Auch diese Methode hat selbstverständlich ihre Fehlerbreite. Neben einer oft schwierigen Interpretation des Befundes einschließlich des Uptake-Wertes wird man negative Resultate trotz eindeutiger Veränderung im Sinne einer Sacroiliitis dann finden, wenn diese nicht mehr aktiv ist. Zusammenfassend möchten wir die Bestimmung der HL-A-B27 und die Durchführung der Szintigraphie in der Früherfassung der Sacroiliitis in der Routinediagnostik sehr empfehlen.

Lohmöller, G., Brückle, W., Schattenkirchner, M., Lydtin, H. (Med. Poliklinik, Univ. München): **Untersuchungen zur Häufigkeit der Herzbeteiligung bei der rheumafaktorpositiven chronischen Polyarthritis (CP+)**

Die Diskussion über die Häufigkeit der Herzbeteiligung bei der CP+ ist seit Jahrzehnten nicht zum Stillstand gekommen. Obwohl die klinische Relevanz pathologisch-anatomischer Veränderungen durchaus in Frage zu stellen ist, scheint es, daß die Kliniker bemüht sind, die Häufigkeitsangaben der Pathologen zu erreichen. Eine Zusammenstellung von Miehlke [5] erweckt den Eindruck, daß nach 1950 in klinischen Untersuchungen eine

Herzbeteiligung zwischen 20 und 75% festgestellt wurde. In anderen neueren Untersuchungen wurden aber durchaus auch niedrigere Zahlen gefunden [3, 4, 7].

100 Patienten mit gesicherter rheumafaktorpositiver chronischer Polyarthritis [6] im Alter zwischen 20 und 50 Jahren wurden vom gleichen Untersucher rheumatologisch und kardiologisch untersucht. Die kardiologische Untersuchung bestand aus: Anamnese (34 Einzelfragen), körperlicher Untersuchung einschließlich Auskultation des Herzens durch einen zweiten Arzt (bei pathologischem oder fraglichem Befund Phono- und Mechanokardiogramm), EKG (falls erforderlich Belastungs-EKG) und Thoraxfernaufnahme p.a. Mit folgenden Angaben soll das Patientenkollektiv in etwa beschrieben werden. Durchschnittswerte: Alter 39 Jahre, Dauer der CP+ 7 Jahre, ARA-Kriterien 6,8, Steinbrocker-Stadium 2,3, Aktivitätsgrad nach Voit u. Gamp 2,4. 79 Frauen, 21 Männer. 78 ambulante Patienten der Rheumaambulanz der Med. Poliklinik München, 22 stationäre Patienten des Rheumazentrums Bad Abbach. Vorbehandlung: Corticoide 62, Gold 54, D-Penicillamin 37, Azathioprin 5, Antirheumatica allein 11, unbehandelt 0.

Die in Tabelle 1 dargestellte Klassifizierung erschien nach der Durchsicht der Ergebnisse am sinnvollsten, obwohl die Zuordnung im Einzelfall diskutabel bleibt. So paßt der kardiale Befund bei der ersten Patientin in Gruppe 1 mit gesicherter sekundärer Amylo-

Tabelle 1. Klassifizierung der Herzbefunde. Jeder Patient ist entsprechend dem vorwiegenden Befund nur einmal aufgeführt

1. Herzbeteiligung bei CP wahrscheinlich	7
Amyloidose (CHK?)	1
frühere Myokarditis	4
Aortenstenose	1
Komb. Mitralvitium	1
2. Herzerkrankung möglich, Zusammenhang mit CP fraglich	11
Myokarditis anamn., nicht verifizierbar	4
Belastungsinsuffizienz	1
Extrasystolie (anamn. u. ausk.)	2
Vorhofleitungsstörung und/oder Repolarisationsstörung	4
3. Herzerkrankung nachweisbar, Zusammenhang mit CP unwahrscheinlich	10
Hypertonie + Belastungsinsuffizienz	5
Hypertonie	3
Durchgemachter Infarkt	1
WPW-Syndrom	1
4. Minimalbefunde, nicht pathologisch wertbar	35
Funktionelle Herzbeschwerden	10
Anamn. Herzinfarkt, nicht verifizierbar	1
Anamn. Vitium, nicht verifizierbar	4
Anamn. Angina pektoris, nicht verifizierbar	3
Anamn. Herzinsuffizienz, nicht verifizierbar	3
Glykosidbehandlung ohne Herzinsuffizienz	5
Chron. Bronchitis, Emphysem, EKG: Re.-Belastung?	2
Inkompletter Rechtsschenkelblock	6
EKG: Alter Hinterwandinfarkt möglich	1
5. normaler Herzbefund	37
	100

idose gut zu einer Herzamyloidose, eine unspezifische Herzbeteiligung oder eine koronare Herzkrankheit kommen aber differentialdiagnostisch auch in Frage, insbesondere, da eine Herzamyloidose nicht zum pathologisch-anatomischen Bild der sekundären Amyloidose bei der Erwachsenen-CP gehört. Bei 4 von 8 Patienten, die anamnestisch eine Myokarditis angaben, konnte aus den Krankenakten eine abgelaufene Perimyokarditis aus folgendem elektrokardiographischen Ablauf wahrscheinlich gemacht werden: vorübergehende Tachykardie, unspezifische Repolarisationsstörung und Amplitudenabnahme. Eine Herzvergrößerung oder ein Perikardreiben war in keinem Fall vermerkt. Die Perimyokarditis ging dem Gelenkbefall bei einer Patientin um 3 Monate voraus. Bei einer Patientin trat die Perimyokarditis nach Absetzen von Cortison wegen einer schweren Vasculitis und möglichen Koronariitis auf.

Ein Patient (in Gruppe 3) wurde im Alter von 42 Jahren unter der Diagnose eines Herzinfarktes stationär behandelt. Bereits 1 Jahr vorher bestand ein tiefes breites Q in EKG-Ableitung III, bei leerer Anamnese möglicherweise Ausdruck einer spezifischen CP-Nekrose [1]. Der EKG-Ablauf während des stationären Aufenthaltes entsprach dann dem oben beschriebenen Bild einer Perimyokarditis, so daß dieser Patient vieleicht doch in Gruppe 1 einzuordnen ist. Umgekehrt bleibt fraglich, ob die Herzklappenfehler bei den beiden letzten Patienten in Gruppe 1 (Tabelle 1) in kausalem Zusammenhang mit der CP+ stehen. Insgesamt dürfte aber die Häufigkeit einer klinisch faßbaren Herzbeteiligung in dem untersuchten Krankengut 7% nicht oder nicht wesentlich überschreiten. Bei den 7 Patienten mit wahrscheinlicher Herzbeteiligung waren Rheumaknoten in 72%, bei den übrigen in 26% feststellbar. Bei 16 Patienten (Tabelle 1, Gruppe 4, Zeilen 2—6) war eine gravierende Herzerkrankung diagnostiziert worden, die bei aller Vorsicht (unter Einsatz weiterführender nichtinvasiver Untersuchungen) nicht bestätigt werden konnte. Bei den digitalisierten Patienten traten auch nach Absetzen dieser Therapie keinerlei Symptome einer Herzinsuffizienz auf.

In Tabelle 2 sind elektrokardiographische Normabweichungen mit denen von 100 Kontrollpersonen gleicher Alters- und Geschlechtsverteilung verglichen. Bei den

Tabelle 2. Elektrokardiographische Normabweichungen bei den 100 untersuchten Patienten mit + CP und 100 Kontrollen

	Kontrollen	CP +
Vorhofleitungsstörung links	5 (9)	7 (3)
Vorhofleitungsstörung rechts	2 (0)	1 (2)
AV-Block I	0	2
WPW-Syndrom	1	1
Inkompl. RSB	8	7
Inkompl. LSB	1	0
Abgelaufener Infarkt	1 (4)	1 (6)
Repolarisationsstörung	7 (7)	6 (6)
Linkshypertrophie	1 (2)	1 (2)
Vorhofextrasystolen	0	2
Ventrikuläre Extrasystolen	1	4
Summe	27	32

Die Zahlen in Klammern geben fragliche oder nicht sicher auszuschließende Befunde an. Berücksichtigt wurde nur ein EKG zum Zeitpunkt der Studie. Mehrere Normabweichungen beim gleichen Patienten sind gesondert gezählt. Alle Beurteilungen vom gleichen Arzt.

Kontrollpersonen wurde routinemäßig ohne Vorauswahl vor operativen Eingriffen (vorwiegend im HNO-Bereich) ein EKG angefertigt. Für die CP+ bzw. Kontrollen betrugen die Durchschnittswerte der Herzfrequenz 76 bzw. 74 S/min und der PQ-Zeit 0,148 bzw. 0,149 sec. Die Gesamtzahl der Normabweichungen war nicht wesentlich unterschiedlich. Ein AV-Block 1. Grades kam in der CP+-Gruppe zweimal vor (bei Patienten der Gruppe 1 in Tabelle 1). Extrasystolen kamen in der CP+-Gruppe in 6 Fällen (nur in Gruppe 1—3 in Tabelle 1), in der Kontrollgruppe nur in 1 Fall vor.

Die p.a. Thoraxfernaufnahme zeigte nur in 2 von 100 Fällen eine meßbare Herzvergrößerung (Herzquerdurchmesser mehr als 50% des Thoraxquerdurchmessers; 1 Patient der Gruppe 1, ein Hypertoniker).

Die Ergebnisse dieser objektiven Untersuchungsmethoden sprechen ebenfalls dafür, daß eine Herzbeteiligung bei der CP+ nicht sehr häufig ist. Eine Häufigkeit der Herzbeteiligung von 7% liegt niedriger als bei den meisten neueren Untersuchungen. Selbst bei den angenommenen Herzbeteiligungen (Gruppe 1 in Tabelle 1) handelt es sich meist um eine abgelaufene unspezifische Perimyokarditis ohne erkennbare Folgen zum Zeitpunkt der Untersuchung. Insgesamt war eine Zuordnung des klinischen Bildes zu einem pathologisch-anatomischen Substrat nur mit großer Unsicherheit möglich.

Die unterschiedlichen Resultate und der Befund einer häufigeren Herzbeteiligung in den meisten Untersuchungen können zum Teil auf folgende Faktoren zurückgeführt werden: Alter der Patienten; Dauer, Schweregrad und Aktivitätsgrad der CP; Vorbehandlung, sonstige Auswahlkriterien der CP-Patienten und der Kontrollgruppe und Kriterien für die Annahme einer Herzbeteiligung. Die Darstellung der Gruppen 2—4 in Tabelle 1 macht deutlich, welche Zahlen erhalten werden können, wenn jede Normabweichung in Anamnese und Befund als „Herzbeteiligung" gewertet wird.

Zusammenfassend ist festzustellen, daß die Häufigkeit der Herzbeteiligung bei erwachsenen, meist ambulanten Patienten unter 50 Jahren mit rheumafaktorpositiver CP mit 7% vergleichsweise niedrig liegt. Wesentlich höher war die Zahl der Patienten, die unberechtigterweise mit einer gravierenden kardiologischen Diagnose mit allen Konsequenzen belastet wurde.

Literatur

1. Fassbender, H. G.: Pathologie rheumatischer Erkrankungen. Berlin: Springer 1975. — 2. Hinz, G., Pohl, W.: Diagnostisch-therapeutische Fragen zur Herzbeteiligung bei chronischer Polyarthritis. Z. Rheumatol. 34, 39—48 (1975). — 3. Kirk, J., Cosh, J.: The pericarditis of rheumatoid arthritis. Q. J. Med. 38, 397—423 (1969). — 4. Klein, G., Borkenstein, J.: Kardiopathien bei chronischer Polyarthritis. Z. Rheumaforschg. 31, 26—35 (1972). — 5. Miehlke, K.: Herzbeteiligung bei der chronischen Polyarthritis. Therapiewoche 21, 3208—18 (1971). — 6. Ropes, M. W. et al.: Revision of diagnostic criteria for rheumatoid arthritis. Bull. Rheum. Dis. 175—179 (1958). — 7. Schilling, F.: Die „rheumatoide" Karditis. Dtsch. med. Wschr. 95, 785—786 (1970). — 8. Völkner, E. et al.: Kardiovaskuläre Manifestationen der progressiv chronischen Polyarthritis. In: Beiträge zur Rheumatologie Bd. 20 (Hrsg. G. Klumbies), S. 72—83. Berlin: Volk u. Gesundh. 1973.

Aussprache

Herr F. Schilling (Mainz):

Zu Herrn G. Lohmöller: Dieser Studie konnte es erwartungsgemäß nur gehen wie gleichartigen anderen Untersuchungen (Franke Med. Welt 20, 21; Klein Z. Rheumaforschg. 31, 26), die retrospektiv bzw. poliklinische Fälle statistisch ausgewertet haben. Die dabei gefundenen kardialen Abweichungen von der Norm zeigen bei strenger Prüfung gegenüber einem altersmäßig gleichartigen Kontrollkollektiv keine wesentliche Besonderheit. Wenn man aber stationär-klinisch eine große Zahl von Patienten mit chronischer Polyarthritis länger beobachtet, kommt man wahrscheinlich doch zu Ergebnissen, die sich zwar nicht statistisch-quantitativ, aber in bedeutsamen Einzelfällen doch qualitativ abheben. So fand ich in den Jahren 1966—1968 in der Rheumaklinik Bad Kreuznach (Prof. Gamp) unter 900 diesbezüglich beobachteten c.P.-Patienten immerhin neunmal Ereignisse im Sinne einer „rheumatoiden Karditis", die ich in die reversible Form des myokarditischen „toxischen" Typs einerseits (5 Fälle) und den „Infarkt-Typ" andererseits (4 Fälle) eingeteilt habe (Dtsch. Med. Wschr. **95**, 785). Beide Typen lassen sich durch eine charakteristische Symptomatik beschreiben und mit Wahrscheinlichkeit differenzieren, was auch Miehlke bestätigt hat. Fassbender hat für den „Infarkt-Typ" ein pathologisch-anatomisches Substrat gefunden (Verh. Dtsch. Ges. Rheumat. 1, 22).

Schubotz, R., Dickmann, R., Massarrat, S. (Med. Univ.-Poliklinik, Marburg): **Einfluß von Antirheumatika auf die Leberzellfunktion bei Patienten mit rheumatoider Arthritis**

In einer Reihe von Untersuchungen wurde auf funktionelle und morphologische Veränderungen der Leber bei der rheumatoiden Arthritis (rA) hingewiesen [7, 8, 9]. Während die Mehrzahl der Autoren die morphologischen Veränderungen als geringgradig und unspezifisch wertet [4, 9], wurde die funktionelle Beeinträchtigung, insbesondere ein pathologischer Bromsulphaleintest (BSP), in einen Zusammenhang mit der Aktivität der rheumatischen Erkrankung gebracht [3, 12]. Die vorliegenden Veröffentlichungen berücksichtigen jedoch meist nicht oder u.E. nicht ausreichend die gleichzeitig durchgeführte Behandlung. In der vorliegenden Untersuchung sollte daher die Frage einer möglichen Leberzellschädigung bei der Langzeittherapie mit Antirheumatika geprüft werden.

Untersucht wurden 70 Patienten mit einer nach den Kriterien der Amerikanischen Rheumatologischen Gesellschaft sicheren rA. Die mittlere Dauer der Erkrankung betrug 11,6 Jahre, die durchschnittliche dokumentierte Behandlungszeit 7,1 Jahre, wobei 16 Monate prospektiv erfaßt wurden. Eine Einteilung der Patienten entsprechend dem Schweregrad der rA nach Steinbrocker [10], zeigte folgende Verteilung: Stadium I 13, Stadium II 14, Stadium III 19 und Stadium IV 24 Patienten. Erfaßt wurden folgende klinisch-chemischen Parameter: Blutkörperchensenkungsgeschwindigkeit in der ersten Stunde, Gesamteiweiß und Elektrophorese, Transaminasen, gamma-Glutamyltranspeptidase, alkalische Phosphatase (AP) und Australia-Antigen. Außerdem wurde zu den Untersuchungsterminen ein BSP in der Dosierung von 5 mg/kg Körpergewicht und Bestimmung des Retentionswertes nach 45 Minuten durchgeführt.

Mit zunehmendem Schweregrad der rA finden sich die charakteristischen Veränderungen einer stärkergradigen entzündlichen Aktivität mit BSG-Beschleunigung, Sideropenie und Dysproteinämie durch Verminderung der Albuminfraktion sowie alpha-2- und gamma-Globulinvermehrung. Zusätzlich fällt ein signifikanter Anstieg der AP auf (Stadium I—II 29,1 ± 9,5 mE/ml, Stadium III—IV 38,0 ± 15,2 mE/ml). Diese Beziehung der Aktivität der AP zur Schwere der Erkrankung haben auch andere Autoren beschrieben [1, 2]. Kendall und Mitarbeiter fanden bei Patienten mit rA, die eine erhöhte AP aufwiesen gleichzeitig eine Vermehrung der leberspezifischen 5-Nukleotidase und schließen daraus, daß die AP aus der Leber und nicht aus dem Knochen stammt [2].

Im Gegensatz zur AP zeigen die Transaminasen, gamma-GT und der BSP keine Abhängigkeit vom Schweregrad der rA. Auch bei einer Aufschlüsselung nach der Dauer der Erkrankung, einer seropositiven oder seronegativen Verlaufsform und dem Alter der Patienten können keine Unterschiede gesichert werden. Eine Gruppierung der Patienten entsprechend der durchgeführten Therapie zeigt die Tabelle 1:

Tabelle 1. Übersicht der Befunde bei Patienten mit rheumatoider Arthritis in Abhängigkeit von der Therapie. Gruppe A: Antiphlogistika (An.), Gruppe B: An. und Gold, Gruppe C: An. und Glukokortikoide, Gruppe D: An., Gold und Glukokortikoide

Gruppe	A (n=27)	B (n=16)	C (n=20)	D (n=7)	t-Test p $\leq$
BSG mm/1h	24. 1+24 8	20. 2+16 6	33. 3+24 3	28. 9+19. 9	n. s.
SGOT(mE/ml)	4. 4+ 1. 1	3. 9+ 2. 2	5. 6+ 3 0	5. 5+2. 5	n. s.
SGPT(mE/ml)	5. 1+ 2. 6	4. 6+ 2 4	7. 1+7. 8	7. 3+3. 1	n. s
AP(mE/ml)	33. 7+15. 9	28. 4+ 8. 3	42. 0+13. 7	30. 6+ 7. 2	{ B/C 0. o1 C/D 0. o5
γ-GT (mE/ml)	10. 4+ 6. 3	11. 4+ 6. 5	16. 7+ 9. 6	14. 6+ 5. 4	n. s.
Fe (μg/100ml)	52. 1+23. 9	52. 8+33. 6	52. 3+21 7	44. 3+17 7	n s.
GE (g/100ml)	7. 8+ 0. 5	7. 3+ 0 7	7 4+ 0 7	7. 6+ 0. 3	n. s.
Alb. (rel. %)	56. 0+ 7. 9	57. 5+ 7. 3	55. 3+ 4. 9	53. 7+ 4. 2	n s.
α_2-Glob. (rel. %)	9. 1+ 1. 8	9. 9+ 2. 2	10. 2+ 2. 2	10 9+ 0. 9	A/D 0. o5
γ -Glob (rel. %)	18 7+ 6. 2	15. 6+ 4. 0	17 3+ 4 9	17, 3+ 3 4	n. s.
BSP (mg/100ml)	0 53+0. 44	0. 34+0. 31	0 71+0. 53	0 56+0 52	B/C 0. o5

Gruppe A: Nur Antiphlogistica (An.)
Gruppe B: An und Gold, im Mittel 3,5 gr/4 Jahre,
Gruppe C: An und Glukokortikoide
Gruppe D: An, Gold, im Mittel 4,1 gr/4 Jahre und Glukokortikoide

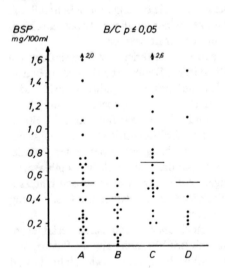

Abb. 1. Bromsulphaleinretention nach 45 Min. bei Patienten mit rheumatoider Arthritis. Gr. A: Antiphlogistika (An.), Gr. B: An. und Gold, Gr. C: An. und Glukokortikoide, Gr. D: An., Gold und Glukokortikoide

Bei dieser Aufschlüsselung finden sich in der Gruppe C der größte Anteil pathologischer Werte für BSP und AP. Die Patienten dieser Gruppe wurden im Mittel mit 5 mg Prednisolon-Äquivalent/die behandelt. Der Anteil pathologischer BSP betrug in der Gruppe A 44%, Gruppe B 25%, Gruppe C 70% und Gruppe D 28%. (Abb. 1). Der Unterschied der Gruppen B und C ist statistisch signifikant.

Die Häufigkeit pathologischer BSP bei Patienten mit rA wird von verschiedenen Autoren mit 29–81% angegeben [4, 8, 9, 12]. Mehrere Untersucher fanden dabei eine Korrelation des BSP-Test und der AP zur Aktivität der Krankheit, jedoch keine Abhängigkeit vom Lebensalter, Dauer oder soweit erwähnt der angewandten Therapie. In Übereinstimmung mit den erwähnten Untersuchungen fanden wir einen Anstieg der AP mit zunehmendem Schweregrad der Erkrankung. Dagegen zeigt nach unseren Befunden der BSP eine deutliche Abhängigkeit von der angewandten Therapie. Die verzögerte Bromsulphalein-Elimination bei der Behandlung mit Glukokortikoiden könnte u.e. Folge einer durch dieses Medikament induzierten Fettleber sein [5, 11]. In Übereinstimmung damit beschrieb Rau bei 13 Patienten mit rA, die mit Kortikoiden behandelt wurden, 5 × eine mäßiggradige bis starke Leberzellverfettung [8].

Zusammenfassend zeigen unsere Befunde bei 70 Patienten mit rA, daß unter der langdauernden Therapie mit Gold und Antiphlogistika keine Leberzellschädigung nachweisbar ist. Dagegen fanden wir nach Glukokortikoiden eine durch den BSP-Test erfaßte Beeinträchtigung der Leberfunktion. Einen dosisunabhängigen arzneimittelbedingten Leberschaden in Form einer Cholestase, entzündlichen Reaktion oder granulomatösen Hepatitis, die in Einzelfällen bei Anwendung verschiedener Antirheumatika beschrieben worden sind [6], haben wir in unserem Patientenkollektiv nicht beobachtet.

Literatur

1. Cockel, R., Kendall, M. J., Becker, J. F., Hawkins, C. F.: Ann. rheum. Dis. **30**, 166–170 (1971). – 2. Kendall, M. J., Cockel, R., Becker, J., Hawkins, C. F.: Ann. rheum. Dis. **29**, 537–540 (1970). – 3. Langness, U.: Z. Rheumaforschg. **28**, 152–159 (1969). – 4. Langness, U., Selmair, H., Opitz, K.: Münch. Med. Wschr. **111**, 2486–2489 (1969). – 5. Müting, Fischer, D. R., Korn, U., Reikowski, J.: Dtsch. Med. Wschr. **98**, 733–737 (1973). – 6. Perez, P., Schaffner, F., Popper, H.: In: Progress in Liver Disease Vol. IV (Hrsg. H. Popper, F. Schaffner). New York-London: Grune and Stratton 1972. – 7. Rau, R., Rondez, R., Grob, P.: Z. Rheumaforschg. **30**, 205–213 (1971). – 8. Rau, R., Kühn, H. A.: Schweiz. Med. Wschr. **102**, 635–640 (1972). – 9. Schäfer, R.: Bull. Schweiz. Akad. Med. Wiss. **18**, 79–88 (1962). – 10. Steinbrocker, O., Traeger, C., Batterman, R.: J. Amer. med. Ass. **140**, 659–662 (1949). – 11. Thaler, H.: Internist **7**, 21–27 (1966). – 12. Vido, J. Fecurková, R.: Z. Rheumaforschg. **24**, 197–200 (1965).

Trabert, U., Rosenthal, M., Müller, W. (Rheumatolog. Univ. Klinik, Basel): **Klinische und tierexperimentelle Erfahrungen in der Behandlung rheumatischer Erkrankungen mit Levamisol**

Versuche, bestimmte Erkrankungen statt durch Immunsuppressiva mit immunstimulierenden Maßnahmen zu therapieren, sind nicht neu, hatten bisher jedoch wenig Erfolg. Mit Levamisol, (S)-(-)-2, 3, 5, 6-Tetrahydro-6-phenylimidazo-(2,1-b)-thiazolhydrochlorid, steht uns jetzt hierfür eine relativ einfache chemische Substanz zur Verfügung.

Levamisol ist das linksdrehende optische Isomere des Tetramisols, chemisch ein Derivat des Aminothiazols. Es läßt sich jedoch auch als Imidazolderivat auffassen. Eine ganze Reihe von Imidazolderivaten besitzen neben ihren antiparasitären Eigenschaften Wirkungen auf das Immunsystem. Die immunologische Wirkung von Levamisol betrifft vorwiegend die zelluläre Immunität, die im Sinne einer Restaurierung oder Stimulierung moduliert wird.

Wir haben seit über einem Jahr Patienten mit entzündlich-rheumatischen Erkrankungen mit Levamisol behandelt und hierbei auch die Beeinflussung der zellulären Immunität untersucht, deren Veränderungen unter dieser Therapie zunächst besprochen werden sollen. Die Hautallergie vom verzögerten Typ wurde mit verschiedenen Allergenen bestimmt und hierbei bei etwa 30% eine deutliche Steigerung gefunden. Darüberhinaus gilt die Anzahl der T-Lymphozyten als Parameter der zellulären Immunität. Wir haben uns nicht auf die Bestimmung der T-Zellen beschränkt, sondern diese simultan ausgeweitet auf die Bestimmung von B-, O- und doppelt markierten Zellen, also sämtlicher

Lymphozyten-subpopulationen. Dabei fanden wir bei insgesamt 16 Patienten nach 3monatiger Behandlungsdauer mit Levamisol keine signifikante Änderung der relativen und absoluten Anzahl der T-Lymphozyten. Im Gegensatz zu anderen Autoren [1], die eine Vermehrung der vor Therapiebeginn verminderten Anzahl von T-Lymphozyten bei der chronischen Polyarthritis beschrieben, waren auch die Ausgangswerte bei unseren Patienten mit chronischer Polyarthritis und Spondylitis ankylosans nicht signifikant verschieden von denen gesunder Kontrollpersonen. Rosenthal und Müller [2] haben dies anhand eines wesentlich größeren Patientengutes untermauert. Dagegen kam es zu einem hochsignifikanten Abfall der sogenannten O-Lymphozyten, eine Beobachtung, deren Interpretation noch spekulativ bleibt. Im Hinblick auf die Ergebnisse von Scheinberg und Mitarbeitern [3] könnte man das Absinken der O-Zellen als Folge einer Stimulierung der zellulären Immunität werten. Die genannten Autoren hatten Patienten mit aktivem Lupus erythematosus mit Thymosin, einem Hormon der Thymusdrüse mit immunstimulierender Wirkung, behandelt und hierbei ebenfalls einen deutlichen Abfall der O-Lymphozyten konstatiert.

Wir haben versucht, die immunstimulierende Wirkung von Levamisol an einer zellulären Immunreaktion im Tiermodell nachzuweisen, nämlich der Adjuvans-Krankheit der Ratte. Mit der täglichen Applikation von 1 mg Levamisol/kg Körpergewicht wurde in 3 verschiedenen Gruppen zu jeweils 20 Tieren jeweils 7 Tage vor (Gruppe L$_7$-FA), gleichzeitig mit (LFA) oder 14 Tage nach (Gruppe FA-L 14) nach Inokution von komplettem Freund-Adjuvans begonnen. Bei allen 3 Gruppen derjenigen Tiere, die Levamisol erhielten, wurde die Arthritis teils hochsignifikant verstärkt. Beurteilt wurden das Volumen der Hinterpfoten, Anzahl und Entzündungsgrad der befallenen Gelenke und die Schwere der röntgenologischen Veränderungen nach Ablauf der 6. Woche. Auf Abb. 1 ist zu erkennen, daß mit Hilfe aller 3 gewählter Beurteilungskriterien zu qualitativ übereinstimmenden Ergebnissen gelangt wurde. Es kam also in diesem Tiermodell zur Stimulierung einer Immunreaktion und keineswegs lediglich zu einer Restaurierung eines vorher supprimier-

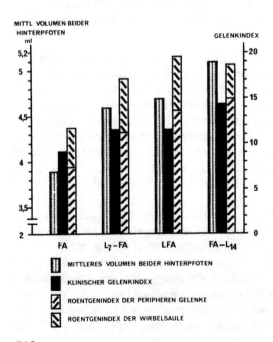

Abb. 1. Die Beeinflussung der Adjuvansarthritis der Ratte durch Levamisol

Tabelle 1. Ergebnisse in der Behandlung der chronischen Polyarthritis mit Levamisol

Patient	Alter (Jahre)	Erkrankungsdauer (Jahre)	Behandlungszeit (Monate)	Lansbury Gel. Index		BSG 1 Std		Waaler-Rose		Antirheumatica[a]		Besserung
				vor	nach	vor	nach	vor	nach	vor	nach	ja/nein
BA	62	10	6	161	52	94	50	1:1024	1:64	4	2	ja
SA	67	1	6	55	9	52	82	1:2048	1:512	3	2	ja
KR	62	8	3	71	0	16	8	neg.	neg.	3	1	ja
GV	36	3	3	143	36	22	23	1:64	1:64	3	3	ja
VS	70	6	3	71	54	132	65	neg.	neg.	4	3	ja
BA	55	2	6	110	66	23	30	1:64	1:64	4	2	ja
SCHE	68	½	8	91	18	38	10	neg.	neg.	4	2	ja
MA	61	10	6	167	125	25	25	neg.	neg.	4	4	nein
STE	52	½	6	82	111	25	50	1:16	1:128	3	3	nein
IJ	74	4	5	118	98	47	39	neg.	neg.	2	3	nein
BJ	63	4	3	76	59	89	56	1:256	1:1024	3	2	nein
LA	41	3	1	169	211	31	34	1:256	1:64	3	3	nein
KM	39	8	3	172	154	25	40	neg.	neg.	4	4	nein
GA	60	3	2	61	136	100	131	1:16	1:32	3	4	nein

[a] 0 = keine; 1 = geringe Dosis; 2 = mittlere Dosis; 3 = hohe Dosis; 4 = mehr oder zusätzl. Steroide (< 10 mg)

ten bzw. partiell defekten zellulären Immunsystems, wie dies für die Anwendung von Levamisol am Menschen weitgehend postuliert wird. Die Möglichkeit einer Stimulierung der Adjuvans-Krankheit vom 14. Tag an erscheint bemerkenswert, da zu diesem Zeitpunkt eine immunsuppressive Therapie zu spät käme, um den weiteren Verlauf der Erkrankung entscheident zu beeinflussen [4].

Für die therapeutische Anwendung von Levamisol bei chronischer Polyarthritis, Psoriasisarthritis, Spondylitis ankylosans und M. Reiter wählten wir das folgende Dosierungsschema: 4 Wochen lang erhielten die Patienten täglich 3 × 50 mg, anschl. zur Langzeittherapie jeweils an 3 aufeinanderfolgenden Tagen jeder Woche die gleiche Dosis intermittierend.

Die Tabelle zeigt unsere Behandlungsergebnisse in der Behandlung der chronischen Polyarthritis. Insgesamt wurden 7 der hier aufgeführten 14 Patienten teilweise nachhaltig gebessert, die Behandlungszeiten lagen bei den gebesserten Patienten jeweils zwischen 3 und maximal 8 Monaten. Auch in der Behandlung der Spondylitis ankylosans sahen wir ermutigende Ergebnisse. Von insgesamt 13 Patienten zeigten 6 eine Besserung hinsichtlich Beschwerden und Verbrauch an nichtsteroidalen Antiphlogistika. Bei einem dieser 6 Patienten, bei dem eine Gonarthritis bestand, bildete sich diese nach 6-wöchiger Behandlung zurück. Während der folgenden 7 Monate ließen sich keine Zeichen für eine Krankheitsaktivität mehr feststellen. Die gebesserten Fälle zählten vorwiegend zu den röntgenologisch wenig fortgeschrittenen Formen. 1 Patient mit M. Reiter litt seit 7 Jahren an einer hartnäckigen Sprunggelenksarthritis, die bisher allen Therapieversuchen trotzte. Der Patient ist nach bereits 3wöchiger Behandlung seit einem Jahr klinisch gesund. Nur in einem von 4 Fällen mit Psoriasis-Arthritis wurde die von uns inzwischen für eine Beurteilung der Levamisolwirkung als notwendig erachtete Mindestbehandlungszeit von 3 Monaten erreicht, ohne daß eine Besserung eintrat.

Auch die überwiegende Mehrzahl anderer Autoren sahen eine gute Wirkung von Levamisol in der Behandlung der chronischen Polyarthritis [5]. Von 98 beurteilten Patienten wurden 50 gebessert. Von 151 behandelten Patienten zeigten 60 Nebenwirkungen. Ein Therapieabbruch wurde bei 28 Patienten erforderlich. Eine definitive Aussage über die Wirksamkeit von Levamisol bei der chronischen Polyarthritis ist vom Ergebnis einer ausgedehnten multizentrischen Doppelblindstudie zu erwarten, die gegenwärtig im Gange ist.

Von den Nebenwirkungen fallen insbesondere urticarielle Exantheme ins Gewicht, von denen wir selbst bei insgesamt 40 Patienten 11 sahen. Häufig läßt sich nach etwa 4 Wochen die Behandlung mit einschleichender Dosierung fortsetzen. 2 von uns beobachtete Fälle einer reversiblen Agranulozytose bzw. hochgradigen Granulozytopenie sind die bisher gravierendsten Nebenwirkungen [6]. Diese Inzidenz ist jedoch wahrscheinlich nicht repräsentativ [7].

Zusammenfassend läßt sich sagen, daß unsere eigenen günstigen therapeutischen Erfahrungen zumindest hinsichtlich der Behandlung der chronischen Polyarthritis inzwischen von der weit überwiegenden Mehrzahl anderer Untersucher bestätigt worden sind. Darüberhinaus bestehen Anhaltspunkte für eine Wirksamkeit von Levamisol auch bei anderen entzündlich-rheumatischen Erkrankungen. Es könnte sich hierbei um eine aussichtsreiche, neuartige Therapieform handeln, über die genauen Wirkmechanismen lassen sich bisher keine definitiven Aussagen treffen.

Literatur

1. De Gree, J., Verhaegen, H., De Cock, W. et al.: Lancet 1976 (im Druck). − 2. Rosenthal, M., Müller, W.: J. Rheumatol. 2, 355 (1975). − 3. Scheinberg, M. A., Cathcart, E. S., Goldstein, A. L.: Lancet 1975 I, 424. − 4. Rosenthale, M. E., Datko, L. J., Kassarich, J., Rosanoff, E.: J. Pharmacol. Exp. Ther. 180, 501 (1972). − 5. Trabert, U., Rosenthal, M., Müller, W.: Schweiz. Med. Wschr. 106 (1976). Im Druck. − 6. Rosenthal, M., Trabert, U., Müller, W.: Lancet 1976 I, 369. − 7. Veys, E. M., Mielants, H., De Bussere, A. et al.: Lancet 1976 I, 808.

Bahous, I., Müller, W. (Rheumatolog. Univ.-Klinik u. Poliklinik, Basel): **Die Radiosynoviorthese zur Lokalbehandlung der chronischen Arthritis**

Unter den verschiedenen Verfahren zur lokalen Behandlung der chronischen Synovitis hat die Radiosynoviorthese in den letzten Jahren zunehmend an Bedeutung gewonnen [1, 3, 5, 6, 8, 10, 11 u. v. a.]. Wir selbst verwenden Radioisotopen zur Behandlung der Synovitis systematisch seit 4 Jahren und haben die Effekte und Nebenwirkungen dieser Substanzen untersucht. Im Folgenden soll sowohl über die therapeutischen Effekte der Radiosynoviorthese bei der Synovitis wie auch über die histologischen Untersuchungen kurz berichtet werden. Bei unseren Studien verwandten wir vor allem das Yttrium 90 (Tab. 1), das gegenüber anderen Radioisotopen für die Behandlung großer Gelenke die besten kernphysikalischen Eigenschaften hat [1, 2, 5]. Es besitzt eine optimale Reichweite bei fehlender Gammastrahlung. Seine maximale Energie von 2,2 MEV liegt weit über derjenigen des radioaktiven Goldes. Für die kleinen Gelenke verwenden wir das Erbium 169, ebenfalls ein Betastrahler mit idealen kernphysikalischen Eigenschaften. Zur Behandlung mittelgroßer Gelenke wie vor allem des Handgelenkes verwenden wir das Rhenium 186. Auch dieses Isotop ist hauptsächlich ein Betastrahler — der wichtigste Vorteil gegenüber dem radioaktiven Gold [7]. Die Dosierung der obenerwähnten Radioisotopen basiert bisher auf empirischen Erfahrungen.

Wir führten die Radiosynoviorthese mit den verschiedensten in der Tabelle aufgeführten Isotopen an 326 Gelenken durch. In der Mehrzahl handelt es sich um Kniegelenke. Nur selten wurden Schultern und Sprunggelenke behandelt. In unseren Darlegungen möchten wir uns auf die nur mit Yttrium behandelten Kniegelenken von chronischen Polyarthritikern beschränken (Abb. 1). Wie man aus dieser Abbildung erkennt, kommt es nach 1 Jahr bei etwa 18% der behandelten Gelenke zu einer völligen Remission der lokalen Krankheitserscheinungen und bei weiteren 44% zu einem guten Effekt. In ca. 30% der Fälle konnte kein lokaler Einfluß erzielt werden. Nach einer Beobachtungsdauer von 3 Jahren war der gute bis sehr gute Effekt deutlich geringer und betrug nur noch 48% gegenüber 62% nach 1 Jahr. Bei den Patienten, bei denen kein Effekt zu erzielen war, wurde nach einem halben Jahr eine 2. Injektion vorgenommen, womit wiederum bei ca. 50% ein guter bis sehr guter Effekt erzielt wurde.

Einen wesentlichen Einfluß auf die Effektivität der lokalen Yttrium-Injektion hat auch das Stadium der Erkrankung bzw. des lokalen Prozesses. Bessere Resultate wurden bei den im Frühstadium der chronischen Polyarthritis behandelten Patienten erzielt. Beim fortgeschrittenen Stadium der Erkrankung war der Effekt geringer.

Tabelle 1. Radiophysikalische Eigenschaften der für die Radiosynoviorthese benutzten Nuklide

Isotop	Halbwerts-Zeit in Tagen	Art der Strahlen	Maximale Energie in MEV	Penetrationsvermögen in MM			
				im Weichteilgewebe		im Knorpel	
				durchschn.	max.	durchschn.	max.
169 ER	9,5	β	0,34	0,3	1	0,2	0,7
198 AU	2,7	β γ	0,96 0,41	1,2	3,6	0,9	2,7
186 RE	3,7	β γ wenig	0,98	1,2	3,7	1	3,1
90 Y	2,7	β	2,2	3,6	11	2,8	8,5

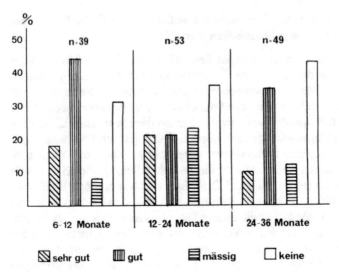

Abb. 1. Therapeutischer Effekt der Radiosynoviorthese des Kniegelenkes mit Yttrium 90 bei chronischer Polyarthritis 6–36 Monate nach der Injektion

Die Wirkmechanismen der lokalen Radionuklidbehandlung lassen sich zum Teil aus den nach der Behandlung beobachteten histologischen Veränderungen beim Menschen wie auch aus tierexperimentellen Befunden ableiten. 3 Monate nach der Injektion des Radioisotopes zeigte die histologische Kontrolle ein Verschwinden der Proliferation der synovialen Deckzellen ebenso wie der Rundzellinfiltrate. Die Synovialis zeigte eine Fibrosierungstendenz.

Selbstverständlich erfordert die Radiosynoviorthese in ähnlicher Weise wie die chirurgische Synovektomie eine strenge Indikationsstellung, da auch bei dieser Therapie verschiedene Nebenwirkungen auftreten können. In den Frühphasen, während der ersten Tage nach der Injektion werden nach der Phagozytose der kolloidalen Yttrium-Partikel lokale Reizerscheinungen beobachtet [9, 15]. In unserem Krankengut konnten wir eine solche Strahlensynovitis in ca. 10% der Fälle beobachten, die durch weitere Injektionen von einem Corticosteroid-Präparat meist wirkungsvoll unterdrückt werden kann. Andere allgemeine Reaktionen wie leichter Temperaturanstieg, Mattigkeit, Appetitlosigkeit haben wir bei unseren Patienten nur in Ausnahmefällen beobachtet. In späteren Phasen können Strahlennekrosen auftreten, die allerdings meist einer fehlerhaften Anwendung bzw. Technik angelastet werden müssen.

Nicht abzusehen sind bisher die Spätschäden, die durch die intraartikuläre Injektion von Radionukliden auftreten können. Durch die Fibrosierung der Synovialis mit Obliteration der Synovialgefäße könnte es zu einer mangelhaften Sauerstoff- und Substratversorgung des Knorpels und damit zu vorzeitigen degenerativen Knorpelveränderungen kommen. Langfristige Beobachtungen werden aber exakt zeigen, ob und in welchem Maße der Knorpel durch die Radiosynoviorthese geschädigt wird. Weiterhin kommt es bei der Applikation von Radioisotopen zur Abwanderung des radioaktiven Materials in die regionalen Lymphknoten und dann in den allgemeinen Kreislauf. Es kommt somit zur Chromosomenschädigung der peripheren Lymphozyten [4, 13, 14].

Zur Vermeidung der lokalen Nebenwirkungen dieser Anwendungsart ist vor allem auf das aseptische Vorgehen, die strenge intraartikuläre Injektion mit Hilfe des Bildwandlers und Vorinjektion einer kleinen Kontrastmittelmenge, die Vermeidung des Rückflusses des

716

radioaktiven Materials durch anschließende Injektion eines Corticosteroid-Präparates zu achten. Selbstverständlich ist auf die Dosierungsrichtlinien zu achten und das richtige Isotop zu verwenden. Nicht ohne Bedeutung ist die Ruhigstellung des behandelten Gelenkes um die Abwanderung des aktiven Materials aus dem Gelenk und seine möglichen Folgen zu verringern [10, 12].

Wenn man die Vor- und Nachteile der Radiosynoviorthese bei chronischer Polyarthritis gegeneinander abwägt so muß man zu dem Schluß kommen, daß diese effiziente Therapie vor allen Dingen bei älteren Patienten in Frage kommt, bei denen die Gefahr einer hierdurch ausgelösten Arthrose oder Neoplasie als gering angesehen werden kann. Sie verdient unseres Erachtens gegenüber der Synovektomie bei dieser Patientengruppe eindeutig den Vorzug, besonders wenn es sich um Patienten handelt, bei denen ein gewisses Operationsrisiko besteht.

Literatur

1. Ansell, B., Crook, A., Mallard, J. R., Bywaters, E. G. L.: Evaluation of intra-articular colloidal gold 198Au in the treatment of povsistent knee effusions. Ann. Rheum. Dis. 22, 435 (1963). — 2. Bridgman, J. F., Bruckner, F., Bleehen, N. M.: Radioactive yttrium in the treatment of rheumatoid knee effusions. Ann. Rheum. Dis. 30, 180 (1971). — 3. Bridgman, J. F., Bruckner, F., Eisen, V., Turker, A., Blechen, N. M.: Irradiation of the synovium in the treatment of rheumatoid arthritis. Quart. J. Med. 166, 357 (1973). — 4. de la Chapelle, A., Oka, M., Rekonen, A., Ruotsi, A.: Chromosome damage after intra-articular injections of radioactive yttrium. Ann. Rheum. Dis. 31, 508 (1972). — 5. Delbarre, F., Cayla, J., Menkes, C., Aignan, M., Roucayrol, J.-C., Ingrand, J.: La synoviorthèse par les radio-isotopes. La Presse Méd. 76, 1045 (1968). — 6. Delbarre, F., Cayla, J., Roucayrol, J.-C., Menkes, C., Aignan, M., Ingrand, J.: Synoviorthèses (synoviothérapie par les radioisotopes). Etude de plus de 400 traitements et perspectives d'avenir. Ann. Méd. Interne 121, 441 (1970). — 7. Delbarre, F., Menkes, C. J., Aignan, M., Ingrand, J., Sanchez, A.: Une nouvelle préparation radioactive pour la synoviorthèse: le rhénium 186 colloidal. Avantages par rapport au colloidal. Nouv Presse Méd. 2, 1372 (1973). — 8. Gumpel, J. M., Williams, E. D., Glass, H. I.: Use of yttrium 90 in persistent synovitis of the knee. Ann. Rheum. Dis. 32, 223 (1973). — 9. Isomäki, A. M., Inoue, H., Oka, M.: Uptake of ^{90}Y resin colloid by synovial fluid cells and synovial membrane in rheumatoid arthritis. Scand. J. Rheum. 1, 53 (1972). — 10. Oka, M., Rekonen, A., Ruotsi, A., Seppälä, O.: Intra-articular injection of Y-90-resin colloid in the treatment of rheumatoid knee joint effusions. Acta Rheum. Scand. 17, 148 (1971). — 11. Prichard, H. L., Bridgman, J. F., Bleehen, N. M.: An investigation of radioactive yttrium (90Y) for the treatment of chronic knee effusions. Br. J. Radiol. 43, 466 (1970). — 12. Rekonen, A., Oka, M., Ruotsi, A.: Intra-articularly injected ^{90}Y resin colloid: Distribution fate and dosimetry. Rheumatologie 2, Suppl. 1, 57 (1972). — 13. Stevenson, A. C.: Chromosomal damage in human lymphocytes from radio-isotope therapy. Ann. Rheum. Dis. 32, Suppl. 6, 19 (1973). — 14. Stevenson, A. C., Bedford, J., Dolphin, G. W., Purrott, R. J., Lloyd, D. C., Hill, A. G. S., Hill, H. F. H., Gumpel, J. M., Williams, D., Scott, J. T., Ramsey, N. W., Bruckner, F. E., Fearn, C. B. D. A.: Cytogenetic and scanning study of patients receiving intra-articular injections of gold-198 and yttrium-90. Ann. Rheum. Dis. 32, 112 (1973). — 15. Webb, F. W. S., Lowe, J., Bluestone, R.: Uptake of colloidal radioactive yttrium by synovial membrane. Ann. Rheum. Dis. 28, 300 (1969).

Peseschkian, N. (Psychosomat. Tagesklinik, Wiesbaden): **Differenzierungsanalytische Aspekte zum Weichteilrheumatismus. Beobachtungen an deutschen und iranischen Patienten**

In der Literatur finden sich zwei Aspekte für die Psychogenese rheumatischer Erkrankungen. Eine Reihe von Autoren sieht einen bestimmten Persönlichkeitstyp als prädisponiert für rheumatische Erkrankungen (Dunbar, 1948, vgl.: Kerekjarto, 1969). Andere Autoren (Alexander, 1951; Labhardt, 1975) vertreten die Auffassung, daß weniger eine prädisponierende Persönlichkeit als vielmehr spezifische Konflikte bei Patienten typisch für den

Ausbruch einer bestimmten Psychosomatose seien. Nach unseren Erfahrungen lassen sich diese beiden Ansätze nicht ohne weiteres voneinander trennen. Vielmehr ist anzunehmen, daß sich die psychosomatischen Beschwerden im Zusammenhang mit konsistenteren Persönlichkeitszügen (Grundkonflikt) über aktuelle Konfliktsituationen (Aktualkonflikt) entwickeln.

Grundkonflikt und Aktualkonflikt: Die krankheitsrelevante Persönlichkeitsstruktur läßt sich im begrifflichen Rahmen der Differenzierungsanalyse durch den Grundkonflikt beschreiben. Der Grundkonflikt betrifft die Erfahrungen, die ein Mensch im Laufe seiner Entwicklung gemacht hat. Diese wesentlich durch die Erziehung geprägten Einflüsse zeigen sich in Persönlichkeitszügen, überdauernden Einstellungen, Erwartungen, Konfliktbereitschaften und Konfliktschwellen.

Typische Konstellationen des Grundkonflikts bei Rheumatikern: In eigenen Beobachtungen mit Hilfe des Differenzierungsanalytischen Inventars, DAI (Peseschkian, 1974, 1975) und eines Fragebogens an 48 deutschen und 18 iranischen Patienten konnten wir feststellen, daß sich insbesondere bei Patienten mit Weichteilrheumatismus (Schulter-Armsyndrom, Hexenschuß und Myalgien) typische Konstellationen eines Grundkonflikts ergaben. In der Erziehungssituation herrschte Doppel-Bindungs-Erziehung vor. Dies heißt: emotionale Überprotection wechselt ab mit Leistungsanforderungen, die zu Kriterien der emotionalen Zuwendung werden. Merkmale der Familienkonstellation waren: Uneinigkeit der Eltern über die Erziehung, Unsicherheit über den Erziehungsstil, Fehlen eines Elternteils, Uneinigkeit in der Erziehung durch Einmischung der Großeltern etc.. Inhaltlich bezog sich der Grundkonflikt bei den untersuchten Rheumatikern auf folgende psychosoziale Normen:

Höflichkeit-Ehrlichkeit: Höflichkeit fungiert hier im Sinne einer Aggressionshemmung und einer Unterdrückung der eigenen Wünsche zugunsten der Wünsche anderer. Sie wird zu dem sozialen Instrument, die Zuwendung und Anerkennung der anderen zu bewahren und „nicht die freundlichen Blicke zu verlieren". In der Familiensituation war vor allem die Höflichkeit gegenüber den Eltern auffällig, die in ihrer Stilisierung als Hinweis für eine bestehende emotionale Abhängigkeit gewertet werden kann.

Beispiel: „Bei uns hieß es immer, nehmt euch zusammen. Was denken die Leute, wenn ihr euch so benehmt! Meiner Mutter kam es sehr darauf an, daß wir essen lernten, wie die feinen Leute. Zu diesem Zweck bekam ich Bücher unter die Achsel geschoben und mußte lernen, auf diesem Wege vornehm zu essen." (42jähriger deutscher Patient mit anhaltendem Schulter-Arm-Syndrom und Depressionen).

Gehorsam: In allen beobachteten Fällen fand sich eine besondere Betonung des „Gehorsams". Der Gehorsam erscheint jedoch weniger als absolute Unterordnung, als vielmehr auf charakteristische psychosoziale Normen wie „Ordnung", „Sparsamkeit", „Fleiß", „Kontakt", „Sexualität", „Leistung" und — im Zusammenhang mit der Geschwisterrivalität — auf „Gerechtigkeit" bezogen. Das Mittel, diesen Gehorsam zu erzielen, war nach der Darstellung der untersuchten Patienten in selteneren Fällen Schläge, häufiger jedoch Liebesentzug und Androhungen und Bestrafungen. Die Bestrafungen gingen meist damit einher, daß Aktivitäten und Initiativen eingeschränkt wurden.

Diese Befunde aus dem Grundkonflikt entsprechen weitgehend den auf die Motorik bezogenen Gebote „bleib stehen", „halt still", von denen Bräutigam und Christian (1973) berichten. Hier mag sich ein Hinweis auf die Organwahl der psychosomatischen Krankheit Rheumatismus ergeben. Die beiden genannten Autoren sprechen davon, daß die Erotisierung der muskulären Aktivitäten eine Abreaktion der gestauten Aggressionen gegen die mütterliche Beschränkung sei. Diese Hinweise aus der Literatur gewinnen dann an explanativer Bedeutung, wenn man sie unter dem Gesichtspunkt der beteiligten psychosozialen Normen aufschlüsselt und somit eher ätiologisch als nur deskriptiv versteht.

Der *Aktualkonflikt* kennzeichnet die Konfliktsituation, die durch berufliche Überforderung, Konflikte in Ehe und Partnerschaft, Schwierigkeiten mit den Kindern oder Eltern und Probleme in den zwischenmenschlichen Beziehungen etc. unmittelbar bedingt sind. Inhaltlich spielt sich die aktuelle Konfliktsituation in den Kategorien der psychosozialen Normen ab und ist durch diese zu beschreiben. Strukturell bezieht sich der Aktualkonflikt in der Regel auf den Grundkonflikt. Er greift vor allem die durch Mikro- oder Makrotraumen sensibilisierten Persönlichkeitsbereiche an. Die aktuelle Konfliktsituation geht nach unseren Erfahrungen bei rheumatischen Beschwerden auf Konflikte und Belastungen in verschiedenen Lebensbereichen zurück:

(a) Im Beruf (der Ausbruch der rheumatischen Erkrankung stand im Zusammenhang mit beruflicher Unsicherheit, beruflicher Konkurrenz, beruflicher Überforderung, Entlassung)

(b) in der Familie (hier wurden vor allem Erziehungsprobleme relevant. Es fanden sich in zeitlicher Korrelation mit dem Ausbruch der Symptomatik schulische Mißerfolge des Kindes, Erziehungsprobleme, Krankheit eines Kindes und Ablösung aus der familiären Gemeinschaft)

(c) in der Partnerschaft (permanente Konflikte zwischen den Ehepartnern, Verlust oder Krankheit einer Bezugsperson, Ehescheidung, Ehebruch mit anschließenden Schuldgefühlen und Entscheidungsschwäche, sexuelle Mißerfolgserlebnisse)

(d) in der Beziehung zu Mitmenschen (Umzug und Wechsel der sozialen Bezugsgruppe, Konflikte mit Nachbarn und Kollegen).

In allen diesen Bereichen der äußeren Konfliktsituation spielt die Zukunftsperspektive eine besondere Rolle. Die Rheumatiker unserer Stichprobe zeigten nur ein geringes Vertrauen zu den eigenen Fähigkeiten, jedoch ein großes Vertrauen gegenüber einzelnen Bezugspersonen und dem Arzt. In der Beziehung zu sich selbst herrschen Zweifel und Unsicherheit vor.

Beispiel: „Mein Mann hat eine einflußreiche Position. Jeden Tag kommen in unser Haus viele Gäste, die Vergünstigungen von meinem Mann erwirken wollen und mich bitten, bei meinem Mann ihre Angelegenheiten vorzutragen. Um diese Leute nicht zu verletzen, habe ich immer Streiterei mit meinem Mann. Ich kann einfach nicht ‚nein' sagen. Innerlich bin ich vollkommen unausgeglichen. Ich weiß, daß es nicht richtig ist, meinen Mann für andere zu bedrängen, aber ich kann nicht über meinen Schatten springen." (34jährige persische Patientin mit rheumatischen Beschwerden und Depressionen).

Psychosoziale Faktoren in der Ätiologie rheumatischer Erkrankungen, dargestellt an einem Fall.

Daten: Eine 48jährige Patientin, verheiratet, eine Tochter (20 Jahre), suchte auf Anraten ihres Hausarztes die Psychotherapie, wegen Depressionen und rheumatischer Beschwerden auf.

Hinsichtlich der rheumatischen Beschwerden war die Patientin bereits genügend aktenkundig. Symptomatisch bestanden: Schmerzen im Cervicalbereich, in den Kiefergelenken und schmerzhafte Schwellungen in den Hand- und Schultergelenken. Diagnostiziert wurde eine chronische Polyarthritis, die u. a. durch die BSG und den Nachweis des Rheumafaktors genügend abgesichert war. Als Basistherapie wurde das Präparat Metalcaptase und später die Goldinjektionsbehandlung, allerdings mit nur geringem Erfolg durchgeführt. Der zweite Teil der Beschwerden, die Depressionen, waren nach Aussagen der Patientin noch nicht erhoben worden, obwohl sie bereits ein Vierteljahr vor Beginn der rheumatischen Beschwerden eingesetzt hatten. Die Anamnese ergab folgende Zusammenhänge:

1. Einige Monate vor Beginn der depressiven Symptomatik war die Patientin in eine andere Stadt umgezogen. Dies bedingte eine weitgehende soziale Isolierung, welche die Patientin aus eigenen Kräften nicht überwinden konnte. Verstärkt wurde dies dadurch, daß der Ehemann der Patientin noch in dem ehemaligen Wohnort arbeitete und nur am Wochenende nach Hause kam.

2. Etwa zur gleichen Zeit verließ die Tochter das Elternhaus, um zu studieren. Da die Patientin eine sehr starke emotionale Beziehung zu ihrer Tochter hatte und einen wesentlichen Teil ihrer Rollenbestätigung aus ihrem überbeschützenden Verhalten gegenüber der Tochter bezog, führte dies zu einer erheblichen Belastung.

3. Ein chronifizierter Konflikt, unter dem die Patientin über Jahre hinweg litt, bezog sich auf die „Höflichkeit". Während sie auf Benehmen großen Wert legte und Kraftausdrücke verabscheute, hatte sich ihr Ehemann den „Götz von Berlichingen" als Methode der Selbsthilfe zu eigen gemacht. Die Patientin berichtete: „Immer wenn er anfing zu fluchen, hat es sich in mir zusammengezogen. Es ist mir dabei eiskalt den Rücken herunter gelaufen". Weitere Konfliktbereiche stellten die psychosozialen Normen „Ordnung" und „Sauberkeit" dar, welche die Patientin subjektiv hoch bewertete. Die Erfüllung der Sauberkeits- und Ordnungsnormen versetzten sie in eine permanente emotionale Spannung. Unterstützt wurde dies durch die rigide Haltung des Ehemannes, der erst in dem Augenblick begann, auf seine Frau Rücksicht zu nehmen, als sie die rheumatische Symptomatik entwickelte. Für seine „Unhöflichkeiten" entschuldigte er sich damit: „Schimpfen ist der Stuhlgang der Seele". Im Laufe der Behandlung äußerte sich die Ehefrau, nachdem sie ihre Hemmungen gegenüber derartigen Reizworten überwunden hatte: „Jedes Mal, wenn mein Mann so etwas sagte, fühlte ich mich beschissen".

Die Behandlung wurde als konfliktzentrierte Psychotherapie durchgeführt, wobei das Jacobsontraining als Entspannungstraining eingesetzt wurde. Auch der Ehemann wurde in die Therapie einbezogen, um die Belastungen zu reduzieren. Medikamentös wurde die Behandlung durch die Gabe von Antidepressiva (Saroten 3×10 mg) unterstützt. Es konnte schon nach relativ kurzer Zeit eine deutliche Besserung der Beschwerden erzielt werden. Diese Besserung bezog sich sowohl auf die reaktive depressive Symptomatik, als auch auf den der rheumatischen Erkrankung zugeschriebenen Leidensdruck.

Zusammenfassende Thesen

Bei rheumatischen Erkrankungen, die als primär somatogen gelten, sind in jedem Fall psychosoziale Überlagerungen zu beachten, welche Einfluß auf das Schmerzerleben und den Krankheitsverlauf nehmen können.

Als belastende Faktoren treten weniger die großen traumasisierenden Ereignisse in Erscheinung, als vielmehr kumulativ wirkende „psychosoziale Mikrotraumen" (Peseschkian, 1974, 1975). Da diese sich der üblichen Anamneseerhebung entziehen, erscheint es angezeigt, gerade auf die kumulativ wirkenden Faktoren besonders einzugehen.

Günstigen Einfluß auf den Krankheitsverlauf, insbesondere bei Weichteilrheumatismus, nehmen Entspannungsverfahren, wie das autogene Training nach J. H. Schultz, bzw. das Jacobson-Training, das aus der Verhaltenstherapie bekannt ist.

Zusätzlich zu der spezifischen Behandlung der rheumatischen Erkrankung sind bei den Fällen mit psychischer Überlagerung Psychopharmaca angezeigt. Antidepressiva sind gegenüber Hypnotica, Sedativa und Tranquilizern unbedingt vorzuziehen.

Die Durchführung einer Gesprächstherapie kann belastende Faktoren im oben beschriebenen Sinn erfassen und den therapeutischen Verlauf günstig beeinflussen.

Präventiv können die ätiologisch wirksamen Faktoren bereits in der Erziehung — durch Eltern, Lehrer und Ausbildungsinstitutionen — gezielt berücksichtigt werden.

Literatur

Alexander, F.: Psychosomatische Medizin. Berlin: W. de Gruyter 1951. — Bräutigam, W., Christian, P.: Psychosomatische Medizin. Stuttgart: Thieme 1973. — Dunbar, F.: Mind and Body. New York: Random House 1948. — Kerekjarto, M.: In: Rheuma und Nervensystem (Hrsg. Mielke, K.), Grenzbach/Baden: Hoffmann La Roche Ag. — Labhardt, F.: Allgemeine Betrachtungen zur psychosomatischen Medizin unter besonderer Berücksichtigung rheumatischer Erkrankungen. In: Psyche und Rheuma, Psychosomatische Schmerzsyndrome des Bewegungsapparates (Hrsg. A. Weintraub, R. Battegay et al.). Basel: Schwabe & Co. 1975. — Peseschkian, N.: Schatten auf der Sonnenuhr — Erziehung — Selbsthilfe — Psychotherapie. Wiesbaden: Medical Tribune Verlag. — Peseschkian, N.: Herzrhythmusstörungen unter psychosomatischem Aspekt, 1975.

Diätetik in der inneren Medizin

Zöllner, N. (Med. Poliklinik d. Univ. München): **Einführung in das Thema**

In den Jahren seit der Währungsreform hat sich die Ernährung der Deutschen weitgehend verändert. Wider Erwarten kam es nicht zur Wiederherstellung der Ernährungsgewohnheiten vor dem zweiten oder vor dem ersten Weltkrieg; vielmehr begann eine fortlaufende Veränderung, die heute noch nicht abgeschlossen ist. Die Ernährungsberichte der Deutschen Gesellschaft für Ernährung aus den Jahren 1969 und 1972 zeigen dies deutlich. So hat zum Beispiel bei bemerkenswert konstanten Energieumsätzen und Eiweißverbrauch die Lieferung von Energie und Eiweiß aus tierischen Quellen stark zugenommen. Stark zugenommen hat auch der Verzehr von Fett bei deutlicher Abnahme des Verzehrs von Kohlenhydraten.

Noch auffälliger werden die Veränderungen unserer Ernährung, wenn man statt der Nährstoffe einige einfache Lebensmittel betrachtet (Tabelle). Hier fällt in erster Linie die starke Abnahme des Verzehrs von Getreideprodukten und Kartoffeln auf. Tatsächlich gibt es aber nur wenige Grundlebensmittel, die heute in gleichen Mengen wie 1910 oder 1935 verzehrt werden.

Die Mehrzahl von uns ißt also heute völlig anders als der deutsche Bürger von 1930 oder gar von 1910. Der Wunsch, wie in Mutters Küche zu essen, wird offensichtlich nur noch von wenigen realisiert. Ich bezweifle, ob er überhaupt noch realisiert werden kann, denn einer noch immer zunehmenden Vielfalt der Fertigprodukte steht nicht nur der rasche Verlust der eigenen kulinarischen Kreativität gegenüber, sondern auch eine zunehmende Einengung des Angebotes von Grundlebensmitteln, welche der Handel noch für gängig ansieht und zur Verfügung hält. Während noch zu Mutters Zeiten die Herstellung der Speisen aus den Grundlebensmitteln vorwiegend im Haushalt erfolgte, sind heute etwa 80% aller verzehrten Lebensmittel ganz oder teilweise industriell bearbeitet.

Die Änderung der Ernährung im Vergleich zu den Zeiten vor den Kriegen wird mit einer Reihe häufiger Krankheiten in Zusammenhang gebracht. Diese Zusammenhänge sind in einigen Fällen lückenlos bewiesen, z. B. bei der Gicht, in anderen aufgrund umfangreicher epidemiologischer, experimenteller und therapeutischer Untersuchungen

Tabelle 1. Änderungen des Verbrauchs einiger Lebensmittel zwischen 1935 und 1969

Lebensmittel	Verbrauch (kg je Kopf/Jahr)		Änderung Prozent
	1935/38	1969/70	
Weizenmehl	61,0	47,1	− 23
Roggenmehl	47,0	15,3	− 68
Kartoffel	177,7	102,3	− 43
Obst	38,0	117,8	+210
Zucker	26,8	37,7	+ 37
Fleisch insgesamt	52,8	73,7	+ 39
Schweinefleisch	29,9	37,0	+ 24

höchst wahrscheinlich, z. B. bei den coronaren Herzkrankheiten; in den letzten Jahren mehrt sich rasch die Literatur, die auf Zusammenhänge zwischen Ernährung und Carcinomkrankheiten, speziell im Verdauungstrakt, eingeht.

Diätetik hat zwei Ziele, Heilung und Vorbeugung. Wegen dieser mit ihr verbundenen ärztlichen Absichten geht die Diät als „Ernährungsmaßnahme mit Hilfe einer definierten Kostform" (Pannhorst) über eine vernünftige Ernährung hinaus.

Wie alle anderen Zweige der Therapie stützt sich auch die moderne Diätetik auf Maß und Zahl und auf das therapeutische Experiment. Kontrollversuche, Auslaßversuche, Placeboperioden und präzise chemische und klinisch-chemische Analysen sind in den Ernährungswissenschaften des Menschen und in der Diätetik heute eine Selbstverständlichkeit.

Die Erfahrungen, die unter diesen strengeren Anforderungen der heutigen Wissenschaftlichkeit gemacht wurden, waren in der Inneren Medizin zunächst vorwiegend negativ. Vieles Übernommene mußte über Bord geworfen werden, vor allem im Bereich der Gastroenterologie. Dem sich breit machenden Nihilismus konnte man jedoch mit den Hinweis entgegentreten, daß gleichzeitig in Pädiatrie und experimenteller Ernährungsforschung des Menschen wichtige und therapeutisch nutzbare Fortschritte in der Diätetik gemacht worden waren. In der Kinderheilkunde hatte man zeigen können, daß – und ich greife nur Beispiele heraus – die tödliche Galaktosämie durch eine galaktosefreie Ernährung behandelt werden kann und daß bei der Phenylketonurie eine phenylalaninfreie Diät den kranken Kindern meßbaren Nutzen bringt. In der experimentellen Ernährungsforschung beim Erwachsenen ergaben die Arbeiten von Brock und Bronte-Stewart, von Kinsell und seinen Mitarbeitern und von der Schule von Ahrens in den Jahren 1950–1965 unzweifelhafte Beweise dafür, wie chemisch genau definierte Veränderungen in der Ernährung, selbst wenn sie mengenmäßig (bezüglich Gewicht und Energiegehalt) gering sind, den Stoffwechsel und die Entstehung von Krankheiten tiefgreifend beeinflussen können.

Änderungen des Lebensmittelangebots und der Eßgewohnheiten einerseits, Fortschritte auf dem Gebiet der wissenschaftlichen Diätetik andererseits, haben das Bild der Diätbehandlung interner Krankheiten von Grund auf geändert. Die Prinzipien der wissenschaftlichen Ernährungstherapie und die Methoden zur Beurteilung des Erfolges sind heute soweit klargestellt, daß wir viele Fragen der Diätetik in den Griff bekommen haben und die Empirie (die natürlich weiterhin am Anfang stehen kann) durch das Experiment und die Messung des therapeutischen Erfolges ergänzen können.

Literatur

Ernährungsbericht 1972. Deutsche Gesellschaft für Ernährung, Frankfurt/Main. – Klinische Ernährungslehre, Bd. 1 und 2. Darmstadt: Steinkopff-Verlag 1964 u. 1966. – Davidson, S., Passmore, R., Brock, J. F., Truswell, A. S.: Human Nutrition and Dietetics. Edinburgh-London-New York: Churchill Livingstone 1975. – Pannhorst, R.: Sinn und Ziel ärztlicher Diätverordnungen. Dtsch. med. J. **23**, 1 (1972).

Biochemische Entwicklungslinien der Ernährungswissenschaft

Siebert, G. (Inst. f. Biolog. Chemie, Univ. Hohenheim)

Referat

Die *Geschichte der Ernährungswissenschaft* der letzten 200 Jahre ist auf weite Strecken identisch mit der Geschichte der Chemie und später der Biochemie [1]: Interesse, ja

Neugier von Naturwissenschaftlern und Ärzten haben sich auf dem Ernährungsgebiet als identisch erwiesen, denn in der Tat sind die Wirkungen der Nährstoffe im Körper wie auch die Veränderungen, denen sie im Stoffwechsel unterliegen, ganz überwiegend chemischer Natur und daher mit dem Gedankengut und Methodenarsenal der Biochemie zu erfassen.

Die heroischen Zeiten der *großen Entdeckungen* im Zusammenwirken zwischen Ernährungswissenschaft und Biochemie sind wohl vorüber: Es ist praktisch ausgeschlossen, daß noch neue essentielle Aminosäuren entdeckt werden können, ihre Wirkungen sind im wesentlichen bekannt. Auch die essentiellen Fettsäuren sind wohl ebenfalls bekannt, doch stehen ihre Wirkungen noch mitten in der Erforschung und werden weitere Erkenntnisse ihrer Wirkformen — über das Prostaglandingebiet hinaus — in naher Zukunft bringen, wie überhaupt die Individualität der einzelnen Fettsäuren in unseren Nahrungsfetten noch viel zu wenig erkannt ist. Es steht nicht zu erwarten, daß noch neue Vitamine entdeckt werden können, wenn auch, wie später gezeigt werden soll, ihre Wirkungen im Organismus noch vielfältiger, ganz vorwiegend biochemischer Untersuchungen bedürfen. Bei den Spurenelementen werden wir wohl damit rechnen müssen, daß es noch einige Kandidaten gibt, die den Rang lebensnotwendiger Spurenelemente erreichen werden, nur: Für die praktische Gestaltung einer alle Bedürfnisse des Menschen abdeckenden Ernährung haben diese in Sicht stehenden „neuen" Spurenelemente wohl keine Bedeutung, denn sie sind so ubiquitär vorhanden, daß Mangelerscheinungen praktisch ausgeschlossen sind. Die Bedeutung der Untersuchung von z. B. Vanadium, Nickel, aber auch Silicium liegt daher im wissenschaftlichen Feld eines tieferen Verständnissen der Lebensvorgänge, nicht jedoch im Bereich einer präventiv oder therapeutisch angelegten Diätetik. Wir haben also davon auszugehen, daß die Art und in den meisten Fällen auch die Menge der vom Menschen benötigten Nährstoffe heute bekannt sind [2].

Einer der Brennpunkte gegenwärtigen biochemischen Interesses ist die Regulation der Stoffwechselprozesse, sowohl auf cellulärer Ebene als auch im Gesamt-Organismus. Wesentliche Anstöße für solche regulatorischen Phänomene entstammen der Nahrungsaufnahme des Menschen. So wählen wir den Begriff der cellulären Antwort auf Nahrungsbestandteile, um eines der faszinierenden Forschungsgebiete in Biochemie und Ernährungswissenschaft zu formulieren. Es betrifft dies diejenigen Mechanismen, welche z. B. durch Enzymanpassung oder durch das Endokrinium eine Tendenz zur nahrungsbedingten Veränderung von Metabolitspiegeln, Redoxpotentialen oder Ausscheidungsmustern im homoiostatischen Normbereich zu halten geeignet sind. Manche dieser cellulären Antworten sind heute schon auf molekularer Ebene verständlich geworden.

Was heißt dies aber nun in der Praxis? Lassen Sie es mich an einem Beispiel eigener laufender Arbeiten erläutern: Das Vitamin Niacin ist wohlbekannt, ebenso, daß es in der Zelle, und zwar in jeder Zelle, in die Wirkform des Coenzyms NAD überführt wird. Zugleich kennt man die Stoffwechselprodukte, die im Harn ausgeschieden werden. Was aber geschieht, wenn in wohlerwogener Anwendung des Gedankengutes von Paracelsus am Versuchstier die Dosis von Nicotinamid auf weit überphysiologische Werte erhöht wird [3]? In der Leber steigt im langfristigen Versuch der Spiegel an NAD auf das Mehrfache an. Dabei kommt es zu irreversiblen Leberveränderungen im histologischen Bild. Im Urin treten nicht nur die bekannten Metabolite des Vitamins in stark erhöhtem Umfang auf, sondern auch neue Metabolite, deren chemische Konstitution wir noch nicht endgültig aufgeklärt haben, werden in beträchtlicher Menge gefunden. Eines der Folgeprodukte von NAD, welches als regulatorischer Modifikator von Zellkern-Proteinen angesehen wird, ADP-ribose, wird vermutlich in stark verringertem Umfang gebildet. Die Abgabe von Nicotinamid-Metaboliten im Harn bedeutet einen erheblichen Anspruch an die Verfügbarkeit zweier Aminosäuren, so daß wir durch entsprechende Zulagen im Futter den Ausgleich einer Aminosäure-Imbalanz vornehmen müssen. Beim männlichen Tier steigt die NAD-abhängige Sorbit-Dehydrogenase stark an. Im Blinddarm der Ratte kommt es zu stark vermehrter Bakterientätigkeit. *Facit:* Unter den gewählten Versuchsbedingungen kommt es zu massiven Auslenkungen verschiedenster Stoffwechselbereiche, welche in der Leber u. a. die genetische Regulation, den Eiweiß-Haushalt, das Enzymmuster und den Nucleotid-Stoffwechsel betreffen. Wir gewinnen dabei einen vertieften Einblick in die physiologischen cellulären Regulationen, die durch die Nahrungsbestandteile ausgelöst werden. Das Beispiel der Nicotinamid-Überdosierung scheint geeignet, das Konzept von der cellulären Antwort auf Nahrungsbestandteile, für das sich noch zahlreiche weitere Anwendungen zeigen ließen, als eines der gegenwärtig tragfähigsten Arbeitsgebiete einer biochemisch orientierten Ernährungswissenschaft zu erläutern.

Ein weiteres Gebiet von erheblichem Interesse in der praktischen Ernährung ist in der letzten Zeit auch dem biochemischen Zugriff immer besser zugänglich geworden, das *Kochsalz.* Man weiß seit längerem, daß Natrium und Chlorid in der lebenden Zelle recht ungleich verteilt sind; beide Ionen sind im Serum sehr viel stärker konzentriert als im Cytoplasma der Zelle, erreichen aber im Zellkern nahezu die Werte des Serums. Kalium zeigt umgekehrt einen hohen Gradienten vom Serum zur Zelle, ist aber noch einmal im Zellkern wesentlich höher konzentriert als im Cytoplasma [4]. Die Wirkungen solcher *Ionen-Gradienten* sind im physiologischen und pharmakologischen Experiment schon lange bekannt, wie sich sofort aus den Begriffen des Membranpotentials oder der Reizübertragung ergibt. In der Biochemie hat sich nun erwiesen, daß ausgehend von Mitchell's chemi-osmotischer Hypothese praktisch alle Umwandlungen von Energie in lebenden Systemen — vom Bakterium über die Photosynthese der Pflanze bis zu allen Formen bioenergetischer Transformationen im Säugetier — einheitlich verstanden werden können, wenn man die Dynamik solcher Ionengradienten an biologischen Membranen kennt [5]. Damit hat das Interesse an Natrium und Kalium einen enormen Aufschwung genommen, so daß hier kurz erörtert werden soll, welche Folgerungen sich für die Rolle des Kochsalzes in unserer Ernährung ergeben; die Bedeutung einer salzarmen Kost steht wohl außer Frage, ebenso der häufig eher gedankenlose Griff zum Salzfaß, am häuslichen Tisch wie in der Großverpflegung.

Indem ich wiederum auf eigene Experimente zurückgreife, sollen zwei Ergebnisse kurz beleuchtet werden. Unterwirft man isolierte Zellen, z. B. in der Zellkultur, hoher Kochsalzbelastung, dann vermögen sich diese wohl anzupassen, was wir Natrium-Toleranz nennen [6], aber nur unter erheblicher Beeinträchtigung vitaler Funktionen wie z. B. der Wachstumsleistung, des Ribonucleinsäure- und des Proteinhaushaltes, dazu auch unter Hinnahme hochgradig veränderter Ionengradienten, mit Konsequenzen auch für die Proliferation, da bestimmte Phasen des Zellcyclus stark verlängert sind. Hohe Kochsalzbelastung, in diesem Falle das etwa Dreifache der Norm, wird also von isolierten Zellen nur unter Schädigung vertragen.

Weiter hat sich eine lange gehegte Vermutung experimentell bestätigen lassen [7]: Nicht alles Kalium und alles Natrium, das intracellulär angetroffen wird, ist auch zugleich ional aktiv. Ein Teil dieser Kationen ist durch „Bindung" festgelegt und kann daher weder elektrophysiologisch noch osmotisch wirksam sein. Aus Untersuchungen an der Rattenleber folgt, daß das von uns gereinigte, Kalium bindende Polypeptid zu einer etwa 20%igen Senkung der ionalen Konzentration von Kalium führen kann, ein zellphysiologisch bereits relevanter Betrag. Im Zellkern liegt ein Bindungssystem für Natrium vor, das bei voller Betätigung praktisch alles dort angehäufte Natrium binden kann. Damit verfügen wir über celluläre Mechanismen, die nicht nur ionale Aktivität mit allen ihren

Konsequenzen zu regulieren vermögen, sondern auch zur Ionenspeicherung beitragen dürften. Ich verdanke Herrn Kollegen Zöllner aus einer vor Jahren geführten Diskussion den Hinweis auf die „trockene Salzretention" in der älteren internistischen Literatur, die hier womöglich eine biochemische Erklärung findet. *Facit:* Die klinische Erfahrung von der Bedeutung der Kontrolle der Salzaufnahme — zumindest bei Hypertonie und Nierenerkrankungen — wird im biochemischen Experiment voll gestützt. Wenn eine Empfehlung gegeben werden darf, dann die, viel stärker als bisher und keineswegs nur bei der Rezeptur von Diätformen, sondern gerade auch bei der sogenannten Normalkost, auf die Gewürzpalette der erfahrenen Diätassistentin zurückzugreifen. Sind doch unsere Untersuchungen sowohl eine Mahnung zur Vorsicht beim Umgang mit Kochsalz, als auch ein Versuch zum besseren Verständnis der Funktion der essentiellen Nährstoffe Kalium und Natrium.

Lassen Sie mich noch einen weiteren Aspekt kurz erwähnen, wobei nun der intakte Organismus Gegenstand der Untersuchung ist; es geht um die *calorische Nutzung userer Nahrungsstoffe*, ein im Hinblick auf das weit verbreitete Übergewicht durchaus aktuelles Thema. Wenn wir von den bekannten physiologischen Brennwerten unserer Energieträger in der Nahrung ausgehen, dazu von der Rubner'schen Isodynamie-Regel, wonach sich die Nährstoffe hinsichtlich ihres Brennwertes gegenseitig vertreten können, dann wird man schon aus der alltäglichen Erfahrung von Zweifeln befallen, gibt es doch gute und schlechtere Futterverwerter im Tierreich wie beim Menschen, und ist doch der mästende Effekt überschüssiger Kohlenhydrataufnahme nur zu gut bekannt. Dazu tritt der experimentelle Befund der verringerten calorischen Nutzung, wenn die tägliche Nahrungsmenge nicht auf 3, sondern auf z. B. 7 Mahlzeiten aufgeteilt wird [8]. Man steht also vor der Frage, ob denn mit dem — im Prinzip unbestreitbar gültigen — physiologischen Brennwert schon die ganze Wahrheit beschrieben wird, oder ob es nicht zusätzliche Parameter gibt, die man kennen muß, um den tatsächlichen Energiehaushalt des Menschen richtig zu beschreiben. Ein Verdachtsmoment, das durch klinische Erfahrungen und einige Experimente gestützt scheint [9], richtet sich auf endokrine Faktoren, vorwiegend wohl auf *Insulin*. Ist doch anzunehmen, daß Stärke und Dauer des Glucoseeinstroms ins Blut nach der Verdauung die Höhe der Insulinausschüttung mitsteuern, während die Rolle dieses Hormons für die Lipogenese aus Glucose mit anschließender Anhäufung von Depotfett etabliert zu sein scheint. Die Häufigkeit der Mahlzeiteneinnahme, wie die Zeitabhängigkeit der Verdaulichkeit unterschiedlicher Kohlenhydrate, könnten sehr wohl den Insulinspiegel so aussteuern, daß Amplitude und Frequenz der Insulinausschüttung darüber mitbefinden, ob Kohlenhydrat-Energie (aus Glucose) verbrannt oder als Fett deponiert wird. Ziehen Sie noch die Möglichkeit in Betracht, daß Insulinreceptoren an der Fettzelle genotypisch und/oder phänotypisch reguliert werden, dann haben Sie ein Versuchsprogramm vor sich, das uns im Augenblick intensiv beschäftigt [10]; Ziel dieser Untersuchungen, die naturgemäß auf vielen Vorarbeiten anderer Autoren basieren, ist die Feststellung, ob es weitere Parameter gibt, die für die energetische Nutzung der Nährstoffe wichtig sind, so daß man vom physiologischen Brennwert als theoretischer Ausgangsgröße zu einem Begriff wie etwa dem „Ansatzwert" als individuellem Kennwert kommt, der praktische Bedeutung für die Bemessung der Energieaufnahme und damit für die Einhaltung eines regelhaften Körpergewichts hat.

Ein weiterer Aspekt ist in diesem Zusammenhang wichtig, nämlich die Symbiose zwischen Mensch und *Darmbakterien*. Gibt man einem Versuchstier langsam verdauliche Kohlenhydrate wie z. B. Isomaltit, oder auch den Zuckeraustauschstoff Sorbit, dann deuten die bisher erhaltenen Befunde [11] darauf hin, daß ein Teil dieser Substanzen zunächst mikrobiell im Darm umgewandelt wird, ehe diese Gärungsprodukte — zur

Debatte stehen Stoffe wie Essigsäure, Buttersäure, vielleicht auch Milchsäure — vom Körper aufgenommen und weiterverwertet werden. Man hat in der Vergangenheit womöglich in dem System Mensch/Darmbakterien eher ein parasitäres als ein kooperativsymbiotisches Element gesehen und wird künftig gerade auch den vom Menschen verwertbaren, besser noch den für ihn verwertbar gemachten Stoffwechselprodukten der Darmbakterien erhöhte Aufmerksamkeit schenken sollen. Lehrt doch eine einfache Rechnung, daß der respiratorische Quotient von Essigsäure wie der von Glucose 1,00 ist, der von Buttersäure und Milchsäure 0,80 bzw. 0,86 beträgt, also gerade im Bereich der unter Grundumsatzbedingungen gemessenen Werte liegt, so daß Gasstoffwechselmessungen für die Untersuchung dieses Problems ohne Aussagekraft sind, also substantielle Beiträge solcher Substanzen zum Gesamtstoffwechsel leicht der Aufmerksamkeit entgangen sein können. *Facit*: Gerade unter Berücksichtigung der Entwicklung neuer Lebensmittel, wie auch unter dem Aspekt der Wichtigkeit der Ballaststoffe, verdienen Angärungsprozesse von Nahrungsbestandteilen im Darm verstärkte Beachtung, wenn die Verwertung unserer Nahrung verstanden und zum Wohl der Bevölkerung in praktisches Handeln umgesetzt werden soll.

Literatur

1. Heischkel-Artelt, E. (Hrsg.): Ernährung und Ernährungslehre im 19. Jahrhundert. Göttingen 1976. — 2. Lang, K.: Biochemie der Ernährung, 3. Aufl. Darmstadt 1975. — 3. Sturm, G., Grässle, B., Romen, W., Jaus, H., Siebert, G.: Unveröffentlicht. — 4. Siebert, G., Langendorf, H.: Naturwissenschaften **57**, 119—124 (1971). — 5. Blondin, G. A., Green, D. E.: Chem. engng. News **53**, (45) 26—42 (1975). — 6. Nittinger, J., Romen, W., Janson, E., Siebert, G.: Hoppe-Seyler's Z. physiol. Chem. **355**, 761—775 (1974). — 7. Besenfelder, E., Siebert, G.: Hoppe-Seyler's Z. physiol. Chem. **356**, 495—506 (1975). — 8. Hejda, S., Fábry, P.: Nutr. Diet. **6**, 216—229 (1964); Fábry, P., Hejda, S., Černý, K., Ošancová, K., Pechar, J.: Amer. J. chin. Nutr. **18**, 358—361 (1968). — 9. Laube, H., Fußgänger, R. D., Goberna, R., Pfeiffer, E. F.: Klin. Wschr. **50**, 239—242 (1972). — 10. Munz, B., Jaus, H., Sturm, G., Siebert, G.: Unveröffentlicht. — 11. Grupp, U., Schnell, E., Siebert, G.: Unveröffentlicht.

Diätbehandlung bei Diabetes mellitus

Gries, F. A. (Inst. f. Diabetesforschung, Univ. Düsseldorf)

Referat

(Siehe Anhang).

Diätetik der Gicht — experimentelle Grundlagen und praktische Anwendung

Zöllner, N. (Med. Poliklinik d. Univ. München)

Referat

Alle Manifestationen der klassischen Gicht, die Gichtanfälle, die Zerstörung von Knochen und Gelenken, Schleimbeuteln und Sehnenscheiden durch Tophi, die Nephrolithiasis und die Gichtniere sowie die gichtische Hypertonie können auf die Hyperuricämie und die damit verbundene Erhöhung der Harnsäurekonzentration in der interstitiellen Flüssigkeit bzw. auf Besonderheiten der renalen Harnsäureausscheidung zurückgeführt werden. Die Normalisierung der Harnsäurespiegel im Plasma und damit des Harnsäurebestandes im Körper sowie die Verringerung der renalen Harnsäureausscheidung durch geeignete Arzneimittel oder Diät sind dementsprechend die Therapie der Wahl. Sie führt in Wochen oder Monaten zum Ausbleiben der Gichtanfälle und Steinkoliken, zur Auflösung der Tophi, zur Regeneration zerstörten Knochens und zur Heilung von Gichtgeschwüren. Auch die Prognose der Gichtniere bzw. der Hypertonie dürfte besser werden, wenngleich hierzu keine endgültigen Erfahrungen vorliegen.

Die Zusammenhänge zwischen Gelenkgicht und Hyperuricämie sind heute lückenlos gesichert; die Beseitigung der Hyperuricämie heilt die Gicht. Im Gegensatz zu manchen anderen Stoffwechselkrankheiten läßt sich der Therapieerfolg als solcher am Harnsäurespiegel ablesen; Normalisierung des Harnsäurespiegels und erfolgreiche Behandlung der Gelenkgicht sind Synonyma. Die renalen Komplikationen sind wahrscheinlich nicht nur Folge der Hyperuricämie, sondern auch der der Gicht zugrundeliegenden Anomalie der Harnsäureausscheidung. Nach unseren bisherigen Erfahrungen können sie verhindert und meist auch wieder beseitigt werden, wenn der Harnsäuredurchsatz durch die verschiedenen Abschnitte des Nephrons, summarisch also die renale Harnsäureausscheidung, verringert wird.

In der Behandlung der Gicht und anderen Störungen des Harnsäurestoffwechsels kann die Diät eine wichtige Rolle spielen. Theoretisch kann sie in nahezu allen Fällen die Arzneimitteltherapie voll ersetzen, doch sind entsprechende Diäten einschneidend. In der Praxis wird man deshalb bei allen Fällen klinischer Gicht mit deutlicher Hyperuricämie Diät und Arzneimitteln kombinieren. Die asymptomatischen Fälle geringer Hyperuricämie sollten allerdings der alleinigen Diätbehandlung vorbehalten bleiben. Und da Gichtiker meist übergewichtig sind und außerdem häufig eine Hyperlipoproteinämie aufweisen, ergibt sich ohnedies die Notwendigkeit einer gründlichen Beratung über allgemeine diätetische Grundsätze.

Von zentraler Bedeutung in der Diätetik der Gicht sind Maßnahmen, welche die Harnsäurebildung verringern, bzw. auf ein Minimum reduzieren. Dabei ist alles zu

Tabelle 1. Einflüsse der Ernährung auf pathogenetische Faktoren bei der Gicht

	Harnsäure-bildung	Harnsäure-ausscheidung	Lipoprotein-synthese
Purine	↑ ↑	↑ ↑	−
Alkohol	↑ ?	↓	↑
Eiweiß	↑	↑	−
Fructose/Saccharose	↑	↓	?
Diurese	−	↑	
Fette	−	↓ ?	↑
Fasten	↑ ?	↓	↓
Überernährung üblicher Zusammensetzung (Purine, Alkohol, Fette)	↑ ↑	↓	↑ ↑

(↑ bedeutet Steigerung, ↓ Hemmung)
Eine Vermehrung der Harnsäureausscheidung kann durch vermehrte Harnsäurebildung oder durch renale Mechanismen verursacht werden.

vermeiden, was die Harnsäureausscheidung beeinträchtigt und letztlich sollte auch noch die Hyperlipoproteinämie behandelt werden. Die Aufgabe klingt komplizierter als sie ist, denn die diätetischen Prinzipien ergänzen einander (Tabelle 1) und sind gelegentlich sogar identisch, z. B. bei der Einschränkung der Alkoholzufuhr.

Als wichtigste einzelne Maßnahme in der Diätbehandlung der Gicht ist die Einschränkung der Purinzufuhr anzusehen. Der Körper kann seinen Purinbedarf durch Eigensynthese decken, Nahrungspurine sind also verzichtbar. Die Ansichten über die Wirksamkeit einer purinfreien Dät auf den Harnsäurespiegel im Plasma und auf die Harnsäureausscheidung waren bis vor kurzem allerdings noch recht widersprüchlich, und dies obwohl Burian und Schur bereits um 1900 nachgewiesen hatten, daß bei purinfreier-Kost die Harnsäureausscheidung ein Minimum, die „endogene Harnsäure" erreicht und zwei Weltkriege mit ihren Hungersnöten gezeigt hatten, daß unter den Bedingungen der Armut die Gicht verschwindet. Die Erfahrungen dieses Jahrunderts waren keineswegs neu; bereits in Rom hat man gewußt, daß Armut und Gicht sich nicht vertragen.

Bis etwa 1965 wurden nahezu alle Versuche über die Beeinflussung der Plasmaharnsäurekonzentration und der Harnsäureausscheidung mit Versuchsdiäten gemacht, die aus üblichen Lebensmitteln hergestellt waren. Versuche dieser Art hängen von der Sorgfalt ab, mit der zuverlässige Lebensmitteltabellen verwendet werden.

In den meisten Lebensmitteltabellen findet man verhältnismäßig wenige Angaben über den Puringehalt von Lebensmitteln. Darüber hinaus variieren die Zahlen in einem Maße, welches brauchbare Berechnungen ausschließt (Tabelle 2). Dies gilt besonders für „purinarme Lebensmittel", z. B. Gemüse- oder Getreideprodukte. Für die Ungenauigkeiten in den Angaben gibt es verschiedene Gründe, welche von analytischen Schwierigkeiten über die Wachstumsgeschwindigkeit zur Zeit der Ernte, Unterschiede im Wassergehalt von Gemüsen oder Gebäcken, Unterschiede in der Müllereitechnik und in Backrezepten reichen. Wenn diese Lebensmittel zu mengenmäßig wesentlichen Bestandteilen einer Diät werden, multiplizieren sich die großen Bereiche niedriger Purinkonzentrationen zu großen Schwankungen des Puringehaltes jeder Diät, in der purinarme Lebensmittel eine wesentliche Rolle spielen.

Untersucht man die Brauchbarkeit von Lebensmitteltabellen für purinreiche Lebensmittel, so ist die Lage nicht ganz so ungünstig, und dies gilt besonders für Fleisch und Fisch.

Tabelle 2. Angaben über den Puringehalt (berechnet als Harnsäure) verschiedener Lebensmittel; aus zwei Quellen (A und B)

	mg pro 100 g	mg pro 100 kcal
Weißbrot		
A	5–25	2–10
B	8	3
Grüne Bohnen		
A	10–30	25–75
B	6	18
Rindsfilet (mager, roh)		
A	120	95
B	140	80

Die zuverlässigsten Zahlen für den Puringehalt betreffen verständlicherweise die purinfreien Lebensmittel, d. h. die meisten Fette, Zucker, Eier, Lebensmittel also, die aus den Vorratskammern von Pflanzen oder Tieren stammen. Untersuchungen zur Diätetik der Gicht kann man nur mit Versuchsdiäten machen, deren Puringehalt berechnet werden kann. Nach dem eben Gesagten kommen, wenn man solche Versuche mit konventionellen Lebensmitteln anstellen will, Diäten in Frage, welche aus sorgfältig ausgewählten Lebensmitteln mit genau bekanntem Puringehalt und aus purinfreien Lebensmitteln bestehen. Grundsätzlich zweckmäßiger ist die Verwendung purinfreier Basisdiäten mit der Zulage definierter Purinquellen. Versuchsdiäten müssen jedenfalls isoenergetisch sein, d. h. soviel Energie liefern, wie die Versuchsperson vor dem Versuch umgesetzt hat, weil Änderungen der Energiezufuhr tiefgreifende Effekte auch auf den Harnsäurestoffwechsel haben können. Immer ist es notwendig, die einzelnen Versuchsperioden fortzusetzen, bis ein steady state der untersuchten Parameter eintritt, ein Fließgleichgewicht also, bei dem angenommen werden darf, daß Zufluß und Abfluß identisch sind.

Experimente, welche die verhältnismäßig einfachen Voraussetzungen erfüllen, dauern bei jungen gesunden Versuchspersonen einen Monat oder länger. In dermaßen langen Versuchen bevorzugen die Versuchspersonen den neutralen Geschmack flüssiger Formeldiäten gegenüber der Monotonie einer purinfreien Basiskost aus konventionellen Lebensmitteln.

Die Formeldiät hat gegenüber dem Diätversuch mit Lebensmitteln den weiteren Vorzug, daß innerhalb des Versuches nur ein Parameter der Zufuhr geändert wird (vgl. Tab. 3). Mit noch so raffiniert ausgeklügelten Versuchsdiäten ist dies nicht oder günstigenfalls in Ausnahmefällen möglich.

Da glücklicherweise die Präferenz der Versuchspersonen ebenso wie die wissenschaftliche Zweckmäßigkeit für die Verwendung von Formeldiäten sprachen, haben wir in nahezu allen Versuchen, über die im Folgenden berichtet werden wird, Formeldiäten verwendet. Wo Fragestellungen auch mit Diäten aus konventionellen Lebensmitteln bearbeitet werden konnten, haben die Ergebnisse in vollem Umfang die Schlußfolgerungen aus den Formeldiätversuchen bestätigt.

Prinzipien und Methodik der Formeldiät sind oft beschrieben worden. Ich verweise auf die Zusammenfassung von Ahrens und unsere eigenen Publikationen. Selbstverständlich haben wir im Laufe der Jahre unsere Formeln verschiedentlich ändern müssen, hauptsächlich aufgrund der Verbesserungen der Handelsprodukte für Eiweiß und Kohlenhydrate. In den einschlägigen Versuchen haben wir aber die Relation zwischen Eiweiß, Kohlenhydraten und Fett nie geändert. Darüber hinaus haben wir immer Magermilchei-

Tabelle 3. Unterschiedliche Mengen und Nährstoffgehalte von Lebensmitteln bei gleichem Puringehalt (berechnet als Harnsäure)

	Harnsäure mg	Eiweiß g	Fett g	KH g	Na mg	kcal	kJ
75 g Schweinefleisch	100	19,0	7,5	−	415	150	630
250 g Vollkornbrot	100	17,0	2,5	115,0	915	600	2500
400 g Blumenkohl	100	8,0	1,2	48,0	64	110	460
1000 g Kartoffeln	100	40,0	2,0	378,0	380	1700	7100

weiß und Sonnenblumenöl als Eiweiß- und Fettquellen verwendet. Der Eiweißgehalt unserer Diäten betrug immer 15 Energieprozent und der Quotient zwischen Fett- und Kohlenhydratcalorien betrug etwa 1 : 2.

Die Gesamtenergiezufuhr haben wir aufgrund einer Ernährungsanamnese der Versuchspersonen vorausberechnet, eine zweite Vorausberechnung erfolgte unter Berücksichtigung von Alter, Geschlecht, Körperoberfläche und körperlichen Aktivitäten. Im allgemeinen passen die Werte sehr gut zusammen und nur gelegentlich mußten wir die Energiezufuhr aufgrund des Gewichtsverhaltens ändern.

Junge, gesunde Männer, denen man die geschilderten isoenergetische Formeldiät verabreicht, fühlen sich gesund und gehen ihren üblichen Tätigkeiten ungehindert nach. Von Beginn der Diät an fällt jedoch der Plasmaharnsäurespiegel ab und die Harnsäureausscheidung verringert sich. Der Abfall erreicht erst nach sieben bis zehn Tagen neue, zuverlässig konstante Werte (Fließgleichgewicht, steady state) (Abb. 1). In einer Gruppe von elf Versuchspersonen betrug der Harnsäurespiegel im Serum unter der purinfreien Diät 3,1 mg per 100 ml und die renale Harnsäuretagesausscheidung 330 mg. Neuere Versuche haben keine wesentliche Änderung dieser Werte ergeben. Für den Kliniker sind die genannten Werte wichtig, weil sie zeigen, daß Harnsäurespiegel und Harnsäureausscheidung bei den derzeit üblichen deutschen Ernährungsgewohnheiten beinahe doppelt so hoch wie die basalen Werte sind.

Betrachtet man nicht nur den Mittelwert und dessen statistische Fehler, sondern auch den Bereich, in welchem sich die Basiswerte befinden, so zeigt sich, daß sowohl Harnsäurekonzentrationen im Plasma als auch renale Harnsäureausscheidung verhältnismäßig weit streuen; behandelt man die Daten mit den üblichen statistischen Methoden, so findet man z. B. für die Harnsäureausscheidung eine Standardabweichung von 80 mg/d oder 25% des Durchschnitts.

Geht man der Sache weiter nach, so findet man, daß die Varianz der Werte für die renale Harnsäureausscheidung und für die Plasmaharnsäurespiegel für jede Versuchsperson über die Dauer des Versuchs kleiner bleibt als die Varianz der Gruppe, der die Versuchsperson angehört. Dies läßt vermuten, daß sich normale Individuen bezüglich

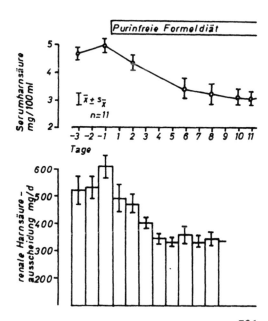

Abb. 1. Abfall von Serumharnsäure und renaler Harnsäureausscheidung junger gesunder Männer unter purinfreier, isoenergetischer Diät

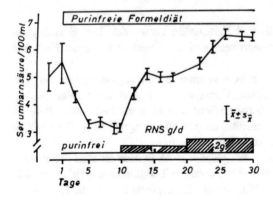

Abb. 2. Verhalten der Serumharnsäure junger gesunder Männer unter purinfreier isoenergetischer Formeldiät und unter Purinzulagen (als RNS)

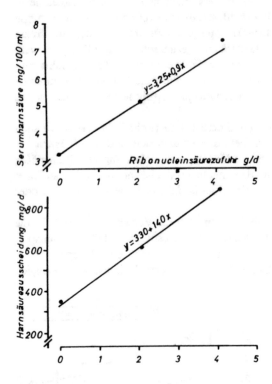

Abb. 3. Quantitative Beschreibung der Beziehung zwischen Serumharnsäure bzw. renaler Harnsäureausscheidung und Purinbelastung (als RNS) bei gesunden jungen Männern

ihrer endogenen Harnsäureproduktion und damit wahrscheinlich auch bezüglich ihrer Purinsynthese unterscheiden.

Um die Wirkung von Nahrungspurinen zu untersuchen, setzt man der purinfreien Grunddiät am zweckmäßigsten Ribonucleinsäure (RNS) zu, denn RNS ist die vorherrschende Purinquelle in unseren Lebensmitteln. Nach der RNS-Zulage nehmen die renale Harnsäureausscheidung und die Plasmaspiegel zu, bis sie nach etwa einer Woche einen neuen steady state erreichen (Abb. 2). Wird die RNS-Zulage weiter erhöht, so kommt es zu einem weiteren Anstieg der Werte (Zöllner u. Mitarb. 1972).

Über einen Bereich von 0—4 g täglicher RNS-Zulage (einem Bereich, der größer ist als die übliche Aufnahme von Nahrungspurinen bei uns) sind die Zunahme der Harnsäureausscheidung und der Harnsäurespiegel der RNS-Zulage proprotionel (Abb. 3). Für die in unseren Versuchen verwendete Hefe-RNS betragen die Werte 0,9 mg/100 ml (Plasmaspiegel) und 140 mg/d (Ausscheidung) pro Gramm RNS. Die r-Werte für die Regressionsgeraden sind 0,95 (Zöllner und Griebsch, 1973). Man kann deshalb vermuten, daß exogene RNS von allen gesunden jungen männlichen Individuen in gleicher Weise verwertet wird.

Wird der gleiche Versuch mit Desoxyribonucleinsäure (DNS), der Nucleinsäure des Zellkerns, durchgeführt, so erhält man zwar grundsätzlich die gleichen Resultate, aber identische Mengen, welche die gleiche Menge Purine enthalten, rufen bei der DNS-Zufuhr doch geringere Anstiege von Plasmaharnsäure und renaler Harnsäureausscheidung hervor. Werden andererseits Purinribomononucleotide verabreicht, so kommt es bei der Gabe äquimolekularer Dosen (bezüglich der Purine) zu deutlich steileren Anstiegen als bei der RNS (Griebsch und Zöllner, 1974).

Diese Ergebnisse zeigen, daß nicht alle Purinquellen in Lebensmitteln den gleichen Einfluß auf Plasmaharnsäure und renale Harnsäureausscheidung haben, selbst wenn man sie bezüglich ihres Puringehaltes standardisiert. Die üblichen Angaben für den Gesamtpuringehalt von Lebensmitteln werden dadurch in ihrem Wert deutlich eingeengt. Für die tägliche Praxis der Diätetik kann man die Purine der meisten Lebensmittel so ansehen als ob sie bevorzugt in Ribonucleinsäure enthalten wären. Dies bedeutet, daß etwa die Hälfte resorbiert wird und etwa 40% im Harn erscheinen (Zöllner 1976).

Untersucht man junge männliche Versuchspersonen, die bei unserer üblichen Ernährung bereits hyperuricämisch sind, (bei denen nicht selten eine Familienanamnese bezüglich Gicht erhoben werden kann), so findet man bei einer bestimmten Purinbelastung einen stärkeren Anstieg der Plasmaharnsäure als bei Normalpersonen, ohne daß die Harnsäureausscheidung sich von der der Normalperson unterscheidet. In unserer Bevölkerung reagiert also eine Gruppe von Personen auf eine diätetische Purinbelastung mit einem vermehrten Plasmaharnsäureanstieg; offensichtlich, weil sie zur Ausscheidung der gleichen Harnsäuremenge höhere Plasmaspiegel als Normalpersonen brauchen.

Weil unter den Bedingungen des Bilanzversuches im Fließgleichgewicht die Identität der Ausscheidung eine Identität des Zuflusses zum Harnsäurepool bedeutet, kann aus den Versuchen geschlossen werden, daß zwischen Normalpersonen und Hyperuricämikern kein Unterschied in der Resorption von Nahrungspurinen besteht. Andererseits zeigen unsere Versuche auch, daß eine Reduktion der Nahrungspurine bei Personen mit Hyperuricämie besonders gute Therapieaussichten hat.

Ehe ich auf die Praxis eingehe, darf ich kurz auf einige offene Fragen hinweisen.

Wird die Purinzufuhr in Experimenten, aber auch durch die Zufuhr von Einzellerproteinen extrem gesteigert (Scrimshaw hat bis zu 16 g RNS verabreicht), so nimmt die renale Harnsäureausscheidung weiterhin proportional zu. In Bereichen, die in der Ernährung in Frage kommen, kann also keine Limitierung der Purinresorption aus RNS festgestellt werden. Über das Verhalten der Plasmaharnsäure bei diesen extremen Belastungen ist wenig bekannt; es ist nicht unwahrscheinlich, daß die Harnsäureresekretion zunehmend in Gang kommt.

Unsere Ergebnisse gelten in erster Linie für Männer; die Gicht ist ja im wesentlichen eine Krankheit der Männer. Die Ergebnisse sollten nicht ohne weiteres auf Frauen oder Kinder bezogen werden, denn es ist bekannt, daß die Regulierung der Harnsäureausscheidung hormonell beeinflußt wird. Vieles spricht dafür, daß eine bestimmte Purinbelastung bei Frauen vor der Menopause und bei Kindern zu geringeren Harnsäurespiegelerhöhungen führt als bei Männern. Wahrscheinlich erklärt dies auch, warum die Zunahme des Purinverzehrs in Deutschland mit einer Zunahme der Plasmaharnsäure bei den Männern, nicht aber bei den Frauen verbunden ist (Griebsch und Zöllner 1973).

Die Frage, inwiefern andere ernährungsbedingte Stoffwechselumstellungen die Harnsäurebildung und die Harnsäureausscheidung beeinflussen, bedarf noch vieler Untersuchungen. Sicher ist es, daß die akute Zufuhr einer hohen Dosis Fructose zu einer vorübergehenden Überproduktion von Harnsäure führt. Entsprechende Angaben werden auch für Äthanol, Sorbit und Xylit gemacht, mehr oder weniger gut bewiesen, (Zusammenfassungen bei Zöllner u. Heuckenkamp) aber alles in allem nicht unwahrscheinlich. Ob die chronische Zufuhr üblicher Mengen ähnliche Wirkungen hervorruft sollte speziell für Saccharose und für Äthanol untersucht werden. Die bisher vorliegenden Zahlen machen es jedenfalls noch nicht wahrscheinlich, daß bei der derzeitigen deutschen Ernährung durch die in der Saccharose enthaltenen Fructose und durch Äthanol eine wesentliche Vergrößerung der Harnsäurebildung zustandekommt.

Ähnliches gilt für Eiweiß. Es kann nicht mehr bezweifelt werden, daß die älteren Angaben über die Bedeutung des Eiweißes für die Harnsäurebildung auf den Puringehalt der meisten Eiweißquellen beruhen und daß es die Nahrungspurine sind, die in allererster Linie Harnsäurespiegel und Harnsäureausscheidung beeinflussen. Befunde, daß eine Vergrößerung der Eiweißzufuhr einen, wenn auch geringen Anstieg der endogenen Harnsäurebildung hervorruft, bedürfen der Nachprüfung. Für die Diätetik ist dies nicht sehr wichtig, weil die Eiweißzufuhr in normalen Grenzen gehalten werden kann.

Eine Reihe von Ernährungsfaktoren beeinträchtigt auch die Harnsäureausscheidung. Hier ist in erster Linie die Ketoacidose beim Fasten zu nennen. Bei der sogenannten Null-Diät werden häufig Harnsäurewerte über 12 mg% festgestellt; wir selber haben auch bei Diäten von 300–500 Calorien pro Tag Harnsäurewerte um 10 mg% gefunden.

Die Wirkung der Ketoacidose auf die Harnsäureausscheidung, die im allgemeinen auf eine Veränderung des Redoxpotentials bezogen wird, findet man auch beim Diabetes. Ebenfalls auf eine Verschiebung des Redoxpotentials geht die Wirkung der Lactacidose nach reichlichem Alkoholkonsum zurück. Es ist wohlbekannt, daß nach reichlichem Alkoholgenuß die renale Harnsäureausscheidung stark gehemmt ist. Der Alkohol hat also möglicherweise eine doppelte Wirkung auf den Harnsäurestoffwechsel; mit Sicherheit eine Einschränkung der Ausscheidung, möglicherweise eine nennenserte Erhöhung der Bildung.

Die bisherige Diskussion hat sich fast ausschließlich auf die häufigste Form der familiären Gicht, die durch eine Einschränkung der Harnsäureausscheidung zustandekommt, bezogen. Für die wenigen primären Formen mit vermehrter endogener Harnsäurebildung ist die Bedeutung der Diät umso geringer, je höher die endogene Harnsäurebildung ist. Für die sekundären Gichtformen (renale, metabolische oder bei Blutkrankheiten mit vermehrter Zellbildung) gilt das Gesagte entsprechend: Bei den renalen Gichtformen kann die Diät eine entscheidende Rolle spielen, während bei den sekundären metabolischen und bei den durch Blutkrankheiten bedingten Gichtformen Diät von geringer oder ohne Bedeutung ist. Es ist zu ergänzen, daß das, was für die Gicht gesagt wurde, auch für die Uratnephrolithiasis, also für einen großen Prozentsatz unserer Nierensteinkranken gilt.

Aus den geschilderten experimentellen Arbeiten ergeben sich Konsequenzen für die Diättherapie der Gicht. Sie sind in Zahlen faßbar, und dies ist eine der Schönheiten moderner Ernährungswissenschaften. Wir kennen heute jene Größe der Purinzufuhr, bei welcher die Nieren der Hyperuricämiker gerade noch in der Lage sind, den Plasmaharnsäurespiegel im Bereich der Norm zu halten (Abb. 4). Als RNS ausgedrückt liegt der Wert für eine Purinbelastung, die im Mittel zu einem Plasmaharnsäurewert von 6,5 mg% führt, bei 1,5 g RNS pro Tag (Zöllner und Griebsch, 1974). Berechnet man die Werte als Harnsäure bzw. Purin-N, so ergeben sich Tageszufuhren von 500 mg Harnsäure oder

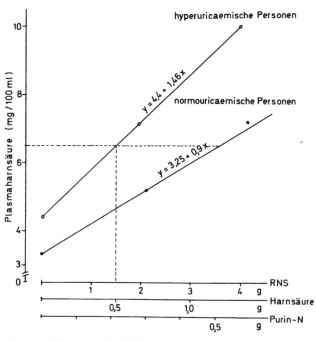

Abb. 4. Einfluß einer Purinbelastung auf die Plasmaharnsäurespiegel gesunder junger Männer, die bei „derzeit üblicher" Ernährung normouricämisch bzw. hyperuricämisch waren. Zur Aufrechterhaltung eines noch normalen Harnsäurespiegels (6,5 mg%) dürfen Hyperuricämiker 1,5 g RNS täglich (bzw. äquivalente Mengen Purine berechnet als Harnsäure oder Purin-N) zuführen

215 mg Purinstickstoff. (Die Umrechnungsfaktoren von RNS auf Harnsäure bzw. Purin-N betragen rund 3 bzw. 7.) Dieser Wert liegt deutlich unter dem derzeitigen durchschnittlichen Verzehr erwachsener Männer, der 300 mg Purin-N pro Tag beträgt.

Bei der Festlegung einer Diät ist eine gewisse Sicherheitsspanne notwendig. Als purinarm bezeichnen wir eine Diät, bei der die tägliche Purinzufuhr unter 300 mg Harnsäure (entsprechend 900 mg RNS oder 130 Purin-N) liegt.

Im Einzelfall wird man mit Hilfe geeigneter Tabellen, auf die ich noch zu sprechen komme, die Purinzufuhr von Patienten zunächst auf die eben angegebenen Werte einrichten und je nach dem Erfolg nach ein bis mehreren Wochen die Diätvorschriften lockern, gegebenenfalls auch weiter verschärfen.

Kommt es, z. B. beim Vorliegen einer anderweitig nicht beherrschbaren Uratnephrolithiasis, nicht auch zum gewünschten klinischen Erfolg, so muß man gelegentlich auf eine streng purinarme Diät übergehen, oft auch purinfrei genannt, obwohl es auf die Dauer nicht möglich ist, die Purinzufuhr auf weniger als 100—120 mg pro Tag zu senken.

Ausreichende Tabellen über den Puringehalt von Lebensmitteln sind nicht leicht zu finden, ich darf aber auf den Schall und auf unsere eigenen Publikationen (Korfmacher und Zöllner, 1974; Zöllner 1976; Zöllner und Wolfram 1975) verweisen. Für die Praxis wiederhole ich noch einmal den Hinweis, daß „purinarme" Lebensmittel zu bedeutsamen Purinquellen werden können, wenn sie in mehr als üblichen Mengen als Ersatz für „purinreiche" Lebensmittel verwendet werden. Aus diesem Grund sind die vielen Handzettel, die Lebensmittel in purinfreie, purinarme und purinreiche einteilen und diätetische Empfehlungen auf dermaßen pauschale Urteile basieren, unbedingt zu verwerfen. Nahezu

Tabelle 4. Puringehalt (berechnet als mg Harnsäure) von verschiedenen Lebensmitteln pro 100 g Frischgewicht, üblicher Portion in g bzw. g Eiweiß

	mg Harnsäure pro 100 g	mg Harnsäure pro Portion	mg Harnsäure pro g Eiweiß
Leber	200–1200	250–1500	10–63
Schweinefleisch	120– 140	150– 210	6– 7
Geflügel	90– 120	112– 180	4– 5
Spinat	70	140– 210	23–35
Blumenkohl	25	50– 75	8–12
Schwarzbrot	40	10	5– 6
Käse	0	0	0

alle diätetischen Mißerfolge gehen auf diese Pauschalurteile zurück. Daß dieses Lebensmittel erlaubt und jenes verboten sei, kann in der Diätetik der Stoffwechselkrankheiten nicht mehr gelten. Auch hier gilt die Regel des Paracelsus, daß allein die Dosis es ausmacht.

Das sorgfältige Studium einschlägiger Lebensmitteltabellen und die anschließende Berechnung einer Gichtdiät erfordert viele Stunden (vgl. Tab. 4). Ist diese Arbeit einmal geleistet (die in manchen Diätbüchern vorweggenommen ist), so bleibt die Aufgabe der Diätberatung, die wiederum Zeit kostet.

Angesichts dieser Belastung, der manchmal ein nur geringer Gewinn entgegensteht, ist der Ausweg zur Arzneimitteltherapie, bequem für Arzt und Patient, nur allzu einladend. Darüber wird aber leider oft vergessen, daß viele Gichtiker auch eine allgemeine diätetische Beratung benötigen. Sind doch die meisten von ihnen übergewichtig und finden wir bei ihnen nicht ganz selten nicht nur einen großen Alkoholkonsum, sondern auch dessen Konsequenzen, Leberschäden und die Hyperlipoproteinämie.

Der Reduktion der Purinzufuhr steht deshalb eine zweite Maßnahme beinahe gleichwertig zur Seite, nämlich die allgemeine Verringerung der Nahrungszufuhr auf Mengen, welche zur Normalisierung des Körpergewichts führen. Die Normalisierung des Körpergewichts darf nicht drastisch erfolgen, weil — wie bereits erläutert — Fastenkuren zur Hyperuricämie und bei vorbelasteten Personen zu Gichtanfällen führen können.

Die Frage, inwieweit die Hyperuricämie eines Gichtikers durch Arzneimittel, durch Diät oder durch beide Maßnahmen zu behandeln ist, sollte in jedem Einzelfall entschieden werden, wobei neben der medizinischen Lage des Falles die Persönlichkeit des Patienten, seiner Familie und seines Arztes immer eine Rolle spielt. Wegen der Gefährdung des Gichtikers durch Hypertonie, Hyperlipoproteinämie und Leberschäden sollte aber in keinem Fall auf die Übermittlung einiger wichtiger grundsätzlicher Regeln verzichtet werden. So ist jedem einzelnen Patienten zu sagen, daß er sein Gewicht normalisieren muß, daß er von Fleisch, Fleischprodukten oder Fisch nur eine 120 g-Portion pro Tag zu sich nehmen darf, daß er deshalb einen nennenswerten Teil seiner Ernährung auf Brot und Milchprodukte umzustellen hat und daß er von Alkohol nie mehr trinken sollte, als dem Verkehrsrichter recht ist (Tab. 5).

Und wem auch diese einfachen Regeln noch zu kompliziert sind, dem gebe ich ein Symposium über vernünftige Ernährung mit nach Hause. Von Bouchardat stammt der Satz „Mangez le moins possible". Wir haben das 100 Jahre später umformuliert in „Essen

Tabelle 5. Einfachste Diätregeln für Gichtkranke und Hyperurikämiker

Fleisch, Fleischprodukte und Fisch	120 g/Tag
Gemüse	1 Portion/Tag
Innereien	keine
Alkohol	was der Verkehrsrichter erlaubt

Brot, Milch, Quark und Käse sind gute, purinarme Eiweißquellen.

Kartoffeln, Reis sowie Nudeln enthalten wenig Purine.

Normalisieren Sie Ihr Gewicht!

Sie so gut und so wenig wie möglich". Aber die beste Regel stammt doch wohl von jenem englischen Satiriker, der empfahl, von einem Hungerlohn zu essen und ihn durch manuelle Arbeit selbst zu verdienen.

Literatur

Ahrens, E. H. jr.: The use of liquid formula diets in metabolic studies: 15 years' experience. Advanc. in Metabolic Disorders **4**, 297 (1970). — Griebsch, A., Zöllner, N.: Normalwerte der Plasmaharnsäure in Süddeutschland. Vergleich mit Bestimmungen vor zehn Jahren. Z. klin. Chem. klin. Biochem. **11**, 346 (1973). — Griebsch, A., Zöllner, N.: Effect of Ribomononucleotides Given Orally on Uric Acid Production in Man. Purine Metabolism in Man, 443, Plenum Publishing Corporation, New York (1974). — Korfmacher, I., Zöllner, N.: Gicht — lebenslange Behandlung unerläßlich. Dtsch. Ärztebl. **71**, 1221 (1974). — Zöllner, N.: Influence of Diet on Urinary Uric Acid Excretion. Proceedings of the International Symposium on Urolithiasis Research, 1976 (in print). — Zöllner, N.: Diät heute bei Gicht und Harnsäuresteinen. Stuttgart: Thienemanns 1976. — Zöllner, N., Griebsch, A.: Influence of Various Dietary Purines on Uric Acid Production. Urinary Calculi. Int. Symp. Renal Stone Res., Madrid 1972, 84. Basel: Karger 1973. — Zöllner, N., Griebsch, A.: Diet and Gout. Purine Metabolism in Man, 435, Plenum Publishing Corporation, New York (1974). — Zöllner, N., Griebsch, A., Gröbner, W.: Einfluß verschiedener Purine auf den Harnsäurestoffwechsel. Ernährungs-Umschau **3**, 79 (1972). — Zöllner, N., Heuckenkamp, P.-U. (Hrsg.): Zucker und Zuckeraustauschstoffe. Nutr. Metab., vol. 18, Suppl. 1 (1975). — Zöllner, N., Wolfram, G. (Bandhrsg.): Stoffwechsel, Ernährung, Endokrinium. Taschenb. Allgemeinmed. Berlin-Heidelberg-New York: Springer 1975.

Diätbehandlung von Fettstoffwechselstörungen

Schlierf, G. (Klin. Inst. f. Herzinfarktforschung, Med. Univ.-Klinik, Heidelberg)

Referat

Die bedeutsamste *Indikation zur Diättherapie* von Hyperlipidämien ist deren *Rolle als Risikofaktor* der Arteriosklerose, insbesondere der koronaren Herzkrankheit. Das wichtigste *Kriterium* für die *Wirksamkeit* einer lipidspiegelsenkenden Therapie ist demnach die Prophylaxe oder Therapie arterieller Durchblutungsstörungen auf arteriosklerotischer Basis, auf die abschließend eingegangen werden soll.

Das vergangene Jahrzehnt hat bezüglich des Verständnisses der Physiologie und Pathophysiologie des Fettstoffwechsels und der Pathogenese von Hyperlipidämien bzw. Hyperlipoproteinämien erhebliche Fortschritte gebracht (Schlierf und Kahlke, 1975). Die Kenntnisse über den Risikocharakter verschiedener Lipide oder Lipoproteine, schon zuvor durch die beispielsweise prospektive epidemiologische Untersuchung in Framingham begründet, konnten allerdings seither nur immer wieder bestätigt werden (Heyden, 1974). Demnach besteht heute an der Rolle *erhöhter Cholesterinspiegel* für die

Entstehung und das Fortschreiten der Koronarsklerose kein vernünftiger Zweifel. Epidemiologische, klinische sowie tierexperimentelle Untersuchungen und biochemische Befunde an den Substraten Arterienwand oder Gefäßwandzelle sind fast ausnahmslos im erwähnten Sinne zu interpretieren (Newman et al, 1971). Der Risikocharakter erhöhter *Triglyzeridspiegel*, anfangs durch die schwierige Methodik der entsprechenden Bestimmungen und die Notwendigkeit für Nüchternserum beeinträchtigt, wird ebenfalls zunehmend deutlich (Carlson und Böttiger 1972, Goldstein et al, 1973). Dementsprechend dürften *sowohl β- als auch prae-β-Lipoproteine*, jeweils Cholesterin und Triglyzeride enthaltend, als Vehikel für die Einschleusung der genannten Lipide in die Gefäßwand infrage kommen. Umgekehrt scheinen sowohl epidemiologische als auch biochemische Befunde darauf hinzudeuten, daß Alpha-Lipoproteine für den Abtransport von Lipiden aus Geweben bedeutsam sind, hohe Konzentration dieser Fraktion daher eine protektive Funktion bezüglich der Atherogenese ausüben könnten (Miller and Miller 1975, Glueck und Mitarb. 1975).

Zur *Häufigkeit von Hyperlipidämien* in unserem Lande, bisher meist mehr oder weniger zutreffend geschätzt, werden harte Daten verfügbar: Die familiäre Hypercholesterinämie (Typ II-Hyperlipoproteinämie) läßt sich bei etwa 1% aller Neugeborenen nachweisen (Greten et al, 1974). Bei Schulkindern ist damit zu rechnen, daß erhöhte Cholesterin- und Triglyzeridspiegel bei 6 bzw. 8% gefunden werden (Horn und Schwarzkopff 1975) und nur bei knapp 30% der erwachsenen Männer liegen die Cholesterinspiegel unter 220 mg%, bei einem Viertel über einem großzügig angesetzten oberen Grenzwert von 260 mg%. Hypertriglyzeridämien sind häufiger: Der Ernährungsbericht 1976 weist eine Inzidenz von etwa 30% aus.

Die *wichtigsten manifestationsfördernden Faktoren* für Hyperlipidämien sind ähnlich wie beim Diabetes mellitus *Überernährung und Bewegungsmangel*. Nach den Daten der „Hessenstudie" findet sich Idealgewicht, also das Körpergewicht mit der höchsten Lebenserwartung nur bei etwa 10% der erwachsenen Männer. Der mittlere Gewichtsanstieg zwischen dem 20. und 60. Lebensjahr, in der Basler Studie (Hartmann 1974) verdeutlicht, beträgt etwa 10 kg. Die unterschiedlichen Raten der Gewichtszunahmen bei Männern und Frauen entsprechen den unterschiedlichen Raten der Lipidspiegelanstiege. Diese vereinfachte Darstellung soll allerdings die Tatsache nicht verschleiern, daß für die verschiedenen Typen von Hyperlipidämien die Rolle genetischer und umweltbedingter Faktoren einen unterschiedlichen Stellenwert hat.

Die *Therapie* von Hyperlipidämien bzw. Hyperlipoproteinämien und damit natürlich auch deren Prophylaxe basiert auf der Realisierung weniger *Ernährungsprinzipien*, die bezüglich der Wirkungweise in Tabelle 1 dargestellt sind.

Tabelle 1. Ernährung bei Hyperlipidämien

	wirkt auf:			
	TG	Chol	prä-β	β-LP
Kontrolle der Energiezufuhr	++	(+)	++	(+)
Zucker, Alkohol ↓	+	−	+	−
gesättigte Nahrungsfette ↓↓	(+)	++	(+)	++
Nahrungscholesterin ↓	−	+	−	+
mehrfach ungesättigte Nahrungsfette ↑	(+)	+	(+)	+

Gewichtsreduktion bzw. energiekontrollierte Dauerernährung beeinflußt in ausgeprägtem Maße die Mehrzahl der *Hypertriglyzeridämien* (Typ IV Hyperlipoproteinämie) und führt, wiederum analog zum sogenannten Erwachsenendiabetes nicht selten zu einer „Heilung" der Hyperlipoproteinämie. Auch *gemischte Hyperlipidämien* (Triglyzeride und Cholesterin vermehrt, Typ II-b- und III Hyperlipoproteinämie) sowie häufig auch Hypercholesterinämien, wenn mit Übergewicht vergesellschaftet, zeigen ein gutes Ansprechen auf kalorienbeschränkte Kostformen (Leelarthaepin et al., 1974). Diese sind lediglich bei der familiären Hypercholesterinämie (Typ II-a Hyperlipoproteinämie) wirkungslos. Sowohl *Null-Diät* als Extrem der verminderten Energiezufuhr (Ditschuneit et al, 1970) als auch *vermehrte körperliche Bewegung* als Beispiel für eine Negativierung der Energiebilanz durch Beeinflussung des Kalorienverbrauchs sind ausgezeichnete Maßnahmen zur raschen Senkung von Triglyzeridspiegeln. So beobachteten z. B. Wood et al, (1965) nach ca. 30 Minuten Langlauf eine Senkung der Triglyzeridspiegel um ca. 40% und 2 bis 3mal Training pro Woche reicht aus, um erhöhte Lipidspiegel bei Männern mittleren Alters dauerhaft zu senken (Holloszy et al, 1964).

Auf welche Weise die Reduktion der Kalorienzufuhr erreicht wird, scheint weniger wichtig zu sein, als *daß* sie erreicht wird (Rabast et al, 1975). Spezifische pathogenetische Mechanismen scheinen allerdings durch eine *Restriktion des Zucker- und Alkoholkonsums* ausschaltbar zu sein, nachdem häufig die eine oder andere Maßnahme allein (Rifkind et al, 1966, Vogelberg et al, 1971) für eine Normalisierung von Hypertriglyzeridämien ausreicht.

Primäre Hypercholesterinämien bei normalen Körpergewicht lassen sich durch eine *Verringerung und/oder Änderung des Fettverzehrs* in gewünschtem Sinne beeinflussen. Verminderung des Verzehrs gesättigter Nahrungsfette, Teilersatz der so eingesparten Fette durch mehrfach ungesättigte Fettsäuren und Beschränkung des Cholesterinkonsums sind unabhängig voneinander wirkende Maßnahmen, deren Effekt annäherungsmäßig vorausberechnet werden kann. Hierzu sind von Keys (1967) und von Mattson et al. (1972) Formeln angegeben (Tabelle 2). Durch die Kombination der genannten Maßnahmen ist eine Senkung erhöhter Cholesterinspiegel um 10 bis 20%, also z. B. von 240 auf 205 mg%, möglich, wobei der Anteil, der durch die Beschränkung des (gesättigten) Fettverzehrs erreicht wird, ca 19 mg%, der Anteil, der durch den verringerten Cholesterinkonsum beigesteuert wird, ca. 11 mg% und der Anteil, der durch mehrfach ungesättigte Fettsäuren hervorgerufen wird, ca. 5 mg% beträgt (Stamler 1966). Diese Zahlen zeigen,

Tabelle 2. Veränderung des Serumcholesterinspiegels durch Ernährungsumstellung (Keys)

Δ Chol. (Serum)	$= 1,35 (2 \Delta S' - \Delta P) + 1,5 \Delta Z$
S'	$= \%$ der Gesamtkalorien von Triglyzeriden gesättigter Fettsäuren − Triglyzeride der Stearinsäure
P	$= \%$ der Gesamtkalorien von Triglyzeriden mehrfach ungesättigter Fettsäuren
Z^2	$=$ mg Nahrungscholesterin/1000 kcal

Einfluß des Nahrungscholesterins auf den Serumcholesterinspiegel (Mattson)

Δ Chol. (Serum)	$= 1,6 + 0,118 \Delta$ (Chol. Nahrung) mg/1000 kcal

daß sich das Problem erhöhter Cholesterinspiegel nicht auf die beliebten Schlagworte Butter oder Margarine beschränken läßt, sondern daß relativ deutliche Umstellungen in der Ernährung durch Berücksichtigung auch anderer wichtiger Fettquellen nötig sind. Laut Ernährungsbericht 1972 sind in Deutschland die wichtigsten Lieferanten der gesättigten Fette Fleisch (27% der Fettzufuhr), Milch und Milchprodukte (26%) und Schlachtfette (12%).

Die wichtigsten Cholesterinlieferanten sind Eier (203 mg Cholesterin pro Tag), Fleisch (140 mg), Milch und Milchprodukte (130 mg) sowie Innereien (50 mg).

Die Formel von Keys bzw. Mattson et al. illustriert auch das in zahlreichen Untersuchungen belegte Phänomen, daß vergleichbare Cholesterinspiegelsenkungen durch Diätformen unterschiedlichen *Fettgehaltes* möglich sind, sofern die Relation mehrfach ungesättigter zu gesättigten Fettsäuren gewahrt bleibt. Neben fettarmen Kostformen, zur Senkung erhöhter Lipidspiegel schon seit Jahrzehnten empfohlen, läßt sich demnach eine vergleichbare Senkung erhöhter Cholesterinspiegel auch bei Beibehaltung einer hohen Fettzufuhr erreichen, sofern die Fettsäurezusammensetzung entsprechend verändert wird (Vergroesen et al., 1970). Derartige Kostformen werden zum Teil für die Gewichtsreduktion, zum Teil auch für Patienten mit Hypertriglyzeridämien empfohlen, weil hier selbstverständlich die stärkste Kohlenhydratbeschränkung möglich ist.

Wir möchten die Rolle der mehrfach ungesättigten Nahrungsfette auf Kostformen mit insgesamt reduziertem Fettgehalt beschränkt wissen. Eigene Untersuchungen der letzten Jahre zur *Rolle der alimentären Lipämie*, also des akuten Triglyzeridanstieges nach fetthaltigen Mahlzeiten, lassen nämlich den Schluß zu, daß fettreiche Kostformen und damit Kostformen üblichen Fettgehaltes, auch wenn die Art des Fettes „geeignet" ist, infolge der ausgeprägten alimentären Lipämie zur einer insgesamt schlechten Einstellung bei den meisten Patienten mit Hypertriglyzeridämien, der häufigsten Hyperlipidämie, führen, wenn als Kriterium Tagesprofile der Triglyzeride gewertet werden (Schlief et al., 1976). Wie andere, konnten auch wir zeigen, daß der akute Anstieg der Triglyzeridspiegel im Serum durch Lipoproteinveränderungen charakterisiert ist, die nach derzeitigem Wissen als unerwünscht bezeichnet werden müssen. So postulierte Zilversmit (1973), daß gerade die im Verlauf der alimentären Lipämie entstehenden Abbauprodukte der Chylomikronen besonders rasch in Gefäßwandzellen von Gewebskulturen inkorporiert werden. Auf epidemiologischer Ebene lassen sich zumindest für fettreiche Kostformen üblicher Zusammensetzung im allgemeinen hohe Raten von Koronarsklerose (McGill 1968), für fettarme Kostformen (Japan!) das Gegenteil nachweisen (Goto 1974).

Erfolgskontrolle und präventive Wirksamkeit

Untersuchungen, inwieweit lipidsenkende Kostformen in der Bevölkerung und für gefährdete Gruppen akzeptabel sind, liegen sowohl aus den USA als auch aus unserem Lande vor. Bei der sogenannten National Diet Heart Study konnte im Verlauf von 2 Jahren bei über 1000 klinisch beschwerdefreien erwachsenen Männern eine Senkung erhöhter Cholesterinspiegel zwischen 10 und 15% erreicht werden, was immerhin einer Reduktion des Risikos um etwa 20 bzw. 25% entsprechen könnte. Auch eine Untersuchung von Hartung und Mitarbeitern (1970) in München zeigt, daß bei intensiver Beratung die entsprechenden Empfehlungen realisiert werden, daß allerdings Dauererfolge nur durch dauernde Bemühungen zu erwarten sind.

Eine *Verbesserung der Adhärenz* ist nicht nur durch Ernährungsaufklärung, sondern auch durch ein größeres Arsenal geeigneter Lebensmittel zu erwarten. Auch Modelle zum Erlernen eines geänderten Eßverhaltens (Brightwell 1974) werden vielerorts erprobt.

Läßt sich das *Koronarrisiko* durch eine lipidspiegelsenkende Ernährung *verringern*? Dieser Frage wurde in den letzten 20 Jahren in einer Anzahl von Studien nachgegangen. Es verwundert nicht, wenn man die Vielschichtigkeit der Atherogenese in Betracht zieht, daß eine letzte Antwort auf die Frage noch nicht vorliegt, ist es ja auch in der Diabetologie nach über 50 Jahren Insulin noch strittig, inwieweit Komplikationen durch „gute Einstellung" verhütet werden können. In allen bisher durchgeführten Untersuchungen zur primären Prävention der Infarktverhütung bei asymatischen hyperlipidämischen Probanden, zeigte sich ein positiver Effekt (Heyden 1972), zuletzt in der Untersuchung von Frantz und Mitarb. (1975), hier allerdings nur bei Männern der Altersgruppe unter 50 Jahre. Allerdings konnte in keinem der untersuchten Kollektive eine signifikante Verringerung der Gesamtmortalität erreicht werden. Auch dies nimmt nicht wunder, wenn man sich vor Augen hält, daß die möglichen positiven Effekte bezüglich arteriosklerotischer Todesursachen durch die anderen — von der Ernährungsumstellung unbeeinflußten Mortalitätsursachen — verdünnt werden.

Durchführung einer *sekundären Prävention* durch die monokausale Maßnahme der *Lipidspiegelsenkung* scheint nach den bisher vorliegenden Befunden *nicht ausreichend*. Auch dieses Ergebnis von etwa einem Dutzend entsprechender Untersuchungen (Heyden 1972) verwundert nicht, hält man sich vor Augen, daß die Prognose für den Re-Infarkt anderen Gesetzen unterliegt als für den Erst-Infarkt. In anderen Worten: als Risikofaktor oder -indikator für den Re-Infarkt wesentlich bedeutsamer als erhöhte Lipide sind bleibende EKG-Veränderungen als Ausdruck der Myokardschädigung, eine behandlungsbedürftige Herzinsuffizienz und das Zigarettenrauchen, um nur einige zu nennen (Stamler 1975).

Dies sollte uns nicht abhalten, in jedem Fall von Hyperlipidämie alle Maßnahmen, insbesondere diätetischer Art auszuschöpfen, um erhöhte Blutlipidspiegel zu normalisieren. Wie so oft, steht auch hier gerade der in der Praxis tätige Arzt vor dem Problem, aufgrund letztlich nicht in allen Punkten schlüssiger Ergebnisse jetzt und sofort Maßnahmen zu ergreifen, wenn sie mit mehr oder weniger großer Wahrscheinlichkeit nützlich sind und das Prinzip des nil nocere gewahrt bleibt. Dies trifft mit Sicherheit für die vernünftige Ernährung bei Hyperlipidämien zu.

Literatur

Brightwell, Dennis, R.: Treating Obesity with Behaviour Modification. Postgrad. Med. **55**, 52 (1974). — Carlson, L. A., Böttiger, L. E.: Ischemic heart disease in relation to fasting values of plasma triglycerides and cholesterol. Stockholm prospective study. Lancet **1972 I**, 865. — Diet-Heart Feasibility Study. Mass Field Trials of the Diet-Heart Question. American Heart Association, Monograph Number **28**, (1969). — Ditschuneit, H., Faulhaber, J. D., Beil, J., Pfeiffer, E. F.: Veränderungen des Stoffwechsels bei Nulldiät. Internist (Berl.) **11**, 176 (1970). — Ernährungsbericht 1972. Hrsg. Deutsche Gesellschaft für Ernährung e. V. Frankfurt am Main, 1972. — Ernährungsbericht 1976. Hrsg. Deutsche Gesellschaft für Ernährung e. V. Frankfurt am Main, 1976. — Frantz, I. D. jr., Dawson, E. A., Kuba, K., Brewer, E. R., Gatewood, L. C., Bartsch, G. E.: The Minnesota Coronary Survey: Effect of Diet on Cardiovascular Events and Deaths. 48th Scientific Session AHA Circulation Suppl. II 51, **52**, II-4, 1975. — Glueck, Ch. J., Fallat, R. W., Millett, F., Steiner, P. M.: Familial Hyperalphalipoproteinemia. Arch. Intern. Med. **135**, 1025 (1975). — Goldstein, J. L., Hazzard, W. R., Schrott, H. G., Bierman, E. L., Motulsky, A. G.: Hyperlipidemia in coronary heart disease. I. Lipid levels in 500 survivors of myocardial infarction. J. Clin. Invest. **52**, 1533 (1973). — Goto, Y.: Workshop on Dietary Management of Hyperlipoproteinemias. In: Atherosclerosis III (ed. G. Schettler and A. Weizel), p. 766. Berlin-Heidelberg-New York: Springer 1974. — Greten, H., Wagner, M., Schettler, G.: Frühdiagnose und Häufigkeit der familiären Hyperlipoproteinämie Typ II. Dtsch. Med. Wschr. **99**, 2553 (1974). — Hartman, G.: Workshop on Dietary management of atherosclerosis. In: Atherosclerosis III, page 761. Berlin-Heidelberg-New York: Springer 1974. — Hartung, A., Brand, G., Meyer, U., Zöllner, N.: Untersuchungen über Möglichkeiten einer linolsäurereichen Kost unter normalen Ernährungsbedingungen. Verh. Dtsch. Ges. Inn. Med. **76**, 814 (1970). — Hessenstudie. Epidemiologische Felduntersuchungen in Hessen. Institut für Sozialmedizin und Epidemiologie des Bundesgesundheits-amtes, Berlin, 1975. – Heyden, S., Durham, N. C.: Atherosklerotische Herzerkrankungen und Ernährung. In: Ernährungslehre und Diätetik, Bd. II, Teil 2 (Hrsg. H. J. Holtmeier), S. 1. Stuttgart: Thieme 1972. – Heyden, S.: Risikofaktoren für das Herz. Boehringer Mannheim GmbH (1974). – Holloszy, J. O., Skinner, J., Toro, G., Cureton, T.: Effects of a six-month program of endurance exercise on the serum lipids of middle-aged men. Am. J. Cardiol. **14**, 753 (1964). – Horn, G., Schwartzkopff, W.: Zur Häufigkeit von Hyperlipoproteinämien im Kindesalter. Verh. Dtsch. Ges. Inn. Med. **81**, 1427 (1975). – Keys, A.: Blut-Lipide. In: Das Medizinische Prisma 3, Ingelheim: C. H. Boehringer Sohn 1976. – Leelarthaepin, B., Woodhill, J. M., Palmer, A. J., Blacket, R. B.: Obesity, diet and type-II hyperlipidaemia. Lancet **1974 II**, 1217. – Mattson, F. H., Erickson, B. A., Kligman, A. M.: Effect of Dietary Cholesterol on Serum Cholesterol in man. Amer. J. of Clin. Nutr. **25**, 589 (1972). – McGill, H. C. jr.: The geographic pathology of atherosclerosis. Lab. Invest **18**, 465 (1968). – Miller, G. J., Miller, N. E.: Plasma high-density-lipoprotein concentration and development of ischemic heart disease. Lancet **1975 I**, 16. – Newman, E. V., Paul, O.: Arteriosclerosis. Report by National Heart and Lung Institute Task Force on Arteriosclerosis. DHEW Publication No. (NIH) 72–219, Vol. II, 1971. – Rabast, U., Kasper, H., Schönborn, J., Kassler, G.: Adipositastherapie mit kohlenhydratreduzierten und kohlenhydratreichen isokalorischen Formuladiäten (vergleichende Untersuchung). Verh. Dtsch. Ges. Inn. Med. **81**, 1400 (1975). – Rifkind, B. M., Lawson, D. H., Gale, M.: Effect of short-term sucrose restriction on serum-lipid levels. Lancet **1966 II**, 1379. – Schlierf, G., Kahlke, W.: Fettstoffwechsel. In: Klinische Pathophysiologie (Hrsg. W. Siegenthaler), S. 135. Stuttgart: Thieme 1975. – Schlierf, G., Oster, P., Raetzer, H., Schellenberg, B., Heuck, C. C., Wicklein, R.: Tagesprofile von Plasmalipiden und Lipoproteinen bei Patienten mit endogener Hypertriglyzeridämie (Typ IV Hyperlipoproteinämie). Klin. Wschr. 1976, in Vorbereitung. – Stamler, J.: Nutrition, Metabolism and Atherosclerosis. In: Controversy in Internal Medicine. Philadelphia-London: W. B. Saunders Company 1966. – Stamler, J.: Clofibrate and Niacin in Coronary Heart Disease. The Coronary Drug Project Research Group. J. Amer. Med. Ass. **231**, 360 (1975). – Vergroesen, A. J., de Boer, J., Thomasson, H. J.: Influence of three dietary fats given at three caloric levels on serum lipids in man. Atherosclerosis II, (ed. R. J. Jones). Berlin-Heidelberg-New York: Springer 1970. – Vogelberg, K. H., Gries, F. A., Miss, H. D., Jahnke, K.: Die Hyperlipämie bei chronischem Alkoholabusus. Dtsch. med. Wschr. **96**, 13 (1971). – Wood, P., Schlierf, G., Kinsell, L.: Plasma free oleic and palmitic acid levels during vigorous exercise. Metabolism **14**, 1095 (1965). – Zilversmit, D. B.: A proposal linking atherogenesis to the interaction of endothelial lipoprotein lipase with triglyceride-rich lipoproteins. Circulat. Res. **33**, 633 (1973).

Diätbehandlung bei gastroenterologischen Erkrankungen

Kasper, H. (Med. Klinik, Univ. Würzburg)

Referat

Nirgends erscheint die Wahrscheinlichkeit, mit diätetischen Maßnahmen therapeutische Effekte erzielen zu können, näherliegend als bei Erkrankungen des Verdauungstraktes. Hieraus resultiert die häufig anzutreffende Vorstellung, jede gastroenterologische Erkrankung müßte diätetisch beeinflußbar sein, und weiterhin die Schwierigkeit, sowohl beim Kranken als auch bei vielen Ärzten, diätetische Maßnahmen bei gastroenterologischen Erkrankungen ausreichend kritisch zu betrachten bzw. sich von alten, mittlerweile als unwirksam erkannten Diätvorstellungen zu trennen. In der Gastroenterologie indizierte Kostformen sind im folgenden Schema zusammengefaßt (s. S. 743).

Zu abdominellen Beschwerden und Mißempfindungen nach dem Verzehr mancher Nahrungsmittel und Speisen, der sog. unspezifischen Nahrungsmittelintoleranz, kommt es sowohl bei Erkrankungen der Verdauungsorgane, als auch bei Gesunden. Die Häufigkeit, mit der Intoleranzerscheinungen bei Magen-Darm-Kranken, bei funktionellen Störungen im Bereich der Abdominalorgane und bei gesunden Kontrollpersonen angegeben werden, unterscheidet sich nicht bzw. nur unwesentlich, wie die in Tabelle 1 dargestellte

742

Indikation	Beispiel
I. unspezifische Nahrungsmittel-intoleranz	Ulcus ventriculi und duodeni, akute und chronische Hepatitis, Leberzirrhose etc.
II. spezifische Nahrungsmittel-intoleranz	Gluten-induzierte Enteropathie, Lactasemangel, Dumping-Syndrom etc.
III. Funktionseinschränkung intestinaler Organe	exokrine Pankreasinsuffizienz, Zustand nach Dünndarmresektion etc.
IV. Entlastung bzw. Normalisierung von Organfunktionen	akute Pankreatitis, Divertikulose, Obstipation, Morbus Crohn etc.

Tabelle 1. Nahrungsmittelunverträglichkeit (nach Koch und Donaldson 1964)

	Magen-Darm-Kranke	Patienten mit funktionellen Magen-Darm-Beschwerden	Kontroll-personen	Signifikanz d. Unterschiede Gr. 1–Gr. 2	Signifikanz d. Unterschiede Gr. 1+2–Gr. 3
	n = 390	n = 120	n = 145	p Wert	p Wert
Kohl	43,6%	40,0%	38,0%	> 0,5	> 0,3
Bohnen	34,5%	49,2%	23,4%	< 0,01	< 0,01
Gewürzte Speisen	36,3%	38,3%	16,6%	> 0,5	< 0,001
Gebackene Speisen	33,5%	41,7%	20,7%	> 0,1	< 0,001
Zwiebeln	29,4%	35,0%	18,6%	> 0,2	< 0,01
Fett	30,4%	30,8%	15,2%	> 0,9	< 0,001
Orangensaft	18,0%	19,2%	9,7%	> 0,5	< 0,02
Kaffee	17,5%	17,5%	9,7%	1,0	< 0,02

Tabelle 2. Abdominelle Beschwerden auslösende Nahrungsmittel bei Colitis ulcerosa (n = 18) und M. Crohn (n = 20) vor und nach Krankheitsbeginn

	vor	nach	
Kohlgemüse	6	6	—
Hülsenfrüchte	5	6	+1
fette Speisen	3	4	+1
alk. Getränke	3	7	+4
Kaffee	5	6	+1
Milchprodukte	6	7	+1
rohes Obst, Obstsäfte	3	7	+4
Gewürze	2	3	+1
Salat, Rohkost	3	9	+6

Erhebung demonstriert. In Tabelle 2 sind Ergebnisse einer eigenen Untersuchung zur gleichen Fragestellung bei Colitis ulcerosa- und Morbus Crohn-Kranken angeführt.

Die Ursache von unspezifischen Nahrungsmittelintoleranzerscheinungen läßt sich im Einzelfall nicht bzw. nur sehr schwer ermitteln. Neben Untersuchungen, die dafür spre-chen, daß psychischen Faktoren eine erhebliche Bedeutung zukommt — so wird z. B. Fett von der Mehrzahl derer, die Fettintoleranzerscheinungen angeben, dann ohne Beschwerden toleriert, wenn es weder durch Geschmack noch mit dem Auge wahrgenommen wird –, gibt es nur wenig sichere Befunde, die uns das Zustandekommen von Intoleranzerscheinungen erklären. Connell et al. (1965) und Holdstock et al. (1969) konnten eine gesteigerte Dünn- und Dickdarmmotilität dann nachweisen, wenn bei fehlender Erkrankung der Gastrointestinalorgane abdominelle Beschwerden durch bestimmte Nahrungsmittel ausgelöst wurden. Nach Untersuchungen von Harvey und Head (1973) muß eine vermehrte Freisetzung gastrointestinaler Hormone nach dem Verzehr der eine Unverträglichkeitserscheinung auslösenden Nahrungsmittel bzw. ein überschießendes Ansprechen, insbesondere eine intensive Steigerung der Motilität nach Freisetzung gastrointestinaler Hormone, vorwiegend von Cholezystokinin als Ursache unspezifischer Intoleranzerscheinungen diskutiert werden. – Beschwerden nach dem Verzehr von rohfaserreicher Nahrung sind möglicherweise die Folge eines vermehrten Übertritts von Gallensalzen in das Colon. Untersuchungen, insbesondere von Birkner und Kern (1974), haben ergeben, daß Rohfaser die Fähigkeit hat, Gallensalze, insbesondere Chenodesoxycholsäure, in hohem Maße – die Bindungskapazität entspricht etwa 60% der von Cholestyramin – zu binden. Nach dem Verzehr rohfaserreicher Nahrung gelangen folglich vermehrt Gallensalze ins Colon, wo unter dem Einfluß der Darmbakterien die Koppelung der Gallensalze an die Rohfaser gelöst wird und somit Gallensalze freigesetzt werden. Ähnlich wie bei der chologenen Diarrhoe kann hierdurch die Wasserrückresorption im Dickdarm und die Motilität der Colonwand beeinflußt werden.

Bei der Mehrzahl gastroenterologischer Erkrankungen kann der Krankheitsverlauf nicht durch diätetische Maßnahmen beeinflußt werden. Dies gilt insbesondere für das Ulcus ventriculi und duodeni, die chronische Pankreatitis, die akute und chronische Hepatitis, die Leberzirrhose und in gewisser Weise für den Morbus Crohn und die Colitis ulcerosa. Lediglich das Ausmaß unspezifischer Intoleranzerscheinungen kann durch das Meiden der erfahrungsgemäß häufig Beschwerden auslösenden Nahrungsmittel und Speisen in Form einer sog. leichten Vollkost (gastroenterologischen Basisdiät) verringert werden.

Eine spezifische Nahrungsmittelintoleranz findet sich insbesondere bei der gluten-induzierten Enteropathie, dem Disaccharidasemangel, dem Dumping-Syndrom, der fortgeschrittenen Leberzirrhose mit drohendem Leberkoma und der intestinalen Allergie. Eine gewisse Bedeutung kommt weiterhin der Milcheiweißintoleranz bei der Colitis ulcerosa zu.

Bei der gluten-induzierten Enteropathie ist zu berücksichtigen, daß nur etwa 70% prompt und 30% erst nach längerer diätetischer Behandlung verzögert bzw. nicht auf glutenfreie Ernährung ansprechen (Pink und Craemer, 1967). Bei den Therapieversagern handelt es sich wahrscheinlich um Fälle mit einer den gesamten Dünndarm betreffenden totalen Zottenatrophie. In welchem Umfang die gestörte Nährstoffausnutzung bei der gluten-induzierten Enteropathie durch eine exokrine Pankreasinsuffizienz, als deren Ursache die verminderte Produktion intestinaler Hormone bzw. eine Schädigung des Pankreas durch chronischen Eiweißmangel diskutiert wird, mitbeteiligt ist und folglich eine Pankreasfermentsubstitution angezeigt erscheint, wird von den verschiedenen Autoren unterschiedlich beurteilt (Pink und Craemer, 1967; Benson et al., 1964). Eine wesentliche Ursache des Versagens einer Diättherapie ist jedoch der meist ungewollte Diätfehler. Nach Ergebnissen von Baker et al. (1975) konnte aufgrund von Befragungen und der Bestimmung von Gluten-Antikörpern im Serum bei 65% der Kranken ein nicht strenges Einhalten der gluten-freien Kost festgestellt werden, wobei Gluten am häufigsten in Form industriell hergestellter mehlhaltiger Produkte aufgenommen wurde. – Daß dem Protein aus Hafer nur eine vergleichsweise geringe Bedeutung zukommt, wurde durch neuere Expositionsversuche mit anschließender Dünndarmbiopsie bestätigt (Bissanayake et al., 1974).

Der Lactasemangel bietet weder diagnostische noch therapeutische Probleme.

Eine intestinale Allergie wird zu häufig als Ursache unklarer abdomineller Beschwerden angenommen. Schwere Verlaufsformen mit Diarrhoen, abdominellen Schmerzen, gestörter Fettresorption, einem erheblichen intestinalen Eiweißverlust und einer Wachstumsverzögerung bei Jugendlichen sind selten. Sie sprechen prompt auf das Eliminieren des Allergens an (Waldmann et al., 1967; Greenberg et al., 1967). — Schwer durchführbar und somit wenig genutzt wird der positive Effekt einer milcheiweißfreien Diät auf den Verlauf der Colitis ulcerosa. Langzeitbeobachtungen und systematische Kontrollen des histologischen Befundes ergaben eine Verringerung der entzündlichen Schleimhautinfiltrationen und eine Verringerung der Rezidivrate (Wright und Truelove, 1965; Truelove, 1961). Die Ursache dieses positiven therapeutischen Effektes ist unbekannt.

Die eine Reihe von Gemeinsamkeiten mit der Colitis ulcerosa aufweisende Enteritis regionalis läßt sich, wie erste Berichte vermuten lassen, mit einer weitgehenden Entlastung des Darmes bei parenteraler Ernährung bzw. ausschließlicher Ernährung mit einer vollresorbierbaren ballastfreien Diät positiv beeinflußen (Berg et al., 1963; Editorial, 1974).

Indiziert sind Diäten weiterhin dann, wenn es gilt, die angebotene Nährstoffmenge an die verminderte Funktion der Verdauungs- bzw. Resorptionsorgane zu adaptieren, wie z. B. bei der exokrinen Pankreasinsuffizienz oder nach ausgedehnten Dünndarmresektionen. In welchem Umfang mit gezielten diätetischen Maßnahmen trotz hochgradig eingeschränkter Resorptionsfunktion der Bedarf an Energie und essentiellen Nährstoffen gedeckt werden kann, zeigen ausgedehnte Dünndarmresektionen. Bei weniger als 50 cm Restdarm gelingt es, unter Einsatz von Triglyceriden mittelkettiger Fettsäuren, leicht aufschließbaren Kohlenhydraten und Proteinen bei starker Reduktion des Ballaststoffanteiles selbst während Phasen eines erhöhten Nährstoffbedarfes (z. B. Schwangerschaft) den Bedarf ausreichend zu decken. Eine wenige Monate nach der Darmresektion meßbar werdende Adaptation des Restdarmes verbessert die Nährstoffausnutzung meist erheblich (Kistler, 1967; Zurier et al., 1966; Blum et al., 1975). Bei der diätetischen Behandlung des Kurzdarm-Syndromes muß weiterhin berücksichtigt werden, daß dem Darm auch die Funktion zukommt, Bestandteile der in erheblichem Maße sezernierten Verdauungssekrete, insbesondere Gallensalze, Elektrolyte, aber auch Proteine rückzuresorbieren. Nach hochkalorischen, voluminösen Mahlzeiten kommt es in Relation zur verzehrten Nährstoffmenge zu einer erheblich intensiveren und auch zeitlich länger anhaltenden Magen-, Pankreas- und Gallesekretion als nach kleinen, ballaststoffarmen Mahlzeiten. Nach Fahr kann die Rückresorptionskapazität nach voluminösen Mahlzeiten überfordert werden (Editorial 1975).

Wesentlich häufiger als das Kurzdarm-Syndrom ist die exokrine Pankreasinsuffizienz. In der Mehrzahl der Fälle kann durch Reduktion der Fettzufuhr und bei gleichzeitiger Gabe potenter Pankreasfermentpräparate eine ausreichende Nährstoffausnutzung erzielt werden, auch dann, wenn übliches Nahrungsfett nicht durch MCT ersetzt wird (vgl. Abb. 1). Eine fettreiche Ernährung begünstigt das Entstehen experimenteller Pankreatitiden (Haig 1970). Weiterhin ergaben Erhebungen über die Ernährungsgewohnheiten, daß sich Kranke mit einer Pankreatitis fettreicher ernähren als Vergleichspersonen (Sarles et al., 1965a; Sarles et al., 1965b). Ob hieraus geschlossen werden darf, daß eine fettreduzierte Ernährung das Fortschreiten einer chronischen Pankreatitis verzögert, ist unbekannt.

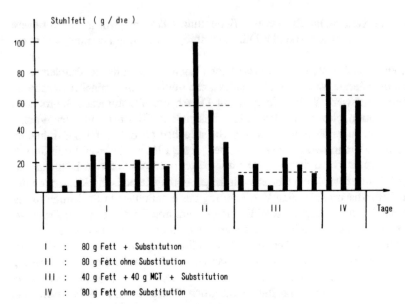

I : 80 g Fett + Substitution
II : 80 g Fett ohne Substitution
III : 40 g Fett + 40 g MCT + Substitution
IV : 80 g Fett ohne Substitution

Abb. 1. Stuhlfettausscheidung bei totaler Pankreatektomie

In Zusammenhang mit den bei chronischer Pankreatitis häufig geklagten Oberbauchbeschwerden nach dem Verzehr fettreicher Nahrung sind die Befunde von Long und Weiss (1974) von Interesse (vgl. Abb. 2). Die Autoren fanden bei der exokrinen Pankreasinsuffizienz eine beschleunigte Entleerung fettreichen Mageninhaltes und niedrigere pH-Werte im Magen als bei Pankreasgesunden, ein Befund, der sich dann normalisierte, wenn zur fetthaltigen Nahrung Pankreasenzympräparate gegeben wurden. Hieraus ist zu schließen, daß die von der Darmwand mitgesteuerte hormonelle Regulation der Magenentleerung dann gestört ist, wenn keine ausreichende Hydrolyse der Fette im Darmlumen stattfindet. Abdominelle Beschwerden nach dem Verzehr fettreicher Nahrung bei bestehender chronischer Pankreatitis sind somit möglicherweise durch eine beschleunigte Magenentleerung mitbedingt.

Bei der diätetischen Behandlung der exokrinen Pankreasinsuffizienz muß berücksichtigt werden, daß die pro Tag ausgenutzte Menge an Fett und Eiweiß (vgl. Abb. 3) in erheblichem Maße gesteigert werden kann, wenn man die Zufuhr erhöht (Wollaeger et al., 1948).

Zu den diätetischen Maßnahmen bei eingeschränkter Organfunktion gehört auch die einzige gesicherte diätetische Maßnahme in der Hepatologie, die Eiweißrestriktion zur Vermeidung des Leberkomas bei der fortgeschrittenen Zirrhose. Die früher geforderte eiweißreiche, fettarme sog. Leberschonkost hat, wie in einer großen Zahl vergleichender Untersuchungen gezeigt werden konnte, weder bei der akuten Hepatitis noch bei der chronischen Hepatitis und Leberzirrhose einen therapeutischen Wert. Der Eiweißbedarf des Leberkranken liegt nicht höher als der des Gesunden und ist somit mit 1 g/kg Körpergewicht mit Sicherheit gedeckt. Fett beeinträchtigt den Verlauf von Lebererkrankungen nicht, wie sowohl Langzeitbeobachtungen als auch bioptische Untersuchungen unter relativ hoher Fettzufuhr gezeigt haben (Lit. bei Kasper, 1972). – Da sich bei 40–50% der chronischen Hepatitiden und Leberzirrhosen eine Steatorrhoe nachweisen läßt, kommt es nach dem Verzehr größerer Fettmengen gelegentlich zu unspezifischen

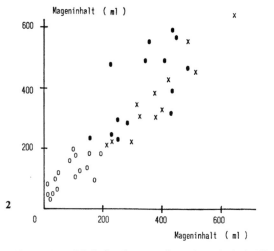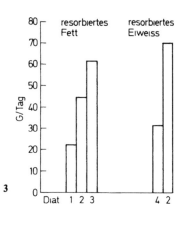

Abb. 2. Mageninhalt (bestimmt nach zwei Methoden) 60′ nach Gabe einer fettreichen Mahlzeit bei × gesunden Kontrollen, ○ unbeh. exokriner Pankreasinsuffizienz, ● exokriner Pankreasinsuffizienz mit Fermentsubstitution (nach Long u. Weiss 1974)

Abb. 3. Ausnutzung von Fett und Eiweiß bei Pankreasteilresektion in Abhängigkeit von der Zufuhr. Diät 1: 44 g Fett, 123 g Protein. Diät 2: 102 g Fett, 118 g Protein. Diät 3: 208 g Fett, 98 g Protein. Diät 4: 106 g Fett, 61 g Protein (Wollaeger et al., 1948)

Intoleranzerscheinungen. Eine Schädigung der Leber durch Fett darf hieraus jedoch nicht abgeleitet werden.

Ziel der diätetischen Behandlung bei der Fettleber ist in erster Linie die Normalisierung des Körpergewichtes. Kohlenhydratreduzierte, relativ fettreiche Kostformen mit einem hohen Anteil an mehrfach ungesättigten Fettsäuren haben sich besonders bewährt (Lit. bei Kasper, 1972).

In welchem Umfang Nahrungskarenz und anschließender Kostaufbau mit initialer Gabe von Kohlenhydraten, später von Eiweiß und Fett, den Verlauf der akuten Pankratitis positiv beeinflussen, ist nicht bekannt. Nach Hinweisen von Lundh hatten Testmahlzeiten mit einem hohen Fettanteil keinen negativen Effekt bei der akuten Pankratitis (Lundh, 1961). Wenn man die Intensität abdomineller Beschwerden und das Verhalten der Lipaseaktivität im Serum und der Amylaseaktivität im Urin als ausreichendes Kriterium für die Beurteilung der Frage, ob der Fettverzehr den Verlauf der akuten Pankreatitis positiv oder negativ beeinflußt, gelten läßt, so sprechen die in Abb. 4 dargestellten Befunde gegen einen negativen Einfluß eir.en oralen Fettzufuhr in der floriden Phase einer akuten bzw. chronischen Pankreatitis. Trotz Gabe von 180 g Fett in Form einer Formuladiät während insgesamt 48 Stunden kam es weder zu zusätzlichen abdominellen Beschwerden noch einem negativen Verhalten der Lipaseaktivität im Serum bzw. Amylaseaktivität im Harn.

Ob der sog. schlackearmen Colitis-Diät ein therapeutischer Wert zukommt, wird allgemein in Frage gestellt. Bei einem Kollektiv von 10 Colitis ulcerosa- bzw. Morbus Crohn-Kranken, dem alternierend 5 Tage eine passierte Kost mit relativ niedrigem bzw. hohem Rohfaseranteil gegeben wurde, zeigten sowohl Stuhlfrequenz, abdominelle Beschwerden als auch das Ausmaß des Blutabganges mit den Fäzes kein unterschiedliches Verhalten (vgl. Abb. 5).

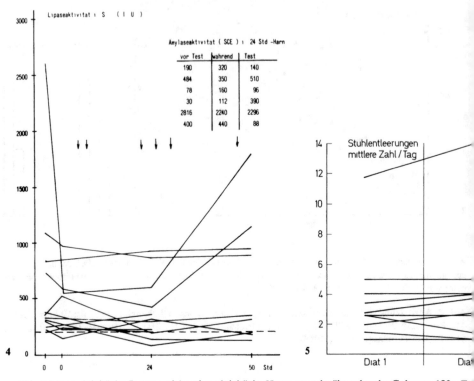

Abb. 4. Lipaseaktivität im Serum und Amylaseaktivität im Harn vor und während oraler Gabe von 180 g Fe
(↓ 30 g Fett) bei Pankreatitis (n = 12)

Abb. 5. Häufigkeit der Stuhlentleerungen unter rohfaserarmer bzw. rohfaserreicher Ernährung bei Colit
ulcerosa (n = 7) u. M. Crohn (n = 3). Diät 1: ca. 6 g Rohfaser/Tag. Diät 2: ca. 14 g Rohfaser + 7
Zellulosepulver/Tag

Eine zunehmende Bedeutung wird dem Rohfaseranteil der Nahrung für den Ablai
einer normalen Colonfunktion beigemessen. Die Colondivertikulose, die um die Jahrhui
dertwende extrem selten beobachtet wurde, hat während der letzten Jahrzehnte in de
westlichen Industrienationen kontinuierlich zugenommen und findet sich heute bei etw
40% aller 70jährigen. Eine rohfaserarme Nahrung verlängert die Verweildauer des Darn
inhaltes im Colon und geht mit einer Erhöhung des intraluminären Druckes einhe

Die Drucksteigerung wiederum führt, wenn sie lange genug besteht — deshalb finde
sich die Divertikulose mit zunehmendem Lebensalter häufiger —, zur Divertikelbildun₂
Eine Zugabe von Rohfaser zur Nahrung etwa in Form von Weizenkleie führt zu eine
Verkürzung der Passagezeit, einer Normalisierung des intraluminären Druckes und, wi
englische Autoren zeigen konnten, bei etwa 90% der Patienten zu einem Schwinden de
durch eine Divertikulose ausgelösten Beschwerden (Painter und Burkitt, 1971; Painte
und Mitarb., 1972). Nach Untersuchungen von Kirwan und Mitarb. (1974) ist de
therapeutische Effekt der Kleie nicht nur von der pro Tag verzehrten Menge, sondern auc
von der Partikelgröße abhängig. Der insbesondere von englischen Autoren beschriebem
positive Effekt einer rohfaserreichen Kost auch beim irritablen Colon konnte bei einer i
Dänemark durchgeführten Studie nicht bestätigt werden (Søltoft und Mitarb
1976).

748

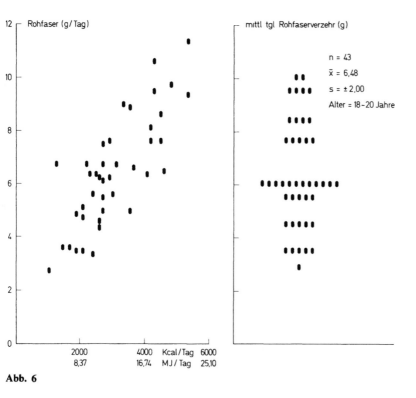

Abb. 6

Der mittlere tägliche Rohfaserverzehr beträgt bei sich ursprünglich ernährenden Afrikanern etwa 24 g/Tag, während er in den westlichen Industrienationen im Mittel nur bei 5–8 g täglich liegt. Daß der Rohfaserverzehr großen individuellen Schwankungen unterliegt und in erheblichem Ausmaß von der täglichen Gesamtkalorienzufuhr abhängig ist, demonstrieren die in Abb. 6 dargestellten, an Jugendlichen in Westdeutschland erhobenen Befunde.

Zusammenfassend kann festgestellt werden, daß aufgrund exakter Überprüfungen diätetischer Maßnahmen entgegen früheren Vorstellungen der Verlauf der meisten gastroenterologischen Erkrankungen durch eine besondere Ernährungsweise nicht beeinflußbar ist. Eine sog. leichte Vollkost zur Vermeidung unspezifischer Intoleranzerscheinungen kann die Vielzahl herkömmlicher Diäten (Ulcusdiät, Leber-Galle-Diät, Colitisdiät etc.) ersetzen. Bei einer Reihe gastroenterologischer Erkrankungen ist hingegen die Diät die entscheidende therapeutische Maßnahme, wobei zunehmend bessere Kenntnisse der ernährungsphysiologischen und pathophysiologischen Mechanismen einen gezielten Einsatz ermöglichen.

Literatur

1. Baker, P. G., Barry, R. E., Read, A. E.: Detection of continuing gluten ingestion in treated coeliac patients. Brit. Med. J. **1975 I**, 486. – 2. Benson, G. D., Kowlessar, O. D., Sleisenger, M. H.: Adult celiac disease with emphasis upon response to the glutenfree diet. Medicine (Baltimore) **43**, 1 (1964), zit. nach Pink u. Creamer. – 3. Birkner, H. J., Kern, F. K.: In vitro adsorption of bile salts to food residues, salicylazosulphapyridine, and hemicellulose. Gastroenterology **67**, 237 (1974). – 4. Blum, A. L., Peter, P., Krejs, G. J.: Dünndarmresektion. Internist **16**, 260 (1975). – 5. Connell, A. M., Jones, F. A., Rowlands, E. N.: Motility

of the pelvic colon. Gut **6**, 105 (1965). – 6. Editorial: Gastric emptying, pancreatic and biliary secretion during digestion. Nutr. Rev. **33**, 169 (1975). – 7. Greenberger, N. J., Tennenbaum, J. I., Ruppert, R. D.: Eiweißverlust-Enteropathie und gastrointestinale Allergie. Amer. J. Med. **43**, 777 (1967). – 8. Haig, T. H. B.: Experimental pancreatitis intensified by a high fat diet. Surg. Gyn. and Obstetr. **131**, 914 (1970). – 9. Harvey, R. F., Read, A. E.: Effect of cholecystokinin on colonic motility and symptoms in patients with the irritable-bowel syndrome. Lancet **1973 I**, 1. – 10. Harvey, R. F., Pomare, E. W., Heaton, K. W.: Effects of increased dietary fibre on intestinal transit. Lancet **1973 I**, 1278. – 11. Holdstock, D. J., Misiewicz, J. J., Waller, S. L.: Observations on the mechanism of abdominal pain. Gut **10**, 19 (1969). – 12. Kasper, H.: Krankenernährung. 2. Aufl. München: Urban & Schwarzenberg 1976. – 13. Kirwan, W. O., Smith, A. N., McConnell, A. A., Mitchell, W. D., Eastwood, M. A.: Action of different bran preparations on colonic function. Brit. med. J. **1974 IV**, 187. – 14. Kistler, H. J.: Die Nachbehandlung von Patienten mit ausgedehnten Dünndarmresektionen. Schweiz. Med. Wschr. **97**, 457 (1967). – 15. Koch, J. P., Donaldson, R. M.: A survey of food intolerances in hospitalized patients. New Engl. J. Med. **271**, 657 (1964). – 16. Long, W. B., Weiss, J. B.: Rapid gastric emptying of fatty meals in pancreatic insufficiency. Gastroenterology **67**, 920 (1974). – 17. Lundh, G., Borgström, B.: Normal and abnormal digestive function. In: The exocrine pancreas (Ciba Foundation Symposium). London: J. and A. Churchill Ltd. 1962. – 18. Painter, N. S., Almeida, A. Z., Colebourne, K. W.: Unprocessed bran in treatment of diverticular disease of the colon. Brit. med. J. **1972 II**, 137. – 19. Painter, N. S., Burkitt, D. P.: Diverticular disease of the colon. Brit. med. J. **1971 II**, 450. – 20. Pink, I. J., Creamer, B.: Response to a gluten-free diet of patients with the coeliac syndrome. Lancet **1967 I**, 300. – 21. Sarles, H., Sarles, J.-C., Camatte, R., Muratore, R., Gaini, M., Gaini, C., Pastor, J., Le Roy, F.: Observations on 205 confirmed cases of acute pancreatitis, recurring pancreatitis, and chronic pancreatitis. Gut **6**, 545 (1965). – 22. Sarles, H., Muratore, R., Sarles, J. G., Gaim, M., Camatti, R., Pastor, J., Guien, C.: Aetiology and pathology of chronic pancreatitis. Bibl. Gastroent. **7**, 114 (1965). – 23. Søltoft, J., Gudmand-Høyer, E., Krag, B., Kristensen, E., Wulff, H. R.: A double-blind trial of the effect of wheat bran on symptoms of irritable bowel syndrome. Lancet **1976 I**, 270. – 24. Truelove, S. C.: Ulcerative colitis provocated by milk. Brit. med. J. **1961 I**, 154. – 25. Waldmann, T. A., Wochner, R. D., Laster, L., Gordon, R. S.: Allergische Gastroenteropathie als Ursache des hohen Eiweißverlustes im Magen-Darm-Trakt. New Engl. J. Med. **276**, 761 (1967). – 26. Wollaeger, E. E., Comfort, H. W., Clagett, O. T., Osterberg, A. E.: Efficiency of gastrointestinal tract after resection of head of pancreas. J.A.M.A. **137**, 838 (1948). – 27. Wright, R., Truelove, S. C.: A controlled therapeutic trial of diets in ulcerative colitis. Brit. med. J. **1965 II**, 138. – 28. Zurier, R. B., Campbell, R. G., Hashim, S. A., van Itallie, T. B.: Use of medium-chain triglyceride in management of patients with massive resection of the small intestine. New Engl. J. Med. **274**, 490 (1966). – 29. Berg, G., Classen, M.: Erfahrungen mit einer bilanzierten ballastfreien Ernährung beim Morbus Crohn und Colitis ulcerosa. Med. Klinik **68**, 487 (1973). – 30. Editorial: Total parenteral nutrition and Crohn's disease. Nutr. Rev. **32**, 72 (1974).

Diätbehandlung bei Nierenkrankheiten

Kluthe, R. (Abt. Inn. Med. IV, Univ. Freiburg)

Referat

Die diätetische Therapie bei Nierenerkrankungen hat vor allem im letzten Jahrzehnt wesentliche Änderungen erfahren. Auf dem Wege zur rationellen auf wissenschaftlichen Grundlagen aufbauenden Ernährungstherapie wurden zunächst verschiedene von falschen Voraussetzungen ausgehende Diätregeln, aufgegeben.

Zu den verlassenen Maßnahmen gehören

1. „Hungern und Dursten" nach Volhard, da sie, wie kontrollierte Studien gezeigt haben, den Krankheitsverlauf der akuten Glomerulonephritis nicht, jedenfalls nicht positiv zu beeinflussen in der Lage sind (Übersicht bei Kluthe 1974).

2. die Eiweißmast (also die über den Bedarf hinausgehende Proteinzufuhr) beim nephrotischen Syndrom. Die hiermit zu erzielende geringgradige Zunahme der Plasmaeiweißkonzentration steht in keinem vertretbaren Verhältnis zu dem dem Patienten

aufzuerlegenden Zwang und der mit medikamentösen Maßnahmen ergänzt durch Eiweiß-infusionen zu erzielenden Wirkung (Sarre, 1976).

3. die Wasserstöße bei akuter Anurie, da Flüssigkeitsüberbelastung eher schadet als nützt (Sarre, 1976)

4. die Trinkkuren bei chronischer Niereninsuffizienz zur Vermehrung der Ausschei-dung von Metaboliten des Stickstoffhaushaltes. Hier konnte gezeigt werden, daß die für die osmotische Diurese notwendige Trinkmenge in der Regel vom Durstgefühl ausrei-chend gesteuert wird. Eine Forcierung der Flüssigkeitszufuhr über den Bedarf hinaus bringt keinen Vorteil (Quirin et al., 1973; Endres et al., 1975; Schaeffer et al., 1976).

Die aktuelle Nierendiätetik baut auf modernen Erkenntnissen der Ernährungsphysio-logie und der Pathophysiologie von Nierenerkrankungen auf. Sieht man von der Möglich-keit Ödeme und Hypertonie durch Natriumeinschränkung zu behandeln und bei großer Proteinurie den Verlust kompensierende Eiweißzufuhr zu gewährleisten ab, dann liegen die *Schwerpunkte der diätetischen Therapie heute* in der Behandlung des *akuten und chronischen Nierenversagens* inklusive dem Terminalstadium mit Dialysebehand-lung.

Am Anfang der modernen Diättherapie der Niereninsuffizienz stand der Nachweis, daß durch einen hohen Gehalt an essentiellen Aminosäuren in eiweißarmer zumindest das Rose-Minimum enthaltenden Diät ein Teil des im Körper retinierten Harnstoffs wieder in die Eiweißsynthese eingeschleust werden kann (Giordano, 1963). Dieser Vorgang wird als Harnstoffrezykling bezeichnet. Der Nachweis konnte dadurch geführt werden, daß man N_{15} aus N_{15}-Harnstoff in Eiweiß resp. Aminosäuren wiederfand. Um die praktische Anwendung dieser Möglichkeiten hat sich zunächst vor allem die Arbeitsgruppe von Giovannetti in Pisa verdient gemacht. Ihr Beobachtungen an Patienten (Giovannetti und Maggiore, 1964), daß nach einer initialen Detoxifizierungsphase durch eine 10—15 g Eiweiß und 35 Kalorien/kg enthaltende streng eiweißarme Diät mit starkem Harnstoffab-fall und stark negativer N-Bilanz eine Zulage von essentiellen Aminosäuren in der Höhe des 2fachen Minimums nach Rose nicht zu einer Vermehrung sondern zu einer Verminde-rung der Harnstoffausscheidung und positiver N-Bilanz führt ist von großer klinischer Bedeutung. Ein Auslaßversuch hat sofort wieder eine höhere Harnstoffausscheidung und negative Bilanz zur Folge. In ähnlicher Weise wie die essentiellen Aminosäuren wirkt Volleiprotein (2,2 g N entsprechend 2 Hühnereiern).

Auf diesem Mechanismus aufbauend wurden verschiedene sog. eiweiß-selektive Diä-ten entwickelt. Dieser Begriff bedeutet, daß mehr als die Hälfte des Proteins hochwertig

Urea	+	Kreatinin	(+)	PTH	—
MG	+	Urate	(+)		
GBS	+				
H^+-Ionen	+				
Phosphat	+				
Sulfat	+				
Indole	+				
Phenole	+				
MM	+				

Abb. 1. Urämietoxine und ihre Abhängigkeit von der Eiweißzufuhr

+	stark abhängig	MG	=	Methylguanidin
(+)	wenig abhängig	GBS	=	Guanidinbernsteinsäure
—	unabhängig	MM	=	Mittelmoleküle
		PTH	=	parathyreoidales Hormon

ist. So enthält die von uns (Kluthe und Quirin, 1966) entwickelte sog. Kartoffel-Ei-Diät in 23,6 g Eiweiß 12,6 g hochwertiges Eiweiß und zwar fast ausschließlich Kartoffel- und Eiereiweiß im optimalen Verhältnis von 60/40 nach Kofranyi und Jekat, 1964.

Der Erfolg dieser Diäten beruht nicht nur auf der Beeinflussung von Harnstoffretention und N-Bilanz sondern wie heute feststeht auch der Retention anderer toxischer N Metaboliten. Die Abhängigkeit verschiedener Metaboliten des Eiweißstoffwechsels, die als Urämietoxine diskutiert werden, von der Eiweißzufuhr geht aus Abbildung 1 hervor.

Man sieht, daß die Produktion der Mehrzahl der N-Stoffwechselprodukte die z. T. für ganz verschiedene Urämiesymptome verantwortlich sind, durch die Eiweißdiätetik gesteuert werden können. Lediglich bei Kreatinin und den Uraten ist die Abhängigkeit geringer. Unbeeinflußt bleibt der PTH-Spiegel.

Die antiurämischen eiweißdiätetischen Maßnahmen stellen die Basis der diätetischen Therapie bei *Niereninsuffizienz* dar. Je nach klinischer Notwendigkeit kommen im Sinne einer bilanzierenden Ernährungstherapie Natrium-, Wasser-, Kalium-, Calciumhaushalt steuernde Maßnahmen hinzu.

I. Akute Niereninsuffizienz

Bei der akuten Niereninsuffizienz wird in der Phase vor Einleiten einer Dialysebehandlung bzw. bei leichteren unkomplizierten Fällen mit nur wenige Tage dauernder Oligoanurie, die Diät zum wesentlichen die Prognose bestimmenden Faktor. Das Hauptaugenmerk richtet sich dabei zuerst auf die Steuerung des Wasser- und Kaliumhaushaltes. Die Kaliumbilanzierung hat insbesondere bei stärkerem Katabolismus eine noch unmittelbarere Bedeutung als die Wasserbilanzierung, weil ein Anstieg der Serumkaliumkonzentration unter Umständen akut lebensbedrohlich werden kann. Da die Kaliumbilanz auch mit einer ausgesucht kaliumarmen selektiven Diät positiv bleibt (Kluthe, R., Lindenmaier, K., 1974), müssen unterstützende medikamentöse Maßnahmen zu ihrem Ausgleich herangezogen werden (z. B. Calcium-Polystyrol-Sulfonat zum Kaliumentzug über den Darm).

Die in der Regel früher beobachtete Gewichtsabnahme war sicherlich im wesentlichen Substanzverlust als Folge unzureichender Ernährung. Wenn der Patient, mit einer streng eiweißarmen, selektiven Proteindiät, ernährt wird, tritt kein Substanzverlust auf. Ausnahmen bilden komplizierte primär hyperkatabole Fälle (nach Traumen, Verbrennungen und bei septischen Zuständen etc.). Diese Patienten sollten unbedingt frühzeitig dialysiert werden.

Die selektive Diät läßt sich als Sondenkost modifizieren. Die Anwendung von Formuladiäten, auf der Basis natürlicher Proteingemische, hat gegenüber der zur Sondenkost modifizierten Oligo-Anurie-Diät praktische und theoretische Vorteile. Man benötigt weniger Flüssigkeit, der Elektrolytgehalt ist definiert und die Zufuhr damit exakter zu steuern.

Wird ein Patient dialysiert, können die strengen Diätvorschriften gelockert werden. Bei schweren Fällen mit Hyperkatabolismus wird die Ernährungstherapie wie bei anderen komplizierten Intensivpflegefällen zu einem speziellen Problem. Wegen der individuellen Besonderheiten ist eine schematische Angabe des Vorgehens nicht möglich. In jedem Fall wird man sich bemühen bedarfsadaptiert, sofern es die Gegebenheiten zulassen, peroral (ggf. mit der Sonde) zu ernähren und wenn notwendig intravenös (am besten durch einen Cava-Katheter).

Daß konsequente Ernährungstherapie bei akutem Nierenversagen mehr ist, als symptomatische Therapie zeigten kürzlich Abel und Mitarbeiter 1973 durch eine kontrollierte

Studie. Abel und Mitarbeiter ernährten 53 Patienten mit akutem Nierenversagen unterschiedlicher Ätiologie und Schweregrades randomisiert also streng zufällig 2 Gruppen zugeteilt intravenös entweder mit Glukose alleine (375 g Glukose-1537,5 Kcal mit Vitaminzusätzen) oder mit Glukose und einem Gemisch der 8 essentiellen Aminosäuren in Höhe des zweifachen Minimums nach Rose (350 g Glukose = 1435 Kcal plus 13,1 g essentielle Aminosäuren = 53,7 Kcal zusammen 1497,2 Kcal mit Vitaminzusätzen). Von der nur mit Glukose ernährten Gruppe überlebten 11 von 25, von der mit Glukose und Aminosäuren ernährten 21 von 28. Die mit Glukose alleine behandelte Gruppe zeigte einen deutlich stärkeren Kreatininanstieg und einen protrahierteren Verlauf als die Patienten die auch essentielle Aminosäuren bekamen. Man kann demnach auch unterstellen, daß sich die Regeneration des Tubulusepithels schneller vollzieht, wenn genügend essentielle Aminosäuren von außen zugeführt werden.

II. Chronische Niereninsuffizienz

Bei der chronischen Niereninsuffizienz standen seit jeher vor allem 2 Fragen zur Diskussion
1. wann soll mit einer diätetischen Therapie begonnen werden, 2. welches Ausmaß soll diese Therapie haben und neuerdings ist die 3. Frage hinzugekommen, wann mit der Dialysetherapie zu beginnen sei.

Abgesehen von gewissen Modalitäten auf die ich im Vortrag nicht eingehen kann besteht heute weitgehende Übereinstimmung darin, den Patienten möglichst vorzeitig d. h. vor Einsetzen deutlicher Symptomatik im Sinne einer prophylaktischen Ernährungstherapie zu behandeln. Dabei hat es sich als sinnvoll erwiesen, sich an den Stadien der chronischen Niereninsuffizienz zu orientieren (Abb. 2).

Im Stadium der vollen Kompensation braucht man noch keine Eiweißbeschränkung zu verordnen. Erst im Stadium der kompensierenden Retention ist eine Eiweißbeschränkung notwendig und zwar auf 30—40 g Eiweiß, entsprechend 0,5—0,6 g Protein/kg Körpergewicht.

Im Stadium der Praeurämie geht man dann auf eine streng proteinarme Diät im Sinne einer selektiven Proteindiät über, evtl. sogar wie eigene Erfahrungen gezeigt haben besser

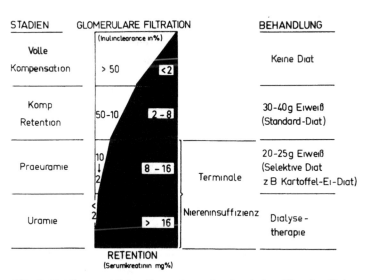

Abb. 2. Einteilung und Behandlungsschema der chronischen Niereninsuffizienz

schon früher bei 6 mg%. Diese eiweißdiätetischen Maßnahmen werden ergänzt durch bilanzierende Natriumdiätetik bei Hypertonie oder Ödemen, Bilanzierung des Kaliumhaushaltes vor allem im Stadium der Praeurämie und der Sorge für bedarfsadäquate Flüssigkeitszufuhr. Die Vorteile einer solchen Diättherapie kommen natürlich nur dann zum Tragen, wenn die Patienten diese Diät auch wirklich zu sich nehmen. In der Realisierung der Diättherapie auch bei Nierenkranken muß der Arzt eine aktive Rolle einnehmen, sonst sind die Erfolge mäßig. Die ambulante Therapie, mit selektiver Diät wird nach unserer Erfahrung am besten durch eine Nierenambulanz gesteuert, in der eine erfahrene Diätassistentin ständig mitarbeitet (Kluthe, 1975). Hier erfolgt dann auch die weitere spezielle Therapieplanung, die erfahrungsgemäß bei diesen Patienten frühere oder spätere Dialysebehandlung bedeutet.

Was die Überführung in die Dialysebehandlung angeht, war es früher üblich unter konservativer Therapie abzuwarten bis sich die terminale Niereninsuffizienz durch praeurämisch-urämische Symptome andeutete, dann erst wurden die Vorbereitungen für die Dialysetherapie in erster Linie ein Shunt für den Anschluß an das Dialysegerät in die Wege geleitet. Dieses Procedere war in erster Linie deswegen notwendig, weil der Mangel an Dialyseplätzen keine frühzeitige Planung erlaubte. Zum Teil mußten Patienten, wenn sie dialysebedürftig wurden, zunächst über Monate zur Überbrückung peritonealdialysiert werden, da kein Hämodialyseplatz für sie zur Verfügung stand.

Seit wir durch die stark erweiterte Dialysekapazität in Freiburg und der näheren Umgebung ungleich bessere Möglichkeiten haben, konnten wir dazu übergehen, die Dialysetherapie frühzeitig zu planen.

Wir gehen dabei nach folgendem Schema vor

1. der Sicherung des Dialyseplatzes etwa bei einem Serumkreatinin von 6 mg%. Anschließend Überwachung durch unsere Spezialambulanz in Zusammenarbeit mit dem niedergelassenen Arzt (Rippich et al., 1976),

2. der Shuntanlegung bei 10 mg%. Weitere Betreuung in der Spezialambulanz.

3. der Einleitung der Dialyse, wenn sich leichte Symptome zeigen, die darauf hindeuten, daß die Grenzen konservativer Therapiemöglichkeiten erreicht sind. Spätester Dialysebeginn bei symptomfreien Patienten bei einem Serumkreatinin von 16 mg%. In dieser Weise wurden seit Juli 1973 56 Patienten mit fortschreitender chronischer Niereninsuffizienz verschiedener Ätiologie behandelt (Abb. 3).

Wie aus Abb. 3 ersichtlich, erfolgte die Anlegung der AV-Fistel durchweg etwa bei einem Kreatinin von 11 mg% mit recht geringer Streuung. Man kann aus dieser Aufstellung erkennen, daß bei dieser Methode die Vorbereitung zur Dialyse sehr frühzeitig

	Effektiv				Schema
Diagnose	CP	GN	ZN	SO	
N	15	26	11	4	
AV-Fistel	11 ± 2	11 ± 2	12 ± 3	11 ± 3	10
1. Dialyse	13 ± 3	16 ± 3	13 ± 3	11 ± 4	16
AV-Fistel bis Dialyse Monate	5 ± 5	5 ± 4	12 ± 12	8 ± 5	

Abb. 3. Serumkreatinin von 56 Patienten mit fortschreitender chronischer Niereninsuffizienz bei systematischer ambulanter Überführung in Dialysebehandlung (Zeitraum Juli 1973–April 1976)

erfolgt. Man konnte nach Fistelung bei der CP 5, bei GN 5, bei CY sogar 12 und bei sonstigen Nierenerkrankungen 8 Monate abwarten bis die Dialysetherapie eingeleitet werden mußte. Dieses Ausschöpfen der konservativen Möglichkeiten ohne Risiko für den Patienten ist natürlich nur dann möglich, wenn der Patient in einer Spezialambulanz streng konservativ überwacht wird. Die Methode ist gegenüber einem früheren schematischen Einleiten in die Dialysetherapie kostensparend und schiebt vor allem bei Cystennieren den Dialysebeginn doch über einen mittleren Zeitraum von 12 Monaten hinaus.

III. Terminale chronische Niereninsuffizienz

Wird der Patient regelmäßig dialysiert, sehen wir uns einer gegenüber der prädialytischen Phase deutlich veränderten Situation gegenüber. Der Zwang strenger diätetischer Einschränkungen entfällt weitgehend. Der regelmäßige zwei- bis dreimalige Einsatz der künstlichen Niere pro Woche macht vor allem die strenge Eiweißbeschränkung überflüssig. Inwieweit Flüssigkeit, Kalium und Natrium erlaubt werden können, hängt vom Einzelfall ab. Die Festlegung ergibt sich in den ersten Wochen der Dialysetherapie.

Die Ernährung des Dialysepatienten hat grundsätzlich 2 Faktoren Rechnung zu tragen:

1. daß die Urämie *subklinisch* weiterbesteht und somit diätetisch berücksichtigt werden muß,

2. daß wasserlösliche Nährstoffe (z. B. Aminosäuren, Vitamine) durch die Dialyse mitausgewaschen werden.

Über die optimale Ernährung des Dialysepatienten herrscht noch Unklarheit. Verschiedene Arbeitsgruppen sind im Moment mit dieser Frage befaßt. In praxi hält man sich derzeit am besten an die Empfehlungen, die im wesentlichen auf den Ergebnissen der Monetrey-Conference 1974 basieren (Abb. 4).

Die Zufuhr von 1 g Eiweiß : kg resp. knapp darüber (⅔ davon hochwertig) reicht nach Bilanzuntersuchungen offensichtlich aus, den Aminosäurenverlust durch ca. 20stündige Dialyse pro Woche zu kompensieren. Höhere Zufuhr bei gleicher Dialysedauer verstärkt die suburämischen Zeichen. Bei den Kalorien richtet man sich nach den Empfehlungen für den Gesunden, auch was die Art der Kalorien angeht. Vitaminverluste durch Dialyse sind durch regelmäßige Substitution wasserlöslicher Vitamine zu kompensieren (entsprechende Präparate sind inzwischen im Handel). A-haltige Präparate sollten wegen der Gefahr der Vitamin-A-Intoxikation nicht verabreicht werden (Yatzidis et al., 1975). Eisen ist wegen der dialysebedingten Blutverluste regelmäßig zu verabreichen.

Man stellt sich natürlich immer wieder die Frage, wieweit man dem durch die Dialyse psychisch und körperlich belasteten Patienten *zusätzlich* noch diätetische Maßnahmen auferlegt. Dies macht verständlich, daß man die Ernährung besonders liberal handhaben möchte. Inwieweit das richtig ist, bedarf weiterer Untersuchungen.

1. 1 g Eiweiß/kg Körpergewicht davon ⅔ hochwertig

2. Kalorienzufuhr nach physischer Aktivität aber 30 Kcal/kg
   a) ⅓ in Form von Fettkalorien
   b) hoher P/S Quotient

3. Zulagen wasserlöslicher Vitamine

4. Eisensubstitution ca. 100 mg/die peroral

Abb. 4. Aktuelle Ernährungsempfehlungen für den Dialysepatienten („Adequacy of dialysis Monterey 1974")

Bei Kindern jedenfalls hat sich gezeigt, daß der Appetit die Kalorienaufnahme nur in einem Teil der Fälle ausreichend steuert. Simmons et al. (1971) fanden eine Abhängigkeit des Wachstums von der spontanen Kalorienzufuhr. Dabei betrug die Wachstumsrate 34% des normalen bei einer Kalorienaufnahme unter 67% (der täglichen Ernährungsempfehlungen) für Kinder vergleichbarer Größe (5 Kinder). Bei Kindern 10 mit einer Kalorienzufuhr von mehr als 67% der wünschenswerten Zufuhr war die Wachstumsrate 117% der Norm. Kalorienzulagen bei den 5 Kindern mit geringem Wachstum und niedriger Zufuhr führte zu verstärktem Wachstum bei den 4 Kindern, in denen dies überprüft werden konnte.

Das Fehlen systematischer Untersuchungen zur Frage der wünschenswerten Ernährung bei erwachsenen Dialysepatienten war der Grund dieser Frage in einer Studie nachzugehen. Wir untersuchten daher ein unselektiertes Kollektiv von 20 Heimdialyse- sowie 20 Zentrumsdialysepatienten. Bei diesen Patienten die liberal gehalten wurden, abgesehen von Instruktion über Na, K und H_{20}-Zufuhr zu Anfang der Dialysebehandlung lediglich gesagt bekamen, sie sollten mindestens 1 g EW essen und sich wie Gesunde ernähren, ergab sich in der „precise-weighing-method" nach Wirths 1974 folgende mittlere tägliche Nahrungsaufnahme (Abb. 5).

Die Eiweißzufuhr entsprach den Empfehlungen, auch was die Höhe des Anteils an hochwertigen Eiweißen angeht. Auch die Kalorienzufuhr deckte sich in etwa den derzeitigen Vorschlägen. Anthropometrische Daten, sowie verschiedene biochemische Parameter sprechen jedoch dafür, daß zumindest in einem beträchtlichen Teil der Patienten ernährungsabhängige Störungen vorliegen (Abb. 6). Wenn man die Anzahl der Fälle betrachtet, die außerhalb der Normgrenzen liegen, fällt auf, daß eine erhebliche Anzahl Zeichen der Unterernährung aufweisen. So wird das relative Körpergewicht in 12 von 40 unterschritten, signifikante Verminderungen der Hautfaltendicken finden sich bei 8 (triceps) resp. 10 (scapula) der 40 Patienten.

Der Muskelumfang am Oberarm war bei 16 als Ausdruck einer geringen Muskelmasse signifikant vermindert. Nahezu alle Patienten wiesen ein erniedrigtes Transferrin auf (36 von 40). Das Verhältnis der essentiellen zu den nichtessentiellen Aminosäuren im Serum war in 28 signifikant vermindert, das Serum-Valin in der Hälfte der Fälle. Über weitergehende Veränderungen des Aminosäurenhaushaltes wurde an anderer Stelle berichtet (Schaeffer et al., 1975).

Ob die Ursache hierfür in einem Kalorien- oder Eiweißmangel oder beiden liegt bedarf prospektiver, breitangelegter, vergleichender Studien. Daß ein Teil dieser Veränderungen (Gewichtsverhalten und Bluteiweiße) auf essentielle Aminosäuren positiv reagieren, konnte kürzlich von Kult und Heidland (1975) nachgewiesen werden. Diese Autoren infundierten am Ende jeder Dialyse 250 ml einer Aminosäurenlösung, die die 8 klassischen essentiellen Aminosäuren im Rose-Verhältnis enthielt und zusätzlich in insgesamt

Kalorien	2044 ± 388
	32 ± 6/kg
Eiweiß (g)	61 ± 12
davon hochwertig	42 ± 10
	1 ± 0,2/kg
Kalorienverteilung (%)	
Eiweißkalorien	12,5
Fettkalorien	44
Kohlenhydratkalorien	44,5
P/S Quotient	0,33

Abb. 5. Nach Wirths (1974) ermittelte Nährstoffzufuhr bei 40 Dialysepatienten (20 Heim-, 20 Zentrumsdialysepatienten)

756

	männlich n = 22	weiblich n = 18	Dialysepat. insgesamt n = 40
Alter (Jahre)	39,6 (21–70)	43,9 (21–60)	41,6 (21–70)
Dialyse seit (Monate)	29 (2–68)	20,2 (2–49)	25 (2–68)
wöchentl. Dialyse (Std.)	18,9 ± 2,8	18,9 ± 3,2	18,9 ± 3,0
Größe (cm)	173,0 ± 5,7	163,9 ± 4,8	168,9 ± 5,3
rel. Körpergewicht (%)	105,5 ± 19,6	117,6 ± 21,6	110,7 ± 21,3
Gewicht prädialyt. (kg)	68,4 ± 12,1	59,4 ± 9,6	64,3 ± 10,9
Gewicht postdialyt. (kg)	67 ± 11,3	57,9 ± 9,9	62,9 ± 11,5
Hautfaltendicke (mm):			
Triceps	13,8 ± 7,2	16,5 ± 6,8	15,0 ± 7,0
Scapula	14,0 ± 6,3	16,6 ± 7,2	15,2 ± 6,8
Abdomen	16,5 ± 9,4	20,5 ± 12,4	18,3 ± 10,7
Brust	16,2 ± 7,3	18,2 ± 7,0	17,1 ± 7,2
Oberschenkel	16,8 ± 5,7	18,9 ± 7,1	17,8 ± 6,4
Körperfett (in % des Körpergewichts)	22,0 ± 7,0	25,4 ± 5,5	23,6 ± 6,5
Oberarmumfang (cm)	26,4 ± 2,8	24,4 ± 2,9	25,4 ± 2,9
Muskelumfang Oberarm (cm)	22,1 ± 2,0	19,2 ± 1,6	20,8 ± 2,3

Abb. 6. Anthropometrische Befunde bei 40 chronischen Hämodialysepatienten

16,75 g Aminosäuren 1,23 g des bei Urämie essentiellen Histidins. Das ist eine Menge die etwa dem Gesamtaminosäurenverlust durch eine Standarddialyse entspricht.

Es wäre nun voreilig aus diesen Ergebnissen den Schluß zu ziehen, daß eine solche Infusionsbehandlung unbedingt erforderlich ist. Sicherlich wäre für viele Patienten die Verordnung natürlicher Nahrungsmittelzulagen z. B. eines „Dialyseschnitzels" oder eines „Dialysesteaks" angenehmer, wenn sie den gleichen Erfolg haben sollte, wie die Infusion von essentiellen Aminosäurengemischen.

Ausblick

Die letzten 10 Jahre haben eine Basis geschaffen, die eine in Grenzen befriedigende Diättherapie beim Patienten mit akuter und chronischer Niereninsuffizienz möglich macht. Von einem diätetischen Optimum sind wir jedoch noch weit entfernt.

Eine Frage, die seit einiger Zeit sehr stark diskutiert wird, ist, inwieweit sowohl unter selektiver streng eiweißarmer Therapie im Prädialysestadium als auch bei Dialysetherapie eine Supplementierung mit der Aminosäure Histidin erforderlich ist. Diese für den Menschen nur in der Wachstumsphase essentielle Aminosäure wird nach den Untersuchungen von Giordano et al. (1972) und auch Bergström et al. (1970) auch beim erwachsenen Urämiker essentiell. Eine gezielte Zufuhr dieser Aminosäure führt zu einer Positivierung der N-Bilanz und zu vermehrter Globinsynthese, nachgewiesen durch einen vermehrten Einbau von C_{14}-Leucin in menschliches Globin (Giordano et al., 1972). Die Ursache für die Essentialität bei Urämie liegt wohl in einem negativen feedback der Histidinsynthese durch das 3-Methylhistidin und 1-Methylhistidin, deren Serumspiegel sich, wie wir kürzlich nachweisen konnten, umgekehrt proportional zur glomerulären Filtratrate im Serum verhalten (Withehouse et al., 1975). Bei Urämie erreichen die Methylhistidine zusammen Serumkonzentrationen, die Höhe des normalen Histidinspiegels. Bei Gesunden liegen sie knapp oberhalb der Nachweisgrenze.

Im Prädialysestadium lassen sich N-Bilanz und Anämie durch Histidinsupplementierung nach verschiedenen Beobachtern verbessern (Bergström et al., 1970; Giordano et al., 1972). Die Wirkung von Histidin hängt aber sicherlich von der Qualität der Diät ab. Wir haben in unseren Patienten keine Notwendigkeit für eine Histidinsubstitution feststellen können, weil unsere Patienten gemessen am Histidinspiegel in der Regel keinen Mangel aufwiesen.

In einer kontrollierten Studie fand sich jedoch, daß sich gleichzeitige Gabe von Fe- und Histidin auf die Anämie günstig auswirken (Jontofsohn et al., 1974), wahrscheinlich als Ausdruck des eisenresorptionsfördernden Effekts von Histidin. Ähnliches wie für konservative Patienten gilt auch für Dialysepatienten. Wenn ein Histidinmangel vorliegt, wirkt sich Histidinsubsitution günstig aus (Giordano, 1972). Dies bedeutet zum gegenwärtigen Zeitpunkt, daß man die Histidintherapie vom Nachweis des Mangels im Serum abhängig macht. Steht aber ein Aminosäurenanalyser nicht zur Verfügung, ist ein Versuch u. U. in Kombination mit Fe möglichst über 3 Monate angezeigt.

In der Absicht die Abwechslung in der Diätetik zu vergrößern, ist verschiedenenorts eine gemischte 20 g Diät getestet worden, deren biologische Wertigkeit durch essentielle Aminosäuren (Aminess® oder EAS oral®) aufgewertet werden muß. Diese sog. „Schwedendiät" (die auf Bergström und Mitarb., 1975) zurückgeht, soll von manchen Patienten gegenüber der Kartoffel-Ei-Diät bevorzugt werden. Biochemisch gesehen hat sie aber den Nachteil, daß sie den Organismus stark ansäuert, wie die Gruppe um Heidland kürzlich nachweisen konnte (Abb. 7) (Röckel et al., 1974).

Ein letzter Punkt sei noch angeschnitten. Die stickstofffreien Ketogerüste resp. Hydroxyanaloge essentieller Aminosäuren können, wenn sie vom Organismus in genügendem Umfang in Aminosäuren umgewandelt werden, die Therapie bereichern. Die Anwendung der Ketosäuren verspricht grundsätzlich das gleiche wie die der Aminosäuren allerdings bei niedrigeren Toxinspiegeln (Waser, 1975). Inwieweit sich das für die diätetische Praxis lohnt, bleibt abzuwarten.

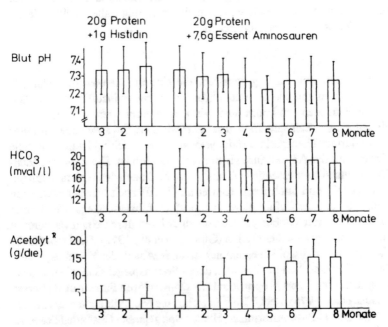

Abb. 7. Acidose unter Schwedendiät (Röckel et al., 1975)

Ebenso erst auf längere Sicht von Bedeutung für die diätetische Praxis ist die Analyse von Faktoren, die die Basis für eine Urämie adäquate Aminosäurenversorgung darstellen könnten. Dabei sind *Resorptionsstörungen* zu berücksichtigen, wie sie bspw. von Gulassy und Mitarbeitern 1970 für das Isoleucin wahrscheinlich gemacht wurden. Veränderungen der *Plasmaeiweißbindung* von Aminsosäuren, wie z. B. beim Tryptophan vorhanden, erfordern Beachtung. Die verminderte Tryptophaneiweißbindung ist übrigens Ursache für einen gesteigerten Albuminabbau, da Tryptophanbindung das Molekül vor dem Abbau schützt. Unsere Kenntnisse auf dem Gebiet des Intermediarstoffwechsels müssen erweitert werden. Hierdurch können die Bedarfszahlen verändert werden. Am Beispiel des Phenylalanins wird es deutlich, dessen Zufuhr wahrscheinlich geringer sein kann, weil die 4-Phenylalanin-Hydroxylase gehemmt ist und damit die Konversion zu Tyrosin beeinflußt. Hierdurch wird Tyrosin essentiell, was u. U. eine Substitution notwendig macht. Eine Deckung des Tyrosinbedarfs ist nicht durch vermehrte Eiweißzufuhr zu lösen, wie erste eigene Untersuchungen zeigen muß Tyrosin möglicherweise als Aminosäure zugeführt werden (Kluthe, R. et al., 1976).

Bei der schließlichen Zusammensetzung einer urämieadäquaten Ernährung muß auch die pharamakologische Wirkung von Nährstoffen mitberücksichtigt werden. So senkt bspw. Methionin die Produktion des Urämiegiftes, Guanidinbernsteinsäure bewirkt u. a. aber eine Zunahme der Acidose (Müller et al., 1976; Röckel et al., 1975).

Ich fasse zusammen: Auf dem Boden einer rationellen Ernährungstherapie hat sich die Diätetik bei Nierenkrankheiten in den letzten 10 Jahren soweit entwickelt, daß wir heute in der Lage sind, Patienten frei von autistischen Fehlvorstellungen, erfolgreich zu behandeln. Nahrungsmittelindustrie und pharmazeutische Industrie haben durch spezielle Produkte eine wichtige Hilfestellung für die Verwirklichung der Diättherapie gegeben. Es bleibt weiterer Forschung überlassen die therapeutischen Möglichkeiten auf der Basis bedarfsadaptierter Ernährung zu optimieren.

Literatur beim Verfasser

Diabetes

Althoff, P.-H., Neubauer, H., Petzoldt, R., Schöffling, K. (Zentrum Inner. Med. d. Klinikums Univ. Frankfurt, Abt. Endokrinologie): **Behandlung des Coma diabeticum mit kleinen Insulinmengen**

Beim „Coma" diabeticum, besser ausgedrückt den krisenhaften hyperglykämischen Zuständen beim Diabetes mellitus liegt die Letalität sicher bei nicht weniger als 5—10% [2], wobei sicher nur große, erfolgreiche Behandlungszentren ihre Ergebnisse publizieren und die reale Letalität vermutlich weitaus höher liegt, zumal der Begriff der direkten Letalität beim Coma diabeticum wie auch der Begriff „Coma diabeticum" äußerst unterschiedlich definiert werden [2, 12, 32]. Sicher gibt es die unvermeidbaren Todesfälle, bedingt durch hohes Lebensalter, tiefe Bewußtlosigkeit, schwere Komplikationen wie Infarkt oder Infektionen sowie lange Dauer von präkomatösem oder komatösem Zustand. In diesen Fällen die Mortalität zu senken ist schwierig. Vermeidbare Todesfälle sind die, die als Folge einer Therapie ihre Ursachen in Hypoglykämie [17], Hypokaliämie [2], Volumenüberlastung, unzureichende Volumenzufuhr oder u. U. im Hirnödem [8] haben. Komplikationen also, die letztlich von den Ärzten zu verantworten sind. Die bisherigen Therapieempfehlungen des „Coma" diabeticum sind uneinheitlich, besonders bezüglich Insulin-Dosierung und Applikationsformen. Daher werden praktikable Therapieformen gesucht, die die genannten Komplikationen möglichst verhindern. Bis zum Einsatz der Grundmaßnahmen der Coma-Therapie: Volumenzufuhr, Insulingabe, Kaliumapplikation und evt. Korrektur der Azidose durch Bicarbonat, wirkt der Negativfaktor Zeitverlust, weshalb bereits beim Verdacht mit der Volumenzufuhr in Form von physiologischer Kochsalzlösung begonnen werden sollte. Im Folgenden soll jedoch im wesentlichen die Insulindosierung und Applikation behandelt werden.

Frühere retrospektive Studien [6] beschreiben bei höheren Insulindosen eine geringere Letalität. Dabei wurde nicht berücksichtigt, daß die hochdosiert-therapierte Gruppe Jahre nach der niedrig-dosiert-therapierten Gruppe behandelt wurde und somit neue Aspekte der Therapie, wie Kalium- und Flüssigkeitszufuhr sowie Antibiotikagabe die Letalität entscheidend senkten. Prospektive Studien mit unterschiedlich hohen initialen Insulingaben von 80, 160 und 240 E Insulin i. v. erbrachten keine Mortalitätsunterschiede. Eine der Hauptursachen für die hohen Dosierungen der Standardtherapie in den letzten 20 Jahren war die Angst vor der Insulinresistenz.

1971/72 wurde durch Untersuchungen von Turner [33] sowie Sönksen [28] die pathophysiologische Grundlage für die kontinuierliche, i. v.-Insulintherapie gegeben. Die von Turner gemessene kurze Halbwertzeit intravenös applizierten Insulins von 4—5 min, d. h. nach 25 min zirkulieren weniger als 1%, von 100 E als Bolus gegeben, also nur noch 1 E, wurde von Sönksen bestätigt. Damit war die teilweise beobachtete Ineffektivität großer i. v. Dosen als Bolus erklärt, da bei den häufig üblichen Injektionsintervallen von 1 h auch bei höchster Dosierung nach spätestens 45 min keine effektiven Serum-Insulin-Spiegel mehr bestehen.

Deshalb entspricht kontinuierlich infundiertes Insulin am ehesten der physiologischen Insulinsekretion.

Die starke Absorption von Insulin an Oberflächen ist ein seit langem bekanntes Phänomen [15, 23, 27, 31], das bei der kontinuierlichen Insulininfusion einkalkuliert werden muß. Untersuchungen von Petty [23] zeigen dies beeindruckend. Der Totalverlust kann bis zu 70% der scheinbar applizierten Menge betragen. Während von Sönksen

Albumin-Lösung benutzt wird [27], verwenden wir im Labor seit langem Haemaccel-Lösung, um die Absorption zu vermeiden. Wir verwenden auch zur kontinuierlichen Insulinzufuhr Haemaccel als Trägermittel in 50 ml-Luer-Lok Plastikspritzen über Perfusor. Die Wirksamkeit des Gelatinederivats Haemaccel zur Hemmung der Insulinabsorption an Plastikoberflächen ist inzwischen gesichert [18, 3].

Zur Frage hoch- oder niedrig-dosierter kontinuierlicher Insulintherapie wurden 1972 von Sönksen die entscheidenden Untersuchungen an Gesunden und Diabetikern durchgeführt [28]. In Ergänzung zu in-vitro Untersuchungen [7] zeigte er, daß Serum-Insulin-Spiegel zwischen 20–100 μE/ml maximalen Glukosetransport bzw. -utilisation sowie maximale Lipolysehemmung bewirken. Mit niedrig dosierter Insulinzufuhr von 2–5 E/h können solche Serum-Insulin-Spiegel aufgebaut werden, was Spitzenwerten unter oraler Glukosebelastung entspricht. Sönksen konnte 1972 über die ersten Therapieerfolge mit der niedrig-dosierten kontinuierlichen Insulinapplikation berichten [28]. Im Gegensatz zur subkutanen Injektion-HWZ schon normalerweise 4 h –, die grundsätzlich bei diesen Patienten abgelehnt werden sollte, scheint die intramuskuläre – HWZ normalerweise 2 h – weniger durch Schock und Dehydratation verzögert zu sein. So erzielte Alberti mit häufigen kleinen intramuskulären Injektionen von 5–10 E ausreichende Serum-Insulin-Spiegel [1].

Alberti [2] berichtete später über genaue vergleichende Untersuchungen unter hochdosierter und niedrigdosierter kontinuierlicher Insulintherapie. Unter hochdosierter Insulintherapie beobachtete er Insulinanstiege bis 500 μE/ml, d. h. unnötig hohe Serum-Spiegel bezüglich Glukosetransport und Lipolysehemmung, höchst gefährlich jedoch wegen drohender Hypokaliämie, die nachweislich bei gleicher Kaliumzufuhr häufiger auftrat. Während er unter beiden Dosierungen nahezu gleiche Blutzucker-Verläufe sah, zeigten Plasmaketonkörper und FFA initial unter hohen Dosen einen stärkeren Abfall, bei den niedrigdosierten dafür später einen stärkeren Abfall. Der bei niedriger Dosierung weniger stark beobachtete initiale Anstieg von Wachstumshormon und Lactat erleichtert vermutlich die Rückkehr in den Normalstoffwechsel. Bei ketoazidotischen und hyperosmolaren Entgleisungen war der Erfolg der Behandlung gleich gut. Bei schweren Infektionen war der Insulineffekt auf den Blutzucker deutlich geringer, vermutlich durch erhöhte Cortisol und Glucagon-Spiegel [2, 4].

Auch wir haben inzwischen gute Erfahrungen mit der kontinuierlichen, niedrig-dosierten Insulintherapie machen können [3].

Unter einer Dosierung von 2–10 E Alt-Insulin stündlich in Haemaccel über Perfusor bei 9 unausgewählten Patienten mit krisenhafter, hyperglykämischer Stoffwechselentgleisung ihres Diabetes mellitus ließen sich insgesamt gute Blutzuckerabfälle erzielen (Abb. 1). Bei einem Teil der Patienten haben wir zur „Aufsättigung" 5–10 E Alt-Insulin als i.v.-Bolus vorgespritzt.

Die Abb. 2 zeigt in der unteren Hälfte den Verlauf bei einer Diabetikerin mit hyperosmolarer, krisenhafter Erstmanifestation ihres Diabetes mellitus. Zu beobachten sind der gleichmäßige Blutzuckerabfall und der kontinuierliche Kaliumanstieg. Die erzielten Serum-Insulin-Spiegel lagen nach Plateau-Bildung um 100 μE/ml.

Insgesamt zeigten unsere Patienten unter der niedrigen, mittleren Alt-Insulin-Dosis von 7,5 + 1,3 E/h in Haemaccel über Perfusor einen mittleren Blutzuckerabfall von über 600 mg% im Ausgang auf unter 200 mg% innerhalb der ersten 6 h (Abb. 1). Die Absolutabfall-Verläufe von Einzelpatienten zeigten keine eindeutige Dosisabhängigkeit. Der prozentuale Blutzuckerabfall zum Ausgangswert betrug durchschnittlich 12,6%/h, d. h. nach durchschnittlich 3 ½ h wurden 50% des Ausgangswertes unterschritten. Der absolute mittlere Blutzucker-Abfall beträgt innerhalb der ersten 3 h durchschnittlich 250 mg%.

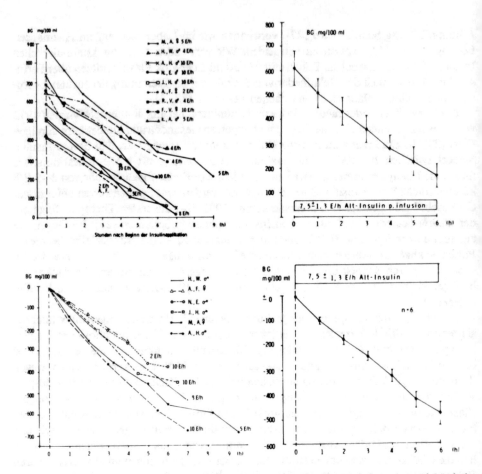

Abb. 1. Die niedrig dosierte, intravenöse kontinuierliche Insulinbehandlung bei akuten hyperglykämischen Stoffwechselkrisen des Diabetes mellitus (Alt-Insulin in Haemaccel-Orginal-Lösung über Perfusor). Oben links: Einzelverläufe bei 9 Patienten. Oben rechts: Mittlerer Blutglukoseabfall unter einer mittleren Alt-Insulin-Dosis von 7,5 ± 1,3 E/h. Unten links: Einzelverläufe der absoluten Blutglukoseabfälle. Unten rechts: Absoluter mittlerer Blutglukoseabfall unter einer mittleren Alt-Insulin-Dosis von 7,5 ± 1,3 E/h

Der mittlere stündliche Blutzuckerabfall während des gesamten Beobachtungszeitraums betrug 80 mg%/h und liegt damit etwas unter den beschriebenen stündlichen Blutzucker-Abfällen anderer Autoren [1, 26]. Hervorzuheben ist der in allen Abb. zur Darstellung gekommene weitgehend lineare Abfall des Blutzuckers, der eine Vorausschätzung des Blutzuckerverlaufes in Einzelfällen ermöglicht. Der durch gleichmäßige, kontinuierliche Insulinzufuhr erzielte gleichmäßige, kontinuierliche Blutzuckerabfall ist wichtig, da bekannt ist, daß kurzfristige, relativ starke Blutzuckerabfälle, wie sie bei der Einzelapplikation hoher, intravenöser Bolus-Injektionen von Insulin auftreten, gegenregulatorisch die Wachstumshormon-, Cortisol-, Prolactin-, Glucagon- und Catecholamin-Ausschüttung zur Folge haben können und dann u. U. eine iatrogene Insulin-Resistenz entsteht [3]. D. h. wenn nötig Insulinzufuhr stark reduzieren, aber nicht total unterbrechen. Dies ist auch im Hinblick auf die Ketose wichtig. Die Abb. 2 (obere Hälfte) zeigt bei einem schweren ketoazidotischen Erstmanifestations-Coma das Verhalten von Blutzucker, Osmolarität und beta-Hydroxybuttersäure sowie die unter der Therapie erzielten Serum-Insulin-

762

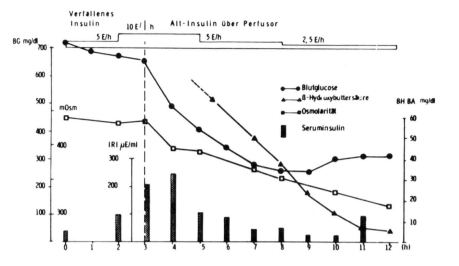

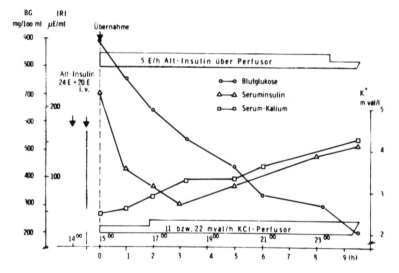

Abb. 2. Die niedrig dosierte, intravenöse, kontinuierliche Insulinbehandlung (Alt-Insulin in Haemaccel-Orginal-Lösung über Perfusor). Oben: Hyperglykämisches, ketoazidotisches Coma diabetikum (F.V., weiblich, 14 J., Erstmanifestation). Verhalten von Blutglukose-Osmolarität, β-Hydroxybuttersäure sowie die erzielten Serum-Insulin-Spiegel. (In den ersten 3 h wurde mit verfallenem Insulin behandelt.) Unten: Hyperglykämisches, hyperosmolares Praecoma diabeticum (M.A., weiblich 70 J., Erstmanifestation)

Spiegel. Mann sieht wie die beta-Hydroxybuttersäure, als bester Indikator der Ketose [13], nach Reduzierung der Insulinzufuhr über das Ende des Blutzuckerabfalls hinaus weiter bis in den Normbereich abfällt.

Inzwischen liegen genügend Beobachtungen — mehr als 100 Patienten wurden an mehreren, unabhängigen Zentren erfolgreich behandelt — über die erfolgreiche, niedrigdosierte, continuierliche Insulin-Applikation vor [1, 2, 3, 5, 16, 17, 20, 21, 22, 24, 25, 26, 28, 29, 30, 34]. Die anfänglichen Bedenken vor einem Nichtansprechen dieser Therapie sollten überwunden werden [12, 19].

Bei Nichtansprechen, d. h. Blutzuckerabfall von weniger als 100 mg% in den ersten 2—3 h kann die Insulinzufuhr verdoppelt, u. U. weiter gesteigert werden.

Eine aggressive Insulintherapie [9, 10, 11, 14] ist jedoch abzulehnen. Man sollte nicht versuchen, in wenigen Stunden zu normalisieren, was sich zwar akut als Krise manifestiert hat, aber länger u. U. in Tagen — entwickelt hat.

Literatur

1. Alberti, K. G. M. M., Hockaday, T. D. R., Turner, R. C.: Lancet 1973 II, 1828. — 2. Alberti, K. G. M. M.: Vortrag, geh. anläßl. d. 9. Tagg. d. Dtsch. Diabetes-Ges., Travemünde, BRD, 23.—25. Mai 1974, Novo Information 8, 123 (1974). — 3. Althoff, P. H., Neubauer, M., Petzoldt, R., Schöffling, K.: 7. Gemeinsame Tagung der Dtsch. u. der Österr. Arbeitsgemeinschaft f. Internist, Intensivmedizin, Gießen, 8.—11. 10. 1975. — 4. Assan, R., HauteCouverture, G., Guillemant, S., Dauchy, F., Protin, P., Derot, M.: Path. Biol. (Paris) 17, 1095 (1969). — 5. Berger, M., Cüppers, H.-J., Berchtold, Zimmermann: Dtsch. Med. Wsch. 100, 1995 (1975). — 6. Black, A. B., Malins, J. M.: Lancet 1949 I, 56. — 7. Christensen, N. J.,Ørskov, H.: J. clin. invest. 47 I, 1262 (1968). — 8. Clements, R. S., Blumenthal, S. A., Morrison, A. D., Winegrad, A. I.: Lancet 1971 II, 671. — 9. Felig, Ph.: New. Engl. J. Med. 290 II, 1360 (1974). — 10. Froesch, E. R., Rossier, P. H.: Internist 6, 400 (1965). — 11. Froesch, E. R., Bühlmann, A., Rossier, P. H.: Verh. Dt. Ges. inn. Med. 72, 199 (1966). — 12. Froesch, E. R.: Lancet 1973 II, 1330. — 13. Gammeltoft, A.: Acte physiol. scand. 24, 35 (1951). — 14. Genuth, S. M.: Jama 223, 1348 (1973). — 15. Jelkmann, W., Trauschold, I., Mitzkat, H. J.: 10. Kongr. d. Dtsch. Diabetes-Gesellschaft 8.—10. Mai 1975, Ulm. — 16. Kidson, W., Casey, J., Kraegen, E., Lazarus, L.: Brit. med. J. 1974 II, 691. — 17. Kitabchi, A. E., Ayyagari, V., Guerra, S.: Diabetes 24, 396 (1975). — 18. Kraegen, E. W., Lazarus, L., Meler, H., Campbell, L., Chia, Y. O.: Brit. Med. J. 1975 III, 464. — 19. Madison, L. L.: New Engl. J. of Med. 294, 393 (1976). — 20. Molnar, G. D., Service, F. J.: Ann. Int. Med. 81, 835 (1974). — 21. Moseley, J.: Brit. med. J. 1975 I, 59. — 22. Page, M. McB., Alberti, K. G. M. M., Greenwood, R., Gumaa, K. A., Hockaday, T. D. R., Lowy, C., Nabarro, J. D. N., Pyke, D. A., Sönksen, P. H., Watkins, P. J., West, T. E. T.: Brit. med. J. 1974 II, 687. — 23. Petty, C., Cunningham, N. L.: Anesthesiology 40, 400 (1974). — 24. Piters, K., Goddman, J., Bessman, A.: Clin. Res. 23, 328A (1975). — 25. Piters, K., Goodman, J., Bessman, A.: Diabetes 24, 396 (1975). — 26. Semple, P. F., White, C., Manderson, W. G.: Brit. med. J. 1974 II, 694. — 27. Sönksen, P. H., Ellis, J. P., Lowy, C., Rutherford, A., Nabarro, J. D. N.: Diabetologia 1965 I, 208. — 28. Sönksen, P. H., Srivastava, M. C., Tompkins, Chr. V., Nabarro, J. D. N.: Lancet 1972 II, 155. — 29. Sönksen, P. H.: New Engl. J. Med. 291, 1034 (1974). — 30. Soler, N. G., Wright, A. D., Fitzgerald, M. G., Malins, J. M.: Lancet 1975 II, 1221. — 31. Süess, V., Froesch, E. R.: Schweiz. med. Wschr. 105, 1315 (1975). — 32. Todd, J. W.: Brit. med. J. 1974 III, 471. — 33. Turner, R. C., Grayburn, J. A., Newman, G. B., Nabarro, J. D. N.: J. Clin. Endocrinol. 33, 279 (1971). — 34. Vaisrub, S.: Jama 230, 1178 (1974). — 35. Waldhäusl, W., Pall, H.: Intensivmedizin 11, 305 (1974).

Heimsoth, V. H., Meier, L., Graffe-Achelis, Chr. (Med. Klinik d. Städt. Krankenhauses Schweinfurt): **Subklinischer Diabetes bei juveniler Hypertonie**

Nach Ergebnissen verschiedener Autoren und eigenen Untersuchungen weisen ca. 50—60% der Diabetiker einen Hochdruck und nahezu 30—50% der Hochdruckpatienten gleichzeitig eine diabetische Stoffwechselstörung auf [3, 8, 9, 15, 16].

Uns interessierte, ob es sich bei der Kombination dieser beiden wohl bedeutendsten Zivilisationskrankheiten um eine Komplikation des älteren Kranken handelt oder ob auch schon der jugendliche Hochdruckpatient in ähnlicher Weise belastet ist.

Methodik

Untersucht wurden 68 normgewichtige Patienten (51 männlich, 17 weiblich, mittleres Alter 24,3 Jahre) und 28 adipöse übergewichtige Patienten (19 männlich, 9 weiblich, mittleres Alter 25,7 Jahre) mit primärer benigner, meist labiler Hypertonie im Alter zwischen 25 und 30 Jahren (sog. juvenile Hypertonie) und 48 normotone normgewichtige jugendliche Kontrollpersonen der gleichen Altersgruppe (32 männlich, 16 weiblich, mittleres Alter 26,5 Jahre).

Weiterhin wurden 141 Patienten (97 männlich, 44 weiblich, mittleres Alter 52,3 Jahre) mit primärer Hypertonie und 110 normotone Kontrollpersonen (71 männlich, 49 weiblich, mittleres Alter 54,6 Jahre) überprüft.

Bei jedem Probanden wurden orale Glukosetoleranztests mit 100 g Glukose durchgeführt. Die Kontrolle des Kohlenhydratstoffwechsels erfolgte vor Einleitung der antihypertensiven Behandlung oder, sofern eine Saluretika- bzw. Beta-Blocker-Behandlung vorausgegangen war, frühestens 2 Monate nach Absetzen dieser Präparate. Die hereditäre Belastung wurde an insgesamt 300 befragten Patienten mit essentieller Hypertonie ermittelt. Als normgewichtig wurden Patienten mit einem Idealgewicht von ± 10% angesehen, als übergewichtig solche, deren Gewicht 20% mehr als das Normalgewicht betrug. Die statistische Berechnung erfolgte nach dem χ^2-Test, der nach dem Verfahren von Yates korrigiert wurde. Die Blutzuckeranalyse wurde mit der Glukose-Oxidase-Peroxidase-Methode durchgeführt.

Ergebnisse

Die Häufigkeit einer erblichen diabetischen Belastung unserer befragten jugendlichen Hochdruckpatienten entsprach mit 11,1% der Häufigkeit anderer hochdruckspezifischer Erkrankungen (Tab. 1).

36,8% der normgewichtigen jugendlichen Hochdruckpatienten hatten einen subklinischen Diabetes. Die jugendliche normotone Kontrollgruppe des gleichen Alters wies dagegen nur in 8,3% der Untersuchten eine im Test erfaßbare diabetische Stoffwechselstörung auf. Der Unterschied gegenüber der Gruppe mit juveniler Hypertonie war mit einer Irrtumswahrscheinlichkeit von 1% (χ^2-Wert = 11,02) signifikant. Das mittlere Gewicht der Hochdruckpatienten unterschied sich statistisch nicht von dem der Kontrollgruppe (Tab. 2).

Tabelle 1. Hereditäre Belastung

	Gruppe A n = 80	Gruppe B N = 220
Hypertonie	35,3%	20%
Apoplexie	6,2%	17,3%
Herzinfarkt	5%	7,7%
Nierenerkrankung	11,1%	7,7%
Diabetes mellitus	11,1%	14,2%

Gruppe A = Patienten mit ess. Hypertonie < 30 Jahre
Gruppe B = Patienten mit ess. Hypertonie > 30 Jahre

Tabelle 2. Prozentuale Häufigkeit eines subklinischen Diabetes mellitus bei Patienten mit primärer Hypertonie

Alter	Normotoniker			Hypertoniker		
	n	subklin. Diabetes	Prozent	n	subklin. Diabetes	Prozent
15—30	48	4	8,3	68	25	36,8
31—50	37	4	10,8	43	15	34,9
51—70	42	12	28,6	78	34	44,9
> 71	31	11	35,5	20	9	45

Mit 57,1% war der Anteil der Fälle mit subklinischem Diabetes bei übergewichtigen jugendlichen Hochdruckpatienten deutlich höher.

Die Aufschlüsselung in verschiedene Altersgruppen zeigte, daß die Häufigkeit einer KH-Toleranzstörung bei der normotonen Kontrollgruppe bekanntermaßen altersabhängig zunimmt.

Hochdruckpatienten wiesen dagegen eine in den einzelnen Altersgruppen nicht voneinander abweichende, nahezu gleiche Häufigkeit diabetischer Stoffwechselstörungen auf.

Diskussion

Die Häufigkeit eines subklinischen Diabetes mellitus juveniler Hochdruckpatienten entspricht der der Hypertoniker höheren Alters. Die diabetische Stoffwechselstörung bei einem Teil der Hochdruckpatienten ist demnach keine Spätkomplikation. Sie scheint vielmehr zu Beginn, möglicherweise gleichzeitig mit dem Hochdruckleiden aufzutreten. 11,1% der jugendlichen Hochdruckpatienten haben sogar einen bzw. zwei Elternteile, die einen manifesten Diabetes aufweisen.

Der Hochdruck selbst kann daher nicht Ursache der diabetischen Störung sein, zumal darüberhinaus in den höheren Altersgruppen wohl eine Häufigkeitszunahme hochdruckbedingter Veränderungen festzustellen ist, nicht aber wie gezeigt eine Zunahme der Fälle mit subklinischem Diabetes. Die von Liebegott ursächlich für die Diabetesentstehung des Hypertonikers angenommene Arteriosklerose der Pankreasgefäße trifft sicherlich daher nur für Einzelfälle zu [13].

Die erbliche Belastung, das frühzeitige gleichzeitige Auftreten und der in allen Altersgruppen nahezu gleiche Prozentsatz diabetischer Stoffwechselstörungen unterstützen die Ansichten der Autoren, die beide Erkrankungen als gleichgeordnete Begleit- und/oder Folgeerscheinungen einer gemeinsamen Ursache ansehen [1, 14].

Als praktische Konsequenz ergibt sich aus den Befunden, daß bei über $\frac{1}{3}$ der jugendlichen Hochdruckpatienten zusätzlich mit den nachteiligen Folgen einer Kohlenhydratstoffwechselstörung gerechnet werden muß. Neben einer möglichen diabetischen Entgleisung sind die Kranken vor allem durch eine höhere Infektanfälligkeit, durch die Folgen einer frühzeitigen Arteriosklerose und die den Kohlenhydratstoffwechsel betreffenden Nebenwirkungen einer Pharmakotherapie des Hochdrucks gefährdet.

Patienten mit subklinischem Diabetes weisen z. B. nach eigenen Erfahrungen genauso häufig Harnwegsinfektionen auf wie Patienten mit manifestem Diabetes [7]. Auf die Bedeutung diabetischer Stoffwechselstörungen beim Herzinfarkt wurde in den letzten Jahren besonders hingewiesen [2, 11]. Es erscheint daher berechtigt, die diabetische Stoffwechselstörung des jugendlichen Hochdruckpatienten als eine der Ursachen anzusehen, die für die bis jetzt ungeklärte relative Zunahme der Zahl der Herzinfarkte des Hypertonikers trotz der heutigen erfolgreichen Hochdruckbehandlung verantwortlich ist [17].

Saluretika, die bekanntermaßen ja nicht nur den Kohlenhydratstoffwechsel, speziell bei vorhandener Stoffwechselstörung, sondern auch den Fettstoffwechsel beeinträchtigen, sollten beim jugendlichen Hochdruckpatienten vermieden oder, falls unbedingt erforderlich, nur in geringer Dosis verordnet werden [6, 12]. Auch die gerade für den jugendlichen Hochdruckpatienten in den letzten Jahren bevorzugt eingesetzten Beta-Blocker vermögen nach mitgeteilten Untersuchungen ebenfalls den Kohlenhydratstoffwechsel zu beeinflussen [4, 5]. Eine entsprechende Kontrolle ist daher auch bei dieser Therapie angezeigt.

Neben der Blutdrucküberwachung gehört deshalb die Überprüfung des Blutzuckers und Urinzuckers ebenso zur Betreuung des juvenilen Hypertonikers wie ein durch entsprechende Teste überprüfter Zuckerstoffwechsel zur Differentialdiagnostik des Hochdrucks.

Besonders gilt dies für den übergewichtigen jugendlichen Hochdruckpatienten, der deshalb stärker gefährdet erscheint, weil bei ihm nicht nur ungleich häufiger Kohlenhydrattoleranzstörungen mit ihren Nachteilen zu beobachten sind, sondern weil nach Heyden übergewichtige Jugendliche zu einem höheren Prozentsatz als normgewichtige manifeste Hypertonien entwickeln [10].

Literatur

1. Baumann, R., Graff, Ch.: Dtsch. Gesundh.-Wes. 23, 1585 (1968). – 2. Braunsteiner, H., di Pauli, R., Sailer, S., Sandhofer, F.: Klin. Wschr. 43, 585 (1965). – 3. Dieterle, P., Fehm, H., Ströder, W., Henner, J., Bottermann, P., Schwarz, K.: Dtsch. med. Wschr. 52, 2376 (1967). – 4. Furman, B. L., Tayo, F. M.: European J. Pharmacol. 31, 115 (1975). – 5. Hasslacher, Ch., Wahl, P.: Med. Welt 24, 942 (1973). – 6. Heimsoth, V. H.: In: Donat, K. (Hrsg.): Nordwestdtsch. Ges. f. Inn. Med. Kongreßbericht 84. Tag. Hamburg 1975, p. 55. Lübeck: Hans. Verlagskontor. – 7. Heimsoth, V. H., Graffe-Achelis, Ch.: Med. Welt 24, 1512 (1973). – 8. Heimsoth, V. H., Hartmann, F.: Dtsch. med. Wschr. 90, 1467 (1965). – 9. Heimsoth, V. H., Ries, H. E.: Schles. Holst. Ärzteblatt 8, 390 (1975). – 10. Heyden, S.: Med. Klin. 65, 31 (1970). – 11. Kaffarnik, H., Lingelbach, H., Gassel, W.-D., Heimsoth, V.: Dtsch. med. Wschr. 96, 1959 (1971). – 12. Königstein, R. P.: Stuttgart: Thieme 1967. – 13. Liebegott, G.: In: Hochdruckforschung. II. Symposion in Freiburg. Stuttgart: Thieme 1964. – 14. Meythaler, F.: In: Hochdruckforschung. II. Symposion in Freiburg. Stuttgart: Thieme 1964. – 15. Sidney Pell, PhD.: Jama 202, 10 (1967). – 16. Singer, P.: Dtsch. Gesundh.-Wes. 23, 41 (1968). – 17. Smirk, F. H., Hodge, J. V.: Brit. med. J. 1963 II, 1221.

Dietze, G., Wicklmayr, M., Grunst, J., Mehnert, H. (III. Med. Abt. (Stoffwechsel u. Endokrinologie), Krankenhaus Schwabing u. Forschergruppe Diabetes sowie I. Med. Klinik der Univ. München): **Zur antiketogenen Wirkung von Fruktose***

In seinem 1917 erschienenen Lehrbuch über „Die Zuckerkrankheit und ihre Behandlung" beschreibt der Kliniker C. v. Noorden [1] einen azidosemindernden Effekt des Zuckeraustauschstoffs Fruktose. 1952 beobachtete dann M. Miller [2], daß dieser Effekt mit einer Senkung der Ketonkörper einhergeht. Die ein Jahr später an Leberschnitten durchgeführten Studien von K. Lang und K. H. Bässler [3] ließen als Ursache eine Verminderung der hepatischen Ketogenese vermuten, was durch O. Wieland und F. Matschinsky [4] am isoliert perfundierten Organ bestätigt werden konnte. Trotz zahlreicher Untersuchungen über die Fruktoseverwertung in der tierischen und menschlichen Leber blieb bisher ungeklärt, ob dieser antiketogene Effekt in der in vivo Situation eine physiologische Bedeutung besitzt und auf welche Weise er zustandekommt [5].

Es wurden deshalb an 4 juvenilen Diabetikern (24 Stunden nach Absetzen der Insulintherapie) alle 10 Minuten während einer Basalperiode von 30 Minuten sowie unter einem 60minütigen Fruktoseangebot (10 g/5 Min.; 0,5 g/kg × Std) die arteriellen und lebervenösen Spiegel des Gases Sauerstoff, sowie der nicht veresterten Fettsäuren (FFS), β-Hydroxybutyrat (β-HOB) und Azetazetat (AzAz) gemessen [6–9]. Während der Basalperiode sowie unter dem Einfluß der Infusion wurde die Leberdurchblutung mit Hilfe der ^{133}Xenon-Inhalationstechnik kalkuliert [10]. Die statistische Analyse wurde mit Hilfe des Student-T-Tests für gebundene bzw. ungebundene Proben vorgenommen [11].

---

* Mit Unterstützung des SFB 51 der Deutschen Forschungsgemeinschaft

Tabelle 1. Sauerstoff (O_2)- und Fettsäure (NFS)-Aufnahme sowie β-Hydroxybutyrat (β-HOB)- und Azetazetat (AzAz)-Produktion des Splanchnikusgebiets

	Basal	Fruktoseinfusion	
		10 min	30 min
O_2[a]	4,6 ± 0,9	7,1 ± 1,1[c]	6,9 ± 0,9[c]
NFS[b]	22,1 ± 1,1	20,2 ± 5,3	30,1 ± 8,5
β-HOB[b]	11,6 ± 1,9	1,3 ± 0,7[c]	1,6 ± 0,2[c]
AzAz[b]	4,1 ± 0,5	3,1 ± 1,4	3,8 ± 1,7

Mittelwert ± SEM von 4 juvenilen Diabetikern in [a] ml/100 g min und [b] µMol/100 g min. [c] signifikant gegen basal; p < 0,05, verbundener Paarvergleich (t-Test)

Entsprechend der im akuten Insulinmangel höheren Fettsäurespiegel wurden bei den untersuchten Diabetikern gegenüber Stoffwechselgesunden mehr Fettsäuren durch das Splanchnikusgebiet aufgenommen (Tabelle). Die Ketonkörperabgabe entsprach etwa der von Stoffwechselgesunden [12], wobei jedoch β-Hydroxybutyrat gegenüber Azetazetat überwog. Der Anteil der aufgenommenen Fettsäuren an der Ketogenese war damit im Vergleich zu anderen Autoren [12] relativ klein. Unter dem Einfluß der Fruktose ging bei etwa gleicher bis höherer Fettsäureaufnahme die Ketonkörperproduktion des Splanchnikusgebiets signifikant vor allem auf Kosten des β-Hydroxybutyrat zurück (Tabelle). Die physiologische Signifikanz dieses Mechanismus spiegelte sich in der kontinuierlichen Reduktion der arteriellen β-Hydroxybutyrat-Spiegels von 32,0 ± 7,5 innerhalb einer Stunde auf 13,6 ± 2,6 (p < 0,05, paired t-test).

Wie früher gezeigt werden konnte [13—15], wird die Fruktose bei der verwendeten Dosierung 2—3fach häufiger phosphoryliert als äquimolare Glukose, so daß man auch unter den vorliegenden Bedingungen mit einem gesteigerten ATP-Umsatz rechnen mußte [16]. Daß dies tatsächlich der Fall war, zeigte sich an der signifikanten Erhöhung der Sauerstoff-Aufnahme als Ausdruck der kompensatorisch gesteigerten Endoxidationsrate (Tabelle).

Unter Berücksichtigung der unter Fruktose auftretenden Zunahme der hepatischen Kohlendioxydproduktion [17] dürfte damit die verminderte Abgabe von Ketonkörpern weniger die Folge einer schnelleren Reveresterung noch einer gesteigerten Fettsäuresynthese, sondern vielmehr einer vermehrten Einschleusung der Fettsäuren in den Citratzyklus sein [4, 5].

Literatur

1. Von Noorden, C.: Die Zuckerkrankheit und ihre Behandlung. Berlin: A. Hirschwald-Verlag 1917. — 2. Miller, M., Drucker, W. R., Owens, J. E., Craig, J. W., Woodward, H.: J. Clin. Invest. 31, 115 (1952). — 3. Lang, K., Bässler, K. H.: Biochem. Z. 324, 401 (1953). — 4. Wieland, O., Matschinsky, F.: Life Sci. 2, 49 (1962). — 5. Krebs, H. A.: Adv. Enzym. Regulat. 4, 339 (1966). — 6. Kramer, K.: Oxymetrie. Stuttgart: G. Thieme 1960. — 7. Duncombe, W. G.: Biochem. J. 88, 7 (1963). — 8. Williamson, D. H., Mellanby, J.: In: Methoden der enzymatischen Analyse, Band II, (Hrsg. H. U. Bergmeyer). S. 1772. Weinheim: Chemie Verlag 1970. — 9. Mellanby, J., Williamson, D. H.: In: Methoden der enzymatischen Analyse, Band II, (Hrsg. H. U. Bergmeyer), S. 1776. Weinheim: Chemie Verlag 1970. — 10. Dietze, G., Wicklmayr, M., Czempiel, H., Henftling, H. G., Hepp, K. D., Mehnert, H.: Klin. Wschr. 53, 639 (1975). — 11. Snedecor, G. W.: Statistical methods. 5th ed. Ames: Iowa State College Press (1956). — 12. Havel, J., Kane, J. P.,

Balasse, E. O., Segel, N., Basso, L. V.: J. Clin. Invest. **49**, 2017 (1970). – 13. Dietze, G., Wicklmayr, M., Hepp, K. D., Grunst, J., Stiegler, S., Mehnert, H.: Infusionstherapie **1**, 552 (1973). – 14. Dietze, G., Wicklmayr, M., Grunst, J., Stiegler, S., Mehnert, H.: Z. Ernährungswiss. **14**, 252 (1975). – 15. Dietze, G., Wicklmayr, M., Grunst, J., Stiegler, S., Mehnert, H.: Int. J. Vit. Nutr. Res. (Suppl. 15) (1975). – 16. Bode, J. Ch., Zelder, O., Rumpelt, H. J., Wittkamp, U.: Europ. J. Clin. Invest. **3**, 436 (1973). – 17. Tygstrup, N., Winkler, K., Lundquist, F.: J. Clin. Invest. **44**, 817 (1965).

Zilker, Th., Stickel, F. J., Neher, G., Ermler, R., v. Clarmann, N., Bottermann, P. (Klinikum rechts der Isar, München): **Blutzuckerspiegel und Seruminsulinwerte in Relation zur Glibenclamidkonzentration nach suicidaler Glibenclamidintoxikation-Kasuistischer Beitrag**

Ein 25jähriger, stoffwechselgesunder Patient hatte nach eigenanamnestischen Angaben 50 Tabletten Euglucon 5, 40 Tabletten Briserin und eine unbekannte Menge Catapresan in suizidaler Absicht eingenommen. Bei der Aufnahme in einem auswärtigen Krankenhaus 2 Stunden nach Tabletteneinnahme betrug der Blutzucker 28 mg/100 ml. Nach Einleitung einer Infusionstherapie mit 5%iger Glukoselösung wurde der Patient 14 Stunden nach Tabletteneinnahme auf unsere Toxikologische Abteilung aufgenommen.

5 Tage lang wurde der Patient mit Glukoseinfusionen behandelt. Dabei wurde der Blutzuckerspiegel in halbstündigen Abständen mittels Dextrostix-Streifen und Ames-Reflektometer [1], alle 2 Stunden mittels der Hexokinase-Methode [2] enzymatisch bestimmt. Venöses Blut wurde zur radioimmunologischen Bestimmung der Seruminsulinkonzentration [3] untertags alle 2 Stunden, nachts alle 4 Stunden entnommen. In den gleichen Serumproben wurden freundlicherweise von Herrn Dr. Hrstka bei der Firma Boehringer-Mannheim radioimmunologische Glibenclamidbestimmungen durchgeführt [4].

In der ersten Abbildung kommen die Glibenclamidkonzentrationen im Verlauf der 5 Tage zur Darstellung. Gleichzeitig ist die infundierte Glukosemenge im oberen Teil der Abbildung registriert. Die Elimination läßt sich dabei in 3 Stufen unterteilen. Die erste Phase weist eine Elimination-Halbwertszeit von 2 Stunden auf. In der zweiten Phase

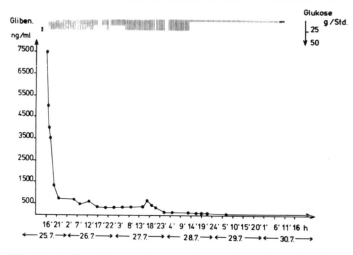

Abb. 1. Verlauf der Glibenclamidkonzentration im Serum während der 5 Tage nach Glibenclamidintoxikation. Der schraffierte Bezirk im oberen Bereich der Abbildung stellt die infundierte Glukosemenge dar

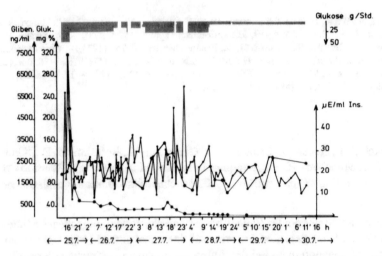

Abb. 2. Synopsis aller bestimmter Werte über 5 Tage nach Glibenclamidintoxikation. (●—●) Seruminsulin-spiegel, (●—●) Blutzuckerspiegel, Glibenclamidspiegel (●—●) die schraffierte Fläche im oberen Bereich der Abbildung zeigt die infundierte Glukosemenge an

beträgt die Eliminations-Halbwertszeit ca. 3 Stunden. Die dritte Phase ist durch eine Eliminationshalbwertszeit von ca. 37 Stunden gekennzeichnet. Nach Ablauf der ersten beiden Phasen, d. h. 22 Stunden nach Tabletteneinnahme, sind bereits Spiegel erreicht, die bei der Behandlung von Diabetikern dem üblichen therapeutischen Bereich entsprechen.

Der erste von uns, 16 Stunden nach Tabletteneinnahme registrierte Blutzuckerwert lag bei 40 mg%. Nach Beginn der Infusionstherapie mit 50 g Glukose pro Stunde stieg der Blutzucker in hyperglykämische Bereiche an. Das Absetzen der Infusion führte dabei jeweils wieder prompt zu Hypoglykämien. Durch Reduktion der infundierten Glukose-menge auf 25 g pro Stunde ließ sich eine befriedigende Einstellung herbeiführen. Alle Versuche, im weiteren Verlauf die Glukose-Infusion abzusetzen oder zu reduzieren, scheiterten jedoch innerhalb der ersten 3 Tage. Diese Versuche hatten lediglich wiederum Hypoglykämien zur Folge. Erst vom 3. Tage an reichte eine Infusionsmenge von 10 g Glukose pro Stunde aus, um Hypoglykämien zu vermeiden. Am 5. Tage konnte die Glukoseinfusion völlig abgesetzt werden.

Zu keinem Zeitpunkt werden excessiv hohe Insulinspiegel gemessen. Der höchste je erreichte Insulinwert beträgt 35 μE/ml. Die Insulinspiegel zeigen einen undulierenden Verlauf. Es finden sich dabei keine eindeutigen Beziehungen zur infundierten Glukose-menge. Auf Abbildung 2 wird eine Synopsis aller von uns bestimmter Werte gezeigt. Auffällig ist dabei, daß zum Zeitpunkt der höchsten Glibenclamid-Konzentration bei gleichzeitig im hyperglykämischen Bereich liegenden Blutzuckerwerten sich keine wesent-lich erhöhten Serum-Insulinspiegel finden. Umgekehrt fällt auf, daß im weiteren Verlauf zum Zeitpunkt der höchsten Glukosewerte die niedrigsten Insulinspiegel gefunden wer-den. Ferner führt ein geringer Wiederanstieg der Glibenclamid-Konzentration, der noch innerhalb des therapeutischen Bereiches liegt, zu dem höchsten Insulinwert, der überhaupt gemessen wurde.

Die Glukoseinfusion konnte erst reduziert werden, als der Glibenclamidspiegel soweit abgesunken war, daß er unterhalb des therapeutisch relevanten Bereiches lag.

Zusammenfassung

Bei der von uns beobachteten Glibenclamidintoxikation war es trotz des raschen initialen Abfalls der Glibenclamidkonzentration im Serum notwendig, den Patienten 3 Tage lang mit hochprozentiger Glukoselösung zu infundieren, um Hypoglykämien zu vermeiden. Insgesamt erhielt der Patient während 5 Tage 1665 g Glukose infundiert. Dabei schwankte der Blutzucker erheblich. Nach anfänglichen Schwierigkeiten, verursacht durch eine zu hoch gewählte Glukoseinfusionsmenge, konnte der Blutzuckerspiegel jedoch in der Regel zwischen 80 und 160 mg% gehalten werde, wozu sehr engmaschige Blutzuckerkontrollen notwendig waren. Die höchste beobachtete Seruminsulinkonzentration lag bei 35 μE/ml. Im übrigen schwankten die Seruminsulinspiegel zwischen 10 und 20 μE/ml und waren damit nicht wesentlich erhöht. Im Gegensatz zu der bekannten potenzierenden Wirkung einer Glukosegabe auf die Insulinsekretion während Glibenclamidbehandlung beim sulfonylharnstoffpflichtigen Erwachsenendiabetes [5] konnte bei unserem Patienten keine derartige Wirkung der infundierten Glukose auf die Insulinsekretion beobachtet werden. Dennoch kam es bei versuchsweise kurzfristiger Unterbrechung der Glukoseinfusion während der ersten 3 Tage prompt zu Hypoglykämien. Während der beiden letzten Tage konnte die kontinuierliche Glukosegabe auf 10 g pro Stunde reduziert werden, um den Blutzuckerspiegel im Normbereich zu halten. Die Glibenclamidkonzentration im Serum war zu diesem Zeitpunkt bereits auf Werte abgefallen, die niedriger lagen als der therapeutisch relevanten Konzentration bei glibenclamidbehandelten Diabetikern entspricht.

Literatur

1. Bottermann, P.: Blutzuckerbestimmung bei reflektometrischer Auswertung von Dextrostixsreifen. − 2. Schmidt, F. H.: Enzymatische Methode zur Bestimmung von Blut und Harnzucker unter Berücksichtigung von Vergleichsuntersuchungen mit klassischen Methoden. Klin. Wschr. 39, 1244 (1961). − 3. Hales, C. N., Randle, P. J.: Immunoassay of insulin with insulinantibody precipitate. Biochem. J. **88**, 137 (1963). − 4. Radioimmunologische Bestimmung von Glibenclamid. 8. Kongreß der Deutschen Diabetes Gesellschaft München, 1973. − 5. Raptis, R., Rau, R. N., Schröder, K. E., Faulhaber, J. D., Pfeiffer, E. F.: Comperative Study of Insulin secretion following repeated administration of glucose, tolbutamide and glibenclamide in diabetic and none diabetic human subjects. Horm. Meta Res. Suppl. 1, 65 (1969).

Strohfeldt, P., Strubel-Obermaier, U., Kettl, H. (Med. Univ.-Klinik, Homburg, Saar):
Einfluß von Buformin auf den Skeletmuskelstoffwechsel diabetischer Ratten

Der Wirkungsmechanismus der blutzuckersenkenden Biguanide ist nach wie vor nicht geklärt. Unter den drei zur Diskussion stehenden Mechanismen (Hemmung der Resorption verschiedener Substanzen aus dem Darm, Gluconeogenesehemmung in der Leber und Steigerung der peripheren Glucoseutilisation) beschäftigen wir uns seit einigen Jahren mit der Wirkung von Buformin auf den Stoffwechsel der Skeletmuskulatur der Ratte. Nach ein- oder mehrtägiger oraler Vorbehandlung mit 30−300 mg/kg Buformin war keine Steigerung der Glucoseaufnahme des isoliert perfundierten Hinterbeines normaler Ratten zu beobachten. Ebenso wurde die Wirkung submaximaler, exogener Insulindosen durch eine orale Buforminvorbehandlung nicht verstärkt [6]. Wir untersuchten daraufhin auch den Einfluß von Buformin auf die Glucoseaufnahme des isoliert perfundierten Hinterbeines streptozotocindiabetischer Ratten, nachdem auf Grund der Beobachtungen von Beckmann [1] orale Gaben von 150 mg/kg Buformin den Blutzucker streptozotocindiabetischer Ratten um 71% senken.

Bei männlichen Sprague-Dawley-Ratten wurde durch intravenöse Injektion von 125 mg/kg Streptozotocin ein Diabetes erzeugt. 48 bis 72 Stunden nach der Injektion wurden die Experimente begonnen. Der durchschnittliche Blutzucker zu diesem Zeitpunkt betrug 517 mg%, die Acetacetatkonzentration im Blut 0,89 μmol/ml im Vergleich zu 0,05 μmol/ml bei einem Normalkollektiv. Nach einer 4tägigen oralen Vorbehandlung mit täglich 150 mg/kg Buformin — die Kontrolltiere erhielten physiologische Kochsalzlösung — wurde die Hinterbeinperfusion mit einem vollsynthetischen Medium über 30 Minuten durchgeführt. Das Medium bestand aus Krebs-Henseleit-Bicarbonat-Puffer und enthielt 4 g% Rinderserumalbumin, 5 mM Glucose, 1 mM Lactat, 0,15 mM Pyruvat und 0,5 mM Oleat. Buformin war im Medium nicht enthalten. Aus dem Medium wurden Glucose, Lactat, Pyruvat, Glycerin und freie Fettsäuren, sowie aus dem Muskel am Ende der Perfusion Glycogen bestimmt [4, 5]. Die Konzentrationsänderungen im Medium wurden als μmol/g × h, die Glycogenkonzentration als μmol/g Feuchtgewicht angegeben. Für die statistischen Berechnungen kam der Wilcoxon-Test zur Anwendung.

Die Glucoseaufnahme des Skeletmuskels der diabetischen Tiere war gleich Null und wurde durch die Buforminvorbehandlung nicht beeinflußt. Dagegen kam es zu einer ausgeprägten, aus dem Glycogen stammenden Lactatabgabe, neben einer geringen Pyruvatproduktion, der Lactat/Pyruvat Quotient stieg während der Perfusionsperiode nur unwesentlich von 9,6 auf 13,7 an. Buformin führte lediglich zu einer unwesentlichen zusätzlichen Steigerung der Lactatproduktion, jedoch zu einer wesentlichen Abnahme der Pyruvatkonzentration im Medium mit einer Verdoppelung des Lactat/Pyruvat Quotienten von 10,8 auf 21,8 am Ende der Perfusionsperiode. Der Glycogengehalt des Muskels der diabetischen Ratten war gegenüber dem nicht diabetischer Tiere vermindert und nahm nach Buforminvorbehandlung nur unwesentlich weiter ab. Als Ausdruck einer Lipolyse wurde eine deutliche Glycerinproduktion, sowie ein Anstieg der freien Fettsäuren im Medium registriert. Unter Buformin blieb die Glycerinproduktion unverändert nachweisbar, im Gegensatz zu den freien Fettsäuren, die einen wesentlich höheren Anstieg ihrer Konzentration im Medium zeigten im Vergleich zu der Kontrollgruppe (s. Tab.).

Der mit Streptozotocin erzeugte Diabetes beim Tier ist nicht mit dem menschlichen Diabetes zu vergleichen. Dennoch können wir feststellen, daß die von Beckmann [1] nach einer oralen Vorbehandlung mit 150 mg/kg Buformin beobachtete Blutzuckersenkung an streptozotocindiabetischen Ratten, die 50 mg/kg intravenös erhalten hatten, nicht auf eine gesteigerte Glucoseaufnahme durch die Skeletmuskulatur zurückgeführt werden kann. Ebenso kann eine Potenzierung der Wirkung von noch vorhandenem endogenem Insulin ausgeschlossen werden, da auf Grund der ausgedehnten Untersuchungen von Junod u. Mitarb. [2] bereits 24 Stunden nach intravenöser Injektion von 50 mg und mehr Streptozotocin/kg bei Ratten nur noch ungefähr 5% des Insulins im Pankreas meßbar sind. Auf die Zugabe von exogenem Insulin wurde in dieser Versuchsreihe verzichtet, da wir, wie bereits eingangs erwähnt, in früheren Perfusionsuntersuchungen — ähnlich wie Williamson u. Mitarb. [7] am perfundierten Rattenherzen — durch Buformin keine Potenzierung der Wirkung submaximaler Insulindosen auf die Glucoseaufnahme des perfundierten Hinterbeines nicht diabetischer Ratten beobachten konnten [6]. Die deutliche Abnahme der Pyruvatkonzentration mit geringer Steigerung der Lactatproduktion und Verdoppelung des Lactat/Pyruvat Quotienten im Medium nach Buforminvorbehandlung ist unter Umständen Ausdruck einer verstärkten Reduktion des NAD-NADH-Potentials im Zytoplasma und in den Mitochondrien durch Hemmung der oxydativen Phosphorylierung. Ein derartiger Biguanideffekt wurde bereits früher von mehreren Untersuchern am Muskel-, Fett- und Lebergewebe gefunden [3]. Der höhere Anstieg der

Tabelle 1. Einfluß von Buformin auf den Stoffwechsel des isoliert perfundierten Hinterbeines streptozotocindiabetischer Ratten. Der L/P-Quotient wurde aus der Mediumkonzentration zu Beginn und am Ende der 30-minütigen Perfusionsperiode errechnet. Das Muskelglycogen wurde am Ende der Perfusion an einer Muskelprobe des M. adductor magnus bestimmt. Weitere Einzelheiten siehe unter Material und Methode. Die Konzentrationsänderungen sind als $\bar{X} \pm S_{\bar{X}}$ ausgedrückt. $* = p < 0,05$

	Glucose-aufnahme μmol/g × h	Lactat-abgabe μmol/g × h	Pyruvat-abgabe μmol/g × h	L/P 0.'	L/P 30.'	Glycogen μmol/g Fg	Glycerin-abgabe μmol/g × h	FFS-Abgabe μmol/g × h
Diabetes (Streptozotocin 125 mg/kg i.v.) n = 9	−0,45 ± 0,6	9,5 ± 0,6	0,14 ± 0,07	9,6 ± 0,3	13,7 ± 0,7	29,8 ± 3,3	1,38 ± 0,1	4,31 ± 0,6
Diabetes + Buformin (4 × 150 mg/kg oral) n = 8	−0,04 ± 0,7	11,6 ± 0,9	−0,34 ± 0,1*	10,8 ± 0,3	21,8 ± 1,2*	20,1 ± 3,6	1,75 ± 0,2	6,65 ± 0,6*

freien Fettsäuren im Medium im Vergleich zur Kontrollgruppe könnte auf dem gleichen Mechanismus beruhen.

Zusammenfassend möchten wir feststellen, daß — wie bereits an nicht diabetischen Ratten gezeigt werden konnte — auch bei diabetischen Tieren der blutzuckersenkende Effekt von Buformin offenbar nicht auf eine gesteigerte Glucoseaufnahme durch die Skeletmuskulatur zurückgeführt werden kann.

773

Literatur

1. Beckmann, R.: Biguanide (Experimenteller Teil). In: Hdb. exp. Pharm. Hrsg.: O. Eichler, A. Farah, H. Herken, A. D. Welch, Bd. XXIX, Hrsg.: H. Maske. Berlin-Heidelberg-New York: Springer 1971. – 2. Junod, A., Lambert, A. E., Stauffacher, W., Renold, A. E.: J. Clin. Invest. 48, 2129 (1969). – 3. Söling, H. D., Ditschuneit, H.: Der Wirkungsmechanismus der oralen Antidiabetika. Die Biguanide. In: Hdb. Diabetes mellitus, Bd. I (Hrsg.: E. F. Pfeiffer). München: J. F. Lehmanns Verlag 1969. – 4. Strohfeldt, P.: Res. exp. Med. 162, 7 (1973). – 5. Strohfeldt, P., Kettl, H., Weinges, K. F.: Horm. Metab. Res. 6, 167 (1974). – 6. Strohfeldt, P., Kettl, H., Obermaier, U., Weinges, K. F.: Diabetologia 11, 187 (1975). – 7. Williamson, J. R., Walker, R. S., Renold, A. E.: Metabolism 12, 1141 (1963).

Heine, P., Kewitz, H. (Inst. f. Klin. Pharmakologie, FU Berlin): **Untersuchungen zum Wirkungsmechanismus der Biguanide**

Aufgrund zahlreicher Untersuchungen wurde bei den Sulfonylharnstoffen geschlossen, daß die antidiabetische Wirksamkeit in der Hauptsache auf ihren Angriffspunkt an den B-Zellen beruht. Dagegen sind die Kenntnisse über die Wirkungsweise der Biguanide noch sehr unbefriedigend und widersprüchlich. Es ist jedoch klar geworden, daß die Biguanide in therapeutisch anwendbaren Dosen nur wirken können, wenn gleichzeitig Insulin vorhanden ist.

Butterfield und Whichelow berichteten 1962, daß der durch Insulin ausgelöste Übertritt von Glukose aus dem Blut ins Gewebe, gemessen am Unterarm von Diabetikern, nach 7–10tägiger Vorbehandlung mit Phenformin beschleunigt war. Später fanden Creutzfeldt und Mitarb. (1963) sowie Lippmann (1964) im Versuch an eviszerierten und nephrektomierten Tieren verschiedener Spezies durch Buformin eine Verstärkung der Insulinwirkung auf die Membrandurchlässigkeit für Zucker. Sie deuteten den Effekt als Synergismus zwischen Insulin und Buformin an der Membran der Muskelzellen.

Da die Veränderung der Empfindlichkeit für Arzneimittelwirkungen am besten durch die Verschiebung der Dosis-Wirkungskurve erkannt werden kann, untersuchten wir, ob am intakten, stoffwechselgesunden, narkotisierten Hund die Dosis-Wirkungskurve für Insulin durch Buformin-Gabe verschoben wird. Bestimmt wurde die Zunahme der durch Insulin hervorgerufenen Membranpermeabilität für Zucker. Als Parameter diente die Änderung des Verteilungsvolumens von Galaktose. Dieser Zucker verteilt sich im Organismus genauso wie Glukose, wird aber in der Muskulatur und im Fettgewebe praktisch nicht metabolisiert. Veränderungen des Galaktosespiegels können daher als Maß für die Zuckerpermeabilität der Zellwände benutzt werden (Spoerl, 1975).

Abbildung 1 zeigt Ihnen den Ablauf eines derartigen Versuches.

Zur Zeit 0 erhielten die Tiere eine Galaktose-Dosis von 3–4 g/kg innerhalb von 5 Minuten i.v.. Bei dieser hohen Dosierung war der Abfall der Galaktosespiegel ausschließlich durch die renale Ausscheidung bedingt. Nach der initialen Verteilungsphase von 10–15 Minuten fiel der Galaktosespiegel im Plasma bei semilogarithmischer Darstellung linear ab. Deshalb wurde erst ab der 20. Minute Blut zur Bestimmung der Galaktose-, Glukose- und Insulinspiegel in 2minütigen Abständen entnommen. 10 Minuten später erhielten die Tiere i. v. Insulin in verschiedener Dosierung. Nach weiteren 10 Minuten setzte die Insulinwirkung ein und wir beobachteten vorübergehend ein stärkeres Absinken der Galaktosespiegel, bis die ursprüngliche Steilheit des Abfalls wieder erreicht war, d. h. die Kurve nach unten parallel verschoben war. Nach Abklingen der Insulinwirkung stieg der Galaktosespiegel wieder bis zu der Höhe an, die ohne Insulin zum gleichen Zeitpunkt vorgelegen hätte. Das bedeutet, daß der durch Insulin erweiterte Verteilungsraum für Galaktose wieder auf seine ursprüngliche Größe zurückging, die Galaktose also wieder aus den Zellen in den Extrazellulärraum zurückkehrte.

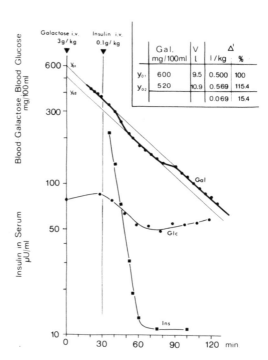

Abb. 1. Galactose-Elimination

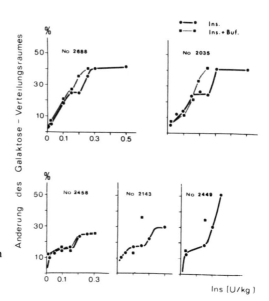

Abb. 2. Wirksamkeit von Insulin vor und nach
Buformingabe

Auf Abbildung 2 ist die Änderung des Verteilungskoeffizienten gegen die Insulindosis
aufgetragen. Die Dosis-Wirkungskurven wiesen einen zweistufigen Verlauf auf. Zwischen
0,1 und 0,15 U Insulin/kg trat ein Plateau auf und erst bei weiterer Dosissteigerung nahm
der Verteilungskoeffizient wieder zu, bis zu einem Maximaleffekt bei 0,3 U/kg.

Aus der Zweistufigkeit der Dosis-Wirkungskurve haben wir geschlossen, daß es an den
Zellmembranen zwei Arten von Insulinrezeptoren gibt, die sich durch ihre Empfindlichkeit gegenüber Insulin unterscheiden, jedoch beide für die Steigerung der Zuckerpermeabilität durch Insulin verantwortlich sind.

Ob diese beiden Arten von Rezeptoren für verschiedene Gewebe, z. B. Muskulatur und Fettzellen, charakteristisch sind, oder ob alle Insulin-empfindlichen Zellen zwei verschiedene Rezeptoren tragen, läßt sich aufgrund dieser Ergebnisse nicht entscheiden.

In einer zweiten Serie von Versuchen erhielten die Hunde vor der Galaktose-Injektion Buformin in Dosen von 4,6 und 8 mg/kg i. v. injiziert. Der sonstige Versuchsablauf blieb unverändert.

Die Wirkungsstärke niedriger Insulin-Dosen, d. h. der erste Teil der Dosis-Wirkungskurven wurde nach keiner der 3 Buformin-Dosen verändert. Das zeigt die gestrichelte Linie mit den Vierecken auf dem 2. Dia. Dagegen trat bei den höheren Insulin-Dosen, d. h. im zweiten Teil der Dosis-Wirkungskurve nach 6 und 8 mg Buformin/kg eine Verstärkung der Insulinwirkung auf. Dadurch ist die Zweistufigkeit der Dosis-Wirkungskurve verschwunden, denn der obere Bereich der Kurve war nach links verschoben. Der Maximaleffekt wurde mit einer niedrigeren Insulin-Dosis erzielt, war aber nicht stärker. Buformin verstärkt somit in Dosen über 6 mg/kg beim Hund die „potency" von Insulin, aber nicht die „efficacy". Wir haben aus diesen Ergebnissen geschlossen, daß nur die eine Art von Insulin-Rezeptoren, die erst auf eine höhere Insulin-Dosis ansprechen, nach Buformin empfindlicher auf Insulin reagieren.

Um zu prüfen, ob ähnliche Wirkungen auch beim Menschen auftreten, wurden die gleichen Untersuchungen bei 5 freiwilligen gesunden Probanden im Alter von 25—27 Jahren durchgeführt. Ohne Buformin zeigte sich der gleiche zweistufige Verlauf der Dosis-Wirkungskurven für Insulin wie beim Hund. Allerdings lagen die verwendeten Insulindosen um eine Zehnerpotenz niedriger, nämlich zwischen 5 und 40 mU/kg.

Die gleichen Versuchspersonen erhielten dann eine Tagesdosis von 500 mg Buformin oral eine Woche lang. Danach wurde die Untersuchung wiederholt.

Bei 3 Probanden war der Insulineffekt nach dieser Vorbehandlung im Bereich der höheren Insulindosen deutlich stärker als vorher, so daß auch hier, wie beim Hund, die Zweistufigkeit der Dosis-Wirkungskurven verschwand. Bei den beiden anderen Probanden, bei denen die Zweistufigkeit der Dosis-Wirkungskurven nicht so deutlich ausgeprägt war, ließ sich der Effekt von Buformin auch nicht so eindeutig nachweisen.

Eine blutzuckersenkende Eigenwirkung von Buformin trat weder beim Hund noch beim Menschen auf.

Aufgrund dieser Ergebnisse ist anzunehmen, daß Biguanide in erster Linie bei den Diabetes-Formen angezeigt sind, bei denen die Empfindlichkeit der Rezeptoren für Insulin herabgesetzt ist. Die differentialdiagnostische Abgrenzung dieser Fälle wäre für den zweckmäßigen Einsatz der Biguanide eine wichtige Voraussetzung.

Happ, J., Nest, E., Fröhlich, A., Schöffling, K., Beyer, J. (Abt. f. Klin. Endokrinologie, II. Med. Univ.-Klinik, Mainz u. Abt. f. Endokrinologie, Zentrum der Inn. Med. Univ. Frankfurt a. M.): **Tagesprofile der Sulfonylharnstoff-Serumspiegel und Stoffwechselparameter von Erwachsenendiabetikern unter Monotherapie mit verschiedenen Sulfonylharnstoffen bei vergleichbarer Stoffwechseleinstellung**

Einleitung

Messungen der Sulfonylharnstoff-(SH-)Serumkonzentrationen unter Dauertherapie bei Tabletteneinnahme in Verbindung mit gemischter Kost wurden bisher nicht durchgeführt, besitzen jedoch ohne Zweifel große praktische Relevanz.

Methodik

18 normalgewichtige Erwachsenendiabetiker wurden wie bereits in anderen Zusammenhang [1] beschrieben in randomisierter Reihenfolge jeweils mit Glibenclamid und Glibornurid behandelt; entsprechend erhielten 16 weitere Patienten Glibenclamid und Tolbutamid. In einer $\frac{1}{4}$jährlichen Einstellungsperiode wurde durch individuelle Dosierung eine gemessen an Nüchternblutzucker- und Harnzuckerkontrollen optimale und intraindividuell vergleichbare Stoffwechsellage erzielt. Die Morgendosen wurden um 8.00 in Verbindung mit dem 1. Frühstück eingenommen. Die in den meisten Fällen notwendige Abenddosis war in der Regel niedriger als die Morgendosis. Aus dem Serum wurden Glibenclamid radioimmunologisch [6], Glibornurid pulspolarographisch [5] und Tolbutamid colorimetrisch [4] bestimmt. Für die Bestimmungen danken wir V. E. Hrstka und F. H. Schmidt, Boehringer Mannheim GmbH und J. Raaflaub, Hoffman-La Roche AG.

Ergebnisse

Im intraindividuellen Vergleich konnten wir wie früher beschrieben [1] nachweisen, daß bei Dauertherapie mit verschiedenen SH in vergleichbarer Dosierung keine Unterschiede im Tagesprofil von Blutzucker, Seruminsulin, unveresterten Fettsäuren und Wachstumshormon feststellbar sind. Unter der Dauertherapie mit unterschiedlichen Dosen (Abb. 1) von Tolbutamid werden ausgehend von unterschiedlichen SH-Restspiegeln im Serum die Maximalkonzentrationen innerhalb $1\frac{1}{2}$–7 Stunden nach der Morgendosis, unter Glibornuridtherapie $3\frac{1}{2}$–6 Stunden und unter Glibenclamidtherapie 2–7 Stunden, im Mittel ca. $4\frac{1}{2}$–5 Stunden nach der Morgendosis erreicht. Insofern werden sehr unterschiedliche Zeiten bis zum Erreichen der Maximalspiegel angetroffen.

Im hier vorliegenden „steady state" stellen die morgendlichen SH-Ausgangsspiegel (Abb. 1), sog. Grenzminima (C_{min}), eine Plateauphase dar, die nach beendeter offensichtlich sehr variabler Resorption allein der Elimination unterliegt und eine Funktion der applizierten Dosis ist [2, 5].

Die Grenzminima bei Tolbutamidtagesdosen zwischen 1 und 3 g liegen zwischen 1,5 und 8,9 mg% und stellen im Durchschnitt einen Schwellenwirkspiegel für Gesunde dar [3]. Der größte Unterschied im morgendlichen Restspiegel bei gleicher Dosierung war 3fach. Die Grenzminima von Glibornurid bei Tagesdosen zwischen 37,5 und 100 mg dürften sich mit 0,3–2,5 ug/ml im Mittel oberhalb des Schwellenwirkspiegels Gesunder befinden und variieren innerhalb eines Dosisniveaus bis um das 5fache. Die Grenzminima von Glibenclamid liegen bei Tagesdosen zwischen 5 und 15 mg zwischen 1350 und weniger als 5 ng/ml, d. h. größtenteils weit oberhalb des Schwellenwirkspiegels für Gesunde [7], und es finden sich auf einem Dosisniveau bis zu 20fache Unterschiede ohne daß in diesen Fällen Nieren- oder Leberfunktionsstörungen bestanden.

Die Grenzmaxima (C_{max}) nach Morgendosen von Tolbutamid zwischen 0,5 und 3 g und von Glibornurid zwischen 12,5 und 50 mg variieren innerhalb einer Dosis höchstens um das 1,6- bzw. 2,2fache. Die Grenzmaxima nach Morgendosen von Glibenclamid zwischen 2,5 und 10 mg variieren dagegen innerhalb eines Dosisniveaus bis um das 12fache. Unter morgens und abends 5 mg entstanden z. B. in einem Fall Konzentrationen um 300 und in einem anderen um 2000 ng/ml (Abb. 1). Dieses Beispiel stellt keine Ausnahme dar.

Zwischen Grenzminima und Tagesdosen (TD) zeigt sich (Abb. 1) bei Glibornurid eine gute Korrelation. Für Tolbutamid läßt sich dies wegen der auf verschiedenen Dosisebenen zu geringen Zahl von Meßpunkten nicht nachweisen. Für Glibenclamid besteht bei großer Streuung der Werte keine gute Korrelation. Gleiches gilt auch für die Beziehung des Grenzmaximum oder des Grenzmaximum abzüglich des Grenzminimum (C_{Δ}) zur Morgendosis (MD).

Die Ergebnisse zeigen, daß unter üblichen therapeutischen Bedingungen mit den untersuchten SH individuell recht unterschiedliche Serumkonzentrationen erreicht wer-

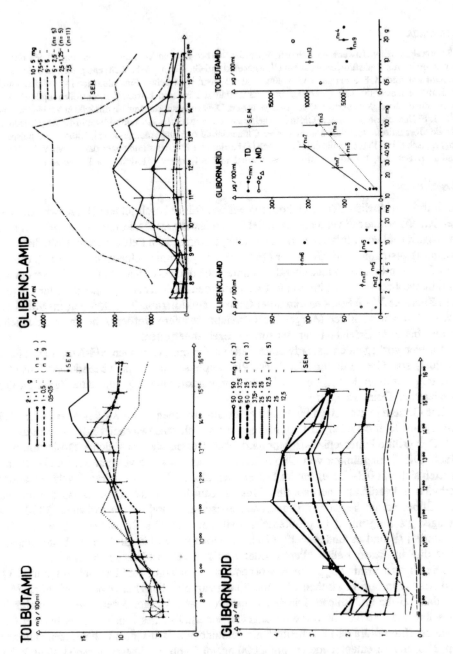

den — am ausgeprägtesten bei Glibenclamid. Bei Glibornurid und besonders bei Glibenclamid bestehen bei mittlerer Dosierung überwiegend noch wirksame morgendliche Restspiegel. Die Maxima werden im Durchschnitt weit später erreicht als der höchste Blutzuckergipfel des Tages nach dem ersten Frühstück und dürften demnach erst zum Zeitpunkt des Mittagessens und später von Bedeutung sein.

Trotz schlechter Korrelation der Glibenclamidserumkonzentration mit der Dosis fand sich erwartungsgemäß eine Korrelation zwischen den äquieffektiven Dosen von Glibenclamid und Glibornurid, die zwischen Glibenclamid und Tolbutamid wegen des schmalen therapeutischen Bereichs von Tolbutamid nicht erkennbar war (Abb. 2).

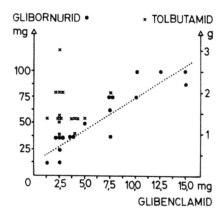

GLIBORNURID •   × TOLBUTAMID

Abb. 2. Äquieffektive Tagesdosen

Diskussion

Die aufgezeigte Diskrepanz zwischen dem Verhalten der äquipotenten Dosen und dem der Serumkonzentrationen von Glibenclamid findet bei der hohen Sensitivität und Präzision des Radioimmunoassay [6] keine methodische Erklärung. Neuere Untersuchungen [8] machten eine Bedeutung gastrointestinaler Faktoren im Wirkungsmechanismus von Glibenclamid wahrscheinlich, so daß weniger die Blutkonzentration als die Konzentration im Darm für die Glibenclamidwirkung entscheidend sein könnte. Somit wäre auch erklärbar, daß unterschiedliche Blutkonzentrationen infolge großer interindividueller Unterschiede der Resorption oder Elimination offenbar eine untergeordnete Rolle für die Wirkung spielen.

Literatur

1. Happ, J., Beyer, J., Nest, E., Fröhlich, A., Althoff, P. H., Schöffling, K.: Arzneim.-Forsch. (Drug Res.) 24, No. 8, 1228 (1974). − 2. Krüger-Thiemer, E., Bünger, P., Seydel, J. K.: Acta diabet. lat. 6 (Supl. 1), 74 (1969). − 3. Ariëns, E. J.: Acta diabet. lat. 6 (Suppl. 1), 143 (1969). − 4. Spingler, H.: Dtsch. med. Wschr. 35, No. 10, 533 (1957). − 5. Dubach, U. C., Korn, A., Raaflaub, J.: Arzneim.-Forsch. (Drug Res.) 25, No. 12a, 1967 (1975). − 6. Hrstka, V. E., Schmidt, F. H.: 8. Kongress d. Dtsch. Diab. Ges., München 21.−23. 6. 1973. − 7. Hrstka, V. E., Schmidt, F. H., Wahl, P.: 9. Kongress d. Dtsch. Diab. Ges., Travemünde 1974. − 8. Heptner, W., Kellner, H. M., Hilwig, I., Zermatten, A., Felber, J.-P.: IV. Int. Donau-Sympos. über Diab. mell., Dubrovnik, 20.−23. 10. 1975.

Hasche, H., Willms, B. (Fachklinik für Diabetes u. Stoffwechselkrankheiten, Bad Lauterberg im Harz): **Klinische Erfahrungen mit Des-Phe**[B1]**-Insulinen**

Durch Abspaltung der Aminosäure Phenylalanin am N-terminalen Ende der B-Kette erhält man Des-Phe-Insulin, ein Insulin mit unveränderter biologischer Aktivität bei deutlich verminderter Affinität zu insulinbindenden Antikörpern [1, 2]. Das von uns untersuchte Insulin mit dem Prüfnahmen Depot Insulin HOE 03 R-K-LD/R bzw. HOE 03 S-K-LD/S ist eine neutrale Insulinsuspension ohne Depothilfsstoffe, die zu 25% Des-Phe-Insulin in gelöster und zu 75% unverändertes Insulin in kristalliner Form enthält. In der von uns durchgeführten Untersuchung sind ausschließlich klinische Aspekte in die Fragestellung einbezogen worden.

1. Läßt sich mit Hilfe des Depot Insulin HOE 03 eine ausgeglichene Stoffwechsellage erzielen?

2. Wie läßt sich das Wirkungsprofil des Depot Insulin HOE 03 beschreiben, und in welcher Weise läßt es sich mit anderen Insulinen vergleichen?

3. In welcher Weise sollte bei Patienten, die mit Insulin Depot HOE 03 behandelt werden, die Kohlenhydrate über den Tag verteilt sein?

Bisher wurden in unserer Klinik 78 Diabetiker auf Insulin Depot HOE 03 eingestellt. In der Mehrzahl waren es Patienten, die erstmals mit Insulin behandelt werden mußten. Davon erhielten 66 Patienten HOE 03 R und 12 HOE 03 S.

Untersuchungen zum Wirkungsprofil dieses Insulins wurden bei Diabetikern mit einmaliger Insulininjektion folgendermaßen durchgeführt: 28 kapillar entnommene Blutzuckerbestimmungen, die unterschiedlich über den Tag verteilt waren − zunächst 15minütig, später in stündlichen und danach in vierstündlichen Abständen − dienten dazu, die Blutzuckerverlaufskurve zunächst graphisch zu erfassen. Gegenüber der kontinuierlichen Glukosemessung bestand hier der Vorteil, daß sich die Patienten in ihrer gewohnten Weise bewegen konnten. Als Nachteil wurde in Kauf genommen, daß die nach Molnar [3, 4] berechneten objektivierenden Vergleichsdaten MAGE, MODD und MBG z. T. aus extrapolierten Werten berechnet werden mußten. Die Reproduzierbarkeit solcher Intensivprofile wurde untersucht und das Wirkungsprofil des Depot HOE 03 R mit Depot Insulin Hoechst CR verglichen. Die unserer Ansicht nach optimale Diätverteilung ermittelten wir aus den Mittelwerten der von uns verordneten Diät.

Ergebnisse

40 der von uns mit Depot HOE 03 behandelten Diabetiker konnten auf eine einmalige Insulininjektion eingestellt werden. Die mittlere Insulindosis betrug 27,4 IE. Absolut bewegten sich die Insulinmengen zwischen 12 und 48 IE. Der Spritz-Eß-Abstand betrug in der Regel 30 min., lediglich in 4 Fällen mußte wegen des ausgeprägten morgendlichen postprandialen (pp) Anstieges die Insulininjektion 45 min. vor dem ersten Frühstück vorgenommen werden. 38 Diabetiker wurden auf die zweimalige Insulininjektion eingestellt. Die mittlere Gesamtdosis beträgt 44,7 ± 17,8 IE, von denen 29,03 ± 11,7 IE auf die erste und 15,8 ± 6,4 auf die zweite Injektion entfielen. Dies entspricht einem mittleren Verhältnis von 1.835 : 1. Der Dosisbereich schwankte zwischen 18/8 und 70/44 IE.

Bei einer Patientin trat eine Insulinhautallergie mit allergischen Reaktionen gegen alle Insuline auf. Es konnte jedoch durch symptomatische Maßnahmen Beschwerdefreiheit erzielt werden. Bei späteren ambulanten Kontrollen waren bei guter Einstellung der Stoffwechsellage keine lokalen Reaktionen mehr nachweisbar.

In den von uns durchgeführten Intensivprofilen überprüften wir die Reproduzierbarkeit derartiger Versuche. Es zeigte sich eine erstaunliche Übereinstimmung der Blutzuckerverlaufskurve bei gleicher Diät, konstanten Spritz-Eß-Abständen und unveränderter Insulinmenge. In allen Fällen stellte sich nach dem ersten Frühstück ein starker pp Anstieg sowie ein rascher Glukoseabfall in der Zeit bis zum zweiten Frühstück ein. Bis zur fünften Mahlzeit, dem Abendessen, sind die pp Anstiege nicht sehr ausgeprägt.

Erst mit nachlassender Insulinwirkung mußte nach dem Abendessen ein kräftiger pp Anstieg festgestellt werden. Offenbar läßt die Insulinwirkung bei einmaliger Injektion ca. 12 h nach der Insulingabe nach und ist nach weiteren 8 h nicht mehr nachweisbar. In dieser Weise muß der Glukoseanstieg gegen 4.00 Uhr gedeutet werden.

Nachdem sich die Reproduzierbarkeit bestätigt hatte, verglichen wir das Wirkungsprofil von Depot HOE 03 und Depot Hoechst CR. Unterschiede in den Blutzuckerverlaufskurven lagen in der individuellen Ansprechbarkeit auf Insulin, bei ein und derselben Person war die Glukoseverlaufskurve mit beiden Insulinen jedoch nahezu identisch.

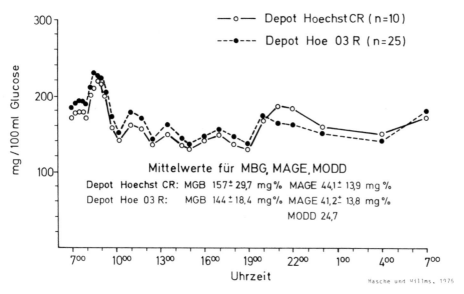

Abb. 1. Vergleich der Mittelwertkurve zwischen Depot Hoechst CR und Depot Hoe 03 R

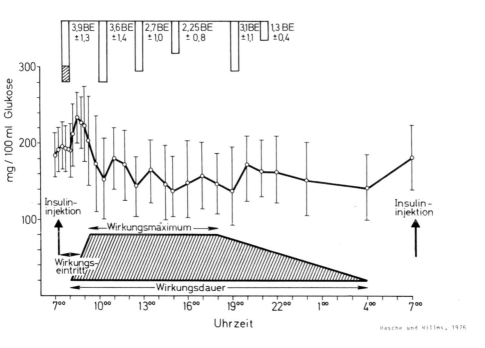

Abb. 2. Mittlere Glukoseverlaufskurve über 24 Std. bei Patienten mit einmaliger Injektion des Depot Insulins Hoe 03 R (n = 25)

Diese Gleichheit ließ sich ebenfalls in der Gegenüberstellung der rechnerisch ermittelten Mittelwertskurven demonstrieren (s. Abb. 1). Weder im Einsetzen der Insulinwirkung noch im Bereich des Wirkungsmaximums noch in der Wirkungsdauer ließen sich signifikante Unterschiede feststellen.

Ebenfalls zeigte sich nach den von Molnar [3, 4] ermittelten Parametern kein signifikanter Unterschied. MAGE betrug für Depot HOE 03 R 41,2 ± 13,9 für Depot CR 44,0 ± 13,9. MBG war für Depot HOE 03 R 144 ± 18,4 für Depot CR 157 ± 29,7 mg%. MODD lag im Mittel bei 24,7 (absolut zwischen 13,8 und 48,2), nach Molnar [3, 4] Ausdruck einer stabilen Stoffwechsellage.

Im Zusammenhang mit dem Wirkungsprofil des Depot Insulin HOE 03 muß auch die Kohlenhydratverteilung gesehen werden. Um aufgrund der kräftigen Wirkung eine Hypoglykämie am späten Vormittag zu vermeiden, muß das 2. Frühstück kohlenhydratreich sein. Generell läßt sich sagen, daß das 2. Frühstück ebensoviele Kohlenhydrate wie das erste enthalten sollte. Die durchschnittliche BE-Verteilung war bei unseren Patienten: 3,9 BE zum ersten Frühstück, wobei 1 BE als Zuckeraustauschstoff mit der Diabetikermarmelade einbezogen wurde. 3,6 BE zum 2. Frühstück, 2,7 BE mittags, 2,3 BE nachmittags, 3,1 BE zum Abendbrot und 1,3 BE zur Spätmahlzeit (s. Abb. 2).

Beschreibt man das Wirkungsprofil des Depot Insulin HOE 03 R, so lassen sich aus den von uns erstellten Kurven folgende Parameter ablesen: Die Insulinwirkung setzt nach 30–60 min. p. i. ein und erreicht ihr Maximum, das 8–10 h andauert, nach 1,5–2 h p. i.. Die Wirkungsdauer muß mit 12–20 h p. i. angenommen werden (s. Abb. 2).

Zusammenfassend kann gesagt werden, daß mit dem Depot Insulin HOE 03 ein neues Insulin vorliegt, mit welchem sich eine ausgeglichene Stoffwechsellage erzielen läßt und welches bei guter Steuerbarkeit und identischer Wirkung zum Depot Insulin Hoechst CR als neutrales Insulin ohne Depothilfsstoffe den Vorteil einer besseren Verträglichkeit gegenüber dem herkömmlichen Surfeninsulin bietet.

Literatur

1. Brandenburg, D.: Des-Phe[B1]-Insulin, ein kristallines Analogon des Rinderinsulins. Hoppe Seyler's Z. Physiol. Chem. 350, 741–750 (1969). – 2. Kerp, L., Steinhilber, S., Kasemir, H., Han, J., Henrichs, H. R., Geiger, R.: Changes in immunspecificity and biologic activity of bovine insulin due to subsequent removal of the amino acids B_1, B_2 and B_3. Diabetes 23, 651–656 (1974). – 3. Service, F. J., Molnar, G. D., Rosevear, J. W., Ackerman, E., Gatewood, L. C., Taylor, W. F.: Mean amplitude of glycemic excursions, a measure of diabetic instability. Diabetes 19, 644–655 (1970). – 4. Molnar, G. D., Taylor, W. F., Ho, M. M.: Day-to-day variation of continuously monitored glycemia: a further measure of diabetic instability. Diabetologie 8, 342–348 (1972).

Dörfler, H., Wolfram, G., Hepp, K. D. (Med. Poliklinik d. Univ. München, III. Med. Abt. u. Forschergruppe Diabetes, Städt. Krankenhaus München-Schwabing): **Ketogenese beim lipatrophischen Diabetes und ihre Beeinflussung durch Insulin**

Der lipatrophische Diabetes ist durch folgende Merkmale charakterisiert: vollständiges Fehlen von subcutanem Fettgewebe, insulinresistenter Diabetes mellitus mit geringer Neigung zur Ketose, Hepatosplenomegalie, excessive Hyperlipidämie, Erhöhung des Grundumsatzes ohne Vorliegen einer Hyperthyreose. Lawrence, der 1946 diese Kriterien aufstellte, hat die Bedeutung des Krankheitsbildes für die Pathophysiologie des Kohlenhydrat- und Fettstoffwechsels als erster erkannt [3].

Eine jetzt 22jährige Patientin der Medizinischen Poliklinik, die wir seit 1969 beobachten, erfüllt alle von Lawrence aufgestellten Kriterien. Über die Kasuistik ist an anderer Stelle bereits berichtet worden [1, 7, 9]. An der Patientin fällt ein ungewöhnlich frühes Auftreten ausgeprägter Komplikationen auf, z. B. Erblindung an einem Auge infolge diabetogener Fundusveränderungen und gehäufte bakterielle Infekte. Das schlechte Allgemeinbefinden der Patientin limitierte von Anfang an das Ausmaß der Untersuchungen. Aus der Kasuistik ist für die nachstehend dargestellte Fragestellung noch erwähnenswert, daß eine längerdauernde

Insulinbehandlung auch in hohen Dosen die Blut- und Harnzuckerwerte kaum beeinflußte. Bei der Patientin ließ sich während der langen Verlaufsbeobachtung trotz ständiger Glukosurie nur gelegentlich Aceton im Urin nachweisen. Diese Beobachtung steht im Einklang mit den Befunden anderer Autoren [2, 5, 6, 8]. Im Zusammenhang mit einer größeren Studie führten wir bei der Patientin Untersuchungen zum Einfluß von Insulin auf die Konzentrationen von Substraten des Kohlenhydrat- und Fettstoffwechsels durch. In der vorliegenden Mitteilung berichten wir über den Einfluß einer Insulingabe auf die Ketonkörperspiegel.

Vor der ersten Untersuchung (A) war die Patientin etwa 10 Monate ohne Insulintherapie. Nach 12stündiger Nahrungskarenz wurde die tiefe Armvene mit einem Venenkatheter, die Arteria brachialis des gleichen Armes mit einer Cournand-Verweil-Kanüle punktiert. Nach Abnahme von Leerwerten erhielt die Patientin in die Vene des anderen Armes 26 Einheiten Insulin in 26 Minuten infundiert. Die arteriellen und venösen Blutabnahmen erfolgten jeweils zum gleichen Zeitpunkt. In allen Proben wurde der Blutzuckerspiegel, der Spiegel der freien Fettsäuren, des β-Hydroxybutyrats und Acetoacetats neben weiteren Parametern gemessen.

In einer zweiten Untersuchung (B) wurde die Versuchsanordnung modifiziert: es wurden nur arterielle Blutproben entnommen und Acetoacetat nicht mitbestimmt. Die Patientin erhielt in dieser Untersuchung 260 Einheiten Insulin in 20 Minuten infundiert.

Nach 12stündiger Nahrungskarenz liegen bei der Untersuchung A die arteriellen Spiegel der Gesamtketonkörper mit über 0,9 mMol/l deutlich über der Norm. Dabei liegen die Spiegel von Acetoacetat um 0,3 mMol/l, von β-Hydroxybutyrat über 0,6 mMol/l. Während der Gabe von Insulin steigen die Spiegel von Acetoacetat zunächst an, der arterielle Spiegel am Ende der Untersuchung liegt jedoch mit 0,2 mMol/l unter dem

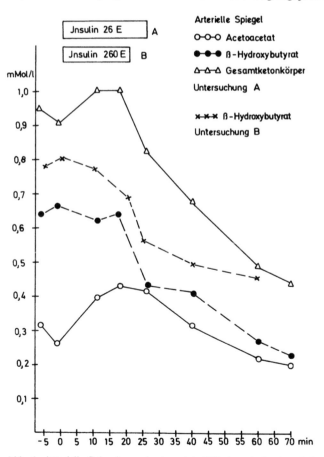

Abb. 1. Arterielle Spiegel von Acetoacetat, β-Hydroxybutyrat und der Gesamtketonkörper in Untersuchung A, und arterielle Spiegel von β-Hydroxybutyrat in der Untersuchung B

Ausgangswert. Der Spiegel von β-Hydroxybutyrat ist am Ende der Untersuchung auf die Hälfte des Ausgangswertes abgesunken. Der Einfluß des Insulins wird auch bei Darstellung der Gesamtketonkörper deutlich (Abb. 1). Dieses Ergebnis ließ sich in einem weiteren Experiment mit gleicher Versuchsanordnung — die Ergebnisse sind hier nicht aufgeführt — bestätigen.

Auch in der Untersuchung B liegen nach 12stündiger Nahrungskarenz die arteriellen Spiegel von β-Hydroxybutyrat mit Werten von 0,8 mMol/l deutlich über der Norm. Eine 20 Minuten dauernde Infusion von insgesamt 260 Einheiten Insulin führt zu einem deutlichen Absinken von β-Hydroxybutyrat zu einem Wert von 0,5 mMol/l am Ende der Untersuchung (Abb. 1).

In beiden Untersuchungen steht das Absinken der Ketonkörperspiegel unter Insulingabe nicht im Zusammenhang mit einem gleichsinnigen Verhalten der freien Fettsäuren. In der Untersuchung A steigen unter Insulingabe die arteriellen Konzentrationen der freien Fettsäuren deutlich über den Ausgangswert an und bleiben während der gesamten Untersuchung hoch. In der Untersuchung B bewegen sich die arteriellen Spiegel der nicht veresterten Fettsäuren kaum. Eine Verminderung des arteriellen Angebotes unter Insulingabe ist bei keiner Untersuchung zu beobachten (Abb. 2).

Beim Gesunden und Diabetiker wird die Ketonkörperbildung durch Insulin auf dem Wege eines verminderten Angebotes an nicht veresterten Fettsäuren beeinflußt, der Angriffspunkt einer antiketogenen Insulinwirkung liegt also in erster Linie am Fettgewebe. Dieser Mechanismus ist wegen des Mangels an Depotfett bei unserer Patientin nicht zu erwarten. So zeigen auch beide Untersuchungen eindeutig, daß der Abfall der Ketonkörperspiegel im Blut nicht mit einem entsprechenden Abfall der Spiegel der nicht veresterten Fettsäuren einhergeht. Eine weitere Möglichkeit, den Abfall der Ketonkörperspiegel im Blut nach Insulingabe zu erklären, wäre eine Zunahme der Utilisation der Ketonkörper in der Peripherie. Die AV-Differenzen der Gesamtketonkörper geben aber keinen Hinweis darauf, daß dies bei unserer Patientin der Fall ist. Unsere Befunde lassen sich dahingehend deuten, daß Insulin im vorliegenden Fall einen direkten intrahepatischen Einfluß auf die

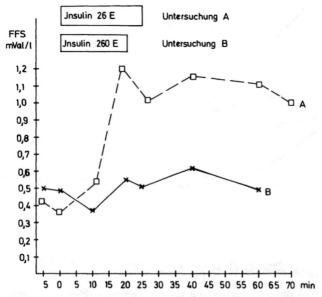

Abb. 2. Arterielle Spiegel der freien Fettsäuren in Untersuchung A und B

Regulation der Ketogenese ausübt. Im Tierversuch konnten McGarry und Mitarbeiter [4] nachweisen, daß ein solcher direkter Angriffspunkt für die Regulation der hepatischen Ketonkörperproduktion besteht. Da zumindest zu Beginn der Erkrankung bei Patienten mit lipatrophischem Diabetes ausreichend endogenes Insulin vorhanden ist [5, 6] – wir konnten dies bei unserer Patientin durch Stimulierung mit einem Sulfonylharnstoffpräparat nachweisen [9] – läßt sich sehr wahrscheinlich die im Verhältnis zu den Blut- und Harnzuckerwerten geringe Ketose mit dem diskutierten Mechanismus einer hepatischen Insulinwirkung erklären.

Unsere Untersuchungen lassen nach unserer Meinung zwei Schlußfolgerungen zu:

1. Insulin beeinflußt beim lipatrophischen Diabetes die Ketonkörperproduktion durch einen direkten Einfluß auf die Leber.

2. Bei Patienten mit lipatrophischem Diabetes lassen sich Insulinwirkungen zeigen, die normalerweise von dem quantitativ bedeutsameren Effekt auf das Fettgewebe überdeckt werden.

Literatur

1. Bandmann, H.-J., Romiti, N., Stehr, K.: Hautarzt **16**, 492–489 (1965). – 2. Kikkawa, R., Hoshi, M., Shigeta, J., Izumi, K.: Diabetes **21**, 827–831 (1972). – 3. Lawrence, R. D.: Lancet **1946 I**, 724–731; 773–775. – 4. McGarry, J. D., Wright, P. H., Foster, D.W.: Journ. clin. Invest. **55**, 1202–1209 (1975). – 5. Samaan, N. A., Craig, J. W.: Metabolism **18**, 460–468 (1969). – 6. Scully, R. E., McNeely, B. M.: New Engl. J. Med. **292**, 35–41 (1975). – 7. Seidl, O.: Inauguraldissertation, München, 1974. – 8. Taton, J., Malczewski, B., Wisniewska, A.: Diabetologia **8**, 319–325 (1972). – 9. Zöllner, N., Dörfler, H., Wolfram, G.: Münch. med. Wschr. **117**, 1209–1214 (1975).

Boesken*, W. H., Schneider**, G., Reuscher, A. (Med. Klinik u. Augenklinik, Univ. Freiburg/Brsg.): **Veränderungen des Urinprotein-Musters bei Diabetes mellitus, ein Frühsymptom der renalen Mikroangiopathie?**

Seit der Einführung des Insulins und der Antibiotika in die Therapie des Diabetes mellitus (D. m.) und seiner Komplikationen sind nicht mehr Koma und Sepsis, sondern Gefäßschäden lebensbegrenzend. Etwa 70% der Patienten mit D. m. weisen als Todesursache vaskuläre Komplikationen auf.

Mit verschiedenen Methoden wurde versucht, die diabetische Mikroangiopathie (d. M.) möglichst schon im Frühstadium zu erfassen. Zwar ist eine kausale Therapie – abgesehen von einer guten Einstellung des D. m. – nicht bekannt; jedoch lassen der tierexperimentelle Beweis der Reversibilität früher glomerulomesangialer Schäden (Mauer et al.) und therapeutische Ansatzpunkte etwa durch Regulation der STH-Inkretion Versuche gerechtfertigt erscheinen, mit sensiblen Methoden möglichst früh, gut reproduzierbar und ohne Belastung des Patientes die d. M. nachzuweisen.

Verbreitetste Methode ist zweifellos die Beurteilung des Augenfundus, die wenig belastend ist, aber frühe Veränderungen nicht erfaßt. Mit eingreifenderen histologischen Techniken wurden in verschiedenen Gefäßprovinzen (Haut, Muskel, Niere, Ohrläppchen, Rectum u. a.) spezifisch diabetische Arteriolenveränderungen nachgewiesen [2]; als Maß für die frühe d. M. wird häufig auch die Verbreiterung der kapillären Basalmembran (BM)

---

* Mit Unterstützung der DFG (Bo 378/7)

** Diese Arbeit enthält wesentliche Teile der Inauguraldissertation von cand. med. Gaby Schneider

herangezogen [3, 6, 9]. Die funktionelle Veränderung der BM im Sinne einer vermehrten Permeabilität für Makromoleküle, als deren Ursache Spiro eine veränderte Aminosäure- und Glycoproteinzusammensetzung nachwies, kann fluoreszenzoptisch am Augenfundus und mit radioaktivem Albumin an Hautkapillaren gemessen werden. Untersuchungen zur d. M. des renalen glomerulären Systems wurden mit der Quantifizierung der gesamten Eiweißausscheidung, mit dem sensibleren Albumin-RIA, sowie mit Dextran- und Proteinclearances unternommen [5].

Insgesamt weisen je nach Methode zwischen 40 und 95% der Patienten mit D. m. mikroangiopathische Veränderungen auf, die offenbar mit der Dauer der Erkrankung zunehmen und wohl nicht — wie Siperstein postulierte — eine genetische Prädisposition darstellen [2].

Nun haben die in den vergangenen Jahren entwickelten Techniken der Proteinchemie, vor allem die Polyacrylamid-Elektrophorese unter Detergentien (SDS-PAA-DE), die Eiweißausscheidung im Urin zu einem Symptom hoher differentialdiagnostischer Bedeutung werden lassen. Verschiedene Formen renaler und extrarenaler Proteinurien können unabhängig von der Gesamtmenge durch ihre molekulare Zusammensetzung unterschieden werden. Glomeruläre Proteinurien unselektiver Art beweisen Veränderungen im glomerulären Mesangium und der BM, selektive Formen extramembranöse und podocytäre Erkrankungen. Mikromolekulare Proteinurien weisen auf eine mangelhafte tubuläre Resorption hin [1]. Die renale d. M. ist von einer unselektiv-glomerulären Proteinurie (I oder VI in Abb. 1), die bei D. m. häufig auftretenden Harnwegsinfekte sind je nach Ausprägung von tubulären oder postrenalen Proteinurien begleitet (Abb. 1).

Zweck der hier vorgelegten Untersuchungen sollte es sein:

a) bei einem Kollektiv von etwa 200 Patienten mit D. m. die Gesamtproteinurie und das Urinproteinmuster mit der SDS-PAA-DE zu bestimmen,

b) die auf eine glomeruläre Kapillarveränderung hinweisenden Befunde mit anderen Parametern der d. M. wie Fundoskopie, Fluoreszenzangiographie (bei 10 Patienten), Nierenfunktion (Serumkreatinin) und Blutdruckwerten zu vergleichen und

c) die Befunde mit der Dauer des D. m. zu korrelieren. Der D. m. juvenilis wurde definiert als bei Diagnosestellung primär insulinpflichtige Form bei Patienten jünger als 15 Jahre. Das Patientengut war unselektiert.

Nur 20—30% aller hier untersuchten Patienten wiesen ein physiologisches Urinproteinmuster auf, 50—60% zeigten glomeruläre, etwa 10% Veränderungen wie bei Harnwegsinfekten.

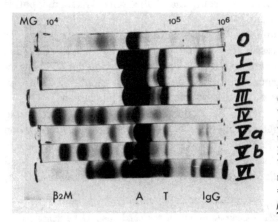

Abb. 1. SDS-PAA-Elektrophorese-Muster der Urinproteine: Physiologische (0) und verschiedene renale Proteinurien (I—VI). I—III: Makromolekulare Proteinurien unterschiedlicher glomerulärer Selektivität. IV: Tubuläre Proteinurie. V—VI: Verschiedene makro- und mikromolekulare Mischproteinurien. MG = Mol. Gewicht; $\beta_2 M$ = β_2Mikroglobulin; A = Albumin; T = Transferrin; IgG

Das Muster einer glomerulären Proteinurie erwies sich bei juvenilem D. m. als sehr früher Parameter der d. M., da es in allen Gruppen unterschiedlicher Dauer mit 40—90% ein häufigerer pathologischer Befund war als die diabetische Retinopathie. Besonders betont werden muß die Tatsache, daß 76% dieser Patienten mit glomerulärem Urinproteinmuster eine üblicherweise als physiologisch angesehene Gesamtproteinurie unter 70 mg/d aufwies; nur 12% hatten eine deutliche Proteinurie über 500 mg/d (Abb. 2).

Beim Alters-D. m. wurden die Verhältnisse kompliziert durch das häufigere Auftreten einer Hypertonie und deren sekundäre Nierenschäden, die zu einer nicht unterscheidbaren glomerulären Proteinurie führen. Werden nur normotone Altersdiabetiker einbezogen, sind die Ergebnisse der juvenilen Gruppe vergleichbar; die Morbidität gemessen an der Dauer des D. m. liegt jedoch höher, was sich durch die lange Dunkelperiode des Alters-D. m. erklären läßt (Abb. 2.). Bei 63% der juvenilen bzw. 57% der Alters-Diabetiker zeigten Urinproteinmuster und Augenfundus identische negative oder positive Befunde an. In beiden Gruppen waren nur wenige Fälle (2% bzw. 7%) mit alleinigen Funduszeichen, deutlich mehr jedoch (35% bzw. 33%) nur mit einem glomerulären Proteinmuster. Bei den Altersdiabetikern war zudem diese Prävalenz allein nachweisbarer Urinveränderungen unabhängig von der Größe der Proteinurie.

Vergleicht man unsere mit publizierten Daten, bewegt sich die hier als Basis benutzte Häufigkeit der Retinopathie altersabhängig in der von Wessing angegebenen Größenordnung. Auch die gefundene hohe Frequenz der glomerulären Proteinurie mit einer von der Diabetesdauer abhängigen Steigerung von 40 auf 95% ist vergleichbar mit pathologischen Befunden der BM-Dicke (50—95%). Die Häufigkeit der renalen d. M. im unselektierten Obduktionsgut wird mit etwa 65% angegeben; frühe Veränderungen entgehen sicher den lichtmikroskopischen Routineuntersuchungen, was häufig die Augenveränderungen als frühestes Symptom der d. M. erscheinen ließ. Die Bestimmung der Gesamtproteinurie oder des Albumins (Mogensen) weisen weniger pathologische Werte auf, Dextran- und Proteinclearance waren bei früher d. M. immer normal [5], jedoch sind hier aus statistischen Gründen erst bei größeren Permeabilitätsveränderungen eindeutige Unterschiede zu erwarten.

Die sich im Urinproteinmuster äußernden Veränderungen sind andererseits nicht spezifisch für die d. M., sondern werden bei glomerulären Prozessen jeglicher Genese bei gleicher Krankheitslokalisation gefunden. Somit ist im Einzelfall eine Differenzierung des Befundes einer unselektiv-glomerulären Proteinurie bezüglich ihrer diabetisch-mikroan-

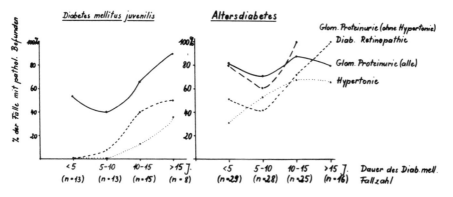

Abb. 2. Häufigkeit pathologischer Befunde des Urinprotein-Musters, Augenfundus und Blutdrucks in Abhängigkeit von der Diabetesdauer bei juvenilem und Alters-D.m.

giopathischen, hypertensiven oder glomerulonephritischen Genese nicht möglich. Jedoch sind bei normotonen jugendlichen Diabetikern andere Glomerulopathien wenig wahrscheinlich, so daß in dieser Gruppe das vorgelegte Ergebnis statistisch signifikant ist. Die Häufigkeit der Hypertonie bei Altersdiabetikern von 50—60%, bei der im allgemeinen nicht zwischen einer essentiellen und einer diabetogen-renalen Genese unterschieden werden kann, macht einwandfreie Aussagen schwierig. Die Ursache dieser geringgradigen glomerulären Proteinurien in Frühstadien der d. M. muß entweder in geringfügigen diffusen Strukturveränderungen der BM oder in fokalen mesangialen Matrixvermehrungen gesehen werden. Die graduelle Entwicklung großer Proteinurien mit typischen histologischen Glomerulumveränderungen aus einer geringfügigen Veränderung des Urinproteinmusters wurde in mehreren Fällen durch Serienanalysen beobachtet, die zeitliche Abfolge dieser Progression ist offenbar sehr verschieden.

Zusammenfassend kann gesagt werden, daß

1. mit der SDS-PAA-DE der Urinproteine eine renale d. M. vermutet werden kann, auch ohne daß eine größere Proteinurie vorliegt,

2. die Häufigkeit dieser glomerulären Proteinurie von 40 auf 95% mit zunehmender Diabetesdauer ansteigt,

3. diese glomeruläre Proteinurie signifikant häufiger und früher eine d. M. wahrscheinlich macht als die fundoskopisch nachweisbare Retinopathie,

4. und daß dieses pathologische Urinprotein-Muster in gleicher Frequenz wie Veränderungen der Basalmembrandicke vorkommt. Diese Untersuchung könnte somit als einfache, gut reproduzierbare und nicht invasive Methode zur Diagnose und Verlaufskontrolle der d. M. geeignet sein.

Literatur

1. Boesken, W. H.: Med. Klinik 71, 441—448 (1976). — 2. Haupt, E., Beyer, J.: In: H. Mehnert u. K. Schöffling (eds.), Stuttgart: Thieme 1974. — 3. Lundbaek, K.: Adv. Metab. Disorders 6, 99—129 (1972). — 4. Mauer, S. M. et al.: J. Am. Diab. Ass. 24, 280—285 (1975). — 5. Mogensen, C.: In: H. Peeters, p. 463 XXI. Coll. Prot. Biol. Fl., Brugge 1974. — 6. Siperstein, M. D.: Acta diab. lat. 8, suppl. 1, 249 (1971). — 7 Spiro, R.: New Engl. J. Med. 288, 1337 (1973). — 8. Wessing, A.: In: H. Mehnert u. K. Schöffling (eds.) Stuttgart: Thieme 1974. — 9. Williamson, J. R., Vogel, N., Kilo, C.: Diabetes 18, 567 (1969)

Schauder, P., Schindler, B., Panten, U., Frerichs, H. (Med. Univ.-Klinik, Göttingen, Abt. f. Gastroenterologie u. Stoffwechselkrankheiten): **Die Konzentration/Wirkungsbeziehung von Initiatoren der Insulinsekretion isolierter Inseln des Rattenpankreas**

Stimulatoren der Insulinfreisetzung werden als *Initiatoren* bezeichnet, wenn sie für sich allein bei entsprechenden Inkubationsbedingungen zu vermehrter Insulinfreisetzung führen, bzw. als *Potentiatoren*, wenn sie nur in Gegenwart von Initiatoren wirken, d. h. wenn sie den Effekt von Initiatoren verstärken [1].

Serum enthält ein komplexes Gemisch von Initiatoren und Potentiatoren, dessen Zusammensetzung ständigen Veränderungen unterworfen ist. Daher sind Untersuchungen über die Wechselbeziehungen von Initiatoren und Potentiatoren bei der Stimulierung der Insulinfreisetzung ein wichtiger Aspekt der Physiologie der Langerhans'schen Inseln des Pankreas. Zur Aufklärung dieser Wechselbeziehungen müssen die detaillierten Dosis/Wirkungsbeziehungen zwischen verschiedenen Kombinationen von Initiatoren und Potentiatoren der Insulinabgabe untersucht werden.

Wir berichten über die Dosis/Wirkungsbeziehungen der Initiatoren Glukose, Leucin, D-Glyzerinaldehyd (GLY) und α-Ketoisokapronsäure (KIC), sowie über den Einfluß verschiedener Kombinationen dieser Initiatoren auf die Insulinfreisetzung isolierter Inseln des Rattenpankreas.

Methoden

Die Isolierung der Inseln erfolgte mittels Kollagenase [2] aus dem Pankreas gefütterter männlicher Wistarratten (240–300 g). Die Inkubation der Inseln erfolgte wie bereits beschrieben [3]. Die Konzentrationen von Glukose, Leucin, GLY und KIC im Inkubationsmedium sind in den Tabellen angegeben. Insulin wurde radioimmunologisch bestimmt mit Ratteninsulin als Standard [4].

Ergebnisse

Die Dosis/Wirkungskurven von Glukose, Leucin und KIC sind sigmoidal, die Kurve von GLY nicht (Tab. 1). Minimal sowie maximal wirksame Konzentrationen der verschiedenen Initiatoren sind unterschiedlich. Die Schwellenkonzentration für Glukose liegt bei

Table 1. Dose response relationship between glucose, D-glyceraldehyde, leucine or α-ketoisocaproic acid and insulin release from isolated rat pancreatic islets

Insulin release (ng/10 islets/45 min; $\bar{X} \pm$ SEM)

mM	Glucose	D-glyceraldehyde	Leucine	α-KIC
2.0	5.5 ± 0.5 (29)	5.4 ± 1.3 (16)	–	5.5 ± 0.6 (15)
3.0	6.2 ± 0.6 (24)	9.3 ± 0.8 (24)*	–	8.9 ± 0.7 (24)*
5.0	7.5 ± 0.9 (20)	23.0 ± 1.7 (20)*	6.6 ± 1.4 (10)	16.1 ± 1.3 (34)*
7.5	20.4 ± 1.3 (29)	–	–	32.5 ± 1.3 (29)*
10.0	42.5 ± 3.6 (20)	50.8 ± 3.2 (20)*	–	52.5 ± 1.6 (30)*
12.5	47.4 ± 4.3 (32)	–	20.0 ± 1.1 (20)*	62.7 ± 3.8 (31)*
15.0	60.0 ± 3.0 (40)	45.7 ± 3.5 (26)*	–	75.0 ± 3.6 (48)*
25.0	75.0 ± 2.3 (95)	–	28.8 ± 1.4 (28)*	86.7 ± 3.0 (95)*
30.0	–	34.2 ± 1.6 (20)	–	89.6 ± 3.8 (36)
50.0	79.3 ± 4.2 (43)	27.1 ± 1.0 (15)*	32.2 ± 1.0 (32)*	89.7 ± 3.1 (34)*

* P < 0.01

Table 2. Insulin release from isolated rat pancreatic islets induced by combinations of maximal effective doses of glucose, D-glyceraldehyde, α-ketoisocaproic acid or leucine

Leucine (mM)	α-KIC (mM)	Glucose (mM)	D-glyceraldehyde (mM)	Insulin release (ng/10 islets/45 min)
50	–	–	–	32.7 ± 1.0 (40)
–	–	25	–	73.9 ± 3.1 (40)
–	–	–	10	49.9 ± 2.0 (46)
50	25	–	–	83.2 ± 4.1 (30)*
50	–	25	–	89.7 ± 5.1 (40)*
50	–	–	10	84.6 ± 2.4 (46)*
–	25	–	–	86.1 ± 4.7 (30)
–	25	25	–	88.3 ± 5.0 (30)
–	25	–	10	82.9 ± 3.2 (25)
–	–	25	10	70.2 ± 4.7 (36)*

* P < 0.01

etwa 5 mM, die für GLY und KIC bei 3 mM, die für Leucin bei über 5 mM. Die maximal wirksame Konzentration von Glukose oder KIC beträgt etwa 25 mM, die von GLY 10 mM, die von Leucin über 25 mM. Stärkster Initiator ist KIC, gefolgt von Glukose, GLY und Leucin.

Das durch KIC allein erreichbare Sekretionsmaximum läßt sich durch Zusatz von Glukose, Leucin oder GLY nicht überschreiten (Tab. 2). Die Kombination Leucin plus Glukose, GLY oder KIC wirkt hingegen stärker sekretionsfördernd als Leucin (50 mM) allein. Dabei wird jedoch die durch KIC (25 mM) erreichbare Sekretionsleistung nicht übertroffen. Auch die Kombination GLY plus Glukose, Leucin oder KIC wirkt stärker als GLY (10 mM) allein. Die Kombination GLY (10 mM) plus KIC (25 mM) bzw. GLY (10 mM) plus Leucin (25 mM) wirkt ebenso stark wie KIC (25 mM). Die Kombination GLY (10 mM) plus Glukose (25 mM) wirkt nicht stärker als Glukose (25 mM) allein.

Diskussion

Ein exakter Vergleich der Wirksamkeit von Initiatoren der Insulinfreisetzung ist nur möglich anhand von Dosis/Wirkungsbeziehungen, die im gleichen Testsystem unter identischen experimentellen Bedingungen erstellt wurden. Solche Untersuchungen lagen bisher kaum vor. Unsere Ergebnisse bestätigen den S-förmigen Verlauf der Dosis/Wirkungskurven von Glukose [5] und Leucin [6]. Wie aus Tabelle 1 ersichtlich, verläuft auch die Dosis/Wirkungskurve von KIC S-förmig, diejenige von GLY jedoch nicht. Der stimulierende Effekt von GLY auf die Insulinfreisetzung ist maximal bei einer Konzentration von etwa 10 mM. Bei höheren Konzentrationen nimmt die Insulinfreisetzung wieder ab, wie bereits früher beschrieben [7, 8]. In Gegenwart hoher Konzentrationen von GLY scheint der ATP-Gehalt der Inseln abzunehmen. Ob dies der Grund der verminderten Insulinabgabe ist, bleibt abzuwarten.

Die Dosis/Wirkungskurven zeigen, daß der Sekretionsmechanismus der Inseln am empfindlichsten nicht auf Glukose, sondern auf KIC und GLY reagiert. Glukose ist auch nicht der stärkste Initiator. KIC wirkt deutlich stärker (Tab. 1). Diese Zusammenhänge sollten beim Einsatz von Initiatoren im Rahmen von Untersuchungen zur Inselphysiologie berücksichtigt werden. So bietet sich z. B. für Untersuchungen zur maximalen Sekretionsleistung der Inseln eine Substanz wie KIC eher an als der verhältnismäßig schwache Initiator Leucin.

Die Kenntnis der Dosis/Wirkungsbeziehungen erlaubt natürlich keinen Rückschluß auf den Wirkungsmechanismus von Glukose, Leucin, KIC oder GLY. Die Beobachtung, daß jeder der getesteten Initiatoren eine individuelle Dosis/Wirkungskurve zu haben scheint, ist sowohl vereinbar mit der Existenz spezifischer Rezeptoren als auch mit dem Ablauf spezifischer Stoffwechselveränderungen als Ursache für die initiator-spezifische Stimulierung der Insulinfreisetzung. Das Problem des Wirkungsmechanismus von Zuckern bzw. Aminosäuren bei der Stimulierung der Insulinabgabe wurde kürzlich ausführlich referiert [1, 9].

Zusätzliche Möglichkeiten zur Charakterisierung der Sekretionseigenschaften von Initiatoren ergeben sich durch Untersuchungen der Wechselbeziehungen verschiedener Initiatoren hinsichtlich der Insulinabgabe. Auch hierzu sind detaillierte Dosis/Wirkungsbeziehungen zwischen verschiedenen Kombinationen von Initiatoren wünschenswert. Wir haben zunächst den Einfluß von Kombinationen maximal wirksamer Konzentrationen von Glukose, Leucin, GLY sowie KIC auf die Insulinfreisetzung untersucht. Dabei zeigte sich, daß die durch 25 mM KIC erreichbare Sekretionsleistung durch Zugabe weiterer Initiatoren nicht gesteigert wurde (Tab. 2). Ob diese Sekretionsleistung dem durch Initiatoren zu erreichenden Maximum entspricht oder ob es noch wirksamere Initiatoren bzw. Kombinationen von Initiatoren gibt, ist nicht bekannt. Alle zwischen KIC, Glukose, Leucin oder GLY möglichen Zweierkombinationen wirkten jedenfalls nicht stärker sekretionsfördernd als KIC allein (Tab. 2). Es fällt auf, daß die stärkste Insulinfreisetzung nur erreicht wurde in Anwesenheit von KIC und Leucin (allein oder in Kombination). Glukose und GLY, allein oder kombiniert, wirken deutlich schwächer auf die Insulinsekretion. Diese Beobachtungen könnten auf Unterschiede im Wirkungsmechanismus zwischen Leucin und KIC einerseits sowie Glukose und GLY andererseits hinweisen.

Eine dritte Möglichkeit zur Charakterisierung der Sekretionseigenschaften von Initiatoren ergibt sich durch Untersuchungen von Wechselbeziehungen zwischen Initiatoren und Potentiatoren. So wird z. B. die Dosis/Wirkungskurve von Glukose durch gastric inhibitory polypeptide nach links verschoben [10]. Glucagon hingegen kann die Wirkung eines maximalen Glukosereizes (25 mM) noch verstärken [11]. Ob ähnliche Wechselbeziehungen auch zwischen gastric inhibitory polypeptide sowie Glucagon und anderen Initiatoren bestehen, wird derzeit geprüft.

Unsere Befunde zeigen, daß zur genaueren Charakterisierung der Wirkung eines Initiators nicht nur die detaillierte Dosis/Wirkungskurve bekannt sein muß, sondern auch die Wechselwirkung mit weiteren Initiatoren sowie Potentiatoren.

Literatur

1. Matschinsky, F. M., Ellerman, J., Stillings, S., Raybaud, F., Pace, C., Zawalich, W.: In: Handbuch der experimentellen Pharmakologie. Vol. XXXII/2 (Hrsg. A. Hasselblatt, V. v. Bruchhausen), S. 79—114. Berlin-Heidelberg-New York: Springer 1975. — 2. Lacy, P. E., Kostianovsky, M.: Method for the isolation of intact islets of Langerhans from rat pancreas. Diabetes 16, 35 (1967). — 3. Schauder, P., Frerichs, H.: Diabetologia 10, 85 (1974). — 4. Melani, F., Ditschuneit, H., Bartelt, K. M., Friedrich, H., Pfeiffer, E. F.: Klin. Wschr. 43, 1000 (1965). — 5. Ashcroft, S. J. H., Basset, J. M., Randle, P. J.: Diabetes 21 (Suppl. 2), 538 (1972). — 6. Lernmark, A.: Hormones 3, 14 (1972). — 7. Ashcroft, S. J. H., Weerasinghe, L. C. C., Randle, P. J.: Biochem. J. 132, 223 (1973). — 8. Hellman, B., Idahl, L. A., Lernmark, A., Sehlin, J., Täljedal, I. B.: Arch. Biochem. Biophys. 162, 448 (1974). — 9. Panten, U.: In: Handbuch der experimentellen Pharmakologie. Vol. XXXII/2 (Hrsg. A. Hasselblatt, F. v. Bruchhausen) S. 115—129. Berlin-Heidelberg-New York: Springer 1975. — 10. Schauder, P., Brown, J. C., Frerichs, H., Creutzfeldt, W.: Diabetologia 11, 483 (1975). — 11. Schauder, P., Ebert, R., Frerichs, H.: Biochem. Biophys. Res. Commun. 67, 701 (1975)

Beischer, W., Raptis, S., Keller, L., Kerner, W., Pfeiffer, E. F. (Abt. f. Inn. Med., Endokrinologie u. Stoffwechsel, Zentrum f. Innere Med. u. Kinderheilkunde, Univ. Ulm):
C-Peptid-Bestimmung als Parameter für die orale Diabetestherapie

Die Entscheidung, ob ein erwachsener Diabetiker mit Tabletten behandelt werden kann oder Insulin erhalten sollte, ist für den Internisten ein alltägliches, keineswegs immer einfach zu lösendes Problem. Als Entscheidungshilfe wurden Vorhersagetests, wie z. B. die einmalige i. v. Glibenclamid-Glukose Belastung [10] vorgeschlagen. Bei Patienten, die mit Insulin behandelt wurden und Antikörper gegen das Hormon bildeten, mußte zur Vorhersage auf Kriterien des Blutzuckerverlaufs [10] zurückgegriffen werden, da Insulin Bestimmungen in diesen Fällen zur Beurteilung der Restsekretionskapazität der Beta-Zellen untauglich sind.

Neuerdings ermöglicht die Bestimmung von C-Peptid auch bei Behandlung mit Insulin eine Aussage über die Restsekretion. C-Peptid und Insulin sind Spaltprodukte des Proinsulins und werden von der Beta-Zelle in äquimolarer Konzentration sezerniert [11]. Zur Bestimmung von C-Peptid wurden radioimmunologische Methoden entwickelt [3, 6, 9]. Trotz eines unterschiedlichen peripheren Metabolismus von Insulin und C-Peptid [8] — demzufolge im peripher venösen Blut höhere molare C-Peptid Konzentrationen angetroffen werden — erwies C-Peptid seine Eignung als 2. Indikator der Beta-Zell-Funktion [1, 2, 4, 5, 7].

Die Eignung von C-Peptid zur therapeutischen Vorhersage nach i. v. Belastung von Diabetikern mit Glibenclamid-Glukose (2 mg-0,33 g/kg) wird in der vorliegenden Untersuchung überprüft.

Als Kontrollgruppe wurden 6 normalgewichtige Stoffwechselgesunde mit Glibenclamid-Glukose i. v. belastet [1]. Die Mittelwerte für immunologisch meßbares Insulin (IMI) erreichten ein Maximum nach 20', zeigten zwischen 20' und 40' ein Plateau und fielen dann wieder ab. Dagegen stieg die Konzentration für immunologisch meßbares C-Peptid (IMCP) zwischen 20' und 40' noch erheblich an und fiel nach dem Höchstwert bei 40' ab. Aus den Verläufen für IMI und IMCP schließen wir, daß sich C-Peptid — infolge seines langsameren peripheren Metabolismus — als Indikator der Sekretion der Beta-Zellen besser eignet als Insulin. Daher sind auch bei Diabetikern, die nicht mit Insulin vorbehandelt wurden, Bestimmungen von IMCP aufschlußreicher als IMI Messungen.

Alle untersuchten erwachsenen Diabetiker zeigten im Vergleich mit den Stoffwechselgesunden eine geringere und verzögerte, häufig allerdings länger anhaltende Stimulation nach Glibenclamid-Glukose.

Unser besonderes Interesse galt dem Vergleich der Verläufe von IMCP bei unterschiedlich behandelten erwachsenen Diabetikern: Mit Ausnahme der seltenen Fälle vom „Brittle Typ" wurde bei allen erwachsenen Diabetikern in stationärer Behandlung eine i. v. Belastung mit Glibenclamid-Glukose unter standardisierten Bedingungen durchgeführt. Anschließend wurde bei denselben Patienten, unabhängig davon, ob die bisherige Therapie mit Tabletten oder Insulin erfolgte, eine Behandlung mit Diät und oralen Antidiabetika versucht. Blutzucker-Werte von < 200 mg%, 2 Std postprandial, und Harnzuckerausscheidungen von < 10 g/24 Std dienten als Kriterien für eine effektive Therapie. Die untersuchten Diabetiker wurden je nach erfolgter Behandlung vor dem Glibenclamid-Glukose-Test und danach in 4 Gruppen eingeteilt:

1. Gruppe: vorher Insulin — nachher Insulin,
2. Gruppe: vorher Tabletten — nachher Insulin,
3. Gruppe: vorher Insulin — nachher Tabletten,
4. Gruppe: vorher Tabletten — nachher Tabletten.

Von 10 willkürlich ausgewählten Patienten jeder Gruppe wurden die IMCP und Blutglukose Konzentrationen bei Belastung mit Glibenclamid-Glukose ausgewertet. In Tabelle 1 ist die Auswertung für die 2. Gruppe (Tabletten-Insulin), in Tabelle 2 für die 3. Gruppe (Insulin-Tabletten) dargestellt. In den Spalten 1—4 finden sich klinische Daten, in den Spalten 5 und 6 Blutglukose und IMCP Konzentrationen bei Beginn des Tests (a 0'), zum Zeitpunkt maximaler Stimulation (b max.) mit dem zugehörigen absoluten Konzentrationszuwachs (b △) und bei Abschluß des Tests (c 180') mit der zugehörigen absoluten Differenz zum Testbeginn (c △). In Spalte 7 sind Insulindosen angegeben.

Nach Anwendung des t-Testes für unverbundene Stichproben unterscheiden sich die gemittelten IMCP Konzentrationen der 2. und 3. Gruppe bei Testbeginn (a 0') nur mit geringer Signifikanz (p < 0,025). Der entscheidende Unterschied beider Gruppen liegt in der Stimulierbarkeit der Restsekretion, die in der 3. Gruppe (Tab. 2) deutlich ausgeprägt ist, in der 2. Gruppe (Tab. 1) dagegen nahezu fehlt. So unterscheiden sich die Mittelwerte beider Gruppen für b max. (p < 0,0005), b △ (p < 0,0025), c 180' (p < 0,0005) und c △

Tabelle 1. Intravenöse Glibenclamid-Glukose-Belastung als therapeutischer Vorhersagetest bei Diabetikern

Behandlung { vor dem Test: Tabletten + Diät / nach dem Test: Insulin + Diät

1 Fall Nr.	2 Initialen Geschlecht	3 Alter Diabetes-dauer (Jahre)	4 Größe (cm) Gewicht (kg)	5 Blutglukose (mg/100 ml) a 0' b max./▲/x' c 180'/▲	6 IMCP (Molarität x 10⁻¹¹) a 0' b max./▲/x' c 180'/▲	7 Insulindosis nach Test (E/Tag)
1	E.B. ♂	51 / 5	174 / 68	a 210 / b 363/-153/5' / c 220/-10	a 56 / b 61/-5/30' / c 46/-10	15
2	B.B. ♀	64 / 14	153 / 45	a 263 / b 381/-118/10' / c 225/-38	a 40 / b 78/-38/120' / c 73/-33	24
3	J.B. ♂	67 / 9	163 / 60	a 162 / b 289/-127/5' / c 167/-5	a 88 / b 104/-16/40' / c 96/-8	32
4	H.D. ♀	42 / 1	169 / 49	a 300 / b 407/-107/5' / c 249/-51	a 37 / b 53/-16/180' / c 53/-16	24
5	G.D. ♀	78 / 10	159 / 55	a 268 / b 331/-63/5' / c 179/-89	a 58 / b 84/-26/150' / c 71/-13	32
6	W.G. ♂	67 / 15	178 / 73	a 236 / b 399/-163/5' / c 244/-8	a 88 / b 111/-23/50' / c 88/0	24
7	A.M. ♀	76 / 13	159 / 64	a 33 / b 544/-213/5',10' / c 373/-42	a 66 / b 79/-13/60',90' / c 66/0	20
8	M.S. ♀	75 / 15	164 / 64	a 186 / b 304/-118/5' / c 178/-8	a 74 / b 89/-15/120' / c 81/+7	32
9	M.S. ♀	68 / 6	155 / 73	a 407 / b 879/-472/5' / c 449/+42	a 93 / b 105/-12/180' / c 105/-12	28
10	J.S. ♀	60 / 14	157 / 54	a 177 / b 283/-106/10' / c 198/+21	a 86 / b 116/+30/30' / c 92/-6	24

Tabelle 2. Intravenöse Glibenclamid-Glukose-Belastung als therapeutischer Vorhersagetest bei Diabetikern

Behandlung { vor dem Test: Insulin + Diät / nach dem Test: Tabletten + Diät

1 Fall Nr	2 Initialen Geschlecht	3 Alter Diabetes-dauer (Jahre) Insulingabe (Jahre)	4 Größe (cm) Gewicht (kg)	5 Blutglukose (mg / 100 ml) a 0' b max /▲/x' c 180'/▲	6 IMCP (Molarität x 10⁻¹¹) a 0' b max./▲/x' c 180'/▲	7 Insulindosis vor Test (E/Tag)
1	B.B. ♀	69 / 13 / 4	161 / 65	a 187 / b 328/+141/5' / c 147/-40	a 120 / b 248/+128/180' / c 248/+128	78
2	A G. ♂	57 / 15 / 10	167 / 92	a 125 / b 254/+129/5' / c 103/-22	a 111 / b 139/+28/40',60' / c 112/+1	80
3	A H. ♂	58 / 5 / 0,5	175 / 63	a 90 / b 235/+145/5' / c 68/-22	a 50 / b 103/+53/180' / c 103/+53	28
4	K.M ♂	72 / 10 / 0,3	172 / 70	a 94 / b 239/+145/5' / c 81/-13	a 63 / b 99/+36/180' / c 99/+36	28
5	G.R. ♂	76 / 16 / 0,5	167 / 64	a 168 / b 306/+138/5' / c 150/-18	a 154 / b 186/+32/40' / c 144/-10	60
6	A.S. ♂	58 / 2 / 1,5	178 / 93	a 100 / b 230/+130/5' / c 110/+10	a 126 / b 208/+82/50',60' / c 159/+33	40
7	I.T. ♀	50 / 14 / 8	150 / 93	a 262 / b 485/+223/5' / c 219/-43	a 73 / b 104/+31/120' / c 98/+25	52
8	M.W. ♀	68 / 12 / 5	164 / 58	a 174 / b 342/+168/5' / c 156/-18	a 81 / b 132/+51/50' / c 119/+38	24
9	P W ♂	52 / 8 / 3	169 / 92	a 130 / b 259/+129/5' / c 122/-8	a 64 / b 158/+94/150' / c 138/+74	40
10	A.W. ♀	72 / 7 / 3	150 / 66	a 131 / b 335/+204/5' / c 128/-3	a 140 / b 202/+62/40' / c 194/+54	72

($p < 0,01$) mit guter bis höchster Signifikanz. Unter Einbeziehung der 1. Gruppe (Insulin-Insulin) und der 4. Gruppe (Tabletten-Tabletten), die aus Platzgründen nicht wiedergegeben werden können, ergibt der Vergleich der gemittelten IMCP Konzentrationen b max., b △, c 180' und c △ der 1. und 2. Gruppe (Weiterbehandlung mit Insulin) einerseits und der 3. und 4. Gruppe (Weiterbehandlung mit Tabletten) andererseits Unterschiede mit guter ($p < 0,01$) bis höchster ($p < 0,0005$) Signifikanz. So liegen die Mittelwerte für den maximalen Zuwachs von IMCP (b △) in der 1. und 2. Gruppe hochsignifikant niedriger als in 3. und 4. Gruppe (1.–3.: $p < 0,0005$, 1.–4.: $p < 0,0005$, 2.–3.: $p < 0,0025$, 2.–4.: $p < 0,0005$).

Für die Blutglukose finden sich statistisch signifikante Unterschiede zwischen den mit Insulin weiterbehandelten Patientengruppen einerseits (1. und 2.) und den Gruppen mit oraler Weiterbehandlung andererseits (3. und 4.) nur bezüglich der Konzentrationen bei Testbeginn (a 0') und Testabschluß (c 180'); die Signifikanzen sind weniger hoch.

Aus unseren Ergebnissen schließen wir:

1. C-Peptid Bestimmungen sind bei insulinbehandelten Diabetikern der einzige, bei oral behandelten Fällen ein besonders geeigneter Indikator der Restsekretionskapazität der Beta-Zellen.

2. Nach i. v. Belastung von Diabetikern mit Glibenclamid-Glukose eignen sich C-Peptid Bestimmungen sehr gut zur Vorhersage, ob eine Behandlung mit Tabletten möglich oder die Gabe von Insulin erforderlich ist.

3. Für die Insulinbedürftigkeit bei erwachsenen Diabetikern ist in erster Linie ein Ausfall der Stimulierbarkeit der Beta-Zell Sekretion, in zweiter Linie eine verminderte Basalsekretion verantwortlich.

Literatur

1. Beischer, W., Heinze, E., Keller, L., Rapti, S., Pfeiffer, E. F.: Klin. Wschr. im Druck. – 2. Beischer, W., Keller, L., Heinze, E., Raptis, S., Tamàs, Gy., Thum, Ch., Pfeiffer, E. F.: Therapiewoche **26**, 1936 (1976). – 3. Beischer, W., Keller, L., Maas, M., Schiefer, E., Pfeifer, E. F.: Klin. Wschr., im Druck. – 4. Beischer, W., Keller, L., Schürmeyer, E., Raptis, S., Thum, Ch., Pfeiffer, E. F.: Verhandl. Deutsch. Ges. Innere Med. 81. Kongreß, 1975. München: J. F. Bergmann Verlag 1493 (1975). – 5. Block, M. B., Mako, M. E., Steiner, D. F., Rubenstein, A. H.: Diabetes **21**, 1013 (1972). – 6. Heding, L. G.: Diabetologia **11**, 541 (1975). – 7. Horwitz, D. L., Starr, J. I., Mako, M. E., Blackard, W. G., Rubenstein, A. H.: J. Clin. Invest. **55**, 1278 (1975). – 8. Katz, A. I., Rubenstein, A. H.: J. Clin. Invest. **52**, 1113 (1973). – 9. Melani, F., Rubenstein, A. H., Oyer, P. E., Steiner, D. F.: Proc. Nat. Acad. Sci. **67**, 148 (1970). – 10. Pfeiffer, E. F., Raptis, S., Schröder, K. E.: Dtsch. Med. Wschr. **99**, 1281 (1974). – 11. Rubenstein, A. H., Clark, J. L., Melani, F., Steiner, D. F.: Nature **224**, 697 (1969).

Krause, U., Cordes, U., Beyer, J. (Abt. f. Klin. Endokrinologie, II. Med. Klinik u. Poliklinik, Univ. Mainz): **Serum-C-Peptidspiegel bei stoffwechselgesunden Probanden, Diabetikern und Patienten mit Inselzelltumoren**

Der biogenetische Vorläufer des Insulins ist das Proinsulin. Durch enzymatische Spaltung entsteht daraus jeweils ein Molekül Insulin und ein Molekül C-Peptid. Da beide Proteine in aequimolaren Mengen gebildet werden, kann man vom Serum-C-Peptidspiegel auf den Insulingehalt des Serums schließen und umgekehrt. Dieses ist von Bedeutung bei Patienten, die Insulin spritzen, und bei denen man deswegen die endogene Insulinproduktion nicht messen kann.

Zur radioimmunologischen Bestimmung des C-Peptid benutzten wir den Kit der Fa. Byk-Mallinckrodt, der mit einem gegen vollsynthetisches C-Peptid erzeugten Antikörper arbeitet. Die Kreuzreaktion mit Proinsulin soll nach den Angaben des Herstellers bei ca. 1% liegen. Die Methode gestattet Messungen zwischen 0.2 und 50 ng C-Peptid/ml.

Bei 70 stoffwechselgesunden Versuchspersonen wurde der Nüchtern-C-Peptidspiegel im Serum bestimmt. Durch gleichzeitige Messung des Blutzuckers wurde sichergestellt, daß die Probanden auch wirklich nüchtern waren. Körpergewicht und C-Peptidspiegel waren gut korreliert, so daß wir eine Einteilung in drei Gewichtsklassen vornahmen. 18 Leichtgewichtige (< 90% Broca) hatten im Mittel 2.04 ng C-Peptid/ml. 36 Normgewichtige (90–110% Broca) zeigten 2.56 ng C-Peptid/ml und 16 Übergewichtige (> 110% Broca) hatten 3.03 ng C-Peptid/ml.

Bei 12 Personen mit normaler Glucosetoleranz maßen wir unter oraler Glucosebelastung sowohl C-Peptid- als auch Insulinspiegel. Das Maximum der Insulinsekretion war nach 30 min erreicht. Die C-Peptidspiegel stiegen bis zur 90 min an und fielen dann erst ab. Diese Phasenverschiebung könnte durch unterschiedliche Eliminationsgeschwindigkeiten von Insulin und C-Peptid bedingt sein.

Zur Prüfung der restlichen endokrinen Funktion des Pankreas bei insulinspritzenden Diabetikern gingen wir nach der von Pfeiffer et al. vorgeschlagenen Methode vor. Die Patienten erhielten 0.33 g Glucose/kg Körpergewicht und eine Standarddosis von 2 mg Glibenclamid intravenös. In Abständen von 30 min wurde Blut entnommen und aus dem Serum C-Peptid bestimmt. Bei Patienten, deren Blutzucker zu keinem Zeitpunkt des Tests unter den Ausgangswert fiel, fanden wir bei zum Teil bis 6 ng/ml erhöhten Ausgangswerten starre Verläufe der C-Peptidspiegel. Drei Patienten zeigten bei bereits erhöhten Ausgangsspiegeln einen deutlichen, jedoch verzögerten Anstieg der C-Peptidspiegel. Heding et al. (1975) hatten ebenfalls bei insulinspritzenden Diabetikern erhöhte C-Peptidspiegel gefunden. Sie hielten diese jedoch für Artefakte, hervorgerufen durch die Wahl des Antiserums oder durch C-Peptid bindende Antikörper in den Patientenseren. Nach Inkubation unserer Patientenseren mit 125-J-Tyrosyl-C-Peptid und Trennung nach der Doppelantikörpermethode oder mit Hilfe der Papierelektrophorese gelang es uns nicht, C-Peptid bindende Antikörper nachzuweisen.

Bei Normalpersonen und Patienten mit Inselzelltumoren wurden Tolbutamidbelastungen durchgeführt. Bei der Bestimmung von Insulin und C-Peptid zeigten sich bei stoffwechselgesunden Versuchspersonen die Maxima bei 5 min. Die Insulinspiegel sanken bei 15 min auf die Hälfte des bei 5 min erreichten Maximums. Die C-Peptidspiegel waren erst nach 50 min auf die Hälfte abgesunken. Bei Insulinom-Patienten waren bei erhöhten Basalwerten die Anstiege leicht verzögert. Insulin- und C-Peptidspiegel fielen auch langsamer ab, als es normalerweise der Fall ist. Die Hälfte des maximal beobachteten C-Peptidspiegels wurde erst wieder nach 120 min erreicht. Bei einem Inselzellcarcinom waren die Ausgangswerte von Insulin und C-Peptid bereits exzessiv erhöht. Das Sekretionsmaximum wurde erst nach 70 min erreicht.

Bei der Untersuchung von zwei Patienten mit idiopathischen Hypoglycämien sowie einem Patienten mit einem Cocayne-Syndrom fanden wir keine Abweichung von der Norm, was das C-Peptid anbetrifft.

Bei zwei Patienten, die Suicidversuche mit Insulin begangen hatten, maßen wir Serum-C-Peptidspiegel und Insulinspiegel. Bei C-Peptidspiegeln, die nahe der Nachweisgrenze lagen (0.3 bzw. 0.4 ng/ml) maßen wir überhöhte Insulinspiegel (153 bzw. 314 uE/ml). Diese Beobachtung könnte für eine Differentialdiagnose Insulinom-Hypoglycämia factitia wichtig sein, da normalerweise der C-Peptidspiegel auf molarer Basis fünfmal so hoch ist wie der Insulinspiegel.

Literatur

Heding, L. G., Dahl Larsen, U., Markussen, J., Naithani, V. K.: Diabetologia 11, 348 (1975) (abstract).

Alt, J., Gärtner, K., Gaudszuhn, D., Lustenberger, N., Stolte, H. (Dept. Innere Med., Abt. f. Nephrologie, Med. Hochschule, Hannover):
Untersuchungen zur Glomerulopathie bei einem latenten, hereditären Diabetes mellitus der Maus

Beim Diabetes mellitus spielt die Entwicklung einer generalisierten Mikroangiopathie eine zentrale Rolle. Die Retinopathie und vor allem die Nephropathie sind schwerwiegende Folgeerkrankungen. Beginn und Beeinflußbarkeit der Kapillarschäden sind heute noch sehr umstritten; so fand die Arbeitsgruppe um Østerby Veränderungen nur bei ausgeprägtem Diabetes [1, 2], während Siperstein schon bei 50% der von ihm untersuchten Prädiabetikern verdickte Basalmembranen nachweisen konnte [3]. Ditzel und Junker [4] und auch Hemmigsen [5] und andere konnten schon bei einem Jahr Diabetesdauer bzw. bei neu entdecktem Diabetes eine vermehrte Proteinurie messen. Das könnte ein Hinweis auf glomeruläre Frühveränderungen sein.

Unsere Untersuchungen an einem Tiermodell sollten dazu beitragen, folgende Fragen zu beantworten:

1. Wie verhält sich die renale Ausscheidung von Makromolekülen im Verlauf der Erkrankung?

2. Treten neben den glomerulären Veränderungen eventuell noch tubuläre Veränderungen auf?

Unsere Versuchstiere sind zwei in Hannover gezüchtete verwandte Mäuselinien. Sie wurden hinsichtlich ihrer Glukosetoleranz, d. h. dem K-Wert, und ihren Blutzuckernüchternwerten selektioniert. Das Ergebnis war der diabetische Stamm Gg diag mit besonders niedrigen K-Werten und hohen Blutzuckerwerten und ein Stamm Gg anti mit sehr hohen K-Werten und niedrigen Blutzuckerwerten als Kontrolle. Ausgangspunkt für unsere Experimente war der von uns früher beschriebene Befund, daß bei 100 Tage alten Tieren mit diabetischer Stoffwechsellage die Proteinurie hochsignifikant erhöht ist, ohne daß an der Niere morphologische Veränderungen festgestellt werden konnte [6]. Da der Diabetes bei männlichen Tieren am stärksten ausgeprägt ist, wurden für die hier beschriebenen Untersuchungen nur Männchen verwendet.

Unser Modell hat den Vorteil, daß es sich um einen genetisch determinierten Diabetes mellitus handelt, der keiner exogenen Insulinzufuhr bedarf.

Mit zunehmendem Alter nimmt sowohl bei dem diabetischen wie auch bei dem Kontrollstamm der K-Wert zu, bei Gg diab aber relativ stärker, so daß die Werte nach 400 Tagen im Kontrollbereich liegen. Diese Phase der Normalisierung bezeichnen wir als Spätphase im Gegensatz zur Frühphase, die der Zeitraum vor dem 100. Tag ist (s. Abb. 1). Eine Messung von Gesamtprotein im Urin nach Lowry zeigt, daß die Ausscheidung bei diabetischen Tieren in der Frühphase mit 0,68 mg/h hochsignifikant größer ist als bei den Kontrollen (0,46 mg/h). In der Spätphase jenseits des 400. Tages bestehen jedoch keine Unterschiede mehr zwischen den Stämmen (Gg diab: 0,46 mg/h; Gg anti: 0,49 mg/h). Ebenso wie der K-Wert gleicht sich also auch die Proteinurie den Kontrollwerten an. Zur Differenzierung der Eiweiße werden die Mäuseurine diskelektrophoretisch

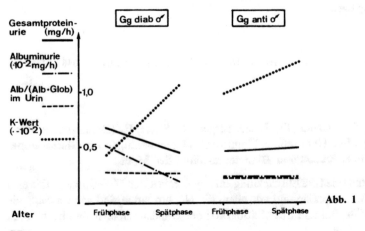

Abb. 1

796

aufgetrennt, die quantitative Auswertung erfolgt anschließend durch Densitometrie. Dabei zeigt sich, daß im Gegensatz zum Menschen etwa 99% des ausgeschiedenen Gesamtproteins als Präalbumin vorliegt. Bei männlichen Mäusen ist also die nach Lowry gemessene Proteinurie nur ein Maß für die Ausscheidung von Präalbuminen.

Die Albuminurie ist bei jugendlichen diabetischen Mäusen mit 0,0051 mg/h auffällig erhöht gegenüber der Spätphase (0,0019 mg/h) und den Kontrollen (0,0022 mg/h). Der Alb/(Alb + Glob) Quotient ist ein Maß dafür, ob größere Moleküle relativ vermehrt ausgeschieden werden. Dieser Quotient ist bei allen Versuchsgruppen etwa gleich.

Welche Ursachen gibt es für eine vermehrte Eiweißausscheidung bei diabetischen Mäusen in der Frühphase?

Entweder könnte die filtrierte Menge zunehmen

1. durch Erhöhung der glomerulären Filtrationsrate,
2. durch eine erhöhte Plasmakonzentration oder
3. durch eine größere Durchlässigkeit der Filtrationsbarriere,

oder aber die Ursache der vermehrten Proteinurie könnte eine verminderte tubuläre Resorption sein.

Zur Frage nach einer Veränderung der glomerulären Filtrationsrate: Die Bestimmung der GFR mit ^{51}Cr-EDTA zeigt keine Unterschiede zwischen diabetischen und Kontrollmäusen. Die Halbwertszeit der ^{51}Cr-EDTA-Elimination liegt bei 13 bzw. 12,8 min.

Um auszuschließen, daß die vermehrt ausgeschiedenen Proteine eine erhöhte Plasmakonzentration aufweisen, wurden die Plasmen diskelektrophoretisch getrennt und die einzelnen Peaks quantitativ bestimmt. Es zeigte sich, daß weder Albumin- und Globulin-Konzentrationen noch die Konzentrationen der Präalbumine im Plasma der diabetischen und der Kontrollmäuse signifikante Unterschiede aufweisen.

Um ein Maß für die Permeabilität der glomerulären Filtrationsbarriere zu haben, wurde eine Lösung mit 5% Dextran T40 (MG 40 000) und 5% Dextran T70 (MG 70 000) der Firma Pharmacia (Uppsala, Schweden) i.v. injiziert. Anschließend wurde das mittlere Molekulargewicht des im Urin ausgeschiedenen Dextrans mit Hilfe der Gelfiltration an Sephadex G 100 superfine gemessen. Das Chromatogramm der Urine aufeinander folgender Sammelperioden zeigt eine leichte Verschiebung der Elutionspeaks nach links, da die niedermolekularen Bestandteile relativ schnell eliminiert werden, so daß diese in den späteren Sammelperioden fehlen. Die Methode ist also genau genug, um Unterschiede im Molekulargewicht des Dextrans im Urin verschiedener Sammelperioden aufzuzeigen. Trotz dieser großen Empfindlichkeit ergab sich kein Hinweis auf eine verstärkte Durchlässigkeit der Filtrationsbarriere für höhermolekulares Dextran bei diabetischen Mäusen (s. Abb. 2).

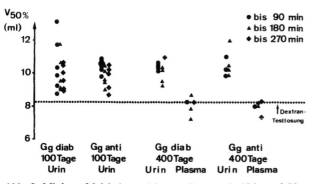

Abb. 2. Mittleres Molekulargewicht von Dextran in Urin und Plasma

Unsere Untersuchungen zur tubulären Resorption von Albumin sind noch nicht abgeschlossen. Versuche mit und ohne Albuminbelastung deuten jedoch darauf hin, daß bei diabetischen Tieren neben einer veränderten tubulären Resorption auch die Permeabilität der Filtrationsbarriere erhöht ist. Dieser Befund widerspricht anscheinend den Ergebnissen unserer Dextranversuche. Es ist aber zu berücksichtigen, daß Albumin überwiegend negativ geladen ist, während Dextran ungeladen ist. Es könnte so sein, daß die Porengröße der Filtrationsbarriere unverändert ist, nicht jedoch ihre biochemische Struktur.

Zusammenfassung: Bei unserem Modell steigt bei Mäusen mit diabetischer Stoffwechsellage sowohl die renale Ausscheidung von Albumin und Globulin an wie auch die von Präalbuminen. Bislang konnten mit licht- und elektronenoptischen Untersuchungen keine Veränderungen an der Niere festgestellt werden. Unsere Ergebnisse deuten auf eine biochemische Veränderung der Filtrationsbarriere hin. Außerdem sind an der Proteinurie wahrscheinlich nicht nur glomeruläre sondern auch tubuläre Faktoren beteiligt, die vermutlich vorwiegend für die Ausscheidung der niedermolekularen Präalbumine verantwortlich sind.

Literatur

1. Østerby Hansen, R., Lundbaek, K.: Diabetes mellitus: Theory and Practice (eds. M. Ellenberg, H. Rifkin), S. 178–209. New York: McGraw Hill 1970. – 2. Østerby, R.: Diabetologia **9**, 108–114 (1973). – 3. Siperstein, M. D., Unger, R. H., Madison, L. L.: J. clin. Invest. **47**, 1973–1999 (1968). – 4. Ditzel, J., Junker, K.: Brit. med. J. **2**, 13–19 (1972). – 5. Hemmigsen, L., Hølby, N., Kragh-Sørensen, P.: Diabetologia **6**, 512–518 (1970). – 6. Galaska, R. G., Gärtner, K., Stolte, H.: Contributions to Nephrology **1**, 69–79 (1975).

Hennig, G., Löffler, G., Wieland, O. H. (Inst. f. Diabetes-Forschung, München): **Untersuchungen über den Kohlenhydratstoffwechsel im Skelettmuskel der Ratte**

Der Stoffwechsel des ruhenden Muskels ist niedrig und wird nahezu vollständig durch den aeroben Abbau der KH gedeckt. Der arbeitende Muskel dagegen hat einen gesteigerten Energiebedarf, der durch eine vermehrte Glukoseaufnehme einerseits und durch eine gesteigerte Glykogenolyse aus muskeleigenen Energiedepots andererseits gedeckt wird [1, 2]. Diese Stoffwechselregulation läßt vermuten, daß auch unter Arbeitsbedingungen die Bereitstellung energiereicher Phosphate, die für den Kontraktionsablauf benötigt werden, über die Glykolyse erfolgt. Im Hunger respektive im Insulinmangel dagegen ist das Angebot der intrazellulären Glukose eingeschränkt, was den Muskel dazu zwingt, seine Energie aus der Fettsäureoxidation zu beziehen.

Bei den vielfältigen Veränderungen im Stoffwechsel, die der Skelettmuskel unter Arbeit respektive im Hunger und im Insulinmangel erfährt, interessierte uns vor allem der Aktivitätszustand der Pyruvatdehydrogenase, abgekürzt PDH, die die oxydative Decarboxylierung des Pyruvats zum Acetyl-CoA katalysiert und damit die Bereitstellung von ATP aus den KH entscheidend beeinflußt. Dieser dehydrierende Abbau des Pyruvats erfolgt über eine Kette von Einzelreaktionen, die von dem Multienzymkomplex PDH reguliert werden und intramitochondrial räumlich eng beieinander liegen.

Die PDH des Skelettmuskels existiert, wie in allen anderen Geweben, in 2 verschiedenen Formen: In einer aktiven Dephospho-Form und in einer inaktiven Phospho-Form. Die aktive Form (PDHa) kann mittels einer Mg^{2+}-ATP-abhängigen Kinase in die inaktive Form PDHb geführt werden, umgekehrt kann die inaktive Form durch eine spezifische

	RUHE			ISOMETRISCHE KONTRAKTIONEN			ISOTONISCHE KONTRAKTIONEN		
							Heben eines Gewichtes von 51g		
	PDH_a	$PDH_{tot.}$	%	PDH_a	$PDH_{tot.}$	%	PDH_a	$PDH_{tot.}$	%
NORMAL GEFÜTTERT	$2,3^{\pm}0,2$ (15)	$14,7^{\pm}0,6$ (15)	$15,5^{\pm}0,9$ (15)	$5,6^{\pm}0,4^{**}$ (14)	$15,2^{\pm}0,7$ (14)	$40,8^{\pm}1,8$ (14)	$10,3^{\pm}0,5^{**}$ (18)	$17,0^{\pm}0,4$ (18)	$61,2^{\pm}2,7$ (18)
DIABETES	$1,2^{\pm}0,1^{*}$ (14)	$13,0^{\pm}0,5$ (14)	$9,3^{\pm}0,9$ (14)	$2,1^{\pm}0,1^{**}$ (10)	$13,0^{\pm}0,4$ (10)	$16,7^{\pm}1,3$ (10)			
60ʰ-HUNGER	$0,78^{\pm}0,03^{*}$ (21)	$13,1^{\pm}0,4$ (21)	$6,4^{\pm}0,2$ (21)	$1,7^{\pm}0,2^{**}$ (12)	$14,6^{\pm}0,5$ (12)	$12,6^{\pm}1,4$ (12)			

* Signifikant im Vergleich zur PDH der normalgefütterten Ratte (p < 0,05)
** Signifikant im Vergleich zu den entsprechenden Werten in Ruhe (p < 0,05) Enzym-Aktivitäten sind angegeben in mU × mg Protein^{-1} × min^{-1} ± s.e.m.

Abb. 1. PDH-Aktivitäten im Gastrocnemius-Muskel der Ratte in Ruhe und nach isometrischen respektive isotonischen Kontraktionen

PDH-Phosphatase dephosphoryliert, d. h. zur PDHa aktiviert werden. Dieser wechselseitige Vorgang der Phosphorylierung und Dephosphorylierung wird als Interkonvertierung der PDH bezeichnet.

Unsere Untersuchungen führten wir an ca. 150 g schweren männlichen Sprague Dawley-Ratten durch, die mit Pentobarbital narkotisiert waren. Die Muskelproben wurden mit der Gefrierstoppzange gewonnen und homogenisiert.

In diesen Homogenaten bestimmten wir nach einer Standardmethode die PDH, wie an anderer Stelle bereits beschrieben [3]. Die Aktivität der PDH wird ausgedrückt in mU/mg Protein ± s.e.m., was einer Umwandlung von nMol Pyruvat zu Acetyl-Coa/min bei 25° C entspricht. Die Werte der PDHa repräsentieren die aktive Form des Enzyms. Die Totalaktivität der PDH erreicht man nach Aktivieren der inaktiven Form durch gereinigte Schweineherzen-PDH-Phosphatase.

Im ruhenden Gastrocnemiusmuskel der normalgefütterten Ratte beträgt die PDHa 2,3 mU/mg Protein, das entspricht einem prozentualen Anteil von 15,5% PDHa an der Gesamtaktivität von 14,7 mU/mg Protein. Führt nun der Muskel isometrische Kontraktionen aus, induziert durch elektrische Reize, die 10 min lang über Nadelelektroden direkt in den Muskel mit 10 Impulsen/sec und 2 V gegeben wurden, so steigt die PDHa-Aktivität auf 5,6 mU/mg-Protein gleich 40,8% der nahezu unveränderten Totalaktivität an.

Weitere Steigerung der Arbeitsleistung führte zu einer weiteren Aktivierung der PDH:

Ließen wir den Muskel mit einer Frequenz von 1 Impuls/sec und 8 V über 5 min ein Gewicht von 51 g heben, das über eine Rolle am Fuß der Ratte eingehängt war, so erhöhte sich unter dieser Belastung der Anteil der PDHa auf 61,2%.

In zahlreichen anderen Geweben wie Herzmuskel, Leber, Fettgewebe mit Ausnahme des Gehirns führen Insulinmangel und Hunger zu einer Abnahme der PDHa-Aktivität, was mit dem verminderten intrazellulären Glukoseangebot korrespondiert. In dieser Stoffwechselsituation werden vermehrt langkettige Fettsäuren aufgenommen und oxydiert [4, 5]. An isolierten Leberzellen wurde gezeigt, daß es beim Angebot langkettiger Fettsäuren zu einem Anstieg des intramitochondrialen ATP/ADP-Quotienten und zu einer Interkonvertierung der PDH zur inaktiven Form kommt [6].

Auch im Skelettmuskel der Ratte führt relativer Insulinmangel zu einem Abfall der PDHa-Aktivität. Ratten mit einem Streptozotozin-induzierten Diabetes mellitus mit

799

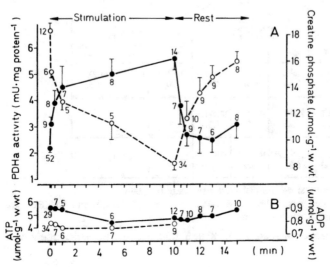

Abb. 2. PDH$_a$, Creatinphosphat und Adeninnucleotide des Gastrocnemius-Muskels der normalgefütterten Ratte während isometrischer Kontraktionen und in der Erholung. **A** (●—●) RDH$_a$, (○------○) Creatinphosphat. **B** (●—●) ATP, (○------○) ADP

Ketonurie und BZ-Werten zwischen 300 und 400 mg% zeigten einen signifikanten Abfall der PDHa-Aktivität auf 1,2 mU/mg-Protein oder 9,3% der Totalaktivität, die im wesentlichen unverändert blieb. Unter Muskelarbeit kam es zu einem Anstieg der PDH-Aktivität, wenngleich nicht so ausgeprägt wie bei den gesunden Kontrollen. Tiere im schweren Diabetes mellitus mit BZ-Werten über 500 mg% dagegen (hier nicht abgebildet) lagen mit ihrer Ruhe-PDH noch niedriger, die dann auch durch Stimulierung des Muskels nicht mehr aktivierbar war.

Unter diesen Bedingungen nimmt nach Berger [7] der arbeitende Skelettmuskel keine Glukose auf, sondern gibt sogar Glukose ab.

Nach 60 Std Hunger fiel die PDHa-Aktivität auf 0,78 mU/mg-Protein respektive 6,4% der Totalaktivität ab. Auch hier vermochte Muskelarbeit die PDH noch geringfügig zu aktivieren: auf 1,7 mU/mg-Protein respektive 12,6% der Totalaktivität. Da im Hunger signifikant höhere Lactatspiegel gefunden werden [8], mag man die PDH-Inaktivierung als Regulans eines C_3-Körper-Sparmechanismus verstehen, der einen endgültigen Abbau zu CO_2 verhindert und Lactat via Gluconeogenese zu Glukose wieder aufbaut, der wesentlichen Energiequelle des Gehirnstoffwechsels.

Die Aktivierung der PDH unter isometrischer Muskelkontraktion erfolgt rasch. Innerhalb der ersten Minute war bereits die endgültige Aktivierung der PDH erreicht, die dann während der Reizung über 5 min nahezu unverändert blieb. Diese rasche Aktivierung mag Ausdruck für die von Christensen und Hansen beschriebenen Befunde sein [9], wonach für die erste rasche Phase der Muskelarbeit vornehmlich der Abbau der Kohlenhydrate herangezogen wird. — Eine ähnlich rasche Aktivierung ist beim Hungertier zu beobachten, allerdings insgesamt auf einem niedrigeren Aktivitätsniveau.

Diese PDH-Aktivierung ist ein völlig reversibler Prozeß. In der Erholungsphase unmittelbar nach der Muskelstimulation fiel die PDH innerhalb der ersten Minute fast auf die Ausgangsaktivität ab. Der Zeitablauf der Aktivierung respektive Inaktivierung der PDH ist eng verbunden mit dem Absinken und dem Wiederanstieg des intrazellulären Creatinphosphatspiegels, dessen Kurve geradezu spiegelbildlich zur PDH-Kurve verlief.

ATP- und ADP-Spiegel blieben während der Muskelarbeit und Erholung nahezu unverändert.

Diese Ergebnisse lassen den Schluß zu, daß im Skelettmuskel eine enge Wechselbeziehung zwischen dem Phosphorylierungsgrad des Creatinphosphat-/Creatin-Systems einerseits und dem PDH-System andererseits besteht. Da derzeit noch keine Möglichkeit besteht, intramitochondriale Adenin-Nukleotid-Spiegel im Skelettmuskel zu bestimmen, mögen die gemessenen Veränderungen des Creatin-Phosphats als Hinweis auf Abfall und Wiederanstieg des mitochondrialen ATP/ADP-Quotienten unter Muskelarbeit und Erholung gelten.

Literatur

1. Ahlborg, B., Bergström, J., Ekelund, L. G., Hultman, E.: Act. physiol. scand. **70**, 129 (1967). – 2. Issekutz, B., Müller, H. J., Paul, P., Rodahl, K.: Amer. J. Physiol. **207**, 583 (1964). – 3. Hennig, G., Löffler, G., Wieland, O. H.: FEBS Letters **59**, 142 (1975). – 4. Wieland, O. H., Portenhauser, R.: Europ. J. Biochem. **45**, 577 (1974). – 5. Siess, E. A., Wieland, O. H.: FEBS Letters **52**, 226 (1975). – 6. Siess, E. A., Wieland, O. H.: Biochem. J. (im Druck). – 7. Berger, M., Haag, S., Ruderman, N. B.: Diabetes **23**, 881 (1974). – 8. Goodman, M. N., Berger, M., Ruderman, N. B.: Diabetes **23**, 881 (1974). – 9. Christensen, E. H., Hansen, O.: Stand. Arch. Physiol. **81**, 172 (1939)

Jungmann, E., Schöffling, K. (Zentrum Inn. Med. Klinikum d. Univ. Frankfurt a. M., Abt. Endokrinologie):
Der Einfluß vasoaktiver Substanzen auf Glucoseaufnahme und Laktatproduktion im isolierten M. soleus gesunder Ratten

1975 berichteten Heidrich und Schirop [1] über eine Verbesserung der Glucosetoleranz durch gefäßerweiternde Mittel. Auf der anderen Seite steht eindeutig fest, daß verschiedene vasoaktive Substanzen die Diabeteseinstellung erschweren. In der vorliegenden Arbeit wird untersucht, welchen Einfluß in vitro — unabhängig von Durchblutungsveränderungen — sogenannte Vasodilatatoren auf den Glucosestoffwechsel des Muskels besitzen. Als Modell wurde der M. soleus gesunder fastender Wistar-Ratten verwendet. Die Tiere wurden mit CO_2 getötet und die Muskelpräparate intakt isoliert. Die Inkubation erfolgte, wie von Beyer und Mitarbeiter [2] für Mäusediaphragmen angegeben: der Krebs-Ringer-Bikarbonat-Albumin-Puffer wurde bei pH 7,4 eingestellt und enthielt in allen Versuchen 164 mg/100 ml Glucose sowie 0,08 µCi 1-C^{14}-2-Deoxy-D-glucose. Die Muskelpräparate wurden anschließend gespült, getrocknet, gewogen und während 24 Stunden für die Zählung der gesamten eingebauten Radioaktivität in einem Flüssigkeitsszintillationszähler vorbereitet. In einem aliquotären Teil des Mediums wurde die Laktat- bzw. Glycerinkonzentration enzymatisch bestimmt, in einem anderen die gesamte nichteingebaute Radioaktivität als Counts/min/ml gezählt. Eingehende Vorversuche zeigten, daß die Counts/min der eingebauten Radioaktivität in allen Fällen dem Muskeltrockengewicht, der Inkubationszeit sowie der eingesetzten Gesamtaktivität direkt proportional sind. Die Glucoseaufnahme wird deshalb im Folgenden als 1-C^{14}-2-Deoxy-D-glucose-Space angegeben, die Basalwerte sind jeweils abgezogen. Die Maßeinheit ist µl/g. Die Konzentrationen der getesteten Substanzen liegen mit einer Ausnahme alle im therapeutischen Bereich.

Laktat ist ein physiologischer Vasodilatator im arbeitenden Muskel. Dieterle und Mitarbeiter [3] formulierten als Hypothese, daß Laktat auch einen positiven Einfluß auf die Glucoseaufnahme in den arbeitenden Muskel haben könnte. Laktat in hohen, bela-

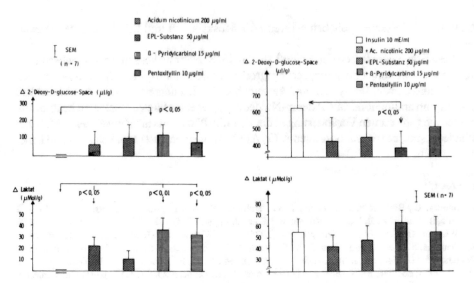

Abb. 1. Links: Die Wirkung vasoaktiver Substanzen auf Glucoseaufnahme und Laktatproduktion im isolierten M. soleus normaler Ratten. Rechts: Die Wirkung vasoaktiver Substanzen in Kombination mit Insulin auf Glucoseaufnahme und Laktatproduktion im isolierten M. soleus normaler Ratten

stungsphysiologischen Konzentrationen führt jedoch weder in Gegenwart noch in Abwesenheit von Insulin zu einer verstärkten Glucoseaufnahme in das ruhende Gewebe. Dagegen kommt es zu der bekannten Freisetzung von Glycerin [3]. Die Zugabe von Pyruvat stimuliert nicht signifikant die Glucoseaufnahme im insulinfreien Medium, die Glycerinfreisetzung ist aus technischen Gründen enzymatisch nicht meßbar.

Abb. 1: Im insulinfreien Medium verstärken alle getesteten Substanzen (Nikotinsäure, EPL-Substanz, β-Pyridylcarbinol und Pentoxifyllin) die Glucoseaufnahme. Allein die Glucoseaufnahme nach β-Pyridylcarbinol ist signifikant. Nikotinsäure, β-Pyridylcarbinol und Pentoxifyllin führen zu einer signifikanten Laktatfreisetzung. In Gegenwart von Insulin wird die Glucoseaufnahme durch alle Substanzen gehemmt, durch β-Pyridylcarbinol signifikant. Die Laktatfreisetzung wird nicht beeinflußt.

Abb. 2.: In therapeutischer Dosierung stimuliert ATP die Laktatfreisetzung im insulinfreien Medium ohne Beeinflussung der Glucoseaufnahme. In der hundertfachen Konzentration stimuliert ATP sowohl Glucoseaufnahme als auch Laktatfreisetzung signifikant. AMP allein hat keine Wirkung auf den Glucosestoffwechsel, kombiniert mit der hohen ATP-Konzentration blockiert es die ATP-induzierte Laktatfreisetzung.

Ganz anders die Ergebnisse in Gegenwart von Insulin: ATP hat keinen zusätzlichen Einfluß auf den Glucosestoffwechsel, dagegen stimuliert die Kombination AMP + ATP wie im insulinfreien Medium signifikant die Glucoseaufnahme ohne Einfluß auf die Laktatfreisetzung.

Die Hemmung der insulininduzierten Glucoseaufnahme durch β-Pyridylcarbinol in vitro stimmt überein mit der klinischen Erfahrung mit diesem Präparat. Auffällig ist dagegen, daß dieser Effekt bei der therapeutisch gleichzusetzenden Dosis Nikotinsäure geringer ausgeprägt ist. Die Stimulierung der Laktatfreisetzung durch Pentoxifyllin ohne gleichzeitige signifikante Beeinflussung der Glucoseaufnahme steht in Einklang mit in vitro-Befunden, daß Pentoxifyllin die Phosphodiesterase hemmt und so in das cyklische AMP-System eingreift [4].

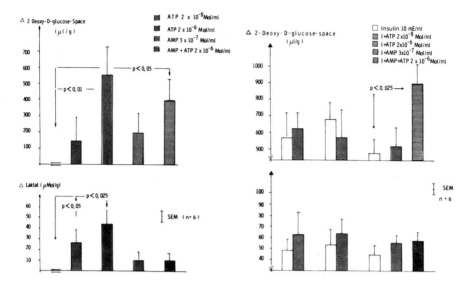

Abb. 2. Links: Die Wirkung von ATP, AMP, sowie AMP + ATP auf Glucoseaufnahme und Laktatproduktion im isolierten M. soleus normaler Ratten. Rechts: Die Wirkung von ATP, AMP, sowie AMP + ATP in Kombination mit Insulin auf Glucoseaufnahme und Laktatproduktion im isolierten M. soleus normaler Ratten

Die Interpretation der unterschiedlichen Wirkungen von ATP und AMP bietet Schwierigkeiten, da angenommen werden muß, daß nur die Adenosinkomponente beider Substanzen überhaupt die Zellmembran passieren kann [5]. Adenosin stimuliert die Glucoseaufnahme und die Laktatfreisetzung im Muskelgewebe [6]. Es ist auffällig, daß AMP in Kombination mit ATP die ATP-induzierte Laktatfreisetzung hemmt, ferner, daß nur die Kombination ATP + AMP die insulininduzierte Glucoseaufnahme verstärkt.

Diese kontroversen Effekte von ATP und AMP werden jedoch lediglich bei Konzentrationen gesehen, die um zwei Zehnerpotenzen über dem therapeutischen Bereich liegen.

Literatur

1. Heidrich, H., Schirop, Th.: Vortrag No. 452 auf der 81. Tagung der Deutschen Gesellschaft für innere Medizin, 1975. – 2. Beyer, J., Gather, W., Schöffling, K.: Arzneimittelforschung 22, 2179–2182 (1972). – 3. Dieterle, P., Banholzer, P., Dieterle, R., Henner, J., Schwarz, K.: Horm. Metab. Res. 3, 340–344 (1971). – 4. Popendiker, K., Boksay, I., Bollmann, V.: Arzneim.-Forsch. 21, 1174 (1971). – 5. Hopkins, S. V.: Biochem. Pharmac. 22, 335–339 (1973). – 6. Raber, G., Weissel, M., Kraupp, O., Chirikdjian, J. J.: Naunyn-Schmiedeberg's Arch. Pharmacol. 277, 227–237 (1973).

Bachmann, W., Challoner, D., Mehnert, H. (Forschergruppe Diabetes, München): **Hinweise auf gestörte Glukoseaufnahme isolierter Leberzellen – Untersuchungen an Plasmamembranen**

Die Glukoseaufnahme der Leberzelle ist charakterisiert durch Mechanismen des „erleichterten" Transportes und einfacher Diffusion. Diese Ergebnisse wurden durch Untersuchungen an Leberschnitten [1, 2] und an der perfundierten Leber [3, 4, 5] erhalten. Durch Untersuchungen an isolierten Plasmamembranen [6] konnten diese Ergebnisse bestätigt werden. Ziel der vorliegenden Arbeit war es nicht, zusätzliche Erkenntnisse über den Glukosetransport in der Leber zu erhalten. Es sollten lediglich — anhand einiger Basisuntersuchungen für Transportstudien — Plasmamembranen, gewonnen aus Gesamtlebern, mit Plasmamembranen aus isolierten Leberzellen verglichen werden. Denn isolierte Leberzellen werden vielfach zu Untersuchungen des Glukosestoffwechsels benützt, und es schien daher sinnvoll, den ersten Schritt dieses Stoffwechsels — die Glukoseaufnahme der Zelle via Plasmamembran — an gereinigten Plasmamembranen aus isolierten Leberzellen zu überprüfen.

Die Untersuchungen wurden an männlichen Wistar-Ratten mit einem durchschnittlichen Körpergewicht von 150 g durchgeführt. Die Isolation der Leberzellen erfolgte mit Kollagenase in einer Konzentration von 20 mg/100 ml einer Ca^{++}-freien Hanks'scher Lösung [7]. Die Präparation der Plasmamembranen wurde mit einer Modifikation der Neville'schen Methode [8] durchgeführt, wobei die gleiche Methode für Gesamtleber und isolierte Zellen verwendet werden konnte. Die Reinheitsprüfung der Membranen erfolgte durch Messung von Markerenzymen und Elektronenmikroskopie. Im Vergleich der elektronenmikroskopischen Bilder zeigten sich für beide Membranfraktionen ähnliche Strukturen. Erstaunlicherweise fanden sich auch bei den Plasmamembranen aus isolierten Zellen Doppelmembranen mit Desmosomen. Darüber hinaus fiel eine etwas größere Verunreinigung mit rauhem endoplasmatischen Retikulum auf. Bei den Markerenzymen fand sich lediglich bei der 5'Nukleotidase ein signifikanter Unterschied zwischen beiden Membranfraktionen. Diese starke Verminderung der Enzymaktivität der 5'Nukleotidase in Plasmamembranen von isolierten Zellen auf weniger als $\frac{1}{3}$ gegenüber den Plasmamembranen aus Gesamtlebern ist auch durch andere Autoren beschrieben [9] und soll hier nicht diskutiert werden. Die Enzymaktivitäten der Mg^{++}-ATPase, der Glukose-6-Phosphatase und der Succinat-INT-Reduktase waren weder im Homogenat noch in den Plasmamembranfraktionen wesentlich unterschiedlich. Man kann also aufgrund der Elektronenmikroskopie und der Markerenzyme davon ausgehen, daß die beiden Plasmamembranfraktionen weitgehend vergleichbar sind.

Die Glukoseaufnahme der Plasmamembranen wurde mit Hilfe der Millipor-Filtrationstechnik gemessen, um membrangebundene von freier, radioaktiv markierter Glukose zu trennen. Die Glukosekonzentration im Inkubationsansatz war in der Regel 1 mM. In Abb. 1A ist die D-Glukoseaufnahme in Abhängigkeit von der Zeit gemessen. Dabei zeigt sich, daß in der Geschwindigkeit der Glukoseaufnahme zwischen beiden Membranfraktionen kein Unterschied besteht. Die aufgenommene Gesamtmenge des Zuckers ist jedoch bei Plasmamembranen aus isolierten Zellen um 40—50% vermindert. Nach Ultrabeschallung der Plasmamembranen aus Gesamtlebern kommt es zu einer starken Verminderung der Gesamtkapazität der Glukoseaufnahme [6]. Dies ist bedingt durch „Herausschlagen" von Membrananteilen mit einer hohen Bindungskapazität für Glukose. Da durch Ultrabeschallung von Plasmamembranen aus isolierten Leberzellen zu einer zusätzlichen Verminderung der Glukoseaufnahme kommt (Abb. 1A), kann geschlossen werden, daß der primären Verminderung bei Plasmamembranen aus isolierten Zellen ein anderer Mechanismus zugrunde liegen muß. Nach Aufsättigung der Plasmamembranen mit D-Glukose und nachfolgender 10facher Verdünnung mit Inkubationsmedium konnte bei den Plasmamembranen aus isolierten Zellen eine verminderte Glukoseabgabe gemessen werden (Abb. 1B).

Dies läßt auf eine stärkere unspezifische Fixierung des Zuckers an die Membranen schließen. Gleiche Ergebnisse für die Zuckerauf- und -abgabe gelten auch für die L-Glukose. Mißt man die D-Glukoseaufnahme im Stadium des steady state in Abhängigkeit von der Glukose- bzw. Membrankonzentration (Abb. 2), so zeigt sich bei beiden Mem-

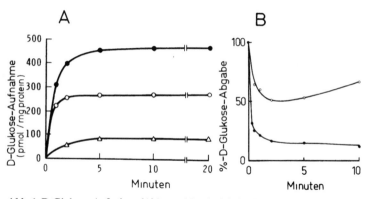

Abb. 1. D-Glukose-Aufnahme (A) bzw. -Abgabe (B) durch Plasmamembranen in Abhängigkeit von der Zeit. ●——● Gesamtleber, ○——○ isolierte Leberzellen, △——△ isolierte Leberzellen nach Ultrabeschallung

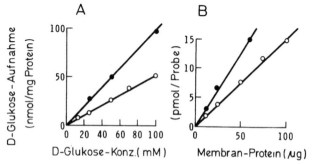

Abb. 2. D-Glukose-Aufnahme durch Plasmamembranen in Abhängigkeit von der D-Glukosekonzentration (A) und Membranproteinkonzentration (B). ●——● Gesamtleber, ○——○ isolierte Leberzellen

branfraktionen ein linearer Anstieg der Glukoseaufnahme. Die Geraden für die Plasmamembranen aus isolierten Zellen verlaufen jedoch flacher. Auch hier ist die jeweilige Gesamtmenge des aufgenommenen Zuckers entsprechend niedriger.

Geringere Aufnahme und verminderte Abgabe des aufgenommenen Zuckers lassen den Schluß auf eine veränderte Bindung bzw. Transport des Zuckers in den Plasmamembranen aus isolierten Leberzellen zu. Es muß also eine — offenbar durch die Vorbehandlung bei der Isolation der Leberzellen erfolgte — Schädigung der Membranen angenommen werden. Inkubierte man Plasmamembranen aus Gesamtlebern mit Perfusionsmedium, wie es für die Isolation der Leberzellen verwendet wurde, so findet sich eine noch stärker ausgeprägte Verminderung der Glukoseaufnahme (auf ⅓ des Ausgangswertes) als bei Plasmamembranen aus isolierten Zellen. Die Enzymaktivität der 5'Nukleotidase vermindert sich dabei nur unwesentlich im Gegensatz zur drastisch verminderten Aktivität dieses Enzyms bei Plasmamembranen aus isolierten Zellen.

Als Schlußfolgerung aus diesen Ergebnissen muß man annehmen, daß durch die Kollagenasebehandlung während der Isolationsprozedur die Plasmamembran der Leberzelle geschädigt wird, was zu einer erheblichen Störung in der Glukoseaufnahme führt. Bei der Beurteilung von Untersuchungen des Kohlenhydratstoffwechsels an isolierten Leberzellen sollte dies in Rechnung gestellt werden. Damit soll jedoch der Wert der isolierten Leberzellen zum Studium biochemischer und pathophysiologischer Vorgänge des Stoffwechsels nicht in Zweifel gezogen werden.

805

Literatur

1. Cahill, G. F., Ashmore, J., Earle, A. S., Zottu, S.: Am. J. Physiol. **192**, 491 (1958). — 2. Crawhall, J. C., Segal, S.: Biochim. Biophys. Acta **163**, 163 (1968). — 3. Gorsky, C. A.: J. Clin. Invest. **46**, 1062 (1967). — 4. Williams, T. F., Exton, J. H., Park, C. R., Regen, D. M.: Am. J. Physiol. **215**, 1200 (1968). — 5. Gorsky, C. A., Nadeau, B. E.: J. Clin. Invest. **53**, 634 (1974). — 6. Bachmann, W., Challoner, D.: Biochim. Biophys. Acta (1976) angenommen zur Veröffentlichung. — 7. Ingebretsen, W. R., Wagle, S. R.: Biochem. Biophys. Res. Comm. **47**, 403 (1972). — 8. Neville, D. M.: J. Biophys. Biochem. Cytol. **8**, 413 (1960). — 9. Solyom, A., Lauter, C. J., Trams, E. G.: Biochim. Biophys. Acta **274**, 631 (1972).

Vogelberg, K. H., Moschinsky, D., Heggen, E. M., Gries, F. A. (Klin. Abt. d. Diabetes-Forschungsinst. u. Chirurg. Klinik A, Univ. Düsseldorf): **Zum Insulineinfluß auf den hepatischen VLDL-Tri-Glyceridstoffwechsel**

Es ist bereits wiederholt eine positive Beziehung zwischen Triglyceridspiegel und Insulinkonzentration im Serum beschrieben worden [2, 3, 8]. Mit Hilfe portolebervenöser Substratmessungen konnte von uns der Insulineffekt auf den hepatischen Triglyceridstoffwechsel im steady-state einer C^{14}-Palmitat- und Kardiogrünfusion bei 9 Patienten mit endogener Hypertriglyceridämie und 4 Kontrollpersonen direkt untersucht werden. Über Einzelheiten der Untersuchungstechnik [12] und der verwandten Labormethoden [13] wurde bereits berichtet.

Ergebnisse

a) Produktion: Die Untersuchungen bestätigen die Bedeutung der Leber als Produktionsort der VLDL. Zwischen der portolebervenösen Differenz von VLDL-Triglyceriden, der Konzentration dieser Triglyceride in der Lebervene (mMol/l) und ihrem hepatischen Efflux (mMol/min) besteht eine direkte Beziehung ($p < 0,001$). Die hepatische Aufnahme von freien Fettsäuren und freiem Glycerin war zwar miteinander ($p < 0,01$) und zum protalen Angebot (Influx) dieser Substrate positiv korreliert ($p < 0,001$); zur hepatischen Abgabe von VLDL-Triglyceriden war für beide Metabolite eine positive Beziehung jedoch nur angedeutet. Statistisch signifikant nachweisbar war demgegenüber eine positive Beziehung zum Quotienten aus oraler Glukosetoleranz (gemessen am Flächenintegral der Glukosebelastungskurve) und aktuellem Insulinspiegel ($p < 0,01$).

Die spezifische Aktivität in den VLDL-Triglyceriden ist ein Maß für den Einbau freier Fettsäuren aus der Pfortader. In Abhängigkeit von der Untersuchungsdauer war eine exponentielle Zunahme der spezifischen Aktivität in den VLDL-Triglyceriden erkennbar. Sie war dem VLDL-Triglycerid-Efflux der Leber 60 Minuten nach Untersuchungsbeginn umgekehrt proportional ($p < 0,01$), d. h. bei den Kontrollen größer als bei endogener Hypertriglyceridämie. Nach portaler Injektion von Insulin (0,1 E/kg Körpergewicht) war jedoch der Anstieg der spezifischen Aktivität bei endogener Hypertriglyceridämie größer als bei den Kontrollen. In Prozent der spezifischen Aktivität bei Versuchsende stieg sie im Unterschied zu den Kontrollen unter Insulin signifikant an (Abb. 1).

b) Sekretion: Vor Insulininjektion war bei endogener Hypertriglyceridämie eine erhöhte hepatische VLDL-Triglyceridabgabe statistisch zu sichern ($p < 0,001$). Die positive Beziehung zwischen portolebervenöser Differenz und hepatischem Efflux von VLDL-Triglyceriden (s. o.) wurde durch diese Änderung nicht aufgehoben.

Durch Insulin wurde die hepatische Abgabe von VLDL-Triglyceriden im Mittel vermindert. Dieser Effekt war jedoch bei den beiden Kollektiven unterschiedlich aus-

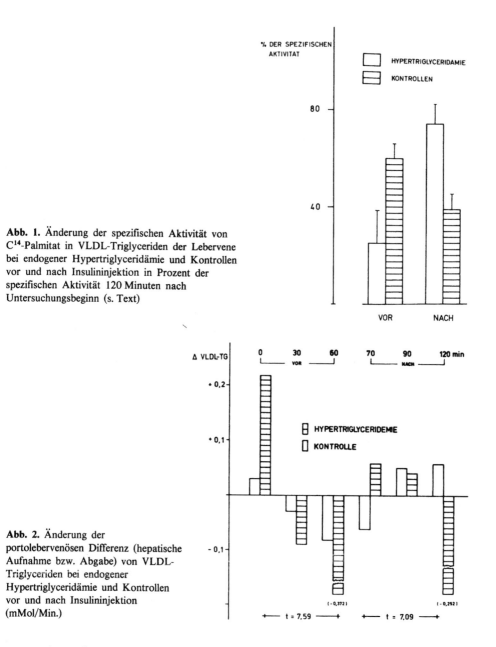

Abb. 1. Änderung der spezifischen Aktivität von C¹⁴-Palmitat in VLDL-Triglyceriden der Lebervene bei endogener Hypertriglyceridämie und Kontrollen vor und nach Insulininjektion in Prozent der spezifischen Aktivität 120 Minuten nach Untersuchungsbeginn (s. Text)

Abb. 2. Änderung der portolebervenösen Differenz (hepatische Aufnahme bzw. Abgabe) von VLDL-Triglyceriden bei endogener Hypertriglyceridämie und Kontrollen vor und nach Insulininjektion (mMol/Min.)

geprägt (Abb. 2). Während die Verminderung bei den Kontrollpersonen statistisch signifikant war (p < 0,01), bewirkte Insulin bei endogener Hypertriglyceridämie nur eine geringe oder keine Einschränkung der VLDL-Triglyceridabgabe. Bei Diabetikern war dieser Effekt in jedem Fall größer als bei Nichtdiabetikern mit endogener Hypertriglyceridämie.

Diskussion

Die Untersuchungen zeigen, daß Insulin unabhängig vom Ernährungszustand und dem Angebot an freien Fettsäuren und freiem Glycerin einen direkten Einfluß auf den VLDL-

Triglyceridstoffwechsel der Leber ausübt. Daß die Triglyceridsynthese der Leber durch Insulin begünstigt wird, wurde bereits durch tierexperimentelle Untersuchungen früher nachgewiesen [1, 11]. Ob der Effekt bei endogener Hypertriglyceridämie verstärkt ist, war aber bislang umstritten [6]. Havel et al. [4] führten die von ihnen beobachtete Steigerung der Veresterungsrate freier Fettsäuren in der Leber lediglich auf ein erhöhtes Angebot (Influx) dieser Substrate zurück. Da sich der Anstieg der spezifischen Aktivität in den VLDL-Triglyceriden in Übereinstimmung mit Havel et al. [4] jedoch zeitabhängig nicht linear verändert, ist eine genaue Berechnung der Produktionsrate von VLDL-Triglyceriden aus den freien Fettsäuren des Portalblutes nicht möglich. In den vorliegenden Untersuchungen war das Angebot freier Fettsäuren nur bei Diabetikern signifikant erhöht.

Der insulinabhängigen akuten Hemmung der hepatischen VLDL-Triglyceridabgabe entspricht die chronische intrahepatische Triglyceridspeicherung der Fettleber bei Patienten mit endogener Hypertriglyceridämie und Hyperinsulinismus [10]. Maruhama et al. [5] wiesen nach, daß zwischen dem Schweregrad der Triglyceridspeicherung und dem Insulinspiegel bei endogener Hypertriglyceridämie eine direkte Korrelation besteht. Der hemmende Einfluß des Insulins auf die hepatische Triglyceridabgabe könnte tierexperimentelle Befunde erklären [9], denen zufolge die Triglyceridabgabe der Leber bei Abfall des Insulinspiegels unter Nahrungskarenz zunimmt. Wahrscheinlich besteht zwischen Triglyceridspeicherung und -abgabe ein Gleichgewicht, das durch Insulin verschoben wird. Bei zunehmender „Leberverfettung" scheint die Hemmung der Lipidabgabe durch Insulin nachzulassen. Robertson et al. [7] beobachteten, daß bei Wüstenratten mit schwerer Fettleber zwischen Insulin und hepatischer VLDL-Triglyceridabgabe eine direkte Korrelation bestehen kann, der Hemmeffekt also völlig aufgehoben ist. Ähnliche Beobachtungen sind bei kohlenhydratinduzierten Hypertriglyceridämien beschrieben worden [2]. In beiden Fällen muß eine Abnahme der Hemmung der hepatischen VLDL-Triglyceridabgabe durch Insulin angenommen werden. Sie könnte im Sinne einer spezifischen Insulinresistenz des VLDL-Triglyceridstoffwechsels der Leber für die Entstehung der endogenen Hypertriglyceridämie pathogenetisch bedeutsam sein.

Literatur

1. Alcindor, L. G., Infante, R., Soler-Argilaga, C., Polonovski, J.: Effect of a single insulin administration on the hepatic release of triglycerides into the plasma. Biochim. Biophys. Acta 306, 347 (1973). – 2. Farquhar, J. W., Frank, A., Gross, G. M., Reaven, G. M., Brown, E. P.: Glucose, insulin, and triglyceride reponse to high and low carbohydrate diets in man. J. Clin. Invest. 45, 1648 (1966). – 3. Grüneklee, D., Gries, F. A., Preiss, H., Jahnke, K., Daweke, D.: Seruminsulin bei essentieller und alkoholinduzierten Hyperlipämien. Verh. Dtsch. Ges. Inn. Med. 75, 875 (1969). – 4. Havel, R. J., Eder, H. A., Bragdon, J. H.: Distribution and chemical composition of ultracentrifugally separated lipoproteins in human serum. J. Clin. Invest. 34, 1345 (1955). – 5. Maruhama, Y., Ohneda, A., Tadaki, H., Ohtsuki, M., Yanbe, A., Abe, R., Yamagata, S.: Hepatic steatosis and the elevate plasma insulin level in patients with endogenous hypertriglyceridemia. Metabolism 24, 653 (1975). – 6. Nikkila, E. A.: Control of plasma and liver triglyceride kinetics by carbohydrate metabolism and insulin. In: Advances in Lipid Res. 7 (eds. R. Paoletti, D. Kritschesky), p. 63. London-New York: Academic Press 1969. – 7. Robertson, R. P., Gavarieski, D. J., Henderson, J. D., Porte, Jr., D., Bierman, E. L.: Accelerated triglyceride secretion – a metabolic consequence of obesity. J. Clin. Invest. 52, 1620 (1973). – 8. Sailer, S., Bolzano, K., Sandhofer, F., Spath, P., Braunsteiner, H.: Triglyceridspiegel und Insulin-Konzentration im Plasma nach oraler Glukosegabe bei Patienten mit primärer kohlenhydratinduzierter Hypertriglyceridämie. Schweiz. Med. Wschr. 98, 1512 (1968). – 9. Schonfeld, G., Pfleger, B.: Overproduction of very low-density lipoproteins by livers of genetically obese rats. Am. J. Physiol. 220, 5 (1971). – 10. Thaler, H.: Die Pathogenese der Fettleber. In: Gallenwege – Leber. 7. Bad Mergentheimer Stoffwechseltagung (Hrsg. W. Boecker), S. 127. Stuttgart: Thieme 1973. – 11. Topping, D. L., Mayes, P. A.: The immediate effect of insulin and fructose on the metabolism of the perfused liver. Changes in lipoprotein secretion, fatty acid oxidation and esterification, lipid genesis and carbohydrate

metabolism. Biochem. J. **126**, 295 (1972). – 12. Vogelberg, K. H., Gisbertz, K. H., Moschinsky, D., Both, A., Bostroem, B., Kübler, W., Gries, F. A.: Der Einfluß von Insulin auf den Fettsäurestoffwechsel der Leber bei endogener Hypertriglyceridämie. Befunde zur Aufnahme freier Fettsäuren und Ketokörperproduktion der Leber. Verh. Dtsch. Ges. Inn. Med. **80**, 1264 (1974). – 13. Vogelberg, K. H., Utermann, G., Gries, F. A.: Zur Differenzierung des Lp(a)-Lipoproteins mit Hilfe der Agarosegel-Elektrophorese. Z. Klin. Chem. Klin. Biochem. **11**, 291 (1973).

Stoffwechsel — Lipidstoffwechsel

Mühlfellner, G., Mühlfellner, O., Zöfel, P., Kaffarnik, H. (Med. Poliklinik d. Univ. Marburg): **Tagesprofile der Blutfette unter standardisierter Diät mit und ohne Nikotinsäure**

Die lipolysehemmende und cholesterinsenkende Wirkung der Nikotinsäure ist vielfach beschrieben [1, 3, 9, 10, 15, 17]. Uns interessierte daher der Einfluß fortlaufender hochdosierter peroraler Nikotinsäuregaben auf das Verhalten der Blutfette normal ernährter Versuchspersonen.

Methoden und Versuchspersonen

Untersucht wurden 10 stoffwechselgesunde Frauen und Männer im Alter von 16–50 Jahren. Während der Versuchsdauer unterblieben körperliche Belastung und Nikotingenuß. 30 Min. vor der jeweiligen Blutentnahme wurde Bettruhe eingehalten.

Während der 12stündigen Untersuchungsperiode wurden 4 Mahlzeiten eingenommen. Butter, Brötchen, magerer Schinken und Käse wurden im Verhältnis 45% KH, 20% EW und 35% Fett in einer Gesamtmenge von 25 Kal/kg KG verabreicht. Mineralwasser konnte nach Belieben getrunken werden.

Die 7 Blutentnahmen erfolgten um 8 Uhr (nüchtern), 9.30, 10.30, 11.30, 14.30, 17.30 und 20 Uhr aus leicht gestauten Armvenen in heparinisierte Röhrchen. Zentrifugiert wurde bei 4000 rpm. Bis zur Verarbeitung wurde das Plasma bei −28° C gelagert.

Die Mahlzeiten wurden eingenommen nach den Blutentnahmen um 8 Uhr, 10.30, 14.30 und 17.30 Uhr.

5 der Probanden nahmen stündlich 0,5 g Nikotinsäure peroral.

Untersucht wurden Gesamtcholesterin [13], Phosphatide [2], Triglycerde enzymatisch [6] und Freie Fettsäuren titrimetrisch [5].

Zur statistischen Berechnung wurde der t-Test für abhängige bzw. für unabhängige Stichproben verwandt. Die Berechtigung der Anwendung des t-Testes wurde mit Hilfe des Nullklassentestes erhalten [14].

Ergebnisse und Diskussion

Abb. 1 zeigt die Veränderungen von Gesamtcholesterin und Phosphatiden. Im Vergleich zum Ausgangswert von 216 mg/100 ml fiel bei den 5 isokalorisch ernährten Versuchspersonen Cholesterin nur unwesentlich ab, mit Nikotinsäure kam es zu einem kontinuierlichen Abfall bis auf 77% des Ausgangswertes (167 mg/100 ml). Diese Abnahme war vom Zeitpunkt 2 an statistisch zu sichern. Beim Vergleich der beiden Gruppen unterschied sich das Verhalten während der letzten beiden Blutentnahmen signifikant.

Im Langzeitversuch ist die cholesterinsenkende Nikotinsäurewirkung unumstritten [1, 9, 10, 17]. Im Gegensatz zu Fröberg und Mitarbeiter [7], der die akute Nikotinsäurewirkung jedoch nur nach drei über den Tag verteilten Nikotinsäuredosen untersucht hat, sehen wir unter stündlicher Applikation von Nikotinsäure einen kontinuierlichen Abfall bis nach 12 Std.. Deswegen deuten wir unsere Ergebnisse dahingehend, daß ein Dosisabhängiger akuter cholesterinsenkender Effekt der Nikotinsäure möglich ist. Als cholesterinsenkende Mechanismen werden einerseits verstärkte Sterolausscheidung, andererseits verminderte Cholesterinsynthese diskutiert [8].

Die Phosphatide waren ohne Nikotinsäure ebenfalls nicht signifikant verändert (Ausgangswert 240 mg/100 ml). Der kontinuierliche Abfall unter Nikotinsäure bis auf 82% des Ausgangswertes (174 mg/100 ml) war zu allen Zeitpunkten statistisch zu sichern, die beiden Kurven unterschieden sich zum Zeitpunkt 5 signifikant voneinander.

Abb. 2 zeigt das Verhalten der Freien Fettsäuren und der Triglyceride. Die Freien Fettsäuren zeigten den nach Nahrungszufuhr üblichen Abfall. Bei den Probanden ohne

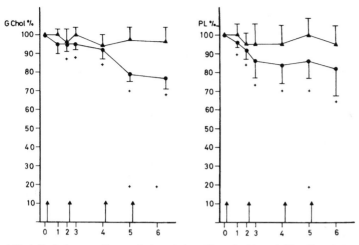

Abb. 1. Verhalten von Gesamtcholesterin bzw. Phosphatiden mit (●—●) und ohne Nikotinsäure (△—△). Die Pfeile zeigen die Mahlzeiten an, + eine Signifikanz

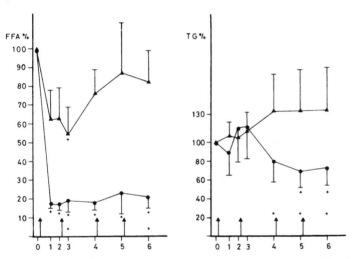

Abb. 2. Verhalten von Freien Fettsäuren bzw. Triglyceriden mit (●—●) und ohne Nikotinsäure (△—△)

Nikotinsäure kam es bei einem Ausgangswert von 0,229 mval/l zu einem Abfall bis auf 54% zum Zeitpunkt 3, danach war ein Wiederanstieg bis auf 82% zu verzeichnen. Mit Nikotinsäure blieb die nach dem Frühstück bewirkte Senkung während des gesamten Versuchs auf einem Niveau von ca. 20% des Ausgangswertes (0,648 mval/l) bestehen. Die Kurvenverläufe unterschieden sich zu den Zeitpunkten 3 und 6 signifikant voneinander.

Ähnliche Werte bei essenden Probanden ohne Nikotinsäure werden von Studlar u. Mitarb. [16] diskutiert. Andere Autoren [12, 15] fanden nach einmaliger Gabe von Nikotinsäure nach einem initialen Abfall einen Wiederanstieg, der höher war als bei unbehandelten Vergleichspersonen. Auch nach mehrfachen Gaben/Tag wird üblicherweise ein Wiederanstieg über den Ausgangswert hinaus beschrieben. Die Abnahme der Freien Fettsäuren wird durch eine Verminderung der Lipolyse erklärt [3, 15]. Interessan-

811

terweise konnten mehrere Autoren [s. bei 11] einen Anstieg der Lipoproteinlipaseaktivität finden.

Die bei unserer Versuchsanordnung bis Versuchsende anhaltende Erniedrigung der Freien Fettsäuren dürfte nach unserer Meinung von der stündlichen Nikotinsäurezufuhr herrühren.

Die Triglyceride stiegen ohne Nikotinsäure von einem Ausgangswert von 105 mg/100 ml langsam bis auf 132% an um bis zum Versuchsende auf diesem Niveau zu bleiben. Mit Nikotinsäure kam es nach einem kurzfristigen geringen Anstieg zu einem signifikanten Abfall bei Versuchsende auf 73% des Ausgangswertes (72 mg/100 ml).

Die auch von anderen Autoren [3, 4] beschriebene Triglyceridsenkung durch Nikotinsäure soll durch drei mögliche Komponenten verursacht sein: 1. durch Hemmung der Mobilisierung der Freien Fettsäuren, 2. durch eine verminderte Synthese der Lebertriglyceride und 3. durch Verminderung der Lipoproteinproduktion.

Zusammenfassung

In der vorliegenden Untersuchung prüften wir den Einfluß fortlaufender hochdosierter oraler Nikotinsäuregaben auf den Plasmalipidspiegel standardisiert ernährter Versuchspersonen. Über 12 Std. kam es zu einer signifikanten Verminderung von Cholesterin, Phosphatiden, Freien Fettsäuren und Triglyceriden.

Literatur

1. Altschul, R., Hoffer, A., Stephan, J. D.: Arch. Biochem. Biophys. 54, 558 (1955). – 2. Bartlett, G. R.: J. Biol. Chem. 234, 466 (1959). – 3. Carlson, L. A., Levi, L., Orö, L.: J. Clin. Invest. 47, 1795 (1968). – 4. Carlström, S., Laurell, S.: Acta med. scand. 184, 121 (1968). – 5. Dole, V. P.: J. Clin. Invest. 35, 150 (1956). – 6. Eggstein, M., Kreutz, F. H.: Klin. Wschr. 44, 262 (1966). – 7. Fröberg, S. O., Boberg, J., Carlson, L. A., Erikson, M.: In: Proceedings of the workshop on „Metabolic effects of nicotinic acid and its derivates" (eds. K. F. Gey, L. A. Carlson), p. 167. Bern: Huber 1971. – 8. Kritchevsky, D.: In: Proceedings of the workshop on „Metabolic effects of nicotinic acid and its derivates" (eds. K. F. Gey, L. A. Carlson), p. 541. Bern: Huber 1971. – 9. Lengsfeld, H., Gey, K. F.: Mechanismen bei der Plasmacholesterinsenkung in der fastenden Ratte durch β-Pyridylcarbinol. In: „Hyperlipidämien", Erlangen 1970 (Hrsg. G. Berg), S. 82. Stuttgart: Thieme 1971. – 10. Miettinen, T. A.: Clin. Chim. Acta 20, 43 (1968). – 11. Nikkilä, E. A.: In: Proceedings of the workshop on „Metabolic effects of nicotinic acid and its derivates" (eds. K. F. Gey, L. A. Carlson), p. 487. Bern: Huber 1971. – 12. Nye, E. R., Buchanan, H.: J. Lipid Res. 10, 193 (1969). – 13. Richterich, R., Lauber, K.: Klin. Wschr. 40, 1252 (1962). – 14. Sacks, L.: Statistische Auswertungsmethoden. Berlin-Heidelberg-New York: Springer 1969. – 15. Schlierf, G., Dorow, E.: J. Clin. Invest. 52, 732 (1973). – 16. Studlar, M., Hammerl, H., Nebosis, G., Pichler, O.: Klin. Wschr. 48, 238 (1970). – 17. Zöllner, N.: Klin. Wschr. 45, 112 (1967).

Stange, E., Alavi, M., Bauer, E., Papenberg, J. (Med. Univ.-Klinik Heidelberg): **Zur Wirkung von diätetischem Cholesterin und Maisöl auf die Struktur und den Stoffwechsel der Lipoproteine des Kaninchens**

Wie Untersuchungen beim Menschen ergeben haben, kann eine Diät mit „hochungesättigtem" Fett den Serum-Cholesterinspiegel und gleichzeitig die Mortalität des Myokardinfarktes senken [1, 2].

Ungesättigte Fette wie Maisöl führen auch beim Kaninchen zu einer deutlich geringeren cholesterininduzierten Atheromatose [3]. Im Gegensatz zu den Befunden beim Menschen senkt Maisöl jedoch den Serum-Cholesterinspiegel beim Kaninchen nicht. Als

Ursache dieses günstigen Maisöleffektes beim Kaninchen kommen vielmehr strukturelle Veränderungen der Serum-Lipoproteine (VLDL, LDL und HDL) in Betracht [4].

Im Hinblick auf die Bedeutung der Plasmalipoproteine für die Atherogenese wurden die chemischen, elektrophoretischen und elektronenoptischen Eigenschaften der VLDL und LDL bei Kaninchen untersucht, die über 18 Wochen eine Kontrolldiät (Gruppe I) eine Diät mit 1% Cholesterin (Gruppe II), 1% Cholesterin + 5% Kokosfett (Gruppe III) oder 1% Cholesterin + 5% Maisöl (Gruppe IV) erhielten [4].

Gegenüber der Kontrollgruppe I zeigten die VLDL und LDL der Cholesterin und Kokosfett-Gruppen II und III eine deutliche Verlangsamung der elektrophoretischen Mobilität sowie elektronenoptisch das sogenannte „stacking" Phänomen [4]. Im Gegensatz dazu unterscheiden sich diesbezüglich die VLDL und LDL der Maisölgruppe nicht von denjenigen der Kontrollgruppe I [4]. Die VLDL und LDL der Kaninchengruppen II, III und IV zeigten einen deutlich höheren Cholesteringehalt gegenüber der Kontrollgruppe I und in der Polyacrylamidgel-Elektrophorese unterschiedliche Apoproteinspektren.

Als weitere Eigenschaften dieser Lipoproteine — nach Markierung mit J-125 — wurden nun deren Umsatzraten in vivo und ihr „influx" in die Aorten bei Kontrollkaninchen bestimmt. Zur Charakterisierung der Stoffwechseleigenschaften der normalen und der diätetisch alterierten VLDL des Kaninchens wurden diese nach der modifizierten Methode von McFarlane [5] mit radioaktiven J-125 markiert. Das Jod wurde dabei zu 69% in der Normalgruppe I, 81% in der Cholesteringruppe II und 76% in der Maisölgruppe IV überwiegend an das Apoprotein gebunden. Das molare Verhältnis Jod/Apoprotein betrug etwa 1, der Anteil des Lipoprotein gebundenen Jodes lag in allen Versuchen über 95%. Die J-125 markierten, immunelektrophoretisch reinen VLDL-Fraktionen mit der Dichte < 1,006 g/ml wurden in einer Dosis von 10×10^6 cpm Normaltieren in die Ohrvenen injiziert. Nach 10 Minuten erfolgte die erste Blutentnahme. Die Aktivität dieser ersten Probe entspricht 100% der injizierten Dosis. Die Plasmarestaktivität wurde während einer Versuchsperiode von 48 Stunden — nach 30 Minuten, 1, 2, 4, 6, 12, 24, 30, 36 und 48 Stunden — bestimmt. Zur Differenzierung der Gesamtradioaktivität im Serum wurden die Plasmaproben nach Lyophylisation mit Äthanol/Äther (2 : 3) delipidiert und die Radioaktivität im Lipid- und Proteinanteil getrennt bestimmt. Außerdem wurde bei Kaninchen der Kontroll- und Cholesteringruppe eine Lipoproteinfraktionierung in VLDL (d < 1,006 g/ml), IDL (Intermediate Density Lipoprotein, d = 1,006—1,019 g/ml), LDL (d = 1,019—1,063 g/ml) und HDL (d = 1,063—1,210 g/ml) durchgeführt und die Aktivität zeitabhängig in diesen Fraktionen bestimmt. Die Aorten der Versuchstiere wurden 48 Stunden nach Injektion entfernt und die Aktivitäten in den Intima-Mediapräparaten gezählt.

Die Abbaukurven der VLDL I, II und IV wurden nach semilogarithmischer Auftragung graphisch nach der Methode von Matthews [6] zur Bestimmung der Halbwertzeiten und der Fractional catabolic Rate (FCR, Umsatzrate/h) analysiert. Bei der graphischen Analyse der Kurven wird der lineare Anteil der Spätphase bis zum Schnittpunkt C 1 mit der Ordinate verlängert, b 1 bezeichnet die Steigung der 1. Geraden. Die frühe schnelle Phase bis 24 Stunden wird durch eine 2. Gerade mit dem Ordinatenschnittpunkt C 2 und der Steigung b 2 errechnet. Diese Gerade ergibt sich durch Substraktion der 1. Gerade von der Abbaukurve. Die graphisch gefundenen Parameter werden zur Bestimmung der

FCR in die Formel $FCR = 1 / \dfrac{C\,1}{b\,1} + \dfrac{C\,2}{b\,2}$ eingesetzt.

Die Plasmaabbaukurve der VLDL I (n = 13) der Normalgruppe zeigt den langsamsten Abfall im Vergleich mit der VLDL II der Cholesteringruppe (n = 12) und der VLDL IV

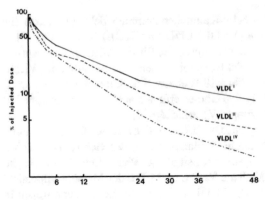

Abb. 1. Plasma Aktivitäten von Normal-Kaninchen nach Injektion von I-125 VLDL I, II und IV

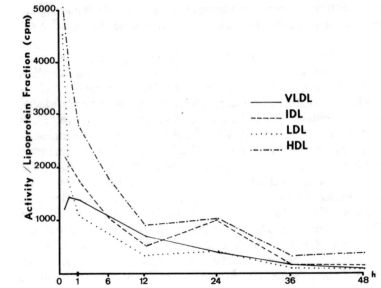

Abb. 2. Die Verteilung der Aktivität in den Plasmalipoproteinfraktionen des Normalkaninchens nach Injektion von I-125 VLDL II

(n = 6) der Maisölgruppe (Abb. 1). Dementsprechend sind die durchschnittlichen Halbwertzeiten der VLDL I in der Spätphase 31 Stunden im Gegensatz zu 20 bzw. 21 Stunden für die VLDL II und IV. Auch die FCR/h liegt mit 0,090 ± 0,031 der normalen VLDL I deutlich unter den Vergleichswerten von 0,136 ± 0,036 bzw. 0,118 ± 0,030 für die VLDL II und IV. Ein ähnliches Verhalten zeigen die Abbau-Parameter der Apoprotein- und Lipid-gebundenen Jodaktivitäten in den verschiedenen Gruppen. Im Vergleich zum Apoproteinanteil und zur Gesamtaktivität des Serum wird der Lipidanteil der VLDL I, II und IV verzögert katabolisiert.

Durch Lipoproteinfraktionierung konnte in der Normalgruppe I nachgewiesen werden, daß sich die ursprünglich VLDL-gebundene Aktivität auf alle anderen Dichteklassen des Serums überträgt. Bereits 10 Minuten nach der Injektion ist der überwiegende Teil des Tracers auf die HDL übertragen. Es folgen die VLDL, die LDL und die IDL in der Reihenfolge ihrer jeweiligen Aktivität. Nach 12 Stunden ist anscheinend ein Gleichgewicht zwischen den Dichteklassen hergestellt, da sich an ihrem Aktivitätsverhältnis zueinander bis zum Versuchsende nicht mehr ändert. Nach Injektion von VLDL II fällt auf, daß auf die LDL bereits bei der ersten Blutentnahme nach 10 Minuten ein ähnlich hoher Aktivitätsanteil entfällt wie auf die HDL. Ansonsten zeigt das Abbaumuster der Lipoproteinfraktionen ein ähnliches Verhalten wie im Versuch mit der VLDL I (Abb. 2).

Der als cpm pro Gramm Feuchtgewicht in den Aorten gemessene Gehalt der Lipoproteine zeigt zwischen den verschiedenen Gruppen keine Unterschiede. Die inneren Schichten der Aorten zeigen in den Gruppen I, II und IV nur geringe Aktivitäten zwischen 45 und 67 cpm/min. Diese Aktivitäten in den Aorten sind niedrig, weil sie erst 48 Stunden nach Injektion der markierten VLDL gemessen wurden.

Aus den vorliegenden Ergebnissen kann geschlossen werden, daß die Cholesterin- und Maisöl-induzierten strukturellen Veränderungen der Kaninchen-VLDL zu deren schnellerem Abbau führen. Es ist bemerkenswert, daß dabei vor allem der Lipoproteinlipase abhängige Stoffwechselschritt von der VLDL zur LDL beschleunigt abläuft (Abb. 2). Diese für den Menschen bereits eingehend untersuchte Beziehung [7] wird als „Schrittmacher" des atherogenetischen Prozesses erörtert [8] und scheint nach den vorliegenden Ergebnissen auch bei der cholesterininduzierten Artherosklerose des Kaninchens eine Rolle zu spielen.

Literatur

1. Kinsell, L. W., Partridge, J., Boling, L., Margen, S., Michaels, G.: J. Clin. Endocrinol. **12**, 909 (1952). – 2. Turpeinen, O., Miettinen, M., Karvonen, M. J., Roine, P., Pekkarinen, M. et al.: In: Fettstoffwechselstörungen (ed. G. Schettler). Stuttgart: Thieme 1971. – 3. Kritchevsky, D. et al.: Amer. J. Physiol. **185**, 279 (1956). – 4. Stange, E., Agostini, B., Papenberg, J.: Atherosclerosis **22**, 125 (1975). – 5. McFarlane, A. S.: Nature **182**, 53 (1958). – 6. Matthews, C.M.E.: Phys. Med. Biol. **2**, 36 (1957). – 7. Eisenberg, S., Levy, R. I.: Adv. Lipid Res. **13**, 1 (1975). 8. Zilversmit, D. B.: Circulation Res. **33**, 633 (1973).

Zönnchen, B., Wolfram G., Zöllner, N. (Med. Poliklinik, Univ. München): **Die Wertigkeit des P/S-Quotienten zur Beschreibung der Wirkung eines Nahrungsfettes auf den Serumcholesterinspiegel**

Der Serumcholesterinspiegel wird von Menge und Zusammensetzung der Nahrungsfette wesentlich beeinflußt. Seit Jolliffe wird der qualitative Einfluß eines Nahrungsfetts auf den Cholesterinspiegel häufig durch den P/S-Quotienten, nämlich das Verhältnis der mehrfach ungesättigten zu gesättigten Fettsäuren beschrieben [1]. Bei Quotienten unter 1,25 sei eine sichere, den Cholesterinspiegel senkende Wirkung nicht zu erwarten, beim Wert 2 läge das Wirkungsmaximum. Diätversuche von Vergroesen zeigten, daß bei Gabe von 50 g Linolsäure die gesättigten Fettsäuren keinen deutlich erkennbaren Einfluß mehr auf den Cholesterinspiegel ausüben. Die Aussagekraft des P/S-Quotienten unter diesen Bedingungen wird bestritten [2].

Ähnliche eigene Versuche bei Personen mit einer frei gewählten Kost und Zulage von 51 g Linolsäure bestätigten diese Ergebnisse [3]. Eine Wiederholung des Versuchs unter den definierten Bedingungen einer Formeldiät wurde notwendig, weil die bisherigen Beobachtungen keine endgültige Schlußfolgerung darüber zuließen, ob die Ergebnisse auf die zusätzlich zugeführten Öle oder auf die Änderung der Gesamtfettzufuhr zurückzuführen waren.

Je zwei gesunde und normalgewichtige Versuchspersonen, drei junge Männer und eine junge Frau, nahmen an dem Ernährungsversuch teil, der sich in fünf Versuchsperioden zu je drei Wochen gliederte, insgesamt also mehr als 100 Tage dauerte. In der ersten Periode

Tabelle 1. Nahrungsmittel in Gramm/1000 ml Formeldiät

Formeldiät	0	I	II
Magermilchpulver	225	225	225
Glucosin	170	170	–
Cholesterin (mg)	532	550	542
Butter	65	–	65
Olivenöl	39	–	39
Saffloröl	13	106	99
Gesätt. FS	47	10,1	53,9
Polyen FS	14	73,2	73,2
Monoen FS	37	13,7	47,8
P/S	0,3	7,3	1,4

konnten sich die Versuchspersonen frei ernähren, mußten jedoch ein genaues Ernährungsprotokoll anfertigen und täglich abliefern. Während dieser Zeit wurden Körpergewicht und Serumlipidspiegel kontrolliert. Mit Hilfe der Ernährungsprotokolle wurde die Zusammensetzung der freien Kost ermittelt und in der zweiten Versuchsperiode eine Formeldiät (0) verabreicht, die in ihrer Zusammensetzung der vorher verzehrten freien Kost ziemlich genau entsprach. In der dritten Versuchsperiode wurde in dieser Formeldiät (I) lediglich die Zusammensetzung des mengenmäßig unveränderten Fettanteils modifiziert. Gegenüber einem P/S-Quotienten von 0,3 in der zweiten Versuchsperiode wurde in der dritten Versuchsperiode ein Fettgemisch mit einem P/S-Quotienten von 7,3 verabreicht. In der vierten Versuchsperiode (Formeldiät II) wurde ein Teil der Kohlenhydrate durch Fett in Form von Butter und Olivenöl, also gesättigte und einfach ungesättigte Fettsäuren ersetzt, so daß der Fettanteil von 41% auf 70% der Energie erhöht und der Kohlenhydratanteil von 46% auf 18% der Energie vermindert wurde. Die Linolsäurezufuhr blieb dabei weitgehend konstant. Der P/S-Quotient wurde von 7,3 auf 1,5 erniedrigt. In der letzten Versuchsperiode ernährten sich die Versuchspersonen entsprechend den anfangs gewonnenen Ernährungsprotokollen wieder mit freier Kost.

Aus technischen Grunden wurde diese Versuchsanordnung zunächst nur mit zwei Personen durchgeführt (Versuch A), in einem weiteren Versuch mit grundsätzlich gleicher Anordnung (Versuch B) wurden mit ebenfalls zwei Personen die Ergebnisse des ersten Versuchs überprüft.

Die Zusammensetzung der Formeldiät des Versuchs A ist in der Tabelle aufgeführt. 1000 ml Formeldiät entsprachen in Periode 0 und I 2500 kcal, in Periode II 2600 kcal Versuchsperson 1 nahm durchschnittlich 2100 kcal auf, Versuchsperson 2 2900 kcal Die Gewichtskontrollen erfolgten täglich, die Abnahme von Nüchternblut im Abstand von drei bis vier Tagen. Gesamtcholesterin wurde nach Zak, Triglyceride nach Kreuz und Eggstein enzymatisch bestimmt [4].

Die Formeldiät wurde von allen Versuchspersonen gut vertragen. Nennenswerte Änderungen des Körpergewichts traten nur in der ersten Woche unter Formeldiät auf, sie sind vorwiegend auf die Änderung im Natriumgehalt der Nahrung und damit auf Wasserverschiebungen zurückzuführen. Der Gewichtsunterschied von Anfang bis Ende der Formeldiätperioden mit etwa einem Kilogramm ist für die lange Zeit von 9 Wochen als sehr gering zu bezeichnen.

Die Ergebnisse der Cholesterinbestimmungen sind in der Abb. 1 dargestellt. Diese Ergebnisse zeigen:

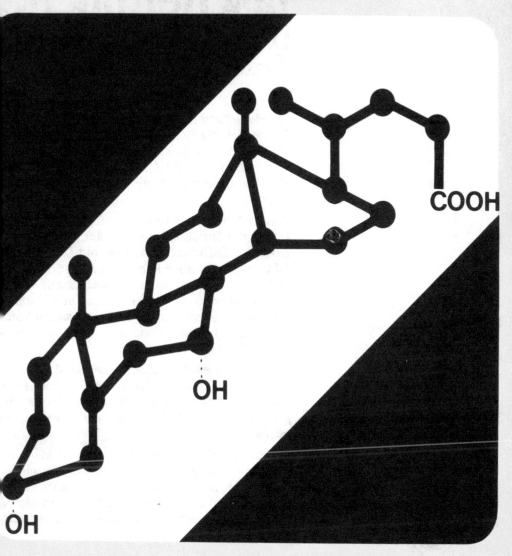

Klinik-
taschenbüche:

Diagnose und Therapie für
Ärzte in Klinik und Praxis

In jedem Band der Kliniktaschenbücher wird ein
Teilbereich ärztlichen Handelns dargestellt. Unt
Verzicht auf lehrbuchmäßige, theoretische, histo
sche und literarische Ausführungen wird die in d
Klinik gesicherte, aktuelle medizinische Praxis b
handelt.

Praktisch bewährte Untersuchungsverfahren, ihr
technische Durchführung und Methoden der
Diagnose, Differentialdiagnose und Therapie/No
falltherapie aus allen klinischen Fächern werden
Detail so beschrieben, daß sie weitgehend von
niedergelassenen Praxis-Ärzten und von Klinik-
Ärzten gleichermaßen angewendet werden könn
und auch für Studenten in den klinischen Semes
verständlich sind.

Alle Bände verfolgen zudem das Ziel, dem zur
raschen Hilfeleistung oder im Notfalldienst herai
gezogenen Arzt in Fällen außerhalb seines Fach-
gebietes das erforderliche Handeln schnell zu ver
mitteln.

Konzis, tabellarisch, oft stichwortartig, klar ge-
gliedert — das ist die Diktion der Kliniktaschenbücher. Die meisten Bände sind mit instruktiven
Abbildungen, ausführlichen Sachregistern und V
zeichnissen weiterführender Literatur ausgestatt

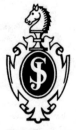

Springer-Verlag
Berlin
Heidelberg
New York

**Bitte fordern Sie den Gesamtprospekt bei Ihrem
Buchhändler oder beim Verlag an:**

Springer-Verlag Berlin
Heidelberger Platz 3, D - 1000 Berlin 33

Beim Übergang von normaler Kost auf eine Formeldiät entsprechender Zusammensetzung erfahren die Cholesterinspiegel im Serum keine wesentliche Änderung.

Der Wechsel von einem Fett mit P/S-Quotienten 0,3 zu einem Fett mit P/S-Quotienten 7,3 führt bei allen Versuchspersonen zu einem deutlichen Abfall des Serumcholesterinspiegels.

Durch Erhöhung des Fettanteils mit gesättigten und einfach ungesättigten Fettsäuren auf 70% der Energie bei unveränderter Linolsäurezufuhr aber gleichzeitiger Verminderung des P/S-Quotienten auf 1,5 steigt der Cholesterinspiegel im Serum bei 3 der 4 Versuchspersonen nicht an.

Eine Linolsäuremenge von mehr als 50 g reicht aus, um den Cholesterinspiegel trotz erhöhter Zufuhr gesättigter Fettsäuren niedrig zu halten.

In der letzten Versuchsperiode kehrt unter freier Kost der Cholesterinspiegel im Durchschnitt wieder auf die Werte vor Beginn der Formeldiät zurück.

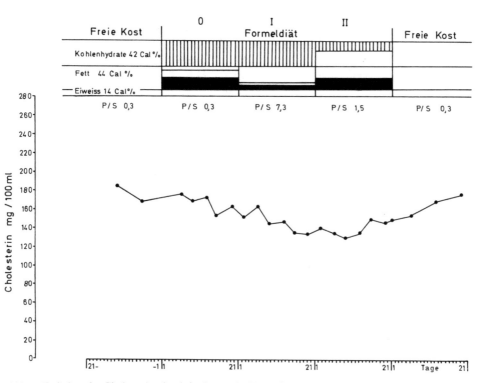

Abb. 1. Verhalten des Cholesterinspiegels im Serum der Versuchsperson 1 in Abhängigkeitkeit von Art und Menge des Fetts in der Formeldiät

Vergleichbare Ergebnisse wurden beim Versuch B gewonnen. Auf Grund der konstanten Energiezufuhr und der definierten Zusammensetzung der Formeldiät sind die Ergebnisse nicht auf indirekte Effekte, z. B. Verdrängung des einen Nahrungsbestandteils durch den anderen bei freier Kost, sondern auf die genau bekannte Zusammensetzung der tatsächlich verzehrten Nahrung zurückzuführen. Diese Versuchsbedingungen erlauben die Aussage, daß der P/S-Quotient bei einer extremen Nährstoffrelation wie zum Beispiel 70% der Energie als Fett keine Gültigkeit hat, da Fett mit einem P/S-Quotienten von 7,3 zu gleichen Cholesterinspiegeln führt wie Fett mit einem P/S-Quotienten von 1,5. Demnach kann Linolsäure als wichtigste mehrfach ungesättigte Fettsäure in der Nahrung des Menschen, sobald sie einen bestimmten Anteil der Fettzufuhr in der Nahrung erreicht hat, die den Serumcholesterinspiegel anhebende Wirkung von gesättigten Fettsäuren in einem größeren Bereich kompensieren.

Literatur

1. Jolliffe, N.: Metabolism 7, 497 (1961). – 2. Vergroesen, A. J.: Wiss. Veröff. Dtsch. Ges. Ernährung 22, 76 (1971). – 3. Lenhart, P., Zönnchen, B., Wolfram, G., Zöllner, N.: Verh. Dtsch. Ges. Innere Med. 79, 1283 (1973). – 4. Zöllner, N., Eberhagen, D.: Untersuchung und Bestimmung von Lipoiden im Blut. Berlin-Heidelberg-New York: Springer 1965.

Husemann, B. (Chirurg. Klinik mit Poliklinik d. Univ. Erlangen-Nürnberg): **Die partielle Ileumausschaltung zur Behandlung der Hypercholesterinämie**

Die Framingham-Studie hat gezeigt, daß zwischen der Höhe des Cholesterinspiegels im Blut und der Wahrscheinlichkeit, an arteriosklerotischen Gefäßveränderungen zu erkranken direkt korreliert. Bei Werten um 100 mg liegt praktisch kein Infarktrisiko vor, im Gegensatz zu einer Erhöhung über 300 mg%.

Die konservativen Möglichkeiten mit Diät, Nikotinsäure und Cholestyramin können einen erhöhten Cholesterinspiegel um 15–25% senken. Normalwerte werden jedoch nur in ganz besonderen Fällen erreicht. Therapeutisch niedrige Serumspiegel um 100 mg% lassen sich nicht erzielen.

1. Chirurgische Methoden

Ausgehend von der Beobachtung, daß bei Jejunoileostomie zur Behandlung der extremen Fettsucht der Gesamtcholesterinspiegel im Serum drastisch abfällt, hat Buchwald die partielle Ileumausschaltung von 120–150 cm unterem Ileum empfohlen. Die ausgeschalteten Dünndarmschlingen werden am oralen Ende blind verschlossen und drainieren über die Valvula ileo-zoekalis. Das obere Ileum wird End-zu-Seit an den aufsteigenden Colonschenkel anastomosiert. Es sollen nicht mehr als 33% des gesamten Dünndarms von der Passage ausgeschaltet werden, im Mittel handelt es sich um 120–150 cm Dünndarm.

Im Gegensatz dazu wird bei der Jejunoileostomie eine Anastomose zwischen dem oberen Jejunum und der letzten Ileumschlinge angelegt. Die Malabsorption ist in diesem Fall ausgeprägter, Komplikationen häufiger und die Beeinträchtigung des Patienten ausgeprägter.

2. Patho-Physiologie

Bei Jejunoileostomie kommt es zu einer massiven Malabsorption im Dünndarm. Bei partiellem Ileumbypass genügt die noch vorhandene resorbierende Oberfläche, um ausreichend Kalorien aufzunehmen. Der Patient nimmt nicht an Gewicht ab.

Der Mechanismus der Senkung des Cholesterinspiegels ist jedoch bei beiden Verfahren praktisch identisch. Die Rückresorption der Gallensalze ist drastisch eingeschränkt,

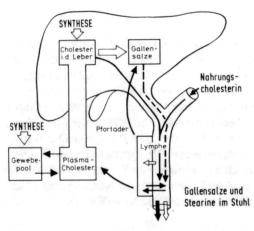

Abb. 1. Cholesterin-Stoffwechsel nach partiellen Ileum-Bypass zur Behandlung der Hypercholesterinämie. Ausscheidung und Synthese sind stark erhöht

Gallensalze und Steroide gehen mit dem Stuhl verloren (Abb. 1). Der Körper ist gezwungen, aus dem in der Leber vorhandenen Cholesterin Gallensalze in höherer Menge aufzubauen und das Defizit durch Steigerung der Synthese auszugleichen. Parallel steigt die Turn-over-Rate zwischen Gewebe und Plasmapool für Cholesterin an. Folge ist eine Senkung des Gesamtcholesterinspiegels im Serum.

3. Ergebnisse

Nach Jejunoileostomie sinkt bei Normaltyp nach Fredrikson der Gesamtcholesterinspiegel von 210 auf 120 mg% ab und bleibt auf diesem Niveau auch noch nach 3 Monaten.

Bei Typ II werden ähnliche Ergebnisse erzielt, wobei jedoch der erreichte Endwert mit 150 mg% etwas höher liegt. Zwischen Typ II a und Typ II b sind hierbei keine Unterschiede festzustellen. Die Beobachtungszeit beträgt insgesamt zur Zeit 24 Monate. In diesem Zeitraum stellt sich keine Änderung ein (Abb. 2).

Die Senkung des Ausgangswertes beträgt über 50%.

Buchwald hat bei einer Beobachtungszeit von bis zu 7 Jahren eine mittlere Senkung von 35—40% erzielen können.

Bei homozygoten Zwillingen sind die Bedingungen wesentlich ungünstiger, da die Synthese entkoppelt ist. Selbst der drastische Verlust an Gallensalzen und Steroiden mit dem Stuhl nach Jejunoileostomie kann offensichtlich kompensiert werden, da eine Senkung nur um 15% möglich ist.

Folge des kontinuierlichen Gallensalzverlustes und der verminderten Resorption im erhaltenen Dünndarm ist eine Synthesesteigerung um 450% und ein Absinken des Cholesterinpools um 35%.

Bei 101 Patienten konnte Buchwald eine erhebliche Verbesserung der Angina pectoris-Rate feststellen. Angiographisch sind die Ergebnisse bisher nicht so eindeutig. Jedoch ist auch hier bei einer Vielzahl von Patienten entweder keine Verschlechterung oder eine leichte Verbesserung vorhanden. Nach der Coronarangiographie ist eine Verschlechterung der Arteriosklerose nur bei 23% eingetreten.

Komplikationen sind selten, die Letalität ist unter 1%.

Die Jejunoileostomie hat jedoch alle Schwierigkeiten der Malabsorption. Sie entfallen bei partiellem Ileumbypass. In diesem Fall muß nur auf eine ausreichende Vitamin-B 12 Substitution geachtet werden.

4. Diskussion

Die Jejunoileostomie bzw. der Ileumbypass ist eine effektiv Methode zur Behandlung der Hypercholesterinämie. Das Risiko und die möglichen Komplikationen sind bei guter Überwachung ertragbar und wiegen den positiven Effekt auf.

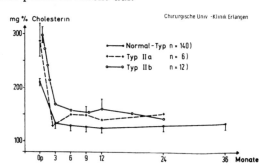

Abb. 2. Nach Jejunoileostomie sinkt der Cholesterin-Spiegel im Blut auf Werte um 120 mg/100 ml ab

Ungeklärt ist jedoch, ob allein die Senkung des Cholesterinspiegels auf Normalwerte ausreicht, um eine Arteriosklerose zu verhüten. Es ist zu diskutieren, ob es sich nur um den einzigen, bisher faßbaren Faktor, nicht jedoch das ursächliche Agens handelt. In einer randomidisierten Studie sollte man dieser Frage gezielt nachgehen.

Ungeklärt ist auch, ob allein die Senkung des Cholesterinspiegels therapeutische Wirkungen hat oder ob eine Senkung auf extrem niedrige Werte um 100 mg% notwendig ist.

Die offenen Fragen sollten uns aber nicht hindern, besonders gefährdeten Patienten möglichst effektiv zu helfen.

Literatur

1. Buchwald, H., Schwartz, M. Z., Varco, R. L.: Surgical treatment of hyperlipidemia. Circulation **49**, Suppl. 1 (1974). – 2. Miettinen, T. A.: Relationship between faecal bile acids, absorption of fat and vitamin B 12 and serum lipids in patients with ileal resections. Europ. J. clin. Invest. **1**, 452 (1971).

Ewald, W. (Ernst-Ludwig-Sanatorium, LVA Hessen, Breuberg): **Einfluß und Stärke des Übergewichts auf Serum-Lipide und Serum-Harnsäure**

Die Häufigkeit des Vorkommens von Übergewicht bei Diabetes, Gicht, Coronarsklerose und anderen Erkrankungen ist weitgehend bekannt. Dagegen gibt es über die Häufigkeit und das Ausmaß der Sekundär-Krankheiten, die von der Fettsucht ausgehen, kaum Untersuchungen. Wir haben uns deshalb die Fragen gestellt:

1. Wie häufig kommen die typischen Sekundär-Krankheiten der Fettsucht bei stark übergewichtigen Patienten überhaupt vor?

2. Nehmen diese Sekundär-Krankheiten mit steigendem Ausmaß des Übergewichts an Häufigkeit und Schwere zu?

Dazu untersuchten wir unausgewählt 1142 übergewichtige Patienten unserer Rehabilitationsklinik für Stoffwechselkrankheiten. Männliche und weibliche Patienten wurden auf folgende Weise in Gewichtsgruppen zunehmenden Übergewichts eingeteilt: + 10 bis + 20% nach Broca, + 20 bis + 30% nach Broca, usw. bis + 70 bis + 80% nach Broca, sowie eine Gruppe von über 80% Übergewicht. Dabei wurde die größte Zahl der übergewichtigen Männer in der Gruppe zwischen + 30 und + 40% gefunden und die größte Zahl der Frauen zwischen + 40 und + 50%. Das Durchschnittsalter war bei allen Gruppen sehr ähnlich. Es schwankte bei den Männern zwischen 43 und 47 Jahren und bei den Frauen zwischen 48 und 50 Jahren.

Unter diesen 1142 Patienten befanden sich 471 oder 41% mit Zeichen einer Harnsäure-Diathese, bzw. einer manifesten Gicht. Als Zeichen der Harnsäure-Diathese werteten wir eine Hyperuricaemie von über 7,0 mg% bei Männern und von über 6,5 mg% bei Frauen, sowie die Ausscheidung von Harnsäure-Kristallen im Urin.

Der Anteil der Hyperurikämiker stieg mit zunehmendem Übergewicht von Gruppe zu Gruppe an. Er betrug bei einem Übergewicht von + 20% nach Broca 23% aller Adipösen und bei einem Übergewicht von + 80% nach Broca 80% aller Patienten.

In gleicher Weise wurde in jeder Gewichtsgruppe die Anzahl derjenigen Patienten ermittelt, die an einer Hyperlipidaemie litten. Der Anteil der Patienten mit Hyperlipidaemie blieb jedoch bei den Adipösen mit einem Broca-Index von + 20% bis + 80% konstant. Er schwankte bei den Männern lediglich zwischen 65 und 80% und bei den Frauen zwischen 45 und 65%, ohne daß eine Tendenz erkennbar war.

Bei Patienten mit einer Harnsäure-Diathese lag der Anteil der Männer mit zusätzlicher Hyperlipidaemie bei 20–65% und bei Frauen zwischen 10 und 20%.

Aber nicht nur die Häufigkeit, sondern auch die absolute Höhe von Serum-Harnsäure und Serum-Lipiden zeigen Unterschiede. Die absolute Höhe der Harnsäure-Konzentration nimmt nämlich von Gewichtsgruppe zu Gewichtsgruppe, bei Männern wie bei

Frauen zu. Der Durchschnittswert der Gruppe von +20% lag bei 8,1 mg%, bei über 60% nach Broca bei 9,2 mg%. Diese Beobachtung stimmt mit der Mitteilung von Krizek [1] überein, der jedoch über wesentlich niedrigere Harnsäure-Konzentrationen berichtete. Andere Untersucher wie Merz [3] und Matzkies [2] fanden bei Übergewichtigen bis zu 20% einen ähnlichen Trend zur Zunahme der Harnsäure-Konzentrationen.

Im Gegensatz zu der Zunahme der Harnsäure-Konzentrationen mit steigendem Übergewicht stehen die Befunde beim Fettstoffwechsel. Die Serum-Spiegel von Cholesterin und Triglyceriden bleiben bei steigendem Gewicht unverändert. Besonders erkennbar ist diese Konstanz beim Cholesterin-Spiegel. Der Mittelwert aller Gewichtsgruppen schwankt lediglich zwischen 250 und 265 mg%. Auch bei den Serum-Triglyceriden läßt sich kein Trend zur Zunahme mit steigendem Übergewicht erkennen.

Bei Männern wie bei Frauen finden wir also mit steigendem Übergewicht sowohl eine Zunahme der Häufigkeit der Hyperuricaemie, als auch eine Erhöhung des durchschnittlichen Serum-Harnspiegels auf der einen Seite; dagegen auf der anderen Seite trotz zunehmenden Übergewichts eine gleichbleibende Häufigkeit sowie eine leichte, in ihrer Höhe aber unverändert bleibende Hyperlipidaemie.

Zusammenfassung

Unsere Untersuchung des Einflusses des Ausmaßes des Übergewichts auf die Harnsäure-Diathese und die Serum-Lipide spricht dafür, daß bei stärkerer Adipositas zwischen Harnsäure-Diathese und Übergewicht einerseits ein wesentlich engerer Zusammenhang besteht als zwischen Hyperlipidaemie und Übergewicht andererseits. Das Ausmaß des Übergewichts scheint auf die Höhe der Serum-Lipide keinen Einfluß zu haben.

Literatur

1. Krizek, V.: Serum Uric Acid in Relation to Body Weight, Ann. Rheum. Dis. **25**, 456 (1966). – 2. Matzkies, F., Brunner, C., Berg, G.: Fortschritte der Medizin, **92**, 3 (1974). – 3. Merz, P.: Gicht, Seite 234, Stuttgart 1973.

Begemann, F. (I. Med. Univ.-Klinik Hamburg): **Zur Ursache der verminderten Triglyceridsynthese unter Chenodesoxycholsäure**

Unter langfristiger Chenodesoxycholsäure (CDC)-Therapie zur Gallensteinauflösung sinken die Nüchtern-Plasmatriglyceride zumindest im 1. Halbjahr um 15–20% [1, 2, 3]; ihr späteres Verhalten wird uneinheitlich beurteilt [3, 4, 5].

Die Ursache dieses Phänomens war bisher unklar. Grundsätzlich kann eine verminderte Plasma-Triglyceridkonzentration entweder auf einem vermehrten peripheren Katabolismus oder einer verminderten Plasmasekretion neusynthetisierter Moleküle beruhen. Beide Mechanismen sind in Betracht zu ziehen, da einerseits die Plasmagallensäuren unter CDC ansteigen [6] und damit möglicherweise die periphere Elimination der Plasmatriglyceride beeinflussen. Andererseits steigt durch orale CDC-Zufuhr das portale Gallensäurenangebot an die Leber [7, 8, 9], deren Triglyceridsynthese und -Sekretion dadurch beeinträchtigt werden könnte.

Durch eine Analyse der Triglycerid-Kinetik unter CDC wurde in eigenen Untersuchungen [10] eine vermehrte periphere Elimination ausgeschlossen; hingegen wies eine verminderte Plasmasekretion in Verbindung mit einem abnehmenden Plasmatriglycerid-Precursorpool und einer geringeren Fettsäure-Inkorporation auf eine verminderte Synthese endogener Triglyceride hin. Unbeantwortet blieb jedoch die Ursache einer derartigen Syntheseverminderung.

Zur weiteren Klärung wurde daher bei 10 Gallenstein-Patienten das Verhalten des Körpergewichtes und der Nüchtern-Plasmawerte von Triglyceriden, freien Fettsäuren und Gesamtphospholipiden unter 6–8wöchiger Therapie mit durchschnittlich 1 g/d CDC untersucht.

Ergebnisse und Diskussion

1. Körpergewicht

Nach nächtlicher Nahrungskarenz bestimmen die endogen synthetisierten Triglyceride den morgendlichen Nüchtern-Plasmatriglyceridspiegel. Langfristig unterliegt dieser relativ labile Parameter aber in erheblichem Ausmaß qualitativen und quantitativen Ernährungseinflüssen [11]. Daher ist auszuschließen, ob eine CDC-Zufuhr über eine veränderte Ernährung die endogene Triglyceridsynthese beeinflußt. Bezüglich der Gesamtkalorienzufuhr scheidet diese Annahme aus, da bei signifikant sinkenden Triglyceriden das Körpergewicht der Patienten im Durchschnitt konstant bleibt (siehe Tabelle). Zwar sind qualitative Ernährungsumstellungen damit nicht ausgeschlossen, jedoch lieferten gezielte Befragungen eines jeden Patienten hierfür keinen Anhalt.

2. Freie Fettsäuren

Endogene Triglyceride werden überwiegend in der Leber synthetisiert, wobei die zu veresternden Fettsäuren im Nüchternzustand — zumindest beim Menschen — den freien Plasmafettsäuren entnommen werden [12, 13, 14]. Letztere bilden daher neben α-Glycerophosphat das Hauptsubstrat der Triglyceridsynthese unter Nüchternbedingungen. Eine abfallende Plasmakonzentration freier Fettsäuren kann zu verminderter Triglyceridsynthese führen, wie das Beispiel der Nikotinsäurewirkung zeigt [15]. Unter CDC

Tabelle 1. Körpergewicht und Plasmalipide vor und nach CDC-Therapie

Pat.	Gewicht (kg)		Triglyc. (mg-%)		freie Fetts. (μMol/ml)		Phospholipide (μMol/ml)	
	v	n	v	n	v	n	v	n
Di.	54,0	52,2	112	96	0,62	0,70	3,11	3,16
Ma.	58,4	57,5	135	120	0,95	0,79	3,78	3,71
Hi.	75,4	79,0	164	117	0,97	0,49	2,79	2,90
Chr.	73,1	78,5	127	95	—	—	2,60	2,73
Hg.	74,8	75,0	105	101	0,50	0,74	3,65	3,99
Zi.	61,0	62,0	188	152	0,41	0,50	3,13	3,33
De.	45,0	43,0	132	94	0,71	0,96	2,60	2,52
Be.	71,3	72,0	171	160	0,53	0,83	2,77	3,24
Bra.	79,5	79,5	80	65	0,53	0,54	3,24	3,35
Hst.	47,0	48,0	86	52	0,48	0,43	3,26	3,32
	n.s.		$p < 0,01$ $\bar{\Delta} = -17\%$		n.s.		$p < 0,05$ (eins.) $\bar{\Delta} = +3\%$	

Alle Lipidresultate = Durchschnittswerte aus 3–5stündl. entnommen Proben. n.s. = nicht signifikant (Wilcoxon-Rangtest, bei Phospholipiden einseitig).

sinken dagegen die Werte der freien Plasmafettsäuren nicht signifikant (siehe Tabelle). Dies spricht gegen die Hypothese eines durch CDC induzierten Substratmangels. Wie das Phospholipidverhalten (s. u.) zeigt, kann ein Mangel an α-Glycerophosphat oder eine inhibierte Fettsäureveresterung zumindest bis zur Diglycerid-Stufe ebenfalls nicht im Spiel sein.

3. Phospholipide

Möglicherweise inhibiert CDC durch Beeinflussung des Phospholipidstoffwechsels indirekt die Acylierung von Diglyceriden zu Triglyceriden:

Zum einen verläuft die Synthese von Phospholipiden und Triglyceriden vom α-Glycerophosphat bis zu Diglyceriden über gemeinsame Vorstufen; aus Diglyceriden werden entweder Triglyceride durch weitere Acylierung gebildet, oder es entstehen Phospholipide, z. B. durch CDP-Cholinübertragung das Lecithin. Zum anderen stimulieren Gallensäuren die hepatische Synthese von Phospholipiden [16, 17, 18], u. zw. in erster Linie von Cholin-Phosphoglyceriden [18, 19].

Demnach ist vorstellbar, daß unter CDC-Therapie ein erhöhter hepatischer Gallensäurengehalt die Phospholipidsynthese stimuliert und damit vermehrt Glyceridvorstufen als Substrat der Triglyceridsynthese entzieht [1].

In Übereinstimmung mit dieser Annahme sind geringfügig ansteigende Werte der Plasma-Gesamtphospholipide unter CDC-Einfluß nachweisbar (siehe Tabelle). Ein fehlender Zusammenhang zwischen prozentualem Phospholipidanstieg und Triglyceridabfall (siehe Abbildung) vermag diese Vermutung nicht von vornherein zu widerlegen: die Verteilung neusynthetisierter Phospholipide auf verschiedene Stoffwechselkompartimente − z. B. den biliären Sekretionspool einerseits und das Leber-Plasmakompartiment andererseits [20] − könnte im Vergleich zum Triglyceridverhalten unterschiedlich sein. Weiterhin mögen individuelle Variationen innerhalb einzelner Phospholipidklassen zur Verdeckung einfacher Korrelationen im Verhalten von Triglyceriden und Phospholipiden beitragen.

Letztlich bleibt aber offen, ob außer der hier diskutierten Substratkonkurrenz zugunsten der Phospholipidsynthese auch andere Ursachen für eine verminderte Acylierung von Di- zu Triglyceriden verantwortlich sind. Eine unter CDC-Einfluß verminderte Aktivität der Diglycerid-Acyltransferase mag z. B. eine Rolle spielen. Untersuchungen hierzu fehlen bisher.

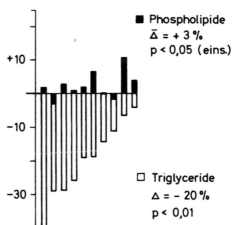

Abb. 1. Prozentuale Variationen von Plasma-Triglyceriden und -Phospholipiden bei 10 Patienten nach 6–8wöchiger CDC-Therapie

Zusammenfassung

Unter CDC-Einfluß bleibt bei abnehmender Triglyceridsynthese das Körpergewicht, das Ernährungsverhalten und die Plasmakonzentration freier Fettsäuren im Mittel konstant; die Plasma-Gesamtphospholipide steigen dagegen geringfügig an. Als Ursache der verminderten Triglyceridsynthese ist daher u. a. eine Substratkonkurrenz zugunsten der Phospholipidsynthese zu diskutieren, nicht dagegen ein Substratmangel oder alimentäre Faktoren.

Literatur

1. Bell, G. D., Lewis, B., Petrie, A., Dowling, R. H.: Brit. Med. J. **3**, 520 (1973). – 2. Fromm, H., Eschler, A., Töllner, D., Canzler, H., Schmidt, F. W.: Dtsch. med. Wschr. **100**, 1619 (1975). – 3. Hoffman, N. E., Hofmann, A. F., Thistle, J. L.: Mayo Clin. Proc. **49**, 236 (1974). – 4. Iser, J. H., Dowling, R. H., Mok, H. Y. I., Bell, G. D.: New Engl. J. Med. **293**, 378 (1975). – 5. Caspary, W. F., Kattermann, R.: Z. Gastroenterol. **13**, 644 (1975). – 6. Schwarz, H. P., Paumgartner, G.: Digestion **8**, 431 (1973). – 7. Danzinger, R. G., Hofmann, A. F., Thistle, J. L., Schoenfield, L. J.: New Engl. J. Med. **286**, 1 (1972). – 8. Northfield, T. C., La Russo, N. F. Hofmann, A. F., Thistle, J. L.: Gut **16**, 12 (1975). – 9. Thistle, J. L., Schoenfield, L. J.: Gastroenterology **61**, 488 (1971). – 10. Begemann, F.: Digestion **12**, 262 (1975). – 11. Schlierf, G.: In: Fettstoffwechselstörungen (G. Schettler, ed.), S. 51 ff. Stuttgart: Thieme 1971. – 12. Barter, P. J., Nestel, P. J., Caroll, K. F.: Metabolism **21**, 117 (1972). – 13. Friedberg, S. G., Klein, R. F., Trout, D. L., Bogdonoff, M. D., Estes, E. H.: J. clin. Invest. **40**, 1846 (1961). – 14. Havel, R. J.: Metabolism **10**, 1031 (1961). – 15. Carlson, L. A., Bally, P. R.: In: Handbook of Physiology, Sect. 5, Adipose Tissue: Inhibition of lipid Mobilization (eds. A. E. Renold and G. F. Cahill, Jr.). Baltimore: Waverly 1965. – 16. Balint, J. A., Beeler, D. A., Kyriakides, E. C., Treble, D. H.: J. lab. clin. Med. **77**, 122 (1971). – 17. Scherstén, T., Nilsson, S., Cahlin, E., Filipson, M., Brodin-Persson, G.: Europ. J. clin. Invest. **1**, 242 (1971). – 18. Scherstén, T.: Helv. med. Acta **37**, 161 (1973). – 19. Cablin, E., Jönsson, J., Nilsson, S., Scherstén, T.: Scand. J. clin. Lab. Invest. **29**, 109 (1972). – 20. Sakamoto, H., Akino, T.: Tohoku J. exp. Med. **106**, 45 (1972).

Oster, P., Schlierf, G., Heuck, C. C., Greten, H., Gundert-Remy, U., Haase, W., Klose, G., Nothhelfer, A., Raetzer, H., Schellenberg, B., Schmidt Gayk, H. (Klin. Inst. f. Herzinfarktforschung an der Med. Univ.-Klinik Heidelberg):
Therapie der familiären Typ II-Hyperlipoproteinämie bei Erwachsenen und Kindern mit Sitosterin*

Die familiäre Typ II Hyperlipoproteinämie in der Einteilung nach Fredrickson ist die am schwierigsten zu behandelnde Form der Fettstoffwechselstörungen. Die Therapie sollte gleichermaßen konsequent wie frühzeitig durchgeführt werden. Bei Erwachsenen und Kindern bietet sich als erste Maßnahme die Diät an, fettmodifiziert (P/S Quotient über 2) sowie cholesterinarm ($<$ 300 mg Cholesterin täglich). Wirksame Medikamente sind Cholestyramin (der cholesterinsenkende Effekt in einer Doppelblindstudie bei familiärer Hyperlipoproteinämie Typ II betrug 20,6% [Levy et al.]) sowie Nikotinsäure. Wegen der Armut an Nebenwirkungen bietet sich zur Therapie auch Sitosterin, ein pflanzliches Sterol, an, das durch verminderte enterale Cholesterinresorption wirksam ist (Subbiah) und von uns in einer randomisierten, gekreuzten Doppelblindstudie erstmals bei 25 Erwachsenen und 15 Kindern und Jugendlichen mit familiärer Typ II Hyperlipoproteinämie getestet wurde. Vorher waren die Cholesterinwerte bei allen Patienten unter Diät stabil.

Die Studie dauerte 2 × 8 Wochen für die Erwachsenen und 2 × 12 Wochen für die Kinder, Kontrollen wurden alle 14 Tage (Kinder 4 Wochen) durchgeführt. Dabei wurden Körpergewicht, Triglyzeride, Cholesterin im Gesamtserum sowie nach Lipoproteinfrak-

---

* Fa. Delalande, Köln

tionierung in der VLDL, LDL und HDL, Sitosterin (gaschromatografisch) und Brom kontrolliert. Brom war den Medikamenten (Verum 24 g: Sitosterin, 94,1% Reinsubstanz, Plazebo 24 g Zellulose, 20,3 g Reinsubstanz, bei den Kindern die Hälfte) zur Einnahmekontrolle in einer Menge von 40 mg täglich beigemischt (Roth).

Alle 25 Erwachsene beendeten die Studie; davon mußten 5 Patienten wegen Körpergewichtsschwankungen über 2 kg von der Auswertung ausgeschlossen werden (2 mit Zunahme, 3 mit Abnahme in der Verumperiode). Weitere 5 Patienten hatten nach den Plasmabromspiegeln (über 100% Anstieg der Bromspiegel war gefordert) und nach dem von ihnen zu führenden Einnahmeprotokoll ihre Medikation nicht regelmäßig eingenommen und wurden ebenfalls von der Auswertung ausgeschlossen.

Von den 15 Kindern beendeten drei Kinder die Studie vorzeitig, bei den verbleibenden 12 Kindern waren die Parameter der Einnahmekontrolle besser als bei den Erwachsenen erfüllt.

Bei den 15 Erwachsenen reduzierte Sitosterin den Plasmacholesterinspiegel von 368,6 auf 322,6 mg% um 12,5% (p < 0,01), das LDL oder β-Cholesterin von 231 auf 186 mg% um 19,5% (p < 0,05). Die übrigen Fraktionen (VLDL und HDL) waren nicht signifikant verändert.

Bei den 12 Kindern fiel das Gesamtcholesterin von 296 auf 282 mg% um 3,6% ab (p < 0,05), das LDL Cholesterin war nicht signifikant verändert. Nebenwirkungen (Leber- und Nierenwerte sowie Elektrolyte) traten nicht auf. Die Plasmasitosterinspiegel lagen immer unter 1% des Gesamtcholesterins.

Mit einer anderen galanischen Zubereitung als des von uns verwendeten Granulats fanden andere Autoren (Grundy, Lees) eine vergleichbare Wirkung von Sitosterin bereits bei einer Dosis von 3 g täglich.

Die vorgelegten Ergebnisse weisen Sitosterin als ein Medikament aus, das bei Kindern in der verwendeten Form und Dosierung eine zwar signifikante, aber unzureichende Senkung des Cholesterinspiegels bewirkt. Bei Erwachsenen mit familiärer Hyperlipoproteinämie Typ II senkt es den Cholesterinspiegel nebenwirkungsfrei um 12,5% und stellt neben den eingangs erwähnten Maßnahmen eine Bereicherung der Therapie dar.

Literatur

Levy, R. I., Fredrickson, D. S., Stone, N. J., Bilheimer, D. W., Brown, V. W., Glueck, C. J., Gotto, A. M., Herberg, P. N., Kwiterovich, P. O., Langer, T., LaRosa, J., Lux, S. E., Rider, A. K., Shulman, R. S., Sloan, H. R.: Cholestyramine in type II Hyperlipoproteinemia. Ann. Int. Med. 79, 51–58 (1973). – Roth, H. P., Caron, H. S., Hsi, B. P.: Measuring intake of prescribed medication. Clin. Pharm. Therap. 11, 228–237 (1969). – Grundy, S. M., Mok, H. Y. I.: Effects of low dose phytosterols on cholesterol absorption in man. In: Lipoprotein metabolism (ed. H. Greten), p. 106–112. Berlin-Heidelberg-New York: Springer 1976. – Lees, R. S., Lees, A. M.: Effects of sitosterol therapy on plasma lipid and lipoprotein concentration. In: Lipoprotein metabolism (ed. H. Greten), p. 113–118. Berlin-Heidelberg-New York: Springer 1976. – Subbiah, M. T. R.: Dietary plant sterols: current status in human and animal sterol metabolism. Amer. J. Clin. Nutr. 26, 219–225 (1973).

Schwartzkopff, W., Zschiedrich, M. (Fett- u. Stoffwechselambulanz der Med. Klinik u. Poliklinik am Klinikum Westend, F. U. Berlin): **Zur Frage des Typenwandels bei Hyperlipoproteinaemie (Typ IIb, IV, V) unter der Therapie mit Clofibrat und m-Inositolnicotinat**

Bei jeder 5. Hyperlipoproteinämie vom Typ V, IV oder IIb kommt es unter der Therapie mit Clofibrat zu einem Typenwandel [16]. Hierunter versteht an, worauf schon Strisower et al. 1964 [20] hingewiesen haben, z. B. den Übergang eines HLP-Typ IV oder V in den HLP-Typ IIb oder IIa. Obwohl durch Clofibrat die Triglyceride (TG) und die prae-β-Lipoproteine bis zu 50% unter ihren Ausgangswert gesenkt werden, trifft dies für das Cholesterin (CH) in diesem Ausmaß nicht zu. In etwa 20% der Fälle steigt das CH in den β- und alpha-Lipoproteinen (β- und alpha-Lp) sogar noch weiter an. Um einen derartigen Typenwandel zu verhindern, hat die pharmazeutische Industrie bislang 12 Kombinationspräparate von Clofibrat und Nicotinsäure [9, 10, 11, 12, 13, 14, 15, 17, 18] unter der Vorstellung auf den Markt gebracht, daß das Clofibrat vorwiegend die Synthese der TG und der VLDL hemmt, bzw. deren Abbau beschleunigt [16], die Nicotinsäure [1, 2, 3] und deren Derivate [6], wie z. B. das m-Inositolnicotinat oder das β-Pyridylcarbinol [22, 23, 24] hingegen primär die LDL senken und sekundär über eine Hemmung der Gewebslipolyse [2, 3, 6] die endogene Resynthese der TG vermindern.

Mit einer Kombination von 500 mg Clofibrat und 400 mg m-Inositolnicotinat wurden 14 Patienten mit Typ IIb, 55 Fälle mit Typ IV und 7 Patienten mit Typ V über einen Zeitraum von 30 Wochen behandelt. Die Tagesdosis betrug 1,5 g Clofibrat und 1,2 g m-Inositolnicotinat.

Unsere Problemstellung lautete:

1. Bei wieviel % dieser HLP-Patienten führte dieses Kombinationspräparat zu einer Senkung der Totallipide (TL), der TG, des CH und der Lipoproteinfraktionen (β-, prae-β-, alpha-,) um mehr als 10% unter die Vergleichswerte von zwei je 6wöchigen Placebophasen, die der Therapie vor- bzw. nachgeschaltet waren?

2. Veränderte dieses Kombinationspräparat die absolute und relative Verteilung der Lipide in den nach präparativer Ultrazentrifugation (UZ) separierten LDL, VLDL und HDL?

3. Kann mit diesem Kombinationspräparat ein Typenwandel verhindert werden? und

4. ist dieses Kombinationspräparat der Monotherapie von Clofibrat, bzw. Clofibrinsäure überlegen?

Die 1. Frage bei wieviel HLP-Patienten überhaupt eine Senkung der TL, der TG, des CH um mehr als 10% zu erzielen ist, kann für die TL dahingehend beantwortet werden, daß diese sie in allen Fällen mit Typ V, in 65% der Patienten mit Typ IV und in 50% der Fälle mit Typ IIb gesenkt wurden. Die TG wurden bei 85% der Patienten mit HL-Typ IV/V und in 56% der Fälle mit HLP-Typ IIb gesenkt. Die Erfolgsquote auf das CH war weit ungünstiger. Nur 70% der Patienten mit HLP-Typ V zeigten eine CH-Abnahme, während beim HLP-Typ IV und beim HLP-Typ IIb nur in 36% das CH um mehr als 10% vermindert wurde. Der quantitative Effekt des Kombinationspräparates auf die Senkung der TG und der des CH betrug für die TG beim Typ V im Median ca 63%, beim Typ IV ca 43% und beim Typ IIb ca 20%. Während die CH-Konzentration beim HLP-Typ V im Median um 31% unter den Ausgangswert absank, betrug die CH-Abnahme beim HLP-Typ IV und IIb nur 7 bzw. 6%. Die Abnahme der TG und der prae-β-Lp ist um so größer, je höher die Ausgangslage der TG und prae-β-Lp zu Beginn der Therapie ist.

($\triangle$-prae-β mg/dl = +205−0,8 × prae-β-Lp mg/dl; r = 0,744; p = 0,001)

($\triangle$-TG mg/dl = −10,9 + 0,91 × $\triangle$-prae-β mg/dl; r = 0,91; p = 0,001)

Zur Beantwortung der 2. Frage nach der absoluten und relativen Verteilung der Lipide in den Lipoproteinfraktionen wurde die präparative UZ vor und nach der Therapie durchgeführt. Bei diesen 3 HLP-Typen war unter der Therapie ein Anstieg der LDL-Fraktion und eine Abnahme der VLDL nachzuweisen (Typ IV n = 35; Typ IIb n = 7; Typ V n = 4). Diese Verschiebungen waren beim HLP-Typ IV signifikant. Gänzlich unbeeinflußt blieb die Konzentration der HDL bei diesen 3 HLP-Typen.

In der relativen und absoluten Verteilung der TG, des CH und der P in den genannten 3 Lipoproteinfraktionen ergaben sich jedoch eindeutige Unterschiede. Die TG nahmen in der LDL-Fraktion signifikant ab. Gleichzeitig stiegen das CH und auch die P in dieser Lipoproteinfraktion an. In den VLDL nahmen bei allen 3 HLP-Typen die TG, das CH und die P ab. Beim HLP-Typ IV ergab sich im Median keine Verschiebung in der TG–CH-Relation. Sie betrug in der Placebo- und Verumphase 3,6 : 1. In den HDL nahmen die TG beim Typ IV signifikant ab, das CH und die P stiegen dafür signifikant an.

Diese Untersuchungen zeigen, daß es unter der Therapie nur in den VLDL zu einer gerichteten Verminderung der TG, des CH und der P kommt. In den LDL und den HDL nehmen die TG ab, das CH und die P aber zu. Hierdurch wird verständlich, warum dieses Kombinationspräparat zwar im Blutserum die TG senkt, das CH hingegen konstant blieb oder aber noch weiter anstieg. Besonders gravierend ist dabei die Zunahme des CH in den LDL. Sie konnte in 50% der Fälle mit Typ IIb und in 75–80% der Fälle mit Typ IV/V nachgewiesen werden. In den HDL stiegen ebenfalls das CH und die P, bei gleichzeitiger Senkung der TG an. Hierdurch wurde bei ca 50% der Patienten mit Typ IV und in 75% der Fälle mit Typ IIb eine Konzentrationszunahme der HDL festgestellt.

Erwähnt sei, daß auch mit der Lipidelektrophorese nahezu gleichgerichtete Veränderungen in der Zu-, bzw. Abnahme der einzelnen Lipoproteinfraktionen, ähnlich wie nach Separierung mit der präparativen UZ, gefunden werden. Eine sehr gute Übereinstimmung ergab sich für die β-Lp = LDL und für die prae-β-Lp = VLDL. Mit der Lipidelektrophorese wurde eine 2–3fach häufigere Senkung der alpha-Lp gefunden als für die HDL. Dieser Befund wird durch die Abnahme der TG-Konzentration in den HDL und einer dadurch verminderten Anfärbbarkeit der alpha-Lp mit Ölrot O erklärt.

Die Zunahme des CH in den β = LDL hat aber nur dann klinische Relevanz, wenn das β-CH den Normbereich von 180 mg/dl überschreitet. Dies traf für 25% der Fälle mit Typ IV zu. Bei 5 von 8 Patienten mit HLP-Typ IIb, nahm unter der Therapie die schon vorher erhöhte β-CH-Konzentration zu.

Zwischen VLDL- und LDL-Konzentration besteht nach Carlson et al., 1974 [3a] ein reziprokes Verhältnis. Die LDL-Konzentration nahm unter der Therapie mit Clofibrat oder Nicotinsäure immer dann zu, wenn die LDL-CH-Konzentration unter 140 mg/dl lag, bei Werten von > 140 mg/dl, kam es zur Abnahme der LDL.

Die Frage nach der Überlegenheit dieses Kombinationspräparates gegenüber einer Monotherapie mit Clofibrat oder Clofibrinsäure kann dahingehend beantwortet werden, daß mit dem Kombinationspräparat keine besseren Effekte als mit der Monotherapie zu erzielen waren. Im Median war für alle 3 Präparate die Senkung der TG und des CH bei 3 nicht miteinander verbundenen Kollektiven gleich groß. Desgleichen ergaben sich keine signifikanten Differenzen in der Zahl der Probanden, bei denen es unter der Therapie zu

Tabelle 1. Durchschnittliche prozentuale Änderung der Lipide und Lipoproteine beim HLP-Typ IIb und IV unter Monotherapie mit Clofibrat oder Clofibrinsäure und unter kombinierter Therapie mit Clofibrat und Inositolnikotinat bei unverbundenen Kollektiven

Substanz(en)	Dosis/ die	n	Δ % Lipide			Δ % Lipoproteine		
			TL	CH	TG	β	prä-β	α
Clofibrat	1,5 g	33	−23	−10,0	−53	±0	−41,0	+10
Clofibrinsäure	0,9 g	15	−26	− 8,0	−56	−3,0	−49,0	−12
Clofibrat und Inositolnikotinat	1,5 g 1,2 g	35	−19	− 2,4	−39	+6,2	−40,0	−27

Tabelle 2

	Handelsname	Clofibratanteil mg	Nicotinsäureanteil etc. in mg	Tagesdosis
1.	Liporeduct [R]	250	Inositolnicotinat 150	3 x 1 – 2
2.	Angiokapsul [R]	250	Inositolnicotinat 180	3 x 1
3.	Vasoatherolip [R]	500	Nicotinsäure 50 mg u. Nicotinsäure retard 120 mg	3 x 1
4.	Antilipide comp. [R]	250	Inositolnicotinat 150	3 x 1 – 2
5.	Liapten [R]	500	β – Pyridylcarbinol 25	3 x 1
6.	Lipofacton [R]	500	β – Pyridylcarbinol 25	3 x 1
7.	Clofibrat comp. [R]	500	β – Pyridylcarbinol 25	3 x 1
8.	Inositolnicotinat– Clofibrat	240	Inositolnicotinat 160	3 x 1 – 2
9.	Lipomerz [R]	Etofibrat 300 mg		3 x 1
10.	Duplinal [R]	400	Inositolnicotinat 150; Nicotinsäure 25	3 x 1
11.	Normalip [R]	500	Inositolnicotinat 400	3 x 1

einem Wandel des HLP-Typs IV in Richtung zum HLP-Typ IIb bzw. HLP-Typ IIa kam (Tabelle 1).

Das Fehlen eines der Monotherapie überlegenen Effektes dieses Kombinationspräparates ist einfach zu beantworten. Das m-Inositolnicotinat wurde unzureichend dosiert. Diese Feststellung trifft nicht nur für das von uns untersuchte Präparat, sondern auch für alle anderen Kombinationspräparate zu, die sich z. Z. auf dem Markt befinden (Tabelle 2). In diesen Präparaten ist zwar die Tagesdosis für Clofibrat richtig gewählt, Nicotinsäure, bzw. ihre Derivate wie das m-Inositolnicotinat oder das β-Pyridylcarbinol sind unterdosiert. Nicotinsäure hat nur dann einen Effekt auf das CH und die TG, wenn sie in einer Dosis von 55 mg/kg KG [2, 3, 6] verabfolgt wird. Vom m-Inositolnicotinat, das zu 78% aus reiner Nicotinsäure besteht, und bis zu 70% über den Darm resorbiert wird [6], müßten mindestens 4–5 g pro Tag verordnet werden. Die therapeutische Dosis für β-Pyridylcarbinol liegt bei ca 800–1200 mg [22–24]. Eine Tagesdosis von nur 50–75 mg hat auf den Fettstoffwechsel keinen Effekt.

Außerdem wurde vom Tierversuch eine völlig falsche Dosierung auf den Menschen übertragen. Bei der Ratte waren nur 300 mg Clofibrat und 15 mg/kg β-Pyridylcarbinol auf die TG und CH wirksam [17]. Auf einen 70 kg schweren Menschen übertragen, entspräche dies 21 g Clofibrat und 1 g β-Pyridylcarbinol.

Aufgrund der Untersuchungen von Handler [8]; Altschul et al. [1]; Carlson und Orö [2, 3] sowie Fumagalli [6] kann durch Nicotinsäure nur dann die Lipolyse [3a] bzw. die CH-Synthese gehemmt werden, wenn Nicotinsäure rasch im Blutserum anflutet und seine Konzentration auf über 1 μg/ml [2, 3] ansteigt. Bei Unterdosierung bzw. verlangsamter Anflutung wird die notwendige Nicotinsäurekonzentration im Blutserum nicht erreicht. Auf diese Zusammenhänge hat schon Vincke 1963 [21] aufmerksam gemacht. Bei richtiger Dosierung der Nicotinsäure tritt auch regelmäßig zu Beginn der Therapie ein Flush auf. Von keinem unserer Patienten wurde er, trotz Gabe von 1,2 g m-Inositolnicoti-

828

nat festgestellt. Wir sind der Auffassung, daß eine Kombination von Clofibrat + Nicotinsäure in der Therapie der Hyperlipoproteinämien erfolgreich sein könnte, wenn die Nicotinsäure richtig dosiert wird.

Literatur

1. Altschul, R., Hoffer, A., Stephen, J. D.: Arch. Biochem. **54**, 558 (1955). – 2. Carlson, L. A., Orö, L.: Act. Med. Scand. **172**, 641 (1962). – 3. Carlson, L. A., Orö, L., Östman, J.: Acta Med. Scand. **183**, 457 (1968). – 3a. Carlson, L. A., Olsson, A. G., Orö, L., Rössner, S., Waldius, G.: Atherosclerosis III (eds. G. Schettler, A. Weizel), p. 768–781. Berlin-Heidelberg-New York: Springer 1971. – 4. Engelberg, H.: Circulation **44** Suppl. 2, 15 (1971). – 5. Fenster, R.: Ther. d. Gegenw. **113**, 813–824 (1974). – 6. Fumagalli, R.: Metabolic effects of nicotinic acid and its derivates (ed. F. K. Gey, L. A. Carlson), p. 33–49. Bern: Huber 1971. – 7. Haase, W.: Med. Welt **26**, 2157 (1975). – 8. Handler, P.: Z. Vitamin-, Hormon-, Fermentforsch. **19**, 393 (1948). – 9. Hernandez, A., Maisenbacher, H.-J., Stoll, K.-D.: Therapiewoche **25**, 36 (1975). – 10. Kaffarnik, K., Schneider, J., Haase, W.: Dtsch. med. Wschr. **24** (1975). – 11. Knüchel, F.: 1. Mitteilung: Med. Welt **25**, 1766 (1974), 2. Mitteilung: Med. Welt **26**, 1810 (1974). – 12. Knüchel, F., Ochs, H.: Med. Welt 1019 (1973). – 13. Mann, S., Maisenbacher, H.-J.: Z. Allgemeinmed. **51**, 1066–1071 (1975). – 14. Schäfer, B., Kluthe, R.: Med. Welt **26**, 655–663 (1975). – 15. Schmülling, R.-M., Schoene, B., Eggstein, M.: Dtsch. Gesellsch. Ernährung e. V., XII. Wiss. Kongreß München 1974. – 16. Schwartzkopff, W., Hoffmann, H., Kästner, W.: Med. Welt **26**, 2308 (1975). – 17. Simane, Z., Nowak, H.: Atherosclerosis **20**, 447–452 (1974). – 18. Spöttl, F., Motamedi, S., Haase, W.: Herz/Kreislauf **6**, 620–625 (1974). – 19. Sterner, W., Schultz, A.: Arzneimittelforsch. **24**, 1990–1992 (1974). – 20. Strisower, E. H., Strisower, B.: J. Clin. Endocrin. **24**, 139 (1964). – 21. Vincke, E.: Arzneimittelforsch. **13**, 734 (1963). – 22. Zöllner, N., Gudenzi, M.: Med. Klin. **61**, 1996 (1966). – 23. Zöllner, N., Gudenzi, M.: Med. Klin. **61**, 2036 (1966). – 24. Zöllner, N., Schmidt-Garve, H. J., Wolfram, G.: Med. Klin. **66**, 474 (1971). – 25. Wilke, H., Frahm, H.: Dtsch. med. Wschr. **101**, 401–405 (1976)

Haacke, H., Parwaresch, M. R., Mäder, Ch. (II. Med. u. Poliklinik u. Abt. Allg. Path. u. path. Anatomie d. Univ. Kiel):
Die Wirkung von Xantinol-nicotinat auf Lipide und Lipoproteine im Serum von Patienten mit primären Hyperlipoproteinämien vom Typ IIb und IV

Nikotinsäure senkt sowohl Cholesterol wie auch Triglyceride. Es wird angenommen, daß die Derivate der Nikotinsäure in gleicher Weise wirken wie die Ausgangssubstanz. Nach Untersuchungen von Klemens und v. Löwis of Menar (1973) senkt der Nikotinsäurealkohol β-Pyridylcarbinol vorwiegend Cholesterol und kaum Triglyceride. Wir haben daher die lipidsenkende Wirkung des Nikotinsäurederivates Xantinol-nicotinat bei 80 ambulanten Patienten mit einer Hypertriglyceridämie näher untersucht. Es handelte sich um 15 Patienten mit primärer Typ IIb und 65 Patienten mit primärer Typ IV Hyperlipoproteinämie (HLP). Die Patienten wurden angehalten, Eß- und Lebensgewohnheiten während der Behandlung nicht zu ändern. Sie erhielten 3 Wochen lang 50 mg Xantinolnicotinat (Complamin retard®) pro kg KG. Lipid- und Lipoproteinanalysen wurden vor, während und 10 Tage nach der 21tägigen Behandlung durchgeführt. Im einzelnen bestimmten wir: Gesamtlipide (TL), Triglyceride (TG), freies Cholesterol (Ch), Estercholesterol (Ech) und Phospholipide (PL) im Serum sowie in den ultracentrifugal getrennten Lipoproteinen VLDL, LDL und HDL. Unveresterte Fettsäuren (UFS) wurden nur im Serum bestimmt. Den typischen Nikotinsäureflush beobachteten wir zu Beginn der Therapie bei 65% und nach 3 Wochen noch bei 14% der Patienten. Vereinzelt traten gastrointestinale Störungen auf. In keinem Fall mußte die Behandlung der Nebenwirkungen wegen abgebrochen werden. 3 der Typ IV-Patienten erschienen nicht regelmäßig zu den Kontrolluntersuchungen. Die Lipidwerte dieser Patienten wurden in die Berechnungen nicht einbezogen.

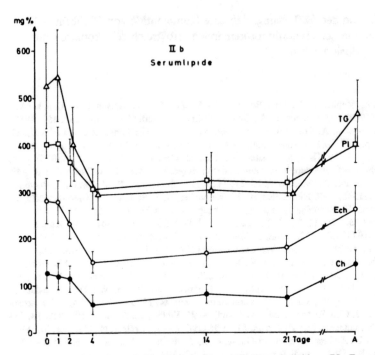

Abb. 1. Verlauf der Serumlipide (Triglyceride = TG, Phospholipide = PL, Estercholesterol = Ech, freies Cholesterol = Ch; $\bar{x} \pm s_x$) bei 15 Patienten mit primärer Typ IIb-Hyperlipoproteinämie während einer dreiwöchigen Behandlung mit Xantinol-nicotinat (50 mg/kg KG) und 10 Tage nach Absetzen der Behandlung (A)

Das durchschnittliche Körpergewicht der Patienten änderte sich nicht.

Bei allen Typ IIb-Patienten fielen die Serumlipide ab. Abbildung 1 zeigt, daß die einzelnen Serumlipidfraktionen (TG, PL, Ech, Ch) signifikant absinken. Der maximale Abfall wird etwa eine Woche nach Behandlungsbeginn erreicht. Im Verlaufe der 3wöchigen Therapie bleiben die Lipide auf dem gleichen Niveau, 10 Tage nach Absetzen der Behandlung steigen sie auf die durchschnittlichen Ausgangswerte wieder an.

Die Lipide der Lipoproteinfraktionen VLDL und LDL verhalten sich im wesentlichen wie die Serumlipide.

Die Gesamtlipide der HDL ändern sich nicht. Bei näherer Betrachtung der einzelnen HDL-Lipidfraktionen findet sich ein Abfall des Estercholesterol.

Die Serumlipide von Typ IV-Patienten verhalten sich unterschiedlich: bei 15 Patienten ändern sie sich nicht, bei 24 Patienten bleibt die Lipidabnahme (gemessen am Triglyceridspiegel) unter 15% des jeweiligen Ausgangswertes und bei 23 (37%) Patienten („responser") liegt sie über 15%.

Entsprechend fallen lediglich die UFS der responser ab, während die UFS der übrigen Typ IV-Patienten unverändert bleiben. Bei der Typ IIb HLP fallen die UFS aller Patienten ab. Von den Lipoproteinen sinken nur die VLDL ab, während LDL und HDL unverändert bleiben (Abb. 2).

Innerhalb der VLDL-Fraktion sinken die Triglyceride am stärksten ab, während der Abfall des Estercholesterol nicht signifikant ist.

Die Untersuchungen zeigen, daß das Salz aus Nikotinsäure und Xantinol bei HLP-Formen mit erhöhtem TG-Gehalt neben dem Serumcholesterol auch Triglyceride senkt. Der jeweilige Serumlipidabfall geht einher mit einer Abnahme der typenspezifisch erhöh-

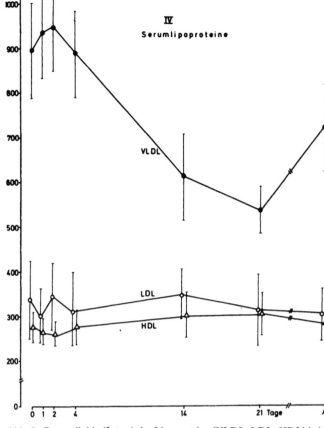

Abb. 2. Gesamtlipide ($\bar{x} \pm s_x$) der Lipoproteine (VLDL, LDL, HDL) bei 23 Patienten mit primärer Typ IV Hyperlipoproteinämie während einer dreiwöchigen Behandlung mit Xantinolnicotinat (50 mg/kg KG) und 10 Tage nach Absetzen der Behandlung (A)

ten Lipoproteinfraktionen: VLDL beim Typ IV und zusätzlich LDL beim Typ IIb. Das Körpergewicht der Patienten bleibt konstant, die Eßgewohnheiten wurden nicht geändert, so daß Diät oder Gewichtsabnahme für die Lipidänderungen nicht verantwortlich gemacht werden können.

Der lipidsenkende Effekt der Nikotinsäure beruht nach Untersuchungen von Carlson et al. (1968) überwiegend auf einer Hemmung der peripheren Lipolyse. Bei unseren Typ IV-Patienten zeigt sich dieser Effekt anhand der UFS-Abnahme nur bei 37% der Patienten. Entsprechend sinken nur bei diesen Personen Serum-TG und VLDL ab. Der bei den übrigen Patienten unveränderte UFS-Spiegel läßt darauf schließen, daß Nikotinsäure die periphere Lipolyse bei diesen Patienten nicht hemmt. Dieser Befund weist auf die Heterogenität der Typ IV-Population hin. Bereits mehrfach wurde beschrieben, so z. B. von Nikkilä (1972), daß ein Typ IV-Muster sowohl Folge einer vermehrten TG-Synthese wie auch eines verminderten TG-Abbaues sein kann.

Dagegen fanden wir die nikotinsäurebedingte Abnahme der UFS einheitlich bei allen Typ IIb-Patienten. Dieser Befund steht im Einklang mit der Annahme, daß die Typ IIb HLP oder combined HLP nach Goldstein et al. (1973) und Rose et al. (1973) eine eigenständige HLP-Form darstellt.

831

Literatur

Carlson, L. A., Orö, L., Östman, J.: J. Atheroscler. Res. **8**, 667 (1968). – Goldstein, J. L., Schrott, H. G., Hazzard, W. R., Bierman, E. L., Moutolsky, A. G.: J. clin. Invest. **52**, 1544 (1973). – Klemens, U. H., v. Löwis of Menar, P.: Dtsch. med. Wschr. **98**, 1197 (1973). – Nikkilä, E. A.: Horm. Metab. Res. Suppl. **4**, p. 29 (1974). – Rose, H. G., Kranz, P., Weinstock, M., Juliano, J., Haft, J. I.: Amer. J. Med. **54**, 148 (1973).

Vogelberg, K. H., Althoff, B., Heggen, E. M., Theßeling, W. (Diabetes-Forschungsinst. Univ. Düsseldorf): **Der Einfluß einer Kombinationsbehandlung von Clofibrat auf das Lipoproteinmuster endogener Hypertriglyceridämien**

Bei der Clofibratbehandlung endogener Hypertriglyceridämien (HTG) ist wiederholt ein reaktiver Serumcholesterin- bzw. LDL-Anstieg beschrieben worden [9, 13]. In einer eigenen Studie haben wir geprüft, ob dieser unerwünschte Nebeneffekt einer Clofibratbehandlung durch die Kombination mit Phenformin vermindert werden kann.

Patienten und Untersuchungsplan

Die Therapiestudie erfolgte an 15 ambulanten Patienten mit endogener Hypertriglyceridämie (13mal mit Ty IV- und je 1mal mit Typ III- bzw. IIb-Hyperlipoproteinämiemuster im Alter von 29–65 Jahren (Durchschnittsalter 44 Jahre), randomisiert nach folgendem Zeitschema: 8 Wochen Placebo, anschließend je 12 Wochen 1,5 g Clofibrat bzw. 1,5 g Clofibrat in Kombination mit 150 mg Phenformin und daran anschließend erneut 1,5 g Clofibrat pro Tag. Zuletzt eine zweite Placebo-Phase über 8 Wochen. Bei allen Patienten war vor Beginn der Therapiestudie eine orale Glukosetoleranztestung durchgeführt [11] und außerdem im Rahmen einer Diätberatung eine kohlenhydratbeschränkte, polyensäurereiche und cholesterinarme Kost verordnet worden. Das Körpergewicht der Patienten war konstant zu halten.

Die Patienten wurden monatlich zur Kontrolluntersuchung einbestellt. Blutentnahmen erfolgten jeweils morgens nüchtern. Bestimmt wurden Harnsäure [10], Blutzucker [5], Laktat und Pyruvat [7, 12], Triglyceride [4, 8] und Cholesterin [14]. Die Neutrallipide wurden im Nativserum und außerdem nach Ultrazentrifugation [6] in den Serumfraktionen der VLDL, LDL und HDL bestimmt [1].

Das Körpergewicht wurde ebenfalls regelmäßig kontrolliert und in jeder Behandlungsphase eine Untersuchung des Blutbildes, des Gerinnungsstatuses (Quick, PTT, Phrombozyten), der Eiweißelektrophorese (Gesamteiweiß), des Creatinins, Bilirubins und einiger Enzymaktivitäten (CPK, SGOT, alkalische Phosphatase und y-Glutamyltransferase durchgeführt. Als repräsentative Meßwerte der verschiedenen Behandlungsphasen wurde jeweils das Ergebnis der letzten Kontrolluntersuchung, d. h. der 8 bzw. der 12 Wochen-Wert für statistische Vergleiche (Student-Test) herangezogen.

Verlauf und Ergebnisse

Der Verlauf der Studie wurde durch medikamentös bedingte Nebenwirkungen nicht beeinträchtigt. Ein medikamentös bedingter Laktat- bzw. Laktat-Pyruvatanstieg war statistisch nicht zu sichern. Von 2 Patienten geäußerte Oberbauchbeschwerden verschwanden spontan trotz weiterer Medikamenteneinnahme. Eine signifikante Änderung des Körpergewichts bzw. Blutzuckerspiegels wurde im Verlauf der Therapiestudie nicht festgestellt.

Das Verhalten der Serumtriglycerid- und der Cholesterinkonzentrationen ist aus Abbildung 1 ersichtlich. Beide Neutrallipide wurden unter Clofibrattherapie im Vergleich zum Ausgangswert der Placebo-Phase deutlich gesenkt: der Triglyceridspiegel durchschnittlich um 53,8%, der Cholesteringehalt um 18,2%. Im Unterschied zur Triglyceridsenkung war der Cholesterinabfall statistisch nicht signifikant.

Bei gleichzeitiger Einnahme von Clofibrat und Phenformin wurde der Triglyceridspiegel um 8,4%, der des Cholesterins um 10,7% zusätzlich vermindert.

832

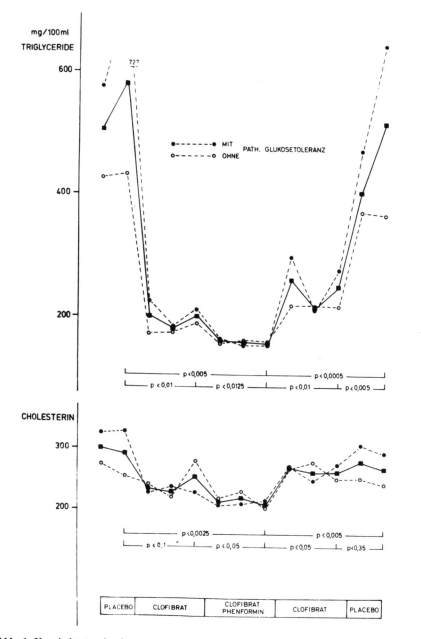

Abb. 1. Verminderung der Serumtriglycerid- und -cholesterinkonzentration endogener Hypertriglyceridämien durch Behandlung mit Clofibrat bzw. Clofibrat/Phenforminkombination

Die zusätzliche Lipidsenkung war im Vergleich zur Clofibrat-Monotherapie in beiden Fällen statistisch signifikant (Abb. 1). Bezogen auf die jeweilige Ausgangskonzentration (1. Placebo-Phase) war durch kombinierte Anwendung von Clofibrat und Phenformin eine Senkung von 62,2% (Triglyceride) bzw. 28,9% (Cholesterin) nachweisbar. Die Differenzierung zwischen verschiedenen Glukosetoleranzwerten ergab, daß die Lipidsenkung bei pathologischer Glukosetoleranz (n = 7) trotz höherer Ausgangskonzentration

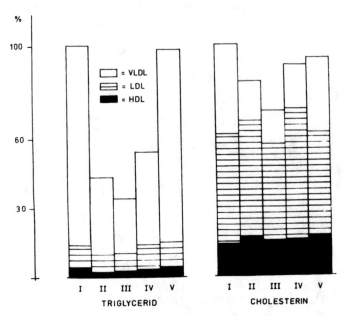

Abb. 2. Veränderungen der VLDL-, LDL- und HDL-Zusammensetzung endogener Hypertriglyceridämien im Verlauf einer Placebo- (I, V), Clofibrat- (II, IV) und kombinierten Clofibrat/Phenforminbehandlung (III). Angegeben in Prozent der Ausgangskonzentration

genauso groß, d. h. relativ wirksamer war als bei normaler Glukosetoleranz. Unabhängig von der Glukosetoleranztestung bestand zwischen der Ausgangskonzentration und der medikamentösen Senkung beider Lipide sowohl durch Clofibrat als auch durch die Kombination von Clofibrat und Phenformin eine direkte positive Korrelation. Die Regression zugehöriger Korrelationskurven war statistisch nicht voneinander zu unterscheiden.

Abb. 2 zeigt das Ergebnis der Therapiestudie auf die Triglycerid- und Cholesterinzusammensetzung in VLDL, LDL und HDL bei 10 Patienten, angegeben in Prozent der jeweiligen Ausgangskonzentration. Vergleichbar dem Nativserum war durch Clofibrat in allen Fraktionen ein triglyceridsenkender Effekt nachweisbar, am stärksten in VLDL (62,5%), am schwächsten in LDL (25,5%). Durch kombinierte Einnahme von Clofibrat und Phenformin konnte der Therapieeffekt in VLDL und LDL verstärkt werden; die zusätzliche Triglyceridsenkung war jedoch nur in VLDL nach Absetzen der Biguanide, also im Vergleich zur 2. Placebo-Phase, statistisch signifikant (9,9%).

Der Cholesteringehalt einzelner Lipoproteinfraktionen wurde durch Clofibrat unterschiedlich beeinflußt. Während in VLDL der Cholesteringehalt vergleichbar dem der Triglyceride deutlich gesenkt wurde (64%), war in LDL und HDL demgegenüber unter Clofibrateinfluß eine Steigerung des Cholesteringehalts erkennbar (8,9% bzw. 11,2%). Zwischen der LDL–Cholesterin- und VLDL-Triglyceridkonzentration bestand ein reziprokes Verhältnis; die Beziehung war in anderen Therapiephasen nicht nachweisbar. Unter kombinierter Einnahme von Clofibrat und Phenformin war in allen Lipoproteinfraktionen eine Cholesterinabnahme festzustellen. Sie war in LDL statistisch signifikant (11,4% der Ausgangskonzentration), in den beiden anderen Lipidfraktionen jedoch nur angedeutet. Auffällig war, daß es nach kurzfristigem Cholesterinabfall in LDL und HDL trotz kontinuierlicher Weitereinnahme der Medikamente (von Clofibrat und/oder Phenformin) zu einem erneuten Cholesterinanstieg kam. Der langfristige Therapieerfolg wurde dadurch um 9—10% eingeschränkt.

Diskussion

Die vorliegende Therapiestudie zeigt, daß durch eine kombinierte Behandlung mit Clofibrat und Phenformin der lipidsenkende Effekt einer Clofibrat-Monotherapie bei endogener HTG signifikant verstärkt wird. Während der zusätzliche triglyceridsenkende Effekt durch einen verstärkten VLDL-Triglyceridabfall hervorgerufen wird, ist die zusätzliche Cholesterinsenkung fast ausschließlich auf eine Verminderung der LDL-Cholesterinkonzentration zurückzuführen. Da LDL-Cholesterin als besonders atherogen anzusehen ist, erscheint der Kombinationseffekt therapeutisch wichtig. Er könnte zur Verbesserung der medikamentösen Präventionen arteriosklerotischer Gefäßerkrankungen, speziell durch Clofibrat [2] beitragen.

Literatur

1. Carlson, K., McGowan, G. K., Walters, C.: Lipoprotein fractionation. J. Clin. Path. **26**, Suppl. 5, 32 (1973). — 2. The Coronary Drug Project: Clofibrat and Niacin in coronary heart disease. J. Amer. Med. Ass. **231**, 360 (1975). — 3. Diehl, H. J., Sorge, F., Hoffmann, H., Weidener, J., Schloss, W., Schwartzhopff, W.: Zur Häufigkeit von Hyperlipoproteinämien und anderer Risikofaktoren bei Herzinfarktpatienten im chronischen und akutem Stadium. Arzneimittel-Forsch. **22**, 1815 (1972). — 4. Eggstein, M., Kreutz, F. M.: Eine Bestimmung der Neutralfette im Blutserum und Gewebe. I. Mitteilung, Prinzip, Durchführung und Besprechung der Methode. Klin. Wschr. **44**, 262 (1966). — 5. Grady, H. J., Lamar, M. A.: Glucose determination by automatic chemical analysis. Clin. Chem. **5**, 542 (1952). — 6. Havel, R. J., Eder, H. A., Bragdon, J. H.: The distribution and chemical composition of ultracentrifugally separated lipoproteins in human serum. J. Clin. Invest. **34**, 1345 (1955). — 7. Hohorst, H. J.: L(+)-Lactat-Bestimmung mit Lactat-Dehydrogenase und NAD. In: Methoden der encymatischen Analyse II (Hrsg. von H. U. Bergmeyer), S. 1425. Weinheim-Bergstr.: Verlag Chemie 1970. — 8. Kreutz, F. H.: Encymatische Glycerinbestimmung. Klin. Wschr. **40**, 362 (1962). — 9. Miettinen, T. A., Penttila, I. M., Lampainen, E.: Change of lipoprotein pattern by clofibrate in hyperglyceridaemia and mixed hyperlipidaemia. Acta Med. Scand. **192**, 177 (1972). — 10. Praetorius, E., Poulsen, H.: Encymatic determination of uric acids with detailed directions. Scand. J. Clin. Lab. Invest. **5**, 273 (1953). — 11. Remacle, B.: Vergleichende Untersuchungen mit der oralen und intravenösen Glukosebelastung unter gleichzeitiger Berücksichtigung des Tolbutamidtests bei fettleibigen Personen. Dissertation, Düsseldorf 1968. — 12. Williamson, D. H., Mellanby, J., Krebs, H. A.: Enzymatic determination of D(—) betahydroxybutyric acid and acetoacetic acid in blood. Biochem. J. **82**, 90 (1962). — 13. Wilson, D. E., Lees, R. S.: Metabolic relationship among the plasma lipoproteins. J. Clin. Invest. **51**, 1051 (1972). — 14. Zlatkis, A., Zak, B., Boyle, A. J.: A new method for the direkt determination of serum cholesterol. J. Lab. Clin. Med. **41**, 486 (1959).

Drost, H., Grüneklee, D., Korthaus, G., Gries, F. A. (Klin. Abt. d. Diabetes-Forschungsinst. Univ. Düsseldorf): **Einfluß einer Clofibrattherapie auf die Glukagon-, Insulinsekretion sowie Glukosetoleranz bei Patienten mit Hyperlipoproteinämie Typ IV**

Clofibrat wird seit einigen Jahren vorwiegend zur Behandlung von Hypertriglyceridämien eingesetzt. Sein Wirkungsmechanismus beruht u. a. auf einer Hemmung der hepatischen VLDL-Produktion [1] bzw. Triglyceridsynthese [2]. Nach Untersuchungen von Reaven et al. [3] und Grüneklee et al. [4] besteht zwischen Triglyceridkonzentration und Insulinsekretion eine positive Korrelation. Eine Hemmung der Insulinsekretion z. B. durch Diazoxid führt sowohl zu einer Verminderung der VLDL-Synthese als auch der Triglyceridproduktion [5]. Somit kommt dem Insulin eine wesentliche Rolle bei der Regulation der hepatischen Triglyceridsynthese zu.

Zur Bedeutung der Glukagonsekretion bei Hyperlipoproteinämien vom Typ IV wurden bisher nur wenige Untersuchungen durchgeführt [6–10]. Dieser Bericht bezieht sich auf Untersuchungen mit folgender Fragestellung:

I. Läßt sich bei der Hyperlipoproteinämie vom Typ IV neben der bekannten positiven Korrelation von Insulin und Triglyceridkonzentration auch eine Beziehung zwischen Triglyceriden und Glukagonsekretion nachweisen?

II. Welchen Effekt hat eine Clofibrattherapie auf die Glukagonsekretion?

III. Wird durch eine Clofibrattherapie die Glukosetoleranz beeinflußt?

Untersucht wurden 29 Patienten mit Hyperlipoproteinämie vom Typ IV, 16 Patienten mit normaler Glukosetoleranz (Alter $44 \pm 6,6$ Jahre, Broca-Index $1,08 \pm 0,20$) und 13 Patienten mit pathologischer Glukosetoleranz (Alter $47,8 \pm 9,7$ Jahre, Broca-Index $1,16 \pm 0,31$) bei denen eine Herzmuskelinsuffizienz, Hepatopathie sowie Nephropathie ausgeschlossen wurden. Die Probanden waren weder diätetisch noch medikamentös vorbehandelt. Nach 12-stündiger Nahrungskarenz wurden im Venenblut Triglyceride nach Jahnke et al. [11], Seruminsulin nach Wide et al. [12] und Plasmaglukagon nach Unger et al. [13] bestimmt. Zur radioimmunologischen Glukagonbestimmung wurde das Antiserum K 30 von Unger, Dallas sowie Jod-125-Glukagon von Novo-Research, Copenhagen angewendet. Als Trennmethode von freiem und gebundenem Glukagon diente die Charcoal-Technik in Anlehnung an Herbert et al. [14].

Bei 12 Patienten mit normaler Glukosetoleranz (Alter $46 \pm 5,7$ Jahre, Broca-Index $1,07 \pm 0,15$) sowie bei allen Probanden mit pathologischer Glukosetoleranz wurden die Parameter nach 4–6wöchiger Therapie mit 1,5 g Clofibrat täglich wiederholt. Zusätzlich wurde bei allen Probanden mit pathologischer Glukosetoleranz vor und nach Clofibrattherapie ein sukzessiver Glukose/Tolbutamid-Test durchgeführt.

Die nüchternen Probanden erhielten 100 g Glukose (Dextro-oGT®) oral und nach 3 Stunden anschließend 1,0 g Tolbutamid i. v. Gemessen wurden im Venenblut Blutglukose, Seruminsulin und Plasmaglukagon.

Die Untersuchungen führten zu folgenden Ergebnissen:

I. Vor der Clofibrattherapie war die basale Plasmaglukagonsekretion im Kollektiv mit pathologischer Glukosetoleranz mit 126 ± 57 pg/ml signifikant höher als bei den Patienten mit normaler Glukosetoleranz (74 ± 23 pg/ml). Es ließ sich eine positive Korrelation zwischen Triglyceriden und Seruminsulin ($r = 0,891$) nachweisen, wohingegen keine Korrelation zwischen Plasmaglukagon und Triglyceriden bestand. Wurde allerdings die molare Insulin/Glukagon-Ratio zur Triglyceridkonzentration in Beziehung besetzt, so ließ sich eine signifikante Korrelation ($r = 0,882$) feststellen (Abb. 1). Diese Ergebnisse deuten darauf hin, daß bei der hepatischen Triglyceridsynthese neben der basalen Insulinsekretion die Insulin/Glukagon-Ratio von besonderer Wichtigkeit ist. Ein Anstieg der Insulin/Glukagon-Ratio bedeutet möglicherweise eine Zunahme der hepatischen Triglyceridproduktion, während einer niedrigen Insulin/Glukagon-Ratio eine Hemmung der Triglycerid- bzw. VLDL-Synthese zugeordnet werden kann.

II. Nach einer 4–6wöchigen Clofibrattherapie wurden bei den Patienten mit normaler Glukosetoleranz folgende Stoffwechselveränderungen beobachtet: die Triglyceride wurden von 969 ± 841 auf 300 ± 174 mg% gesenkt ($p < 0,01$). Die basale Insulinsekretion nahm unter Clofibrat signifikant von $12,6 \pm 5,9$ auf $9,8 \pm 6,0$ µU/ml ab ($p < 0,03$), während das Plasmaglukagon basal von 74 ± 23 auf 84 ± 25 pg/ml signifikant ($p < 0,05$) anstieg. Die molare Insulin/Glukagon-Ratio fiel unter Clofibrat signifikant von $4,05 \pm 1,72$ auf $2,76 \pm 1,32$ ($p < 0,005$). Das Körpergewicht änderte sich während der Clofibrattherapie nicht signifikant.

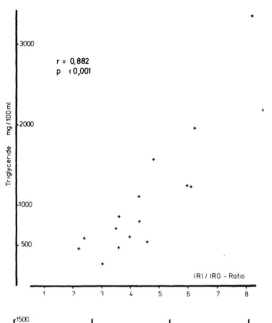

Abb. 1. Beziehungen zwischen Serumtriglyceriden und Insulin/Glukagon-Ratio bei Patienten mit Hyperlipoproteinämie Typ IV (n = 16)

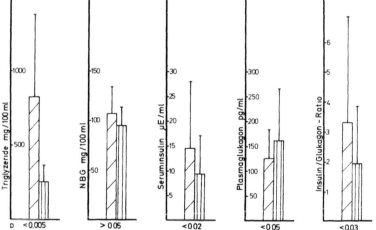

Abb. 2. Verhalten von Triglyzeriden, Blutglukose, Seruminsulin, Plasmaglukagon und der Insulin/Glukagon-Ratio bei Patienten mit Hyperlipoproteinämie Typ IV vor ▨ und nach ▥ Clofibrat-Therapie (path. Glukosetoleranz) n = 13

Bei Patienten mit Hyperlipoproteinämie vom Typ IV und pathologischer Glukosetoleranz wurden die Triglyceride durch Clofibrat von 821 ± 564 auf 250 ± 130 mg% signifikant (p < 0,005) gesenkt. Das Seruminsulin fiel basal von durchschnittlich $14,5 \pm 13,4$ auf $9,38 \pm 7,15\,\mu U/ml$ (p < 0,02), während das Plasmaglukagon basal von 126 ± 57 auf 162 ± 104 pg/ml signifikant (p < 0,05) anstieg. Die molare Insulin/Glukagon-Ratio fiel signifikant (p < 0,03) von $3,33 \pm 0,98$ auf $1,97 \pm 0,51$ ab. Eine signifikante Änderung des Körpergewichts wurde unter Clofibrat nicht beobachet (Abb. 2).

Die Ergebnisse zeigen, daß durch Clofibrat über eine Reduktion der basalen Insulinsekretion und einen, wenn auch geringen, Glukagonanstieg eine signifikante Abnahme der molaren Insulin/Glukagon-Ratio hervorgerufen wird. Möglicherweise wird durch diese

837

bihormonelle Regulation die hepatische Bildung von prä-beta-Lipoproteiden gehemmt und dadurch eine Abnahme der Triglyceridkonzentration erreicht. Ähnliche Ergebnisse wurden von Tiengo et al. [10] berichtet. Von Schade et al. [15, 16] wurden Glukagon und Insulin als modulierende Faktoren der hepatischen Triglyceridsynthese und Ketogenese beschrieben.

III. Die Abnahme der durchschnittlichen Nüchtern-Blutglukose von 107 ± 27 auf 95 ± 19 mg% ergab gewisse Hinweise auf eine Besserung des Kohlenhydratstoffwechsels nach Clofibrattherapie bei Hyperlipoproteinämien vom Typ IV und pathologischer Glukosetoleranz. Die Wiederholung des sukzessiven Glukose/Tolbutamid-Tests zeigte eine signifikante Senkung der Glukosewerte ($p < 0,05$) 60, 120 und 180 Minuten nach oraler Gabe von 100 g Glukose trotz signifikant erniedrigter basaler Insulinsekretion ($p < 0,02$) und signifikant erhöhter basaler Glukagonsekretion ($p < 0,05$). Nach 1,0 g Tolbutamid i. v. zeigten Blutglukose, Seruminsulin und Plasmaglukagon keine signifikanten Unterschiede vor und nach Clofibrattherapie.

Zusammenfassend lassen sich aus diesen Untersuchungen folgende Schlüsse ziehen:

I. Bei Patienten mit Hyperlipoproteinämie vom Typ IV besteht eine positive Korrelation zwischen Triglyceridkonzentration und Seruminsulin bzw. molarer Insulin/Glukagon-Ratio.

II. Durch eine Clofibrattherapie wird über eine Senkung der basalen Insulinsekretion sowie einen Anstieg der basalen Glukagonsekretion eine signifikante Abnahme der molaren Insulin/Glukagon-Ratio hervorgerufen.

III. Durch eine Clofibrattherapie wird über eine Reduktion des „Insulinresistenzfaktors" Hypertriglyceridämie die Glukosetoleranz signifikant gebessert. Wegen der Möglichkeit einer Triglycerid-induzierten Verschlechterung der Glukosetoleranz sollte bei jedem Glukosetoleranztest stets eine Bestimmung der Serumtriglyceride durchgeführt werden. Erst so ist eine richtige Bewertung der oralen Glukosetoleranz möglich.

Literatur

1. Gould, R. G., Swyryd, E. A., Avoy, D.: The effects of CPIB on the synthesis and release into plasma of lipoproteins in rats. Prog. Biochem. Pharmacol. 2, 345 (1967). – 2. Adams, L. L., Webb, W. W., Fallon, H. J.: Inhibition of hepatic triglyceride formation by clofibrate. J. Clin. Invest. 50, 2339 (1971). – 3. Reaven, G. M., Lerner, R. L., Stern, M. D., Farquhar, J. W.: Role of insulin in endogenous hypertriglyceridemia. J. Clin. Invest. 46, 1756 (1967). – 4. Grüneklee, D., Gries, F. A., Preiss, H., Jahnke, K., Dawecke, H.: Seruminsulin bei essentiellen und Alkohol-induzierten Hyperlipämien. Verh. dtsch. Ges. inn. Med. 75, 875 (1969). – 5. Eaton, R. P., Nye, W. H. R.: The relationship between insulin secretion and triglyceride concentration in endogenous lipemia. J. Lab. Clin. Med. 81, 682 (1973). – 6. Eaton, R. P.: Effect of Clofibrate on arginine-induced insulin and glucagon secretion. Metabolism 22, 763 (1973). – 7. Eaton, R. P.: Hypolipemic action of glucagon in experimental endogenous lipemia in the rat. J. Lip. Res. 14, 312 (1973). – 8. Aubry, F., Marcel, Y. L., Davignon, J.: Effects of glucagon on plasma lipids in different types of primary hyperlipoproteinemia. Metabolism 23, 225 (1974). – 9. Eaton, R. P., Schade, D. S.: Effect of clofibrate on arginine stimulated glucagon and insulin secretion in man. Metabolism 23, 445 (1974). – 10. Tiengo, A., Muggeo, M., Assan, R.: Glucagon secretion in primary endogenous hypertriglyceridemia before and after clofibrate treatment. Metabolism 24, 901 (1975). – 11. Jahnke, K., Herberg, M.: Zur Methode der Neutralfettbestimmung im Serum. Ärztl. Lab. 15, 201 (1969). – 12. Wide, L., Porath, J.: Radioimmunoassay of proteins with the use of Sephadex-coupled antbodies. Biochem. Biophys. Acta 130, 257 (1966). – 13. Unger, R. H., Ketterer, H., Dupre, J., Eisentraut, A. M.: The effect of secretin, pancreocymin an gastrin on insulin and glucagon secretion in anesthetized dogs. J. Clin. Invest. 46, 630 (1967). – 14. Herbert, V., Lau, K. S., Gottlieb, C. W.: Coated charcoal immunoassay of insulin. J. Clin. Endocr. 25, 1375 (1965). – 15. Schade, D. S., Eaton, R. P.: Modulation of fatty acid metabolism by glucagon in man. I. Effects in normal man. Diabetes 24, 502 (1975). – 16. Schade, D. S., Eaton, R. P.: Modulation of fatty acid metabolism by glucagon in man. II. Effects in insulin-deficient diabetics. Diabetes 24, 510 (1975).

Ravens, K. G., Jipp, P. (Abt. allg. Innere Med. am Zentrum f. konservative Med. I d. Univ. Kiel): **Änderungen der Lipoproteine unter oralen Kontrazeptiva und bei Schwangeren**

Änderungen der Lipidkonzentrationen findet man bei zahlreichen Stoffwechselstörungen und Erkrankungen. Solche sekundären Hyperlipidämien werden auch häufig im Verlaufe einer normalen Schwangerschaft beobachtet [9]. Nach mehrmonatiger Einnahme von hormonalen Kontrazeptiva treten 3—4mal häufiger Erhöhungen der Plasmalipidspiegel auf als bei Frauen ohne eine solche Hormontherapie [1, 5, 6, 10]. Die Lipidfraktionen des Blutes, Cholesterine, Triglyzeride und Phospholipide zirkulieren nicht frei, sondern werden von Lipoproteinen transportiert [3, 2].

Bei der Analyse des Lipoproteinmusters von Frauen unter hormonalen Kontrazeptiva durch eine Lipidelektrophorese fiel uns eine besonders deutliche α-Bande auf. Die α-Lipoproteine entsprechen den HDL (high-density lipoproteins). Eine verbesserte Anfärbbarkeit dieser Lipoproteinbande kann 1. durch eine quantitative Zunahme der HDL und 2. durch eine Änderung in der Zusammensetzung dieses Lipoproteins hervorgerufen werden. Es daher zu prüfen, ob bei solchen sekundären Hyperlipidämien quantitative Änderungen der Lipoproteine auftreten, oder ob sich die Zusammensetzung der HDL aus Cholesterinen, Triglyzeriden und Phospholipiden geändert hat [4, 7].

Methoden

Wir haben zu dieser Frage quantitative und qualitative Analysen des Lipoproteinmusters bei 30 gesunden Frauen durchgeführt: 10 Schwangere kurz vor dem Termin, 10 Frauen die mindestens über ½ Jahr orale Kontrazeptiva eingenommen hatten und 10 Frauen, die mindestens ½ Jahr keine Hormonbehandlung hatten. Die qualitative Analyse des Lipoproteinmusters wurde mit Hilfe der Lipidelektrophorese auf Agarose-Gel durchgeführt. Die quantitativen Bestimmungen erfolgten durch eine fraktionierte Ultrazentrifugation in der herkömmlichen Standardtechnik [8]. Die auf diese Weise isolierten Lipoproteinfraktionen wurden bezüglich ihres Protein-, Cholesterin-, Triglyzerid- und Phospholipidanteils analysiert.

Ergebnisse und Befundung

In der Kontrollgruppe fanden sich die folgenden Lipidspiegel im Serum ($\bar{X} \pm$ SE) Triglyzeride 76,8 $\pm$ 13,6 mg%, Cholesterine 151,9 $\pm$ 11,9 mg%, Phospholipide 153,1 $\pm$ 8,4 mg%. Bei den Frauen unter Ovulationshemmern waren die Mittelwerte der Triglyzeride und des Cholesterins leicht erhöht, jedoch ergab sich im Vergleich zur Kontrollgruppe kein signifikanter Unterschied. Die Phospholipidspiegel lagen im Mittel bei 209,0 $\pm$ 5,9 mg% und waren damit signifikant höher als in der Kontrollgruppe. Bei den Graviden bestand eine deutliche Hypertriglyzeridämie. Die mittlere Triglyzeridkonzentration betrug 273,8 $\pm$ 20,7 mg%. Auch die Cholesterinspiegel lagen im Vergleich zu den beiden anderen Gruppen deutlich höher (254,0 $\pm$ 12,0 mg%). Die Phospholipidkonzentration hatte erheblich zugenommen auf 289,6 $\pm$ 13,5 mg%.

Die quantitativen Analysen der Lipoproteine zeigten entsprechend der Serumlipidbestimmungen, daß besonders die HDL-Lipoproteinkonzentration zugenommen hatte, und zwar bei den Frauen unter Ovulationshemmern um 54% im Vergleich zu den Kontrollen und bei den Graviden um nahezu 100%. Bei den Graviden fand sich weiterhin eine geringgradige Erhöhung der HDL-Lipoproteine und eine sehr starke Zunahme der VLDL-Lipoproteine (Tabelle).

Die deutliche α-Bande bei der Lipidelektrophorese läßt sich also auf eine quantitative Zunahme der HDL-Lipoproteine zurückführen. Es war daher weiter zu klären, ob die vermehrt gefundenen HDL-Lipoproteine auch Änderungen in ihrer Zusammensetzung aus Protein- und Lipidfraktionen aufweisen.

Tabelle 1. Lipoproteinkonzentrationen (mg-%)
($\bar{X} \pm SE$)

	VLDL	LDL	HDL
Kontr.	66,7 ± 4,4	183,3 ± 12,2	163,3 ± 17,8
OH	76,6 ± 4,8	206,7 ± 21,1	252,2 ± 20,0
Grav. (mens $\bar{X}$)	251,1 ± 18,9	324,4 ± 22,2	331,1 ± 23,3

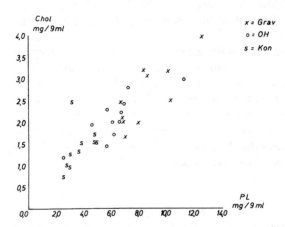

Abb. 1. Beziehung zwischen der Cholesterin- und Phospholipidkonzentration der high-density lipoproteine, die aus jeweils 9 ml Plasma isoliert wurden. Kreuze: Gravide, o: Orale Ovulationshemmer, s: Kontrollen

Abb. 1 illustriert, daß zwischen dem Phospholipidgehalt und dem Cholesteringehalt der isolierten HDL ein linearer Zusammenhang besteht. Aus dieser Darstellung wird deutlich, daß die verschiedenen Stoffwechselveränderungen die Relation des Cholesterin- und Phospholipidgehaltes in den HDL-Lipoproteinen nicht beeinflussen.

Für den Triglyzeridgehalt der HDL ließ jedoch eine solche Beziehung nicht nachweisen. Es zeigte sich, daß die Triglyzeridkonzentrationen in der HDL von Schwangeren erheblich vermehrt war.

Die prozentuale Zusammensetzung der isolierten HDL aus Proteinen, Cholesterinen, Triglyzeriden und Phospholipiden unterschied sich bei den Frauen unter Ovulationshemmern nicht von den Kontrollen. Hier fanden wir einen Proteinanteil von durchschnittlich 59%, einen Triglyzeridanteil von 5%, einen Cholesterinanteil von 9% und einen Phospholipidanteil von 26%. Bei den Graviden hingegen zeigte sich eine relative Zunahme des Triglyzeridgehalts, während der Phospholipidanteil von 59% auf 50% abgenommen hatte.

Unsere Untersuchungen zeigen, daß Gravide und Frauen unter oralen Kontrazeptiva eine besondere, bisher wenig beachtete Form der Hyperlipoproteinämie aufweisen, die durch eine starke Vermehrung der HDL-Lipoproteine gekennzeichnet ist. Im Gegensatz zu den Frauen unter hormonalen Ovulationshemmern finden wir bei den Schwangeren eine relative Zunahme des Triglyzeridanteils der HDL. Ein Anstieg der Triglyzeride in dieser Lipoproteinfraktion wurde auch kürzlich von Warth und Mitarbeitern mitgeteilt [9].

Die physiologische Bedeutung dieses Befundes muß zunächst offenbleiben. Es ist jedoch zu diskutieren, ob die Vermehrung der HDL-Lipoproteine eine Kompensation ist für einen gesteigerten Stoffwechselumsatz der Serumlipide. Für diese Hypothese spricht der hohe Gehalt der HDL an LCAT-Enzym, das den Phospholipid- und Cholesterinstoff-

wechsel des Blutes steuert. Im Gegensatz zu den bisher untersuchten Hyperlipoproteinämien zeigen unsere Untersuchungen, daß eine leichtere oder stärkere Zunahme der
„atherogenen" Lipoproteine VLDL und LDL durch eine erhebliche Zunahme der HDL-
Lipoproteine kompensiert wird. Diese Zunahme der HDL-Lipoproteine könnte damit
einen Kompensationsvorgang widerspiegeln. Für diese Hypothese sprechen die Untersuchungen von Carlson und Erickson, die eine Abnahme der HDL-Lipoproteine bei Patienten mit einem Herzinfarkt nachweisen konnten.

Literatur

1. Aurell, M., Cramér, K., Rybo, G.: Serum lipids and lipoproteins during long-term administration of an oral contraceptive. Lancet 1966 I, 291. − 2. Carlson, L. A., Ericsson, M.: Quantitative and qualitative serum lipoprotein analysis. Atherosclerosis 21, 417 (1975). − 3. Kostner, G., Alaupovic, P.: Studies of the composition and structure of plasma lipoprotein. Biochemistry 11, 3419 (1972). − 4. Olofsson, S.-O., Gustafson, A.: Studies on human serum high-density lipoproteins. Scand. J. clin. Lab. Invest 5, 257 (1974). − 5. Ravens, K. G., Jipp, P., Doré, G.: Zur Häufigkeitsverteilung sogenannter Risikofaktoren unter Ovulationshemmern. Verh. dtsch. Ges. inn. Med. 81, 1725 (1975). − 6. Rösner, S., Larsson-Cohn, U., Carlson, L. A., Boberg, J.: Effects of an oral contraceptive agent on plasma lipids, plasma lipoproteins, the intravenous fat tolerance an the postheparin lipoprotein-lipase activity. Acta med. Scand. 190, 301 (1971). − 7. Scanu, A., Granada, J. L.: Effects of ultracentrifugation of human serum high density (1,063 p 1,21 g/ml) lipoproteins. Biochemistry 5, 446 (1966). − 8. Seidel, D., Alaupovic, P., Furman, R. H.: A lipoprotein characterizing obstructive jaundice. J. clin. Invest. 48, 1211 (1969). − 9. Warth, M. R., Arky, R. A., Knopp, R. H.: Lipid metabolism in pregnancy. III Altered lipid composition in intermediate, very low, low and high density lipoprotein fractions. J. clin. Endocrinol. Metabol. 41, 649 (1975). − 10. Wynn, V., Doar, J. W. H., Mills, G. L.: Some effects of oral contraceptives on serum-lipids an lipoprotein levels. Lancet 1966 II, 720.

Hausmann, L., Kaffarnik, H., Lorenz D., Schubotz, R. (Med. Poliklinik d. Univ. Mar-
burg/Lahn): **Verschiedene Plasmalipide unter Ovulationshemmern unterschiedlichen
Typs und Zusammensetzung**

In der Schwangerschaft gesunder Frauen werden Veränderungen in den Konzentrationen
der Serumlipide beobachtet [14]. Ob antikonzeptionelle Steroide ebenfalls den Fettstoffwechsel beeinflussen, war lange Zeit ungeklärt. Einig ist man sich inzwischen, daß unter
oraler Kontrazeption besonders die Triglyceride ansteigen können [4, 5, 6, 10, 12, 13, 22,
25, 26].

Methoden und untersuchte Personen

Wir haben daher bei 101 Frauen, die Ovulationshemmer unterschiedlichen Typs und Zusammensetzung
länger als 6 Monate einnahmen, im Plasma die Triglyceride [8], die Phosphatide [2], das Gesamtcholesterin
[19], die freien Fettsäuren [7] und das freie Glycerin [8] bestimmt. Vom Typ her unterschieden wir
Kombinations- und Sequentialpräparate, von der chemischen Zusammensetzung Gestagene und Östrogene.
Die Gestagene teilten wir in 19-Nor-Steroide bzw. Testosteronderivate und in Progesteronderivate, die
Östrogene in 17α-Äthinylöstradiol und in Mestranol. Als Kontrollgruppe dienten 30 Probandinnen, die
bisher keine Ovulationshemmer anwandten.
    Die Untersuchungen wurden nach 12stündigem Fasten am 25. Zyklustag durchgeführt. Die Frauen
waren im Mittel 23 Jahre alt, nach dem Broca-Index normalgewichtig, und eine Stoffwechselstörung war auch
familienanamnestisch nicht bekannt.
    Zur statistischen Berechnung wurde der t-Test für unabhängige Stichproben (Student) herangezogen.
Signifikanz liegt vor, wenn $\alpha \leq 5$.

Ergebnisse und Diskussion

Die Spiegel für die freien Fettsäuren haben wir in der Abb. 1 graphisch dargestellt. Gegenüber der Kontrollgruppe mit 0,27 mval/l sind die Werte mit etwa 0,50 mval/l in den Versuchskollektiven signifikant erhöht. Statistisch zu sichernde Unterschiede innerhalb der Kollektive sind nicht zu erkennen. In der Literatur werden sowohl fehlende Veränderung der freien Fettsäuren [11, 15, 16] und Anstiege dieser Lipidfraktionen [9, 17, 24] beschrieben. Es könnte sein, daß durch eine östrogenbedingte Cortisol- oder Thyroxin-Erhöhung die Lipolyse vermehrt wird [23], und es dadurch in der Peripherie zur Erhöhung der freien Fettsäuren kommt. Für diesen Mechanismus könnte auch das von uns erhöht gefundene freie Glycerin sprechen. Sowohl die Kombinations- als auch Sequenzpräparate führen nach mehr als 6monatiger Anwendung zur Zunahme des freien Glycerins. Gegenüber der Kontrollgruppe mit 0,716 mg/100 ml liegen in diesen Kollektiven die Werte bei

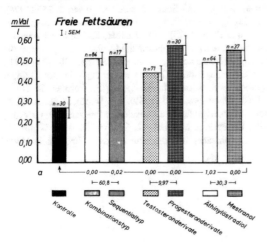

Abb. 1. Freie Fettsäuren (Mittelwerte und Standardabweichungen) bei Frauen, die mehr als 6 Monate Ovulationshemmer unterschiedlichen Typs und differenter Zusammensetzung anwandten (Signifikanz liegt vor, wenn $\alpha \leq 5$ ist.)

Kombinationspräparate	Testosteronderivate	Äthinylöstradiol
Aconcen	Anacyclin	Anovlar
Anacyclin	Anovlar	Eugynon
Anovlar	Eugynon	Kombiquens
Eugynon	Lyndiol	Neogynon
Lyndiol	Neogynon	Oraconal
Neogynon	Noracyclin	Planovin
Noracyclin	Ovanon	Stediril
Ovulen	Ovulen	Tri-Ervonum
Planovin	Stediril	
Stediril		

Sequentialpräparate	Progesteronderivate	Mestranol
Estirona	Aconcen	Aconcen
Kombiquens	Estirona	Anacyclin
Oraconal	Kombiquens	Estirona
Ovanon	Oraconal	Lyndiol
Tri-Ervonum	Planovin	Noracyclin
	Tri-Ervonum	Ovanon
		Ovulen

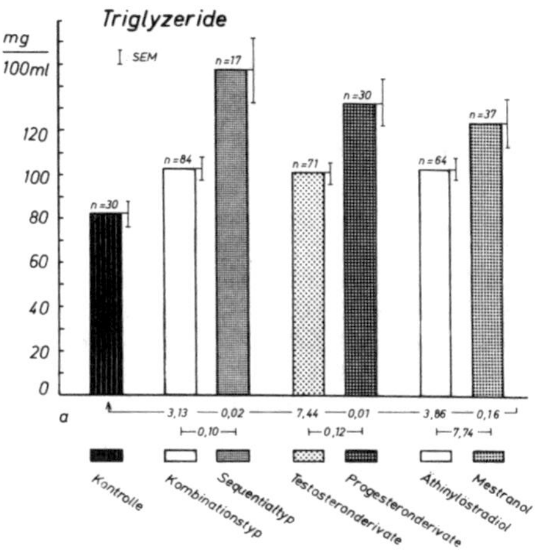

Abb. 2. Triglyceridspiegel nach länger als 6monatiger Anwendung von antikonzeptionellen Steroiden unterschiedlichen Typs und unterschiedlicher chemischer Zusammensetzung. (Siehe Legende zu Abb. 1)

0,885 bzw. 0,975 mg/100 ml. Dieser statistisch zu sichernde Befund ist unabhängig davon, ob das angewandte Präparat ein 19-Nor-Steroid oder Progesteronderivat als Gestagenanteil enthält oder ob Mestranol oder Äthinylöstradiol den Östrogenanteil bilden.

Folgt man der Hypothese, daß die Erhöhung der freien Fettsäuren und des Glycerins Ausdruck einer durch antikonzeptionelle Steroide induzierten Lipolyse ist, wäre eine gesteigerte Triglyceridsynthese in der Leber mit erhöhten Spiegeln in der Peripherie zu erwarten. Wie die Abb. 2 zeigt, finden sich in unserer Untersuchung in allen Gruppen erhöhte Triglyceridwerte. Lediglich bei den Präparaten mit einem Testosteronderivat ist die Erhöhung statistisch nicht zu sichern.

Wie schon gesagt, kann diese angedeutete Hypertriglyceridämie Ausdruck einer gesteigerten Lipolyse sein. Andere Autoren vermuten, daß eine Insulinerhöhung zur vermehrten Produktion von Lebertriglyceriden führt [12]. Es wird eine Verminderung der Lipoproteinlipaseaktivität diskutiert [12, 20].

Für die Erhöhung der Triglyceride unter Ovulationshemmern ist nach derzeitigen Ansichten der Östrogenanteil verantwortlich [1, 20, 21, 22]. Gestagene haben eher einen triglyceridsenkenden oder keinen Effekt [3, 11, 21]. Interessant ist, daß in unserer Untersuchung die Sequenzpräparate höhere Triglyceride induzieren als die Kombinationspräparate. Die Ursache dafür dürfte im Gestagenanteil zu suchen sein, der bei den Sequenzpräparaten fast immer aus einem Progesteronderivat besteht. Ovulationshemmer mit einem Progesteronderivat zeigen in unserer Untersuchung höhere Triglyceridspiegel als die Testosteronderivate. Ein ähnliches Verhalten findet sich bei den Phosphatiden. Auch hier liegen die Werte bei den Sequenzpräparaten und denen mit einem Progesteronderivat signifikant höher. Die Phosphatidvermehrung, die wir in allen Kollektiven sahen und die andere Autoren auch beschrieben haben, kann mit dem gleichen Mechanismus wie die Triglyceriderhöhung erklärt werden.

Das Serum-Cholesterin weist innerhalb der Versuchsgruppen nur geringgradige Schwankungen auf. Die Werte liegen in der Kontrollgruppe bei 173 mg/100 ml, in den Kontrollkollektiven schwanken sie zwischen 160 und 178 mg/100 ml. Signifikante Unterschiede sind hier nicht zu erkennen.

Die von uns nachgewiesenen Lipiderhöhungen unter Ovulationshemmern bleiben in der Regel im Normbereich. Es stellt sich aber die Frage, ob nicht latente Hyperlipidämien durch Ovulationshemmer aktiviert werden können [13, 18]. Daher sollten die Plasmalipide bei Frauen, die Ovulationshemmer nehmen, kontrolliert werden. Frauen mit Stoffwechselstörungen sollten auf eine andere Art der Kontrazeption ausweichen. Besonders durch die neueren Ergebnisse induziert sollten Langzeituntersuchungen nicht nur einzelner Ovulationshemmer sondern auch deren Bestandteile durchgeführt werden.

Literatur

1. Aitken, J. M., Lorimer, A. R., McKay Hart, D., Lawrie, T. D., Smith, D. A.: Clinical Science **41**, 597 (1971). – 2. Bartlett, G. R.: J. biol. Chem. **234**, 466 (1959). – 3. Beck, P.: Clin. Endocr. **30**, 785 (1970). – 4. Brody, S., Kerstell, J., Nilsson, L., Svanborg, A.: Acta med. Scand. **183**, 1 (1968). – 5. Burger, H., Florian. H. J., Holzmann, G.: Z. Geburtsh. Gynäk. **170**, 1 (1969). – 6. Corredor, D. G., Mendelsohn, L. V., Sabeh G., Sunder, J. H., Danowski, T. S.: Clin. Pharmacol. Ther. **11**, 188 (1970). – 7. Duncombe, W. G.: Clin. chim. Acta **9**, 122 (1964). – 8. Eggstein, M., Kreutz, F. H.: Klin. Wschr. **44**, 262 (1966). – 9. Fabian, E., Havranek, F., Stork, A., Fabionova, J.: Amer. J. Obstet. Gynec. **109**, 1212 (1971). – 10. Gehrsberg, H., Hulse, M., Javier, Z.: Obstet. and Gynec. **31**, 186 (1968). – 11. Glueck, C. J., Levy, R. I., Fredrickson, D. S.: Ann. Intern. Med. **75**, 345 (1971). – 12. Hazzard, W. R., Spiger, M. J., Bagdade, J. D., Bierman, E. L.: New Engl. J. Med. **280**, 471 (1969). – 13. Kaffarnik, H.: Zeitschr. f. Ernährungswissenschaft, Suppl. 12, Darmstadt: Dr. Dietrich Steinkopff Verlag 1972. – 14. Karsznia, R., Kaffarnik, H.: Arch. Gynäk. **207**, 505 (1969). – 15. Kissebah, A. H., Harrigan, P., Wynn, V.: Horm. Metab. Res. **5**, 184 (1973). – 16. Lunell, N. O., Persson, B., Öhquist, G.: Acta Obstet. Gynec. Scand. **52**, 23 (1973). – 17. Methfessel, H. D., Mlytz, H., Liedtke, M. P., Löffler, F., Methfessel, G.: Z. ärztl. Fortbild. (Jena) **64**, 880 (1970). – 18. Ravens, K. G., Doré, G., Jipp, P.: Verh. dtsch. Ges. inn. Med. **81**, 1725 (1975). – 19. Richterich, R., Lauber, K.: Klin. Wschr. **40**, 1252 (1962). – 20. Rössner, S., Larsson-Cohn, U., Carlson, L. A., Boberg, J.: Acta med. Scand. **190**, 301 (1971). – 21. Spellacy, W. N., Buhl, W. C., Birk, S. A., Cabal, R.: Fertility and Sterility **24**, 178 (1973). – 22. Stokes, T., Wynn, V.: Lancet **1971 II**, 677. – 23. Weinstein, I.: Proc. Soc. Exp. Biol. Med. **140**, 319 (1972). – 24. Wynn, V., Doar, J. W. H.: Lancet **1966 II**, 715. – 25. Wynn, V., Doar, J. W. H., Mills, G. L.: Lancet **1966 II**, 720. – 26. Zorrilla, E., Hulse, M., Hernandez, A., Gehrsberg, A.: J. clin. Endocr. **28**, 1793 (1968)

Grünert, A., Olbermann, M. (Inst. f. Physiol. Chem. u. II. Med. Univ.-Klinik, Mainz): **Das Verhalten der lipolytisch freigesetzten Fettsäuren im Postaggressionsstoffwechsel**

Der untersuchte Problemkreis wird durch folgende Fragen gekennzeichnet:

1. Wie sieht die aus den Langzeit-Energiereservoirs des Fettgewebes erfolgende endogene Versorgung des Organismus mit Fettsäuren aus?

2. Welche methodischen Voraussetzungen bestehen bei der Erforschung dieses Versorgungsprozesses?

und

3. Unterscheiden sich diese Versorgungszustände qualitativ und quantitativ unter Normalbedingungen und den Bedingungen des Postaggressionsstoffwechsels, besonders hinsichtlich der essentiellen Linolsäure?

Gerade diese letzte Fragestellung nach der endogenen Bereitstellung der essentiellen Linolsäure motivierte aufgrund zahlreicher Berichte in der Literatur über einen massiven Abfall des Linolsäuregehaltes in den Gesamtlipiden des Serums bei operierten Patienten [1, 2, 3, 4] unsere Untersuchungen über die diagnostische und therapeutische Relevanz dieser Veränderungen im Fettsäurenmuster der Lipide. Eine kritische Überprüfung der mitgeteilten Befunde war angezeigt, da aus ihnen die Notwendigkeit einer therapeutischen Korrektur durch Fettinfusionen im Postaggressionsstoffwechsel hergeleitet wurde. Der bei diesen Befunden auftretende ungeklärte Widerspruch zwischen der Tatsache erheblicher Fettsäurenvorräte in den Fettdepots und den mitgeteilten massiven Abfällen und Verschiebungen in den Fettsäurenkonzentrationen der Serumlipide war Anlaß, die Nicht-

844

esterfettsäuren im Serum von Intensivpflegepatienten selektiv und nach Einzelfettsäuren differenziert quantitativ über einen längeren Zeitraum zu messen.

Wären die mitgeteilten Konzentrationsabnahmen Ausdruck einer bestehenden Mangelversorgung, dann müßte entweder eine veränderte lipolytische Freisetzung der Fettsäuren aus den Depots oder eine einseitige massive Veränderung der Extraktionsraten der einzelnen Fettsäuren aus dem Serum im Postaggressionsstoffwechsel zugrundeliegen. Beide möglichen Grundprozesse müssen sich dann aber in den Konzentrationen der Nichtesterfettsäuren im Serum darstellen, die das eigentliche Bindeglied zwischen den Fett-Depots und den Bedarfsstellen der Peripherie darstellen.

Um diese Nichtesterfettsäuren quantitativ und in einer Untersuchungsreihe mit vielen Einzelmessungen an einem Patienten erfassen zu können, ist eine spezielle, nur die endogen freigesetzte Fettsäurefraktion messende Methodik erforderlich. Dazu bieten sich die folgenden zwei Möglichkeiten an:

Man kann im Gegensatz zur klassischen dünnschichtchromatographischen Vortrennung eine Methodik entwickeln, die in einer selektiven, quantiativen Erfassung eben nur dieser hier interessierenden, endogen freigesetzten Fettsäuren eine Abrennung von den übrigen Lipidstoffen zunächst entbehrlich macht. Für diesen zweiten Weg haben wir uns entschieden 1., weil bei Reihenuntersuchungen nur kleine Probenmengen entnommen werden können, was kompliziertere Trennungen ausschließt und 2., weil bei den ohnehin recht niedrig konzentrierten Nichtesterfettsäuren Trennoperationen zu erheblichen Verlusten führen müssen, die die quantitative Auswertung verunsichern und schwierig gestalten.

Als einziges verläßliches Trenn- und Bestimmungsverfahren für die Analyse der Fettsäuren kann nur das gaschromatographische Prinzip in Anwendung kommen – darüber herrscht weitgehende Einigkeit unter den mit diesen Fragen beschäftigten Analytiker.

Um eine Vortrennung der Einzellipidsubstanzen zu umgehen, wurde für die gaschromatographische Analyse ein Derivatisierungsverfahren entwickelt, welches in einer schonenden Reaktion nur die als Säuren vorliegenden Nichtesterfettsäuren erfaßt und nicht wie in den bisher üblichen Veresterungsverfahren zu einer Umesterung aller im Gesamtlipidextrakt vorhandener Fettsäuren führt. Die Veresterung erfolgt mit Methyljodid über festem Kaliumcarbonat [5]. Nach Derivatisierung der Fettsäuren in einem Mikroverfahren, bei dem 100 µl Serum eingesetzt werden, kann man dann über die gaschromatographische Trennung und unter Einsatz eines inneren Standards – wir verwenden Heptadecansäure, die im Serum nicht vorkommt – eine quantitative Analyse der einzelnen Fettsäuren vornehmen. In Abbildung 1 ist das Chromatogramm der Nichtesterfettsäuren im Serum eines polytraumatisierten Patienten dargestellt.

Die hier interessierende Frage nach der endogenen Freisetzung von Fettsäuren im Postaggressionsstoffwechsel wurde in einem zwanzigtägigen Programm an polytraumatisierten und vom Trauma abgesehen stoffwechselgesunden, fettfrei parenteral ernährten Intensivpflegepatienten untersucht. In Abbildung 2 sind die Ergebnisse dieser mittelfristigen Untersuchungsreihe zusammengestellt: Um das Bild durch die Darstellung aller im Serum vorzufindenden Fettsäuren nicht zu verwirren wurden nur Palmitinsäure, Stearinsäure, Ölsäure, Linolsäure und Arachidonsäure dargestellt.

Die Konzentrationsdarstellung über den gesamten Untersuchungszeitraum zeigt schon im groben Überblick, daß keine negative Beeinflussung der Freisetzung von Fettsäuren durch die besondere Situation des Postaggressionszustandes erfolgt. Mit Werten zwischen 1,18 mMol/l und 1,30 mMol/l liegen die Gesamtkonzentrationen innerhalb der üblicherweise gefundenen Grenzen von 0,2–2,0 mMol/l.

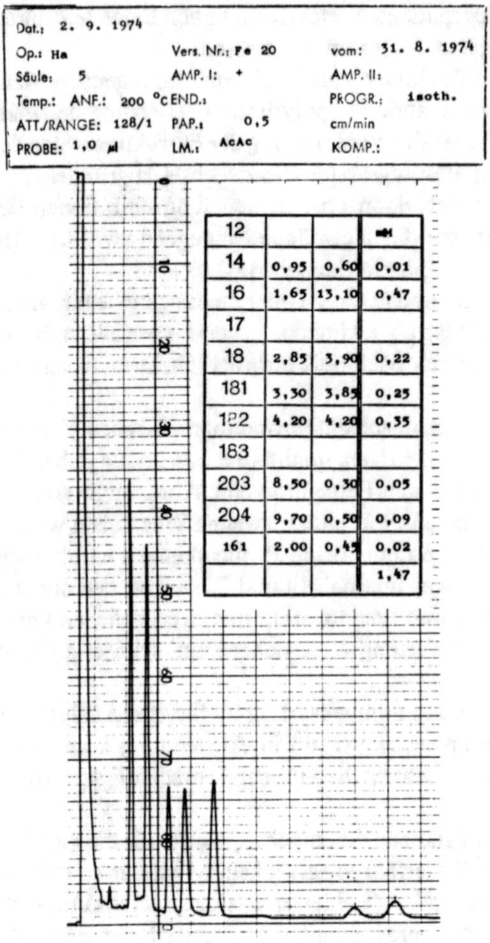

```
Dat.:   2. 9. 1974
Op.: Ha          Vers. Nr.: Fe 20        vom:  31. 8. 1974
Säule:  5        AMP. I:  +              AMP. II:
Temp.: ANF.: 200 °C END.:               PROGR.:   isoth.
ATT./RANGE: 128/1  PAP.:    0,5         cm/min
PROBE: 1,0 µl      LM.:  AcAc           KOMP.:
```

12			⚫H
14	0,95	0,60	0,01
16	1,65	13,10	0,47
17			
18	2,85	3,90	0,22
181	3,30	3,85	0,25
182	4,20	4,20	0,55
183			
203	8,50	0,30	0,05
204	9,70	0,50	0,09
161	2,00	0,45	0,02
			1,47

Abb. 1. Gas-Chromatogramm der Nichtesterfettsäuren im Serum eines polytraumatisierten Patienten am 20. Untersuchungstag

Es läßt sich im einzelnen anhand der harten Daten nachweisen, daß es zu keiner bedeutenden Verschiebung im Spektrum der Fettsäuren kommt. Was für unsere Betrachtung hervorgehoben werden soll, ist die Tatsache, daß an den verschiedenen Untersuchungstagen keine wesentliche Verschiebung im Ausstoß der lipolytisch freigesetzten Linolsäure, die als punktierter Block eingezeichnet ist, festzustellen ist. Für die Linolsäure ergeben sich im einzelnen folgende Durchschnittswerte: Im Verlauf der Untersuchungsreihe ergeben sich Konzentrationswerte zwischen 0,12 bis 0,26 mMol/l mit einem über den gesamten Untersuchungszeitraum gemittelten Mittelwert von 0,16 mMol/l. Bei einer Annahme eines Blutvolumens von 5 l und einem Hämatokrit von 40% würde dieser Konzentration eine momentan umlaufenden Linolsäuremenge von 0,48 mMol absolut entsprechen. Bei einer angenommenen Halbwertszeit von 5 min für den Umsatz der Fettsäuren würde das einer gesamtumlaufenden Linolsäuremenge von 19,4 g pro die entsprechen. Für die in der Literatur mitgeteilten, massiven Abfallraten der Fettsäuren im Postaggressionsstoffwechsel bieten sich Erklärungsmöglichkeiten aufgrund unserer Untersuchungsergebnisse an, die aber aus Platzgründen nicht dargestellt werden können. Hauptsächliche Ursache ist darin zu sehen, daß die in den Gesamtlipidfettsäuren festgestellten Veränderungen nicht repräsentativ sind für die endogen freigesetzten Fettsäuren-

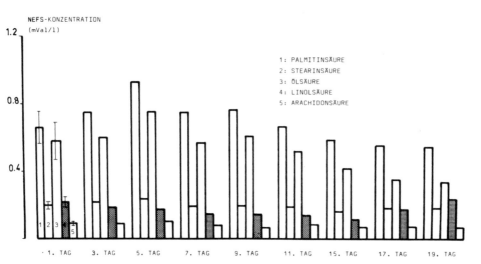

Abb. 2. Verteilungsmuster der Nichtesterfettsäuren im Serum bei polytraumatisierten Intensivpflegepatienten

mengen. Die aus Pauschalanalysen von Gesamtlipidfettsäuren aus Blutserum gewonnenen Daten führen zu Fehlinterpretationen, da die in sehr viel niedriger Konzentration vorliegenden und die tatsächliche endogene Versorgung repräsentierenden Nichtesterfettsäuren auch bei massiven Veränderung in ihrem Gehalt sich nicht in diesen Gesamtanalysen widerspiegeln können. Man kann feststellen, daß die endogene Freisetzung der Fettsäuren im energetisch ausgeglichenen Postaggressionsstoffwechsel über längere Zeiträume qualitativ und quantitativ intakt bleibt.

Literatur

1. Helmkamp, G. M., Wilmore, D. W., Johnson, A. A., Pruitt, B. A.: Am. J. clin. Nutr. **26**, 1331 (1973). – 2. Troll, U., Rittmeyer, P.: Infusionstherapie **1**, 230 (1973/74). – 3. Wolfram, G., Doenicke, A., Zöllner, N.: Infusionstherapie **1**, 537 (1973/74). – 4. Lohninger, A., Tölle, W., Weigl, K., Zekert, F., Blümel, G.: Med. Welt **26**, 329 (1975). – 5. Grünert, A.: Z. klin. Chem. Klin. Biochem. **13**, 407 (1975).

Heuck C. C., Schlierf, G. (Klin. Inst. f. Herzinfarktforsch., Heidelberg): **Diagnostik der Typ II-Hyperlipoproteinämie durch einfache direkte β-Cholesterinbestimmung ohne Ultrazentrifugation**

Manuskript nicht eingegangen.

Geiger, M., Simon-Crisan, G., Simon, B., Kather, H. (Klin. Inst. f. Herzinfarktforschung, Med. Univ.-Klinik, Heidelberg): **Untersuchungen über die Adenylzyklase aus menschlichem Fettgewebe**

Einleitung

Der Adenylzyklase wird eine grundlegende Bedeutung im Rahmen der basalen und hormonstimulierten Fettgewebslipolyse zugeschrieben.

Die Fettgewebsadenylzyklase der Ratten ist bereits gut untersucht [1—4], während über dieses Enzym in menschlichem Fettgewebe bisher nur wenig bekannt ist.

In den Experimenten, die im folgenden beschrieben sind, suchten wir Aufschluß zu gewinnen über:

a) die Hormonsensitivität der Adenylzyklase in menschlichem Fettgewebe;

b) den Einfluß des lipidsenkenden Mittels Clofibrat auf die Fettgewebsadenylzyklase.

Methoden

Als Material diente:

a) Nebenhodenfettgewebe ad libitum gefütterter Sprague-Dawley Ratten (150—200 g);

b) Subkutanes Fettgewebe operativ behandelter Patienten beiderlei Geschlechts. Die Patienten waren nicht selektiert hinsichtlich Alter, Grundkrankheit oder Stoffwechselkrankheiten.

Nach der von Pohl et al. [5] beschriebenen Methode wurden Membranrohpräparationen ("fat cell ghosts") gewonnen, und darin die Enzymaktivität mit Hilfe einer Isotopenmethode [6] bestimmt. Standardbedingungen waren: ATP 1mM; Mg^{++} 5 mM; 30° C; pH 7,4/8,5. Die gemessenen Aktivitäten wurden auf den nach der Lowry-Methode [7] ermittelten Proteingehalt bezogen.

Ergebnisse und Diskussion

1. Hormonsensitivität

Abbildung 1 zeigt die Hormonsensitivität der menschlichen (a) und der Rattenfettgewebsadenylzyklase (b).

Beide Ghostpräparationen wurden simultan bei 30° C mit verschiedenen Hormonen incubiert.

Die Rattenfettgewebsadenylzyklase wurde durch ACTH [0,1 mg/ml] 2fach, durch Glucagon [0,1 mg/ml] 3fach stimuliert, während diese Peptidhormone die Enzymaktivität in menschlichem Fettgewebe nicht beeinflußten.

Diese Ergebnisse sind in Einklang zu bringen mit der Beobachtung, daß ACTH und Glukagon keinen oder nur sehr geringen Einfluß auf die menschliche Fettgewebslipolyse zeigten [8].

Unter Standardbedingungen wurde durch Adrenalin [5 × 10^{-4} M] die Enzymaktivität im Rattenfettgewebe etwa auf das 5fache, im menschlichen Gewebe (n = 30) auf das 2—6fache der basalen Aktivität stimuliert.

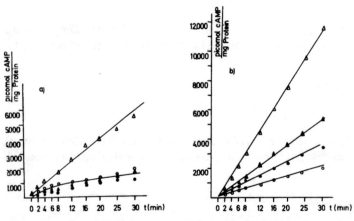

Abb. 1. Hormonsensitivität der a) menschlichen, b) Ratten-Fettgewebsadenylzyklase, O——O Basale Aktivität, ●——● ACTH [0,1 mg/ml], △——△ Adrenalin [5 × 10^{-4}M], ▲——▲ Glucagon [0,1 mg/ml]

Halbmaximale Stimulierungsraten wurden bei Adrenalinkonzentrationen von etwa 5×10^{-5} M beobachtet. Noradrenalin [0,1 mg/ml] zeigte in allen Experimenten (n = 6) einen etwas schwächer stimulierenden Effekt als Adrenalin.

2. Clofibrat

Clofibrat senkt die Serumkonzentrationen von Cholesterin und Triglyzeriden bei hyperlipidämischen Patienten.

Über den Wirkungsmechanismus diese Medikaments wurden viele Hypothesen aufgestellt. 1975 berichteten D'Costa und Angel [9] über einen inhibitorischen Effekt von Clofibrat auf die noradrenalinstimulierte Lipolyse in menschlichen Fettzellen. Darüberhinaus beobachteten Greene und Mitarbeiter [10] schon 1970 nach Clofibratgabe eine verminderte Aktivität der Adenylzyklase in verschiedenen Geweben der Ratte.

Abbildung 2 zeigt den Einfluß des Medikaments auf die Adenylzyklase in menschlichen Fettzellen. Steigende Konzentrationen von Clofibrat ergaben eine dosisabhängige Hemmung der basalen und katecholaminstimulierten Adenylzyklaseaktivität. 1 mg/ml Clofibrat erniedrigte die Enzymaktivität um 35—45%, wobei die basale und die hormonstimulierte Adenylzyklaseaktivität in gleichem Ausmaß gehemmt wurden. Die Hemmwirkung war nicht kompetitiv hinsichtlich der Substrat-(ATP) oder Coenzym-(Mg^{++})konzentrationen.

In kinetischen Studien wurde die Hemmwirkung des Clofibrat schon nach 2,5 Minuten Incubation deutlich sichtbar. Die Kurve verlief linear über 25 Minuten. Die Tatsache, daß die Adenylzyklase durch Clofibrat ziemlich rasch gehemmt wird, legt die Vermutung nahe, daß keine in-vivo-Transformation nötig ist, um eine Aktivitätserniedrigung der Adenylzyklase zu erreichen.

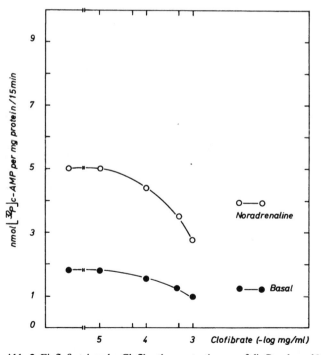

Abb. 2. Einfluß steigender Clofibratkonzentrationen auf die Basale und Noradrenalinstimulierte Adenylzyklaseaktivität in menschlichem Fettgewebe

Dies steht im Gegensatz zu den Ergebnissen von Greene und Mitarbeitern, die eine Aktivitätsminderung nur nach Vorbehandlung der Tiere fanden, und somit eine in-vivo-Transformation annahmen.

Unsere Ergebnisse sprechen dafür, daß die Hemmung der Adenylzyklaseaktivität zu dem antilipolytischen Effekt des Medikaments beiträgt.

Zusammenfassend konnten wir durch vergleichende Studien an Ratten- und Menschenfettgewebe zeigen, daß die menschliche Fettgewebsadenylzyklase im Gegensatz zum Rattenenzym nur durch Katecholamine und nicht durch die Peptidhormone ACTH und Glucagon stimulierbar ist. Das antilipolytisch wirksame Medikament Clofibrat zeigte eine dosisabhängige Hemmwirkung auf die basale und katecholaminstimulierte Aktivität der Adenylzyklase in menschlichem Fettgewebe.

Literatur

1. Birnbaumer, L., Pohl, S. L., Rodbell, M.: J. Biol. Chem. **244**, 3468—76 (1969). — 2. Rodbell, M., Birnbaumer, L., Pohl, S. L.: J. Biol. Chem. **245**, 718—22 (1970). — 3. Birnbaumer, L., Rodbell, M.: J. Biol. Chem. **244**, 3477—82 (1969). — 4. De Haen, C.: J. Biol. Chem. **249**, 2756—2762 (1974). — 5. Pohl, S. L., Birnbaumer, L., Rodbell, M.: J. Biol. Chem. **246**, 1849—56 (1970). — 6. Salomon, Y., Londos, C., Rodbell, M.: Analyt. Bioch. **58**, 541—48 (1974). — 7. Lowry, O. H., Rosebrough, N. J., Farr, A. L., Randall, R. J.: J. Biol. Chem. **193**, 265—75 (1951). — 8. Burns, T. W., Langley, P., Robison, G.: Adv. Cyc. Nucl. Res. **1**, 63—85 (1972). — 9. D'Costa, M. A., Angel, A.: J. Clin. Invest. **55**, 138—48 (1975). — 10. Greene, H. L., Herman, R. H., Zakim, D.: Proc. Soc. Exp. Biol. Med. **134**, 1035—1038 (1970).

Schwartzkopff, W., Zschiedrich, M., Gründler, G., Schlicht, E. (Fett- u. Stoffwechselambulanz, Klinikum Westend, FU Berlin): **Bestimmung der Kinetik der Lipide und Lipoproteine mit dem i.v.-Fett-Toleranz-Test bei Patienten mit portokavalem Shunt**

Bei akuten und chron. Krankheiten der Leber treten Veränderungen der Lipide und Lipoproteine (Lp) des Blutes auf [9, 11, 12, 13]. So findet man bei der akuten Hepatitis eine Abnahme der prae-β- und alpha-Lp bei gleichzeitigem Anstieg der Triglyceride (TG) in den β-Lp. Bei schweren Leberschäden stellte Seidel einen Apoprotein-A-Defekt mit einem veränderten Lipidbindungsvermögen, sowie einen Mangel dieses Apoproteins in den prae-β-Lp fest. Bei intra- und extrahepatischer Cholestase konnte von Seidel et al. zusätzlich ein abnormes phosphorlipidreiches Lp, das LPX [12, 13] nachgewiesen werden.

Im Gegensatz zu diesen Lipid- und Lp-Veränderungen der akuten und chron. Hepatitis [11], bzw. bei Cholestasen sind bei der Laennec'schen Leberzirrhose die TG (79 bis 130 mg/dl), das Cholesterin (CH) (105—220 mg/dl) die Phosphatide (146—235 mg/dl) erniedrigt, die FFS aber fast auf das Doppelte (800—1400 μVal/l) erhöht; (normal 661$\pm$323 μVal/l). Im Elektrophoresediagramm und nach präparativer Ultrazentrifugation (UZ) sind die LDL (225 mg/dl) und die VLDL (37 mg/dl) vermindert — die TG : CK-Relation betrug nur 0,69, normal = 3,5:1 —, hingegen aber nicht die HDL (230 mg/dl) [9]. Im Lipidelektrophoresediagramm fehlen fast regelmäßig die prae-β-Lp. Diese Abnahme der Gesamtlipide und der einzelnen Lipide (TG, CH, P) im Blutserum, sowie die Senkung der β- und prae-β-Lp dürften mit Teilursache für die geringere Häufigkeit von Arteriosklerosen bei Leberzirrhotikern sein.

Da nach den Untersuchungen von Starzl et al. [14—17] nach Anlegung eines portokavalen End-zu-Seit-Shunt bei Glycogenspeicherkrankheit oder bei homozygoter Hypercholesterinämie (Typ IIa) [15—16] eine Senkung aller Lipide und insbesondere der β-Lp festgestellt werden konnte, haben wir bei 6 Pat. mit Leberzirrhose und portokavalem

End-zu-Seit-Shunt den intravenösen Fett-Toleranz-Test nach Boberg et al. 1964 [2], sowie Hallberg 1964 [4], durchgeführt. Die Fragestellung lautete, ob bei diesen Pat. der Klärmechanismus gesteigert ist und die Resyntheserate der exogenen zu endogenen TG aber vermindert war.

Dieser i.v.-Fett-Toleranz-Test gestattet bei Kenntnis des Plasmavolumens [1] und der Eliminationsgeschwindigkeit der parenteral zugeführten TG quantitative Angaben über den TG-Abstrom aus dem Blutkreislauf. Die TG-Elimination ist kein komplexes Geschehen, es hängt weitgehend von der Menge an extra- und intrahepatischer Lipoproteidlipaseaktivität ab.

Nach intravenöser Applikation von 0,1 g Intralipid/kg KG, wurde bis zur 90. Min. die $\triangle$-TG-Menge oder die $\triangle$-TG-Konzentration auf halblogarithmischem Raster gegen die Zeit aufgetragen und aus der HWZ die Abstromrate (k% × min^{-1}) berechnet. Die Bestimmung der Abstromgeschwindigkeit der Lipomikronen erfolgte in gleicher Weise, wobei die Konzentration der Lipomikronen einmal aus den rel. % der Lipidelektrophorese und der Lipidkonzentration des Blutserums und zum anderen aus der Differenz der Gesamt-TG vor und nach Abzentrifugation der Chylomikronen bei 10000 RPM in 30 Min. ermittelt wurde. Ferner wurden die Sera vor und nach der Gabe von Intralipid mit der präparativen UZ in die LDL, VLDL und HDL getrennt. An einem anderen Tag wurde zusätzlich der Glucose-Toleranz-Test durchgeführt und dabei auch das STH, das IMI und die FFS bestimmt.

Die Abstromrate für die Lipomikronen betrug bei den Leberzirrhotikern mit portokavalem Shunt im Median 4,4%/min., bei Normalpersonen hingegen nur 2,7%/min. Bei den Shunt-Pat. wurden pro Min. 235 mg Lipomikronen, bei den Gesunden aber nur 126 mg Lipomikronen aus dem Kreislauf entfernt. Die Abstromraten für die $\triangle$-TG waren in beiden Gruppen etwas kleiner als für die Lipomikronen. Sie betrug bei den Shunt-Pat. 3,97%/min, bzw. 108 mg/min; in der Kontrollgruppe im Median 2% oder 109 mg/min. Die Abstromraten der Lipomikronen und der TG waren insgesamt bei den Pat. mit portokavalem Shunt etwa doppelt so groß wie bei den Kontrollpersonen.

Dabei muß zusätzlich noch berücksichtigt werden, daß der Konzentrationsgradient für das parenteral zugeführte Fett zwischen Blutbahn und Gewebe bei den Shunt-Pat., infolge des um ca 20 ml/kg größeren Plasmavolumens (PLV bei Shunt = 58 (44,3–66,0) ml/kg; normal = 37,0 (31,6–38,5) ml/kg) im Vergleich zum Normalkollektiv wesentlich kleiner war.

Diese Unterschiede in den Abstromgeschwindigkeiten der Lipomikronen und der TG zwischen den beiden Kollektiven veranlaßten uns, das Verhalten der FFS und der prae-β-Lp nach der Intralipidinjektion zu untersuchen.

Bei Normalpersonen stiegen die FFS sehr rasch an. Das Maximum wurde schon nach 20 Min. erreicht. Danach sank die Konzentration der FFS wieder ab, jedoch erreichten die $\triangle$-Werte innerhalb von 90 Min. noch nicht wieder den Ausgangswert. Die Konzentration der prae-β-Lp, die aus den rel. % der Lipidelektrophorese und aus der Gesamtlipidkonzentration des Blutserums semiquantitativ bestimmt wurde, nahm beim Kontrollkollektiv bis zur 90. Min. langsam zu. Dieser Anstieg der $\triangle$-prae-β-Menge spricht dafür, daß die parenteral zugeführten Lipomikronen nach ihrer Hydrolyse in Glycerol und FFS wieder zu endogenen prae-β-Lp in der Leber resynthetisiert werden. Im Gegensatz hierzu war bei den Shunt-Pat. bis zur 90. Min. zwar ein wesentlich größerer Anstieg der $\triangle$-FFS-Menge x̄ = 1,30 [0,38–3,22]; normal = 0,37 [0,14–0,49] cm^2/Min. nachzuweisen, hingegen konnte aber mit der Lipidelektrophorese keine Zunahme der prae-β-Lp nachgewiesen werden. Erst mit der präparativen UZ war eine mäßige Zunahme der VLDL-Konzentration nachzuweisen. Diese $\triangle$-VLDL-Menge betrug [0,32 = 0,06–1,02 cm^2/Min.] im Vergleich zu den Normalpersonen jedoch nur ein Drittel der $\triangle$-prae-β-Menge [0,85 (0,58–3,00) cm^2/Min.]

Wie Boberg und Carlson [2] gezeigt haben, ist die Eliminationsrate von Intralipid in etwa mit derjenigen der natürlichen Chylomikronen vergleichbar. Es kann daher ange-

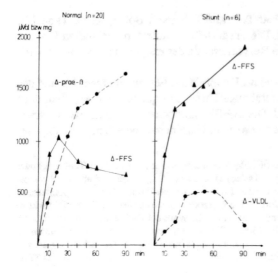

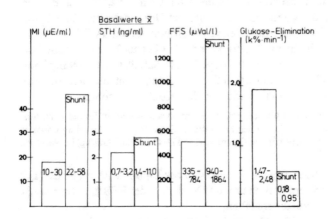

Abb. 1. Verhalten der FFS [Δ μVal] und der prae-β bzw. VLDL [Δ mg] nach Gabe von 0,1g Intralipid/kg KG bei Normolipoproteinaemie und Lebercirrhotikern mit portocavalem End-Seit-Shunt

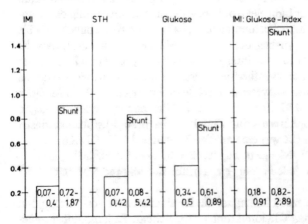

Abb. 2

nommen werden, daß der i.v.-Fett-Toleranz-Test einen indirekten Indikator für die endogene TG-Clearance darstellt. Bei Pat. mit Leberzirrhose fanden Guisard et al. 1971 [3], sowie Milewski et al. 1973 [7] ebenfalls erhöhte Eliminationsraten für die Chylo- und Lipomikronen (Intralipid) (k% = 0,072 mMolGG/lPLV/min; eigene Daten k% = 0,075 mMolGG/lPLV/min). Bei Pat. mit aggressiver Hepatitis (k% = 0,051 mMolGG/lPLV/min) konnten Milewski et al. 1973 [7] keine Unterschiede in der TG-Elimination im Vergleich zu Normalpersonen (k% = 0,052 mMolGG/lPLV/min.) finden. Ursache des rascheren TG-Abstromes könnte eine vermehrte Lp-Lipaseaktivität des Gewebes sein. Die LPL wird in der Leber inaktiviert, was bei gestörter Leberfunktion nur unvollständig erfolgen könnte. Ein anderer Faktor, der die LPL aktiviert und somit die Elimination der TG erhöht, könnte das Insulin sein.

Bei Shunt-Pat. war die Insulinbasalsekretion ($\tilde{x} = 46$ (22—58) µE/ml; Kontrollpersonen $\tilde{x} = 18$ (10—30) µE/ml) deutlich erhöht [1, 19, 20]. Dies traf auch für die FFS zu. (FFS $\tilde{x} = 1\,120$ (940—1864); Kontrolle $\tilde{x} = 456$ (335—784) µVal/l. Trotz dieser erhöhten Insulinbasalsekretion und einer vermehrten Insulinausschüttung (IMI $\tilde{x} = 0,91$ (0,72—1,87) cm²/min/m²; Kontrolle $\tilde{x} = 0,25$ (0,07—0,40) cm²/min/m²) nach parenteraler Gabe von 0,33 g Glucose/kg KG betrug bei den Shunt-Pat. die Glucose-Eliminationsrate $\tilde{x} = 0,57$ (0,18—0,91) %/min; Kontrolle $\tilde{x} = 1,39$ (0,8—2,89) %/min.

Ein Vergleich der Insulinmengen ausgedrückt als cm²/min/m² Oberfläche von den Pat. mit portokavalem Shunt mit denen des Kontrollkollektivs ergab 1., daß bei Shunt-Pat. etwa 4 mal soviel Insulin nach i.v. Glucosegabe in den Kreislauf übertritt als bei den Normalpersonen, und 2., daß bei den Shunt-Pat. der Insulin-Glucose-Index (IMI-Fläche: Glucosefläche (cm²/min/m²) mit $\tilde{x} = 1,39$ (0,82—2,89) nahezu 2,5 mal so groß wie bei den Kontrollpersonen ($\tilde{x} = 0,57$ (0,18—0,91) war. Dieser Befund besagt, daß beim Leberzirrhotiker zum Abtransport einer äquimolaren Glucosemenge eine etwa 2- bis 3fach so große Insulinmenge benötigt wird und offenbar eine Insulinresistenz oder Insulinimpedance vorliegt (1,20). Zusammenfassend zeigen diese Ergebnisse, daß bei Pat. mit portokavalem Shunt parenteral appliziertes Fett sehr rasch und in vermehrtem Umfang durch die Lipoproteinlipase des Gewebes hydrolisiert wird. Die freigesetzten Fettsäuren können aber in der geschädigten Leber nicht hinreichend zu endogenen TG, insbesondere nicht wieder zu VLDL aufgebaut werden. Aktivierend auf die Lipoproteinlipase könnte die bei Leberzirrhotikern festgestellte erhöhte Insulin- und STH-Konzentration einwirken. Der Effekt des Insulins auf den Glucosetransport selbst wird beim Leberzirrhotiker durch die erhöhte und z. T. paradoxe STH-Inkretion $\tilde{x} = 2,8$ (1,4—11,0); Kontrolle $\tilde{x} = 2,2$ (0,7—3,2) ng/ml und durch die erhöhte Konzentration an FFS abgeschwächt.

Literatur

1. Assal, J.-P., Levrat, R., Stauffacther, W., Renold, A. E.: Melabolism **20**, 850—857 (1971). — 2. Boberg, J., Carlson, L. A.: Clin. Chim. Acta **10**, 420 (1964). — 3. Guisard et al.: Nutr. Metab. **13**, 222 (1971). — 4. Hallberg, D.: Acta physiol. Scand. **62**, 407 (1964). Acta physiol. Scand. **65**, 254 (1965). — 5. Holdsworth, C. D., Nye, L., King, E.: Gut **13**, 58—63 (1972). — 6. Lorenz, D., Creutzfeldt, W.: Z. ges. exper. Med. **140**, 35—50 (1966). — 7. Milewski, B., Szostak, W. B., Medrzejewski, W., Cybulska, B., Krygier, T.: Pol. Arch. Med. Wewn. **3**, 259—262 (1973). — 8. Müller, P., Fellin, R., Lambrecht, J., Agostini, B., Wieland, H., Rost, W., Seidel, D.: Europ. J. Clin. Invest. **4**, 419—428 (1974). — 9. Platzer, S., Sailer, S., Sandhofer, F., Braunsteiner, H.: Wien. Klin. Wschr., 56—58 (1966). — 10. Samaan, N. A., Stone, D. B., Eckhardt, R. D.: Arch. Intern. Med. **124**, 149—152 (1969). — 11. Schitz, J., Kahlke, W.: Dtsch. med. Wschr. 2436—2439 (1973). — 12. Seidel, D., Alaupovic, P., Furman, R. H.: J. Clin. Invest. **48**, 1211—1223 (1969). — 13. Seidel, D., Greten, H., Geisen, H. P., Wengeler, H., Wieland, H.: Europ. J. Clin. Invest. **2**, 359—364 (1972). — 14. Starzl, T. E., Chase, H. P., Putnam, C. W., Porter, K. A.: Lancet **1973 II**, 940—944. — 15. Starzl, T. E., Chase, H. P., Putnam, C. W., Nora, J. J.: Lancet **1974 II**, 714. — 16. Starzl, T. E., Putnam, C. W., Porter,

K. A., Halgrimson, C. G., Corman, J., Brown, B. I., Gotlin, R. W., Rodgerson, D. O., Greene, H. L.: Ann. Surg. 525—538 (1973). — 17. Starzl, T. E., Halgrimson, C. G., Francavilla, F. R., Porter, K. A., Brown, T. H., Putnam, C. W.: Surg. Gynecol. Obstet. **137**, 179—199 (1973). — 18. Vergani, C., Pietrogrande, M., Grondona, H. C.: Clin. Chim. Acta. **48**, 243—248 (1973). — 19. Waddell, W. R., Hurley, N.: Metabolism **13**, 562—571 (1964). — 20. Waddell, W. R., Sussman, K. E.: Metabolism **15**, 1059—1067 (1966).

Hansen, W. (II. Med. Klinik TU München): **Die Aktivität der endogenen Monoglyzerid-hydrolase bei Gesunden und Patienten mit Hyperlipoproteinämie Typ IV nach Fredrickson***

Nach der Injektion von Heparin wird eine Reihe von lipolytischen Enzymen in das Blut freigesetzt. Wegen ihrer Bedeutung für den Serumlipoidstoffwechsel finden sie besondere Beachtung. Die Monoglyzeridhydrolase (MGH) spaltet Monoglyzeride und dürfte deshalb bei der Elimination der Triglyzeride eine wichtige Rolle spielen. Sie kann mit einer neuen photometrischen Meßmethode in einfacher Weise im zusammengesetzten enzymatischen Test bestimmt werden [1]. Das wissenschaftliche Interesse galt bisher der „Postheparin-MGH". Über die „endogene" MGH, die physiologischerweise vor der Heparingabe im Blut gefunden wird, gibt es in der Literatur nur wenige, widersprüchliche Angaben.

Während Fritsch u. Rick keine endogene Aktivität nachweisen konnten [2], wurde von anderen Untersuchern über „endogene" MGH berichtet [3—5]. Setzt man die endogene Enzymaktivität in Beziehung zur 10 Minuten nach Heparingabe gefundenen Aktivität, so schwanken die Angaben zwischen 4,9 und 12,1%.

Eine Möglichkeit für die Deutung dieser widersprüchlichen Angaben bringt die Beobachtung, daß im zellreichen Überstand, den man nach langsamem Zentrifugieren von EDTA-Blut erhält, sehr hohe endogene MGH-Aktivität feststellbar ist. Bei 27 Gesunden betrug die endogene MGH 86,1 $\pm$ 12,6 U/l. Bei 18 Patienten mit Hyperlipoproteinämie Typ IV n. Fredrickson war die endogene MGH mit 79,5 $\pm$ 19,2 U/l in der gleichen Größe. Bei der Pathogenese der Hyperlipoproteinämie Typ IV n. Fredrickson spielt offenbar die endogene MGH keine wesentliche Rolle.

Die relative Ausbeute an MGH läßt sich noch steigern, wenn man das Plasma durch Sedimentation nach der Vorschrift von Ganguly u. Sonnichsen abtrennt [6]. In dem zellreichen Überstand betrug die MGH bei den untersuchten 14 Probanden 108 $\pm$ 12 U/l. Gleichzeitig fanden sich im Durchschnitt 6386 $\pm$ 356 Leukozyten/mm^3 und 227600 $\pm$ 12350 Trombozyten/mm^3 (Abb. 1). Durch Ultrazentrifugation (35000 g; 30 Min.) ließen sich Thrombozyten und Leukozyten eliminieren. Gleichzeitig verschwand die „endogene" MGH aus dem Überstand auf kaum meßbare Aktivitäten. Im Gegensatz zur Postheparin-MGH, die durch Ultrazentrifugation nicht eliminiert werden kann, erweist sich die endogene MGH somit an die Anwesenheit von weißen Blutkörperchen bzw. Thrombozyten gebunden. Ich glaube, daß dieser Befund die widersprüchlichen Angaben über die Aktivitäten in der Literatur erklären kann. Meines Erachtens bestanden verschiedene Konzentrationen von weißen Blutzellen oder Thrombozyten als „Verunreinigung". Was jedoch bedeutsamer erscheint, ist die Tatsache, daß im Blut endogen ein lipolytisches Enzym in sehr hoher Aktivität vorliegt, — im zellreichen Plasma erreichte die MGH-Aktivität fast 40% der Postheparinaktivität! Auch wenn dieses Enzym bei der Pathogenese der Hypertriglyzeridämie Typ IV nach Fredrickson wahrscheinlich keine Rolle spielt, so sollte man es m. E. bei den Überlegungen zur Physiologie und Pathophysiologie des Fettstoffwechsels mit in Rechnung stellen.

---

* Mit Unterstützung der Deutschen Forschungsgemeinschaft (Ha 596/2)

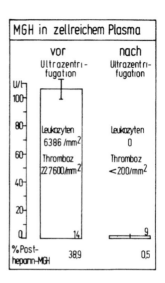

MGH in zellreichem Plasma

	vor Ultrazentri- fugation	nach Ultrazentri- fugation
U/h		
100		
80	Leukozyten 6386 /mm²	Leukozyten 0
60	Thromboz 227600/mm²	Thromboz <200/mm²
40		
20		
0	14	9
% Post- heparin-MGH	38,9	0,5

Abb. 1

Literatur

1. Hansen, W.: Z. Klin. Chemie (im Druck). — 2. Fritsch, W. P., Rick, W. In: Methoden der enzymatischen Analyse, 3. Aufl., Bd. I (Hrsg. H. U. Bergmeyer) S. 858. Weinheim 1974. — 3. Biale, Y., Shafrir, E.: Clin. Chim. Acta **23**, 413 (1969). — 4. Greten, H., Levy, I. R., Fredrickson, D. S.: J. Lipid Res. **10**, 326 (1969). — 5. Hansen, W.: Klin. Wschr. **53**, 135 (1975). — 6. Ganguly, P., Sonnichsen, W. J.: J. Clin. Path. **26**, 635 (1973).

Gaertner, U.[1], Wilke, H.[2], Becker, K.[3], ([1]Fachbereich Biologie, Univ. Konstanz, [2]II. Med. Klinik, Univ. Hamburg, [3]I. Med. Klinik, Univ. Hamburg): **Der Einbau von ^{14}C-Octanoat, ^{14}C-Palmitat und ^{3}H-Glycerol in Chylomikronen und very low density-Lipoproteine (VLDL) bei Hyperlipidämie vom Typ V**

Hyperlipidämien vom Typ V sind gekennzeichnet durch eine Vermehrung der very low density-Lipoproteide (VLDL) und das Vorhandensein von Chylomikronen im Nüchternserum [2]. Für das Vorhandensein von Chylomikronen kann ein verzögerter Abbau derselben angenommen werden, es ist jedoch möglich, daß Triglycerid-übersättigte, in der Leber gebildete VLDL sich sowohl bei der Lipidelektrophorese als auch in der Ultrazentrifuge wie bei der intestinalen Fettresorption gebildete Chylomikronen verhalten [4, 14]. Einblicke in die Abbauraten der Triglyceride in den einzelnen Lipoproteidfraktionen des Serums erhält man durch endogene Markierung mit Hilfe oral oder intravenös applizierter freier Fettsäuren oder markiertem Glycerol [1, 10, 11]. Entsprechende Befunde sind jedoch nur vereinzelt bezogen auf eine gleichzeitig durchgeführte Klassifizierung der Hyperlipoproteinämien in Anlehnung an Fredrickson [2, 5, 6, 9]. Da entsprechende Befunde bei Hyperlipoproteinämie vom Typ V nicht vorlagen, wurden von uns entsprechende Untersuchungen durchgeführt mit der Frage, ob innerhalb der Gruppe der Chylomikronen durch Markierung mit Hife oral zugeführter freier Fettsäuren oder intravenös injiziertem Glycerol Untergruppen mit unterschiedlichem Umsatz aufgedeckt werden können.

855

Methodik

a) Orale Belastung:

Sie erfolgt bei 3 Stoffwechselgesunden und 4 Patienten mit Hyperlipoproteinämie vom Typ V nach dem Ergebnis der Lipoproteinelektrophorese [8]. Die Patienten erhalten nüchtern 50 μCi ^{14}C-markierte Palmitinsäure, bzw. nach einigen Tagen 50 μCi ^{14}C-markiertes Octanoat oral, aufgenommen in 150 ml Milch. Blutentnahmen über 8 Stunden.

b) Intravenöse Belastung:

Sie erfolgt bei 4 weiteren stoffwechselgesunden Patienten sowie 2 weiteren Patienten mit Hyperlipidämie vom Typ V. Nach Entnahme von Nüchternserum erfolgt die Injektion von 100 μCi ^{3}H-Glycerol, anschließend Blutentnahme über 8 Stunden.

c) Aufarbeitung der Serumproben:

Nach Verdünnung des Serums auf eine Dichte von D 1006 werden die Chylomikronen durch Zentrifugieren für eine halbe Stunde bei 105000 g abgetrennt, in einem zweiten Lauf für 20 Stunden bei 105000 g erfolgt die Abtrennung der VLDL [3, 7]. Die Lipoproteidfraktionen werden mit einem Gemisch aus Isopropanol, Heptan und 1 N H_2SO_4 mit mehrmaliger Nachextraktion mit Heptan extrahiert. Dünnschichtchromatographisch [12] werden die Triglyceride abgetrennt, die entsprechenden Zonen werden von der Dünnschichtplatte abgekratzt, ihre Aktivität nach Überführung in Zählgläschen und Zugabe von Szintillationsflüssigkeit bestimmt. In aliquoten Teilen erfolgt die enzymatische Bestimmung des Triglyceridgehaltes.

Ergebnisse

Die Bestimmung der spezifischen Aktivität der Triglyceride in den Chylomikronen und VLDL ergibt parallele Aktivitätsverläufe bei Stoffwechselgesunden und Patienten mit Hyperlipoproteinämie vom Typ V (Abb. 1).

Nach intravenöser Injektion von ^{3}H-Glycerol und oraler Gabe von ^{14}C-Octanoat erkennt man bei Hyperlipidämie vom Typ V einen parallelen Aktivitätsanstieg in den Chylomikronen und den VLDL. Bei Gesunden erfolgt keine meßbare Markierung von Chylomikronen und VLDL nach Gabe von ^{14}C-Octanoat, nach Injektion von ^{3}H-Glycerol sieht man bei Gesunden in den VLDL einen raschen Aktivitätsanstieg, der nach Überschreiten eines Maximums exponentiell abfällt [1, 5, 6]. Die hier in Abb. 2 bei Hyperlipoproteinämie vom Typ V dargestellten Befunde unterscheiden sich hier deutlich von denen bei Stoffwechselgesunden gesehenen Kurvenverläufen.

Diskussion

Von Carlson et al. [4] wird angenommen, daß ein entscheidender Defekt bei Hypertriglyceridämie eine mangelnde Aufnahme von Fettsäuren durch Fettgewebe sein kann. Die freien Fettsäuren stehen der Leber zur Bildung von Triglyceriden zur Verfügung, so daß bei verminderter peripherer Aufnahme der freien Fettsäuren eine vermehrte Bildung von Triglyceriden in der Leber stattfindet. Mit Triglyceriden übersättigte in der Leber gebildete VLDL müssen in der Ultrazentrifuge und wahrscheinlich auch in der Lipidelektrophorese sich wie Chylomikronen verhalten. Diese sog. „Chylomikronen" wären dann anderer Herkunft mit anderen Umsatzratengeschwindigkeiten als die intestinal gebildeten Chylomikronen. Die hier vorgelegten Befunde können so gedeutet werden, daß bei Patienten mit Hyperlipidämie vom Typ V tatsächlich auch in der Leber Triglycerid-übersättigte VLDL, die als Chylomikronen imponieren, gebildet werden. Nach oraler Gabe von ^{14}C-Octanoat erfolgt eine Markierung von sog. Chylomikronen nur bei Typ V, der entsprechende Aktivitätsverlauf entspricht demjenigen, den man nach intravenöser Injektion von ^{3}H-Glycerol sieht und unterscheidet sich deutlich von dem Aktivitätsverlauf der Chylomikronen nach oraler Gabe von ^{14}C-Palmitat sowie von den Aktivitätsverläufen, die man bei Gesunden sehen kann [1, 5, 6]. Da Chylomikronen und VLDL die gleichen Apo-Lipoproteide haben, wäre eine immunologische Untersuchung zum Beweis dieser Hypo-

856

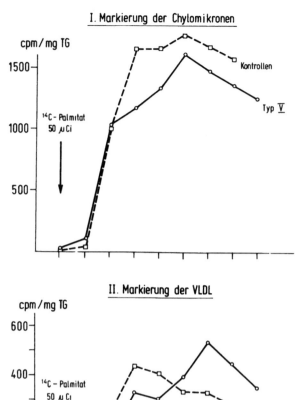

Abb. 1. Spezifische Aktivität der Triglyceride in den Chylomikronen und VLDL bei Stoffwechselgesunden und Patienten mit Hyperlipoproteinämie vom Typ V nach oraler Belastung mit ^{14}C-Palmitat. Paralleler Kurvenverlauf sowohl in den Chylomikronen als auch den VLDL

these nicht ausreichend. Es böte sich allerdings an, die hier vorgelegte Hypothese mit radioaktiv-markiertem Vitamin A zu überprüfen. Vitamin A wird nach oraler Gabe in Chylomikronen eingebaut, die in der Leber abgebauten Chylomikronen geben Vitamin A frei, das in der Leber absorbiert und nicht in die VLDL abgegeben wird. Entsprechende Untersuchungen müßten bei oraler Gabe von markiertem Vitamin A einen ähnlichen Kurvenverlauf für die Chylomikronen ergeben, wie er hier nach ^{14}C-Palmitat gesehen wird. Eine Aktivität nach oraler Gabe markiertem Vitamin A in den VLDL dürfte man dann nicht sehen. Nach oraler Gabe von ^{14}C-Palmitat entsprechen die Aktivitätsverläufe bei Bestimmung der spezifischen Aktivität in den Chylomikronen bei Stoffwechselgesunden und Patienten mit Typ V einander. Da aber die absolute Aktivität auf Grund des höheren Anteiles an Chylomikronen bei Typ V wesentlich höher ist, muß angenommen werden, daß bei Typ V eine absolute Vermehrung der Chylomikronenbildung im Darm stattfindet. Die im Darm gebildeten Chylomikronen zeigen aber einen normalen Abbau.

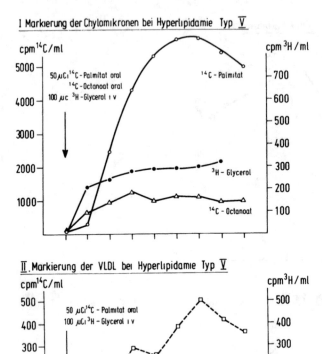

I Markierung der Chylomikronen bei Hyperlipidamie Typ Ⅴ

cpm ^{14}C/ml

5000 —
   50 μCi ^{14}C-Palmitat oral
   ^{14}C-Octanoat oral
4000 — 100 μc ^{3}H-Glycerol i v

3000 —

2000 —

1000 —

^{14}C-Palmitat

^{3}H-Glycerol

^{14}C-Octanoat

cpm ^{3}H/ml

— 700
— 600
— 500
— 400
— 300
— 200
— 100

Ⅱ. Markierung der VLDL bei Hyperlipidamie Typ Ⅴ

cpm ^{14}C/ml

500 —
400 —   50 μCi ^{14}C-Palmitat oral
       100 μCi ^{3}H-Glycerol i v
300 —
200 —
100 —

cpm ^{3}H/ml

— 500
— 400
— 300
— 200
— 100

0 1 2 3 4 5 6 7 8 Std

Abb. 2. Markierung der Chylomikronen und der VLDL bei Hyperlipoproteinämie vom Typ V nach oraler Gabe von ^{14}C-Palmitat, ^{14}C-Octanoat sowie intravenöser Injektion von ^{3}H-Glycerol. Nach oraler Gabe von ^{14}C-Palmitat sowohl in Chylomikronen als auch VLDL Erreichen eines Aktivitätsmaximums mit anschließendem Abfall. Nach oraler Gabe von ^{14}C-Octanoat und ^{3}H-Glycerol in Chylomikronen und VLDL korrespondierende Kurvenverläufe mit allmählichem Aktivitätsanstieg ohne Erreichen des Maximums. □- - -□ orale Gabe von Palmitat (untere Bildhälfte)

Zusammenfassung

Bei insgesamt 7 Stoffwechselgesunden und 6 Patienten mit Hyperlipoproteinämie vom Typ V werden die Triglyceride in den Chylomikronen und den VLDL durch orale Gabe von ^{14}C-Palmitat, ^{14}C-Octanoat und intravenöse Injektion von ^{3}H-Glycerol markiert. Die spezifische Aktivität nach oraler Gabe von ^{14}C-Palmitat in den Chylomikronen zeigt bei Stoffwechselgesunden und Typ V einen gleichsinnigen Kurvenverlauf. ^{14}C-Octanoat führt nur bei Typ V zu einer meßbaren Markierung der Triglyceride in Chylomikronen und VLDL, der Aktivitätsverlauf entspricht nach oraler Gabe von ^{14}C-Octanoat dem nach intravenöser Injektion von ^{3}H-Glycerol. Die Aktivität der Triglyceride in den VLDL zeigt bei Typ V nach intravenöser Injektion von ^{3}H-Glycerol im Gegensatz zu Stoffwechselgesunden keinen steilen Aktivitätsanstieg mit nachfolgendem exponentiellen Abfall, sondern einen ständigen Aktivitätsanstieg ohne Erreichen eines Aktivitätsmaximums in einem Zeitraum von 8 Stunden nach Injektion. Aus den Ergebnissen wird geschlossen, daß bei Typ V eine vermehrte intestinale Bildung von Chylomikronen mit normalem Umsatz stattfindet, daß ferner sog. Chylomikronen mit einem verlangsamten Umsatz

858

gebildet werden. Somit kann man bei Typ V in den durch Ultrazentrifugation abgetrennten Chylomikronen zwei Fraktionen mit unterschiedlichen Umsatzraten unterscheiden.

Literatur

1. Becker, K.: Kinetic analysis of plasma triglyceride synthesis and metabolism in alcoholic liver damage. 1st. Gstaad International Symp., Gstaad 1972. — 2. Beaumont, J. L., Carlson, L. A., Cooper, G. R., Fejfar, Z., Fredrickson, D. S., Strasser, P.: Classification of hyperlipidemias and hyperlipoproteinemias. Bull. WHO **43**, 891 (1970). — 3. Carlson, K.: Lipoprotein fractionation. J. clin. Path. **26**, suppl. (Ass. Clin. Pathol.), 5, 32—37 (1973). — 4. Carlson, L. A., Walldius, G., Olsson, A. G.: Evidence for a defect in fatty acid uptake by adipose tissue of patients with hypertriglyceridaemia. J. clin. Path. **26** suppl. (Ass. Clin. Pathol.) 5, 48—52 (1973). — 5. Harm, K., Gaertner, U., Becker, K.: Kinetische Analyse des Plasmatriglyceridumsatzes bei primären Hyperlipidämien vom Typ IIb und IV. Vortrag auf der Jahrestag. der Deutschen, Österreichischen und Schweizerischen Gesellschaft für Klinische Chemie. Freiburg i. Br. 16.—18. 3. 1975. — 6. Harm, K., Gaertner, U., Becker, K.: Turnover der Triglyceride in den „very low density"-Lipoproteinen bei Hyperlipidämie vom Typ IIb und IV. in Vorb. — 7. Havel, R. J., Eder, H. A., Bragdon, J. H.: The determination and chemical composition of ultracentrifugally separated lipoproteins in human serum. J. clin. Invest. **34**, 1345—1353 (1955). — 8. Klemens, U. H., Schmalbeck, J.: Qualitativer Vergleich der Lipoprotein-Elektrophorese auf Celluloseacetat-membranen mit der Fraktionierung von Lipoproteinen in der präparativen Ultrazentrifuge. Z. Klin. Chem. u. Klin. Biochem. **8**, 162—165 (1970). — 9. Quarfort, S. H., Levy, R. J., Fredrickson, D. S.: The kinetic properties of very low density lipoprotein triglyceride in type III hyperlipoproteinemia. Biochim. Biophys. Acta **296**, 572—576 (1973). — 10. Nikkilä, E. A., Kekki, M.: Kinetics of plasma triglycerides metabolism in normal human subjects. Ann. Med. exp. Fenn. **48**, 246—248 (1970). — 11. Nikkilä, E. A., Kekki, M.: Measurement of plasma triglyceride turnover in the study of hyperglyceridemia. Scand. J. clin. Lab. Invest. **27**, 97—104 (1971). — 12. Stahl, E.: Dünnschichtchromatographie. 2. Aufl., Berlin-Heidelberg-New York: Springer 1967. — 13. Redgrave, P. G.: Formation of cholesteryl ester — rich particulate lipid during metabolism of chylomicrons. J. clin. Inst. **49**, 465—471 (1970). — 14. Robinson, D. S.: Plasma triglyceride metabolism. J. clin. Path. **26**, Suppl. (Ass. Clin. Path.) 5, 5—10 (1973).

Wolfram, G., Eckart, J., Zöllner, N.: (Med. Poliklinik d. Univ. München, Anaesthesieabt. d. Krankenhauszweckverbandes Augsburg): **Linolsäureabfall in den Lipidfraktionen des Serums bei akuten schweren Krankheiten**

Die Linolsäure ist eine essentielle Fettsäure, deren Spiegel in Serum und Geweben nach bisheriger Auffassung im wesentlichen von der Zufuhr bestimmt werden. Der tägliche Bedarf des gesunden Erwachsenen liegt im Durchschnitt bei 7 g [1]. Ein manifester Mangel an essentiellen Fettsäuren ist sehr selten [2, 3]. Im Ernährungsexperiment am Gesunden kann ein deutlicher Abfall der Linolsäurekonzentration nur durch eine langfristige, linolsäurefreie Ernährung erreicht werden [1]. Vor kurzem wurde über einen akuten, deutlichen Abfall der Linolsäurespiegel in Serum und Erythrocyten nach schweren Verbrennungen und nach schweren Schädel-Hirn-Traumen bei Personen berichtet, die vor dem Unfall gesund und in normalen Ernährungszustand waren [4, 5, 6]. Wir sind diesem Befund nachgegangen und haben bei Patienten mit akuten, schweren Krankheiten die Verteilung der Fettsäuren in den Cholesterinestern, Phosphatiden und Triglyceriden des Serums untersucht [7].

Die Patienten wurden wegen ihrer schweren Erkrankung auf einer Intensivpflegestation betreut und während des gesamten Beobachtungszeitraums komplett parenteral ernährt. Die Zufuhr und Ausfuhr von Wasser und Elektrolyten wurden bilanziert und die Zufuhr von Nährstoffen genau protokolliert. Als Parameter der Ernährungssituation dienten das Körpergewicht oder die Stickstoffbilanz [7]. Im Serum der Patienten wurden

Gesamtcholesterin, freies Cholesterin und die Triglyceride bestimmt. Die Cholesterinester, Triglyceride und Phosphatide des Serums wurden säulenchromatographisch getrennt und die in ihnen veresterten Fettsäuren nach Umesterung als Fettsäurenmethylester gaschromatographisch untersucht [9].

Insgesamt wurden zehn Patienten über einen Zeitraum von mindestens 20 Tagen und maximal 30 Tagen beobachtet. Die Patienten waren wegen schwerer Unfälle, Tetanus, Komplikationen nach schweren Oberbauchoperationen wie Pankreas- und Splenektomie oder Reoperation wegen Briden-Ileus nach Blinddarmperforation auf der Intensivstation betreut und komplett parenteral ernährt worden. Bei den meisten Patienten bestand zunächst eine negative Stickstoffbilanz, die jedoch in einigen Fällen durch die parenterale Ernährung positiv gestaltet werden konnte. Die Cholesterin- und Triglyceridspiegel waren bei allen Patienten deutlich erniedrigt, der Esterquotient war teils normal, teils erniedrigt. Alle Patienten zeigten in den Cholesterinestern, Triglyceriden und Phosphatiden des Serums einen deutlichen Abfall der Linolsäureanteile (Abb. 1). Dieser Abfall erfolgte, in kurzen Abständen gemessen, in allen drei Fraktionen gleichzeitig und erreichte nicht selten Werte unter 10% der Fettsäuren in der entsprechenden Lipidfraktion des Serums. Bei einigen Patienten konnte zum Zeitpunkt der niedrigsten Linolsäurewerte auch ein Anstieg des Anteils der Eikosatrien-Fettsäuren ($C_{20:3}$) beobachtet werden, während die Prozentwerte der Arachidonsäure ($C_{20:3}$) meist unverändert blieben (Abb. 2). Im Serum einer Patientin mit einer Subarachnoidalblutung war der Linolsäureabfall bereits sechs Stunden nach dem Ereignis in den Cholesterinestern nachweisbar und weitere sechs Stunden später auch in den Phosphatiden und Triglyceriden. Durch die parenterale Zufuhr von Linolsäure in Form einer Fettemulsion konnten die Anteile der Linolsäure in den drei genannten Lipidfraktionen des Serums angehoben werden. Die parenterale Zufuhr von 11.5 g Linolsäure pro Tag führte jedoch nicht zu einer vollständigen Normalisierung der Werte, erst die Zufuhr von 23 g Linolsäure pro Tag hob die Werte an die untere Grenze der Norm. In einem Fall konnte trotz Zufuhr von 23 g Linolsäure pro Tag ein Abfall der Linolsäure in den Lipidfraktionen nicht verhindert werden (Abb. 1). Auslaßver-

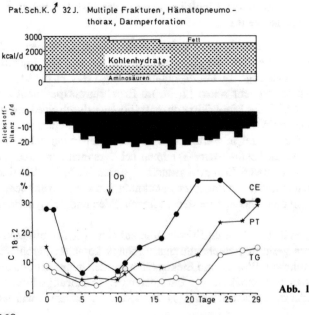

Pat.Sch.K. ♂ 32 J. Multiple Frakturen, Hämatopneumo-thorax, Darmperforation

Abb. 1

860

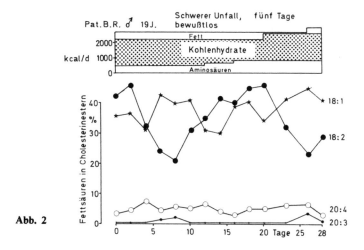

Abb. 2

suche führten innerhalb weniger Tage zu einem erneuten Abfall der Linolsäurespiegel.

Bei Patienten mit schweren akuten Krankheiten kann es zu einem deutlichen Abfall der Linolsäure in den Serumlipiden kommen. Dieser Abfall erfolgt in den Cholesterinestern, den Phosphatiden und den Triglyceriden. Im Ernährungsexperiment am Gesunden beobachtet man unter linolsäurefreier, energetisch ausreichender Ernährung im Verlauf von drei Wochen einen langsamen Abfall der Linolsäurespiegel im Serum [1]. Obwohl der Vorrat des Gesunden an Linolsäure im Depotfett über 600 g beträgt, kann bei linolsäurefreier Ernährung der Linolsäurespiegel im Serum und in den Erythrocyten durch die Lipolyse nicht aufrecht erhalten werden [1]. Bei Patienten mit den beschriebenen akuten, schweren Krankheiten verläuft der Abfall der Linolsäure in den Serumlipidfraktionen wesentlich rascher und ausgeprägter; er tritt auch erneut auf, wenn eine intravenöse Zufuhr von Linolsäure wieder abgebrochen wird. Eine Störung der Lipolyse ist aufgrund der meist erhöhten Spiegel der freien Fettsäuren im Serum dieser Patienten nicht zu vermuten, eine selektive Störung der Freisetzung von Linolsäure ist unwahrscheinlich. Das Ausmaß der Lipolyse im Fettgewebe könnte aber dennoch einen Einfluß haben. Bei Patienten mit unzureichender Energiezufuhr ist mit einer erhöhten Lipolyse und damit einer vermehrten Freisetzung von Linolsäure aus dem Fettdepot zu rechnen, während bei Patienten, die zwar linolsäurefrei aber energetisch ausreichend ernährt sind, die Lipolyse geringer ausgeprägt sein wird.

Der raschere Abfall der Linolsäure in den Serumlipidfraktionen dieser Patienten kann auch Ausdruck eines beschleunigten Umsatzes von Linolsäure in dieser Situation sein. Durch die Lipolyse wird zwar aus dem Depotfett Linolsäure freigesetzt und in der Fraktion der freien Fettsäuren des Serums den Geweben angeboten, die Leber scheint aber dennoch zu wenig Linolsäure zur Verfügung zu haben, um eine normale Konzentration in den Serumlipiden aufrecht zu erhalten. Nach parenteraler Zufuhr von Linolsäure ist sie dazu fähig. Ein zusätzliches Argument für eine unzureichende Versorgung mit Linolsäure in dieser Situation ist der bei einigen Patienten beobachtete Anstieg der $C_{20:3}$ Fettsäuren.

Aufgrund der bisher vorliegenden Ergebnisse ist es nicht möglich zu entscheiden, ob bei den Patienten mit akuten schweren Krankheiten ein erhöhter Linolsäurebedarf besteht. Bei relativ einfachen operativen Eingriffen im Oberbauch, z. B. selektive Vagotomie mit Pyloroplastik am Magen, die nur für wenige Tage eine parenterale Ernährung erfordern,

861

ist der Bedarf nicht erhöht [9]. Wertet man den erniedrigten Linolsäurespiegel in den Cholesterinestern, Phosphatiden und Triglyceriden des Serums und der Erythrocyten als erstes biochemisches Zeichen eines Linolsäuremangels, so muß man in Verbindung mit dem Anstieg des $C_{20:3}/C_{20:4}$-Quotienten allerdings von einer Linolsäuremangelsituation ausgehen.

Literatur

1. Wolfram, G., Zöllner, N.: Wiss. Veröff. Dtsch. Ges. Ernährung 22, 51. Darmstadt: Steinkopff 1971. – 2 Hansen, A. E., Haggard, M. E., Boelsche, A. N., Adam D. J. D., Wiese, H. P. In: J. Nutrition 66, 565 (1958). – 3. Collins, F. D., Sinclair, A. J., Royle, J. P., Coats, D. A., Maynards, A. T., Leonard R. T.: Nutr. Metabol. 13, 150 (1971). – 4. Helmkamp, G. M., Wilmore, D. W., Johnson, A. A., Pruitt, B. A.: Am. J. clin. Nutr. 26, 1331 (1973). – 5. Troll, U., Rittmeyer, P.: Infusionstherapie 1, 230 (1973/74). – 6. Lohninger, A., Tölle, W., Weigl, K., Zekert, F., Blümel, G.: Med. Welt 26, 329 (1975). – 7. Eckart, J., Schaaf, H., Müller-Wecker, H.,Wolfram, G.: X. Int. Congr. of Nutrition 1975 Kyoto, Japan. – 8. Zöllner, N., Eberhagen, D.: Untersuchung und Bestimmung der Lipoide im Blut. Berlin-Göttingen-Heidelberg-New York: Springer 1965. – 9. Wolfram, G., Doenicke, A., Zöllner, N.: Infusionstherapie 1, 537 (1973/74).

Schmahl, F. W., Buchholz, F., Heckers, H., Huth, K. (Zentrum f. Innere Med. d. Univ. Gießen u. Diakonissen-Krankenhaus Frankfurt/M.): **Die Wirkung von Alpha- und Beta-Rezeptoren stimulierenden Pharmaka auf Veränderungen des Lipidstoffwechsels und die Letalität beim Endotoxinschock***

Beim experimentellen Endotoxinschock als Modell des septischen Schocks kommt es neben anderen Stoffwechselreaktionen zu einer Lipolysestimulierung mit Anstieg der freien Fettsäuren (FFS) und des freien Glycerins (FG) im Serum. Diesem folgt mit einer Latenz von einer bis mehreren Stunden ein Anstieg der Triglyceride, dem bei der lipidelektrophoretischen Auftrennung der Serumlipoproteine vor allem eine Vermehrung der Präbeta-Lipoproteine entspricht [1, 2, 3, 5].

In der Vorstellung, daß für die Veränderungen des Lipidstoffwechsels und die Letalität beim Endotoxinschock die Aktivierung des sympathico-adrenalen Systems wesentliche Bedeutung hat, wurde die Wirkung von Orciprenalin (Alupent®) als Beta-Rezeptoren-Stimulator und Noradrenalin (Alpha-Rezeptoren-Stimulator) untersucht.

Die Untersuchungen wurden an insgesamt 178 Kaninchen beiderlei Geschlechts mit einem Gewicht von 2,0 bis 2,9 kg durchgeführt. Am Tage vor dem Versuch wurde in Lokalanaesthesie ein dünner Polyaethylenkatheter für die Blutentnahmen und die intravenösen Injektionen bzw. Infusionen durch eine Ohrvene in die Vena cava superior bzw. den rechten Vorhof vorgeschoben. Am folgenden Tag (Versuchstag) erhielten die nicht narkotisierten Tiere – und zwar sämtliche Versuchsgruppen – als „Basisinfusion" für die Dauer von 4 Std eine i.v. Infusion von 0,9% NaCl (0,05 ml/kg · min), um eine gleiche Volumenzufuhr während der Versuche sicherzustellen.

Bei der ersten Gruppe der Versuchstiere wurde durch i.v. Injektion von 50 bzw. 100 µg/kg Endotoxin[1] aus Escherichia coli O 55 ein experimenteller Endotoxinschock ausgelöst; es zeigten sich die eingangs geschilderten Reaktionen des Fettstoffwechsels.

Bei einer zweiten Gruppe von Versuchstieren wurde der NaCl-Infusion Noradrenalin (2,5 µg/kg · min) oder Orciprenalin (25 µg/kg · min) zugesetzt; in dieser Gruppe wurde

* Mit Unterstützung der Deutschen Forschungsgemeinschaft, Bonn-Bad Godesberg
[1] Für die freundliche Überlassung des Endotoxins danken wir Herrn Prof. Dr. B. Urbaschek, Institut für Hygiene und Med. Mikrobiologie, Klinikum Mannheim der Universität Heidelberg

Tabelle 1. Letalität in den Versuchsgruppen (s. Text). Signifikanzprüfung nach dem χ^2-Test. n. s. = Unterschied nicht signifikant

Letalität

Endotoxin [μg/kg]	Pharmakon	Letalität	
50	NaCl 0,9 %	2 / 25 (8%)	
50	Orciprenalin 25 μg/kg·min	0 / 25 (0%)	n.s.
50	Noradrenalin 2,5 μg/kg·min	10 / 24 (42%)	P<0,01
100	NaCl 0,9 %	11 / 25 (44%)	
100	Orciprenalin 25 μg/kg·min	2 / 24 (8%)	P<0,01
100	Noradrenalin 2,5 μg/kg·min	18 / 24 (75%)	P<0,05

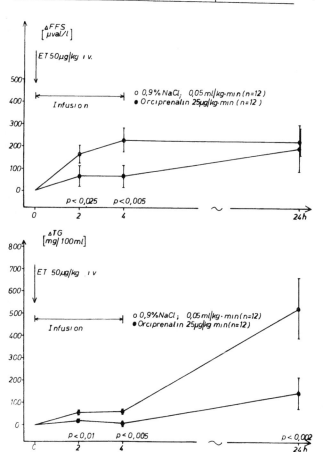

Abb. 1. Anstieg von freien Fettsäuren (FFS) und Triglyceriden (TG) über den Ausgangswert bei i.v. Injektion von 50 µg/kg Endotoxin und 4stündiger Infusion von 0,9% NaCl (0,50 ml/kg · min) bzw. zusätzlicher Infusion von Orciprenalin (25 µg/kg · min). Mittelwerte und mittlere Streuungen der Mittelwerte. Signifikanzprüfung nach der t-Verteilung

kein Endotoxin gegeben. Sowohl die Noradrenalin- wie die Orciprenalin-Infusion löste eine Lipolysesteigerung mit dem beschriebenen Muster der Serumlipid-Reaktionen aus: Anstieg von FG und FFS mit nachfolgender Vermehrung der Triglyceride im Serum.

In der dritten Versuchsgruppe wurde sowohl Endotoxin wie Noradrenalin bzw. Orciprenalin in den genannten Dosierungen verabreicht:

Bei Infusion von Noradrenalin zusätzlich zur i.v. Injektion von Endotoxin wurden die genannten Reaktionen des Fettstoffwechsels verstärkt, ebenso die Letalität (Tabelle). Dagegen wurden die Veränderungen der FFS und Triglyceride durch Infusion von Orciprenalin in der genannten Dosis zusätzlich zur Endotoxininjektion signifikant reduziert, desgleichen die Letalität (Abb. 1 und Tabelle).

Die geschilderten Ergebnisse — auch der scheinbar paradoxe Effekt der zusätzlichen Orciprenalin-Infusion — werden verständlich, wenn wir die Kreislauf- und Stoffwechseleffekte von Noradrenalin und Orciprenalin in enger funktioneller Einheit sehen. Für die Prognose des Endotoxinschocks wie für Schockformen anderer Ätiologie ist die Reduzierung der effektiven Durchblutung der Körperperipherie und der Sauerstoff- und Substrataufnahme von entscheidender Bedeutung. Durch eine zusätzliche Noradrenalininfusion wird die ohnehin reduzierte effektive Perfusion der Körperperipherie weiter verschlechtert [6]. Orciprenalin dagegen senkt den peripheren Gefäßwiderstand [4]; dadurch werden Durchblutung, Sauerstoffversorgung und Utilisation der Substrate des energieliefernden Stoffwechsels verbessert und der Anstieg der Serumlipide verhindert (vgl. 6).

Literatur

1. Buchholz, F.: Über den Einfluß von Noradrenalin und Orciprenalin auf die endotoxininduzierten Veränderungen der Blutfette des Kaninchens. Dissertation, Med. Fakultät Gießen, 1972. — 2. Huth, K.: Über das Verhalten der Serumlipide bei der experimentellen Verbrauchskoagulopathie. Habilitationsschrift, Med. Fakultät Gießen, 1967. — 3. Huth, K., Schmahl, F. W., Oehler, G., Hassinger, R., Heckers, H., Blumenthal, J.: Fortschr. Med. **93**, 1664 (1975). — 4. Goodman, L. S., Gilman, A. (Eds.): The pharmacological basis of therapeutics. 5th edition. New York, Toronto, London: Macmillan Publishing Co., Inc., 1975. — 5. Schmahl, F. W., Ohlemutz, A., Huth, K.: Verh. Dtsch. Ges. inn. Med. **75**, 900 (1969). — 6. Shubin, H., Weil, M., Nishijima, H.: Clinical features in shock associated with gram-negative bacteremia. In: Gram-negative bacterial infections. (Eds. B. Urbaschek, R. Urbaschek, E. Neter), p. 411. Wien-New York: Springer 1975.

Oberwittler, W., Schulte, H., Papavassiliou, K., Grüne, E., Hauss, W. H. (Med. Klinik u. Poliklinik d. Univ. Münster, Dienststelle d. Korpsarztes d. I. Bundeswehrkorps Münster, Inst. f. Arterioscleroseforschung Münster):
Die Bedeutung der familiären Disposition für die Entwicklung von „Risikofaktoren" der Arteriosklerose (Untersuchungen an Angehörigen einer Bundeswehreinheit)*

Mit dieser Untersuchung sollte geprüft werden, ob Beziehungen zwischen familiären, dispositionellen Einflüssen und der Entwicklung von „Risikofaktoren" der Arteriosklerose mit Hilfe epidemiologisch statistischer Mittel wahrscheinlich gemacht werden können. Eine Nebenaufgabe bestand darin, festzustellen, ob Übergewichtige ihren Zustand selbst kritisch beurteilen können.

Methode

Die Untersuchung wurde an 205 Angehörigen einer Bundeswehreinheit im Alter zwischen 18 und 30 Jahren vorgenommen (Mittelwert 22,8 Jahre). Überwiegend waren es Wehrpflichtige, die den Grundwehrdienst ableisteten, dazu kamen einige Zeitsoldaten. Die Teilnahme war freiwillig. Die Untersuchung bestand aus einer ärztlich geführten anamnestischen Befragung mittels eines standardisierten Erhebungsbogens, aus einer körperlichen Untersuchung sowie aus der Bestimmung von Blutzucker, Gesamtlipiden, Neutralfetten, Chol

* Mit dankenswerter Unterstützung der Landesversicherungsanstalt Westfalen (Münster)

esterin, Harnsäure, Bilirubin, GOT und GPT. Die Blutabnahme erfolgte nach 8-stündiger Nahrungskarenz. Alle ärztlichen Verrichtungen wurden durch denselben Untersucher, einen Mitarbeiter der Klinik, geleistet. Im Katalog des Erhebungsbogens befanden sich Fragen nach der eigenen Bewertung des Körpergewichtes des Probanden sowie nach dem Vorkommen der folgenden Gesundheitsstörungen bei Eltern und Geschwistern: Übergewicht-Fettleibigkeit, Bluthochdruck, Schlaganfall, Herzinfarkt. Auf die Erweiterung des Personenkreises „Familie" auf andere Blutsverwandte wurde bewußt verzichtet. Schließlich wurde bei jedem Probanden ein EKG registriert (nach Frank) und mittels eines Analogdigitalrechners mit dem Programm von Arvedson ausgewertet. Die Beurteilungskriterien wurden in einer Rangreihe zusammengefaßt (1 = normal, 2 = wahrscheinlich normal, 3 = möglicherweise nicht normal, 4 = wahrscheinlich nicht normal, 5 = nicht normal). Für die statistische Auswertung wurden Korrelationen (Produkt − Moment bei metrischen Daten, Spearman-Rang bei qualitativen Daten) und die Faktorenanalyse benutzt.

Ergebnisse

Das relative Körpergewicht (in Prozent des Sollgewichtes nach Broca) betrug im Mittel −2,8%, die Extremwerte lauteten −25% und 30%. 42 der 205 Probanden, mehr als ein Fünftel, waren deutlich übergewichtig. Es ist zu betonen, daß alle Übergewichtigen sich auf die Frage, ob sie sich für normal- oder für übergewichtig hielten, oder ob sie keine Meinung dazu hätten, spontan für übergewichtig hielten. Der systolische Blutdruck betrug im Mittel 127,6 mmHg, der diastolische 78,9 mmHg, die Extremwerte lauteten 100−170 systolisch und 50−110 diastolisch. Die Cholesterinwerte im Serum betrugen im Mittel 193 mg%, sie lagen zwischen 115 und 312 mg%. Die Neutralfettwerte lagen zwischen 43 und 465 mg%, im Mittel bei 109 mg%, die Gesamtlipide erstreckten sich zwischen 294 und 1570 mg% mit einem Mittelwert von 631 mg%. Der mittlere Blutzuckerwert betrug 99 mg%, die Spannweite reichte von 61 mg% bis 229 mg%. Für Harnsäure lagen die Werte zwischen 1,9 und 10,0 mg%, im Mittel bei 6,1 mg%. Der Mittelwert der von 1−5 reichenden EKG-Skala betrug 2,6. Der durchschnittliche tägliche Zigarettenkonsum der Probanden betrug 14 Zigaretten mit einem Maximum von 50 Zigaretten pro Tag.

Die Korrelationsstatistik bestätigte die allgemein bekannten Zusammenhänge der „Risikofaktoren" Übergewicht, Serumlipide, Blutzuckererhöhung und Bluthochdruck. Sie ergab vor allem aber folgende signifikante Beziehungen: *Die Angabe über Fettleibigkeit in der Familie* korrelierte eng mit der Angabe über das Vorkommen von Diabetes in der Familie ($p < 0.001$), mit dem relativen Körpergewicht des Probanden ($p < 0.001$) sowie mit dessen Werten für Serumcholesterin ($p < 0.02$), Neutralfett ($p \% 0.02$), Gesamtlipide ($p < 0.02$) und Blutzucker ($p < 0.05$). Die Faktorenanalyse brachte weitere Informationen. So ordnete sich die Harnsäure des Probanden mit einer hohen Ladung dem Faktor zu, der von „Fettleibigkeit in der Familie", rel. Körpergewicht des Probanden und den Werten für systolischen und diastolischen Blutdruck gebildet wurde. Die EKG-Symptome wurden mit „Bluthochdruck in der Familie", mit Neutralfettwert des Probanden und mit seinem NaCl-Gehalt im Serum auf einem Faktor angeordnet.

Da die Befunde nicht an einer randomisierten Stichprobe erhoben wurden, können sie nicht ohne Vorbehalt verallgemeinert werden. Sie geben dennoch wichtige Hinweise auf Interaktionen zwischen familiären dispositionellen Momenten und der Entwicklung von „Risikofaktoren" der Arteriosklerose. Es wird deutlich, daß die Neigung zur Entwicklung von Faktoren, denen man eine arteriosklerose-fördernde Wirkung zuschreibt, überzufällig mit bestimmten familiären Merkmalen zusammentrifft. Es kann dahingestellt bleiben, ob die familiäre Disposition eine konstitutionelle Größe ist oder ob sie vorwiegend oder ausschließlich bestimmte Lebensgewohnheiten und Verhaltensweisen umschließt, die von einer Generation zur anderen weitergegeben werden. In der Präventivmedizin muß dieser Zusammenhang berücksichtigt werden.

Zusammenfassung

Bei 205 Probanden, Männer im Alter zwischen 18 und 30 Jahren, konnte mit Hilfe epidemiologisch-statistischer Methoden gezeigt werden, daß zwischen Fettleibigkeit und Bluthochdruck in der Familie enge Beziehungen zu den Werten der Probanden für Körpergewicht, Blutdruck, Blutzucker, Serumlipide und Harnsäure bestehen.

Augustin, J., Klose, G., Greten, H., Puhl, W., Niethard, F. U., Koderisch, H. O. (Klin. Inst. f. Herzinfarktforschung an d. Med. Univ. Klinik u. Orthopäd. Klinik u. Poliklinik d. Univ. Heidelberg): **Stoffwechselerkrankungen und Osteonekrosen**

Osteonekrosen werden im Orthopädischen Krankengut immer häufiger angetroffen und sind wegen der meist unbefriedigenden Therapiemöglichkeiten besonders problematisch. In ihrer Ätiologie sind sie multifaktoriell, wobei der größere Anteil traumatisch bedingt ist. Als weitere Ursachen gelten Strahlen- und Steroidtherapie, Infektionen, Tumoren und Leukosen, die Pfaundler Hurler'sche Enzymopathie und die Caisson Krankheit, bei der nach Tauchzwischenfällen Stickstoffembolien in die ossiären Kapillaren beschrieben sind [1]. Die Mehrzahl der nicht traumatisch bedingten Formen ist jedoch ätiologisch ungeklärt. Überwiegend handelt es sich hierbei um die sog. idiopathische Hüftkopfnekrose Erwachsener der 3. und 4. Lebensdekade, jedoch kommen auch andere Lokalisationen vor.

Die kritische vaskuläre Situation vieler ossiärer Strukturen und insbesondere des Hüftkopfes ist bei mechanischen sowie degenerativen Zirkulationsstörungen gegeben durch die Tatsache mangelhafter Kollateralisierung. Dieser Sachverhalt führte bereits zur Begriffsbildung des sog. „coronary disease of the hip" im Verlauf einer generalisierten Arteriosklerose [2]. Die für letztere Erkrankung mitverantwortlichen Risikofaktoren dürften daher auch für die Entstehung der idiopathischen Osteonekrosen von erheblicher Bedeutung sein.

Klinisch besteht bei den Femurkopfnekrosen häufig eine Diskrepanz zwischen den relativ geringen Beschwerden und den meist schon weit fortgeschrittenen pathologisch anatomischen Veränderungen und Bewegungseinschränkungen. Dies ist zurückzuführen auf das lange Erhaltenbleiben des Gelenkspaltes. Mit dem Einbrechen des subchondralen Knochens erfolgt eine Beeinträchtigung der Gelenkfläche, die schließlich in das Bild der Cox Arthrose münden kann.

In situ Präparate lassen bei erhaltener Knorpelform und -decke meist keine Beziehung mehr mit dem subchondralen Knochen erkennen, die Decke ist völlig abgehoben.

Während histologisch der Ausbildung des Krankheitsbildes entsprechend Knochennekrosen erkennbar sind, zeigt die rasterelektronen-mikroskopische Untersuchung bereits Mikrofrakturen in solchen Bereichen, die bei der histologischen Untersuchung noch regelrechten Krabekelaufbau zeigen.

Neben zahlreichen anderen Parametern wurden in den letzten Jahren wiederholt Zusammenhänge zwischen aseptischen Knochennekrosen und Stoffwechselerkrankungen, insbesondere Hyperlipoproteinämien und Hyperurikämien vermutet [3, 4, 5]. Da experimentell erzeugte Hyperlipidämien im Tierversuch zu Femurkopfnekrosen führten [6], die Pathogenese stenosierender Gefäßveränderungen eng mit den Hyperlipoproteinämien verknüpft ist, erschien es unseres Erachtens nach sinnvoll, die Frage nach den genannten metabolischen Defekten an einem größeren entsprechenden Patientenkollektiv zu beantworten.

100 Patienten der Orthopädischen Universitätsklinik in Heidelberg, bei denen die Diagnose idiopathische Osteonekrose per exclusionem gestellt worden war, wurden daher einer internistischen Untersuchung unterzogen. Das Durchschnittsalter der erkrankten Frauen betrug 49,9 Jahre, das der Männer 39 Jahre. Der Erkrankungsgipfel bei den Männern lag erwartungsgemäß zwischen 40 und 50, der der Frauen war interessanterweise deutlich nach rechts verschoben, eine eindrucksvolle Parallele zur Arteriosklerose.

Die Lokalisation der Nekrosen ergab in 95 Fällen einen Befall des Femurkopfes, in drei Fällen wurden Humeruskopf, in fünf Fällen Femur condilus betroffen, ein Fall zeigte multiple Nekrosen.

Die Bestimmung der Laborwerte erfolgte mit Hilfe von Nüchternserum in Autoanalysern. Im Fall einer Erhöhung der Plasmalipide über die von Fredrickson und Mitarbeitern ermittelten altersabhängigen Normwerte hinaus wurde zur Typisierung der Hyperlipoproteinämie eine Lipoprotein-Elektrophorese durchgeführt. Blutbild, Elektrolyte, Harnstoff, Creatinin, alkalische und saure Phosphatase, Gesamtprotein waren bei allen Patienten im Normbereich. Es bestand eine leichte, jedoch nicht signifikante Abweichung der Mittelwerte von Serumphosphor (Erniedrigung), Glukose und Transaminasen (Erhöhung) und eine hochsignifikante Erhöhung der Serumharnsäure über den Normbereich. 18 der 26 Patienten mit Hyperurikämie wiesen gleichzeitig eine Hyperlipoproteinämie auf.

Die auf das mittlere Alter unseres Patientenkollektivs bezogenen Serumcholesterin-Mittelwerte zeigten keine wesentliche Abweichung vom Normalkollektiv, was jedoch nicht über den Sachverhalt hinwegtäuschen darf, daß sich mehr als 16% der ermittelten Werte außerhalb der Standardabweichungen befanden. Bei insgesamt 41 Patienten bestand eine Hyperlipoproteinämie. Die Erhöhung der Serumtriglyceride gegenüber einem Normalkollektiv war hochsignifikant. Die Typisierung der Patienten mit Hyperlipoproteinämie ergab in jeweils einem Fall II a und III, in sechs Fällen V, zwölfmal II b und 21 mal Hyperlipoproteinämie Typ IV.

Aus den genannten Untersuchungen geht hervor, daß die Hyperlipoproteinämie, insbesondere der Typ IV, sowie die Hyperurikämie, die ja mit dieser Fettstoffwechselstörung, so auch bei unserem Kollektiv, besonders häufig kombiniert ist, bei diesen Patienten signifikant gehäuft auftreten. Ob jedoch regelrechte Fettembolien, wie verschiedentlich postuliert und auch vereinzelt histologisch gesichert [7], die Ursache der Nekrosen darstellen, erscheint zumindest fraglich, da der intraluminale Durchmesser der Trabekelkapillaren von etwa 20 µ erheblich über die maximale Größe von Chylomikronen, 1 µ, hinausreicht. Nur plötzliche, lokale, multiple Aggregationen von Lipoproteinen, die eine Aufhebung ihrer Löslichkeit bedingen würden, eine Art mikrokatastrophales Entmischungsereignis, könnten eine solche Obliteration hervorrufen. Inwieweit solche Aggregationen, möglicherweise ausgelöst durch zusätzliche mechanische Faktoren, in bestimmten ossiären Strukturen stattzufinden vermögen, bedarf weiterer experimenteller Befunde.

Eine für degenerative Gefäßerkrankungen prädisponierende Eigenart der Mikrozirkulation des Knochens ist der schmale, oftmals kaum vorhandene perivaskuläre Raum, dem sich ein relativ bradytrophes Gewebe anschließt, dessen enzymatische Ausstattung den Abtransport und Metabolismus quantitativ abnormer Mengen von diffundierten Lipoproteinen kaum gewährleistet.

Andererseits sind die immer häufiger vorkommenden Hyperlipoproteinämien nicht in jedem Fall mit der idiopathischen Osteonekrose vergesellschaftet, so daß zusätzliche bahnende Faktoren hinzutreten müssen.

Der Zugang dieses oftmals schweren Leidens, das häufig schon in jungen Jahren eine Berentung erfordert, zur internistischen präventiven Therapie, der Senkung der Plasmalipide, erscheint jedenfalls notwendig.

Zusammenfassung

Bei 100 Patienten mit gesicherter idiopathischer Osteonekrose wurde in 41 Fällen eine Hyperlipoproteinämie diagnostiziert. Die Typisierung mit Hilfe der Lipidelektrophorese bzw. Ultrazentrifuge ergab in 21 Fällen Typ IV, zwölfmal Typ II b, in sechs Fällen Typ V und jeweils einmal Typ II a und III. 26 Patienten wiesen eine Hyperurikämie auf, die in 18 Fällen von einer Hyperlipoproteinämie begleitet war. Die Ätiologie der idiopathischen Osteonekrosen wird unter Berücksichtigung der erhobenen Befunde diskutiert.

Literatur

1. Man, H.: Z. Orthopädie **101,** 18 (1966). − 2. Patterson, R. J., Bickel, W. H., Dahlin, D. C.: J. Bone Jt. Surg. **46-A,** 267 (1964). − 3. Fischer, V., Dietschi, C.: Münch. Med. Wschr. **114,** 1937 (1972). − 4. Zsernaviczky, J., v. Torklus, D., Wilke, H., Frahm, H.: Z. Orthop. **112,** 1112 (1974). − 5. Pohl, W.: Z. Orthop. **109,** 873 (1971). − 6. Jones, J. P., Sakovich, L.: J. Bone Jt. Surg. **48-A,** 149 (1966). − 7. Welfing, J.: Rev. Rhum. **34,** 126 (1967).

Liersch, M., Baggio, G., Heuck, C. C., Seidel, D. (Med. Klinik u. Gastroenterolog. Abt. d. Univ. Heidelberg): **Einfluß des Lipoprotein-X auf die Cholesterinsynthese der Rattenleber**

Die Regulation der Cholesterinsynthese auf der Stufe der HMG-CoA-Reduktase geschieht durch zahlreiche Faktoren, deren wichtigster wohl die „feed-back"-Regulation durch Cholesterin selbst ist. Dieser Effekt kann durch exogenes, über den Darm aufgenommenes Cholesterin wie auch durch das endogen synthetisierte Cholesterin vermittelt werden [1]. In Untersuchungen an Zellkulturen von menschlichen Fibroblasten und Leberzellen konnte gezeigt werden, daß es für die Vermittlung des „feed-back" entscheidend ist, durch welches Lipoprotein das gebundene Cholesterin an die Zellen gelangt [2, 3]. So konnte bei den Untersuchungen mit Fibroblasten eine deutliche Reduktion der Aktivität der HMG-CoA-Reduktase durch die Lipoproteine LDL und VLDL erreicht werden [2], während die Leber in vivo stärker durch intestinal gebildete Lipoproteine gehemmt wurde [1].

Nach Gallengangsverschluß wurde die Cholesterinsynthese und die HMG-CoA-Reduktase-Aktivität erhöht gefunden [4]. Bei einer länger bestehenden Cholestase kann eine Hypercholesterinaemie nachgewiesen werden. Im Serum von Patienten mit cholestatischem Ikterus sowie im Serum von Versuchstieren mit Gallengangsverschluß konnten Seidel und Mitarbeiter ein Lipoprotein charakterisieren (Lipoprotein-X = LP-X), das charakteristisch für die Cholestase ist und das durch seinen Gehalt an Cholesterin die Hypercholesterinaemie der Cholestase hinreichend erklärt [5, 6]. Das LP-X enthält 25% Cholesterin und 66% Phospholipide sowie als Proteine Albumin und Apo-Lipo-protein C.

In der vorliegenden Arbeit wird untersucht, ob das im LP-X transportierte Cholesterin geeignet ist, eine „feed-back"-Hemmung auf die Cholesterinsynthese auszuüben. Der Effekt auf die Cholesterinsynthese wird mit demjenigen des LDL verglichen. In diesem

Zusammenhang war von Interesse, daß Infusion von Lecithin zu Ratten in vivo eine deutliche Steigerung der HMG-CoA-Reduktase-Aktivität bewirkt. Diese Aktivitätssteigerung konnte durch Hinzufügen von Cholesterin zu den Lecithininfusionen, je nach Gehalt an Cholesterin, verringert bzw. aufgehoben werden [7, 8].

Methoden

Die Lipoproteine LDL und LP-X wurden aus Humanserum bzw. aus Rattenserum isoliert. LDL wurde überwiegend aus Humanserum isoliert, LP-X aus Rattenserum. Das LP-X aus Rattenserum ist in Aufbau und prozentualem Gehalt an Lipiden dem humanen LP-X vergleichbar [6]. Die Isolierung erfolgte mittels Ultrazentrifugation und Äthanolfällungen. Die reinen Lipoproteine LDL und LP-X wurden dann in kontinuierlicher Infusion über einen Jugulariskatheter den Ratten über 12—14 Std. infundiert. Der Jugulariskatheter war 2 Tage vorher angelegt worden, die Ratten hatten freien Zugang zu Wasser und wurden ad libitum gefüttert. Unter dieser Behandlung war eine Gewichtskonstanz der Versuchstiere in der Beobachtungszeit zu erreichen. Die Infusion von Lipoproteinen wurde so eingestellt, daß die Tiere ca. 25 mg Cholesterin/100 g Ratte erhielten. Die Kontrollgruppe erhielt physiologische Kochsalzlösung. Nach der Infusion wurden die Lebern der Tiere zum tageszeitlichen Maximum der Cholesterinsynthese (ca. 23 Uhr) entnommen, perfundiert und die Inkorporation von tritiiertem Wasser in Fettsäuren und Cholesterin gemessen. Die Messung der Tritium-Inkorporation erfolgte nach alkalischer Verseifung durch Bestimmung der Radioaktivität Digitonin-fällbarer Steroide. Die Bestimmung des Leberzellgehaltes an Cholesterin und Cholesterinestern erfolgte nach Extraktion (modifiziert nach Folch) und dünnschichtchromatographischer Auftrennung durch kolorimetrische Bestimmung.

Ergebnisse

In der Tabelle 1 sind die Ergebnisse der Perfusion mit tritiiertem Wasser wiedergegeben. Während die Inkorporation von Tritium in die Fettsäuren zwischen den drei Gruppen nicht signifikant unterschieden war, führte die Infusion von LDL zu einer signifikanten Hemmung der Cholesterinsynthese auf 42% der Kontrollen. Infusionen von LP-X in einer vergleichbaren Menge führte dagegen nicht zu einer signifikanten Erniedrigung der Cholesterinsynthese. Die Cholesterinsynthese betrug 82% der Kontrolle.

Die Zellgehalte der Leber an Cholesterin und Cholesterinestern zeigt Tabelle 2. Die Konzentrationen an freien Cholesterin sowie an Cholesterinestern waren nach Lipoproteininfusion nicht signifikant von der Kontrollgruppe unterschieden.

Tabelle 1. Cholesterinsynthese der Leber nach intravenöser Infusion von Lipoprotein-X und LDL. Versuchsanordnung wie im Text beschrieben. Die Cholesterinsynthese wurde durch Inkorporation von Tritium aus ^3H_2O in Digitonin-fällbare Steroide bestimmt. Ergebnisse sind als Mittelwert $\pm$ SE angegeben

Experiment	Inkorporation von ^3H in (μAtom/h/g Trock.gew.)	
	Cholesterin	Fettsäuren
Kontrollen (n = 10)	17,9 $\pm$ 1,6*	22 $\pm$ 4,8
LDL-Infusion (n = 5)	7,6 $\pm$ 2*	24,8 $\pm$ 9,2
LP-X-Infusion (n = 6)	14,6 $\pm$ 3	20,8 $\pm$ 6,2

* $\alpha < 0,005$ (Wilcoxon-Test)

Tabelle 2. Gehalt der Leber an Cholesterin und Cholesterinestern nach Lipoproteininfusion. Versuchsanordnung wie im Text beschrieben. Nach Extraktion der Lipide (modifiziert nach Folch) wurden diese dünnschicht-chromatographisch getrennt, eluiert und photometrisch bestimmt. Ergebnisse werden als Mittelwert $\pm$ SD angegeben

Experiment	Freies Cholesterin (mg/g Feuchtgew.)	Cholesterinester (mg/g Feuchtgew.)
Kontrollen (n = 4)	2,09 $\pm$ 0,17	0,318 $\pm$ 0,11
LDL-Infusion (n = 4)	1,9 $\pm$ 0,22	0,280 $\pm$ 0,065
LP-X-Infusion (n = 4)	2,08 $\pm$ 0,23	0,313 $\pm$ 0,098

Diskussion

Die Hemmung der Cholesterinsynthese durch die Serumlipoproteine LDL und VLDL wurde zunächst an Zellkulturen menschlicher Fibroblasten beschrieben [2]. In Experimenten mit Zellkulturen von Hepatocyten konnte dagegen kein eindeutiger Effekt verschiedener Lipoproteine aus Rattenserum gesehen werden [3]. Die Lipoproteine (d < 1,063) von hypercholesterinämischen Ratten waren dagegen in der Lage, die hepatische Cholesterinsynthese zu reduzieren. Bei in vivo Versuchen konnte bereits früher nachgewiesen werden, daß Infusion von intestinal gebildeten Lipoproteinen (Lipoproteine die aus dem Ductus thoracicus gewonnen wurden, z.B. Chylomikronen) in der Lage sind, die Cholesterinsynthese der Leber stark zu supprimieren [9]. In neueren Arbeiten wurde dies bestätigt und außerdem gezeigt, daß auch die Klasse der Serumlipoproteine einen, wenn auch geringeren Effekt auf die hepatische HMG-CoA-Reduktase ausübt [1]. Die vorliegenden Untersuchungen zeigen ebenfalls, daß das Cholesterin, das in den LDL transportiert wird, eine mäßige aber signifikante Reduktion der Cholesterinsynthese in der Leber auf unter 50% hervorrufen kann. Eine Beziehung zwischen Cholesterinsynthese und dem Gehalt der Leber an Cholesterinestern wurde nicht gefunden. Der Effekt auf die Cholesterinester war bei dem genannten Vorgehen — kontinuierliche Infusion von Lipoproteinen über 14 Std. — nach den Angaben der Literatur allerdings als sehr gering zu erwarten. Die Infusion von LP-X führte nur zu einer geringen, nicht signifikanten Reduktion der Cholesterinsynthese der Leber. Damit ist das im LP-X transportierte Cholesterin ungeeignet, einen „feed-back" auf die Cholesterinsynthese der Leber zu erzeugen. Dies mag zur Entstehung der Hypercholesterinämie bei Cholestase beitragen, da das Serumcholesterin hierbei überwiegend im LP-X transportiert wird. Der Effekt des LP-X (molares Verhältnis Cholesterin/Lecithin = 0,8) ist demjenigen einer Cholesterin-Lecithininfusion mit gleichem molaren Verhältnis an Ratten in vivo zu vergleichen. Damit scheint das LP-X sich bezüglich der „feed-back"-Hemmung der hepatischen Cholesterinsynthese lediglich wie eine Mischung aus Lecithin und Cholesterin zu verhalten.

Literatur

1. Nervi, F. O., Dietschy, J. M.: J. biol. Chem. **250**, 8704 (1975). — 2. Brown, M. S., Dana, S. E., Goldstein, J. L.: Proc. Nat. Acad. Sci. **70**, 2162 (1973). — 3. Breslow, J. L., Spaulding, D. R., Lothrop, D. A., Clowes, A. W.: Biochem. biophys. Res. Commun. **67**, 119 (1975). — 4. Fredrickson, D. S., Lound, A. V., Kinkelman, B. T., Schneider, H. S., Frantz, J. D.: J. exp. Med. **99**, 43 (1954). — 5. Seidel, D., Alaupovic, P., Furman, R. H.: J. clin. Invest. **46**, 1211 (1969). — 6. Seidel, D., Büff, H. U., Fauser, U. Bleyl: Clin. chim. Acta **66**, 195 (1976). — 7. Jakoi, L. Quarfordt, S. H.: J. biol Chem. **249**, 5840 (1974). — 8. Edwards, P. A.: Biochem. biophys. Acta **409**, 39 (1975). — 9. Weiss, H. J., Dietschy, J. M.: J. clin. Invest. **48**, 2398 (1969).

Stoffwechsel — Varia

Oberwittler, W., Brennhausen, B., Schulte, H., Blumenberg, G. R., Rauen, H. M., Hauss, W. H. (Med. Klinik u. Poliklinik d. Univ. Münster, Abt. f. experimentelle Zellforsch. d. Univ. Münster, Inst. f. Arterioskleroseforsch. Münster): **Weitere Untersuchungen über das Verhalten freier Aminosäuren im Serum bei Kranken mit Arteriosklerose***

Bei der Suche nach charakteristischen biochemischen Merkmalen konzentrieren Klinik und Epidemiologie ihre Aufmerksamkeit in erster Linie auf den Lipid- und Glukosehaushalt. Das Verhalten anderer Stoffklassen wurde bisher wenig oder gar nicht beachtet. Mit den hier vorgelegten Untersuchungen sollte geprüft werden, ob es in der Konzentration der freien Aminosäuren zwischen Kranken mit Arteriosklerose und Gesunden Unterschiede gibt. Zugleich stellten wir uns die Aufgabe, nach Korrelationen zwischen Aminosäuren und „Risikofaktoren" der Arteriosklerose zu suchen.

Methode

Die untersuchten Seren stammten von 133 Kranken mit überstandenem Herzinfarkt, der mindestens ein Jahr zurücklag (mittleres Lebensalter 58,6 Jahre) und von 76 gesunden männlichen Sportstudenten (mittleres Lebensalter 22,7 Jahre). Es wurden nur solche Probanden in die Studie aufgenommen, bei denen Blutsenkungsgeschwindigkeit, Gesamteiweiß, Elektrophoresespektrum, Serumbilirubin, GOT, GPT, Kreatinin und Harnstoff-N normal waren. Die Blutentnahme erfolgte nach 10-stündiger Nahrungskarenz mittels Venenpunktion. Das Blut wurde sofort zentrifugiert, das Serum enteiweißt und dann tiefgefroren bis zur Verarbeitung. Die Bestimmung der Aminosäuren erfolgte mit dem Aminosäurenautoanalysator TSM® der Firma Technicon durch Hochdruckflüssigkeitschromatographie nach dem Prinzip von Spackman, Stein und Moore. Nach Elution der Aminosäuren mit Puffern verschiedenen pH's Mischen mit Hydrazinsulfat, dann mit Ninhydrin. Entwickeln des Farbstoffs im Heizbad und Messen der Extinction im Photometer. Auswertung der Chromatogramme mit einem Digital-Analogrechner pdp 8 der Firma Digital Equipment Corporation und dem Programm der Firma rwt München. Die Werte wurden in μmol/l angegeben. Für die statistische Auswertung wurden die Diskriminanzanalyse, der Student-Test und die Produktmoment-Korrelation benutzt.

Ergebnisse

Die Auswertung mittels der Diskriminanzanalyse erstreckte sich in Ermangelung ausreichender Besetzungszahlen auf 14 Aminosäuren, die übrige Auswertung auf 18 Aminosäuren. Bereits die globale Prüfung des Gesamtabstandes zwischen den Gruppen mit der Diskriminanzanalyse hatte ein signifikantes Resultat. Der Mahalanobis-Wert betrug 342 (14 Freih.- Grade, $p < 0,001$). Die Mehrzahl der untersuchten Aminosäuren hatte bei den Kranken höhere Mittelwerte als bei den Gesunden (Tabelle 1). Unterschiede auf einem Signifikanzniveau von alpha $< 0,1\%$ fanden sich in folgender nach der Höhe des t-Wertes geordneter Reihenfolge: Arginin, Asparaginsäure, Phenylalanin, Valin, Lysin. Bei den folgenden Aminosäuren wurde der Grenzwert von alpha $< 1\%$ überschritten: Serin, Threonin, Leucin, Prolin. Bei Tyrosin ergab sich ein alpha $< 2\%$. Folgende Aminosäuren zeigten bei den Gesunden eine höhere Konzentration als bei den Kranken: alpha-Aminobuttersäure, Glycin und Cystin. Bei Alanin, Isoleucin, Histidin, Methionin und Ornithin konnte ein signifikanter Unterschied nicht festgestellt werden. Bei der Korrelationsstatistik fiel auf, daß 10 Aminosäuren gleichgerichtete Korrelationen zum Blutzuckerwert bildeten, davon in 7 Fällen auf einem sehr hohen Signifikanzniveau von

* Mit wesentlicher Unterstützung durch die Landesversicherungsanstalt Westfalen — Münster

Tabelle 1. Liste der 18 untersuchten Aminosäuren in der Reihenfolge: Glycin bis Isoleucin-aliphatische Aminosäuren ohne zusätzliche funktionelle Gruppen; Serin und Threonin = Hydroxyaminosäuren; Asparaginsäure = Aminodicarbonsäure; Lysin bis Histidin = basische Aminosäuren; Cystin und Methionin = schwefelhaltige Aminosäuren; Prolin = cyclische Aminosäure; Phenylalanin und Tyrosin = aromatische Aminosäuren; alpha-Aminobuttersäure ist ein Abbauprodukt von Threonin; Ornithin ist eine Nicht-Protein-Aminosäure, spielt eine Rolle bei der Metabolisierung von Ammoniak zu Harnstoff (n. Lübke etc.). x = arithmetisches Mittel, s = Standardabweichung, n = Anzahl der Beobachtungen, t = Student-t-Wert, p = Signifikanzniveau bei zweiseitiger Irrtumswahrscheinlichkeit. Unterschiede in der Beobachtungszahl sind durch Ausfälle infolge von Analysenfehlern bedingt oder durch Verluste. Werte in µmol/l

Merkmal	Kranke			Gesunde				
	n	x	s	n	x	s	t	p
Lebensalter	133	58,6	7,1	76	22,7	6,7	36,0454	< 0,001
Glycin	133	219,6	54,4	76	237,1	35,7	2,8046	< 0,01
Alanin	133	351,9	83,6	36	371,2	97,9	1,7187	> 0,05
Valin	133	240,5	50,4	76	216,4	34,2	4,1027	< 0,001
Leucin	133	142,5	34,1	76	131,8	24,4	2,6218	< 0,01
Isoleucin	133	69,1	18,1	76	68,2	14,8	0,3847	> 0,05
Serin	34	150,4	48,3	71	115,8	18,9	4,0299	< 0,01
Threonin	33	159,6	44,2	72	129,5	23,7	3,6837	< 0,01
Asparaginsäure	33	54,9	29,8	71	15,0	4,7	7,6475	< 0,001
Lysin	132	185,3	41,9	76	164,5	31,9	4,0681	< 0,001
Arginin	132	109,7	28,2	73	83,1	17,0	8,4043	< 0,001
Histidin	130	90,9	20,3	76	90,3	13,6	0,2451	> 0,05
Cystin	129	76,7	39,5	75	86,6	11,1	2,6721	< 0,01
Methionin	110	35,7	10,1	76	34,1	8,6	1,1584	> 0,05
Prolin	58	234,1	79,4	76	200,7	64,3	2,6098	< 0,01
Phenylalanin	132	56,7	16,2	76	46,9	6,8	6,0465	< 0,001
Tyrosin	132	60,7	15,6	76	55,8	12,3	2,4929	< 0,02
alpha-Aminobuttersäure	102	31,5	8,2	76	38,9	8,0	6,6686	< 0,001
Ornithin	121	80,4	20,9	76	81,5	15,2	0,3980	> 0,05

$p < 0,001$. Anscheinend widersprüchlich dazu fanden sich signifikante, entgegengesetzt gerichtete Korrelationen zwischen 6 Aminosäuren und den Werten für Neutralfett und Serumcholesterin, nur Taurin korrelierte positiv mit den Serumlipiden. Positive Korrelationen einiger Aminosäuren fanden sich auch zum Lebensalter und zum relativen Körpergewicht. Erwähnenswert erscheinen auch Korrelationen zum Kreatinin und zum Harnstoff-N (bei einer Verteilung dieser Werte innerhalb des Normalbereiches) und zu den Transaminasen GOT und GPT (bei Methionin — es ist bekannt, daß Methionin bei Leberfunktionsstörung nicht verstoffwechselt werden kann) — (siehe Tab. 2).

Diskussion

Die vorgelegten Befunde sind eine statistische Beschreibung, die nicht kausal zu deuten ist. Die Korrelationen können aber Hinweise auf mögliche Zusammenhänge enthalten. Die Zweifel, ob die statistisch wahrscheinlichen Unterschiede und Zusammenhänge tatsächlich bestehen, sind geringer geworden, als die Resultate voraufgegangener Untersuchungen nach Verbesserung der methodischen Voraussetzung in wesentlichen Punkten reproduziert werden konnten. Eine pathophysiologische Erklärung kann jedoch nicht gegeben werden. Ganz allgemein kann man erörtern, ob Änderungen in der Biosynthese und/oder im Abbau der Aminosäuren eine Rolle spielen, wie es in extremen Fällen von einigen genetisch bedingten Encymdefekten mit Abbaublock bekannt ist (Ketoacidurie, Phenyl-

	n	r	p

Tabelle 2. Aufgeführt sind die von Null signifikant verschiedenen Korrelationskoeffizienten (Prod.-Momentkorrelation) zu anderen Merkmalen, insbesondere „Risikofaktoren" und solchen Werten, die mit der Nieren- und Leberfunktion in Verbindung stehen. n = Anzahl der Beobachtungen, r = Korrelationskoeffizient, p = Wahrscheinlichkeitsniveau

	n	r	p
Blutzucker (nach Belastung) zu:			
Isoleucin	126	0,4037	< 0,001
Tyrosin	125	0,3957	< 0,001
Leucin	126	0,3753	< 0,001
Alanin	126	0,3457	< 0,001
Lysin	125	0,3268	< 0,001
Valin	126	0,3227	< 0,001
Phenylalanin	125	0,2445	< 0,001
Methionin	106	0,2236	< 0,001
Prolin	55	0,3155	< 0,05
Neutralfett, freies Cholesterol zu:			
Taurin	30	0,7149	< 0,001
Asparaginsäure	32	−0,6009	< 0,001
Threonin	32	−0,5698	< 0,001
Serin	33	−0,6044	< 0,001
Prolin	58	−0,3349	< 0,05
Isoleucin	130	−0,2290	< 0,05
Histidin	127	−0,18420	< 0,05
Lebensalter zu:			
Arginin	132	0,2035	< 0,05
Ornithin	121	0,1845	< 0,05
Phenylalanin	132	0,2064	< 0,05
Serin	34	0,3594	< 0,05
relat. Körpergewicht zu:			
Alanin	133	0,1862	< 0,05
Valin	133	0,1900	< 0,05
Kreatinin zu:			
Threonin	33	−0,3517	< 0,05
Glutamin	31	0,5554	< 0,05
Harnstoff-N zu:			
Ornithin	121	0,1911	< 0,05
Lysin	132	0,2040	< 0,05
GOT, GPT zu:			
Methionin	109	0,2310	< 0,05
Phenylalanin	132	0,1822	< 0,05
Lysin	132	0,1963	< 0,05

ketonurie). Daß Nahrungseinflüsse sich nennenswert auf den Aminosäurenpool auswirken, ist wenig wahrscheinlich, da nachgewiesen wurde, daß exogene Zufuhr großer Mengen freier Aminosäuren im normalen Organismus in Minutenfrist ausgeglichen werden können. Es liegt nahe, den Altersunterschied der beiden Gruppen als mögliche Ursache der Beobachtungen zu diskutieren. Es wird schwierig sein, Alterseinflüsse und Arteriosklerose voneinander zu trennen, da beide eng miteinander verbunden sind. Die Suche nach Erklärungen gewinnt leicht spekulative Züge. Aber es ist im derzeitigen Stadium der Untersuchungen wohl erlaubt, daran zu erinnern, daß es Verbindungen zwischen dem Stoffwechsel der Aminosäuren und dem Stoffwechsel der Fette und der Kohlenhydrate, und auch der Proteine natürlich, gibt, die für die Pathogenese der Arteriosklerose von erheblichem Interesse sind. So besitzt Leucin über seine Abbauproduke eine Schlüsselstellung bei der Cholesterinsynthese, Threonin und Serin vermitteln die Verknüpfung von Kohlenhydraten und Proteinen, und Prolin und Lysin stellen einen großen Anteil des Kollagens. Allein der statistische Befund, daß freie Aminosäuren im Serum als Trennfaktoren in der Diskriminanzanalyse bei der Unterscheidung der untersuchten Gruppen wirksam sind und in dieser Eigenschaft sich ähnlich wie das Serumcholesterin und die Triglyceride verhalten, ist bemerkenswert und verdient festgehalten zu werden.

Zusammenfassung

Bei 133 Kranken mit überstandenem Herzinfarkt und bei 76 gesunden männlichen Sportstudenten wurden Bestimmungen von 18 freien Aminosäuren im Serum durchgeführt. Zwischen den Gruppen zeigten sich signifikante Unterschiede. Es konnte außerdem gezeigt werden, daß zahlreiche Aminosäuren signifikant mit „Risikofaktoren" der Arteriosklerose korrelieren.

Frau Kneuertz und Frau Ritsch sind wir für wertvolle Hilfe dankbar.

Literatur

Buddecke, E.: Grundriß der Biochemie, Berlin, 1970. – Lübke, K., Schröder, E., Kloss, G.: Chemie und Biochemie der Aminosäuren und Proteine. Stuttgart 1975. – Oberwittler, W., Jenett, D., Penin, L., Papavassiliou, K., Schulte, H.: Freie Aminosäuren als Trennfaktoren bei der Unterscheidung Arteriosklerosekranker. Med. Welt (N. F.) **24,** 1607 (1973). – Stein, H., Moore, S.: Anal. Chem. **30,** 1190 (1958).

Zschiedrich, M., Schwartzkopff, W., Kielmann, D. (Med. Klinik und Poliklinik d. Klinikum Charlottenburg der FU Berlin – Fettstoffwechselambulanz):
Verhalten ergometrischer Befunde unter der Therapie mit D, L-α-Methylthyroxin-äthylester-hydrochlorid (Etiroxat-HCl)

In einer 1971 begonnenen Langzeitstudie konnte mit dem Schilddrüsenhormonderivat D, L-α-Methylthyroxin-äthylester-hydrochlorid (Etiroxat-HCl) die Serumcholesterinkonzentration bei der Hyperlipoproteinämie vom Typ IIa um durchschnittlich 23% und beim Typ IIb um durchschnittlich 18% gesenkt werden [1]. Die Anwendung dieses Pharmakons in der primären und sekundären Prävention ischämischer Herzerkrankungen setzt aber voraus, daß es keine unerwünschten Nebenwirkungen auf das Herz hat. Obwohl in der Langzeitstudie weder vermehrt Stenokardien noch eine höhere Inzidenz an Myokardinfarkten auftraten, haben wir trotz dieses günstigen Resultates untersucht, ob Etiroxat-HCl in der therapeutischen Tagesdosis von 40 mg ergometrische Untersuchungsbefunde signifikant beeinflußt.

Untersuchungsgut und -methoden

In die Studie wurden 44 Probanden einbezogen. 28 waren männlichen, 16 weiblichen Geschlechts. Das Lebensalter betrug im Median 61 Jahre, bei einer Spannbreite von 36 bis 75 Jahren. Bei 19 Probanden war ein Herzinfarkt (HI) anamnestisch bekannt, bei 25 Probanden war die Anamnese diesbezüglich leer. 12 der Probanden mit Zustand nach HI und weitere 13 Probanden ohne HI, somit insgesamt 25 Probanden, wiesen im Belastungs-EKG Ischämiezeichen auf. Faßt man die Merkmale „Zustand nach HI" oder „coronare Ischämie" zusammen, so waren 32 der 44 Probanden als coronar herzkrank anzusehen.

Die Studie wurde einfach-blind cross-over angelegt, d.h., ein Teil der Probanden erhielt 6 Wochen Placebo und anschließend 6 Wochen Verum, bei dem anderen Teil wurde in umgekehrter Reihenfolge verfahren. Die reguläre Einnahme der Medikation wurde mit der Bestimmung des PBI überprüft, das unter Verum stark ansteigt.

Jeweils am Ende der Placebo- und Verumperiode wurden die Probanden an einem elektromagnetisch gebremsten, drehzahlunabhängigen Fahrrad-Ergometer in liegender Position ihrer individuellen Leistungsfähigkeit entsprechend, die aus Voruntersuchungen bekannt war, unter identischen Bedingungen stufenweise belastet. Bei digitalisierten Probanden wurde die Medikation jeweils 14 Tage vor der Ergometrie abgesetzt. Nach Aufzeichnen eines vollständigen Ruhe-EKG wurden während der Leistungs- und Erholungsphase die Brustwandableitungen V_1 bis V_6 kontinuierlich registriert. Die Herzfrequenz (HF) wurde aus dem mittleren R-R-Interval vier aufeinanderfolgender Herzaktionen ermittelt, der Blutdruck nach der Methode von Riva Rocci und Korotkow gemessen.

Ergebnisse

Wegen der Inhomogenität des Kollektivs sind nicht die Absolutwerte, sondern die qualitativen Veränderungen der untersuchten Merkmale in der Verumperiode gegenüber der Placeboperiode von Interesse.

Die HF in Ruhe blieb in 4 Fällen konstant. In 24 Fällen nahm sie unter Verum gegenüber Placebo zu, in 16 Fällen ab. Dieses Ergebnis war nach dem Vorzeichentest nach Dixon und Mood nicht signifikant ($p > 0,05$). Zur Beurteilung der HF in der Leistungs- und Erholungsphase wurde die HF jeder Leistungs- und Erholungsminute addiert und die prozentuale Abweichung der so ermittelten „Leistungs-" und „Erholungspulssumme" unter Verum im Vergleich zu Placebo bestimmt. Sie betrug im Median +1,4% für die Leistungs- und +2,1% für die Erholungspulssumme. Diese nur geringfügigen Differenzen waren nach dem Wilcoxon-Test für verbundene Stichproben nicht signifikant.

Der systolische Ruhe-Blutdruck blieb in 7 Fällen, der diastolische Ruhe-Blutdruck in 12 Fällen konstant. Unter Verum zeigte gegenüber Placebo der systolische Ruhe-Blutdruck in 22 Fällen eine Abnahme und in 15 Fällen eine Zunahme. Der diastolische Ruhe-Blutdruck nahm in 17 Fällen ab und in 15 Fällen zu. Diese Veränderungen waren nicht signifikant. Zur Beurteilung des Blutdruckes während der Belastung wurde die Differenz aus dem maximalen systolischen Leistungs- und dem systolischen Ruhe-Blutdruck gebildet. Diese „systolische Leistungsdifferenz" blieb in 7 Fällen konstant und nahm in den übrigen Fällen nahezu gleich häufig ab bzw. zu. Zur Charakterisierung des Blutdruckverhaltens in der Erholungsphase wurde die Zeit ermittelt, innerhalb jener der systolische Blutdruck wieder den Ruhewert erreichte. Diese „systolische Erholungszeit" blieb in 12 Fällen konstant. Sie war unter Verum im Vergleich zu Placebo in 20 Fällen verlängert und in 12 Fällen verkürzt. Auch hierfür ergab sich keine Signifikanz.

In Hinblick auf die Tatsache, daß 1971 die Therapie mit Dextrothyroxin im Rahmen des coronary drug project wegen einer höheren Mortalität der Therapiegruppe im Ver-

Tabelle 1. Verhalten ischämischer ST-Depression während ergometrischer Belastung unter Placebo und unter Etiroxat · HCl — Verum ($n = 25$)

Auftreten ventrik. ES	Anzahl der Fälle	Änderung Verum gegenüber Placebo	Anzahl der Fälle	p
nur unter Plac.	7	Abnahme	13	> 0,05
Plac. > Ver.	6			
Plac. = Ver.	1			
Plac. < Ver.	5	Zunahme	7	
nur unter Ver.	2			

Tabelle 2. Verhalten ventr. ES während ergometrischer Belastung unter Placebo und unter Etiroxat · HCl — Verum (n = 21)

Auftreten von Ischämiezeichen	Anzahl der Fälle	Veränderung Verum gegenüber Placebo	Anzahl der Fälle	p
nur unter Plac	0	Abnahme	5	
Plac. > Ver.	5			
Plac. = Ver.	7			> 0,05
Plac. < Ver.	10	Zunahme	13	
nur unter Ver.	3			

gleich zur Kontrollgruppe abgebrochen wurde [2], muß das Verhalten elektrokardiographischer Ischämiereaktionen und ventrikulärer Extasystolen (VES) besondere Beachtung finden. Das Verhalten belastungsabhängiger ST-Depressionen ist in der Tabelle 1 dargestellt. Zusammengefaßt nahm das Ausmaß der ST-Depressionen unter Verum im Vergleich zu Placebo in 13 Fällen zu, aber nur in 5 Fällen ab. Dabei traten in 3 Fällen nur unter Verum, nicht aber unter Placebo, ST-Depressionen auf, während umgekehrt in keinem Fall nur unter Placebo, nicht aber unter Verum, ST-Depressionen beobachtet wurden. Das Verhalten der ST-Depressionen erwies sich jedoch ebenfalls als nicht signifikant.

In diesem Zusammenhang ist zu erwähnen, daß 12 Probanden während der Belastung über Stenokardien klagten. Gegenüber der Placeboperiode wurden unter Verum in 2 Fällen die Beschwerden als geringer und in weiteren 2 Fällen als stärker angegeben; in 8 Fällen bemerkten die Probanden keinen Unterschied.

Die Tabelle 2 zeigt das Verhalten der VES. Sie wurden dahingehend gewichtet, daß die mit zunehmender Belastungsdauer aufgetretenen VES ein höheres Gewicht erhielten. Die Anzahl belastungsabhängiger VES nahm in 13 Fällen ab und nur in 7 Fällen zu. Dabei traten in 7 Fällen nur unter Placebo, in 2 Fällen nur unter Verum VES auf. Auch für das Verhalten belastungsabhängiger VES ergab sich keine Signifikanz.

Schlußfolgerung

Mit der gewählten Versuchsanordnung waren keine unerwünschten Nebenwirkungen von Etiroxat-HCl auf das Herz unter körperlicher Belastung nachzuweisen. Mit großer Sicherheit kann festgestellt werden, daß dieses Schilddrüsenhormonderivat keinen positiv chronotropen Effekt hat, daß es den Blutdruck nicht signifikant beeinflußt und, was hervorzuheben uns wichtig erscheint, daß es die elektrische Irritabilität des Herzens nicht erhöht. Weniger eindeutig kann das Verhalten der ST-Depressionen interpretiert werden. Sie nahmen unter Verum im Vergleich zu Placebo in 13 Fällen zu, in nur 5 Fällen ab. Bei dem gewählten Signifikanzniveau von 5% lag dieses Ergebnis nur knapp innerhalb der Signifikanzschranken des Vorzeichentests, der in seiner Mächtigkeit nicht überschätzt werden darf. Die wichtige Frage, ob Etiroxat-HCl das Ausmaß der ST-Depressionen im Belastungs-EKG verstärkt, und ob es sich hierbei um eine spezifische Reaktion im Sinne einer weiteren Einschränkung der Coronarreserve handelt, bedarf unseres Erachtens weiterer Untersuchungen mit differenzierteren Methoden.

Literatur

1. Schwartzkopff, W., Russ, E.: Langzeittherapie von Hyperlipoproteinämien der Typen IIa und IIb mit Etiroxat. Dtsch. med. Wschr. **100**, 815 (1975). — 2. Jones, R. J., Klimt, Ch. R., Stamler, J.: In: Atherosclerosis III (eds.: G. Schettler, A. Weizel) S. 743. Berlin-Heidelberg-New York: Springer 1974.

Sprandel, U., Heuckenkamp, P.-U., Zöllner, N. (Med. Poliklinik d. Univ. München):
Verwertung parenteral zugeführter Maltose

Auf der Suche nach neuen Möglichkeiten nur parenteralen Deckung des Energiebedarfs wurde in neuerer Zeit von Young und Weser sowie mehreren japanischen Autoren Maltose eingeführt [7, 9, 10, 11, 12].

Als Vorteile werden genannt:

1. Doppeltes Kalorienangebot gegenüber den Monosacchariden bei gleichem osmotischen Druck der Infusionslösung.
2. Keine Beeinflussung des Serumglucosespiegels.
3. Insulinunabhängige Verwertung und daher Eignung für Diabetiker.

Eine wesentliche Voraussetzung für die Bewertung eines Zuckers für die parenterale Ernährung ist jedoch die Bilanz. Hierzu sind mehrstündige Dauerinfusionen mit konstanten Zufuhrraten erforderlich, wobei in regelmäßigen Abständen Blutspiegel und renale Ausscheidung der infundierten Substanz zu bestimmen sind.

Material und Methoden

Wir haben Maltoseinfusionen über einen Zeitraum von sechs Stunden bei 20 stoffwechselgesunden, freiwilligen Versuchspersonen mit Zufuhrraten von 0,5 (n = 10) bzw. 0,2 g (n = 10) pro kg Körpergewicht und Stunde durchgeführt. 10%ige Maltoselösung wurde mit Hilfe einer Infusionspumpe (Harvard Apparatus Co.) infundiert. Blutentnahmen erfolgten halbstündlich aus einer Verweilkanüle. Urin wurde ebenfalls in 30-minütigen Abständen gewonnen. In einigen Versuchen (n = 2 bei jeder Zufuhrrate) wurde Urin über einen Zeitraum von 20 Stunden nach Infusionsende gesammelt. Im Urin wurden Maltose und Glucose, im Blut Maltose, Glucose, Lactat und Pyruvat sowie Insulin im Serum bestimmt. Insulin wurde radioimmunologisch, alle anderen Substanzen enzymatisch gemessen [1, 3]. Die von uns verwendete Maltoselösung enthielt nicht mehr als 1% Glucose.

Ergebnisse

Bei Infusionsbeginn ist keine Maltose im Blut nachweisbar. Während der Infusion ist in den ersten 4 Stunden ein ständiger Anstieg der Blutmaltosespiegel zu beobachten (Abb. 1).

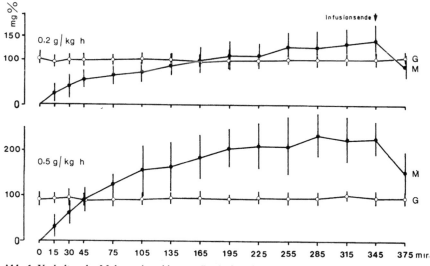

Abb. 1. Verhalten der Maltose- (geschlossene Punkte) und Glukosespiegel (offene Punkte) im Blut während der Zufuhr von 0,2 g × kg⁻¹ × Std⁻¹ (obere Bildhälfte) und 0,5 g Maltose × kg⁻¹ × Std⁻¹ (untere Bildhälfte)

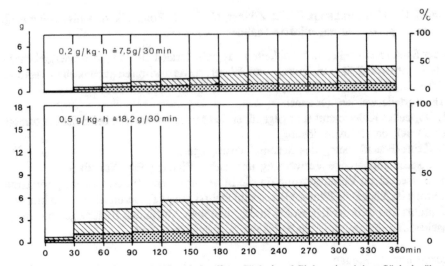

Abb. 2. Renale Ausscheidung von Maltose (schraffierte Säulen) und Glukose (punktierte Säulen) während der intravenösen Zufuhr von 0,2 g × kg^{-1} × Std^{-1} und 0,5 g Maltose × kg^{-1} Std^{-1} (untere Bildhälfte). Die Ausscheidung ist jeweils in Gramm der Zufuhrmenge pro halbe Stunde (linke Ordinate) und zusätzlich in Prozent der Zufuhr (rechte Ordinate) angegeben

Konstante Blutspiegel stellen sich bei der Zufuhr von 0,5 g/kg und Stunde nach 285 Minuten ein und werden bei der niedrigeren Dosis nicht erreicht. Die Blutglucosespiegel bleiben ebenso wie Insulin, Lactat, Pyruvat, FFA und Elektrolyte bei allen Versuchen unverändert.

Im Nüchternurin ist keine Maltose nachweisbar. Von Infusionsbeginn an nimmt die renale Maltoseausscheidung ständig zu: Die Gesamtausscheidung beträgt während der Zufuhr von 0,5 g/kg Körpergewicht und Stunde 30%, während der von 0,2 g/kg Körpergewicht/Std. 16% der zugeführten Dosis (Abb. 2). Gleichzeitig beobachtet man unter Maltoseinfusion eine erhebliche Glucosurie, obwohl die Blutglucosespiegel nicht ansteigen. Die Glucoseausscheidung nimmt von Versuchsbeginn an rasch zu und beträgt unabhängig von der Zufuhrrate etwa 2 g pro Stunde. Insgesamt kommt es zu einem zusätzlichen renalen Verlust von 11 g Glucose während des Versuchs.

Die Gesamtkohlenhydratausscheidung beträgt somit für die hohe Zufuhrrate 36% und für die niedrige 26% der zugeführten Dosis. Während der letzten Stunde der Infusion beträgt die Gesamtkohlenhydratausscheidung bei der höheren Zufuhrrate mehr als 50%, bei der niedrigeren mehr als 40% der zugeführten Maltosemenge. Weitere Verluste an Maltose und Glucose konnten an denjenigen Versuchspersonen gemessen werden, deren Urin über einen Zeitraum von 20 Stunden nach Infusionsende gesammelt wurde. Addiert man diese Zahlen mit denen während der Infusion, so ergibt sich eine Gesamtkolenhydratausscheidung von 44% bzw. 32% der zugeführten Dosis.

Diskussion

Im Gegensatz zu den in der Infusionstherapie gebräuchlichen Monosacchariden Glucose und Fructose stellt sich bei Maltose erst am Versuchsende ein konstanter Blutspiegel ein [4, 13]. Berechnungen im „steady state" sind in dem von uns gewählten Zeitraum jedoch nicht möglich, da die Ausscheidung kontinuierlich bis zum Versuchsende ansteigt.

Die im Vergleich zu unseren Ergebnissen günstigeren Angaben anderer Autoren über die Verwertung von Maltose sind auf zu kurze Infusionszeiten und zu niedrige und daher für parenterale Zwecke unzureichende Zufuhrraten zurückzuführen [7, 9, 10, 11, 12]. Bei solch niedrigen Zufuhrmengen, unsere Versuchsanordnung erlaubt einen derartigen Vergleich, sehen wir ebenfalls geringere Ausscheidungsraten.

Die Bilanz wird weiterhin durch die zusätzlichen Glucoseverluste, die auch von anderen Autoren gefunden wurden [2], verschlechtert. Die Ursache für die unter Maltoseinfusion zu beobachtende Glucosurie ist unklar. Als Möglichkeiten kommen in Betracht:

1. Spaltung von Maltose in den Nieren durch eine Maltase
2. Kompetitive Hemmung der Glucoserückresorption durch Maltose. Eine derartige Hemmung ist für Galaktose schon lange bekannt [5].

Auf Grund der Untersuchungen von Young und Weser [9, 11, 12] besteht kein Zweifel, daß Maltose vom Menschen verwertet wird. Da in diesen Untersuchungen nur geringe Maltosemengen (maximal 25 Gramm) zugeführt wurden, war offen, inwieweit auch ein größeres Angebot, wie es für die parenterale Ernährung erforderlich ist, entsprechend verwertet wird. Wie unsere Untersuchungen zeigen, kommt es aber bei höheren Zufuhrraten zu großen renalen Verlusten. Über das Schicksal der im Körper verbleibenden Maltose besteht bisher noch weitgehend Unklarheit. Eigene Untersuchungen an der perfundierten Rattenleber haben ergeben, daß Maltose unter diesen Bedingungen für biosynthetische und energieliefernde Prozesse keine große Rolle spielt [6]. Weitere Untersuchungen sind aber erforderlich, um zu klären, welche Organe Maltose umsetzen können.

Für die parenterale Ernährung bietet Maltose auch unter Berücksichtigung des niedrigeren osmotischen Druckes wegen der hohen renalen Verluste als Energielieferant in den meisten Fällen keinen Vorteil gegenüber Glucose. Die Tatsache, daß Maltose den Seruminsulinspiegel nicht beeinflußt und, wie japanische Untersuchungen am perfundierten Pankreas zeigen [8], zu keiner Insulinsekretion führt, läßt die Prüfung dieses Zuckers in bestimmten Stoffwechselsituationen angezeigt erscheinen.

Literatur

1. Bergmeyer, H. U., Gawehn, K.: Methoden der enzymatischen Analyse. Weinheim/Bergstraße: Verlag Chemie 1974. − 2. Förster, H., Hoss, I., Boecker, S., Michel, B.: Sind Maltoseinfusionen für die Infusionstherapie geeignet? Infusionstherapie 2, 385−392 (1975). − 3. Hales, C. N., Randle, P. J.: Immunoassay of insulin with insulin-antibody precipitate. Biochem. J. 88, 137−147 (1963). − 4. Heuckenkamp, P.-U., Zöllner, N.: Quantitative comparison and evaluation of utilization of parenteral administered carbohydrates. Nutr. Metabol. 18 (Suppl 1), 209−266 (1975). 5. Kleinzeller, A., Kólinská, J., Beneš, I.: Transport of glucose and galactose in kidney cortex cells. Biochem. J. 104, 843−851 (1967). − 6. Sprandel, U., Wolfram, G., Scholz, R.: Metabolism of maltose in perfused rat liver and in isolated hepatocytes. Res. exp. Med. (im Druck). − 7. Tanaka, S., Honjyo, S., Yokoyoma, M., Ikeda, K., Yamamura, H.: Infusion of maltose during surgical operation under general anesthesia. Jap. J. Anesth. 22, 21−26 (1973). − 8. Toyota, T., Ando, Y., Nishimura, H., Hirata, Y.: Effects of maltose on insulin secretion in perfused rat pancreas. Tohoku J. exp. Med. 104, 325−330 (1971). − 9. Weser, E., Sleisinger, M. H.: Metabolism of circulating disaccharides in man and rat. J. clin. Invest. 46, 499−505 (1967). − 10. Yoshitake, J., Yoshida, Y., Adachi, H., Yamasaki, H., Tada, T.: The effects of maltose infusion on the various blood constituents, metabolites and kidney functions in volunteers, non-diabetic and diabetic patients. Jap. J. Anesth. 22, 320−330 (1973). 11. Young, I. M., Weser, E.: The metabolism of circulating maltose in man. J. clin. Invest. 50, 986−991 (1971). − 12. Young, E. A., Weser, E.: The metabolism of maltose after intravenous injection in normal and diabetic subjects. J. clin. Endocr. Metabl. 38, 181−188 (1974). − 13. Zöllner, N., Heuckenkamp, P.-U.: Vergleichende Untersuchungen über Plasmaspiegel, Ausscheidung und Verwertung von Glucose während mehrstündiger intravenöser Zufuhr bei Stoffwechselgesunden und Patienten mit asymptomatischem Diabetes. Z. ges. exp. Med. 153, 112−130 (1970).

Baltzer, G.[1], Daume, E.[2] (Med. Klinik[1] u. Frauenklinik[2] d. Univ. Marburg a. d. Lahn):
Untersuchungen zum Serum-Magnesium-Spiegel in der Gravidität

In der Literatur sind bisher unterschiedliche Befunde zum Magnesiumspiegel im Verlauf der Gravidität mitgeteilt worden. Die Ursachen dafür sind z. T. methodischer Natur. Erst seit der Einführung der Atomabsorptionsspektrophotometrie sind Magnesiumbestimmungen in größerem Umfang mit einem vertretbaren personellen und zeitlichen Aufwand möglich.

In eigenen Voruntersuchungen bei 281 herz-, kreislauf- und stoffwechselgesunden Frauen im Alter zwischen 16 und 43 Jahren (M = 29 ± 7 Jahre) betrug die mittlere Magnesiumkonzentration im Serum 2,10 ± 0,22 mg% und stimmt damit mit den Werten anderer neuer Untersuchungen überein. In mehreren Studien wurde — häufig an kleinen Zahlen — ein langsamer, kontinuierlicher Abfall des Serum-Magnesiums in der Schwangerschaft gefunden. Einen derartigen Verlauf lassen die Untersuchungen von de Jorge et al. erkennen. Im Gegensatz dazu ist jedoch nicht nur in älteren [4] sondern auch in neueren [7] Untersuchungen nach einem initialen Magnesiumabfall im 1. Trimester der Schwangerschaft ein langsamer Wiederanstieg bis zum 3. Trimester beobachtet worden.

Wir haben bei 387 ausschließlich poliklinischen Patientinnen der Schwangeren-Sprechstunde der Univ. Frauenklinik Marburg 469 Einzelmessungen des Serum-Mg-Spiegels vorgenommen. Dabei lag der Mg-Spiegel im 2. und 3. Monat im unteren Normbereich, im 4. Monat erfolgte ein deutlicher Abfall auf einen Mittelwert von 1,87 mg%, der sich wegen großer Streuung der Werte statistisch nur schwach vom Mittelwert gesunder gleichalter Frauen unterscheidet. Vom 5. bis zum 10. Lunarmonat finden sich fortlaufend Mittelwerte zwischen 1,83 und 1,86 mg%, die sich statistisch signifikant von denen des Kontrollkollektivs unterscheiden (Abb. 1). Bei 11 Patientinnen mit einer EPH-Gestose im 9. bzw. 10. Lunarmonat waren die Magnesiumwerte im Serum noch weiter erniedrigt und lagen zwischen 1,54 mg% und 1,9 mg% (Mittelwert 1.72 mg%). Auf Signifikanzberechnungen haben wir wegen der kleinen Zahl verzichtet. Ob sich dieser Befund auch an einem größeren Kollektiv bestätigen läßt, bleibt abzuwarten. Dieser weitere Magnesiumabfall beim Auftreten einer Präklampsie würde etwa den Beobachtungen von Rusu entsprechen, der nach dem von ihm beschriebenen Wiederanstieg des Magnesiumspiegels im 3. Trimester an einer sehr kleinen Patientenzahl beobachtet hat, daß bei einer Präklampsie oder bei einer vorzeitigen Geburt zu einem erneuten schnellen Abfall des Magnesiums kommt. Rusu geht sogar soweit, zu sagen, daß ein plötzlicher schneller Abfall des Magnesiumspiegels am Ende der Schwangerschaft einen unmittelbar bevorstehenden Wehenbeginn anzeigt. Diese Schlußfolgerung ist jedoch in einer kürzlich vorgelegten Untersuchung [2] nicht bestätigt worden.

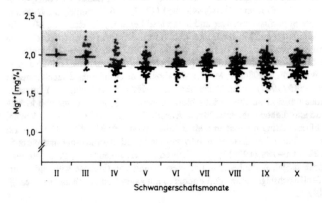

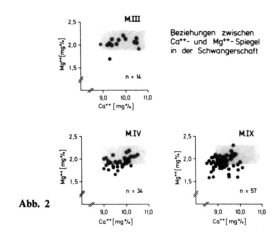

Abb. 2

Beziehungen zwischen
Ca⁺⁺- und Mg⁺⁺-Spiegel
in der Schwangerschaft

Über die Bedeutung dieser Befunde ist viel spekuliert worden. Eine endgültige Erklärung ist noch nicht erfolgt. So ist z.B. noch nicht geklärt, ob es sich um einen echten Mangel oder nur um einen Verdünnungseffekt handelt. Fortlaufende Blut- und Plasmavolumbestimmungen verbieten sich in der Gravidität. Untersuchungen, in denen weitere Parameter, wie Hb, Hämatokrit, Erythrozytenmagnesium mit den vorliegenden Befunden korreliert werden sollen, sind noch nicht abgeschlossen, so daß wir selbst dazu noch nicht Stellung nehmen können. Die wenigen aus der Literatur bekannten Hinweise zum Erythrozytenmagnesium in der Schwangerschaft [2, 5, 6] erbrachten mit unterschiedlicher Methodik so unterschiedliche und widersprüchliche Ergebnisse, daß sie zur Klärung dieser Frage nicht herangezogen werden können.

Bei einer Reihe unserer Patientinnen wurde außerdem gleichzeitig die Kalziumkonzentration im Serum bestimmt. Dabei fand sich, daß im 3. Lunarmonat beide Elektrolyte noch im Normbereich liegen. Im weiteren Schwangerschaftsverlauf kommt es zunächst nur einem Magnesium-Abfall, erst später zu einem gleichzeitigen Kalziumabfall (Abb. 2). Dieses Verhalten war wiederum am stärksten ausgeprägt bei den 11 Patientinnen mit einer EPH-Gestose, es stimmte z.T. überein mit Befunden, die andere Autoren im letzten Jahrzehnt erhoben haben, ohne daß bisher eine eindeutige Erklärung gegeben werden konnte. Als Ursache wurde am ehesten eine Hypalbuminämie und eine Hämodilution diskutiert. Weitere Untersuchungen müssen klären, ob diese Deutung zutreffend ist, oder ob es sich um ein echtes Defizit handelt, wie gelegentlich behauptet wird.

Cilensek et al. haben kürzlich die Vermutung geäußert, daß der Abfall des Magnesiumspiegels in der Schwangerschaft mit einer in dieser Zeit häufig zu beobachtenden Schilddrüsenüberfunktion zusammenhängt. Der Abfall des Serum-Magnesium-Spiegels bei Hyperthyreose ist bekannt, wir selbst haben früher eine negative Korrelation des Magnesiums zum PBJ zeigen können [1]. Der Kalziumspiegel in der Hyperthyreose hingegen ist eher hoch als niedrig. Hier sind Zusammenhänge zwischen Schwangerschaft und Hyperthyreose also nicht ohne weiteres erkennbar. Die Frage nach der Ursache der Hypomagnesiämie in der Schwangerschaft bleibt also offen, ebenso wie vorläufig noch ungeklärt ist, ob diesen Befunden eine klinische Bedeutung zuzumessen ist.

Literatur

1. Baltzer, G., Wolff, J., Joseph, K., Gerdes, H.: Untersuchungen zum Magnesiumstoffwechsel bei Patienten mit Hyperthyreose. S. 25. Kongreßbericht 85. Tagg. Nordwestdeutsche Ges. inn. Med 1975. Hansisches Verlagskontor Lübeck. – 2. Cilensek, M., Mende, H.-E., Simon, V.: Über das Verhalten des Magnesium-

spiegel des Blutes bei Abortus. Zbl. Gynäk. **97**, 1176–1178 (1975). – 3. De Jorge F. B., Domingos, D., de Ulhôa Cintra, A. B., Antunes, M. L.: Magnesium concentration in the blood serum of normal pregnant woman. Obstetrics and Gynecology **25**, 253–255 (1965). – 4. Köberlin, W., Mischel, W.: Der Magnesium-gehalt des Blutserums bei Schwangeren und Spättoxikosen. Zbl. Gynäk. **80**, 226–232 (1958). – 5. Lim, Y., Jacob, E., Dong, S., Khoo, O.: Values for tissue magnesium as a guide for detecting magnesium deficiency. J. clin. Path. **22**, 417–421 (1969). – 6. Rosner, F., Gorfien, P. C.: Erythrocyte and plasma zinc and magnesium levels in health and disease. J. Lab. Clin. Med. **72**, 213–219 (1968). – 7. Rusu, O., Negrut, I., Baltescu, P.: Recherches sur le magnésium sérique pendant la grossesse et l'accouchement. 1. Intern. Symp. über den Magnesiummangel in der menschl. Pathologie. Vol. des communications et discussions, 271–273. Vittel 1973.

Schräpler, P., Schulz, E. (Abt. f. Innere Med. d. Med. Hochschule Lübeck): **Zur Pathogenese und Beeinflussung der Hyperurikämie beim strengen Fasten (sog. Null-Diät)**

Unter Berücksichtigung fastenphysiologischer Erkenntnisse haben sich strenge, mit Übungs- und Psychotherapie kombinierte Fastenzyklen zur Prophylaxe somatischer Spätfolgen als gefahrlose Behandlungsmethode extremer Adipositas immer mehr durchgesetzt. Dennoch wird gelegentlich über urikopathische Komplikationen berichtet. In der Regel handelt es sich um akute Gichtanfälle [15], doch wurden auch Nierensteinbildungen [3, 6] und Uratverstopfungsnieren beobachtet [6]. Da das Risiko urikopathischer Komplikationen mit steigenden Serumwerten zunimmt und der Harnsäureanstieg bei Nahrungskarenz gesetzmäßig erfolgt [8, 16], empfiehlt sich die frühzeitige Verordnung einer harnsäuresenkenden Substanz.

Durch unsere Bilanzuntersuchungen sollte geklärt werden, ob therapeutisch übliche Tagesdosen von Allopurinol, Benzbromaron und Probenecid den Harnsäurespiegel Fastender soweit senken, daß Komplikationen von seiten des Purinstoffwechsels nicht zu befürchten sind. Hinweise auf die Pathogenese der „Fastenhyperurikämie" und auf den Wirkungsmechanismus vorgenannter Pharmaka erwarteten wir aus der zusätzlichen Berücksichtigung renaler Eliminationsmechanismen.

Krankengut, Versuchsaufbau, Methodik und Statistik

Das Untersuchungskollektiv bestand aus 76 übergewichtigen (43,8% n. Broca) Probanden, die sich freiwillig einem etwa 20 (20,3 ± 3,9) tägigen strengen Fastenregime unterzogen. Vom 2. Tag an bekamen 20 unausgewählte Pat. 300 mg Allopurinol, 11 Probenecid (2 g/die) und 25 Benzbromaron (100 bzw. 300 mg/die). Als Vergleichskollektiv dienten Pat. ohne harnsäuresenkende Medikation. Bestimmt wurden Harnsäure (Serum/24-h-Urin), Laktat, Blut- u. Urin-pH sowie die glomeruläre Filtrationsrate (Inulin, Kreatinin), berechnet wurden die Harnsäureclearance und überschlagsmäßig der resorbierte Anteil des filtrierten Harnsäurequantums. Die statistische Auswertung erfolgte nach dem t-Test von Student; eine Mittelwertdifferenz wird bei $P < 0,05$ als signifikant angenommen.

Ergebnisse und Diskussion

In Übereinstimmung mit den Befunden anderer Arbeitsgruppen [2, 8, 10, 15] kommt es zu einem exzessiven Anstieg der Serum-Harnsäure, wobei wir einen oberen Durchschnittswert von 13,9 mg/100 ml (+ 178%) beobachteten, der mit einer vom 3. Tag an signifikanten Einschränkung der Exkretion und Harnsäureclearance einhergeht. Weitere wesentliche pathogenetische Faktoren der „Fastenhyperurikämie" sind gesteigerter Kerneiweißabbau und Zunahme der Reabsorption infolge ketoacidotischer Sekretionsblockade im distalen Tubulusabschnitt. Während Christofori u. Mitarb. [2] in erniedrigten Glukose- und Aminosäurekonzentrationen die Ursache der gesteigerten Reabsorption sehen, scheint uns der als Ausdruck einer vermehrten Ketonkörperutilisation vom 2. Tag an

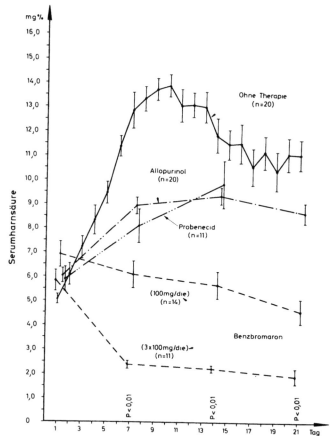

Abb. 1. Zum Einfluß therapeutischer Tagesdosen von Allopurinol (300 mg/die), Probenecid (2 g/die) und/ oder hochdosierter Benzbromaron-Medikation (100 bzw. 300 mg/die) auf die Fastenhyperurikämie [Mittelwerte ($\bar{x}$), Vertrauensgrenzen ($s\bar{x}$), Signifikanz zum Kontrollkollektiv]

signifikante Laktatanstieg bedeutsamer, zumal Reem u. Mitarb. [12] und Yü u. Mitarb. [17] den harnsäureretinierenden Effekt von Laktat experimentell nachweisen konnten.

Die Konzentrationsänderungen der Serumspiegel zeigen eine Abhängigkeit vom Ausgangswert. Da nach Abbruch des Fastens Plasmawerte und Exkretionsraten auch ohne Behandlung binnen weniger Tage wieder die ursprünglichen Basiswerte erreichen, sehen wir in strengen Fastenzyklen bei konsequenter Fortführung, evtl. Dosissteigerung einer harnsäuresenkenden Behandlung keine Kontraindikation für die nicht selten übergewichtigen Gichtiker.

Therapeutisch übliche Tagesdosen von Allopurinol und Probenecid senken die Serumharnsäure signifikant, ohne die Fastenhyperurikämie kompensieren zu können (Abb. 1). Dieses dürfte mit den doppelten Tagesdosen zu erreichen sein, wobei wir u.a. auf Drenick u. Mitarb. [4] und Schatonoff u. Mitarb. [13] verweisen. In Übereinstimmung mit Schmahl u. Mitarb. [15] wird dagegen durch 100 mg Benzbromaron der Serumspiegel signifikant unter den Fasten-Ausgangswert gesenkt.

Da Uratsteinbildungen unter urikosurischer Therapie innerhalb von 3 bis 4 Wochen beobachtet worden sind [9], dürfte nicht ohne Bedeutung sein, daß die Ausscheidungsra-

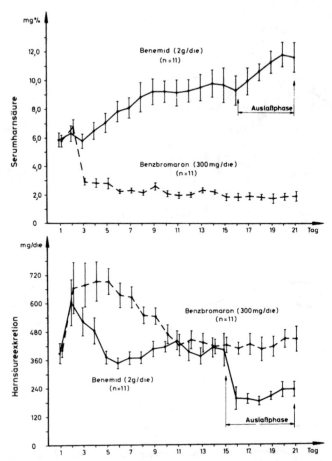

Abb. 2. Zum Einfluß von Benemid (2 g/die) und Benzbromaron (300 mg/die) auf Serumharnsäure und Harnsäureexkretion im prolongierten Fasten [Mittelwerte (x̄), Vertrauensgrenzen (sx̄)]

ten unter Probenecid und Benzbromaron auch im prolongierten Fasten mit etwa 400 mg/die mehr als das Doppelte des Allopurinol- und des medikamentenfreien Kontrollkollektivs betragen, zumal auch der stark saure Urin eine potentielle Konkrementbildung begünstigt.

Während die Harnsäureclearance im Fastenverlauf ohne und unter Allopurinol deutlich abnimmt, kommt es unter Benzbromaron und Probenecid zu einer sofort einsetzenden und gegenüber dem Kontrollkollektiv anhaltenden Clearancesteigerung. Unter täglicher Applikation von 300 mg Benzbromaron liegen oberer Grenz- (7. Tag) und Durchschnittswert der 2. Fastenhälfte 370% bzw. 270% über dem medikamentenfreien Ausgangswert. Die Menge der vermehrt ausgeschiedenen Harnsäure erklärt offenbar nicht allein die starke Erniedrigung der Plasmawerte, wie es im prolongierten Fasten signifikant verschiedene Serumspiegel bei annähernd gleichen Exkretionsraten unter therapeutischer Probenecid- und hochdosierter Benzbromaron-Medikation vermuten lassen (Abb. 2). Somit können unsere Befunde ebenfalls auf den extrarenalen Angriffspunkt des Benzofuranderivates hinweisen [1, 5, 7, 10]. Die Berücksichtigung der Clearance und des resorbierten Anteils des filtrierten Harnsäurequantums sprechen aber gleichzeitig für einen gegenüber Probenecid ungleich stärkeren und ganz im Vordergrund stehenden urikosurischen Effekt, der aber nicht die unter Benzbromaron-Medikation beobachtete Harnsäuresenkung bei anephrischen oder bei Patienten mit schwerer Niereninsuffizienz erklärt [1, 7].

Zusammenfassung

Das Wesen der Fastenhyperurikämie besteht in einer positiven Harnsäurebilanz (Einschränkung der renalen Clearance, verstärkte Harnsäurebildung). Zur Prophylaxe urikopathischer Komplikationen empfiehlt sich eine harnsäuresenkende Therapie. Ohne bzw. unter Steigerung der renalen Exkretion senken therapeutisch übliche Tagesdosen von Allopurinol und Probenecid die Serumharnsäure Fastender statistisch signifikant, ohne jedoch die Fastenhyperurikämie kompensieren zu können. Tägliche Applikation von 100 mg Benzbromaron senkt die Harnsäure signifikant unter den Basiswert bei Fastenbeginn. Die Menge der vermehrt ausgeschiedenen Harnsäure erklärt nicht allein die starke Erniedrigung der Plasmaspiegel. Im Vordergrund steht jedoch ein gegenüber Probenecid ungleich stärkerer urikosurischer Effekt.

Literatur

1. Begemann, H., Neu, I.: Therapiewoche 25, 2184 (1975). – 2. Christofori, F. C., Duncan, G. G.: Metabolism 13, 303 (1964). – 3. Drenick, E. J.: Arthritis Rheum. 8, 988 (1965). – Drenick, E. J., Fisler, B. S., Dennin, H. F.: Clin. Pharmacol. Therapeutics 12, 68 (1971). – 5. Greiling, H.: Dtsch. med. J. 20, 336 (1969). – 6. Karcher, G. P., Tammen, H.: Z. Urol. 11, 827 (1972). – 7. Köthe, E., Büttner, C., Quellhorst, F., Scheler, F.: Therapiewoche 23, 2927 (1973). – 8. Lennox, W. G.: J. Amer. Med. Ass. 82, 602 (1924). – 9. Mertz, D. P.: Ther. d. Gegenw. 9, 1378 (1975). – 10. Müller, M. M., Kaiser, E.: Dtsch. med. Wschr. 100, 198 (1975). – 11. Murphy, R., Shipman, K. H.: Arch. intern. Med. 112, 954 (1963). – 12. Reem, G. H., Vanamee, P.: Amer. J. Physiol. 207, 113 (1964). – 13. Schatonoff, J., Duncan, T. G., Duncan, G. G.: Metabolism 19, 84 (1970). – 14. Sirota, J. H., Yü, T. F., Gutman, A. B.: J. clin. Invest. 31, 692 (1952). – 15. Schmahl, K., Schräpler, P.: Wehrmed. Mschr. 20, 39 (1976). – 16. Schräpler, P., Schulz, E.: Med. Welt 27, 575 (1976). – 17. Yü, T. F., Sirota, J. H., Berger, L., Halpern, M., Gutman, A. B.: Proc. exp. Biol. (N.Y.) 96, 809 (1957 b).

Burmeister, H., Schneider, J., Schmid, U., Ruiz-Torres, A. (Klinikum Charlottenburg der FU Berlin, Bereich Stoffwechsel): **Zur Pathogenese der Hyperurikämie durch Entfettung**

Der prolongierte Kalorienentzug wird seit den klassischen Untersuchungen von Benedict [1] in der Behandlung der exogen bedingten Adipositas eingesetzt. Auf die Möglichkeit einer sich unter Gewichtsreduktion entwickelnden Hyperurikämie wurde immer wieder hingewiesen [2, 3, 4, 6, 9, 12].

Unsere Untersuchungen galten der Frage, ob die Entwicklung der Hyperurikämie im Verlauf des kontrollierten Kalorienentzuges in Beziehung steht zum Grad der Kalorienbeschränkung. Gleichzeitig sollte überprüft werden, in welchem Ausmaß es hierbei zu einer Beeinflussung der Harnsäureclearance kommt.

Methodik

Als biochemisches Äquivalent der im Verlauf des Kalorienentzuges auftretenden Hungerazidose wurden Standardbikarbonat und die Ketonkörperausscheidung gewertet. Die Untersuchungen wurden durchgeführt an 16 Männern und 27 Frauen während stationär eingeleiteter, therapeutisch erforderlicher Gewichtsreduktion infolge massiver, exogen bedingter Adipositas.

Es erfolgte eine genaue Bilanz der täglichen Kalorien-, Flüssigkeits- und Elektrolytzufuhr sowie der Urinausscheidung. Alle Patienten hatten eine normale endogene Kreatininclearance und zu Beginn der Fastenkur normale Harnsäurewerte im Serum. Der Gewichtsüberschuß nach dem Broca-Index lag im Mittel bei + 40%. Minimal betrug die Fastendauer 14 Tage, maximal 32 Tage. Alle Patienten wurden einem standardisierten körperlichen Trainingsprogramm unterworfen.

Ergebnisse

1. Verhalten von Harnsäureclearance, Urikosurie und Urikämie. Während der kontrollierten Kalorienrestriktion bis auf 400 kCal/Tag war in unseren Untersuchungen weder bei Männern noch bei Frauen eine Einschränkung der Harnsäureclearance festzustellen. Erst nach Übergang zum absoluten Kalorienentzug war die Harnsäureclearance signifikant herabgesetzt (Abb. 1). In beiden Kollektiven zeigte sich ein Gipfel der Harnsäureclearance bei einer täglichen Zufuhr von 800 bzw. 600 kCal.

In einer genauen Bilanzuntersuchung setzten wir die Kohlenhydratzufuhr/24 Std./kg Körpergewicht in Beziehung zur Urikosurie (mg/24 h/kg Körpergewicht). Trotz der nicht geringen Schwankungen fanden sich keine Anhaltspunkte dafür, daß die Urikosurie durch die Kohlenhydratzufuhr entscheidend beeinflußt wird (Abb. 2).

Unter der schrittweise durchgeführten Kalorienrestriktion war — wie bereits erwähnt — bis zu einer täglichen Zufuhr von 400 kCal eine Beeinträchtigung der Urikämie nicht festzustellen. Wurde die Kalorienzufuhr von 400 kCal/Tag jedoch unterschritten, stieg die Harnsäurekonzentration im Serum signifikant an und zeigte ein Maximum bei absolutem Kalorienentzug. Unter den Bedingungen der Nulldiät waren die geschlechtsspezifischen Unterschiede im Hinblick auf die Urikämie nicht mehr nachzuweisen.

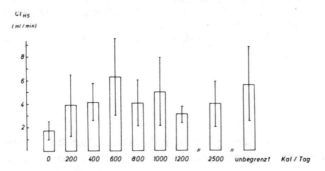

Abb. 1. Entwicklung der Harnsäure-Clearance bei unterschiedlicher Kalorienzufuhr (Frauen)

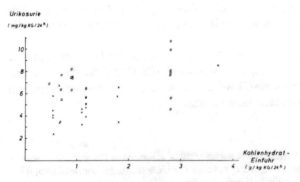

Abb. 2. Urikose bei unterschiedlicher Kohlenhydratzufuhr (Frauen ×, Männer O)

886

Tabelle 1. Korrelation zwischen Harnsäure-Clearance und Standardbikarbonat (mval/l) im Verlauf der Entfettung

	r	y	≤ Std Bik	n
Fall 1 ♀	0,72	- 25,08 + 1,38 x	24,3 - 18,2	9
Fall 2 ♀	0,69	- 3,78 + 0,31 x	25,4 - 15,6	9
Fall 3 ♀	0,24	-	24,6 - 15,8	15
Fall 4 ♂	0,86	- 1,42 + 0,13 x	25,0 - 17,7	6
Fall 5 ♂	0,94	- 8,21 + 0,67 x	24,5 - 15,3	6
Fall 6 ♂	0,50	-	25,0 - 19,0	6

2. *Ketonurie und Standardbikarbonat.* Während der Phase des kontrollierten Kalorienentzuges wurde eine Ketonurie mäßigen Ausmaßes festgestellt. Entscheidend aber stieg die Ketonurie erst an unter den Bedingungen des absoluten Kalorienentzuges; in Einzelfällen betrugen die täglichen Ausscheidungsmengen bis 3000 mg.

Als Parameter der durch den erhöhten Ketonkörperanfall bedingten metabolischen Azidose wurde das Standardbikarbonat bestimmt, und nach Feststellung einer bemerkenswerten Senkung erfolgte die entsprechende Behandlung der Azidose mit Natriumbikarbonat bei fortbestehenden Hungerbedingungen. Die Tabelle 1 zeigt, daß nicht in allen Fällen eine Korrelation zwischen Standardbikarbonat und Harnsäureclearance gefunden wurde. In einigen Beispielen ließ sich jedoch zeigen, daß die Normalisierung des Standardbikarbonates trotz unverändert hochgradiger Ketonurie zu einem Anstieg der Harnsäureclearance führte (Tabelle, Fall 1, 4 und 5).

Diskussion

Der partielle oder totale Kalorienentzug über längere Zeiträume wird von zahlreichen Untersuchern als eine risikolose Maßnahme in der Therapie der exogen bedingten Adipositas beschrieben, sofern eine ausreichende Flüssigkeits- und Elektrolytzufuhr gewährleistet ist [2, 3, 6, 12]. Die Entwicklung einer Hyperurikämie im Verlauf eines Kalorienentzuges wurde auf die Herabsetzung der Harnsäureausscheidung infolge eingeschränkter Harnsäureclearance zurückgeführt [4, 9, 13]. Die von uns durchgeführten Untersuchungen zeigen aber, daß es erst dann zu einer signifikanten Herabsetzung der Harnsäureclearance kommt, wenn die Bedingungen der Nulldiät gegeben sind. Bei einer täglichen Zufuhr von 400 kCal und mehr war in unseren Untersuchungen keine signifikante Herabsetzung der Harnsäureclearance zu ermitteln.

Diesem Ergebnis entsprechen auch unsere Befunde im Hinblick auf die Urikämie. Bei unbeschränkter Kalorienzufuhr und nach schrittweise durchgeführtem Kalorienentzug konnten wir signifikante Veränderungen der Urikämie nicht feststellen. Wurde die tägliche Kalorienzufuhr weitgehend (200 kCal) oder vollends eingeschränkt (Nulldiät), fanden wir sowohl bei Männern als auch bei Frauen einen signifikanten Anstieg der Harnsäurekonzentration im Serum (Abb. 1).

Es liegt nahe, die Ursache hierfür in einer entscheidend höheren Ketonkörperproduktion während der Phase totalen Fastens zu suchen, zumal der vermehrte Anfall von Ketonkörpern als biochemisches Äquivalent der gesteigerten peripheren Lipolyse bekannt ist [8, 11]. So sind bereits nach 12-stündiger Nahrungskarenz signifikante Veränderungen der Ketonkörperkonzentration im Blut mitgeteilt (Eggstein, 1968). Hierbei scheint die Entwicklung der Fastenketose bei Adipositas jedoch langsamer zu erfolgen als bei Normalgewichtigen [7]. Neuere Befunde sprechen dafür, daß zwischen Blutazeton und Azeton in der Atemluft nicht nur eine lineare Korrelation besteht, sondern bei höheren

Blutkonzentrationen ab ca. 4 mMol/l mit einer zusätzlichen exponentiellen Komponente zu rechnen ist [7]. Owen und Mitarbeiter (1971) fanden allerdings nach 3- bis 6-wöchigem Fasten im Mittel eine tägliche Ketonkörperproduktion von 109 g. Unsere Befunde sprechen dafür, daß es im Verlauf des milderen Kalorienentzuges zwar zu einem deutlich meßbaren Anstieg der Azetonausscheidung im Urin kommt, die aber — gemessen an der fehlenden Beeinträchtigung der Harnsäureclearance — die tubuläre Harnsäuresektetion nicht signifikant beeinträchtigt.

Erst nach Eintritt in die Phase der Nulldiät waren stark erhöhte tägliche Ausscheidungsmengen meßbar. Gleichzeitig registrierten wir die signifikante Herabsetzung der Harnsäureclearance mit konsekutivem Anstieg der Harnsäurekonzentration im Serum.

Die nicht in allen Fällen nachweisbare Korrelation zwischen Harnsäureclearance und Standardbikarbonat könnte methodisch zu erklären sein, da selbst bei erheblichem Anstieg der Ketonkörperkonzentration im Blut nur minimale Veränderungen des Standardbikarbonates feststellbar waren (Eggstein, 1968). Somit kann die Ketonämie als ein sehr viel feinerer Meßparameter der Ketoazidose gelten. Dennoch muß unterstrichen werden, daß in einigen von uns kontrollierten Beispielen trotz gleichbleibend hochgradiger Ketonurie mit der Normalisierung des Standardbikarbonates ein Anstieg der Harnsäureclearance feststellbar war.

Zusammenfassung

Unsere Ergebnisse zeigen, daß es erst unter den Bedingungen des weitgehenden Kalorienentzuges im Rahmen der Entfettung zu einer signifkanten Einschränkung der Harnsäureclearance kommt mit konsekutivem Anstieg der Harnsäure im Serum. In unseren Untersuchungen ließ sich keine Abhängigkeit zwischen Urikosurie und Kohlenhydratzufuhr nachweisen. Erst unter den Bedingungen des totalen Kalorienentzuges mit der entsprechenden Zunahme der Ketonurie kam es zu einer Beeinträchtigung der tubulären Harnsäuresekretion. Bemerkenswert ist darüber hinaus, daß zunächst bei Reduktion auf rund 600—800 kCal/Tag eine Zunahme der Harnsäureausscheidung feststellbar war. Dieser Befund kann als Folge einer katabolen Aktivität gedeutet werden.

Literatur

1. Benedict, F. G.: A study of prolonged fasting. Carnegie-Inst. Wash. Publ. No. 280 Washington, D. C. 1915. — 2. Bloom, W. K.: Fasting as an introduction to the treatment of obesity. Metabolism 8, 214 (1959). — 3. Cahill, G. F. jr.: Starvation in man. N. Engl. J. Med. 282, 668 (1970). — 4. Ditschuneit, H., Faulhaber, J.-D., Beil, I., Pfeiffer, E. F.: Veränderungen des Stoffwechsels bei Null-Diät. Internist 11, 176 (1970). — 5. Eggstein, M.: Probleme der Fett- und Kohlenhydratstoffwechselüberwachung von Schwerkranken bei partieller und totaler parenteraler Ernährung. Verh. dtsch. Ges. Inn. Med. 74, 321 (1968). — 6. Göschke, H.: Zur Behandlung der Adipositas mit prolongiertem Fasten. Schweiz. med. Wschr. 101, 940 (1971). — 7. Göschke, H., Lauffenburger, Th.: Aceton in der Atemluft und Ketone im Venenblut bei vollständigem Fasten normal- und übergewichtiger Personen. Res. exp. Med. 165, 233 (1975). — 8. Havel, R. J., Felts, J. M., Duyne, C. M., van: Formation and fate of endogenous triglycerides in blood plasma of rabbits. J. Lipid Res. 3, 297 (1962). — 9. Nicholls, A., Scott, J. T.: Effect of weight-loss on plasma and urinary levels of uric acid. Lancet 1972 II, 1223. — 10. Owen, O. E., Reichard, G. A. jr.: Human forearm metabolism during progressive starvation. J. clin. Invest. 50, 1536 (1971). — 11. Reichard, G. A., jr., Owen, O. W., Haft, A. C., Paul, P., Bortz, W. M.: Ketone-body production and oxidation in fasting obese humans. J. clin. Invest. 53, 508 (1974). — 12. Van Riet, H. G., Schwarz, F., Der Kinderen, P. J.: Metabolic observations during the treatment of obese patients by periods of total starvation. Metabolism 291, 13 (1964). — 13. Voigt, K. D., Apostolakis, M., Jungmann, H.: Stoffwechsel- und Kreislaufstudien bei absoluter Nahrungskarenz. Klin. Wschr. 45, 924 (1967).

Fateh-Moghadam, A., Schwandt, P., Sandel, P., Kling, S., Vogt, W. (Inst. f. Klin. Chemie u. Med. Klinik II am Klinikum Großhadern d. Univ. München): **Verhalten der Serumproteine unter Nulldiät**

Unter den verschiedenen Methoden der Gewichtsreduktion findet die totale Nahrungskarenz zur Behandlung der schweren Adipositas immer breitere Anwendung. Über den Einfluß der Nulldiät auf verschiedene Stoffwechselvorgänge liegen zahlreiche Daten vor; systematische Untersuchungen über Veränderungen der Serumproteine fehlen jedoch. Gezielte Untersuchungen über das zeitabhängige Verhalten einzelner Serumproteine sind aus folgenden Gründen wichtig:

1. Wegen des direkten Zusammenhanges zwischen Eiweißmangelernährung, Serumproteinkonzentrationen und humoraler Immunität.

2. Zur besseren Beurteilung der zeitlichen Begrenzung einer totalen Nahrungskarenz.

3. Für die Bewertung der Proteinveränderungen bei Krankheiten mit negativer Eiweißbilanz.

Wichtig erscheint uns außerdem eine korrelative Studie zwischen zahlreichen biochemischen Befunden, um mögliche pathophysiologische Zusammenhänge zwischen Kohlehydrat-, Fett- und Proteinstoffwechsel sowie Hormonkonzentrationen im Serum erfassen zu können. An dieser Stelle soll nur über die Serumproteinveränderungen berichtet werden. Wir bestimmten bei 20 übergewichtigen Patientinnen im Alter zwischen 16 und 48 Jahren die Serumkonzentrationen von Albumin, Transferrin, Coeruloplasmin, α_2-Makroglobulin, α_2-Haptoglobin, Complementfaktor C'3, den Immunglobulinen IgG, IgA, IgM und IgE sowie das Gesamteiweiß und die elektrophoretischen Eiweißfraktionen während einer 21-tägigen Nahrungskarenz an folgenden Tagen: Beginn der Nulldiät, 3, 10, 17 und 21 Tage danach, sowie jeweils 3 Tage vor Beginn und nach Beendigung der totalen Nahrungskarenz. Innerhalb der ersten 3 Tage bekamen die Patientinnen eine 1000 Kalorien-Diät und 3 Tage nach Beendigung eine Aufbaudiät: 1. Tag 200 Kalorien, 2. Tag 400 Kalorien, 3. Tag 600 Kalorien. Innerhalb der Fastenzeit nahm das Körpergewicht kontinuierlich von $92,4 \pm 15,2$ auf $81,3 \pm 12$ kg ab. Im Mittel betrug somit die Gewichtsreduktion 12,5. Innerhalb der dreitägigen Aufbaudiät kam es zu einer Gewichtszunahme von ca. 2 kg.

Das Gesamteiweiß lag am Anfang mit $7,7 \pm 1,5$ g/100 ml im Normbereich. Während der 1000-Kalorien-Phase kam es zu einer einheitlichen, geringgradigen Abnahme von $7,7 \pm 1,5$ auf $7,5 \pm 0,6$ g/100 ml (p 0,05). Im weiteren Verlauf sind keine signifikanten Veränderungen zu verzeichnen. 3 Tage nach Beendigung der Nulldiät ist das Gesamteiweiß mit $6,8 \pm 0,5$ deutlich niedriger als am Anfang (p 0,001). Hinsichtlich der elektrophoretischen Eiweißfraktionen ist zu erwähnen eine geringe Abnahme der $\alpha_1 - \alpha_2$- und β-Globulinfraktionen und ein allmählicher Albuminanstieg. Auch die γ-Fraktion nimmt zu.

Der auffälligste Befund ist der ausgeprägte kontinuierliche Abfall der Serumkonzentrationen von α_2-Haptoglobin, Transferrin und Complement C'3 während des gesamten Zeitraumes. In Abb. 1 ist die prozentuale Abweichung der Einzelwerte vom Ausgangswert dargestellt. 19 der 20 Patientinnen zeigen eine prozentuale Abnahme zwischen 5 und 50%, die ab 10. Tag gegenüber dem Ausgangswert signifikant ist. Die α_2-Haptoglobinkonzentration nimmt von $268 \pm 117,7$ mg% (Ausgangswert) auf $172,6 \pm 112$ mg% am Ende der Fastenperiode ab, der Median von 243 auf 163 mg%, das Maximum von 501 auf 381 mg% und das Minimum von 118 auf 34 mg%.

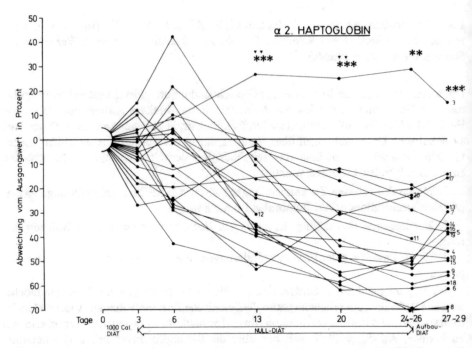

Abb. 1. Verhalten der α_2-Haptoglobinkonzentration bei 20 Patientinnen unter der Nulldiät. Prozentuale Abweichung vom Ausgangswert.
Sternsymbole stellen die Signifikanz gegenüber dem Ausgangswert dar, Dreiecke gegenüber dem Vorwert.
(„***" bedeutet $P \leq 0,001$, „**" bzw. „▼▼" bedeutet $P \leq 0,01$)

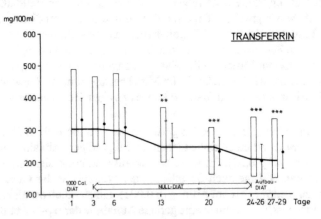

Abb. 2. Das Verhalten der Transferrinkonzentration bei 20 Patientinnen unter der Nulldiät.
⊟: Median, Maximum, Minimum der Absolutwerte.
Ī: Mittelwert und Standardabweichung der Absolutwerte.
Bedeutung der Sterne und Dreiecke wie in Abb. 1. („▼" bedeutet $P \leq 0,05$)

In der Phase der Aufbaudiät kommt es bei dem überwiegenden Teil der Patienten wiederum zu einer Zunahme des Haptoglobinspiegels, der jedoch gegenüber dem Ausgangswert immer noch signifikant niedriger liegt. Mit den Haptoglobinveränderungen identisch ist das Verhalten von Transferrin und Complement C′3 (Abb. 2).

Während der Fastenperiode normalisieren sich somit die gegenüber der Norm erhöhten α_2-Haptoglobin- und Transferrinwerte. Wenn auch am Ende der Fastenperiode einige Patienten unter dem Normbereich liegende Transferrinwerte aufweisen, so ist kein statistisch gesicherter Unterschied zwischen diesen Werten und unserem Normalkollektiv festzustellen. Dagegen ist der Complementspiegel am Ende der Fastenzeit mit 79,8 ± 16,4 mg% deutlich niedriger als unser Normalkollektiv mit 108 ± 15 mg%.

Die bei den übergewichtigen Patienten festzustellende Erhöhung der Blutsenkung kann mit der bei diesen Patienten gefundenen Erhöhung des α_2-Haptoglobinspiegels in Zusammenhang gebracht werden. Die vorliegenden Ergebnisse zeigen auch, daß eine Verminderung des Complements nicht immer auf eine immunologische Erkrankung hinweisend ist, und man bei der Bewertung der Konzentration den Ernährungszustand bzw. die Eiweißbilanz mit berücksichtigen muß.

Coeruloplasmin zeigt einen auf 1% Niveau signifikanten Anstieg.

Ditschuneit, H. H., Schmidt, W., Ditschuneit, H. (Abt. f. Stoffwechsel u. Ernährungswissenschaften d. Inn. Med. d. Univ. Ulm): **Vergleichende Untersuchungen über den Einfluß von Glukose und Sorbit auf den reaktiven Insulinanstieg bei Fettsüchtigen**

Über die Verwendung von Sorbit als Zuckerersatzstoff in der Diabetestherapie berichteten erstmals 1929 Thannhauser und Meyer. Der Stoffwechsel des Sorbits ist inzwischen weitgehend bekannt. Wesentlich ist, daß Sorbit langsamer als Glukose resorbiert und in der Leber zu Fruktose umgewandelt wird, von der wiederum ein Teil in Glukose überführt wird. Der Blutglukosespiegel steigt nach oraler Gabe von Sorbit jedoch nach den Untersuchungen von Ellis und Krantz sowie von Förster und von Puls und Keup nicht oder nur unbedeutend an. Entsprechend konnten Puls und Keup nach oraler Sorbitgabe und Mehnert und Mitarb. nach i.v. Dauerinfusion von Sorbit keinen Insulinanstieg beobachten. Wir haben geprüft, ob Sorbit als Zuckerersatzstoff wegen des fehlenden Glukose- und Insulinanstiegs bei Reduktionsdiäten von Vorteil ist, ausgehend von den Beobachtungen, daß eine Verminderung des Insulinspiegels mit einer Minderung des Hungergefühls einhergeht.

Untersucht wurden 10 Patienten mit einem mittleren Übergewicht von 61%. Die Probanden, 4 Männer und 6 Frauen mit einem mittleren Alter von 57 Jahren, befanden sich in stationärer Behandlung. Sie erhielten eine 1000-Kalorienkost mit folgender Zusammensetzung: 200 Kalorien aus Eiweiß, 360 Kalorien aus Fett und 480 Kalorien aus Kohlenhydraten. Die Kost enthielt 60 g Glukose bzw. 60 g Sorbit, 25 g zum Frühstück, 20 g zum Mittagessen und 15 g zum Abendessen. Die Kost wurde 7 Tage verabreicht. 5 Probanden erhielten in der ersten Woche sorbithaltige Kost, 5 in der zweiten Woche. Jeweils nach 7 Tagen wurden vor und bis 180 min nach dem Frühstück Glukose, freie Fettsäuren, freies Glyzerin, immunologisch reagierendes Insulin und nicht hemmbare insulinähnliche Aktivität gemessen. Es ergaben sich folgende Resultate: Die erzielte Gewichtsreduktion in der jeweiligen Kostperiode war gleich. Sie betrug 1,7 kg. Der Nüchternblutzucker ging nach einer Woche 1000 Kalorien glukosehaltiger Kost geringfügig von 85 ± 5 auf 82 ± 5 und nach einer Woche 1000 Kalorien sorbithaltiger Kost auf 77 ± 3 mg% zurück. Die freien Fettsäuren betrugen zu Beginn 1595 ± 134 µval/l. Nach einer Woche 1000 Kalorien glukosehaltiger Kost stiegen sie leicht auf 1872 ± 380 an, nach einer Woche 1000 Kalorien sorbithaltiger Kost fielen sie auf 1229 ± 132 ab. Das immunologisch reagierende Insulin ging nach glukosehaltiger 1000-Kalorienkost gering von 23 $\pm$ 4 μ/ml auf 21 $\pm$ 3 zurück. Nach einer Woche sorbithaltiger Kost wurden 17 $\pm$ 4 gemessen. Bei der niedrigen Zahl der Untersuchungen und der hohen Schwankung der Einzelwerte ergab sich keine statistisch sichere Veränderung.

Nach einem 320-Kalorien-Frühstück, das nach 7 Tagen glukosehaltiger Kost 25 g Glukose und nach 7 Tagen sorbithaltiger Kost 25 g Sorbit enthielt, wurden die obengenannten Parameter halbstündlich über 3 Stunden gemessen. Der Blutzucker stieg nach einem glukosehaltigen Frühstück von 82 $\pm$ 5 mg% auf 108 $\pm$ 8 nach 30 min und auf 104 $\pm$ 8 nach 60 min an. Nach einem sorbithaltigen Frühstück stieg der Blutzucker von 77 $\pm$ 3 auf 91 $\pm$ 5 nach 30 min und auf 99 $\pm$ 8 nach 60 min an. Nach 180 min war er mit 89 $\pm$ 5 noch deutlich höher als der Ausgangswert. Der Blutzuckerverlauf war nahezu gleich, ob die Patienten erstmals 25 g Sorbit bekamen oder aber schon 7 Tage lang täglich 60 g Sorbit zu sich genommen hatten (Abb. 1). Das immunologisch reagierende Insulin stieg nach glukosehaltigem Frühstück von 21 $\pm$ 3 μE/ml nach 30 min auf 58 $\pm$ 5 und nach 60 min auf 55 $\pm$ 8 an. Nach einem sorbithaltigen Frühstück stieg das Seruminsulin von 17 $\pm$ 4 nach 30 und 60 min auf jeweils 49 $\pm$ 9. Nach 180 min wurden 31 $\pm$ 7 bestimmt. Die nicht hemmbare insulinähnliche Aktivität im Serum betrug nach 7 Tagen glukosehaltiger Kost 140 $\pm$ 16 μE/ml. Nach sorbithaltiger Nahrung 137 $\pm$ 32. Nach dem jeweiligen Frühstück zeigten sich keine Veränderungen. Bei den Fettsäuren ergab sich nach glukosehaltiger Nahrung ein höherer Ausgangswert als nach sorbithaltiger Kost. Der Abfall nach dem Frühstück nach glukosehaltiger Periode ist deutlich ausgeprägt. Nach 60 min wurden 700 $\pm$ 93 μval/l gemessen. Danach kam es wieder zu einem schnellen Anstieg. Nach sorbithaltiger Kostperiode fielen sie von 1229 $\pm$ 132 nach 30 min auf 1189 $\pm$ 72 und nach 60 min auf 952 $\pm$ 84 μval/l ab. Nach 180 min lagen sie mit 914 $\pm$ 150 noch deutlich unter dem Ausgangswert (Abb. 2). Ein ähnliches Verhalten konnten wir am Spiegel des freien Glyzerins im Serum beobachten. Nach sorbithaltiger Nahrungsperiode lag das freie Glyzerin mit 119 $\pm$ 15 nmol/ml deutlich unter dem Wert nach glukosehaltiger Nahrungsperiode, der 172 $\pm$ 30 betrug. Nach einem glukosehaltigen Frühstück fiel das freie Glyzerin von 172 $\pm$ 30 nach 60 min auf 121 $\pm$ 21 und nach 120 min auf 137 $\pm$ 25 ab. Nach 180 min wurden 156 $\pm$ 34 gemessen. Nach einem sorbithaltigen Frühstück fiel das freie Glyzerin von 119 $\pm$ 15 auf 97 $\pm$ 12 nach 60 min und 90 $\pm$ 13 nach 120 min ab. Nach 180 min lag der gemessene Wert mit 92 $\pm$ 9 noch deutlich unter dem Ausgangswert. Das Neutralfett lag nach einer Woche glukosehaltiger Reduktionskost mit 2,1 $\pm$ 0,3 mmol/l unter dem Ausgangswert von 2,4 $\pm$ 0,4. Nach einer sorbithaltigen Kostperiode wurde ein Neutralfettspiegel von 1,6 $\pm$ 0,2 gemessen. Nach dem jeweiligen Frühstück zeigten sich keine wesentlichen Veränderungen.

Welche Schlußfolgerungen ziehen wir aus den Untersuchungsresultaten? Nach sorbithaltiger Reduktionskost kann bei adipösen Patienten ein geringer Blutzuckerabfall, ein geringer Abfall des immunologisch reagierenden Insulins und ein Abfall der freien Fettsäuren sowie des freien Glyzerins beobachtet werden. Nach sorbithaltigem Frühstück steigt der Blutzucker geringer an als nach glukosehaltigem. Der Anstieg ist verzögert. Nach 90 min liegen die Werte höher als nach glukosehaltigem Frühstück. Das Insulin steigt nach sorbithaltigem Frühstück ebenfalls nicht so stark an wie nach einem glukosehaltigen Frühstück. Trotzdem kommt es nach sorbithaltigem Frühstück zu einem deutlichen Abfall der freien Fettsäuren, der zwar anfangs nicht so stark ist wie nach Glukose, nach 150 und 180 min aber stärker ist. Die Erklärung ist nicht einfach. Die gemessenen Insulinwerte können den langanhaltenden Abfall der freien Fettsäuren nicht erklären. Puls fand bei gesunden Versuchspersonen nach oraler Gabe von 40 g Sorbit keinen Insulinanstieg, aber einen Abfall der freien Fettsäuren. Weiterhin fand er nach Gabe eines 22 g Sorbit enthaltenden Frühstücks einen Abfall der freien Fettsäuren wie er ihn nach einem

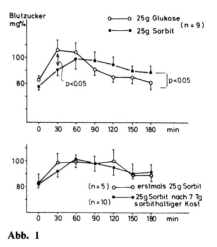

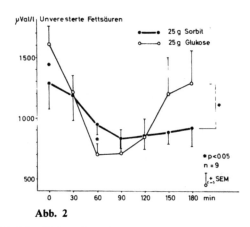

Abb. 1   **Abb. 2**

Abb. 1. Blutzucker nach einem 320 Kcal-Frühstück, 25 g Glukose bzw. Sorbit enthaltend

Abb. 2. Unveresterte Fettsäuren nach einem 320 Kcal-Frühstück, 25 g Glukose bzw. Sorbit enthaltend

24 g Saccharose enthaltenden Frühstück beobachten konnte, obwohl nach saccharose-haltigem Frühstück das Seruminsulin weit höher angestiegen war.

Nach den uns vorliegenden Untersuchungsresultaten kann vermutet werden, daß unter sorbithaltiger Nahrung eine anhaltende Senkung der freien Fettsäuren mit weniger Insulin bewerkstelligt werden kann als nach glukosehaltiger Nahrung. Ob dabei dem Sorbit eine mittel- oder unmittelbare antilipolytische Wirkung zukommt, kann nicht entschieden werden. Möglicherweise führt Sorbit auch zu einer gesteigerten Insulinsensitivität am Fettgewebe. Wir wissen durch neuere Untersuchungen von Archer und Gordon, daß durch Senkung des Insulinspiegels im Blut die Zahl der Insulinrezeptoren im Gewebe zunimmt und daß diesem Phänomen eine große Bedeutung zukommt. Wir konnten nach sorbithaltiger Nahrung einen geringen Abfall des Insulins beobachten, der zu einer erhöhten Insulinsensitivität geführt haben könnte. Ob bei adipösen Patienten, denen eine sorbithaltige Reduktionskost auferlegt wird, das Sorbit zu einem ständig niedrigeren Insulinspiegel führt, und damit ein geringeres Hungergefühl bewirkt, kann aufgrund der bisher vorliegenden Untersuchungen nicht gesagt werden.

Besondere Vorteile für Sorbit als Zuckerersatzstoff ergeben sich aus unseren Untersuchungen bisher nicht.

Literatur

Thannhauser, S. J., Meyer, K. H.: Münch. med. Wschr. **16**, 356 (1929). – Ellis, F. W., Krantz, J. C.: J. Biol. Chem. **141**, 147 (1941). – Förster, H.: Ernährungsumschau **10**, 306 (1974). – Puls, W., Keup, U.: Diätetik bei Diabetes mellitus (Hrg. Otto und Spaethe). Bern-Stuttgart-Wien: Huber 1973. – Mehnert, H., Dietze, G., Haslbeck, M.: Nutr. Metabol. **18** (Suppl. 1), 171 (1975). – Archer, J. A., Gordon, P., Roth, J.: J. Clin. Invest. **55**, 166 (1975).

Schönborn, J., Heim, K., Jaeger, H., Rabast, U., Ditschuneit, H. (Dept. f. Inn. Med. d. Univ. Ulm, Med. Klinik. Univ. Würzburg): **cAMP-Clearance und cAMP-Ausscheidung unter kohlenhydratarmen Diäten**

Untersuchungen an Mensch [12] und Tier [1] zeigen unter hyperkalorischer Ernährung ein Mißverhältnis zwischen Energiezufuhr und Gewichtszunahme. Daher ist eine starre Relation von Energiezufuhr und Energieutilisation wiederholt in Frage gestellt worden [6]. Nach neueren Untersuchungen kann auch eine veränderte Nährstoffrelation die Energieverwertung beeinflussen: so führt kohlenhydratarme, fettreiche eukalorische Diät zu einer Steigerung der Sauerstoffaufnahme der Ratte [15]. Auch beim Menschen kommt es nach 7tägiger Behandlung mit kohlenhydratreduzierten Diäten zu einer Steigerung des Energieumsatzes im Vergleich zu isokalorisch kohlenhydratreichen Diäten und im Vergleich zum Ausgangswert unter eukalorischer Mischkost [11]. Als Ursache des gesteigerten Energieumsatzes ist eine kalorigene Wirkung, vermittelt durch das Adenylzyklasesystem diskutiert worden. Daher wurde cAMP mit der Frage in Plasma und Urin bestimmt, ob Unterschiede zwischen den kohlenhydratarmen und kohlenhydratreichen Diäten bestehen. Die Bestimmung von cAMP in Plasma und Urin erscheint sinvoll, da cAMP den intrazellulären Raum verlassen kann [2] und da Plasma-cAMP und cAMP-Ausscheidung im Urin durch Infusion von Glukagon, Katecholaminen und anderen Hormonen beeinflußt werden [3].

Methodik

Normalgewichtige Probanden (Broca-Index) wurden mit kohlenhydratreicher und kohlenhydratarmer 1000-, 2000- und 4000-Kaloriendiät behandelt [11]. Blutabnahme und Sammeln von Urin erfolgten vor und nach 7tägiger diätetischer Behandlung unter stationären Bedingungen nach bzw. während 14stündiger Nahrungskarenz, Parameter der Schilddrüsenfunktion [10] und Insulin (Kit der Deutschen Pharmacia Frankfurt) wurden im Plasma ermittelt. Die Bestimmung von cAMP in Plasma und Urin (Cyclic AMP assay kit, Radio Chemical Centre, Amersham) folgt den Angaben von Tovey et al., 1974 [14].

Ergebnisse und Diskussion

Unter kohlenhydratarmen Diäten kommt es zu einer signifikanten Steigerung des Umsatzes freier Fettsäuren im Vergleich zu isokalorisch kohlenhydratreichen Diäten [11]. Diese Änderung des Transportes freier Fettsäuren kann mit einer erhöhten Lipolyse erklärt werden, die durch cAMP vermittelt wird.

Parallel zum gesteigerten Transport freier Fettsäuren kommt es unter den kohlenhydratarmen Diäten zu einer stärkeren Reduktion des Plasmainsulins als bei den isokalorisch kohlenhydratreichen Diäten [11]. Die Reduktion des Plasmainsulins unter kohlenhydratarmen Diäten ist wiederholt beschrieben worden [5] und könnte durch eine verminderte antilipolytische Insulinwirksamkeit zu einer gesteigerten Freisetzung freier Fettsäuren aus dem Fettgewebe führen.

Parallel zur verminderten antilipolytischen Insulinwirkung wird eine Steigerung des freien Thyroxin unter den kohlenhydratarmen 1000- und 2000- sowie unter der kohlenhydratreichen 1000-Kaloriendiät beobachtet [10, 11]. Thyroxin [7] und nach neueren Untersuchungen auch Thyronin [9] steigern die Katecholaminwirkung auf das Fettgewebe durch Induktion der Adenylzyklase [7] und durch Steigerung der Noradrenalinrezeptorbindung [9]. Ein Hinweis für die physiologische Bedeutung des freien Thyroxinanstiegs ist in der signifikanten Korrelation mit der Konzentration freier Fettsäuren zu sehen [10]. Gleichzeitig besteht bei den Diäten mit erhöhter Konzentration freien Thyroxins auch eine Steigerung des Energieumsatzes [11]. Darüber hinaus verläuft die prozentuale Änderung

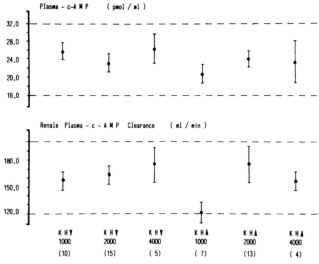

Abb. 1. cAMP im Plasma und renale cAMP-Clearance unter kohlenhydratarmer (KH↓) und -reicher (KH↑) 1000-, 2000- und 4000-Kaloriendiäten

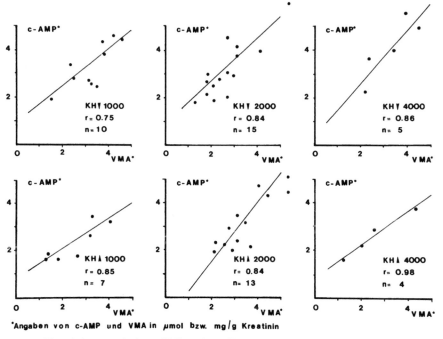

Abb. 2. Korrelationen zwischen cAMP und Vanillinmandelsäure (VMA)-Ausscheidung im Urin unter kohlenhydratarmen (KH↓) und -reichen (KH↑) 1000-, 2000- und 4000- Kaloriendiäten

des freien Thyroxinindex entsprechend der prozentualen Änderung des freien Thyroxin, so daß eine Verdrängung des Thyroxin aus der Albuminbindung durch freie Fettsäuren nicht im Vordergrund des Effektes stehen dürfte. Zwar kommt es bei Anwendung der hypokalorischen Diäten mit freiem Thyroxinanstieg zu einem gegensinnigen Verhalten des Ria T_3: unter keiner Diät ist jedoch innerhalb der Behandlungszeit eine signifikante

Abnahme auf prozentualer Basis festzustellen. Während hypokalorische Diäten zu einem Anstieg des Thyroxin führen, läßt sich unter hyperkalorischer Ernährung eine Ria T_3-Steigerung mit Abnahme des freien T_4-Index nachweisen. Danforth et al., 1975 [4] haben einen Ria T_3-Anstieg unter hyperkalorischen Diäten ebenfalls beobachtet und damit die relative Verminderung der Gewichtszunahme unter Überernährung erklärt. Betrachtet man die cAMP-Konzentration im Plasma, die die Summe hormonaler Einflüsse auf das Adenylzyklasesystem widerspiegeln könnte, fallen Unterschiede zwischen den isokalorischen 1000-Kaloriendiäten auf. Diese Unterschiede lassen sich bei Vergleich der Absolutwerte, nicht aber beim Vergleich der prozentualen Änderung des Ausgangswertes statistisch sichern (Abb. 1). Plasmakonzentration und renale Clearance von cAMP bleiben innerhalb des Sigmabereiches, der unter eukalorischer Mischkost ermittelt wurde. Da bei Auswertung der Untersuchung eine Parallelität von Vanillinmandelsäure und cAMP-Ausscheidung im Urin auffiel wurden die Korrelationskoeffizienten zwischen diesen Parametern für jede Gruppe ermittelt. Dabei zeigen sich in den einzelnen Gruppen hochsignifikante Korrelationen (Abb. 2). Dieser Befund zeigt, daß die cAMP-Ausscheidung im Urin maßgeblich durch die Katecholamine beeinflußt wird. Weiterhin besteht aufgrund der einheitlichen Steigerung der Korrelationsgeraden kein Anhalt einer gesteigerten Katecholaminwirksamkeit auf das Adenylzyklasesystem unter der erhöhten freien Thyroxinkonzentration bei kohlenhydratreduzierten Diäten. Damit ist eine unterschiedliche Katecholaminwirkung auf das Adenylzyklasesystem unter Kohlenhydratrestriktion nicht ausgeschlossen. Sie ist aber für die Leber, die nach Untersuchungen von [13] maßgeblich an der Produktion des Plasma-cAMP beteiligt ist, wenig wahrscheinlich. Selbst wenn aus der vorliegenden Beobachtung eine gleichartige Aktivität des Adenylzyklasesystems gefolgert wird, besteht kein Gegensatz zur Beobachtung eines gesteigerten Energieumsatzes unter kohlenhydratarmen Diäten, denn auch bei kälteadaptierten Tieren mit gesteigertem Energieumsatz und gesteigerter Thermogenese steigt die cAMP-Ausscheidung im Urin nicht an [8].

Literatur

1. Blaxter, K. L.: Fed. Proc. **30**, 1436 (1971). – Broadus, A. E., Kaminsky, N. I., Hardman, J. G., Sutherland, E. W., Liddle, G. W.: J. Clin. Invest. **49**, 2222 (1970). – 3. Broadus, A. E., Kaminsky, N. I., Northcutt, R. C., Hardman, J. G., Sutherland, E. W., Liddle, G. W.: J. Clin. Invest. **49**, 2237 (1970). – 4. Danforth, E., Sims, E. A. H., Horton, E. S., Goldman, R. F.: Diabetes **24**, 406 (1975). – 5. Grey, N., Kipnis, D. M.: N. Engl. J. Med. **285**, 827 (1971). – 6. Hegsted, D. M.: Nutr. Rev. **32**, 33 (1974). – 7. Krishna, G., Hynie, S., Brodie, B. B.: Biochemistry **59**, 884 (1968). – 8. Muirhead, M., Inglis, A., Himms-Hagen, J.: Can. J. Biochem. **52**, 414 (1974). – 9. Pfeifle, B.: Die Wirkung der Schilddrüsenhormone auf die Lipolyse der Fettzelle. Dissertation, Ulm, 1975. – 10. Schönborn, J., Dadrich, E., Rabast, U. Kasper, H.: Verh. dtsch. Ges. inn. Med. **81**, 1402 (1975). – 11. Schönborn, J., Eyßelein, V., Rabast, U., Kasper, H.: Verh. dtsch. inn. Med. **82** (1976) in press. – 12. Sims, E. A. H., Goldman, R. F., Gluck, C. M., Horton, E. S., Kelleher, P. C., Rowe, D. W.: Trans. Assoc. Am. Phys. **81**, 153 (1968). – 13. Strange, R. C., Mjos, O. D.: Europ. J. clin. Invest. **5**, 147 (1975). – 14. Tovey, K. C., Oldham, K. G., Whelan, J. A. M.: Clin. Chim. Acta **56**, 221 (1974). – 15. Yoshimura, M., Hori, S., Yoshimura, H.: Jap. J. Physiol. **22**, 517 (1972).

Teschke, R., Hasumura, Y., Lieber, C. S. (II. Med. Univ.-Klinik Düsseldorf, Sect. of Liver Dis. & Nutr., VA Hosp. Bronx & Dept. of Med., Mt. Sinai Sch. of Med. (Cuny), New York, USA): **Abbauwege des Alkohols**

Azetaldehyd gilt als äußerst hepatotoxisch [1] und stellt das erste spezifische Oxydationsprodukt beim Alkoholabbau dar. In vitro kann Azetaldehyd aus Alkohol durch verschiedene Enzyme gebildet werden [2–4]:

896

1. die Alkohol Dehydrogenase (ADH), die im Zytosol der Leberzelle lokalisiert ist und NAD$^+$ als Cofaktor benötigt, 2. das mikrosomale Alkohol-oxydierende System (MAOS) oder auch MEOS genannt entsprechend microsomal ethanol-oxidizing system, das sich im endoplasmatischen Retikulum der Leberzelle befindet und NADPH als Cofaktor erfordert, und 3. die Katalase, die ein peroxysomales Enzym darstellt und H$_2$O$_2$ für die Alkoholoxydation benötigt.

Um die Rolle der einzelnen am Alkoholabbau beteiligten Enzyme im intakten Leberge-webe zu untersuchen, wurden verschiedene Hemmstoffe benutzt. Im Zytosol der Leber-zelle vermochte Pyrazol in einer Endkonzentration von 2 mM die ADH Aktivität um 97% (p < 0,001) zu blockieren. Der Effekt von Pyrazol wurde dann in der gleichen Konzentra-tion von 2 mM auf den Alkoholabbau in Leberschnitten von Ratten untersucht. Zu diesem Zweck wurden Leberschnitte (500 mg Feuchtgewicht) mit Äthanol (50 mM) während einer Gesamtdauer von 150 Minuten inkubiert, und die Abnahme des Alkoholgehalts wurde mit Hilfe eines Perkin-Elmer F-40 Gas-Chromatographen bestimmt. Dabei zeigt sich, daß in Leberschnitten nur etwa 60% des Alkoholabbaus durch 2 mM Pyrazol gehemmt werden konnte (Abb. 1), obwohl diese Konzentration für eine nahezu vollständi-ge Blockierung der ADH-Aktivität im Zytosol ausreichte. Diese Befunde deuten darauf hin, daß die ADH zu mehr als der Hälfte am Alkoholabbau in Leberschnitten beteiligt ist, während ein ADH-unabhängiger Mechanismus für den Pyrazol-insensitiven Alkoholme-tabolismus verantwortlich ist.

Die Frage, ob die Katalase an der ADH-unabhängigen Alkoholoxydation beteiligt sein könnte, wurde mit Hilfe verschiedener Katalase-Hemmstoffe untersucht. Zunächst wurde Natrium Azid benutzt, das in einer Endkonzentration von 1 mM die katalatische Aktivität im Leberhomogenat von Ratten vollständig zu blockieren vermochte. Die in vitro Zugabe von Azid zu Leberschnitten in der gleichen Konzentration von 1 mM ließ jedoch den Pyrazol-insensitiven Alkoholabbau unbeeinflußt (Abb. 1), was gegen eine signifikante Rolle der Katalase bei der Alkoholoxydation in Leberschnitten sprach. Um festzustellen, ob der Katalase-Hemmstoff Azid tatsächlich in die Leberzellen eingedrungen war, wurde DL-Alanin benutzt, ein Substrat, mit dessen Hilfe H$_2$O$_2$ über die peroxysomale D-Aminosäureoxydase gebildet werden kann. Erwartungsgemäß kam es unter diesen Bedin-gungen zu einem starken Anstieg der Alkoholoxydation in den Leberschnitten, der jedoch in Anwesenheit des Katalase-Hemmstoffs Azid in einer Endkonzentration von 1 mM wieder vollständig aufgehoben werden konnte (Abb. 1). Somit konnte gezeigt werden, daß Azid tatsächlich in die Leberzelle eingedrungen war und die Aktivität der Katalase effektiv zu blockieren vermochte.

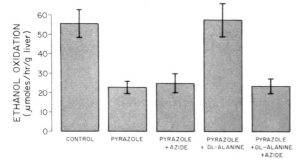

Abb. 1. Einfluß von Pyrazole, Azid und DL-Alanin auf den Alkoholabbau in Leberschnitten. Leberschnitte wurden mit 50 mM Äthanol und, wenn angegeben, mit folgenden Substanzen inkubiert: Pyrazol (2 mM), Azid (1 mM), und DL-Alanin (40 mM). Der Abbau von Alkohol wurde gaschromatographisch bestimmt (n = 5)

Da der in vitro Katalaseinhibitor Azid den Pyrazol-insensitiven Alkoholabbau unbeeinflußt ließ, haben wir den Effekt von 3-Amino-1, 2, 4-Triazol, einem in vivo Inhibitor der Katalase, auf die Alkoholabbaurate untersucht. Dabei wurden 1 g Aminotriazol/kg Körpergewicht in physiologischer Kochsalzlösung i.p. 1 Stunde vor dem Töten appliziert, während das Kontrolltier lediglich physiologische Kochsalzlösung erhielt. Unter diesen Versuchsbedingungen vermochte Aminotriazol 96% (p < 0,001) der katalatischen Aktivität im Leberhomogenat zu blockieren, während es die Aktivität von ADH und MEOS unbeeinflußt ließ. In Leberschnitten von in vivo mit Aminotriazol vorbehandelten Tieren blieb jedoch die Alkoholoxydationsrate unverändert im Vergleich zu Versuchstieren, die lediglich physiologische Kochsalzlösung erhielten. Ähnliche Ergebnisse fanden sich auch für den Pyrazolinsensitiven Alkoholabbau. Erwartungsgemäß konnte nach Zugabe von DL-Alanin, das mit Hilfe der peroxysomalen D-Aminosäureoxydase H_2O_2 zu produzieren im Stande ist, ein Anstieg der Alkoholoxydationsrate nur in Leberschnitten von Kontrolltieren gezeigt werden, nicht jedoch in solchen von mit Aminotrazol vorbehandelten Tieren. Diese Ergebnisse deuten auf eine effektive Hemmung der intrazellulären Katalase in den Leberschnitten hin und bestätigen die Annahme, daß die Katalase beim Alkoholabbau keine wesentliche Rolle spielen dürfte.

Schließlich kam Butanol in einer Endkonzentration von 10 mM zur Anwendung, das sich in früheren Studien als Substrat des mikrosomalen Alkohol-oxydierenden Systems erwiesen hatte [4, 5]. In der angewandten Konzentration vermochte Butanol die Aktivität des mikrosomalen Alkohol-oxydierenden Systems mit Äthanol als Substrat um 47% (p < 0,01) zu hemmen, während die peroxydative Aktivität der Katalase unter diesen Versuchsbedingungen nicht inhibiert werden konnte. In Leberschnitten fand sich nach Zugabe von 10 mM Butanol eine signifikante Erniedrigung des Pyrazol-insensitiven Alkoholabbaus um 43% (p < 0,01), was für eine Beteiligung des mikrosomalen Alkoholoxydierenden Systems am Alkoholmetabolismus spricht.

Nachdem gezeigt werden konnte, daß neben ADH auch das mikrosomale Alkoholoxydierende System in Leberschnitten Alkohol abzubauen vermag, haben wir den Einfluß einer 6–8 wöchigen Verabreichung von Äthanol (36% der Gesamtkalorien) in einer ernährungsmäßig ausreichenden flüssigen Diät auf die Aktivität des mikrosomalen Alkohol-oxydierenden Systems untersucht. Im Vergleich zu Kontrolltieren, die anstelle von Äthanol eine isokalorische Menge von Dextrose erhielten, führte chronischer Alkoholkonsum zu einem signifikanten Aktivitätsanstieg von MAOS nicht nur mit Äthanol, sondern auch mit anderen aliphatischen Alkoholen einschließlich Methanol, Propanol und Butanol als Substrate (Abb. 2). Es ist daher denkbar, daß dieser Aktivitätsanstieg für die bei Alkoholikern erhöhte Alkoholclearance mitverantwortlich ist, die mit einer erhöhten Produktion des hepatotoxischen Azetaldehyds einhergeht.

Um schließlich die biochemische Natur von MAOS zu untersuchen, wurden Lebermikrosomen mit Hilfe von Ultraschall und Deoxycholat solubilisiert [6, 7] und die einzelnen

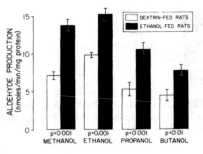

Abb. 2. Einfluß einer chronischen Gabe von Alkohol auf die Aktivität des mikrosomalen Alkohol-oxydierenden Systems. Weibliche Ratten (n = 16) wurden paarweise 6–8 Wochen lang mit einer ernährungsmäßig ausreichenden flüssigen Diät gefüttert, die entweder Alkohol (schwarze Säulen) oder isokalorisch Kohlenhydrate in Form von Dextrin (weiße Säulen) enthielten. Die Bestimmung der Enzymaktivität wurde durchgeführt wie früher beschrieben [5]

898

Enzyme wurden anschließend säulenchromatographisch mittels DEAE-Zellulose getrennt. Während der Chromatographie erschienen ADH und Katalase bereits zu Beginn und waren in späteren Fraktionen nicht mehr nachweisbar. Mit ansteigender KCl-Konzentration von 0 bis 0,5 M wurde MAOS Aktivität mit Äthanol als Substrat gefunden. Von besonderem Interesse war dabei die Tatsache, daß MAOS nur in Fraktionen gefunden wurde, die Cytochrom P-450, NADPH-cytochrome c Reduktase und Phospholipide enthielten, Komponenten die als essential für den mikrosomalen Abbau auch anderer Stoffe wie Arzneimittel und Hormone erkannt wurden.

Zusammenfassend zeigen unsere Ergebnisse, daß der Alkoholabbau in der Leber über die Alkohol Dehydrogenase im Zytosol und das mikrosomale Alkohol-oxidierende System im endoplasmatischen Retikulum erfolgt, während die Katalase keine Rolle spielen dürfte. Das mikrosomale Alkohol-oxidierende System zeichnet sich dadurch aus, daß es nach chronischem Alkoholkonsum in seiner Aktivität ansteigt und somit zu der bei Alkoholikern beobachteten Erhöhung der Alkoholclearance beitragen dürfte. Schließlich konnte mit Hilfe der Säulenchromatographie eine klare Trennung der ADH und Katalase einerseits und des mikrosomalen Alkohol-oxidierenden Systems andererseits erreicht werden, womit die Existenz von MAOS als einem eigenständigen Enzymsystems bewiesen werden konnte.

Literatur

1. Cederbaum, A. I., Lieber, C. S., Rubin, E.: Arch. Biochem. Biophys. **161,** 26 (1974). − 2. Lieber, C. S., DeCarli, L. M.: J. Biol. Chem. **245,** 2505 (1970). − 3. Lieber, C. S., Teschke, R., Hasumura, Y., DeCarli, L. M.: Fed. Proc. **34,** 2060 (1975). − 4. Teschke, R., Hasumura, Y., Lieber, C. S.: J. Biol. Chem. **250,** 7397 (1975). − 5. Teschke, R., Hasumura, Y., Lieber, C. S.: Biochem. Biophys. Res. Commun. **60,** 851 (1974). − 6. Teschke, R., Hasumura, Y., Joly, J. G., Ishii, H., Lieber, C. S.: Biochem. Biophys. Res. Commun. **49,** 1187 (1972). − 7. Teschke, R., Hasumura, Y., Lieber, C. S.: Arch. Biochem. Biophys. **163,** 404 (1974).

Saborowski, F., Kaufmann, W. (Med. Poliklinik u. Med. Klinik Köln-Merheim, Lehrstuhl f. Inn. Med. II d. Univ. Köln): **Untersuchungen des arteriellen und intrazellulären Säure-Basen-Haushaltes bei Patienten mit metabolischer Alkalose unterschiedlicher Ätiologie***

Bei jeder metabolischen Alkalose ist die Plasma-Bicarbonat-Konzentration und der positive Basenexzeß erhöht, so daß der pH-Wert im Blut ansteigt. Mit fortschreitender respiratorischer Kompensation steigt der CO_2-Druck an. Dieser Kompensationsvorgang ist allerdings dadurch limitiert, daß durch die Dämpfung der Atemfunktion Hypoxie und Hyperkapnie eintreten, die das Atemzentrum wieder stimulieren. Die Häufigkeit der metabolischen Alkalose beträgt erwa 25% derjenigen der metabolischen Azidosen. Als Erklärungsmöglichkeit ergibt sich aus den Untersuchungen von Wrong [9], daß die Fähigkeit der Niere zur Bicarbonat-Ausscheidung 3 bis 4 mal größer ist als die zur Wasserstoffionen-Ausscheidung. Die verschiedenen Ursachen für eine metabolische Alkalose lassen sich in zwei große Gruppen einteilen: Die Additionsalkalosen durch Zufuhr von Basen und die Subtraktionsalkalosen durch Verlust von Wasserstoffionen.

Da nur wenige Ergebnisse über die Größen des intrazellulären Säure-Basen-Haushaltes bei metabolischer Alkalose vorliegen, soll im folgenden gezeigt werden, welche Unterschiede zwischen dem arteriellen und intrazellulären Säure-Basen-Haushalt bei einer

* Mit Unterstützung der Deutschen Forschungsgemeinschaft

Kontrollgruppe und bei Patienten mit einer metabolischen Alkalose bestehen [3, 5, 7].

Methodik

Bei 9 Patienten ohne Störung des Säure-Basen-Haushaltes (Gruppe 1) und 14 Patienten mit metabolischer Alkalose unterschiedlicher Ätiologie (4 Pat. mit endokrinologischen Erkrankungen, 3 Pat. mit einer hydropischen Herzinsuffizienz, 4 Pat. mit gastro-intestinalen Erkrankungen und je 1 Pat. mit einer Lebercirrhose, einem Laxantienabusus und einer chronischen Glomerulonephritis) wurde der arterielle und mit Hilfe der DMO-Methode [4, 8] zusätzlich das intrazelluläre Säure-Basen-Gleichgewicht untersucht. Jeder Patient erhielt 5 µCi 14-C-DMO und 25 µCi 3-H-Antipyrin (Fa. Nen Chemicals) in 20 ml 0,9%-iger NaCl-Lösung. Die intravenöse Injektion erfolgte über eine Millex-Filtereinheit (Fa. Millipore) mit einer Porengröße von 0,22 µm. Außerdem wurden jedem Patienten zur Bestimmung des Extrazellulärvolumens 30 ml einer 10%-igen Inulin-Lösung verabreicht. Die Verteilungszeit für das DMO betrug 2 Stunden. Am Ende der Versuchsperiode wurde Blut aus der Arteria femoralis entnommen. Die Messung von pH, pCO_2 und pO_2 erfolgte mit dem Mikroblutgasanalysator BMS 3 MK 2 (Fa. Radiometer).

Das Blut wurde unmittelbar nach der Entnahme zentrifugiert. Die doppelt markierten Plasmaproben wurden im Tricarb-liquid-scintillation-counter (Modell 3375, Fa. Packard) gezählt. Die rechnerische Auswertung der absoluten Aktivitäten dpm für H^3 und C^{14} erfolgte über Polynome dritter Ordnung mit Hilfe des Rechners PDP 12 (Fa. Digital).

Zur Bestimmung der einzelnen Kompartimente wurde der Extrazellulärraum als Inulinverteilungsraum und das Gesamtkörperwasser als Antipyrinraum benutzt. Der Intrazellulärraum ergab sich aus der Differenz von Gesamtkörperwasser und Extrazellulärraum.

Inulin wurde enzymatisch und die Serum-Elektrolyte Natrium und Kalium flammenphotometrisch (Fa. Eppendorf) bestimmt. Die statistische Auswertung der Ergebnisse wurde mit Hilfe der einfachen Varianzanalyse und dem t-Test durchgeführt.

Ergebnisse und Diskussion

Körpergewicht, Hämoglobin-Konzentration, systolischer und diastolischer Blutdruck und die Serum-Elektrolyte Natrium und Kalium unterscheiden sich statistisch nicht in beiden Gruppen.

In Abb. 1 sind der arterielle und der intrazelluläre pH-Wert zusammen mit dem CO_2-Druck aufgetragen. Zwischen dem mittleren arteriellen pH-Wert von 7,420 in der Kon-

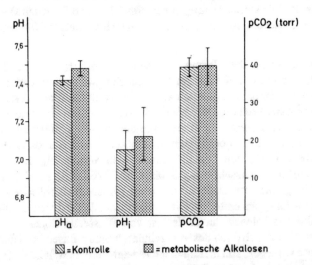

Abb. 1. Arterielle und intrazelluläre pH-Werte zusammen mit den dazugehörigen CO_2-Drucken bei 9 Kontrollpersonen und 14 Patienten mit einer metabolischen Alkalose. Mittelwerte und Standardabweichung

trollgruppe und 7,482 bei den Patienten mit metabolischer Alkalose besteht ein hochsignifikanter Unterschied (p < 0,001). Der intrazelluläre pH-Wert liegt mit 7,120 höher als mit 7,046 in der Kontrollgruppe, ein statistisch signifikanter Unterschied läßt sich nicht sichern. Dies bedeutet, daß der Intrazellulärraum gegenüber metabolischen Veränderungen eine hohe Pufferkapazität besitzt. Diese Ergebnisse stimmen mit Untersuchungen von Adler [1] überein, die am isolierten Rattenzwerchfell gewonnen wurden. Der CO_2-Druck ist in beiden Gruppen nahezu gleich.

Der mittlere Basenexzeß beträgt bei den Kontrollpersonen +0,9 und bei den Patienten mit metabolischer Alkalose +5,8 mÄq/l, dieser Unterschied ist signifikant (p < 0,01). Die mittlere aktuelle und Standard-Bicarbonat-Konzentration liegt mit 28,4 (p < 0,05) bzw. 29,2 mÄq/l (p < 0,001) bei den Patienten mit metabolischer Alkalose höher als bei den Kontrollpersonen. Für die intrazellulären Bicarbonat- und Gesamt-CO_2-Konzentrationen ist statistisch kein Unterschied nachzuweisen. Bei der Berechnung der intrazellulären Bicarbonat-Konzentrationen wurde für die Kohlensäure eine Löslichkeit $S = 0,0326$ mM $\times$ 1^{-1} $\times$ torr^{-1} und ein pK'-Wert $= 6,099$ verwendet.

Um die Beziehung zwischen dem Elektrolythaushalt und den Parametern des intrazellulären Säure-Basen-Status zu prüfen, ist die Beziehung zwischen den Serum-Kalium-

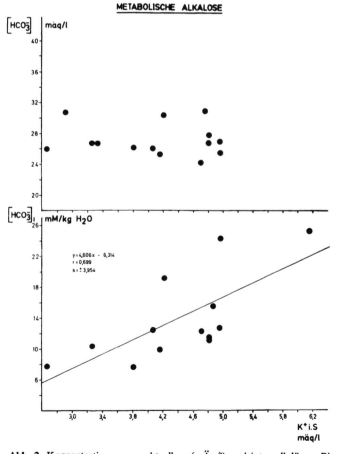

Abb. 2. Konzentrationen von aktuellem (mÄq/l) und intrazellulärem Bicarbonat (mM/kg H_2O) in Abhängigkeit von der Kalium-Konzentration im Serum (mÄq/l). Im unteren Teil der Abbildung ist die dazugehörige Regressionsgrade eingetragen. Jeder Punkt entspricht einem Patienten mit metabolischer Alkalose

Konzentrationen und den aktuellen und intrazellulären Bicarbonat-Konzentrationen geprüft worden (Abb. 2). Zwischen der aktuellen Bicarbonat-Konzentration und der Kalium-Konzentration im Serum besteht keine Abhängigkeit. Anders dagegen verhält sich die intrazelluläre Flüssigkeit: Mit steigenden Kalium-Konzentrationen im Serum nimmt die intrazelluläre Bicarbonat-Konzentration zu. Der Korrelationskoeffizient r beträgt 0,699.

Kaufmann et al. [2] haben den intraerythrozytären Säure-Basen-Haushalt untersucht und finden, daß sich bei metabolischen Störungen eine Abweichung bei den von gesunden Personen ermittelten pH-Differenzen zwischen Erythrozyten und Blutplasma feststellen läßt. Die Differenz wird bei Vorliegen einer dekompensierten Azidose signifikant verkleinert und bei dekompensierter Alkalose signifikant vergrößert. Die Differenz zwischen dem pH-Wert im Blut und in der Intrazellulärflüssigkeit beträgt bei Patienten mit dekompensierter metabolischer Azidose 0,478 [6] und bei metabolischer Alkalose 0,362 pH-Einheiten. Sie ist also bei azidotischer Stoffwechsellage größer als bei alkalotischer und verhält sich umgekehrt wie im Erythrozyten.

Zusammenfassung

Bei 9 Kontrollpersonen und 14 Patienten mit metabolischer Akalose unterschiedlicher Ätiologie wurde der arterielle und mit Hilfe der DMO-Methode der intrazelluläre Säure-Basen-Haushalt untersucht. Der mittlere intrazelluläre pH-Wert ist bei Patienten mit metabolischer Alkalose statistisch nicht vom mittleren pHi einer Kontrollgruppe verschieden. Der Intrazellulärraum besitzt also gegenüber metabolischen Veränderungen eine hohe Pufferkapazität. Die mittlere aktuelle und Standard-Bicarbonat-Konzentration liegt im Plasma hochsignifikant höher als in der Konrollgruppe. Die intrazellulären Bicarbonat- und Gesamt-CO_2-Konzentrationen zeigen im Vergleich mit einer Kontrollgruppe keinen statistischen Unterschied. Zwischen der Kalium-Konzentration im Serum und den intrazellulären Bicarbonat-Konzentrationen besteht eine deutliche Abhängigkeit: mit steigender Kalium-Konzentration im Serum nimmt die intrazelluläre Bicarbonat-Konzentration zu.

Literatur

1. Adler, S., Roy, A., Relman, A. S.: J. Clin. Invest. 44, 8 (1965). – 2. Kaufmann, W., Kömpf, J., Dürr, F.: Z. ges. exp. Med. 142, 57 (1967). – 3. Manfredi, F.: J. Lab. Clin. Med. 61, 1005 (1963). – 4. Robin, E. D., Wilson, D. J., Bromberg, P. A.: Amer. N. Y. Acad. Sci. 92, 539 (1961). – 5. Saborowski, F., Finke, K., Rath, K.: Verh. dtsch. Ges. Innere Med. 80, 817 (1974). – 6. Saborowski, F., Dickmans, H. A., Aboudan, H., Thiele, K. G.: Verh. dtsch. Ges. Innere Med. 81, 983 (1975). – 7. Santambrogio, S., Galletelli, L., Ronchi, B., Tradigo, G., Sardini, D.: Min. Med. 63, 352 (1972). – 8. Waddell, W. J., Butler, Th. C.: J. Clin. Invest. 38, 720 (1959). – 9. Wrong, O.: In: Renal disease (ed. D. A. K. Black). Oxford: Blackwell 1962

Rauch-Janßen, A., Gröbner, W., Zöllner, N. (Med. Poliklinik d. Univ. München): **Untersuchungen über den Einfluß verschiedener Purin- und Pyrimidinderivate auf die Pyrimidinsynthese des Menschen**

Die Verabreichung von Allopurinol führt durch Hemmung der Orotidyldecarboxylase zu einer vermehrten renalen Ausscheidung von Orotsäure und Orotidin (Fox et al., 1970). Diese Orotacidurie wird durch Ribonucleinsäure (RNS) in der Nahrung weitgehend aufgehoben, wie wir unter exakt standardisierten Ernährungsbedingungen mit Hilfe einer purinarmen Diät zeigen konnten (Zöllner und Gröbner, 1971).

Wir fanden, daß nicht nur RNS, sondern auch Ribonucleinsäure-Hydrolysat (4 g/die), sowie die in der RNS enthaltenen Nucleotide Guanosin-5-monophosphat (GMP 1 g/die), Cytidin-5-monophosphat (CMP 1 g/die) und Uridin-5-monophosphat (UMP 1 g/die) zu einer Reduktion der durch Allopurinol induzierten renalen Orotsäureausscheidung führen. Diese Wirkung wird somit nicht durch ein, sondern durch drei der in der RNS enthaltenen Nucleotide hervorgerufen. 1 g Adenosin-5-monophosphat (AMP) und 1 g Inosin-5-monophosphat (IMP) führten dagegen zu keiner Beeinflussung der durch Allopurinol induzierten Orotacidurie (Zöllner, Janßen, Gröbner, 1975).

Es war nun zu prüfen, ob die fehlende Wirkung von AMP und IMP auf die durch Allopurinol hervorgerufene renale Orotsäureausscheidung auf die Verbindung selbst zurückzuführen bzw. dosisabhängig ist. Es wurde deshalb der Einfluß von 3 g AMP bzw. IMP untersucht. Außerdem prüften wir den Effekt der Basen Adenin, Guanin, Hypoxanthin und Xanthin, sowie der Pyrimidine Uridin und Uracil auf die durch Allopurinol hervorgerufene Orotacidurie.

Neun gesunde, junge Versuchspersonen erhielten über einen Zeitraum von 28–32 Tagen eine isokalorische, purinfreie Formeldiät, die sich aus 55 Energieprozent Kohlenhydrate, 30 Energieprozent Fett und 15 Energieprozent Eiweiß zusammensetzte.

Täglich wurden enzymatisch die Serumharnsäure sowie Harnsäure- und Oxypurinausscheidung im Urin bestimmt. Die Messung der täglichen Gesamtorotsäureausscheidung erfolgte colorimetrisch.

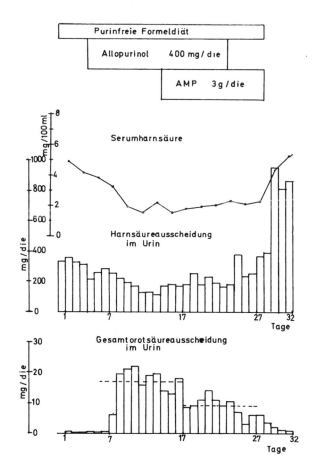

Abb. 1. Serumharnsäure sowie renale Tagesausscheidung von Harnsäure und Gesamtorotsäure unter purinfreier Formeldiät und nach Zulage von Allopurinol, Allopurinol und Adenosin-5-monophosphat sowie AMP allein

903

Nach einer kurzen Beobachtungszeit von 3—7 Tagen unter Formeldiät allein erhielten alle Versuchspersonen 10 Tage lang 400 mg Allopurinol in vier Einzelportionen. Anschließend wurden bei je einer Versuchsperson 4 g RNS-Hydrolysat, 3 g AMP oder gleiche Mengen IMP, Adenin, Guanin, Hypoxanthin, Xanthin sowie Uridin und Uracil zugelegt. Schließlich wurde Allopurinol abgesetzt und nur noch RNS-Hydrolysat bzw. die einzelnen Mononucleotide, das Nucleosid Uridin und Basen gegeben.

Ein Versuchsablauf ist in Abb. 1 dargestellt. Innerhalb der zehntägigen Verabreichung von 400 mg Allopurinol täglich kam es bei einer Versuchsperson zu einem Abfall der Serumharnsäure von 3,25 mg% auf 1,7 mg%, sowie der renalen Harnsäureausscheidung von 250 mg auf 170 mg/die. Im gleichen Zeitraum stieg die Gesamtorotsäureausscheidung von 0,5 mg/die auf 16,9 mg/die an. Eine zehntägige Gabe von 3 g AMP verursachte einen Rückgang der Orotsäureausscheidung im Urin auf 8,8 mg/die, während die Harnsäureausscheidung geringgradig anstieg. Absetzen des Allopurinols unter gleichzeitiger Fortführung der AMP-Gabe führte zu einem Rückgang der renalen Orotsäureausscheidung, während Serumharnsäure und renale Harnsäureausscheidung anstiegen.

Prinzipiell die gleichen Ergebnisse wurden erzielt mit dem Pyrimidinnucleosid Uridin (3 g/die) sowie mit Hypoxanthin. Die tägliche Verabreichung von 3 g Hypoxanthin führte zu einer Reduktion der durch Allopurinol bedingten Orotacidurie von 17,5 auf 7 mg/die, während die Oxypurine bis auf 1035 mg/die anstiegen. IMP, Xanthin, Guanin und Uracil verursachten keine Beeinflussung der durch Allopurinol hervorgerufenen Orotacidurie, während Adenin unter einer täglichen Dosierung von 3 g/die Orotsäureausscheidung von 34,2 auf 30,8 mg/die verminderte und somit keinen sicheren Effekt zeigte.

Die Ergebnisse zeigen, daß Adenosin-5-monophosphat, Uridin und Hypoxanthin in der angegebenen Dosierung die durch Allopurinol induzierte „Orotacidurie" vermindern. Dies läßt sich am ehesten mit einer Hemmung der Pyrimidinsynthese durch diese Verbindungen bzw. ihrer Nucleotide erklären. Die Wirkung von Hypoxanthin könnte auch auf einer vermehrten GMP- oder AMP-Synthese aus IMP beruhen.

Literatur

Fox, R. N., Royse-Smith, D., O'Sullivan, W. J.: Science **168,** 861 (1970). − Zöllner, N., Gröbner, W.: Z. ges. exp. Med. **156,** 317—319 (1971). − Zöllner, N., Janßen, A., Gröbner, W.: Verh. dtsch. Ges. inn. Med. **81,** 1466 (1975)

Schönborn, J., Scheller, W., Rabast, U., Heim, K., Ditschuneit, H. (Dept. Inn. Med. d. Univ. Ulm, Med. Klinik d. Univ. Würzburg):
Glukosetoleranz und Clearance freier Plasmafettsäuren bei Leberzirrhosen

Leberzirrhosen unterschiedlicher Ätiologie können metabolisch durch Insulinresistenz und Hyperinsulinismus mit oder ohne verminderte Glukosetoleranz charakterisiert werden. Eine progressive Verschlechterung der Glukosetoleranz mit Entwicklung eines klinisch manifesten Diabetes mellitus kann durch eine verminderte Kapazität der β-Zelle entstehen. Als Ursache der Insulinresistenz sind eine verstärkte Insulinbindung an Plasmabestandteile mit verminderter biologischer Aktivität [3] und die Reduktion eines Leberfaktors [8] diskutiert worden, der die periphere Glukoseutilisation unter Insulin steigert. Freie Plasmafettsäuren (FFS) scheinen dagegen für die Insulinresistenz bei Leberzirrhose nicht verantwortlich zu sein. Obwohl die Konzentration freier Fettsäuren im Plasma gesteigert ist [13], macht eine rasche Abnahme der Fettsäurekonzentration im i.v. Glukosetoleranztest [5] eine verminderte antilipolytische Insulinwirkung unwahrscheinlich [3]. Da Freisetzung und Reveresterung [7, 12] der freien Fettsäuren insulinsensitive Prozesse sind, könnte die Insulinresistenz bei Leberzirrhose auch den Stoffwechsel freier Plasmafettsäuren beeinflussen. Daher wurden Patienten mit Leberzirrhose und K-Glukosewert > 1,1 mit der Frage untersucht, ob Transport, Poolgröße und Transport-Konstanten freier Plasmafettsäuren im 2-Kompartimentmodell verändert sind [4]. Die Oxidation freier Fettsäuren wurde durch konstante Langzeitinfusion von 1-^{14}C-Palmitat ermittelt [6].

Methodik

Nach isokalorischer Vorbehandlung über wenigstens 14 Tage (40% Fett, 40% Kohlenhydrate, 20% Eiweiß) und nach 14stündiger Nahrungskarenz wurde 1-^{14}C-Palmitat nach einer Bolusinjektion zur raschen Herstellung des steady state über 8 Stunden konstant infundiert. Die CO_2 S.A. in der Exspirationsluft und die FFS S.A. wurden stündlich ermittelt. Zur Ermittlung der CO_2-Abgabe durch Infrarot-Analyse wurde der Kopf des Patienten unter einer Plastikhaube placiert, durch die kontinuierlich 50 l Luft/min geleitet wurde. Die FFS-Oxidation wurde aus der CO_2 S.A., der FFS S.A. und der CO_2-Abgabe errechnet [6]. Während der konstanten Infusion von 1-^{14}C-Palmitat steigt die CO_2 S.A. exponentiell an und erreicht 80% des asymptotischen Wertes 420 min nach Beginn der Tracer-Infusion [6]. Zur Bestimmung kinetischer FFS-Parameter wurde 1-^{14}C-Palmitat 60 min konstant infundiert und die FFS S.A. nach 5, 20, 30, 40, 50, 60, 61, 63, 65, 67, 69, 70, 80, 90, 120, 140, 170 und 180 min nach Versuchsbeginn ermittelt. Die Bestimmung der FFS S.A. im steady state und die Bestimmung des FFS S.A.-Abfalls nach Stop der Infusion erlaubt die Berechnung des FFS-Nettotransportes und der FFS-Transportkonstanten. Die mathematische Analyse erfolgt mit der Summe zweier e-Funktionen. Nach Umwandlung der Gleichung [9] wurden die Daten entsprechend dem von Eaton et al., 1969 [4] vorgeschlagenen 2-Kompartiment-Modell analysiert. Während der konstanten 1-^{14}C-Palmitat-Infusion wurde eine verminderte FFS S.A. bei Patienten mit Leberzirrhose im steady state und während des FFS S.A.-Abfalls beobachtet.

Ergebnisse und Diskussion

In dem 2-Kompartiment-Modell [4] werden Kompartimente, Poolgrößen sowie Transport und Transportkonstanten für freie Plasmafettsäuren definiert. Anatomisch kann dem Kompartiment A der Intravasalraum mit der Leber entsprechen. Dem extravasalen Pool B lassen sich mehrere anatomische Kompartimente zuordnen. Dazu gehören Teile des extra- und intrazellulären Raumes sowie das lymphatische System. Im Vergleich zu metabolisch gesunden Probanden haben Patienten mit Leberzirrhose einen vergrößerten

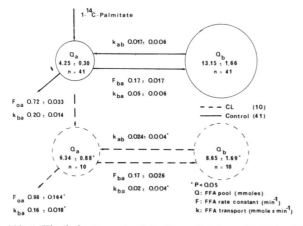

Abb. 1. Kinetische Parameter freier Plasmafettsäuren (FFA) im 2-Kompartiment-Modell bei metabolisch gesunden Probanden (41) und Patienten mit Leberzirrhose (10, CL). Angaben erfolgen als Mittelwert ± S.E.M.

Pool A, dessen Zunahme mit der gesteigerten Konzentration und dem vergrößerten Pool A, dessen Zunahme mit der gesteigerten Konzentration und dem vergrößerten Verteilungsraum freier Fettsäuren zu erklären ist (Abb. 1). Der extravasale Pool B ist dagegen bei Leberzirrhose verkleinert (Abb. 1).

Bei der Analyse des Transportes freier Fettsäuren können nach dem Modell zwei Stoffwechselwege unterschieden werden: irreversibler Transport aus dem Kompartiment A und austauschender Transport mit dem Kompartiment B. Der austauschende Transport repräsentiert die Summe zahlreicher metabolischer Prozesse [4]. Diese schließen nicht nur den Austausch mit den extravasalen oder membrangebundenen freien Fettsäuren ein, sondern auch eine rasche Inkorporation und Freisetzung aus Triglyzeriden. Während sich dieser austauschende Transport bei Leberzirrhose nicht ändert, ist der irreversible Transport signifikant gesteigert (Abb. 1). Unter steady state-Bedingungen ist damit eine Steigerung der Reveresterung und/oder Oxidation freier Fettsäuren verbunden.

Dem vergrößerten Pool A und dem gesteigerten irreversiblen Transport geht eine Abnahme der Transportkonstanten koa und kba parallel (Abb. 1). Da die Transportkonstante koa ein Parameter der Clearance-Mechanismen freier Plasmafettsäuren ist [2], kann die Verminderung von koa eine reduzierte Kapazität dieser Mechanismen anzeigen. Oxidation und Reveresterung können beide die Transportkonstante koa beeinflussen. Um zu entscheiden, welcher der beiden Prozesse bei der Zunahme von koa quantitativ entscheidend ist, wurde die Oxidation freier Fettsäuren ermittelt (Abb. 2). Dabei bestätigt die Steigerung von Konzentration, Transport und die verminderte spezifische Aktivität freier Fettsäuren die Ergebnisse des 2-Kompartiment-Models.

Während sich für die CO_2-Abgabe bei Leberzirrhose keine Unterschiede sichern lassen, fiel eine verminderte CO_2 S.A. auf (Abb. 2). Diese Beobachtung läßt sich auf die Reduktion des Anteils am FFS-Transport zurückführen, der oxidiert wird und eine mittlere Abnahme von -36% zeigt (Abb. 2). Der prozentuale Anteil der FFS an der Gesamt-CO_2-Produktion ist bei Leberzirrhose jedoch nicht vermindert (Abb. 2). Trotz der geschilderten Zunahme des FFS-Nettotransportes kommt es durch den verminderten Anteil des FFS-Transportes, der oxidiert wird, zu einer Abnahme der FFS-Oxidation. Wenn sich der oxidierte Anteil des FFS-Transportes auf den mittleren Kontrollwert

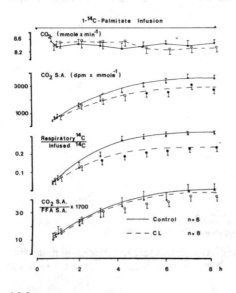

Abb. 2. CO_2-Abgabe, spezifische CO_2-Aktivität (dpm/mmol), oxidierter Anteil des Transportes freier Plasmafettsäuren (FFA) und %-Anteil der FFA an der Gesamt-CO_2-Abgabe bei metabolisch gesunden Probanden und Patienten mit Lebercirrhose (CL). Angaben erfolgen als Mittelwert ± S.E.M.

steigern ließe, ergäbe sich bei einer Zunahme der FFS-Oxidation um 87 μmol/min bei Leberzirrhotikern noch immer eine Reduktion der Transportkonstante koa um 0,026 (min^{-1}) im Vergleich zum Kontrollwert. Die mittlere Abnahme von koa um 0,04 min^1 muß daher auf eine verminderte Kapazität nichtoxidativer Clearance-Mechanismen zurückgeführt werden. Dieses Konzept einer verminderten Kapazität insulinsensitiver Clearance-Mechanismen wird durch die Korrelation zwischen den Transportkonstanten für freie Fettsäuren (y) und Glukose (x) unterstützt: $y = 0,087 + 0,060x$, $r = 0,78$, $n = 13$. Da die K-Glukosewerte nicht unter 1,1 lagen, lassen sich gesteigerte Lipolyse und verminderte Clearance freier Fettsäuren nicht auf eine primäre Reduktion der Glukosetoleranz zurückführen. Vielmehr können der gesteigerte Transport, Pool, Konzentration und verminderte Transportkonstanten Folge der Insulinresistenz von Lipolyse und Reveresterung freier Fettsäuren sein. Während die verminderte FFS-Oxidation ebenso wie die Abnahme der Glukoseoxidation [1] mit der bekannten hepatischen Konversionsstörung von T_4 zu T_3 bei Leberzirrhose erklärt werden könnte [11], ist die Abnahme des Pool B schwieriger zu interpretieren. Da die Lipoproteinlipaseaktivität bei Leberzirrhose reduziert ist und dem Kompartiment B zugeordnet werden kann [4], könnten lipoproteinlipase abhängige Mechanismen wie FFS-Freisetzung aus Plasmatriglyzeriden vermindert sein und die geringere Poolgröße von B erklären.

Literatur

1. Adlung, J., Ritter, U., Uthgenannt, H.: Dtsch. Med. Wschr. **95**, 401 (1970). — 2. Barter, P. J., Nestel, P. J.: J. Lipid. Res. **13**, 483 (1972). — 3. Creutzfeld, W., Frerichs, H., Kneer, P.: Horm. Metab. Res., Suppl. 4, 135 (1974). — 4. Eaton, R. P., Berman, M., Steinberg, D.: J. Clin. Invest. **48**, 1560 (1969). — 5. Felber, J.-P., Magnenat, P., Vanotti, A.: Schweiz. med. Wschr. **97**, 1537 (1967). — 6. Issekutz, B., Paul, P., Miller, H. J., Bortz, W. M.: Metabolism **17**, 62 (1968). — 7. Jungas, R. C., Boll, E. G.: Biochemistry **2**, 383 (1963). — 8. Lang, St., Goldstein, M. S., Levine, R.: Amer. J. Physiol. **177**, 447 (1954). — 9. Loo, J. C. K., Riegelman, S.: J. Pharmaceutical Sci. **59**, 53 (1970). — 10. Mucci, F., Zanclomeneghi, R., Mezzelani, P.: Acta diabet. latina **4**, 397 (1967). — 11. Nomura, S., Pittman, C. S., Chambers, J. B., Buck, M. W., Shimizui, T.: J. Clin. Invest. **56**, 643 (1975). — Steinberg, D., Vaughan, M. In: Handbook of Physiology (eds. A. E. Renold, G. F. Cahill), p. 335. Washington, D. C., American Physiological Society, Sect. 5. — 13. Stormont, J. M., Mackie, J. E., Davidson, C. S.: Proc. Soc. exp. Biol. Med. **106**, 642 (1961).

Blumenberg, D., Maiwald, L. (Med. Univ.-Klinik Würzburg): Kontrollierte Hypoglycämie im Insulintest

Für eine Aussage über den Grad der erreichten Vagotomie bzw. einen Vergleich der Früh- und Späterfolge dieses Eingriffs ist die Standardisierung des Insulintestes nach Hollander (1946) erforderlich. Bisher besteht jedoch noch nicht einmal eine einheitliche Meinung bezüglich seiner Durchführung. Dies gilt vor anderem bereits für Häufigkeit und Genauigkeit der Kontrollen des nach Insulingabe entstehenden Blutzucker-(BZ)-Abfalls, von welchem aber das potentielle Risiko des Testes entscheidend anhängt. Der von Feifel u. Mitarb. (1974) mit Ergebnissen von 17 Autoren angestellte Vergleich zeigt, daß über die BZ-Verlaufskontrolle, den Grad der BZ-Spiegelsenkung verschiedenste Angaben zu finden sind, der Steilheit des BZ-Abfalls wird nur von Stempien (1962) eine Bedeutung zuerkannt. Die meisten Untersucher bevorzugen häufigere BZ-Kontrollen um den Zeitpunkt des voraussichtlich tiefsten BZ-Spiegels (30.—45. Minute nach i.v.-Insulingabe). Zwischen der 45. und 120. Min. p.i. werden von Kronborg (1971) 6 BZ-Kontrollen für notwendig erachtet, von Feifel und Mitarb. (1974) 3, von Hollander (1946) 2 als ausreichend angegeben. Ein unbestreitbarer Nachteil für die Überwachung des Hypoglycämieverlaufes war bisher, daß die nach der Glucose-Oxydase-Methode bestimmten BZ-Werte frühestens 15 bis 20 Minuten nach Blutentnahme vorlagen. In der vorliegenden Arbeit wurde dieser Unsicherheitsfaktor eliminiert, indem ein BZ-Schnelltest-Kolorimeter[1] Verwendung fand. Darüber hinaus konnte bewiesen werden, daß der BZ-Verlaufsbeobachtung während des Insulintestes eine besondere Bedeutung zukommt, indem eine Steuerung der Hypoglycämie an Hand der rasch verfügbaren BZ-Schnelltestwerte möglich ist.

Methodik

Zunächst erfolgt Einführen, Lagekontrolle und Fixieren der Magensonde. Dann wird dem Patienten in eine Vene des rechten Unterarmes eine Teflon-Dauerkanüle mit Mandrin gelegt, anschließend wird durch Anlegen einer ganz langsam laufenden Infusion physiol. Kochsalzlösung auch am linken Unterarm ein venöser Zugang eröffnet. Nach Doppelbestimmung des Nüchtern-BZ-Wertes werden durch die liegende Infusionsnadel 0,15 E Altinsulin/kg KG i. v. appliziert und anschließend der BZ-Abfall in Abständen von 5 bzw. 2—3 Minuten mit Hile der kolorimetrisch-photometrischen Schnelltestmethode kontrolliert. Dazu werden dem Patienten jeweils über die Dauerkanüle am rechten Unterarm nach Verwerfen von 0,5 ml Blut nochmals 0,5 ml entnommen und davon ein Tropfen auf dem Teststreifen sorgfältig verteilt. Der zugehörige BZ-Wert ist bereits 1 Minute später im Photometer abzulesen und wird protokolliert, so daß sich das BZ-Verhalten während der 120 Minuten nach Insulingabe lückenlos verfolgen läßt. Bei Tendenz, den angestrebten BZ-Tiefstwertbereich zu unterschreiten werden durch die Infusionsnadel 8 g Glucose (20 ml einer 40% Lösung) gegeben. Zeigt der BZ-Spiegel nach Erreichen des Bereichs von 20—30 mg% Tendenzen zu steigen, beschränken sich die Maßnahmen auf BZ-Kontrollen im Abstand von 3—5 Minuten, bis zum Erreichen der 120. Minute nach Insulingabe.

Ergebnisse

Mit dem Verfahren der fortlaufend kontrollierten Hypoglycämie im Insulintest konnten bisher, unter Beachtung der bekannten Kontraindikationen, 23 mal Männer und Frauen im Alter zwischen 19 und 60 Jahren untersucht werden. 4 Patienten konnten prä- und postoperativ untersucht werden, 2 Patienten postoperativ zweimal. Insgesamt ergab die Untersuchung:

a) Eine i.v.-Gabe von 0,15 E Altinsulin/kg KG führt zu einer ausreichend raschen (BZ-Minimum zwischen der 20. und 46. Minute nach Insulingabe, häufig zwischen der 25. und 30. Minute) und tiefen Senkung des BZ-Spiegels. Nur zwei Patienten blieben mit 35 bzw. 39 mg% über dem angestrebten BZ-Tiefstwertbereich von 20—30 mg%.

b) Die kolorimetrisch-photometrische Schnelltestmethode zur BZ-Bestimmung erwies sich auch bei niedrigen BZ-Werten als befriedigend empfindlich und ist wegen der Möglichkeit einer raschen Wertangabe für eine am BZ-Verhalten eng orientierte Steuerung des individuell verschiedenen Verlaufes insulinbedingter Hypoglycämie bestens geeignet.

c) Die fortlaufende Kontrolle des BZ-Verhaltens ermöglicht eine Verbesserung der Aussage über den BZ-Abfall und damit die Intensität des Sekretionsreizes, zugleich aber auch die Abgrenzung zweier Arten der BZ-Regulation und Reizbeantwortung nach Insulinwirkung (siehe dazu Abb. 1).

Diskussion

Die entwickelte Methodik stellt einen Beitrag zur notwendigen Standardisierung des Insulintestes dar und zeigt Möglichkeiten, das Risiko der Untersuchung zu vermindern. Alle 17 Patienten erfüllten bei Anwendung der beschriebenen Methodik präoperativ im

---

[1] Eyetone-Schnelltest-Kolorimeter, Ames Company, Div. Miles Lab.

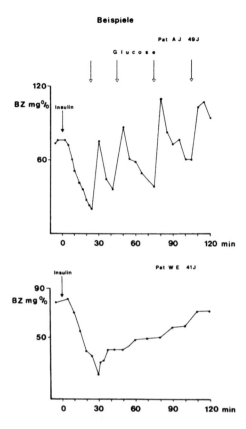

Beispiele

Pat A J 49 J

Glucose

BZ mg% Insulin

Abb. 1. Kontrollierter Insulin-Test

Pat W E 41 J

Insulin

BZ mg%

kontrollierten Insulintest die von Feifel u. Mitarb. (1974) für den positiven Insulintest geforderten Interpretationskriterien a, b und c. Von den 10 nach selektiver proximaler Vagotomie postoperativ Untersuchten zeigten noch 7 die Kriterien für einen positiven Insulintest. An Nebenerscheinungen berichteten bei 23 Untersuchungen drei Patienten nach Erreichen des BZ-Tiefstwertes gar keine negative Reaktion. Sonst waren Wärmegefühl, Müdigkeitsempfinden und kurzdauernder Schweißausbruch übliche Zeichen. Zweimal wurde während der Hypoglycämie eine Pulsverlangsamung beobachtet, achtmal ein Frequenzanstieg des Pulses. Schwindel, Bewußtseinstrübungen oder Krämpfe traten bei keiner Untersuchung auf. Ein Patient gab als Folge der Hypoglycämie Kopfschmerzen an, die bis zum Ende der Untersuchung jedoch verschwunden waren. Das Gesamtergebnis zeigt, daß bei Beachtung der Kontraindikationen, sorgfältiger klinischer Überwachung und fortlaufender Kontrolle in kurzen Zeitabständen die rasch verfügbaren BZ-Werte das Ergebnis des Insulintestes weiter zu differenzieren und auch das Risiko der Untersuchung zu mindern helfen.

Literatur

Feifel, G., Falkenberg, P., Kemkes, B., Geier, E.: Die Problematik des Insulintestes als postoperative Vagotomiekontrolle. Münch. med. Wschr. **116**, 995 (1974). — Hollander, F.: The insulin test for the presence of intact nerve fibers after vagal operations for peptic ulcer. Gastroenterologia **7**, 607 (1946). — Kronborg, O.: Dose dependence of insulin-activated gastric acid secretion in patients with duodenal ulcer before and after vagotomie. Scand. J. Gastroent. **6**, 33 (1971). — Stempien, J. S.: Insulin gastric analysis. Technic and interpretations. Amer. J. Dig. Dis. **7**, 138 (1962).

Fuchs, C., Dorn, D., Hauswaldt, C., Henning, H. V., Köbberling, J., Kubosch, J., Mc Intosh, C., Unger, H.-D., Scheler, F. (Med. Univ.-Klinik Göttingen): **Fluorid-Spiegel im Serum bei der Osteoporose-Behandlung mit NaF***

Osteoporose ist die häufigste generalisierte Knochenerkrankung. Als einzige medikamentöse Behandlungsform hat sich die Gabe von fluoridhaltigen Präparaten evtl. in Kombination mit Calcium oder Vitamin D durchsetzen können. Diese Behandlungsform ist jedoch mit einer Reihe von Unsicherheitsfaktoren belastet. So ist es bis heute unklar, welche F^--Spiegel im Serum unter der NaF-Therapie erreicht werden. Nahezu unbekannt ist die Bioverfügbarkeit der auf dem Markt befindlichen F^--Präparate. Wir wissen nicht, ob magen- oder dünndarmlösliche Präparate vorzuziehen sind. Die Dosierungsempfehlungen schwanken zwischen 20 und 120 mg NaF pro die, wobei zusätzlich noch umstritten ist, wie lange behandelt werden soll. Daraus resultiert die Frage nach der Kumulation von Fluorid in Körpergeweben. Umstritten ist ebenfalls, inwieweit die Kombinationsbehandlung von Vorteil ist. Die Problematik der Verträglichkeit, der Nebenwirkungen und der Toxizität wird widersprüchlich diskutiert. Darüberhinaus besteht Unklarheit zur Frage der Kontraindikationen.

Diese Probleme lassen sich im wesentlichen reduzieren auf die Frage, bei welchem Fluoridspiegel im Serum sich in welcher Zeit eine optimale Zunahme der Knochenmasse objektivieren läßt. Voraussetzung für entsprechende Untersuchungen ist somit eine zuverlässige Methode der Fluorid-Bestimmung im Serum, die einfach zu handhaben und in einer breit angelegten klinischen Studie anwendbar ist. Eine solche Methode steht seit kurzem zur Verfügung [1].

Mit diesem Verfahren wurden Serum-F^--Spiegel bei einer Gruppe von 20 Patienten mit primärer Osteoporose bestimmt, die in der Osteoporose-Sprechstunde der Göttinger Poliklinik nach einem einheitlichen Therapieschema behandelt wurden: Sie erhielten morgens und abends nach den Mahlzeiten je 40 mg NaF sowie mittags nach der Mahlzeit 0,5 g Calcium. Neben einem stationären Aufenthalt zur Beckenkammbiopsie wurden die Patienten in 3-monatigen Abständen ambulant kontrolliert.

Bei 14 Patienten, deren Osteoporose uneinheitlich schon vor Beginn der Studie behandelt worden war, lagen die Fluorid-Spiegel im Serum unter der o. g. Therapie im Mittel zwischen 80 und 140 µg/l (Abb. 1), was dem 8- bis 14-fachen der Norm entsprach [1]. Der vorübergehende Abfall der Spiegel nach 3 und 6 Monaten Behandlungsdauer war darauf zurückzuführen, daß 4 Patienten zugegebenermaßen ihr F^- nicht regelmäßig eingenommen hatten. Des weiteren ist bemerkenswert, daß die Substitution von 0,5 g Calcium/die nicht zur Hypercalcämie führte; diese Aussage trifft sowohl für das Gesamt-Calcium als auch für das biologisch und klinisch viel bedeutsamere ionisierte Calcium zu, das potentiometrisch bestimmt wurde [2, 3]. Während Magnesium und alkalische Phosphatase im Normbereich blieben, erscheint es wichtig, daß die Werte des Vit. D Metaboliten 25-HCC selbst ohne Substitution über der Norm lagen. Dies würde eher gegen eine Kombinationsbehandlung mit Vitamin D sprechen.

Eine Gruppe von 6 Patienten, die neu in das o. g. Behandlungsprogramm aufgenommen wurden, d. h. bei denen vor Beginn der Behandlung Ausgangswerte erhoben werden konnten, erschien hinsichtlich ihrer Medikamenteneinnahme als sehr zuverlässig. Hier zeigt es sich, daß die F^--Werte vor der Behandlung im Normbereich lagen (Abb. 2). Demnach ist die Osteoporose keine Fluorid-Mangelerkrankung. Die Spiegel lagen im Mittel nach 3-monatiger Behandlung bei 140 µg/l. Darüberhinaus erscheint es wichtig,

* Mit Unterstützung der DFG, Fu 104/2 und zum Teil im Rahmen des SFB 89 Kardiologie – Göttingen

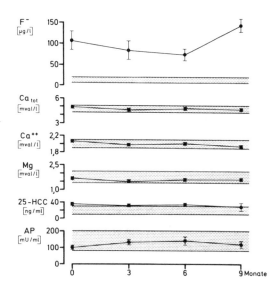

Abb. 1. Laborchemische Parameter der Osteoporosebehandlung mit NaF bei 14, z. T. uneinheitlich vorbehandelten Patienten

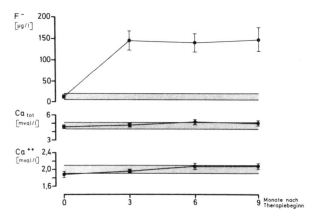

Abb. 2. Laborchemische Parameter der Osteoporosebehandlung bei 6 Patienten vor und während NaF-Therapie

daß vor Behandlungsbeginn Ca^{++} im Mittel unter der Norm lag und sich im Behandlungsverlauf normalisierte, so daß von daher eine Substitutionsbehandlung mit Ca gerechtfertigt erscheint.

Eine erste histomorphometrische Auswertung der Beckenkammbiopsien von 14 Patienten zeigte, daß vor Behandlungsbeginn mit NaF der Anteil der mineralisierten Spongiosa im unteren Normbereich lag. Nach ein- und z. T. zweijähriger Behandlung nahm der Mineralisationsgrad in fast allen Fällen zu. Die Zunahme an Osteoid war ebenfalls als Therapieerfolg zu werten.

Die vorgetragenen Befunde erlauben u. E. eine Reihe wesentlicher Schlußfolgerungen:

1. Die Osteoporose ist keine Fluorid-Mangelerkrankung.

2. Bei zuverlässiger Einnahme von 2 × 40 mg NaF werden im Mittel Serumspiegel von etwa 140 μg/l erreicht, d. h. 14-fach über der Norm.

3. Bei einer Behandlungsdauer von 12 Monaten gibt es keine Zeichen der Fluorid-Kumulation im EZR.

911

4. Eine Kombinationstherapie mit Ca erscheint sinnvoll.

5. Ein Therapie-Erfolg ließ sich histomorphometrisch objektivieren.

6. Die potentiometrische F⁻-Bestimmung im Serum erleichtert wesentlich die Kontrolle der Osteoporosebehandlung.

Literatur

1. Fuchs et al.: Clin. chim. Acta **60**, 157 (1975). — 2. Fuchs et al.: Klin. Wschr. **50**, 824 (1972). — 3. Fuchs et al.: Clin. chim. Acta **67**, 99 (1976).

Lison, A. E., Knoll, O., Ahlbrand, P. F., Zumkley, H. (Med. Poliklinik d. Univ. Münster):
Tierexperimentelle Störungen des Magnesium-Haushaltes*

In der Klinik sind isolierte Störungen im Magnesium-Haushalt nur selten zu beobachten. Viel häufiger findet sich eine solche Veränderung im Rahmen komplexer Stoffwechselstörungen [4, 5, 6, 7, 8, 9]. Da Magnesiumsalze in zunehmendem Maße auch Eingang in die Therapie finden [6, 9], ist die Kenntnis der Auswirkungen isolierter Verschiebungen im Magnesium-Haushalt des Organismus von Bedeutung.

Wir haben mit Hilfe von Hämodialyse von Kaninchen gegen wechselnde Magnesiumkonzentrationen im Dialysat versucht, isolierte Veränderungen im Magnesiumhaushalt zu erzeugen. Bei 31 weiblichen Kaninchen einer Mischrasse wurde der Dünnschichtdialysator nach Röskenbleck und Niesel (Fa. Eschweiler, Kiel) mit 700 cm² wirksamer Membranfläche, 4 ml Füllvolumen und 12 μ dickem Cuprophan nur Dialyse verwendet. Das Dialysat wurde von einer Rollerpumpe auf der einen Seite der Kammer im Gegen-, auf der anderen Seite im Gleichstrom mit dem Blutfluß in einer durchschnittlichen Strömungsgeschwindigkeit von 5,7 ml/min. gepumpt. Der arterielle Schenkel des Systems wurde mit der operativ freigelegten Arteria carotis communis und der venöse mit einer Ohrrandvene der Tiere verbunden. Während der Dialyse wurden die Kaninchen mit bis zu 50 mg/kg Körpergewicht Pentobarbital intraperitoneal anaesthesiert.

Neben einer magnesiumfreien wurde eine normoionische und eine magnesiumreiche (20 mval/1 Mg⁺⁺) Lösung verwendet. Jeweils zu Versuchsbeginn, nach 15, 30, 60, 90 und 120 Minuten wurden EKG, Blutdruck, rektale Körpertemperatur registriert und je 5 ml arterielles Blut gewonnen. Zu Beginn der Dialyse und nach 120 Minuten wurde das Körpergewicht gemessen und eine Muskelbiopsie aus einem Oberschenkel der Hinterläufe, nach 120 Minuten auch aus der kontralateralen Muskelmasse entnommen.

Die Magnesiumkonzentrationen wurden im Muskel, in den Erythrozyten und im Plasma im Atomabsorptionsspektrometer gemessen. Der Magnesiumgehalt in den Erythrozyten wurde unter Verwendung des „Vollblutwertes", des „Plasmawertes" und des Hämatokritis errechnet [10].

Ergebnisse

Durch Dialyse mit einem physiologischen Magnesiumgehalt im Dialysat wurde den Kaninchen im Mittel 0,05 ± 0,37 mval Mg⁺⁺ zugeführt. Durch Verwendung nahezu Mg⁺⁺-freien Dialysates wurde den Tieren im Mittel 0,62 ± 0,15 mval Mg⁺⁺ entzogen. In beiden Versuchsreihen blieb der Plasma-Magnesiumspiegel bis zu 60 Minuten nach Versuchsbeginn unverändert. In der 2. Versuchshälfte (60—120 Minuten) war in beiden Versuchsreihen ein leichter Anstieg des Magnesium-Plasmaspiegels zu verzeichnen. Sowohl nach Dialyse gegen physiologische Magnesiumkonzentrationen als auch gegen magnesiumfreies Dialysat blieben die intraerythrozytären Magnesiumspiegel unverändert. Auch in den Untersuchungen des Skelettmuskels war keine sichere Veränderung der Mg⁺⁺-Konzentration nachweisbar (Abb. 1). Durch Dialyse gegen 20 mval/1 Mg⁺⁺ im Dialysat über 2 Stunden wurde den Tieren im Mittel 5,52 ± 2,89 mval Mg⁺⁺ zugeführt

* Mit freundlicher Unterstützung des Herrn Ministers für Forschung und Wissenschaft des Landes Nordrhein-Westfalen

912

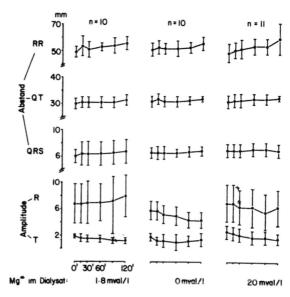

Abb. 1. Mg^{++} im Plasma ($\frac{i}{l}$) und Mg^{++} im Erythrozyten ($\frac{l}{l}$) bei Kaninchen nach Hämodialyse mit wechselndem Mg^{++}-Gehalt im Dialysat. Mg^{++} im Skelettmuskel vor und nach Hämodialyse.
■ = kontralateraler Muskel

Abb. 2. EKG-Veränderungen bei gesunden Kaninchen nach Hämodialyse mit unterschiedlichen Magnesiumkonzentrationen im Dialysat (Papiergeschwindigkeit : 250 mm/sec)

(normaler Plasma-Mg^{++}-Gehalt bei unseren gesunden Kaninchen : 0,33 mval). Es kam zu einem linearen Anstieg der Magnesiumkonzentration im Plasma. Die Magnesiumkonzentration in den Erythrozyten blieb bis zu 90 Minuten nach Versuchsbeginn auf einem Plateau fiel von da an bis zum Ende der Beobachtungszeit um im Mittel 25% des Ausgangswertes ab. Diese rückläufige Magnesiumkonzentration im Erythrozyten wurde von einem Plasma-Mg^{++}-Spiegel von 5 mval/l (normal : 1,8–2,0 mval/l) an beobachtet (Abb. 1). Während im Biopsie-Material aus dem ipsilateralen Skelettmuskel keine sichere Veränderung des Mg^{++}-Gehaltes erfaßt werden konnte, war im kontralateralen Muskelgewebe eine Konzentrationssteigerung nachweisbar (Abb. 1, oben).

Im EKG (Abb. 2) trat in allen Versuchsgruppen gegen Ende der Dialyse eine Verlängerung der RR-Distanz auf, die bei den Tieren mit Hypermagnesieämie besonders ausgeprägt war. QT-Abstand, QRS-Breite und T-Amplitude blieben in allen Versuchsgruppen im Mittel unverändert. Nach Dialyse gegen Magnesium-freies Dialysat trat eine geringe Verminderung der R-Amplitude ein.

Die Körpertemperatur blieb unter den gegebenen Versuchsbedingungen in allen drei Untersuchungsreihen unverändert. Alle Tiere wiesen während der Dialyse einen gleichmäßigen Abfall des arteriellen Mitteldruckes auf. Der Hämatokrit fiel in allen drei Versuchsgruppen im Mittel von 37,3% auf 30,3%. Nach der Dialyse war das Körpergewicht der Tiere im Mittel um 170 g niedriger als der Ausgangswert.

Diskussion

Mit Hilfe unserer Versuchsanordnung ist es gelungen, isolierte Störungen des Magnesiumhaushaltes zu erzeugen. Die Auswirkung der Hämodialyse gegen physiologische Mg^{++}-Konzentration im Dialysat und gegen Mg^{++}-freie Flüssigkeit war nur anhand der Magnesiumbilanz im Waschwasser zu erkennen. Weder die Auswertung des EKG (abgesehen von der leichten R-Abflachung nach magnesiumfreiem Dialysat), der Plasma-, Muskel- oder Erythrozytenkonzentrationen des Mg^{++} ermöglichte eine zuverlässige Unterscheidung der beiden Versuchsgruppen. Auffallend ist der simultane Anstieg des Plasma-Mg^{++}-Gehaltes nach 60 Minuten Dialyse bei unveränderten Konzentrationen in den Erythrozyten und den Muskelproben. Es könnte sich bei dieser Änderung um die Folgen einer mechanischen Alteration der Erythrozyten im Dialysator handeln, die zu einer vermehrten Freisetzung von intraerythrozytärem Magnesium führen müßte. Gegen diese Annahme spricht, daß keine Hinweise auf eine Hämolyse solchen Umfanges in unserem System zu gewinnen waren. Die exakte Deutung und Wertung dieser Beobachtung ist noch offen. Bemerkenswert scheint aber zu sein, daß es auch mit magnesiumfreiem Dialysat sehr schwierig ist, den Plasma- und den intraerythrozytären Magnesiumspiegel eines gesunden Tieres meßbar zu senken, selbst wenn beachtenswerte Mengen des Minerals dem Tier objektiv entzogen werden. Offenbar ist der Magnesium-Stoffwechsel des Körpers gut in der Lage, Verluste im Umfange der doppelten Menge des normalen Plasmagehaltes an Magnesium auszugleichen. Die genauen Einzelheiten dieser Stoffwechselleistung sind noch offen [2, 5].

Die fortdauernde Steigerung der Mg^{++}-Plasmakonzentration durch Dialyse gegen einen 10fach erhöhten Magnesiumgehalt im Dialysat führte zu einer auffallenden Senkung des Mg^{++}-Gehaltes der Erythrozyten. Möglicherweise handelt es sich dabei um den Ausdruck des stoffwechselsupprimierenden Mg^{++}-Effektes, der zur Steigerung der Überlebenszeit von Gewebekulturen bereits nutzbringend Verwendung findet [6]. Offensichtlich kommt es von einem bestimmten Magnesiumgehalt im Plasma an zu einer Behinderung der für die Aufrechterhaltung des inneren Milieus der Zellen verantwortlichen Stoffwechselvorgänge. Es ist zur Zeit noch unklar, ob es sich dabei um eine isolierte Veränderung im Haushalt der Erythrozyten handelt. Diese Möglichkeit scheint das gegensinnige Verhalten des Magnesiumgehaltes im kontralateralen Skelettmuskel anzudeuten. Die fehlende Veränderung des Mg^{++}-Gehaltes im gleichseitigen Muskel könnte Folge der reaktiven Minderdurchblutung im Randgebiet der vorangehenden ersten Gewebsentnahme sein. Für eine mehr generalisierte stoffwechselsupprimierende Wirkung hoher Magnesiumspiegel im Plasma spricht die Verlängerung der RR-Abstände im EKG, die einer Frequenzabnahme entspricht. Diese Beobachtung steht in guter Übereinstimmung mit Untersuchungen der peripheren Muskelreflexe bei Kranken mit Hypothyreose [7] und chronischer Niereninsuffizienz [8] und hohen Mg^{++}-Konzentrationen im Plasma.

Literatur

1. Bruyn, G. W., Mink, C. J. K., Calje, J. F.: Neurology (Minnep.) **15**, 455–461 (1965). – 2. Catto, G. R. D., Reid, I. W., Mc Leod, M.: Nephron **13**, 372–381 (1974). – 3. Dittrich, P., Gurland, H. J., Kessel, M.,

Massini, M. A., Wetzels, E.: In: Hämo- und Peritonealdialyse (Hrg. E. Wetzels), S. 34—46. Springer 1970. — 4. Heierli, Ch., Hill, A. V. L.: Clinical Science **43**, 779—787 (1972). — 5. Paschen, K., Henning, H. V., Quallhorst, E., Scheler, F.: Klin. Wschr. **49**, 1314—1318 (1971). — 6. Wüstenberg, P. W.: Zschr. inn. Med. **27**, 45—49 (1972). — 7. Zumkley, H., Guldner, L.: Med. Klin. **65**, 1441—1444 (1970). — 8. Zumkley, H., Oberwittler, W., Korte, R.: VIII. Symposion der Ges. f. Nephrologie, Aachen 1971 „Zur Pathophysiologie des Dialysepatienten" (Hrg. R. Heintz, H. Holzhüter). — 9. Zumkley, H., Wessels, F., Winter, R., Palm, D.: Med. Klin. **69**, 587—592 (1974). — 10. Wessels, F.: Persönliche Mitteilung 1975.

Bode, J. Ch., Bonnet, M., Bode, Christiane, Dürr, H. K. (Med. Univ.-Klinik, Marburg/Lahn): **Stoffwechsel von Maltose nach intravenöser Zufuhr bei Diabetikern und Stoffwechselgesunden***

Intravenös verabreichte Maltose wird im Tierexperiment [10, 11] und auch beim Menschen [3, 7, 8, 10, 12] metabolisiert, während Laktose und Saccharose bei parenteraler Zufuhr ungespalten im Harn ausgeschieden werden [10]. Für die parenterale Kohlehydratzufuhr ist Maltose von Interesse, da das Disaccharid bei gleicher Konzentration nur die halbe Osmolarität besitzt und damit ungünstige Wirkungen auf die zur Infusion benutzten Venen zum Teil zu vermeiden sind. In dieser Untersuchung wurde geprüft, inwieweit Maltose bei intravenöser Zufuhr in einer mittleren Dosierung bei Diabetikern und bei Stoffwechselgesunden umgesetzt wird.

Patienten und Untersuchungsansatz

1. Kurzzeitinfusion: 6 Stoffwechselgesunde (Durchschnittsalter 56 Jahre, mittleres Körpergewicht 59 kg) und 6 nicht insulinpflichtige Diabetiker (Durchschnittsalter 69 Jahre, mittleres Körpergewicht 69 kg) erhielten morgens in nüchternem Zustand 500 ml 10%ige Maltoselösung (Braun AG, Melsungen) innerhalb von 3 Stunden infundiert. Blutentnahmen erfolgten vor Infusionsbeginn und in stündlichen Intervallen bis 1 Stunde nach Ende der Infusion. Urin wurde von Beginn der Infusion an über 5 Stunden gesammelt.

2. 24-Stunden-Infusion: 5 Diabetiker (davon 2 insulinbedürftig) erhielten 10%ige Maltoselösung als Dauerinfusion über 24 Stunden (4 Patienten 2 Liter und 1 Patient 1,5 Liter). Blutentnahmen erfolgten zu Beginn sowie nach 3, 7, 10, 15 und 24 Stunden. Der Urin wurde in 2 × 12-Stunden-Portionen gesammelt. Die Patienten erhielten während der Untersuchung keine Medikamente (auch keine Antidiabetika) und nahmen keine Nahrung zu sich. — Die untersuchten Metabolite wurden im enzymatischen Test nach Standardverfahren [1] bestimmt.

Ergebnisse

Die Infusion von 50 g Maltose innerhalb von 3 Stunden (im Mittel 0,28 g/kg Körpergewicht × Stunde bei Gesunden und 0,24 g/kg Körpergewicht bei Diabetikern) führt zu einem Anstieg der Maltosekonzentration im Blut bis maximal 4 mMol/l (Fig. 1). Bei den Diabetikern kommt es mit einer Ausnahme zur Abflachung des Anstiegs der Maltosekonzentration im Blut, diese Plateaubildung ist bei den Stoffwechselgesunden nicht zu erkennen. Die Konzentration von Metaboliten des Kohlehydratstoffwechsels (Glukose, Laktat und Pyruvat) und der Ketokörper (β-Hydroxybutyrat) ändern sich bei beiden Gruppen nur geringfügig (Abb. 1). Die Konzentration von freiem Glycerin fällt bei beiden Gruppen im Mittel um 20% (p < 0,05). Die Konzentration von anorganischem Phosphat im Serum geht um 10% zurück.

Unter der Dauerinfusion von 2 Litern 10%iger Maltoselösung innerhalb von 24 Stunden ist der Anstieg der Maltosekonzentration im Blut deutlich niedriger als bei der Kurzzeitinfusion (Fig. 2). Bei 4 der 5 Patienten kommt es zur Einstellung eines Gleichge-

---

* Mit Unterstützung der Deutschen Forschungsgemeinschaft (Bo 334/5)

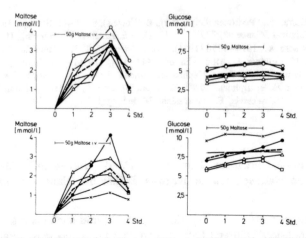

Abb. 1. Einfluß einer Infusion von 500 ml 10%iger Maltoselösung innerhalb von 3 Stunden auf die Konzentration von Maltose, Glukose und Laktat im Blut bei Diabetikern und Stoffwechselgesunden. Punktierte Linie: Mittelwerte

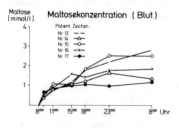

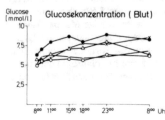

Abb. 2. Verhalten der Maltose- und Glukosekonzentration im Blut und der Infusion von 2 Litern 10%iger Maltoselösung innerhalb von 24 Stunden bei Diabetikern

wichts der Maltosekonzentration im Blut. Die Blutglukosekonzentration steigt bei allen Patienten nur leicht an (Abb. 2). Die Konzentration der übrigen Metabolite (Laktat, Pyruvat, Ketokörper) zeigt nur geringe Änderungen, desgleichen die Konzentration von anorganischem Phosphat. Folgende klinisch-chemischen Werte wurden weder bei der 3stündigen Infusion noch bei der über 24 Stunden gehenden Untersuchung beeinflußt: Bilirubin, Harnsäure, GPT, GOT, LDH.

Die Ausscheidung von Glukose und Maltose im Urin betrug bei dem Kurzzeitversuch bei den Stoffwechselgesunden im Mittel 4,9 g (davon 1,2 g Maltose und 3,7 g Glukose). Bei den Diabetikern betrug die mittlere Ausscheidung 6,1 g (1,8 g Maltose und 4,3 g Glukose). Die Ausscheidung von Glukose und Maltose im Urin wurde bei der 24stündigen Infusion zwischen 14 und 43 g gemessen (Mittelwert 26 g). Der Anteil der Maltose betrug hiervon 2,5−7 g (Mittelwert 3,5 g).

Diskussion

Die Ergebnisse zeigen, daß Maltose bei Diabetikern und bei Stoffwechselgesunden mit annähernd gleicher Geschwindigkeit umgesetzt wird. Das Verhalten der Maltosekonzentration im Blut bei der Infusion von 50 g innerhalb von 3 Stunden kann als Hinweis für eine etwas höhere Umsatzrate von Maltose bei Diabetikern gewertet werden. Die Ergebnisse anderer Untersucher, die nach einer Stoßinfusion von 25—50 g Maltose innerhalb von wenigen Minuten bis einer halben Stunde eine Spaltung von Maltose und eine Oxidation von ^{14}C-markierter Maltose zu $^{14}CO_2$ bei Diabetikern nachwiesen [4, 9, 13] werden durch die eigenen Befunde bestätigt und erweitert. Der deutliche Anstieg der Maltosekonzentration und die geringe Änderung der Konzentration von Glukose und Laktat sind durch die verhältnismäßig langsame Freisetzung von Glukose aus Maltose erklärt. Im Vergleich zu den Ergebnissen anderer Untersucher [2, 6], die bei Stoffwechselgesunden ähnliche Maltosemengen zuführten, liegt die Ausscheidung von Glukose und Maltose im Urin bei der Kurzzeitinfusion in den eigenen Untersuchungen etwas niedriger. Die bevorzugte Ausscheidung von Glukose trotz fehlender Erhöhung der Blutglukosekonzentration ist vermutlich auf die hohe Aktivität von Maltase in der Niere zurückzuführen [5]. Bei der Infusion von etwa 0,12 g/kg·Körpergewicht × Stunde ist bei den untersuchten Diabetikern der Anstieg der Maltosekonzentration verhältnismäßig gering und entspricht den bei Stoffwechselgesunden bei gleicher Dosis gefundenen Werten [2]. Die Gesamtausscheidung von Glukose und Maltose von etwa 12% der zugeführten Menge kann toleriert werden. Die Umsatzrate für Maltose beträgt bei den untersuchten Diabetikern somit etwa 150 g in 24 Stunden.

Schlußfolgerung

Maltoselösungen sind für eine vollständige parenterale Ernährung mit Zufuhr größerer Kohlehydratmengen wegen der begrenzten Umsatzrate des Disaccharids nicht geeignet. Die weit überwiegende Zahl der Patienten internistischer und zum Teil auch chirurgischer Kliniken erhält jedoch Infusionen, bei der die Kohlehydratmenge pro Tag nicht über 150—200 g liegt. In dieser Dosierung können Maltoselösungen für die Infusionstherapie Verwendung finden. Die Frage, ob eine Infusion von 2 Litern einer 10%igen Maltoselösung einer 10%igen Glukoselösung im Hinblick auf Komplikationen im Bereich der Venen tatsächlich günstiger ist, kann nur durch eine vergleichende Untersuchung geklärt werden.

Literatur

1. Bergmeyer, H. U.: Methoden der enzymatischen Analyse I + II. Weinheim/Bergstr.: Verlag Chemie 1974. — 2. Förster, H., Hoos, I., Boecker, S., Michel, B.: Sind Maltoseinfusionen für die Infusionstherapie geeignet? Infusionsther. 2, 385—392 (1975). — 3. Hayasaka, A., Fukui, S., Takeichi, T., Sato, K., Takada, Y., Sakabe, K., Takeda, T., Minakawa, K., Okuyama, T., Kudo, N., Yoshida, Y., Shigeoka, K., Takagi, Y.: An Application of maltose to the parenteral nutrition. J. New Remedies & Clinics (Jap.) 21, 3—12 (1972). — 4. Ohneda, A., Maruhama, Y., Sato, M., Matsuda, K., Yanbe, A., Itabashi, H., Horigome, K., Chiba, M.: Metabolism of maltose in normal and diabetic subjects. Naika (Jap.) 31, 506—512 (1973). — 5. Ohneda, A., Yamagata, S., Tsutsumi, K., Fujiwara, H.: Distribution of maltose intravenously administered to rabbits and its metabolism in the kidney. Tohoku J. exp. Med. 112, 141—154 (1974). — 6. Sprandel, U., Heuckenkamp, P.-U., Zöllner, N.: Verwertung parenteral zugeführter Maltose. 82. Tagung Dtsch. Ges. inn. Med., Wiesbaden, April 1976. — 7. Sunada, T., Omoto, T., Kimura, H., Soda, M., Yamanaka, T., Hoshiai, K., Kojima, S., Shimizu, N.: Clinical effects of maltose as a carbohydrate nutrient. Diagn. Treatm. (Jap.) 59, 2386—2390 (1971).— 8. Tanaka, K., Hioki, K., Doi, Y., Fujita, T., Yamamoto, M., Hatano, Y.: Clinical studies on maltose. J. New Remedies & Clinics (Jap.) 20, 1997—2002 (1971). — 9. Toyota, T., Goto, Y., Sato, S., Shimojo, Y., Takahashi, K.: Maltose metabolism in diabetic state. Tohoku J. exp. Med. 114,

61–69 (1974). – 10. Weser, E., Sleisinger, M. H.: Metabolism of circulating disaccharides in the man and the rat. J. clin. Invest. **46,** 499 (1967). – 11. Yoshimura, N. N., Ehrlich, H., Westman, T. L., Deindörfer, F. H.: Maltose in total parenteral nutrition of rats. J. Nutr. **103,** 1256 (1973). – 12. Young, J. M., Weser, E.: The metabolism of circulating maltose in man. J. clin. Invest. **50,** 986–991 (1971). – 13. Young, J. M., Weser, E.: The metabolism of maltose after intravenous injection in normal and diabetic subjects. J. clin. Endocrin. **38,** 181 (1974).

Gastroenterologie

Röllinghoff, W., Tischendorf, F. W., Brandes, J. W., Ehms, H., Miller, B., Malchow, H. (Med. Univ.-Kliniken Tübingen, Marburg u. Düsseldorf): **Zur Lysozymbestimmung bei Morbus Crohn**

Lysozym (LZM) ist ein bakteriolytisches Enzym, das in vielen menschlichen und tierischen Zellen sowie Sekreten vorkommt. Es wurde erstmals 1922 von Fleming im Nasensekret entdeckt. Besonders hohe Aktivitäten wurden in Hühnereiklar, Tränen, Muttermilch, Speichel und Leukozyten gefunden. LZM kommt zellgebunden in den Lysosomen granulierter Zellen der myeloischen Reihe und in Monozyten vor. Auch bei granulomatösen Erkrankungen wie der Tuberkulose und der Sarkoidose wurden erhöhte LZM-Aktivitäten beschrieben (Lit. bei Osserman). Kürzlich berichteten Falchuk et al. über hohe LZM-Spiegel im Blut bei Morbus Crohn im Gegensatz zu anderen entzündlichen Darmerkrankungen. In einer weiteren Arbeit beschreiben sie außerdem, daß sich die LZM-Konzentrationen bei aktiver Crohn'scher Erkrankung signifikant von den Werten bei Gesunden und Patienten mit inaktiver Erkrankung unterscheiden. Dies veranlaßte uns zu prüfen, ob die Beobachtungen an unserem Krankengut bestätigt werden können und wie die LZM-Konzentrationen mit der Aktivität der Crohn'schen-Erkrankung korrelieren.

Patienten und Methodik

Normalkollektiv: 38 gesunde Freiwillige im Alter von 19 bis 36 Jahren. 14 Männer und 24 Frauen. *Morbus Crohn:* Bei 55 Patienten mit M. Crohn wurden LZM-Blutspiegel und LZM-Urinkonzentrationen untersucht. Das Geschlechtsverhältnis war ausgewogen (25 Frauen : 30 Männern). Das Alter reichte von 18 bis 67 Jahren. Bei 11 Patienten war nur der Dünndarm befallen, bei 18 der Dünn- und Dickdarm, bei 9 ausschließlich der Dickdarm. Zusätzlich war 3 × das Duodenum betroffen. 13 Patienten waren operiert worden. 13 × wurden Fisteln nachgewiesen. Zum Zeitpunkt der Studie erhielten 13 Patienten Steroide, 6 Salicylazosulfapyridin, 12 beide Medikamente und 16 keine Therapie. 6 weitere Patienten wurden mit Azathioprin behandelt. *Aktivitätsindex:* Die Aktivität der Erkrankung wurde nach einem Index der National Cooperative Crohn's Disease Study der USA (persönliche Mitteilung) aus folgenden Paramtern berechnet: Anzahl der Stuhlentleerungen, Grad der Bauchschmerzen, Befinden des Patienten, klinischer Befund mit Fisteln und Systemmanifestationen, Hämatokrit, Gewicht. Erkrankungen mit einem Aktivitätsindex < 100 wurden als „leicht", mit einem Index zwischen 101 bis 201 als „mäßig" und solche mit einem Index > 201 als „schwer" klassifiziert. LZM wurde enzymatisch mit der *Lysoplattenmethode* (Osserman), bezogen auf menschliches LZM als Standard, gemessen. Es wurden jeweils Doppelbestimmungen durchgeführt. Die Mittelwerte und Standardabweichungen wurden für jede Gruppe errechnet. Zur Prüfung der statistischen Sinifikanz wurde der F-Test (Fisher) herangezogen. Im zweiseitigen Test wurden Unterschiede dann als signifikant angesehen, wenn $2p < 0,05$ beobachtet wurde.

Ergebnisse

Die Serum-LZM-Spiegel von Gesunden und Patienten mit M. Crohn sind in Abb. 1 aufgetragen. Die Crohn-Patienten wurden je nach der Aktivität der Erkrankung noch einmal in 3 Gruppen unterteilt.

Die Mittelwerte der LZM-Konzentrationen ($\mu g/ml$) mit ihren Standardabweichungen betrugen: Gesunde: $8,4 \pm 1,8$ (n = 38), M. Crohn: $8,1 \pm 3,0$ (n = 55). Aktivitätsindex < 100 : $7,3 \pm 2,9$ (n = 10), Aktivitätsindex 101−200: $8,3 \pm 3,5$ (n = 25), Aktivitätsindex > 201: $8,3 \pm 2,4$ (n = 20). Die Mittelwerte der verschiedenen Kollektive untereinander und zum Normalkollektiv unterschieden sich nicht signifikant ($2p > 0,05$). Eine

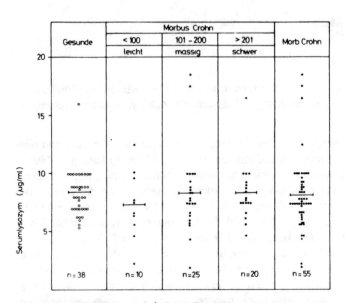

Abb. 1. Serum-LZM-Konz. (μ/ml) bei Gesunden und Patienten mit M. Crohn (2p > 0,05). Je nach der Aktivität der Erkrankung wurden die Patienten in 3 Gruppen unterteilt: Index ⩽ 100 = „leicht", Index 101–200 = „mäßig", Index > 200 = „schwer", (2p > 0,05). Die Mittelwerte sind durch horizontale Linien gekennzeichnet

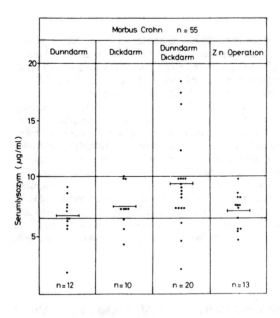

Abb. 2. Serum-LZM-Konz. (μg/ml) bei Patienten mit M. Crohn unterschiedlicher Lokalisation. Die horizontalen Linien kennzeichnen die Mittelwerte und die Streuung der Normalwerte

Korrelation zwischen den Serum-LZM-Konzentrationen und dem Aktivitätsindex bestand nicht (r = 0,24, n = 52, p > 0,05). Je nach Ausdehnung der Erkrankung zeigten Mittelwerte der LZM-Konzentrationen (μg/ml) und Standardabweichungen im Dünndarm: 6,8 ± 1,9 (n = 12), Dickdarm: 7,6 ± 1,9 (n = 10), Dünn- und Dickdarm: 9,6 ± 4,0 (n = 20), Zustand nach Operation: 7,2 ± 1,5 (n = 13), siehe Abb. 2. Statistisch signifikante Unterschiede der Mittelwerte bestanden zwischen dem Kollektiv mit Dünn- und Dickdarmbeteiligung und dem mit ausschließlichem Dünndarmbefall, bzw. dem mit

Zustand nach Operation (2p < 0,05). Bei den übrigen Gruppen und zum Normalkollektiv bestanden keine signifikanten Unterschiede. Bei 44 Patienten mit M. Crohn wurden die Urin-LZM-Konzentrationen bestimmt. Mittelwert und Standardabweichung betrugen 1,1 ± 2,5 μ/ml (Normalwert: 0,9 ± 0,9 μ/ml).

Diskussion

Über LZM-Bestimmungen bei M. Crohn sind nach der ersten Mitteilung von Falchuk et al. nur wenige Veröffentlichungen mit kleinen Patientenkollektiven erschienen. Über erhöhte LZM-Werte bei 21 Patienten mit entzündlicher Darmerkrankung berichten Kane et al. und bestätigen als einzige die Ergebnisse von Falchuk. Eine Aufgliederung in Morbus Crohn und Colitis ulcerosa erfolgte nicht. Die mitgeteilten Serum-Spiegel erreichen aber bei weitem nicht die von Falchuk et al. angegebenen Werte. Diese hatten bei 25 Crohn-Patienten LZM-Konzentrationen von 26,3 ± 1,4 μg/ml erhalten, gemessen mit der Lysoplattenmethode gegen menschliches LZM als Standard. Peeters et al. und Cattan et al. berichten ebenfalls über LZM-Spiegel bei entzündlichen Darmerkrankungen, fanden jedoch keine signifikanten Unterschiede zwischen Crohn-Patienten, Gesunden und Patienten mit Colitis ulcerosa. Beide Autoren bestimmten LZM mit der turbidimetrischen Methode (Parry et al.) gegen LZM aus Hühnereiweiß als Standard. Die Diskrepanz zu den Befunden von Falchuk et al. wurde mit der unterschiedlichen Methodik und den verschiedenen Standards begründet. Beide Bestimmungsmethoden liefern gut reproduzierbare Ergebnisse, wie Cattan et al. an einem großen Kollektiv feststellten. Es scheint jedoch nicht ganz unerheblich zu sein, ob menschliches LZM oder LZM aus Hühnereiweiß als Standard benutzt wird. Beide Lysozyme unterscheiden sich sowohl in ihrer Peptidstruktur als auch in ihrer Antigenstruktur (Tischendorf et al.). Falchuk et al. stellten außerdem fest, daß die LZM-Spiegel bei 57 Patienten mit M. Crohn bei aktiver Erkrankung signifikant höher waren als bei Gesunden und Patienten mit inaktiver Erkrankung (p < 0,001). Als Maß für die Aktivität der Erkrankung wurde die Einteilung von De Dombal et al. benutzt, die durchaus mit dem von uns angewandten Aktivitätsindex zu vergleichen ist. Auf Grund unserer Untersuchungen, bei denen wir keine Korrelation zwischen den LZM-Spiegeln und dem Aktivitätsindex feststellen konnten, ist die LZM-Bestimmung sowohl als Verlaufskontrolle wie auch als Parameter für den Aktivitätsgrad der Erkrankung ungeeignet. Falchuk et al. kommen weiterhin zu dem Ergebnis, daß es keine Korrelation zwischen der Ausdehnung der Crohn'schen Erkrankung und den LZM-Spiegeln gibt. Dies steht im Widerspruch zu unseren Ergebnissen und zu Befunden von Pruzanski et al., die ebenfalls bei Patienten mit Dünn- und Dickdarmbeteiligung höhere LZM-Konzentrationen beobachten konnten als bei ausschließlichem Dünndarmbefall. Ob sich hieraus prognostische Aussagen ableiten lassen, muß an einem größeren Patientenkollektiv überprüft werden.

Schlußfolgerungen

1. Die LZM-Bestimmung im Blut ist zur Differentialdiagnose der Crohn'schen Erkrankung zu anderen chronisch entzündlichen Darmerkrankungen nicht geeignet. 2. Die LZM-Bestimmung im Blut gibt keine Auskunft über die Aktivität der Erkrankung und ist zur Verlaufskontrolle ungeeignet. 3. Möglicherweise besteht eine Beziehung zwischen der LZM-Konzentration und der Ausdehnung der Erkrankung. 4. Die Urin-LZM-Konzentrationen sind bei M. Crohn nicht erhöht.

Literatur

Cattan, D., Vesin, P., Azogui, M., Zittoun, J.: Presse méd. **37**, 2666 (1975). – de Dombal, F. T., Burton, J. L., Clamp, S. E., Goligher, J. C.: Gut **15**, 435 (1974). – Falchuk, K. R., Perrotto, J. L., Isselbacher, K. J.: N. E. J. M. **292**, 395 (1975). – Idem: Gastroent. **69**, 893 (1975). – Fleming, A., Allison, V. D.: Brit. J. Exp. Path. **13**, 252 (1922). – Kane, S. P., Hoffbrand, A. V., Neale, G.: Gut **15**, 953 (1974). – Osserman, E. F., Lawlor, D. P.: J. Exp. Med. **124**, 921 (1966). – Peeters, T. L., Geboes, K., Vantrappen, G. R.: N. E. J. M. **292**, 1349 (1975). – Parry, R. M., Chandan, R. C., Shahani, K. M.: Proc. Soc. Exp. Biol. **119**, 384 (1965). – Pruzanski, W., Marcon, N.: N. E. J. M. **293**, 611 (1975). – Tischendorf, F. W., Osserman, E. F.: Fed. proc. **26**, 845 (1967). – Idem: Protides of Biol. Fluids **16**, 197 (1967).

Miller, B., Fervers, F., Rohbeck, R., Strohmeyer, G. (2. Med. Klinik u. Poliklinik der Univ. Düsseldorf): **Zuckerkonsum bei Patienten mit Morbus Crohn**

Folgende Gründe veranlaßten uns, den Zuckerkonsum bei Patienten mit Morbus Crohn zu untersuchen: 1. die klinische Beobachtung, daß auffällig viele Patienten mit Morbus Crohn eine besondere Vorliebe für Zucker und Süßigkeiten haben und davon nicht selten exzessive Mengen konsumieren [5]; 2. Histopathologische Überlegungen zur Genese der Frühläsionen des Morbus Crohn führten Morson u.a. [7, 8] dazu, das Eindringen eines Agens aus dem Darmlumen in das Lymphgewebe und die Lymphgefäße der Mukosa als ätiologischen Faktor bei dieser Erkrankung zu diskutieren. Die Natur dieses Agens ist nicht bekannt; es könnte bakterieller oder viraler Herkunft sein, es könnte sich dabei aber auch um eine Substanz handeln, die mit der Nahrung aufgenommen wird. 3. Epidemiologische Untersuchungen scheinen eine Häufigkeitszunahme des Morbus Crohn während der letzten 20 Jahre zu belegen [1, 2], und zwar besonders in Industrieländern, die ein hochentwickeltes System der industriellen Nahrungsmittelproduktion, -konservierung und -raffinierung haben [4]. Es ist daher nicht abwegig, in die Erforschung von Ätiologie und Pathogenese des Morbus Crohn auch ernährungsanamnestische Untersuchungen einzubeziehen.

Material und Methodik

Die Untersuchung wurde an 34 unausgewählten Patienten mit gesichertem Morbus Crohn sowie einer gleichgroßen Kontrollgruppe durchgeführt. Als Kontrollpersonen dienten uns ehemalige Patienten der Chirurgischen Univ.-Klinik, die dort wegen Verletzungen (meist Frakturen) behandelt worden waren, und die wir anhand der Archivdaten auswählten. Die Kontrollpersonen wurden den Patienten als „gepaarte Kontrollen" zugeordnet, die Kriterien der Übereinstimmung sind in der Tabelle aufgeführt. Bei der beruflichen Tätigkeit stimmten in 2 Fällen die Berufsgruppen zwischen Patient und Kontrollperson nicht überein: die Patienten gehörten der Gruppe 4 (Büroarbeit), die Kontrollpersonen der Gruppe 2 (leichte körperliche Arbeit) an. Diese geringe Diskrepanz erschien uns tolerierbar. Alle Probanden bekamen zunächst einen ernährungsanamnestischen Fragebogen zugesandt, der sich detailliert auf zuckerhaltige Nahrungsmittel bezog. Mit ihm wurde der derzeitige Verbrauch bestimmt. 14 Tage nach Rücksendung des Fragebogens erfolgte ein persönliches Interview, das die schriftlichen Angaben nochmals kontrollierte und ergänzte. Dabei wurden die Probanden besonders befragt, ob sie in den letzten Jahren ihre Eßgewohnheiten geändert hätten, um so bei den Patienten Angaben darüber zu erhalten, wie groß der Zuckerverbrauch vor Beginn der Erkrankung war. Aus diesen ernährungsanamnestischen Erhebungen wurde dann der Zuckerverbrauch unter Verwendung von Nahrungsmitteltabellen berechnet. Die statistische Prüfung auf Signifikanz der Unterschiede zwischen Patienten- und Kontrollgruppe erfolgte mit dem Vorzeichentest für gepaarte Stichproben[1]. Zusätzlich wurden bei allen Probanden geschmacksphysiologische Tests durchgeführt, auf die hier nicht näher eingegangen werden kann.

---

[1] Wir danken Prof. H. J. Jesdinski (Inst. für Med. Statistik und Biomathematik der Univ. Düsseldorf) für seine Beratung und Hilfe

922

Tabelle 1. Kriterien für die Auswahl der Kontrollpersonen (gepaarte Kontrollen)

	Pat.	Kontr.
1. Gleiches Geschlecht		
2. Vergleichbarkeit nach Alter, Körpergröße und -gewicht (maximale Abweichung im Einzelfall 10%):		
Durchschnittliches Alter (Jahre)	33,0	32,9
Durchschnittliche Größe (cm)	170,0	168,8
Durchschnittliches Gewicht (kg)	62,0	61,9
3. Vergleichbarkeit der beruflichen Tätigkeit (damit annäherungsweise des Sozial- und Bildungsstatus):		
Gruppe 1: schwere körperliche Arbeit	3	3
Gruppe 2: leichte körperliche Arbeit	4	6
Gruppe 3: Hausfrauen	12	12
Gruppe 4: Büroarbeit	11	9
Gruppe 5: Schüler, Studenten	4	4

Ergebnisse

Abb. 1 zeigt die Häufigkeitsverteilung der Höhe des täglichen Zuckerverbrauchs. Während die Kontrollpersonen durchschnittlich 55 g Zucker pro Tag aßen, nahmen die Crohn-Patienten mehr als die doppelte Menge, nämlich 115 g zu sich. Vor Erkrankungsbeginn lag der durchschnittliche Zuckerkonsum bei den Patienten sogar fast dreimal so hoch bei 150 g/Tag. 14 der 34 Patienten hatten seit Erkrankungsbeginn ihre Eßgewohnheiten geändert, und zwar ausnahmslos verbunden mit einer Verringerung des Zuckerkonsums. In der Kontrollgruppe ließen sich keine wissentlichen Änderungen der Eßgewohnheiten erfragen. 50% der Patienten, vor Krankheitsbeginn sogar 59%, aßen täglich mehr als 100 g Zucker (vereinzelt Mengen von 400–800 g), in der Kontrollgruppe waren es nur 9% (maximaler Verbrauch 145 g/Tag). Beziehungen des Zuckerverbrauchs zu klinischen Parametern wie Alter bei Krankheitsbeginn, Lokalisation oder Verlauf der Erkrankung ließen sich nicht erkennen. Die Unterschiede im Zuckerverbrauch bei Patienten- und Kontrollgruppe waren statistisch signifikant ($p < 0.01$).

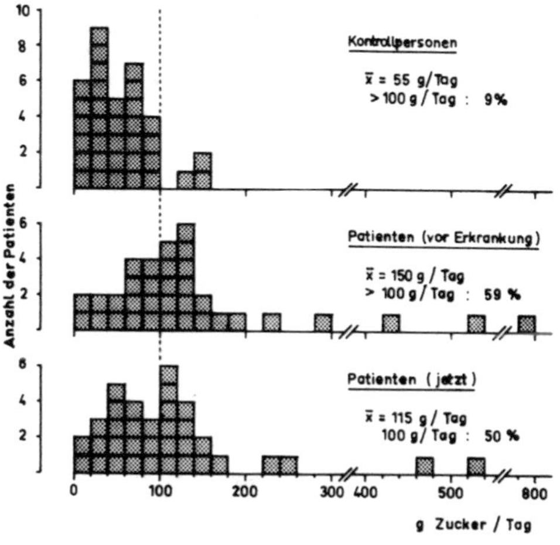

Abb. 1. Häufigkeitsverteilung des täglichen Zuckerverbrauchs bei 34 Patienten mit Morbus Crohn im Vergleich mit einer gepaarten Kontrollgruppe

Diskussion

Das Ergebnis der Untersuchung bestätigt die ursprüngliche klinische Beobachtung, daß Patienten mit Morbus Crohn mehr Zucker und Süßigkeiten essen als gesunde Personen einer vergleichbaren Kontrollgruppe.

Zwei Erklärungen sind zu diskutieren:

1. Es ist bekannt, daß sich Patienten mit Ulcus duodeni hinsichtlich ihrer Geschmackssensitivität für Bitterstoffe von Kontrollgruppen unterscheiden [3, 9]. Die Vorliebe für Süßigkeiten bei Patienten mit Morbus Crohn könnte zusammenhängen mit geschmacksphysiologischen Besonderheiten dieser Patientengruppe. Eine solche Beziehung wäre möglich als Folge einer Assoziation bestimmter genetischer Merkmale, in diesem Falle der Geschmackssensitivität mit der Empfänglichkeit für die entzündliche Darmerkrankung. Zur Prüfung dieser Hypothese testeten wir in der Patienten- und der Kontrollgruppe die Geschmacksempfindlichkeit für den Bitterstoff 6-Propyl-2-Thiouracil sowie für Saccharose. Es ließen sich dabei keine Unterschiede zwischen diesen beiden Gruppen nachweisen.

2. Zusatzstoffe, die in Süßigkeiten und gesüßten Nahrungsmitteln enthalten sind, könnten eine direkte Rolle in der Ätiologie und Pathogenese der entzündlichen Darmerkrankung spielen. Ein solcher Zusatzstoff ist z.B. Carrageenan, mit dem im Tierversuch das histologische Bild einer granulomatösen Colitis, in anderen Fällen einer Colitis ulcerosa hervorgerufen werden konnte [6]. Es handelt sich um ein sulfatiertes Polysaccharid aus Galactose und Anhydrogalactose, dem ein starker Adjuvans-Effekt bei immunologischen Reaktionen zugesprochen wird. Somit müssen die hier zur Diskussion gestellten Ernährungsfaktoren nicht das den Morbus Crohn auslögende Agens selbst enthalten, sondern sie könnten auch im Sinne von Adjuvantien bei der Reaktion auf ein anderes ätiologisches Agens wirksam werden und so Bild und Verlauf der Erkrankung mitbestimmen.

Literatur

1. Brahme, F., Lindström, C., Wenckert, A.: Crohn's disease in a defined population. Gastroenterology 69, 342 (1975). — 2. Evans, J. G.: The epidemiology of Crohn's disease. Clinics Gastroenterol. 1/2, 335 (1972). — 3. Kaplan, A. R., Fischer, R., Glanville, E., Powell, W., Kamionkowski, M., Fleshler, B.: Differential taste sensitivities in duodenal and gastric ulcer patients. Gastroenterology 47, 604 (1964). — 4. Krause, U.: Epidemiology in Sweden. In: Regional Enteritis. Skandia Intern. Symp. (Hrg. A. Engel u. T. Larsson), S. 142. Stockholm: Nordiska Bokhandelns Förlag 1971. — 5. Martini, G. A.: Persönliche Mitteilung. — 6. Melnyk, C. S.: Experimental Colitis. In: Inflammatory bowel disease (Hrg. J. B. Kirsner u. R. G. Shorter), S. 23. Philadelphia: Lea und Febiger 1975. — 7. Morson, B. C., Dawson, J. M. P.: Gastrointestinal pathology, S. 262. Oxford-London-Edinburgh-Melbourne: Blackwell 1972. — 8. Truelove, S. C.: Perspectives of research into Crohn's disease. In: Regional Enteritis. Skandia Intern. Symp. (Hrg. A. Engel u. T. Larsson), S. 318. Stockholm: Nordiska Bokhandelns Förlag 1971. — 9. Vesely, K. T., Kubickova, Z., Dvorakova, M., Zvolankova, K.: Clinical data and characteristics differentiating types of peptic ulcer. Gut 9, 57 (1968).

Eckhardt, R., Krieg, H.[1], Meyer zum Büschenfelde, K. H. (II. Med. Univ.-Klinik u. Chirurg. Univ.-Klinik[1], Mainz): **Verlaufsbeobachtungen bei Patienten mit M. Crohn nach operativer bzw. unter immunsuppressiver Therapie**

1. Einleitung

Ätiologie und Pathogenese des M. Crohn sind bisher unbekannt. Untersuchungen der letzten Jahre weisen jedoch auf die Bedeutung humoraler und zellulärer Immunreaktionen im Verlauf der Erkrankung hin (Übersicht bei [4]). Es lag daher nahe, immunsuppressiv wirksame Substanzen zur Behandlung dieser Erkrankung einzusetzen [1].

2. Patientengut

Von 1971 bis 1975 wurden an der II. Med. Univ.-Klinik Mainz 52 Fälle mit M. Crohn diagnostiziert und weiter kontrolliert. Bei 48 Patienten wurde eine immunsuppressive Langzeittherapie (IS) mit Azathioprin (2 mg/kg/die) plus Prednison (5—10 mg/die) eingeleitet, nachdem Pilotstudien günstigere Behandlungserfolge im Vergleich zu den Ergebnissen mit Corticoiden oder Salazosulfapyridin zeigten [7]. Die Behandlungsdauer liegt bisher zwischen 3 und 60 Monaten, bei 5 Patienten wurde die IS nach 1—2 Jahren abgesetzt. Im gleichen Zeitraum wurden 104 Patienten an der Chirurgischen Univ.-Klinik Mainz wegen eines M. Crohn operiert. Die Indikation zur Operation wurde in der Regel dann gestellt, wenn eine konservative Therapie ohne Erfolg blieb.

3. Ergebnisse

a) *Immunsuppressive Therapie.* Ein hoher Prozentsatz der bisher auswertbaren Patienten (43 Fälle) befindet sich unter IS in einem anhaltend guten Allgemeinzustand (AZ), zeigt ein konstantes Gewicht um den Bereich der Norm oder reagierte mit einer Normalisierung oder Reduktion von Stuhlfrequenz bzw. abdomineller Schmerzsymptomatik (Tab. 1). 32 von 43 über längere Zeit mit IS behandelten Patienten befinden sich nach laborchemischen Kriterien in einem inaktiven Stadium (= 74%), bei 8 weiteren Patienten (= 19%) besteht zur Zeit eine noch geringe Restaktivität der Grunderkrankung. Eine weitere Aufschlüsselung des Patientenkollektivs zeigt, daß besonders hochaktive Verläufe auf die Behandlung mit IS ansprechen: in 22 von 25 Fällen (= 88%) konnte hierbei ein inaktives Stadium erreicht werden, während sich lediglich 10 von 15 Patienten mit initial eher chronischem Verlauf zur Zeit in einem inaktiven Stadium befinden (= 66%). Ein insgesamt günstigeres Behandlungsergebnis zeigte sich weiterhin auch in der Patientengruppe mit isoliertem Colonbefall und bei Rezidiven im Anastomosenbereich nach Ileoaszendostomie (Tab. 2). Röntgenologisch war bei 9 Patienten eine Reduktion, bei 4 Patienten, soweit beurteilbar, eine Rückbildung der krankhaften Veränderungen zu beobachten. 10 Patienten zeigten keine Veränderung des Ausgangsbefundes.

Tabelle 1. Beeinflussung des subjektiven Beschwerdebildes durch eine immunsuppressive Therapie (IS) bei Patienten mit M. Crohn

```
ERGEBNISSE DER THERAPIE MIT IS
    SUBJEKTIVE SYMPTOME
------------------------------
1.:  ALLGEMEINZUSTAND (AZ):
     ----------------------
     40/43 PAT. IN GUTEM AZ (ARBEITSFÄHIG)

2.:  GEWICHT:
     --------
     41/43 PAT. MIT KONSTANTEM GEWICHT

3.:  STUHL:
     ------
     25/33 PAT. NORMALISIERUNG DER STUHLFREQUENZ
      2/33 PAT. REDUKTION DER STUHLFREQUENZ
      6/33 PAT. ANSPRECHEN AUF CHOLESTYRAMIN

4.:  KOLIKEN:
     --------
     22/29 PAT. OHNE ABDOMINALKOLIKEN
      3/29 PAT. RÜCKGANG DER SCHMERZINTENSITÄT
      2/29 PAT. OPERATION WEGEN ILEUSSYMPTOMATIK
      2/29 PAT. ZUNEHMENDE STENOSIERUNG
```

Tabelle 2. Aktivität des Krankheitsbildes bei immunsuppressiv behandelten Patienten mit M. Crohn unter Berücksichtigung der befallenen Darmabschnitte

ERGEBNISSE DER THERAPIE MIT IS

1.: BEFALL TERM. ILEUM (N=9)

    6/9 PAT. = INAKTIVES STADIUM (=66%)

2.: BEFALL TERM. ILEUM + COLON (N=12)

    8/12 PAT. = INAKTIVES STADIUM (=66%)

3.: BEFALL COLON (N=11)

    9/11 = INAKTIVES STADIUM (=81%)

4.: BEFALL 'TERM. ILEUM' - REZIDIV NACH OP. (N=7)

    7/7 = INAKTIVES STADIUM (=100%)

In allen Fällen konnte unter IS eine Schließung von Fisteln in Operationsnarben bzw. eine Abheilung von inzidierten Abszessen (perianal, Operationsnarben) erreicht werden. Innere und äußere Darmfisteln bei 1 Patienten waren durch die Therapie nicht zu beeinflussen, während bei 3 Patienten mit Perianalfisteln eine kontinuierliche Befundverbesserung eintrat.

Operative Eingriffe wurden bei 4 Patienten, die unter IS standen, notwendig: in 2 Fällen trat eine zunehmende Stenosierung des terminalen Ileum mit Ausbildung von Ileussymptomen ein. Beide Patienten befanden sich in einem inaktiven Stadium, das histologische Bild des Operationspräparates entsprach jeweils einem Narbenstadium. Bei einem weiteren Patienten wurde eine Operation wegen eines ausgedehnten Konglomerattumors notwendig, nachdem eine 4wöchige IS zu keinem Erfolg führte. Ein Bauchdeckenabszeß im Operationsnarbenbereich war schließlich bei einem weiteren Patienten (18 Monate IS) die Indikation zu einem lokalen Eingriff — bei diesem Patienten war es zuvor nach 4monatiger Therapie mit IS zu einer Remission eines Konglomerattumors gekommen. 5 Patienten sind bisher nach einer Resektionsbehandlung über 5 bis 47 Monate unter IS rezidivfrei. Zu einem Crohn-Rezidiv ist es bisher bei 1 Patienten unter IS gekommen, nachdem mit dieser Therapie 50 Monate ein inaktives Stadium gehalten werden konnte. Ein weiterer Patient im chronisch aktiven Stadium zeigte bisher 3 akute Exazerbationen unter einer 19monatigen Therapie mit IS.

b) Chirurgische Behandlung. Von 1971 bis 1975 wurden an der Chirurgischen Univ.-Klinik Mainz 104 Patienten mit M. Crohn operiert, insgesamt waren 72 Reeingriffe erforderlich. Die Rezidivquote lag für diesen Zeitraum bei 30%. Nach 108 Eingriffen (= 61%) traten im postoperativen Verlauf Komplikationen auf, die Letalität betrug 2% und war meist durch nicht mehr zu beherrschende septisch-toxische Komplikationen bedingt. Die Analyse der komplizierten Verläufe bei 176 Operationen zeigt, daß in der Gruppe mit Crohn-spezifischen postoperativen Komplikationen konservativ nicht vorbehandelte Fälle sehr häufig vertreten sind. Crohn-unspezifische Komplikationen waren postoperativ in der Gruppe der Azathioprin- oder Cortison-Vorbehandelten nicht häufiger zu beobachten als bei Patienten, die vorher nicht medikamentös behandelt worden waren. Die Zusammenstellung der operativen Behandlung von 60 Crohn-Rezidiven in zeitlicher Abhängigkeit zum Ersteingriff ergibt, daß die meisten Rezidive erst im 3. oder 4. postoperativen Jahr eine chirurgische Reintervention erfordern.

4. Diskussion

Eine kausale und kurative Behandlung des M. Crohn ist bisher nicht bekannt. Das Ziel aller therapeutischer Maßnahmen kann zur Zeit deshalb bestenfalls nur darin bestehen, den Patienten über einen längeren Zeitraum symptomfrei zu halten [6]. Diese Studie zeigt, daß unter einer Kombinationsbehandlung aus Azathioprin und Prednison in einem hohen Prozentsatz der Fälle ein guter AZ, eine Rückbildung der krankheitsspezifischen Symptomatik sowie ein inaktives bzw. gering aktives Stadium erreicht und über Jahre aufrechterhalten werden kann. Des weiteren liegen günstige Ergebnisse bei der Behandlung von Fisteln und drainierten Abszessen vor. Mit dem gewählten Dosisschema sind bisher keine faßbaren Nebenwirkungen beobachtet worden. Die Indikation zur Operation sollte, von lebensbedrohlichen Verläufen abgesehen, wegen der relativ hohen Letalität, der zahlreichen postoperativen Komplikationen sowie der Rezidivhäufigkeit [2, 3, 5] zurückhaltend und erst nach erfolgloser Anwendung konservativer Maßnahmen gestellt werden. Ist eine Operation nicht zu umgehen, so sollte durch die konservative Vorbehandlung eine Verbesserung des AZ und eine Redukion oder Rückbildung der entzündlichen Aktivität des Krankheitsprozesses angestrebt werden. Hierdurch soll das Operationsrisiko vermindert, der Eingriff verkleinert und das Auftreten postoperativer Crohn-spezifischer Komplikationen limitiert werden. Nach unseren Erfahrungen können diese Voraussetzungen in bestimmten Fällen durch die Kombinationsbehandlung aus Azathioprin und Prednison erreicht werden.

Literatur

1. Brooke, B. N., Hoffmann, D. C., Swarbrick, E. T.: Lancet 1968 II, 612. — 2. Cooke, W. T., Fielding, J. F.: Gut 11, 921 (1970). — 3. de Dombal, F. T. In: Clinics in Gastroenterology. London: Saunders 1972. — 4. Fahrländer, H.: Med. Klin. 70, 1583 (1975). — 5. Fahrländer, H., Shalev, E.: Dtsch. med. Wschr. 99, 2207 (1974). — 6. Lennard-Jones, J. E. In: Modern Trends in Gastroenterology. London: Butterworth 1970. — 7. Olbermann, M., Bolte, J. P., Meyer zum Büschenfelde, K. H.: Verh. dtsch. Ges. Inn. Med. 77, 534 (1971).

Ehms, H., Miller, B., Bremer, G., Jacobi, E., Strohmeyer, G. (2. Med. Klinik u. Poliklinik d. Univ. Düsseldorf): **Thrombocytose bei Morbus Crohn**

Thrombosen und Embolien sind gefürchtete Komplikationen chronisch-entzündlicher Darmerkrankungen. Bei Patienten mit Morbus Crohn wurde vereinzelt über erhöhte Thrombocytenzahlen im Blut berichtet [6, 7, 9]. Es liegt bisher jedoch nur eine systematische Untersuchung [10] über die Häufigkeit, Ursachen und Beziehungen zu anderen klinischen Befunden vor.

Material und Methodik

Unsere Untersuchung umfaßt 72 Patienten mit granulomatöser Ileitis und Colitis (38 Frauen, 34 Männer), die in den letzten $2^1/_2$ Jahren in der gastroenterologischen Abteilung unserer Klinik stationär und/oder ambulant betreut wurden; die Diagnose Morbus Crohn wurde röntgenologisch und/oder endoskopisch sowie histologisch gestellt. Die Thrombocytenzählung erfolgte mit dem Zählkammerverfahren bzw. mit einem Thrombocounter; unsere Normalwerte reichen von 150×10^3 bis $300 \times 10^3/\mu l$. Wir haben die Thrombocytenzahlen zu anderen laborchemischen Befunden in Beziehung gesetzt und statistisch ausgewertet.

Ergebnisse

Die Tabelle zeigt die durchschnittlichen Thrombocytenzahlen sowie die Häufigkeit der Thrombocytose in Beziehung zur Lokalisation des Morbus Crohn. Bei 57 Patienten

Tabelle 1. Thrombocytenzahl bei Morbus Crohn

Lokalisation	Pat. Zahl	Durchschnittl. Thrombocytenzahl / μl ($\times 10^3$)	Häufigkeit der Thrombocytose
A nur Dünndarm	8	301 $\pm$ 138	4 (5o %)
B nur Dickdarm	20	362 $\pm$ 120	17 (85 %)
C Dünn- u. Dickdarm	32	399 $\pm$ 133	27 (84 %)
D Operation:			
ohne Rezidiv	4	285 $\pm$ 91	2 (5o %)
Rezidiv	8	312 $\pm$ 43	7 (88 %)

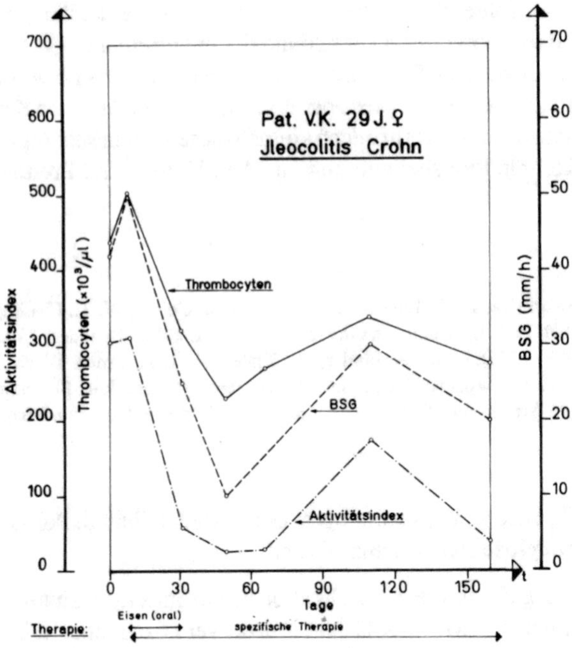

Abb. 1. Verhalten von Thrombocytenzahl, BSG (Wert der 1. Std.) und Aktivitätsindex (1) bei einer 29-jährigen Patientin mit Ileocolitis Crohn während Therapie

(79,2%) wurde eine Thrombocytose von über $300 \times 10^3/\mu$l beobachtet, 41 Patienten (57%) hatten eine Erhöhung über $400 \times 10^3/\mu$l. Die höchsten Thrombocytenwerte lagen bei $1 \times 10^6/\mu$l. Die Thrombocytose fand sich häufiger bei Befall von Dünn- und Dickdarm (85%) als bei ausschließlicher Dünndarmlokalisation (50%; allerdings hierbei kleine Patientenzahl). Die statistische Prüfung der Korrelation der Thrombocytenzahlen mit Laborbefunden für die entzündliche Aktivität der Erkrankung zeigte folgendes Ergebnis: eine positive Korrelation zu BSG (Wert der 1. Stunde; $n = 72$, $r = 0,4793$, $p < 0,001$) und Alpha-2-Globulin ($n = 72$, $r = 0,3203$, $p < 0,01$), eine negative Korrelation zu Hämoglobin ($n = 72$, $r = -0,4413$, $p < 0,001$), HbE ($n = 72$, $r = -0,3940$, $p < 0,001$), Serumeisen ($n = 64$, $r = -0,3387$, $p < 0,01$) und Albumin ($n = 72$, $r = -0,2725$, $p < 0,05$), keine Korrelation ergab sich zur Leucocytenzahl ($n = 72$, $r = 0,0021$, $p > 0,1$).

928

Auch bei einzelnen Patienten fand sich eine deutliche Beziehung der Thrombocyten-zahlen zur Aktivität der Erkrankung bei längerer Verlaufsbeobachtung während Therapie (s. Abb. 1, [1]).

Diskussion

Unsere Ergebnisse zeigen, daß die Thrombocytenzahl parallel mit der Aktivität der Erkrankung verläuft und daß eine Thrombocytose häufiger und ausgeprägter bei Dünn- und Dickdarmbefall ist als bei ausschließlicher Dünndarmlokalisation. Obwohl die Thrombocytose ein sehr häufiger Befund in unserem Patientengut ist, sahen wir eine thromboembolische Komplikation nur bei einer Patientin, allerdings mit letalem Ausgang durch Lungenembolie bei tiefer Beckenvenenthrombose.

Bisher wurden hauptsächlich Einzelbeobachtungen von Thrombocytose bei Morbus Crohn mitgeteilt [6, 7, 9]. Die erste systematische Untersuchung wurde von Talstad und Mitarbeitern 1973 [10] vorgelegt. Auch Talstad konnte anhand von 43 Patienten mit Morbus Crohn signifikante Korrelationen zwischen Thrombocytenzahl und Aktivitäts-zeichen nachweisen; er fand eine Thrombocytose besonders häufig bei Colonbefall. Die Korrelation von Thrombocyten- zu Leucocytenzahl kann von uns jedoch nicht bestätigt werden, dagegen fanden wir eine Korrelation zum Hämoglobin.

Der Mechanismus der Thrombocytose bei Morbus Crohn ist noch ungeklärt. Auch bei Colitis ulcerosa ist das Vorkommen von Thrombocytosen schon länger bekannt. Farmer [4] sah bei 26 von 100 Patienten mit Colitis ulcerosa eine Thrombocytose. Daneben wurden, abgesehen von den myeloproliferativen Erkrankungen, Thrombocytosen beob-achtet: bei rheumatoider Arthritis, vorübergehend nach Operationen, insbesondere nach Splenektomie, bei Tuberkulose, Sarkoidose, Morbus Hodgkin, Cushing-Syndrom, als paraneoplastisches Syndrom, dabei besonders häufig bei bösartigen Intestinaltumoren [5] sowie bei Eisenmangelanämien [2, 8]. Die negative Korrelation zwischen Thrombocyten und Hämoglobin, HbE und Serumeisen war bei unseren Patienten ein besonders auffälli-ger Befund. Es ist jedoch ungeklärt, ob Thrombocytose und Eisenmangelanämie bei Morbus Crohn unabhängig voneinander Ausdruck der Schwere der Erkrankung sind oder ob sie in einer ursächlichen Beziehung zueinander stehen. Ein vorübergehender Anstieg der Thrombocyten wurde unter einer oralen Eisentherapie beschrieben [3]. Bei den eigenen Untersuchungen standen nur 4 von 52 Patienten mit initialer Thrombocytose unter einer Eisenbehandlung. Klare Beziehungen zwischen Eisentherapie und Thrombo-cyten waren im eigenen Krankengut nicht feststellbar.

Unter Steroidtherapie kommt es zum Ansteigen der Leucocyten, ein thrombocyten-steigender Effekt ist jedoch nicht nachgewiesen. Wir fanden eine Thrombocytose bei 52 Patienten ohne spezifische Therapie. Unter der Behandlung mit Steroiden nahmen die Thrombocytenwerte mit der Aktivität ab.

Eigene Untersuchungen zur Pathogenese der Thrombocytose bei Morbus Crohn sind im Gange. Vorläufige Ergebnisse sprechen für verkürzte Überlebenszeit und erhöhten Umsatz der Thrombocyten. Talstad [10] kam zu einem ähnlichen Ergebnis.

Zusammenfassend läßt sich sagen:
1. eine Thrombocytose ist ein sehr häufiger Befund bei Morbus Crohn,
2. die Thrombocytenzahl spiegelt in besonders guter Weise die entzündliche Aktivität des Morbus Crohn wider.

Literatur

1. Best, W. R., Becktel, J. M., Singleton, J. W., Kern, F.: Development of a Crohn's disease activity index. National cooperative Crohn's disease study. Gastroenterology **70,** 439 (1976). — 2. Davis, W. M., Ross, A.

O. M.: Thrombocytosis and thrombocythemia: the labarotory and clinical significance of an elevated platelet count. Amer. J. Clin. Path. **59**, 243 (1973). — 3. Dinçol, K., Aksoy, M.: On the platelet levels in chronic iron deficiency anemia. Acta haemat. **41**, 135 (1969). — 4. Farmer, R. G., Scudamore, H. H., Bayrd, E. D.: Comparison of clinical findings and hematologic changes in patients with chronic ulcerative colitis. Amer. J. Gastroent **40**, 601 (1963). — 5. Mayr, A. C., Dick, H. J., Nagel, G. A., Senn, H. J.: Thrombozytose bei malignen Tumoren. Schweiz. med. Wschr. **103**, 1626 (1973). — 6. Mohr, P., Straub, P. W.: Thrombozytose bei Colitis ulcerosa und Morbus Crohn. Schweiz. med. Wschr. **100**, 1142 (1970). — 7. Morowitz, D. A., Allen, L. W., Kirsner, J. B.: Thrombocytosis in chronic inflammatory bowel disease. Ann. intern. Med. **68**, 1013 (1968). — 8. Schloesser, L. L., Kipp, M. A., Wenzel, F. J.: Thrombocytosis in iron-deficiency anemia. J. Lab. Clin. Med. **66**, 107 (1965). — 9. Selroos, O.: Thrombocytosis. Acta med. scand. **193**, 431 (1973). — 10. Talstad, I., Rootwelt, K., Gjone, E.: Thrombocytosis in ulcerative colitis and Crohn's disease. Scand. J. Gastroent. **8**, 135 (1973).

Ewe, K., Holtermüller, K.-H., Baas, U., Eckhart, V., Krieg[1], H., Kutzner[2], J., Schäfer[3], A. (I. Med. Klinik, Chirurg. Klinik[1] u. Inst. f. Strahlenkunde[2] d. Univ. Mainz, Patholog. Inst. Städt. Krankenhaus Kaiserslautern[3]): **Rezidivprophylaxe nach Darmresektion wegen Morbus Crohn durch Salazosulfapyridin (Azulfidine®). Eine Doppelblindstudie**

70—90% aller Patienten, die an einem M. Crohn leiden, müssen im Laufe ihrer Erkrankung operiert werden, unabhängig von der Art ihrer konservativen Behandlung (Krause). Von den Operierten erleiden etwa 40—50% ein Rezivid (Glotzer), die kumulative Rezidivrate über lange Zeit ist wahrscheinlich noch höher (94% nach Greenstein et al.).

Es stellt sich die Frage, ob diese Rezidivhäufigkeit durch eine prophylaktische medikamentöse Behandlung gesenkt werden kann.

Von den Medikamenten, die im wesentlichen in der Behandlung des M. Crohn eingesetzt werden — Salazosulfapyridin; Corticosteroide; Azathioprin — senkt Salazosulfapyridin die Rezidivhäufigkeit der Colitis ulcerosa in Remission (Dissanayake und Truelove) und hat die wenigsten Nebenwirkungen. Es wurde daher eine kontrollierte prospektive Doppelblindstudie durchgeführt, bei der untersucht wurde, ob die prophylaktische Gabe von Azulfidine® die postoperative Rezidivquote bei M. Crohn beeinflußt.

Patienten

Es wurden 44 Patienten in die Studie einbezogen, die in der Chirurgischen Univ.-Klinik Mainz wegen eines M. Crohn operiert worden sind, und die Diagnose makroskopisch und mikroskopisch gesichert war. 11 Patienten verließen aus verschiedenen Gründen vorzeitig die Studie. Von den 33 verbliebenen Patienten hatten 26 einen Befall des terminalen Ileums, zum Teil mit Übergreifen auf das proximale Colon (bei 16 Ileo-Ascendostomie, bei 10 Ileo-Transversostomie), 1 einen isolierten Befall des Ileums (Ileumsegmentresektion) und 6 einen ausschließlichen Befall des Colons.

Untersuchungsprotokoll

Die Patienten erhielten nach einem statistischen Verteilungsschlüssel 6 Tabletten (3 g) Azulfidine oder Placebo tgl. Das Intervall zwischen Operation und Aufnahme in die Studie betrug mindestens 3 Monate. Die Dauer der Studie wurde auf 2 Jahre festgelegt. In dieser Zeit wurden die Patienten 4mal untersucht: Aufnahme- und Abschlußuntersuchung sowie Zwischenuntersuchungen nach einem halben und einem Jahr. Es wurden ferner monatliche Fragebogen verschickt, in denen nach Tabletteneinnahme und subjektiven und objektiven Befunden gefragt wurde (Stuhlfrequenz; Schmerzen; Fieber; Arbeitsunfähigkeit). Bei den Untersuchungen wurde der klinische Befund erhoben und in einem Aktivitätsindex ausgedrückt, der sich an den Index der amerikanischen National Cooperative Crohn's Disease Study (Best et al.) anlehnte. Als Therapieversager wurde das Rezidiv definiert, das klinisch (Aktivitätsindex), endoskopisch, röntgenologisch und/oder histologisch nachgewiesen wurde. Die Kriterien für das histologische Rezidiv lehnten sich an die Bewertung von

Korelitz et al. und Morson, die der röntgenologischen Kriterien an Marshak und Lindner an, die endoskopischen Kriterien wurden selbst erstellt. Es wuden jeweils „große" und „kleine" Kriterien unterschieden. 2 große oder 1 großes und 2 kleine Kriterien oder ein Aktivitätsindex über 150 Punkte galten als beweisend für das Rezidiv. Große Kriterien waren beispielsweise segmentaler Befall (skip lesions) enterale Fisteln; alleiniger Befall des terminalen Ileums; Ulcera in sonst normaler Schleimhaut und kleine Kriterien, z. B. röntgenologischer Nachweis von Spikulaebildung, Schleimhautoedem, Aussparung des Rektums bei entzündlichem Befall des Colons.

Ergebnisse

6 von 33 Patienten erlitten ein Rezidiv (Tabelle). 5 hatten Placebo, 1 Azulfidine erhalten. 3 mußten im weiteren Verlauf an Komplikationen des M. Crohn operiert werden, 1 Patient verstarb.

Das Rezidiv wurde in der Regel röntgenologisch erfaßt (Abb. 1), zum Teil zusätzlich durch Endoskopie und Biopsie. Dagegen hatte der Aktivitätsindex, der zentrale Bedeutung bei der Bewertung von Therapieerfolg bei floridem M. Crohn hat, keinen wesentlichen diagostischen Wert in der Erfassung des Rezidivs. Nur bei 1 der 6 Rezidive lag die Punktzahl über der kritischen Grenze von 150.

Die Rizidivquote kann möglicherweise durch andere Faktoren beeinflußt werden als durch den Unterschied in der medikamentösen Behandlung.

Lebensalter: Die Rezidive verteilten sich ungefähr proportional entsprechend der Altersverteilung des Gesamtkollektivs: 2. Lebensdekade: 3 von 12; 3. Dekade: 2 von 9; 4. Dekade: 1 von 9; über 50 J.: 0 von 3.

Tabelle. Postoperative Rezidivhäufigkeit in Abhängigkeit von Placebo- oder Azulfidineeinnahme

	REZIDIV-FREI	REZIDIV	Σ
PLACEBO	12	5	17
AZULFIDINE	15	1	16
Σ	27	6	33

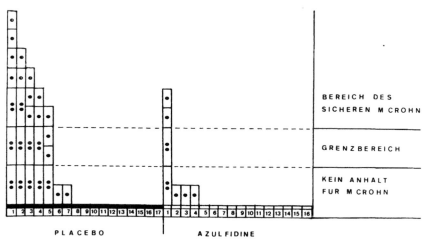

Abb. 1. Röntgenologische Zeichen für M. Crohn („große" und „kleine" Kriterien) bei Abschluß der Studie

931

Lokalisation der Erkrankung: Die primäre Lokalisation des M. Crohn fand sich bei 5 der Rezidivpatienten im Ileum, zum Teil im angrenzenden Colon, bei 1 ausschließlich im Colon. Damit ist die Verteilung die gleiche wie beim Gesamtkollektiv: 27 Fälle Befall des Ileums (und Colons) und 6 (22%) mit alleinigem Colonbefall.

Postoperatives Intervall: Das Intervall zwischen Operation und Aufnahme in die Studie variierte zwischen 3 Monaten und 7 Jahren; im Mittel 2 Jahre und 2 Monate. 14 Patienten wurden innerhalb des 1. Jahres postoperativ in die Studie aufgenommen, 4 bekamen ein Rezidiv, 10 blieben rezidivfrei. Ein weiteres Rezidiv trat nach mehr als 2, und 1 nach mehr als 6 Jahren postoperativ auf.

Damit ist unwahrscheinlich, daß die Rezidivquote von diesen Faktoren beeinflußt wurde. In einer skandinavischen Studie mit 64 Patienten und ähnlichem Aufbau bestand nach 2 Jahren ebenfalls der Trend eines besseren Abschneidens der Azulfidine- als der Placebogruppe (Riis, Persönl. Mitt.).

Schlußfolgerungen

Die Patienten, die postoperativ Azulfidine® eingenommen hatten, erlitten seltener ein Rezidiv (einmal) als die Placebogruppe (fünfmal). Die Fallzahl ist jedoch zu gering, um den prophylaktischen Effekt von Azulfidine statistisch zu sichern. Es ist geplant, diese Frage in einer Multicenter-Studie zu klären.

Literatur

Best, W. R., Becktel, J. M., Singleton, J. W., Kern, F.: Gastroenterology **70**, 439—444 (1976). — Glotzer, D. J., Gardner, R. C., Goldeman, H. et al.: New Engl. J. Med. **282**, 582—587 (1972). — Greenstein, A. J., Sachar, D. B., Pasternack, B. S., Janowitz, H. D.: New Engl. J. Med. **298**, 685—690 (1975). — Dissanayake, A. S., Truelove, S. C.: Gut **14**, 923—926 (1973). — Korelitz, B. J., Present, D. H., Alpert, L. I. et al.: New Engl. J. Med. **298**, 110—115 (1972). — Krause, U.: Scand. J. Gastroent. **6**, 479—482 (1971). — Marshak, R. H., Lindner, A. E.: In: Clin. Gastroenterol. **1**, S. 411—432 . W. B. Saunders Comp. 1972. — Morson, B. C.: In: Clin. Gastroenterol. **1**, 265—278. London: W. B. Saunders Comp. 1972

Ferenci, P., Base, W., Pesendorfer, F. X. (Lehrkanzel f. Gastroenterologie u. Hepatologie an d. I. Med. Univ.-Klinik Wien): **Zur Behandlung entzündlicher Dünn- und Dickdarmerkrankungen mit einer synthetischen hyperkalorischen Ernährung**

Die Überlegung, zur Behandlung entzündlicher Dünn- und Dickdarmerkrankungen eine ballastfreie, im oberen Dünndarm voll resorbierbare, synthetische Diät einzusetzen, erschien vielversprechend [2, 3, 4, 5, 6]. Die vor mehreren Jahren begonnenen Versuche mit der Astronautenkost brachten nicht voll befriedigende Resultate [1, 7]. Zum einen konnte vielfach der hochgradige enterale Eiweißverlust bei diesen Erkrankungen nicht ausgeglichen werden, zum anderen wurde wegen des mangelnden Geschmacks das Präparat von vielen Patienten abgelehnt. Auf unsere Anregung hin wurde eine stickstoffreichere Formeldiät entwickelt, deren Aminosäuregehalt etwa doppelt so hoch ist, verglichen mit dem bisher verwendeten Vivasorb®. Dieses neue Präparat ist unter der Bezeichnung BSD® im Handel erhältlich.

Im folgenden berichten wir über Erfahrungen bei 24 Patienten, unter diesen 16 mit Colitis ulcerosa, 5 mit Morbus Crohn, 2 mit unspezifischer Enteritis und einer mit Gastroenteritis pseudotuberculosa. Es handelte sich bis auf wenige Ausnahmen um schwer erkrankte, bereits mehrmals vorbehandelte Patienten. Zunächst (Tab. 1) erhielten die Patienten in der Behandlungsphase 6—9 Päckchen BSD®, aufgelöst in je 200 ml

Tabelle 1

Behandlungsphase		Aufbauphase
Enteral:		
6–9 Päckchen BSD®	1800–2700 kcal/d	Aufbaudiät bei gleichzeitiger
aufgelöst in Fruchtsäften	600– 900 kcal/d	Reduktion der BSD®-Dosis
Parenteral:		
500 ml Aminofusin® forte	400 kcal/d	
500 ml Intralipid 10%	600 kcal/d	
500 ml Glucose 10%	200 kcal/d	
Gesamt:	3600–4800 kcal/d	

Fruchtsaft, sowie eine Infusionstherapie mit Glucose, Fettemulsionen und Aminosäurelösungen, so daß durchschnittlich 3 600–4 800 kcal zugeführt wurden. Nach durchschnittlich 35 Tagen wurde das enteral-parenterale Regime schrittweise reduziert und durch eine Aufbaukost ersetzt. Zusätzliche therapeutische Maßnahmen wurden dem Einzelfall entsprechend verordnet.

Colitis ulcerosa

Bei den 16 Patienten mit Colitis ulcerosa lag bei 15 der Beginn der Erkrankung zwischen 1 und 28 Jahren zurück, im Durchschnitt $5^3/_4$ Jahre. Nur bei einem Patienten handelte es sich um die Erstmanifestation. Der letzte Schub hatte zwischen 1 und 18 Monaten, durchschnittlich 4 Monate vor Beginn unserer Therapie begonnen. Mit Ausnahme von 3 Patienten waren bereits alle erfolglos vorbehandelt worden. Die Therapiedauer betrug zwischen 10 und 58 Tagen, durchschnittlich 35 Tage.

Bei 13 der 16 Patienten kam es zu einer weitgehenden Normalisierung der Stühle, eine endoskopische Kontrolle ergab nur in 2 Fällen einen unveränderten Befund, sonst eine wesentliche Besserung bis Normalisierung. 14 Patienten sprachen gut auf die Therapie an, bei 7 wurde eine komplette Remission erreicht. Der Behandlungserfolg manifestierte sich in einer durchschnittlichen Zunahme des Körpergewichtes um 6,3%, des Gesamteiweißes um 12,3% und des Albumins um 25,6%, sowie in einer Normalisierung der Stühle hinsichtlich Frequenz und Blutbeimengung (Tab. 2).

Bei 6 der Patienten liegt die Behandlung länger als $^1/_2$ Jahr zurück, 4 von diesen sind völlig beschwerdefrei, 1 Patient klagt über gelegentliche Durchfälle, 1 weiterer verstarb an einer Zweiterkrankung.

Tabelle 2. Colitis ulcerosa

Behandlungsdauer 35 d	N = 16		
Remission	deutlich besser	unverändert	schlechter
7	7	2	–
Änderung von			
Körpergewicht	+ 6,3%	(– 4,5 kg bis + 14,5 kg)	
Gesamteiweiß	+ 12,3%	(– 0,9 g-% bis + 3,4 g-%)	
Albumin	+ 25,6%	(– 0,5 g-% bis + 2,5 g-%)	
Stuhlfrequenz vorher: 6/d	nachher: 2/d		

Morbus Crohn

5 Patienten mit Morbus Crohn wurden nach dem angegebenen Schema behandelt. Bei 2 Patienten lag das Auftreten der Erkrankung 6 bzw. 7 Monate zurück. Die anderen 3 Patienten litten bereits seit Jahren an einem Morbus Crohn. 2 von ihnen waren dünndarmreseziert. Der Erkrankungsschub dauerte 4—15 Monate. 2 Patienten waren noch nicht behandelt worden. Die Behandlungsdauer betrug wie bei den Colitisfällen durchschnittlich 35 Tage. Eine Patientin ist seit nunmehr 16 Monaten völlig beschwerdefrei, bei 3 weiteren kam es zu einer wesentlichen Besserung, die in der Zunahme des Körpergewichtes, Gesamteiweiß und Albumin zum Ausdruck kommt (Tab. 3).

Tabelle 3. Morbus Crohn

Behandlungsdauer 35 d	N = 5		
Remission	deutlich besser	unverändert	schlechter
1	3	1	—
Änderung von			
Körpergewicht	+ 5,2%	(− 3,0 kg bis + 11,0 kg)	
Gesamteiweiß	+ 11,8%	(+ 0,5 g-% bis + 1,9 g-%)	
Albumin	+ 58,5%	(+ 0,5 g-% bis + 1,9 g-%)	

Ein typischer Fall soll die Therapie veranschaulichen. Bei einem vor 5 Jahren erkrankten, jetzt 24jährigen Mann fand sich ein ausgedehnter Befall von Dünn- und Dickdarm. Der Patient wurde 35 Tage lang mit dem früheren aminosäureärmeren Präparat behandelt und anschließend 36 Tage lang mit BSD® ernährt, die medikamentöse Therapie mit Azathioprim und Salazosulfapyridin wurde weitergeführt. Während der Behandlung mit BSD® konnte ein Anstieg des Körpergewichtes um 12,5 kg, des Gesamteiweißes von 6,1 auf 8,0 g-% und des Albumins von 1,6 auf 3,5 g-% erzielt werden. Bei den radiologischen Kontrollen waren 2 Stenosen am Colon, sowie 2 pararektale Fisteln nicht mehr nachweisbar. Er war weiterhin beschwerdefrei, 10 Monate später mußte ein periproktitischer Abzeß chirurgisch versorgt werden.

Sonstige

3 weitere Patienten, 2 davon mit unspezifischer Enteritis, einer mit Gastroenteritis pseudotuberculosa, wurden der Diagnose entsprechenend medikamentös behandelt, die rasche Beschwerdefreiheit wurde allerdings durch die Gabe von BSD® wesentlich unterstützt.

Zusammenfassung

Auf Grund unserer Erfahrungen bei bisher 24 Patienten mit entzündlichen Dünn- und Dickdarmerkrankungen möchten wir die Vorteile der aminosäurereicheren Formeldiät BSD® darlegen:

1. Eindrucksvolle Therapieerfolge bei erfolglos vorbehandelten Patienten mit Morbus Crohn und Colitis ulcerosa.

2. Abnahme der Stuhlfrequenz bereits kurz nach Therapiebeginn.

3. Erfolgreicher Ausgleich des Eiweißdefizits bei gleichzeitiger Gabe von aminosäurereichen Infusionslösungen.

4. Möglichkeit einer hochkalorischen Ernährung bei zusätzlicher parenteraler Zufuhr.

5. Die Mitarbeit des Patienten kann durch die Anpassung an den individuellen Geschmack gewonnen werden, wie es durch den besonderen Einsatz unserer Diätassistentinnen möglich war.

6. Der Kostenaufwand der Behandlung nach dem angegebenen Schema erscheint durch die Verkürzung der stationären Betreuung gerechtfertigt.

Literatur

1. Base, W., Ferenci, P., Pesendorfer, F. X., Aigner, O., Wewalka, F.: Ernährungsprobleme bei Dünn- und Dickdarmerkrankungen. Infusionstherapie 3/1, 6–10 (1976). – 2. Berg, G., Classen, M.: Erfahrungen mit einer bilanzierten ballastfreien Ernährung bei M. Crohn und Colitis ulcerosa. Med. Klin. 68, 487–490 (1975). – 3. Berg, G., Wagner, A., Weber, L.: Bilanzierte, ballastfreie Ernährung bei Darmerkrankungen. DMW 97, 826 (1972). – 4. Jarnum, S.: Treatment with elementary diet in gastrointestinal disease. Infusionstherapie, Sonderheft 3, 27–31 (1975). – 5. Russel, R. I.: Elementary diets. Gut 16, 68–79 (1975). – 6. Wall, A., Kirsner, J. B.: The management of ulcerative colitis and granulomatous colitis. Modern Treatment 8, 944–962 (1972). – 7. Dyer, N. H.: Medical management of Crohn's disease in Brooke Crohn's disease. Clinics in Gastroenterology, Vol. 1, p. 449. London: Saunders 1972.

Tönnesmann, E., Bürkle, P. A., Bewersdorf, H., Federlin, K. (Sektionen Klin. Immunologie u. Gastroenterologie d. Zentrums f. Innere Med. u. Kinderheilkunde, Univ. Ulm):
Untersuchungen zum zellulären und humoralen Immunstatus bei Patienten mit Morbus Crohn

Seit der Beschreibung der Enteritis regionalis als eines eigenständigen Krankheitsbildes durch Crohn Anfang der dreißiger Jahre sind die verschiedensten Theorien zu Ätiologie und Pathogenese dieser Erkrankung diskutiert worden. Neben den Hypothesen einer infektiösen und einer psychosomatischen Genese sind in den letzten Jahren u. a. immunologische Phänomene in den Vordergrund des Interesses gerückt. Hierbei sind organspezifische Immunreaktionen gegenüber Enterobakterien sowie Bestandteilen der menschlichen Darmschleimhaut (Übersicht bei Dykes, 1972) zu unterscheiden von einer unspezifischen Einschränkung der zellulären Immunität, die in der Literatur nach wie vor divergierend beurteilt wird (Verrier Jones et al., 1969; Parent et al., 1971; Asquith et al., 1973; Sachar et al., 1973; Bird and Britton, 1974; Bolton et al., 1974).

Die vorliegende Arbeit versucht mit verschiedenen Methoden, über die bereits an anderer Stelle berichtet wurde (Bürkle et al., 1975), die zelluläre und humorale Reaktionsfähigkeit des Immunsystems von Patienten mit Morbus Crohn zu erfassen und damit zur Klärung der Frage beizutragen, ob und inwieweit diese Erkrankung auf dem Boden einer unspezifischen Störung im Immunsystem entsteht.

Wir untersuchten 15 Patienten mit Morbus Crohn im Alter zwischen 20 und 50 Jahren ($\bar{x} = 31,7$), bei denen die Diagnose in 8 Fällen neben den üblichen Kriterien der Endoskopie, Radiologie und Klinik (Lennard-Jones, 1972; Morson, 1972) histologisch gesichert werden konnte. Bei 7 Patienten waren Ileum und Colon befallen, 5 hatten einen isolierten Ileum- und 3 einen isolierten Colonbefall. Die Dauer der Erkrankung betrug im Mittel 5,1 Jahre (bis 2 Jahre: n = 6, über 2 Jahre: n = 9). Es wurden überwiegend (n = 11) Patienten mit geringer Aktivität der Erkrankung untersucht, um passagere Einflüsse eines akuten Schubes auf das Immunsystem auszuschließen. So mußten auch nur 3 Patienten während der Untersuchungen mit Steroiden behandelt werden. Bei ihnen wurden die reproduzierbaren Parameter mindestens 8 Wochen nach Absetzen der Steroide wiederholt getestet. 8 Patienten nahmen nur Azulfidine, und 4 bedurften keiner medikamentösen Therapie. Das Kontrollkollektiv umfaßte 28 gesunde Personen gleichen Alters.

Die *Immunglobolin-* (IgG, IgA, IgM) und *Complement*spiegel (C_3, C_4) im Serum von Patienten mit Morbus Crohn unterschieden sich nicht signifikant von den Kontrollwerten und lagen im Normbereich. Auch die *Lymphocyten-Transformation* (Thurman et al., 1973) mit den unspezifischen Mitogenen PHA, ConA und Pokeweed ergab keine signifikanten Unterschiede zwischen Patienten mit Morbus Crohn (PHA = 164 ± 83, ConA = 108 ± 55, Pokeweed = 77 ± 56) und Normalpersonen (PHA = 152 ± 79, ConA = 99 ± 55, Pokeweed = 58 ± 40; angegeben ist jeweils der mittlere Stimulations-Index = cpm der Kulturen mit Antigen : cpm der Kulturen ohne Antigen).

Beim *intracutanen Hauttest* lassen sich unterschiedliche Ergebnisse für die einzelnen Antigene erkennen: Auf Trichophytin und Tuberkulin reagierten die Patienten mit Morbus Crohn gleich häufig mit einer Spätreaktion nach 24–48 Stunden (33% bzw. 40%) wie Normalpersonen (32% bzw. 43%), während bei Candida die Quote niedriger lag (13% gegenüber 36%). Dennoch erscheinen diese Antigene wegen der insgesamt niedrigen Rate positiver Reaktionen in unserem Kontrollkollektiv zur Testung zellulärer Immunität nicht geeignet. Bei Mumps und Varidase hingegen (Normalpersonen: 79% bzw. 86% positiv) zeigten sich wesentlich seltener positive Spätreaktionen in der Gruppe der Patienten mit Morbus Crohn (53% bzw. 33%). Hinzu kommt bei Auswertung aller Hauttests, daß die Crohn-Patienten einen mittleren Infiltrat-Durchmesser von nur 8,8 mm (5–12,6) gegenüber 12,9 mm (5–25) bei Normalpersonen aufwiesen. Gleich gut war bei beiden Kollektiven die Übereinstimmung zwischen Hauttest und Lymphocyten-Transformations-Test für PPD und Varidase, d. h. nur Hauttest-positive Personen hatten einen erhöhten Stimulations-Index.

Eine deutliche Einschränkung zellulärer Immunreaktionen ergab die Testung mit *Dinitro-Chlor-Benzol (DNCB)* (Bürkle et al., 1976), einer Substanz, die bei den meisten gesunden Personen nach epidermaler Sensibilisierung zur Entstehung eines Kontakt-Ekzems als Ausdruck zellulärer Immunität führt. Von 13 getesteten Patienten mit Morbus Crohn war nur einer (= 7,7%) schwach vierfach, fünf (= 38,5%) dreifach und zwei (= 15,3%) zweifach positiv, 5 Patienten ließen sich nicht gegen DNCB sensibilisieren (= 38,5%). Dagegen waren von 27 Normalpersonen 22 (= 81,4%) vierfach, 1 dreifach (= 3,7%) und 3 zweifach positiv (= 11,1%), nur ein Proband (= 3,7%) war negativ. Dieser Unterschied ist hochsignifikant (p < 0,0005), auch wenn man berücksichtigt, daß 3 Patienten während der Testung Steroide einnahmen.

Auch die zelluläre Immunantwort auf *Keyhole Limpet Hemocyanin (KLH),* ein hochmolekulares Protein aus der Hämolymphe einer im Pazifik lebenden Molluskenart, fiel bei den Patienten mit Morbus Crohn nach subcutaner Immunisierung schwächer aus als bei dem Kontrollkollektiv: Von 15 Patienten zeigten 10 (= 66%) einen positiven Hauttest und 8 (= 57%) einen positiven Stimulations-Index (> $\bar{x}$ + 2s der Stimulations-Indices aller Patienten vor der Immunisierung). Ein Patient reagierte trotz Steroid-Therapie mit einer positiven Spätreaktion im Hauttest, ein weiterer war negativ. Bei den Normalpersonen (n = 25) waren 22 (= 88%) im Hauttest und 21 (= 84%) im Lymphocyten-Transformations-Test positiv. Der mittlere Stimulations-Index nach Immunisierung betrug bei den Patienten mit Morbus Crohn 3,5 ± 3,3 und bei den Normalpersonen 6,1± 5,8. Schwierig auszuwerten war die humorale Immunantwort auf KLH, da 8 von 14 Patienten mit Morbus Crohn (= 57%), aber nur 5 von 22 Normalpersonen (= 23%) schon vor der Immunisierung einen Titer zwischen 1 : 10 und 1 : 80 aufwiesen, d. h. der Anteil der Probanden mit einer primären Immunantwort war in beiden Kollektiven verschieden. Wertet man deshalb nicht die absolute Antikörper-Titerhöhe nach Immunisierung, sondern den Titer-Stufen-Anstieg (Verdünnung der Seren zwischen den Titer-Stufen jeweils 1 : 2), so ergibt sich ein mittlerer Wert von 4,0 (0–8) für die Seren der Patientengruppe gegenüber 5,0 (1—10) für die der Kontrollgruppe. Während die beiden unter Steroiden stehenden Patienten einen Titeranstieg von 0 auf 1:160 bzw. 1:80 auf 1:640 aufwiesen, ließen sich bei zwei anderen Patienten vor und nach Immunisierung keine Antikörper gegen KLH im Serum nachweisen, was bei Normalpersonen nicht zu beobachten war.

Abb. 1 und 2 stellen die Untersuchungsergebnisse der Patientengruppe mit Morbus Crohn denen des Kontrollkollektivs getrennt nach humoraler und zellulärer Immunität gegenüber. Für das humorale System (Abb. 1) ergibt sich bei gleichwertiger Berücksichtigung der Immunglobulin- und Complementspiegel im Serum, der KLH-Antikörper-Titer sowie der Lymphocyten-Stimulierbarkeit durch Pokeweed-Mitogen (das nach heutiger Auffassung nicht ausschließlich B-, sondern in höherer Dosierung auch T-Lymphocyten aktiviert; Mellstedt, 1975) eine Reaktionsfähigkeit im Bereich der Normalpersonen (Mittelwert 106%), d. h. wir fanden bei Patienten mit Morbus Crohn keine Einschränkung der humoralen Immunkompetenz. Anders verhält es sich mit dem zellulären Immunstatus (Abb. 2): Aus den Ergebnissen des Lymphocyten-Transformations-Testes mit PHA und

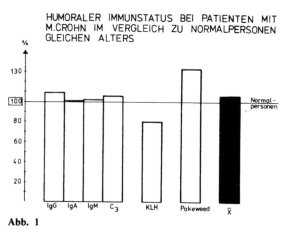

Abb. 1

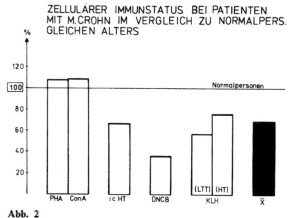

Abb. 2

Abb. 1 u. 2. Mittelwerte der humoralen (Abb. 1) und zellulären (Abb. 2) Parameter zum Immunstatus bei Patienten mit Morbus Crohn in Relation zu den entsprechenden Mittelwerten bei Normalpersonen (= jeweils 100%)

ConA, des DNCB-Testes, der Intracutan-Hauttests sowie der KLH-Sensibilisierung ergab sich trotz normaler Stimulierbarkeit der Lymphocyten eine deutliche Einschränkung der zellulären Immunkompetenz bei Patienten mit Morbus Crohn (Mittelwert 68%).

Die vorliegenden Befunde bestätigen die Beobachtungen von Bucknall et al. (1975) sowie Lebacq et al. (1970), daß die humorale Reaktionsfähigkeit des Immunsystems bei Patienten mit Morbus Crohn nicht gestört ist. Problematisch erscheint hingegen die Beurteilung des zellulären Immunsystems: Eine normale Stimulierbarkeit der Lymphocyten durch PHA und ConA fanden Aas et al. (1972), Röpke (1972), Asquith et al. (1973), Bird und Britton (1974) sowie Meuwissen et al. (1975), während Sachar et al. (1973) und Parent et al. (1971) widersprechende Ergebnisse mitteilten. Auch die Anwendung des DNCB-Testes (Verrier Jones et al., 1969; Bolton et al., 1974) und intracutaner Hauttests mit ubiquitären Antigenen (Binder et al., 1966; Meuwissen et al., 1975) ergibt bei Patienten mit Morbus Crohn kein einheitliches Bild. Dabei wird eine endgültige Beurteilung vieler Befunde dadurch erschwert, daß die untersuchten Patientenkollektive im Hinblick auf wichtige Parameter des Krankheitsbildes wie Therapie, Aktivität, Lokalisation und Dauer oft kaum vergleichbar sind. Auffallend ist, daß sich unsere Ergebnisse mit keinem dieser Faktoren positiv korrelieren ließen. Obwohl diese Beobachtung, die von verschiedenen Arbeitsgruppen gemacht wurde (Sachar et al., 1973; Strickland et al., 1974; Meuwissen et al., 1975), gegen einen sekundären Immundefekt in Abhängigkeit von den erwähnten Parametern spricht, läßt sich die Frage, ob der Morbus Crohn auf dem Boden einer primären, d. h. vorbestehenden Immuninsuffizienz entsteht, zur Zeit noch nicht schlüssig beantworten. Weitere Untersuchungen mit größeren homogenen Patientenkollektiven sind erforderlich, um den von uns beobachteten Defekt im zellulären Immunsystem bei Patienten mit Morbus Crohn näher zu charakterisieren und seine Bedeutung für Ätiologie und Pathogenese dieser Erkrankung abzuschätzen.

Literatur

1. Aas, J., Huizenga, K. A., Newcomer, A. D., Shorter, R. G.: Inflammatory bowel disease: Lymphocytic responses to nonspecific stimulation in vitro. Scand. J. Gastroent. 7, 299 (1972). – 2. Asquith, P., Kraft, S. C., Rothberg, R. M.: Lymphocyte responses to nonspecific mitogens in inflammatory bowel disease. Gastroenterology 65, 1 (1973). – 3. Binder, H. J., Spiro, H. M., Thayer, W. R., jr.: Delayed hypersensitivity in regional enteritis and ulcerative colitis. Am. J. Dig. Dis. 11, 572 (1966). – 4. Bird, A. G., Britton, S.: No evidence for decreased lymphocyte reactivity in Crohn's disease. Gastroenterology 67, 926 (1974). – 5. Bolton, P. M., James, S. L., Newcombe, R. G., Whitehead, R. H., Hughes, L. E.: The immune competence of patients with inflammatory bowel disease. Gut 15, 213 (1974). – 6. Bucknall, R. C., Verrier-Jones, J., Peacock, D. B.: The immune response to Phi Chi 174 in man. II. Primary and secondary antibody production in patients with Crohn's disease. Am. J. Dig. Dis. 20, 430 (1975). – 7. Bürkle, P. A., Tönnesmann, E., Ahnefeld, S., Schairer, K. W., Federlin, K.: Untersuchungen bei gesunden Personen zur Feststellung einer normalen humoralen und zellulären Immunantwort. Verh. Dt. Ges. Inn. Med. 81, 1205 (1975). – 8. Bürkle, P. A., Tönnesmann, E., Ahnefeld, S., Nobbe, F., Federlin, K.: Erfahrungen mit dem DNCB-Hauttest bei gesunden Personen verschiedener Altersgruppen. Z. Immun.-Forsch. 151, 153 (1976). – 9. Dykes, P. W.: Immunology of Crohn's disease. Clin. Gastroenterol. 1, 349 (1972). – 10. Lebacq, E., Flasse, B., Devogelaere, J. P., Smeets, F., Bosly, A.: Immunological changes in Crohn's disease: Attempts at devising a new diagnostic test. Acta Gastroenterol. Belg. 33, 855 (1970). – 11. Lennard-Jones, J. E.: Differentiation between Crohn's disease, ulcerative colitis and diverticulitis. Clin. Gastroenterol. 1, 367 (1972). – 12. Meuwissen, S. G. M., Schellekens, P. Th. A., Huismans, L., Huis, B., de Wilde, F. A., v. Swelm-Langeveld, J. B., Tytgat, G. N.: Cell-mediated immunity in Crohn's disease (abstract). Gastroenterology 68, 954 (1975). – 13. Mellstedt, H.: In vitro activation of human T and B lymphocytes by pokeweed mitogen. Clin. exp. Immunol. 19, 75 (1975). – 14. Morson, B. C.: Pathology of Crohn's disease. Clin. Gastroenterol. 1, 265 (1972). – 15. Parent, K., Barrett, J., Wilson, I. D.: Investigation of the pathogenic mechanisms in regional enteritis with in vitro lymphocyte cultures. Gastroenterology 61, 431 (1971). – 16. Röpke, C.: Lymphocyte transformation and delayed hypersensitivity in Crohn's disease. Scand. J. Gas-

troent. **7,** 671 (1972). — 17. Sachar, D. B., Taub, R. N., Brown, S. M., Present, D. H., Korelitz, B. I., Janowitz, H. D.: Impaired lymphocyte responsiveness in inflammatory bowel disease. Gastroenterology **64,** 203 (1973). — 18. Strickland, R. G., Korsmeyer, S., Soltis, R. D., Wilson, I. D., Williams, R. C., jr.: Peripheral blood T and B cells in chronic inflammatory bowel disease. Gastroenterology **67,** 569 (1974). — 19. Thurman, G. B., Strong, D. M., Ahmed, A., Green, S. S., Sell, K. W., Hartzman, R. J., Bach, F. H.: Human mixed lymphocyte cultures: Evaluation of a microculture technique utilizing the multiple automated sample harvester (MASH). Clin. exp. Immunol. **15,** 289 (1973). — 20. Verrier Jones, J.: Development of delayed hypersensitivity to dinitrochlorobenzene in patients with Crohn's disease. Gut **10,** 52 (1969).

Wanitschke, R., Ammon, H. V. (I. Med. Klinik d. Univ. Mainz u. Medical College of Wisconsin, Dept. of Internal Medicine, Milwaukee): **Der Einfluß von Laxantien auf die Passagezeit von Flüssigkeiten im menschlichen Jejunum**

Die Beschleunigung der Passage von Nahrungsbestandteilen im Darm galt bis zu den Untersuchungen von Forth et al. [7] und von Hofmann und seiner Arbeitsgruppe [12] als das wirksame Prinzip von Abführmitteln. Bei Durchsicht der Literatur fiel auf, daß diese auch heute noch gelegentlich vertretene Theorie wegen Fehlens geeigneter Untersuchungen, nämlich der Messung der propulsiven Motilität, praktisch unbewiesen war. Es gab lediglich klinische Beobachtungen, daß laxierend wirkende Verbindungen wie einige Gallensäuren und Fettsäuren die Motilität des Darmes steigern könnten [2, 3, 4, 9, 17] sowie tierexperimentelle Berichte, die Veränderungen einzelner oder mehrerer Parameter der Motilität wie Muskeltonus, elektrische Erregbarkeit und ähnliches unter der Einwirkung von Laxantien beschrieben [5, 8, 9, 13, 16]. In der vorliegenden Studie wird über den Einfluß von 5 mM/l Taurodesoxycholat (TDCA), 5 mM/l Ricinoleat (RA) und 70 mM/l Magnesiumsulfat ($MgSO_4$) auf den propulsiven Transport von Flüssigkeiten im Jejunum des Menschen berichtet.

Methode

Bei männlichen Normalpersonen wurde eine fünflumige PVC-Sonde so plaziert, daß ein aufgeblasener Ballon in Höhe des Treitzschen Ligaments das Lumen des Dünndarmes verschließen konnte. Oral vom Ballon konnte der luminale Inhalt abgesaugt werden, aboral vom Ballon endete eine der fünf Einzelsonden (Innendurchmesser 1,5 mm), durch welche eine modifizierte isotone Elektrolytlösung mit 2,5 ml/min perfundiert und 85 cm distal dazu via Syphonage luminale Lösung zu Analysezwecken gewonnen werden konnte. Die Perfusionslösung hatte die folgende Elektrolytzusammensetzung (mM/l): NaCl 80, KCl 5, $NaHCO_3$ 10. Je nach Versuchsbedingung wurden 5 mM/l TDCA, 5 mM/l RA oder 70 mM/l $MgSO_4$ zugesetzt, die Lösung mit Mannitol auf eine Gesamtmolarität von 280 mOsm/l gebracht und auf pH 7,4 eingestellt. Der Lösung zugesetzt wurden 5 µCi/l ^{14}C-Polyethylenglycol (PEG) und 5 g/l inaktives PEG zur Kalkulation von Nettoflüssigkeitsbewegungen. Als Marker für die Passagezeitmessung wurde ^{3}H-PEG (1 µCi/ml) als 2-ml-Bolus injiziert. Nach Bolusinjektion wurden in 5min.-Abständen Proben via Syphonage gewonnen. [14]C- und ^{3}H-Aktivitäten wurden im Flüssigkeitsszintillationszähler gemessen und für Quenchkorrekturen externe Standards benutzt. Die mittlere Passagezeit wurde aus dem ^{3}H-PEG-Konzentrationsverlauf nach der Stewart-Hamilton-Formel berechnet [1, 18]. Für statistische Vergleiche diente eine Varianzanalyse.

Ergebnisse

Die Ergebnisse sind in der Tabelle zusammengestellt. Taurodesoxycholat: 5 mM/l TDCA hatte keinen Effekt auf die Passagezeit. Die Passage durch das 85 cm lange Segment dauerte unter Kontrollbedingungen $30 \pm 2,78$ Minuten. Sie war nicht beeinflußt durch TDCA ($30 \pm 2,00$ min). Die mittlere Flußrate im untersuchten Segment betrug unter Kontrollbedingungen $2,77 \pm 0,12$ ml/min. Sie war unter TDCA nicht verändert ($2,94 \pm 0,18$ ml/min).

Tabelle. Der Einfluß von Taurodesoxycholat, Ricinoleat und Magnesiumsulfat auf die mittlere Passagezeit und die mittlere Flußrate von Flüssigkeiten im Jejunum des Menschen

	Mittlere Passagezeit für 85 cm (min)	Mittlere Flußrate im Lumen (ml/min)[a]
Taurodesoxycholat (5 mM/l)	$30 \pm 2,00$	$2,94 \pm 0,18$
Kontrolle	$30 \pm 2,78$	$2,77 \pm 0,12$
Ricinoleat (5 mM/l)	$29 \pm 3,22$[b]	$3,04 \pm 0,11$[b]
Kontrolle	$38 \pm 2,43$	$2,37 \pm 0,06$
Magnesiumsulfat (70 mM/l)	$20 \pm 2,03$[b]	$3,52 \pm 0,17$[b]
Kontrolle	$34 \pm 4,32$	$2,85 \pm 0,14$

Als Streuung ist SDM angegeben (n = 4)
[a] Kalkuliert aus Perfusionsrate (2,5 ml/min) und Flußrate am Ende des perfundierten Segmentes
[b] $p < 0,05$ Test vs. Kontrolle

Ricinoleat: 5 mM/l RA beschleunigte die Passage von Flüssigkeiten durch das Jejunum ($29 \pm 3,22$ min versus $38 \pm 2,43$ min für den Kontrollfall). Auch die durchschnittliche Flußrate im Lumen war mit $3,04 \pm 0,11$ ml/min erhöht gegenüber $2,37 \pm 0,06$ ml/min unter Kontrollbedingungen.

Magnesiumsulfat: 70 mM/l $MgSO_4$ hatte einen deutlichen Effekt. Die Passagezeit war auf $20 \pm 2,03$ min verkürzt (entsprechende Kontrollen $34 \pm 4,32$ min), die mittlere Flußrate im untersuchten Segment deutlich erhöht ($3,52 \pm 0,17$ ml/min gegenüber $2,85 \pm 0,14$ ml/min unter Kontrollbedingungen).

Diskussion

Die Methode der Farbstoffverdünnungskurve, hier angewendet auf ^{3}H-PEG, unter Benutzung der Stewart-Hamilton-Formel ist für die Bestimmung der mittleren Passagezeit von Flüssigkeiten durch den Darm geeignet (Dillard, 1965). Die Verwendung eines Ballons war notwendig, um den Übertritt von oralwärts befindlichem Lumeninhalt, speziell Gallensäuren, in das perfundierte Segment zu verhindern. Der aufgeblockte Ballon als Eigeneffekt (Phillips, 1966) dürfte die Motilität über eine 85 cm lange Teststrecke nicht wesentlich beeinflussen und betrifft Kontroll- und Testbedingungen gleich. Eine randomisierte Reihenfolge der Perfusion war gewährleistet; die Sequence der Perfusion hatte keinen Einfluß auf die Ergebnisse. 5 mM/l TDCA hatte weder einen Effekt auf die Passagezeit noch auf die mittlere Flußrate im Lumen. Im Gegensatz zu einem 25 cm langen Testsegment und hoher Perfusionsrate, wo TDCA wenig resorbiert wird [10] und zu einer Nettoflüssigkeitsbewegung in das Lumen führt, dürfte in dem von uns verwendeten 85 cm langen Segment TDCA infolge ihrer passiven Resorption unter effektive intraluminale Konzentrationen abgesunken sein, begünstigt durch die niedrige Perfusionsrate von 2,5 ml/min. Eine 10 mM/l TDCA-Konzentration führte bei einem Probanden zu heftigen, über Stunden anhaltenden abdominellen Krämpfen, so daß Untersuchungen mit dieser Konzentration unterblieben. 5 mM/l RA und noch deutlicher 70 mM/l $MgSO_4$ führten zu einer Beschleunigung der Passage von Flüssigkeiten durch das obere Jejunum. Dieser Effekt war in keinem Fall mit abdominellen Beschwerden verbunden. Die luminalen Flußraten unter RA und $MgSO_4$ sind erhöht, weil diese Verbindungen eine Nettoflüssigkeitssekretion in das Darmlumen auslösen. Nach Untersuchungen von Dillard et al. [6] wird die Passagezeit erst durch Flußraten von mehr als 7 ml/min beeinflußt. In unseren Studien lagen die mittleren Flußraten stets deutlich unter diesem Wert (2,5 bis

3,5 ml/min). Sie dürften somit nicht ursächlich die Passagebeschleunigung erklären. Die hier mitgeteilten Ergebnisse erlauben keinen direkten Rückschluß, in welcher Weise einzelne Motilitätsparameter verändert sind und gleichfalls nicht, ob die nachgewiesene Passagebeschleunigung durch Eigenwirkung direkt am Darm oder auf indirekte Weise geschieht. In letztgenanntem Zusammenhang ist die Freisetzung von Cholecystokinin-Pankreozymin zu diskutieren. Dieses Hormon beschleunigt ebenfalls die propulsive intestinale Motilität und führt zum Nettoeinstrom von Elektrolyten und Wasser in das Darmlumen (Matuchansky et al., 1972). Bei der Beurteilung, ob und in welchem Ausmaß die für $MgSO_4$ und RA gezeigte Beschleunigung der Passage von Ingesta durch den Dünndarm als Teilkomponente ihrer laxativen Eigenschaften wirksam wird, muß man berücksichtigen, daß das Colon eine große Funktionsreserve hat. Das gesunde Colon des Menschen kann in 24 Stunden bis zu 460 mÄq. Natrium und bis zu 3 Litern Wasser resorbieren (Shields et al., 1965). Das ist etwa die dreifache Menge dessen, was pro 24 Stunden unter Normalbedingungen an der Ileocoekalklappe in das Colon eintritt.

Literatur

1. Barreiro, M. A., McKenna, R. D., Beck, I. T.: Determination of transit time in the human jejunum by the single-injection indicator-dilution technique. Am. J. Dig. Dis. 13, 222–233 (1968). – 2. Bergmann, M.: Über die peristaltische Wirksamkeit der Gallensäuren und ihre klinische Anwendung. Wien. klin. Wschr. 64, 704–707 (1952). – 3. Brücke, H., Caithaml, W.: Experimentelle Untersuchungen zur Frage der peristaltischen Wirksamkeit der Galle und Gallensäuren. Klin. Med. 5, 29–32 (1950). – 4. Brücke, H., Caithaml, W., Frank, M.: Klinische Erfahrungen mit der Anwendung von Galle und Gallensäuren als Peristaltikum. Klin. Med. 5, 157–161 (1950). – 5. Christensen, J., Freeman, B. W.: Circular muscle electromyogram in the rat colon: Local effect of sodium ricinoleate. Gastroenterology 63, 1011–1015 (1972). – 6. Dillard, R. L., Eastman, H., Fordtran, J. S.: Volume-flow relationship during the transport of fluid through the human small intestine. Gastroenterology 49, 58–65 (1965). – 7. Forth, W., Rummel, W., Glasner, H.: Zur resorptionshemmenden Wirkung von Gallensäuren. Naunyn-Schmiedebergs Arch. Pharmak. Path. 254, 364–380 (1966). – 8. Galapeaux, E. A., Templeton, R. D., Borkow, E. L.: The influence of bile on the motility of the dog colon. Am. J. Physiol. 121, 130–136 (1938). – 9. Iwao, I., Terada, Y.: On the mechanism of diarrhea due to castor oil. Jap. J. Pharmacol. 12, 137–145 (1962). – 10. Krag, E. N., Phillips, S. F.: Active and passive bile acid absorption in man. J. Clin. Invest. 53, 1686–1694 (1974). – 11. Matuchansky, C. P., Huet, P. M., Mary, J. Y., Ramboud, J. C., Bernier, J. J.: Effect of cholecystokinin and metoclopromide on jejunal movement of water and electrolytes and on transit time of fluid in man. Europ. J. Clin. Invest. 2, 169–175 (1972). – 12. Mekhjian, H. S., Phillips, S. F., Hormann, A. F.: Colonic secretion of water and electrolytes induced by bile acids: perfusion studies in man. J. Clin. Invest. 50, 1569–1577 (1971). – 13. Meyer, A. E., McEwen, J. P.: Bile acids and their choline salts applied to the inner surface of the isolated colon and ileum of the guinea pig. Am. J. Physiol. 153, 386–392 (1948). – 14. Phillips, S. F., Summerskill, W. H. J.: Occlusion of the jejunum for intestinal perfusion in man. Mayo Clinic Proc. 41, 224–231 (1966). – 15. Shields, R., Miles, J. B.: Absorption and secretion in the large intestine. Postgrad. Med. J. 43, 555–561 (1965). – 16. Stewart, J. J., Gaginella, T. S., Olsen, W. A., Bass, P.: Inhibitory actions of laxatives on motility and water and electrolyte transport in the gastrointestinal tract. J. Pharmakol. Exp. Ther. 192, 458–467 (1975). – 17. Wingate, D. L., Phillips, S. F., Hormann, A. F.: Effect of glycine conjugated bile acid with and without lecithin on water and glucose absorption in perfused human jejunum. J. Clin. Invest. 52, 1230–1236 (1973). – 18. Zierler, K. L.: A simplified explanation of the theory of indicator-dilution for measurement of fluid and volume and other distributive phenomena. Bull. John's Hopkins 103, 199–217 (1958).

Kelch, L.: (I. Med. Klinik d. Med. Hochschule Lübeck): **Diagnostik der Laktosemalabsorption mit ^{14}C-Laktose?**

Die Klinik der Laktoseintoleranz ist gekennzeichnet durch das Auftreten von Übelkeit, Völlegefühl, Bauchschmerzen, Flatulenz und wäßrig-sauren Durchfällen, die nach Genuß von Laktose oder laktosehaltigen Nahrungsmitteln auftreten. Laktosetoleranztest

(LTT) und Bestimmung der Bürstensaumlaktase im oberen Jejunum sind die entscheidenden diagnostischen Verfahren. Beim sogen. Äthanollaktosetoleranztest (ÄLTT) wird durch Äthylalkohol die UDP-Glukose-4-Epimerase gehemmt und damit die Umwandlung von Galaktose in Glukose verlangsamt. Die zusätzliche Bestimmung von Galaktose im Serum bedeutet einen weiteren Parameter. Es werden Konzentrationswerte gegen einen Ausgangswert um 0 gemessen. Außerdem sollen falsch-positive und falsch-negative Ergebnisse, die aus einer pathologischen Glukoseelimination resultieren, mit dieser Untersuchung verhindert werden. Die Äthanolhemmung kann jedoch zu einer zusätzlichen Fehlerquelle werden, da die Galaktoseelimination bei Kranken mit Leberzirrhose verzögert ist und die Hemmung der UDPG-4-Epimerase individuell unterschiedlich ist.

1969 beschrieben Salmon u. Mitarb. sowie 1970 Sasaki u. Mitarb. einen $^{14}CO_2$-Exhalationstest zum Nachweis eines Laktasemangels. Durch integrale Erfassung der aus ^{14}C-Laktose über ^{14}C-Glukose entstandenen $^{14}CO_2$ in der Ausatmungsluft sollen falsche Ergebnisse durch beschleunigte Magenentleerung, verzögerte, jedoch insgesamt normale Resorption und durch beschleunigte Glukose-Clearance verhindert werden. Im Unterschied zum LTT oder ÄLTT sind quantitative Angaben möglich, nämlich die Abatmung von $^{14}CO_2$ innerhalb eines gewissen Zeitraums, bezogen auf die applizierte Dosis; außerdem kann die spezifische Aktivität von CO_2 angegeben werden.

Wir haben bei 27 Normalpersonen, 6 Patienten mit einem Malabsorptionssyndrom und 16 Magenteilresezierten mit und ohne Laktasemangel neben der Laktasebestimmung im oberen Jejunum einen ÄLTT durchgeführt und simultan die $^{14}CO_2$ der Ausatmungsluft nach Applikation von ca. 15 μCi (D-Glukose-1-^{14}C)-Laktose kontinuierlich gemessen. Zur Interpretation der Ergebnisse wurde zusätzlich ^{14}C-Glukose im Serum isoliert und bestimmt.

Ergebnisse und Besprechung

1. Der ^{14}C-Laktose-/$^{14}CO_2$-Exhalationstest ist einfach, für den Patienten nicht belästigend, die Radioaktivitätsbelastung unerheblich. Die Untersuchung ist jedoch nicht ganz billig und an entsprechende apparative Voraussetzungen gebunden.

2. Die $^{14}CO_2$-Exhalation zeigt infolge offensichtlicher Abhängigkeit der Meßwerte von Stoffwechselfaktoren, die sich naturgemäß auf den Glukose-^{14}C-Umsatz auswirken, eine erhebliche Streuung zwischen 3 bis 12% Abatmung pro 4 Stunden. Mangelhafte Empfindlichkeit des Tests führte bei 11 von 15 Patienten (= 73%) mit einem Laktasemangel im oberen Intestinaltrakt zu falsch-normalen Ergebnissen; hierin enthalten waren 4 der 6 Patienten mit einem klinisch manifesten Malabsorptionssyndrom und völlig fehlender Laktase im oberen Intestinaltrakt. Bei integraler $^{14}CO_2$-Bestimmung werden Patienten mit verzögerter aber insgesamt normaler Laktoseresorption als normal eingeordnet, während die spezifische Aktivität von CO_2 ebenso wie LTT oder ÄLTT pathologische Werte ergeben. Im Vergleich zum einfach durchzuführenden LTT oder ÄLTT bedeutet der $^{14}CO_2$-Exhalationstest keine Bereicherung in der Diagnostik der Laktoseintoleranz.

3. Die ^{14}C-Glukosebestimmung ergab vergleichsweise die besten Ergebnisse; falsch-normale oder falsch-pathologische Ergebnisse wurden nicht beobachtet; die Methode ist jedoch zu aufwendig, als daß sie für eine Routineuntersuchung geeignet wäre.

4. Für Routineuntersuchungen ausreichend ist nach unseren Ergebnissen der einfache Laktosetoleranztest mit Glukosebestimmung über 90 Minuten. Bei Berücksichtigung der für BII-Resezierte wesentlich höheren Normwerte (Glukoseanstieg > 40 mg%) lassen sich auch bei diesen Probanden Fälle von Laktasemangel eindeutig erfassen. Der Ätha-

nol-Laktose-Toleranztest liefert kaum bessere Ergebnisse; 3 falsch-positive Ergebnisse konnten durch die zusätzliche Galaktosebestimmung nicht verhindert werden. Infolge der Alkoholbelastung ist der ÄLTT für Patient und Untersucher wenig praktikabel.

Bode, Christiane, Ohta, W., Dürr, H. K., Bode, J. Ch. (Med. Univ.-Klinik, Marburg/Lahn): **Regulation der Aktivität von Enzymen des Kohlehydratstoffwechsels in Abhängigkeit von der Kost: unterschiedliche adaptive Änderungen in der Leber und der Dünndarmmukosa der Ratte durch Fruktose- oder Glukose-Fütterung***

Die Fütterung einer Kost, die anstelle von Stärke Fruktose oder Glukose enthält, führt in der Rattenleber zu adaptiven Aktivitätsänderungen von Enzymen des Kohlehydratstoffwechsels [1, 3, 4]. Auch in der Dünndarmmukosa wurde eine Beeinflussung glykolytischer Enzyme durch den Kohlenhydratanteil der Kost nachgewiesen [7]. In dieser Untersuchung sollte der Einfluß einer fruktosereichen Kost im Vergleich zu einer Kost mit Stärke bzw. Glukose auf die Aktivitäten der Enzyme, die spezifisch am Abbau der beiden Monosaccharide beteiligt sind, im Vergleich zu dem Verhalten anderer Enzyme des Kohlehydratstoffwechsels geprüft werden. Hierbei war der zeitliche Ablauf adaptiver Aktivitätsänderungen und das Verhältnis der Aktivitätsänderungen dieser Enzyme in der Dünndarmmukosa im Vergleich zur Leber von besonderem Interesse.

Material und Methodik

Für die Untersuchungen wurden weibliche Wistar-Ratten (Ivanovas, Kißelegg/Allgäu) mit einem Körpergewicht von 220—250 g benutzt. Die Kontrolltiere erhielten eine Standardkost mit 65% Stärke. Die beiden Testdiäten enthielten statt der Stärke jeweils 65% Fruktose oder Glukose. Der Anteil an Protein (22% Casein), Fett und Vitaminzusatz war in den drei Kostformen identisch. Innerhalb des Untersuchungszeitraumes bestanden zwischen den drei Gruppen keine Unterschiede in der Gesamtkalorienaufnahme. Auch das mittlere Körper- und Lebergewicht war gleich. Zur Bestimmung der Enzymaktivitäten wurden der mittlere Leberlappen sowie die Mukosa des proximalen Jejunums verwandt. Die Enzymaktivitätsbestimmungen erfolgten nach Standardmethoden [2] nach einer Fütterungsperiode von 1, 3, 6 und 12 Tagen.

Ergebnisse

Enzyme, die speziell am Fruktoseabbau beteiligt sind: In der *Dünndarmmukosa* nimmt die Aktivität der Ketohexokinase (KHK), der Fruktose-1-Phosphat-Aldolase (F-1-Pald) und der Triokinase (TK) unter Fruktosefütterung innerhalb von 3 Tagen um das 2—3,5fache im Vergleich zu den Kontrollen, die Standard- oder Glukose-Futter erhielten, zu (Abb. 1 und 2). Die adaptive Aktivitätszunahme dieser Enzyme bleibt über einen Zeitraum von 12 Tagen erhalten. Nach eintägiger Fruktosefütterung ist eine signifikante Aktivitätsänderung nur bei der F-1-Pald zu verzeichnen ($p < 0,01$). Unter glukosereicher Kost ist nur eine geringfügige Zunahme der Aktivität der genannten Enzyme zu beobachten. Die Aktivität der ausschließlich bzw. vorwiegend am Fruktoseabbau beteiligten Enzyme wird in der *Leber* durch Fruktosefütterung nur wenig verändert (Abb. 1 und 2). Eine Ausnahme macht die TK, deren Aktivität auch in der Leber auf das Doppelte beider Vergleichsgruppen (Standardfutter bzw. Glukose) ansteigt.

* Mit Unterstützung der Deutschen Forschungsgemeinschaft (SFB 122)

943

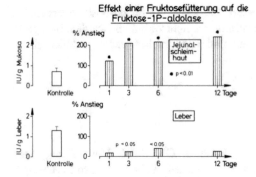

Effekt einer Fruktosefütterung auf die Fruktose-1P-aldolase

Abb. 1. Verhalten der Fruktose-1-Phosphat-Aldolase in der Jejunalschleimhaut und Leber der Ratte unter Fruktosefütterung. Kontrollen: Tiere, die stärkehaltiges Futter erhielten. Die statistischen Berechnungen wurden für die Absolutwerte durchgeführt

Effekt einer Fruktosefütterung auf Enzymaktivitäten in der

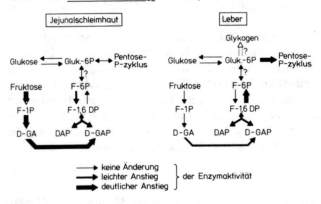

Abb. 2. Schematische Darstellung der unter Fruktosefütterung in der Dünndarmschleimhaut und in der Leber beobachteten Aktivitätsänderungen von Enzymen des Kohlehydratstoffwechsels. Die Aktivitätsänderungen sind für die einzelnen Reaktionsschritte durch die Stärke der Pfeile halbquantitativ wiedergegeben. Die durch starke Pfeile wiedergegebenen Aktivitätsänderungen sind im Vergleich zu den Kontrollen statistisch signifikant

Verhalten von Enzymen der Glukoneogenese, der Glykolyse und des Glukose-6-Phosphat-Zyklus: In der *Dünndarmmukosa* führt Fruktosefütterung zu einer Aktivitätszunahme der Fruktose-6-Phosphokinase (F6PK) und der Fruktose-1,6-Diphosphataldolase (F1,6DPald). Die Aktivität der Fruktose-1,6-Diphosphatase (F1,6DPase) und der Glukose-6-Phosphat-Dehydrogenase (G6PDH) ändern sich hingegen nicht (Abb. 2). In der *Leber* nimmt die Aktivität der F1,6DPald und die Aktivität der G6PDH im Vergleich zu den Kontrolltieren, die Stärke erhielten, deutlich zu. Eine entsprechende Aktivitätszunahme wird jedoch auch unter Glukosefütterung beobachtet. Die Aktivität der Hexokinase wird durch Fruktosefütterung weder in der Leber, noch in der Dünndarmmukosa beeinflußt.

Die Fruktosekonzentration im Pfortaderblut wurde während der Verdauung der Tiere gemessen. Obwohl die Tiere zum Zeitpunkt der Aufarbeitung reichlich Futter im Magen und Dünndarm hatten, erreichten die Fruktosekonzentrationen im Pfortaderblut nur kaum meßbare Werte ($0,4 \pm 0,2$ mMol/l).

Diskussion

Die deutliche Aktivitätszunahme der am Fruktosestoffwechsel spezifisch beteiligten Enzyme in der Dünndarmschleimhaut ist in der Leber nicht zu erkennen. Die von anderen Autoren [1, 3] beobachtete Aktivitätszunahme von Enzymen des Fruktosestoffwechsels unter Fruktosefütterung war in der Leber nur im Vergleich zu kohlehydratfrei ernährten oder fastenden Tieren zu beobachten. Die nur geringen Änderungen in der Aktivität von Enzymen des Fruktosestoffwechsels in der Leber unter Fruktosefütterung lassen daran denken, daß Fruktose nur in geringer Konzentration die Leber erreicht und zum Teil bereits in der Dünndarmschleimhaut zu C3-Fragmenten abgebaut wird. Diese Annahme wird gestützt durch die Beobachtung, daß die Aktivität der Enzyme, die an der Glukoseneubildung aus C3-Fragmenten in der Leber beteiligt sind, hier auch deutlich ansteigt. Die extrem niedrigen Fruktosekonzentrationen im Pfortaderblut während der Resorption des fruktosereichen Futters sind eine weitere Stütze für diese Annahme. Von anderen Autoren wurde ein sehr niedriger Fruktoseumsatz für die Dünndarmmukosa berechnet. Dies dürfte auf spezielle Fütterungsbedingungen zurückzuführen sein, die zu um einen Faktor 30—50 niedrigeren Aktivitäten der geschwindigkeitsbegrenzenden Enzyme führen [5].

Literatur

1. Adelman, R. C., Spolter, P. D., Weinhouse, S.: Dietary and hormonal regulation of enzymes of fructose metabolism in rat liver. J. Biol. Chem. **241**, 5467—5472 (1966). — 2. Bergmeyer, H. U.: Methoden der enzymatischen Analyse I + II. Weinheim/Bergstr.: Verlag Chemie 1974. — 3. Fitch, W. M., Chaikoff, I. L.: Extents and patterns of adaptation of enzyme activities in livers of normal rats fed diets high in glucose and fructose. J. Biol. Chem. **235**, 554—557 (1960). — 4. Heinz, F.: Enzyme des Fruktosestoffwechsels. Änderungen von Enzymaktivitäten in Leber und Niere der Ratte bei fruktose- und glukosereicher Ernährung. Z. physiol. Chem. **349**, 399 (1968). — 5. Heinz, F.: Enzyme des Fruktosestoffwechsels. Messung der Enzymaktivitäten in der Dünndarmmukosa der Ratte. Hoppe-Seyler's Z. physiol. Chem. **349**, 339—344 (1968). — 6. Rosenzweig, N. S., Stifel, F. B., Herman, R. H., Zakim, D.: The dietary regulation of the glycolytic enzymes. II. Adaptive changes in human jejunum. Biochim. biophys. Acta (Amst.) **170**, 228—234 (1968). — 7. Stifel, F. B., Rosenzweig, N. S., Zakim, D., Herman, R. H.: Dietary regulation of glycolytic enzymes. I. Adaptive changes in rat jejunum. Biochim. biophys. Acta (Amst.) **170**, 221—227 (1968).

Hoensch, H., Malchow, H., Schmid, R. (Med. Univ.-Klinik Tübingen u. University of California, San Francisco): **Cytochrom P-450 und arzneimittelabbauende Enzyme in der Dünndarmschleimhaut der Ratte: Lokalisation und Kontrollfaktoren**

Die menschliche Nahrung enthält zahlreiche Fremdstoffe. Zu ihnen zählen Karzinogene und andere toxische Substanzen [1]. Auch Arzneimittel werden zumeist auf oralem Wege zugeführt. Der Darm stellt somit die Eintrittspforte dieser lipophilen Fremdstoffe dar, und die Epithelzellen des oberen Dünndarms sind besonders intensiv exponiert. Fettlösliche Fremdstoffe werden durch ein Enzymsystem metabolisiert und z.T. entgiftet, das Cytochrom P-450 als terminale Oxydase enthält und in der mikrosomalen Fraktion der Zellen lokalisiert ist [2]. Diese Monooxygenase-System wurde in der Leber eingehend studiert, jedoch ist über seine Bedeutung im Dünndarm bisher wenig bekannt. Wir haben das intestinale Monooxygenase-System in verschiedenen Zellkompartimenten und Segmenten des Ratten-Darms untersucht und geprüft, welchen Einfluß die Nahrungszusammensetzung auf dieses Enzym-System hat.

Methodik

Männliche Sprague-Dawley Ratten (300–400 g) wurden in Äthernarkose durch Einschneiden der abdominellen Aorta entblutet. Der Dünndarm wurde exzidiert, gespült und in 8 Segmente (je 15 cm lang) unterteilt. Die Darmabschnitte wurden geöffnet und 3 Zellkompartimente der Schleimhaut (Zottenspitze, unterer Villus und Krypte) durch Abkratzen mit einem Metallspatel gewonnen [3]. Die abgekratzten Zellen wurden homogenisiert, durch Utraschall zertrümmert und vom 20000 g Überstand wurden Mikrosomen präpariert [4]. In der mikrosomalen Suspension wurden der Gehalt an Cytochrom P-450 und Cytochrom b_5 [5], sowie die Aktivitäten von Benzpyren-Hydroxylase [6], p-Nitroanisol O-Demethylase [7] und NADPH-Cytochrom P-450 Reduktase [8] bestimmt.

Ergebnisse und Diskussion

Cytochrom P-450, Benzpyren-Hydroxylase, p-Nitroanisol O-Demethylase und NADPH-Cytochrom P-450 Reduktase sind in den Epithelzellen der Zottenspitzen konzentriert, während Cytochrom b_5, das nicht direkt am Fremdstoffmetabolismus beteiligt ist, keinen deutlichen Unterschied zwischen Zottenspitzen und Krypten aufweist (Tabelle).

Das Kryptzellkompartiment der Schleimhaut enthält unreife, proliferierende Zellen, die innerhalb von 2 bis 3 Tagen entlang der Zottenstruktur in die Zottenspitzenregion wandern. Während dieser Wanderung verlieren die Epithelzellen ihre Teilungsfähigkeit und entwickeln ihre spezifische Funktion – die Fähigkeit zu absorbieren [9]. Während dieses Differenzierungsprozesses der Zellen werden auch die molekularen Strukturen des Monooxygenase-Systems gebildet, welche im glatten endoplasmatischen Retikulum der Epithelzellen enthalten sind.

Die hochdifferenzierten Epithelzellen der Zottenspitze sind die Eintrittspforte lipophiler Fremdstoffe und besitzen ein Enzym-System, welches diese z.T. toxische Stoffe metabolisieren und entgiften kann. Erwartungsgemäß findet sich in den Zottenspitzen des oberen Dünndarms eine deutlich höhere Monooxygenase-Aktivität als in den unteren Darmabschnitten [4]. Der Gehalt an Cytochrom P-450 zeigt einen ähnlichen stufenweisen Abfall vom Pylorus bis zum terminalen Ileum. Das intestinale Cytochrom P-450 Monooxygenase-System ist in dem Zellkompartiment lokalisiert, welches zuerst und am intensivsten nicht nur Fremdstoffen sondern auch anderen Stoffen in der Nahrung ausgesetzt ist.

Tabelle. Mikrosomale Hämoproteine und arzneimittelabbauende Enzyme in den epithelialen Zellkompartimenten der Schleimhaut des Ratten-Duodenums

Zellkompartiment	Cytochrom P-450	Cytochrom b_5	Benzpyren-hydroxylase	p-Nitroanisol O-Demethylase	NADPH-Cytochrom P-450 Redukt.
	nmoles/mg Protein		nmoles Produkt/mg Protein		
			per h	per h	per min
Zottenspitze	$0,115 \pm 0,007$ (9)	$0,119 \pm 0,004$ (9)	$6,5 \pm 0,6$ (9)	$15,5 \pm 1,1$ (4)	$133,8 \pm 5,2$ (.
Unterer Villus	$0,070 \pm 0,004$ (3)	$0,088 \pm 0,007$ (3)	$3,4 \pm 0,1$ (3)	$7,6 \pm 0,6$ (3)	$74,5 \pm 2,6$ (3
Krypte	$0,011 \pm 0,002$ (3)	$0,082 \pm 0,001$ (3)	$1,4 \pm 0,4$ (3)	Spur	$43,1 \pm 7,8$ (.

Mittelwert und Standardabweichung, sowie die Anzahl der Versuche (in Klammern) sind angegeben. jeweiligen Zellkompartimente von 4 Ratten wurden gepoolt. Die Tiere erhielten rohe ungereinigte Nahrung. in den unteren Villus- und Kryptzellen gemessenen Werte unterscheiden sich signifikant ($p < 0,01$) von der der Zottenspitze

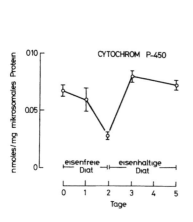

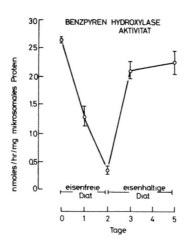

Abb. 1. Der Gehalt an Cytochrom P-450 und die Aktivität der Benzpyrenhydroxylase in den Epithelzellen der Zottenspitzen des Ratten-Duodenums wurden gemessen. Für die ersten 2 Tage wurde eine semisynthetische eisenfreie Nahrung verfüttert, für die folgenden Tage wurde diese Nahrung mit Eisen (8 mg/100 g) substituiert. Der Mittelwert und die Standardabweichung von 3 bis 5 Experimenten sind angegeben. Die Zahlen bei den Meßpunkten bedeuten die mittlere Serum-Eisen-Konzentration (µg/100 ml)

Die Aktivität des Monooxygenase-Systems in den Zottenspitzen des Duodenums von Ratten variiert mit der Nahrung, die den Tieren verfüttert wurde. Bei einer rohen, ungereinigten Rattennahrung waren der Gehalt an Cytochrom P-450 und die Aktivität der Monooxygenase-Enzyme (Benzpyren-Hydroxylase und p-Nitroanisol O-Demethylase) deutlich höher als nach Gabe einer semisynthetischen Nahrung. Die semisynthetische Nahrung enthielt reine Proteine (27% Kasein), Kohlehydrate (55% Stärke) und Fette (14% Gemüse-Öl), sowie ein Gemisch von Vitaminen und Mineralien, während die rohe Nahrung u. a. aus Fisch, Fleisch, Getreide und Gemüse zusammengesetzt war.

Da Cytochrom P-450 Eisen enthält, untersuchten wir die Abhängigkeit des intestinalen Monooxygenase-Systems vom Eisengehalt der Nahrung. Wird nach Verfütterung von semisynthetischer eisenhaltiger Nahrung für 1 und 2 Tage eine semisynthetische eisenfreie Diät verabreicht, so tritt ein eindrucksvoller Abfall des Gehalts an Cytochrom P-450 und der Benzpyren-Hydroxylase-Aktivität ein (Abb. 1). Wird nach diesen 2 Tagen erneut eisenhaltige Nahrung gegeben, steigen Cytochrom P-450 und Benzpyren-Hydroxylase wieder auf Ausgangswerte an. Parenterale Eisengaben haben im Gegensatz zum Nahrungseisen keine Wirkung.

Zusammenfassung

Diese Untersuchungen zeigen, daß das intestinale Cytochrom P-450 Monooxygenase-System in den Epithelzellen der Zottenspitzen des oberen Dünndarms lokalisiert ist. Die Synthese dieses Enzym-Systems findet in den sich differenzierenden Epithelzellen statt und dieser Prozeß ist abhängig von der chemischen Zusammensetzung der Nahrung. Rohe, ungereinigte Nahrung führt zu einer Stimulation des Enzym-Systems, wobei möglicherweise Indole für diesen Effekt verantwortlich sind [10]. Die Synthese des Cytochrom P-450 Hämoproteins ist vom Eisengehalt der Nahrung abhängig. Faktoren, welche die Aktivität dieses fremdstoffabbauenden Enzymsystems kontrollieren, können die Metabolisierung und Entgiftung von oral zugeführten Toxinen und Arzneimitteln beeinflussen. Die intestinale Biotransformation lipophiler Fremdstoffe, die im Darmlumen enthalten sind, scheint die eigentliche biologische Funktion des Monooxygenase-Enzym-Systems des Darmes zu sein.

Literatur

1. Heidelberger, C.: Federation Proceedings 32, 2154 (1973). – 2. Remmer, H.: Europ. J. Clin. Pharmacol. 5, 116 (1972). – 3 Dietschy, J. M., Siperstein, M. D.: J. Clin. Invest. 44, 1311 (1965). – 4. Hoensch, H., Woo, C. H., Schmid, R.: Biochemical and Biophysical Research Communications 65, 399 (1975). – 5. Omura, T., Sato, R.: J. Biol. Chem. 239, 2370 (1964). – 6. Wattenberg, L. W., Leong, J. L., Strand, P. J.: Cancer Res. 22, 1120 (1962). – 7. Netter, K. J., Seidel, G.: J. Pharmacol. Exp. Therap. 146, 61 (1964). – 8. Williams, C. H., Kamin, H.: J. Biol. Chem. 237, 587 (1962). – 9. Fortin-Magana, R., Hurwitz, R., Herbst, J. J.: Science 167, 1627 (1969). – 10. Loub, W. D., Wattenberg, L. W., Davis, D. W.: J. nat. Cancer Inst. 54, 985 (1975).

Frisius, H., Al-Abadi, H., Heidrich, H. (Angiologische Arbeitsgruppe im Klinikum Westend d. FU Berlin): **Einfluß von Vasotherapeutika auf die Disaccharidase-Aktivitäten der Rattendünndarmmukosa**

In den letzten Jahren wurde in zunehmendem Maße der Einfluß von Vasotherapeutika auf den Gesamtstoffwechsel untersucht, nachdem haemodynamische Parameter allein die beobachteten günstigen Ergebnisse bei der Behandlung peripher-arterieller Durchblutungsstörungen nicht erklären können.

In Fortsetzung der hier 1975 von Heidrich [9] vorgetragenen Untersuchungen über den Einfluß von Vasotherapeutika auf den Kohlehydratstoffwechsel wurden 4 unabhängig ausgewählte Monosubstanzen auf ihren Einfluß auf Zellsysteme mit physiologisch hoher Regenerationsrate und deren Funktion untersucht. Als experimentelles Modell wurde das Enzymverhalten der Rattendünndarmmukosa gewählt.

Ziel der Untersuchungen war es

1. die funktionellen Veränderungen am Resorptionsepithel der Mukosa nach einer einmaligen intraperitonealen Gabe von Vasotherapeutika in Abhängigkeit von der Zeit zu untersuchen,

2. zu klären, ob Beziehungen zwischen der verabreichten Dosis und dem Enzymverhalten der Dünndarmschleimhaut bestehen und

3. zu klären, ob sich ein Zusammenhang zwischen funktionellem Verhalten und morphologischem Substrat herstellen läßt.

Material und Methode

Untersucht wurden jeweils drei Dosierungen der folgenden Pharmaka:
1. Bencyclan-Hydrogenfumarat (Fludilat®) mit 10, 50 und 100 mg/kg Körpergewicht,
2. Isoxsuprin (Duvadilan®) mit 1, 10 und 20 mg/kg Körpergewicht,
3. Naftidrofuryl (Dusodril®) mit 10, 50 und 100 mg/kg Körpergewicht,
4. Pentoxifyllin (Trental®) mit 10, 50 und 100 mg/kg Körpergewicht.

Die Pharmaka wurden weiblichen Sprague-Dawley-Ratten in einer einmaligen intraperitonealen Injektion verabreicht. Für jede Substanz wurden 75 Tiere in Gruppen zu 5 Tieren untersucht, die 24, 48, 72, 96 und 120 Stunden nach der Injektion getötet wurden.

Vor der Tötung wurden die mit Altromin und Leitungswasser gefütterten Tiere jeweils 24 h nüchtern gesetzt. In Äthernarkose erfolgte die Laparotomie. Ein 15 cm distal des Pylorus entnommenes 15 cm langes Darmstück wurde aufgeschnitten und vorsichtig mit einem NaCl-getränkten Gazetupfer von Stuhlresten gesäubert. Anschließend wurde die Schleimhaut mit einem Skalpell abgekratzt und im Verhältnis 1 : 10 mit eisgekühlter NaCl 0,9% 2×15 sec mit dem Ultra Turrax homogenisiert. Im Homogenat wurden die

948

Disaccharidasen Lactase, Cellobiase, Trehalase und Maltase nach der üblichen Methode bestimmt [1, 4, 8, 13, 18].

Zusätzlich wurden von jedem Dünndarm 1—2 cm uneröffnet in 3%igem Formalin fixiert, um morphometrisch Zottenlängen und Kryptentiefen zu erfassen. Diese Untersuchungen wurden von einem Untersucher durchgeführt, dem Versuchsablauf und applizierte Pharmaka nicht bekannt waren, um subjektive Interpretationen zu vermeiden.

Ergebnisse

1. Bencyclan-Hydrogenfumarat führt in einer therapeutischen Dosierung von 10 mg/kg KG bis zu 120 h p.i. zu einer geringen Aktivitätssteigerung gegenüber dem Kontrollwert unbehandelter Tiere. Demgegenüber haben 50 und 100 mg/kg KG 24 bzw. 48 h p.i. eine deutliche Depression der Enzymaktivitäten zur Folge, die für die mit 100 mg/kg behandelten Tiere statistisch signifikant ist (Abb. 1). Ab 72 h p.i. kommt es zum Wiederanstieg der Enzymaktivitäten mit überschießender Reaktion gegenüber dem Kontrollwert. Parallel der Enzymdepression kommt es morphometrisch zu einer Zottenreduktion, die ebenfalls 48 h p.i. ihr größtes Ausmaß erreicht und statistisch hochsignifikant ist (p < 0,001). Während desselben Beobachtungszeitraumes steigt das Schleimhautgewicht bis 120 h p.i. kontinuierlich an, während der Gesamtproteingehalt der Mukosa abnimmt. Diesem Befund entspricht ein elektronenmikroskopisch nachweisbarer optisch leerer Raum im Bereich der Zottenspitze, der als Ausdruck eines Oedems zu werten ist.

2. Isoxsuprin weist im Gegensatz zu Bencyclan-Hydrogenfumarat keine Dosis-Wirkungsbeziehung auf (Abb. 2). Alle drei verabfolgten Dosierungen haben einen nahezu identischen Verlauf der Enzymaktivitäten zur Folge. 72 h p.i. kommt es zu einem kurzfristigen Anstieg aller gemessenen Disaccharidasen, dem ein Abfall auf das Niveau

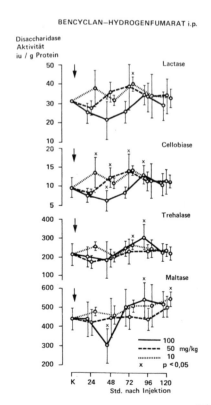

Abb. 1. Disaccharidase-Aktivität als Funktion der Zeit unter Einfluß von Bencyclan-Hydrogenfumarat (M ± SEM)

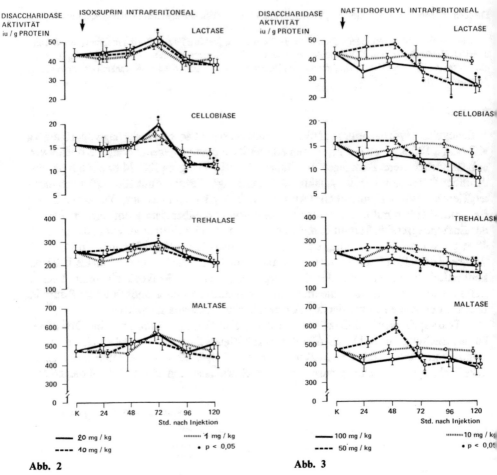

Abb. 2

Abb. 3

Abb. 2. Disaccharidase-Aktivität als Funktion der Zeit unter Einfluß von Isoxsuprin (M ± SEM)

Abb. 3. Disaccharidase-Aktivität als Funktion der Zeit unter Einfluß von Naftidrofuryl (M ± SEM)

der Kontrollwerte folgt. Ebenso lassen sich morphometrisch keine auffälligen Veränderungen nachweisen.

3. Naftidrofuryl hat trotz einer nur einmaligen Injektion einen nachhaltig hemmenden Einfluß auf die Disaccharidase-Aktivitäten bis 120 h p.i. (Abb. 3). Diesem Befund entspricht das morphometrische Ergebnis der Zotten. Die Zottenreduktion hält bis 120 h p.i. ebenfalls kontinuierlich an (p < 0,001). Gleichzeitig nimmt das Schleimhautgewicht geringfügig zu bis maximal 37% über dem Kontrollwert, wärend der Gesamtproteingehalt der Mukosa nahezu konstant bleibt mit einer Schwankungsbreite von 13% um den Kontrollwert.

4. Pentoxifyllin führt in keiner der verwendeten Dosierungen zu einer Enzymdepression sondern steigert die Disaccharidase-Aktivitäten (Abb. 4). Dabei kommt es zu einem zweiphasigen Verlauf mit einer Aktivitätssteigerung für alle drei Dosierungen 24 h p.i. und zu einem erneuten Aktivitätsanstieg 96 h p.i. bei 10 und 50 mg/kg KG. Bereits mit dem ersten Gipfel der Enzymaktivitäten kommt es für alle Dosierungen zu einer Zunahme der Zottenlänge und der Kryptentiefe, die bis 120 h p.i. statistisch signifikant (p < 0,001)

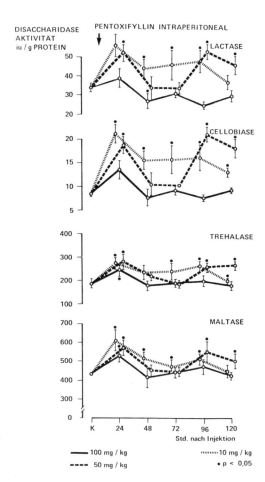

Abb. 4. Disaccharidase-Aktivität als Funktion der Zeit unter Einfluß von Pentoxifyllin (M ± SEM)

nachweisbar ist. An Schleimhautgewicht und Proteingehalt lassen sich keine wesentlichen Veränderungen feststellen.

Diskussion

Die Ergebnisse zeigen, daß die vier untersuchten Pharmaka bei gleicher Applikationsart und bekannter rascher Anflutung in den Visceralorganen [2, 3, 5, 6, 7, 14, 20, 21] unterschiedlich und mit Ausnahme von Isoxsuprin dosisabhängig auf die Disaccharidase-Aktivitäten der Rattendünndarmmukosa wirken.

Lokaltoxische Wirkungen auf das Resorptionsepithel dürften bei der intraperitonealen Verabreichungsform kaum in Frage kommen. Ischaemiereaktionen mit konsekutiver Enzymdepression, wie sie experimentell nachgewiesen werden konnten [15, 16, 17, 22, 23] sind ebenfalls unwahrscheinlich, da sich die untersuchten Substanzen weitgehend blutdruckneutral verhalten [7, 10, 11, 12, 14].

Demgegenüber sind Einwirkungen auf den Kohlehydratstoffwechsel mit verbesserter oraler Glukosetoleranz und gesteigerter Insulinsekretion für Bencyclan-Hydrogenfumarat und Naftidrofuryl bekannt [9], so daß hier möglicherweise Zusammenhänge mit dem Enzymverhalten herzustellen sind.

951

Inwieweit für Pentoxifyllin dabei die zentrale Rolle des zyklischen AMP im Kohlehydratstoffwechsel zum Tragen kommt [19], muß weiteren Untersuchungen vorbehalten bleiben.

In jedem Fall beweisen diese Screening-Untersuchungen, daß Vasotherapeutika nicht nur haemodynamische und rheologische sondern auch metabolische Wirkungsmechanismen aufweisen, die bei der therapeutischen Anwendung berücksichtigt werden müssen.

Literatur

1. Auricchio, S., Rubino, A., Tosi, R., Semenza, G., Landolt, M., Kistler, H., Prader, A.: Disaccharidase activities in human intestinal mucosa. Enzym. biol. clin. 3, 193 (1963). − 2. Blasko, K.: Investigation of the absorption, distribution, and elimination of Bencyclane with radioactive isotopes. Arzneim.-Forsch. 20, 1374 (1970). − 3. Christ, O. Gleixner, K., Kellner, H.-M., Müller, R., Rupp, W.: Pharmakologische Untersuchungen nach oraler Verabreichung von 3,7-Dimethyl-1-(5-oxo-hexyl)-xanthin-^{14}C (BL 191-^{14}C) an Ratten, Hunden und Menschen. Arzneim.-Forsch. 22, 1933 (1972). − 4. Dahlquist, A.: Method for assay of intestinal disaccharidases. Analyt. Biochem. 7, 18 (1964). − 5. Faragó, E., Simon, J.: Tierexperimentelle Untersuchungen über die Verteilung von Bencyclan im lebenden Organismus. Arzneim.-Forsch. 20, 1385 (1970). − 6. Faragó, E., Simon, J.: Untersuchungen über die Resorption und Ausscheidung von Bencyclan bei akuter und chronischer Verabreichung. Arzneim.-Forsch. 20, 1380 (1970). − 7. Fontaine, L., Belleville, M., Lecevin, J. C., Silie, M., Delahaye, J., Boucherat, M.: Étude du métabolisme du naftidrofuryl chez l'animal et chez l'homme. Bull. Chim. Thérap. 1, 44 (1969). − 8. Hansen, H. Th., Drube, H. Chr., Klein, U. E., Zielke, K.: Untersuchungen über Muster und Verteilung von Enzymen in der Schleimhaut des Gastrointestinaltraktes. I. Mitteilung. Gastroenterologia 106, 345 (1966). − 9. Heidrich, H., Schirop, Th.: Einfluß von Vasodilatantien auf die orale Glukosetoleranz und das Seruminsulin bei intravenöser Langzeitbehandlung peripherarterieller Durchblutungsstörungen. Verh. Dtsch. Ges. Innere Med. 81 (1975). − 10. Kaindl, F., Pärtan, J., Polsterer, P.: Zur klinischen Anwendung eines neuen Vasodilatans. Wien. klin. Wschr. 11, 186 (1956). − 11. Kaindl, F., Samuels, S., Selman, D., Shaffel, H.: A new vasodilating and antispasmodic agent: Isoxsuprine hydrochloride. Angiology 10, 185 (1959). − 12. Komlos, E., Petöcz, L. E.: Pharmakologische Untersuchungen über die Wirkung von N-[-3-(1-Benzyl-cycloheptyl-oxy)-propyl]-N,N-dimethyl-ammonium-hydrogen-fumarat. Arzneim.-Forsch. 20, 1338 (1970). − 13. Lowry, O. H., Rosebrough, N. J., Farr, A. L., Randall, R. J.: Protein measurement with the Folin-Phenol reagent. J. biol. chem. 193, 265 (1951). − 14. Popendiker, K., Boksay, J., Bollmann, V.: Zur Pharmakologie des neuen peripheren Gefäßdilatators 3,7-Dimethyl-1-(5-oxo-hexyl)-xanthin. Arzneim.-Forsch. 21, 1159 (1971). − 15. Robinson, J. W. L., Menge, H., Mirkovitch, V.: The response of the dog colon mucosa to one hour's ischaemia. Z. ges. exp. Med. Chir. 165, 127 (1975). − 16. Robinson, J. W. L., Mirkovitch, V.: The recovery of function and microcirculation in small intestinal loops following ischaemia. Gut 13, 784 (1972). − 17. Robinson, J. W. L., Rausis, C., Basset, P., Mirkovitch, V.: Functional and morphological response of the dog colon to ischaemia. Gut 13, 775 (1972). − 18. Schmidt, F. H.: Die enzymatische Bestimmung von Glukose und Fruktose nebeneinander. Klin. Wschr. 39, 1244 (1961). − 19. Sutherland, E. W., Robinson, G. A.: The role of cyclic AMP in the control of carbohydrate metabolism. Diabetes 18, 797 (1969). − 20. Weikel, J. H., Lish, P. M., Joiner, P. D.: Gastrointestinal absorption of isoxsuprine. Federation Proceed. 17, 1652 (1958). − 21. Weikel, J. H., Wheeler, A. G., Joiner, P. D.: Toxicology, absorption, and physiological disposition of isoxsuprine (Vasodilan). Toxicol. Appl. Pharmacol. 1, 579 (1969). − 22. Winne, D.: Der Einfluß der Durchblutung auf die Wasser- und Salzresorption im Jejunum der Ratte. Naunyn-Schmiedebergs Arch. Pharmak. exp. Path. 265, 425 (1970). − 23. Winne, D.: Durchblutung und enterale Resorption. Z. Gastroenterologie 9, 429 (1971).

Schneider, R., Dürr, H. K., Bode, J. Ch. (Med. Univ.-Klinik Marburg): **Bestimmung von Chymotrypsin im Stuhl als Suchtest für eine exokrine Pankreasinsuffizienz: Untersuchungen zur Zuverlässigkeit verschiedener Methoden**

Die Bestimmung von Chymotrypsin im Stuhl hat sich als wertvoller Suchtest zur Erfassung einer exokrinen Pankreasinsuffizienz erwiesen [1, 2]. Obwohl eine zunehmende Zahl von Laboratorien diesen Test in ihr Programm aufnimmt, ist erstaunlich wenig über die methodischen Probleme dieser Untersuchung bekannt. Ziel unserer Untersuchungen war es, die Zuverlässigkeit und Vergleichbarkeit verschiedener Methoden zu überprüfen, die zur Durchführung dieser Bestimmung vorgeschlagen wurden.

1. Zur Probengewinnung: Es gibt eine weit zurückreichende Diskussion darüber, ob die Bestimmung der Chymotrypsinkonzentration in Einzelstuhlproben bereits brauchbare Resultate ergibt, oder ob die Ermittlung der Enzymausscheidung durch Untersuchung von Sammelstuhlproben erforderlich ist. Um diese Frage zu prüfen, haben wir insgesamt 40 Sammelstühle untersucht. Von jedem dieser Sammelstühle entnahmen wir an drei willkürlich ausgewählten verschiedenen Stellen je eine kleine Probe. Danach wurde der Sammelstuhl homogenisiert und anschließend die Enzymaktivität der Einzelproben und im Gesamthomogenat ermittelt. Wie zu erwarten, fanden wir erhebliche Streuungen zwischen der Enzymaktivität der Einzelproben und der der jeweils dazugehörigen Sammelstühle. Wurden die Ergebnisse jedoch lediglich in den Kategorien „normal" bzw. „pathologisch" ausgedrückt, so fanden sich nur bei 7 von 120 Einzelstuhlproben Ergebnisse, die von den Ergebnissen der korrespondierenden Sammelstühle abwichen. Somit ist die Untersuchung von Einzelstuhlproben für Screening-Zwecke und im Regelfall ausreichend, da hierdurch in fast 95% aller Fälle die richtige Zuordnung der Enzymaktivität im Sammelstuhl zum normalen und zum pathologischen Bereich ermöglicht wird.

2. Zur Homogenisationstechnik: Hierfür wurden verschiedene Verfahren vorgeschlagen: Homogenisation mit hochtourigen elektrischen Homogenisatoren, Homogenisation mit einem Homogenisator nach Potter und Homogenisation durch einfaches Rühren mit einem Magnetrührer. Wir haben an 10 verschiedenen Stuhlproben diese drei Verfahren vergleichend getestet. Abgesehen von einer Probe fanden wir keine sehr ins Gewicht fallenden Unterschiede zwischen den verschiedenen Homogenisationsverfahren.

3. Zur Filtration: Nach der Standardmethode [1], die von Ammann übernommen wurde, werden die Stuhlhomogenate vor der Enzymaktivitätsmessung durch grobe chirurgische Gaze filtriert, um bessere Pipettierbarkeit zu erzielen. Dabei ist wichtig, sicherzustellen, daß nur ganz grobe Partikel zurückgehalten werden und nicht die kleinen Partikel, an die die Enzymaktivität gebunden ist. Auch bei Beachtung dieser Maßnahme fanden wir bei der Überprüfung des Einflusses der Filtration auf die Enzymaktivität von 10 verschiedenen Stuhlhomogenaten stark schwankende, teilweise jedoch erhebliche (bis zu 50%) Verluste an Enzymaktivität. Dieser Einfluß der Filtration schien etwas geringer nach hochtouriger Filtration und besonders stark nach Homogenisation mit dem Magnetrührer zu sein.

4. Zur Enzymaktivitätsmessung: Hierfür wurden titrimetrische und kolorimetrische Verfahren angegeben. Die pH-stat-Titration [3] hat die weiteste Verbreitung gefunden. Sie ist einfach und wenig störanfällig, man benötigt jedoch ein automatisches Titrationsgerät. Bei der Bestimmung der Präzision dieser Methode fanden wir befriedigende Werte für den Variationskoeffizienten (VK = 6,1% in der Serie, VK = 6,8% von Tag zu Tag). Für die von Willig und Körber [4] vorgeschlagene kolorimetrische Methode fanden wir eine ebenfalls befriedigende Präzision (VK = 6,3% in der Serie). Jedoch ist diese Methode zeitaufwendig und unbequem, da sie zahlreiche verschiedene analytische Teilschritte erfordert (u. a. eine Diazokupplung und eine Filtration) und da ein Leerwert für jede Probe mitgeführt werden muß. Löffler [5] hat daher ein sehr einfaches kinetisches Verfahren, ebenfalls mit Supheba als Substrat, vorgeschlagen, bei dem die Freisetzung von p-nitrophenol kontinuierlich registriert wird. Da die Stuhlsuspensionen stark getrübt sind, läßt sich dieses Verfahren nur mit klaren Überständen nach Zentrifugation der Stuhlhomogenate durchführen. Beim Nacharbeiten der Methode fanden wir nur sehr geringe

Extinktionsänderungen, die sich von den Änderungen der Extinktion in den Leerwerten kaum unterscheiden ließen. Darüberhinaus ist bekannt, daß ein großer Teil der Chymotrypsinaktivität in Stuhlhomogenaten an Partikel gebunden ist. Wir haben dies erneut nachgeprüft und fanden, daß die im Überstand verbleibende Restaktivität von einer Stuhlprobe zur anderen starken Schwankungen unterworfen ist: zwischen 2 und 50 Prozent nach Zentrifugation bei 8000 g und zwischen 2 und 30 Prozent nach Zentrifugation bei 100000 g. Die im Überstand verbleibende Restaktivität kann also nicht als repräsentativ für die Chymotrypsinaktivität der gesamten Stuhlprobe gelten. Auch aus diesem Grund halten wir das von Löffler vorgeschlagene Verfahren für ungeeignet.

Aus diesen unseren Untersuchungen ziehen wir folgende Schlußfolgerungen: Die Bestimmung der Chymotrypsinaktivität in Stuhlhomogenaten ist sowohl titrimetrisch als auch kolorimetrisch mit befriedigender Präzision möglich. Bei Gewinnung, Homogenisation und Filtration der Proben dagegen kommt es unvermeidlich zu Streuungen. Die hierdurch bedingte Unsicherheit der Ergebnisse kann jedoch toleriert werden, solange der Test lediglich für Screening-Zwecke eingesetzt wird.

Literatur

1. Schneider, R., Dürr, H. K., Bode, J. Ch.: Diagnostische Wertigkeit der Bestimmung von Chymotrypsin im Stuhl für die Erfassung einer exokrinen Pankreasinsuffizienz. Dtsch. Med. Wschr. 99, 1449–1454 (1974). – 2. Dürr, H. K., Otte, M., Forell, M. M., Bode, J. Ch.: Kontrollierte Studie zur diagnostischen Wertigkeit der Chymotrypsinbestimmung im Stuhl. Verh. Dtsch. Ges. Inn. Med. 80, 546–548 (1974). – 3. Haverback, B. J., Dyce, Barbara J., Gutentag, Ph. J., Montgomery, D. W.: Measurement of trypsin and chymotrypsin in stool. Gastroenterology 44, 588–597 (1963). – 4. Willig, F., Körber, W.: Eine Methode zur Bestimmung von Trypsin und Chymotrypsin im Stuhl mit Aminosäure-p-nitraniliden. Z. Gastroent. 5, 33–36 (1967). – 5. Löffler, A., Ernst, R., Miederer, S. E., Stadelmann, O.: Bestimmung von Chymotrypsin im Stuhl mit Succinyl-L-Phenylalanin-P-Nitraliniden (Supheba) in der Diagnostik von Pankreaserkrankungen. Med. Klinik 70, 1755–1758 (1975).

Bindrich, D., Dürr, H. K., Bode, J. Ch. (Med. Univ.-Klinik Marburg): **Zur Häufigkeit einer Makroamylasämie und zur diagnostischen Wertigkeit des Quotienten Amylaseclearance/Kreatininclearance**

Eine großmolekulare proteingebundene Amylase wurde erstmals 1964 von Wilding nachgewiesen. 1967 wurde für diese Erscheinung der Begriff „Makroamylasämie" geprägt [1]. Im Rahmen zweier größerer Untersuchungsreihen in den USA [2] und in Schottland [3] wurde bei 1,1% bzw. bei 0,1% der Probanden eine Makroamylasämie gefunden. Im mitteleuropäischen Raum dagegen gibt es zwar Einzelbeobachtungen [4, 5, 6], jedoch keine Untersuchungen zur Häufigkeit der Makroamylasämie.

In einem Zeitraum von 11 Monaten wurden Serumproben von allen Patienten unserer Klinik mit bei Aufnahme erhöhten Amylasewerten auf das Vorliegen einer Makroamylasämie untersucht. Gleichzeitig wurde der Quotient Amylaseclearance/Kreatininclearance auf seine Brauchbarkeit zur Differentialdiagnose erhöhter Serumamylasen bei Pankreatitis und Makroamylasämie überprüft. Die Bestimmung der Gesamtaktivitäten von Serum- und Urinamylasen wurde mit einer chromogenen Methode (Phadebas, Pharmacia) durchgeführt, Kreatininbestimmungen mit dem Autoanalyzer (Technicon), der Makroamylasenachweis mit Sephadex G 100 Mikrosäulen nach der von Fridhandler [7] angegebenen Methode. Insgesamt wurde bei 190 Patienten eine bei Klinikaufnahme erhöhte Serumamylase festgestellt. Nach den abschließenden Diagnosen nach längerem

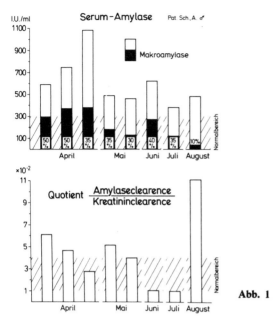

Abb. 1

Kliniksaufenthalt wurden die Patienten unterschiedlichen Diagnosegruppen zugeordnet, die in Abb. 2 aufgeführt sind.

Bei drei dieser 190 Patienten gelang uns der Nachweis einer großmolekularen Makroamylase (zwei Gipfel mit Amylaseaktivität im Eluat nach Gelfiltration auf Sephadex 100, davon der erste Gipfel im Ausschlußvolumen der Säule bei den großmolekularen Proteinen). Bei der Untersuchung des Urins dieser Patienten fand sich nur ein Gipfel mit Amylaseaktivität im Eluat der Säulen, im Bereich der großmolekularen Proteine im Ausschlußvolumen der Säulen fand sich keine Amylaseaktivität. Diese drei Patienten litten an folgenden Erkrankungen: Kleinzelliges Bronchialkarzinom, Niereninsuffizienz bei chronischer Glomerulonephritis, und Leberzirrhose bei chronischem Alkoholabusus. Bei Verlaufskontrollen fanden wir einen wechselnden Anteil der Makroamylase an der Gesamtaktivität der Serumamylase. Bei dem Patienten mit dem Bronchialkarzinom nahm der Anteil der Makroamylase über fünf Monate kontinuierlich von 50% bis auf 10% ab (Abb. 1). Bei den anderen Patienten betrug er in beiden Fällen bis zu 75%. Bei diesen beiden Patienten fiel außerdem noch auf, daß die Gesamtaktivität der Serumamylase im Bereich der Norm oder nur knapp darüber lag. Eine Makroamylasämie muß also keineswegs immer mit einer Hyperamylasämie gekoppelt sein.

In der Literatur wird empfohlen [8], den Quotienten Amylaseclearance/Kreatininclearance als Suchtest zur Erfassung einer Makroamylasämie zu verwenden. Dieser Quotient ist besonders praktisch, da zu seiner Ermittlung die Kenntnis der Urinmengen nicht erforderlich ist, und weil er unabhängig von der Nierenfunktion sein soll. Nach Levitt beträgt die Amylaseclearance normalerweise 1% bis 4% der Kreatininclearance. Um den diagnostischen Wert des Quotienten zu prüfen, haben wir ihn bei allen 190 Patienten unserer Studie bestimmt (Abb. 2). Bei unseren drei Patienten mit Makroamylasämie fanden wir bei nur drei von 14 Bestimmungen den Quotienten unterhalb der Grenze von 0,01. Umgekehrt fanden wir bei den Patienten der restlichen Diagnosegruppen 25mal einen erniedrigten Wert für den Clearance-Quotienten. Wir hätten also bei Anwendung dieses Kriteriums in 15% der Fälle die Diagnose Makroamylasämie stellen müssen. Aus

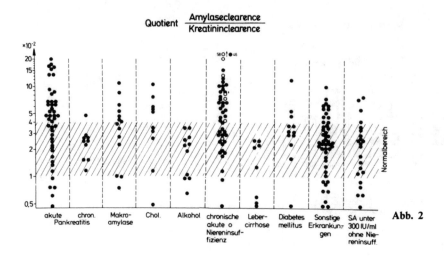

Abb. 2

unseren Ergebnissen findet sich auch keine Bestätigung der Berichte über eine charakteristische Erhöhung des Clearance-Quotienten bei akuter Pankreatitis [7]. Bei unseren Patienten mit dieser Diagnose fand sich eine die diagnostische Verwertbarkeit zu stark beeinträchtigende Streuung der Werte.

Aus unseren Untersuchungen ziehen wir folgende Schlußfolgerungen:

1. Die Häufigkeit der Makroamylasämie — geprüft allerdings an einem selektierten Patientenkollektiv — entspricht in Mitteleuropa etwa den in den USA gefundenen Werten.

2. Auch bei normaler Aktivität der Serumamylase kann eine Makroamylasämie vorliegen.

3. Eine Makroamylasämie kann bei den verschiedensten Erkrankungen auftreten. Es scheint keinen für eine Makroamylasämie spezifischen klinischen Symptomenkomplex zu geben.

4. Der Quotient Amylaseclearance/Kreatininclearance ist weder für die Diagnose einer Makroamylasämie noch für die Differentialdiagnose der Hyperamylasämie bei akuter Pankreatitis verwertbar.

Literatur

1. Berk, J. E., Kizu, H., Wilding, P., Searcy, R. L.: Macroamylasemia — A newly recognized cause for elevated serum amylase activity. New Eng. J. Med. **277**, 941—946 (1967). — 2. Barrows, D., Berk, E. J., Fridhandler, L.: Macroamylasemia — Survey of prevalence in a mixed population. New Eng. J. Med. **286**, 1352 (1972). — 3. Imrie, C. W., Henderson, A. R., Berk, E. J.: Macroamylasemia — Survey of prevalence in a mixed population. Letter to the Editor. New Eng. J. Med. **287**, 931 (1972). — 4. Spiegel, M., Oelz, O., Knob, M., Binswanger, U.: Makroamylase als seltene Ursache der Hyperamylasämie. Klin. Wschr. **50**, 548—551 (1972). — 5. Kellner, R., Horstmann, H.-J., Flügel, M., Tympner, F.: Zur Diagnostik der Makroamylasämie. Dtsch. Med. Wschr. **99**, 1772—1773 (1974). — 6. Rotenberger, W., Patzkewitsch, L., Weber, K. H.: Makroamylasämie. Bericht über zwei Fälle. Dtsch. Med. Wschr. **100**, 1599—1601 (1975). — 7. Fridhandler, L., Berk, J. E., Ueda, M.: Macroamylasemia: Rapid detection method. Clin. Chem. **17**, 423 (1971). — 8. Levitt, M., Cooperband, S. R.: Increased renal clearance of amylase in pancreatitis. New Eng. J. Med. **292**, 364—365 (1975).

Bornschein, W., Goldmann, F. L., Otte, M. (II. Med. Klinik u. Poliklinik, Klinikum rechts der Isar, München): **Methodik und weitere klinische Erfahrungen mit dem Peptid-PABA-Test, einem indirekten Pankreasfunktionstest**

Von Imondi, Strattley und Wolgemuth wurde erstmals 1971 und 1972 ein indirekter Pankreasfunktionstest mit einer angeblich chymotrypsinspezifischen, synthetischen Verbindung N-Benzoyl-1-Tyrosyl-PABA-Natriumsalz angegeben [8, 9]. Das Peptid wird nach oraler Applikation im Dünndarm durch Chymotrypsin spezifisch gespalten, die dabei abgetrennte PABA wird relativ schnell aus dem Darmlumen resorbiert, in der Leber teilweise metabolisiert und im Urin ausgeschieden. Die im Urin während eines bestimmten Zeitintervalles eliminierte Menge PABA und ihre Metaboliten dienen als Maß für die exokrine Pankreasfunktion. Vor Durchführung des Pankreasfunktionstests mit dem Peptid ist es u. E. erforderlich, in Form eines PABA-Resorptionstestes mit der dem gekoppelten Peptid äquivalenten Menge PABA die individuellen Resorptions- und Exkretionsverhältnisse dieses Leitmetaboliten zu überprüfen.

Das synthetische Peptid wurde als Pankreasfunktionstest von Imondi [9] und Gyr [4] im Tierversuch bei chirurgisch und metabolisch erzeugter Pankreasinsuffizienz mit Erfolg erprobt. Über erste klinische Erfahrungen mit dem neuen Pankreasfunktionstest haben Gyr [5, 6] und wir [1, 2] bereits berichtet. Es sollen hier weitere methodische und klinische Erfahrungen mitgeteilt werden. Die Konzentration von PABA und seinen Metaboliten wurde mit einer bezüglich der Hydrolyse modifizierten Diazokopplungsreaktion nach Bratton und Marshall [3] gemessen. PABA wird hierbei in saurer Lösung mit salpetriger Säure in ein Diazoniumsalz übergeführt, das mit NED zu einem lilafarbenen Farbstoff koppelt, der bei 546 nm photometriert werden kann. Nicht aus Peptid-PABA stammende Arylamine sind im verdünnten Urin so gering konzentriert, daß sie vernachlässigt werden können. Das Resultat wird im folgenden als PABA-Exkretion im 9-Std-Sammelurin in Prozent der verabreichten Dosis ausgedrückt. Die Analyse im 9-Std-Sammelurin erscheint nötig, da in der 6—9-Std-Fraktion wiederholt PABA-Exkretionsquoten von 10—40% gefunden wurden. Die Bezeichnung PABA beinhaltet im folgenden auch die Stoffwechselprodukte dieser Verbindung.

Aus Resorptionsstudien bei 10 Gesunden ging hervor, daß im Durchschnitt der max. Serumspiegel von PABA bereits nach 60 Min erreicht wird. Innerhalb von 9 Std wird die Substanz zu durchschnittlich 72% der verabreichten Dosis ausgeschieden. Bei 14 Patienten wurde die PABA-Konzentration in der ersten Einzelstuhlportion nach durchgeführtem Peptid-Test bestimmt, sie betrug max. 3% der verabreichten Dosis. Die PABA-Exkretionsquote im Urin bei 5 Patienten mit Cholostase unterschied sich nicht von der bei Gesunden. In in-vitro-Untersuchungen mit dem Peptid konnten wir die Chymotrypsinspezifität der Verbindung bestätigen. N-BT-PABA erwies sich gegenüber physiologischen Konzentrationen von Pepsin, Trypsin, Carboxypeptidase A und B, sowie gegenüber 1-N-HCl stabil. In einem Substratkonzentrationsbereich von 8×10^{-4}—5×10^{-3} M/l kam es in vitro nach 15 und 30 Min. Reaktion mit Rinderchymotrypsin und humanem Pankreassaft zu konstanten und linear verlaufenden Hydrolyseraten. Diese waren den unterschiedlichen Chymotrypsinkonzentrationen, gemessen nach der Methode Nagel [12], proportional. Die hierbei ermittelte Km für Rinderchymotrypsin betrug 1,28, für humanes Chymotrypsin 2,2. Bei höheren Substratkonzentrationen als 5×10^{-3} M/l traten unter den verwendeten Testbedingungen leichte Enzymhemmungen vom irreversiblen Typ auf. Humaner Magensaft führte nur dann zur Hydrolyse des Peptides, wenn auf Grund von Gallebeimischungen ein Duodenalsaftreflux stattgefunden hatte.

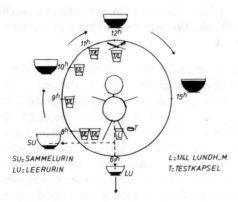

SU = SAMMELURIN
LU = LEERURIN

L = 1/4 L LUNDH_M.
T = TESTKAPSEL

Abb. 1. Testschema des PABA-Peptid-Versuches

Auf Grund enzymkinetischer in-vitro-Versuche und in-vivo-Vorversuche wurde für den klinischen Test eine Peptidkonzentration von $1,5 \times 10^{-3}$ M/l, entsprechend 150 mg Peptid in 250 ml Wasser verwendet. Wir haben folgendes Testschema angewandt (s. Abb. 1). Um ausreichende Trinkmengen zu haben und somit eine genügende Menge Sammelurin zu gewinnen, hat es sich bewährt, den Probanden ein bestimmtes Trinkschema vorzuschreiben. Um keine Veränderung der Peptidkonzentration zu erhalten, dürfen die Patienten erst 2 Std nach Testkapseleinnahme (Oblatenkapsel mit eingewogener Menge Peptid) mit dem Trinken beginnen. Da die Bratton-Marshall-Reaktion sehr unspezifisch auf alle aromatische Amine anspricht, sollen bereits 1 Tag vor Durchführung des Tests alle Medikamente abgesetzt werden. Pankreasfermente dürfen bereits 3 Tage vor dem Test nicht mehr eingenommen werden. Die für die Analytik nötige Urinprobe von ca. 10 ml Urin kann in tiefgefrorenem Zustand 8 Tage lang konserviert werden. Der Versuch ist somit ambulant gut durchführbar. Die Reproduzierbarkeit des Tests gemessen an der doppelten Durchführung bei 10 Versuchspersonen ist mit r = 0,92 gut, ebenso die methodische Reproduzierbarkeit (n = 16, r = 0,99). Bei inzwischen $1^{1}/_{2}$ jähriger Erfahrung mit dem Test ergab sich weder nach Peptid noch nach PABA-Gabe ein Anhalt für akute oder chronische Toxizität. Serumlipaseaktivität, Transaminasen, Serumharnstoff, Elektrolyte, Bikarbonat wurden bei 20 Kontrollpersonen und 10 Patienten mit chronischer Pankreatitis überprüft, sie blieben unverändert. Bei 80 Patienten wurden 80 Peptid-Tests und 62 PABA-Resorptionstests durchgeführt. Der Peptid-Test war in 21 Fällen, der PABA-Resorptionstest in 10 Fällen zur Überprüfung der Reproduzierbarkeit und als Verlaufskontrolle wiederholt worden. Der Peptid-Test war in 6 Fällen aus technischen Gründen (Kontamination des Urines mit Arzneimittel, Laborfehler, zu geringe Sammelurinmengen) nicht zu verwerten. In 16 Fällen fand sich eine PABA-Malabsorption im PABA-Resorptionstest, in 7 Fällen lag sowohl eine PABA-Malabsorption im PABA-Test und im Peptid-Test vor. Zusammengenommen war der Peptid-Test in 88 Fällen, der PABA-Resorptionstest in 56 Fällen verwertbar. Von den 80 Probanden, die den PABA-Peptid-Test durchgeführt hatten, wurden 40 Fälle, bei denen eine Erkrankung der Bauchspeicheldrüse ausgeschlossen werden konnte und normale Resorptions- und Exkretionsverhältnisse vorlagen, als Kontrollgruppe gewertet. Im einzelnen handelte es sich um Patienten mit entzündlichen oder funktionellen Erkrankungen des Gastrointestinaltraktes, um Patienten mit einer chronischen Hepatitis, sowie um eine Gruppe gesunder freiwilliger Versuchspersonen. Hiermit wurde eine Gruppe chronischer Pankreatitiden, die durch sichere röntgenologische Kriterien in der ERCP oder durch Pankreasverkalkungen diagnostiziert worden waren, verglichen (n = 29). Von diesen Patienten hatten 24 eine durch

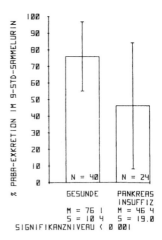

Abb. 2

Lundh-Test, Pankreozymin-Sekretin-Test oder durch fäkale Chymotrypsinbestimmungen bestätigte Pankreasinsuffizienz. Eine Retention harnpflichtiger Substanzen lag in keiner Gruppe vor. Der Peptid-PABA-Test war in fast allen Fällen den anderen diagnostischen Maßnahmen vorausgegangen. Die Kontrollgruppe der 40 Pankreasgesunden hatte eine durchschnittliche proz. PABA-Exkretion pro verabreichter Dosis im 9-Std-Urin von 76,1% ± 10%, was einem Normalbereich von 56—96% (2s-Bereich) entspricht.

Das Kollektiv der Kontrollgruppe unterschied sich im Wilcoxon-Test signifikant von der Gruppe mit Pankreasinsuffizienz (p = 0,001), s. Abb. 2. Es trat jedoch eine Überlappung bedingt durch 4 falschnormale Werte auf. Bei diesen Fällen handelte es sich um leichtere Pankreasinsuffizienzen. Die fäkalen Chymotrypsinkonzentrationen waren hier in allen Fällen ebenfalls falschnormal. Falschpositive Werte in der Kontrollgruppe fanden sich im Gegensatz zu früheren Untersuchungen im 6-Std-Sammelurin nicht. Durch Korrelation und Regression wurde unter Zugrundelegung einer Log.-Verteilung der Enzymwerte und einer schiefnormalen Verteilung der PABA-Exkretionswerte (geprüft im Kolmogoroff-Smirnow-Test) der Chymotrypsinoutput/1 h im Pankreozymin-Sekretin-Test mit den Ergebnissen im Peptid-Test verglichen. Das Ergebnis der Korrelation war signifikant (p = 0,001) (n = 15). In 17 bzw. 19 Fällen wurde das Ergebnis des Peptid-Tests mit der photometrischen Methode nach Imondi [10] und der titrimetrischen Methode nach Haverback [7] der fäkalen Chymotrypsinbestimmung verglichen. Während sich für die photometrische Methode eine gute Korrelation (p = 0,01) ergab, korrelierten die Ergebnisse des Peptid-Tests mit denen der titrimetrischen Methode nicht. Ein Vergleich der prozentualen PABA-Exkretion mit 47 ERCP-Befunden von 47 Patienten ergab, daß der Peptid-Test erst bei schweren chronischen Pankreatitiden mit ausgeprägten Gangveränderungen Stadium III nach Loeffler [11] pathologisch verlief. Unsere Untersuchungen zeigen in Übereinstimmung mit den Ergebnissen von Gyr [6], daß der Peptid-Test in seiner jetzigen Methodik als Suchtest bei Pankreasinsuffizienz zwar brauchbar, jedoch wenig sensibel ist.

Literatur

1. Bornschein, W.: Der PABA-Peptid-Test. Ein neuer indirekter Pankreasfunktionstest. Habilitationsschrift (München 1975). — 2. Bornschein, W., Goldmann, F. L., Otte, M.: Methodische und erste klinische Untersuchungsergebnisse mit einem neuen, indirekten Pankreasfunktionstest. Clin. Chim. Acta **67**, 21—27 (1976). — 3. Bratton, A. C., Marshall, E. K.: A new couppling component for sulfonamide determination. J.

Biol. Chem. **128**, 537 (1939). − 4. Gyr, K., Wolf, R. H., Imondi, A. R., Felsenfeld, O.: Exocrine pancreatic function in protein-deficient patas monkeys studied by means of testmeal and an indirect pancreatic function test. Gastroenterology **68**, 488−494 (1975). − 5. Gyr, K., Stalder, G. A., Schiffmann, I., Fehr, C., Vonderschmitt, D., Fahrlaender, H.: Oral administration of a chymotrypsin-labile peptide − a new test of exocrine pancreatic function in man (PET). Gut **17**, 27−32 (1976). − 6. Gyr, K.: Pers. Mitteilung (April 1976). − 7. Haverback, B. J., Dyce, B. J., Gutentag, P. J., Montgomery, D. W.: Measurement of trypsin and chymotrypsin in stool. A diagnostic test for pancreatic exocrine insufficieny. Gastroenterology **44**, 588−597 (1963). − 8. Imondi, A. R., Strattley, R. P., Wohlgemuth, P. G., Braun, jr., P.: A new test for exocrine pancreatic function. Pharmacologist **13**, 290 (1971). − 9. Imondi, A. R., Strattley, R. P., Wohlgemuth, R.: Synthetic peptides in the diagnosis of exocrine pancreatic insufficiency in animals. Gut **13**, 726−731 (1972). − 10. Imondi, A. R., Strattley, R. P., Buttler, E. R.: A method for the assay of chymotrypsin in crude biological materials. Anal. Biochem. **54**, 199−204 (1972). − 11. Loeffler, A., Stadelmann, O., Wobser, E., Miederer, S. E.: Pankreatitis: Pankreatogramm und exokrine Pankreasfunktion. Leber Magen Darm **4**, 195 (1974). − 12. Nagel, W., Willig, W., Peschke, W., Schmidt, F. H.: Über die Bestimmung von Trypsin und Chymotrypsin in Aminosäure-p-Nitroaniliden. Hoppe-Seylers Z. f. physiol. Chem. **340**, 1 (1965).

Erb, W., Leuschner, U., Streblow, J. (Zentrum innere Med. d. Univ. Frankfurt, Abt. Gastroenterologie): **Über den Aussagewert der dünnschichtchromatographischen Stuhlfettanalyse**

Manuskript nicht eingegangen.

Otte, M., Thurmayr, R., Thurmayr, Roswitha, Forell, M. M. (II. Med. Klinik d. Univ. München u. Inst. f. Med. Datenverarbeitung d. Gesellschaft für Strahlen- u. Umweltforschung, München): **Computerunterstützte Pankreasdiagnostik aufgrund von Duodenalsaftuntersuchungen**

Leichtere Formen der chronischen Pankreatitis und auch Carcinome werden mit Hilfe von Pankreasfunktionsprüfungen bei konventioneller Analyse teilweise nicht erfaßt. Außerdem kann die Zuordnung grenzwertiger Testergebnisse oder einer dissoziierten Pankreassekretion bei subjektiver Interpretation durch den befundenden Arzt Schwierigkeiten bereiten. Es wurde daher versucht, durch eine computerunterstützte Auswertung der Funktionsprüfungen ihre diagnostische Wertigkeit zu verbessern.

Die Untersuchung der Patienten erfolgte mit einer standardisierten Testanordnung, bei der die Pankreassekretion mit CCK und Secretin sowie Rindergalle intraduodenal und erneuter Injektion von CCK und Secretin stimuliert wird [1].

Für das mathematische Diagnostikmodell wurden diskriminanzanalytische Verfahren gewählt, wobei in drei Stufen vorgegangen wurde [2].

Mit einer linearen, aufbauenden Diskriminanzanalyse wurde zunächst errechnet, welche Meßwerte am meisten zur Unterscheidung von Gesunden (n = 32) und Patienten mit gesicherten Pankreaserkrankungen (n = 151) beitragen.

Es sind nach Injektion von CCK und Secretin die Konzentrationen von Bikarbonat, Trypsin und Bilirubin sowie das Volumen und die ausgeschiedenen Trypsin-, Bikarbonat- und Lipasemengen, nach kombinierter Stimulation die Bikarbonat- und Trypsinkonzentrationen sowie das Volumen und die Trypsin- und Lipasemenge. Dazu kommt die basale Serumlipase. Zusätzliche Meßwerte tragen nicht mehr nennenswert zur Trennung bei.

Nur diese 13 Daten finden für die weiteren Schritte zur computerunterstützten Diagnostik Verwendung, die mit der *nichtlinearen* Diskriminanzanalyse erfolgen.

Mit dieser Form der Diskriminanzanalyse wurde eine Trennfunktion errechnet, die auf den Sekretionsdaten von Patienten mit folgenden sechs Diagnosen beruht: 32 Gesunde, 28 Pankreascarcinome, 43 Patienten mit chronisch calcifizierender und 80 mit chronischer Pankreatitis ohne Kalknachweis sowie 37 mit akutem und 45 mit chronischem Ulcus duodeni.

Seit mehr als zwei Jahren werden täglich für alle neu untersuchten Patienten mit dieser Trennfunktion die Wahrscheinlichkeiten für das Vorliegen der genannten sechs Diagnosen errechnet. Der Kranke gilt in die Diagnose eingeordnet, deren Wahrscheinlichkeit über 70% liegt.

Mittlerweile wurden so mehr als 800 Patienten, darunter 112 mit Pankreaserkrankungen, untersucht. Die Diagnosesicherung der Pankreaserkrankung erfolgte 58mal operativ, in 21 Fällen nur röntgenologisch, entweder durch den Nachweis von Kalk oder aber von charakteristischen Veränderungen des Ductus wirsungianus im Rahmen der endoskopischen retrograden Pankreaticographie. Bei 33 Patienten wurde die Diagnose Pankreatitis klinisch gestellt, wobei mindestens ein pankreatitischer Schub mit stark erhöhten Amylase- und/oder Lipasewerten im Serum vorangegangen ist.

Anhand dieser 112 Patienten wurde die diagnostische Wertigkeit der Funktionsprüfung bei Befundung durch den Arzt und im Vergleich dazu bei Auswertung mit der nichtlinearen Diskriminanzanalyse untersucht.

Da der Arzt keine Artdiagnose stellen, sondern nur zwischen normaler und pathologisch erniedrigter Sekretion unterscheiden kann, wurden für diesen Vergleich die Computerdiagnosen Carcinom, verkalkende Pankreatitis und chronische Pankreatitis unter den Oberbegriff „organische Pankreaserkrankung wahrscheinlich" zusammengefaßt (Tab. 1).

Bei der Beurteilung der Funktion von Patienten mit Carcinom oder chronisch calcifizierender Pankreatitis gibt es zwischen Arzt und Computer praktisch keine Unterschiede. Beide Erkrankungen gehen in der Regel mit so ausgeprägten Sekretionseinschränkungen einher, daß die Diagnose einer Pankreasinsuffizienz keine Schwierigkeiten bereitet. Mit beiden Verfahren wurden zwei Carcinome nicht erfaßt.

Bei der chronischen Pankreatitis ohne Nachweis von Verkalkungen — es handelt sich dabei um Krankheitsbilder ganz unterschiedlichen Schweregrades — erweist sich die Überlegenheit des mathematischen Diagnostikmodells. Mit dem statistischen Verfahren wurde das Sekretionsmuster lediglich von 5 der 74 Patienten nicht als Ausdruck einer

Tabelle 1

Diagnose	Ärztliche Beurteilung der Pankreasfunktion		Beurteilung mit Hilfe der Diskriminanzanalyse (Computer)		Σ
	normal	pathol.	Pankreaserkrankung unwahrscheinlich	organische Pankreaserkrankung wahrscheinlich	
CARCINOM	2	10	2	10	12
CALCIFIZIERENDE PANKREATITIS	1	25	0	26	26
CHRONISCHE PANKREATITIS	24	50	5	69	74
Σ	27	85	7	105	112

Tabelle 2

Computer Zuordnung	Diagnose		
	CARCINOM	CALCIFIZIERENDE PANKREATITIS	CHRONISCHE PANKREATITIS
CARCINOM	7	3	4
CALCIFIZIERENDE PANKREATITIS	0	16	13
CHRONISCHE PANKREATITIS	3	7	52
PANKREASERKRANKUNG unwahrscheinlich	2	0	5	67%
Σ	12	26	74

Pankreaserkrankung gewertet, im Gegensatz zur Beurteilung durch den Arzt, der 24mal einen Normalbefund erhob.

Für sämtliche Pankreaserkrankungen erreichte der befundende Arzt hinsichtlich der Fragestellung: Gesund oder Erkrankung des Pankreas eine Trefferrate von 70% verglichen mit 94% bei Computereinsatz.

Wie bereits betont, kann der Arzt aufgrund der Pankreasfunktionsprüfung allein keine Artdiagnose stellen, insbesondere nicht zwischen Carcinom und chronischer Pankreatitis unterscheiden. Bedeutet auch für diese Fragestellung das statistische Verfahren einen Fortschritt (Tab. 2)?

7 der 12 Pankreascarcinome wurden damit korrekt diagnostiziert. Eine richtige Diagnose wurde auch bei 16 der 26 Patienten mit verkalkender und bei 52 der 74 mit nicht verkalkender chronischer Pankreatitis gestellt. Die Trefferrate des Computers für eine richtige Artdiagnose lag bei 67%, während der Arzt sie überhaupt nicht stellen kann.

Zusammenfassend läßt sich feststellen, daß durch den Computereinsatz mit sehr großer Sicherheit zu entscheiden ist, ob eine Pankreaserkrankung vorliegt oder nicht.

Durch die diskriminanzanalytische Bearbeitung der Daten der Pankreasfunktionsprüfung lassen sich zusätzlich wertvolle differentialdiagnostische Hinweise auf die Art der zugrundeliegenden Erkrankung gewinnen. Da jedoch 5 der 12 Carcinome nicht richtig erkannt und 7 von 100 Patienten mit chronischer Pankreatitis fälschlich der Carcinomgruppe zugeordnet wurden, muß auch bei computerunterstützter Diagnostik das klinische Bild dominieren. Bei dem geringsten Verdacht auf ein Pankreascarcinom sind unabhängig vom Diagnosevorschlag des Computers die Sonographie sowie eingreifendere diagnostische Maßnahmen, wie Angiographie und ERCP bis hin zur diagnostischen Laparatomie zu veranlassen.

Literatur

1. Otte, M., Stahlheber, H., Zoelch, M., Forell, M. M., Thurmayr, G. R., Thurmayr, R.: Klin. Wschr. **51**, 915—920 (1973). — 2. Thurmayr, R., Otte, M., Thurmayr, Roswitha: Medinfo 74. Amsterdam: North-Holland Publishing Company 1974.

Kapaun, W., Meier-Cabell, E., Müller-Wieland, K., Berndt, W. (I. Med. Klinik d. Univ.-Krankenhauses Hamburg-Eppendorf): **Verteilungsmuster von Lipase-Isoenzymen — erste klinische Erfahrungen**

Lipasebestimmungen im Serum haben zur Zeit den höchsten Aussagewert in der Enzymdiagnostik bei Erkrankungen des exokrinen Pankreas. In der Literatur wurden jedoch wiederholt Beobachtungen von Lipaseerhöhungen ohne den Nachweis einer Pankreaserkrankung mitgeteilt. Da bei manchen Patienten erhöhte lipolytische Aktivitäten im Serum nachweisbar sind, ohne aktuell oder im weiteren Verlauf klinische Hinweise auf das Vorliegen einer entzündlichen oder tumorösen Pankreaserkrankung zu haben, fällt es dem Kliniker anfangs schwer, zwischen einer Pankreatitis oder einer Enzymerhöhung nicht sicher geklärter Ätiologie zu differenzieren. Als Beispiele möchten wir nennen die Lipasämie bei Alkoholismus, wobei differentialdiagnostisch an die äthylisch induzierte Pankreatitis gedacht werden muß, oder die Lipasämie bei terminaler Niereninsuffizienz, wobei differentialdiagnostisch die urämische Pankreatitis in Betracht kommt. In der Klinik machten wir folgende Beobachtung: Bei einem Patienten mit einer akuten äthylischen Pankreatitis war die lipolytische Aktivität vor Therapie mit einem Trypsin-Inhibitor, Handelsname Trasylol, deutlich höher als nach Verabreichung dieser Substanz. Daher prüften wir bei 60 Patienten mit pathologisch erhöhten Lipasewerten im Serum (Lipase > 1,5 T. E.), ob sich diese Beeinflußbarkeit der Lipaseaktivität durch diesen Trypsin-Inhibitor reproduzieren läßt.

Methodik

Zur Lipase-Bestimmung wandten wir die von Berndt angegebene Methodik an. Es handelt sich dabei um ein nephelometrisches Verfahren, wobei die Abnahme der Extinktion kinetisch aufgezeichnet wird. Dieses Verfahren wurde als automatisierter Test im LKB-Reaction Rate Analyzer durchgeführt. Die Methode zeigt — verglichen mit anderen Methoden — die beste Korrelation zur pH-Stat-Titrimetrie nach Rick (r = 0,987).

Die Inhibierbarkeit der Serum-Lipase prüften wir mit Trasylol. Da nach der Literatur Heparine in vivo die sogenannte Postheparinlipase freisetzen, führten wir auch in vitro Versuche mit Heparin durch. Während Heparine keinen Einfluß auf die Serum-Lipase zeigten, konnten wir bei Heparinoiden (wir verwandten Natriumpentosanpolysulfat, Handelsname SP 54) einen inhibitorischen oder einen aktivatorischen Effekt auf

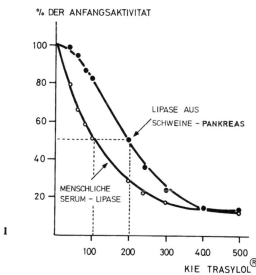

Abb. 1

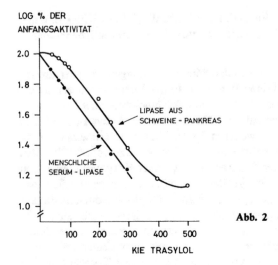

LOG % DER
ANFANGSAKTIVITAT

2.0

1.8

1.6 ← LIPASE AUS
SCHWEINE - PANKREAS

1.4

1.2 ← MENSCHLICHE
SERUM - LIPASE

1.0

Abb. 2

100   200   300   400   500
KIE TRASYLOL

die lipolytische Aktivität nachweisen. Um den Einfluß von Trasylol und SP 54 auf die Lipase zu prüfen, versetzten wir bei in vitro Versuchen 100 µl Serum mit 40–500 KIE Trasylol (das entspricht dem therapeutischen Wirkspiegel) bzw. 1,0 bis 12,5 mg SP 54. Die lipolytische Aktivität wurde mit dem angegebenen nephelometrischen Verfahren bestimmt.

Wir sehen hier die Lipase-Aktivität eines Pankreatitis-Patienten aufgezeichnet in Abhängigkeit der zugegebenen Trasylolmenge. Dabei können wir eine Inhibierung der Serum-Lipase feststellen, wobei 100 KIE Trasylol die lipolytische Aktivität bei diesem Patienten um ungefähr 50% vermindert. Im semilogarithmischen Maßstab läßt sich eine lineare Beziehung zwischen Lipase-Aktivität im Serum und Trasylolmenge erkennen. Zeichnet man reziproke Reaktionsgeschwindigkeit zu reziproker Substratkonzentration nach Lineweaver-Burk auf, so bleibt unter Zugabe von steigenden Inhibitormengen die reziproke maximale Reaktionsgeschwindigkeit konstant, d.h., daß Trasylol nach dem Prinzip der kompetitiven Hemmung auf diese Lipase wirkt. Aus dem Tangens Alpha läßt sich die Inhibitor-Konstante für Trasylol errechnen. Bei Kontrollpersonen zeigt Trasylol einen dosisabhängigen aktivierenden Effekt.

Unter den 60 von uns untersuchten Patienten befanden sich 12 Kranke mit akuter Pankreatitis; die Serum-Lipase war in 11 Fällen mit Trasylol inhibierbar, während sie bei einem Fall Trasylol-aktivierbar war. Bei den 5 Untersuchten mit dem akuten Rezidiv einer chronischen Pankreatitis war die Lipase nur in einem Fall inhibierbar, während sie bei den restlichen 4 eine Aktivierung durch Trasylol erfuhr. In unserer Untersuchung hatten wir weiterhin 6 Patienten mit akuter Oberbauchschmerzattacke ohne sonstige eindeutige klinische Zeichen einer Pankreatitis und eine erhöhte Serum-Lipase. Bei diesen Kranken ließ sich zweimal eine Hemmung und viermal eine Aktivierung duch Trasylol nachweisen. Jedoch konnten wir auch bei extrapankreatischen Erkrankungen eine Trasylol-hemmbare Lipase nachweisen.

Da bei der Ausbildung des Trasylol-Lipase-Komplexes möglicherweise Cofaktoren bzw. Effektoren die Hemmung beeinflussen können, haben wir versucht, durch Gelfiltration diese Cofaktoren bzw. Effektoren, die meistens ein niedrigeres Molekulargewicht besitzen, abzutrennen. Wir verwandten Sephadex-G 150. Als Puffer diente 0,1 M Natriumphosphat-Puffer von pH 7,0. Die chromatographischen Trennungen wurden bei einer Temperatur von 3° C im aufsteigenden Verfahren vorgenommen. Hier sehen Sie das Chromatogramm einer Kontrollperson. Lipolytische Aktivität in den Eluaten läßt sich sowohl im Gamma-Globulin-Bereich – das Maximum liegt bei einem Molekulargewicht um 2 Millionen –, als auch am Ende des Albumin-Bereiches bei einem Molekulargewicht um 32 000 nachweisen. Die Lipase im Gamma-Globulin-Bereich ist durch Trasylol inhibierbar, die Lipase im Albumin-Bereich aktivierbar. Bei einem Patienten mit einer äthylischen Pankreatitis eluieren wir ebenfalls mindestens einen Gipfel mit angedeuteter Schulter im Gamma-Globulin-Bereich und einen sehr kleinen Gipfel bei einem MG um 32 000. Die höchste Aktivität zeigt sich jedoch bei einem Molekulargewicht zwischen 70 000 und 80 000.

Zusammenfassung

1. Trasylol kann die erhöhte Serum-Lipase bei Patienten mit akuter Pankreatitis inhibieren. Trasylol wirkt dabei nach dem Prinzip der kompetitiven Hemmung. Bei Kontrollper-

964

sonen läßt sich die lipolytische Aktivität im Serum durch Trasylol dosisabhängig aktivieren.

2. Diese ersten orientierenden klinischen Untersuchungen lassen bisher erkennen: a) daß von 12 Patienten mit akuter Pankreatitis 11 eine durch Trasylol inhibierbare Lipase hatten, b) daß bei einem akuten Rezidiv einer Pankreatitis bei 4 von 5 Fällen eine Lipase-Aktivierung wie bei Kontrollpersonen durch Trasylol vorliegt, c) daß auch bei extrapankreatischen Erkrankungen eine Trasylol-hemmbare Lipase nachweisbar sein kann.

3. Bei den 6 von uns gelchromatographisch untersuchten Patienten-Seren mit akuter Pankreatitis läßt sich neben der Pankreas-Lipase bei einem MG um 32 000, Lipaseaktivität zwischen einem MG von 70 000 bis 80 000 differenzieren. Ob es sich dabei um eine pathologisch veränderte Lipase oder eine pathologisch gebundene Lipase bzw. Lipaseaggregation handelt, kann zur Zeit noch nicht entschieden werden.

4. Die Gelchromatographie zeigt bei allen von uns untersuchten Kranken und Kontrollpersonen eine „fast moving lipase".

5. Durch die verschiedenen Lipase-Gipfel, die bei Kontrollpersonen in der Gelfiltration nachweisbar sind und auf Trasylol ein unterschiedliches Verhalten zeigen, kommt es im Serum zu einem Summationseffekt der durch Trasylol inhibierbaren bzw. aktivierbaren lipolytischen Aktivität.

Schäfer, J.-H., Thimme, W. (Med. Klinik u. Poliklinik, Klinikum Steglitz d. FU Berlin):
Konservative Therapie und Peritonealspülung bei akuter Pankreatitis

Bericht von Erfolgen aggressiver Behandlungsmethoden bei schweren Verlaufsformen der akuten Pankreatitis [1, 2, 3, 4, 7, 8] haben das Problem einer zuverlässigen prognostischen Beurteilung in der Frühphase der Erkrankung aktualisiert. Die Kenntnis der Prognose im weiteren Verlauf auftretender Komplikationen ist ein wesentlicher Gesichtspunkt beim Einsatz intensivmedizinischer Maßnahmen.

Aus diesen Gründen haben wir den Krankheitsverlauf bei 53 Patienten retrospektiv untersucht, die 1970 bis 1976 wegen einer schweren akuten Pankreatitis auf der Medizinischen Intensivstation des Klinikum Steglitz behandelt wurden. Dieses Krankengut ist durch Schweregrad und Komplikationen bereits vorselektiert und liegt mit seiner Letalität von nahezu 50% deutlich über den sonst angegebenen 10 bis 25% [9, 11]. Befunde der ersten 48 Stunden nach Krankenhausaufnahme und im weiteren Verlauf auftretende Komplikationen werden in Korrelation zur Letalität dargestellt.

Ergebnisse und Diskussion

32 Männer und 21 Frauen, insgesamt 53 Patienten im Alter von 18 bis 84 Jahren wurden mit folgenden Indikationen auf die Intensivstation übernommen: Hypotension oder Schock, akutes Nierenversagen, schwere Enzephalopathie, Zustand nach Operation oder allgemein schweres Krankheitsbild ohne manifeste Komplikationen. 25 Patienten verstarben, davon 18 im Schock mit terminaler Herzinsuffizienz, 4 an einer Blutung und 3 infolge einer akuten respiratorischen Insuffizienz. Eine hämorrhagisch nekrotisierende Pankreatitis wurde in 21 Fällen durch Operations- oder Sektionsbefund gesichert.

Zunächst wird eine allgemein akzeptierte Tatsache dokumentiert: Die α-Amylase im Serum ist ein Diagnostikum, sie liefert keine Hinweise auf den Schweregrad einer akuten Pankreatitis. Absolutwerte und Trendverhalten zeigten keinen Unterschied in den Gruppen mit letalem und nicht letalem Verlauf.

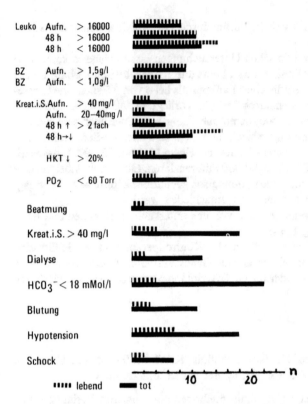

Abb. 1. Akute Pankreatitis (53 Fälle). Häufigkeit von Befunden der ersten 48 Stunden nach Krankenhausaufnahme und Komplikationen im weiteren Verlauf mit Aufschlüsselung nach letalem und nicht letalem Ausgang

Im folgenden (Abb. 1) werden die Befunde der ersten 48 Stunden nach Krankenhausaufnahme sowie die im späteren Verlauf auftretenden Komplikationen in ihrer Häufigkeit angegeben und nach letalem und nicht letalem Verlauf gegenübergestellt. Initial bestehende oder in der Frühphase auftretende Leukozytose sowie Blutzuckerwerte über 1,5 g/l bei Aufnahme finden sich gleich häufig in beiden Gruppen. Mäßig bis stark erhöhte oder in der Frühphase ansteigende Serum-Kreatininwerte fanden sich deutlich häufiger in der Gruppe mit letalem Verlauf, insgesamt bei 18 der 25 verstorbenen Patienten, d. h. erhöhte oder ansteigende Kreatininwerte deuten auf einen höheren Gefährdungsgrad hin und zeigen in unserem Kollektiv eine Letalität von 66% an. Eindeutig ist die Korrelation zum letalen Verlauf bei einem Hämatokritabfall um mehr als 20% in den ersten Tagen und bei initial bestehender arterieller Hypoxämie. Liegen Kombinationen dieser Einzelparameter vor, wie z. B. Kreatininerhöhung und Hypoxämie oder Leukozytose über 16 000, so steigt die Letalität auf 75 bzw. 76%. Die in der Abbildung nicht aufgeführten klinischen Parameter, wie Blutdruck, Puls, Temperatur, zentraler Venendruck, Schwere und Persistenz von Schmerz und Ileussymptomatik in den ersten beiden Tagen zeigen eine annähernd gleiche Verteilung in beiden Gruppen. Die im weiteren Verlauf auftretenden typischen Komplikationen, wie respiratorische Insuffizienz, akutes Nierenversagen, metabolische Azidose, Blutung, Hypotension und Schock, zeigen eine eindeutige Korrelation zum letalen Verlauf. Traten Kombinationen auf, wie respiratorische Insuffizienz mit akutem Nierenversagen oder schwerer metabolischer Azidose oder lagen mehr als 2

966

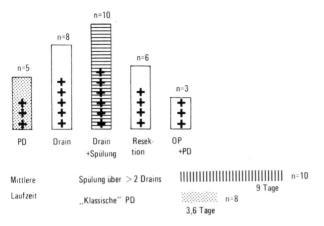

Abb. 2. Übersicht über operative Maßnahmen und Peritonealspülungsbehandlung bei akuter Pankreatitis mit Angabe der Letalität (+). Gegenüberstellung der mittleren Laufzeit bei klassischer Peritonealdialyse und gezielter Spülungsbehandlung über mehr als 2 Drainagen

Komplikationen gleichzeitig vor, so betrug die Letalität 100%. Darüber hinaus sind alle Patienten verstorben, die wegen einer schweren Enzephalopathie mit Störung des Hustenreflexes und Aspirationsgefahr beatmet werden mußten.

Ergibt sich aus der Konstellation der Komplikationen eine Letalität von 100%, so sollte die Fortsetzung intensivmedizinischer Maßnahmen überdacht werden. Droht im Verlauf eine der angeführten Komplikationen, so kennzeichnet dies einen Gefährdungsgrad der u. E. den Einsatz auch aggressivster Behandlungsmethoden rechtfertigt. Die Übersicht über operative Maßnahmen und Spülungsbehandlung in unserem Kollektiv (Abb. 2) zeigte, daß die Ergebnisse bei klassischer Peritonealdialyse wenig überzeugend sind. Wegen Komplikationen, wie Retension von Spülflüssigkeit, wiederholter Katheterverstopfung oder Blutung, konnte nur eine mittlere Laufzeit von 3,6 Tagen erreicht werden. 3 von 5 nicht operierten und alle operierten Patienten verstarben. Die von Gjessing und anderen Autoren empfohlene Peritonealdialyse [1, 3, 4, 10] haben wir daher zugunsten einer gezielten Spülungsbehandlung nach Laparatomie aufgegeben. Die Laparotomie muß nicht als zusätzliche Gefährdung angesehen werden [9]. Sie klärt gleichzeitig, ob bei hämorrhagisch-nekrotisierender Pankreatitis eine Resektion möglich ist. Bei 8 Patienten, die in den früheren Jahren operiert und nur mit einer Drainage versorgt wurden, verstarben alle, bei denen eine hämorrhagisch-nekrotisierende Pankreatitis vorlag. Tendenziell ermutigender sind die Ergebnisse bei frühzeitiger Resektion und gezielter Spülungsbehandlung der Pankreasregion mit ausgiebiger Drainage der Pankreas-Nekrosestraßen [2, 6], obwohl unsere Fallzahl zu gering ist, um daraus generelle Empfehlungen abzuleiten. Immerhin überlebten so 4 von 10 Patienten in unserem Kollektiv, die nach dem obengenannten Gefährdungskataster eine Letalität von fast 100% gehabt hätten.

Als Zusätze zur Peritonealspülungslösung wurden Carbenicillin, Gentamycin oder Cephalotin verwendet. Neuerdings führen wir die Peritonealspülungen nach der Empfehlung von Guignier [5] mit einem Zusatz von Polyvinylpyrolidon-Jod-Komplex durch.

Literatur

1. Bolooki, H., Gliedman, M. L.: Surgery **64**, 466–471 (1968). – 2. Edelmann, G., Boutelier, Ph.: Chirurgie **1000**, 155 (1974). – 3. Gjessing, J.: Act. chir. scand. **133**, 645–647 (1967). – 4. Gjessing, J., Tomlin, P. J.:

Abstracts 1st world congress on intensive care London, p. 113 (1974). — 5. Guignier, M., Brambilla, C., Brabant, A. et al.: La nouv. Presse Med. **3/24,** 1559—1560 (1974). — 6. Hollender, L. F., Bur, F., Marrie, A.: Langenbecks Arch. Chir. **334,** 337—342 (1973). — 7. Rives, J., Ladennois, B.: J. chir. (Paris) **107,** 249—274 (1974). — 8. Schönborn, H., Pross, E., Obermann, M.: Internist **16,** 108—115 (1975). — 9. Trapnell, J. E.: Am. J. Surg. **94,** 558—563 (1966). — 10. Waterman, N. G., Walsky, R., Kosdan, M. L. et al.: Surg. Gyn. Obstet. **126,** 963—971 (1968). — 11. Zimberg, Y. H.: Surg. Clin. North. Am. **48,** 889—905 (1968).

Köhler, H., Kirch, W., Roloff, B., Weihrauch, T. R., Prellwitz, W., Höffler, D. (I. u. II. Med. Klinik u. Poliklinik d. Univ. Mainz): **Beeinflussung der Serumamylase durch kolloidale Volumenersatzmittel**

Die alpha-Amylase im Serum wird im wesentlichen im Pankreas und in den Speicheldrüsen gebildet [3]. Eine Erhöhung der Serumamylase findet sich daher vorwiegend bei Erkrankungen dieser Organe. Auch Oberbauch- und Nierenkrankheiten sowie verschiedene Medikamente können eine Hyperamylasämie hervorrufen. Im Rahmen einer pharmakokinetischen Untersuchung mit Hydroxyäthylstärke fiel uns auf, daß dieses kolloidale Volumenersatzmittel ebenfalls zum Anstieg der alpha-Amylase im Serum führt.

Ergebnisse und Diskussion

Wir haben deshalb bei 59 Patienten, die 500 ml 6%ige Hydroxyäthylstärke (Plasmasteril®)[1] innerhalb 1 Stunde intravenös erhielten, nach 2, 4, 6, 12, 24, 36, 48 und 72 Stunden Blutproben entnommen. Bestimmt wurden die alpha-Amylase (Merckotest® Nr. 3301, Methode nach Street-Close, [9]), die Lipase (Merckognost® Lipase Nr. 11000, bei pathologischem Ausfall nach Rick, [6]) und die Leberfermente (GOT, GPT, GLDH, alkalische Phosphatase, Gamma-GT).

Bei allen 59 Patienten kam es nach Infusion der Hydroxyäthylstärke zum deutlichen Anstieg der Serumamylase, im Mittel auf über das Doppelte des Ausgangswertes. Nur bei 3 Patienten wurde dabei der obere Normwert von 190 U/l nicht überschritten. Da die alpha-Amylase mit einem Molekulargewicht von 45 000 renal ausgeschieden wird [1], haben wir bei allen Patienten gleichzeitig das Glomerulusfiltrat bestimmt; bei den Dialysepatienten mit der kombinierten Kreatinin-Harnstoff-Clearance [5], bei den übrigen Patienten mit der 51 Cr-EDTA-Clearance [2]. In der Höhe des maximalen Amylasenanstiegs fand sich kein sicherer Unterschied zwischen Patienten mit normaler (Glomerulusfiltrat über 90 ml/min), mittelgradiger (GFR = 11—60 ml/min) und hochgradiger Einschränkung der Nierenfunktion (GFR = 2—10 ml/min). Die Ausgangswerte der alpha-Amylase lagen bei fortgeschrittener Nierenfunktionseinschränkung deutlich höher (p < 0,001). Bei den Patienten mit akuter Pankreatitis zeigte sich vergleichsweise ein höherer Ausgangswert und dementsprechend auch ein höherer Anstieg der alpha-Amylase im Serum nach Gabe von Hydroxyäthylstärke (Tabelle). In keinem Fall ging die Hyperamylasämie mit klinischen Veränderungen einher.

Die Patienten mit normaler Nierenfunktion hatten ihren Amylasegipfel nach 12 Stunden, die prä-urämischen Patienten erst nach 24—48 Stunden erreicht. Bei Pankreatitis fand sich entsprechend der normalen Nierenfunktion der höchste Amylasewert ebenfalls nach 12 Stunden. Nach 72 Stunden lagen nur die mittleren Amylasewerte der Patienten mit normaler Nierenfunktion (183 ± 48 U/l) wieder unterhalb der oberen Normgrenze

---

[1]   Firma Fresenius, Bad Homburg v. d. H.

Tabelle. alpha-Amylase im Serum vor HÄS-Infusion sowie höchster Amylasewert und Anstieg der Amylase nach HÄS-Gabe bei 54 Patienten mit unterschiedlicher Nierenfunktion ohne Pankreaserkrankung und bei 5 Patienten mit akuter Pankreatitis

Patientengruppe		alpha-Amylase im Serum (U/l)			
		Ausgangswert	Höchstwert	Anstieg	
I.	GFR > 90 ml/min n = 10	118 ± 38	298 ± 100	179 ± 69	p < 0,001
II.	GFR = 11–60 ml/min n = 12	143 ± 39	348 ± 83	205 ± 75	p < 0,001
III.	GFR = 2–10 ml/min n = 18	201 ± 67	413 ± 167	212 ± 120	p < 0,001
IV.	Dialysepatienten n = 14	178 ± 67	333 ± 119	154 ± 116	p < 0,001
V.	Pankreatitis n = 5	374 ± 231	761 ± 400	387 ± 204	p < 0,02

(190 U/l), ohne jedoch den Ausgangswert zu erreichen. Die Patienten mit Prä-Urämie und Pankreatitis zeigten auch nach 72 Stunden noch deutlich erhöhte Amylasewerte. Nach Applikation von Gelatine (500 ml Hämaccel®) bzw. von Halbelektrolytlösung traten diese Veränderungen nicht auf.

Als Ursachen der erhöhten Serumamylaseaktivität wurden folgende Möglichkeiten in Betracht gezogen: Eine Steigerung der Amylasesynthese, ein direkter Effekt auf die Drüsenzelle, ein Sekretstau im Drüsengangsystem oder eine Störung der Elimination. Die Niereninsuffizienz als mögliche Ursache der Hydroxyäthylstärke-induzierten Hyperamylasämie scheidet aus, weil die mittleren Amylaseanstiege im Serum unabhängig vom Glomerulusfiltrat waren.

Um einen möglichen direkten Effekt auf die Pankreaszelle oder das -gangsystem zu erfassen, haben wir bei 3 Patienten mit der Doppelballonsonde die exokrine Pankreasfunktion untersucht. Bei allen 3 Patienten blieben Amylase- und auch Lipaseaktivität im Duodenalsaft über eine Beobachtungszeit von 26 Stunden unbeeinflußt. Im Serum kam es wie bei den übrigen Patienten zu keiner Änderung der Lipaseaktivität, jedoch zum Anstieg der alpha-Amylase. Ein Sekretstau im Pankreasgangsystem und ein direkter Effekt auf die Pankreaszelle wurden dadurch unwahrscheinlich. Eine mögliche Zunahme der alpha-Amylasesynthese im Sinne der Enzyminduktion ist unseres Erachtens quantitativ unbedeutend.

Auffallend war eine Abnahme der Amylaseausscheidung im Urin nach Hydroxyäthylstärkegabe, die sich auch bei weiteren 5 Patienten bestätigte. Nach Applikation von Hydroxyäthylstärke ging die Amylaseausscheidung im Urin von 552 ± 148 U/24 Std. auf 159 ± 43 U/24 Std. zurück (p < 0,005).

Der Anstieg der Serumamylase und der Rückgang der Amylasenausscheidung im Urin nach Applikation von Hydroxyäthylstärke sowie die Unabhängigkeit dieser Hyperamylasämie von der Pankreas- und Nierenfunktion sprachen für das Vorliegen einer Hydroxyäthylstärke-induzierten Makroamylasämie. Es wurden deshalb die Seren von 2 Patienten vor und nach Hydroxyäthylstärkegabe mit der Gel-Filtration[2] (Sephadex G 200) untersucht. Vor Applikation der Hydroxyäthylstärke wanderte die alpha-Amylase im

[2] Prof. Dr. H. J. Horstmann, Physiolog.-Chem. Institut der Universität Erlangen-Nürnberg danken wir für die Bestimmung

Bereich der niedermolekularen Proteine von ca. 4,5 S, ein für normale Serumamylase typisches Verhalten. In den Serumproben nach Hydroxyäthylstärkegabe wurde die alpha-Amylase dagegen mit den höhermolekularen 7 S-Proteinen eluiert. Dieses Elutionsverhalten ist für Makroamylasämie beschrieben [4, 7, 8]. Im Bereich der 7 S-Proteine ließ sich auch Hydroxyäthylstärke nachweisen, was für eine Komplexbildung zwischen alpha-Amylase und Hydroxyäthylstärke spricht, deren Folge dann eine verminderte Elimination von alpha-Amylase ist.

Zusammenfassend läßt sich also sagen:

1. Nach Hydroxyäthylstärkeinfusion kommt es regelmäßig zum Anstieg der alpha-Amylase im Serum. Die Nierenfunktion hat keinen Einfluß auf die Höhe des Amylasenanstiegs, jedoch auf dessen Dauer.

2. Diese Hyperamylasämie ist im wesentlichen bedingt durch eine Hydroxyäthylstärke-induzierte Makroamylasämie.

3. Mit der Hyperamylasämie gingen keine weiteren klinischen Veränderungen, wie z. B. Anstieg von Lipase oder Leberfermenten einher. Es traten auch keine subjektiven Beschwerden auf.

4. Für die klinische Routine erscheint uns die Kenntnis der Hydroxyäthylstärke-induzierten Makroamylasämie auch deshalb von Interesse, damit nicht fälschlicherweise eine Pankreaserkrankung angenommen wird und überflüssige diagnostische Maßnahmen eingeleitet werden.

Literatur

1. Blainey, J. D., Northam, B. E.: Cli. Sci. **32,** 377 (1967). – 2. Fiegel, P., Höffler, D., Müller, D., Horbach, L.: In: Aktuelle Probleme der Dialyseverfahren und der Niereninsuffizienz. S. 372. IV. Symposium in Innsbruck vom 25.–27. 2. 1971. – 3. Kamarýt, J.: Z. klin. Chem. und klin. Biochem. **7,** 51 (1969). – 4. Kellner, R., Horstmann, J. J., Flügel, M., Tympner, F.: Dtsch. med. Wschr. **99,** 1772 (1974). – 5. Milutinovic, J., Cutler, R. E., Hoover, P., Meijsen, B., Scribner, B. H.: Kidney Int. **8,** 185 (1975). – 6. Rick, W.: Z. klin. Chem. u. klin. Biochem. **7,** 530 (1969). – 7. Rothenberger, W., Patzkewitsch, L., Weber, K. H.: Dtsch. med. Wschr. **100,** 1599 (1975). – 8. Spiegel, M., Oelz, O., Knob, M., Binswanger, U.: Klin. Wschr. **50,** 548 (1972). – 9. Street, H. V., Close, J. R.: Clin. Chim. Acta **3,** 476 (1958).

Dürr, H. K., Zelder, O., Maroske, D., Bode, J. Ch. (Med. u. Chirurg. Univ.-Klinik Marburg): **Zur Behandlung der akuten Pankreatitis mit Glucagon. Bericht über eine Doppelblindstudie**

Glucagon als mögliches Therapeutikum bei akuter Pankreatitis ist seit einigen Jahren im Gespräch [1]. Es soll hier über die Ergebnisse einer Doppelblindstudie berichtet werden, die in der Medizinischen und in der Chirurgischen Klinik der Universität Marburg im Dezember 1973 begonnen und im Januar 1976 vorläufig beendet wurde. Patienten wurden in die Studie aufgenommen, wenn sie die folgenden Kriterien erfüllten: 1. Typische klinische Symptomatik (hierbei stützten wir uns vorwiegend auf die typische abdominelle Schmerzsymptomatik) und 2. eindeutig erhöhte Werte der Amylase in Serum und Urin. Alle Patienten wurden nach einem einheitlichen Therapieschema behandelt. Dieses umfaßte: 1. Nulldiät, 2. Dauerdrainage durch eine Magensonde, 3. ausgewählte Analgetika nach Bedarf, 4. ausgewählte Antibiotika bei Bedarf, 5. intravenöse Substitution von Wasser, Elektrolyten usw., 6. zweimal täglich eine Injektion von 5 mg Protamin-Zink-Glucagon (Novo) bzw. Placebo. Die Verlaufskontrollen schlossen ein: 1. Tägliche klinische Untersuchung des Patienten mit detaillierter Protokollierung des Befundes, 2. tägliche Bestimmung der Amylaseaktivität in Serum und 24-Stunden-Sammelurin, 3. jeden zweiten Tag die Bestimmung des Blutzuckers, des Serum-Calciums, der alkalischen Phosphatase i. S., des Bilirubins i. S. und der einfachen hämatologischen Parameter. Insgesamt wurden 69 Patienten in die Studie aufgenommen. Bei 10 dieser Patienten wurde eine „kurzfristige Therapie" durchgeführt, d. h. die Behandlung mit Glucagon oder Placebo wurde nach maximal 48 Stunden abgebrochen — in einem Fall, weil der Patient nach 36 Stunden verstarb, bei den restlichen 9 Patienten, weil man sich wegen fulminanter abdomineller Symptome zur Laparotomie entschloß. Bei den übrigen 59 Patienten (Glucagongruppe: 29 Patienten, Placebogruppe: 30 Patienten) erfolgte eine „langfristige Therapie", d. h. die Behandlung wurde erst nach Normalisierung der klinischen und der Laborbefunde abgebrochen (ausgenommen einige Fälle mit sehr langanhaltender Symptomatologie). Hinsichtlich der Verteilung von Alter und Geschlecht, hinsichtlich der Ätiologie der Pankreatitis und hinsichtlich der Schwere des Krankheitsbildes bei Klinikaufnahme konnten wir keine wesentlichen Unterschiede zwischen den beiden Gruppen feststellen. Die Zuordnung zur Glucagon- oder Placebogruppe erfolgte nach einem Schlüssel, den wir vor Beginn der Studie mit Hilfe der tabellierten Zufallszahlen erstellt hatten. Bis zum Abschluß der Studie wurde streng im Sinne eines Doppelblindverfahrens gearbeitet und der Schlüssel wurde erst gebrochen, nachdem die für die Auswertung relevanten Daten für jeden einzelnen Patienten ausgewertet und fixiert waren.

In Abb. 1 ist das Verhalten des Spontanschmerzes hinsichtlich seiner Dauer für die Glucagon- und die Placebogruppe dargestellt. In der Form einer Häufigkeitsverteilung wurde klassenförmig die Zahl der Tage aufgetragen, an denen der Patient Spontanschmerzen verspürte. Für jede Klasse von Schmerztagen ist die Zahl n der dazugehörigen Patienten eingezeichnet. Bereits bei der Betrachtung mit „bloßem Auge" wird deutlich, daß durch Glucagon die Dauer des Spontanschmerzes nicht vermindert wird. Bei der Durchrechnung der Daten mit Hilfe des U-Tests ließ sich dieser „optische" Eindruck bestätigen: Es fand sich kein statistisch signifikanter Unterschied zwischen beiden Gruppen. Das Kriterium „Schmerzdauer" allein ist recht grob. Wir haben daher einen kumulativen Index von „Schmerzpunkten" entwickelt, in den nicht nur die Dauer, sondern auch

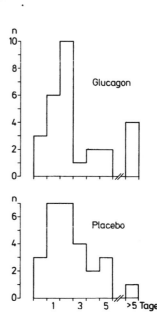

Abb. 1. Spontanschmerz-Dauer

Tabelle

	überlebt	gestorben	Summe	
op.	1	4	5	Gluc.
	2	3	5	Plac.
kons.	28	0	28	Gluc.
	29	2	31	Plac.
total	29	4	33	Gluc.
	31	5	36	Plac.

die Intensität und die Ausdehnung der Schmerzen eingeht. Mit Hilfe dieses Index war es uns möglich, jedem einzelnen Patienten eine definierte Anzahl von „Schmerzpunkten" zuzuordnen. Analoge Daten konnten für jeden Patienten hinsichtlich des Druckschmerzes fixiert werden. Schließlich wurde für die Auswertung auch der — nach einem bestimmten Punkteschlüssel quantifizierte — Analgetikaverbrauch berücksichtigt. Für keinen dieser Parameter fanden wir mit Hilfe des U-Tests einen signifikanten Unterschied zwischen der Glucagon- und der Placebogruppe.

Um das Verhalten der Serumamylase zu prüfen, ermittelten wir — für die Glucagon- und die Placebogruppe getrennt — die Mittelwerte aus den Serumamylasewerten sämtlicher Probanden der jeweiligen Gruppe für jeden Behandlungstag. Bei der Prüfung mit dem t-Test fanden sich auch hier keine signifikanten Unterschiede zwischen den Werten beider Gruppen. Die analogen Berechnungen für das Verhalten der Amylasekonzentrationen im Urin und für die tägliche Amylaseausscheidung im Urin ergaben ebenfalls keine signifikanten Unterschiede zwischen Glucagon- und Placebogruppe.

In der Tabelle schließlich sind die Letalitätsziffern angegeben. Gesondert betrachtet werden muß eine Gruppe von 10 operierten Patienten (9 dieser Patienten sind gleichzeitig Angehörige der Gruppe mit „kurzfristiger Therapie"). Diese Patienten wurden alle nach Aufnahme in die Studie wegen schwerster abdomineller Symptome operiert. Bei ihnen wurde die Behandlung mit Glucagon oder Placebo bei Operationsbeginn stets abgebrochen und eine intra- und postoperative Therapie mit Trasylol eingeleitet. Hinsichtlich der Letalitätsziffern ergaben sich keine Unterschiede zwischen beiden Gruppen. Bei den konservativ behandelten Patinten kam es zu zwei Todesfällen in der Placebogruppe, während in der Glucagongruppe keiner verstarb. Diese Differenz ist statistisch nicht signifikant und sollte nicht als Hinweis auf eine günstige Wirkung des Glucagons interpretiert werden. Betrachtet man schließlich die operativ und die konservativ behandelte Gruppe zusammen, so ergeben sich ebenfalls keine Unterschiede in den Letalitätsziffern zwische beiden Gruppen.

Wir haben uns gefragt, ob diese negativen Resultate möglicherweise Folge einer Unterdosierung des Glucagons sein könnten. Die Ergebnisse der Glucagonspiegelbestimmungen im Serum von drei Freiwilligen nach i.m. Injektion von 5 mg Protamin-Zink-Glucagon sprechen gegen diese Annahme: In allen drei Fällen fand sich ein ausgeprägter und über mehr als 12 Stunden anhaltender Anstieg der radioimmunologisch meßbaren Glucagonaktivität im Plasma. Somit müssen wir aus unseren Ergebnissen folgern, daß mit dem von uns gewählten Präparat und mit der von uns gewählten Dosierung ein günstiger therapeutischer Effekt des Glucagons bei der akuten Pankreatitis nicht nachgewiesen werden kann. Im Hinblick auf die Ergebnisse bei der experimentellen Pankreatitis der Ratte, die zuerst von Lankisch [2], später auch von Papp [3] und von uns [4] gefunden wurden, ist dies ein nicht ganz überraschender Befund.

Literatur

1. Lankisch, P. G., Winckler, K., Schmidt, H.: Glucagon-Behandlung der akuten Pankreatitis. Dtsch. Med. Wschr. **100**, 845–846 (1975). – 2. Lankisch, P. G., Winckler, K., Bokermann, M., Schmidt, H., Creutzfeld, W.: The influence of glucagon on taurocholate and oil induced acute pancreatitis in the rat. Scand. J. Gastroent. **9**, 725 (1974). – 3. Fodor, J., Horvath, E. J., Folly, G., Papp, M.: On the glucagon treatment of experimental pancreatitis. Europ. Pancreatic Club, 8th Symposium, Toulouse Oct. 23–25, 1975. – 4. Weihe, W.: Die Wirkung von Glucagon auf die experimentelle Pankreatitis der Ratte. Inauguraldissertation, Marburg 1976.

Sewing, B., Löffler, A., Schulz, D., Büsing, V. (Radiolog. Klinik, Med. Poliklinik, Chirurg. Klinik d. Univ. Bonn): **Retrograde Pankreatikographie (ERP) beim Hund: Funktionsveränderungen des exokrinen Pankreas**

1969 haben die Japaner Oi und Takagi [1] erstmals endoskopisch beim Menschen die Pankreas-Papille sondiert, und den Pankreasgang mit Röntgen-Kontrastmittel dargestellt. Mittlerweile hat die Endoskopische-Retrograde-Pankreatikographie (ERP) als Routinemethode Eingang in die gastroenterologische Diagnostik gefunden. Ernste Komplikationen durch die ERP wurden nur am bereits vorgeschädigten Organ, z. B. bei florider Entzündung der Bauchspeicheldrüse beobachtet. Über eine Beeinflussung der exokrinen Funktion des gesunden Pankreas durch die ERP liegen bisher keine Untersuchungen vor. Im Hundeversuch wurde das Sekretionsverhalten der Bauchspeicheldrüse vor und nach ERP mit Hilfe des Sekretin-Pankreozymin-Tests (SP-Test) untersucht.

Hundebastarden wurde eine modifizierte Thomaskanüle [2] in das Duodenum gegenüber der Pankreas-Papille implantiert. Diese Duodenalfistel gestattet es, die Pankreas-Papille beliebig oft, unter Sicht von außen, direkt mit einer Glaskanüle zu sondieren, und reines Pankreassekret zu gewinnen. Die in der Ampulle der Papilla Vateri liegende Glaskanüle wurde über einen 5 ml fassenden Plastikschlauch mit einer Glas-Perfusorspritze verbunden. Die Spritze ist am Versuchstisch etwa 30–40 cm unterhalb des Pankreas-Niveaus befestigt. Der 40 g schwere Kolben der Spritze entwickelt einen leichten Sog, der so niedrig ist, daß eine Aspiration der Schleimhaut des Ductus Wirsungianus vermieden wird.

Die Hunde wurden mit Standard-Nahrung gefüttert. 10 Stunden vor jedem SP-Test wurden die Tiere nüchtern gehalten. Während des Versuchs stand der Hund wach, ohne Sedativa-Medikation auf dem Versuchstisch.

In Anlehnung an F.W. Henriksen [3] wurde die hydrokinetische Funktion des Pankreas maximal durch intravenöse Injektion von 4 E Sekretin (Karolinska)/kg KG stimuliert. Es wurde dann über 20 min reines Pankreas-Sekret in vier 5-Min-Fraktionen eisgekühlt gesammelt. Anschließend wurde die ekbolische Funktion maximal mit 1 E Sekretin + 1 E CCK-PZ Pankreozymin (Karolinska)/kg KG stimuliert und eine 20-Min-Enzym-Fraktion gewonnen. Die pro Fraktion sezernierten Saft-Volumina wurden gemessen, und ihr Bicarbonat-Gehalt direkt im Anschluß an den Versuch am van Slyke-Apparat bestimmt.

Vor der ersten ERP wurden bei jedem der 3 untersuchten Hunde zwischen 12 und 25 SP-Tests zur Bestimmung der individuellen Normwerte durchgeführt. Die Röntgen-Darstellung des Pankreas-Gangsystems erfolgte dann am narkotisierten Hund. Es wurde 58% Urovision in den Ductus Pancreaticus bis zur beginnenden sogenannten Parenchymdarstellung injiziert. Der maximale vor der Papille im Injektionsschlauch gemessene

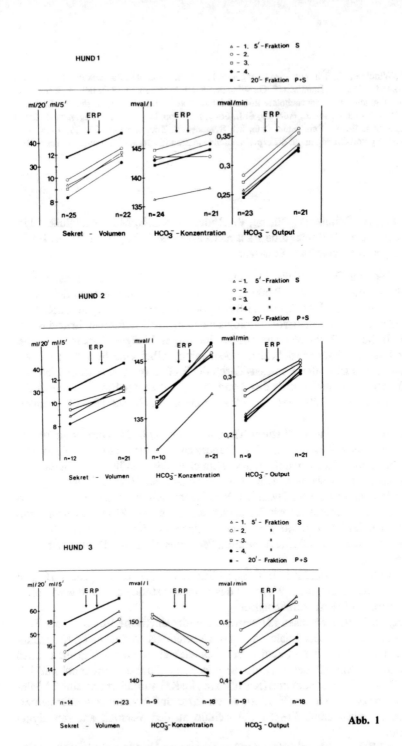

Abb. 1

Einspritzdruck lag zwischen 350 und 520 mm Hg. Nach etwa 10 SP-Tests erfolgte eine zweite ERP mit abermals 10 anschließenden SP-Tests.

Mit Hund 1 wurden in einem Zeitraum von 6 Monaten 25 SP-Tests vor ERP und während 3 Monaten 22 SP-Tests nach ERP durchgeführt. Die Mittelwerte der Sekret-

Volumina vor und nach ERP wurden im Student-t-Test verglichen. Die Sekret-Volumina sämtlicher Fraktionen lagen nach ERP hochsignifikant höher. Der Vergleich der Bicarbonat-Konzentrationen zeigte einen leichten, allerdings nicht signifikanten Anstieg nach der Gangdarstellung. Parallel zum Sekret-Volumen konnte auch für den Bicarbonat-Output bei allen Fraktionen nach der Röntgen-Darstellung ein hochsignifikanter Anstieg festgestellt werden.

Vor der ersten ERP wurden bei Hund 2 in einer Zeit von 11 Monaten 12 SP-Tests gemacht bei insgesamt 21 SP-Tests nach ERP während einer Zeit von 4 Monaten. Es wurden ebenfalls signifikant höhere Sekret-Volumina nach ERP gemessen. Gleichfalls lagen die Bicarbonat-Konzentrationen signifikant höher. Entsprechend war auch ein signifikanter Anstieg des Bicarbonat-Output festzustellen.

Auch beim 3. Hund konnten für alle Sekret-Fraktionen nach ERP signifikant erhöhte Sekret-Volumina nachgewiesen werden. Vor der ersten ERP wurden während eines Monats 14, nach ERP in $1^1/_2$ Monaten 23 SP-Tests durchgeführt. Im Gegensatz zu Hund 1 und 2 sanken allerdings die Bicarbonat-Konzentrationen in allen sezernierten Fraktionen mit Ausnahme der ersten 5-Min-Fraktion auf niedrigere Werte ab. Trotz des Absinkens der Bicarbonat-Konzentrationen stieg aber die pro Zeit sezernierte Bicarbonat-Menge nach ERP in signifikanter Weise bei allen Fraktionen mit Ausnahme der zweiten und dritten 5-Min-Fraktionen, deren Anstieg an der Signifikanz-Grenze lag.

Der Vergleich der Ergebnisse der Funktionstests vor und nach ERP zeigt nach der Röntgen-Darstellung bei allen Hunden ein zum Teil hochsignifikantes Ansteigen der Sekret-Volumina aller vier Seretin-stimulierten 5-Min-Fraktionen und der mit Sekretin + Pankreozymin-stimulierten 20-Min-Enzym-Fraktionen. Ebenfalls steigt bei jedem Hund der Bicarbonat-Output nach ERP auf signifikant höhere Werte an. Dagegen verhielten sich die Bicarbonat-Konzentrationen unterschiedlich: Hund 1 zeigte einen geringen, Hund 2 einen deutlichen Anstieg, Hund 3 dagegen einen Abfall der Bicarbonat-Konzentrationen.

Bisher wurde angenommen, daß bei einer akuten Pankreatitis sämtliche exokrinen Parameter der Bauchspeicheldrüse erniedrigt seien. Geht man davon aus — wie auch durch die Histologie bestätigt wurde —, daß die ERP mit Parenchymdarstellung für das exokrine Pankreas einen unspezifischen Reiz, wie bei einer Entzündung darstellt, so kann man feststellen, daß statt einer Verminderung der exokrinen Sekretionsleistung des Organs nach ERP eine Erhöhung, sowohl der Sekret-Volumina, als auch des Bicarbonat-Output zu sehen ist.

Diese Beobachtung stimmt mit klinischen Einzelbeobachtungen bei Patienten mit chronisch rezidivierender und rezidivierend akuter Pankreatitis überein, die im akuten Schub hochnormale Sekretionsparameter aufwiesen, bei im Intervall verminderter exokriner Sekretionsleistung der Bauchspeicheldrüse [4].

Zusammenfassend kann festgestellt werden, daß durch den unspezifischen Reiz der Pankreasgang-Darstellung eine erhöhte exokrine Sekretionsleistung verursacht wird. Dies ist allerdings keinesfalls Ausdruck einer „überguten" Funktion der Bauchspeicheldrüse, sondern muß als pathologischer Zustand gewertet werden.

Literatur

1. Oi, J., Kobayashi, S., Kondo, T.: Endoscopic pancreato-cholangiography. Endoscopy 2, 99 (1970). — 2. Heymann, H., Helwing, E. et al.: Neue Methode der Pankreasfistelung. Med. Klin. 47, 1900—1903 (1968). — 3. Henriksen, F. W.: Studies on the external pancreatic secretion. Scand. J. of Gastroenterologie, Vol. 9 Supp. 26 (1974). — 4. Löffler, A.: Unveröffentlichte Ergebnisse.

Wizemann, V., Mahrt, R., Masserer, Ph. (Zentrum für Inn. Med. Gießen): **Die Wirkung von Chylomikronen auf die exokrine Pankreassekretion der Katze**

Seit der Erstbeschreibung einer pankreatogenen Lipämie (1865) durch Speck [1] besteht eine Diskussion darüber, ob eine Hyperlipoproteinämie (HLP) eine Pankreatitis auslöst oder ihr Begleitsymptom ist.

Die Angaben über eine HLP bei akuter Pankreatitis schwanken zwischen 4% [2] und 53% [3], die Kombination der Symptome dürfte dabei beim Alkoholiker mit Fettleber am häufigsten sein [4]. Auf der anderen Seite wurden akute Pankreatitiden bei den HLP-Typen I und V nach Fredrickson beschrieben, wobei die abdominelle Symptomatik gewöhnlich bei Serumtriglyceridspiegeln von mehr als 1000 mg% auftrat [5].

Um unter definierten experimentellen Bedingungen zu prüfen, welchen Einfluß Chylomikronen auf die exokrine Pankreassekretion ausüben, wurden an der Katze folgende Untersuchungen durchgeführt:

1. Aus den Lymphgefäßen der Mesenterialwurzel wurde Chylus gewonnen, der einem anderen Tier i.v. während der Messung der Pankreassekretion appliziert wurde.

2. Da sich unter in vivo Bedingungen der Nüchtern-Serumtriglyceridspiegel nur verdoppeln ließ, wurde am in vitro Präparat des isoliert perfundierten Katzenpankreas durch Infusion von Chylus in das Perfusat die Wirkung von Triglyceridkonzentrationen von > 1000 mg% auf die Sekretion untersucht.

3. Witerhin wurde der Effekt von zwei wasserlöslichen Fettemulsionen mit Sojabohnenöl- bzw. Kokosnußölbasis (Intralipid®, Lipostrate®) auf die Sekretionsparameter geprüft.

Methoden

Gewinnung des Chylus: Mit Pentobarbital narkotisierten Katzen wurde über eine Duodenalsonde erwärmte Butter zugeführt. Nach einer Stunde war das zentrale Lymphgefäß an der Mesenterialwurzel mit Chylus gefüllt und konnte punktiert werden. Im Verlauf von 4 Stunden konnten bis zu 10 ml Chylus gewonnen werden.

In vivo Versuche: An nüchernen, narkotisierten Katzen wurde die Pankreassekretion mit Hilfe eines Katheters im ductus pancreaticus gemessen. Die Sekretion wurde kontinuierlich mit 1 E Sekretin (Karolinska)/kg KG/h stimuliert. 1 E Pankreozymin (Karolinska) wurde jeweils 10 min vor Ende der Kontrollsammelperiode, der Fettinfusionsperiode sowie während der Nachkontrolle i.v. gegeben. Gleichzeitig wurde die Serum-Triglyceridkonzentration gemessen.

In vitro Versuche: Das isoliert perfundierte Katzenpankreaspräparat wurde nach der Methode von Case et al. [6] hergestellt. Die Stimulation erfolgte mit 0.2 E Sekretin/min bzw. 1 E Pankreozymin während jeder Perfusionsperiode als „shot". Die Fettlösungen wurden jeweils unmittelbar vor dem Pankreas in das Perfusat zugegeben. Als Sekretionsparameter diente die Flüssigkeit- bzw. die Amylasesekretion.

Ergebnisse

Auch durch i.v. Infusion von 9 ml Chylus über 20 min. war in vivo der Serumtriglyceridspiegel von 20—70 mg% (nüchtern) bis auf höchstens 250 mg% zu steigern. Bei dieser wenig ausgeprägten Chylomikronämie nahm die Volumensekretion des Pankreas um 13—35% ab, die Amylasesekretion wurde um 19—56% gehemmt (n = 6). Bei Infusionen mit Intralipid konnten Serumtriglyceridspiegel von 800—1200 mg% erreicht werden, die Flüssigkeitssekretion wurde dabei nicht sicher beeinflußt, die Amylasesekretion jedoch deutlich um ca. 70% gehemmt.

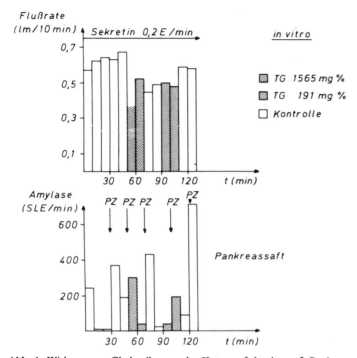

Abb. 1. Wirkung von Chylomikronen der Katze auf das is. perf. Pankreas

Am isoliert perf. Pankreas führte die Infusion von Chylomikronen zu einer Triglycerid-konzentration von maximal 1565 mg% im Perfusat. Die Volumensekretion wurde dabei geringfügig um 7–20% gehemmt. Die Hemmung trat gewöhnlich sofort nach der Zugabe des Chylus auf und war reversibel. Die Amylasesekretion wurde zwischen 25 und 65% gehemmt (n = 6) (Abb. 1). Eine Dosisabhängigkeit im Triglyceridbereich von 200–1565 mg% konnte bei der Hemmung des exkretorischen Pankreas nicht beobachtet werden. Die Fettemulsionen hemmten die Pankreassekretion in der gleichen Größenordnung wie der physiologische Chylus, die dazu notwendigen Triglyceridkonzentrationen lagen jedoch nur bei 30–150 mg% (Abb. 2).

Im Anschluß an die Pankreaspassage konnten im Perfusat keine Amylaseaktivitäten gemessen werden — zumindest läßt sich damit für den akuten Versuch die Entstehung einer Pankreatitis ausschließen.

Diskusssion

Die in vivo und in vitro gemessenen Ergebnisse stehen im Einklang mit den Untersuchungen über die exokrine Pankreassekretion bei HLP am Menschen. Herfort et al. [7] fanden bei den Typen I, IV und V eine Verminderung der sekretorischen Kapazität des exkretorischen Pankreas, zu ähnlichen Ergebnissen kamen Löffler et al. [8]. Das bevorzugte Auftreten von pankreatitischen Schüben bei diesen HLP Typen könnte an eine gemeinsame genetisch bedingte Anlage zur HLP sowie an Enzymdefekte der Bauchspeicheldrüse denken lassen [7]. Weiterhin werden arteriosklerotische Veränderungen sowie Fettembolien für das Auftreten von Pankreatitiden bei HLP verantwortlich gemacht [9].

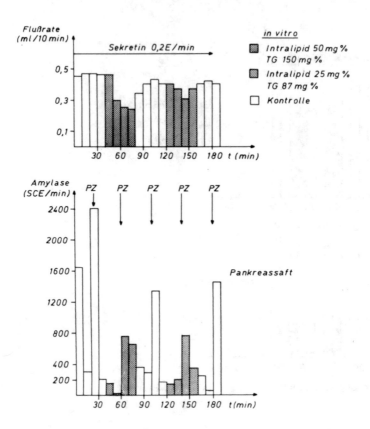

Abb. 2. Wirkung von Intralipid® auf das is. perf. Pankreas

In bezug auf die vorliegenden Untersuchungen impliziert jedoch die gefundene Hemmung der Pankreassekretion in keiner Weise eine pathogenetische Rolle der HLP bei der Pankreatitinentstehung.

Literatur

1. Speck, L.: Arch. Ver. wiss. Heilk. **1**, 232 (1865). – 2. Kessler, J., Miller, M., Borza, D., Mishkin, S.: Am. J. Med. **42**, 968 (1967). – 3. Wang, G., Adlersberg, D., Feldman, E.: Gastroenterology **36**, 832 (1959). – 4. Zieve, L.: Med. Clin. N. Amer. **52**, 1493 (1968) – 5. Farmer, R., Winkelman, E., Brown, H., Lweis, L.: Am. J. Med. **54**, 161 (1973). – 6. Case, R. M., Harper, A. A., Scratcherd, T.: J. Physiol. **196**, 133 (1968). – 7. Herfort, K., Sobra, J., Heyrovsky, A.: Rev. of Czechoslovac Med. **19**, 230 (1973). – 8. Löffler, A., Filippini, L., Pulver, W.: Schweiz. med. Wschr. **101**, 634 (1971). – 9. Albrink, M., Klatskin, G.: Amer. J. Med. **23**, 26 (1957).

Holtermüller, K. H., Sinterhauf, K., Konicek, S., Müller, V. (I. Med. Klinik u. Poliklinik d. Univ. Mainz): **Intraduodenales Magnesium stimuliert die Pankreasenzymsekretion und Gallenblasenentleerung beim Menschen**

Aminosäuren, Fettsäuren und Calcium führen im Lumen des Dünndarms zu einer Freisetzung von Cholecystokinin-Pankreozymin (CCK-PZ), das Pankreasenzymsekretion und Gallenblasenkontraktion auslöst [1]. Calcium gehört neben Fettsäuren zu den wirksamsten Stimuli der endogenen CCK-PZ-Freisetzung [2]. Es ist bisher noch nicht

978

bekannt, ob auch Magnesium vom Darmlumen aus die Sekretion von Pankreasenzymen und eine Gallenblasenkontraktion auslösen kann.

Deshalb haben wir bei 10 gesunden Versuchspersonen die Wirkung von intraluminalem Magnesium auf die CCK-PZ Sekretion mit Hilfe eines Bioassays untersucht. Hierbei wird die CCK-PZ Sekretion durch Perfusion des Duodenums mit einem Stimulus für die Hormonsekretion und Messung der pankreatischen Enzymausschüttung und der Gallenblasenentleerung (Bilirubinausstoß) bestimmt. Die Versuchspersonen wurden mit einer doppelläufigen Duodenalsonde intubiert. Isotonische Natriumchlorid- oder Magnesiumchloridlösung ($MgCl_2$, 25 mM, pH 7,0), die Polyäthylenglykol (PEG) (5 g/l) als nicht resorbierbaren Marker enthielten, wurden mit 10 ml/min in die pars descendens duodeni perfundiert. Die Aspirate wurden 20 cm distal von der Perfusionsstelle durch Siphonage gesammelt und in 20 Minuten-Fraktionen vereinigt. Der Magensaft wurde kontinuierlich vom Antrum abgesaugt. Die nach intraduodenaler Perfusion gemessenen Sekretionsraten wurden mit der Enzymsekretion und dem Bilirubinausstoß nach intravenöser Infusion von CCK-PZ (4,0 IE/kg/h) und Magnesium (3 mg/kg/h) verglichen, die bei denselben Versuchspersonen bestimmt wurden.

Volumen, pH und PEG-Konzentration wurden in den gastrischen und duodenalen Aspiraten gemessen. Im Duodenalsaft wurde die Konzentration von Trypsin und Lipase titrimetrisch, die Bilirubinkonzentration kolorimetrisch und die PEG-Konzentration turbidometrisch bestimmt [2, 3]. Die statistische Auswertung der Ergebnisse erfolgte mit dem Student-t-Test.

Eine intraduodenale Magnesiumchloridperfusion verursachte einen signifikanten Anstieg der pankreatischen Enzymsekretion und der Bilirubinausschüttung im Vergleich zur Kontrollperfusion mit Natriumchlorid ($p < 0,05$). Der Enzym- und Bilirubinausstoß war etwa halbmaximal im Vergleich zu den Sekretionsraten nach intraduodenaler Calciumchloridperfusion (25 mM) oder intravenöser CCK-PZ Infusion.

Um zu untersuchen, ob die Wirkung von Magnesium Folge einer systemischen oder einer lokalen, intraluminalen Magnesiumwirkung war, haben wir die Pankreasenzymausschüttung und den Bilirubinausstoß nach intravenöser Magnesiuminfusion bestimmt. Die Magnesiuminfusion, die das Serummagnesium im Mittel um 1,5 mval/l anhob, beeinflußte nicht die Spontansekretion von Trypsin, Lipase und Bilirubin. Im Gegensatz dazu wurde jedoch durch die Magnesiuminfusion die Magensäuresekretion im Vergleich zur Kontrollperiode signifikant gehemmt ($p < 0,05$) [4]. Nach intraduodenaler Magnesiumperfusion und intravenöser Magnesiuminfusion kam es nicht zu einer Erhöhung des Serumgastrinspiegels.

Unsere Untersuchungen haben gezeigt, daß Magnesium im Darmlumen zu einer Stimulierung der Pankreassekretion und der Gallenblasenentleerung führt. Die Wirkung ist eine intraluminale und nicht eine systemische Magnesiumwirkung. Das gemeinsame Ansprechen der Gallenblase und des Pankreas macht es sehr wahrscheinlich, daß Magnesium CCK-PZ als hormonal aktive Substanz freisetzt. Eine Freisetzung von endogenem CCK-PZ durch intraduodenales Magnesium würde auch die schon lange bekannte choleretische Wirkung von Magnesium erklären.

Summary

In 10 healthy volunteers we examined the effect of intraduodenal and systemic application of magnesium on pancreatic and biliary secretion. Magnesium chloride (25 mM) caused a stimulation of pancreatic enzyme secretion and bilirubin output. The outputs were half maximal in comparison to the secretion rates obtained with an intraduodenal perfusion of calcium chloride (25 mM) or with a continuous intravenous infusion of CCK-PZ.

Intravenous infusion of magnesium did not alter pancreatic and biliary secretion. The joint effects on pancreatic secretion and gallbladder emptying suggest that intraduodenal magnesium may release CCK-PZ from the proximal instestine.

Literatur

1. Go, V. L. W., Hofmann, A. F., Summerskill, W. H. J.: J. Clin. Invest. **49**, 1558 (1970). – 2. Holtermüller, K. H., McCall, J. T.: Verh. Dtsch. Ges. Innere Medizin **80**, 536 (1974). – 3. Holtermüller, K. H., Malagelada, J. R., Go, V. L. W.: Verh. Dtsch. Ges. Innere Medizin **80**, 537 (1974). – 4. Ottenjann, R., Deyhle, P., Schaller, K. H., Stadelmann, O.: Klin. Wschr. **47**, 1204 (1969).

Lankisch, P. G., Lopez, E., Winckler, K., Schuster, R. (Med. Univ.-Klinik Göttingen):
Colonstenosen nach Pankreatitis

Drei verschiedene Formen einer Beteiligung des Colons bei Pankreatitis sind bisher beschrieben worden:

1. Spontanrupturen von Pankreaspseudocysten in das Colon,
2. Colonnekrosen mit Perforation oder Fistelbildung,
3. teilweise oder komplette Stenosen des Colons.

Ein eigener Fall, bei dem es 6 Wochen nach Feststellung einer Colonstenose zu einer gedeckten Perforation kam, war der Anlaß zu einer systematischen Untersuchung der Colonveränderungen bei Patienten mit akuter oder chronischer Pankreatitis.

Krankengut und Methodik

Untersucht wurden 20 Patienten mit akuter bzw. akut rezidivierender und 15 Patienten mit chronischer Pankreatitis [21]. In jedem Falle wurden Aufnahmen des Colons nach Vollfüllung, Kontraktion und Doppelkontrastdarstellung angefertigt.

Bei 19 aufeinanderfolgenden Patienten mit akuter bzw. akut rezidivierender Pankreatitis wurde kurz nach Abklingen der akuten Krankheitsphase im Rahmen der weiteren Diagnostik bzw. zur Abklärung weiterer Oberbauchbeschwerden ein Colonkontrasteinlauf durchgeführt (prospektive Gruppe). Bei 16 Patienten wurden Colonkontrasteinläufe, die spätestens 18 Monate nach dem letzten Pankreatitisschub durchgeführt worden waren, nochmals auf Colonveränderungen hin untersucht (retrospektive Gruppe).

Ergebnisse

Bei 5 der 35 untersuchten Patienten fand sich ein pathologischer Befund beim Colonkontrasteinlauf.

Fall 1: 33-jährige Pat. mit chronisch-rezidivierender Pankreatitis, wahrscheinlich biliärer Genese. *Colonkontrasteinlauf:* deutliche Stenose des Colon descendens unmittelbar caudal der linken Flexur. Im Stenosebereich Aufhebung der Haustrierung und feine Ausziehung der Colonwandung als Ausdruck von Adhäsionen. Die klinische Symptomatik der akuten Pankreatitis bildete sich unter konservativer Behandlung schnell zurück. 6 Wochen später fand sich bei Kontrolle die Stenose an gleicher Stelle (Abb. 2), wobei jetzt jedoch eine gedeckte Perforation zur Darstellung kam. Bei sofortiger Laparotomie zeigte sich eine Colonperforation mit großer retroperitonealer Abszesshöhle, die mit Eiter und Kontrastmittel gefüllt war. Die linke Flexur wurde reseziert.

Fall 2: 54-jähriger Patient mit chronisch-rezidivierender Pankreatitis unklarer Genese. *Colonkontrasteinlauf:* deutliche Stenose im Bereich des Quercolons nahe der linken Flexur mit Aufhebung der Haustrierung und Zeichen der Adhäsion. Colonoskopisch kein

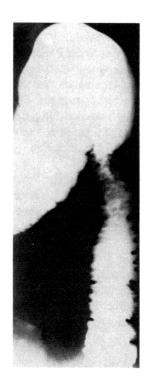

Abb. 1. Fall 1: 33-jährige Patientin mit chronisch-rezidivierender Pankreatitis, wahrscheinlich biliärer Genese. Stenose caudal der linken Colonflexur

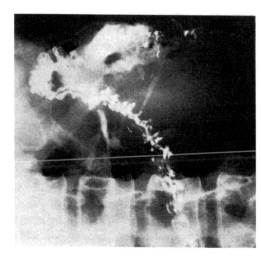

Abb. 2. Fall 1: Verlaufsbeobachtung 10 Wochen nach Erhebung des Befundes von Abb. 1; im wesentlichen gleichartig ausgebildete Stenose, jetzt jedoch mit Darstellung einer gedeckten Perforation

Anhalt für Tumor. Bei der Durchführung einer Whipple'schen Operation fanden sich an der röntgenologisch beschriebenen Stelle Verwachsungen, die gelöst wurden.

Fall 3: 32-jähriger Patient mit akut-rezidivierender Pankreatitis alkoholischer Genese. *Colonkontrasteinlauf:* Stenose im Bereich der cranialen Abschnitte des Colon descendens. Bei Laparotomie wegen des Verdachtes auf eine Pankreascyste fand sich ein ödematös geschwollenes Pankreas, an das das Quercolon herangezogen war. Einen Monat später bei einem erneuten Schub der Pankreatitis war die Stenose unverändert

981

nachweisbar. Colonoskopisch fand sich eine Engstellung mit makroskopisch und histologisch unauffälliger Schleimhaut. Wegen des erneuten Verdachtes auf eine Pankreascyste wurde uns der Patient von einem auswärtigen Krankenhaus zur weiteren Diagnostik und Behandlung überwiesen. Eine faustgroße, nicht druckschmerzhafte Resistenz im mittleren Oberbauch und eine röntgenologisch sichtbare Verlagerung und Verformung des Antrums sowie eine Erweiterung des duodenalen C waren unter konservativer Behandlung bald rückläufig. Bei einer anschließend durchgeführten Kontrolle fand sich nur noch eine geringgradige Verformung, aber keine Einengung der Colonwandung im ursprünglichen Stenosebereich.

Fall 4: 24-jähriger Pat. mit akuter Pankreatitis alkoholischer Genese. *Colonkontrasteinlauf:* Engstellung und umschriebene Verformung des Quercolon mit teilweiser Aufhebung der Haustrierung nahe der linken Flexur. Unter konservativer Therapie allmähliche Besserung. 6 Monate später bei Kontrolle keine Engstellung mehr nachweisbar.

Fall 5: 74-jährige Pat. mit akuter Pankreatitis biliärer Genese. *Colonkontrasteinlauf:* konstante Engstellung und Umformung der linken Flexur mit Ausziehung der Wandung. Colonoskopisch kein Hinweis für Tumor. Allmähliche klinische Besserung unter konservativer Behandlung. 3 Monate später war die Einengung röntgenologisch nicht mehr nachweisbar.

Diskussion

In der prospektiven Gruppe wurden 3, in der retrospektiven Gruppe 2 Fälle mit Colonstenosen gefunden, wobei in keinem Falle die Stenose komplett war. Die Einengung befand sich bei allen Patienten an bzw. in der Nähe der linken Flexur. Bei 3 von ihnen wurde occultes Blut im Stuhl gefunden (Fall 1, 2 und 3), bei einer Patientin war die Benzidin-Probe negativ (Fall 5), in einem Fall (Fall 4) wurde dies nicht untersucht. Bei der 1. Pat. zeigte sich eine gedeckte Perforation mit großer retroperitonealer Abszesshöhle. Ob es sich hierbei um die Spontanperforation einer Pankreaspseudocyste in das Colon, oder um eine Colonnekrose mit Perforation bei Pankreatitis gehandelt hat, kann retrospektiv nicht entschieden werden. Bei dem 2. Patienten fanden sich intraoperativ Adhäsionen als Ursache der Engstellung. Bei dem 3. Patienten bestand der Verdacht auf Cystenbildung, der sich intraoperativ jedoch nicht bestätigte. Hier kam es offenbar zur Rückbildung der Stenose durch die Rückbildung des Pankreasödems in das das Colon mit einbezogen worden war. Die spontane Auflösung eines als Cyste angesehenen Tastbefundes wurde bereits mehrfach beschrieben. Bei einer Pat. (Fall 5) wurde wegen des hohen Alters und der Risikofaktoren für die Operation, bei einem weiteren Pat. (Fall 4) wegen der Beschwerdefreiheit von einer weitergehenden Klärung durch Laparotomie abgesehen. Bei beiden Patienten kam es zu einer spontanen Rückbildung der Stenose.

In der Literatur finden sich 30 Fälle mit teilweiser und 5 Fälle mit kompletter Colonstenose als Folge einer Pankreatitis [1–20, 22, 23]. 23 Patienten hatten eine akute bzw. akutrezidivierende und 12 eine chronisch-rezidivierende Pankreatitis. Bei 15 Patienten wurde die Diagnose einer Pankreatitis erst nach Kenntnis des Colonbefundes gestellt. In der Mehrzahl der Fälle war die Ursache der Colonstenose präoperativ unklar oder es wurde ein Colonkarzinom angenommen.

In 7 Fällen war zuvor bei Stuhluntersuchungen Blut nachgewiesen worden [1, 3, 5, 9, 14, 16, 23], einmal erst im späteren Verlauf der Erkrankung [14]. Bei 3 Patienten kam es zu einer erheblichen rectalen Blutung [9, 16, 20], die einmal sogar die Erstmanifestation der Pankreatitis darstellte [20]. Die Stenose wurde in der Mehrzahl der Fälle sofort während der Diagnostik bzw. im Verlauf des entzündliches Schubs entdeckt.

Aufgrund von später aufgetretenen abdominellen Beschwerden wurde sie bei 5 Patienten [6, 8, 11, 17, 18] erst nach 2—6 Monaten, in einem Fall sogar erst 5 Jahre nach der Pankreatitis entdeckt [18]. Ob sich die Einengung aber tatsächlich in diesen Fällen spät entwickelt hat, kann anhand der vorliegenden Fallberichte nicht entschieden werden. In 5 Fällen war jedoch eine Zunahme der Stenose beschrieben worden [2, 6, 8, 13, 14]. Am häufigsten war die linke Flexur oder ihre unmittelbare Umgebung betroffen. Mehrere Autoren schließen aus der anatomischen Nachbarschaft auf eine schnelle Ausbreitung des Pankreatitisexsudates auf das Colon [8, 13, 16, 22]. Andere wiederum führen die Stenose auf die Entstehung einer ischämischen Colitis zurück [10], die fast ausschließlich im Colon descendens, besonders im Bereich der linken Flexur beobachtet wird. Als Ursache partieller Stenosen mußten in 4 Fällen Spasmen des Colons angenommen werden, einmal war die Stenosierung durch einen Pankreasabszeß bedingt. In den verbleibenden 30 Fällen lagen jedoch mehr oder weniger ausgeprägte Verwachsungen zwischen Pankreas und Colon vor, die häufig das Ausmaß eines entzündlichen Konglomerattumors annahmen. Die Konsequenzen, die aus dem Befund einer Colonstenose gezogen wurden, waren sehr unterschiedlich. In 2 Fällen wurde eine konservative Behandlung durchgeführt [2, 16]; 31 Patienten wurden laparotomiert, wobei in 18 Fällen z.T. ausgedehnte Resektionen von Pankreas und Colon durchgeführt wurden [5, 9, 10, 12, 14, 15, 16, 18]. 2 Patienten verstarben vor einem möglichen Eingriff [7, 20].

Unsere Untersuchungen lassen vermuten, daß Colonstenosen nach Pankreatitis nicht selten sind. Neben krampfartigen Schmerzen im Oberbauch und zunehmender Obstipation sollten rectale Blutungen bzw. der Nachweis von occultem Blut im Stuhl bei Pankreatitis unbedingt den Verdacht auf eine Colonmitbeteiligung aufkommen lassen. Das therapeutische Verhalten muß vom Verlauf abhängig gemacht werden. Wenn die Untersuchungen eine Colonmitbeteiligung der Pankreatitis wahrscheinlich machen und die Stenose nur partiell ist, kann vorerst abgewartet werden. In 5 Fällen sind Spontanauflösungen und Rückbildung des Befundes innerhalb eines Zeitraumes von 1 Woche bis zu 6 Monaten bekannt geworden [2, 8, 12, 16]. Strenge Überwachung der Patienten und regelmäßige Untersuchung des Stuhls auf occultes Blut und röntgenologische Kontrollen erscheinen angezeigt. Falls eine Operation unumgänglich ist, kann der Eingriff meist auf eine schonende Freipräparation des betreffenden Colonabschnittes und des Pankreas, evtl. mit zeitweiser Colostomie beschränkt bleiben [8, 12].

Zusammenfassung

Bei 5 von 35 Patienten mit akuter, akut-rezidivierender und chronisch-rezidivierender Pankreatitis zeigten sich beim Kontrasteinlauf partielle Stenosen im Bereich der linken Colonflexur. Bei 3 Patienten wurde eine Laparotomie durchgeführt, wobei in je einem Falle eine Colonperforation mit Abszeß, Verwachsungen zwischen Colon und Pankreas bzw. ein erhebliches Pankreasödem gefunden wurden. Bei 2 Patienten ohne Laparotomie zeigten Kontrollen nach 3—6 Monaten eine Spontanrückbildung der Stenose. Die Befunde der eigenen Patienten werden mit denen von 35 bisher in der Literatur beschriebenen Fällen verglichen.

Literatur

1. Agrawal, N. M., Gyr, N., McDowell, M., Font, R. G.: Intestinal obstruction due to acute pancreatitis. Case report and review of literature. Amer. J. Dig. Dis. **19**, 179 (1974). — 2. Aronson, A. R., Davis, D. A.: Obstruction near hepatic flexure in pancreatitis. A rarely reported sign. J. Amer. med. Ass. **76**, 451 (1961).

− 3. Baylin, G. J., Weeks, K. D.: Some roentgen aspects of pancreatic necrosis. Radiology **42**, 466 (1944). − 4. Bolam, R. F.: Traumatic acute pancreatitis as a cause of large bowel obstruction. Postgrad. Med. **36**, 53 (1960). − 5. Bruno, M. S., Ober, W. B.: Progressive obstruction of lower intestine. N. Y. St. J. Med. **71**, 2075 (1971). − 6. De Ford, J. W., Kolts, B. E.: Stenosis of the colon secondary to pancreatitis. Amer. J. Dig. Dis. **18**, 630 (1973). − 7. Forlini, E.: Stenosis del colon da pancreatitis. G. Clin. med. **8**, 609 (1927). − 8. Hancock, R. J., Christensen, R. M., Osler, T. R., Cassim, M. M.: Stenosis of the colon due to pancreatitis and mimicking carcinoma. Canad. J. Surg. **16**, 393 (1973). − 9. Hooker, D. H., Smith, G. W.: Lesions of the splenic flexure of the colon associated with pancreatic disease. Maryland med. J. **22**, 58 (1973). − 10. Hunt, D. R., Mildenhall, R.: Etiology of strictures of the colon associated with pancreatitis. Amer. J. Dig. Dis. **20**, 941 (1975). − 11. Kent, K. H.: Extrinsic lesions affecting the transverse colon. Amer. J. Roentgenol. **89**, 779 (1963). 12. Lindahl, F., Vejlsted, H., Backer, O. G.: Lesions of the colon following acute pancreatitis. Scand. J. Gastroent. **7**, 375 (1972). − 13. Lukash, W. M., Bishop, R. P.: Acute pancreatitis affecting the transverse colon. Report of a case. Amer. J. Dig. Dis. **12**, 734 (1967). − 14. Meyers, M. A., Evans, J. A.: Effects of pancreatitis on the small bowel and colon: spread along mesenteric planes. Amer. J. Roentgenol. **119**, 151 (1973). − 15. Miln, D. C., Barclay, T. H. C.: Acute colonic obstruction due to pancreatitis. Lancet **1952 II**, 168. − 16. Mohiuddin, S., Sakiyalak, P., Gullick, H. D., Webb, W. R.: Stenosing lesions of the colon secondary to pancreatitis. Arch. Surg. **102**, 229 (1971). − 17. Ravey, M., Mouktar, M.: Stènose de l'angle colique gauche secondaire à une pancreatitis chronique. J. Chir. (Paris) **105**, 553 (1973).− 18. Remington, J. H., Mayo, C. V., Dockerty, M. D.: Stenosis of the colon secondary to chronic pancreatitis. Proc. Mayo Clin. **22**, 260 (1947). − 19. Rose, T. F.: Acute necrosis of the pancreas (acute haemorrhagic pancreatits) causing and presenting as an acute colonic obstruction. Med. J. Austr. **1**, 147 (1953). − 20. Sahebjami, H., Gillespie, L., Ferris, P. J., Danovitch, S. H.: Rectal bleeding as the presenting symptom of acute pancreatitis. Amer. J. Gastroent. **54**, 388 (1970). − 21. Sarles, H.: Prososal adopted unanimously by the participants of the symposium on pancreatitis at Marseille, 1963. Bibl. Gastroenterol. 7, VII (1965). − 22. Schwartz, S., Nadelhaft, J.: Simulation of colonic obstruction at the splenic flexure by pancreatitis: roentgen features. Amer. J. Roentgenol. **78**, 607 (1957). − 23. Theodoropoulos, G., Archimandritis, A., Kalos, A.: Stenosis of the colon secondary to pancreatitis: Report of a case. Dis. Colon Rect. **18**, 158 (1975).

Rösch, W., Kummert, U. (Med. Klinik mit Poliklinik d. Univ. Erlangen-Nürnberg): **Manometrische Untersuchungen zur Frage des Pylorussphinkters**

1973 haben Fisher und Cohen [1] die physiologischen Charakteristika des menschlichen Pylorussphinkters in einer manometrischen Studie dargelegt. Die von ihnen ermittelte hormonelle und phamakologische Beeinflußbarkeit der Pylorusmuskulatur beim Gesunden und beim Ulkuskranken [2] konnte von anderen Autoren nicht reproduziert werden [3]. Auch uns war es nicht möglich, mit dem Waldeck'schen Durchzugsverfahren noch unter endoskopischer Sicht mit einem Mikrosensor-Katheter eine Hochdruckzone nachzuweisen. Aus diesem Grunde versuchten wir, durch ein stufenweises Zurückziehen einer konstant perfundierten Sonde eine Sphinkterregion nachzuweisen, wie dies von Fisher und Cohen angegeben worden war.

Methodik

Verwandt wurde ein Teflon-Katheter mit einem Außendurchmesser von 5 mm und einem Innendurchmesser von 3.5 cm mit distal verschlossenem Ende. 8 cm vom distalen Ende entfernt waren 4 gleichmäßig verteilte Öffnungen von 1 mm Durchmesser angebracht worden. Die Perfusion erfolgte mit 5 ml Aqua dest./min, die Druckregistrierung über ein Stathamelement. Die unter Röntgenkontrolle ins Duodenum plazierte Sonde wurde in 0.5 cm Intervallen zurückgezogen, die Position im Pyloruskanal wurde röntgenologisch oder durch Potentialdifferenzmessung mit einer KCl-Agar-Elektrode bestimmt (Abb. 1).

Untersucht wurde der Pylorussphinkter unter Ruhebedingungen, nach Gabe von 100 K. E. Boots Sekretin i. v., nach Instillation von 200 ml 0.1 nHCl ins Duodenum, nach 1 mg Glukagon i. v., nach 2 ml Butylscopolamin (Buscopan®) i. v. und vor und nach Genuß einer Zigarette bei insgesamt 35 Patienten ohne Hinweise auf eine Erkrankung des oberen Verauungstrakts.

984

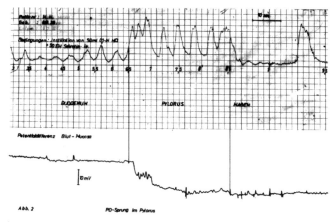

Abb. 2

PD-Sprung im Pylorus

Abb. 1. Originalkurve einer manometrischen Untersuchung nach Stimulation des Pylorussphinkters. Die untere Kurve zeigt den Potentialdifferenzsprung zwischen Duodenum und Magen

Die Auswertung der registrierten Kurven wurde freundlicherweise vom Institut für Regelungstechnik der Universität Erlangen vorgenommen, wobei nach Abtasten der graphischen Aufzeichnungen das arithmetische Mittel aus einer bestimmten Anzahl von Druckwerten innerhalb eines Testintervalls gebildet wurde $(\bar{n}(a) = 2 \cdot f_0)$. Die statistische Auswertung erfolgte mittels U-Test nach Mann und Whitney.

Ergebnisse

Bei 29 Probanden wurde der Pylorusdruck unter basalen Bedingungen gemessen. Auch bei vielfachen Durchzugsmaneuvern war bei 9 Probanden keine Hochdruckzone nachweisbar. Bei den übrigen wurde ein mittlerer Druck von 4.2 mm Hg im Pylorusbereich gemessen.

Bei einer Gruppe von 10 Personen, die unter basalen Bedingungen einen Pylorusdruck von 4.3 mm Hg aufwiesen, fiel der Druck nach Gabe von 1 mg Glukagon i. v. auf 0.5 mm Hg ab ($p < 0.002$), entsprechend einem Abfall um 88.4%.

Bei 5 Probanden wurde der Pylorusdruck unter basalen Bedingungen (4.3 mm Hg), nach Instillation von 200 ml 0.1 nHCl ins Duodenum und nach konsekutiver Gabe von 1 mg Glukagon i. v. gemessen. Der mittlere Pylorusdruck stieg zunächst nach Säureinstillation auf 13.3 mm Hg an und ließ sich durch Glukagon auf 6.7 mm Hg senken ($p < 0.01$) (Abb. 2).

Bei 5 weiteren Probanden wurde der Pylorusdruck unter Basalbedingungen, nach Injektion von 100 E. Sekretin und nach späterer Gabe von Glukagon registriert. Sekretin ließ den Tonus auf durchschnittlich 14.6 mm Hg ansteigen, Glukagon bewirkte einen Abfall auf 6.8 mm Hg.

Bei 3 Probanden mit Sekretinstimulation des Pylorus auf 14.4 mm Hg und 2 Probanden mit HCl-Stimulation (11.5 mm Hg) führte die Gabe von 2 ml Buscopan i. v. zu einem vollständigen Verschwinden der Hochdruckzone. Die Wirkung von Nikotin (tiefe Inhalation einer Zigarette Marke „HB") wurde bei 3 Patienten untersucht. Weder unter Basalbedingungen noch nach Sekretinstimulation ließ sich eine signifikante Druckänderung registrieren.

Die Länge der Zone erhöhten Druckes wurde mit 1.5 bis 2.5 cm ermittelt, wobei sich allerdings das Durchziehen eines Katheters in 0.5 cm Intervallen nicht für eine exakte Längenmessung eignet.

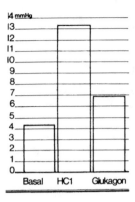

Abb. 2. Mittelwerte des Pylorussphinkters basal, nach Instillation von HCl ins Duodenum und nach Gabe von Glukagon

Diskussion

Von Cannon ist bereits 1907 postuliert worden, daß Säure im Duodenum den Pförtner schließt. Bereits 1901 war von Lintwarew ein Fettreflex diskutiert worden, wobei Fettsäuren im Duodenum einen Pförtnerschluß bewirken sollten. Fisher und Cohen kommen aufgrund ihrer Untersuchungen zu dem Ergebnis, daß HCl, Olivenöl, Glukose und Aminosäuren im Duodenum über eine endogene Hormonfreisetzung zu einer Tonisierung des Pylorussphinkters beitragen. Die in der vorliegenden Studie gemessenen Werte entsprechen trotz anderer Meßtechnik weitgehend denen der obengenannten Autoren. Eine isolierte Wirkung des Sekretins auf die Pylorusmuskulatur ist beim Opossum von Lipschutz und Cohen [4] nachgewiesen worden. Das unterschiedliche Ansprechen auf Sekretin und Glukagon läßt sich durch verschieden Rezeptoren erklären. Das Verschwinden der Hochdruckzone auf N-Butylscopolamin geht wahrscheinlich auf eine Verdrängung des Acetylcholins an der Synapse zwischen postganglionärer Nervenfaser und Erfolgsorgan zurück. Die fehlende Reaktion auf Nikotin steht in einem gewissen Widerspruch zu der von Read und Grech [5] gemachten Beobachtung eines erhöhten duodenogastrischen Refluxes von Bariumsulfat nach Zigarettengenuß im Röntgenbild.

Trotzdem bleiben Zweifel an der Existenz eines echten Pylorussphinkters. Bei einem Viertel aller Probanden gelang es trotz intensiver Bemühungen nicht, eine Hochdruckzone nachzuweisen. Bei den registrierten Pylorusdrucken könnte es sich auch um eine stationär verweilende Antrumperistaltik (Antrumsystole) handeln, wobei die anatomische Konfiguration des terminalen präpylorischen Segments eine 1.5 cm lange Hochdruckzone vortäuschen könnte. Insbesondere zur Frage der Pylorusdysfunktion beim Ulcus ventriculi sind weitere Untersuchungen erforderlich, wobei die Korrelation myographischer und manometrischer Befunde Aufschluß über die Existenz eines echten Sphinkters geben könnte.

Literatur

1. Fisher, R., Cohen, S.: Physiological characteristics of the human pyloric sphincter. Gastroenterology **64**, 67 (1973). — 2. Fisher, R., Cohen, S.: Pyloric dysfunction in patients with gastric ulcer. N. Engl. J. Med. **288**, 273 (1973). — 3. Metha, S. J., Kaye, M. D., Showalter, J. P.: Is there a pyloric sphincter? Gastroenterology **66**, 746 (1974). — 4. Lipshutz, W., Cohen, S.: Interaction of gastrin I and secretin on gastrointestinal circular muscle. Am. J. Physiol. **222**, 775 (1972). — 5. Read, N. W., Grech, P.: Effect of cigarette smoking on competence of the pylorus: preliminary study. Brit. med. J. **3**, 313 (1973).

Weihrauch, T. R., Förster, Ch. F., Ewe, K. (I. Med. Klinik u. Poliklinik u. Chirurg. Klinik d. Univ. Mainz): **Endoskopische Manometrie (EM) — eine Methode zur kombinierten Diagnostik des oberen Gastrointestinaltraktes**

Durch die Entwicklung eines neuen elektronischen Druckwandlermeßsystems (Förster, 1975) wurden die Voraussetzungen für quantitative Messungen konzentrischer Drucke im Gastrointestinaltrakt geschaffen. Die einfache Anwendung dieses Druckaufnehmers hat uns veranlaßt, die Möglichkeit und Zuverlässigkeit der Druckmessung während der Endoskopie zu untersuchen.

Material und Methodik

Über Funktionsweise und technische Einzelheiten unseres neuen Meßwertwandlersystems haben wir bereits an anderer Stelle berichtet [1].

1. Die *Untersuchungen am unteren Ösophagussphinkter* wurden bei 30 Patienten nach Rachenanästhesie ohne sonstige Prämedikation durchgeführt (22 männliche und 8 weibliche Patienten, im Alter zwischen 24 und 68 Jahren, Durchschnittsalter 44 Jahre). In 11 Fällen lagen die subjektiven und objektiven Kriterien einer Refluxkrankheit vor, in 3 Fällen fand sich endoskopisch ein Ulcus duodeni, in 2 Fällen ein Ulcus ventriculi, in jeweils 1 Fall eine erosive Gastritis und ein Zustand nach Ulcus ventriculi und Ulcus duodeni. In 11 Fällen wurde die Diagnose „funktionelle Oberbauchbeschwerden" als Ausschlußdiagnose gestellt.

Um zu klären, ob die Endoskopie den Sphinkterdruck verändert, wurden zunächst *Druckmessungen ohne Endoskop* am liegenden Patienten durchgeführt. Im Anschluß daran wurde das Endoskop eingeführt und 5 bis 7 cm oberhalb der ösophago-gastrischen Schleimhautgrenze plaziert, so daß die Sphinkterzone gut überblickt werden konnte. Nach einer Gewöhnungszeit von 5 Minuten wurde mit der *endoskopischen Druckmessung* begonnen. Angewandt wurde das von Waldeck [2] erarbeitete und später auch von anderen Autoren [3] empfohlene Durchzugsverfahren. Die Mittelwerte wurden jeweils aus fünf aufeinanderfolgenden Messungen errechnet.

2. *Druckmessungen im proximalen Duodenum* und *am Pylorus* wurden bei weiteren 10 Patienten mit unserer Methode unter endoskopischer Sicht durchgeführt.

Ergebnisse

Die Ergebnisse der vergleichenden *Druckmessungen am unteren Ösophagussphinkter* mit und ohne endoskopische Kontrolle sind in Abb. 1 dargestellt. Folgende Schlüsse können daraus gezogen werden:

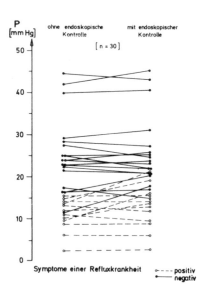

Abb. 1. Vergleich der Ruhedruckwerte des unteren Ösophagussphinkters (UÖS) mit und ohne endoskopische Kontrolle. Die endoskopisch ermittelten Werte unterscheiden sich mit 20,88 ± 1,82 mm Hg nicht wesentlich (p > 0,1) gegenüber den „blind" gemessenen Werten, die 20,03 ± 1,86 mm Hg betrugen (x̄ ± SEM)

987

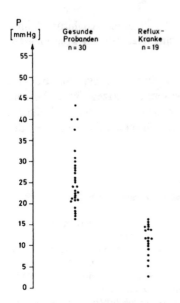

Abb. 2. Gegenüberstellung der Ruhedrucke des unteren Ösophagussphinkters (UÖS) bei gesunden Probanden und Refluxkranken. Die Drucke der Probanden lagen mit 25,58 ± 1,28 mm Hg gegenüber 11,12 ± 0,86 mm Hg bei den Refluxkranken signifikant höher (p < 0,001). Die Werte sind angegeben als $\bar{x}$ ± SEM

1. Die *endoskopisch* gemessenen Werte unterscheiden sich mit 20,88 ± 1,82 mm Hg nicht wesentlich von den „*blind*" gemessenen Werten, die 20,03 ± 1,86 mm Hg ($\bar{x}$ ± SEM) betrugen p > 0.1, d. h. die endoskopische Manometrie liefert zuverlässige Sphinkterdruckwerte.

2. Aus der Abb. geht weiterhin hervor, daß die Drucke des unteren Ösophagussphinkters von Patienten mit den Symptomen einer Refluxkrankheit und derjenigen mit einer anderen Diagnose sich signifikant unterscheiden (p < 0,001). Ein derartiger Unterschied ergab sich auch beim Vergleich der Sphinkterruhedruckwerte von 30 Probanden ohne gastrointestinale Symptome mit denen von 19 Refluxkranken (p < 0,001) (Abb. 2). Die Alters- und Geschlechtsverteilung war bei beiden Kollektiven entsprechend. Der Mittelwert der Sphinkterruhedrucke bei den Normalpatienten betrug 25,58 ± 1,28 mm Hg ($\bar{x}$ ± SEM) bei Nullpunktabgleichung auf athmosphärischen Druck.

3. Für *Druckmessungen am Pylorus und im proximalen Duodenum* erwies sich die Methode ebenfalls als geeignet. Bei den ersten 10 mit dieser Methode untersuchten Patienten wurden bei peristaltischen Kontraktionen im Duodenum Drucke von + 11 bis + 40 mm Hg und für den Pylorus von + 10 bis + 38 mm Hg gemessen (ebenfalls Nullpunktabgleich auf athmosphärischen Druck).

Zusammenfassung

Zusammenfassend läßt sich sagen, daß die Endoskopie unter den genannten Bedingungen die Motilität nicht meßbar veränderte und somit die endoskopische Manometrie zuverlässige Drucke liefert.

Vorteile dieser Methode sind: 1. Die Möglichkeit der exakten Plazierung des Druckaufnehmers an der jeweiligen Stelle, an der gemessen werden soll. 2. Die gleichzeitige visuelle Erfassung peristaltischer Vorgänge. Hierdurch wird das Verständnis komplexer Funktionszustände verbessert und die Interpretation der registrierten Kurven erleichtert. 3. Die Möglichkeit der Druckmessung in Fällen, in denen eine blinde Plazierung der Meßsonde schwierig oder unmöglich ist, z. B. beim Megaösophagus, Stenosen u. a. 4. Durch die Transparenz des Verfahrens wird die Dauer der Manometrie verkürzt. 5. Die

Belastung für den Patienten ist geringer durch die Kombination mehrerer diagnostischer Verfahren. 6. Mit dem neuen Meßwertwandler ist es möglich, konzentrisch einwirkende Drucke zu erfassen, wie sie im Gastrointestinaltrakt auftreten. 7. Durch die hohe Meß- empfindlichkeit unseres Druckaufnehmers ist eine verzögerungsfreie Wiedergabe hoher Druckamplituden und rascher Druckänderungen ($\Delta P/\Delta t$) gewährleistet.

Indikationen für die endoskopische Manometrie sind funktionelle und organische Erkrankungen des Ösophagus und der ösophagogastrischen Übergangszone und die Funktionsprüfung des Pylorus. Die Zuverlässigkeit und die einfache Handhabung unseres Meßsystems ermöglichen seine breite Anwendung in der klinischen Routinediagnostik.

Literatur

1. Förster, Ch. F., Weihrauch, T. R., Höhle, K.-D., Seitz, W.: Intraluminale Druckmessung mit einem neuen elektronischen Meßwertwandler. Verh. Dtsch. Ges. Inn. Med. 82 (1976) (im Druck). — 2. Waldeck, F.: A new procedure for functional analysis of the lower esophageal sphincter (LES). Pflügers Arch. 335, 74 (1972). — 3. Dodds, W. J., Hogan, W. J., Stef, J. J., Miller, W. N., Lyson, S. B., Ansdorfer, R. C.: A rapid pull-through-technique for measuring lower esophageal sphincter pressure. Gastroenterology 68, 437 (1975).

Förster, Ch., Weihrauch, T. R., Höhle, K.-D., Seitz, W. (Chirurg. Univ.-Klinik Mainz u. I. Med. Klinik d. Univ. Mainz): **Intraluminale Druckmessung mit einem neuen elektronischen Meßwertwandler**

Während der vergangenen Jahre wurde von verschiedenen Arbeitsgruppen wiederholt auf die Notwendigkeit hingewiesen, für Druckmessungen im oberen Gastrointestinaltrakt ein standardisierbares und zuverlässiges Verfahren in die Hand zu bekommen. Einen Fortschritt stellte die von Waldeck [3] in seiner grundlegenden methodischen Untersuchung zur Druckmessung im unteren Oesophagusspinkter inaugurierten Durchzugsmanometrie dar. Pope [2] Und vor allem Dodds [1] zeigten ebenfalls in ausführlichen Versuchreihen, welche Faktoren auf die Meßgenauigkeit und die Reproduzierbarkeit von Meßwerten bei der Perfusionsmanometrie Einfluß nehmen:

$$\text{Recording fidelity } \alpha \; \frac{\text{Dur}}{\text{Amp}} \times \frac{\text{IR}}{\text{comp.}}.$$

Das Andauern eines zu messenden Druckes und die Perfusionsrate stehen im Zähler. Im Nenner finden wir die Amplitude einer Druckwelle und die Compliance, womit hier die Summe aller Störfaktoren gemeint ist, welche im Meßsystem selbst liegen, z. B. Verformbarkeit des Kathetermaterials, Temperaturabhängigkeit des Transducer-Systems, die Perfusionspumpe. Die Rolle dieser Faktoren wird durch Abb. 1 deutlich. Wir haben bei Modellversuchen mit verschiedenen Kathetern und verschiedenen Perfusionsraten im wesentlichen die Ergebnisse von Waldeck und Dodds bestätigen können.

Je größer die Perfusionsrate, je schneller die Einstellgeschwindigkeit — links hohe Perfusionsrate, rechts geringe Perfusionsrate. Die Einstellgeschwindigkeit hängt außerdem vom Katheterdurchmesser und der Größe der seitlichen Öffnungen ab.

Bei der von uns entwickelten und heute vorgestellten elektronischen Druckmeßsonde wäre die Einstellgeschwindigkeit identisch mit der Ordinate, da sich ein Meßwert von 130 mm Hg in 1 msec. einstellt (Abb. 2).

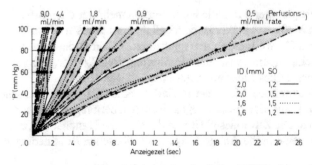

Abb. 1. Prüfung der Meßgenauigkeit bei perfundierten PVC-Kathetern in Abhängigkeit von Perfusionsrate (ml/min), Innerem Durchmesser (I.D.) und Größe der seitlichen Öffnung (s.Ö.)

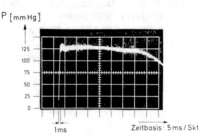

Abb. 2. Prüfung der Ansprechempfindlichkeit des IP-Druckaufnehmers

Es liegt nun nahe, sich der elektronischen Meßtechnik zu bedienen, um an Ort und Stelle intraluminale Drucke zu messen.

In der Elektronik geht man um Drucke zu messen stets derart vor, den zu messenden Druck auf eine Membran wirken zu lassen, um die dort erzeugte Verformung in ein elektrisches Signal umzuwandeln. Dies kann erreicht werden über den Piezo-Effekt, über eine Änderung der Kapazität, der Induktivität oder des Widerstandes.

Die bisher für Motilitäts- und Druckmessungen verwendeten Druckaufnehmer arbeiten nach dem Prinzip der Dehnungsmeßstreifen: eine Verformung von Metallen oder Halbleitern ruft eine Widerstandsänderung hervor.

Der Grund, warum intrakorporal anwendbare Meßwandler nach diesem Prinzip noch nicht größere Verbreitung gefunden haben, ist ihre Temperaturempfindlichkeit, Störanfälligkeit, die kurze Lebensdauer und ihr Preis. Ein weiterer Nachteil ist die Tatsache, daß die druckaufnehmende Membran aufgrund ihrer end- oder seitständigen Lage eine konzentrische Druckaufnahme nicht ermöglicht. Bei der Planung, ein für biomedizinische Untersuchungen anwendbares Meßorgan zu bauen, stellten wir folgende Forderungen, die in ihrer Summe von anderen Meßwandlern nicht erfüllt werden.

1. Geeignete Dimension,
2. hohe Ansprechempfindlichkeit und Eigenfrequenz,
3. größte Linearität,
4. fehlende Rückwirkungen auf das biologische Objekt,
5. Verzicht auf zusätzliche Komplemente, z. B. Flüssigkeiten,
6. Haltbarkeit.

Unser neues Druckwandlermeßsystem setzt sich zusammen aus einem Druckaufnehmer am Ende einer Sonde (Länge 11 mm, Durchmesser 5,5 mm), die vom Pat. geschluckt wird, aus einer elektronischen Meßeinrichtung und einem Schreibgerät. Das Prinzip dieses Meßsystems besteht darin, daß bei mechanischen Einwirkungen der Zwichenraum zwischen einer Spule und einem Ferritstab verkleinert wird und dadurch eine Änderung der Induktivität hervorgerufen wird. Die Induktivitätsänderung ist proportional dem konzentrisch auf den Meßkopf einwirkenden Druck. Durch die kleine Abmessung der Membransysteme ist die Eigenresonanzfrequenz des Meßwertwandlersystems größer als 10^4 Hz, also außerordentlich hoch. Der Druckaufnehmer ist in eine sog. Resonanzmeßbrücke geschaltet, welche auf Resonanz abgestimmt und auf 0 kompensiert wird. Belastet man den Druckaufnehmer nun mit einer konzentrischen Druckkraft, so erfolgt durch die Induktivitätsänderung im Meßkopf eine Brückenverstimmung. Am Eingang des Meßverstärkers liegt durch die Brückenverstimmung eine Spannung an, deren Größe proportional dem konzentrischen Drucke ist. Nach Verstärkung wird durch phasenselektive Gleichrichtung diese Meßspannung nun in einen Gleichspannungswert umgewandelt, der am Anzeigeninstrument abgelesen oder mit dem Schreiber registriert werden kann. Wir verglichen die Meßgenauigkeit der neuen elektronischen Sonde mit der Perfusionsmanometrie (0,9 ml/min) bei 15 gesunden Probanden. Es zeigte sich, daß der niedere Druck, wie sie im unteren Oesophagussphinkter gemessen werden, von beiden Meßmethoden noch vergleichbar wiedergegeben werden. Hohe Drucke jedoch, und vor allem rasche Druckänderungen (Peristaltik, Schluckakt, oberer Oesophagussphinkter) werden nur ungenau mit der Perfusionsmanometrie erfaßt. Höhere Perfusionsraten ergäben zwar genauere Ergebnisse, jedoch würde die Grundlinie so unruhig, daß ein Nullabgleich Schwierigkeiten bereiten würde.

Betrachtete man jetzt nochmals die anfangs gezeigte Formel von Dodds, so ließe sich erkennen, daß Perfusionsrate, Dauer und Amplitude der Drucke keine Rolle mehr spielen und die Compliance außerordentlich gering ist, wodurch die Meßgenauigkeit sehr groß wird.

Man ist mit dem neuen Meßwertwandler somit in der Lage, reproduzierbare und klinisch standardisierbare intraluminale Druckmessungen vorzunehmen.

Literatur

1. Dodds, W. J., Stef, J. I., Hogan, W. J.: Factors deteming pressure measurements accuracy by intraluminal esophageal manometra. Gastroent. **70**, 117 (1976). − 2. Pope, C. E. II: Adynamic test of sphincter strength: its application to the lower esophageal sphincter. Gastroent. **52**, 779 (1967). − 3. Waldeck, F.: A new procedure for funktional analysis of the lower esophageal sphincter (LES). Pflügers Arch. **335**, 74 (1972).

Londong, W., Frühauf, St., Klewar, G., Otte, M., Forell, M. M. (II. Med. Klinik, Univ. München):
Weitere Untersuchungen zur Gastrinfreisetzung nach intraduodenaler Gabe von Galle

Intraduodenale Gabe von Galle bewirkt beim Menschen eine Enzym- und Saftsekretion des exokrinen Pankreas [2, 3, 15] sowie eine signifikante Stimulation der Gastrinfreisetzung [9]. Der Mechanismus dieser Galleefekte ist nach wie vor ungeklärt. − Nachdem durch intraduodenale Calciumperfusion eine pankreatische Enzymsekretion nachgewiesen werden konnte [6], wurde von uns untersucht, ob die genannten Gallewirkungen auf die in dem verwendeten Gallepräparat[1] enthaltene physiologische Calciumkonzentration zurückzuführen ist. Um zu prüfen, ob die durch Galle stimulierte Gastrinfreisetzung auch bei gleichzeitiger Secretingabe zu beobachten ist, sollte das Verhalten von Serumgastrin

---

[1]   Standardisiertes Präparat der Fa. Kali-Chemie Pharma GmbH, Hannover

bei Normalpersonen und Patienten mit Ulcus duodeni während der von Otte et al. [11] angegebenen Methode der Pankreasfunktionsprüfung gemessen werden.

Bei 5 gastrointestinal- und stoffwechselgesunden Kontrollpersonen wurden während einer intravenösen Infusion von 0,5 klin. Einh./kg/h Secretin[2] je 20 ml einer isotonen Kochsalz- und Calciumlösung ($CaCl_2$, 6,75 mmol, pH 7,2) intraduodenal instilliert. Bei 7 Kontrollpersonen und bei 6 Patienten mit floridem Ulcus duodeni wurde 1 klin. Einheit Secretin[2] und 1 Ivy-Hunde-Einheit Cholecystokinin[2] pro kg KG i.v. injiziert (SC). Nach 60 Min wurden erneut SC i.v. gegeben und gleichzeitig über eine doppelläufige Dreilingsonde eine Dosis von 6 g standardisierter, in 20 ml Wasser gelöster Rindergalle[1] ins Duodenum instilliert (SCTG), die nach eigenen Messungen mit dem Absorptionsspektrophotometer 13,5 mval/l Calcium enthält. In dem in Fraktionen von 20 oder 10 Minuten quantitativ abgesaugten Duodenalsaft wurden Bilirubin sowie Volumen, Bikarbonat, Trypsin und Lipase bestimmt [11]. Während der Pankreasfunktionsprüfungen wurde den Versuchspersonen in definierten zeitabständen Venenblut entnommen. Gastrin wurde im Serum radioimmunologisch gemessen [10].

Nachdem durch intraduodenale Gaben von 20 ml einer physiologischen Kochsalzlösung und einer der Galle äquivalenten Calciumlösung keine Gastrinstimulation festzustellen war, wurde das Gastrinverhalten von 5 Kontrollpersonen während einer modifizierten

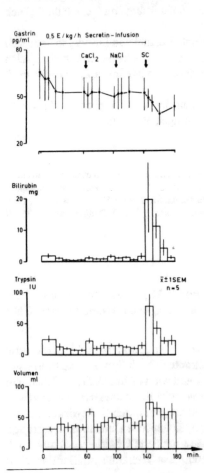

Abb. 1. Verhalten von Serumgastrin, Bilirubin, Trypsin und Pankreassaft bei Kontrollpersonen (n = 5) nach i.d. Gabe von 20 ml $CaCl_2$ (6,75 mmol, pH 7,2) und physiol. NaCl während einer Secretin-Infusion sowie nach Stimulation mit 1 E/kg Secretin/Cholecystokinin i.v. (SC)

[2]   GIH Resarch Unit Karolinska Institutet, Stockholm

Pankreasfunktionsprüfung untersucht (Abb. 1). Während einer Secretininfusion kam es zu einem leichten Abfall der Gastrinspiegel, die durch intraduodenale Gabe von Calcium- oder Kochsalzlösung nicht verändert wurden. Eine Beeinflussung der endogenen Bilirubinausscheidung ins Duodenum erfolgte nicht. Am Pankreas bewirkte Calcium nur eine geringfügige Trypsinsekretion. Nach anschließendem SC-Reiz fiel der mittlere Gastrinspiegel weiter ab, während die Bilirubinausscheidung und die Trypsinsekretion des Pankreas deutlich stimuliert wurden (Abb. 1).

Während der von uns zur Pankreasfunktionsprüfung routinemäßig verwendeten Testanordnung [11] ließen die Gastrineinzelkurven von 7 gesunden Kontrollpersonen nach SC einen leichten Gastrinabfall erkennen. Nach SCTG stiegen die Gastrinspiegel vorübergehend an; die exokrine Pankreassekretion wurde deutlich stärker stimuliert als durch SC allein. — Bei Patienten mit floridem Ulcus duodeni führten SC und SCTG zu einem passageren Gastrinanstieg (Abb. 2). Die Ezymsekretion lag bei Patienten mit Ulcus duodeni deutlich niedriger als bei den untersuchten Normalpersonen — ein Befund, der an einem größeren Patienten-Kollektiv statistisch gesichert werden konnte [12].

Wie sich aufgrund unserer Untersuchungen zeigen läßt, ist die nach intraduodenaler Gabe von Galle beobachtete Freisetzung von Gastrin nicht auf eine Volumen- oder Calciumstimulation zu beziehen. Auch nach Duodenalperfusion mit höheren Dosen von Calcium war keine Veränderung des Gastrinspiegels festzustellen [6]. Die nach intraduodenaler Instilliation von physiologischen Calciumdosen von uns nur geringfügig gesteigert

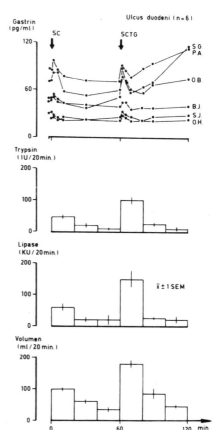

Abb. 2. Verhalten von Serumgastrin bei Patienten mit Ulcus duodeni (n = 6) während einer exokrinen Pankreasfunktionsprüfung mit 1 E/kg Secretin/Cholecystokinin i.v. (SC) sowie anschließendem Kombinationsreiz mit 1 E/kg Secretin/Cholecystokinin i.v. und 6 g in 20 ml Wasser gelöster Trockengalle i.d. (SCTG)

gefundene Enzymsekretion ist am ehesten als cholinerger Effekt zu deuten, da die calciumabhängige ekbolische Pankreasstimulation durch Atropin blockierbar ist [7]. Eine endogene Cholecystokinin-Freisetzung durch die von uns gewählte Calciumdosis ist wegen der nicht stimulierten Bilirubinausscheidung auszuschließen. Die nach SC beobachteten Gastrinspiegel mit abfallender Tendenz bei Kontrollpersonen und passager ansteigenden Werten bei Ulcus duodeni-Patienten werden als Secretin-Effekte auf die basale Gastrinfreisetzung gewertet [5]. Eine Kreuzreaktion des injizierten Cholecystokinin mit dem spezifischen Gastrinantiserum 2604-8[3] ist auszuschließen [14]. Die bei Patienten mit Ulcus duodeni beobachteten, von Kontrollpersonen abweichenden Veränderungen des Gastrinverhaltens sind wahrscheinlich auf eine beim Ulcus duodeni gesteigerte funktionelle Gastrinreserve [1] zu beziehen.

SC führt weder bei Normalpersonen noch bei Patienten mit Ulcus duodeni zu einer Unterdrückung der durch Galle stimulierten Gastrinfreisetzung. Ob diesem Gastrinanstieg eine stimulierende Wirkung am Pankreas zukommt, muß offenbleiben, da eine physiologische Bedeutung der durch Gastrin stimulierbaren Enzymsekretion bei Menschen nicht nachweisbar ist [4, 13]. Bei Patienten mit Zustand nach selektiv-proximaler Vagotomie (und dabei bestehender Hypergastrinämie) konnte jedenfalls keine Veränderung der durch Secretin/Cholecystokinin stimulierten Pankreassekretion festgestellt werden [8].

Zusammenfassung

1. Physiologische Calciumdosen sind für den nach intraduodenaler Gabe von Galle beobachteten Gastrinanstieg nicht bedeutsam. 2. Die durch Galle stimulierte Gastrinfreisetzung ist durch exogenes Secretin nicht supprimierbar. 3. Gastrin scheint für die Interpretation des Galleeffektes am exokrinen Pankreas unwesentlich zu sein.

Für die freundliche Überlassung des Antiserums danken wir Herrn Dr. J. F. Rehfeld, Kopenhagen.

Literatur

1. Creutzfeldt, W., Creutzfeldt, C., Arnold, R.: Rendic. Gastroenterol. **7,** 93 (1975). – 2. Forell, M. M., Stahlheber, H., Scholz, F.: Dtsch. med. Wschr. **90,** 1128 (1965). – 3. Forell, M. M., Otte, M., Kohl, H. J., Lehnert, P., Stahlheber, H.: Scand. J. Gastroent. **6,** 261 (1971). – 4. Grossman, M. I.: Clinics in Gastroent. **3,** 533 (1974). – 5. Hansky, J., Soveny, C., Korman, M. G.: Gastroenterology **61,** 62 (1971). – 6. Holtermüller, K. H., McCall, J. T., Malagelada, J. R., Go, V. L. W.: Verh. dtsch. Ges. inn. Med. 80, 536 (1974). – 7. Hotz, J., Goebell, H., Ziegler, R.: VIIIth Symp. Europ. Pancreatic Club, Toulouse (1975). – 8. Lindskov, J., Amtorp, O., Røhl Larsen, H.: Gastroenterology **70,** 545 (1976). – 9. Londong, W., Frühauf, St., Forell, M. M.: Verh. dtsch. Ges. inn. Med. 80, 516 (1974). – 10. Londong, W., Geier, E., Feifel, G., Forell, M. M.: Z. Gastroenterol. **13,** 418 (1975). – 11. Otte, M., Stahlheber, H., Zoelch, M., Forell, M. M.: Klin. Wschr. **51,** 915 (1973). – 12. Otte, M. et al. (in Vorbereitung). – 13. Petersen, H., Berstad, A.: Scand, J. Gastroent. **8,** 257 (1973). – 14. Rehfeld, J. F., Stadil, F., Rubin, B.: Scand. J. clin. Lab. Invest. **30,** 221 (1972). – 15. Wormsley, K. G.: Lancet **1970 II,** 586.

Fritsch, W.-P., Schacht, U., Rumpf, P., Jacobs, G., Hausamen, T.-U. (I. Med. Klinik A, Chirurg. Klinik A d. Univ. Düsseldorf): **Stimulation der H$^+$-Sekretion und des Serum-Gastrins durch intraoperativen elektrischen Vagusreiz vor und nach proximaler selektiver Vagotomie**

Bei der proximalen selektiven Vagotomie werden die zur belegzellhaltigen Magenschleimhaut ziehenden Vagusfasern durchtrennt, der das Antrum innervierende Vagusast oder

Latergéast jedoch erhalten. Somit ist die motorische Funktion des Antrums gewährleistet und es kann auf eine Pyloroplastik verzichtet werden. Nach dieser Operation entfällt der direkte Vaguseinfluß auf die Belegzellen, während die Gastrinzellen des Antrums weiterhin der vagalen Regulation unterliegen.

Das Ziel unserer Untersuchungen war, unter einem definierten Vagusreiz die Stimulation von Säuresekretion und Gastrinfreisetzung zu messen und nach der Vagotomie die Wirkung des über den Latergéast freigesetzten Gastrins auf die denervierten Belegzellen zu prüfen.

Methodik

Die proximale selektive Vagotomie wurde bei 29 Patienten mit Ulcus duodeni durchgeführt. Die Diagnose des Ulcus stützte sich auf endoskopische und röntgenologische Untersuchungsverfahren. Bei 22 Patienten zeigte die Magensekretionsanalyse vor der Operation nach Stimulation mit Pentagastrin in einer Dosierung von 6 μg Pentagastrin pro kg Körpergewicht subcutan eine Hypersekretion, bei 7 Patienten eine H^+-Sekretion im Normbereich. Die Basalsekretion (BAO) lag bei $\bar{x} = 3,4$ mval/Std, die Gipfelsekretion (PAO) bei $\bar{x} = 35,0$ mval/Std. Als Narkotika wurden ausschließlich Morphin und Lachgas verwandt. Die Sammlung des Magensekrets erfolgte über einen großkalibrigen Magenschlauch durch den je 200 ml auf 37° C angewärmte physiologische Kochsalzlösung in den Magen instilliert wurde. Der Pylorus war während der Sekretsammlung durch eine Klemme verschlossen. Nach 5 Minuten wurde der Mageninhalt vollständig unter manueller Kontrolle abgesaugt. Die Messung der H^+-Konzentration erfolgte titrimetrisch mit n/100 Natronlauge bei Einsatz von 1 ml des mit Kochsalz verdünnten gewonnenen Mageninhalts. Über eine Elektrode, die um den distalen Oesophagus angelegt war, wurde über eine Dauer von 5 Minuten mit 300 mA gereizt. Die H^+-Sekretion und die Serum-Gastrinkonzentration wurde einmal vor, einmal während und einmal nach Vagusreiz gemessen. Die Periodendauer der Sekretsammlung betrug 5 Minuten. Während dieser Zeit gelangte je eine Blutprobe zur Serum-Gastrinbestimmung. 20 Minuten nach Beginn dieses Untersuchungsverfahrens wurde die proximale selektive Vagotomie durchgeführt. Es folgten dann während 3mal 5 Minuten wiederum Messungen der H^+-Sekretion und der Serum-Gastrin-Konzentration, wobei während der ersten 5 Minuten-Periode erneut der Vagus gereizt wurde. Daran anschließend wurde die Vollständigkeit der Vagotomie mit der Druckmessung nach Burge kontrolliert. Dabei wird der Magen im Bereich der Corpus-Antrumgrenze abgeklemmt. Über den liegenden Magenschlauch wird Luft bis zu einem Druck von 5 bis 8 cm Wassersäule instilliert. Nach Vagusreiz mit 300 mA über 5 Minuten soll bei vollständiger Vagotomie keine Wandkontraktion und somit kein Druckanstieg erfolgen.

Ergebnisse

Die mittlere H^+-Sekretion vor der Vagusstimulation lag bei $\bar{x} = 0,096$ mval/5 min. Nach der Stimulation zeigte sich ein signifikanter Anstieg auf $\bar{x} = 0,678$ mval/5 min ($p < 0,0005$), in der 2. Sammelperiode nach Stimulation zeigte die H^+-Sekretion einen Abfall auf $\bar{x} = 0,373$ mval/5 min, sie war gegenüber der Basalsekretion jedoch noch signifikant erhöht ($p < 0,0005$).

Nach der Vagotomie lag die H^+-Sekretion in allen drei Sammelperioden nach Vagusreiz signifikant ($p < 0,0005$) unter den Basalwerten, im Mittel bei $\bar{x} = 0,011$ mval/5 min während der Reizperiode, bei $\bar{x} = 0,015$ fünf Minuten, bei $\bar{x} = 0,020$ 10 Minuten nach Vagusreiz (Abb. 1).

Die Ergebnisse der basalen Serum-Gastrinkonzentration unter der Narkose unterschieden sich nicht von den Nüchterngastrinspiegeln, die Tage zuvor gemessen worden waren, sie lagen bei $\bar{x} = 89$ pg/ml. Während der Reizperiode stiegen die Gastrinspiegel signifikant im Mittel auf $\bar{x} = 154$ pg/ml an ($p < 0,0005$), zeigten 5 Minuten nach Reiz ein Maximum mit $\bar{x} = 203$ pg/ml und fielen dann auf $\bar{x} = 150$ pg/ml ($p < 0,0025$) ab. Nach der proximalen selektiven Vagotomie zeigten die Serum-Gastrinkonzentrationen ebenfalls einen signifikanten Anstieg unter Vagusreiz auf $\bar{x} = 142$ pg/ml. Die Gastrinspiegel blieben über eine Dauer von 10 Minuten signifikant erhöht (Abb. 1).

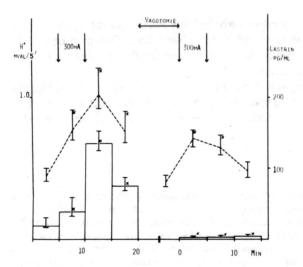

Abb. 1. Stimulation der H⁺-Sekretion und des Serumgastrins durch intraoperativen elektrischen Vagusreiz vor und nach proximaler selektiver Vagotomie bei Patienten mit Ulcus duodeni (n = 29)
x:p < 0,0025; ± $S_{\bar{x}}$; - - - Gastrin (pg/ml); ⌐⌐ H⁺-Sekretion (mval/5 min)

Diskussion

Die Ergebnisse zeigen deutlich, daß auf einen elektrischen Reiz des Vagus ein signifikanter Anstieg der H⁺-Sekretion und der Serum-Gastrinkonzentration folgt. Der Gastrin- und Säureanstieg nach dieser direkten Vagusstimulation ist durchaus mit den Ergebnissen anderer Verfahren der Vagusstimulation, der Scheinfütterung [3, 4] und der Insulin-hypoglykämie [1, 2, 5, 6, 7] vergleichbar.

Der um etwa 45% geringere Anstieg des Serum-Gastrins nach proximal selektiver Vagotomie ist wahrscheinlich dadurch bedingt, daß bei der angestrebten Vollständigkeit der Vagotomie durchaus einige antrale Äste desVagus durchschnitten worden sind.

Nach vollständiger Vagotomie liegt die H⁺-Sekretion unter Vagusreiz unterhalb der Basalsekretion obwohl die Serum-Gastrinkonzentration signifikant auf nahezu das Doppelte des Ausgangswertes ansteigt. Diese Beobachtung läßt die wichtige Bedeutung des Vagus bei der Belegzellstimulation erkennen. Ohne Vagusinnervation ist eine Belegzellstimulation durch Gastrin in einer Konzentration, wie sie z. B. nach Gabe einer Testmahlzeit vorliegt, unter den angegebenen Narkosebedingungen nicht meßbar.

Literatur

1. Hansky, J., Korman, M. G., Cowley, D. J., Baron, J. E.: Serum gastrin in duodenal ulcer. II. Effect of insulin hypoglycaemia. Gut **12**, 1103 (1971). − 2. Hansky, J., Soveny, C., Korman, M. G.: Role of the vagus in insulin-mediated gastrin release. Gastroenterology **63**, 387 (1972). − 3. Knutson, U., Olbe, L.: Gastric acid response to sham feeding before and after resection of antrum and duodenal bulb in duodenal ulcer patients. Scand. J. Gastroent. **9**, 191 (1974). − 4. Mayer, G., Arnold, R., Feurle, G., Fuchs, K., Ketterer, H., Track, N. S., Creutzfeldt, W.: Influence of feeding and sham feeding upon serum gastrin and gastric acid secretion in control subjects and duodenal ulcer patients. Scand. J. Gastroent. **9**, 703 (1974). − 5. Stadil, F.: Effect of vagotomy and gastrin release during insulin hypoglycaemia in ulcer patients. Scand. J. Gastroent. **7**, 225 (1972). − 6. Stadil, F., Rehfeld, J. F.: Hypoglycaemic release of gastrin in man. Scand. J. Gastroent. **7**, 509 (1972). − 7. Wyllie, J. H., Boulos, P. B., Lewin, M. R., Stagg, B. H., Clark, C. G.: Plasma gastrin and acid secretion in man following stimulation by food, meat extract, and insulin. Gut **13**, 887 (1972).

Scholten, Th., Fritsch, W.-P., Hausamen, T.-U. (I. Med. Klinik A d. Univ. Düsseldorf):
Untersuchungen zur Wirkung der Ca^{++}-Infusion auf die Gastrinfreisetzung

Nach Gabe einer Ca^{++}-Infusion von 12 mg/kgKG/3 h kommt es sowohl bei Normalpersonen als auch bei Patienten mit einem Ulcus duodeni zu einem Anstieg der H$^+$-Sekretion. Die Serumgastrinwerte zeigen dabei ein unterschiedliches Verhalten: bei Normalpersonen führt die intravenöse Ca^{++}-Gabe in der Regel zu keiner Gastrinfreisetzung, während bei Ulcus duodeni-Patienten in der Mehrzahl der Fälle eine deutliche Stimulation der Gastrinfreisetzung beobachtet wird [1, 2, 7, 8]. Die intragastrische Gabe von Ca^{++}-Verbindungen wie CaCO$_3$ und CaCl$_2$ führt in allen Fällen sowohl zu einer Steigerung der H$^+$-Sekretion als auch zu einer ausgeprägten Gastrinfreisetzung wie Untersuchungen der Arbeitsgruppen um Levant, Feurle und eigene Ergebnisse zeigen konnten. In der vorliegenden Arbeit soll das Verhalten des Serumgastrins unter Ca^{++}-Infusion bei Ausschaltung der Säurehemmung im Antrum untersucht werden. Bereits in früheren Untersuchungen konnten wir zeigen, daß die alleinige Alkalisierung des Magens bei Normalpersonen zu keiner Stimulation der Gastrinfreisetzung führt, Befunde, die jüngst von Kline und Mitarbeitern bestätigt wurden.

Methodik

Fünf magengesunde Probanden und acht Patienten mit einem Ulcus duodeni wurden untersucht. Die Diagnose wurde anamnestisch, röntgenologisch und endoskopisch gesichert. Bei allen Ulcuspatienten wurde eine Magensekretionsanalyse unter Stimulation mit 6 µg/kgKG Pentagastrin durchgeführt. Alle Patienten zeigten eine Hypersekretion. Bei allen Probanden führten wir einen Ca^{++}-Infusionstest mit 12 mg/kgKG/3 h durch, wobei der Magen in einer zweiten Untersuchung über eine im Fundus ventriculi liegende Magensonde mit 1-molarer NaHCO$_3$-Lösung alkalisiert wurde. Die intragastrischen ph-Werte wurden mittels einer Glas-Kalomel-Elektrode vom Typ gK 282C der Fa. Radiometer kontrolliert. Während der Untersuchung erfolgten Blutentnahmen in 15-minütigem Abstand. Das Serum wurde bei $-20°$ C aufbewahrt und später der Ca^{++}- und radioimmunologischen Gastrinbestimmung zugeführt. Die Gastrinergebnisse waren logarithmisch normal verteilt. Die statischen Parameter wurden mit den Logarithmen der Einzelwerte errechnet.

Ergebnisse

Die alleinige Ca^{++}-Infusion führte bei den fünf magengesunden Probanden zu einer geringgradigen, jedoch nicht signifikanten Gastrinfreisetzung: die Werte stiegen von basal x̄ 41 pg/ml auf maximal x̄ 50 pg/ml an. Unter gleichzeitiger Alkalisierung fand sich bei denselben Probanden ein Gastrinanstieg von basal x̄ 38 pg/ml auf maximal x̄ 68 pg/ml. Dieser Anstieg war nach dem Student t-Test für verbundene Stichproben mit einem $p < 0,05$ signifikant (Abb. 1).

Gegenüber magengesunden Probanden führte bei den 8 Patienten mit einem Ulcus duodeni-Leiden bereits die alleinige Ca^{++}-Infusion zu einem statistisch signifikanten Anstieg der Serumgastrinwerte von basal x̄ 69 pg/ml auf maximal x̄ 106 pg/ml. Bei gleichzeitiger Alkalisierung kam es bei den Ulcuspatienten zu einer zusätzlichen deutlichen Stimulation der Gastrinfreisetzung von basal x̄ 72 pg/ml auf maximal x̄ 153 pg/ml. Der Vergleich der Einzelwerte vor und nach Alkalisierung zeigte ebenfalls einen signifikanten Anstieg unter Alkalisierung (Abb. 2).

Diskussion

Nach diesen Befunden führt intravenös verabreichtes Calcium bei Ulcus duodeni-Patienten zu einer Stimulation der Gastrinfreisetzung. Bei Normalpersonen erfolgt wahrscheinlich durch die gleichzeitige Stimulation der H$^+$-Sekretion eine Hemmung der Gastrinfrei-

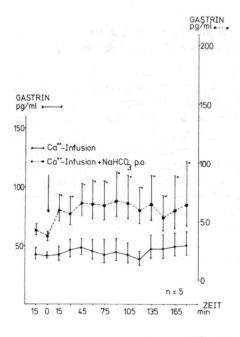

Abb. 1. Serumgastrin bei Normalpersonen unter Ca^{++}-Infusion ohne (———) und mit (— — — —) gleichzeitiger intragastrischer Alkalisierung. Linke Ordinate: Alleinige Ca^{++}-Infusion. Rechte Ordinate: Ca^{++}-Infusion + Alkalisierung. $\bar{x}$ = SEM. + = $p < 0,05$

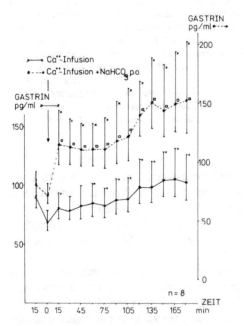

Abb. 2. Serumgastrin bei Ulcus duodeni-Patienten unter Ca^{++}-Infusion ohne (———) und mit (— — — —) gleichzeitiger intragastrischer Alkalisierung. Linke Ordinate: alleinige Ca^{++}-Infusion. Rechte Ordinate: Ca^{++}-Infusion + Alkalisierung. $\bar{x} \pm$ SEM. + = $p < 0,05$ (Anstieg gegenüber basal) $\square$ = $p < 0,05$ (Anstieg der Einzelwerte)

setzung über den bekannten Rückkopplungsmechanismus. Nach Ausschalten dieses Mechanismus durch Alkalisierung des Mageninhaltes kommt es zu einer Steigerung der Gastrinfreisetzung. Die Ergebnisse bei Ulcuspatienten mit Hypersekretion weisen darauf-hin, daß die Hemmwirkung der H$^+$-Sekretion den Ca^{++}-Effekt auf die G-Zelle nicht vollständig unterdrücken kann. Die Ausschaltung dieser Hemmwirkung durch intra-gastrische Alkalisierung führt bei Ulcuspatienten auch zu einer ausgeprägteren Stimula-tion der Gastrinfreisetzung. Während die Kontrollgruppe gegenüber dem Ausgangswert einen Anstieg um 71% zeigt, steigt die Ulcusgruppe bei bereits erhöhten Ausgangswerten um 112% an. Für die Deutung dieser Befunde bieten sich folgende Erklärungen an:

1. Bei Ulcus duodeni-Patienten liegt eine Störung im Rückkopplungsmechanismus vor.

2. Es besteht eine unterschiedliche Empfindlichkeit der G-Zellen gegenüber Gastrin und Ca^{++}-Stimulation [5].

3. Der Gastrinmetabolismus ist bei Ulcus duodeni-Patienten gestört.

4. Es wird vermehrt extragastrisches Gastrin freigesetzt, das durch den Rückkopplungsmechanismus nicht hemmbar ist [4].

Letzteres wäre auch eine Erklärung für die typische Kletterkurve beim Zollinger-Ellison-Syndrom unter Calcium-Stimulation und für den ähnlichen Kurvenverlauf bei Ulcuspatienten. Auch beim Zollinger-Ellison-Syndrom wird vorwiegend Gastrin in extragastrischen Bildungsorten freigesetzt und durch die Hemmwirkung der H^+-Sekretion nicht beeinflußt.

Als 5. Punkt ist noch zu berücksichtigen, daß das Verhalten anderer Hormone, die die Gastrinfreisetzung beeinflussen, noch weitgehend ungeklärt ist.

Literatur

1. Barreras, R. F., Donaldson, R. M.: Effects of Induced Hypercalcemia on Human Gastric Secretion. Gastroenterology 52, 670 (1967). – 2. Christiansen, J., Rehfeld, J. F., Stadil, F.: Interaction of Calcium and Magnesium on Gastric Acid Secretion and Serum Gastrin Concentration in Man. Gastroenterology 68, 1140 (1975). – 3. Feurle, G. E.: Effect of Rising Intragastric pH induced by Several Antacids on Serum Gastrin Concentrations in Duodenal Ulcer Patients and in a Control Group. Gastroenterology 68, 1 (1975). – 4. Fritsch, W.-P.: Die klinische Bedeutung der Serum-Gastrinbestimmung bei der Ulcuskrankheit. Habilitationsschrift (1974). – 5. Isenberg, J. I., Grossman, M. I., Maxwell, V., Walsch, J. H.: Increased Sensivity to Stimulation of Acid Secretion by Pentagastrin in Duodenal Ulcer. J. clin. Invest. 55, 330 (1975). – 6. Kline, M. M., McCallum, R. W., Curry, N., Sturdevant, R. A. L.: Effect of Gastric Alkalization on Lower Esophageas Sphincter Pressure and Serum Gastrin. Gastroenterology 68, 1137 (1975). – 7. Levant, J. A., Walsh, J. H., Isenberg, J. I.: Stimulation of Gastric Secretion and Gastrin Release by Single Oral Doses of Calcium Carbonate in Man. New Engl. J. Med. 288, 555 (1973). – 8. Reeder, R. D., Jackson, B. M., Ban, J., Clendinnen, B. G., Davidson, W. D., Thompson, J. C.: Influence of Hypercalcemia on Gastric Secretion and Serum Gastrin Concentrations in Man. Ann. Surg. 172, 540 (1970). – 9. Scholten, Th., Rehlinghaus, U., Fritsch, W.-P., Hausamen, T.-U.: Zum Wirkungsmechanismus Calcium-haltiger Antacida auf die Gastrinfreisetzung. 81. Tagung der Dtsch. Ges. Inn. Med. (1975).

Massarrat, S., Schmitz-Moormann, P., Fritsch, W.-P., Hausamen, T.-U., Kappert, J. (Poliklinik, Patholog. Inst. d. Univ. Marburg u. I. Med. Klinik d. Univ. Düsseldorf):
Histologische Befunde der Stufenbiopsie des Magens bei Patienten mit Achlorhydrie, Hypo- und Normochlorhydrie und ihre Beziehung zum Serumgastrinspiegel

Aufgrund der der stufenbioptischen Untersuchung der Magenschleimhaut wurde festgestellt, daß die Gastritis eine auf bestimmte Areale des Magens lokalisierte [2, 3] und vom Alter abhängige Veränderung ist; so fand Kimura, daß die chronische Gastritis sich zuerst im Antrum manifestiert und mit zunehmendem Alter kardiawärts fortschreitet und zuletzt den Fundus mitbefällt [1].

Es interessierte uns, wieweit die verschiedenen morphologischen Veränderungen der Magenschleimhaut bei Patienten gleichen Alters je nach Salzsäuresekretion voneinander abweichen und in welcher Beziehung sie zum Serumgastrinspiegel bei Patienten mit Achlorhydrie stehen.

Die Diagnose Achlorhydrie stellten wir nach zweimaliger Magensaftanalyse, die letzte unter Stimulation mit Pentagastrin 6 μg/kg. Die Achlorhydrie wurde angenommen, wenn die Salzsäuresekretion weniger als 1 maeq./Std. bei gleichzeitigem pH von mehr als 5 betrug. 41 Patienten mit Achlorhydrie, 13 Patienten mit Hypochlorhydrie (1–4 maeq. HCl/Std.) und 42 Patienten mit Normochlorhydrie (mehr als 4 maeq. HCl/Std.) wurden herangezogen. Das mittlere Alter der Patienten mit Achlorhydrie betrug 60, das mit Hypochlorhydrie 61 und mit Normochlorhydrie 58 Jahre. Das Verhältnis von männlichen zu weiblichen, die Zahl der Patienten mit Alkoholkonsum und ihre Rauchgewohnheiten waren in den drei Kollektiven fast identisch. 10 von 41 anaciden Patienten hatten eine behandelte perniziöse Anämie.

Bei allen Patienten entnahmen wir je eine Biopsie aus Antrum, Angulus und Subcardia-Region der kleinen Kurvatur (als a, b und c in der Reihenfolge gekennzeichnet) und je eine Biopsie aus den gegenüberliegenden Regionen der großen Kurvatur (als d, e und f gekennzeichnet). Beurteilt wurden histologisch:

1. die Art der Entzündung (oberflächlich oder diffus)
2. Umbau als Verhältnis zwischen der Länge der Krypten und der Mucosahöhe sowie Schwund der Drüsen,
3. pseudopylorische Metaplasie,
4. intestinale Metaplasie,
5. Schwund der Parietalzellen und schließlich
6. die Atrophie (Schichtdicke der Mucosa in mm).

Das Ausmaß der Veränderungen wurde in drei verschiedene Grade, leicht, mäßig oder ausgeprägt, eingestuft. Bei Patienten mit Achlorhydrie wurden der Serumgastrinspiegel, bei 29 von diesen Parietalzellantikörper im Serum bestimmt.

Die histologischen Befunde wurden als Säulen aufgetragen. Die Höhe der Säule stellt die prozentuale Häufigkeit der betreffenden Veränderung dar; von links aufgetragen in der Reihenfolge Oberflächengastritis (SG), diffuse Gastritis (DG), Umbau (EC), intestinale Metaplasie (IM), pseudopylorische Metaplasie (PM), Parietalzellschwund (LP) und Atrophie (At). Schraffierte Darstellung heißt ausgeprägte Veränderung, punktierte Darstellung mäßige und weiße Darstellung heißt leichte Veränderung. Bei 34 von 41 Patienten mit Achlorhydrie (= 85%) fand sich im Corpus-Fundus-Bereich eine diffuse Gastritis, deren Intensität zum Antrum hin sowohl an der großen Kurvatur (Abb. 1) als auch an der kleinen Kurvatur abnahm. In der Antrummucosa fand sich bei keinem Patienten mit Achlorhydrie eine ausgeprägte diffuse Gastritis, dagegen hier vorwiegend eine Oberflächengastritis. Ein Umbau der Schleimhaut war die am häufigsten anzutreffende Veränderung im Corpusbereich, die in 60% bereits zu einer Atrophie der Schleimhaut geführt hatte. Eine pseudopylorische Metaplasie und intestinale Metaplasie bestanden etwa in der Hälfte der Fälle. Bei 24 von 41 Patienten mit Achlorhydrie (= 58%) fand sich ein ausgeprägter Schwund der Parietalzellen.

Bei normaciden Patienten war die diffuse Gastritis dagegen am stärksten im Antrum und zwar im gleichen Ausmaß an der großen (Abb. 2) wie an der kleinen Kurvatur. Die Schwere der Veränderungen nahm funduswärts ab. Ausgeprägte diffuse Entzündungen wurden in keinem Fall im Corpusbereich an der großen Kurvatur gefunden. Dagegen waren die Entzündungen hier vorwiegend von oberflächlicher Natur. Der Schleimhautumbau war wieder die am häufigsten beobachtete Veränderung, deren Schwere und Lokalisation fast der diffusen Gastritis entsprach. Die intestinale Metaplasie war vorwiegend auch in der Antrumschleimhaut nachweisbar. Der Umbau hatte im Antrum bereits zu leichter bis mäßiger Schleimhautverschmälerung geführt, dagegen kaum im Corpusbereich.

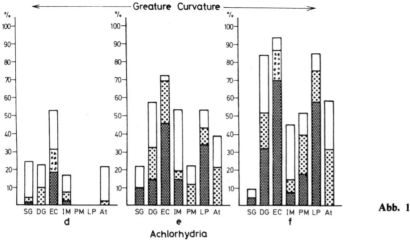

Abb. 1

Greature Curvature

Achlorhydria

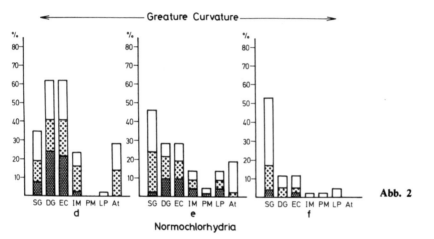

Abb. 2

Greature Curvature

Normochlorhydria

Auffallend war, daß bei Patienten mit Hypochlorhydrie die diffuse Entzündung bei 6 von 13 Patienten dem Typ der Enzündung bei normaciden Patienten, bei 5 von 13 Patienten dem Typ der Entzündung bei anaciden Patienten entsprach. Ähnlich verhielten sich der Schleimhautumbau und die intestinale Metaplasie bei Patienten mit Hypochlorhydrie.

Der Gastrinspiegel war außer zwei bei allen Patienten mit Achlorhydrie über die obere Normgrenze von 92 pg/ml (3 SD einbezogen) erhöht. Der durchschnittliche Spiegel war bei Patienten mit intakter Antrummucosa etwas höher als bei Patienten mit Oberflächen- oder diffuser Gastritis. Er schien mit der Schwere des Schleimhautumbaus, des Schwun- des der Belegzellen und der Atrophie anzusteigen. Bei 11 von 15 Patienten mit einem antralen Typ der Schleimhaut im Corpus war der Gastrinspiegel über 500 pg/ml erhöht, während bei 16 von 26 Patienten ohne eine derartige pseudopylorische Metaplasie der Gastrinspiegel unter 500 pg/ml lag. Wegen erheblicher Streuung der Werte waren die Unterschiede bei den verschiedenen Schweregraden der Schleimhautveränderungen nicht signifikant. Parietalzellantikörper wurden nur bei 2 von 10 Fällen mit Antrumgastritis, dagegen bei 11 von 18 Patienten mit intakter Antrumschleimhaut gefunden.

Zusammenfassend läßt sich sagen:

1. Bei den untersuchten Patienten fand sich eine Achlorhydrie nur bei einer fortgeschrittenen atrophischen Gastritis vom Corpustyp, bei der die Corpusdrüsen weitgehend geschwunden und die Schleimhaut deutlich verschmälert ist. Oft besteht gleichzeitig eine intestinale oder pseudopylorische Metaplasie.

2. Die normaciden Patienten boten eine chronische atrophische Gastritis vom Antrumtyp, die noch nicht allzuweit auf das Corpus übergegriffen hatte.

3. Bei Patienten mit Hypochlorhydrie entsprach die chronische Gastritis teils dem Corpus und teils dem Antrumtyp. Aufgrund der morphologischen Befunde bei diesen Patienten ist es anzunehmen, daß die beiden Gastritistypen nämlich Antrum- und Corpusgastritis unterschiedlichen Entstehungsmodus haben und nicht ineinander übergehen können. Es ist trotzdem nicht ausgeschlossen, daß die Antrumgastritis in seltenen Fällen funduswärts fortschreitet und über Hypochlorhydrie zur Achlorhydrie führt.

4. Die Gastrinspiegel zeigen bei den Patienten mit Achlorhydrie die höchsten Werte, wenn eine pseudopylorische Metaplasie der Schleimhaut im Corpus besteht.

Literatur

1. Kimura, K.: Chronical Transition of the Fundic-Pyloric Border Determined by Stepwise Biopsy of the Lesser and Greater Curvatures of the Stomach. Gastroenterology **63**, 584 (1972). – 2. Moll, A., Petzel, H.: Die Saugbiopsie aus dem Magenantrum und ihr Vergleich mit der Fundusbiopsie. Gastroenterologia **101**, 41 (1964). – 3. Ottenjann, R., Rösch, W., Elster, K.: Ist die Gastritis ein diffuser Prozeß? Ergebnisse einer gastroskopischen Stufenbiopsie. Klin. Wschr. **49**, 27 (1971).

Arnold, R., Creutzfeldt, C., Creutzfeldt, W., Peiper, H.-J. (Med. Klinik u. Klinik f. Allgemeinchirurgie d. Univ. Göttingen):
Befunde beim Antrumrest nach Billroth-II-Operation („excluded antrum") – ein Beitrag zur Differentialdiagnose des Rezidivulcus mit Hypergastrinämie

Die radioimmunologische Serumgastrinbestimmung erlaubt die frühzeitige Unterscheidung zwischen einer gewöhnlichen Ulkuskrankheit und einem Zollinger-Ellison-Syndrom (ZES). Die Serumgastrinspiegel sind bei Patienten mit ZES aber nur selten so extrem erhöht, daß allein die Kenntnis des basalen Gastrinwertes die Diagnose sichert. In diesen Fällen erlaubt der Ausfall von zusätzlichen Provokationstesten wie der Sekretin-, Glukagon- und Calciuminfusionstest die Sicherung oder den Ausschluß der Diagnose eines ZES [1, 3, 6]. Die nachfolgende Kasuistik zeigt, daß die genannten Teste aber auch die Abgrenzung gegenüber einem anderen Krankheitsbild ermöglichen, das klinisch vom ZES nicht zu unterscheiden ist, ebenfalls mit hohen Serumgastrinwerten einhergeht und bei Patienten nach fehlerhaft durchgeführter Billroth-II-Resektion angetroffen wird. Hier ist eine am Duodenalstumpf belassene, von alkalischem Duodenalmilieu umgebene Antrummanschette Ursache der Hypergastrinämie, welche eine Hypersekretion sauren Magensaftes bewirkt und damit die Ulkuskrankheit unterhält.

Methodik

Die Serumgastrinspiegel und der Gastringehalt im Antrumstumpf wurden radioimmunologisch bestimmt [5, 8]. Die Provokation der basalen Serumgastrinspiegel durch intravenöse Injektion von Sekretin (75 KU/Testperson), Infusion von Calcium (5 mg Ca^{++}/kg · 180 min.) und eine Standardtestmahlzeit wurden an anderer Stelle beschrieben [1, 3]. Die Auszählung der G-Zelldichte im Antrumstumpf erfolgte immunhistologisch mittels der Peroxidase markierten Antikörpertechnik [5]. Zur Beurteilung des Aktivitätszustandes der Gastrin produzierenden Zellen im Antrumstumpf wurde der „G-cell granule density index" nach der an anderer Stelle beschriebenen Methodik [5] berechnet.

Kasuistik und Befunde

Der 36-jährige Patient (K.-H. Ge.) klagte seit 1967 über rezidivierende Oberbauchbeschwerden, Nüchternschmerzen und gelegentliches Erbrechen. Wegen rezidivierender Ulcera duodeni erfolgte 1972 eine B-II-Resektion, wobei sich eine ausgeprägte narbige Deformierung des Bulbus duodeni fand. Postoperativ wurden im Juli 1973 ein Ulcus pepticum jejuni und eine Hyperazidität festgestellt. Im September 1973 blutiges Erbrechen sowie Teerstuhl bei einem blutenden Anastomosenulcus. Daraufhin erfolgte eine Nachresektion des Magenstumpfes. Anschließend kam es zu erneutem Auftreten von Ulcera im Anastomosenbereich. Im Juli 1974 wurde wegen des anhaltenden Ulkusleidens eine Serumgastrinbestimmung veranlaßt. Bei Kenntnis der auch nach 2-maliger Laparotomie noch fortbestehenden Hyperazidität waren die mehrfach erhöhten Gastrinspiegel (140–200 pg/ml; Normalbereich: 20–40 pg/ml) dringend verdächtig auf ein ZES.

Die Magensaftanalyse ergab eine für B-II-voroperierte Patienten ungewöhnlich hohe basale und stimulierte Säuresekretion (BAO 9,9 mVal/h; MAO 15,6 mVal/h; BAO/MAO 0,63).

Da der Ausfall der Magensaftanalyse ein ZES nahelegte, wurden Provokationsteste mit Sekretin, Calcium und einer Testmahlzeit durchgeführt. Nach Sekretin fiel das Gastrin im Anschluß an einen kurzzeitigen, nicht signifikanten Anstieg in den ersten 15 Min. unter die Basalwerte ab. Während der Calcium-Infusion kam es nur zu einem geringen Gastrinanstieg und während der Testmahlzeit sogar zu einem Abfall der Gastrinspiegel (Abb. 1).

Bei der daraufhin durchgeführten Laparotomie konnte ein Pankreas- oder Duodenaltumor nicht nachgewiesen werden. Als Ursache der Hypergastrinämie fand sich bei der Revision des Duodenalstumpfes vielmehr eine etwa 4 cm lange in den Duodenalstumpf eingestülpte Manschette, die nach dem histologischen Befund aus Antrumschleimhaut bestand. Der immunhistologische Nachweis Gastrin produzierender Zellen im Resektat bestätigte diesen Befund. Verglichen mit der Antrumschleimhaut magengesunder Kon-

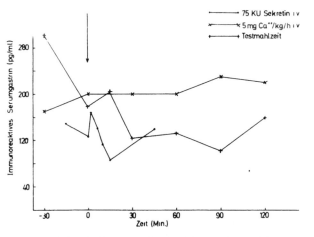

Abb. 1. Verhalten der Serumgastrinspiegel des Pat. Ge. nach i. v.-Injektion von 75 KU Sekretin, Infusion von 5 mg Ca^{++}/kg · 180 min. sowie nach einer Standardtestmahlzeit

Tabelle. Gastrinkonzentration, Gastrinzellzahl pro Fläche und „G-cell granule density index" in der Antrumschleimhaut von Kontrollen. Ulcus duodeni-Patienten, Patienten mit ZES und Patient Ge. mit „excluded antrum"

	Gastrinkonzentration (μg/g $\pm$ SEM)	Gastrinzellen pro Fläche $\pm$ SEM	G-cell granule density index $\pm$ SEM
Kontrollen	15,9 $\pm$ 2,6 (n = 21)	38,7 $\pm$ 3,4 (n = 18)	2,52 $\pm$ 0,14 (n = 11)
Ulcus duodeni	35,9 $\pm$ 5,2 (n = 38)	41,2 $\pm$ 2,6 (n = 58)	1,43 $\pm$ 0,03 (n = 9)
Zollinger-Ellison-Syndrom	12,5 $\pm$ 7,1 (n = 7)	28,5 $\pm$ 4,9 (n = 4)	–
„excluded antrum"	23,9	102	1,22

trollen und Patienten mit Ulcus duodeni sowie von Patienten mit gesichertem ZES fand sich eine enorme Hyperplasie der antralen G-Zellen im Antrumstumpf. Dagegen war die Gastrinkonzentration im Antrumstumpf nicht erhöht (Tabelle).

Elektronenoptisch waren die G-Zellen der Antrummanschette hoch aktiv, erkennbar an den leeren Sekretgranula, einem erweiterten Golgi-Apparat und einer Vermehrung des endoplasmatischen Retikulums. Dem entsprach ein verglichen mit magengesunden Kontrollen und Ulcus duodeni Patienten sehr niedriger „G-cell granule density index" (Tabelle).

Postoperativ fielen die Serumgastrinspiegel auf niedrig-normale Werte ab (10–20 pg/ml). Die basale Säuresekretion betrug postoperativ 1.44 mVal/h, nach Stimulation mit Insulin 0.43 mVal/h.

Diskussion

Unsere Befunde bestätigen die dem Chirurgen bekannte Beobachtung, daß eine Antrummanschette, die nach einer B-II-Operation am Duodenalstumpf belassen wurde, das klinische Bild eines Zollinger-Ellison-Syndroms imitieren kann. Durch den Ausfall der Provokationsteste mit Sekretin und Calcium ist es möglich, eine durch ein „excluded antrum" verursachte Hypergastrinämie gegenüber der durch einen Gastrin produzierenden Tumor bedingten Hypergastrinämie abzugrenzen. Der Abfall der Serumgastrinspiegel nach Sekretininjektion und der nur geringe Anstieg des Gastrins während einer 3-stündigen Calciuminfusion machte ein Zollinger-Ellison-Syndrom als Ursache der schweren Ulcuskrankheit und der Hypergastrinämie bei dem beschriebenen Patienten Ge. unwahrscheinlich. Sekretin und Calcium führen nämlich beim Vorliegen eines Gastrin produzierenden Tumors regelmäßig zu einem ausgeprägten Gastrinanstieg [1, 3, 6]. Damit bestätigen unsere Befunde die Beobachtungen Kormans [5], der nach Sekretin ebenfalls einen Abfall des Gastrins bei einem Patienten mit belassenem Antrumstumpf fand. Über das Verhalten des Gastrins während einer Calciuminfusion und einer Testmahlzeit beim „excluded antrum" liegen 2 unterschiedliche Beobachtungen vor. Straus und Yalow beobachteten einen Patienten, dessen Gastrin unter der Calciuminfusion anstieg, während einer Testmahlzeit dagegen keine Veränderungen zeigte sowie einen weiteren Patienten, bei dem das Gastrin während der Testmahlzeit, nicht aber unter der Calciuminfusion anstieg [9]. Der durch die Nahrungsaufnahme induzierte Gastrinanstieg wurde mit einem Reflux von Nahrungsbestandteilen in die zuführende Duodenalschlinge und einer dadurch bedingten Stimulation der Gastrinzellen in der Antrummanschette erklärt.

Bei dem Patienten Ge. kam es nach Nahrungsaufnahme zu einem Abfall des Gastrins und unter einer Calciuminfusion nur zu einem geringen Gastrinanstieg. Damit sprach der Abfall des Serumgastrins nach Sekretininjektion und der nur geringe Anstieg während der Calciuminfusion gegen ein Zollinger-Ellison-Syndrom, der Abfall des Gastrins während einer Testmahlzeit war dagegen als differentialdiagnostisches Kriterium nur bedingt zu verwerten. Auch bei etwa der Hälfte der Gastrinompatienten steigt das Serumgastrin während einer Testmahlzeit nicht an [3].

Die eindrucksvolle Vermehrung der Gastrin produzierenden Zellen in der Antrummanschette unterscheidet sich deutlich von der Gastrinzellzahl im Antrum von Patienten mit gewöhnlicher Ulcuskrankheit, Patienten mit gesichertem Zollinger-Ellison-Syndrom und von magengesunden Kontrollen. Eine ähnliche Vermehrung Gastrin produzierender Zellen findet man nur noch bei Patienten mit perniziöser Anämie [2]. Möglicherweise ist die Gastrinzellhyperplasie des „excluded antrum" ebenso wie die G-Zellhyperplasie bei der perniziösen Anämie Folge des umgebenden neutralen bzw. alkalischen Milieus. Während die G-Zellhyperplasie der perniziösen Anämie mit einer Achlorhydrie einhergeht, besteht beim „excluded antrum" eine Säurehypersekretion. Die Antrummanschette kommt jedoch mit der über die Gastrojejunostomie unter Umgehung des Duodenums direkt in das Jejunum abfließenden Säure in der Regel nicht in Kontakt und wird vielmehr vom alkalischen Duodenalsaft umspült.

Ähnlich wie bei der perniziösen Anämie [2] ist die Gastrinkonzentration in der Antrummanschette verglichen mit der Gastrinkonzentration im Antrum magengesunder Kontrollen und Ulcus-Patienten auffallend niedrig (Tabelle). Andererseits wiesen die G-Zellen der Antrummanschette wie die G-Zellen im Antrum von Patienten mit perniziöser Anämie elektronenoptisch Zeichen erhöhter funktioneller Aktivität auf: Ihre Granula sind entspeichert, der Golgiapparat ist dilatiert. Damit könnte der niedrige antrale Gastringehalt im Antrumstumpf Folge der hohen Aktivität der G-Zellen sein. Das alkalische Milieu des Duodenums führt zu einer permanenten Stimulation der Zellen, das neu synthetisierte Hormon wird jedoch nicht in der Zelle gespeichert, sondern sofort freigesetzt.

Die Sekretion dieser aktiven G-Zellen der Antrummanschette kann durch Sekretin gehemmt und durch Calcium gering gesteigert werden. Damit unterscheiden sich diese G-Zellen nicht von den G-Zellen in der Antrumschleimhaut magengesunder Probanden und Patienten mit Ulcus duodeni, wohl aber von den Gastrin produzierenden Tumorzellen, die auf Sekretin- und Calciumstimulation ungezügelt Gastrin liberieren.

Literatur

1. Arnold, R., Fuchs, K., Siewert, R., Peiper, H. J., Creutzfeldt, W.: Zur Morphologie, Klinik, Diagnostik und Therapie des Zollinger-Ellison-Syndroms. Dtsch. med. Wschr. **99**, 607–616 (1974). – 2. Creutzfeldt, W., Creutzfeldt, C., Arnold, R.: Gastrin-producing cells. In: Endocrinology of the Gut (Eds. W. Y. Chey and F. P. Brooks), pp. 35–62. Thorofare, New Jersey: Charles B. Slack Inc. 1974. – 3. Creutzfeldt, W., Arnold, R., Creutzfeldt, C., Track, N. S.: Pathomorphological, biochemical and diagnostic aspects of gastrinomas (Zollinger-Ellison syndrome). Human Pathol. **6**, 47–76 (1975). – 4. Creutzfeldt, W., Track, N. S., Creutzfeldt, C., Arnold, R.: The secretory cycle of the G-cell: ultrastructural and biochemical investigations of the effect of feeding in rats. In: Gastrointestinal Hormones (Ed. J. C. Thompson), pp. 197–211. University of Texas Press 1975. – 5. Creutzfeldt, W., Arnold, R., Creutzfeldt, C., Track, N. S.: Mucosal gastrin concentration, molecular forms of gastrin, number and ultrastructure of G-cells in patients with duodenal ulcer. Gut (in press). – 6. Isenberg, J. I., Walsh, J. H., Grossman, M. I.: Zollinger-Ellison syndrome. Gastroenterology **65**, 140–165 (1973). – 7. Korman, M. G., Scott, D. F., Hansky, J., Wilson, H.: Hypergastrinaemia due to an excluded antrum: a proposal method for differentiation from the Zollinger-Ellison syndrome. Aust. N. Z. J. Med. **3**, 266–271 (1972). – 8. Mayer, G., Arnold, R., Feurle, G.,

Fuchs, K., Ketterer, H., Track, N. S., Creutzfeldt, W.: Influence of feeding and sham feeding upon serum gastrin and gastric acid secretion in control subjects and duodenal ulcer patients. Scand. J. Gastroenterol. **9**, 703−710 (1974). − 9. Straus, E., Yalow, R. S.: Differential diagnosis of hypergastrinemia. In: Gastrointestinal Hormones (Ed. J. C. Thompson), pp. 99−123. University of Texas Press 1975.

Raptis*, S., Dollinger, H. C., Escobar-Jimenez, F., Pfeiffer, E. F. (Abt. f. Inn. Med., Endokrinologie u. Stoffwechsel u. d. Sektion Gastroenterologie d. Zentrums f. Inn. Med. u. Kinderheilkunde d. Univ. Ulm): **Einfluß von Depot-Somatostatin auf die Gastrin- und Magen-Sekretion bei Normalpersonen und bei Patienten mit Zollinger-Ellison-Syndrom**

Das Tetradekapeptid Somatostatin wurde 1973 von Brazeau und Mitarbeitern aus Schafs-Hypothalami isoliert und kurze Zeit später synthetisiert (Sarantakis et al., 1973; Brazeau et al., 1974).

Das Polypeptid übt zahlreiche Wirkungen auf den Gastrointestinal-Trakt aus. Da es zudem mit Hilfe der Immunfluorescenz, Extraktionstechnik und radioimmunologischen Bestimmungen in Pankreas, Magen und Duodenum nachgewiesen werden konnte, ist diese Substanz von besonderem Interesse für die Physiologie und Pathophysiologie des Gastrointestinal-Traktes. In früheren Arbeiten konnte gezeigt werden, daß die intravenöse Infusion von zyklischem Somatostatin (GIF) sowohl die basale als auch die stimulierte Gastrin- und Magenresektion beim Menschen hemmt (Raptis et al., 1975). Der gleiche Effekt war auch bei Patienten mit Zollinger-Ellison-Syndrom (ZES) zu beobachten (Bloom et al., 1974; Arnold et al., 1975).

Infolge der kurzen Halbwertszeit von ca. 4 Minuten (Redding und Coy, 1974) kommt es jedoch nach Absetzen der Somatostatin-Infusion zu einem raschen Wiederanstieg der Gastrin- und Magensekretion (Raptis et al., 1975). Auf der Suche nach einer GIF-Präparation mit längerer Wirkungsdauer und einfacherer Handhabung haben wir den Einfluß eines Depot-Somatostatins (lineares GIF-Protamin-Zink) sowie eines von Brazeau synthetisierten GIF-Analogons (N-acetyl-Cys^3-H$_2$-GIF) beim Menschen untersucht.

Material und Methodik

Bei 6 magengesunden Probanden (Alter 20−26 J.) und bei 3 Patienten mit Zollinger-Ellison-Syndrom wurden an verschiedenen Tagen 4 mg Depot-Somatostatin bzw. GIF-Analogon s.c. verabreicht. Beide Präparationen wurden uns freundlicherweise von der Firma Serono zur Verfügung gestellt.

Zur Herstellung des Depot-Präparates verwandten wir Protamin-Sulfat (10 mg/ml) und Zinkchlorid (0,26 mg/ml). Das GIF-Analogon wurde gelöst in 0,9% Kochsalzlösung verabreicht. In bestimmten Zeitabständen vor und nach Injektion der beiden Präparationen wurde jeweils Blut zur radioimmunologischen Gastrinbestimmung (Raptis et al., 1971; Raptis et al., 1975) entnommen und die Magensaftsekretion fortlaufend in 15 Min.-Perioden gemessen. Der Säuregehalt der Proben wurde mittels automatischer Titration (Methrom Co., Köln), die Pepsinkonzentration mit Rinder-HB-Substrat (Rieck, 1970) bestimmt.

Bei den Normalpersonen wurde außerdem der Einfluß der beiden Substanzen auf die durch eine definierte 800-Kal.-Testmahlzeit stimulierte Gastrinsekretion sowie auf die mittels Human-Gastrin I (ICI, Cheshire, England) stimulierte Magensekretion untersucht. Die statistische Auswertung erfolgte nach dem Student-t-Test.

* Durchgeführt mit Unterstützung der Deutschen Forschungsgemeinschaft (SFB 87, Endokrinologie Ulm)

Ergebnisse und Schlußfolgerung

Bei Normalpersonen bewirkt das Depot-Somatostatin über einen Zeitraum von ca. 240 Minuten und das GIF-Analogon über einen Zeitraum von ca. 90 Minuten eine signifikante Hemmung der basalen Gastrinsekretion. Beim gleichen Kollektiv wurde die mittels einer Testmahlzeit stimulierte Gastrinausschüttung gehemmt, nach Depot-Somatostatin während des gesamten Beobachtungszeitraumes von 150 Minuten und nach GIF-Analogon für ca. 90 Minuten (Abb 1).

Beide GIF-Präparationen führten bei Normalpersonen ebenso zu einer signifikanten Hemmung der mittels Dauerinfusion von Human Gastrin I (1 µg/kg/h) stimulierten Magensekretion (Volumen, Säure- und Pepsinsekretion). Die gleichzeitig radioimmunologisch bestimmten Plasmagastrinspiegel lagen erwartungsgemäß und annähernd konstant bei Werten um 400 pg/ml. Der Hemmeffekt von Depot-Somatostatin auf die Magensekretion dauerte dabei ca. 165 Minuten, derjenige des GIF-Analogons nur ca. 90 Minuten.

Bei 3 Patienten mit Zollinger-Ellison-Syndrom konnte nach Gabe von Depot-Somatostatin (Abb. 2) ein signifikanter Hemmeffekt sowohl der pathologisch erhöhten Gastrinwerte als auch der Magensekretion (Volumen, Säure- und Pepsinsekretion) beobachtet werden. Interessanterweise wurde die Magensekretion dabei für einen längeren Zeitraum (ca. 270 Minuten) gehemmt als die gleichzeitig bestimmte Gastrinliberation (ca. 200 Min.), die in keinem Fall auf Normalwerte abfiel. Dieses Ergebnis bestätigt die früheren Beobachtungen (Raptis et al., 1975) über den simultanen, inhibitorischen Effekt von Somatostatin auf die Gastrin- und Magensekretion. Die Hemmwirkung des GIF-Analogons beim gleichen Patientenkollektiv war ähnlich intensiv wie nach Depot-Somatostatin, jedoch von kürzerer Dauer (ca. 90 Minuten).

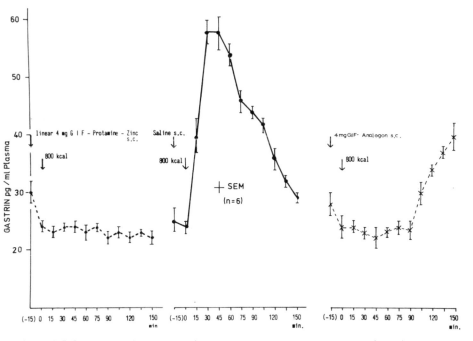

Abb. 1. Einfluß von Depot-Somatostatin (links) und des Somatostatin-Analogons (rechts) auf die mittels einer 800-Kal.-Testmahlzeit stimulierte Gastrinsekretion bei 6 Normalpersonen. Die Kontrollen sind in der Abbmitte wiedergegeben

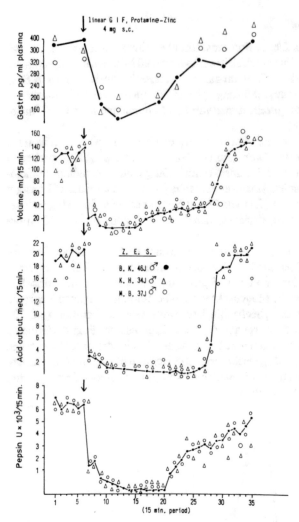

Abb. 2. Einfluß von Depot-Somatostatin auf die Gastrin- und Magensekretion bei 3 Patienten mit Zollinger-Ellison-Syndrom

Zusammenfassend zeigen die Ergebnisse, daß beide GIF-Präparationen einen deutlich länger anhaltenden Hemmeffekt auf die Magensekretion und Gastrinfreisetzung sowohl bei Normalpersonen als auch bei Patienten mit Zollinger-Ellison-Syndrom ausüben. Zusätzlich haben eigene Untersuchungen gezeigt, daß sowohl Depot-Somatostatin als auch das GIF-Analogon nicht nur die Gastrinliberation sondern auch die Freisetzung des radioimmunologisch meßbaren Sekretins und Pankreozymins aus dem Duodenum hemmen. Ob diese neuen Somatostatin-Präparationen jedoch Eingang in die Therapie verschiedener gastrointestinaler Erkrankungen finden werden, bedarf noch eingehender Klärung.

Literatur

Brazeau, P., Vale, W., Burgus, R., Ling, N., Butcher, M., Rivier, J., Guillemin, R.: Science **179**, 77—79 (1973). — Brazeau, P., Rivier, J., Vale, W., Guillemin, R.: Endocrinology **94**, 184—187 (1974). —

Sarantakis, D., McKinley, W. A.: Biochem. biophys. Res. Commun. **54**, 234—238 1973). — Raptis, S., Dollinger, H. C., v. Berger, L, Schlegel, W., Schröder, K. E., und Peiffer, E. F.: Digestion **13**, 15—26 (1975). — Bloom, S. R., Mortimer, C. H., Thoerner, M. O., Besser, G. M., Hall, R., Gomez-Pan, A., Roy, V. M., Russell, R. C. G., Coy, D. H., Kastin, A. J.: Lancet **1974 II**, 1106—1109. — Arnold, R., Köbberling, J., Track, N. S., Creutzfeldt, W.: Proc. 21st Symp. Dt. Ges. Endokrin., München 1975. Acta endocr., Copenh., Suppl. **193**, 75 (1975). — Redding, T. W., Coy, E. J.: Proc. 56th Meet. Am. Endocrine Soc., Atlanta 1974, Abstr. 198. — Raptis, S., Rothenbuchner, G., Schröder, K. E., Straub, K., Birk, J., Pfeiffer, E. F.: Acta endocr., Copenh., **Suppl.** 152, 10 (1971). — Rieck, W., Fritsche, W. P.: In: Bergmeier, Enzymatische Methoden, p. 966. Weinheim: Verlag Chemie 1970.

Peskar, B. M. (Med. Univ.-Klinik Freiburg/Br.): **Wirkung von Carbenoxolon auf Synthese und Abbau von Prostaglandinen**

Carbenoxolon ist ein Pharmakon, das in der Ulcustherapie viel verwendet wird. Sein Wirkungsmechanismus ist bis heute ungeklärt. Auf der anderen Seite ist bekannt, daß exogene Prostaglandine eine Reihe von pharmakologischen Effekten auf die verschiedenen Magenfunktionen besitzen, wie Hemmung der Säuresekretion und Förderung der Ulcusheilung. Weiters konnte gezeigt werden, daß endogene Prostaglandine sowie die Enzyme der Prostaglandinsynthese und des Prostaglandinabbaus in menschlicher Magenschleimhaut vorkommen. Es war daher von Interesse, den Einfluß von Carbenoxolon auf diese Enzyme zu untersuchen.

Prostaglandine sind ungesättigte C_{20} Fettsäuren mit einem charakteristischen fünfgliedrigen Ring und einer Hydroxylgruppe an C_{15}. Nach der Substitution am Ring unterscheidet man die Untergruppen A, B, E und F und innerhalb dieser Gruppen nach der Zahl der Doppelbindungen z. B. Prostaglandin E_1, E_2 und E_3. Prostaglandine werden aus Fettsäurevorstufen durch einen membrangebundenen Enzymkomplex, die sog. Prostaglandin-Synthetase, synthetisiert. Ihr Abbau ist erstmals von Anggard an der Meerschweinchenlunge beschrieben worden: Zunächst erfolgt die Oxydation der 15-Hydroxygruppe zu Keto-Prostaglandinen durch die Prostaglandin-Dehydrogenase, anschließend die Reduktion der 13, 14-Doppelbindung zu Dihydro-Keto-Prostaglandinen durch die Δ_{13}-Reduktase. In der Lunge kommt es weiters zu einer Rehydrierung der Ketogruppe zu Dihydro-Prostaglandinen. Bereits der erste Schritt dieser Reaktion bewirkt einen weitgehenden Verlust der biologischen Aktivität.

Für die folgenden Versuche wurde die Prostaglandinsynthetase an der Meerschweinchenniere sowie gastroskopisch gewonnenen Biopsien menschlicher Magenschleimhaut, der Prostaglandinabbau an Meerschweinchenlunge und ebenfalls menschlicher Magenschleimhaut gemessen. Als Enzymquellen wurden für die Synthetase das 100000 g Sediment, für die abbauenden Enzyme der 100000 g Überstand verwendet. Die Enzyme wurden zusammen mit den notwendigen Koenzymen und Substraten bei 37° inkubiert. Nach Stoppen der Reaktion durch Kochen wurden die Reaktionsprodukte und übrigbleibenden Substrate in den Inkubaten mit Hilfe spezifischer Radioimmunoassays gemessen.

Während Bennet und Mitarbeiter im Gesamthomogenat menschlicher Magenschleimhaut keinen Metabolismus von Prostaglandinen nachweisen konnten, war es mit Hilfe der eben beschriebenen Methodik möglich, im 100000 g Überstand desselben Gewebes starke metabolisierende Enzymaktivität zu zeigen. Wird Prostaglandin $F_{2\alpha}$ unter diesen Bedingungen inkubiert, wird es rasch zu 2 Metaboliten abgebaut, Keto-Prostaglandin $F_{2\alpha}$ und Dihydroketo-Prostanglandin $F_{2\alpha}$, deren Summe der Gesamtmenge an metabolisiertem Prostaglinden $F_{2\alpha}$ entspricht. Wird Dihydroketo-Prostaglandin $F_{2\alpha}$ als Substrat eingesetzt, erfolgt kein weiterer Abbau. Prostaglandine der E-Serie werden in analoger Weise metabolisiert.

Wird der Einfluß von Carbenoxolon auf die Synthetase menschlicher Magenschleimhaut untersucht, findet sich keine nennenswerte Hemmung dieses Enzyms. In einer Konzentration von 3×10^{-5} M bewirkt Carbenoxolon eine etwa 10%ige Hemmung der KSynthese von Prostaglandin E_2 und Prostaglandin $F_{2\alpha}$. Eine Konzentration von 3×10^{-4} M bewirkt etwa 20% Hemmung der Synthetase. Wird eine Synthetasepräparation aus Meerschweinchenniere verwendet, bewirkt Carbonoxolon in einer Konzentration von 4×10^{-5} M eine 50%ige Hemmung der Synthese von Prostaglandin $F_{2\alpha}$, während die Synthese von Prostaglandin E_2 in dieser Konzentration nicht beeinflußt wird.

Im selben Dosisbereich hat Carbenoxolon einen ausgeprägten Effekt auf die Enzyme des Prostaglandinabbaus. Eine Konzentration von 4×10^{-4} M bewirkt eine komplette Hemmung der Prostaglandin-Dehydrogenase und Δ 13-Reduktase. Die ID 50 beträgt für beide Enzyme etwa 3×10^{-5} M. Weiters konnte gezeigt werden, daß diese Hemmung für die Enzyme des Prostaglandinabbaus spezifisch ist, da die Histamin-N-Methyl-Transferase des 100000 g Überstandes aus Meerschweinchenlunge, ein Enzym, das mit dem Prostaglandinstoffwechsel nichts zu tun hat, in diesem Dosisbereich durch Carbenoxolon nicht beeinflußt wird.

Die spezifische Hemmung der Enzyme des Prostaglandinabbaus durch Carbenoxolon ohne nennenswerten Einfluß auf die Prostaglandinsynthese sollte zu einem Anstieg des Gewebespiegels an endogenen Prostaglandinen in der Magenschleimhaut führen. Dem Wirkungsmechanismus von Carbenoxolon bezüglich der Ulcusheilung wird schon länger von verschiedenen Autoren eine qualitativ und quantitativ veränderte Schleimsekretion zugrunde gelegt. In diesem Zusammenhang ist interessant, daß oral wirksame Prostaglandinanaloge zu einer vermehrten Schleimsekretion führen. Diese Befunde wurden zuerst von Fung und Karim in einer endoskopischen und histologischen Studie erhoben und wurden kürzlich subjektiv von Wilson bestätigt. Wieweit der spezifische Hemmeffekt von Carbenoxolon auf den Abbau von Prostaglandinen in der menschlichen Magenschleimhaut für den therapeutischen Effekt bei der Ulcusheilung von Bedeutung ist, ist Gegenstand weiterer Untersuchungen.

Thiel, H., Karaletsos, D. (Med. Univ.-Klinik Würzburg): **Zum Einfluß von Metoclopramid auf die basale und mahlzeitstimulierte Gastrinsekretion beim Magengesunden***

Metoclopramid (Paspertin®) und Gastrin zeigen hinsichtlich ihrer Wirkungen auf die Magenmotorik gewisse Gemeinsamkeiten, insbesondere wird sowohl dem Metoclopramid [1, 5, 7, 21] als auch dem Gastrin [3, 10, 11, 18, 24] eine tonussteigernde Wirkung auf den unteren Ösophagussphinkter zugeschrieben. Während die Wirkung von Metoclopramid auf Motorik [2, 4, 6, 8, 13, 14, 19, 20, 23] und Säuresekretion [12, 15, 17, 19, 22] des Magens relativ gut erforscht ist, ist über den Einfluß auf die Gastrinsekretion bislang nur wenig bekannt [1, 19]. Es sollte daher geprüft werden, ob Metoclopramid die basale und mahlzeitstimulierte Gastrinsekretion beim Magengesunden verändert.

---

* Teil einer Inaugural Dissertation, Würzburg 1976, von D. Karaletsos

Material und Methodik

Mittels Radioimmunoassay (CEA-Kit, Isotopendienst West, Frankfurt) wurden bei 35 magengesunden Probanden — 15 Frauen, 20 Männern — eines mittleren Lebensalters von 25 ± 4 Jahren nach 12-stündiger Fastenperiode die Serumgastrinspiegel gemessen.

Zur Untersuchung des Einflusses von Metoclopramid auf die basale Gastrinsekretion erhielten 23 Probanden nach jeweils 3 Blutentnahmen zur Bestimmung des basalen Gastrins 20 mg Paspertin i. v. 12 Probanden erhielten 4 ml einer 0,9%-igen NaCl-Lösung als Kontrolle. Weitere Blutentnahmen erfolgten 2, 4, 6, 8, 10, 15, 30, 45 und 60 Minuten nach Injektion.

Zur Prüfung des Einflusses von Metoclopramid auf die stimulierte Gastrinsekretion wurden die Serumgastrinspiegel vor und nach einer Testmahlzeit, jeweils mit und ohne Paspertin untersucht. Die Metoclopramid-Injektion erfolgte unmittelbar nach Beendigung der Testmahlzeit, die 60 g Protein, 51 g Fett und 11 g Kohlenhydrate enthielt [16]. Die postprandialen Blutentnahmen erfolgten über 2 Std. in 15-minütigen Abständen. Alle Gastrinbestimmungen wurden im Dreifachansatz unter Mitführung zweier Poolsera durchgeführt. Die Signifikanzanalyse der Paardifferenzen der mittleren Serumgastrinwerte vor und nach Injektion bzw. Mahlzeit, erfolgte mit dem gepaarten T-Test nach Student und dem Vorzeichen Rangtest nach Wilcoxon.

Ergebnisse (Tabelle)

I. Basale Gastrinsekretion: Kochsalz hatte keinen signifikanten Einfluß auf die Gastrinsekretion (T-Test $2 p > 0,2$, Wilcoxon Test $2 \alpha > 0,1$): Der mittlere Serumgastrinspiegel betrug vor Kochsalzinjektion $67,0 \pm 12,0$, nach Injektion $68,9 \pm 13,3$ pg/ml[1]). Unter Metoclopramid kam es dagegen während der 1-stündigen Beobachtungsdauer zu einer signifikanten Erhöhung der basalen Gastrinwerte (T-Test $2 p < 0,005$, Wilcoxon-Test $2 \alpha < 0,01$) im Mittel um 12, 7%, wobei die Anstiege zur 4. und 6. Minute p. inj. mit 24,2 bzw. 23,2% einen deutlichen Peak erreichten (Abb. 1). Im einzelnen zeigten von den 23

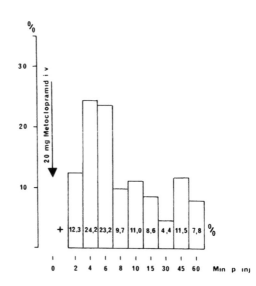

Abb. 1. Basale Gastrinsekretion

---

[1] Der verhältnismäßig hohe Ausgangswert erklärt sich aus methodischen Gründen: Zwischenzeitlich wurde vom Hersteller ein Gastrin-Antikörper mit unterschiedlicher Antigen-Spezifität im Testbesteck geliefert.

Tabelle 1. Basale und mahlzeitstimulierte Gastrinsekretion beim Magengesunden unter dem Einfluß von Metoclopramid (20 mg Paspertin) i.v.

	Mittl. Serumgastrinspiegel vor Injekt. pg/ml	nach Injekt. pg/ml	Mittl. Anstieg in % (Zeitraum 1 Std)	Signifikanz der Paardifferenzen
Basale Gastrinsekretion				
Kochsalz (4 ml 0,9% NaCl i.v.) n = 12	67,0 ± 12,0	68,9 ± 13,3	2,8	n. s.
Metoclopramid (20 mg i.v.) n = 23	40,7 ± 14,8	45,9 ± 14,3	12,7	T-Test 2 p < 0,005 Wilcoxon-Test 2 α < 0,01
Mahlzeitstimulierte Gastrinsekretion				
ohne Metoclopramid n = 23	46,6 ± 14,9	95,7 ± 60,6	105	T-Test 2 p < 0,005 Wilcoxon-Test 2 α < 0,01
mit Metoclopramid (20 mg i.v.) n = 23	51,1 ± 14,0	117,9 ± 72,8	131	

(Signifikanz zwischen den beiden mahlzeitstimulierten Reihen: T-Test 2 p < 0,02, Wilcoxon-Test 2 α < 0,05; für den Anstieg in %: T-Test 2 p < 0,005, Wilcoxon-Test 2 α < 0,01)

Probanden 19 einen Anstieg, 3 einen Abfall und 1 Proband keine Veränderung des Serumgastrinspiegels nach Metoclopramid-Gabe.

II. Mahlzeitstimulierte Gastrinsekretion: Postprandial kam es in beiden Fällen zu einem signifikanten Gastrinanstieg, der bis zum Versuchsende anhielt. Im zeitlichen Verlauf war eine isolierte Gipfelsekretion nicht nachzuweisen. Der prozentuale Gastrinanstieg (Abb. 2) betrug im Fall der alleinigen Mahlzeitstimulation im Mittel 105% (87% nach 15 Min.

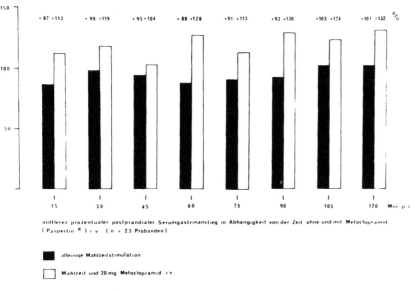

Abb. 2. Mahlzeit-stimulierte Gastrinsekretion

und 103% nach 120 Min.). Bei gleichzeitiger Metoclopramid-Gabe betrug der mittlere prozentuale Gastrinanstieg 131% (104% nach 45 Min. und 132% nach 120˙Min.). Die Signifikanzanalyse der Paardifferenzen ergab signifikant höhere Gastrinwerte bei gleichzeitiger Gabe von Metoclopramid. Insbesondere war der postprandiale Serumgastrinanstieg unter Metoclopramid signifikant höher als der Anstieg nach alleiniger Mahlzeitstimulation. Die Irrtumswahrscheinlichkeit betrug hier im T-Test 2 p < 0,02, im Wilcoxon-Test 2 α < 0,05.

Besprechung der Ergebnisse

Die Injektion von NaCl hatte keinen signifikanten Einfluß auf die basale Gastrinsekretion. Dies entspricht auch den Ergebnissen von Hansky u. Mitarb. [9], die bei 12 Probanden nach i. v. Kochsalzgabe während einer Stunde keine Veränderungen der basalen Gastrinsekretion feststellen konnten.

Nach intravenöser Metoclopramidgabe konnten wir im Gegensatz zu Meeroff u. Mitarb. [19], die bei 10 Magengesunden nach 40 mg Metoclopramid i. v. keine Veränderung des basalen Serumgastrins fanden, einen signifikanten Anstieg des Gastrins beobachten. Aus der genannten Arbeit von Meeroff geht allerdings nicht hervor, zu welchem Zeitpunkt nach Metoclopramid-Injektion die Gastrinspiegel gemessen wurden. Auch die Befunde von McCallum u. Mitarb. [1] einer unveränderten Gastrinbasalsekretion nach oral verabreichtem Metoclopramid in einer Dosierung von 10 und 20 mg lassen sich nicht mit den vorliegenden Ergebnissen vergleichen, einmal wegen der unterschiedlichen Applikationsform, zum anderen handelte es sich bei den Probanden von McCallum u. Mitarb. um kranke Patienten mit Sphinkterinsuffizienz bzw. Refluxösophagitis.

Den Befund einer gesteigerten Gastrinsekretion nach Metoclopramid konnten wir unabhängig von dieser Studie auch bei einer 56-jährigen Patientin mit klinisch und autoptisch gesichertem Zollinger-Ellison-Syndrom beobachten: Der basale Gastrinspiegel betrug bei dieser Frau zwischen 415 und 510 pg/ml und stieg 15 Min. nach Gabe von 20 mg Paspertin i. v. auf 890 pg/ml an.

1013

Daten bezüglich des Effektes von Metoclopramid auf die mahlzeitstimulierte Gastrinsekretion liegen in der Literatur nicht vor. Unsere Befunde zeigen jedoch, daß die mahlzeitstimulierte Gastrinsekretion unter gleichzeitiger Gabe von Metoclopramid signifikant höher ist als nach alleiniger Mahlzeitstimulation.

Über welche Mechanismen letztlich die vermehrte Gastrinfreisetzung unter Metoclopramid erfolgt, kann nicht gesagt werden. Analog zu den bisher vermuteten Angriffspunkten des Metoclopramids [12, 14] wären neben einer zentralen auch eine lokale Wirkung zu diskutieren, wobei letztere entweder direkt an der G-Zelle selbst oder indirekt über gastrinfreisetzende Mediatoren erfolgen könnte.

Unabhängig davon legen die hier gzeigten Befunde den Schluß nahe, daß die tonussteigernde Wirkung von Metoclopramid auf den unteren Ösophagussphinkter unter anderem auch über eine vermehrte endogene Gastrinfreisetzung erfolgen könnte.

Literatur

1. McCallum, R. W., Kline, M. M., Curry, N., Sturdevant, R. A. L.: Gastroenterology **68**, 1114 (1975). – 2. Classen, M., Stürzenhofecker, P., Rösch, W.: Med. Welt **22**, 1398 (1971). – 3. Cohen, S.: Digestion, **10**, 298 (1974). – 4. Connell, A. M., George, J. D.: Gut **10**, 678 (1969). – 5. Dilawari, J. B., Misiewicz, J. J.: Gut **14**, 380 (1973). – 6. Duret, R. L., Arguello, M.: Sem. Hôp. **45**, 1678 (1969). – 7. Guelrud, M.: Amer. J. Gastroenterology **7**, 119 (1974). – 8. Handcock, B. D., Bowen-Jones, E., Dixon, R., Dymock, J. W., Cowley, D. J.: Gut **15**, 462 (1974). – 9. Hansky, J., Soveny, C., Korman, M. G.: Gastroenterology **61**, 62 (1971). – 10. Hausamen, T. U., Fritsch, W. P.: Klin. Wschr. **51**, 937 (1973). – 11. Hiatt, G. A., Wells, R. F.: Amer. J. Gastroenterology **7**, 59 (1974). – 12. Jacoby, H. J., Brodie, D. A.: Gastroenterology **52**, 676 (1967). – 13. Johnson, A. G.: Gut **12**, 421 (1971). – 14. Justin-Besançon, L., Cornet, A., Grivaux, M.: Med. Klinik **60**, 1462 (1965). – 15. Katsuki, Sh. et al.: 2. Japan. Symp. Ther. New Drugs, Nagoya (1965). – 16. Korman, M. G., Soveny, C., Hansky, J.: Gut **12**, 619 (1971). – 17. Lick, R. F., Brückner, W. L., Weber, G.: Med. Klinik **63**, 227 (1968). – 18. Lipshutz, W. H., Gaskins, R. D., Lukash, W. M., Sode, J.: Gastroenterology **67**, 423 (1974). – 19. Meeroff, M., Rofrano, J. A., Ferreira, J. A., Meeroff, J. C.: Gastroenterology **66**, 4–745 (1974). – 20. Schütz, E.: Münch. Med. Wschr. **109**, 1227 (1967). – 21. Stanciu, C., Bennett, J. R.: Gut **14**, 275 (1973). – 22. Stillger, E.: Med. Welt **18**, 1319 (1967). – 23. Wagner, Th., Schmid, E.: Ztschr. Gastroenterol., **7**, 373 (1969). – 24. Walsh, J. H., Grossman, M. J.: New Engl. J. Med. **292**, 1324 (1975).

Hausamen, T.-U., Fritsch, W.-P., Jungblut, R., Strohmeyer, G. (I. Med. Klinik A u. II. Med. Klinik d. Univ. Düsseldorf): **Zur konservativen Therapie peptischer Ulcera beim Zollinger-Ellison-Syndrom**

Zur Behandlung peptischer Ulcera wird seit einiger Zeit eine neue Stoffklasse, die sogenannten Histamin-H_2-Rezeptor-Antagonisten [1], angewandt. Es handelt sich um Substanzen — die klinisch erprobten Vertreter sind das Metiamid und das Cimetidin — die strukturell mit dem Histamin eng verwandt sind. Da unter Mediamidtherapie Agranulozytosen beobachtet wurden [3], wurde diese Substanz inzwischen aus der klinischen Erprobung herausgenommen.

Beide H_2-Rezeptor-Antagonisten hemmen beim Menschen neben der basalen auch die durch Insulinhypoglykämie, Histamin, Gastrin bzw. Pentagastrin oder die durch eine Testmahlzeit stimulierte H-Ionensekretion [4, 5, 7, 8]. Aufgrund dieser Eigenschaften schien der Einsatz dieser Substanzen zur Behandlung eines schweren peptischen Ulcusleiden bei 2 Patienten mit Zollinger-Ellison-Syndrom gerechtfertigt.

Fall 1: 1973 wurde bei der heute 38-jährigen Patientin ein Zollinger-Ellison-Syndrom mit Hilfe der radioimmunologischen Serum-Gastrinbestimmung diagnostiziert. Die basalen

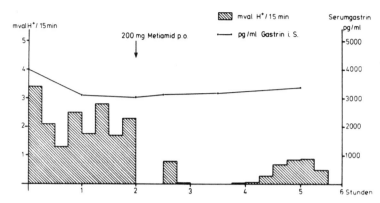

Pat H L ♀, 38 Jahre (Arch - Nr 81 119/76)

Abb. 1. Zur konservativen Therapie peptischer Ulcera beim Zollinger-Ellison-Syndrom: Wirkung von 200 mg Metiamid p. o.

Gastrinspiegel waren mit Werten zwischen 500 und 1000 pg/ml deutlich über die obere Normgrenze von 100 pg/ml erhöht. Die Evokationstests mit Kalzium, Sekretin und Glucagon ergaben das für Gastrinompatienten typische Verhalten.

Wegen Rezidivulcera wurde die Patientin im August 1973 zweimal magenteilreseziert, da sie eine totale Gastrektomie ablehnte. Im Mai 1975 wurde bei der Patientin erneut ein großes Anastomosengeschwür, das zu einer akuten Intestinalblutung geführt hatte, diagnostiziert. Röntgenologisch fand sich zu diesem Zeitpunkt ein Zustand nach Magenteilresektion nach Billroth II und ein sehr großes Ulcus im Anastomosenbereich. Eine erneute Röntgenkontrolle Anfang September 1975 ergab eine deutliche Größenzunahme des Ulcus.

Da die Patientin nach wie vor eine totale Gastrektomie ablehnte, wurde ein konservativer Behandlungsversuch mit Metiamid (Firma Smith, Kline und French) unternommen. Zunächst wurde die Wirkung des Metiamids auf die H^+-Sekretion bei der Patientin ausgetestet (Abb. 1). Die Basalsekretion lag über 2 Stunden bei jeweils 9 mval/h. Nach Gabe von 200 mg Metiamid kam es zu einer deutlichen Hemmung der H^+-Sekretion, die über fast 4 Stunden anhielt. Eine signifikante Änderung des Serum-Gastrins erfolgte während der Untersuchungszeit nicht.

Eine Behandlung mit Metiamid wurde bei der Patientin danach seit Ende August 1975 in einer Dosierung von 5 × 200 mg/die durchgeführt. Schon wenige Tage nach Beginn der Metiamidbehandlung war die Patientin völlig beschwerdefrei. Da Metiamid aus der klinischen Erprobung herausgenommen wurde, erfolgte dann im Dezember eine Umstellung der Therapie auf Cimetidin (Firma Smith, Kline und French) in gleicher Dosierung. Eine Röntgenkontrolle Mitte Januar 1976, also 4$^1/_2$ Monate nach Beginn der medikamentösen Therapie, ergab eine vollständige Abheilung des Anfang September 1975 nachgewiesenen großen Anastomosengeschwürs. Auch bei einer endoskopischen Kontrolle Ende Januar 1976 konnte ein Anastomosengeschwür nicht mehr nachgewiesen werden.

Fall 2: Ähnlich günstige Erfahrungen mit Cimetidin wurden bei einem heute 37-jährigen Patienten mit Zollinger-Ellison-Syndrom gemacht, der über fast 3 Monate mit Cimetidin behandelt wurde. Der Patient litt seit seinem 24. Lebensjahr unter rezidivierenden Duodenalgeschwüren. Es wurde mehrfach nach Billroth I reseziert. Seit Dezember 1975 war sowohl röntgenologisch als auch endoskopisch wieder ein Anastomosengeschwür vorhanden. Aufgrund der Ergebnisse der radioimmunologischen Serum-Gastrinbestimmung wurde im Januar 1976 die Diagnose eines Zollinger-Ellison-Syndroms gestellt.

Im Dezember 1975 stellte sich bei dem Patienten röntgenologisch ein großes Anastomosengeschwür im Bereich einer B.-I-Anastomose dar. Es handelte sich um das Ulcus, das bis Ende Januar dann zu einer Penetration bis zur Leberkapsel geführt hatte.

Anfang Februar 1976 wurde bei diesem Patienten eine Behandlung mit Cimetidin begonnen. Bei einer Röntgenkontrolle 10 Wochen nach Therapiebeginn, war lediglich noch ein kleines Restulcus nachweisbar, das endoskopisch 14 Wochen nach Therapiebeginn dann ebenfalls nicht mehr nachweisbar war.

Bei beiden Patienten wurden Nebenwirkungen der Therapie mit Histamin-H_2-Rezeptor-Antagonisten nicht beobachtet. Eine signifikante Änderung der Serum-Gastrinspiegel erfolgte nicht. Auch die Sekretionsverhältnisse blieben während der gesamten Therapiedauer unverändert.

Bisher wurde insgesamt über 6 Patienten mit Zollinger-Ellison-Syndrom berichtet, bei denen peptische Ulcera mit Metiamid erfolgreich behandelt wurden [2, 6]. Diesen Beobachtungen können nun 2 Patienten hinzugefügt werden, bei denen mit Cimetidin vergleichbar günstige Ergebnisse erzielt wurden. Trotzdem sei ausdrücklich darauf hingewiesen, daß die totale Gastrektomie nach wie vor die Therapie der Wahl beim Zollinger-Ellison-Syndrom sein muß. Die bisherigen Erfahrungen insbesondere bei Langzeittherapie mit Cimetidin sind noch zu gering, als daß man eine allgemeine Empfehlung für eine derartige Therapie geben könnte.

Eine Behandlung mit Cimetidin ist bei Gastrinompatienten nur dann indiziert, wenn der Patient die Operation ablehnt oder wenn Inoperabilität infolge schlechten Allgemeinzustandes bzw. ausgedehnter Metastasierung vorliegt. Außerdem muß eine regelmäßige Kontrolle der Patienten zur Aufdeckung eventueller Nebenwirkungen der Therapie gewährleistet sein. Durch die Therapie kann rasche Beschwerdefreiheit und eine Abheilung der Ulcera erreicht werden. In besonderen Fällen kann damit Zeit gewonnen werden, so daß die totale Gastrektomie unter günstigeren Bedingungen durchgeführt werden kann.

Literatur

1. Black, W., Duncan, W. A. M., Durant, C. J., Ganellin, C. R., Parsons, E. M.: Nature 236, 385 (1972). — 2. Blair, E. L., Grund, E. R., Miller, I. T., Reed, J. D., Sanders, D. J., Thompson, M. H., Venables, C. W.: Am. J. Dig. Dis. 20, 1123 (1975). — 3. Forrest, J. A. H., Shearman, D. J. C., Spence, R.: Lancet 1975 I, 392. — 4. Henn, R. M., Isenberg, J. I., Maxwell, V., Sturdevant, R. A. L.: New Engl. J. Med. 293, 371 (1975). — 5. Konturek, S. J., Biernat, J., Oleksy, J.: Am. J. Dig. Dis. 19, 609 (1974). — 6. Richardson, C., Walsh, J. H.: New Engl. J. Med. 294, 133 (1976). — 7. Richardson, C. T., Bailey, B. A., Walsh, J. H., Fordtran, J. S.: J. Clin. Invest. 55, 536 (1975). — 8. Thjodleifson, B., Wormsley, K. G.: Gut 16, 501 (1975).

Auer, I. O., Münch, L., Schmid, L. (Med. Univ.-Klinik Würzburg): **Die Aussagekraft der Konzentration des karzinoembryonalen Antigens (CEA) im Plasma bei Erstdiagnose sowie Verlaufskontrolle behandelter gastrointestinaler Malignome**

1965 beschrieben Gold und Freedman ein zunächst als kolonkarzinomspezifisch angesehenes Tumorantigen [1], das später auch in Extrakten anderer gastrointestinaler Karzinome sowie in Extrakten embryonaler entodermaler Organe, wie Darm, Leber und Pankreas gefunden wurde [2]. Wegen dieses Vorkommens wurde das Antigen „karzinoembryonales Antigen" (CEA) genannt [2]. Spätere Untersuchungen mit empfindliche-

1016

ren Methoden zeigten CEA jedoch auch in normalen entodermalen Organen des Erwachsenen, wenn auch nur in niedrigsten Konzentrationen [3, 4].

Die Verwendung der Plasma-CEA-Konzentration als diagnostisches Hilfsmittel bei Verdacht auf Malignom des Verdauungstraktes beruht somit von vorneherein auf dem quantitativen und nicht qualitativen Phänomen stark unterschiedlicher CEA-Gewebskonzentrationen in malignen bzw. normalen entodermalen Organen. Thomson et al. berichteten erstmals von der Erhöhung der Plasma-CEA-Konzentration bei 97% von Patienten mit Kolon-Rektum-Karzinom und von unauffälligen CEA-Titern bei anderen Erkrankungen [5], wogegen in späteren Untersuchungen von erhöhten Plasma-CEA-Titern auch bei benignen Erkrankungen berichtet wurde [6, 7, 8, 9].

Im Gegensatz zu zahlreichen retrospektiven Untersuchungen [6, 7, 8] liegen bis heute kaum Berichte zur prospektiven klinischen Aussagekraft der Plasma-CEA-Konzentration vor [9, 10]. Wir untersuchten die prospektive klinische Aussagekraft der Plasma-CEA-Konzentration 1. im Rahmen der Erstdiagnose, 2. bei der postoperativen Verlaufskontrolle von Malignomen des Verdauungstraktes.

Material und Methodik

Die Patienten der Kontrollkollektive (n = 200) und des Tumorkollektivs (n = 153) waren Patienten der Med. und Chir. Univ.-Kliniken Würzburg. Gesunde Kontrollpersonen waren Angestellte beider Kliniken. Die Plasma-CEA-Konzentration wurde mit dem Radioimmunoassay nach Hansen [6] bestimmt.

Ergebnisse

A) Primärdiagnose

1. Normal-Kontrollkollektiv: In einem Normal-Kontrollkollektiv (n = 120) wurden die Plasma-CEA-Titer von Gesunden (n = 51, davon Nichtraucher n = 31, Raucher n = 20) und zusätzlich die von Klinikpatienten mit benignen, nicht gastrointestinalen Erkrankungen (n = 69) ermittelt. Bei einmaliger Plasma-CEA-Bestimmung überschritten die CEA-Titer gesunder Nichtraucher die von Hansen u. a. [5, 6, 8] angegebene Plasma-Normalgrenze von 2,5 ng/ml nicht; ein Drittel der Raucher sowie der Patienten hatte dagegen CEA-Werte von 2,5–5 ng/ml. Die höhere Inzidenz erhöhter Plasma-CEA-Werte bei der Kontrollgruppe Patienten, die sich aus Nichtrauchern und Rauchern zusammensetzte, war offensichtlich Folge der Erkrankungen per se, wie eine getrennte Aufstellung nach Rauchern und Nichtrauchern dieser Gruppe zeigte. Insgesamt lagen 33 (28%) der Probanden des Normal-Kontrollkollektivs über 2,5 ng/ml.

2. Differentialdiagnostisches Kontrollkollektiv: Untersuchungen an einem differentialdiagnostischen Kontrollkollektiv (n = 127) zeigten — abgesehen von Patienten mit Ulcus ventriculi sive duodeni — die Hälfte bis zu zwei Drittel der Patienten über der sog. Plasmanormalgrenze (siehe Tabelle 1). Serienmäßige Plasma-CEA-Bestimmungen machten deutlich, daß bei diesen Patienten mit der Zeit häufig, meist nach dem Abklingen des akuten Entzündungsgeschehens, ein Abfall erhöhter CEA-Spiegel bis auf Normalwerte gefunden wird.

3. Zielgruppe: Bei 95 der 153 Patienten mit Verdacht auf Malignom des Verdauungstraktes fand sich ein Malignom. Diese wurden — mit drei Ausnahmen — histologisch gesichert.

Malignome: Die Plasma-CEA-Konzentration all der Patienten (n = 84), bei denen ein Karzinom des Verdauungstraktes gefunden werden konnte, sind in Tabelle 2 wiedergegeben. Die höchsten CEA-Titer von 6000 bzw. 10 000 ng/ml lagen bei 2 der 3 metastasie-

Tabelle 1. Zusammensetzung und Plasma-CEA-Konzentrationen des differentialdiagnostischen Kontrollkollek

CEA ng/ml	Ulcus ventr. sive duod. n	%	Pankreatitis n	%	Leberzirrhose, Fettleber n	%	Diverticulitis coli n	M. Crohn n	%	Colitis ulcerosa n	%
0 - 2,5	14	100	7	24	8	28	2	11	50	16	5
2,6- 5,0	0	0	15	52	13	45	2	9	41	8	3
5,1-20,0	0	0	7	24	7	24	2	2	9	3	1
20	0	0	0	0	1	3	0	0	0	0	
Gesamt	14	100	29	100	29	100	6	22	100	27	10

Tabelle 2. Zusammensetzung und Plasma-CEA-Konzentrationen der gastrointestinalen Karzinome

CEA ng/ml	Kolon - Rektum n	%	Magen n	%	Gallenblase n	Pankreas n
0 - 5,0	24	56	28	74	1	2 (1 Insulinom)
5,1-20,0	7	18	3	10	0	0
> 20	11	26	7	16	1	2
Gesamt	42	100	38	100	2	4

renden Karzinome des exokrinen Pankreas vor. Vergleiche der Plasma-CEA-Titer mit dem Ausdehnungsstadium der Kolon-Rektum-Karzinome zeigten mit Zunahme der Ausdehnung bzw. mit dem Eintreten einer Fernmetastasierung einen deutlichen Trend des Plasma-CEA zu höheren Konzentrationen. Nur 3 (19%) von 16 Kolon-Rektum-Frühkarzinomen ohne Lymphknotenbefall hatten CEA-Werte über 5 ng/ml. Plasma-CEA-Werte über 100 ng/ml fanden sich nur bei metastasierendem Kolon- und Rektum-Karzinom (n = 17). Die CEA-Titer von 6 (35%) dieser 17 Patienten lagen jedoch unter 5 ng/ml. Bei Patienten mit Frühkarzinom des Magens (n = 7) war keine signifikant erhöhten CEA-Werte (> 5 ng/ml) zu finden. CEA-Werte über 10 ng/ml waren bei Magenkarzinom bereits ein Indikator der Inoperabilität. Nicht karzinomatöse Malignome des Verdauungstraktes und nicht gastrointestinale Karzinome oder Sarkome fanden sich bei 11 der 153 Patienten. Von diesen zeigten ein metastasierendes Ovarialkarzinom 5,2 ng/ml und zwei Hodgkin-Sarkome 12 bzw. 5 ng/ml, die CEA-Werte der übrigen Tumoren lagen unter 5 ng/ml.

Nicht maligne Erkrankungen: Bei 58 Patienten konnte der Tumorverdacht nicht bestätigt werden. 10 (17%) dieser Patienten hatten Plasma-CEA-Werte über 5 ng/ml und 39 (66%) über 2,5 ng/ml.

4. Klinische Aussagekraft der Plasma-CEA-Konzentration: Bei 23 (Plasma-CEA > 20 ng/ml) der 153 Patienten der Studie wurde aufgrund des Plasma-CEA-Wertes die Diagnose „sicheres Malignom" gestellt, die bei 22 Patienten aus 95 Malignomträgern auch bestätigt wurde. Bei einem der 23 Patienten lag hingegen eine portal dekompensierte Leberzirrhose vor. 15 der 22 sicher interpretierten Karzinome waren inoperabel und/oder es lagen Fernmetastasen vor. Bei 21 Patienten (Plasma-CEA 5,1–20 ng/ml) wurde ein „starker Verdacht auf Malignom" geäußert, der bei 12 dieser Patienten bestätigt wurde, während 9 (43%) Patienten, im wesentlichen mit chronisch entzündlichen Erkrankungen des Magen-Darm-Traktes, falsch positiv waren.

1018

B) Postoperative Verlaufskontrollen bei gastrointestinalem Karzinom

Hier unterschieden wir zwischen der unmittelbar postoperativen Verlaufskontrolle mit der Frage, inwieweit CEA eine Hilfe gibt bei der Entscheidung, ob radikal reseziert wurde oder nicht, und einer Langzeitverlaufskontrolle mit der Frage, inwieweit die vorzeitige Entdeckung eines Rezidivs oder einer Metastasierung mit Hilfe der CEA-Bestimmung möglich ist.

1. Unmittelbar postoperativer Verlauf: 11 Patienten mit Palliativoperation bei Magen-Darm-Karzinom zeigten in den ersten 10 postoperativen Wochen bereits deutliche Anstiege präoperativ erhöhter CEA-Werte. In zwei Fällen kam es trotz bekannter Fernmetastasierung bei Palliativoperation zu einem vorübergehenden Abfall der CEA-Werte, gefolgt von einem erneuten Anstieg. Der Verlauf bei 19 Patienten mit Radikalresektion machte deutlich, daß mit einer Radikalresektion unweigerlich eine Normalisierung präoperativ erhöhter CEA-Werte innerhalb von 10 Wochen verbunden ist.

2. Langzeitverlauf: Langzeitkontrollen bei 30 Patienten mit bis zu 5 Jahren zurückliegender Radikalresektion bei Magen-Darm-Karzinom zeigten folgende Verläufe:

a) Bei klinisch unauffälligem Verlauf schwankten die Titer geringfügig im Normbereich (< 5 ng/ml).

b) Bei 5 Patienten kam es im Verlauf des 18monatigen Beobachtungszeitraums zum Auftreten einer Metastasierung. Bei 4 Patienten zeigte sich 0–10 Monate vor dem klinischen Verdacht oder der Verifizierung der Metastasierung ein Anstieg der Plasma-CEA-Titer auf Werte über 10 ng/ml. Das Plasma-CEA eines Patienten blieb trotz eingetretener Lebermetastasierung unauffällig. Zwei Patienten, deren präoperativ erhöhte Plasma-CEA-Werte (30 ng bzw. 240 ng/ml) sich postoperativ normalisiert hatten, zeigten 13 bzw. 9 Monate nach der Operation ein lokales Rezidiv, das in den Plasma-CEA-Werten nicht angezeigt wurde.

Diskussion

Die Untersuchung zeigt, daß die prospektive klinische Aussagekraft des CEA-Testes zum Nachweis von Malignomen des Verdauungstraktes nicht in einem Vergleich mit Gesunden und Patienten mit weit fortgeschrittenem Tumor allein untersucht werden kann. Ein diagnostischer Krebstest muß auch bei Patienten mit Begleiterkrankungen und gerade bei solchen mit differentialdiagnostisch relevanten Erkrankungen klare Trennungen zeigen. Man könnte die mangelnde Spezifität der Plasma-CEA-Erhöhung (22% Falschpositive bei einer klinischen Relevanzgrenze von 5 ng/ml) akzeptieren, wenn im Falle erhöhter CEA-Werte ein empfindlicher Test zur Erkennung früher, therapeutisch gut angehbarer Tumoren gegeben wäre. Gerade dies ist, wie unsere Untersuchung in Übereinstimmung mit anderen [7, 8] zeigt, ebenfalls nicht der Fall. Wenn die Plasma-CEA-Titer Aussagen zuließen, wurden in der Regel prognostisch ungünstige, ausgedehnte Tumoren mit Lymphknotenmetastasen erfaßt. Somit ersetzt die Plasma-CEA-Bestimmung bei Verdacht auf Malignom des Verdauungstraktes keine der Standarduntersuchungsmethoden und erlaubt kaum eine Frühdiagnose gastrointestinaler Karzinome. Dagegen bestätigt die Studie, daß die Verwendung der Plasma-CEA-Bestimmung zur Diagnose einer eingetretenen Metastasierung vielfach anderen laborchemischen Methoden überlegen ist [11, 12]. Somit bietet die Plasma-CEA-Bestimmung bei der Verlaufskontrolle behandelter gastrointestinaler Karzinome eine zusätzliche Hilfe zur frühen Erkennung einer nicht erfolgreichen Radikalresektion sowie des Eintretens einer Metastasierung. Zur Früherkennung lokaler Rezidive aber scheint nach unseren bisherigen Erfahrungen in Übereinstimmung mit denen von Wood et al. [13] dem Plasma-CEA eine wesentlich geringere Bedeutung zuzukommen.

Literatur

1. Gold, P., Freedman, S. O.: J. Exp. Med. **121**, 439 (1965). − 2. Gold, P., Freedman, S. O.: J. Exp. Med. **122**, 467 (1965). − 3. Martin, F., Martin, M. S.: Int. J. Canc. **6**, 352 (1970). − 4. Khoo, S. K., Warner, N. L., Lee, J., Mackay, J. R.: Int. J. Canc. **11**, 681 (1973). − 5. Thomson, D. M. P., Krupey, J., Freedman, S. O., Gold, P.: Proc. Nat. Acad. Sci. USA **64**, 161 (1969). − 6. Lo Gerfo, P., Krupey, J., Hansen, H. J.: N. Engl. J. Med. **285**, 138 (1971). − 7. Booth, S. N., King, J. P. G., Leonard, J. C., Dykes, P. W.: Gut **14**, 794 (1973). − 8. Hansen, H. J., Snyder, J. J., Miller, E., Vandervoorde, J. P., Miller, N. O., Hines, L. R., Burns, J. J.: Hum. Pathol. **5**, 139 (1974). − 9. Auer, I. O., Münch, L.: Zeitsch. f. Gastroenterol. **14**, 267 (1976). − 10. McCartney, W. H., Hoffer, P. H.: Radiology **110**, 325 (1974). − 11. Mach, J. P., Jaeger, P. H., Bertholet, M.-M., Ruegsegger, C. H., Loosli, R. M., Pettavel, J.: Lancet **1974 II**, 7880. − 12. Sorokin, J. J., Sugarbaker, P. H., Zamcheck, N., Pisick, M., Kupchik, H., Moore, F. D.: JAMA **228**, 49 (1974). − 13. Wood, C. B., Burt, R., Ratcliffe, J. G., Malcolm, A. J. H., Blumgart, L. H.: In: Proceedings of the 24th Colloquium on Protides of Biological Fluids. Oxford: Pergamon Press (in Druck).

Warm, K., Blazek, Z., Weithofer, G., Bloch, R. (Klinik für Verdauungs- u. Stoffwechselkrankheiten, Bad Hersfeld): **Zur Wertigkeit der Guajakprobe bei der Früherkennung von Tumoren des Verdauungstraktes**

Die erschreckend anwachsende Inzidenz und Prävalenz von Dickdarmtumoren stellt uns vor die Notwendigkeit, nach einfachen Screening-Methoden zu suchen, die eine Selektion der gefährdeten Bevölkerungsgruppen ermöglichen. Dann erst wird die Anwendung der heute technisch so ausgefeilten, aber leider auch kostspieligen endoskopischen und röntgenologischen Maßnahmen ökonomisch zu verkraften sein.

Da die intermittierende Blutung ein gemeinsames Symptom aller Dickdarmtumoren darstellt [1], ist die Erfassung einer okkulten Blutung mit Hilfe einer einfachen − auch für größere Untersuchungsreihen anwendbaren − Methode sehr willkommen.

Nach günstigen Berichten deutscher und ausländischer Arbeitsgruppen [2, 3, 4, 5, 6, 7, 8, 9] haben wir die gebrauchsfertige modifizierte Guajakprobe (Haemoccult®) in unserer Klinik eingesetzt und ihren diagnostischen Wert ermittelt.

Hierbei haben wir, von wenigen Ausnahmen abgesehen, über einen bestimmten Zeitraum routinemäßig bei allen Patienten, die entweder im Rahmen eines Heilverfahrens bei uns stationär lagen, oder mit gastroenterologischen Erkrankungen auf die interne Abteilung der Klinik eingewiesen wurden, dreimal den Haemoccult-Test durchgeführt. Bei positivem Ausfall einer einzigen Probe wurde durch eine kombinierte endoskopisch-röngenologische Durchuntersuchung des Magen-Darm-Traktes, einschließlich hoher Koloskopie, nach der Blutungsquelle gefahndet.

Daneben wurden Patienten mit entsprechender Anamnese und Klinik in gleicher Weise auch dann durchuntersucht, wenn der Haemoccult-Test dreimal negativ ausgefallen war.

Ergebnisse

Bei 1400 untersuchten Patienten war in 46 Fällen mindestens einer von drei Haemoccult-Tests positiv. Dies entspricht einer Rate von 3,3%.

Bei den positiven Patienten fanden wir folgende Krankheiten des Magen-Darm-Traktes als *mögliche* Ursachen der okkulten Blutung:

31 Polypen (29 im Kolon und 2 im Magen); 3 in toto abgetragene und geborgene Dickdarmpolypen wiesen bereits ein fokales Karzinom auf. 11 Karzinome (8 im Dickdarm und 3 im Magen).

Daneben fanden wir eine Reihe sonstiger möglicher Blutungsursachen, wie peptische Ulzera [9], Divertikel [6], Colitis ulcerosa [5], Haemorrhoiden und Fissuren [10], Strahlenulkus [2], haemorrhagische Diathese [1]. In 2 Fällen lehnten die Patienten eine Durchuntersuchung ab, in 1 Falle konnten wir keine Blutungsquelle nachweisen. Die Tumoren lagen also als mögliche Blutungsquelle zahlenmäßig an der Spitze. Die erstaunlich hohe Zahl von Karzinomen, die bei annähernd 25% der Haemoccult-positiven Patienten gefunden wurde und damit höher als bei einigen bisher publizierten Untersuchungen [7, 8] liegt, hängt unserer Erachtens mit der Selektion unseres Krankengutes zusammen.

Um so nachdenklicher stimmt die Tatsache, daß wir auch bei 44 Patienten, die dreimal Haemoccult-negativ waren, insgesamt 55 Polypen (1 Magenpolyp, 54 Dickdarmpolypen) und 9 Karzinome, einschließlich 1 Fokal-Karzinom im Dickdarmpolypen, im Verdauungstrakt fanden.

Histologisch handelte es sich bei den Patienten mit *Haemoccult-positiven Polypen* um: 1 hyperplastischen Polypen, 16 papilläre Adenome, 2 villöse Adenome und 3 fokale Karzinome, in 7 Fällen war die Histologie noch nicht abgeklärt.

Bei den *Haemoccult-negativen* Patienten fanden wir 19 hyperplastische Polypen, 28 Adenome (davon 3 villöse), 1 Polyp enthielt ein fokales Karzinom. Bei 6 stand der histologische Befund noch aus.

Hierbei fällt insbesondere auf, daß die große Zahl der hyperplastischen Polypen fast ausschließlich in.der Haemoccult-negativen Gruppe zu finden war. Wesentlich häufiger Haemoccult-positiv waren hingegen die Adenome. Vermutlich ist hierbei unter anderem die Größe [9] des Polypen von Bedeutung (Tabelle). Hier sieht man die Größe der Dickdarmpolypen von Haemoccult-positiven und -negativen Patienten gegenübergestellt. Es fällt auf, daß bei der negativen Gruppe die kleinen Polypen weit überwiegen. Hierin enthalten sind vor allem die hyperplastischen, aber auch die Mehrzahl der kleinen Adenome. In Übereinstimmung mit anderen Autoren konnten auch wir bei Haemoccult-positiven Patienten wesentlich häufiger größere Adenome nachweisen, die zum Teil bereits ein fokales Karzinom aufwiesen. Von den insgesamt 4 fokalen Karzinomen, die wir fanden, waren drei Haemoccult-positiv.

Auf Abb. 1 ist die Verteilung der diagnostizierten Dickdarmtumoren bei den Haemoccult-positiven Patienten dargestellt. Die bevorzugte Lokalisation der Tumoren im linken Kolon, insbesondere im Rektum und Sigma ist deutlich zu erkennen. Die Lokalisation der Dickdarmtumoren von Haemoccult-negativen Patienten unterschied sich nicht von der der positiven Patienten. Besonders wichtig erscheint uns die Angabe der Patienten zu irgendeinem Zeitpunkt einmal Blut im Stuhl beobachtet zu haben. Es wurde bei Haemoccult-positiven *Polypenträgern* in 73% beobachtet. Aber bei den Haemoccult-negativen wurde immerhin auch in 35% der Fälle ein peranaler Blutabgang bei genauer Befragung angegeben.

Tabelle. Größe der Dickdarmpolypen

Haemoccult-positiv (n = 29)		Haemoccult-negativ (n = 54)
< 2 mm	1	11
3– 4 mm	3	21
5– 6 mm	3	7
7–10 mm	7	10 (1 fok. Karz.)
10–20 mm	13 (2 fok. Karz.)	4
>20 mm	2 (1 fok. Karz.)	1

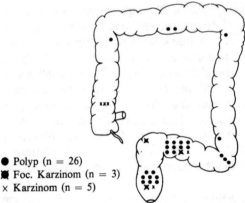

● Polyp (n = 26)
▨ Foc. Karzinom (n = 3)
× Karzinom (n = 5)

Abb. 1. Lokalisation der Dickdarmtumoren
Haemoccult®-Test positiv

Diskussion

Aufgrund der dargestellten Untersuchungen kommen wir zu dem Schluß, daß der Haemoccult-Test eine Bereicherung der Routinediagnostik von Tumoren des Verdauungstraktes, insbesondere des Dickdarmes darstellt. Bei der nicht allzugroßen Empfindlichkeit des Testes haben wir unter einer Normalkost nur in einem Fall ein falsch positives Ergebnis gefunden, so daß uns die Einhaltung einer fleischfreien Diät nicht erforderlich erscheint. Inwieweit eine schlackenreiche Kost die Zahl der falsch negativen Befunde vermindert, bleibt offen.

Stets sollte der positive Ausfall auch nur eines Tests das gesamte Arsenal der zur Verfügung stehenden diagnostischen Maßnahmen auf den Plan rufen: Mit der häufigen Diagnose Haemorrhoidalblutung darf man sich erst dann begnügen, wenn andere Blutungsquellen ausgeschlossen wurden.

Ein oder mehrere negative Haemoccult-Tests schließen selbst fortgeschrittene Karzinome des Verdauungstraktes nicht aus. Bei entsprechender Klinik und Anamnese beginnt die Diagnostik zwar mit der Suche nach okkultem Blut, stets muß sie jedoch auch bei negativen Tests durch eine kombinierte endoskopisch-röntgenologische Durchuntersuchung vervollständigt werden.

Literatur

1. Greegor, D. H.: Cancer **28**, 131 (1971). — 2. Greegor, D. H.: Cancer **19**, 330 (1969). — 3. Hastings, J. B.: Amer. J. Surg. **127**, 228 (1974). — 4. Hastings, J. B.: J.A.M.A. **224**, 1702 (1973). — 5. Ostrow, J. D. et al.: Ann. Int. Med. **76**, 860 (1972). — 6. Gnauck, R.: D. Ärztebl. **72**, 1033 (1975). — 7. Gnauck, R.: Z. f. Gastroent. **12**, 239 (1974). — 8. Durst, J., Neumann, G., Schmidt, K.: Dtsch. med. Wschr. **101**, 440 (1976). — 9. Weidenhiller, S., Frühmorgen, P., Zeus, J., Demling, L.: Dtsch. med. Wschr. **99**, 1671 (1974).

Schmid, E., Vollmer, R., Adlung, J., Blaich, E., Düker, F., Goebell, H., Heinkel, K., Kimmig, J.-M., Probst, M. (II. Innere Abt., Kreiskrankenhaus Göppingen; I. Med. Klinik, Med. Hochschule Lübeck; Abt. Gastroenterologie, ZIMK, Univ. Ulm u. Med. Klinik, Städt. Krankenanstalten Stuttgart-Bad Cannstatt): **Über das Stumpfkarzinom beim Magenoperierten**

Sektionsstatistiken und klinische Untersuchungen sprechen für eine Häufigkeitszunahme des Karzinoms im operierten Magen, obwohl die Entfernung der distalen $^2/_3$ dieses Organs das Krebsrisiko senken müßte [2–6, 9, 10]. In einer Gemeinschaftsuntersuchung von 4 Kliniken in den Jahren 1970 bzw. 71/75 wurden bei 23 700 Gastroskopien 705 Magen-operierte (609 mit B II, 81 mit B I, 15 mit Gastroenterostomie) erfaßt, bei denen der chirurgische Eingriff mehr als 5 Jahre zurücklag. Das mittlere Lebensalter der Untersuchten zum Zeitpunkt der Operation und der Gastroskopie war an den 4 Untersuchungsstellen nicht verschieden, doch lag die Häufigkeit der Stumpfkarzinome an der Med. Univ.-Klinik Ulm mit 11,5% gegenüber 4,8% bis 5,9% in Stuttgart, Göppingen und Lübeck doppelt so hoch. Wir sehen darin den Einfluß der Chirurg. Univ.-Klinik mit einem überregionalen Einzugsbereich. Im Mittel liegen unsere Zahlen somit auch niedriger als die einer Schweizer Gruppe von Endoskopikern [1]. Das von manchen Autoren vermutete geringere Risiko des B I-Operierten gegenüber dem B II-Operierten [3] läßt sich mit einer Häufigkeit der Stumpfkarzinome mit 5 bei 81 Fällen (6,2%) gegenüber 39 auf 609 Fälle (6,4%) nicht bestätigen (vergl. [8]). Die Zahl von 4 Anastomosenkarzinomen bei 15 Kranken mit Gastroenterostomie ist statistisch nicht aussagefähig.

Die meisten B II-Resezierten wurden im 4. bis 6. Lebensjahrzehnt, mit einem Mittelwert von 40 Jahren, operiert; die durchschnittliche Latenz bis zur Sicherung des Karzinoms betrug 24 Jahre (vergl. [3]). Mit zunehmendem Zeitabstand vom chirurgischen Eingriff nahm der Anteil der Stumpfkarzinome zu (2% bei einem Intervall von 5 bis 14,9 Jahren, 10% nach 15 bis 29,9 Jahren, über 20% nach mehr als 30 Jahren). Die bekannte Häufigkeitszunahme des Magenkarzinoms mit dem Lebensalter wirkte sich in unserer Stichprobe offenbar darin aus, daß sich die Latenz zum Karzinom bei Magenresektion in fortgeschrittenem Alter verkürzte (Korrelationskoeffizient $r = -0,525$, $b_{yx} = -0,438$; Abb. 1).

Beim Vergleich des Stumpfkarzinoms mit dem Krebs im nicht operierten Magen werden die Karzinome der unteren $^2/_3$ oft nicht abgezogen. Dies muß zu fehlerhaften Aussagen führen, da beim distalen Karzinom gegenüber dem des proximalen Drittels das weibliche Geschlecht relativ häufiger erkrankt, die Patienten durchschnittlich jünger sind, und vorzugsweise ulcerierte Karzinome mit besserer Operabilität vorkommen. Klammert man den zunächst überraschenden Befund aus, daß bei den Magenresezierten kein reines Cardia-Karzinom gefunden wurde, so bestanden zwischen den beiden Stichproben Stumpfkarzinom im B I- und B II-Magen und Karzinom des oberen Drittels einer Teil-stichprobe keine statistisch zu sichernden Unterschiede für Beschwerdetyp und -dauer sowie makroskopische (Tabelle 1a) und histologische Klassifikation der Tumoren. Dagegen lagen der Mittelwert und der Median des Lebensalters beim Stumpfkarzinom 5 Jahre

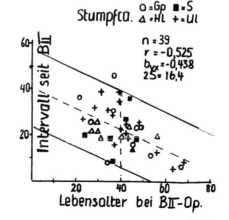

Abb. 1. Beziehungen zwischen dem Lebensalter zum Zeitpunkt der Resektion und Intervall bis zur Feststellung des Stumpfkarzinoms bei 39 B II-Operierten

Tabelle 1. Vergleich des Magenstumpfkarzinoms nach B-I- und B-II-Operation (n = 43) mit Karzinomen im oberen Magendrittel Nichtresezierter (n = 67)

a) Karzinomtyp	Stumpf-Ca	Ca oberes Drittel	b) Operabilität	Stumpf-Ca	Ca oberes Drittel
Early cancer	2	7	Resektion	15	18
Borrmann I	5	2	GE oder Tubus	8	12
Borrmann II/III	7	11	Probelap., keine Op.	20	37
Borrmann IV	29	47			

niedriger. Schließlich erwiesen sich beide Stichproben als homogen bei der Prüfung, ob der Anteil der Resezierten, der palliativ mit Tubus oder Gastroenterostomie versorgten Kranken bzw. der inoperablen oder probelaparotomierten Patienten unterscheidet (Tabelle 1b). Dies entspricht Mitteilungen von Dahm und Rehner [2] sowie Saegesser und Jämes [10], wonach die Operationsergebnisse beim Stumpfkarzinom wie bei vergleichbaren Karzinomen des oberen Magendrittels zwar unbefriedigend sind, das Resultat aber keineswegs als katastrophal [7] zu bezeichnen ist.

Literatur

1. Clemencon, G., Baumgartner, R., Leuthold, E., Miller, G., Neiger, A.: Z. Gastroenterol. **13**, 532 (1975). – 2. Dahm, K., Rehner, M.: Das Karzinom im operierten Magen. Stuttgart: G. Thieme 1975. – 3. Griesser, G., Schmidt, H.: Med. Welt **1964**, 1836. – 4. Helsingen, N., Hillestad, L.: Ann. Surg. **143**, 173 (1956). – 5. Hilbe, G., Salzer, G. M., Hussl, H., Kutschera, H.: Langenbecks Arch. klin. Chir. **323**, 142 (1968). – 6. Kühlmayer, R., Rokitansky, O.: Langenbecks Arch. klin. Chir. **278**, 361 (1954). – 7. Lecomte, P., Hancy, A.: Cancer du moignon après gastrectomie pour ulcus. Paris: Ed. Doin 1969. – 8. Pesendorfer, F.: Vortrag, Kongreß dtsch. Ges. gastroenterol. Endoskopie, Würzburg 1974. – 9. Saegesser, F., Jämes, D.: Cancer **29**, 1150 (1972). – 10. Stalsberg, H., Taksdal, S.: Lancet **1971 II**, 1175.

Schreiber, H. J., Kühner, W., Weithofer, G., Bloch, R. (Klinik f. Verdauungs- u. Stoffwechselkrankheiten, Bad Hersfeld): **Untersuchungen zur Prämedikation mit Diazepam bei der peroralen Endoskopie**

Wert oder Unwert einer Prämedikation vor peroralen Endoskopien werden sehr unterschiedlich beurteilt. Einige Zentren verzichten ganz auf sie [7, 9], andere verwenden in ihrer Wirkung z. T. sehr unterschiedliche Substanzen, wobei am häufigsten Diazepam (Valium®) und Meperidinhydrochlorid (Dolantin spezial®) eingesetzt werden [1, 2, 3, 4, 5, 8, 9, 10, 12, 13].

Die ständig steigende Zahl von Endoskopikern sieht sich häufig durch die Vielzahl der Empfehlungen verwirrt, so daß es nicht selten dem Zufall überlassen bleibt, ob und in welcher Weise eine Prämedikation erfolgt.

Zweck einer Prämedikation ist es, dem Durchführenden die Untersuchung zu erleichtern, und für den Patienten subjektive Unannehmlichkeiten sowie untersuchungsbedingte Risiken zu vermindern. Dabei soll die verwendete Substanz ungefährlich und möglichst frei von Nebenwirkungen sein.

Classen et al. wiesen kürzlich noch einmal die Vorteile einer i.v. Injektion von Meperidinhydrochlorid vor peroralen Endoskopien nach. Dabei wurden allerdings auch Blutdruckabfälle beobachtet [2]. Paul beschreibt in einer vor kurzem erschienenen Publikation [8] weitere Nebenwirkungen dieser Substanz wie Tachykardien, Atemdepressionen, Schweißausbrüche, ja sogar mangelnde Kooperation. Er kommt aufgrund seiner Erhebungen ferner zu dem Schluß, daß eine i.v. Injektion von 10 mg Diazepam eine signifikant geringere Kreislaufbelastung bewirkt als eine i.v. Injektion von Dolantin spezial. Wir haben nun in einer Doppelblindstudie bei 150 fortlaufenden peroralen Endoskopien die Wirkungen einer i.v. Injektion von 10 mg Diazepam und einer i.v. Injektion einer gleichen Menge Placebo verglichen, wobei wir aus Gründen der Viskositätsangleichung als Placebo eine 50%ige Glucoselösung wählten. Eine Dritte Gruppe erhielt keine Injektion, um so einen möglichen Placeboeffekt durch die Injektion zu erfassen.

Jede der drei Gruppen setzte sich aus 50 stationären, hinsichtlich Alters- und Geschlechtsverteilung sowie Endoskopieerfahrung gut vergleichbaren Patienten zusammen. Alle erhielten als gemeinsame Prämedikation eine Amp. Atropin s.c. und eine Rachenanästhesie mit Novesinelösung. Die Gruppenzuteilung erfolgte nach einem Randomisierungsplan. Dabei wurde jeweils am Morgen der Untersuchung jedem Patienten ein Los zugeteilt, aus dem sich die entsprechende Eingruppierung ergab. Nach Lagerung auf dem Endoskopietisch nahm nun stets derselbe Arzt, der mit dem Endoskopiker nie identisch war, die Injektion vor. Weder ihm, noch dem Patienten war dabei der Inhalt der Spritze bekannt; selbstverständlich auch nicht dem Endoskopiker, der erst nach erfolgter Prämedikation den Endoskopieraum betrat und mit der Untersuchung begann. Alle Endoskopien wurden mit demselben Fiberendoskop durchgeführt

Dem Endoskopiker oblag die Beurteilung der psychischen Ausgangssituation des Patienten zu Beginn der Untersuchung, der Leichtigkeit des Einführens des Instrumentes sowie des Würgereizes. Neben der Dauer der Untersuchung wurden drei Radialispulswerte und drei Blutdruckwerte notiert, wobei der erste Wert zu Beginn der Untersuchung, der zweite unmittelbar nach dem Einführen des Instrumentes und der dritte Wert am Ende der Untersuchung gemessen wurde. Als Maß für den Anstieg der kardiovaskulären Belastung während des Eingriffes diente die Ermittlung des Rate-Pressure-Products (RPP), das aus Puls- und Blutdruckwerten zur Zeit x errechnet wird: $Hfr_x \cdot p_{s_x} : p_{d_x} : 100$ [2, 6, 12].

24 Stunden nach dem Eingriff wurden die Patienten anhand eines Fragebogens nach ihrem Befinden vor, während und nach der Untersuchung sowie nach ihrer Bereitschaft zu einer eventuell notwendigen Wiederholungsuntersuchung befragt.

Ergebnisse

Nach Auswertung der Erhebungen des Endoskopikers zeigte sich, daß die Patienten, die Diazepam als Prämedikation erhielten, erstaunlicherweise zu Beginn der Untersuchung nicht ruhiger und gelöster wirkten als die der beiden Vergleichsgruppen. Auch das Einführen des Instrumentes war bei ihnen nicht erleichtert. Hingegen wurde starker Würgereiz unter Diazepam nur halb so oft beobachtet. Dennoch war die Untersuchung bei allen Gruppen in annähernd gleichhohem Prozentsatz (96%) erfolgreich. Auch hinsichtlich der Untersuchungszeit gab es keine Differenzen.

In der Tabelle sind die Angaben der Patienten bei Befragung 24 Stunden nach dem Eingriff wiedergegeben. In Übereinstimmung mit den Eindrücken des Endoskopikers waren auch nach ihrem eigenen Empfinden Patienten der Diazepamgruppe zu Beginn der Untersuchung nicht ruhiger und gelöster als die der Vergleichsgruppen. Die Frage nach starkem Unbehagen und Würgereiz während der Untersuchung wurde von den Patienten

Tabelle 1. Ergebnisse einer Doppelblindstudie zur Prämedikation bei der oralen Endoskopie

Angaben des Patienten	ohne Prämed. (n = 47)		Glucose (n = 47)		Diazepam (n = 48)	
Ängstlichkeit vor der Untersuchung	13	(28%)	17	(36%)	12	(25%)
Während der Untersuchung						
starkes Unbehagen	12	(26%)	13	(28%)	6	(12%)
Würgereiz	35	(74%)	39	(83%)	26	(54%)
Schmerzen	13	(28%)	15	(32%)	15	(31%)
Schwindel	1	(2%)	3	(6%)	1	(2%)
Schluckbeschwerden nach 24 Std	19	(40%)	24	(51%)	19	(40%)
Zur Wiederholung bereit	46	(98%)	44	(94%)	45	(94%)

dieser Gruppe jedoch wesentlich seltener bejaht. Hingegen ergab die Befragung nach Schmerzen und Schwindel während des Eingriffes sowie nach länger anhaltenden Schluckbeschwerden keine Unterschiede. Erstaunlicherweise waren auch bezüglich der Wiederholungsbereitschaft die positiven Angaben in den drei Kollektiven gleich häufig. Ein auffälliger Placeboeffekt durch die Glucose-Injektion war nicht zu beobachten.

Von noch größerer Bedeutung als diese subjektiven Empfindungen ist für Patient und Arzt die Frage der Kreislaufbelastung eines endoskopischen Eingriffes. Abb. 1 zeigt die Änderung des systolischen Blutdruckes unmittelbar nach dem Einführen des Instrumentes gegenüber dem Ausgangswert zu Beginn der Untersuchung. Auffällig ist, daß die überwiegende Zahl aller Patienten unabhängig von der Prämedikation im stabilen Bereich blieb. Dies gilt insbesondere für die Patienten der Diazepam-Gruppe. Ein Blutdruckanstieg um mehr als 10 mm Hg war unter Diazepam nur halb so oft zu beobachten wie in den Vergleichskollektiven, während ein Blutdruckabfall um mehr als 10 mm Hg kaum häufiger auftrat.

Am Ende des Eingriffes unterschieden sich diese Parameter in den einzelnen Gruppen kaum noch.

Ein Ansteigen der kardiovaskulären Belastung drückt sich in einem erhöhtem Rate-Pressure-Product (RPP) aus [2]. Als 100% gilt in der vorliegenden Studie das RPP, das aus der Messung von Puls und Blutdruck zu Beginn der Untersuchung ermittelt wurde (RPP_1). Die Messung der zweiten und dritten Werte ergab die entsprechende Änderung von RPP_2 und RPP_3 gegen 100% RPP-Ausgangswert (RPP_1). Änderungen um mehr als 20% bedeuten nach Sturges und Krone bereits eine erhebliche kardiovaskuläre Belastung [12]. Eine solche fand sich bei 59% der Patienten, die keine Prämedikation erhielten, bei 64%, die Glucose und bei 61%, die Diazepam als Prämedikation erhielten. Änderungen von mehr als 40% wurden jedoch unter Diazepam nur in 15% der Fälle gegenüber 40% unter Placebo beobachtet. Die Maximalwerte betrugen darüberhinaus unter Diazepam nur 94% gegenüber 185% in der Placebogruppe. 37% aller Patienten blieben im stabilen Bereich (RPP < 20%).

Aufgrund der Ergebnisse der vorliegenden Studie erscheint eine Prämedikation, was den Erfolg und die technische Durchführung einer endoskopischen Untersuchung anlangt, nicht erforderlich. Es hat sich jedoch gezeigt, daß der Eingriff nach vorheriger Gabe von Diazepam für den Patienten weniger unangenehm ist. Um so überraschender war es daher für uns, daß sich der Verzicht auf eine Prämedikation, bzw. die hierdurch vermehrt zu ertragenden Unannehmlichkeiten nicht nachteilig auf die häufig entscheidende Frage der Wiederholungsbereitschaft auswirkte.

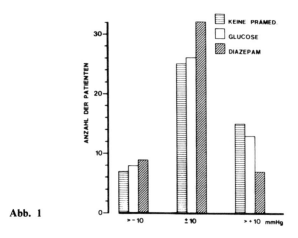

Abb. 1

Bemerkenswert scheint uns ferner die Tatsache, daß ein recht hoher Prozentsatz aller Patienten während des Eingriffes kreislaufstabil blieb. Es wurden jedoch auch erhebliche kardiovaskuläre Belastungen beobachtet. Diese lassen sich durch Diazepam vermindern. Dabei sind Nebenwirkungen, wie insbesondere Blutdruckabfälle, nicht zu erwarten. Hierin sehen wir in Übereinstimmung mit Paul [8] den Vorteil des Diazepam gegenüber dem Meperidinhydrochlorid.

Sollte sich also, beispielsweise bei Patienten mit eingeschränkter kardialer Leistungsfähigkeit, die Frage einer Prämedikation stellen, so ist unseres Erachtens dem Diazepam der Vorzug zu geben.

Literatur

1. Castiglioni, L. J., Allen, T. S., Patterson, M.: Gastroint. Endosc. **19**, 134 (1973). – 2. Classen, M., Phillip, J., Frühmorgen, P., Rösch, W., Scharrer, A., Ruppin, H., Hoffmann, L.: Inn. Med. **2**, 257 (1975). – 3. Ferrari, H. A., Stephen, C. R., Durham, N. C.: J. Thorac. cardiovasc. Surg. **54**, 143 (1967). – 4. Ihamäki, T., Salmi, H. J., Tarpila, S., Jussila, J., Kalima, T., Siurala, M.: Acta Hepato-Gastroenterol. **21**, 303 (1974). – 5. Ludlam, R., Bennet, J. R.: Lancet **25**, 1397 (1971). – 6. Mahood, W. H.: Gastroint. Endosc. **19**, 146 (1973). – 7. Ottenhann, R.: Persönliche Mitteilung. – 8. Paul, F.: Med. Welt **27**, 31 (1976). – 9. Petersen, H., Myren, J.: Scand. J. Gastroent. **7**, 583 (1972). – 10. Reed, W. D., Hopkins, B. E., Joske, R. A., Laurence, B. H.: Gut **12**, 736 (1971). – 11. Rider, J. A., Puletti, E. J., Desai, D. C.: Gastroenterology **58**, 1075 (1970). – 12. Sturges, H. F., Krone, C. L.: Gastroint. Endosc. **19**, 119 (1973). – 13. Zeus, J.: Fortschr. Med. **19**, 809 (1973).

Massarrat, S., Jaspersen, D., Kappert, J. (Med. Poliklinik d. Univ. Marburg/Lahn):
Krankheitswert der Achlorhydrie

Die Achlorhydrie ist ein mit zunehmendem Alter häufiger anzutreffender Zustand, dessen Krankheitswert infolge eines fehlenden Vergleichskollektivs mit genügender Salzsäurebildung noch nicht untersucht worden ist [1, 2]. Wir haben Patienten, bei denen aufgrund einer früheren fraktionierten Magensaftaushebung die Diagnose der Achlorhydrie gestellt wurde, erneut einer Magensaftanalyse nach Stimulation mit 6 µg/kg Pentagastrin unterzogen. Auf diese Weise konnten wir bei 99 Patienten die Diagnose der Achlorhydrie sichern. Es handelte sich dabei um 69 Frauen und 30 Männer, alle über 50 Jahre alt. 19 Patienten hatten eine behandelte perniziöse Anämie. Zum Vergleich wurden 152 Patienten im Alter von über 50 Jahren herangezogen, die primär nicht zur Oberbauchdiagnostik in die Poliklinik eingewiesen worden waren. Patienten mit malignen Erkrankungen, Systemerkrankungen, Anämie und Niereninsuffizienz wurden nicht in das Vergleichskollektiv aufgenommen. Es wurden jeweils etwa doppelt so viel Männer und Frauen mit normacidem Wert wie anacide Patienten mit Ausnahme der gleich großen Frauengruppen über 60 Jahre untersucht. Insgesamt waren es 93 Frauen und 59 Männer. Der Prozentsatz der Übergewichtigen war bei beiden Gruppen nahezu identisch. Bei allen Patienten war entweder der pH des Magensaftes um 1 oder die Salzsäuresekretion mehr als 3,4 maeq./Std. Alle Patienten wurden mit Hilfe eines Fragebogens nach Oberbauchbeschwerden wie Blähungen, Völlegefühl, Druckgefühl, Aufstoßen, Sodbrennen, Brechreiz, Erbrechen und eventuell Koliken, Grad des Appetits, Obstipation, Speiseunverträglichkeit für Fett und Hülsenfrüchte befragt. Oberbauchbeschwerden wurden nur dann angenommen, wenn sie regelmäßig mindestens an 2 Tagen der Woche auftraten. Die Zahl der Stühle/Woche, die Art der Medikation wurden berücksichtigt. Die Gastroskopie wurde bei 95 der anaciden Patienten durchgeführt, bei den übrigen 4 nur eine Röntgenuntersuchung des Magens. Bei 85 Patienten mit Achlorhydrie und 132 Patienten mit normaler Salzsäuresekretion wurde die Gallenblase röntgenologisch untersucht. Zusätzlich wurde die Häufigkeit der Cholelithiasis im Sektionsgut desPathologischen Instituts in Marburg aus den Jahren 1968–1971 festgestellt und den Kollektiven mit Achlorhydrie und Salzsäurebildung gegenübergestellt.

Kardiovaskuläre Krankheiten, der mittlere Blutdruck und der Hb-Gehalt waren bei beiden Kollektiven etwa gleich groß.

Die Häufigkeit der Einnahme von Medikamenten wie Antihypertonika, Digitalis, Analgetika und Laxantien war in beiden Kollektiven ebenfalls gleich groß. Etwa die Hälfte der Patienten mit Anacidität nahm Salzsäurepräparate ein.

In Tabelle 1 ist die prozentuale Häufigkeit der abdominellen Beschwerden bei Männern über 50 Jahren für beide Kollektive angegeben. Am häufigsten finden sich Blähungen,

Tabelle 1. Prozentuale Häufigkeit der abdominellen Beschwerden bei Männern über 50 Jahre

	Anacidität	mit HCl-Sekretion
	n = 30	n = 59
Blähungen	50	41
Druckgefühl	47	32
Völlegefühl	40	36
Aufstoßen	23	32
Brechreiz	17	7
Sodbrennen	7[a]	29
Kolik	10	2
Obstipation	30	24
Zahl der Stühle < 4/Woche	13	7
Durchfall	7	2
Schlechter Appetit	10	10
Unverträglichkeit		
von Fett	47	29
von Kohl und Erbsen	27	27
Cholelithiasis	17	12

[a] Signifikant gegenüber Kontrolle

Druckgefühl und Völlegefühl, und zwar in 40—50% bei anaciden Patienten und in 32—41% beim Vergleichskollektiv. Sodbrennen ist bei anaciden Männern mit 7% signifikant seltener als beim Vergleichskollektiv mit 29%. Die Häufigkeit von Obstipation und Unverträglichkeit für fette Speisen sowie Hülsenfrüchte ist bei beiden Kollektiven nahezu gleich groß. Cholelithiasis war bei den Anaciden mit 17% etwas häufiger als im Vergleichskollektiv mit 12%. Die prozentuale Häufigkeit der abdominellen Beschwerden für Frauen in der Altersgruppe 50—59 und über 60 Jahre ist getrennt sowohl für das anacide als auch für das Vergleichskollektiv in Tabelle 2 dargestellt. Blähungen, Druckgefühl und Völlegefühl treten bei Frauen mit Anacidität zwischen 50—59 Jahren in der Reihenfolge mit 60%, 40% und 65% fast doppelt so oft auf wie bei den Frauen mit Salzsäuresekretion jeweils mit 36%, 21% und 26%. Dagegen ist die Häufigkeit der Obstipation mit 60 bzw. 52% für beide Kollektive gleich. Gallensteine finden sich bei anaciden Frauen der Altersgruppe 50—59 Jahre bei 30%, beim Vergleichskollektiv dagegen nur bei 11%. Bei Frauen über 60 Jahre ist die Gallensteinhäufigkeit mit 33 bzw. 29% gleich groß. Eine Durchfallsneigung wurde insgesamt bei 4 Frauen und Männer mit Anacidität (= 4%) angegeben, im Vergleichskollektiv nur bei 1 Patienten.

Ein Vergleich der Gallensteinhäufigkeit bei über 50jährigen anaciden Frauen mit der Gallensteinhäufigkeit im Sektionsgut des Marburger Pathologischen Instituts ergab bei beiden Frauengruppen bis 59 Jahre gleich hohe Häufigkeit mit 30 und 34%, bei den Frauen ab 60 Jahren im Sektionsgut eine etwa $1^{1}/_{2}$fache Cholelithiasishäufigkeit gegenüber den anaciden Patienten. Bei anaciden Frauen zwischen 60 und 69 Jahren betrug sie 32,1% gegenüber dem Autopsiematerial mit 53,7%.

Wir untersuchten weiterhin die Carcinomhäufigkeit bei anaciden Patienten. Endoskopisch konnte bei keinem Patienten ein Magencarcinom verifiziert werden, obwohl bei 56 Patienten die Diagnose der Achlorhydrie im Durchschnitt $6^{1}/_{2}$ Jahre bekannt war. Die kürzeste Beobachtungszeit betrug 2 und die längste 17 Jahre. Da wir nicht alle Patienten mit Achlorhydrie nachuntersuchen konnten, muß zur sicheren Aussage bezüglich der langfristigen Carcinomhäufigkeit eine prospektive Studie durchgeführt werden.

Tabelle 2. Prozentuale Häufigkeit der abdominellen Beschwerden

	bei Frauen mit Anacidität		bei Frauen mit HCl-Sekretion	
	50—59 J. (n = 20)	> 60 J. (n = 49)	50—59 J. (n = 42)	> 60 J. (n = 51)
Blähungen	60	43	36	31
Druckgefühl	40	35	21	18
Völlegefühl	65	45	26	22
Aufstoßen	30	27	26	22
Brechreiz	25	12	5	8
Sodbrennen	5	12	14	16
Kolik	15	12	7	4
Obstipation	60	47	52	51
Zahl der Stühle < 4/Woche	30	22	26	29
Durchfall	0	4	0	0
Schlechter Appetit	0	22	0	0
Unverträglichkeit				
von Fett	60	51	41	39
von Kohl und Erbsen	35	35	17	41
Cholelithiasis	30	33	11	29

Statistisch ist die Häufigkeit der einzelnen Beschwerdearten im Chiquadrattest außer für Sodbrennen bei Männern im Kollektiv der anaciden Patienten nicht signifikant unterschiedlich gegenüber dem Vergleichskollektiv. Weiterhin läßt sich ein Zusammenhang zwischen Achlorhydrie und Cholelithiasis nicht nachweisen. Dagegen ist die Summe aller Beschwerdearten bei der Gruppe der Patienten mit Anacidität signifikant häufiger als bei den Patienten mit Salzsäuresekretion. Die statistische Auswertung erfolgte hier im multiplen Vergleich nach Scheffe[1]. Dennoch ist es beachtlich, daß etwa ein Drittel bis zur Hälfte der anaciden Patienten oberbauchbeschwerdefrei oder beschwerdearm sind, während wiederum 20–41% der nicht wegen der Oberbauchbeschwerden in die Poliklinik eingewiesenen Patienten mit normaler Salzsäuresekretion multiple Oberbauchbeschwerden haben.

Literatur

1. Bockus, H. L., Bank, J., Willard, J. H.: Achlorhydria. Amer. J. Med. Sci. **184**, 185 (1932). – 2. Henning, N., Baumann, W.: Lehrbuch der Verdauungskrankheiten. Stuttgart 1956.

Baas, E. U., Gamm, H., Brünner, H., Kreb, U. (I. Med. Klinik u. Poliklinik, Abt. Hämatologie u. Chirurg. Klinik d. Univ. Mainz): **Splenektomie ohne Einfluß auf die Ulcusentstehung beim Menschen**

Koch und Mitarbeiter [8] berichteten 1974 über ein vermehrtes Auftreten von Ulcera bei Ratten kurze Zeit nach der Splenektomie. Wir überprüften diese tierexperimentellen Befunde bei splenektomierten Patienten der Chirurgischen Universitätsklinik Mainz. Die Untersuchung erfolgte retrospektiv durch eine Befragung von

1. 38 Patienten, denen nach einem Unfall die Milz extirpiert werden mußte, das waren 60% der 200 angeschriebenen Personen;

2. 147 Patienten der Abteilung für Hämatologie der Universität Mainz; es antworteten 74% der Befragten sowie

3. 90 Patienten der Hämatologie, die nicht milzextirpiert waren (Abb. 1).

Ein von der Statistik erstellter Fragebogen wurde per Post an Gruppe 1 und 2 versandt. Die Patienten der Gruppe 3 wurden direkt anamnestiziert. Bei unklar beantworteten Fragen wurde der Patient nochmals angeschrieben.

Die Patienten der Hämatologie wurden befragt, um eine möglichst hohe Zahl milzextirpierter Patienten in die Studie aufnehmen zu können. Um zu verhindern, daß die Schwere der hämatologischen Grunderkrankung, die zur Splenektomie führte, statistisch eine erhöhte Ulcusrate bedingt, wurden als Vergleichspersonen nicht milzextirpierte Patienten der Hämatologie mit gleichen Grundleiden herangezogen.

Zum Ausschluß eines möglicherweise vorhandenen Einflusses von Medikamenten auf die Ulcusentstehung wurden alle Patienten über die Einnahme von Azetylsalizylsäure, Indometacin, Phenylbutazon, Cortison und Zytostatika befragt. Eine Raucheranamnese wurde erhoben.

Als Ulcusträger wurden nur solche Patienten gezählt, die ein endoskopisch oder röntgenologisch nachgewiesenes Ulcus hatten. Die uns bewußte Problematik dieser retrospektiven Untersuchung liegt darin, daß nicht alle vorhandenen Ulcera Beschwerden machten und somit untersucht wurden bzw., daß Beschwerden keine weitergehende

[1] Wir danken Herrn Dr. G. Himmelmann vom Institut für medizinisch-biologische Statistik und Dokumentation für die statistische Auswertung

| | Splenektomie | | Kontrollen |
	Unfall	Hämatologie	Hämatologie
befragte Personen	6 4	2 0 0	9 0
Rückantwort in %	6 0	7 4	1 0 0
keine Antwort in %	4 0	2 6	–

Abb. 1. Gruppen befragter Patienten. 185 splenektomierte Patienten (38 nach Unfall, 147 wegen hämatologischer Erkrankungen) gingen in die Studie ein

Ulcusdiagnostik zur Folge hatten. Da jedoch das „Streßulcus" fast immer durch einen plötzlichen Beginn mit Hämatemesis oder Meläna gekennzeichnet ist [1], ist die Fehlerquote nicht allzu hoch anzusetzen.

Ergebnisse

Insgesamt verblieben 185 Patienten mit Splenektomie in der Studie. Ihnen wurden 90 Patienten der Hämatologie ohne Milzextirpation als Kontrollgruppe gegenübergestellt.

5,3% der Patienten, denen wegen Unfall die Milz entfernt wurde, hatten vor der Operation ein gesichertes Ulcus ventriculi, 7,9% ein Ulcus duodeni. Bis 1 Monat nach der Splenektomie – und bis zur Befragung – wurde kein Ulcus mehr diagnostiziert.

In der Gruppe der splenektomierten Patienten der Hämatologie hatten 1,4% vor der Operation ein Ulcus ventriculi, 2,8% ein Ulcus duodeni. Erst später als 1 Monat nach der Operation wurde in 0,7% ein Ulcus ventriculi bzw. in 1,4% ein Ulcus duodeni diagnostiziert (Abb. 2). In der Kontrollgruppe hatte nur 1 Patient ein rezidivierendes Ulcus duodeni.

Für „Streßulcera" nach Milzoperationen werden angeschuldigt:

1. Störungen in der Energieversorgung der Mukosa infolge passagerer Ischämie [7, 13, 16] und

2. lokale Thrombenbildung [9], eventuell infolge der nach Splenektomie auftretenden Thrombozytenvermehrung und Polyglobulie [14, 15] mit Zunahme der Gerinnungsbereitschaft [15]. Unterstützt wird die Ulcusentstehung durch

3. Zerstörung der Funktion der Mukosabarriere durch Medikamente [11, 12].

Nach ausführlichen, in der Literatur berichteten, klinischen Studien beträgt die Rate der peptischen Ulcera 2–8% [5, 18]. Autoptisch gesicherte Ulcera ventriculi und/oder

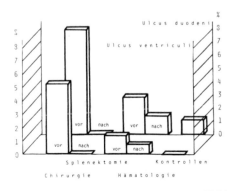

Abb. 2. Prozentuale Ulcushäufigkeit bei Patienten vor und nach Splenektomie sowie bei nicht splenektomierten Patienten bis zum Zeitpunkt der Befragung

duodeni finden sich bei 3,6–14,2% der Patienten [3, 18]. Frauen haben etwa die Hälfte weniger Ulcera als Männer. Die Ulcusrate nimmt jedoch mit dem Alter zu [3]. Auffällig ist eine signifikante Zunahme der Magenulcera bei Rauchern beiderlei Geschlechts [5]. Dadurch erklärt sich möglicherweise die gegenüber den hämatologischen Patienten erhöhte Ulcusrate der wegen Unfall splenektomierten Patienten. Es rauchten 20% mehr chirurgische als hämatologische Patienten. Trotz Einnahme der Antirheumatika und Azetylsalizylsäure [11] stieg die Ulcusrate bei diesen Patienten in allen Gruppen nicht an.

Nach klinischen Untersuchungen [2, 6, 10, 17] fördert Cortison nicht die Ulcusentstehung, obgleich andere Autoren in einer retrospektiven klinischen und pathologischen Untersuchung [3] eine erhöhte Ulcusrate unter Cortison festgestellt hatten. Obgleich rund 30% der Patienten der Hämatologie Cortison und fast 80% auch Zytostatika einnahmen, hatten diese Patienten keine erhöhte Ulcusrate.

So konnte trotz dieser schädigenden Faktoren bis zu einem Monat nach der Splenektomie im Gegensatz zu den Tierversuchen bei keinem der nach Unfall bzw. wegen hämatologischer Erkrankungen splenektomierten Patienten ein Ulcus pepticum nachgewiesen werden.

Weder das Rauchen noch die Antirheumatika, Cortison oder Zytostatika erhöhten die Ulcusrate über das Maß des bisher bekannten. Die relativ erhöhte Ulcushäufigkeit bei splenektomierten hämatologischen Patienten gegenüber den nicht operierten – die nicht signifikant ist, beruht wahrscheinlich auf der Fortsetzung der intensiven Behandlung mit Cortison und/oder Zytostatika in dieser Gruppe schwer kranker Patienten.

Insgesamt gesehen weicht die Ulcusrate der untersuchten Gruppen weder vor noch nach der Splenektomie von den bisher in der Literatur mitgeteilten Daten ab. Auch wenn man nach Watkinson [18] bei klinischen Untersuchungen eine Dunkelziffer von ca. 10% für Ulcera einsetzen muß, findet sich keine vermehrte Ulcushäufigkeit nach Splenektomie.

Literatur

1. Beil, jr., H. R., Mannix, jr., H., Beal, J. M.: Massive upper gastrointestinal hemorrhage after operation. Amer. J. Surg. **108,** 324 (1964). – 2. Cooke, A. R.: Corticosteroids and peptic ulcer: Is there a relationship? Amer. J. Dig. Dis. **12,** 323 (1967). – 3. Crawford, F. A., Hammon, J. W., Shingleton, W. W.: The stress ulcus syndrome. A clinical and pathologic review. Amer. J. Surg. **121,** 644 (1971). – 4. Doll, R., Jones, F. A., Buckatzsch, M. M.: Occupational factors in the aetiology of gastric and duodenal ulcers. Med. Res. Council Spec. Report No. 276. London, His Majesty's Stationery Office, 1 (1951). – 5. Doll, R., Jones, F. A., Pygott, F.: Effect of smoking on the production and maintenance of gastric and duodenal ulcers. Lancet **1958 I,** 657. – 6. Garb, A. E., Soule, E. H., Bartholomew, L. G., Cain, J. C.: Steroid-induced gastric ulcer. Arch. intern. Med. **116,** 899 (1965). – 7. Goodman, A. A., Osborne, M. P.: An experimental model and clinical definition of stress ulceration. Surg. Gynec. Obstet. **134,** 523 (1972). – 8. Koch, G., Schumpelick, V., v. Rehren, D.: Einfluß der Splenektomie auf Magensaftsekretion und Ulcusentstehung der Ratte. Langenbecks Arch. Chir. **336,** 15 (1974). – 9. Margaretten, W., McKay, D. G.: Thrombotic ulcerations of gastrointestinal tract. Arch. Intern. Med. **127,** 250 (1971). – 10. Meltzer, L. E., Bockman, A. E., Kanenson, W., Cohen, A.: The incidence of peptic ulcer among patients on long-term prednisone therapy. Gastroenterology **35,** 351 (1958). – 11. Menguy, R., Desbaillets, L.: Influence of phenylbutazone on gastric secretion of mucus. Proc. Soc. exp. Biol. (New York) **125,** 1108 (1967). – 12. Menguy, R., Masters, Y. F.: Effect of cortisone on mucoprotein secretion by gastric antrum gogs: pathogenesis of steroid ulcer. Surgery **54,** 19 (1963). – 13. Menguy, R., Masters, Y. F.: Mechanism of stress ulcer. II. Differences between the antrum, corpus, and fundus with respect to the effects of complete ischemia on gastric mucosal energy metabolism. Gastroenterology **66,** 509 (1974). – 14. Nordøy, A.: Clinical and pathophysiological aspects of the asplenic state. Ann. Chir. Gynaecol. Finniae **63,** 373 (1974). – 15. Prentice, C. R. M., Hassanim, A. A., McNicol, G. P., Douglas, A. S.: Studies on blood coagulation, fibrinolysis and platetet function following exercise in normal and splenectomiced people. Brit. J. Haematol. **23,** 541 (1972). – 16. Schellerer, W.: Streßulcus –

Gesichtspunkte zur Klinik und Pathogenese. Mat. Med. Nordm. **28**, 28 (1976). — 17. Strickland, R. G., Fisher, J. M., Taylor, K. B.: Effect of prednisolone on gastric function and structure in man. Gastroenterology **56**, 675 (1969). — 18. Watkinson, G.: The incidence of chronic peptic ulcer found at necropsy. Gut **1**, 14 (1960).

Lindstaedt, H., Miederer, S. E., Löffler, A., Wobser, E., Kutz, K., Wuttke, H., Elster, K. (Med. Poliklinik d. Univ. Bonn; Patholog. Inst. d. Städt. Krankenanstalten Bayreuth):
Die Belegzell-Antikörperverteilung bei chronischer Gastritis Typ I (isolierte Korpusatrophie)*

Histotopographische Untersuchungen der Magenschleimhaut unter endoskopisch gezielter Gewebeentnahme aus den Bereichen der großen und der kleinen Kurvatur führten zu der Annahme, daß es im wesentlichen zwei Typen der chronisch-atrophischen Gastritis gibt.

Der *Typ I* dieser Gastritis zeigt atrophische Veränderungen der Korpusschleimhaut bei nicht oder nur geringgradig entzündlich veränderter Antrumschleimhaut und führt zu der isolierten Korpusschleimhautatrophie [1]. Der *Typ II* weist atrophische Veränderungen der Antrumschleimhaut auf, die sich pylorocardial ausdehnen und vornehmlich bei Ulcus ventriculi anzutreffen sind [2]. Die Entstehung beider Gastritistypen ist unbekannt. Während für den Typ II als ursächliches Agens der Gallereflux postuliert wird, konnte für den Typ I ein immunologisches Geschehen weder ausgeschlossen noch nachgewiesen werden. So meinen Irvine [3] und Glass [4], daß das Vorliegen von Belegzellantikörpern die Entstehung einer atrophischen Gastritis begünstige, während andere Untersucher [5], insbesondere Hausamen [6], die Entstehung der Belegzellantikörper auf Grund einer entzündlich veränderten Magenschleimhaut annehmen. Die genannte Typisierung der Gastritisformen wurde dabei nicht berücksichtigt.

Dieser Sachverhalt sollte an Hand eines Patientengutes mit dem histotopographisch klar definierten Gastritistyp I untersucht werden.

Methodik

Bei 44 Patienten mit *Achlorhydrie* = A I (55,6 ± 13,9 Jahre, 28 männl., 16 weibl.) und 20 Patienten mit *extremer Hypochlorhydrie* = EH I (PAO < 2,5 mval/h, 54,7 ± 15,5 Jahre, 9 männl., 11 weibl.) und 36 Patienten mit *Normochlorhydrie* = VG (42,3 ± 14,9 Jahre, 22 männl., 14 weibl.) wurden unter endoskopischer Kontrolle entlang der großen Kurvatur 8 und entlang der kleinen Kurvatur 4 Schleimhautpartikel entnommen und auf ihren Entzündungsgrad histologisch untersucht. Die Einteilung erfolgte in normale Schleimhaut, Oberflächengastritis und atrophische Gastritis. Bei 34 Patienten mit Achlorhydrie wurde der Schillingtest mit und ohne intrinsic factor durchgeführt. 38 Patienten mit Achlorhydrie, 19 Patienten mit extremer Hypochlorhydrie und 36 Patienten mit Normochlorhydrie wurden auf das Vorhandensein von Belegzellantikörpern = BAK mittels der indirekten Immunfluoreszenz untersucht [7, 8]. Für statistische Berechnungen kamen der x^2-Test und der Student-t-Test zur Anwendung.

Ergebnisse

Bei den Patienten mit *Achlorhydrie* lag zwischen der Korpusschleimhautfläche und der Ausdehnung der chronisch-atrophischen Gastritis mit r = 0,862 eine signifikante Korrelation vor.

Bei 7 Patienten war keine vollständige Atrophie vorhanden. Bei 5 der Patienten lagen die weniger stark veränderten Abschnitte im Fornixgebiet und bei 2 Patienten in der Nähe

---

* Mit Unterstützung der Deutschen Forschungsgemeinschaft

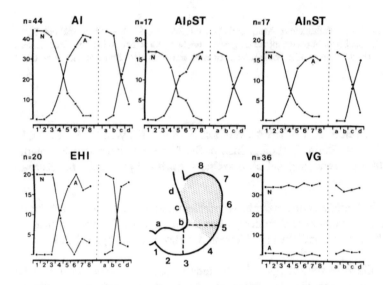

Abb. 1. Abnahme normaler und Zunahme atrophischer Schleimhautverhältnisse im Bereich der großen und der kleinen Kurvatur von distal nach proximal bei Patienten mit Achlorhydrie (A I), extremer Hypochlorhydrie (EH I) und nach Unterteilung der Achlorhydriegruppe in Patienten mit pathologischem (AIpST) und normalem Schillingtest (AInST). Nahezu nur normale Schleimhautverhältnisse bei der normochlorhydrischen Vergleichsgruppe (VG). Die Zahlen 1 bis 8 geben die Biopsiestellen an der großen und die Buchstaben a bis d an der kleinen Magenkurvatur im Sinne einer Stufenbiopsie an. N bedeutet normale Schleimhaut, A bedeutet atrophisch veränderte Schleimhaut

der Antrum-Korpusgrenze. Die Antrumschleimhaut zeigte bei allen Patienten weniger starke Entzündungsformen als die Korpusschleimhaut. Nach Unterteilung dieser Gruppe in Patienten mit pathologischem = AIpST und normalem Schillingtest = AInST zeigten die Patienten mit pathologischem Schillingtest eine vollständige Atrophie der Korpusschleimhaut. Die Antrumschleimhaut zeigte keine schweren entzündlichen Veränderungen. Von den Patienten mit normalem Schillingtest zeigten 8 noch in den oberen Korpusanteilen Belegzellen. Atrophische Veränderungen, die die gesamte Korpusschleimhaut umfaßten, wurden bei diesen Patienten signifikant seltener ($p < 0,05$) als bei den Patienten mit pathologischem Schillingtest angetroffen. Hinsichtlich der entzündlichen Veränderungen der Antrumschleimhaut ergaben sich keine signifikanten Unterschiede ($p > 0,05$).

Bei 12 Patienten mit *extremer Hypochlorhydrie* wurde keine vollständige Atrophie der Korpusschleimhaut festgestellt. Bei 2 Patienten mit Atrophie der gesamten Schleimhautfläche konnten noch vereinzelte Belegzellen in allen Stufen nachgewiesen werden. 9 Patienten wiesen die weniger starken Veränderungen im Fornix, 3 Patienten in der Nähe der Antrum-Korpusgrenze auf.

Bei den 36 Patienten mit *Normochlorhydrie* kamen nur in 3 Fällen im Bereich der kleinen Kurvatur atrophische Veränderungen vor. 29 Patienten zeigten in allen Abschnitten eine völlig normale Korpusschleimhaut und 9 eine leichte Oberflächengastritis.

Von den 38 Patienten mit *Achlorhydrie* zeigten 16 Antikörper gegen Belegzellen, das entspricht 42%. Antikörperpositiv waren in der Gruppe mit extremer Hypochlorhydrie 10 von 19 (= 53%) und in der normochlorhydrischen Vergleichsgruppe 9 von 36 Patienten (= 25%). Die Häufigkeit der Belegzellantikörper in der Gruppe mit extremer Hypochlorhydrie war signifikant höher als in der normochlorhydrischen Vergleichsgruppe ($p < 0,05$).

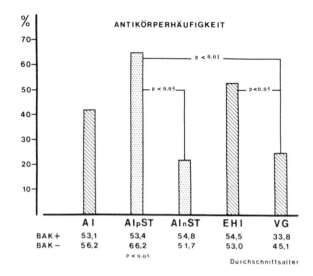

	A I	A IpST	A InST	E H I	V G
BAK+	53,1	53,4	54,8	54,5	33,8
BAK−	56,2	66,2	51,7	53,0	45,1

Durchschnittsalter

Abb. 2. Prozentuale Antikörperverteilung und Durchschnittsalter der Patienten mit (BAK+) und ohne (BAK−) Belegzellantikörper in den Gruppen Achlorhydrie (A I) mit pathologischem Schillingtest (AIpST) und normalem Schillingtest (AInST), Extreme Hypochlorhydrie (EH I) und der Vergleichsgruppe mit Normochlorhydrie (VG)

Bei Aufschlüsselung der Gruppe mit Achlorhydrie in Patienten mit normalem und pathologischem Schillingtest mit 65% signifikant häufiger ($p < 0,05$) Belegzellantikörper auf als diejenigen mit normalem Schillingtest (23,5%). Die Gruppe mit normalem Schillingtest unterschied sich im Gegensatz zur Gruppe mit pathologischem Schillingtest nicht signifikant von der Antikörperhäufigkeit der Vergleichsgruppe. Das Durchschnittsalter der Patienten mit Achlorhydrie (54,9 $\pm$ 13,3 Jahre) und der Patienten mit extremer Hypochlorhydrie (53,9 $\pm$ 15,4 Jahre) war signifikant höher als das der normochlorhydrischen Vergleichsgruppe mit 42,3 $\pm$ 14,9 Jahren ($p < 0,005$). Patienten mit Achlorhydrie und pathologischem Schillingtest waren mit 57,9 $\pm$ 11,9 Jahren nicht signifikant älter als solche mit Achlorhydrie und normalem Schillingtest mit 52,4 $\pm$ 15,4 Jahren. Dagegen wiesen Patienten mit Achlorhydrie, pathologischem Schillingtest und Belegzellantikörpern ein um 13 Jahre signifikant ($p < 0,05$) jüngeres Durchschnittsalter (53,4 $\pm$ 11,2 Jahre) auf als solche der entsprechenden Gruppe mit fehlenden Antikörpern (66,3 $\pm$ 8,8 Jahre). Die Patienten mit und ohne Antikörper bei normalem Schillingtest zeigten keine signifikanten Altersunterschiede.

Diskussion

Die Ergebnisse zeigen, daß bei Patienten mit Achlorhydrie und mit extremer Hypochlorhydrie als morphologisches Korrelat eine isolierte Atrophie der Korpusschleimhaut mit unterschiedlicher Ausprägung vorliegt. Die Antrumschleimhaut ist hierbei in der Regel nicht oder nur geringgradig entzündlich verändert. Patienten mit Achlorhydrie und pathologischem Schillingtest weisen signifikant häufiger eine vollständige Atrophie im Korpusbereich auf als solche mit normalem Schillingtest.

Patienten mit Achlorhydrie und pathologischem Schillingtest wiesen mit 65% signifikant häufiger Antikörper auf als solche mit normalem Schillingtest. Das Durchschnittsalter derPatienten mit pathologischem Schillingtest und Antikörpern war um 13 Jahre jünger als bei der Patientengruppe ohne Antikörper.

Aus den Ergebnissen kann gefolgert werden, daß sich eine vollständige Atrophie der Korpusschleimhaut mit Sistieren der Säure- und Intrinsic-factor-Produktion unabhängig vom Vorhandensein von Belegzellantikörpern ausbilden kann. Bemerkenswert ist jedoch, daß die Patienten mit pathologischem Schillingtest ohne Belegzellantikörper signifikant älter sind als solche mit Belegzellantikörpern, was darauf hinweist, daß der Prozeß der Atrophie bei vorliegenden Belegzellantikörpern schneller abläuft.

Bei einem nicht signifikant unterschiedlichen Durchschnittsalter der Patienten mit und ohne pathologischem Schillingtest wiesen solche mit pathologischem Schillingtest häufiger Antikörper auf. Die isolierte Atrophie der Korpusschleimhaut scheint demnach eine einheitliche, in den Vorstufen erkennbare Erkrankung der Magenschleimhaut zu sein, die nicht durch Belegzellantikörper hervorgerufen wird, aber bei deren Vorliegen eher das Endstadium der vollständigen Atrophie erreicht. Endgültige Beweise müssen zur Zeit durchgeführte Verlaufsuntersuchungen erbringen.

Literatur

1. Miederer, S. E.: Histotopographie und Serumgastrinspiegel bei Hypo- und Achlorhydrie des ulkusfreien Magens. Habilitationsschrift. Bonn 1975. – 2. Stadelmann, O., Elster, K., Stolte, M., Miederer, S. E., Deyhle, P., Demling, L., Siegenthaler, W.: The peptic gastric ulcerhistotopography and functional investigations. Scand. J. Gastroent. **4**, 613 (1971). – 3. Irvine, W. J.: Immunolgic aspects of pernicious anemia. New. Engl. J. Med. **273**, 432 (1965). – 4. Glass, G. B. J., Tanaka, N.: The effect of prolonged administration of parietal cell antibodies from patients with atrophic gastritis and pernicious anemia on the parietal cell mass, hydrochloric acid output and intrinsic factor activity in rats, p. 76. World Congress of Gastroenterology, Copenhagen 1970, Abstracts. – 5. Kravetz, R. E., Van Noorden, S., Spiro, H. M.: Parietal-cell antibodies in patients with duodenal ulcer and gastric cancer. Lancet **1967 I**, 235. – 6. Hausamen, T. U.: Zur Immunpathogenese der chronisch-atrophischen Gastritis mit und ohne perniziöse Anämie. Dtsch. med. Wschr. **98**, 169 (1973). – 7. Irvine, W. J.: Gastric antibodies studied by fluorescence microscopy. Quart. J. Exp. Physiol. **48**, 427 (1963). – 8. Beutner, E. H. et al.: Defined immunofluorescence in clinical immunopathology. School of Medicine, State University of New York at Buffalo (1971).